ADOLF SCHMIDT'S
KLINIK
DER
DARMKRANKHEITEN

ZWEITE AUFLAGE

NEUBEARBEITET UND HERAUSGEGEBEN VON

PROFESSOR Dr. C. von NOORDEN
GEHEIMER MEDIZINALRAT IN FRANKFURT A. M.

UNTER MITARBEIT VON

Dr. HORST STRASSNER
IN KIEL

MIT ZAHLREICHEN, MEIST FARBIGEN ABBILDUNGEN

MÜNCHEN UND WIESBADEN

VERLAG VON J. F. BERGMANN

1921

ISBN-13:978-3-642-89255-4   e-ISBN-13:978-3-642-91111-8
DOI: 10.1007/978-3-642-91111-8

Adolf Schmidt.

Am 11. November 1918 verschied unerwartet Adolf Schmidt, nachdem sein langgehegter Wunsch, die klinische Professur in Bonn zu erhalten, kurz vorher in Erfüllung gegangen war. Die herzlichen und anerkennenden Nachrufe, welche in allen führenden medizinischen Zeitschriften erschienen, sind noch in frischem Gedächtnis. Es ist nicht beabsichtigt, hier einen abermaligen ausführlichen Nachruf zu bringen; nur einige Tatsachen seien hier niedergelegt.

Ad. Schmidt erreichte ein Alter von 53 Jahren. Nach mehrjähriger Assistentenzeit bei Fr. Müller in Breslau, bei C. Gerhardt in Berlin, bei Fr. Schultze in Bonn gelangte er im Jahre 1894 zur Habilitation in Bonn. 1906 übernahm er die innere Abteilung des städtischen Krankenhauses Friedrichstadt in Dresden, 1907 das poliklinische Ordinariat in Halle, 1908 nach J. v. Mering's Tode die klinische Professur daselbst. Im Juli 1918, also kaum mehr als 4 Monate vor seinem Tode, trat er in Bonn, als Nachfolger Fr. Schultze's, sein neues Lehramt an.

Eine breite anatomische, physiologische und allgemein-pathologische Vorbildung ermöglichte es Schmidt, sich wissenschaftlich auf das vielseitigste zu betätigen. Mit unermüdlichem Fleiß, mit tiefer Gründlichkeit, mit großem Lehrtalent widmete er der Arbeit sein Leben. Obgleich er sowohl in eigenen Arbeiten wie in Arbeiten seiner zahlreichen, aus allen Ländern ihm zuströmenden Schülern auf manches andere Gebiet übergriff, war die eigentliche Lebensarbeit der Pathologie des Darmes gewidmet. Die Grundlage wurde in seiner Bonner Privatdozentenzeit gelegt, wo er schon zielbewußt auf Schaffung einer funktionellen Diagnostik hinsteuerte. Stets praktische Gesichtspunkte mit der Theorie verbindend, suchte er von vornherein möglichst einfache, leicht zu handhabende Methoden auszuarbeiten. Von dieser Grundlage aus entstand die „Schmidt'sche Probediät", und der planmäßige Ausbau der Methode führte dann weiterhin zu der grundsätzlichen Scheidung der beiden Hauptformen intestinaler Dyspepsie, der Fäulnisdyspepsie und der Gärungsdyspepsie, mit ihren ganz verschiedenen Ansprüchen an die Therapie. Man begegnet diesen Grundformen nicht nur bei den sog. Dyspepsien, sondern bei allen Darmkrankheiten, und überall erwies sich die Erkenntnis, welche Form bakterieller Zersetzung vorherrsche, als therapeutisch fruchtbar. Obwohl die hieran sich knüpfenden Theorien Ad. Schmidt's sich nicht alle als tragfähig erwiesen, hatte er praktisch doch das Richtige getroffen. Obwohl wandlungsfähig und für Sonderfälle auch abänderungsbedürftig, wird die Methode in ihren Grundzügen dauernden Bestand haben. Freilich der Meister, der sie schuf, sie beherrschte und sie kritisch verwerten konnte, überschätzte doch insofern ihre Tragweite, als er meinte, sie könne zum täglichen diagnostischen Rüstzeug des praktischen Arztes werden. Ob-

wohl vom Praktiker vieltausendfältig angewandt, wurde sie ihm nicht zu dem
untrüglichen Wegweiser, wie Ad. Schmidt hoffte. Sie konnte es nicht werden,
da die Praxis nur allzu bald dazu überging, den Probediätkot einmal, vielleicht auch zweimal mikroskopisch-chemischen diagnostischen Instituten zu
übersenden und deren Spruch dann in den Mittelpunkt der Diagnose zu rücken.
So sind unendlich viele oberflächliche und sogar irreführende und auch die
Therapie chronischer Darmleiden ungünstig beeinflussende Diagnosen zustande
gekommen. Das war gewiß nicht im Sinne Ad. Schmidt's, der selbst die
Methode nur dann für nutzbringend hielt, wenn man sie im Einzelfalle zum
dauernden Führer machte. Viel persönliche Erfahrung, Wachsamkeit und
besonnene Kritik gehören dazu, um die schöne, auf wohldurchdachter Theorie
fußende Methode zu einem starken diagnostischen Rüstzeug zu machen und
mit ihrer Hilfe den Wandlungen des Einzelfalles therapeutisch gerecht zu werden.
Was die Methode in geeigneten Händen zu leisten vermag, beweisen zahlreiche
Arbeiten der Weltliteratur und beweisen täglich die therapeutischen Erfolge
bei mannigfachen chronischen Dyspepsien und anderen Darmkrankheiten,
welche planlosem Herumprobieren Monate und Jahre lang trotzen. Auf
Grund der inzwischen gewonnenen Erfahrungen wird die praktische Bedeutung
der von Ad. Schmidt mit seiner Probediät und mit seiner Scheidung von
Gärungs- und Fäulnisdyspepsie geschaffenen Grundlage in diesem Buche weit
schärfer hervortreten, als es in der ersten Auflage der Fall war.

Als grundlegendes diagnostisches Werk und als reiche Quelle der Belehrung, als wertvoller Führer im klinischen Laboratorium erschien im Jahre
1903 das Buch „Die Fäzes des Menschen im normalen und krankhaften
Zustande", gemeinsam von Ad. Schmidt und seinem Mitarbeiter aus der
Bonner Privatdozentenzeit J. Strasburger verfaßt (IV. Auflage 1915). Die
für klinische Diagnostik wichtigen Ergebnisse dieses Buches faßte Ad. Schmidt
in einem für den Arzt handlicherem, kleinerem Werke zusammen: „Die Funktionsprüfung des Darms mittels der Probekost" (I. Auflage 1903,
II. Auflage 1908). Auf Grundlage dieser Vorarbeiten, ungewöhnlich reicher
klinischer Erfahrung in seinen neuen Wirkungskreisen Dresden und Halle
und auf Grund planmäßig fortgesetzter Kleinarbeit, an der sich zahlreiche
Schüler beteiligten, erwuchs dann das Werk „Klinik der Darmkrankheiten" (1912 bis 1913), womit sich der Verfasser die Stellung des führenden
Darmpathologen errang. Ad. Schmidt war im Begriffe, die nur durch den
Krieg verzögerte II. Auflage zu bearbeiten, als er von uns schied.

Die wissenschaftliche Arbeit Ad. Schmidt's beschränkte sich keineswegs auf die Darmpathologie und -therapie. Sie war sehr vielseitig. Die mit
H. Lüthje verfaßte „Klinische Diagnostik und Propädeutik" (1910
und 1915) legt dafür Zeugnis ab. In seinen letzten Lebensjahren hatte er sich
mit besonderer Vorliebe der Frage des Muskelrheumatismus zugewandt. Die
zusammenfassende Schrift „Der Muskelrheumatismus" war noch kurz
vor seinem Tode erschienen. Einige nachgelassene Arbeiten erschienen noch
im Jahre 1919.

Man kann einem wissenschaftlichen Forscher kein schöneres Denkmal
errichten als durch Zusammenfassen seiner Arbeiten. Ich habe mich bemüht,
aus eigener Kenntnis, auf Grund literarischer Nachweise und mit Hilfe früherer
Assistenten Ad. Schmidt's ein Verzeichnis der von ihm veröffentlichten
Arbeiten zusammenzustellen. Leider ist es wahrscheinlich nicht ganz vollständig. Gerne hätte ich ein Verzeichnis der zahlreichen Arbeiten hinzugefügt,
die auf Anregung und unter persönlicher Führung Schmidt's entstanden

sind; sie würden noch mehr als die Liste der eigenen Arbeiten die Vielseitigkeit des verstorbenen Klinikers dartun. Trotz zahlreicher Umfragen bei Familie und Schülern Ad. Schmidt's gelang es aber nicht, ein Verzeichnis zusammenzubringen, das seinen Zweck erfüllt hätte.

Veröffentlichungen Ad. Schmidt's.

1890. Zur Physiologie der Niere. Pflüger's Archiv 48.

Zur Kenntnis der Lymphangiome. Arch. f. Dermat. u. Syph.

1892. Demonstration mikroskopischer Präparate zur Pathologie des Asthma. Kongr. f. inn. Med. XI.

Kasuistische Beiträge zur Nervenpathologie. Deutsche med. Wochenschr. Nr. 25 bis 27.

1893. Über Farbenreaktionen des Sputums. Berl. klin. Wochenschr. Nr. 10.

Kardiographische Untersuchungen. Zeitschr. f. klin. Med. XXII.

1894. Über die Martius'sche Herzspitzenstoßtheorie. Deutsche med. Wochenschr. Nr. 4.

1895. Über Hydrobilrubinbildung im Organismus. Kongr. f. inn. Med. XIII.

Über parasitäre Protozoen im Auswurf. Münch. med. Wochenschr. Nr. 51.

Eine einfache Methode zur Züchtung anaerober Kulturen in flüssigen Nährböden. Zentralbl. f. Bakt. Bd. 17. Abt. I.

Ein Fall vollständig isolierter Trigeminuslähmung. Deutsche Zeitschr. f. Nervenheilkunde VI.

Ein Fall von Magenschleimhautatrophie. Deutsche med. Wochenschr. Nr. 19.

1896. Über das menschliche Magenepithel. Virchow's Archiv 143.

Zur eitererregenden Wirkung des Typhus- und Kolibazillus. Deutsche med. Wochenschr. Nr. 32.

Allgemeine Pathologie des Verdauungstraktus. Ergebn. d. allg. Path. u. path. Anat. III.

1897. Inhalations- und pneumatische Behandlung der Erkrankungen der Atmungsorgane. Pentzoldt-Stintzing's Handb. d. Therapie. II. Aufl. Bd. 3.

Über Schleim im Stuhlgang. Zeitschr. f. klin. Med. 32.

1898. Über Funktionsprüfung des Darms. Kongr. f. inn. Med. XVI.

Weitere Mitteilungen über Funktionsprüfung des Darms. Berl. klin. Wochenschr. Nr. 41.

Über die Zusammensetzung des Fistelkotes bei Anus praeternat. am untersten Ende des Ileum. Arch. f. Verdauungskrankh. IV.

Über Beziehungen der Fäzesgärung zur Darmgärung und zu den Flatus. Arch. f. klin. Med. 61.

Experimentelle und klinische Untersuchungen über Funktionsprüfung des Darms. Arch. f. klin. Med. 61.

Die Schleimabsonderung und ihre diagnostische Bedeutung für die Entzündungen der Schleimhäute. Volkmann's Sammlung Nr. 202.

1899. Über Darmgärung, Meteorismus und Gärungen. Therap. Monatsh. H. 1.

Fortgesetzte Mitteilungen über Funktionsprüfung des Darms. Kongr. f. inn. Med. XVII.

Die klinische Bedeutung der Ausscheidung von Fleischresten mit dem Stuhlgang. Deutsche med. Wochenschr. Nr. 49.

1900. Über die Verdauungsprobe des Stuhlgangs. Arch. f. klin. Med. 65.

Über Gärungs- und Verdauungsprobe der Fäzes sowie über den Nutzen der Probediät. Berl. klin. Wochenschr. Nr. 51.

1901. Insuffizienz der Bindegewebsverdauung. Gesellsch. f. Natur- und Heilk. in Bonn.

(mit J. Strasburger), Über die intestinale Gärungsdyspepsie der Erwachsenen. Arch. f. klin. Med. 69.

Beiträge zur Kenntnis der Herzneurosen. Deutsche med. Wochenschr. Nr. 16.

1903. Das Bronchialasthma als Typus nervöser Katarrhe. Würzb. Abhandl. Bd. III. H. 7.

(mit J. Strasburger), Die Fäzes des Menschen. Berlin 1903.

Die Funktionsprüfung des Darmes. Wiesbaden (J. Bergmann).

1904. Die neue Speiseordnung der Dresdener städtischen Krankenhäuser. Zeitschr. f. diätet. Therap. VIII.

Intraperitoneale Serum- und Kochsalzlösunginjektionen zur Verhütung operativer Infektion des Bauchfells. Deutsche med. Wochenschr. Nr. 49.

Ein neues diagnostisches Merkmal bei Pankreaserkrankungen. Kongr. f. inn. Med. XXI.

Vorstellung eines Falles von Adam-Stokes'scher Krankheit mit Herzblock. Münch. med. Wochenschr. Nr. 6.

1905. (mit J. Strasburger), Die Fäzes des Menschen. II. Aufl. Berlin.
Zur Behandlung der habituellen Obstipation. Deutsche med. Wochenschr. Nr. 3.
(mit H. Meyer), Intraperitoneale Infusion und Ernährung. Arch. f. klin. Med. 85.
Neue Beobachtungen zur Erklärung und rationellen Behandlung der chronischen
  habituellen Obstipation. Münch. med. Wochenschr. Nr. 41.
Über gastrogene Diarrhöen. St. Petersb. med. Wochenschr. Nr. 38.
Kardiolyse bei adhäsiver Mediastinoperikarditis. Münch. med. Wochenschr. Nr. 40.
1906. Funktionelle Pankreasachylie. Arch. f. klin. Med. 87.
Zur Behandlung der Lungenphthise mit künstlichem Pneumothorax. Deutsche
  med. Wochenschr. Nr. 13.
Über Wechselbeziehungen zwischen Herz- und Darmleiden. Berl. klin. Wochenschr.
  Nr. 14.
1907. Therapeutische Sauerstoffeinblasungen in die Kniegelenke. Med. Klin. Nr. 37.
(mit H. Lohrisch), Über die Bedeutung der Zellulose für den Kraftwechsel der
  Diabetiker. Deutsche med. Wochenschr. Nr. 47.
Appendizitische Streitfragen. Prag. med. Wochenschr. Nr. 1.
1908. Über Myalgien und Spasmen der Bauchmuskeln. Prag. med. Wochenschr. Nr. 41.
Die Funktionsprüfung des Darmes mittels Probekost. II. Aufl. Wiesbaden 1908.
(mit H. Lohrisch), Weitere Beobachtungen über die Bedeutung der Zellulose
  (Hemizellulose) für die Ernährung der Diabetiker. Deutsche med. Wochenschr.
  Nr. 47.
Erfahrungen mit dem therapeutischen Pneumo- und Hydrothorax bei einseitiger
  Lungentuberkulose, Beonchiektasien und Aspirationserkrankungen. Beitr. z.
  Klin. d. Tuberk. IX.
1909. Über Durchfall. Med. Klin. Nr. 13.
Beiträge zur Pathogenese der chronischen habituellen Obstipation. Med. Klin.
  Nr. 12.
Kann der Adam-Stokes'sche Symptomenkomplex bei intaktem Reizleitungs-
  system lediglich durch Erkrankung des Myokards entstehen? Zeitschr. f. klin.
  Med. 68.
Neurosen innerer Organe und Erkrankungen der Organnerven. Münch. med.
  Wochenschr. Nr. 32.
Die Wiederbelebung der intestinalen Autointoxikationslehre in Frankreich und
  der „Combismus“. Deutsche med. Wochenschr. Nr. 49.
Zur funktionellen Darmdiagnostik. Zeitschr. f. exper. Path. u. Therap. VI.
1910. Das Problem des Muskelrheumatismus. Med. Klin. Nr. 19.
Die Infektionen des Verdauungskanals, ihre Erkennung und Behandlung. Zeitschr.
  f. ärztl. Fortbild. Nr. 5.
(mit H. Lüthje), Klinische Diagnostik und Propädeutik der inneren Krankheiten.
  Leipzig.
1911. Über Behandlung der Bronchitis und verwandter Zustände mit trockener heißer
  Luft. Therap. d. Gegenw. H. 1.
Fleischkost oder Pflanzenkost? Deutsche Revue H. 9.
Magensymptome und Magenäquivalente bei Migräne. Med. Klin. Nr. 50.
Die Küchenfrage in Kliniken und Krankenhäusern. Med. Klin. Nr. 24.
Diätetische Küche und künstliche Nährpräparate. Deutsche Klinik am Eingang
  des XX. Jahrhunderts. Bd. XIII.
Leitsätze über Diagnose, Pathogenese und Ätiologie des chronischen Darmkatarrhs.
  Med. Klin. Nr. 2.
Über Gemüseverdauung bei Gesunden und Kranken und über die zerkleinernden
  Funktionen des Magens. Deutsche med. Wochenschr. Nr. 10.
Über die therapeutische Verwendung sauerstoffarmer Luft beim Menschen. Münch.
  med. Wochenschr. Nr. 18.
1912. Klinik der Darmkrankheiten. I. Teil. Wiesbaden.
Über langsamen Durchbruch kleiner Pleuraempyeme in der Lunge. Münch. med.
  Wochenschr. Nr. 26.
(mit J. Arnold), Die Diätküche im modernen Krankenhaus. Ergebn. u. Fortschr.
  des Kochwesens. Bd. 1.
Darmdesinfektion durch Sauerstoffinsufflation in das Duodenum. Zentralbl. f.
  inn. Med. Nr. 1.
(mit O. David), Zur Frage der Sauerstoffvergiftung. Deutsche med. Wochenschr.
  S. 1697.
1913. Weitere Erfahrungen über Behandlung der Darmkrankheiten mit Sauerstoff. Therap.
  d. Gegenw. Nr. 1.
Übermüdung. Med. Klin. Nr. 15.
Diätetische Zeitfragen. Zeitschr. f. diätet. Therap. S. 202.

Chronische diphtheritische Infektion der Lungen. Münch. med. Wochenschr. S. 20.
Zur Kenntnis der Colitis suppurativa. Mitteil. a. d. Grenzgeb. d. Med. u. Chir. XXVII.
Zur Diagnose und Therapie chronischer Durchfälle. St. Petersb. med. Zeitschr.
    Bd. 38.
Klinik der Darmkrankheiten. II. Teil. Wiesbaden.
Über Entleerung pleuritischer Exsudate unter Lufteinlassung. Med. Klin. Nr. 45.
Die rationelle Einrichtung der Diätküchen in Krankenhäusern und Sanatorien.
    Med. Klin. Nr. 27.
Über chronische Pankreatitis. Grenzgeb. d. inn. Med. u. Chir. XXVI.

1914. Noch einmal das Problem des Muskelrheumatismus. Med. Klin. Nr. 16.
Hyperacidity of the stomach. Journ. of the amer. med. assoc. Vol. 62.
(mit A. Ohly), Angeborene Erweiterung mit Divertikelbildung des Duodenum.
    Münch. med. Wochenschr. Nr. 23.
Über Pankreasachylie und akute Pankreatitis. Deutsche med. Wochenschr. Nr. 24.
Über Lungenschüsse. Deutsche med. Wochenschr. S. 1910.
Magen- und Darmgeschwüre mit spezieller Berücksichtigung ihrer balneologischen
    Behandlung in „Balneologie und Balneotherapie". Jena (G. Fischer).
Störungen der Darmtätigkeit mit besonderer Berücksichtigung der chronischen
    Obstipation und Diarrhöe. Ibid.
Severe anemia connected with gastro-intestinal diseases. Amer. Journ. of med.
    soc. — Sept.
Prophylaxe und Therapie der Ruhr im Felde. Münch. med. Wochenschr. Nr. 36.

1915. (mit H. Lüthje), Klinische Diagnostik und Propädeutik innerer Krankheiten.
    Leipzig. II. Aufl.
(mit J. Strasburger), Die Fäzes des Menschen. Berlin. IV. Aufl.
Über den Zusammenhang von gutartigen Durchfällen mit dem Genuß schwer ver-
    daulicher Nahrung und mit Abkühlung des Bauches. Med. Klin. Nr. 8.
Volksernährung und Diätetik in Kriegszeiten. Therap. d. Gegenw. H. 3.
Offene Pleurapunktion. Münch. med. Wochenschr. Nr. 26.

1916. Heilung eines Falles schwerer Sprue durch Sauerstoffeinläufe. Zentralbl. f. inn.
    Med. S. 49.
Zur Pathologie und Therapie des Muskelrheumatismus (Myalgie). Münch. med.
    Wochenschr. S. 593.
Über Beeinflussung der Magen-Darmkrankheiten durch den Krieg. Schmidt's
    Jahrb. Bd. 324.
Die schweren entzündlichen Erkrankungen des Dickdarms. Arch. f. Verdauungskr.
    XXII.
(mit H. Lohrisch), Erkrankungen des Pankreas in Kraus-Brugsch, Spez. Path.
    u. Therap. Bd. VI.
(mit H. Lohrisch), Die Funktionsprüfung des Darmes und die Darmdyspepsien.
    Ibid.
(mit H. Lohrisch), Enteritis und Colitis acuta et chronica. Ibid.

1918. Fürsorge und Behandlung darmkranker Krieger. Wien. med. Wochenschr. S. 497.
Altes und Neues aus der Magenpathologie. Zentralbl. f. inn. Med. Nr. 48.
Nacht und Schlaf bei Krankheiten. Deutsche Zeitschr. f. Nervenheilk. 60.
Der Muskelrheumatismus. Bonn (Marcus-Weber).

1919. Ein neues Verfahren zur Röntgenuntersuchung der Bauchorgane. Deutsche med.
    Wochenschr. Nr. 8.
Krankheiten des Verdauungskanals, der Eingeweidedrüsen und des Peritoneum.
    Heft 6 der J. Schwalbe'schen Sammlung: Diagnostische und therapeutische
    Irrtümer. Leipzig (G. Thieme).

Vorwort zur ersten Auflage.

Seit Nothnagels klassischer Darstellung der Darmkrankheiten hat das Interesse an diesem, früher etwas stiefmütterlich behandelten Gebiete der praktischen Medizin einen mächtigen Aufschwung genommen. Auf die Tätigkeit des inneren Arztes wirkten weiterhin befruchtend der Ausbau der Koprologie und die Gewinnung einer in der allgemeinen Praxis durchführbaren Funktionsprüfung des Darmes; auf die Chirurgie nächst den Fortschritten der Technik die Herabminderung der operativen Gefahren durch Asepsis und Lokalanästhesie; auf beide gemeinsam der Ausbau der Radioskopie. Der Darm, namentlich der Dickdarm, ist heute eines der umstrittensten Grenzgebiete.

Wir besitzen zurzeit nur ein, allerdings außerordentlich gründliches und gediegenes Werk über Darmkrankheiten, welches dieser schnellen Entwickelung gerecht wird, die „diseases of the intestines" von Hemmeter, das aber — vielleicht wegen seines Umfanges — auf dem europäischen Kontinent bisher noch nicht die ihm gebührende Verbreitung gefunden hat.

Rechtfertigten schon diese Verhältnisse eine neue Bearbeitung der Darmkrankheiten, so drängten mich noch besondere Gründe dazu. Einmal der Wunsch zahlreicher Ärzte, die meine Untersuchungs- und Behandlungsmethoden hier studiert und in ihre Praxis übernommen haben. Sodann der Umstand, daß die kleine Studie über die Funktionsprüfung des Darmes (Wiesbaden, Bergmann 1903 und 1908) seit längerer Zeit vergriffen ist. Ich habe mich gescheut, sie wieder aufzulegen, weil sie meinen fortgeschrittenen Erfahrungen auf dem Gebiete der Dyspepsien und Katarrhe nicht mehr gerecht wird.

Das vorliegende Buch soll sie ersetzen, aber es ist mehr geworden als eine erweiterte Studie, es ist eine Klinik der Darmkrankheiten geworden, deren erste Hälfte bereits im Herbst 1912 erschienen ist.

Die Krankheiten des Säuglingsalters habe ich fortgelassen, so verlockend eine vergleichende Betrachtungsweise mancher Abschnitte, namentlich der Dyspepsien, war. An vielen Stellen wird der Leser Anschauungen begegnen, die von den bisher geläufigen abweichen. Ich hoffe auf eine nachsichtige Beurteilung in dem Bewußtsein, das Wahre erstrebt zu haben.

Halle, im August 1913.

Adolf Schmidt.

Vorwort zur zweiten Auflage.

Als ich vor einem Jahre, dem Wunsche des Verlages entsprechend, die Herausgabe der II. Auflage von Ad. Schmidt's „Klinik der Darmkrankheiten" übernahm, war ich mir bewußt, vor einer sehr schwierigen Aufgabe zur stehen. Für einen mit der Materie vollvertrauten wissenschaftlichen Arbeiter ist es leichter und dankbarer, ein Buch neu zu schreiben, als sich an das abgerundete Werk eines Anderen anzulehnen. Bei Ad. Schmidt's Buch war die Schwierigkeit besonders groß. Obwohl es sich auf eine sehr breite und für Jedermann klar daliegende literarische Unterlage stützte, trug es doch sowohl bei Beurteilung der allgemein-pathologischen Grundlage, der Krankheitsbilder sowie namentlich in wichtigen Abschnitten der Therapie einen starken subjektiv-persönlichen Einschlag. Dies war eine gewisse Schwäche, aber auch ein besonderer Reiz des Buches. Wie stark dieser persönliche Einschlag war, entging wohl den meisten Lesern und wurde auch mir erst vollbewußt, als die übernommene Aufgabe mich zwang, jede einzelne Zeile genau zu überprüfen. Dazu kam, daß gerade das Schmidt'sche Werk sehr viel mehr als alle seine Vorgänger, einschließlich der trefflichen Bücher von H. Nothnagel und J. C. Hemmeter, dazu beigetragen hatte, die Pathologie und Therapie der Darmkrankheiten zu einem der beliebtesten Arbeitsgebiete zu erheben. Eine Fülle neuer Tatsachen wurden bekannt, welche Ad. Schmidt auch selbst veranlaßt hätten, früher aufgestellte, heuristisch wertvolle Theorien in einer II. Auflage seines Buches abzuändern.

Dies alles führte dazu, daß große und wichtige Teile des Werkes umgearbeitet und in anderer Beleuchtung dargestellt werden mußten. Ich habe mir aber aus Pietät gegenüber dem Verstorbenen und in aufrichtiger Bewunderung des ganzen dem Werke zugrunde liegenden Arbeitsplanes Mühe gegeben, mich möglichst den gezogenen Grundlinien anzuschmiegen. Deshalb blieben Einteilung und Gerüst des Werkes im großen und ganzen unverändert.

Der Abschnitt „Anatomie" wurde nur wenig verändert, der Abschnitt „Physiologie" mußte wegen vielfacher Ergänzungen zwar neu geschrieben werden, blieb aber in seinen Grundzügen bestehen.

Auf dem Gebiete der „pathologischen Physiologie" brachten die letzten Jahre so viel Neues, daß trotz Beibehaltung des alten Gerüstes der ganze Abschnitt umgearbeitet werden mußte. Dies bezieht sich vor allem auf die Vorgänge bei der Zelluloseverdauung, auf die Mitarbeit der Bakterien des Darmes, auf die Bildung von Giften im Darm und auf die Wechselwirkung zwischen Darm und Nervensystem. Der Abschnitt „Diagnostik" bildete den Angelpunkt des Schmidt'schen Buches, und gleichzeitig gipfelte in der Diagnostik die wissenschaftliche Arbeit, welche Ad. Schmidt mit seinen Schülern für die Klinik der Darmkrankheiten geleistet hat. Deshalb wurden Änderungen in diesem Abschnitt mit größter Zurückhaltung vorgenommen; sie bestanden im wesentlichen in Ergänzungen. Gänzlich umzuarbeiten war nur der Unterabschnitt „Röntgendiagnostik", dessen Figuren durch einige neue, aus dem Werke G. Schwarz's entnommene ergänzt wurden. Nicht so schonend konnte mit dem Abschnitt „Allgemeine Therapie" umgegangen werden. Die Grundsätze liegen ja für jeden fest. Aber die Darstellung der Therapie in einem für die Praxis geschriebenen Buche kann sich nicht auf

Wiedergabe dieser oder jener therapeutischer Ratschläge beschränken, sondern muß als eine von dem Autor auf Grundlage eigener Erfahrung und besonnener Kritik geistig verarbeitete, geschlossene Einheit dargestellt werden. Sie wird und darf eine persönliche Note tragen, im Gegensatz zur Darstellung der Symptomatologie und Diagnostik, wo es sich um Bericht über Tatsachen und nicht über wandel- und formbare Methoden handelt. Obwohl Aufbau und großenteils auch Inhalt im gleichen blieben, konnten aus der ersten Auflage nur wenige Trümmer unverändert in die zweite Auflage übernommen werden. Die Neubearbeitung war am durchgreifendsten in dem Abschnitt „Diätetische Therapie" und erstreckte sich auch auf Behandlung der Gärungs- und Fäulnisdyspepsie des Darmes. Die Verschiedenheit der Indikationen tritt hier vielleicht noch schärfer hervor als in der Bearbeitung Ad. Schmidt's, der zuerst die Verschiedenheit der Ansprüche bei diesen beiden Grundformen klar erkannt hatte und damit einen höchst fruchtbaren Gedanken in die Therapie der Darmkrankheiten trug. Diese Teile der diätetischen Therapie wurden sowohl hier wie in späteren Abschnitten (namentlich Abschnitt funktionelle Darmdyspepsien) erheblich über den früheren Rahmen hinaus weiter ausgebaut. Die gründliche Umarbeitung erstreckte sich nicht nur auf „Allgemeine Therapie", sondern auch fast auf alle Abschnitte der speziellen Therapie im zweiten Teile des Buches, wobei neben der Diätetik den neueren Errungenschaften der Pharmakologie und der Chirurgie gebührende Rechnung getragen wurde (letzteres namentlich in den Abschnitten Appendizitis, Kolitis, Duodenalgeschwür, Jejunalgeschwür und Ileus). Alle Abschnitte über „pathologische Anatomie" wurden nur ergänzt.

Im übrigen galt es, beim zweiten Teile des Buches (S. 266 ff.) vor allem Stellung zu nehmen zu den Lehren Ad. Schmidt's über die von ihm aufgestellten Krankheitsbilder der „gastrogenen Dyspepsie" und der „Gärungsdyspepsie". Die klinische Tragweite der Unterscheidung beider Formen wurde voll und ganz anerkannt, vielleicht noch schärfer betont als in der I. Auflage des Buches. Dagegen konnten Schmidt's Ansichten über die Pathogenese, d. h. über Magenstörungen als beherrschende Ursache der Fäulnisdyspepsie (bei Ad. Schmidt: gastrogene Dyspepsie) und namentlich über „konstitutionelle Minderwertigkeit des Zelluloseverdauungsvermögens bei chronischer Gärungsdyspepsie" nicht in der alten Form übernommen werden. Von der letzten mündlichen Besprechung mit Ad. Schmidt gelegentlich eines Zusammentreffens in Köln (August 1916) nahm ich den Eindruck mit, daß auch Ad. Schmidt seine Theorie über verminderte Verdauungskraft für Zellulose als Ursache der Gärungsdyspepsie nicht mehr in alter Form aufrecht erhielt. Die grundsätzliche Änderung der Stellungnahme bedingte völliges Umarbeiten dieser Abschnitte, was dadurch erschwert wurde, daß die frühere Disposition des Werkes möglichst wenig geändert werden sollte. — Auf völlig anderen Boden wie Ad. Schmidt mußte ich mich beim Kapitel „funktionelle Obstipation" stellen, da ich pathologische Einstellung des Nervmuskelapparates, Ad. Schmidt übermäßig gute Verdauung (Hyperpepsie) als Ursache derselben ansprach. Dies bedingte völliges Umarbeiten der Abschnitte Ätiologie, Pathogenese und Therapie, aber großenteils auch der anderen Teilstücke. Nach dem Kölner Vortrag Ad. Schmidt's schätzte er selbst 4 Jahre nach Erscheinen der I. Auflage den neuromuskulären Einschlag beim Zustandekommen von funktioneller Obstipation bedeutend höher als früher ein (Über die Beeinflussung der Magen-Darmkrankheiten durch den Krieg; Schmidt's Jahrbücher Band 324, S. 190, 1916); leider wurden seine mündlichen Ausführungen, worauf sich meine Erwiderung bezog (ibid. S. 195), nur unvollständig und stark verkürzt abgedruckt. — In das Kapitel funktionelle Darmstörungen wurde in der II. Auflage hinter dem erweiterten Abschnitt über nervöse Durchfälle auch die Myxoneurosis intestinalis (Colica mucosa) aufgenommen; dieser Abschnitt mußte in allen wesentlichen Stücken umgearbeitet werden, weil Ad. Schmidt die Krankheit als Entzündung, ich aber sie als Neurose deutete.

Die Kapitel Enterokolitis, Enteritis, Kolitis, Proktitis, Hämorrhoïden, Gefäßkrankheiten, Geschwülste, Hirschsprung'sche Krankheit, Divertikel wurden zwar stark verändert großenteils umgearbeitet und erweitert, namentlich in ihren therapeutischen Abschnitten. Die Änderungen waren aber mehr formaler und ergänzender Art, da sich keine grundsätzliche Meinungsverschiedenheit ergab.

Dagegen wurden die Abschnitte Appendizitis, Duodenal- und Jejunalgeschwüre, größtenteils auch Ileus fast durchweg — trotz Festhaltens an dem alten Gerüst — neubearbeitet. An entsprechenden Stellen trat insbesondere die Abgrenzung zwischen innerer und operativer Behandlung in andere Beleuchtung. — Völlig neu bearbeitet wurden die Abschnitte Enteroptose und Neurosen des Darmes.

Literaturangaben über Arbeiten vor 1912 wurden größtenteils aus der I. Auflage übernommen. Ein Teil wurde kontrolliert, doch kann ich für den größeren Teil derselben die Verantwortung nicht übernehmen, sondern muß sie dem Verfasser der I. Auflage überlassen. Soweit es möglich war, sind die Veröffentlichungen des Jahres 1920 noch bei der Korrektur mitverwertet worden. Leider muß ich es als Mangel bedauern, daß manche wertvolle Arbeit der ausländischen Literatur aus der Zeit nach Kriegsausbruch mir nur in kurzen Referaten zugänglich war. Soweit möglich, ward aber die ausländische Literatur berücksichtigt.

Wo in dieser Auflage ohne weitere Literaturangabe auf Ad. Schmidt Bezug genommen wird, handelt es sich um Angaben in der I. Auflage, die bereits alle früheren Arbeiten Schmidt's und seiner Schüler verwertete. Wo von eigenen Arbeiten und Erfahrungen gesprochen wird, ist der Unterzeichnete gemeint.

Bei der Bearbeitung der II. Auflage erfreute ich mich der Mitarbeit von Herrn Dr. Horst Straßner in Kiel, früherem Assistenten Ad. Schmidt's und später bei mir. Nur seiner sachkundigen, fleißigen, ordnenden Vorarbeit, welche sich auf die gesamte einschlägige Literatur, als wesentlichen Grundstock des Werkes erstreckte, verdanke ich es, daß das umfangreiche Werk innerhalb eines Jahres umgearbeitet, zum größten Teile neugeschrieben und gedruckt werden konnte.

Ich hoffe, daß es mir trotz der erwähnten Schwierigkeiten gelungen ist, auf Grund der festgefügten, an Schmidt's Forschungsergebnissen überaus reichen I. Auflage, auf Grund der Literatur und auf Grund meiner eigenen Arbeiten und klinischen Erfahrungen ein dem jetzigen Stande der Darmpathologie und -therapie entsprechendes Werk vorzulegen.

Frankfurt a. Main, den 13. September 1920.

Carl von Noorden.

Inhalts-Verzeichnis.

Diagnostik.

Allgemeine Therapie der Darmkrankheiten.

Funktionelle Störungen der Darmverdauung (Darmdyspepsien).

Seite

Entzündliche Krankheiten des Darmes.

Geschwüre des Darms.

Darmverengerung und Darmunwegsamkeit (Ileus).

Geschwülste des Darmes.

Durch angeborene und erworbene Lage- und Gestaltsveränderungen des Darmes bedingte Krankheitsbilder.

Anatomische und physiologische Grundlagen.

I. Anatomie.

A. Topographie.

1. Der Darm beginnt unmittelbar hinter dem Pylorus des Magens und endet im After. Er stellt ein vielfach gewundenes, schlauchförmiges Gebilde dar, welches den größten Teil der Bauchhöhle, etwa zwei Drittel derselben, und zwar die unteren Teile, Mesogastrium und Hypogastrium, ausfüllt (Fig. 1). Nach oben zu wird er von der Leber, dem Magen und der Milz, welche Epigastrium und Hypochondrien ausfüllen, überlagert, nach vorn zu deckt ihn in mehr oder minder großer Ausdehnung das Netz, unten liegt er den Beckenorganen auf; nur sein letzter Abschnitt, das Rektum, durchsetzt das kleine Becken bis zum Anus. Je nach Füllung des Darmrohres mit festen und flüssigen Massen, vor allem aber mit Gasen, wechselt sein Durchmesser und damit zugleich die Weite der Bauchhöhle. Der Spannungszustand der Bauchmuskulatur paßt sich dem jeweiligen Innendruck an (G. Kelling), erst bei höheren Werten desselben wird das Zwerchfell in die Höhe gedrängt. Der gesamte Darm zerfällt in zwei hintereinander geschaltete Abschnitte, den durchschnittlich etwa $6^1/_2$ m langen Dünndarm und den ungefähr $1^1/_2$ m langen Dickdarm, die durch die Valvula Bauhini (Ileozökalklappe) voneinander getrennt sind. Am Dünndarm unterscheidet man weiterhin folgende, ohne scharfe anatomische Merkmale ineinander übergehende Abschnitte: das Duodenum (Zwölffingerdarm), das Jejunum (Leerdarm) und das Ileum (Krummdarm). Der Dickdarm wird geteilt in: den Blinddarm (Zökum) mit dem Wurmfortsatz (Proc. vermiformis oder Appendix), das Colon ascendens, Colon transversum, Colon descendens, die Flexura sigmoidea und das Rektum (Mastdarm).

Von diesen verschiedenen Abschnitten des Darmes sind nur wenige, nämlich das Duodenum, das Colon ascendens, Colon descendens und das Rektum, in ihrer Lage fixiert; die übrigen Abschnitte sind — zum Teil sehr ausgiebig — verschieblich und können deshalb ihren Platz innerhalb der Bauchhöhle verändern. Ihre Beweglichkeit kommt dadurch zustande, daß das Bauchfell (Peritoneum), welches die ganze Bauchhöhle auskleidet, von den ursprünglich hinter ihm gelegenen Därmen tief eingestülpt wird, so daß eine Duplikatur des Peritoneums (das Gekröse oder Mesenterium) entsteht, welches die betreffenden Abschnitte der Därme fächerartig an der hinteren Wand der Bauchhöhle anheftet (Fig. 2). Demgegenüber sind die fixierten Teile des Darmes nicht in ihrer ganzen Zirkumferenz, sondern nur zu einem Teil (etwa zwei Drittel) vom Peritoneum überzogen. Der übrige Teil ist durch lockeres Bindegewebe an der hinteren Bauchwand befestigt.

2. Duodenum. Als Grenze zwischen Magen und Darm betrachtet man die quer verlaufende Vena pylorica, die für Abgrenzung von Ulcus ventriculi und Ulcus duodeni eine entscheidende Rolle spielt (Ch. H. und W. J. Mayo). Das etwa 30 cm lange und 4—6 cm weite Duodenalrohr wendet sich vom Pförtner zunächst scharf nach hinten und rechts, dem oberen Pol der rechten Niere zu und zwar auf Höhe der Grenze von III. und IV. Lendenwirbel (Pars horizontalis superior). Dann biegt das Rohr scharf nach unten um, verläuft, den Kopf des Pankreas innig umschlingend, zwischen Wirbelsäule und rechter Niere abwärts (Pars descendens), krümmt sich aber alsbald (vor dem dritten Lendenwirbel) wieder nach links oben zu und gelangt etwas aufsteigend über die Vena cava inferior und Aorta hinweg (Pars horizontalis inferior), um mit einer neuen Krümmung nach vorn abwärts unter der Wurzel des Mesenterium hervorzutreten und in das Jejunum einzumünden (Flexura duodeno-jejunalis). Der gesamte Verlauf ist der einer hufeisenförmigen Schlinge (Fig. 3). An dem kürzesten Teil dieser Schlinge, der Pars horizontalis superior, nimmt das erste Drittel (Ampulla oder Bulbus duodeni) eine funktionelle Sonderstellung ein. Die vom Magen ausgestoßenen Speisemengen verweilen zunächst dort und werden von hier aus

ruckweise abwärts befördert. G. Holzknecht bezeichnet dieser motorischen Funktion wegen
den Bulbus gleichsam als „Nachmagen", Näheres über Bulbus duodeni im Abschnitt:
Röntgendiagnostik. An das Ende des letzten Abschnittes, kurz vor der Flexura duodeno-
jejunalis tritt vom linken Zwerchfellschenkel her ein ziemlich mächtiges Bündel glatter

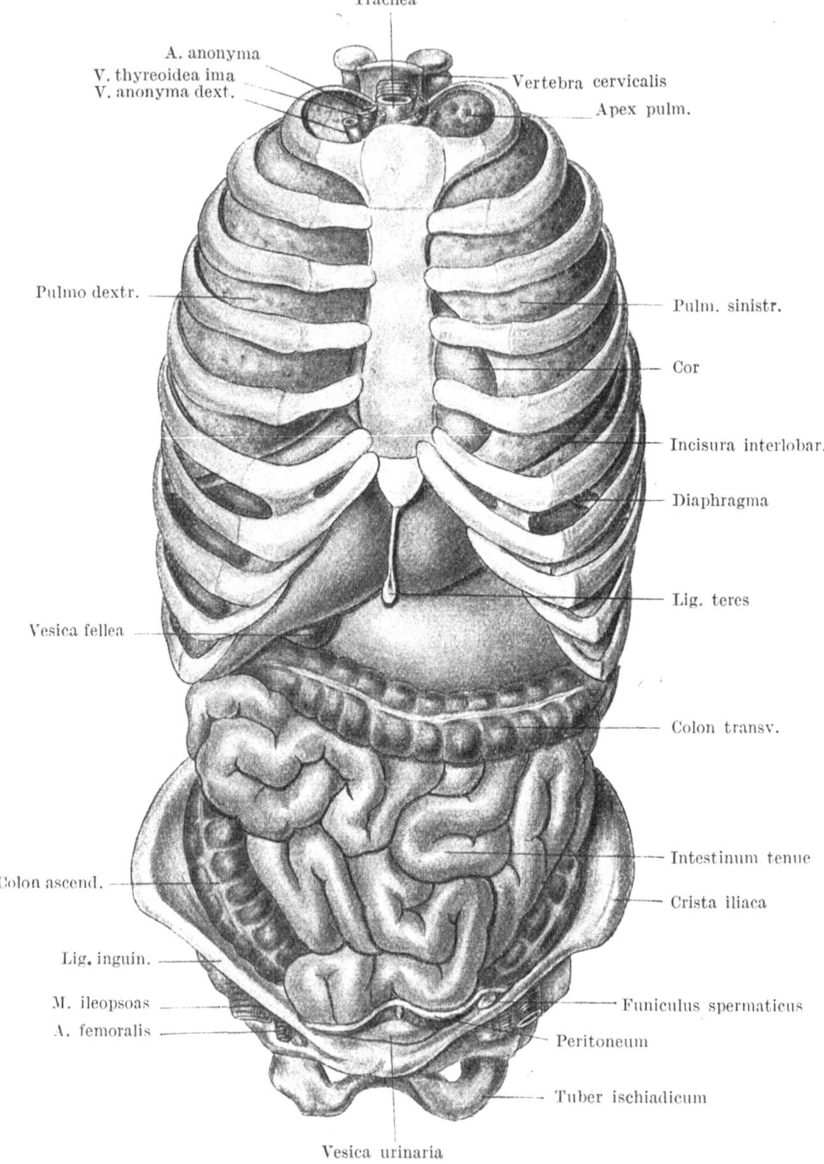

Fig. 1. Lage der Brust- und Baucheingeweide. (Nach dem Modell von His.)

Muskelfasern, welches sich fächerförmig in der äußeren Muskelschicht ausbreitet. Dadurch
und durch das Fehlen eines Mesenteriums ist die Lage der Duodenalschlinge, namentlich
der Pars descendens, im ganzen unverrückbar; immerhin besteht hinsichtlich des Anfangsteiles ein gewisser Spielraum. Dieser richtet sich nämlich ganz nach der Lage des Pylorus,
die einige Zentimeter rechts von der Mittellinie, in der Höhe der achten Rippe sein soll,

aber schon normalerweise erheblichen Schwankungen unterliegt. Bei steiler Lage des Magens kommt der Anfangsteil des Duodenums auf die Wirbelsäule zu liegen und bei der häufigen Hakenform des Magens verläuft er nicht horizontal, sondern aufsteigend nach hinten, so daß der erste mit dem zweiten Schenkel einen spitzen Winkel bildet (A. F. Hertz).

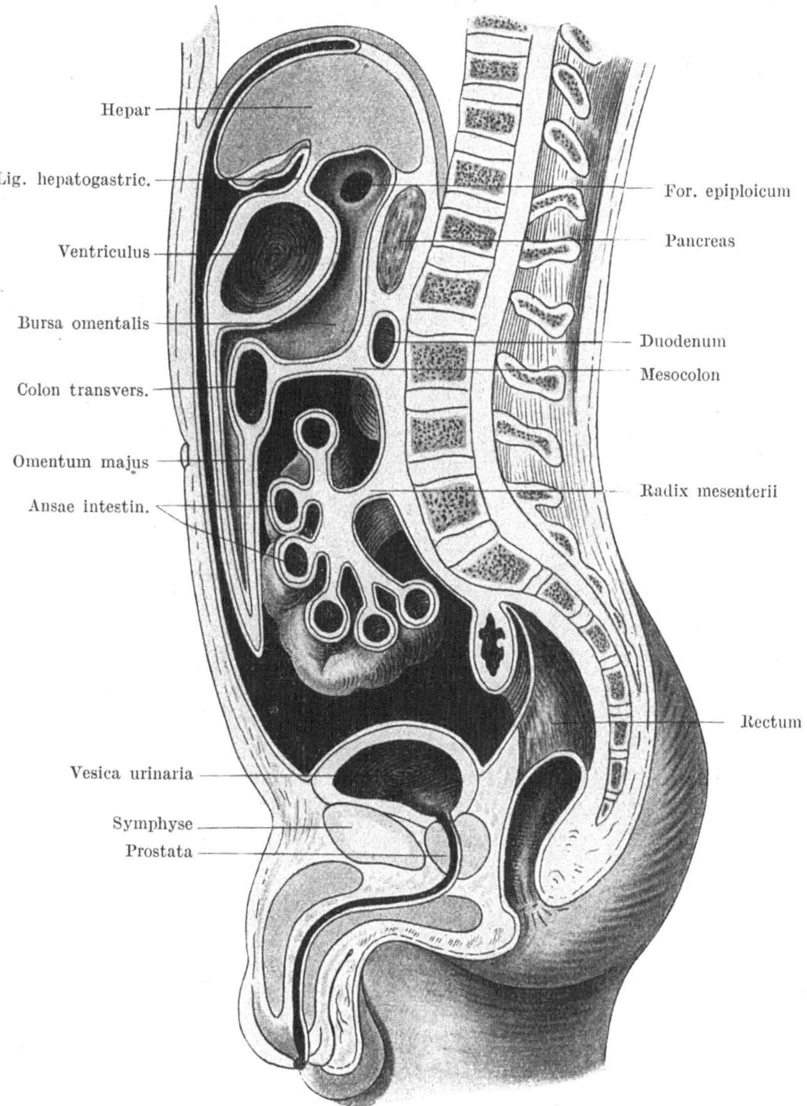

Fig. 2. Medianschnitt durch die Bauchhöhle. Nach Corning.
(Halbschematisch.)

Umgekehrt beherrschen aber auch Lage, Fixation, Länge und Dehnbarkeit des ersten Duodenalabschnitts die Lage des Pylorus. Wahrscheinlich wird durch die genannten Größen nicht nur Stand des Pylorus, sondern auch Form des ganzen Magens bestimmt. Zu einer entwicklungsgeschichtlich nicht vorgebildeten Pyloroptose kann es wegen der Fixation des Duodenum nur in bescheidenem Umfang kommen. Erhebliche Pyloroptose ist nur bei angeborenem Tiefstand von Leber, Pankreas und Duodenum möglich (asthenischer

Typus Stiller). Kardia, Pylorus, Duodenum und Flexura coli splenica sind die best-
fixierten Teile des Magen-Darmschlauches (J. T. Williams).

Die Pars descendens duodeni nimmt an der Grenze ihres mittleren und unteren Drittels
im Divertikulum Vateri die gemeinsam mündenden Ductus choledochus und Ductus Wirsungianus, den Hauptausführungsgang der Pankreasdrüse auf. Ein akzessorischer Ausführungsgang des Pankreas kann 2—3 cm weiter oberhalb selbständig in das Duodenum einmünden.

3. Jejunum und Ileum bilden zusammen den beweglichen Teil des Dünndarmes,
Jejunum etwa die oberen $^3/_5$, Ileum die unteren $^2/_5$. Die Trennung beider Abschnitte ist
eine willkürliche, sie beruht nicht auf scharfen anatomischen Merkmalen. Doch beginnt
die Anordnung der Lymphfollikel zu Peyerschen Drüsenhaufen (Agmina Peyeri s. u.)
erst in den unteren Abschnitten des Dünndarmes und dies gibt deshalb einen ungefähren
Anhaltspunkt für die Abgrenzung des Ileums. Die zahlreichen Windungen des Dünndarmes

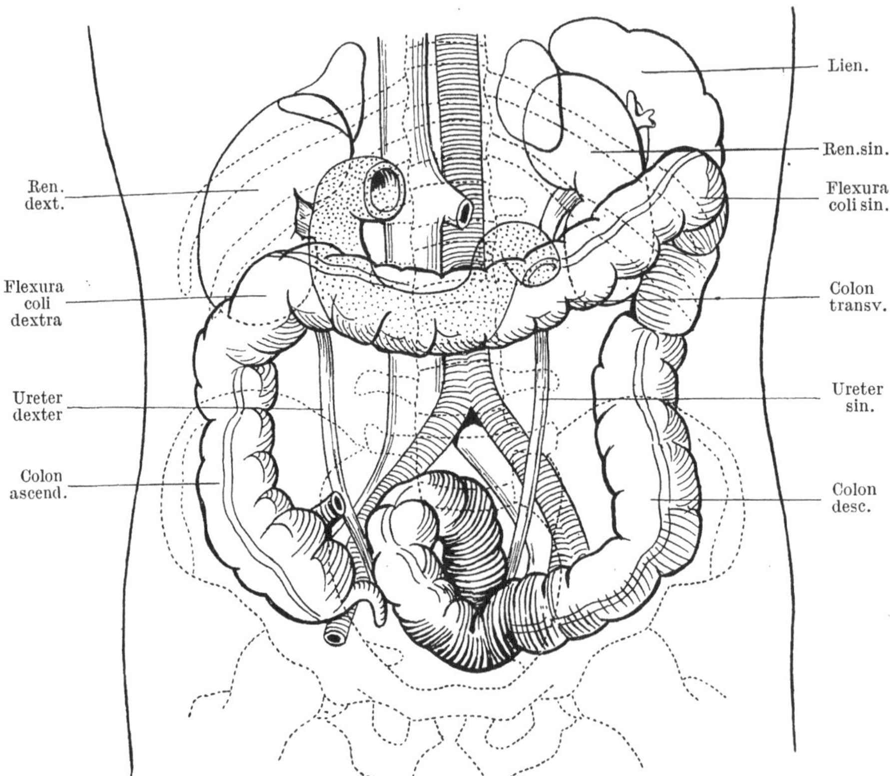

Fig. 3. Verlauf und Beziehungen des Dickdarms. (Nach Corning.)

füllen die Mitte der Bauchhöhle aus und werden von dem kranzartig gelagerten Dickdarm
umrahmt. Dabei sollen die Jejunalschlingen mehr die oberen und linksseitigen Abschnitte, die
Ileumschlingen die unteren und rechtsseitigen Teile des zwischen dem Dickdarmkranz
ausgesparten Mittelbauchs füllen. Dies steht in Beziehung zum Verlauf des Mesenterium,
dessen Wurzel in der Höhe des 2. Lendenwirbels entspringend sich nach rechts abwärts
mit Richtung zur rechten Fossa iliaca erstreckt. Der oberste Abschnitt der Radix mesen-
terii greift über die Pars horizontalis inferior duodeni hinüber, so daß, wenn man das Jejunum
rückläufig verfolgt, dieses beim Übergang in das Duodenum mit einer scharfen Wendung
(der Flexura duodeno-jejunalis) gewissermaßen in einem Tunnel unter dem Mesenterium
verschwindet. Das an der Wurzel ziemlich breite, doppelplattige Gekröse verdünnt sich
mit der fächerförmigen Ausbreitung immer mehr, legt sich in Falten und setzt sich mit
einem schmalen Streifen, dem Mesenterialrand, an den Dünndarm an. $^1/_2$—1 m oberhalb
des Ileumendes findet sich manchmal gegenüber dem Mesenterialansatz eine kleine blindsackförmige Ausstülpung der Wand, das Diverticulum ilei Meckeli, ein Rest des fötalen

Ductus omphalo-entericus. Bei ungewöhnlich starker Entwicklung kann dies Divertikel Ausgangspunkt für Bauchkrankheiten werden (Entzündung wie bei der Appendix, Verwachsungen, Darmabschnürung u. a.).

4. Valvula Bauhini, Zökum, Appendix, Netz. Die Mündung des Ileum in den Dickdarm erfolgt nicht an dessen äußerstem Ende, sondern etwa 5—10 cm höher mittels der Bauhinschen oder Ileozökalklappe. Sie setzt sich zusammen aus zwei lappenartigen, durch glatte Muskelfaserzüge verstärkten Falten, eine obere und untere, welche unter noimalen

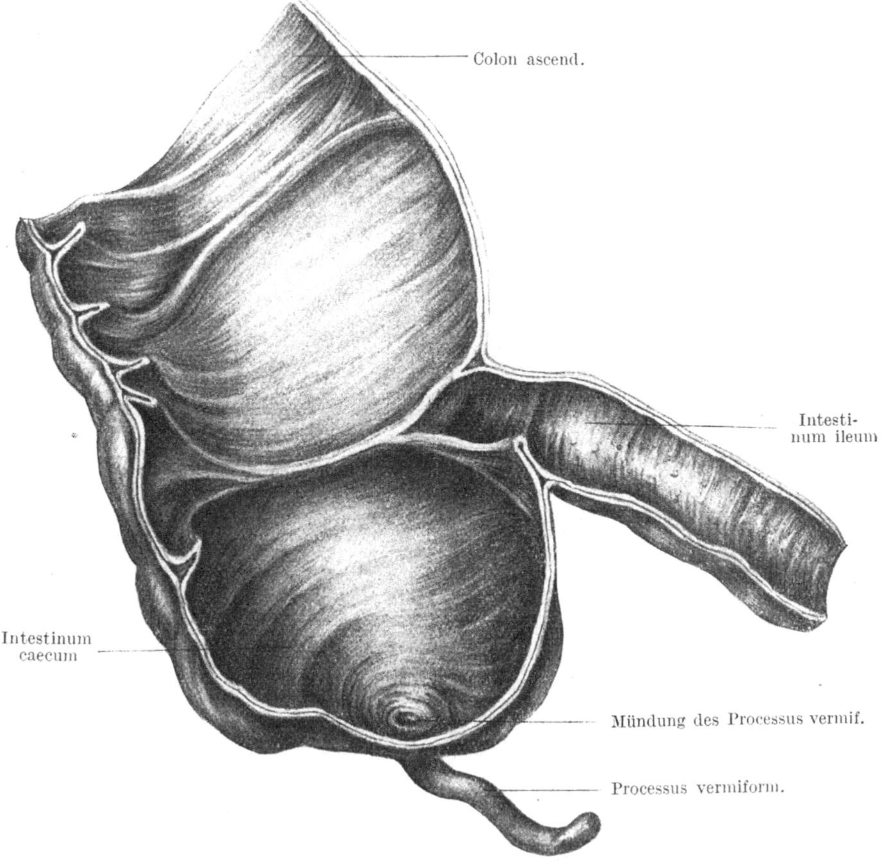

Fig. 4. Frontalschnitt des unteren Dünndarmendes mit dem Anfang des Dickdarms. Nach Henle.

Verhältnissen den Durchtritt des Inhaltes nur in der Richtung nach dem Dickdarm zu gestatten (Fig. 4).

Immerhin können kleine Mengen den Rückweg vom Kolon zum Ileum finden. Größeren Mengen gegenüber öffnet sich die Klappe aber nur unter sehr hohem Druck. Unter pathologischen Verhältnissen versagt der Verschluß öfters. Z. B. fand Case bei 50 unter 3000 Patienten, die zumeist an Verstopfung, jedenfalls sämtlich an irgend welchen Magendarmstörungen litten, die Klappen durchgängig für rektal eingeführten Kontrastbrei (Röntgen-Untersuchungen). Anderseits regelt der Nervenmuskelapparat der Klappen auch die Abgabe von Dünndarminhalt in das Kolon. Nach Mahlzeiten hält der sphinkterartige Verschluß den Speisebrei 4—5 Stunden lang zurück (A. F. Hertz). Weiteres über den Klappenverschluß S. 88, 92 und Abschnitt Ileus.

Der blindsackförmige Beginn des Dickdarmes, der **Blinddarm (Zökum)**, ist wie dieser selbst von wesentlich größerem Kaliber als der Dünndarm (Durchmesser etwa 5—8 cm gegen 3—5 cm des unteren Ileum). Wie am ganzen Dickdarm mit Ausnahme des Rektum erkennt man an der Außenfläche drei bandartige Verstärkungen der Längsmuskulatur (Taeniae coli) und Anlagerungen von Fettgewebe (Appendices epiploicae). Die Innenfläche ist mit Ausbuchtungen versehen (Haustra coli). Das Zökum besitzt in der Regel einen vollständigen Peritonealüberzug und ein Mesenterium, welches ihm manchmal eine erhebliche Beweglichkeit gestattet. Dennoch ist — durch die Fixation des Colon ascendens an der hinteren Bauchwand — seine Lage in der Bauchhöhle eine gegebene, in der Fossa iliaca dextra, oberhalb der Mitte des Poupartschen Bandes. Hier liegt es bei Eröffnung der Bauchhöhle meist unmittelbar vor.

Die **Appendix** oder der **Proc. vermiformis** ist ein dünner, blind endigender, schlauchartiger Anhang des Zökum, welcher von dessen äußerster Wölbung seitlich abgeht und mit einer kleinen halbmondförmigen Schleimhautfalte, der Valvula proc. vermiformis, teilweise oder ganz vom Lumen des Zökums abgeschlossen sein kann. Seine Weite beträgt $^1/_2$—1 cm, seine Länge durchschnittlich 6—8, gelegentlich aber auch bis zu 20 cm.

Der Verlauf ist kein geradliniger, vielmehr in der Regel etwas gewunden und gegen die Kleinbeckenhöhle zu gerichtet, in die er auch hineinhängen kann. Er besitzt ein eigenes Gekröse (Mesenteriolum). welches ihm Lageveränderungen erlaubt, die unter Umständen bis zur völlig entgegengesetzten Verlaufsrichtung (nach oben) gehen können.

Die physiologische Bedeutung der reich mit Lymphfollikeln besetzten Appendix ist noch nicht geklärt; auch die vergleichende Entwicklungsgeschichte und Anatomie brachte keinen Aufschluß. Irgend welche Aufgaben sind ihm gewiß zugeteilt (R. Robinson, Peter); doch zeigt vieltausendfältige Erfahrung, daß nach seiner Exstirpation keinerlei Ausfallserscheinungen eintreten.

5. **Das Kolon** bildet mit seinen drei Schenkeln, dem aufsteigenden, transversalen und absteigenden, ein nach unten offenes Viereck, welches die äußere Einfassung der knäuelförmig geballten Dünndarmschlingen abgibt, aber seitlich oft von ihnen überlagert wird. Das Colon ascendens liegt infolge des Mangels eines Mesenterium der hinteren Bauchwand (lateraler Rand des Musc. quadratus lumborum) und teilweise auch der vorderen Fläche der rechten Niere an und steigt von der Fossa iliaca dextra ziemlich senkrecht nach aufwärts bis zur unteren Fläche des rechten Leberlappens, von wo es sich unter scharfem Winkel nach vorn links wendet (Flexura coli dextra oder hepatica). Die Flexur selbst ist gelegentlich durch eine kurze Bauchfellfalte, das Ligamentum hepato-colicum, mit der unteren Fläche der Leber oder mit dem Bauchfellüberzug der Gallenblase verbunden. Mit dem Übergang in das Querkolon entfernt sich der Dickdarm wieder von der hinteren Bauchwand, mit der er jetzt indirekt durch das oft ziemlich lange, oberhalb der Pars horizontalis inferior duodeni inserierende Mesokolon verbunden ist. Außerdem steht er durch das große Netz mit dem Magen in Verbindung (Lig. gastro-colicum). Im Mesokolon finden sich Bündel glatter Muskelfasern, die für die Riederschen Pendelbewegungen bedeutsam sind (Fr. Rost). Das Colon transversum wendet sich in einem mehr oder weniger tief herabgehenden Bogen an der vorderen Bauchwand entlang nach links und oben in das Hypochondrium sinistrum, wo es unterhalb der Milzspitze vor dem unteren Pol der linken Niere die Flexura coli sinistra sive lienalis bildet. Diese Umschlagstelle ist durch das Ligamentum phrenico-colicum an das Zwerchfell angeheftet, sie steht höher als die rechte, und bringt das Kolon wieder an die hintere Bauchwand, an der fixiert es nunmehr als Colon descendens über den Musc. quadratus lumborum sin. zur Fossa iliaca sinistra hinabsteigt. Hier bildet es eine neue, mit einem ausgebildeten Mesenterium versehene Schlinge, die Flexura sigmoidea oder Sigma romanum, so genannt nach der Gestalt eines umgekehrten S, mit der es, unter Umständen weit in die Bauchhöhle hineinragend, in den Endteil, den Mastdarm oder das Rektum, übergeht. Der Beginn des Rektum liegt in der Gegend der linken Articulatio sacroiliaca oder links unterhalb des Promontorium und wird am Darm selbst durch eine bandartige Verstärkung der Ringmuskulatur gekennzeichnet (Sphincter ani tertius, Sphincter recto-romanus). Bereits eine Strecke vorher verwischt sich die eigenartige äußere Gestalt des Kolons (die Taeniae, Haustra und die Appendices epiploicae), das Rektum selbst bildet wieder einen einfachen, aber stark muskulösen Schlauch von 18—25 cm Länge. Es steigt vor dem Kreuzbein, an dem es anfangs noch mit einem kleinen Mesorectum befestigt ist, in die kleine Beckenhöhle hinab, durchsetzt das Peritoneum, läuft der Kreuz-Steißbeinwölbung entlang, erst rück-, dann vor- und abwärts, erweitert sich über der Prostata resp. der Scheide zur sogenannten Ampulle und geht mit einer neuen Krümmung nach hinten unten in den After über. Hier sichert der Sphincter ani den Verschluß. Im kleinen Becken liegt das Rektum beim Manne über und hinter der Harnblase und Prostata, beim Weibe über und hinter dem Uterus und der Scheide. Eine Tasche des Peritoneums, die tiefste Stelle der Bauchhöhle, stülpt sich zwischen dem Rektum und den genannten Organen aus (Excavatio vesico- oder utero-rectalis, Douglasscher Raum). A. Brosch fand bei Soldaten Dickdarmlängen von 150—210 cm; die Kapazität betrug in der Regel 1500 bis 2500 cm³, selten bis 4500 cm³, in einem Falle 7 L (Obduktionsbefunde). Gewohnheitsmäßiger Verzehr voluminöser und schlackenreicher Kost (z. B. vorzugsweise Ernährung mit Kartoffeln, Gemüse, Schrotbrot) verlängert den Gesamtdarm, namentlich den Dickdarm.

Dies kann zur Rasseneigentümlichkeit werden. So deutet D. v. Hansemann den „langen Russendarm" der Autoren.

6. **Lageanomalien des Dickdarms** sind ein häufiges Vorkommnis; einen Teil derselben kann man kaum als pathologisch bezeichnen. Sie betreffen ganz besonders die beweglichen Teile (Zökum, Colon transversum, Flexura sigmoidea), doch kommen Veränderungen der Länge und Lage auch am Colon ascendens und an den Flexuren vor. H. Curschmann, welcher diesen Veränderungen eine besondere Studie gewidmet hat, macht namentlich auf folgende Abweichungen aufmerksam:

Das Zökum kann abnorm verlängert sein und unterliegt dann leicht einer Abknickung oder Umbiegung nach oben, so daß es das Colon ascendens zum Teil verdeckt. Dem entspricht dann auch die Lage der Appendix.

Das Colon ascendens kann infolge kongenitaler Hemmungsbildung verkürzt sein oder fehlen. Zökum und Wurmfortsatz liegen dann am Rande oder gar an der unteren Fläche des rechten Leberlappens. Selten ist Schlingenbildung des Colon ascendens, sie setzt ein (abnormes) Mesenterium dieses Abschnittes voraus. Das Querkolon ist sehr häufig verlängert, so daß es eine bis in das Hypogastrium hinabreichende Schlinge bildet. Selbst zweifache Schlingenbildung des Querkolons kommt vor. Das verlängerte Querkolon kann nach oben verlagert werden, so daß es vor der Leber in das Epigastrium oder vor dem Magen in das linke Hypochondrium hinaufsteigt. Hin und wieder ist es auch nach hinten verschoben, so daß es von Dünndarmschlingen bedeckt erscheint. Im Mesokolon finden sich manchmal Lücken, durch die Magen oder Darmabschnitte hernienartig sich stülpen können. Man fand bei solcher Anomalie verhältnismäßig oft Geschwüre an der hinteren Magenwand (W. Pfanner). Die Flexuren können unvollständig ausgebildet sein oder auch ganz fehlen. Im letzteren Falle konvergieren die beiden seitlichen Schenkel des Kolons nach der Mitte und oben zu und bilden hier eine manchmal recht große Schlinge mit nahe aneinander liegenden Schenkeln, die, wenn sie nach oben umgeschlagen ist, die ganze Vorderfläche der Leber bedeckt. Schlingenartige Vergrößerungen der Flexuren sind links häufiger als rechts.

Das Sigma romanum zeigt nicht selten — als Persistenz eines im frühesten Lebensalter physiologischen Zustandes — abnorm große Schlingenbildung und zwar fast immer dann, wenn der Dickdarm im ganzen lang ist. Schlingen von 60—80 cm Länge sind dabei nicht ungewöhnlich. Die Lage der großen S romanum-Schlinge, welche schon bei normalen Maßen eine sehr verschieden gerichtete (nach links oben, rechts oben, unten, nach der hinteren oder vorderen Bauchwand zu) sein kann (P. Schiefferdecker, C. v. Samson), ist bei verlängerter Schlinge nicht selten eine geradezu phantastische, indem sie z. B. in der Mitte der Bauchhöhle, von Dünndarmschlingen bedeckt, bis zum Proc. xiphoides aufsteigt und selbst die Leber überlagert. Oder es bildet sich zwischen dem Abgang des unteren Schenkels des S romanum und dem Beginn des Mastdarmes eine abnorme Schleife, die dann auf der rechten Seite, in der Nähe des Kolonbeginnes in das kleine Becken hinabsteigt. Auch doppelte Schlingenbildung des römischen S kommt vor.

Alle die genannten Zustände sind insofern von großer praktischer Wichtigkeit, als sie bei Erkrankungen der Bauchorgane leicht zu falscher Diagnose verführen und verhältnismäßig oft Ausgangspunkt für Erkrankungen des Darmes (Stenosenbildung, Achsendrehung) werden (A. Brosch).

B. Die Gefäßversorgung des Darmes.

An der arteriellen Blutversorgung des Darmes sind die drei großen Äste der Aorta abdominalis: die Arteria coeliaca, die Arteria mesenterica superior und die Arteria mesenterica inferior beteiligt. Außerdem bezieht der Mastdarm je zwei kleinere Zweige, die Arteriae haemorrhoidales mediae und inferiores aus den Arteriae hypogastricae und den Arteriae pudendae communes. Die Arteria coeliaca tritt nur mit einem Zweige ihres hepatischen Astes, der Arteria pancreatico-duodenalis superior an den Darm, und zwar an den horizontalen und absteigenden Teil des Duodenums. Die Arteria mesenterica superior entspringt unmittelbar unter der Arteria coeliaca und gibt zunächst eine Arteria pancreatico-duodenalis inferior für das untere Querstück des Zwölffingerdarmes und den Kopf des Pankreas ab. Dann folgen etwa 16—18 Arteriae jejunales et ileae, welche zwischen den beiden Gekröseblättern zu den betreffenden Darmstücken verlaufen. Jede teilt sich in zwei Zweige, welche mit jenem der nächsten bogenförmig anastomosieren. Aus den Bögen entspringen kleinere Äste, welche sich ebenso verhalten, und so fort, so daß drei und selbst vier Arkaden von Gefäßanastomosen aufeinander folgen, aus denen dann schließlich die Endäste durch den Mesenterialansatz an das Darmrohr herantreten und es nach beiden Seiten umgreifen. Die Anastomosen sind in der Regel nicht ausgiebig genug, um bei Verlegung eines größeren Astes (Embolie!) den zuständigen Darmbezirk vor Nekrose zu schützen. An den Dickdarm gibt die Arteria mesenterica superior drei Zweige ab (die Arteriae ileo-colica, colica dextra und colica media), welche ebenfalls Schlingenbildung aufweisen. Das absteigende Kolon und die Flexur werden von der Arteria mesenterica inferior (Arteria colica sinistra und Arteria haemorrhoidalis superior) versorgt. Bei der Blutverteilung kommt dem gefäßreichen Omentum majus eine ausgleichende Wirkung zu, indem seine Gefäße sich je nach dem Blutbedarf anderer Bauchorgane erweitern oder verengern. Auch seine mechanisch-fixatorischen Aufgaben sind nicht zu unterschätzen. Sein Fehlen vermindert die Widerstandsfähigkeit gegen peritoneale Infektionen (W. Gundermann, G. Klein).

Die **Venen** des Darmes entsprechen im großen und ganzen in ihrem Verlauf den Arterien, nur münden die den Duodenalarterien entsprechenden Zweige, die Vena pancreatico-duodenalis und Vena duodenalis inferior, in den Stamm der Vena mesenterica superior. Diese, sowie die Vena mesenterica inferior, sind Zweige der Pfortader, die inferior allerdings häufig kein selbständiger (Mündung in die Vena splenica). Nur die Venae haemorrhoidales inferiores, welche aus dem Rektum hervorgehen, ergießen ihr Blut in die Venae iliacae.

Die **Lymphgefäße** treten aus der Darmwand am Mesenterialansatz hervor, um zwischen den Blättern des Mesenteriums nach der Wirbelsäule zu verlaufen, wobei sie mit zahlreichen Lymphdrüsen in Verbindung treten. Den Sammelpunkt der Lymph- resp. Chylusgefäße bildet die Cisterna chyli, die an der Vorderfläche des 2. oder 3. Lendenwirbels gelegen ist. Aus ihr führt der Ductus thoracicus den Chylus durch den Brustraum in die Vena anonyma sin. an der Vereinigung der Venae jugularis int. und subclavia.

C. Darmnerven.

Aus dem vierten Sakralnerven bezieht der unterste Teil des Mastdarms durch Vermittlung des Plexus pudendus markhaltige Nervenfasern (N. haemorrhoidalis med. und

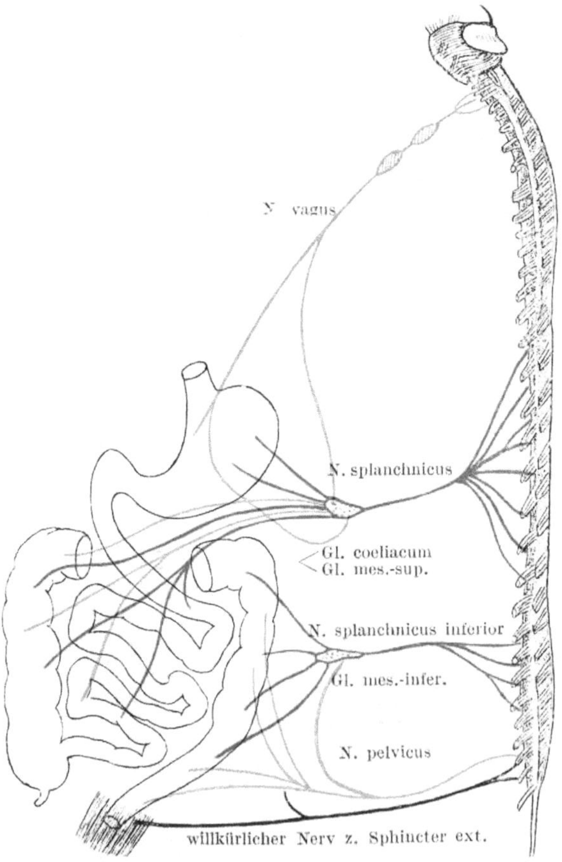

Fig. 5. Schema der Darminnervation nach L. R. Müller. (D. Arch. f. klin. Med. Bd. 105.)

inf.) für die willkürliche Innervation des Sphincter externus. Die Fasern gehen reichliche Anastomosen mit denen des vegetativen Systems ein.

Im übrigen bezieht der gesamte Darm seine Nerven (Fig. 5 und 6) aus dem sympathischen und Vagus- (autonomen, parasympathischen) System. Die sympathischen Fasern ziehen als N. splanchnicus superior major und minor, unter Aufnahme von Fasern höheren Ursprungs aus dem Grenzstrang, vom sechsten bis zum letzten Dorsalsegment des Rückenmarks durch das Ganglion coeliacum und G. mesentericum superius zum Dünndarm und Colon ascendens. Eine zweite Gruppe von Fasern zieht unter gleicher Anordnung als N. splanchnicus inferior durch das Ganglion mesentericum inferius zum Colon transversum und descendens, S. Romanum und Rectum. In diesen Ganglien und auf dem Wege von hier zur Darmwand vereinen sich die sympathischen Fasern mit den parasympathischen derart, daß sie anatomisch nicht mehr voneinander zu trennen und zu unterscheiden sind. Das System des N. splanchnicus superior bezieht die parasympathischen Fasern aus dem

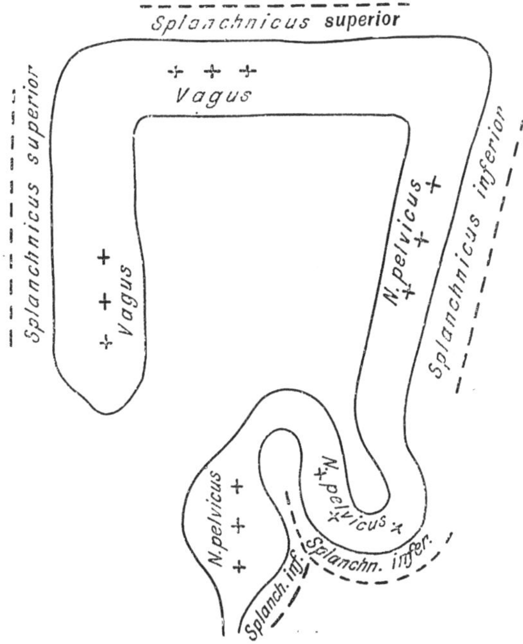

Fig. 6. Schema der Innervation des Dickdarms (nach G. Schwarz).
Die Minuszeichen bedeuten „hemmend", die Pluszeichen „erregend".

Hauptstamme des N. vagus, das System des N. splanchnicus inferior aus den obersten Sakralnerven (Teilabschnitt: N. pelvicus). Am Darm selbst verteilen sich die Nervenfasern:

Ein Teil der parasympathischen Fasern tritt in den auf der Serosa gelegenen „Vagusplexus" ein und zieht dann direkt zu den motorischen Endorganen der Muskulatur.

Ein Teil der sympathischen Fasern begibt sich direkt zu den motorischen Endorganen der Muskulatur.

Der größere Teil der beiden Fasersysteme senkt sich in zwei Plexussysteme, die unter einander verbunden sind: in den Auerbachschen Plexus (s. Pl. myentericus), zwischen Längs- und Ringmuskulatur gelegen, und in den Meißnerschen Plexus, in der Submucosa gelegen. Ersterer steht im wesentlichen den Längs- und Ringmuskeln der Darmwand, letzterer den kontraktilen Elementen der Submukosa und der Zotten vor. Jeglicher Teil des Darms wird sowohl sympathisch wie parasympathisch versorgt. Über die Bedeutung der beiden Teile des vegetativen Nervensystems und ihren Antagonismus vergleiche Abschnitt: Darmbewegungen. Im Verbande mit motorischen Fasern treten auch sensible Nerven an den Darm heran. Ganglienzellen der Darmwand, welche sensible, von der inneren Darmfläche kommende Reize aufnehmen, sind nach L. R. Müller in ihrem Bau deutlich von den motorischen unterschieden. Eine gewisse, im einzelnen aber noch nicht entwirrbare Steuerung erfährt das vegetative Nervensystem durch endokrine Drüsen und wahrscheinlich auch durch ein im Zwischenhirn gelegenes Zentrum (B. Aschner).

D. Bau des Darmes; Histologie.

Die Darmwand besteht, von außen nach innen gerechnet, aus drei Schichten: dem Peritonealüberzug oder Serosa, der Muscularis (Muskelhaut) und der Mucosa (Schleimhaut). Die **Serosa** überzieht, wie wir gesehen haben, nicht alle Abschnitte des Darmes vollständig; die Pars descendens duodeni, das Colon ascendens und descendens und das Rektum werden von ihr nur zu einem Teil ihres Umfanges bekleidet. Wo die Serosa vorhanden ist, liegt sie der Muscularis fest auf, so daß sie nur schwer von ihr abgezogen werden kann. Nur am Mesenterialansatz ist die Muscularis in kleiner Ausdehnung unbekleidet. Die Serosa besteht aus Bindegewebsbündeln und zahlreichen elastischen Fasern, und wird, wie das übrige Bauchfell, an der freien Oberfläche von einer einfachen Lage platter, polygonaler Epithelzellen überzogen.

Die **Muscularis** des Darmes besteht im ganzen Darm aus zwei Schichten glatter Muskelfasern, einer äußeren, schwächeren Längsfaserschicht und einer inneren, stärkeren Schicht zirkulärer Fasern. Zwischen ihnen und an ihrer äußeren und inneren Oberfläche

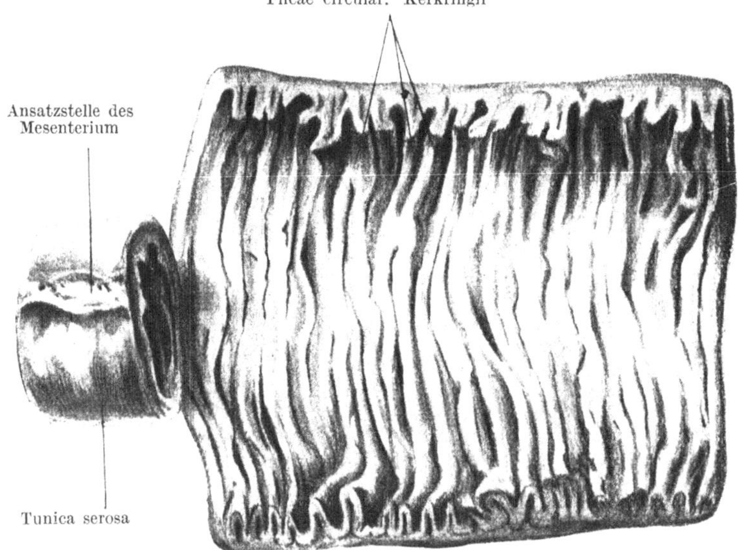

Fig. 7. Abschnitt des Intestinum jejunum (Valvulae conniventes Kerkringii).
Nach Spalteholz.

liegen zahlreiche elastische Fasern. In der Dicke und in der Anordnung der Muskelschichten weisen Dünndarm und Dickdarm erhebliche Verschiedenheiten auf. Während im Dünndarm die Muskelschicht im großen und ganzen eine gleichmäßige ist und nur gegen das Ende des Ileums hin allmählich etwas dünner wird, ist sie im Dickdarm an sich schon von größerer Mächtigkeit und in der äußeren Schicht diskontinuierlich. Nach K. G. Richter kommen auf 100 g Schleimhaut im Dünndarm durchschnittlich 150 g, im Dickdarm dagegen 275 g Muscularis. Die Diskontinuität der Längsfaserschicht ist eine derartige, daß vom Zökum ab bis zum Beginn des Rektum im wesentlichen nur drei bandartige, in gleichmäßigen Abständen voneinander verlaufende Züge (Streifen) vorhanden sind, die Taeniae musculares coli, jeder etwa 10 mm breit und 2—3 mm dick, während die dazwischen liegende Längsfaserschicht höchst dürftig entwickelt ist. Am Ende des Kolon nehmen die Muskelstreifen an Breite zu und nähern sich dadurch einander, so daß sie am Rektum wieder eine gleichmäßige Schicht darstellen. Zwischen den Tänien besteht die Muscularis im wesentlichen nur aus Ringfasern. Die Ringfaserschicht des Dickdarmes ist im ganzen weiter als die straffen Fasern der Längsmuskelstreifen und daher kommt es, daß sich die Wand zwischen den Tänien vorbuchtet. Durch quer angeordnete, nach innen vorspringende Falten, die Plicae sigmoideae, zerfallen die vorgewölbten Teile weiter in kleinere Ausbuchtungen, die Haustra coli. Nach Abtrennung der Tänien von der Ringfaserschicht verschwinden die Haustra, und das jetzt lediglich durch die Ringfaserschicht gebildete Rohr streckt sich zu größerer Länge. Am Rektum fehlen die Haustra, die gleichmäßig verteilte Muscularis wächst an Mächtigkeit, und die Ringfaserschicht erhält unmittelbar über der Analmündung eine stärkere Verdickung, den Sphincter ani internus, welcher durch zwei je 4 mm breite, aus glatten Muskelfasern bestehende Bündel, die Musculi recto-coccygei, mit der Vorderfläche

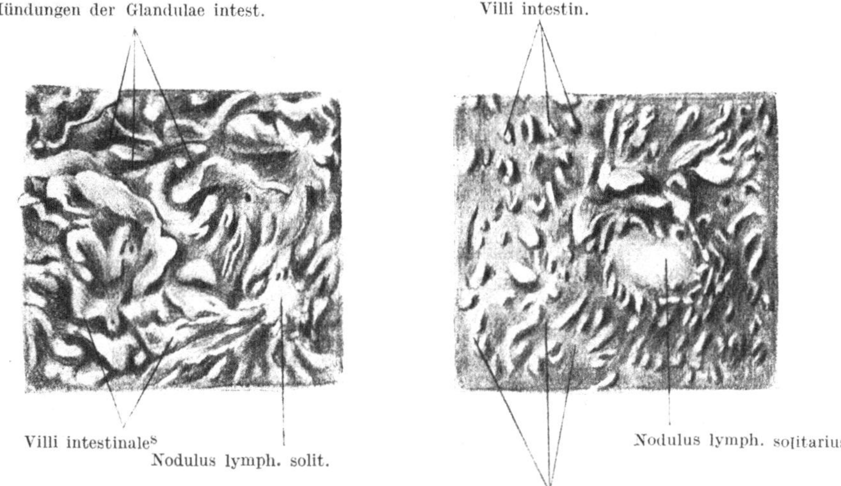

Fig. 8. Zotten des Dünndarms. Nach Spalteholz.

des Steißbeines verbunden ist. Der Sphincter ani externus, der äußere Schließmuskel des Afters, besteht dagegen ganz aus quergestreiften Fasern und ist der Willkür unterworfen. Er entspringt sehnenartig von der Steißbeinspitze, umgreift mit zwei Schenkeln die After-

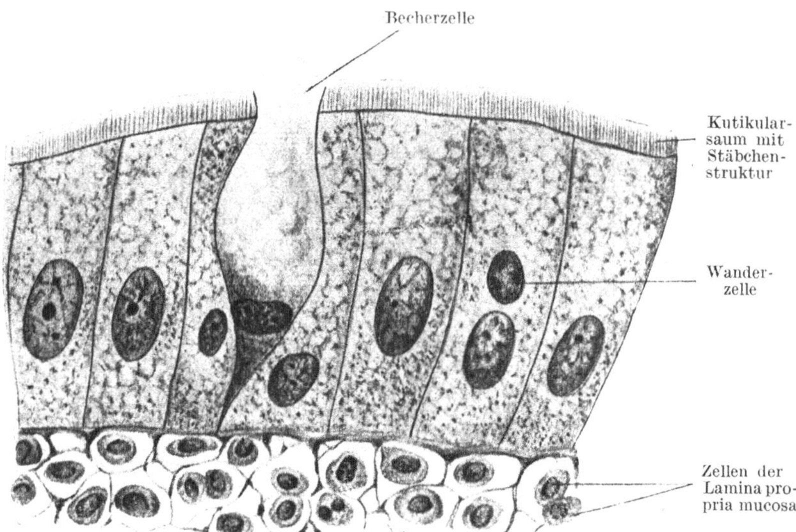

[Fig. 9. Zylinder-Epithel des menschlichen Ileums. Nach Rauber-Kopsch.

öffnung und geht nach vorn an das Centrum tendineum perinei, von dem beim Manne der Musculus bulbocavernosus, beim Weibe der Constrictor cunni entspringt.

Die **Schleimhaut** des Darmes besteht überall aus dem Epithel, der Tunica propria, der Muscularis mucosae und der Submucosa, zeigt aber im übrigen erhebliche Verschiedenheiten des Baues in den einzelnen Abschnitten.

Am ganzen Dünndarm ist ihre Flächenausdehnung wesentlich größer als die der Muskelhaut, so daß sie in Falten in das Darmlumen hervorragt. Diese Falten (Valvulae conniventes Kerkringii) sind zirkulär angeordnet, umgreifen aber niemals die ganze Zirkumferenz ringförmig, sondern nur streckenweise, bis etwa zu $^2/_3$ (Fig. 7). Im leeren Darm erscheinen sie schlaff, mit dem freien Ende distal gerichtet, im gefüllten Darm ragen sie in den Inhalt hinein. Nur das obere Querstück des Duodenum ist frei von ihnen. Im übrigen sind sie im Duodenum und im oberen Teile des Jejunum mächtiger und dichter angeordnet als im unteren Teil des Jejunum und im Ileum, wo sie schließlich gegen das Ende zu ganz verschwinden. Ihr durchschnittlicher Abstand beträgt etwa 10 mm. Außer den Falten besitzt die gesamte Schleimhautoberfläche, auch die der Buchten, zahllose kleinste, mit bloßem Auge kaum bemerkbare Erhebungen, die Zotten (Villi intestinales) (Fig. 8). Sie sind etwa 0,5—1,0 hohe und 0,1—0,2 mm breite konische (im Duodenum blattförmige) Gebilde, welche der Schleimhautoberfläche das samtartige Aussehen verleihen. Sie nehmen ebenso wie die Falten an Dichte und Größe gegen das Ende des Dünndarmes zu ab und tauchen unmittelbar in den Chymus ein. Durch ein reiches Blutgefäßnetz sind sie erektil und durch Züge glatter Muskelfasern kontraktil, so daß sie als Saug- und Pumpwerk dienen

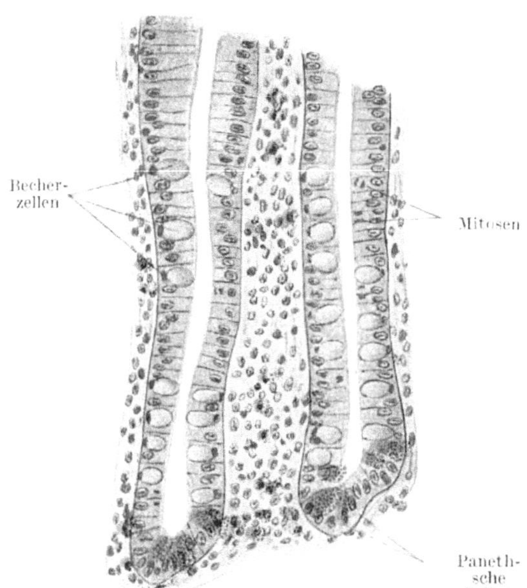

Fig. 10. Teil eines Durchschnittes des Duodenum. Nach Sobotta.

können. Die Vergrößerung, welche die gesamte Innenfläche des Dünndarmes durch Falten und Zotten erfährt, ist schwer zu berechnen. Während K. G. Richter für die äußere Dünndarmfläche $2^1/_4$ qm berechnet, schätzt Custor die gesamte Innenfläche des Verdauungskanals auf annähernd ebensoviel wie die äußere Körperoberfläche, d. h. auf 15 qm. Auf den Dünndarm würde dabei, da der Dickdarm keine den Kerkringschen entsprechenden Falten und Zotten besitzt, mindestens $^3/_4$ dieses Wertes entfallen.

Die Schleimhaut des Dickdarmes ist glatt ohne Falten und Zotten. Sie ist dicker als die des Dünndarmes. Im Mastdarm treten wieder Falten auf, aber ohne charakteristische Verlaufsrichtung. Stets findet sich nur eine sichelförmige Querfalte, etwa 6—8 cm oberhalb des Afters, die Plica transversalis recti.

Das **Epithel,** welches die gesamte Oberfläche der Schleimhaut einschließlich der Zotten überzieht und sich auch in die Tiefe der Lieberkühnschen Drüsen (s. u.) einsenkt, besteht im ganzen Dünndarm und Dickdarm aus einer einfachen Lage von Zylinderzellen, die als charakteristischen Bestandteil an der freien Oberfläche einen bald homogenen, bald feingestreift erscheinenden Kutikularsaum tragen (Fig. 9). Über die funktionelle Bedeutung dieses Saumes herrscht noch keine völlige Einigkeit: Vielfach wird angenommen, daß den Streifen feine Poren entsprechen, durch welche das Protoplasma der Zellen Fortsätze in den Chymus hinein ausstrecken könne. Die Regeneration findet nur in der Tiefe der Drüsen statt, wo fortwährend neue Zellen gebildet werden, welche zum Ersatz der auf der Zottenhöhe zugrunde gehenden allmählich in die Höhe rücken. Also eine dauernde Mauserung des Epithels. In der Reihe der Epithelzellen finden sich mehr oder minder zahlreiche Becherzellen vor (s. Fig. 9). In diesen Zellen liegt der Kern und ein kleiner Protoplasmarest an der Basis der Zelle, während der übrige Raum becherförmig gestaltet und mit Schleim gefüllt ist, der sich frei in das Darmlumen ergießt. Man nimmt an, daß jede Darmepithelzelle befähigt ist, sich in eine Becherzelle umzuwandeln, und erklärt damit, daß man bei katarrhalischen Zuständen mehr Becherzellen als einfache Zylinderepithelien findet. Zwischen den Epithelzellen trifft man stets, allerdings in sehr verschiedener Anzahl, aus der Tunica propria eingewanderte Leukoztyen an. Im untersten Teile des Mastdarmes geht das Zylinderepithel in ein mehrfach geschichtetes Plattenepithel über. Zwischen den Zotten des Dünndarmes und im ganzen Dickdarm senkt sich das Epithel schlauchförmig in die Tiefe und bildet

damit die sog. Lieberkühnschen Darmdrüsen oder Krypten des Darms. Nur in den
obersten Abschnitten des Duodenum, hauptsächlich bis zu ca. 10 cm unterhalb des Pylorus,
kommen daneben die Brunnerschen alveolotubulösen Drüsen vor. Sie liegen in der Submukosa. Ihr Epithel besteht aus zylindrischen, den der Pylorusdrüsen ähnelnden Zellen.
Der Ausführungsgang hat Zylinderepithel und mündet entweder in den Grund der Darm-
krypten oder selbständig an der Oberfläche. Die Lieberkühnschen Drüsen selbst sind
0,1—0,3 mm tief und reichen nur bis zur Muscularis mucosae. Ihre Gesamtzahl wird von
Ernst Meyer auf 18—19 Millionen, von Sappey auf 40—50 Millionen angegeben. In
der Tiefe der Schläuche finden sich, zumal im Bereiche des Ileum, oft kleine Gruppen
von körnchenhaltigen Zellen, sogenannte Panethsche Zellen, in welchen man die Erzeuger
des spezifischen Drüsensekretes vermutet (Fig. 10). Im Dickdarm, wo die Drüsen um das
Doppelte länger sind als im Dünndarm, fehlen die Panethschen Zellen, dagegen finden
sich hier auch in den Drüsen reichliche Becherzellen. Im untersten Mastdarm fehlen die
Drüsen ganz.

Die **Tunica propria** der Schleimhaut bildet die Körper der Zotten und füllt die Räume
zwischen den Darmdrüsen aus, an deren blindem Ende sie sich verdichtet. Ihre Grundsubstanz bildet ein retikuläres und fibrilläres, mit elastischen Fasern untermischtes Binde-
gewebsnetz, das von zahlreichen Blutkapillaren durchzogen ist, Lymphräume bildet und

in dessen Maschen die verschiedensten Arten von Leukozyten in wechselnder Menge
sich aufhalten. In den Zotten,
deren zentraler Teil durch einen
großen Lymphraum gebildet
wird, wird die Tunica propria
weiterhin von dünnen Zügen
glatter Muskelfasern durchsetzt,
die senkrecht von der Muscularis mucosae bis zur Spitze
der Zotte ziehen und durch ihre
Kontraktion eine Verkürzung
derselben bewirken.

In die Tunica propria ein-
gelagert sind ferner durch den
ganzen Darm zahlreiche Lymph-
knötchen, 0,1—2,5 mm groß, die
entweder einzeln stehen (Soli-
tärfollikel) oder zu Gruppen
vereinigt sind (Peyersche Plaques). Die Solitärknötchen
haben eine runde oder ovale
Form und reichen mit ihrer
Kuppe bis dicht unter das Epithel, mit ihrer Basis bis an die
Muscularis mucosae, oder auch

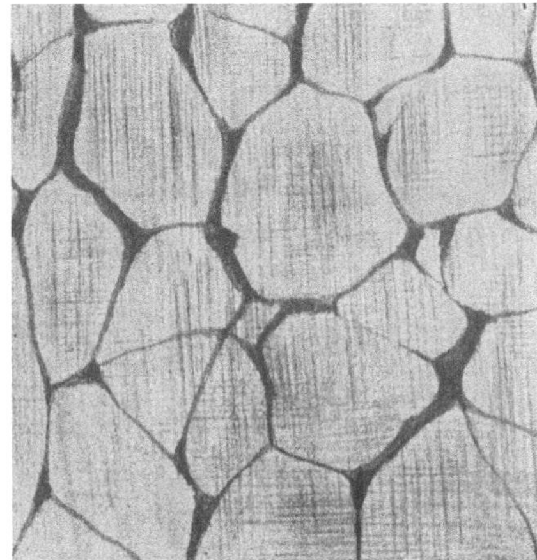

Fig. 11. Plexus myentericus vom Dünndarm des Neugeborenen. Nach Rauber-Kopsch.

diese durchbrechend, bis tief in die Submukosa hinein. Wo Knötchen vorhanden sind,
trägt die Schleimhaut keine Zotten, und die Drüsen erscheinen durch sie zur Seite
gedrängt. In ihrem Bau entsprechen sie den Lymphknoten anderer Organe: Sie
bestehen aus adenoidem Gewebe und enthalten meist ein Keimzentrum. Die Lymphozyten gelangen aus den Follikeln teils in die benachbarten Lymphgefäße, teils durchsetzen sie das bedeckende Epithel. Während die Solitärknötchen in der Gesamtschleim-
haut des Dünn- und Dickdarmes ziemlich gleichmäßig verteilt und nur im Processus vermiformis auffallend gehäuft sind, beschränkt sich das Vorkommen der Peyerschen Haufen
vorzugsweise auf das Ileum, stets an der dem Mesenterialansatz gegenüberliegenden Fläche
in der Längsrichtung des Darmes angeordnet. Selten sind sie im Jejenum, gelegentlich aber
im Processus vermiformis vorhanden. In der Klappengegend sind sie besonders zahlreich.
Sie bestehen aus Gruppen von 10—60 Knötchen, die so dicht nebeneinander gelagert sind,
daß sie an den Seiten durch Druck abgeplattet erscheinen. Bei der Betrachtung mit bloßem
Auge überragen sie normalerweise die Oberfläche nicht. Im mikroskopischen Bilde verwischen sich oft die Grenzen der einzelnen Follikel, so daß sie im ganzen als eine diffuse
Masse von Lymphozyten erscheinen.

Der Gehalt der Tunica propria an freien Zellen ist anscheinend je nach dem Verdau-
ungsstadium ein verschieden großer.

Die **Muscularis mucosae** ist ein schmaler Streifen glatter Muskelfasern, der dicht
unter dem blinden Ende der Lieberkühnschen Drüsen entlang läuft und im Dünndarm
den Valv. Kerkringii entsprechende Windungen aufweist. Sie besteht aus einer inneren

zirkulären und einer äußeren longitudinalen Lage glatter Muskelfasern. Senkrecht von ihr aufsteigende Fasern reichen bis zur Spitze der Zotten. Der Muscularis mucosae liegt ein besonderer, sie versorgender Nervenplexus mit Ganglienzellen an, der Meißnersche Plexus. Er wird mit sympathischen und parasympathischen Fasern versorgt.

Die **Submucosa** besteht aus lockerem fibrillären Bindegewebe mit spärlichen elastischen Fasern. Sie birgt Haufen von Fettzellen und das Netzwerk kleinster **Arterien und Venen,** die durch die Muscularis eindringen resp. austreten. Von hier aus beginnen die Kapillarschlingen, welche die Drüsenschläuche und die Follikel umspinnen und unmittelbar unter der Schleimhautoberfläche fast doppelt so weit sind wie beim Ursprung. In die Zotten steigen kleinste Arterienäste hinauf, die dicht unter dem Epithel in Kapillaren übergehen, welche wiederum in ein zentrales Venenstämmchen münden. Auch die aus den zentralen Zottenräumen und aus der Umgebung der Lymphknoten sich sammelnden **Lymphgefäße** bilden in der Submucosa ein Netz. Ihre Abflüsse nehmen beim Durchtritt durch die Muscularis die aus dem interlaminären Lymphnetz kommenden Äste auf und bilden am Mesenterialansatz den Beginn der Chylusgefäße.

Die feinere Verzweigung der größtenteils marklosen, ebenfalls am Mesenterialansatz eintretenden **Nervenfasern** ist so, daß sie zunächst die Längsmuskelschicht durchsetzen und sich zwischen dieser und der Ringmuskelschicht als Plexus myentericus (Auerbach) ausbreiten (Fig. 11). Dieser besteht aus einem eckigen Maschenwerk von Nervenfasern, in dessen Knotenpunkten Gruppen von Ganglienzellen lagern. Aus dem Auerbachschen Plexus entspringen hauptsächlich die motorischen Fasern für die Muskeln, welche wiederum vielfach miteinander anastomosieren, ehe sie an die Fasern herantreten. Andere Zweige durchsetzen die Ringmuskelschicht und bilden in der Submukosa einen zweiten feineren Plexus, den submukösen oder Meißnerschen Plexus, dessen Maschen enger sind. Ein Teil der aus diesem Plexus entspringenden Fasern versieht die Muscularis mucosae mit Zweigen. Andere umspinnen die Drüsen und durchsetzen die Zotten, wo sie dicht unter dem Epithel frei auslaufen. Auch vom Auerbachschen Plexus ziehen vermutlich einzelne sensible Fasern bis zur epithelialen Oberfläche (Fig. 12). Die

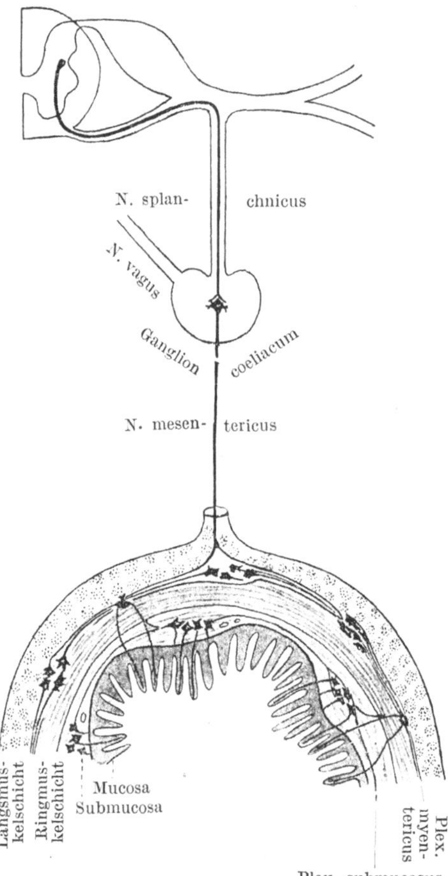

Fig. 12. Schema der Darminnervation nach L. R. Müller. (D. Arch. f. klin. Med. Bd. 105.)

solche (sensiblen) Zweige aussendenden Ganglienzellen sind in ihrem Bau deutlich von den motorischen unterschieden (L. R. Müller).

II. Physiologie.

Der Darm hat die Aufgabe, die im Magen begonnene Verdauung der Speisen zu vollenden, die verdauten Nahrungsbestandteile aufzusaugen und den unverdaulichen Rest in Verbindung mit anderen Auswurfsstoffen durch den Anus wieder zu entleeren. Seine Tätigkeit ist also eine vierfache: eine motorische, sekretorische, resorptive und exkretorische. Außerdem haben wir die Sensibilität zu berücksichtigen.

A. Die motorische Arbeit des Darms.

Die Kenntnis von der motorischen Arbeit des Darms ist während der beiden letzten Dezennien wesentlich gefördert worden. Die wichtigsten Errungenschaften verdanken wir der Röntgenologie und der Pharmakologie. Dazu kamen direkte Beobachtungen der Darmbewegungen bei Tieren durch das Zelluloid-Bauchfenster (G. v. Bergmann und G. Katsch).

Altbekannt und immer aufs neue bestätigt ist, daß sämtliche normalen Darmbewegungen vom Eintritt des Speisebreies in das Duodenum bis zur Kotentleerung selbstständig und ohne wesentliche Störung sich auch dann abspielen können, wenn die Nervenverbindung mit Gehirn, Rückenmark und Grenzstrang des Sympathikus durchtrennt ist und auch die großen Mesenterial-Plexus ausgeschaltet sind (I. N. Langley und R. Magnus). Nur das Zurückhalten des Kotes ist dann unmöglich. Hieraus folgt, daß der Reflexbogen, der die auslösenden Reize zuträgt, verarbeitet und beantwortet, im Darm selbst beginnt und endet. Das die Reize verarbeitende und beantwortende Organ ist, soweit die am Darmrohr sichtbaren Bewegungen in Betracht kommen, der Auerbachsche Plexus (S. 9).

Dieser über den ganzen Darm sich hinziehende Plexus arbeitet insofern nicht unabhängig, als seine Erregbarkeit (sein Tonus) erhöht wird durch Reizwellen, die aus dem parasympathischen System ihm zugehen, und herabgesetzt wird durch Reizwellen aus dem sympathischen System. Diese beiden Systeme wirken also antagonistisch auf den Plexus. Je nachdem, ob der parasympathische oder der sympathische Tonus überwiegt, wird also der gleiche Reiz das eine Mal verstärkte, das andere Mal abgeschwächte oder gar keine zentrifugale (motorische) Reaktion aus dem Plexus hervorlocken. Vermittels dieser vom Zentralorgan zum Darm hinziehenden Nerven können von anderen, weit abgelegenen Organen aus fördernde und hemmende Einflüsse auf die motorische Darmarbeit ausgeübt werden. Z. B. kommt es bei jeglicher schmerzhaften Erregung eines beliebigen sensiblen Nerven zunächst zu sofortiger Hemmung des Auerbachschen Plexus (des „Darmhirns"), die freilich später durch nachfolgende Übererregung abgelöst werden kann. Mit den fördernden und hemmenden Fasern vereint sind parasympathisch-erweiternde und sympathisch-verengernde Gefäßnerven; gewöhnlich erfolgt ihre Erregung gleichsinnig wie die der entsprechenden motorischen Fasern, so daß stärkerem Arbeitsreiz auch stärkere Blutversorgung entspricht. Von strengem Parallelismus ist aber keine Rede. Wie erwähnt, ziehen auch mit Umgehung des Auerbachschen Plexus sympathische und parasympathische Fasern direkt zur Muskulatur; sie stehen aber nicht den geordneten Wellenbewegungen des Darms vor, sondern veranlassen nur örtliche Lähmung bzw. spastische Zusammenziehung in dem jeweilig betroffenen Gebiete.

Der Einfluß der hemmenden und fördernden Fasern auf die Darmbewegungen geht am deutlichsten aus dem pharmakologischen Experiment hervor. Sympathikus-Erreger, vor allem Suprarenin, verstärken die Hemmung. Das gleiche bewirkt Atropin durch Lähmung der peripherischen Vagusenden; der Sympathikus erhält dann das Übergewicht. Umgekehrt steigern Vagusreizmittel wie Pilokarpin, Physostigmin, Muskarin, Cholin die Erregbarkeit des Auerbachschen Plexus; sie verstärken und beschleunigen dadurch die Rhythmik (Fig. 6).

Obwohl man von bestimmten mechanischen und chemischen Reizen weiß, daß sie im Experiment bestimmte Formen der Darmbewegung auslösen, haben sich hieraus praktisch wichtige Gesichtspunkte noch nicht ergeben. Wir gehen deshalb nicht genauer darauf ein; einiges wird in anderen Abschnitten zur Sprache kommen. Um so wichtiger ist die Kenntnis der einzelnen Bewegungsformen, die am Dünn- und Dickdarm nicht ganz die gleichen sind.

1. **Duodenum.** Der Anfangsteil der Pars superior, der Bulbus duodeni, dient als Pufferraum der Antrumperistaltik, gleichsam als „Nachmagen" (S. 2). Durch häufige Kontraktionen wirft er den angesammelten Speisebrei stoßweise abwärts, wobei die anfangs im Röntgenbilde münzengroß erscheinenden Massen im Verlauf des Duodenum allmählich zu stecknadel- bis hanfkorngroßen Gebilden verteilt werden. Es erfolgt also schon hier eine beträchtliche Zerkleinerung und Zerstreuung des den Magen verlassenden Speisebreies.

2. Im **Dünndarm** kommen zwei Arten von Bewegungen vor: die Mischbewegungen und die eigentliche Peristaltik. Die Mischbewegungen, welche ihrer Benennung gemäß nur die innige Mischung des Inhaltes einer Schlinge, aber keine wesentliche Ortsverschiebung bewirken, kann man wieder in kleinere rhythmische Kontraktionen („Pendelbewegungen" oder rhythmic segmentations nach W. B. Cannon) und unregelmäßige, sich über größere Abschnitte erstreckende „Tonusschwankungen" (R. Magnus) trennen. Die eigentliche Peristaltik dient zur Fortbewegung des Darminhaltes, sie besteht in einer Kontraktion des magenwärts von einer bestimmten Reizstelle gelegenen Darmabschnittes mit gleichzeitiger Erschlaffung afterwärts gelegener Abschnitte, wodurch der an der betreffenden Reizstelle vorhandene Inhalt analwärts fortbewegt wird. Ring- und Längsmuskulatur des Darmes wirken dabei synergetisch resp. antagonistisch zusammen. Das Auftreten peristaltischer Bewegungen ist als reflektorischer Vorgang anzusehen (W. M. Bayliß und E. H. Starling). Die auslösenden Reize liefert der Darminhalt; zum Teil sind sie mechanischer Art (Dehnung und Reibung der Wand), zum Teil chemischen Ursprungs. Dahin gehören organische Säuren, Milchzucker, Fruchtzucker und wahrscheinlich alle Abbauprodukte der Nahrungsmittel, ebenso wie einige Abführmittel. Weiterhin liefert auch die Darmwand selbst fördernde Stoffe (Hormone). Nach J. W. le Heux ist Cholin ein solches Hormon, das ebenso wie andere Vaguserreger den Tonus des Auerbachschen Plexus steigert und damit die Peristaltik verstärkt. Auch das G. Zülzersche Hormonal gehört in diese Gruppe. Von der Außenfläche des Darms läßt sich gleichfalls durch mechanische, elektrische und chemische Reizmittel, z. B. durch Auflegen eines Kochsalzkristalls, die Peristaltik auslösen. Dagegen versagten im Tierexperiment perkutanes Elektrisieren und Massieren; sie brachten nur Hyperämie des Darms (G. Katsch und E. Borchers). Immer laufen die peristaltischen Wellen dem Rektum zu, eine Antiperistaltik gibt es hier nicht; bei Gegenschaltung eines Darmstückes (W. Prutz und A. Ellinger) macht die Welle stets an der oberen Nahtstelle Halt und der Inhalt staut sich hier, soweit er nicht mechanisch über das Zwischenstück fortgeschleudert werden kann.

Eine besondere, anscheinend nur unter bestimmten Bedingungen auftretende Bewegung ist der Exnersche Nadelreflex. Gelangt ein spitzer Körper, wie Knochensplitter, Nadeln, in den Darm und spießt die Schleimhaut, so erschlaffen die nächstgelegenen Teile, so daß die Spitze gewissermaßen in eine Versenkung fällt, während die peristaltischen Wellen in der Umgebung das stumpfe Ende analwärts treiben. Dabei spielt wahrscheinlich die Muscularis mucosae eine besondere Rolle. Sie ist auch bei der Aufwärtsbewegung feinster, in den After gebrachter Partikel vorwiegend beteiligt. Diese Bewegung (der Randstrom) kann nämlich trotz gleichzeitiger Abwärtsbewegung des zentralen Darminhaltes vor sich gehen und die betreffenden Partikel, sofern sie mit physiologischer Kochsalzlösung getränkt waren, bis in den Magen schaffen (P. Grützner, J. C. Hemmeter, E. Goldmann).

Wenn sich auch die oben erwähnten „Tonusschwankungen" durch besondere Unregelmäßigkeit und Unberechenbarkeit auszeichnen, darf man doch auch von den Pendel- und peristaltischen Bewegungen keine völlige Regelmäßigkeit erwarten. Selbst bei stark gefülltem Dünndarm kann derselbe als ganzes oder stückweise eine Zeitlang völlig ruhen, wie sich aus den Zelluloid fenster-Beobachtungen G. v. Bergmann's und seiner Schüler ergab. Periodischen Wechsel zwischen Arbeit und Ruhe beschreibt auch W. Boldyreff. Nach C. W. Alvarez folgen sich die peristaltischen Wellen um so rascher, je höher im Darm sie einsetzen. Auch bei leerem Darm ruht die motorische Arbeit nicht völlig.

Sofort nach Austritt aus dem Bulbus Duodeni verteilt sich der Speisebrei bis in tiefe Abschnitte des Dünndarms (A. E. Hertz, H. Rieder). Die Entleerung in den Dickdarm beginnt etwa $3\frac{1}{2}$—$4\frac{1}{2}$ Stunden und ist etwa 6—8 Stunden nach der Mahlzeit vollendet. Diese Kenntnisse stützen sich auf Röntgenbeobachtungen und sind zunächst nur für Kontrastmahlzeiten gültig. Einzelbeobachtungen bei Menschen mit Kotfisteln dürfen nicht verallgemeinert werden. Wahrscheinlich haben doch Größe und Beschaffenheit der Mahlzeit starken Einfluß auf Dauer der Dünndarmfüllung. Nach vergleichenden Erfahrungen an Tieren scheint pflanzliche, namentlich faserstoffreiche Kost den Durchtritt durch den Dünndarm zu beschleunigen.

Die Valvula Bauhini wird durch den sog. Sphincter ileocolicus, die lappenartigen Falten des in das Zökum eingestülpten Ileumendes geschlossen gehalten. Nach Elliot wird dieser Verschluß vom Splanchnikus innerviert, so daß nach Durchschneidung desselben die Klappe dauernd offen steht.

3. **Dickdarm.** Aufgaben und Bewegungsformen des Dickdarms sind nicht in allen seinen Teilen die gleichen. Die aus dem Ileum übergeführten Mengen häufen sich zunächst im Zökum und bei weiterem Nachschub im proximalen Teile des C. ascendens an. Hier verweilen die Massen lange. Durch misch- und peristaltikartige Bewegungen, die denen des Dünndarms ähnlich sind, wird die noch dünnbreiige Masse gründlich durcheinander gearbeitet, so daß immer neue Teile mit der Wand in Berührung kommen. Durch lebhafte Wasseresorption wird der Darminhalt eingedickt, so daß der Trockengehalt der Massen von durchschnittlich 10% auf etwa 25% steigt und damit die mittlere Konzentration des endgültigen Kots annähernd erreicht. Die Kotsäule macht dabei, im Gegensatz zum Chymus des Dünndarms, auch rückläufige Bewegungen, ob durch echte Antiperistaltik (W. B. Cannon, G. Boehm, W. Bloch, Kauchamps) oder durch Abprallen an periodisch auftretenden Kontraktionsringen (G. v. Bergmann und E. Lenz) bedingt, steht dahin. Dem Vorwärts- und Rückwärtsschieben der Kotmassen, woran sich normalerweise auch das Querkolon beteiligt, kommt offenbar viel größere physiologische und pathologische Bedeutung zu, als man früher annahm (E. Lenz). Das aufsteigende Kolon ist gleichzeitig ein Gärkessel, wo Zellulose, Hemizellulosen und Pentosane der pflanzlichen Kost von Bakterien abgebaut und teilweise in resorbierbare Kohlenhydrate niederer Ordnung gespalten werden. Hier ist auch die Hauptquelle der im Darm durch bakterielle Tätigkeit entstehenden Gase (Wasserstoff, Methan, Schwefelwasserstoff), während der Gasinhalt des Dünndarms vorzugsweise aus Kohlensäure und Resten der mit Speisen verschluckten Luft besteht. Die Aufenthaltsdauer des Darminhaltes in diesem Abschnitt ist so groß, daß sich die aus mehreren, stundenlang voneinander getrennten Mahlzeiten stammenden Nahrungsreste dort noch mischen (G. Schwarz). Vergleiche lehren, daß im Gegensatz zum Magen und Dünndarm die motorische Tätigkeit des Dickdarms und insbesondere seines ersten Abschnittes je nach Tierart recht verschieden ist, und daß daher Beobachtungen am Tier nicht ohne weiteres auf den Menschen übertragbar sind (R. Magnus, 1912). Nichtbeachten dieser Tatsache führte schon zu manchen Fehlschlüssen.

Wenn das C. ascendens innerhalb 2—3 Stunden, manchmal schon früher, sich bis zum Drittel oder zur Hälfte gefüllt hat, wird ein Teil seines Inhalts mittels großer, am Zökum beginnender Welle, weiterbefördert und über die Flexura dextra hinaus in das Querkolon abgeschoben. Die Verbindung mit der Ursprungs-Kotsäule kann erhalten bleiben, kann aber auch abreißen. Dieser Vorgang wiederholt sich mit längeren Pausen. Meist sind die vordersten Teile schon weit in das C. descendens, sogar bis zur Flexur abgerückt, ohne daß das proximale C. ascendens sich völlig entleert hätte. Das lange Verweilen der Kotmassen erklärt, daß man in der Regel bei Obduktionen im C. ascendens mehr Kot antrifft, als im ganzen übrigen Dickdarm zusammen.

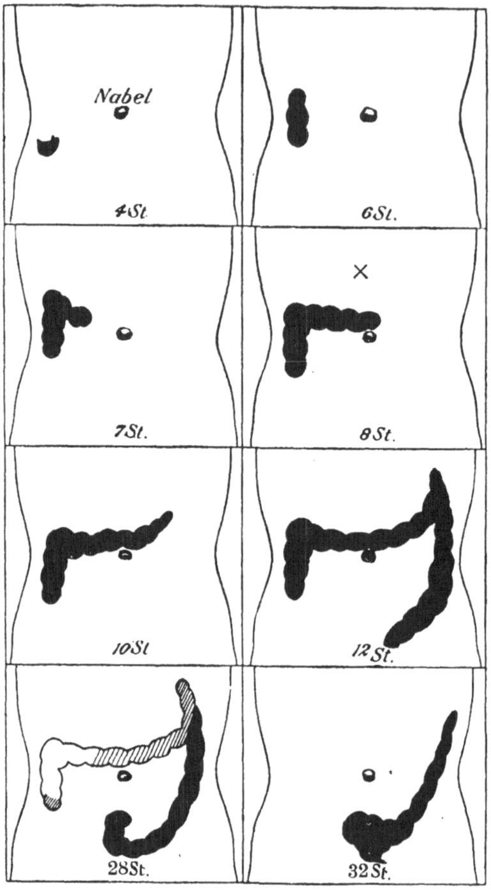

Im Querkolon wird der Kot unter aktiver Beteiligung der kräftigen Haustrenmuskulatur gründlich geknetet, zerschnürt, zerkerbt, vorwärts und rückwärts geschoben. Das Weiterschreiten der Kotsäule erfolgt teils durch diese kleinen Verschiebungen (G. Schwarz, L. Fischl und F. Porges, H. Rieder), teils durch seltene, große, schnell verlaufende Wellen die einen größeren Teil des Inhalts erfassen und ihn bis über die Flexura sinistra in das Colon descendens, manchmal bis zur Flexura sigmoidea befördern (G. Holzknecht); nach A. F. Hertz und A. Newton kann Aufnahme von Nahrung in den Magen solche Wellen auslösen.

Im Colon descendens und ebenso in der Flexur ist, abgesehen von jenen großen vom Querdarm ausgehenden Wellen, allmähliches Vorrücken unter Hin- und Herschieben die Regel. Etwa 12—15 Stunden nach Beginn der Zökumfüllung liegt die Hauptmasse des geformten Stuhls im S Romanum und im oberen Teile des Rektum bis einschließlich der Ampulle; ein Rest befindet sich meist noch im Zökum, und ebenso sind Reste in den zwischenliegenden Abschnitten des Kolon verstreut. Wir halten die Angabe G. Singer's, daß das ganze Rektum bis kurz vor der Defäkation normalerweise immer leer sein soll, auf Grund digitaler, rektoskopischer und mit G. Schwarz auch röntgenologischer Untersuchungen nicht für richtig.

Die Bewegungen des Darms, insbesondere des Dickdarms, stehen auch im Schlafe nicht still; im Gegenteil fand K. Helm zu dieser Zeit eher verstärkte, kleinwellige Tätigkeit des Dickdarms. Mancherlei Reize wirken gleichfalls fördernd. Die Füllung des Magens wurde schon erwähnt; auch die Qualität

Fig. 13.   Normale Bewegung des Inhaltes im Dickdarm. Nach Hertz.

Die Stundenzahl bedeutet die Zeit nach Aufnahme der Wismutspeise. Es ist angenommen, daß die erste Defäkation bei × (8 St.) stattgefunden hat und die nächste unmittelbar bevorsteht.

des Genossenen ist maßgebend; z. B. ist nach H. Lebon und P. Aubourg Kaffee besonders stark wirksam, was mit täglichen Erfahrungen übereinstimmt. Auch psychische Einflüsse machen sich geltend in dem Sinne, daß Lustaffekte in der Regel fördernd, Unlustaffekte hemmend auf den Dickdarm einwirken. G. Kautsch brachte dafür experimentelle Belege. Er bringt auch das regelmäßige Einsetzen morgendlicher Kotentleerung mit einem Lustaffekt (Appetit) in Zusammenhang. So einfach liegen die Dinge aber nicht; denn es gibt viele Menschen, die Unlustgefühle (plötzlicher Schmerz, Angst u. a.) mit Erregung der parasympathischen Bahnen beantworten (Einwirkung auf den Auerbach'schen Plexus) und sofort heftiges Kollern und jähen Stuhlgang bekommen.

Während sich die fördernden Bewegungen am Dickdarm abspielen, ändert sich die Lage seiner verschieblichen Abschnitte (S. 6, 7) oft ganz erheblich, teils wegen wechselnder mechanischer Belastung, teils infolge selbsttätigen Eingreifens der kontraktilen Elemente des Mesokolon.

Rektum. In der prädefäkatorischen Zeit liegen die Kotmassen normaler Weise im Sigma und in der Ampulle (Fig. 13). Sie finden sich jetzt im Bereich des N. pelvicus. Wie lange es bis zu Stuhldrang und Entleerung dauert, ist individuell verschieden. Wahrscheinlich bedarf es einer Summation der Reize, bis der Defäkationsreflex eintritt (G. Schwarz). Normalerweise soll sich in einer Sitzung mittels Kontraktion der glatten Darmmuskulatur und unter Mithilfe der Bauchpresse der gesamte Inhalt der Ampulle und des Sigmas in 1—3 Schüben entleeren; manchmal treten noch Massen aus dem unteren Teile des C. descendens hinzu. Währenddessen erschlaffen Sphinkteren und Levator ani. Nach Durchtritt des Kotes hebt sich der Beckenboden unter Wirkung des Levator ani, und die Sphinkteren nehmen wieder ihren gewöhnlichen Tonus an. Während Stuhldrang und normales Spiel von Kontraktion der einen und Erschlaffung der anderen Muskelgruppe reflektorisch ausgelöst werden, steht der ganze Akt doch zum Teil unter willkürlicher Beeinflussung. Schon die Vorstellung, die Absicht Stuhl zu entleeren, kann den Akt einleiten; ebenso willkürliches Pressen, wodurch die Kotsäule nach unten verschoben wird und hier die Mastdarmwand reizt. Umgekehrt vermag willkürliche Kontraktion des Sphincter externus bis zu gewissem Grade die Kotentleerung aufzuhalten. Die eingeleitete Erregung verläuft dann ohne motorischen Erfolg, und es dauert nun verschieden lange Zeit, oft viele Stunden, bis neue Erregung ausgelöst wird. Die willkürliche Unterdrückung unzeitgemäßen Stuhldrangs ist nicht nur dem Menschen möglich; sie läßt sich auch Tieren (Hunden und Katzen) anerziehen.

Wenn das Zentrum im Sakralmark zerstört wird, so erschlafft der Sphincter externus dauernd, während er bei Zerstörung oberhalb des Lendenmarkes zwar tonisch kontrahiert bleibt, aber nicht mehr willkürlich beeinflußt werden kann. In beiden Fällen wird das Rektum gefühllos, und die Stuhlentleerung vollzieht sich jetzt nur noch reflektorisch. Meist sistiert sie zunächst, nach einiger Zeit aber beginnt der unwillkürliche Teil des Reflexes doch wieder zu funktionieren. Die Kranken haben zwar nicht mehr das Gefühl des Stuhldranges, aber von Zeit zu Zeit, wenn das Rektum in erheblicherem Maße mit Kot gefüllt ist, erfolgt eine spontane Entleerung. (Vgl. den nächsten Abschnitt.)

B. Sensibilität.

Gefühlsempfindungen, wie sie der äußeren Haut eigen sind, begleiten die Schleimhaut des Darms nur wenig über den Sphincter externus nach oben. Von da an besteht Unempfindlichkeit gegenüber Schmerzreizen, gegenüber Kälte, Wärme, Elektrizität, oder es entsteht nur ein dumpfes Gefühl von Zustandsänderung. Das bleibt so im ganzen Verlauf des Darms (R. Zimmermann, A. Fröhlich und H. H. Meyer, L. R. Müller). Nur eine kleine Stelle des

Darmrings, entsprechend dem Mesenterialansatz, fand D. Gerhardt schmerzempfindlich bei elektrischem Reiz; hier wurden offenbar die zentripetalen Nerven selbst getroffen. Der angepaßte Empfindungs- und bei höherem Grade Schmerzreiz für den Darm ist nach A. Fröhlich und H. H. Meyer nur Dehnung des viszeralen Peritoneum und Krampf der Ringmuskulatur. Leiser Dehnungsschmerz sind die unbehaglichen Empfindungen bei Verschiebung größerer Gasmassen im Darm, Dehnungs- und Krampfschmerz sind die unerträglichen Koliken bei Darmverschluß.

Auffällig anders verhalten sich Darm und Serosa bei krankhaften Zuständen, namentlich bei Entzündungen. Es entstehen dann weitverbreitete oder örtlich begrenzte spontane Schmerzen und Druckempfindlichkeit, die sich nur schwer durch die aus der Physiologie bekannten Tatsachen erklären lassen. Wahrscheinlich ist bei gewissen Schmerzformen Reizung der im Mesenterium verlaufenden Nerven beteiligt (S. 67). Die ganze Frage vom Ursprung der Darmschmerzen ist noch nicht völlig geklärt. Neuerdings vermißte A. W. Meyer sowohl im Tierexperiment wie beim Menschen, sowohl im physiologischen wie im pathologischen Zustand jegliche Schmerzempfindlichkeit auf adäquate und nichtadäquate Reize. Dies bezog sich auf Darmwand und Serosa.

Die Leitungsbahn für die zum Bewußtsein kommenden Empfindungen bildet für Magen, Dünndarm und Colon ascendens der N. splanchnicus superior (R. Neumann), während die zentripetalen Bahnen aus den unteren Darmabschnitten noch nicht genau bekannt sind (wahrscheinlich N. splanchn. inf.).

Am Magen, wo überhaupt die Verhältnisse am genauesten untersucht sind, bezieht L. R. Müller alle Schmerzen (auch die sog. Geschwürs- und Hyperaziditätsschmerzen) auf reflektorisch ausgelöste heftige Muskelkontraktionen (Pylorus!) und betont die zentripetale Übermittlung durch den N. splanchnicus.

Die von der Innenfläche ausgehenden Reize, welche durch Eintritt in die Plexus Bewegung, Sekretion und Blutversorgung des Darms regeln, gelangen nicht ins Bewußtsein.

C. Sekretion. — Verdauung der Nahrungsmittel im Darme.

Es würde den Rahmen unserer Darstellung durchbrechen, wenn wir hier eine ausführliche Wiedergabe der gesamten Verdauungschemie versuchen wollten; nur die auf den Darm selbst bezüglichen Tatsachen können berücksichtigt werden. Wir beschränken uns auf das zum Verständnis der Darmverdauung Notwendige.

1. **Zustand des Speisebreies beim Übertritt aus dem Magen in das Duodenum.** Die Verweildauer der Speisen im Magen hängt weitgehend vom Grad ihrer Vorbereitung ab. Als vorbereitende Leistungen des Magens sind zu betrachten:

a) Zerkleinerung. Was der Magen zum Zerkleinern mit mechanischen Kräften beiträgt, ist wenig. Küche, Messer, Zähne leisten dafür mehr. Der Magen wirkt aber in gleichem Sinne mit chemischen Mitteln, indem sein Saft tierisches Bindegewebe und pflanzliches Stützgewebe (Mittellamelle, A. Schmidt) andaut und lockert. Dadurch wird aus festen Nahrungsmitteln ein dünner Brei.

b) Eiweißverdauung. Ein Teil der Proteine (im Durchschnitt etwa 50%) wird in kolloidale Lösung übergeführt; es entstehen Azidalbumine, Albumosen, Peptone; dabei verlieren die Eiweißkörper einen Teil ihrer Kohlenhydrat-, Zystin- und aromatischen Atomgruppen. Nuklein bleibt unzerlegt. Weitergehender Abbau, bis zu eigentlichen Peptiden, findet im Magen gewöhnlich nicht statt.

c) Stärke. Die vom Speichel begonnene Verdauung der Stärke wird durch Salzsäure gehemmt. Da aber nicht alle Schichten des Speisebreies gleich stark gesäuert sind, schreitet die Amylolyse in gewissen Schichten noch fort, bis auch diese mit Salzsäure durchtränkt sind.

d) Fett wird vom Magensaft selbst nicht gespalten. Doch kommt es sowohl bei leerem und sehr schwach gefülltem Magen wie bei reichlicher Fettaufnahme vor, daß

Duodenalinhalt in den Magen zurückgeworfen wird. Dies reicht aus, gewisse Mengen Neutralfett in Fettsäuern und Glyzerin zu zerlegen (s. unten).

f) **Resorbiert** können im Magen werden Salze, freie organische Säuren, Zucker, Peptide, Alkohol. Nicht resorbiert wird Wasser (J. v. Mering).

g) **Temperaturausgleich.** Die genossenen Speisen und Getränke nehmen alsbald Körperwärme an.

h) **Isotonie.** Teils durch verdünnende Sekretion, teils durch Resorption von Salzen, Zucker usw. wird die molekulare Konzentration des Mageninhalts derart beeinflußt, daß eine dem Blut annähernd isotonische Flüssigkeit dem Darm übergeben werden kann.

i) **Desinfektion.** Die keimtötende Kraft normal-salzsauren Magensaftes ist bedeutend, so daß stark säureempfindliche Mikroben im Magen zugrunde gehen oder gelähmt werden. Der Magensaft gewährt dadurch einen gewissen, aber doch nicht vollständigen Schutz gegen das Einschleppen pathogener Keime (S. 427).

Die Abgabe von Speisebrei in das Duodenum erfolgt nicht wahllos. Flüssiger Inhalt hat den Vortritt. Gröbere Brocken bleiben länger liegen.

2. Wechselbeziehungen zwischen Magen und Duodenum. Der Magen gibt den Inhalt mittels kleiner Schübe. ins Duodenum ab, wo er zunächst im Bulbus duodeni verweilt; dort löst die Säure reflektorisch Pylorusschluß aus (A. S. Serdjukow); der Pylorus erschlafft erst wieder, wenn der ins Duodenum übergetretene Speisebrei neutralisiert ist, wozu vor allem der Pankreassaft mit seiner hohen Alkalinität beiträgt (entsprechend 0,35—0,65 prozentiger Sodalösung). Je saurer der Mageninhalt desto lebhafter spielt der Pylorusreflex. Umgekehrt versagt der Pylorusreflex bei Hyp- und Anazidität des Magensaftes; daher tritt der Inhalt aus anazidem Magen überaus schnell und mangelhaft vorbereitet ins Duodenum über; er überschwemmt den Dünndarm. Wenn auch der Darm mit seinen starken Kräften bei Ausfall der spezifischen Magen-Vorarbeit vieles, unter Umständen alles nachholen kann, liegt in dieser Abänderung des normalen Mechanismus doch eine große Gefahr für den Darm (S. 186ff). — Es tritt aber nicht nur Säure vom Magen ins Duodenum, sondern — offenbar durchaus physiologisch — auch alkalischer Saft aus dem Duodenum in den Magen mit dem Zweck, allzu hoher Konzentration der Magensalzsäure vorzubeugen (W. Boldyreff); dies geschieht namentlich gegen Ende der Magenverdauung. — Weiterhin beherrscht der Fettgehalt der Kost den Pylorusreflex. Bei fettreicher Nahrung wird der Magenraum gleichfalls in den Dienst der Fettverdauung gestellt, indem das Duodenum ansehnliche Mengen alkalischen Saftes mittels antiperistaltischer Welle in den Magen zurückschleudert (W. Boldyreff). Durch Abstumpfung der Säure und Gegenwart von Steapsin wird dann eine gewisse, aber nie umfangreiche Fettspaltung im Magen ermöglicht (s. oben).

3. Pankreassaft. Schon der Eintritt von Speisen in den Magen veranlaßt geringe Sekretion. Die praktisch bedeutsamsten Saftlocker sind aber die ins Duodenum gelangende Salzsäure und Fettsäuren; weniger, aber immerhin deutlich auch Neutralfett (B. P. Babkin). Die Salzsäure trifft im Duodenum das in den Epithelzellen ruhende **Prosekretin** und verwandelt („aktiviert") dasselbe zu **Sekretin.** Das Sekretin wird resorbiert und erregt nun das Pankreas auf dem Blutwege. Im Hinblick auf das häufige Vorkommen von Hypazidität und Anazidität ist es nun äußerst wichtig, daß die Aktivierung des Prosekretins durch Salzsäure nicht die einzige Triebfeder für Pankreassekretion ist. Es enthalten auch zahlreiche Nahrungsmittel sekretinartig wirkende Stoffe; sie sind namentlich in Pflanzenauszügen (z. B. Spinat), in Getreidekleie, aber auch in animalischen Nahrungsmitteln nachgewiesen (K. Djenab, Fr. Uhlmann). Wahrscheinlich hat auch das Nervensystem regulierenden Einfluß auf die Pankreassekretion. Während aber bei anderen Drüsen die parasympathischen Fasern unbedingt fördernd, die sympathischen unbedingt hemmend wirken, liegen die Dinge beim Pankreas recht verwickelt und bedürfen noch weiterer

Klärung. Jedenfalls bilden sich auf irgend eine Weise bei Mangel aktivierender Salzsäure Kräfte aus, die die Pankreassekretion wieder in Gang setzen, so daß die wesentliche, dem Pankreas zufallende Arbeit doch geleistet wird.

Die tägliche Menge von Pankreassaft wird auf mindestens 500—600 ccm eingeschätzt. Seine Alkalinität entspricht 0,35—0,65% Sodalösung. Die Konzentration des Saftes richtet sich weitgehend nach Beschaffenheit der Ingesta. Im Saft findet sich ein eiweiß-, ein fett- und ein stärkespaltendes Ferment; die beiden ersten in inaktivem („zymogenem"), das dritte in unmittelbar wirksamem Zustand. (Vgl. S. 54).

Das Eiweißferment. Das abgesonderte inaktive Proferment wird durch ein von der Darmschleimhaut abgesondertes spezifisches Ferment, die Enterokinase, in das aktive Trypsin übergeführt. Es spaltet bei schwach alkalischer Reaktion die Proteine viel rascher und vollständiger als Pepsin; es vermag sie nach hydrolytischem Typus bis zu kleinen Aminosäurekettens (Polypeptiden) und einzelnen Aminosäuren (Peptiden) abzubauen, die kristalloider Be chaffenheit und leicht resorbierbar sind. Auch Nuklein wird gespalten. Es entsteht dabei nicht-gelatinierende „Nukleinsäure C". Dagegen spaltet Trypsin ohne genügende Voreinwirkung von Pepsin-Salzsäure rohes Bindegewebe, rohes Serum- und Eiereiweiß, Hämoglobin, Amyloid, Keratin nicht. Das Vorkommen eines zweiten Eiweißferments, des Erepsins (S. 23) ist noch zweifelhaft.

Fettferment (Lipase, Steapsin). Dasselbe wird durch Galle (glykokolsaures Natron), aber auch durch Darmsaft aktiviert. Es spaltet die Fette in Fettsäure und Glyzerin; erstere verbinden sich mit dem Alkali des Pankreassaftes zu Seifen. Sobald etwa 6—8% des Neutralfettes gespalten, beginnt der Zerfall der Fettröpfchen zu feiner Emulsion, was den Angriff der Lipase erleichtert. Letztere ist auch bei schwach saurer Reaktion wirksam. Wie Neutralfette spaltet Steapsin auch esterartige Verbindungen, vor allem das Lezithin.

Stärkeferment (Amylase, Amylopsin, diastatisches Ferment). Vermittels der Amylase nimmt der Darm die im Speichel begonnene, im Magen unterbrochene Stärkeverdauung wieder auf. Amylase spaltet sowohl gekochte wie rohe Stärke, Dextrin, Glykogen. Am günstigsten ist schwach saure oder schwach alkalische Reaktion. Der Abbau geht in der Hauptsache bis zur Maltose. Das rohrzuckerspaltende Invertin und die milchzuckerspaltende Laktase fehlen im Pankreassaft.

4. Die Galle. Die Absonderung von Galle in den Leberzellen erfolgt ununterbrochen. Die Sekretion wird ebenso wie die des Pankreassaftes durch Sekretin angeregt und richtet sich nach Beschaffenheit der Nahrung.

Pharmakologisch, etwa durch Vaguserreger, kann man die Sekretion nur wenig beeinflussen. Als wirksam bewährten sich in sorgfältigen Tierversuchen (W. W. Weinberg) in absteigender Folge: Einbringen von Galle, von Seifen, von Albumosen und von Salzsäure in den Magen. Hühnereiweiß, Kohlenhydrate, isotonische Kochsalzlösung, schwache Lösungen von kohlensaurem Natron vermehrten die Sekretion nicht. Also Galle selbst, bzw. gallensaures Salz, ist das mächtigste Cholagogum. Es möge beachtet werden, daß diese Versuche im Widerspruch stehen zu der Gepflogenheit, Kranke zwecks Anregung der Gallensekretion alkalische Mineralwässer trinken zu lassen. Auch A. J. Ignatowski und Ch. Monossohn beschreiben Abnahme der Gallensekretion bei Genuß Karlsbader Sprudels (Versuche am Menschen). Gallentreibend wirkt Ol. Menth. Piper. (R. Heinz.)

Die abgesonderte Galle sammelt sich in der Gallenblase, und auch der Sphincter papillae Vateri beteiligt sich an Regelung ihres Austritts in den Darm. Die Tagesmenge der Galle beträgt mindestens 700—800 ccm.

Lockreiz für Gallenentleerung in den Darm sind: Albumosen, Peptone, Fett, Fettsäuren, vielleicht auch Extraktivstoffe des Fleisches; dies alles soll energischer wirken, wenn sich gleichzeitig Magen und Darm bewegen (B. P. Babkin). Starke Entleerung dunkler Blasengalle erfolgt, wenn man 30 ccm 3—5 prozentiger Witte-Pepton- (Albumosen-) Lösung mittels Duodenalsonde ins Duodenum spritzt. Wo dies erfolglos bleibt, besteht Verdacht auf Erkrankung der Gallenblase (F. Rost, W. Stepp).

Aufgaben der Galle sind:

Verstärkung der fermentativen Kraft des Trypsins, der Lipase, der Amylase des Pankreas; Lösung der gebildeten Fettsäuren und Seifen (Wirkung der gallensauren Salze); Lieferung schwacher aber immerhin unterstützender proteolytischer, lipolytischer und amylolytischer Fermente; Begünstigung der Fettresorption durch unmittelbare Wirkung der Gallensäuren auf das Darmepithel; Niederschlagen und Unwirksammachen des Pepsins, wodurch dieses verhindert wird, Trypsin zu zerstören; Zufuhr von Alkali zum Darm; Entfernung von Abbauprodukten wie Gallenfarbstoff; Ausscheidung überflüssigen Cholesterins in den Darm.

Die Galle ist also in mehrfacher Hinsicht an der Verarbeitung und Verdauung des Fettes beteiligt, und diese Vorgänge sind es vor allem, welche bei mangelhaftem Gallenzufluß leiden. Vgl. S. 53.

5. Die **Brunnerschen Drüsen** entsprechen im Bau denen der Pars pylorica des Magens. Ihr Sekret enthält gleichzeitig Pepsin, Diastase, Invertin, Lipase und Enterokinase. Nach Arbeiten der Pawlowschen Schule üben sie erhebliche lösende Kraft auf rohes Bindegewebe aus, insbesondere auf das des Fettgewebes, so daß sie das Fett für den Angriff des Pankreassaftes freilegen helfen. In gewissem Grade können sie dadurch bei Achylia gastrica die vorbereitende Arbeit des Magens ersetzen (B. P. Babkin).

6. Der **Duodenalsaft** ist nach den geschilderten Tatsachen ein Gemisch verschiedenster Drüsen; er setzt sich zusammen aus Magensaft, Saft der Brunnerschen Drüsen, des Pankreas, der Leber. Durch Mischung des sauren Magensaftes mit den alkalischen Säften der tieferen Drüsen entsteht eine annähernd neutrale, leicht alkalische Gesamtreaktion. Aus dem kohlensauren Alkali des Pankreassaftes u. a. wird CO_2 frei, und diese Gasentwicklung lockert den Chymus. — Mittels Duodenalsonde können wir Duodenalsaft erhalten (S. 163).

7. Der **Dünndarmsaft** entstammt den Lieberkühnschen Drüsen. Wie Tierexperiment und Beobachtungen an Darmfisteln beim Menschen lehren, kann die Sekretion durch mechanische Reize von der Schleimhaut aus angeregt werden. In der Regel ist der Lockreiz chemischer Art und geht vom Chymus, insbesondere von seinem Gehalt an Pankreassaft aus. Ein Reflexbogen verläuft im Darm selbst (Zentrum: Meißnerscher Plexus?). Außerdem sind hormonale Einflüsse nachgewiesen; das Einspritzen von Sekretin in die Blutbahn fördert die Dünndarmsekretion erheblich; ebenso intravenöse Injektion von Milchserum, Röstprodukten aus Pflanzen und Getreide, $1\,^0/_0$iger Kochsalzlösung (G. Hirata). Aber auch das Nervensystem spielt eine Rolle. Wenn alle zu einer Darmschlinge führenden Nerven durchschnitten sind, sondert diese Schlinge dauernd und gleichmäßig Saft ab („paralytischer Darmsaft"), nach etwa 24 Stunden hört dies auf. Offenbar schaltet die Durchschneidung der Nerven Hemmungen aus. Da Pilokarpin die Saftmenge etwas vermehrt, Atropin sie deutlich vermindert (B. P. Babkin), gehören die sekretionsfördernden Fasern offenbar dem parasympathischen System an. Die während 24 Stunden abgesonderte Menge ist beträchtlich. Aus einem mäßig langen Darmstück (Länge nicht genau bekannt) erhielten H. J. Hamburger und E. Hekma 170 ccm Saft in 24 Stunden. Die Alkaleszenz entspricht $0,22\,^0/_0$ Sodalösung.

Man findet im Darmsaft Klümpchen bestehend aus Epithelzellen, die oft verfettet erscheinen, Schleim, Cholesterin, Bakterien und eine davon abfiltrierbare Flüssigkeit.

Der dünnflüssige Teil enthält nach Babkin:

1. Erepsin, von O. Cohnheim entdeckt. Von Eiweißkörpern greift es nur das Kasein, aber auch dieses nur schwer, an. Im übrigen vermag es Albumosen, Peptone, Polypeptide zu spalten, setzt also die Arbeit des Trypsins fort und ergänzt sie dadurch, daß ihm auch die Spaltung von Dipeptiden gelingt, die dem Trypsin widerstehen (E. Abderhalden und Y. Teruuchi).

2. Enterokinase, die das Protrypsin aktiviert (S. 22).

3. Nuklease, wichtig für die Abspaltung der Purinbasen aus Nukleinsäure (E. Abderhalden und A. Schittenhelm, T. Wakabayashi und J. Wohlgemuth).

4. Arginase, die das dem Trypsin und Erepsin unzugängliche Arginin, eine wichtige Atomgruppe der Proteine in Ornithin und Harnstoff spaltet.

5. Lipase, die aber nur auf emulgiertes Fett wirkt (W. Boldyreff) und Lezithin zerlegt.

6. **Kohlenhydratfermente:** Diastatisches Ferment schwacher Wirkung. Vor allem aber die Abbaufermente der Disaccharide: Invertin für Saccharose, Maltase für Maltose, Laktase für Laktose. Bemerkenswert ist, daß Laktase verschwindet, wenn die Milchernährung der Kinder aufhört, bei Erwachsenen aber durch Verabfolgen von Milchzucker (E. Weinland) und reichlich Milch (A. Schmidt) wieder hervorgelockt wird; ein charakteristisches Beispiel für die Anpassungsfähigkeit des Magen-Darmapparates an die jeweiligen Aufgaben. Aus dem Nicht-Vorhandensein von Laktase erklärt es sich, daß Menschen, die an Milch nicht gewöhnt sind, nach reichlichen Milchmengen leicht Durchfall bekommen. Durch langsames Steigern der Milchgaben läßt sich dies vermeiden. — Ob bei gewohnheitsmäßigem, reichlichen Genuß von Inulin (in Helianthusarten u. a.) Inulase auftritt, ist noch nicht sichergestellt.

Im flüssigen Darmsaft findet sich auch stets ein Nukleoalbumin, das wahrscheinlich den Kernen abgemauserter und zerfallener Epithelien entstammt.

Die nicht filtrierbaren Teile des Darmsaftes sind die wesentlichen Kotbildner. Dem Schleim und seinen Abkömmlingen fällt die Aufgabe zu, die Darmwand zu schützen, die Massen besser gleitbar zu machen und die Kotteilchen miteinander zu verkleben. Im fertigen Kot ist von dem ursprünglichen Schleim aber kaum noch etwas erkennbar. Über Kotbildung siehe unten.

8. Der **Dickdarmsaft** wird hauptsächlich im Zökum und im proximalen Teil des Kolon abgeschieden. Seine Menge scheint nach Tierversuchen stark durch mechanische Reize, also auch durch Menge und mechanische Beschaffenheit des Unverdaulichen, weniger durch die Art des Nährstoffes (Eiweiß, Fett, Kohlenhydrat) beeinflußt zu werden (B. P. Babkin). Von Fermenten enthält er Erepsin in kleinen Mengen, Nuklease, Amylase, Invertin, Maltase, aber keine Laktase. Auf Zellulose wirkt der Saft nicht ein. Stärker als der Dünndarmsaft beteiligt sich der Dickdarmsaft an der Kotbildung (S. 32, 178).

9. **Bakterien als Fermentersatz.** Bei normaler sekretorischer und motorischer Tätigkeit des Magens gelangt der Chymus annähernd keimfrei oder nur mit stark gelähmter Mikrobenflora in den Dünndarm, und diesen durcheilt er in wenigen Stunden, so daß von kräftigem Auskeimen bis weit hinab ins Ileum keine Rede ist. Erst im unteren Ileum beginnt solches. Der Haupttummelplatz für bakterielle Gärung sind aber Zökum und Colon ascendens. Hier tritt eine heimatberechtigte, durchaus normale, die Verdauung wesentlich unterstützende Bakterienflora in Tätigkeit. Soweit sie nutzbringend ist, erstreckt sie sich auf Abbau von Eiweiß, Albumosen, Pepton, Polypeptiden; auf Abbau von Stärke; auf Abbau von Rohfaser und zwar ihrer wichtigsten Bestandteile Zellulose, Hemizellulose, Pentosane. Während den Eiweiß und Stärke abbauenden Bakterien nur Reste anheimfallen, die der Pepsin-, Trypsin- und Erepsinverdauung entgingen, bzw. nicht rechtzeitig resorbiert wurden, ergänzen die Zellulose- und Pentosanmikroben in beträchtlichem Maße die Tätigkeit der Enzyme. Weder der menschliche noch der tierische Darm liefert Fermente, die Zellulose, Hemizellulose und Pentosane zerlegen und die darin enthaltenden Nährwerte resorptionsfähig machen. Dies sei in bezug auf Hemizellulose besonders hervorgehoben; denn immer aufs neue wird angenommen, die hydrolytisch durch Erhitzen mit Säure leicht zu Monosacchariden spaltbare Hemizellulose sei auch durch tierische Enzyme zerlegbar. Die Unhaltbarkeit dieser Annahme wies E. Salkowski jüngst an der Hemizellulose der Flechten nach (Lichen islandicus; S. 30). Die Bakterien vollziehen an Zellulose, Hemizellulose, Pentosanen eine Art hydrolytischer Spaltung, wodurch resorptionsfähige und nutzbare Monosaccharide (Hexosen und Pentosen) entstehen. Nicht nur ein Teil der zerfallenden Zellmembranen und Fasern wird dadurch dem Organismus greifbar, sondern es werden auch Nährstoffreste (Proteine und Stärke) freigelegt, die sich in Rohfasernestern versteckten und den Enzymen entgingen. Sie können nunmehr noch gefaßt werden. Hand in Hand geht freilich eine zu Ameisen-, Essig-, Butter-, Valeriansäure führende Gärung, die auch reichliche Mengen von Wasserstoff

oder Methan entstehen läßt, und in diese Gärung wird auch brauchbares Material (Hexosen und Pentosen) mit hereingerissen. Nur die organischen Fettsäuren sind kalorisch noch verwertbar, die Gase nicht. Dagegen tragen die Gase vieles zum Lockern der Stuhlgangmassen bei, so daß eine gewisse Menge davon erwünscht ist.

Die Mikroben leisten also zum Teil nützliches, aber immer nur mit großen Materialverlusten, indem sie einen beträchtlichen Teil des Materials — sowohl vom Eiweiß, von Stärke und ihren Abkömmlingen, wie von den Spaltprodukten der Zellulose und der Pentosane — zum Aufbau eigner Leibessubstanz benutzen oder zu Stoffen abbauen, die für den menschlichen Körper nicht mehr verwertbar sind.

Über die bakteriellen Vorgänge im Darm siehe auch S. 29, 208, 285.

D. Resorption.

Vorbemerkungen. Für die Resorption sind Diffusion und Osmose, zum geringen Teil auch Filtrationsdruck maßgebend. Das sind meßbare Größen. Man konnte und kann auch heute noch nicht alle Tatsachen der Resorption mittels dieser Größen erklären und hielt deshalb am Begriff: vitale Funktion = aktive Tätigkeit der Darmepithelien als weiterer Größe fest. Das ist insofern berechtigt, als die Zellmembran ihre Durchlässigkeit für diese oder jene Stoffe bei Gegenwart wechselnder Mengen von Kolloiden und Elektrolyten und bei wechselnder chemischer Reaktion fortwährend ändert, und an der Zellmembran hydrolytische Spaltungen einsetzen können, die zu wesentlichen Konzentrationsänderungen der zu resorbierenden Lösung führen (F. G. Donnan, P. Rona und P. György). Es entstehen dadurch Bedingungen für Osmose und Diffusion, die vollkommen von denen abweichen, die man aus Kenntnis der physikalisch-chemischen Beschaffenheit des Chymus und des Zellinhalts von vornherein ableiten würde. Die Dinge liegen freilich recht verwickelt. Wieviel aber bereits auf diesem Gebiete erforscht ist, ersieht man aus dem Werke R. Höber's. Ob das Darmepithel, unabhängig von den Gesetzen der Diffusion und Osmose, durch selbständige Freßbewegungen Substanzen aufnimmt, steht dahin.

Es ist erkannt, daß die Resorption zweierlei Wege nimmt (R. Höber). Die lipoidlöslichen, d. h. mit Lezithin und anderen Lipoiden lösliche Verbindungen eingehenden Stoffe, wozu vor allem Fette, Seifen, zahlreiche Alkaloide gehören, nehmen den Weg durch die Zellen; die lipoidunlöslichen, wasserlöslichen Stoffe, wozu fast alle Salze, Aminosäuren, Kohlenhydrate gehören, nehmen den Weg zwischen den Zellen. Auf den Weg der lipoidunlöslichen Stoffe läßt sich ein gewisser Einfluß gewinnen durch Substanzen, die die Lipoidstruktur der Zellhaut lockern und undicht machen. Daraus erklärt sich nach H. H. Meyer und R. Gottlieb, daß die für Wasser- und Salzaufnahme ungeeigneten Magenepithelien kohlensäure- und alkoholhaltige Flüssigkeiten mit den darin gelösten Stoffen (Salze, Polypeptide, Peptone, Zucker) in geringem Maße resorbieren (J. v. Mering).

Wasser. Der Magen resorbiert kein oder doch nur sehr wenig Wasser (S. 21). Im Dünndarm beginnt sofort die Resorption, bei leerem Darm schon in den obersten Abschnitten. Im weiteren Verlauf des Dünndarms ist die Resorption so vollständig, daß der Chymus mit annähernd gleichem Wassergehalt in den Dickdarm eintritt, gleichgültig ob wenig oder viel Wasser getrunken wurde. Bei normalem Darm kann man selbst durch übermäßiges Wassertrinken den Wassergehalt der Fäzes nicht erhöhen.

Salze. Die Resorption aller Salze erfolgt am besten aus isotonischen oder schwach hypertonischen Lösungen. Falls keine ganz abnormen Verhältnisse vorliegen (z. B. Genuß giftartig-lähmend wirkender konzentrierter Lösungen), stellt schon der Magen, des weiteren auch der Darm durch entsprechende Sekretion annähernde Isotonie her. Die Resorptionsgeschwindigkeit und -leichtigkeit steigt nach H. H. Meyer und R. Gottlieb in der Anionenreihe von HPO_4 zu SO_4, zu NO_3, zu Br, zu Cl und in der Kationenreihe von Mg zu Ca, zu Na, zu K. Wahrscheinlich erfolgt die Resorption größtenteils in Form von Anionen und Kationen und nicht in Form von Salzen, vor allem nicht in Form solcher Salze, wie sie die Nahrung enthält; sowohl die Salzsäure des Magens wie das Alkali des Darms ändern an ihrem Bestande vieles. Gleiches gilt für die Salze der organischen Säuren. Die Resorbierbarkeit hängt in hohem Maße davon ab, in welchem Maße die aufgenommenen Salze durch die im Magen und Darm gegenwärtigen Säuren und Alkalien in lösliche und für die Darmwand durchgängige Form gebracht werden können. Die Anionen von ClNa, JK, BrK, salizylsaurem Natron werden so gut und so schnell resorbiert, daß nicht einmal gleichzeitige Verabfolgung eines Abführmittels etwas davon in die Fäzes überführt (H. Ury). Umgekehrt werden die schwefelsauren Salze (sog. Mittelsalze wie Na_2SO_4 und namentlich $MgSO_4$) sehr schlecht resorbiert, bei letzterem ist sowohl das Anion wie das Kation daran Schuld. Diese Salze, in hypertonischer Lösung gereicht, veranlassen starke Verdünnungssekretion und halten das Wasser fest, so daß der Stuhl wässerig wird. Die Resorption der Phosphorsäure wird durch Kalksalze stark beeinträchtigt (feste, im Darm unlösliche Bindung!), wofür C. von Noorden überzeugende Beispiele mitteilte, und was er zur Beeinflussung der Harnazidität auszunützen empfahl (von Noorden, J. Strauß). Umgekehrt wird Kalk auch durch die Gegenwart verfügbarer Phosphorsäure und Schwefelsäure im Darm festgehalten und in den Kot übergeführt. Kalzium und ebenso alle Schwermetalle, z. B. Fe, Hg, Ag saugt, soweit sie überhaupt resorbiert werden, der Dünndarm auf; was davon nicht im Körper bleibt, wird größtenteils durch den Dickdarm, nur geringen Umfangs durch die Nieren wieder ausgeschieden. Salze, deren Anionen oder Kationen einen spezifisch giftigen Einfluß auf die Darmelemente ausüben, wie die Fluoride, Oxalate, Barytsalze werden viel schwerer resorbiert, als ihrer physikalischen Diffusibilität entspräche (H. H. Meyer und R. Gottlieb).

Die Salze gelangen durch die Pfortaderwurzeln, nur zu sehr geringen Mengen durch die Lymphbahnen in den Kreislauf.

Kohlenhydrate. Im Hinblick auf die zahlreichen und kräftigen Fermente in Magen und Darm ist es verständlich, daß die Kohlenhydrate fast nur als Monosaccharide resorbiert werden; überwiegend als Glykose, daneben, je nach Art des Ausgangsmaterials auch als Lävulose (aus Rohrzucker und Invertzucker), als Galaktose (aus Milchzucker) und als Pentosen (aus Pentosanen). Von Disacchariden ist unter gewöhnlichen Verhältnissen wohl nur die Maltose resorptionsfähig. Bei übermäßiger Zufuhr werden aber auch andere Disaccharide resorbiert und erscheinen dann unzerlegt im Harn, da das Blut passender Fermente bar ist (Rohrzucker, Milchzucker). Es scheint, daß unter Umständen auch unzerlegtes Amylum in sehr kleinen Mengen resorbiert wird; wie dies geschieht, ist nicht klar. Von der Darmschleimhaut aus gelangen die Kohlenhydrate durch die Pfortader zur Leber. Über Resorption der Rohfaserbestandteile (Zellulose usw.) S. 24, 29.

Eiweiß. Abweichend von früherer Lehre weiß man jetzt, daß die Eiweißkörper im Darm in kleinste Eiweißbausteine (Peptide und Dipeptide) zerfallen und daß nur diese Bausteine resorbierbar sind. Selbst Albumosen und Peptone sind nicht resorbierbar. Die Kräfte des Magens und Darms zerschlagen also das artfremde Eiweiß; diesen Prozeß führt schon der Dünndarm fast völlig zu Ende (K. Kugler). Der Körper baut sich aus den Bruchstücken arteignes Eiweiß wieder auf. Über diesen synthetischen Vorgang ist noch wenig bekannt. Da die Mischung der Bausteine, insbesondere der Aminosäuren in den einzelnen Eiweißarten höchst verschieden, kann man zwar durch besondere Auswahl dieses oder jenes Proteins den Körper mit dieser oder jener Bausteingruppe anreichern; es werden sich aber niemals die Bausteine wieder zu einem Eiweißkörper zusammenfinden, der dem verzehrten entspricht. Baumeister zu sein, müssen wir dem Körper überlassen. Wir können nur dafür sorgen, daß er nicht durch einseitige Kost immer nur bestimmte Bausteine erhält und an anderen, die er selbst nicht bilden kann, verarmt. Bausteine, die einem bestimmten Eiweißkörper fehlen, und die man ihm zur Ergänzung in Form anderer Eiweißkörper oder in Form der fehlenden Aminosäuren zuführen muß, bezeichnet man jetzt als „Vitamine", Krankheiten, die durch mangelhafte Zufuhr dieses oder jenes Bausteins entstehen als „Avitaminosen" (F. Röhmann). Allerdings sollten diese Begriffe viel weiter gefaßt werden (von Noorden und H. Salomon). Auch die höchstkonstituierten Eiweißkörper, die Kerneiweiße (Nukleoproteide) werden weitestgehend abgebaut. Ob ihr wesentlicher Bestandteil, die Nukleinsäure, als solche resorbiert wird, oder ob sie im Darm bis zu den Purinbasen zerlegt werden muß, ist noch offene Frage. Nach S. J. Thannhauser scheint vermittels der Pankreasfermente eine wasserlösliche, leicht resorbierbare Abart der Nukleinsäure gebildet zu werden. Die Eiweißbruchstücke nimmt die Pfortader auf.

Unter gewissen, vielleicht nur pathologischen Umständen (Epitheldefekte?) scheinen sehr kleine Mengen unzerlegten Eiweißes (Proteine, Proteosen) aus dem Darm in die Blutbahn zu gelangen. Dafür spricht das gelegentliche Entstehen von Anaphylaxie nach Genuß bestimmter Eiweißkörper (E. Friedberger; S 58).

Fette. Die Fette werden in Form von Fettsäuren bzw. Seifen resorbiert; nebenher geht die Resorption des abgespaltenen Glyzerins. Nach W. Croner's Untersuchungen am Hunde ist hauptsächlich das Ileum an der Seifenaufnahme beteiligt. Im Gegensatz zu den bisher erwähnten Nährstoffen sind Fette, Fettsäuren und Seifen lipoidlöslich, und wahrscheinlich wird an der Zellhaut zunächst eine wasserlösliche Lipoidverbindung hergestellt, ehe die Fettsäuren in die Zellen eintreten.

Eine vermittelnde, zum mindesten begünstigende Rolle fällt dabei den Gallensäuren zu (A. Dastré). Ob der von E. Pflüger verteidigte Satz, daß Neutralfett schlechterdings unresorbierbar sei, sich aufrechterhalten läßt, ist nach den Cronerschen Versuchen zweifelhaft geworden. Die Erkenntnis von der Lipoidlöslichkeit des Neutralfetts entzog der Pflügerschen Lehre zum mindesten die theoretische Grundlage. Die Gegenwart reichlicher Kalksalze ($CaCO_3$) verschlechtert die Fettresorption (von Noorden), weil die Kalksalze der Fettsäuren schwer löslich sind. Schon in der Darmwand wird Triglyzerid wieder aufgebaut. Abzugsbahn für das resorbierte Material ist das Lymphgefäßsystem. Der Chylus ist nach Fettgenuß durch Fettkügelchen milchig getrübt, ebenso nach sehr reichlicher Fettaufnahme das Blutserum, wo die Fettpartikelchen als ultramikroskopische Hämokonien erscheinen. Nach Unterbindung der Chylusgefäße eines Darmabschnittes leidet zwar die Fettresorption aus denselben stark, wird aber nicht völlig aufgehoben (K. Hall).

Lipoide. Von den Lipoiden der Nahrung wird Lezithin sicher nicht als solches resorbiert; seine Bestandteile Cholin und Glyzerophosphorsäure nehmen gesonderte Wege; letztere wahrscheinlich nach weiterer Spaltung. Wenigstens gibt es im Darm ein auf sie besonders eingestelltes Ferment, die Glyzerophosphatase (P. Großer und J. Husler). — Die früher angezweifelte Resorption von Cholesterin ist jetzt sichergestellt. In größerem Umfange resorbiert der Darm jedenfalls die pflanzlichen Sterine („Phytosterine"), aus denen der tierische Organismus seinen Cholesterinvorrat herleitet.

Alkohol ist allerorts im Verdauungskanal, vom Magen bis zum Rektum, gut resorbierbar.

Organische Säuren. Von organischen Säuren, wie Ameisen-, Essig-, Butter-, Propion-, Apfel-, Wein-, Milch-, Zitronensäure wird im Darm nichts durch Enzyme weiter zerlegt; gewisse Verluste durch bakterielle Angriffe sind möglich. Der Hauptsache nach werden sie, offenbar sehr leicht, resorbiert und gelangen zur Oxydation. Auch organische Säuren mit mehr C-Atomen, darunter zahlreiche aus der aromatischen Reihe werden leicht und unzerlegt resorbiert (z. B. Salizylsäure). Teilweise scheiden die Nieren sie quantitativ wieder aus.

Farbstoffe verhalten sich verschieden. Bilirubin wird im Dickdarm zu Hydrobilirubin reduziert; ein Teil des letzteren erscheint im Kot, ein anderer Teil wird resorbiert; Wiederverwendung zur Bilirubinbildung ist möglich, der Rest tritt im Harn aus. Hämatin wird sehr schlecht resorbiert; gleiches nahm man vom Chlorophyll an; doch scheint nach E. Bürgi teilweise Resorption möglich zu sein, was insofern wichtig ist, als es den zum Aufbau von Hämatin notwendigen Pyrrholkern enthält. Hierauf fußt die Empfehlung des „Chlorosans" als blutbildenden Arzneimittels. Die Xanthophylle des Pflanzenreichs sind leicht und vollständig resorbierbar; sie sind wahrscheinlich die Quelle für die gelben Farbstoffe des Blutserums, der Milch, des Corpus luteum und der Gelbfärbung der Haut bei Xanthosis, die C. von Noorden zuerst bei Diabetikern beschrieb.

Gase. Von Gasen nehmen die Gewebe CO_2 willig und in fast unbegrenzter Menge auf, schwieriger O_2, für den sie nur geringe Adsorptionskraft besitzen. Immerhin verschwindet aller O_2 aus verschluckter Luft; es finden sich im Darm genug sauerstoffgierige chemische Verbindungen und Mikroben, die sich seiner bemächtigen. Von den Gärungsgasen wird CH_4 (Methan) teilweise resorbiert und mit der Atmungsluft ausgeschieden, ist aber für den Körper unverwendbar. H_2 und N_2 sind so gut wie unresorbierbar und werden mit dem Kot entleert (K. Kato); gleiches gilt für SH_2.

Überblick. Trotz der ansehnlichen Mengen fester Stoffe und trotz der gewaltigen Mengen von Wasser, die Nahrung und Verdauungssäfte dem Darm zuführen, ist der Dünndarm bis in tiefe Teile hinab in der Regel nur mit einer dünnen, schleimig-rahmigen, stellenweise durch feinste Gasbläschen leicht schaumigen Schicht bedeckt. Von oben nach unten verarmt diese Schicht mehr und mehr an Nährstoffen, und man findet schließlich auffallend wenige echte, resorptionsfähige Verdauungsprodukte darin. Dieselben werden mit bewundernswerter Schnelligkeit aufgesaugt. Im unteren Ileum nimmt der Inhalt schon kotähnliche Beschaffenheit an. Wenn er an der Klappe ankommt, ist weitaus das meiste schon resorbiert. Von Zucker findet man nur noch Spuren, von N-Substanzen 15—17%, von Fett nur wenige Prozent des Verzehrten (M. Macfadyen - M. Nencki - N. Sieber, G. Honigmann, C. A. Ewald, A. Schmidt).

A. Schmidt fand bei einer Patientin mit Anus praeternaturalis am untersten Ileum:

Von erkennbaren Speiseresten: reichliche Muskel- und spärliche Bindegewebsfasern, in der Regel nur mikroskopisch; geringe Mengen gelöster Eiweißstoffe; Fettsubstanzen; unverdaute Zellulosehüllen mit eingeschlossenen Stärkekörnern; freie Stärkekörner.

Von Verdauungsprodukten: Albumosen (kein Leuzin und Tyrosin); kein Zucker.

Von Drüsen- und Darmsekreten: Pepsin; diastatisches Ferment; kein fettspaltendes Ferment; Bilirubin; keine Gallensäuren; kein Schleim.

Von bakteriellen Zersetzungsprodukten: Spuren aromatischer Oxysäuren; Ameisensäure, Essigsäure, Buttersäure; Kohlensäure, Wasserstoff, Methan.

Der Resorption im Dickdarm bleibt also nicht sehr viel überlassen; immerhin doch wichtige Stücke. Vor allem muß vom Wasser etwa $^2/_3$ weggeschafft werden (S. 17, 114), und mit ihm treten Salze und organische Säuren über. Die Spaltung der den Fermenten entronnenen Proteine und Albumosen setzt sich unter bakterieller Betätigung im Gärkessel des Zökum und aufsteigenden Kolon fort (S. 17, 31), und die freigewordenen Peptide werden für die resorbierenden Kräfte des Dickdarms faßbar. Auch aus den Kohlenhydraten ist noch manches herauszuholen, sowohl aus den Bestandteilen der vegetabilen Rohfaser selbst wie aus den im pflanzlichen Gerüst versteckten Stärkeresten (S. 24, 30).

E. Die Bakterienflora des Darms.

Der Verdauungskanal des Neugeborenen ist steril. Schon mit den ersten Atemzügen gelangen Keime in die Mundhöhle und von dort mit verschluckter Luft zum Magen und Darm. Nahrung, Luft, Schleimbelag der Mundhöhle und der oberen Luftwege sind schon für den Säugling und dann im ganzen späteren Leben ergiebige, nie versiegende Quellen für neuen Zufluß von Keimen. Der saure Magensaft dämmt zwar den Bakterienstrom zum Darm wesentlich ein, kann ihn aber nicht ganz unterdrücken. Das Eindringen von Mikroben durch den After ist möglich, aber wohl nur unter besonderen Verhältnissen von Belang. Man hat erörtert, ob die Darmflora zum Leben des Menschen nötig sei; offenbar ja, eine Antwort, für die sich namentlich M. Schottelius mit starken Gründen einsetzte. Den zuverlässigsten Beweis liefert die vergleichende Naturkunde: Pflanzenfresser müßten einfach verhungern ohne Mitarbeit von Bakterien. Obwohl auf Pflanzenkost angewiesen, besitzen sie ebensowenig wie Fleisch- fresser und Mensch ein Ferment, womit die bedeutungsvollen Nährwerte der Zellulose und ähnliches erschlossen und damit auch die von Zellwänden und Fasern geschützten Nährwerte des vegetabilen Zellplasmas genügend freigelegt werden können. Soweit der Mensch nicht Fabrikate pflanzlichen Ursprungs (Zucker, feines Mehl, Pflanzenfett und dergleichen) verzehrt, und soweit ihm nicht weitgehendes küchentechnisches Aufschließen der Rohstoffe zu Hilfe kommt, ist er bei Pflanzenkost gleichfalls auf Mithilfe der Mikroben angewiesen.

Abgesehen vom Wiederkäuer mit Vormagen soll in der ganzen Tierreihe, insbesondere beim Fleischfresser und beim Menschen, Bakterienwachstum und -einwirkung im Magen, im Leerdarm und weit hinab im Krummdarm nicht stattfinden. Die schnelle Resorption entzieht den Bakterien an- greifbares Material, und es scheint, daß auch die Dünndarmepithelien Bak- terien, die mit ihnen in Berührung kommen, abzutöten vermögen (R. Schütz, F. Rolly und G. Liebermeister). Dies gilt aber nur für ganz gesunde Epi- thelien; schon geringe Schädlichkeiten schwächen ihre bakterizide Kraft, und so ist es wohl zu verstehen, daß alimentäre Indigestionen verschiedener Art das Wuchern eindringender pathogener Keime (z. B. Cholera, Ruhr) be- günstigen. Im unteren Ileum, wo die Fortbewegung des Chymus sich verlang- samt, und wo der Inhalt sich schon zu dickeren Schichten häuft, wo also nicht mehr eine ganz dünne Schicht der Darmwand aufliegt, kommt die bakterizide Kraft der Epithelien überhaupt nicht mehr zur Geltung; und ebenso ist es, wenn in höheren Abschnitten des Dünndarms sich der Inhalt aus irgend einem Grunde zu größerer Masse staut.

Erst im unteren Ileum, hauptsächlich aber im Zökum und Colon ascendens ist der eigentliche Tummelplatz der normalen Darmflora. In deren dünnflüssigem Inhalt leistet sie die ihr zugewiesenen Aufgaben. Was sich in dieser Bakterien- küche, die man auch als „Nachmagen" bezeichnete, vollzieht, ist zwar beim Menschen weniger belangreich als beim Pflanzenfresser, aber noch bedeutungsvoll genug. Der Schwerpunkt liegt bei der Verarbeitung pflanzlichen Materials. Wir müssen uns auf eine Übersicht beschränken.

Zellwand und Pflanzenfaser. Überall im Pflanzenreich sind die Zellmembranen und die Fasern im wesentlichen aus Zellulosen, Pentosanen und Hemizellulosen aufgebaut; Hemizellulosen sind Verbindungen von Pentosen mit Monosacchariden (Hexosen). Außer- dem können die verschiedensten Stoffe in den Membranen und Fasern abgelagert sein, sogenannte Inkrustate wie Lignin, Harze, Kieselsäure u. a., ein meist völlig unverdauliches Material. Daß Zellulose und Pentosane mangels geeigneter Fermente schlechterdings unverdaut blieben, wäre in stofflicher und energetischer Hinsicht für den Menschen (im Gegensatz zum Pflanzenfresser) kein großer Verlust, denn weder in der Zellwand- noch in der Fasersubstanz selbst finden sich nennenswerte Summen nutzbarer N-haltiger und N-freier Stoffe. Wohl aber verstecken sich in Zellwand- und Fasergebilden, die als kleinste, kleine und gröbere Fetzen im Dickdarm anlangen, beträchtliche Mengen von Zellplasma mit seinen Vorräten an Proteinen und an Stärke. Diese können in ihrer geschützten Lage dem zerlegenden Einfluß der Magen- und Darmfermente entgehen und werden weiterem Abbau und vor allem der Resorption erst zugänglich, wenn die schützenden Hüllen zerstört sind. Dies leisten die Bakterien des proximalen Kolon. Gekochtes, durch hydrolytische Spaltung in der Hitze schon teilweise aufgeschlossenes Zellwand- und Fasermaterial ist ihnen ohne weiteres zugänglich; für rohes Pflanzenmaterial leistet, wie A. Schmidt nachwies, die Salzsäure des Magens vorbereitende Dienste, und daher ist der Kot von Achylikern, wo diese vorbereitende Arbeit der Salzsäure ausfällt, oft mit noch deutlich erkennbaren Zellwand- und Faserbestandteilen roh genossener Früchte und Gemüse stark durchsetzt.

Aus Zellulose liefert die bakterielle Gärung Ameisensäure, Essigsäure, Buttersäure, Bernsteinsäure, Valeriansäure, CO_2, H_2, CH_4. Von den organischen Säuren wird sicher noch einiges resorbiert und spendet dem Körper Energie. Es ist aber unwesentlich. Das Schicksal der aus Pentosanen und dem Pentosan-Anteil der Hemizellulosen hervorgehenden Pentosen ist noch unklar. Verfütterte Pentosen erscheinen größtenteils im Harn wieder, während man selbst bei reichlichem Obst-, Gemüse- und Brotgenuß, wobei ganz beträchtliche Mengen von Pentosen im Dickdarm frei werden, höchstens Spuren im Kot antrifft; nur unter gewissen pathologischen Verhältnissen zuweilen etwas mehr (A. Alexander, C. von Noorden). Also ein wesentlicher Unterschied zwischen den verzehrten und im Dünndarm resorbierten und den im Dickdarm entstehenden Pentosen! Wahrscheinlich vergärt ja wohl ein Teil der Dickdarmpentosen durch irgend welche Mikroben, so daß die Energie verloren geht. Anderseits lehrt die vergleichende Stoffwechselkunde, daß Pflanzenfresser einen großen Teil ihres Energieumsatzes durch Pentosane bzw. Pentosen decken.

Der geschilderten, die Zellulose erfassenden bakteriellen Tätigkeit ist es zu verdanken, daß beim Menschen von verzehrter Zellulose 40—80% im Kot nicht wiedergefunden werden (H. Lohrisch). Für den Umfang des Abbaues und Verschwindens ist u. a. die morphologische Struktur der zellulosehaltigen Pflanzenteile bedeutsam, vor allem auch die Beschaffenheit der „Inkrustate"; durch Art und Menge können letztere die Zellulose vor den bakteriellen Angriffen schützen. Z. B. wird durch sie die ganze Zellwandsubstanz des Strohes und Holzes unangreifbar und schlechterdings unverdaulich (H. Salomon, M. Rubner), auch wenn sie noch so gut zermahlen wird; dagegen läßt sich z. B. Getreidekleie durch mechanische Mittel in solchen Zustand bringen, daß die eingeschlossenen Protein- und Stärketeilchen erfaßt werden können (C. von Noorden und I. Fischer). Da Inkrustate sich vorwiegend in älteren Pflanzengeweben finden, ist im allgemeinen junge Zellwand und Pflanzenfaser besser löslich und verdaulich als ältere. — Neben Beschaffenheit des Rohmaterials kommt als zweiter, mindestens ebenso wichtiger Faktor die Beschaffenheit der Darmflora in Betracht. Nicht jedes beliebige Bakteriengemisch im Dickdarm ist gleicherweise befähigt, Zellwand anzugreifen, und wahrscheinlich verhalten sich die verschiedenen Bakterien gegenüber den einzelnen Arten von Pflanzenfaser ungleich. Wenn sich also die Darmflora infolge regelmäßigen Zuflusses eines bestimmten Materials, das ihr zusagte und ihre kräftige Entwicklung begünstigte, auf jenes Material gleichsam eingestellt hat, ist sie nicht ohne weiteres befähigt, ein anderes Material gleich gut zu verarbeiten; es wird einige Zeit dauern, bis ihre Zusammensetzung sich dem neuen Material angeschmiegt hat; Mikroben, denen der Wechsel zusagt, werden gedeihen, Mikroben, denen er nicht zusagt, werden verkümmern (M. Klotz). Auf richtiger Einstellung der Darmflora auf den neuen Nährboden beruht das, was wir Gewöhnung nennen, und auf Bereitschaft und Nicht-Bereitschaft der Darmflora beruht zum großen Teil das, was wir als individuelle Bekömmlichkeit und Nicht-Bekömmlichkeit bezeichnen. Es ist also kein Zufall, wenn wir sehen, daß — von krankhaften Zuständen abgesehen — individuelle Nicht-Bekömmlichkeit fast nur dem pflanzlichen Material gegenüber beobachtet wird. Nach dem Gesagten wird man M. Rubner gerne zustimmen, daß die ganze Frage der Verdaulichkeit von Brot, Gemüsen und Früchten in Angreifbarkeit der Zellmembran- und Fasersubstanz gipfelt; es ist aber fraglich, ob der von M. Rubner zur Lösung der Frage mit groß angelegten Versuchen betretene Weg unsere bisher dürftigen Einzelkenntnisse fruchtbar erweitern wird. Man vergleiche die Darstellung bei C. von Noorden und H. Salomon. Mit Rücksicht auf späteres (46 u. 267; Gärungsdyspepsie, S. 284ff.) sei ausdrücklich hervorgehoben, daß auch nach neuesten Untersuchungen Zellulose nur von Darmbakterien, nicht aber von Darmsekreten, angegriffen wird (K. Thomas, H. Pringsheim und A. Magnus v. Merkatz). Dies gilt auch für Hemizellulose (Lichenin der Flechten, E. Salkowski). Art der Düngung und Bodenbeschaffenheit beeinflussen den Gehalt der Gemüse an Zellulose wesentlich und auch die Widerstandskraft der letzteren gegen zersetzende Mikroben (H. Bertheau).

Zucker, Stärke. Von Zucker gelangt fast nichts zum Gärkessel des Dickdarms (S. 24). Dagegen entsteht hier neuer Zucker aus den übriggebliebenen, in Rohfasernestern versteckten Stärkeresten. Nachdem diese Reste freigelegt sind, können sie der von oben mitgeführten Diastase verfallen. Es gibt im Dickdarm aber auch amylumabbauende Bakterien, Gruppe: **Amylobakter**. Ursprünglich aus dem Hundedarm gezüchtet, fand sie D. de Sandro auch im Darminhalt des Menschen. Ob von dem im Kolon entstehenden Zucker noch viel als solcher resorbiert wird, ist fraglich, da er den zuckergierigen Bakterien eine willkommene Beute ist. Neben den oben genannten Gärungsprodukten der Zellulose entsteht auch Milchsäure, die aber gleichfalls vor weiterem bakteriellen Abbau nicht sicher ist. Rohe Stärke ist besser verdaulich, als man früher annahm (L. Fofanow), doch hängt ihre Verdaulichkeit stark vom Zustand der Verdauungsorgane ab, indem z. B. Superazidität des Magens sie verschlechtert, Sub- und Anazidität sie begünstigt. Als besonders schlecht verdaulich erwies sich Kartoffelstärke, soweit sie noch von unverletzten Membranen eingeschlossen war. Von praktischem Belang ist dies nicht, da ja rohe Stärke in der menschlichen Kost kaum vorkommt.

Eiweiß und **Eiweißabkömmlinge.** Nicht alle Eiweißsubstanz wird im Dünndarm resorbiert; es gelangen noch Albumosen und sogar kleine Mengen echten Proteins dorthin. Selbst im normalen Kot läßt sich, in pflanzlichen Gewebstrümmern versteckt, noch Eiweiß mikrochemisch nachweisen. Dazu kommen die Eiweiße und eiweißartigen Bestandteile der Darmsäfte und der Schleimsubstanzen. Den bakteriellen Abbau von Eiweiß bezeichnet man als Fäulnis. Es entstehen teils die gleichen Abbauprodukte wie bei der Enzymverdauung (Polypeptide und Peptide), teils und überwiegend geht der Abbau noch darüber hinaus, indem z. B. aus dem Tryptophan Indol und Skatol, aus dem Tyrosin aromatische Oxysäuren, ferner auch Phenol und Kresol gebildet werden; daneben NH_3 und SH_2 und verschiedene flüchtige Fettsäuren, ferner mancherlei stark wirkende Amine (J. J. G. Brown). Keine Frage also, daß hier auch giftige Stoffe entstehen; bei normaler Verdauung aber stets in so geringer Menge, daß sie unschädlich bleiben. Auch besitzt der Körper gewisse Schutzkräfte, indem er z. B. Indol, Skatol, Phenole und Kresole an Schwefelsäure oder Glykuronsäure bindet und dadurch entgiftet. Obwohl noch vorhanden und bis in den Kot hinein nachweisbar, treten doch zweifellos von der Klappe an die enzymatischen Kräfte beim Abbau der N-Substanzen gegen die bakteriellen stark zurück. Sicher wird noch ein Teil der N-haltigen Abbauprodukte resorbiert und nutzbar, z. B. das reichlich entstehende Ammoniak; denn bei weitem nicht aller durch die Klappe eintretender Stickstoff (S. 28) erscheint im Kot. Über die Form, in der er resorbiert wird, sind wir aber wenig unterrichtet. — Die Bakterien der Eiweißfäulnis reduzieren auch Bilirubin zu Hydrobilirubin, das an Färbung des Kots wesentlich mitbeteiligt ist; und sie bilden aus dem ursprünglichen Cholesterin der Galle mittels Reduktion das Koprosterin. — Ein großer Teil der Fäulnisbakterien sind Anaerobier. Ausführliches über Eiweißabbau durch Bakterien bei P. Hirsch.

Fette. Neben der Eiweißfäulnis kann auch Fettabbau stattfinden, teils Spaltung nach Art der Lipasewirkung (S. 22, 132), teils Spaltung höherer Fettsäuren in niedere Fettsäuren. Immerhin ist der bakterielle Fettabbau bei gesunder Verdauung nicht hoch einzuschätzen (O. Simon und H. Lohrisch). Unter krankhaften Verhältnissen, z. B. wenn bei Achylie und namentlich bei Verschluß des Ductus Wirsungianus viel Fett in den Dickdarm gelangt, nimmt der bakterielle Abbau zu niederen Fettsäuren und Fettsäureestern größeren Umfang an, und der Kot erhält dadurch einen eigenartigen, aashaften Geruch. Welche Bakterien das Fett abbauen, ist unbekannt.

Überschauen wir das Gesagte, so begegnen wir zwei grundverschiedenen bakteriellen Prozessen: einerseits dem **Abbau von Kohlenhydraten durch Säurebildner**, andererseits dem **fauligen Abbau von N-Substanz.** Beide bekämpfen einander. Die Säure (Ameisen-, Essig-, Butter-, Milchsäure) ist fäulniswidrig. Im Beginn der bakteriellen Zersetzung, im unteren Ileum, herrscht durchaus die saure Gärung vor, vielleicht auch noch bei günstigem Nährboden im Zökum. Aber der zur sauren Gärung unbedingt erforderliche Kohlenhydrat-Nährboden ist bald erschöpft, und dann gewinnen die bei alkalischer, neutraler oder höchstens ganz schwach saurer Reaktion gedeihenden Fäulniskeime Oberhand, so daß man in späteren Zeiten der Dickdarmgärung und vor allem auch jenseits des Colon ascendens fast ausschließlich mit der zweiten Mikrobengruppe zu rechnen hat.

Es ist, namentlich auf Betreiben E. Metschnikoff's hin, ein starkes therapeutisches Bemühen darauf gerichtet, der sauren Kohlenhydratgärung möglichst die Oberhand zu verschaffen und die Eiweißfäulnis möglichst zurückzudrängen. Die bisherigen Erfolge sind sehr bescheiden. Darüber später.

Beim Weiterrücken des Kotes aus dem Gärkessel des proximalen Kolon in Colon transversum usw. stirbt die ungeheure Mehrzahl der Keime ab. Sicher

ist hieran der Wasserverlust des Darminhalts beteiligt; ob noch andere bakterizide Kräfte mitwirken, steht dahin; es ist wahrscheinlich. Nach A. Klein
sind von den Mikroben des Kots 99 % tot.

Von der ungeheuren Masse der Kotbakterien — lebender und toter —
gab erst J. Strasburger's Wägungsmethode richtige Vorstellung. Bei sogenannter leicht verdaulicher Kost fanden sich 8 g Bakterienleiber (trocken)
= $\frac{1}{3}$ der gesamten Trockensubstanz im Tageskot: dies entspricht etwa 128 Bil-
lionen Bakterienleibern. Sie wuchsen auf Kosten der Nahrungsreste und der
Darmsekrete. Wenn einerseits die Bakterien gewisse Vorteile bringen, die nach
dem Gesagten beim Pflanzenfresser vielleicht höher anzuschlagen sind als
beim Menschen, so fordern sie doch hohen Tribut; mindestens 10 %, oft sehr
viel mehr von dem Energievorrat der Nahrung nehmen sie für sich in Anspruch.

Die Bakterienflora ist sehr artenreich. T. Matzuschita züchtete aus
48 Kotproben 44 Arten. Auf sie näher einzugehen, ist hier nicht der Platz.

Als wichtigste Säurebildner sind zu nennen: B. lactis aerogenes s. commune, B. coli
commune; B. acidi butyrici (gehört zur Gruppe „Granulobacter", d. h. es ist mit feinsten
Granula beladen, die sich mit Jod wie Stärke bläuen: „iogene Granula"); B. acidi lactici
longum (Typus Boas-Oppler); der gemeine Kartoffelbazillus.

Als wichtigste Fäulniserreger sind zu nennen; Streptococcus coli gracilis
Escherich; die von E. Metschnikoff gezüchteten Bacillus putrificus, B. sporogenes,
B. Welchii; B. coli commune (Eiweiß selbst nicht, wohl aber Eiweißspaltprodukte an-
greifend; Indolbildner; auch milchsäurebildend). Daneben Sarzine und verschiedene
Hefearten, letztere wie Bierhefe aus Zucker Alkohol und Kohlensäure bildend, aber in
Konkurrenz mit den anderen Mikroben und wegen ihres O_2-Bedarfs nur schwach
gedeihend.

F. Exkretion (Kot).

Selbst bei völligem Fasten wird Kot gebildet und ausgeschieden; bei
dem Hungerkünstler Cetti waren es täglich ca. 4 g Trockensubstanz mit 0,25 g N
(Fr. Müller). Das Material entstammt den Drüsen des Verdauungskanals.
Jede Arbeitsbelastung steigert die Menge der Sekrete und ihrer Rückstände.
Schon bei vollkommen N-freier, resorbierbarer Kost, bestehend aus Stärke
und Zucker, steigt der Kot-N auf 0,8—1,0 g täglich (H. Rieder, W. Roehl,
H. Salomon und G. Wallace, K. Thomas). Wahrscheinlich sind alle Sekrete
am Aufbau des **Eigenkotes** beteiligt, mit welchem Worte wir die Rückstände
aller vom Verdauungsapparat in den Kot gelieferten Substanzen im Gegensatz
zu Nahrungsresten bezeichnen (S. 178). Dahin gehören kleinste Reste von Fermenten; Hydrobilirubin (S. 28, 136); Koprosterin, teils aus dem Cholesterin der
Galle, teils aus Darmepithelien stammend; anorganische Stoffe, für die der
Dickdarm normale Ausscheidungsstelle ist, wie Phosphorsäure, Kalk, Magnesia,
Eisen; chemische Bestandteile der Epitheldecke, die sich in fortwährender
Mauserung befindet; sie liefert vor allem Nukleoproteide und Zerfallsprodukte
der Nukleinsäure, Fette und Lipoide.

Zum Eigenkot mischen sich **Nahrungsreste**; aus tierischem Material
hauptsächlich: Sehnenstückchen, elastische Gewebe, Keratinsubstanzen, aber
auch stets kleine, mikroskopisch noch erkennbare Muskelrestchen, ferner Fette
sehr hohen Schmelzpunktes, kleine Mengen der schwer löslichen Kalk- und
Magnesiaseifen (S. 130); — aus pflanzlichem Material: Spiralgefäße, schlecht
zerkleinertes Fasergewebe, Inkrustate verholzter Fasern, Harze, Hüllen von
Samenkörnern u. a. Das sind größtenteils völlig unverdauliche Stoffe, die den
Fermenten und Bakterien größten Widerstand entgegensetzen; mit einem
Worte: Schlacken der Nahrung.

Bei schlackenarmer Kost (animalische Kost; von Vegetabilien: Zucker,
Stärke, feine Mehle, gereinigte Pflanzeneiweiße, Pflanzenöle) entgeht von den
Nährstoffen so gut wie nichts der Resorption, und die größere Menge des Eigen-

kotes entspricht fast ganz den Resten der Verdauungssäfte usw. Bei schlackenreicher Kost treten aber nicht nur Schlacken selbst in den Kot über, sondern
sie reißen auch gewisse Mengen der in ihnen versteckten Nährstoffe mit. Namentlich die Rohfasergebilde tragen viel zur Vermehrung des Kotes bei. Am deutlichsten spricht sich dies am N-Gehalt des Kotes aus:

im Hungerkot	etwa 0,2—0,4 g N täglich
im Kot bei N-freier Zucker-Stärkekost	„ 0,8—1,0
im Kot bei schlackenarmer, gemischter N-haltiger Kost	„ 1,0—1,5
im Kot bei schlackenreicher Kost	„ 1,5—3,0

Wenn wir Einfuhr mit Ausfuhr vergleichen und aus den analytisch gewonnenen
Zahlen, wie dies üblich ist, die prozentige Ausnützung berechnen, so begehen wir —
theoretisch betrachtet — immer einen Fehler. Denn die Abgänge sind ja nur zum Teil
Nahrungsreste; zum großen Teil sind sie Reste der Arbeitsprodukte des Magen-Darmkanals.
Für die Stoffwechselbilanz ist es aber im Grunde gleichgültig, ob das ausgeschiedene aus
der Nahrung stammt oder wegen größerer Belastung vom Darm geliefert und geopfert
wird (J. König) und dies berechtigt uns, für praktische Zwecke an dem alten Ausnützungs-
begriff festzuhalten. Es ist aber zweifellos falsch, bestimmten Nahrungsmitteln einen
bestimmten Ausnützungsgrad als mathematische Größe anzuhängen, wie es z. B. leider
in den vortrefflichen Tabellen von H. Schall und A. Heisler geschehen ist. Denn
fast noch mehr als der chemische und morphologische Aufbau des Rohstoffes sind Zerkleinerung, küchentechnische Vorarbeit, Mischung der Nahrungsmittel für den Ausnützungsgrad
maßgebend. Bei pflanzlichem Material beherrschen nicht nur Menge, Bearbeitung und
Zerkleinerung der Zellwand- und Fasergebilde, sondern dazu noch die Einstellung der
Darmflora (S. 29 ff) jene Größe. Scharfes Erkennen, wie viel N auf Eigenkot, wieviel auf
Nahrungsrest entfällt, ist mittels der bisherigen Methodik der Ausnützungsversuche (Super-
position des Prüflings zu Leerkost, zu N-freier Kost, zu bestimmter Grundkost usw.) überhaupt nicht möglich, wie K. Biegel mit berechtigter Kritik jüngst M. Rubner ent-
gegenhielt.

Sowohl vom Ausgangsmaterial des Eigenkotes wie von den Nahrungsresten
ist nur ein Teil in Form der ursprünglichen chemischen Verbindungen oder
deren einfachen Spaltprodukten übriggeblieben. Sehr viel, von den N-Substanzen
zwei Drittel und mehr, ist in Bakterienleiber umgesetzt. Die Bakterien
sind auf dem kurzen Wege vom Zökum bis zum After in etwa 18—30 Stunden,
auf Kosten jenes Materials zu ungeheuren Mengen ausgewachsen. Wahrscheinlich
entstammt auch ein ansehnlicher Teil der spärlichen ätherlöslichen Substanz, die
man bei normaler Verdauung im Kot findet, nicht dem Eigenkot und nicht
Nahrungsresten, sondern ist von Mikroorganismen aus anderen Stoffen neu-
gebildet worden.

III. Allgemeine Ätiologie.

Wir können hier nur eine kurze und gedrängte Übersicht der Krankheitsursachen geben, da wir bei den einzelnen Krankheitsformen doch genauer darauf
eingehen müssen.

Heredität und **Konstitution.** Von gewissem Einfluß können vererbte
Bildungsanomalien sein. Jedenfalls finden wir bei Menschen mit Bildungs-
fehlern auffallend oft Erkrankungen, namentlich solche entzündlicher Natur.

Von solchen Bildungsanomalien führen wir an: Situs inversus, Dystopia coli, Coecum
mobile, Koloptose, abnorm langes Kolon, abnorm langes und abnorm weites Sigma romanum
(Hirschsprungsche Krankheit!), abnorme Länge des Wurmfortsatzes, abnorm entwickeltes
Diverticulum Meckelii, andere Divertikel, Offenbleiben von Bruchpforten, Polyposis intestini.

Zahlreiche Störungen der Darmfunktion sind auf neuropathische
Veranlagung zurückzuführen, die recht oft hereditär begründet ist. Bestimmt
dürfen wir auf neuropathische Grundlage zurückführen: Untererregbarkeit
und Übererregbarkeit des motorischen Apparates, die sich in Stuhlträgheit
bzw. Neigung zu beschleunigter Stuhlentleerung auswirken. Sitz der Anomalie
mag hier und da der Auerbachsche Plexus sein; wahrscheinlich ist das Über-

wiegen des sympathischen bzw. parasympathischen Einflusses von größerem
Belang (sympathikotonische und vagotonische Konstitution!). —
Obwohl wir keine bestimmten Beweise dafür haben, kann die nervöse Veranlagung
wahrscheinlich auch Einfluß auf die Darmsekretion gewinnen. Verstärkter sympathischer Tonus würde dann gleichzeitig Trägheit der Peristaltik und Wasser-
armut des Kotes bedingen, verstärkter parasympathischer Tonus das Gegenteil. Daß die reichliche Schleimsekretion bei Colica mucosa auf abnormer Reaktion des Nervensystems fußt, dürfen wir aus dem klinischen Gesamtbild wohl
mit Bestimmtheit annehmen (S. 321 ff.). Die für das Entstehen von Darmkrankheiten wichtige Achylia gastrica gleichfalls auf nervös-konstitutionelle Ursache zurückzuführen, erscheint uns bedenklich; hier ist doch wohl mehr an
eine konstitutionelle Minderwertigkeit der Drüsen zu denken (Fr. Martius).
— Stärker als man früher annahm, scheint dagegen der nervös-konstitutionelle Einfluß auf die Blutversorgung des Darms zu sein, am bedeutungsvollsten
wohl beim Entstehen von Ulcus ventriculi et duodeni (G. v. Bergmann). —
Sehr deutlich ist der neuropathische Einschlag im sensiblen Nervensystem.
Zentripetale Erregungen gelangen zwar nur sehr dumpf und nur unter besonderen
pathologischen Verhältnissen (S. 19) ins Bewußtsein. Um so häufiger aber werden
von Neuropathen zentral bedingte Unlustgefühle auf den Darm projiziert,
oder es lösen unbestimmte, peripher bedingte, von anderen kaum beachtete
Empfindungen starke Unlustgefühle aus, die weiterhin sich zu Vorurteilen
und zu falschen Vorstellungen über die Bekömmlichkeit dieses oder jenes
Nahrungsmittels verdichten und zu ernstem Hindernis für zweckmäßige Ernährung werden.

Ad. Schmidt und ihm folgend J. Bauer sprechen auch von angeborener,
konstitutionell bedingter Verschiedenheit der „Zelluloseverdauung". Hier
handelt es sich aber gar nicht um echte Verdauung, sondern maßgebend für das
Schicksal der Zellulose ist nur das Verhalten der Darmflora (S. 24, 30). Wenn
nun auch die Fähigkeit der Bakterienabwehr hereditär und konstitutionell
höchst verschieden ist, auf die Darmflora kann man dies doch nicht übertragen.
Die Entwicklung der Darmflora ist allem anderen voran eine Frage des Nährbodens. Dieser läßt sich beeinflussen; damit ändern wir die Darmflora; damit
ändern wir den Einfluß der Darmflora auf die Kotbeschaffenheit, und damit
erzielen wir therapeutische Erfolge, die wir im voraus berechnen können. Wo
bleibt da noch Raum für ererbte, konstitutionelle Faktoren? S. 46, 285.

Erworbene Krankheitsbereitschaft. Allem anderen stellen wir mangelhafte Abhärtung voran. Es ist unglaublich, was in dieser Hinsicht vom
Kindesalter an verfehlt wird, indem man sich bemüht, den Kindern eine
möglichst „leichte" Kost zu geben; praktisch genommen, fällt der volkstümliche
Begriff „leichte Kost" mit schlackenarmer Kost zusammen. Mangels Gewöhnung
kommt es nicht zur Entwicklung allseitig gewappneter, insbesondere der groben,
zellulose- und schlackenreichen Kost gewachsener Darmflora. Die von allem
unverdaulichen Ballast möglichst befreite Kost macht den Darm ballastempfind-
lich. Die Darmepithelien werden auf das Abtöten von Keimen, die Säfte auf
das Unschädlichmachen eindringender Gifte nicht eingestellt. Sobald „schwer-
verdauliche" Speisen genommen werden, sobald die Nahrungszufuhr unregelmäßig wird, alles Dinge, die das Leben mit sich bringt, versagt die Anpassungsfähigkeit des Darms. Was der abgehärtete Darm verträgt, ist für den nicht
abgehärteten ein krankmachender Reiz. Man kann den Kindern keinen schlechteren Dienst erweisen, als wenn man ihren Darm schon von vornherein ver-
zärtelt. Nicht das leichtest bekömmliche gebe man ihnen nach Ende der Säug-
lingsperiode, sondern man strebe an, den Darm so bald als möglich an Höchst-
leistung zu gewöhnen. Die Zahl der Darmempfindlichen und Darmkrüppel

würde dann jählings sinken. Während des Krieges machten breiteste Schichten diese Erfahrung. Gesunde und Kranke gewöhnten sich — freilich nicht ohne Beschwerden in der Übergangszeit — an eine Kost, die früher als äußerst schwer verdaulich zurückgewiesen worden wäre. Was haben wir nicht alles unter dem Namen „Brot" genossen und vertragen!

Als weitere krankheitbegünstigende Faktoren werden angeführt: Kleidungssünden (Schnüren), mangelhafte Schonung in Schwangerschaft und Wochenbett (Lockerung der Bauchdecken); das Bestehen von Hernien: Unregelmäßigkeit der Ernährung und Stuhlentleerung. Es ist wohlbegründet, schon bei kleinsten Kindern völlig regelmäßige Stuhlentleerung zur Gewohnheit zu machen, und es ·kann nicht dringend genug geraten werden, diese Gewohnheit für das ganze spätere Leben beizubehalten.

Störung der Beweglichkeit. Hierzu kann jede Hernie führen, vor allem aber abnorme Fixationen des Darms an Bruchpforten oder anderen Ortes. Lange ehe sie zum Verschluß oder schweren örtlichen Entzündungen führen, werden die Darmbewegungen dadurch gehemmt. Der Darm kann den Inhalt nicht mehr nach eigenem Gesetze frei verschieben; es kommt an ungeeigneten Stellen zu unerwünschter Stauung; gestauter Inhalt wird zur ergiebigen Brutstätte von Mikroben; auch im Dünndarm, wo man unter normalen Verhältnissen nur wenig Keime findet, wuchern sie bei etwaiger Stauung schnell und ungehindert (S. 29, 631). Ihre Produkte schädigen die Darmwand. — Jegliche Bewegungsstörung des Darms kann weiterhin das Entstehen von Verschlingung, Intussuszeption, Inkarzeration begünstigen.

Trauma. Der Darm entbehrt vorne, an den Flanken, großenteils auch am Rücken, des Schutzes durch knöchernes Gerüst und wird daher durch stumpfe und penetrierende Gewalt leicht geschädigt. Bei stumpfer Gewalt kann es zu Blutungen, kann es auch zum Zerreißen prall gefüllter Darmschlingen kommen. Das ist selten. Stumpfe Gewalt verursacht dagegen oft reflektorische Erregung des Herzvagus (Shock), die tödlich enden kann. — Zur Schädigung durch stumpfe Gewalt rechnen wir auch die schon erwähnten Schnürschäden.

Bei penetrierenden Darmverletzungen, die Darminhalt in die Bauchhöhle ausströmen lassen, ist es von maßgebender Bedeutung, welches Darmstück verletzt wurde. Wegen des geringen Keimgehalts sind Perforationen des leeren Magens, des Jejunum, des oberen Ileum weniger gefürchtet als solche des unteren Ileum und des Dickdarms. Mit einem gewissen, kleinen Quantum keimhaltigen Materials werden die keimtötenden Kräfte des Serosa-Endothels gewöhnlich fertig; es steigert sich sogar deren bakterizide Kraft durch wiederholte leichte bakteriogene Entzündungen. Daher sind langsam eintretende Perforationen mit vorausgehender Bakterieneinwanderung (per contiguitatem) und örtlicher Entzündung der Serosa auch ungefährlicher als plötzliche.

Erkältungen. Inwieweit starke Abkühlungen des ganzen Körpers oder des Bauches allein, insbesondere die Verbindung von Nässe und Kälte, zu Darmkrankheiten führen kann, steht dahin. Dauerschäden gehen daraus wohl niemals hervor. Akute Störungen, nach Art von Gastro-Enteritis verlaufend kommen sicher vor; doch sind die sogenannten Erkältungen meist von anderen Schädlichkeiten begleitet. In dem trefflichen und erschöpfenden Werke G. Sticker's sind Darmkrankheiten nicht unter den Folgen von Erkältungen aufgeführt (S. 442).

Vergiftungen. Gifte werden vom Darm leichter und rascher aufgenommen als vom Magen; die resorbierenden Kräfte des letzteren sind ja qualitativ und quantitativ beschränkt (S. 21). Manche, beim unmittelbaren Eintritt in das Blut stark giftige Stoffe, sind bei Aufnahme in den Magendarmkanal ganz oder fast ganz harmlos, z. B. Schlangengift, Saponine, Kalisalze, Suprarenin. Anderseits entbinden die Darmsäfte aus Körpern, die als ganzes ungiftig sind, auch Gifte, z. B. Blausäure aus dem Amygdalin der bitteren Mandeln. Über endogene Gifte vergleiche Autointoxikationen u. a. S. 38 und 58.

Von den exogenen Giften schädigen die meisten neben anderen Organen auch den Magendarmschlauch. Die sogenannten Ätzgifte, wie starke Säuren und Laugen, Phenol, Kresol, konzentrierter Alkohol u. a. erschöpfen ihre unmittelbare Ätzwirkung gewöhnlich schon in Speiseröhre und Magen. Krampf des Pylorus hindert weiteres Vordringen. Nur bei sehr großen Mengen, die den Pylorus lähmen, überschwemmen sie das Darmrohr. Sie verursachen Nekrose und Entzündung. Bleibt das Leben erhalten, so schließen sich oft narbige Stenosen an. — Phosphor führt zu Degeneration der Epithelien (J. u. S. Bondi), in späteren Stadien auch zu hämorrhagischer Entzündung. — Arsenik verursacht am Darm heftige Entzündung mit choleraartigen Durchfällen, oft mit blutigen Abgängen, als deren Ausgangspunkt die Obduktion Darmgeschwüre aufdeckt. Bei chronischem Arsenismus ist schwere Gastro-Enteritis das hervorstechendste Merkmal. Arsen wird vom Dünndarm resorbiert, ein Teil des resorbierten scheidet der Dickdarm wieder aus. — Quecksilbersalze sind zumeist heftige Darmgifte, die ruhrartige Symptome und auch anatomisch die Merkmale der geschwürigen, diphtherischen Ruhr bringen. Die meisten und gefährlichsten Vergiftungen rühren von Sublimat her ($HgCl_2$), während das schwerlösliche Kalomel (Hg_2Cl_2) an sich ungiftig ist; immerhin ist es nicht gefahrlos, da gewisse Mengen immer in das giftige und sublimatähnlich wirkende Quecksilberalbuminat übergeführt werden (E. Meli, H. Cobliner). Besonders empfindlich gegen Quecksilbersalze ist die schon zuvor entzündlich erkrankte Darmschleimhaut (ebenso wie beim Zahnfleisch!). So sah Ad. Schmidt abheilende Ruhr bei Leuten die wegen Syphilis mit Hg behandelt wurden, wieder aufflammen. — Andere Schwermetalle sind gleichfalls Entzündungserreger, z. B. Kupfer; selbst nach Bismutsalzen und Silbersalzen, die gewöhnlich entzündungswidrig wirken, wurde dies einige Male gesehen. — Starke Entzündungserreger finden wir auch unter Stoffen, die in kleinen Mengen sich als Abführmittel bewähren, z. B. Aloe, Krotonöl. — Die abführenden Salze, darunter die sogenannten Mittelsalze (S. 26, 220), wirken durch Anregung der Trans- und Exsudation (H. Ury; vgl. Abschnitt Therapie); man kann das als leichtesten Grad von Entzündung deuten.

Nahrungsmittelvergiftungen spielen, praktisch genommen, unter den exogenen Vergiftungen die weitaus größte Rolle. Ihrer Entstehungsart genauer nachzugehen, ist hier nicht der Platz. Bei einzelnen Krankheiten kommen wir wieder darauf zurück. Im weiteren Sinne des Wortes gehören auch zahlreiche Infektionskrankheiten zu den Nahrungsmittelvergiftungen. Bei manchen derselben dienen Magen und Darm nur als Eintrittspforte des Giftes. Diese Organe erkranken selbst nicht oder unbedeutend, während sich die schädlichen Wirkungen vorzugsweise an entfernten Organen abspielen. Wir können die Vergiftungen in folgender Weise gruppieren:

Verunreinigung der Rohstoffe mit giftigen Beimengseln. Dahin gehört vor allem die Verunreinigung des Brotgetreides mit giftigen Samenkörnern wie Kornrade (Agrostemma Githago), Taumellolch (Lolium temulentum), Wachtelweizen (Melampyrum arvense). Hierin ist auch das Untermischen giftiger Pilze unter eßbare Pilze zu rechnen.

Krankheiten der Rohstoffe. Sicher gehört hierin der Mutterkornbefall des Roggens, zu Ergotismus führend. Es sei erwähnt, daß neuerdings auch Tetanieepidemien auf Ergotinvergiftung zurückgeführt sind (abgeschwächte Form des Ergotismus, A. Fuchs). — Pellagra wird von den meisten für chronische Vergiftung durch erkrankten Mais gehalten, während andere sie als Avitaminose deuten. — Mytilismus, hier und da nach Genuß von Miesmuscheln auftretend; es scheint, daß unter gewissen Umständen die Muscheln erkranken und das Mytilotoxin bilden; nach anderen nehmen sie, selbst gesund bleibend, das Gift aus verschmutztem Wasser auf; es sei auf die zusammenfassende Arbeit von J. Wilhelmi verwiesen. Gleiche Verhältnisse treffen wir bei Austern und Krebsen.

Verderben von Nahrungsmitteln. Durchweg handelt es sich nicht um einfache chemische Umlagerungen, sondern um Einwirkung von Mikroben. Es entstehen Gifte, die das Kochen nicht zerstört, während die Mikroben selbst entweder im Körper nicht gedeihen (nicht „pathogen" sind) oder durch Hitze unschädlich gemacht werden können. Die häufigste und gefährlichste Krankheit ist der Botulismus. Das zu schweren Lähmungserscheinungen, oft auch zu heftigen Darmkatarrhen führende Botulin ist nicht koktostabil; der Bacillus botulinus selbst kann sich weder im Darm noch sonst im Körper längere Zeit lebend erhalten. Vorkommen besonders in Würsten, in sonstigen Fleisch- und Fischkonserven, in Konserven von Gemüsen, namentlich von Hülsenfrüchten. In gleicher Weise kommt die Vergiftung durch Toxine des Proteus vulgaris, vielleicht auch die durch Toxine von Bakterien der Koligruppe zustande. Sowohl in Fleisch wie in Milch können durch Bacillus botulinus und Bacillus proteus vulgaris schon starkwirkende Toxine erzeugt sein, ohne daß das Nahrungsmittel dem Auge, Geruch und Geschmack als „verdorben" erscheint.

Übertritt giftiger Stoffe in die Nahrungsmittel. Hier handelt es sich vornehmlich um Mineralstoffe aus Koch- und Konservengefäßen; vor allem von Kupfer- und Bleisalzen.

Schädliche Zusätze: Animalischen und vegetabilischen Konserven wurden früher häufiger als jetzt allerlei konservierende Zusätze beigegeben. Die Nahrungsmittel-Gesetzgebung aller Kulturländer hat gründlich damit aufgeräumt, da fast alle bakterienfeindlichen Stoffe auch für den Menschen nachteilig sind. Als solche bedenklichen Zusätze sind zu nennen: Kupfersalze, Borsäure, Borax, schweflige Säure, Salizylsäure.

Zu den Nahrungsmittelvergiftungen sind auch Alkoholismus und Nikotinismus zu rechnen; ebenso der nicht ganz seltene Koffeinismus.

Schon der akute Mißbrauch macht sich hier oft durch die Symptome einer Gastroenteritis, Erbrechen und Durchfall, bemerkbar. Beim chronischen Alkoholismus finden sich gewöhnlich Verdauungsstörungen und als anatomischer Ausdruck derselben chronische Entzündung mit fettiger Degeneration der Mucosa und Muscularis. Letztere sieht schon makroskopisch braun aus und zeigt unter dem Mikroskop eine Bestäubung der Muskelzellen mit feinsten gelben Pigmentkörnern (eisenfreies Hämofuscin). Nikotin macht weniger anatomisch greifbare Veränderungen, dagegen häufiger als im allgemeinen angenommen wird chronische oder periodisch rezidivierende Dyspepsien, deren Diagnose meist nur durch eine begleitende Tabakamblyopie, Neuritiden oder ex juvantibus (Besserung nach Fortlassen des Tabaks) möglich ist.

Der chronische Koffeinismus äußert sich in Anstieg der allgemeinen Erregbarkeit des Nervensystems, Zittern, Schlaflosigkeit, vor allem auch in Herzerregung und Irregularitas cordis.

Infektionen. Neben den Atmungsorganen, vielleicht noch mehr als diese ist der Verdauungskanal die hauptsächlichste Eintrittspforte für pathogen, Mikroorganismen. Zum Gebiet des Verdauungskanals rechnen auch die Tonsillen. Keime, die zu charakteristischen Veränderungen des Darms führen können hier schon die Blutbahn betreten; für Typhusbazillen ist dies sicher-, gestellt (W. v. Drigalski). Gewöhnlich findet der Angriff von Mikroben und etwaiger Übertritt in Gewebe und Blutbahn erst im Darm statt. Der Magen bildet eine gewisse Schutzwehr; sie genügt aber ebensowenig wie die wahrscheinlich vorhandene, von manchen (E. Wollmann) freilich bestrittene bakterizide Kraft der Dünndarmepithelien (H. Buchner's „Alexinwirkung", R. Schütz), alle Keime abzutöten oder genügend abzuschwächen. Der Angriff kann überall im Darm, vom Pylorus bis zum After erfolgen; bevorzugte Angriffs- und Eintrittsstellen scheinen die Peyerschen Plaques zu sein, ferner alle Stellen der Darmwand die schon durch diese oder jene Ursache geschädigt sind. — Dem Darm können Mikroben nicht nur durch den Magen, sondern auch durch die Galle zugeführt werden, z. B. Typhusbazillen, die von den Tonsillen aufgenommen wurden und dann das Blut septikämisch überschwemmen. Sicher sind bei den einzelnen Mikrobenarten Infektionspforten und Infektionsbedingungen recht verschieden. Unsere Kenntnisse darüber sind noch sehr lückenhaft. Die schädlichen Wirkungen äußern sich in verschiedener Weise: teils wuchern die Bakterien zwar im Darm, schädlich und vergiftend sind aber nur ihre Toxine; teils schädigen und zerstören sie die Darmwand, gleichzeitig Toxine bildend; teils dringen sie vom Darm in die Blutbahn und verbreiten sich durch Blut und alle Gewebe (Bakteriämie, z. B. bei Typhus), und auch umgekehrt kann in solchen Fällen die Infektion des Darms vom Blut aus stattfinden. Die folgende Übersicht darf auf Vollständigkeit keinen Anspruch machen. Alle Einzelheiten berücksichtigt das treffliche Werk von W. Kolle und H. Hetsch.

Cholera. Die Erreger werden nur durch den Mund aufgenommen: Nahrungsmittelinfektion (oft durch Trinkwasser!); Vermehrung bereits im Dünndarm; dort wesentlicher Sitz der Erkrankung; Eindringen der Vibrionen in das Epithel; Nekrose desselben; weitverbreitete Schleimhautentzündung. Aufnahme von Endotoxinen der im Gewebe zugrunde gehenden Vibrionen ins Blut. Allgemeinvergiftung durch diese Endotoxine.

Dysenterie. Häufig orale Kotinfektion, durch beschmutzte Nahrungsmittel oder Gebrauchsgegenstände übertragen. Neben dem Hauptvertreter der Ruhrgruppe, dem Shiga-Kruse-Bazillus zahlreiche giftärmere Arten (vgl. Kapitel Bazillenruhr). Ansiedlung im Epithel des Dickdarms. Nekrose; Entzündung, Geschwürsbildung. Fernwirkung durch resorbierte Gifte, die teils von den Bazillen nach außen abgegeben, teils in ihnen gebildet werden und dann beim Zerfall der Bakterien frei werden (wie bei Cholera, Endotoxine). Etwaige metastatische Abszesse in Leber usw. beruhen auf Sekundärinfektion mit Eiterkokken oder Kolibazillen.

Typhus. In der Regel Nahrungsmittelinfektion (Wasser, Milch, Salat, Gemüse, Obst, Gebrauchsgegenstände). Eindringen der Bazillen durch den lymphatischen Apparat des Darms, Vermehrung in den Mesenterialdrüsen; Weiterverschleppung ins Blut, wo sich die Typhusbazillen aber nicht vermehren; Nistung und Vermehrung in Milz und Knochenmark. Von dort aus wieder Überschwemmung des Blutes. Ausscheidung durch Galle in den Darm. Also gleichzeitig infektiöse örtliche Darmerkrankung und Bakteriämie; Circulus vitiosus. — Klinisch, in ihrer Beziehung zu Darm, Blut und Geweben, zum Teil auch in Kultur und biochemischen Reaktionen ähnlich verhalten sich Paratyphus B, der viel seltenere Paratyphus A und in mancher Hinsicht auch Bakterium Enteritidis Gärtner.

Paratyphus B verdient besonders hervorgehoben zu werden. Denn in weitaus den meisten Fällen von bakterieller Nahrungsmittelvergiftung (Milch, Butter, Rahm, Fleisch, Wurst, Fische, Austern usw.) ist der weitverbreitete Paratyphusbazillus oder eine ihm nahe stehende Art der Krankheitserreger (E. Hübener). Zur Koligruppe gehörend, steht er dem Typhusbazillus ferner, dem Kolibazillus näher als der B. paratyphi A. Wie bei Typhus und Cholera sind die Giftstoffe Endotoxine, werden also erst beim Absterben der Mikroben frei. Die Krankheit verläuft teils unter dem Bilde eines leichteren Typhus, teils unter dem einer akuten Gastro-Enteritis mit mehr oder weniger choleraähnlichen Erscheinungen (Cholera nostras). Etwaige Darmgeschwüre tragen mehr dysenterischen als typhösen Charakter. Auf das Eindringen von Paratyphus-B soll Anazidität des Magensaftes stark begünstigend wirken (V. K. Ruß und Th. Frankl). Näheres über die anatomischen und klinischen Bilder des Paratyphus bei G. Jürgens und Fr. Reiche.

Tuberkulose. Primäre Infektion des Darms erfolgt wohl nur bei Säuglingen (B. tub. bovinus), deren Darmepithel noch leicht durchlässig ist. Bei Erwachsenen wird der Darm fast immer nur durch verschlucktes, Tuberkelbazillen tragendes Sputum infiziert. Bevorzugte Eintrittspforten und Ansiedlungsplätze sind Dickdarm und Mastdarm (Periproktitischer Abszeß!). Man kennt aber auch Tuberkulose des Magens und Dünndarms (S. 613).

Syphilis kommt am Darm fast nur in tertiärer, gummöser Form vor mit starker Neigung zu narbiger Schrumpfung. Die zerfallenden Gummata bieten reichlich Gelegenheit zum Eintritt anderer Mikroben, so daß sich meist typisch syphilitische Veränderungen mit Gewebszerstörung durch Eiterkokken usw. mischen. Lieblingssitz: Rektum und Flexura sigmoidea (S. 512, 626).

Darmbakterien. Wir besprachen, daß eine große Zahl von Bakterienarten im unteren Darm heimatberechtigt sind (S. 29 ff). Beherrscher der Lage ist das Bacterium coli mit zahlreichen Varietäten. Daneben Bact. lactis aerogenes Escherich, Kokken, Bact. subtilis, Bact. proteus, verschiedene Hefearten, vor allem auch zahlreiche anaerobe Mikroorganismen aus der Gruppe der Buttersäurebazillen und der Flüggeschen peptonisierenden Bakterien; sporenbildende Bazillen, die den Gasphlegmonebazillen und den Bazillen des malignen Ödems nahe stehen. Die Erfahrung der letzten zwei Jahrzehnte lehrte zudem, daß recht zahlreiche Menschen stark-pathogene Keime im Darm beherbergen, teils ohne im klinischen Sinne erkrankt gewesen zu sein, teils nach Überwindung der Krankheit. Das dauert Monate, unter Umständen Jahre lang. Die Bakterien lassen sich aus dem Kot züchten. Man kennt solche Dauerausscheider von Typhus-, Paratyphus-, Ruhr-, Cholerabazillen u. a.

Neben den die Verdauungsarbeit unterstützenden heimatberechtigten Mikroben beherbergt also der Darm eine recht bedenkliche Brut. Wir sehen noch nicht klar, warum es so selten trotz Gegenwart spezifischer Krankheitserreger zum Erkranken des Darmes kommt. Wahrscheinlich sind nicht allein Abwehrmaßregeln des Körpers (Alexinwirkungen Buchner's) die Ursache, sondern wohl auch der Konkurrenzkampf der verschiedenen Bakterien, so daß Toxine, die die eine Art bildet, durch andere Mikroben unschädlich gemacht werden. Unter Umständen findet ein Hinaufwandern von Keimen, welche in tieferen Abschnitten heimatberechtigt und nützlich sind, in höhere Darmabschnitte, z. B. in den Dünndarm statt, dort Reizzustände veranlassend. Insbesondere für Gärungserreger ist dies bei kleinen Kindern nachgewiesen und spielt eine wichtige Rolle beim Zustandekommen der sog. „endogenen Infektion" des Darms (G. Bessau, E. Moro u. a.).

Der Reichtum des Unterdarmes an toxinbildenden Bakterien führte zu mannigfachen Hypothesen, die an den Begriff der enterogenen Autointoxikation anknüpfen. Man muß diesen Begriff durchaus auf Giftwirkungen beschränken, die von normalen, heimatberechtigten Bewohnern des Darms ausgehen; man darf ihn nicht auf Giftwirkung pathogener Keime wie Choleravibrionen usw. übertragen. Das sind zwar enterogene Intoxikationen (Infektionstoxikosen), aber keine Autointoxikationen. In der Wertung von Autointoxikationen am weitesten ging E. Metschnikoff, der auf das fortwährende Entstehen und auf die fortwährende Resorption von Toxinen das Erkranken der Gefäßintima, die hieraus sich entwickelnde Arteriosklerose, die Abnützung der Arterien und alle Alterserscheinungen zurückführte. Namentlich die Fäulnisprodukte der Proteine sind ihm verdächtig. Um die bakterielle Proteolyse zu bekämpfen, empfahl er die Einfuhr starker Säurebildner. Die Ya-Urt-Therapie ging hieraus hervor. Wir kommen darauf a. O. zurück. Manche zogen den weiteren paradoxen Schluß, man solle eigentlich bei jedem Menschen den ganzen Dickdarm exstirpieren, um die Giftquellen auszuschalten. Alles in allem sind wir über die Bedeutung der wahren Autointoxikationen, im oben gekennzeichneten Sinne des Wortes, noch recht unvollkommen unterrichtet. Wir wissen nur, daß gewisse Produkte der Eiweißfäulnis, insbesondere aromatische Stoffe wie Indol, Skatol, Phenol, Oxysäuren bei reichlicher Eiweiß- und namentlich Fleischkost resorbiert werden und im Harn in größerer Menge auftreten, und daß dies bei manchen Menschen, offenbar unter Einfluß besonderer Einstellung der Darmflora, weit über den Durchschnitt hinausgreift; zweifellos gehen Bildung und Resorption anderer schädlicher Produkte damit Hand in Hand (A. Albu); es entstehen dann eigenartige Krankheitsbilder, unter denen von Noorden die enterotoxische Polyneuritis als Sonderform herausschälte.

Wichtig und einstweilen noch unerklärlich ist, daß unter Umständen auch von dem gewöhnlichsten Darmmikroben, dem Bact. coli, Krankheiten ausgehen (Kolibazillosen). Teils kommt es zu Erkrankung der Darmwand selbst, mit entzündlichen und geschwürigen Prozessen, teils zum Verschleppen von Kolibazillen in andere Organe und Körperhöhlen, wo sie dann — ungehemmt von spezifischen Schutzkräften — zu schweren Gewebsschädigungen, Eiterungen und Abszessen Anlaß geben. Entweder handelt es sich da um besondere Koliarten oder um den Eintritt von Kolibazillen an Darmstellen, die zuvor durch andere Schädlichkeiten (andere Bakterien?) erkrankten und widerstandsunfähig geworden sind.

Amöbendysenterie. Ausschließlich Nahrungsmittelinfektion ist Ruhr durch Entamoeba histolytica Schaudinn und Spielarten derselben. Die Entamoeba coli Loesch ist ein harmloser Darmschmarotzer. Krankheitsbild klinisch und anatomisch dem der Bakteriendysenterie ähnlich. Charakteristisch das häufige Vorkommen metastatischer Leberabszesse, auch gleichartiger Abszesse in anderen Organen. Manchmal Neuritiden als Folge der Giftresorption (S. 563).

Verschiedene Krankheitserreger. Neben noch einigen anderen, weniger wichtigen Darminfektionen bekannten Ursprungs gibt es einige Krankheitsbilder, die im wesentlichen wie akute Gastro-Enteritiden verlaufen, deren Erreger aber noch unbekannt sind. Dahin gehören indische Sprue (Aphthae tropicae) und Cholera nostras. Die letztgenannte, höchst akut auftretende, manchmal zu kleinen Epidemien gehäufte Krankheit hat offenbar sehr verschiedene Erreger: Bac. enteritidis Gärtner, Vibrio Finkler, B. proteus Hauser, Bac. capsulatus, Abarten von Bac. coli, Streptokokken; zumeist ist wohl aber Bac. paratyphi B Erreger von „Cholera nostras" (S. 38, 410).

Tierische Parasiten. Die Eier oder Larven von Parasiten (Bandwürmer, Rundwürmer, Trichinen usw.) werden durch Nahrungsmittel oder Gebrauchsgegenstände übertragen, hin und wieder wohl auch durch verunreinigtes Wasser. Einige von ihnen können weit über den Darm hinaus Schaden bringen, teils durch Ansiedlung in anderen Organen (Trichinen, Zystizercus cellulosae, Echinokokkus), teils durch Giftwirkung (Botriozephalus, Anchylostomum). Wahrscheinlich sind aber auch andere Darmparasiten (Bandwürmer, Oxyuren u. a.) nicht ganz harmlos für den Gesamtorganismus.

Asynergie der Verdauungsdrüsen und der übrigen Darmfunktionen. Die einzelnen Leistungen dieses und jenes Abschnittes der Verdauungsorgane sind normalerweise genau aufeinander eingestellt. Sie arbeiten Hand in Hand. Wenn auch Vertretung bis zu einem gewissen Grade möglich ist, leistet der tiefer gelegene Abschnitt nur dann vollkommenes, wenn der höhere Abschnitt seine Schuldigkeit getan hat. Z. B. kann bei ausfallender Magenverdauung der Proteine (Achylia gastrica) der Darm die gründliche Verdauung und Resorption von Eiweißkörpern vikariierend nachholen (C. von Noorden); bei größeren Mengen leistet er die Aufgabe aber nicht mehr vollständig (D. v. Tabora). Salzsäuremangel hemmt auch die weitere Verarbeitung rohen Bindegewebes und zellulosereicher Pflanzenfaser (S. 30, 52, 161); Mangel an Galle und an Pankreassaft liefert ungebührliche Mengen von Fett in die unteren Darmabschnitte; dies wirkt dort als fremdartiger, schädlicher Reiz. Stauungen von Darminhalt lassen sofort im Magen, im Jejunum, im oberen Ileum kräftiges Auswachsen von Bakterien zu (S. 29, 35); diese selbst und ihre Produkte sind dort und in den benachbarten Abschnitten ungewohnte Fremdkörper und werden zu einer Gefahr für das empfindliche Darmepithel.

Umgekehrt wird beschleunigtes Abschieben den Darminhalt tieferen Abschnitten in ungenügend vorbereitetem und für dieselben nicht geeignetem Zustand übermitteln. Mangelhafte Weiterverarbeitung und unzweckmäßige Reizwirkung sind die Folge. H. Determann wies jüngst mit Recht auf die bedenklichen Folgen allzu schneller Magenentleerung hin, wie sie bei Achylia gastrica, bei Duodenalreizung, bei Gastroenterostomierten, aber auch bei unverständiger Übertreibung flüssigbreiiger Kost vorkommt. Solche Zusammenhänge verdienen starke Beachtung. Wenn auch die klinischen Erscheinungen auf tiefere Abschnitte hinweisen, kann ihre Ursache und der gegebene Angriffspunkt der Therapie oft in höheren Abschnitten gelegen sein. Am deutlichsten ist dies bei den sogenannten gastrogenen Diarrhöen (Ad. Schmidt). Natürlich steigern sich alle diese Nachteile bei einer nicht einwandfreien und ungewohnten Kost, wie man während der Kriegskost aus der stark gestiegenen Häufigkeit von Darmdyspepsien und -entzündungen deutlich entnehmen konnte. Dabei zeigte sich aber auch die Macht der Gewöhnung (S. 30, 34), indem nach und nach die Häufigkeit der Darmdyspepsien erheblich nachließ.

Dyshormonie. Sowohl auf die Verdauungsdrüsen wie auf die Darmbewegungen wirken Hormone ein. Des vom Darm selbst gelieferten Sekretins als Sekretionserregers, des Cholins als Bewegungsreizes ward schon gedacht. Es stehen aber auch Hormone abliegender Blutdrüsen in Beziehung zu den Vorgängen im Darm. Offenbar sind darauf die so häufigen Durchfälle bei Morbus Addisonii und bei Morbus Basedowii zurückzuführen (H. Salomon und M. Almagia, Ad. Schmidt, H. Eppinger und K. H. von Noorden). Sie zeichnen sich meist durch starken Fettreichtum des Kotes aus, ganz abweichend von den gewöhnlichen Diarrhöen. Es liegen auch Angaben vor, wonach überreichliche Menge von Suprarenin die externe Sekretion des Pankreas hemmt (K. Gläßnel und E. P. Pick).

Einfluß anderer Krankheiten auf den Darm. Die Mehrzahl der Krankheiten übt ungünstigen Einfluß auf den Magen aus, meist im Sinne einer Saftverminderung oder doch in Form einer Schwächung des Appetits. Beim Darm sind solche Einflüsse weniger erkennbar; insbesondere sind wir über Einzelwirkungen fast gar nicht unterrichtet. Nur Unregelmäßigkeiten des Stuhlgangs, manchmal Diarrhöen, manchmal Verstopfung treten uns oftmals entgegen, z. B. bei akuten Infektionskrankheiten. Es wurde dabei auch mehrfach verstärkter Abgang von N-Substanz und von ätherlöslichen Bestandteilen im Kot gefunden, im ganzen nur unbedeutende Veränderungen. Erheblich ist der Einfluß schwerer Nierenkrankheiten; es tritt freilich erst bei Ausbruch von Urämie und deren Vorstufen hervor. Oft ist schon früher der Kot mit N angereichert (C. von Noorden), was als vikariierende Ausscheidung beim Versagen der Nieren gedeutet wird. Bei Menschen, die durch Urämie zugrunde gegangen sind, finden sich die sogenannten urämischen Darmgeschwüre. Manche führen sie auf Verätzung der Schleimhaut durch NH_3 zurück, das aus Harnstoff entstand (K. Fischer, S. 610). — Mannigfach aber kaum berechenbar sind Einflüsse des Nervensystems auf den Darm. Er ist ja in Sekretion und Bewegung weitestgehend unabhängig vom zentralen Nervensystem; es sind im wesentlichen Erregbarkeitsänderungen, die von hier aus veranlaßt werden (S. 9, 15). Den zum Darm hinziehenden Nerven entsprechend machen sich diese fördernden und hemmenden Einflüsse besonders bei Menschen geltend, deren vegetatives Nervensystem in seiner Gesamtheit oder in seinen einzelnen Teilen (sympathisches bzw. parasympathisches System) leicht erregbar ist. Dazu gehört ein großer Teil der Neurastheniker und Psychopathen. Auf plötzliche, langdauernde Hemmung von Motilität und Sekretion oder umgekehrt auf Verstärkung derselben muß man gefaßt sein; letztere wird oft als Enteritis mißdeutet.

IV. Allgemeine pathologische Anatomie.

1. Von den **Mißbildungen des Darmes** sind die angeborenen Stenosen und Atresien die wichtigsten. Völlige Unwegsamkeit findet sich namentlich am Duodenum in der Gegend der Papilla Vateri und am Anus als Atresia ani oder recti. Letztere hat klinisches Interesse, da sie durch rechtzeitige Operation beseitigt werden kann. Bei der sogenannten Hirschsprungschen Krankheit, die sich klinisch in einer von Geburt an bestehenden hochgradigen Verstopfung mit Auftreibung des Dickdarmes äußert, findet man anatomisch stets mächtige Erweiterung und Hypertrophie des Dickdarmes (Megacolon congenitum); selbstverständlich kann dies nur Folge eines Förderungshemmnisses sein, entweder einer krankhaften Innervation oder ventilartiger Abknickung gegen das Rektum, das bei abnorm langer Flexur sekundär entstanden ist. — Auf kongenitale Lageanomalien des Dickdarms wurde schon hingewiesen, ebenso auf das Meckelsche Divertikel (Rest des Duct. omphalo-entericus), das sich nach K. Doepfner bei etwa 0,8% des Menschen als längerer Blindsack findet und gern zu Strangbildungen und Abklemmungen Anlaß gibt. — Die Graserschen Divertikel sind gleichsam Hernien der Schleimhaut, die sich durch die Muscularis gegen die Serosa vorstülpt und auch diese noch ausbuchten kann; Sitz hauptsächlich am Sigma (E. Neupert, W. H. M. Telling, K. Sudsuki u. A.; S. 480). — Die verschiedenartigen Hernien (Darmbrüche) beruhen zumeist auf kongenitaler Spaltbildung, besonders mangelhaftem Verschluß embryonaler Spalten.

Die Enteroptose (F. Glénard) nach J. Bauer „die Verlagerung eines oder mehrerer Eingeweide von ihrem gewöhnlichen Platze in kraniokaudaler Richtung unter dem Einfluß der beim aufrechten Gang wirksamen Schwerkraft" ist zwar in der Stillerschen „asthenischen Konstitutionsanomalie" vorbedingt, entwickelt sich aber erst auf Grund einer Störung der Atmungsmechanik zugunsten der inspiratorischen Ausschläge, insbesondere des Zwerchfells (H. Eppinger) oder — vorzugsweise — auf Grund von Obstipation (vgl. Abschnitt: Enteroptose).

Die steile Stellung der Rippen, womit offenbar Stiller's Costa fluctuans decima in entwicklungsgeschichtlichem Zusammenhang steht, erschwert das exspiratorische Aufsteigen des Zwerchfells und begünstigt jene Atmungsanomalie. An und für sich ist diese Form der Enteroptose keine Krankheit; es ist sogar fraglich ob sie zu Darmkrankheiten disponiert; sie ist zunächst nur Teilerscheinung schwächlichen Körperbaues (Typus asthenicus Stiller); sie kann daher auch mit Atonie bestimmter Organe (Magen, Darm) verknüpft sein; dieselben sind aber nicht zwangsmäßig mit ihr verbunden. Wenn wir bei kongenital vorbedingter Enteroptose so häufig neuropathische Stigmata antreffen (Neurasthenie, verschiedene Formen „nervöser Dyspepsie", Colica mucosa, habituelle Obstipation, Superazidität des Magens, Achylia gastrica u. a.), so sind das doch wohl meist koordinierte, nicht subordinierte Begleiterscheinungen der Ptose-Bereitschaft. Dagegen ist die erworbene Enteroptose viel eher als krankhaft zu deuten (s. Abschnitt: Enteroptose).

Erworbene Form- und Lageanomalien des Darms sind für die Darmpathologie von weit größerem Belang; sie sind häufige Befunde. Dahin rechnen wir verengernde Narben, Invaginationen, Verwachsungen, Strangbildungen auf Grund peritonealer Entzündung, Verschiebungen durch Abszesse,

Geschwülste, durch Vergrößerung anderer Organe, z. B. durch mächtige Tumoren der Milz und Lymphdrüsen. — Ein Teil der Hernien gehört in diese Reihe, z. B. die durch Diastase der Rekti, durch vorausgehende Dehnung (Meteorismus, Aszites, enormer Fettreichtum des Gekröses) und nachfolgende schnelle Entspannung entstandenen Lücken der Bauchdecken. Auch die erworbene Enteroptose ist hier zu erwähnen, die teils ähnlichen Ursachen entspringt wie die erworbenen Hernien, teils als „virginelle Enteroptose" bei Schnürwirkung, bei Obstipation, bei Magerkeit entsteht. Über Art und Ursache etwaiger Beschwerden vgl. Abschnitt: Enteroptose.

2. **Degenerative Veränderungen.** Nur über die Amyloidentartung wissen wir einiges. Amyloid entsteht durch irreversible Fällung bestimmter Eiweißkörper durch Chondroitinschwefelsäure; letztere braucht aber nicht in das Amyloidmolekül einzutreten (O. Hanssen). Die näheren Umstände für das Zustandekommen sind unbekannt; irgend welche fermentative oder katalytische Nebeneinflüsse spielen sicher hinein. Künstlich Amyloid zu erzeugen, gelang noch nicht. Die sogenannte hyaline Degeneration der Epithelien, auch des Darms, ist wahrscheinlich eine Abart der amyloiden (L. Lichtwitz).

Die Amyloidose betrifft vorwiegend die Schleimhaut des Ileum, gelegentlich auch die des Dickdarms und kann auch auf die Submucosa und die Muscularis übergreifen. Sie gesellt sich besonders gern zur Darmtuberkulose, kommt aber auch ohne diese bei schwerer Phthise und Syphilis vor, in der Regel zusammen mit Amyloid anderer Organe (Leber, Milz, Nieren, Pankreas). Die Schleimhaut ist bei hochgradigem Amyloid glasig, im Dünndarm blaß, im Dickdarm häufig grau bis grauschwarz gefärbt. Diese Färbung, die sogenannte Zottenmelanose rührt von einem besonderen Farbstoff her, welcher nicht vom Blutfarbstoff abstammt, sondern wahrscheinlich unter dem Einfluß der Fäulnis direkt aus Eiweiß gebildet wird (G. Rosenfeld). Sie findet sich gelegentlich auch in anderen Därmen. Über ihre tiefere Ursache ist nichts bekannt (L. Pick).

An den Epithelien kann auch sogenannte trübe Schwellung und fettige (lipoide) Degeneration auftreten. J. und S. Bondi wiesen sie im Tierexperiment bei P-Vergiftung nach. Bei toxischen Zuständen verschiedenster Art dürfte sie wohl auch in der menschlichen Pathologie eine Rolle spielen und sowohl an Sekretions- wie an Resorptionsanomalien beteiligt sein. Da zur Zeit etwaiger Obduktion das Epithel schon stark verändert ist, weiß man aber wenig darüber. Bekannter ist die Pigment-Atrophie der Muscularis bei Säufern.

Darmatrophie, teils Muscularis und Mucosa, teils nur eines von beiden betreffend, spielte einst in der Literatur eine große Rolle (H. Nothnagel). Verschiedene Krankheiten, vor allem die Atrophie der Säuglinge und die perniziöse Anämie wurden darauf zurückgeführt. Was als Darmatrophie beschrieben wurde, ist inzwischen als Leichenveränderung erkannt. Damit soll nicht gesagt sein, daß keine atrophisierenden Prozesse am Darm vorkommen. Sowohl bei hochbetagten Greisen wie nach langwierigen erschöpfenden Krankheiten, Tuberkulose an der Spitze, ist Rückbildung der Muskelfaserschicht sichergestellt; immerhin nur als Teilerscheinung des gleichen Vorgangs an anderen quergestreiften und glatten Muskeln. Unter den neueren Autoren legt nur Fr. Rost atrophischen Vorgängen größeres Gewicht bei; was er als Atrophie und Hypertrophie einzelner Darmabschnitte erkannte, könnte auch sekundär entstanden, d. h. Folge der Obstipation sein. Bei perniziöser Anämie sind die Lieberkühnschen Drüsen an Zahl kaum vermindert (E. Meyer); die von D. v. Hansemann, M. Mosse, V. Schläpfer beschriebenen Vergrößerungen und verschwommenen Grenzen der Lymphfollikel dürften wohl sekundären Charakters sein.

3. Zirkulationsstörungen. Aktive kongestive Hyperämie findet sich als erstes, oft einziges Zeichen aller Entzündungszustände in den verschiedensten Abschnitten des Darmes und begleitet auch als kollateraler Vorgang die Entzündung der Serosa. Die Schleimhaut erscheint dann hochrot und geschwollen; es kann auch zu kleinen Hämorrhagien kommen. Passive Hyperämie (Stauung) findet sich lokal beschränkt bei Kompression der Darmvenen in eingeklemmten Hernien, bei Invagination, Volvulus etc., im ganzen Darm bei Störungen des Pfortaderkreislaufs (Leberkrankheiten, Pfortaderthrombose) oder bei allgemeiner Zirkulationsschwäche. Vorzugsweise sind Schleimhaut und submuköse Venen betroffen. Die Schleimhaut erscheint blaurot, sammetartig geschwollen und nicht selten etwas pigmentiert. Ödem kann dabei sein, es kann sogar ganz in den Vordergrund treten (Leberzirrhose), so daß der Darm sulzig wird und dann blaß erscheint. Sowohl bei allgemeiner wie lokaler Stauung können Blutungen per diapedesin in das Lumen erfolgen, selbst in größerem, lebengefährdendem Umfange, ohne daß sich p. m. die Quelle der Blutung finden läßt. Hämorrhagische Diathese (Sepsis, Leukämie, Skorbut, Vergiftungen) begünstigen das Auftreten derartiger Blutungen.

Bei dauerndem völligem Verschluß der Darmvenen (Inkarzeration, Invagination) kommt es ebenso wie bei Embolie und Thrombose der Darmarterien zur hämorrhagischen Infarzierung der zugehörigen Darmteile mit Blutaustritt in das Darmrohr. Nekrose bzw. Gangrän schließen sich an. Für die arterielle Verstopfung ist die Erklärung dieser Erscheinung deshalb nicht leicht, weil die Arterien des Darmes keine Endarterien im Sinne O. Cohnheim's sind. Man nimmt an, daß die Blutversorgung von den Nachbargefäßen aus nicht schnell genug erfolgt, um das Durchgängigwerden der Gefäßwand zu verhüten. Selten ist anämische Nekrose nach Embolie (M. Matthes). Ein eigenartiges klinisches Bild erzeugt manchmal die Sklerose der Mesenterialgefäße: anfallsweise auftretende heftige Schmerzen, von N. v. Ortner unter dem Namen Dyspraxia intermittens angiosklerotica abdominis beschrieben.

4. Entzündung. Die Entzündungen des Darmes erstrecken sich bald auf den ganzen Darm, bald nur auf einzelne Abschnitte desselben. Je nachdem der Dünndarm oder Dickdarm betroffen ist, sprechen wir von Enteritis und Colitis [1]).

Isolierte Entzündungen des ganzen Dünndarms sind selten. Häufig beschränken sich Entzündungen auf bestimmte, kleinere, funktionell wohl charakterisierte Abschnitte; es entstehen dann Duodenitis, Jejunitis, Ileitis inferior, Typhlitis, Appendizitis, Sigmoiditis, Proktitis u. a. Bestimmten Krankheitsursachen entsprechen gewisse Lieblingssitze der Entzündung. Letztere wird weitaus am häufigsten vom Darminhalt ausgelöst, sei es durch chemische Reize, sei es durch Mikroben. Immerhin können die Entzündungsreize auch von der Serosa ausgehen oder durch das Blut zugetragen werden.

Entzündung der Schleimhaut wird als Katarrh bezeichnet. Bei akutem Katarrh ist die Schleimhaut geschwollen, feuchtglänzend, ödematös durchtränkt, tiefrot namentlich auf der Höhe der Falten, mehr oder weniger mit Schleim bedeckt; bei Entzündung höheren Grades fehlen selten kapillare Blutungen. Die Follikel heben sich oft durch stärkere Schwellung mit stark gerötetem Hof ab. Epithelverluste sind häufig. — Bei chronischer Entzündung erscheint die Schleimhaut mehr blaß graurot oder dunkelrot bläulich, je nach Blutgehalt; an Stelle von Blutextravasaten findet man später schieferartige Verfärbung. Im Gewebe finden sich interstitielle Schwielen. Manchmal kommt es zu stellenweiser Hypertrophie der Schleimhaut, zu kleinen Zysten, anderseits auch zu umschriebenen Schleimhautatrophien (J. Strasburger).

---

[1]) Etymologisch bedeutet Enteritis die Entzündung des ganzen Darmes, Colitis Dickdarmentzündung. Entsprechend dem immer mehr um sich greifenden Usus, der das Verständnis in der Tat erleichtert, werden wir aber das Wort Enteritis nur im Sinne von Dünndarmentzündung gebrauchen.

Bei tiefer greifender Entzündung wird die ganze Schleimhautschicht zerstört und es entstehen Geschwüre, die sie selbst durchsetzen und bis zur Muscularis und Serosa vordringen können. Das sind immer bakterielle Prozesse. Schon ehe die Serosa vom Geschwür erreicht ist, können Mikroben bis zu ihr vorgedrungen sein und sie örtlich in den entzündlichen Vorgang verwickelt haben („Durchwanderungsperitonitis", E. Kaufmann, Lennander). Diese Vorboten der Perforation erzeugen oft schon Verklebungen und schützen damit vor späterer allgemeiner Peritonitis. Sie verstärken unter Umständen auch die antitoxische und bakterizide Kraft der Serosa (S. 35).

Geschwüre nehmen durchaus nicht alle von der Schleimhautoberfläche ihren Ursprung. Die Dinge können auch so liegen, daß durch Anwesenheit gewebszerstörender Keime in der Darmwand die zunächst gesunde Schleimhaut unterminiert wird und erst später zerfällt, z. B. bei Tuberkulose und bei syphilitischem Gumma. Andererseits kann aber jede Form von Schleimhautentzündung so hohe Grade erreichen, daß Geschwüre entstehen. Oft sind daran nicht die primären Krankheitserreger, sondern Sekundärinfektionen beteiligt. Eine Sonderstellung nimmt das Ulcus duodeni und das Ulcus pepticum jejuni ein (S. a. O.). Von anderen Geschwüren mit bestimmtem Lieblingssitz sind hervorzuheben; die diphtherisch-ulzerösen Geschwüre des Dickdarms bei Urämie, bei Quecksilbervergiftung, bei schwerem Paratyphus und bei anderen Formen der ulzerösen Kolitis; die Geschwüre des unteren Dickdarms bei bakterieller und Amöbenruhr; die Geschwüre des Rektums und der Flexura sigmoidea bei Syphilis; die ringförmigen Geschwüre durch Tuberkelinfektion; die längsgestellten, wesentlich auf Peyersche Plaques sich beschränkenden Geschwüre des Typhus; die dekubitalen Geschwüre durch Kotdruck und septische Infektion bei Stauungen, die seltenen Geschwüre der Darmaktinomykose. Beim Abheilen von Geschwüren kommt es stets zur Narbenbildung, oftmals mit Verengerung des Darmrohrs, falls das Geschwür die Grenze der Mucosa überschritten hatte. Meist erinnern auch peritonitische Verklebungen an den Ort des Geschwürs. — Weder bei Entzündungen noch bei Geschwüren braucht die Schwere der klinischen Erscheinungen der Schwere des anatomischen Bildes parallel zu gehen.

Geschwülste des Darms. Von gutartigen Neubildungen kommen im Darme vor: Fibrome, Lipome, Myome, Angiome, Adenome; letztere manchmal in großer Zahl, von den Lieberkühnschen Drüsen ausgehend (Polyposis intestinalis adenomatosa), sie verursachen dann ein charakteristisches Krankheitsbild, in dem Blutungen vorherrschen (K. Esser, H. Friedrich). Von bösartigen Geschwulsten herrschen Karzinome bei weitem vor; am Dünndarm fast nur an der Papilla Vateri; am Dickdarm ist die Reihenfolge der Häufigkeit: Rektum, obere Flexuren des Kolon, Klappengegend, Sigma romanum. Sarkome treten teils als Einzelgeschwulst, teils in zahlloser Menge über den ganzen Darm verbreitet auf. Von anderen tumorartigen Gebilden sind zu nennen die tumorartige Tuberkulose des Zökum, die Aktinomykose gleichen Sitzes, Gummata verschiedenen Sitzes.

V. Pathologische Physiologie.

A. Störungen der motorischen Funktionen des Darmes.

1. Steigerung der Darmbewegungen.

Tormina intestinorum. Darunter versteht man das Auftreten kollernder, gurrender, quiekender Geräusche (Borborygmen), meist mit deutlichem, lästigem aber nicht schmerzhaftem Bewegungsgefühl verbunden; manchmal dauert dies nur ganz kurz, manchmal aber mit Ruhepausen Stunden lang, ohne daß der Durchgang des Darminhalts irgendwie beschleunigt wäre. Sitz der Tormina ist vorzugsweise der Dünndarm. Beim Gesunden melden sie sich öfters nach Luftschlucken, aber auch nach Genuß leicht gärenden Materials (Süßigkeiten!) am häufigsten bei Neuropathen. Diese von A. Kußmaul zuerst gewürdigte Darmunruhe ohne stuhlfördernden Erfolg wird auf sogenannte Pendelbewegungen zurückgeführt (S. 16, 69).

Darmsteifungen. Wenn aus irgend einem Grunde das Fortschieben des Darminhalts auf Hindernisse stößt, am häufigsten bei Stenosen, kommt es oberhalb der Stenose zu verstärkter Peristaltik; bei langsam sich entwickelndem Hindernis auch zu Dehnung des Rohrs und Hypertrophie der Muskulatur. Die verstärkte Peristaltik wird durch die Bauchdecken sichtbar und fühlbar.

Wird durch die verstärkte Kraft das Hindernis nicht überwunden, so kann es an demselben zu einem rückstoßartigen Hinaufschleudern des Inhalts kommen, d. h. der durch die peristaltische und zum Tonus sich auswachsende Welle unter Druck gesetzte Inhalt weicht nach dem Ort geringsten Widerstandes, in diesem Falle nach oben aus (H. Nothnagel's „Rückstoßkontraktion"). Der geschilderte Mechanismus erklärt zur Genüge das Aufsteigen gestauten Dünndarminhalts bis zum Magen. Oberhalb des Hindernisses setzt alsbald bakterieller, fauliger Abbau des Inhalts ein, so daß die in den Magen gelangenden und dann erbrochenen Massen kotähnlichen Aussehens und Geruchs sind (Miserere). Die Zersetzungsprodukte sind für den darauf nicht eingestellten Dünndarm starke Entzündungserreger. Es ist klar, daß diese Form verstärkter Darmbewegung eher mit längerer als mit kürzerer Verweildauer des Darminhalts verbunden ist und keine wässerigen Stühle zu veranlassen braucht. Immerhin kann es dazu kommen, wenn das durch die Enge getriebene Material seiner fauligen Beschaffenheit wegen die tieferen Abschnitte reizt.

Darmspasmen erstrecken sich meist nur über kleinere Abschnitte des Darmes, häufiger des Dick- als des Dünndarms. Das Rohr kann durch sie völlig unwegsam werden, was verstärkte Peristaltik oberhalb auslöst. Der Verschluß führt unter Umständen bis zum „spastischen Ileus" (S. 662). Ursache spastischer Kontraktion der Ringmuskulatur sind wahrscheinlich immer Reizwellen, die vom parasympathischen Serosaplexus direkt in die Muskeln gelangen (S. 45) und sehr verschiedenartig ausgelöst sein können. Über Spasmen S. 100, 104, 331, 352, 367, 662 und Abschnitt Darmneurosen.

Vermehrte Dünndarmperistaltik. Wenn die Beschleunigung des Durchtritts auf den Dünndarm beschränkt bleibt, entsteht kein Durchfall. Wie Röntgenbilder zeigen, kommt Hypermotilität des Dünndarms recht oft vor, aber stets nur verbunden mit beschleunigter Entleerung des Magens (S. Jonas). Zweifellos hat auf die Schnelligkeit der Dünndarmpassage die Beschaffenheit des Darminhalts starken Einfluß; z. B. wirken organische Säuren, Milchzucker, Lävulose, schwefelsaure Salze nach eigenen Beobachtungen bei einem Patienten mit Kotfistel am unteren Ileum stark beschleunigend. Ob es aber zu Durchfällen kommt, hängt ganz von dem Verhalten des Dickdarms ab.

Gesteigerte Peristaltik des Dickdarms ohne Durchfall. Auch hierbei braucht es nicht unbedingt zu Durchfällen zu kommen. Es kann der Fall vorliegen, daß die Verweildauer des Darminhalts im Zökum, im Colon ascendens und im Beginn des Colon transversum durchaus normal ist. Flexura sigmoidea und Ampulle sind dagegen übererregbar und stoßen den genügend vorbereiteten Kot alsbald aus. Menschen, die an solcher unbequemen Übererregbarkeit leiden, gibt es; man könnte — im Gegensatz zu Dyschezie — von Hyperchezie sprechen. Der Kot ist durchaus nicht durchfällig, nicht übermässig wasserreich, höchstens dickbreiig; er wird nur vorzeitig und meist zu häufig (2—3 mal täglich) entleert.

Gesteigerte Peristaltik des Dickdarms mit Durchfall. Zu „Durchfall", d. h. zu wasserreicheren und meist auch häufigeren Stuhlgängen kommt es:

1. Wenn die Verweildauer im Dickdarm, insbesondere in seinem proximalen Teile zu kurz war, um den Darminhalt genügend zu entwässern und einzudicken.

2. Wenn die Aufsaugetätigkeit des Darmes, insbesondere die Wasserresorption, aus irgend einem Grunde gestört ist. Maßgebend ist dafür nur das resorptive Verhalten des Dickdarms. Auch bei gesunder Darmwand kann der genannte Fall eintreten, z. B. wenn schwer resorbierbare Salze (Mittelsalze) Wasser im Darm festhalten (S. 26, 220).

3. Wenn die Darmwände abnorm große Mengen Flüssigkeit absondern. Hieran kann der Darm als ganzes oder auch nur der Dickdarm allein beteiligt sein. Unter gewissen Umständen, z. B. unter dem Einfluß von Salzen, beschränkt sich die Saftvermehrung vielleicht nur auf den Dünndarm.

Meist werden die gleichen Ursachen, die zur Verstärkung der Peristaltik des Dickdarms führen, auch die Abscheidung von Flüssigkeit seitens der Darmwand erhöhen und umgekehrt. Zu krankhaft verstärkter Peristaltik und selbst zu Entleerungen mit erhöhtem Wassergehalt führen u. a. auch die physiologischen Reizqualitäten; nur muß entweder der Reiz selbst verstärkt oder der Reflexapparat reizempfindlicher sein. Wie unter diesen oder jenen Umständen der Erfolg, d. h. die verstärkte Peristaltik ausgelöst wird, ist bei den einzelnen Krankheitszuständen höchst verschieden und muß bei Schilderung derselben erörtert werden. Hier können wir nur eine allgemeine Übersicht geben:

a) Vermehrung der Kotmasse durch Einfuhr großer Mengen schweroder unverdaulichen Materials. Die größere Masse unverdaulichen Rückstandes ist an sich schon ein stärkerer Reiz, sowohl für die Peristaltik wie für die Abscheidung von Darmsaft, so daß sich immer eine größere Menge „Eigenkot" (S. 32) den größeren Nahrungsrückständen zugesellt. Praktisch am wichtigsten ist die Aufnahme großer Mengen von Pflanzenfaser und -zellwandsubstanz, namentlich von alten inkrustierten Fasern, von unangreifbaren Schalen und Kernen. Dem entsprechend ist rohe Pflanzenkost $>$ gekochte Pflanzenkost $>$ gewöhnliche gemischte Kost $>$ vegetabile Feinkost (Feinmehle, durchgetriebene Breie u. dgl.) $>$ animalische Kost Kotbildner und Peristaltikerreger. Die größere Kotmasse wird vor allem für die tieferen Dickdarmabschnitte stärkeren Reiz abgeben, so daß die Verweildauer daselbst und damit auch die im Darm als ganzes sich verkürzt (Hyperchezia, Tachychezia, S. 45). In der Regel nimmt in oben genannter Reihenfolge auch der Wasserreichtum des Kots ab. Bei den obersten Gliedern der Reihe kann daher der Stuhl dickbreiig sein. Beim Einwirken von vermehrter Kotmasse auf Peristaltik und Wassergehalt des Kotes steht man an der Grenze von normal und pathologisch, indem schon sehr geringe Störungen den Übergang zu letzterem bringen.

Verhalten der Zellulose. Zweifellos steht das Verhalten der Zellulose in engem Zusammenhang mit der Massenwirkung des Kots. In eigenartiger Weise verwertete, wie wir sehen werden, Ad. Schmidt dies für Theorie und Praxis (vgl. unten). Ad. Schmidt faßte den Begriff aber doch wohl zu eng, indem er nur der Zellulose, einem wohl charakterisierten chemischen Körper, Beachtung widmete. Mindestens ebenso wichtig ist das physikalische, morphologische und chemische Verhalten der Rohfasergebilde als ganzes; ungenügend aufgeschlossen und zerkleinert vermehren sie nicht nur durch sich selbst die Kotmasse, sondern schließen auch noch Nährstoffe ein, die in ihrer geschützten Lage unverdaut und unresorbiert geblieben sind. Diese unzertrümmerten pflanzlichen Gebilde sind nun gleichzeitig Brutstätten für Mikroben, und es können darin Mikroben gedeihen, die sich nicht in den Rahmen der normalen Darmflora fügen, indem sie unerwünschte und darmreizende Produkte liefern. Es wird sich dann der Massenreiz mit chemischem Reiz verbinden. Es läßt sich von vornherein nicht sagen, welcher von beiden überwiegt. Jedenfalls ist aber Reichtum der Kost an schlecht aufgeschlossener Zellulose, bzw. an dem aus Zellulose, Pentosanen und Inkrustaten bestehenden Zellwand- und Fasergemisch ein starker Kot-, Peristaltik- und Saftvermehrer, und die Gefahr, daß der Reizerfolg ins pathologische umschlägt, liegt nahe. Anderseits benützen wir das gleiche Material, um Untererregbarkeit des motorischen Apparates (Stuhlträgheit) zu überwinden (S. 181, 383).

Ad. Schmidt mit seinen Schülern (H. Lohrisch u. a.) kam bezüglich des Einflusses der Zellulose auf Peristaltik und Kotbildung zu etwas anderer Auffassung, die sich aber nur in ihrer theoretischen Grundlage, nicht aber in ihrer praktischen Nutzanwendung von der sonst üblichen entfernt. Er nahm an, die konstitutionelle Fähigkeit der Zelluloseverdauung sei äußerst verschieden. Wo sie groß sei, werde von den Trümmern der Zellulose und von den eingeschlossenen Nährstoffen viel resorbiert; es entstehe dann ein spärlicher und trockner Kot, und damit sei die Grundlage für Stuhlträgheit geschaffen. Genau das Umgekehrte treffe für Leute zu, deren Fähigkeit Zellulose zu verdauen gering sei; bei ihnen sei der Kot reichlich, feucht und neige zu diarrhoischer Beschaffenheit. Dazwischen kommen alle Übergangsstufen vor. Dies wurde ganz allgemein dahin erweitert, daß es eine „Stuhlträgheit infolge zu guter Resorption" gäbe, und daß dies ein recht häufiges Krankheitsbild sei, während man früher annahm, daß umgekehrt das längere Verweilen des Kotes im Darm die Resorption begünstige und die Rückstände verkleinere. Wir werden uns mit dieser Frage im Abschnitt „Obstipation" näher zu beschäftigen haben. Hier nur die Bemerkung, daß man keinesfalls mit Ad. Schmidt annehmen darf, die Darmwand mancher Menschen stelle zelluloseverdauende Fermente zur Verfügung; vielmehr ist der Angriff auf die Zellulose durchaus den Mikroben vorbehalten (S. 24, 29, 34, 285).

b) Chemische Reize. In überwiegender Mehrzahl der Fälle geht der Antrieb zu vermehrter Peristaltik vom Darminhalt aus. Nahrungsstoffe, die selbst oder deren Verdauungsprodukte schon normalerweise die Peristaltik anregen, werden dies in erhöhtem Maße tun, wenn sie in ungebührlicher Menge oder unzweckmäßiger Mischung genommen werden. Klinisch tritt dies deutlich in Erscheinung beim Genuß von Milchzucker, Fruchtzucker, Fruchtsäuren, Kaffee u. a. Die Wirkung erfolgt meist so schnell, daß man eine Erregung im oberen Teil des Darms und das Fortschreiten der Erregung nach abwärts mit Übergreifen der Wellen auf den Dickdarm annehmen muß, ähnlich wie dies F. Best für isotonische Lösungen von $MgSO_4$ nachwies. Ähnliches kann man als Kältewirkung nach schnellem Trunk kalten Wassers erleben. Die normalen chemischen Reize für die Dickdarmperistaltik gehen in der Hauptsache wohl vom proximalen Teil des Kolons aus. Dazu gesellen sich nun unter Umständen pathologische Reize, teils herrührend von besonderer chemischer Beschaffenheit der Ingesta, teils von Zersetzungsprodukten (Säuren, Toxine, Ptomaine, Gase). Die überaus mannigfachen bakteriellen Abbauprodukte, sowohl die aus Proteinen, wie die aus Kohlenhydraten und Fetten sich herleitenden, können offenbar von jeder beliebigen Stelle des Darms aus als Peristaltikerreger dienen, wobei sich Entzündung der Schleimhaut und verstärkte Absonderung fördernd hinzugesellen kann (Typus: Cholera).

c) Verstärkte Absonderung. Eine nur auf den Dünndarm beschränkte, verstärkte Flüssigkeitsabsonderung wird zwar den Übertritt des Chymus in den Dickdarm beschleunigen und wird wasserreicheren Chymus dorthin liefern; ob sich die beschleunigte Peristaltik nun aber im Dickdarm fortsetzt und zu Diarrhöen auswirkt, hängt davon ab, ob die chemische Beschaffenheit des Materials den Dickdarm reizt oder nicht; dies wird meist der Fall sein, da ihm ein mangelhaft vorverdautes, ungewohntes Stoffgemisch zufließt (z. B. bei der sogenannten Jejunaldiarrhöe). Sehr oft ist der Dickdarm allein die Quelle verstärkter Absonderung, wie ja überhaupt viel häufiger der Dickdarm ohne den Dünndarm als der Dünndarm ohne den Dickdarm erkrankt. Meist ist wohl der ganze Darm am vermehrten Flüssigkeitsstrom beteiligt. Als Lockreiz dienen ungeeignete, oft auch an und für sich gute aber ungewohnte Nahrung, verdorbene Nahrungsmittel, überreichliche Gärungsprodukte, Endo- oder Exotoxine der Bakterien. Damit betreten wir schon das Gebiet der Schleimhautentzündung. Was einfach vermehrte Sekretion und was Entzündungsprodukt ist (wässeriger Schleim, eiweißhaltige Flüssigkeit, Leukozyten, abgestoßene Epithelien) läßt sich nicht scharf trennen. Der Kot verläßt das Colon ascendens in wasserreichem Zustand, und auf wässerige Beschaffenheit des Inhalts reagiert der Enddarm mit beschleunigter Peristaltik. Es kommt zu dünnen und häufigen Entleerungen, falls nicht der ganze Dickdarm in einen toxogenen lähmungsartigen Zustand versetzt ist, wie es z. B. bei Cholera manchmal vorkommt (Cholera sicca).

d) Erhöhung der Reizbarkeit des Darms. Häufigste Ursache für Erhöhung der Reizempfindlichkeit des Darms ist Entzündung der Schleimhaut. Ebenso wie auf entzündeter Schleimhaut des Rachens und auf entzündeter Außenhaut Berührung, Stoß, chemischer und thermischer Reiz stärkere Unlustgefühle und Abwehrreflexe hervorruft, befindet sich auch der nervöse Apparat entzündeter Darmschleimhaut im Zustand der Übererregbarkeit und kann schon auf Reize ansprechen, die für die normale Schleimhaut unterhalb der Reizschwelle liegen; und er wird jeden Reiz in seiner Art mit verstärktem Erfolg beantworten, also mit verstärkter Bewegung und Sekretion. Was uns sonst als reizloseste Kost gilt, z. B. Haferschleim, kann schon heftige Diarrhöe verursachen. Diese außerordentliche Reizempfindlichkeit gilt namentlich für verbreitete Katarrhe der Schleimhaut. Dagegen fehlt die Übererregbarkeit manchmal bei Geschwüren; z. B. gibt es Kranke mit ausgedehnten tuberkulösen Darmgeschwüren, die zwar Geschwürsprodukte wie Eiter und Blut mit dem Kot entleeren, im übrigen aber weder die Zeichen vermehrter Darmsekretion, noch solche verstärkter Peristaltik darbieten. Auch die Beteiligung des Peritoneum an akuter Entzündung unterdrückt in irgend einer, bisher noch nicht klar erkannten Weise die reflektorische Erregbarkeit der Auerbachschen Plexus, so daß völlige Darmruhe die Regel, vermehrte Peristaltik die Ausnahme ist. — Offenbar kann die Erregbarkeit der Auerbachschen Plexus auch auf dem Blutwege stark erhöht werden, z. B. durch Bakteriotoxine (Durchfälle ohne bakterielle Darmerkrankung bei Sepsis, bei Erysipel, bei Influenza, bei Tuberkulose u. a.), durch körperfremde Eiweiße (Durchfälle beim anaphylaktischen Shock), durch Hormone (Durchfälle bei Morbus Addisonii, Morbus Basedowii);

vielleicht gehört auch die Wirkung des Hormonals, des Peristaltins und anderer Abführmittel in diese Reihe.

e) **Nervöse Einflüsse.** Das zuletzt Gesagte nahm schon auf Mitwirken nervöser Einflüsse Bezug. Sie sind oft noch viel deutlicher. Wir erinnern an die Verknüpfung des automatischen Darmzentrums (Auerbachscher Plexus) mit dem sympathischen und parasympathischen Nervensystem (S. 9). Es gibt zahlreiche Menschen, bei welchen

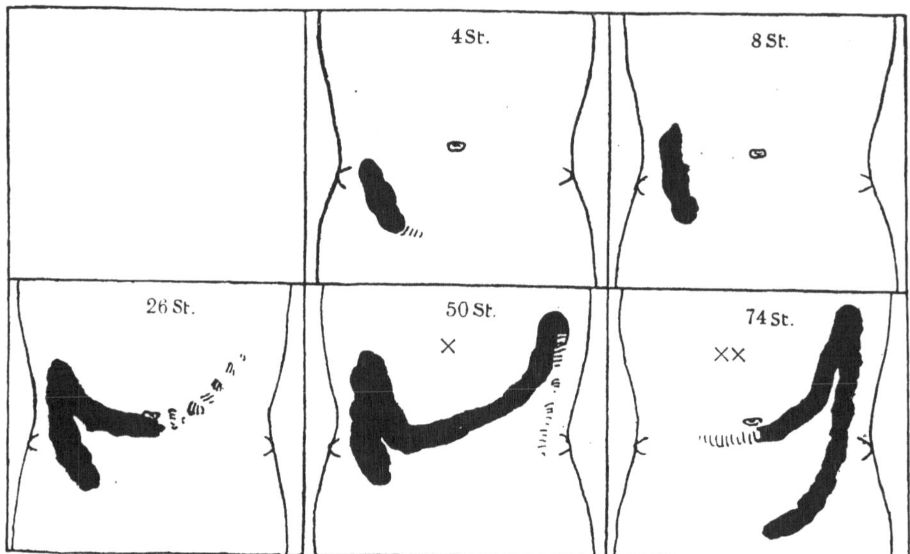

Fig. 14. Verlangsamte Dickdarmperistaltik in einem Falle von Hypochondrie. Nach Hertz.

Die Stundenzahl bedeutet die Zeit nach Aufnahme der Wismutspeise. × Geringe Stuhlentleerung ohne Wismutreste. × × Geringe Stuhlentleerung noch ohne Wismut.

Erregungen — sei es nach Art eines Reflexes, sei es durch unmittelbaren psychischen Impuls sich auf die Bahn des intestinalen Vagus (parasympathisches System) übertragen; sowohl Peristaltik wie tonischer Krampf, vor allem auch jähe Sekretion wird dann ausgelöst. Solche Leute leben fortwährend in Angst vor plötzlichen Diarrhöen und wagen sich kaum an einen Ort, wo sie nicht schnell ein Klosett erreichen können (Intestinal-Neurasthenie). Das nimmt oft ganz wunderliche Formen an. Es sei an die sogenannten „Angstdiarrhöen" erinnert. H. Ury brauchte dafür den Ausdruck „die Leute schwitzen vor Angst in den Darm".

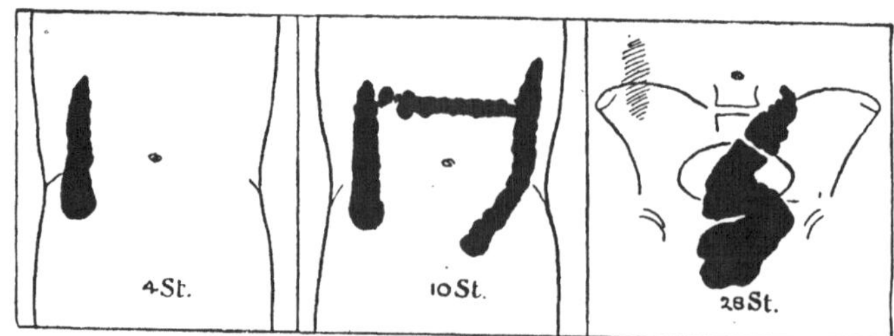

Fig. 15. Dyschezie. Nach Hertz.

Keine spontane Kotausleerung. Durch Einläufe später Entleerung des angesammelten Wismutkotes. Die Stundenzahl bedeutet die Zeit nach Aufnahme des Wismutbreies.

Über die Stoffverluste durch Diarrhöen machte man sich früher übertriebene Vorstellungen. Gewiß können sie unter Umständen beträchtlich sein (S. 21, 23, 57). Wie aber C. von Noorden in Verbindung mit C. Dapper zeigte, und wie dann später H. Ury in größeren Versuchsreihen nachwies, bringt beschleunigte Peristaltik an und für sich in der Regel kaum nennenswert erhöhten Verlust nutzbaren Materials.

2. Verminderte Peristaltik

wirkt sich ebenso wie gesteigerte vornehmlich am Dickdarm aus; sie verlängert die Verweildauer des Inhalts entweder im Darm als ganzes oder nur an einzelnen Stellen des Darms. Verminderte Peristaltik ist nicht gleichsinnig mit Stuhlträgheit oder Verstopfung; sie ist nur eine der Ursachen für letztere. Es gibt eine recht häufige Form der Verstopfung, wobei der Kot in normaler Zeit bis zur Flexura sigmoidea und zur Ampulle gefördert wird, dort aber ungebührlich lange liegen bleibt (Dyschezie, Barnes). Den Unterschied der Kolonträgheit von der des Enddarms veranschaulichen die Figuren 14 und 15. Andererseits gibt es auch eine Verstopfung, die auf allzu starkem Tonus oder auf allzu lebhafter Antiperistaltik des Dickdarms beruht (S. 17, 101), also auf einer Art Hyperkinese. Die zu verminderter Peristaltik führenden Ursachen sind im allgemeinen denen der vermehrten Peristaltik entgegengesetzt, bedürfen ihrer Eigenart wegen aber doch gesonderter Besprechung.

a) Ungenügende Reizwirkung vom Darminhalt aus. Wir lernten, daß die Peristaltik unter dem Einfluß der Massenwirkung des Darminhaltes steht. Wenn der Mensch sich an leicht resorbierbare Kost gewöhnt (z. B. Fleisch, Milch, Eier, feine Mehle, leicht schmelzbare Fette, Zucker, Fruchtsäfte), so liefert der Darm fast nur Eigenkot (S. 32), und das ist zu wenig Masse, um die Peristaltik ordnungsmäßig auszulösen. Sehr zahlreiche Fälle chronischer Stuhlträgheit beruhen auf Armut der Kost an Nahrungsschlacken. Im wesentlichen läuft dies auf Mangel an pflanzlichem Zellwand- und Fasermaterial hinaus. Im gleichen Sinne, wenn auch in anderer Weise, wirkt Mangel an Stoffen, die vermöge ihrer chemischen Beschaffenheit Peristaltik auslösen (Fruchtsäuren, Salze, Zucker). Inwieweit eine zu gute Ausnützung (Hyperpepsie, J. Strasburger) dem Darm das zu befördernde Material entzieht und damit den Anreiz zur Peristaltik wegnimmt (S. 354), soll an anderer Stelle erörtert werden.

b) Mangelhafte Erregbarkeit des automatischen Bewegungsapparates. Wie es scheint, können die soeben geschilderten Verhältnisse, wenn sie Jahr auf Jahr eingewirkt haben, die Erregbarkeit des automatischen Zentrums abstumpfen. Wenigstens bleibt bei vielen Menschen, auch nach Übergang zu einer Kost die der großen Mehrzahl normale Peristaltik bringt, der Stuhl doch träge, und es bedarf verstärkter Reize, um den Torpor zu überwinden. Die Erregbarkeit des automatischen Zentrums kann auch leiden, wenn der Stuhldrang häufig willkürlich unterdrückt wird; allerdings bildet sich dann eher Dyschezie als Kolonträgheit aus. Gewohnheitsmäßiger Gebrauch von Abführmitteln gewöhnt den Darm an abnorme Reize und schwächt seine Empfänglichkeit für die normalen Chymus- und Kotreize. Mangel an körperlicher Bewegung soll gleichfalls die Erregbarkeit des automatischen Zentrums schwächen; nach unserer Meinung wird diese Wirkung aber überschätzt. Sowohl bei chronischen Stauungszuständen (Dekompensation des Herzens, Leberzirrhose) wie bei chronischen Anämien trifft man oft Stuhlträgheit an. Ob dies auf degenerativen Veränderungen im Bereich der nervösen Zentren beruht, ist aber durchaus zweifelhaft; wir stimmen in diesem Urteil mit L. Krehl überein. Dagegen steht die Erregbarkeit des automatischen Zentrums deutlich unter dem Einfluß toxischer und pharmakodynamischer Stoffe. Darüber a. a. O.

c) Zentrifugale Beeinflussung der automatischen Bewegungszentren. Die wohlbekannte Stuhlträgheit bei Bleiintoxikation wird wahrscheinlich durch Erhöhung des sympathischen Tonus hervorgerufen, ebenso wie die Ruhe der Peristaltik bei Peritonitis und bei schmerzhafter Erregung irgendeiner Körperstelle (S. 75). Es wurde schon erwähnt, daß der plötzlich einsetzenden Darmruhe oft eine um so stärkere Darmerregung (Vaguswirkung?) folgt. Seelische Zustände gewinnen starken Einfluß; in der Regel ist derselbe bei depressiven Psychopathien hemmender Art. Alles in allem läßt sich aber schwer voraussagen, ob zentrifugale Erregungen ihren Weg durch das sympathische System nehmen und dann hemmen, oder ob sie über das parasympathische System die autonomen Zentren erregen werden. Das hängt wohl stark von der jeweiligen Reizempfänglichkeit der beiden Systeme ab. Wir sind nicht der Meinung, daß hierfür stets eine allgemeine, kongenitale sympathikotonische oder vagotonische Konstitution maßgebend ist. Das sind Zustände, die je nach Umständen periodisch wechseln können und auch nicht immer auf die ganzen Systeme, sondern oft nur auf einzelne Abschnitte derselben sich erstrecken. Es kann sehr wohl sein, daß in gewissen Bezirken das sympathische und in anderen Bezirken das parasympathische System sich im Zustand der größeren Erregbarkeit (Tonus) befindet. Darauf machten schon H. Eppinger und L. Heß aufmerksam, und weil dies nicht genügend beachtet wurde, ist vielfach der geistreiche und heuristisch bedeutsame Gedanke H. Eppinger's mißdeutet und als Irrtum zurückgewiesen worden.

Einflüsse, die von außen her auf die automatischen Zentren einwirken, führen wahrscheinlich auch zu dem Krankheitsbild, das unter dem Namen „totale Darmlähmung" bekannt ist und im weiteren Verlauf zum „dynamischen oder paralytischen Ileus" führt. Es handelt sich um völliges Versagen der vom Auerbachschen Plexus ausgehenden motorischen Impulse. Dazu kommt es am häufigsten bei septischer, puerperaler oder perforativer Peritonitis (Giftwirkung? G. Hotz); manchmal bei schweren akuten Infektionskrankheiten, Typhus an der Spitze; im Anschluß an Laparotomien mit langer Operationsdauer; nach Einwirkung stumpfer Gewalt auf das Abdomen (Shock); bei Pankreasnekrose; bei übermäßiger Tympanie; nach unmäßiger Nahrungsaufnahme. Ob immer eine Sympathikusreizung oder ob auch Vaguslähmung dies vermittelt, steht dahin. Über das klinische Bild wird später berichtet. Hier nur die Bemerkung, daß ebenso, wie beim mechanischen Ileus in dem gestauten Inhalt alsbald Fäulniskeime wuchern und durch ihre Giftproduktion wesentliches zur Verschlimmerung des Zustandes beitragen (S. 656).

Inwiefern die gewöhnlichen Formen der Stuhlträgheit das Entstehen und die Resorption von Fäulnisprodukten und damit das Zustandekommen einer „Autointoxikation" fördern, wird höchst verschieden beantwortet. A. Schmidt schätzte die Wirkung gering ein und wies darauf hin, daß gerade bei Stuhlträgheit eine Steigerung der Fäulnisprozesse nicht nachgewiesen (H. Ury), und daß die Gesamtmenge der Bakterien im Kot eher vermindert sei (J. Strasburger). Die oft geklagten Beschwerden bei Stuhlträgheit wie Kopfschmerz, Kopfdruck, Schwindel seien im wesentlichen neurasthenischen Charakters. Nach unserer Ansicht kann man dies doch nicht so allgemein beantworten. Wenn ein Mensch stöhnt, jammert, klagt und vor dem Arzt ein Füllhorn von Beschwerden ausschüttet, sobald sich der Stuhlgang auch nur um eine Stunde verspätet hat, so ist das gewiß psychopathisch. Man darf aber doch nicht übersehen, daß bei habitueller Stuhlträgheit oftmals auch objektiv nachweisbare Schäden sich bemerkbar machen (C. von Noorden, L. Krehl u. a.).

d) Motorische Störungen an der Ileozökalklappe. Die wesentliche Aufgabe der Klappe ist, den Rückfluß aus dem Zökum in den Dünndarm zu hindern. Sie leistet das meist in solcher Vollkommenheit, daß sie den von unten nach oben fortschreitenden krankhaften Prozessen ein Halt gebietet. Z. B. dauert es meist lange, bis bei Dickdarmstenosen der steigende Druck das Hindernis überwindet, und bis Dickdarminhalt in den Dünndarm zurückfließt. Wenn die Klappensegel aber in einen Entzündungsprozeß verwickelt sind, läßt ihr Tonus nach, und dann greift die Fäulnis, die normalerweise erst im Zökum beginnt, auf den Inhalt des Ileum über. — Auch in der Richtung vom Ileum zum Zökum ist die Klappe kein willenloser Spielball des andrängenden Chymus; ihr Schließmuskel, von sympathischen Fasern innerviert, vermag den Übertritt des Chymus in gewissem Grade zu regeln (S. 5, 88). Bei peritonealer Reizung in ihrer Umgebung entsteht nach Elliot ein Krampf des Sphinkters, und dies soll die bei Ausbruch von Appendizitis so häufig eintretende Verstopfung verursachen.

e) Störung der Kotentleerung (Dyschezie). Bei Reizzuständen des Mastdarms und seiner nächsten Umgebung (Proktitis, Periproktitis, Rhagaden u. a.) kommt es zu Tenesmus (Stuhlzwang), d. h. einerseits Entleerungsdrang, andererseits krampfhaftem Verschluß des Sphinkters; nur unter starkem Pressen werden schubweise kleine Kotmengen entleert. Bei langer Dauer dieses Zustandes entwickelt sich öfters Sphinkterlähmung mit Prolapsus ani. — Mechanische Ursachen für Kotstauung bilden Strikturen, entzündliche Exsudate, Geschwülste, Abknickungen, verhärtete Kotmassen. — Sehr häufig ist Abnahme der Reflexerregbarkeit an Kotstauung im Rektum schuld; große Kotmassen verweilen daselbst lange Zeit, ohne den Reflex auszulösen. Gewohnheitsmäßiges willkürliches Zurückhalten andrängenden Stuhls (S. 359) und Gebrauch größerer Wasserklistiere begünstigen das Entstehen dieser Reflextaubheit. Auch beim Versagen der Bauchpresse (Bauchdecken, Beckenboden, Zwerchfell) wird der Kot nicht vollständig ausgestoßen; der Mastdarm gewöhnt sich hieran und wird für die normalen, von Kotmassen ausgehenden Reize abgestumpft.

Über den nervösen Mechanismus bei der Defäkation ward früher berichtet. Soweit die automatischen, unter Herrschaft des Plexus haemorrhoidalis stehenden Vorgänge in Betracht kommen, stellen sich Anomalien nur in Form von Über- oder Untererregbarkeit dar. Nach Zerstörung des Plexus haemorrhoidalis scheinen die in der Darmwand selbst gelegenen nervösen Apparate noch automatisch und ohne wesentliche Abänderung des Typus weiterarbeiten zu können. Der Sphinkter externus samt den Hilfsmuskeln des Beckenbodens steht aber unter Herrschaft des Conus terminalis. Ist das dort gelegene Zentrum oder die von dort ausstrahlende Nervenbahn zerstört, so ist der Sphinkter externus dauernd erschlafft und zieht sich auch nicht mehr reflektorisch zusammen; flüssiger oder dünnbreiiger Kot fließt wie aus offener Röhre aus. Wenn das Zentrum intakt und nur seine Verbindung mit dem Gehirn unterbrochen ist, so behält der Sphinkter externus seinen Tonus; der Defäkationsakt vollzieht sich periodisch und vollkommen normal, wenn auch dem Kranken unbewußt. Dagegen kann er den Sphinkter nicht willkürlich zuschließen und dadurch den Defäkationsakt aufhalten oder unterbrechen.

B. Störungen der sensiblen Funktionen des Darms.

Über die pathologische Physiologie des sensiblen Apparates ist so wenig bekannt, daß wir auf eine gesonderte Schilderung verzichten. Es war im vorstehenden mehrfach von Über- und Untererregbarkeit des Bewegung auslösenden Reflexbogens die Rede. Wir können nur vermuten, aber nicht beweisen, daß ein Teil dieser Störungen auf herabgesetzter Aufnahmefähigkeit für sensible Reize beruht. — Wir kennen eine Reihe von Krankheitszuständen, wobei Schmerzen und andere Unlustgefühle im Darm empfunden werden. Größtenteils sind es Spannungs- und Krampfschmerzen (S. 67). Alle Erscheinungen lassen sich daraus aber doch wohl nicht erklären. Vgl. darüber die betreffenden Krankheitsbilder.

C. Störungen der sekretorischen Funktionen.

Für den Darm kommen nicht bloß die Folgen von eigenen sekretorischen Störungen als krankmachende Ursachen in Betracht, sondern auch Folgen von sekretorischen Störungen des Magens, der Galle und des Pankreas, so daß wir auch diese hier besprechen müssen. Im allgemeinen kann man die in Frage kommenden pathologischen Abweichungen als gesteigerte und verminderte Sekretion (Hyper- und Hypofunktion) unterscheiden. Erstere ist häufig rein funktioneller Natur, jedenfalls kann sie bei erheblichen anatomischen Veränderungen des Organs nicht wohl bestehen. Hypofunktion dagegen kann sowohl auf funktioneller wie auf organischer Basis vorkommen. Glücklicherweise stehen für gleiche Aufgaben mehrere Fermente zur Verfügung: Diastase zur Amylolyse im Speichel, im Pankreas- und im Darmsaft; Pepsin im Magen, Trypsin im Darm für den ersten Abbau der Proteine; Trypsin im oberen, Erepsin im unteren Teil des Dünndarms für den weiteren Abbau der Proteine. Ungünstig ist unter den Eiweißträgern aber das rohe Bindegewebe gestellt; wenn es von Pepsin-Salzsäure nicht vorverdaut ist, können Trypsin und Erepsin ihm nichts anhaben; es ginge gänzlich unverdaut ab, wenn nicht noch ein Teil davon durch Bakterien abgebaut würde. — Sehr ungünstig liegen auch die Verhältnisse der Fettverdauung. Neben dem Steapsin des Pankreas spielen die lipolytischen Fermente im Magen (S. 20) und des Dünndarms (S. 23) eine ganz untergeordnete Rolle, so daß wir sie kaum als stellvertretenden Ersatz anerkennen dürfen. Auch die Lösungskraft der Galle für Seifen und ihre Mitwirkung beim

Eintritt der lipoidlöslichen Fettbestandteile in die Darmepithelien ist nur höchst unvollständig ersetzbar. Der ganze höchst verwickelte Mechanismus der Fettresorption leidet, sobald auch nur ein einziges Stück desselben versagt.

1. Störungen der Magensekretion.

Superazidität oder richtiger Supersekretion des Magensafts verzögert den Austritt der Speisen in den Darm; sie begünstigt die Lockerung des Bindegewebes (Desmolyse, J. Strasburger) und des Pflanzenklebers (Artorhexis, J. Strauß), wodurch Muskelzellen, Fett bzw. Stärke für die weitere Verarbeitung gut freigelegt werden. Obwohl Pepsin - Salzsäureverdauung für rohes und geräuchertes Bindegewebe unerläßlich ist, findet man nicht selten gerade bei Superazidität des Magens, wenn auch weniger reichlich als bei Anazidität unverdaute Reste davon im Kot (Ad. Schmidt); das Aziditätsoptimum für Verdauung dieses Gewebes liegt also innerhalb enger Grenzen. Die reichliche Salzsäure ist ein starker Lockreiz für den Pankreassaft, so daß alles in allem für die Eiweißverdauung gut gesorgt ist. Nachteil kann der übersaure Saft dem Duodenum bringen; wahrscheinlich begünstigt er aus eigener Kraft oder durch den starken Lockreiz auf das Pankreas das Entstehen und erschwerte Abheilen von Duodenalulcus. — Recht oft ist Hyperazidität des Magens mit Stuhlträgheit gesellt. Über die verschiedenen Möglichkeiten des Zusammenhangs vergleiche Abschnitt: Obstipation.

Subazidität bzw. Hypochylie und Achylie des Magens haben weit häufiger üble Folgen für den Darm als Superazidität. Sie bewirken:

1. Ungenügende oder gänzlich ausfallende Lockerung des tierischen und pflanzlichen Zwischengewebes, was sich vorzugsweise bei rohem Material geltend macht. Die darin eingeschlossenen Nährstoffe (Muskelfasern, Fett, Stärke, Zucker) sind für die verdauenden Kräfte des Darms schwerer faßbar.

2. Die keimtötende Kraft des Magens fällt aus oder ist zum mindesten stark abgeschwächt.

3. In den Maschen des schlecht zerkleinerten tierischen und pflanzlichen Materials bleiben Mikroben versteckt und können schon in den sonst nahezu keimfreien (S. 29) und darauf nicht eingestellten oberen Abschnitten des Dünndarms Gärung und sogar faulige Zersetzung veranlassen.

4. Der Pylorusreflex ist abgeschwächt; der Mageninhalt ergießt sich mit beschleunigter Geschwindigkeit in den Darm.

5. Der physiologische Lockreiz der Salzsäure auf Pankreassaft und Galle fällt aus oder ist zum mindesten abgeschwächt (W. Stepp und E. Schlagintweit).

Hieraus geht hervor, daß Hypo- und Achylia gastrica für den Darm eine schwere Gefahr bedeutet; und es ist ein zutreffender Ausdruck, wenn A. Schmidt die entstandenen Nachteile mit dem Wort: Gastrogene Diarrhöen kennzeichnete, dessen Tragweite allerdings weit über die von Achylie abhängigen Störungen hinausgreift (S. 266). Man muß sich wundern, daß die Nachteile recht oft ausbleiben. Die vikariierende Tätigkeit des Darms greift mit starken Kräften ein. Vor allem stellt sich das Pankreas darauf ein, auch ohne den Lockreiz der Salzsäure zu arbeiten. Daß in verschiedenen Nahrungsmitteln Stoffe vorkommen, die sekretinartig vom Blute aus auf das Pankreas einwirken (K. Djenab, F. Uhlmann; S. 21), und daß die Bauchspeicheldrüse auch unabhängig von spezifischen Lockreizen in automatisch-rhythmische Tätigkeit tritt (W. Boldyreff), gibt die befriedigende Erklärung. Wie gut die Nahrung, insbesondere N-Substanz und Fett, ohne Mitwirken der Pepsin-Salzsäure ausgenützt werden kann, zeigte C. von Noorden. Freilich darf man den Darm nicht überlasten; sonst versagt er (D. v. Tabora), und schließlich erkrankt er (R. Schütz). Die Krankheit des Darms nimmt alsbald selbständigen

Charakter an und besteht für sich fort, auch wenn die gastrische Störung überwunden wird. Ebenso wie Achylie kann jede Erkrankung des Magens wirken, wobei es im Magen selbst zu abnormen Zersetzungen kommt oder wobei schlecht zerkleinertes und mikrobenbeladenes Material in den Dünndarm gelangt (R. Schütz).

2. Störungen der Gallensekretion.

Mit qualitativen Änderungen der Galle haben wir in der Pathologie des Darms nicht zu rechnen. Um so wichtiger ist Behinderung des Gallenzuflusses. Gallenmangel schädigt in hohem Maße Lösung und Resorption der Fettsäuren und Seifen. Emulgierung und Spaltung des Fettes werden nicht benachteiligt. Für die Resorption ist es gleichgültig, ob man das Fett emulgiert oder nicht emulgiert reicht. Die Höhe des Fettverlustes richtet sich vor allem nach dem Grade der Gallenabsperrung, ist aber auch bei völligem Abschluß nicht immer gleich; wovon dies abhängt, ward noch nicht erkannt. Die Verluste können bis auf 70—80% des dargereichten Fettes ansteigen (Fr. Müller) und stellen sich bei völligem Gallenabschluß selten auf weniger als 50% ein. Das viele Fett kann den Zutritt der Fermente zu den übrigen Nährstoffen erschweren, und daher kann die Resorption von N-Substanz und Kohlenhydrat sekundär etwas in Mitleidenschaft gezogen werden (Ad. Schmidt). Bei fettarmer Kost (mageres Fleisch, Brot, gekochtes Obst und Gemüse, Zucker) fand C. von Noorden bei völligem Gallenabschluß ganz normale Resorptionswerte, entsprechend den Angaben von Fr. Müller. Der Bakteriengehalt des acholischen Kots ist verhältnismäßig gering (J. Strasburger). Der sehr üble Geruch des acholischen Kotes rührt von niederen Fettsäuren und deren Verbindungen her, durchaus nicht von Eiweißfäulnisprodukten. Nach dem Gehalt des Urins an Indikatoren der Eiweißfäulnis zu urteilen (Indikan, Äther-Schwefelsäuren), ist die Eiweißfäulnis im Darm bei Acholie nicht oder nur unwesentlich verstärkt, wie C. von Noorden im Lehrbuch der Stoffwechselpathologie (1893) und unter Berücksichtigung der späteren Arbeiten auch Ad. Schmidt im Handbuch der Stoffwechselpathologie (1906) festlegten. Der Kot ist infolge des Fettreichtums an Masse vermehrt, meist weich, pomadig, selten durchfällig. Die Ernährung leidet stark wegen Ausfalls des kalorienreichen Fettes, wenn man nicht Sorge trägt, den Ausfall durch Kohlenhydrate zu decken, was selten vollständig gelingt. Alles in allem sind abgesehen von der schlechten Fettresorption die Folgen der Acholie für den Darm gering. Vgl. S. 22.

Wenn die Gallenblase exstirpiert ist, und wenn infolge dessen die Galle sich nach Maßgabe ihrer Sekretion in den Darm ergießt, bleibt die Resorption normal (W. Sachse).

3. Störungen der Pankreassekretion.

Nach Befunden A. Bickel's bei einem Menschen mit Pankreasfistel scheint es Zustände von Supersekretion des Bauchspeichels zu geben; wie Ad. Schmidt vermutet, auf Veranlassung einer Supersekretion des Magensafts, was daraus verständlich wird, daß ein gerades Verhältnis zwischen Wasserstoffionen-Konzentration der ins Duodenum gelangenden Säure und ihrem Lockreiz auf das Pankreas besteht (L. Popielski). Klinische Bedeutung für Darmkrankheiten läßt sich solcher Supersekretion des Bauchspeichels nicht beimessen. Einige klinische Belege für die erwähnte Tatsache sind gewonnen (s. Kap. Duodenalgeschwür, S. 571, 580).

Hypochylie oder Achylie der Bauchspeicheldrüse, als funktionelle Störung, kommt nach Annahme Mancher ziemlich oft vor. Man vermutet

Zusammenhang mit Achylia gastrica (Ad. Schmidt, T. v. Kern und E. Wiener, O. Groß), vielleicht auf gemeinsamer konstitutioneller Grundlage. Theoretisch sollte ja jede Achylia gastrica auch Hypochylia pancreatica nach sich ziehen; doch ist der Ausfall des Säurereizes, wie wir sahen, kompensierbar (S. 22, 52). Wahrscheinlich wirken auf die Sekretion des Bauchspeichels auch Hormone anderer Drüsen ein; Hyperthyreosis scheint die Sekretion zu lähmen; wenigstens können die bei Morbus Basedowii manchmal auftretenden Fettstühle in diesem Sinne gedeutet werden (Ad. Schmidt, H. Salomon und M. Almagia, W. Falta). Folgenschwer sind jedenfalls nur Hypochylien höheren Grades, da offenbar schon mäßige Mengen der kräftigen Pankreasfermente zu ausreichender Proteolyse, Lipolyse und Amylolyse genügen. Bei der Lehre von den funktionellen pankreatischen Hypochylien befinden wir uns noch auf sehr unsicherem Boden, da kontrollierende Obduktionsbefunde ausstehen.

Klinisch bedeutsamer sind Fälle, wo durch Zugrundegehen von Drüsengewebe (chronische Pankreatitis) die Sekretion vermindert, oder wo durch Verlegung der Ausführungsgänge der Zufluß des Bauchspeichels zum Duodenum gestört ist (Pankreassteine, Tumoren innerhalb und außerhalb des Pankreas). Es ist nun höchst bemerkenswert und eigentümlich und durchaus noch unverständlich, daß die sich hieraus ergebenden Folgen für den Ablauf der Verdauungs- und Resorptionsvorgänge nicht immer die gleichen sind. Sie können in anatomisch scheinbar gleichartigen Fällen sehr verschieden sein; sie können auch in ein und demselben Falle periodisch auf- und abschwanken. Dies erklärt sich zum Teil daraus, daß die funktionelle Leistungsfähigkeit des übriggebliebenen Parenchyms nicht im geraden Verhältnis zu seiner Masse zu stehen braucht, oder daraus, daß der Abfluß bald mehr bald weniger gestört ist. Auch das etwaige Vorhandensein von Nebengängen ist von Belang.

Wenn beim Hunde sämtliche Ausführungsgänge des Pankreas unterbunden sind und kein Pankreassekret mehr in den Darm strömen kann, so leidet die Stickstoff- und Fettresorption wenig oder gar nicht. Erst wenn das Pankreas infolge der Unterbindung degeneriert oder wenn es exstirpiert wird, verschlechtert sie sich und zwar einigermaßen parallel mit der Zerstörung der Bauchspeicheldrüse (M. Abelmann, A. Niemann, Th. Brugsch und Lombroso, B. C. P. Jansen). Brugsch, der sich am eingehendsten mit diesen Fragen beschäftigte, stellt unbedingt in Abrede, daß etwa Pankreasfermente aus der Drüse resorbiert und dann auf dem Blutwege dem Darmsekret zugeführt würden. Vielmehr sollen die normalen Fermente der Darmschleimhaut in Verbindung mit abbauenden Mikroben die Aufgaben des Pankreassaftes übernehmen. Um dies zu können, müssen die Säfte oder die Darmepithelien aber in irgend einer Weise durch Resorptionsprodukte (Hormone) des Pankreas beeinflußt werden. Voraussetzung für die kompensierende Arbeit des Darms ist also Fortbestand eines gesunden Pankreasgewebes. Wir stehen hier vor wichtigen Anfangsergebnissen der experimentellen Forschung. Die Befunde erklären uns vielleicht aber den ungleichen Ausschlag der Verdauungstörungen bei Sekretionsanomalien des Pankreas.

Klinisch bedeutsam sind nur solche Störungen der Bauchspeichelsekretion, wobei die soeben berichteten Kompensationen gar nicht oder nur unvollständig einsetzen; das ist meistens der Fall, weil wir bei pankreatischen Hypochylien und Achylien es doch wohl immer mit primär oder sekundär erkranktem Pankreas zu tun haben. Über die Diagnostik der pankreatischen Insuffizienz wird später berichtet. Hier sollen nur die Folgen für den Ablauf der Darmverdauung zusammengestellt werden (S. 22):

1. Mangelhafte Spaltung des Neutralfettes, so daß man im Kot oft nur 20—25% des ausgeschiedenen Fettes gespalten findet, statt wie normal und wie auch bei einfachem Ikterus etwa 75% (Fr. Müller, C. von Noorden, W. Weintraud, P. Deucher, A. Katz u. a.). Wenn doch manchmal bessere, sogar ganz gute Fettspaltung gefunden wurde (A. Albu, Th. Brugsch, F. Umber), so ist offenbar Mitwirken fettspaltender Bakterien die Ursache.

2. Mangelhafte Seifenbildung wegen Ausfalls des alkalireichen Bauchspeichels.

3. **Schlechte Fettresorption.** Es können im Kot 40—80% des verzehrten Fettes wiedererscheinen. Bei starkem Fettverzehr rinnt das Fett als flüssiges Öl aus dem After; beim Erkalten erstarrt es zu pomadiger Masse („Butterstuhl", C. von Noorden).

4. **Mangelhafte Resorption des Stickstoffs.** Es können von leicht verdaulicher Kost 30—40% des N im Kot wiedererscheinen. An der schlechten Resorption ist nicht etwa der Fettreichtum des Chymus Schuld. Auch bei fettfreier Kost (täglich 1 kg mageres Rindfleisch) fand C. von Noorden von 34,5 g Nahrungs-N 8 g = 23% im Kot wieder. Ursache ist die mangelhafte Peptidbildung.

5. **Vermehrte Lezithinausscheidung im Kot.** Lezithin wird nur vom Pankreassaft gespalten und ungespalten nicht resorbiert (P. Deucher, H. Salomon, R. Ehrmann und H. Kruspe).

6. **Unverdaulichkeit der Gewebskerne.** Dieselben erscheinen, mikroskopisch wohl erkennbar, im Kot (Ad. Schmidt).

Infolge schlechter Resorption von N-Substanzen und Fett ist der Kot äußerst massenhaft; seine Trockensubstanz kann 300—500 g täglich erreichen. Er verbreitet aashaften Geruch, der von niederen Fettsäuren herrührt. Zweifellos setzt an dem reichlich vorhandenen Material auch starke Eiweißfäulnis ein. Freilich vermißten einige Autoren größere Mengen von Indikan und Ätherschwefelsäuren im Harn (z. B. C. le Nobel, J. H. Pratt, A. Gigon); es wurden aber auch entgegenstehende Befunde gemeldet (A. Katz, Th. Brugsch).

Nach eignen, nicht abgeschlossenen Untersuchungen scheint uns, vielleicht infolge des starken Fettgehaltes, die Resorption der aromatischen Fäulnisprodukte aus dem Kot behindert zu sein. In einem Falle von Achylia pancreatica mit charakteristischem Krankheitsbild gab der Urin nur ganz schwache Indikanreaktion und enthielt in 24 Stunden nur 0,18 g Ätherschwefelsäure. Im Kot aber ließen sich sehr große Mengen Indol nachweisen.

Da Ileum und Kolon bei Achylia pancreatica fortwährend mit unverdautem oder halbverdautem Material überschwemmt werden, worauf sie nicht eingestellt sind, kann es nicht wundernehmen, daß pathologische Reizzustände sich gerne hinzugesellen und die Ernährungsschwierigkeiten erhöhen. Gut verdaulich bleiben eigentlich nur die Kohlenhydrate, und auch diese nur, wenn die Zellwand- und Faserhüllen gut aufgeschlossen sind. Wenn wir die fehlenden Fermente nicht künstlich ersetzen (Pankreon, H. Salomon), gehen die Patienten an Inanition zugrunde. Wesentlich größer wird diese Gefahr, wenn auch die innere Sekretion des Pankreas gestört und Diabetes mellitus entstanden ist.

Von den zahlreichen Arbeiten, die sich mit Pankreasinsuffizienz und ihren Folgen für die Darmverdauung beschäftigen, konnten hier nur einzelne hervorgehoben werden. Eine vollständige Literaturübersicht bringt das treffliche Werk von K. Heiberg. Vergl. Funktionsprüfung S. 165.

4. Störungen der Darmsekretion.

Ob Verminderung der Darmsekretion für die Klinik der Darmkrankheiten irgendwie in Betracht kommt, ist unbekannt. Da gesunde Menschen auf gleiche Kost hin sehr verschiedene Mengen „Eigenkot" (S. 32) produzieren, läßt sich annehmen, daß die physiologische Breite der Saftsekretion beträchtlich ist. Große Darmstücke ($^1/_2$—$^2/_3$ des Dünndarms) können reseziert werden, ohne daß die Verarbeitung der Ingesta notleidet (S. 57). Ob der übrigbleibende Darm dann kompensatorisch reichlicher sezerniert, oder ob die zugleich mit der Darmfläche verringerte Sekretmenge doch noch zu allen Leistungen ausreicht, bleibt unentschieden.

Um so größere Rolle spielt in der Darmpathologie **Vermehrung der Darmsekrete.** Sie tritt als erste Folge jedes „Reizzustandes" auf und ist namentlich das charakteristische Merkmal des akuten Darmkatarrhs und tiefer greifender Entzündung. Zumeist gehen die Reize vom Darminhalt aus, d. h. von ungeeigneter Nahrung, von Zersetzungsprodukten der Nahrung, von Toxinen der Bakterien; alle Stufen von leichten Diarrhöen bis zu den „Reiswasserstühlen" der Cholera kommen vor. Es besteht heute gar kein Zweifel darüber, daß die vermehrte Darmsekretion in weit höherem Maße als beschleunigte Peristaltik und behinderte Resorption am Entstehen von Durchfällen beteiligt ist (H. Ury, Ad. Schmidt). Ebenso wie für verstärkte Peristaltik müssen wir aber auch für die verstärkte Sekretion nervöse, von außen an den Darm herantretende Reize als Ursache anerkennen (Angstdiarrhöen!) und ferner die Beeinflussung durch Hormone (wässerige Durchfälle bei Morbus Basedowii!). Vielleicht ausschließlich, jedenfalls vorwiegend von nervösem Einschlag abhängig sind auch die Schleimabsonderungen bei Colica mucosa (Myxoneurosis intestinalis).

Über die besondere Art der pathologischen Sekretionen wird bei den Einzelkrankheiten berichtet. Theoretisch müßte man zwischen Transsudation, Exsudation und Sekretion unterscheiden; doch reichen unsere diagnostischen Hilfsmittel nicht aus, diese Trennung stets durchzuführen. Es sei nur bemerkt, daß echtes Drüsensekret meist reichlich Schleim und diastatisches Ferment, entzündliche Exsudation·gelöstes Eiweiß (H. Schlößmann, J. Tsuchiya), Leukozyten und unter Umständen auch Erythrozyten in den Kot liefert. Gelöstes Eiweiß kommt im normalen Stuhl nicht vor; nur ein von der Darmwand (Epithelmauserung?) stammendes Nukleoproteid findet man dort in kleinen Mengen. Anderseits erscheint gelöstes Eiweiß aber schon, wenn der Kot unter Einfluß starker Abführmittel (Kalomel, Rizinusöl) diarrhoisch wird (Tsuchiya). Die eiweißführenden Entzündungsprodukte sind natürlich willkommene Beute für Fäulnisbakterien, und dies ist der Grund für die ansehnliche Vermehrung der Kotbakterien (J. Strasburger), für den Gestank und für die alkalische Beschaffenheit entzündlich-diarrhoischer Entleerungen.

An der Sekretvermehrung kann der Darm als Ganzes beteiligt sein, z. B. bei allen Formen der toxischen und infektiösen Gastro-Entero-Kolitis (Cholera an der Spitze); oder es sind nur einzelne größere Abschnitte und zwar viel häufiger der Dickdarm als der Dünndarm; oder es sind nur kleinere Bezirke eines Abschnittes, z. B. Zökum, Sigma romanum, Mastdarm. Die genauere Untersuchung der Abgänge ermöglicht oft den Ursprung der Sekrete zu erkennen. Vgl. Diagnostik.

D. Störungen der Resorption.

Wie besprochen, setzt sich der Kot im wesentlichen zusammen aus unverdaulichen Nahrungsschlacken und aus Resten von Darmabscheidungen (Eigenkot, S. 32). Dazu gesellen sich immer sehr kleine Mengen verdaulichen, aber nicht verdauten Materials, wofür der Gehalt des normalen Kots an Bruchstücken von Muskelfasern sinnfälliges Zeugnis ablegt. Von Resorptionsstörungen kann man nur reden, wenn die Summe des verdaulichen Materials anwächst. Man muß in solchem Falle wiederum unterscheiden:

Sekundäre Resorptionsstörungen. Von diesen sprechen wir, wenn die Ursache für die Vermehrung des verdaulichen Rückstandes in mangelhafter Lösung der Nährstoffe gelegen ist; dies können Sekretionsanomalien, z. B. Ausfall des Pankreassaftes, zu schneller Transport des Darminhalts durch den Darm, Einschluß verdaulicher Nährstoffe in unverdauliche Hüllen bewirken. Die Resorption ist gestört, weil das Material der Darmwand nicht in resorptionsfähigem Zustand greifbar geworden ist.

Primäre Resorptionsstörungen. Von diesen sprechen wir, wenn Sekrete und Aufenthaltsdauer vollkommen genügten, die Nährstoffe in resorbierbare Form zu bringen, die Darmwand aber aus irgend einem Grunde die Resorption nicht in normalem Umfang, d. h. so gut wie vollständig vollzieht.

Als wichtigste Erkenntnis haben wir voranzustellen, daß einfache Durchfälle, wenn sie nicht zu außerordentlicher Stärke anschwellen, und wenn sie nicht auf Reizzuständen beruhen, wobei die den Darm betretenden Nährstoffe gleichsam durchgejagt werden, keine wesentlich vermehrte Menge verdaulicher Nährstoffe in den Kot liefern (C. von Noorden und C. Dapper, S. 48, 230, H. Ury). Dies gilt sowohl für künstlich durch Abführmittel erzeugte, wie für krankhaft bedingte, entzündliche Durchfälle. Selbst bei ernsten Formen von Entero-Kolitis, von typhösen Diarrhöen usw. findet man in der Regel weder wesentlich mehr Kohlenhydrat und ätherlösliche Substanz noch mehr Stickstoff und Salze im Kot, als unter gleichen Umständen der Eigenkot enthält (H. Salomon und G. Wallace). Mit ihrer ungeheuren Resorptionsfläche gleicht also die Darmwand die Nachteile aus, die ihr aus der Erkrankung erwachsen. Wir sagen, in der Regel trifft dies zu. Ob nicht manche ältere Befunde erhöhter Stickstoff- und Fettwerte im Kot bei schweren akuten Infektionskrankheiten (Literatur bei C. von Noorden und bei Fr. Kraus) doch auf echte Resorptionsschäden zurückzuführen sind, muß offen bleiben. Überhaupt ist es schwer und meist nur durch besondere Versuchsanordnung zu entscheiden, was im Einzelfalle vermehrtem Eigenkot entstammt und was auf Grund sekundärer oder primärer Resorptionsstörung in den Stuhl gelangte. Am weitesten führten bisher die Untersuchungen mittels Ad. Schmidtscher „Probekost“, wenn sie auch bei weitem nicht so viel neue Erkenntnis brachten, wie man anfangs hoffte, und ferner die Untersuchung des Kots auf lösliches Eiweiß (S. 129).

Wenn man weniger vom theoretischen, als vom energetischen Standpunkt aus die ganze Frage betrachtet, erscheint es natürlich ziemlich gleichgültig, ob die im Kot gefundenen Kohlenhydrate, Fette, Lipoide, N-Substanzen wegen Fermentmangels, wegen Verstecks in Bindegewebe oder Pflanzenfasern, wegen zu schnellen Transportes, wegen primärer oder sekundärer Resorptionsstörung, wegen übermäßiger Sekretproduktion im Kot erscheinen. Sie sind unter allen Umständen als Verluste zu buchen, und daher werden auch unter pathologischen Bedingungen die sogenannten Ausnützungsquotienten, d. h. das Verhältnis zwischen Einfuhr und Ausfuhr praktischen Wert behalten. Über die tatsächlichen Gesamtverluste an N, Fett, Kohlenhydraten, Mineralstoffen bei Durchfallskrankheiten liegen viel zu dürftige Versuche vor. Sie zu ergänzen, wäre wichtig.

Als primäre Resorptionsstörung sind wahrscheinlich zu betrachten: die schlechte Fettresorption bei Ikterus (Ausfall der Gallensäurewirkung auf die Darmepithelien); die schlechte Resorption bei ausgedehntem Darmamyloid (33—37% Fettverlust und ca. 12% N-Verlust, Fr. Müller, W. Weintraud); die Fettstühle bei Tabes mesaraica (etwa 20% Verlust); die Fettstühle bei Morbus Basedowii (Ad. Schmidt, H. Salomon und M. Almagia, W. Falta); die schlechte Fettresorption bei sehr schweren Zirkulationsstörungen (Graßmann); die schlechte CO_2-Resorption bei Stauungen im Pfortaderkreislauf (K. Kato); vielleicht auch gelegentliche schlechte Ausnützung von N und Fett bei hohem Fieber und die Fettverluste bei Sprue.

Als sekundäre Resorptionsstörung sind zu betrachten: die schlechte Fett-, Lipoid- und N-Resorption bei pankreatischer Achylie; die schlechte Bindegewebsresorption bei Achylia gastrica; die schlechte Ausnützung von Stärke und pflanzlichem Eiweiß in Fällen, wo die abbauenden Kräfte des Darms nicht genügten, die einhüllenden Zellwand- und Faserteile zu zerstören; schlechte Resorption infolge stürmischen Transportes der Nährstoffe durch den Darm. Den sekundären Resorptionsstörungen muß man es wohl auch zurechnen, wenn bei ungewöhnlich umfangreichen Dünndarmresektionen (mehr als $1/2$ oder gar $2/3$ der Länge) das Verhältnis zwischen Aufnahme und Abgabe von N und ätherlöslichen Substanzen ungünstiger wird (O. Zusch, G. Axhausen, V. Lieblein, Y. Soyesima).

Anhangsweise sei erwähnt, daß ungenügende Kalkabscheidung in den Darm von manchen als Ursache der Phosphaturie (Kalkariurie) betrachtet wird (F. Soetbeer und H. Krieger). Der Befund läßt aber auch andere Deutungen zu. Über Resorption S. 175ff.

E. Enterogene Intoxikationen (Autointoxikationen).

Ein wenige Tausendstel Millimeter starker Epithelwall steht als Schutzwehr zwischen der ergiebigen Giftquelle des Dickdarms und dem Blut bzw. den Geweben des Körpers. Die sinnfälligen Vergiftungserscheinungen beim Austritt von Kot in die Bauchhöhle und beim tierexperimentellen Einspritzen von Kotextrakten in die Blutbahn führten zur Lehre von der enterogenen Autointoxikation. Seit den Kinderjahren der Bakteriologie brachte man das Entstehen der Gifte mit den Bakterien des Darms in Zusammenhang, und so ist es bis heute geblieben.

Auch die Darmwand bildet Stoffe (Hormone), die im Tierexperiment, bei Injektion in die Blutbahn, sich als Gifte erweisen, unter Umständen wohl auch dem eignen Körper Schaden bringen, z. B. bei irgendwie veranlaßter Überproduktion oder bei Ausfall antagonistischer Kräfte. Als solche Hormone der Darmwand sind z. B. Cholin und Sekretin zu betrachten, beide unzweifelhaft mit Nebenwirkungen auf Gefäß- und Nervensystem ausgestattet. Die Eigenschaft, neben ihren nützlichen physiologischen Leistungen auch schaden zu können, teilen sie mit anderen Hormonen, z. B. Suprarenin und Thyreoidin. Wir halten es aber nicht für richtig, wenn A. Albu die Fragen der Dyshormonie und der enterogenen Intoxikationen miteinander verquickt. Das sind ganz verschiedene Dinge und Begriffe.

1. **Ursprung der Gifte.** Wir müssen uns vor allem über die verschiedenen Quellen der Gifte klar werden, die im Darm entstehen und dann schädliche Fernwirkungen entfalten können. Sicher die meisten, wie wir sehen werden, vielleicht nicht alle, nehmen ihren Ausgang von der parasitären Flora und Fauna des Darms. Manche Gifte sind Abkömmlinge der normalen Darmbewohner, und soweit dies der Fall, haben wir bei gesundem Darm vielleicht schon das unterste Ileum, im wesentlichen aber die Abschnitte unterhalb der Klappe als ihren Entstehungsort zu betrachten. Bei krankem Darm (Stauungen, Entzündungen, S. 59) ist aber auch der Dünndarm an der Giftproduktion beteiligt. Manche pathogene Parasiten entwickeln sogar ihre Giftproduktion hauptsächlich im Dünndarm (Cholera, Typhus, Anchylostomum duodenale u. a.). Mit der Entstehungsweise einiger enterogenen Gifte sind wir vertraut; über die meisten wissen wir wenig oder gar nichts. Daher ist die folgende Übersicht höchst lückenhaft und trägt mehr den Charakter eines orientierenden Schemas.

a) **Proteine.** Man betrachtet, wahrscheinlich mit Recht, als wesentliche Quelle aller enterogenen Gifte die Eiweißkörper. Daß dies vielleicht zu eng gefaßt ist, werden wir sehen. Jedenfalls lehnt sich der Begriff „enterogene Autointoxikation" durchaus an die Vorstellung und Tatsache an, daß aus Proteinen giftige Stoffe entstehen, in den Kreislauf eindringen und Giftwirkung entfalten können. Unter welchen Eiweißabkömmlingen haben wir nun die Gifte zu suchen?

Unvollständig abgebautes Eiweiß von Albumose- oder Peptoncharakter. Die normale Schleimhaut resorbiert nur Peptide. Die Möglichkeit, daß artfremde Albumosen resorbiert werden, liegt aber bei Beschädigung der Darmwand vor; dann ist die Grundlage für das Entstehen anaphylaktischer Vorgänge gegeben. Was alles von krankhaften Symptomen, die bei Magen-Darmstörungen leichter und ernster Art auftreten, dazu gehört, läßt sich noch nicht übersehen. Mit einiger Wahrscheinlichkeit sind Temperaturschwankungen nach oben und unten, Einflüsse auf das sympathische und parasympathische Nervensystem, vor allem aber exsudative Erkrankungen des Hautorganes darauf zurückzuführen (Toxidermien, Urtikaria, Erythema exsudativum an der Spitze), d. h. Zustände, wie sie uns aus der „Serumkrankheit" geläufig sind. Bei einzelnen Menschen treten solche enterogene Dermotoxikosen nach Genuß ganz bestimmter, für die große Mehrzahl harmloser Nahrungsmittel auf (z. B. nach Krebsen, Erdbeeren, Eiern); wahrscheinlich beruhen diese sogenannten „Idiosynkrasien" auf konstitutionell bedingter Durchlässigkeit der Epithelschicht für ganz bestimmte Stoffe und sind als wahre Anaphylaxien zu deuten (E. Friedberger; S. 27).

Fäulnisprodukte des Proteins. Beim bakteriellen Abbau des Proteins (Eiweißfäulnis) treten zum Teil die gleichen Atomgruppen auf, zu denen auch die Fermente des Darms das Eiweißmolekül zertrümmern (Peptide). Teilweise geht aber der Abbau weiter oder erfolgt in anderer Richtung. Von solchen spezifisch bakteriellen Abbauprodukten heben sich als wohlcharakterisierte und mit giftigen Potenzen ausgestattete Stoffe hervor:

Körper aus der aromatischen Reihe: Indol, Skatol, Phenol, Kresol. Zahlreiche, sowohl normale wie pathogene Darmbewohner können sie bilden. Ein Teil, wahrscheinlich bei offener Bahn immer der weitaus größte Teil, wandert in den Kot (H. Ury, R. Schütz, R. Baumstarck) und wird damit unschädlich. Ein Teil aber wird resorbiert. An der Giftigkeit dieses in die Blutbahn gelangenden Materials ist gar nicht zu zweifeln. Die Giftigkeit des Indols wiesen Tierversuche nach (Chr. Herter, E. Metschnikoff, Cl. Gautier u. a.); für die Giftigkeit des Phenols und Kresols liefert uns die Klinik zahlreiche Belege. Aber zu deutlichen Giftwirkungen aller dieser Stoffe gehören doch recht große Mengen, offenbar viel größere Mengen als beim gesunden Menschen und selbst unter wesentlichem Anstieg der Eiweißfäulnis beim darmkranken Menschen zur Resorption gelangen, und es ist vollkommen berechtigt, wenn A. Rodella sagt, es sei neuerdings dem Phenol als Gift viel zu viel in die Schuhe geschoben worden. Zudem verfügt der Körper über Schutzvorrichtungen; wie es scheint, schon im Darmepithel, das nach Chr. Herter und A. J. Wakeman ansehnliche Mengen von Indol abfängt und irgendwie in eine ungiftige Verbindung überführt; eine zweite Schutzwehr bildet die Leber, die Indol usw. mit Schwefelsäure oder Glykuronsäure paart und damit entgiftet. In dieser Form scheidet sie dann die Niere aus. Auf Indikan (Indoxylschwefelsäure) oder besser auf die mit Körpern der aromatischen Reihe gepaarte Schwefelsäure des Harns („Ätherschwefelsäure") als Maßstab der Eiweißfäulnis im Darm richtete sich seit den Arbeiten E. Baumann's die Erforschung der enterogenen Autointoxikation. Es ist aber so gut wie niemals bezweifelt worden, daß Indikan und Ätherschwefelsäure nur Indikatoren für den Grad der intestinalen Eiweißfäulnis seien (G. Baar); auch in den Arbeiten A. Combe's, der größeres Gewicht als alle anderen auf diesen Maßstaß legte, tritt dies deutlich hervor. Ein richtiger Maßstab für die Bildung aromatischer Fäulnisprodukte können jene Größen gar nicht sein, sondern höchstens Zeugnis für die Größe ihrer Resorption ablegen. Diese hängt natürlich nicht nur von der Bildung, sondern auch davon ab, wie viel von den Produkten dem Darm durch die Exkremente entführt wird, und diese Summe ist bei schneller Dickdarmpassage sowohl absolut wie relativ größer als bei normaler oder verlangsamter Dickdarmperistaltik; sie ist am geringsten bei Passagehindernissen, und es kann nicht wundernehmen, wenn wir bei stenosierenden Darmtumoren, oberhalb derer reichliche Massen faulenden Darminhalts stagnieren, weitaus die größten Mengen Indikan bzw. Ätherschwefelsäure im Harn finden. Es ist ferner durchaus möglich, und wir halten es nach Versuchen mit faulender Peptonlösung in Gärungsröhrchen für höchst wahrscheinlich, daß bei längerem Verweilen im Darm und unter Mitwirken anderer Mikroben (Indolverzehrern?) ein Teil der entstandenen aromatischen Fäulnisprodukte wiederum zerstört, d. h. weiter abgebaut wird. Daraus würde sich erklären, daß man bei erheblicher Obstipation zwar manchmal aber durchaus nicht regelmäßig pathologisch verstärkte Indikanurie antrifft. Mit vollem Recht ist daher betont (Fr. Müller, A. Albu u. a.), daß Indikan und Ätherschwefelsäure nur mit Vorsicht als Indikator für den Grad der intestinalen Eiweißfäulnis verwertbar seien. Es ist immer nur ein Wahrscheinlichkeitsschluß, wenn wir annehmen, wie A. Combe es unrichtiger Weise zur Regel erhob, daß gleichzeitig mit vermehrtem Indol etc. auch vermehrte andere, giftigere, aber analytisch nicht faßbare Produkte zur Resorption gelangen. Es ginge aber zu weit, den Maßstab der Indikan- und Ätherschwefelsäureausscheidung — weil er kein unbedingt zuverlässiges Aichmaß ist — ganz fallen zu lassen. Wir dürfen freilich nicht übersehen, daß es auch andere Arten des Eiweißabbaues gibt, die zu höchst gefährlichen Produkten hinleiten, ohne Mehrbildung und Mehrresorption aromatischer Körper zu veranlassen (Fr. Müller). Anderseits lehrt aber vieltausendfältige klinische Erfahrung, daß Hyperindikanurie immer etwas Pathologisches ist und immer auf Vorgänge im Darm hinweist, die wir nach Möglichkeit bekämpfen sollen. Ob es bei bestehender Hyperindikanurie zu enterogenen, toxischen Fernwirkungen vom Darm aus kommt, hängt aber wohl sicher weniger von der Menge des Indols, Skatols usw. ab, als davon, ob neben diesen Körpern andere resorbierbare Gifte entstehen, und wie die persönliche Reaktionsfähigkeit eingestellt ist. Man hat also bei Bewertung der Indikanurie als Merkmal der Autointoxikation immer mit zwei unbekannten Größen zu rechnen, einmal mit chemisch unfaßbaren begleitenden Giftstoffen und zweitens der jeweiligen Abstimmung der Erfolgsorgane (Nervensystem, Blutgefäße, Drüsen usw.). Die Deutung der Giftfolgen, die sich etwa kundgeben, ist immer heikel. Es besteht die Gefahr, daß sie von Willkür und vorgefaßter Meinung beherrscht wird. Das ist nur allzu oft vorgekommen. Manche haben alle Krankheiten, wo auch immer Hyperindikanurie gefunden wurde, als enterogene Autointoxikation gedeutet. Namentlich sind nur allzu oft die proteusartigen Krankheitsbilder der Neurasthenie mit Autointoxikation verwechselt worden.

Amine. Zu den mit stark basischen Eigenschaften ausgerüsteten Aminen gehören die Ptomaine, und in ihnen suchte man früher die hauptsächlichen Giftträger (Putreszin = Tetramethylendiamin, Kadaverin = Pentamethylendiamin, Histamin = β-Imidazolyläthylamin u. a.). Amine sind keine körperfremden Stoffe; auch das Suprarenin gehört zu den Aminen, ebenso andere Hormone, also Produkte und Bestandteile des gesunden Körpers. Alle

Amine dieser Gruppe sind mit starker Wirkung auf den Organismus ausgestattet und in größerer Menge sind sie alle giftig, d. h. sie schädigen bald dieses bald jenes Organ. Es ist möglich, daß der Ursprung mancher physiologisch wirksamer und notwendiger Amine in den Darm zu verlegen ist. Dort kommen nur Bakterien als ihre Erzeuger in Frage. Histamin ist der wesentliche Bestandteil des sog. Vasodilatins, das starke Gefäßwirkung entfaltet. E. Mellanby und F. W. Twort isolierten aus dem menschlichen Darm einen Bazillus, der Imidazolyläthylamin aus Histidin abspaltet. Neben gefäßerweiternder Eigenschaft wies L. Popielski stark fördernden Einfluß auf die Magensekretion von ihm nach, und H. Eppinger, der ihn in diarrhoischen Stühlen fand, im Kot des Gesunden vermißte, sah beim Auftragen auf verletzte Hautstellen örtlich Urtikaria und Blasen entstehen. Also alles in allem erwies sich die Substanz als starkes Vagotonikum. Welche Rolle aber Amine bei enterogenen Intoxikationen spielen, ist durchaus unklar. Der Umfang ihrer Bildung und das Maß ihrer Giftigkeit scheinen früher stark überschätzt worden zu sein. — Seit geraumer Zeit wird bei enterogener Intoxikation der Schwerpunkt nicht mehr auf Ptomaine verlegt. Bestimmend dafür war der Nachweis, daß Ptomaine sich erst bei langer Dauer der Fäulnis entwickeln, und daß Extrakte fauliger Massen am giftigsten in den ersten Stadien der Fäulnis sind, d. h. zu einer Zeit, wo Ptomaine überhaupt noch nicht nachweisbar sind (W. Erben). Es liegen sowohl bei Tieren wie beim Menschen genügend Erfahrungen vor, daß ptomainreiches, stark gefaultes Eiweißmaterial vom Magen-Darmkanal aus ohne Nachteil vertragen wird. Es sei an den bei manchen Volksstämmen üblichen Verzehr fauler Fische und fauler Eier erinnert.

Schwefelwasserstoff. Es sind zwar einzelne Fälle mitgeteilt (zusammengestellt bei H. v. d. Bergh), wo bei Enteritis und Darmlähmung durch ungewöhnlich starke SH_2-Entwicklung es zu bedenklichen Symptomen kam (Hydrothionämie); das sind aber doch nur Ausnahmsfälle, und es geht aus den betreffenden Krankengeschichten nicht einmal sicher hervor, daß wirklich SH_2 der wesentliche Schädling war. Man empfahl vor längerer Zeit SH_2-Klistiere zur Behandlung der Lungentuberkulose und führte dabei ohne Nachteil viel größere Mengen ein, als im Darm — vielleicht von Ausnahmsfällen abgesehen — bei normaler und bei pathologischer Darmflora entstehen. Die Lehre von den enterogenen Intoxikationen hat daher auch kaum auf SH_2 Bezug genommen. Methylmerkaptan ($CH_3 . SH$) ist ebenso zu beurteilen wie SH_2.

Bakterien- und Helminthentoxine. Erst hier betreten wir ein Gebiet, das sich fester experimenteller und klinischer Grundlage erfreut, aber — wie sofort hinzuzufügen — der chemischen Grundlage völlig ermangelt. Wir wissen, daß Bakterien Gifte bilden, teils Exotoxine, d. h. solche, die die Mikroben intra vitam nach außen hin abgeben, vorzugsweise aber Endotoxine, d. h. solche, die im Körper der Bakterien entstehen und dort verbleiben, bis diese abgestorben sind und ausgelaugt werden. Die Toxinproduktion der einzelnen Bakterienarten ist sehr verschieden groß, und es kommen innerhalb derselben Art weitere beträchtliche Unterschiede vor, je nach Stamm und je nach Nährboden. Die Empfindlichkeit der einzelnen Tierarten für ein und dasselbe Toxin ist gleichfalls verschieden, und je differenzierter die Individuen einer Art sind, desto verschiedener ist auch ihre Reaktion auf Toxin gleicher Menge und Art. Am stärksten ausgeprägt ist dies beim Menschen. Konstitutionelle Bedingungen, überstandene und gegenwärtige Krankheiten können die Empfindlichkeit erhöhen oder herabsetzen.

Was sind das nun für Stoffe? Chemisch wurden sie noch nicht gefaßt. Die Bakteriologie nimmt aber mit guten Gründen an, es seien Eiweißabkömmlinge oder -modifikationen, die sich am besten mit den gleichfalls chemisch noch ungeklärten Fermenten vergleichen lassen und ihnen wahrscheinlich in chemischer Konstitution und Eigenschaft sehr nahe stehen (Brieger's Toxalbumine, vielleicht besser „Toxoproteosen"). Wie Fermente wirken sie in unmeßbar kleinen Quantitäten. Die tödliche Dosis Choleratoxins ist so unendlich klein, daß sie mit mathematischem Ausdruck sich gar nicht bestimmen läßt. Wir arbeiten also einstweilen nur mit einem Potentialbegriff, wenn wir von Bakterientoxinen sprechen.

Es wäre nun gänzlich verkehrt anzunehmen, solche Bakterientoxine würden nur von pathogenen Keimen gebildet, etwa von Choleravibrionen, von Typhus-, Ruhrbazillen usw. Sie entstehen vielmehr auch in ganz gewöhnlichen Darmbewohnern (E. Magnus-Alsleben) und gerade mit Bezug auf diese Toxine war der einführende Satz gerechtfertigt, daß nur eine dünne Epithelschicht den Organismus von der Brutstätte starker Gifte trenne.

Wir können nicht die Toxinproduktion der einzelnen Darmbakterien hier besprechen. Um das Gesagte zu beleuchten, sei nur auf die ergebnisreichen Untersuchungen R. Seyderhelm's verwiesen. Er fand im wässerigen Extrakt tierischer Darmparasiten Toxine, die im Tierexperiment bei wiederholter intravenöser Injektion das typische Bild der perniziösen hämolytischen Anämie hervorriefen. Solche Toxine wurden gewonnen aus Gastrophiluslarven, d. h. den Larven der Pferdebißfliege (Oestrus equi), aus Botriocephalus latus, aus Taenien, aus Ascaris lumbrocoides. Die Gifte erhielten die Namen: Östrin, Botriozephalin, Taeniin, Askarisgift. Sie wurden weiterhin mit gleichartiger Wirkung dargestellt aus gemischten Darmbakterien, aus Bacterium coli, aus Bacterium alcaligenes intestini, aus Bacterium typhi, aus Streptokokken des Darms. Negativ fielen die Versuche mit den Extrakten von einfachen Saprophyten aus wie Bac. subtilis, Hefe. Natürlich eröffnen die glänzend durchgeführten Untersuchungen Seyderhelm's weit über das bisher festgestellte hinaus neue Ausblicke und mahnen den sicher sehr verschiedenen Giftwirkungen der einzelnen normalen, zufälligen und pathogenen Darmbakterien sorgfältig nachzugehen. Bisher bekannte Einzelheiten hier zusammenzutragen, interessiert um so weniger, als das vorliegende Material keineswegs genügt, ein anschauliches Gesamtbild zu entwerfen. Hier kam es nur darauf an, auf Grund der Magnus-Alslebenschen Befunde grundsätzlich festzulegen daß nicht nur pathogene, sondern auch anerkannt normale Bakterien (B. coli!) heftig Gifte in sich bergen. Die Übergänge zwischen Toxizität dieser und jener Bakterienar sind offenbar fließende; zwischen den Wirkungen des Kolitoxins und denen des Cholera vibrio mögen kluftweite quantitative und qualitative Unterschiede bestehen. Gifte bilden aber beide; und das gleiche ist wohl von der großen Mehrzahl der im Darm gefundenen Bakterien zu sagen. In ähnlicher Richtung wie die Seyderhelmschen Untersuchungen bewegen sich diejenigen von L. Heß und H. Müller, welche bei einigen enterogenen Eiweiß-abbauprodukten anämisierende Eigenschaften aufdeckten.

b) **Kohlenhydrate** werden in der Regel nicht als Quelle enterogener Gifte betrachtet, sondern umgekehrt eher als Widersacher der Giftbildung. Letzteres stimmt insofern, als die Kohlenhydratgärung stets unter Säurebildung verläuft, und saure Reaktion der Eiweißfäulnis und überhaupt den meisten am Eiweißmolekül sich abspielenden bakteriellen Zersetzungen einen Riegel vorschiebt. Immerhin kann der bakterielle Kohlenhydratabbau nicht als vollkommen harmlos bezeichnet werden, da zum mindesten die Möglichkeit für das Entstehen schädlicher Stoffe gegeben ist.

Aus Kohlenhydraten entstehen im Darm durch Gärung vorzugsweise niedere Fettsäuren, die zwar örtlich reizen können, von denen schädliche Fernwirkungen aber nicht bekannt sind (Ameisensäure, Essigsäure, Buttersäure, Valeriansäure, Propionsäure). Auch Alkohol kann gebildet werden (Hefe!); doch sind seine Mengen höchst gering, und — praktisch genommen — scheinen enterogene Alkoholschäden gar keine Rolle zu spielen. Nicht mit gleicher Sicherheit läßt sich dies von Aldehyden sagen, die nach den bemerkenswerten Untersuchungen O. Loeb's die Gefäßendothelien gefährden. Die Möglichkeit ihrer Entstehung durch bakterielle Gärung ist im Darm gegeben. Genaueres wissen wir darüber aber nicht. Gleichsinnige Wirkung stellte O. Loeb bei gewissen Tierklassen von der Milchsäure fest, welche bestimmte Bakterien, z. B. B. coli, in reichlicher Menge aus Dextrose zu bilden vermögen. Daß Milchsäure ein Gift für Tiere sein kann, klingt ganz seltsam; Loeb's Versuche lassen aber keinen Zweifel zu. Gift für Nager, ist Milchsäure die normale Form, in welche der Wiederkäuer Stärke und Zucker im Darm umsetzt, und in welcher er sich die Energie dieser Nährstoffe nutzbar macht (N. Zuntz)! Nach allem was wir wissen, vor allem nach der trefflichen Bekömmlichkeit von Milch und milchsäurehaltigen Milchpräparaten zu urteilen (saure Milch, Ya-Urt, Kefir usw.) gehört der Mensch wohl sicher zu den Geschöpfen, die milchsäure-giftfest sind. Wir dürfen hier nicht übersehen, daß niedere Fettsäuren, durch Gärung aus Kohlenhydraten hervorgehend, von A. Czerny und A. Keller als Ursache der „infantilen Säureintoxikation" bei künstlicher Ernährung gedeutet worden sind (akuter Enterokatarrh, Cholera infantum). Eine breite Literatur über diese sogenannte Säureintoxikation der Kinder entstand. Daß die von A. Czerny und A. Keller gegebene Deutung richtig sei, wird von anderen Kinderärzten stark bezweifelt (L. Langstein und L. F. Meyer), und auch wir halten alle zugunsten jener Lehre beigebrachten Gründe nicht für stichhaltig. Dagegen ist es nicht nur möglich, sondern höchst wahrscheinlich, daß die Gärungssäuren das Darmepithel schädigen und die Darmwand für enterogene Gifte durchgängiger machen. Dazu kommt der Nachweis, daß manche Bakterien, u. a. der in jedem Säuglingsdarm heimatberechtigte Gasphlegmonebazillus in Gegenwart von Dextrose aus Eiweiß giftigere Produkte bildet, als auf kohlenhydratfreiem Nährboden (F. Passini). Hier wirken die Kohlenhydrate also nicht als Giftquelle, sondern gleichsam als Katalysatoren.

c) **Fette** zählen ebenso wie Kohlenhydrate zu den Körpern, mit denen die Lehre von der enterogenen Autointoxikation wenig oder gar nicht rechnet. Praktisch genommen ist dies für normale Darmverhältnisse zweifellos richtig. Aber auch hier können besondere Umstände die Lage der Dinge doch wohl ändern. Die positiven Anhaltspunkte für solches Geschehen sind freilich dürftig.

Die Produkte der bakteriellen Fettspaltung, die beim Ausfall des Pankreassaftes ihren Höhepunkt erreicht aber zweifellos bei jeder Art fauliger Zersetzung vorkommt, sind als Schädlinge für das Darmepithel zu betrachten; und dadurch können sie die Resorption von Giften begünstigen. Theoretisch erscheint es auch möglich, daß Darmbakterien die Fettsäuren ebenso zu Ketonsäuren (Azetessigsäure und β-Oxybuttersäure) abbauen, wie dies Fermente in der Leber tun, und daß auf solcher Grundlage ein der diabetischen Azidosis (Säurekoma) entsprechendes Krankheitsbild entsteht. Doch fehlen gerade diese leicht nachweisbaren Säuren unter den im Darm entstehenden Zersetzungsprodukten des Fettes. Wenn bei schweren Enteritiden und insbesondere bei Cholera infantum Ketonkörper (Azeton, Azetessigsäure, β-Oxybuttersäure) im Urin erscheinen, was durchaus nichts Seltenes ist, so muß dies als Inanitions-Azidosis gedeutet werden und steht mit enterogener Intoxikation nur insofern im Zusammenhang, als der Zustand des Darms und andersartige enterogene Gifte Nahrungsaufnahme und Nahrungsresorption erschweren oder unmöglich machen. Jedenfalls liegt bisher nicht der geringste Anlaß vor, Fette und Fettsäuren als enterogene Giftquellen zu verdächtigen. Über die besonderen Verhältnisse bei Ölsäure s. unten.

Lipoide und ungesättigte Fettsäuren. Nach den Untersuchungen von E. St. Faust und T. W. Tallqvist, F. Berger und J. Tsuchiya, namentlich von H. Lüdke und L. Fejes schien es möglich, daß in Wurm- und Bakterienleibern Lipoide entstehen, die nach Resorption giftige Fernwirkung entfalten und insbesondere durch ihre hämolytische Eigenschaft schwere Anämie (Biermer's Anaemia perniziosa) erzeugen können. Obwohl nach den vorliegenden Arbeiten an der hämolytischen Eigenschaft und damit an dem Giftcharakter der Helminthen- und Bakterienlipoide nicht zu zweifeln ist, fanden doch andere Autoren weder im Darm noch in den Geweben der Perniziös-Anämischen Lipoide und ungesättigte Fettsäuren von stärkerer hämolytischer Kraft, als man sie bei Nichtanämischen auch findet (F. Kuelbs, E. Bloch, C. A. Ewald und E. Friedberger, W. F. Mc Phedran, R. v. Steyskal). Wir müssen daraufhin den anämisierenden Einfluß der Helminthen- und namentlich der Bakterienlipoide zwar anerkennen, abei eine stärkere Durchlässigkeit der Darmwand (Epithelschädigung?) als Bedingung für ihren Übertritt aus dem Darm ins Blut voraussetzen. Allerdings ist gerade die Ätiologie der perniziösen Anämie inzwischen durch die Arbeiten R. Seyderhelm's in andere Beleuchtung gesetzt (s. oben). Was die ungesättigten Fettsäuren betrifft, wozu auch die Ölsäure gehört, so wissen wir, daß sie im Organismus hämolytisch wirken und wahrscheinlich beim normalen Abbau der Erythrozyten eine bedeutsame Rolle spielen. Daß Ölsäure unter normalen Verhältnissen vom Darm aus giftig wirkt, ist gänzlich ausgeschlossen; wir brauchen nur auf die großen Mengen Olein (Ölsäure-Triglyzerid) hinzuweisen, die zahlreiche Menschen in Form von Olivenöl und anderen flüssigen Pflanzenfetten verzehren; ferner auf den hohen Gehalt der Muttermilch an Olein (40—50$^0/_0$ des Milchfettes!). Immerhin könnte dies unter pathologischen Verhältnissen anders sein. Es gibt Zustände, wobei die Empfindlichkeit des Blutes für ungesättigte Fettsäuren, u. a. auch für Ölsäure beträchtlich erhöht ist (Toluylendiaminvergiftung, Narkose, G. Joannovicz und E. P. Pick). Wenn die natürlichen Schutzkräfte des Organismus gegen den hämolytischen Einfluß der Ölsäure aus irgend einem Grunde abgeschwächt sind, erlangen vielleicht auch die vom Darm resorbierten Ölsäuremengen eine gewisse toxische Bedeutung. Näheres bei H. Eppinger.

Aus der vorstehenden Übersicht, die nur die nächstliegenden Möglichkeiten in Betracht zieht, sehen wir, wie außerordentlich mannigfaltiger Quelle und Art enterogene Gifte sein können. Ob sie nun wirklich entstehen und ob sie wirklich zu Giften für den Körper werden, hängt sicher noch von anderen Umständen ab. Ein Teil dessen was als Autointoxikation beschrieben wurde, ist wahrscheinlich nicht „Intoxikation", sondern wahre Infektion, d. h. beruht auf Durchwandern kleiner Keimmengen durch die erkrankte Schleimhaut und vorübergehender Ansiedlung an dieser oder jener Stelle. Wegen der geringen Zahl der durchwandernden Bakterien kommt es aber nicht zu schweren Erscheinungen; die Bakterien gehen nach einiger Zeit im Körper zugrunde. Über diese Vorgänge, die J. G. Adami als „Subinfektion" bezeichnet, ist noch wenig bekannt.

2. Schutzvorrichtungen. Wenn trotz ihres Bestehens die Gifte nicht zur Wirkung gelangen, so weist dies auf Schutzvorrichtungen hin. Nicht zu übersehen ist die gegenseitige Beeinflussung der Darmbakterien. Veranschaulicht wird dies schon durch das ungeheure Massensterben der Bakterien auf dem Wege vom Zökum zum After (S. 32). In welchem Umfang dadurch Toxine (Endotoxine) zerstört werden, steht dahin und ist wohl bei jeder Bakterienart verschieden. Dem Fortschreiten der Giftbildung beugt

das Absterben aber wohl sicher vor. Es dürften wohl auch die Stoffwechselprodukte der einen Bakterienart die Toxine anderer Arten abschwächen, gleich-
sam entgiften. In dieser Richtung bewegte sich auch der Gedankengang
E. Metschnikoff's, wenn er auch mehr darauf abzielte, Produzenten von
Starkgiften durch Produzenten von Schwachgiften überwuchern zu lassen.
Einen mächtigen Schutzwall bildet das gesunde Darmepithel. Wenn wir
annehmen — was höchst wahrscheinlich ist —, daß die Toxine löslichen,
nicht koagulablen Proteosen nahe stehen, so erkennen wir den ungeheuren
Wert der Nicht-Durchgängigkeit der Epithelschicht für Proteine und Albumosen.
Der damit gewährte Schutz ist sicher kein absoluter (S. 29, 58); es mögen sich
vielleicht auch gewisse Toxine vermöge ihres chemischen Baues, vermöge Lipoidlöslichkeit, vermöge lockernden Einflusses auf die interzelluläre Kittsubstanz
usw. den Durchtritt leichter als andere erzwingen; im allgemeinen aber ist
der Schutz jedenfalls beträchtlich. Bedarf es doch im Tierexperiment einer
vieltausendmal größeren Menge Choleratoxins, um Tiere vom gesunden Darm
aus als durch subkutane oder intraperitoneale Injektion zu vergiften. Der
Theorie nach, und dies stimmt mit klinischen Erfahrungen gut überein, begünstigt
Erkrankung der Darmschleimhaut die Aufnahme von Giften aus dem Darm;
sie ist bei manchen Giften vielleicht sogar unerläßliche Vorbedingung dafür.

Eine weitere Schutzmauer errichtet sich der Körper selbst durch Bildung
von Immunstoffen bzw. Abwehrfermenten, so daß den Toxinen der
gewöhnlichen Darmbewohner gegenüber eine gewisse Giftfestigkeit erworben
vielleicht schon kongenital mitgegeben wird. Es sei an das Gesundbleiben
der Bazillenträger von Typhus-, Ruhr- und Cholerakeimen erinnert; auch
daran, daß den eigenen Kolistamm das Blut immer am stärksten agglutiniert.
Die Immunitätsforschung hat leider die Lehre von der Antitoxinbildung gegenüber normalen Darmbewohnern noch wenig ausgebaut.

Im Zusammenhang mit vorstehenden Erörterungen sind einige Befunde
C. H. Whipple's und seiner Mitarbeiter von großem Belang. In abgeschnürten Duodenal-
schlingen entstehen beim Hunde starke Gifte, deren Resorption die Tiere tötet. Als Giftträger wurden Proteosen nachgewiesen, die durch Ammonsulfat fällbar waren. Planmäßige
Injektion sehr kleiner Mengen gestauten Darminhaltes von Mensch, Hund, Katze immuni-
sierte die Tiere bis zu gewissem Grade gegen diese Giftwirkung. Wenn man bei den Tieren
die Stauung beseitigte, ehe es zu schwerer Vergiftung kam, überstehen sie eine zweite Stauung
besser; also auch hier ein immunisierender Vorgang. Die Vergiftung von der abgeschnürten
Schlinge aus kommt auch zustande, wenn dieselbe drainiert wird; offenbar tritt Gift dann
durch die verletzte Schleimhaut ein (S. 640).

Schließlich ist auch der Krankheitsbereitschaft der giftempfindlichen
Organzellen zu gedenken. Sie ist sicher höchst verschieden, wie uns die Gesamt-
erfahrungen der Toxikologie und Pharmakologie lehren. Namentlich schwankt
die Reizempfänglichkeit der nervösen Zentren und der vegetativen Nervensysteme außerordentlich; und gerade hier liegt der Hauptangriffspunkt der
meisten Gifte. So mag es kommen, daß wir bei spärlicher Aufnahme enterogener
Gifte, je nach Erregbarkeitszustand der Erfolgsorgane, ganz verschieden schwere
und ganz verschiedenartige Syndrome zu sehen bekommen. Dies leitet über
zu den Krankheitsbildern enterogener Toxikosen. Mit ihnen werden
wir uns noch an verschiedenen Stellen des Buches zu beschäftigen haben, so
daß hier nur kurz darauf eingegangen werden kann. Nur weniges ist genau
abgegrenzt und zweifellos festgestellt. Am besten und zuverlässigsten kennt
man natürlich die Toxikosen, welche beim Befall des Darms mit pathogenen
Mikroorganismen entstehen. Das gibt abgerundete, ziemlich gleichmäßige,
nur ihrer Schwere nach verschiedene Krankheitsbilder. Man rechnet sie nicht
zu den Autointoxikationen (S. 58), obwohl keine grundsätzlichen Verschiedenheiten bestehen (S. 37). Neben anderen Krankheiten ist vor allem der Anaemia
gravis zu gedenken, weil sie offenbar auch durch Toxine normaler Darmbewohner

entstehen kann (S. 60). Mit genügender Zuverlässigkeit dürfen wir auch manche Toxidermien den enterogenen Intoxikationen (wahrscheinlich zum Teil echte Autointoxikationen) zurechnen (S. 58), u. a. nach R. Stähelin's Darlegungen gewisse Formen von Oedema cutis circumscriptum. E. Koll beschrieb osteomalazieähnliche Krankheitsbilder, und die Krankengeschichten geben in der Tat einige Anhaltspunkte für enterotoxischen Ursprung derselben. Chr. Herter entwarf das Krankheitsbild des „intestinalen Infantilismus"; wenn seine Beweisführung auch nicht zwingend ist, so konnte er die enterotoxische Grundlage der Krankheit doch sehr wahrscheinlich machen. C. von Noorden schälte aus den enterogenen Autointoxikationen ein nicht ganz seltenes Krankheitsbild heraus, das sich vorzugsweise als multiple sensible Neuritis darstellt und daneben auch meist Reizzustände in diesem oder jenem Gebiet des parasympathischen Nervensystems mit sich bringt; auf den enterogenen Ursprung wiesen beträchtliche Hyperindikanurie (S. 59) und der Erfolg beim Bekämpfen der intestinalen Störungen hin. Welcher Art die Giftkörper seien, mußte offen bleiben.

Wenn wir nun sehen, daß manche Menschen bei Obstipation Kopfschmerz, Kopfdruck, Schwindel, Migräne, Pulsverlangsamung, Hautjucken oder anderes lästiges Unbehagen bekommen; wenn wir bei der Mehrzahl der Menschen solche Folgezustände vermissen, dürfen wir dann die erstere Gruppe einfach als Neurastheniker mit psychogenen Beschwerden abtun? Dürfen wir die ätiologische Verknüpfung mit den uns harmlos erscheinenden Darmstörungen ohne weiteres ablehnen? Ist nicht vielleicht krankhafte Übererregbarkeit dieser oder jener Teile des Nervensystems die Ursache, daß der kleine Reiz üble Folgen hat? Wir halten es für einen Pharasäismus der Exaktheit, wenn man enterogene Intoxikation nur deshalb nicht anerkennen will, weil es unmöglich ist, das Gift im Reagensglas nachzuweisen und chemisch zu charakterisieren. Damit wollen wir nicht diejenigen entschuldigen, die ganz uferlos und kritiklos das bunteste Gemisch von Krankheitszuständen dem Begriff „enterogene Autointoxikation" unterordnen. Solches Vorgehen hat schon viel geschadet; es hat den Blick von den wahren Krankheitsursachen abgelenkt und die Lehre von der enterogenen Autointoxikation in Verruf gebracht.

Diagnostik.

I. Vorgeschichte.

Mit vererbbaren Krankheiten hat man bei Darmleiden kaum zu rechnen; doch kann hier und da aus Kenntnis der Familiengeschichte ein diagnostisch brauchbarer Anhaltspunkt gewonnen werden, z. B. kei Karzinomen und bei nervösen Enteropathien. Wichtiger ist das Fahnden nach persönlichen, angeborenen Konstitutionsanomalien, die schon in früher Jugend allerlei bemerkenswerte Zeichen bringen. So kann z. B. dürftige Entwicklung im Kindesalter trotz auskömmlicher Ernährung auf angeborene Minderwertigkeit der Verdauungsorgane hinweisen. Nachrichten über Magen- und Darmstörungen in der Kindheit sind bei Darmkranken immer von Belang. Aus ihrer Art, aus ihrem Kommen und Gehen, aus etwaigen Erfolgen therapeutischer Maßnahmen ergeben sich allerlei Hinweise, z. B. bei angeborenen Lageveränderungen, bei

Hernien, bei schwer bekämpfbarer Verstopfung (vgl. Hirschsprungsche Krankheit), aber auch bei chronischen Durchfällen, die manchmal mit ihren Anfängen bis in frühe Kindheit zurückreichen (R. Schütz). Namentlich beim Habitus asthenicus enteroptoticus Stiller entrollt die Anamnese oft eine lange Leidensgeschichte von Magen-Darmbeschwerden, die bald so, bald anders gedeutet und behandelt wurden, im ganzen aber sehr ungünstigen Einfluß auf das körperliche und psychische Gedeihen ausübten. Obwohl die Konstitutionsanomalie natürlich schon bestand, werden die ersten Krankheitsäußerungen oft nur bis in die Entwicklungsjahre zurückverlegt, d. h. in die Zeit, wo größere Ansprüche an den Körper herantraten, und die vorbeugende Sorgfalt der Kinderstube aufhörte. Wie oft sich nachschleppende Darmkrankheiten an Darminfektionen anschließen, z. B. an Ruhr, Typhus, Paratyphus, Cholera wissen wir und haben es in großem Umfang jetzt wieder bei den Kriegsteilnehmern erfahren. Manches langgestreckte, aus früher Kindheit überkommene Krankheitsbild wird uns auf Grund entsprechender Nachrichten verständlich. Z. B. entpuppte sich uns eine chronische, hier und da mit Fieber verbundene Enterokolitis bei einem 20jährigen als chronischer Paratyphus-B; schon in seinem VI. Lebensjahr, zu Beginn der Krankheit, hatte man die Bazillen gefunden, und mit 20 Jahren war er noch immer Bazillenträger.

Die größte Aufmerksamkeit verdient natürlich immer die Ernährungsgeschichte des Kranken; bei akuten Krankheiten zunächst nur die aus nah zurückliegender Zeit, bei chronischer Krankheit aber auch die aus längst vergangenen Tagen, womöglich bis in frühe Kindheit zurück. Wir erfahren daraus, wie es zu Verstopfungs- und zu Durchfallskrankheiten, zu abnormer Magerkeit oder zu anderen Ernährungsstörungen u. a. kommen mußte, und können das vorliegende Übel dann oft auf unverständige, verweichlichende Ernährung in Kindheit und Jugend, auf unregelmäßiges und überhastetes Essen im Drange beruflicher Tätigkeit, auf unzweckmäßige Verteilung und Mischung der Kost, auf den Genuß bedenklicher Nahrungsmittel (Nahrungsmittelvergiftung) usw. zurückführen. Das alles gibt der Diagnose und Therapie sofort wertvolle Unterlagen. Wer gewohnt ist, sich in die Ernährungsgeschichte und -gewohnheiten des einzelnen und darüber hinaus der ganzen Familie zu vertiefen, wer das Erkundete dann mit den übrigen Lebensgewohnheiten, mit beruflicher Tätigkeit, mit Verteilung von Arbeit und Muße, mit der psychischen Verfassung des Kranken zusammenhält, wird oft ohne Umwege und ohne weitschweifige Untersuchungen die Ursache des Übels erkennen und ohne großen therapeutischen Apparat mit vernünftigen Ratschlägen die Hand an die Wurzel legen können.

Außer auf die schon erwähnten Darminfektionskrankheiten hat die Anamnese auf frühere Zeichen von Enthelminthiasis, von Tuberkulose und auf syphilitische Infektion zu fahnden, auch auf seltenere Infektionskrankheiten, namentlich bei Leuten, die früher in den Tropen lebten. Besondere Beachtung verdienen Intoxikationen, sowohl akute wie namentlich chronische: Nikotin- und Bleiintoxikation an der Spitze, aber auch Alkoholmißbrauch.

Von Organerkrankungen, die der gegenwärtigen Krankheit vorausgingen, sind solche von Magen und Darm selbst natürlich am wichtigsten, u. a. frühere Appendizitis. Dieselbe war oft nur eine Teilerkrankung der Kolitis. Die Appendix ist vielleicht längst entfernt, die Kolitis aber hielt Stand. Oder es entwickelten sich Narbenzüge und Adhäsionen, die sich mit Vorliebe nach aufwärts in die Gegend von Querkolon, Duodenum und Gallenblase erstrecken und schwer deutbare Klagen veranlassen können. Auch aller anderen Entzündungen benachbarter Teile ist zu gedenken, namentlich früherer Adnexerkrankungen und früherer Cholezystitis, beides Krankheiten, die durch hinterlassene Peritonealverwachsungen ähnliche Folgen wie frühere chronische

Appendizitis haben können. Die Nachricht über ihr früheres Bestehen leitet oft die Diagnose auf den richtigen Weg.

Etwaige frühere Anfälle von Bauchschmerz, besonders auch von Darmblutungen, von akuten schweren Verstopfungszuständen bedürfen der anamnestischen Klarstellung aller Einzelheiten.

Bei Frauen ist etwaigen Beziehungen zwischen Darmstörungen und den Phasen der Sexualität (Menstruation, Schwangerschaft und Wochenbett) genau nachzugehen. Bei ihrer engen Nachbarschaft greifen sowohl physiologische wie namentlich pathologische Zustandsänderungen der Genitalien oft auf den Darm über, ebenso wie umgekehrt (Überwandern von Keimen per contiguitatem, Adhäsionen, mechanischer Druck). Die Anamnese klärt über solche Beziehungen oft schon vieles auf, wenn auch das entscheidende Urteil nur nach sorgsamer Untersuchung gefällt werden kann. Man darf nicht übersehen, daß Frauen geneigt sind, sehr vieles, u. a. auch Magen- und Darmstörungen mit physiologischen Zustandsänderungen des Genitale, insbesondere mit der Menstruation in Zusammenhang zu bringen; die Neigung ist so stark, daß der Tatbestand in Bewußtsein und Erinnerung der Patientin oft verwischt, und der Arzt auf falsche Fährte geführt wird. Wie vieler Fälle erinnern wir uns, wo quälende Obstipations- oder Mastdarmbeschwerden jahrelang auf wirkliche oder vermeintliche ovarielle Reizzustände bezogen und nach dieser Richtung hin (z. B. mit Moorbädern) vergeblich behandelt wurden, und wo dann geeignete diätetische, bzw. lokale Behandlung sie schnell zum Verschwinden brachte! Wer irgend wie größere Erfahrung über Darmpathologie hat, wird der Lehre von reflektorisch oder hormogen von den Genitalien ausgelösten Darmleiden und zumal dem Nutzen ihrer gynäkologischen Behandlung sehr skeptisch gegenüberstehen. Gewiß kommen übertragene Reizzustände des Darmes vor (Spasmen, nervöse Diarrhöen, reflektorische Hemmungen der Peristaltik); aber in der Regel gibt mehr die Übererregbarkeit der vegetativen Nervensysteme als das gynäkologische Leiden den Ausschlag. Selbst der Einfluß von Retroflexionen, Retroversionen, Myomen des Uterus wird stark übertrieben. Oft deckt die Anamnese dies schon auf, indem sie nachweist, daß der Ursprung des Darmleidens viel weiter als der Ursprung des gynäkologischen Leidens zurückliegt. Wichtiger sind natürlich frisch entzündliche Prozesse, während pelvioperitonitische Adhäsionen vielfach in ihrer ätiologischen Bedeutung überschätzt werden. Bei rektaler Erschlaffung (Dyschezie) wird die Anamnese oft feststellen, daß sie ein therapeutisches Kunstprodukt ist, d. h. bedingt durch die von Hegar eingeleitete und immer noch nicht überwundene Vorliebe der Frauenärzte für die schädlichen Klistiere (S. 50, 256).

Keine Anamnese bei Darmkranken wäre vollständig, die sich nicht eingehend mit dem psychischen Zustand und mit dem Gesamtverhalten des vegetativen Nervensystems beschäftigt. Nur bei den akuten und bei den ganz schweren chronischen Darmkrankheiten beherrscht das anatomische Verhalten des Darms ausschließlich oder nahezu ausschließlich die Lage. Bei allen leichteren chronischen Krankheiten spielen nervöse Einflüsse auf Symptomenbild, Verlauf und Heilung meist stark mit hinein. Es kommt zwar im wesentlichen auf den gerade vorliegenden Zustand des Nervensystems an; um denselben aber zu verstehen, sind anamnestische Anhaltspunkte von größtem Belang.

Wenn irgend möglich soll der wahre Beginn des Darmleidens genau festgelegt werden. Gerade Art und Ausbau der ersten Symptome sind diagnostisch von größter Tragweite. Leider sind die Anfänge, wenn sie nicht mit heftigen Beschwerden einsetzten, in der Erinnerung chronisch Kranker meist verwischt. Die Anamnese deckt aber doch häufig auf, daß der gegenwärtige Krankheitszustand nicht unvorbereitet sich entwickelte, sondern nur die akute Verschlimmerung eines chronischen, periodisch auf- und abschwellenden Leidens ist. Für Diagnose und Therapie ist dies äußerst wichtig. Periodisch auf- und abschwankende Krankheitsäußerungen weisen meist auf funktionelle oder entzündliche Störungen, langsam und gleichmäßig sich entwickelnde mehr auf Geschwüre, Stenosen und Tumoren hin. Man wird die Kranken auch stets befragen, auf welche Ursache sie selbst ihr Leiden zurückführen. Manchmal verschafft die Antwort volle Klarheit, z. B. bei vorausgegangenen Infektionen und Intoxikationen. Meist sind es aber ganz unbrauchbare Angaben (kalter Trunk, Erkältung des Bauches u. dgl.). Mit großer Vorsicht nehme man den Hinweis auf die Beschaffenheit der letzten Mahlzeit vor Einsetzen der im Gedächtnis verankerten Beschwerden auf. Wenn mehrere Personen nach einer bestimmten Mahlzeit erkranken, so gibt das natürlich wichtigen Anhalt für Nahrungsmittelvergiftung. Wenn aber ein einzelner nach Genuß von Nahrungsmitteln erkrankt, die anderen gut bekamen, so nehme man ursächlichen Zusammenhang doch nur an, wenn sich die entsprechenden Verdachtsgründe stark verdichten. Den Schluß: post hoc, ergo propter hoc, der dem Laien naheliegt, darf der Arzt nicht mitmachen. Er erschwert sich sonst selbst die sachliche Diagnose.

II. Beschwerden des Kranken.

1. Schmerzen. Viele Darmkrankheiten verlaufen schmerzlos und selbst ohne lästige Empfindungen, die man bei weitherziger Auslegung noch als Schmerz bezeichnen könnte. Oft sind aber Schmerzen neben Anomalien des Stuhls die hervorstechendsten Klagen. Die Schmerzarten sind in zwei Gruppen zu scheiden.

Krampf- oder Kolikschmerzen, die meist wellenförmig verlaufen, teils sich auf einzelne Anfälle beschränken, teils in regelmäßigen oder unregelmäßigen Perioden wiederkehren, sind die wichtigsten. Ihre Erklärung stößt noch auf Schwierigkeiten (S. 20); jedenfalls ist der Muskelapparat des Darms an ihrem Zustandekommen beteiligt.

Man hat bisher immer daran festgehalten, daß übermäßig starke, krampfhafte Kontraktion der glatten Muskulatur die gewöhnliche Grundlage von Darmkolikschmerzen seien. Wie J. Pal darlegt, setzt sich der schmerzhafte Krampf zusammen aus zwei Komponenten: erhöhter Tonus und Kontraktion (Kontraktion = kinetische oder motorische Funktion des Muskels). „Der pathologische Krampf ist heftige Zusammenziehung hypertonischer Muskelzellen. Die örtliche Krampfempfindung entsteht durch Pressung der im Zwischengewebe verlaufenden Nerven durch die hypertonischen, harten Muskelzellen. Weder Hypertonie noch Kontraktion allein machen Krampf. Die Ausschaltung der einen oder anderen Komponente genügt den Krampf aufzuheben. Die hypertonische Muskulatur disponiert zum Krampf. Hypertonie ist der Vorläufer der Hypertrophie.“ Es ist sehr fraglich, ob sich die Pal'sche Erklärung für alle Formen kolikartigen Schmerzes aufrechterhalten läßt. Eine sehr bedeutende Rolle scheint Zerrung an den Mesenterialnerven zu spielen, die bei Darmsteifung entsteht. Auch Reizung dieser Nerven bei Zirkulationsstörungen kommt in Betracht. Wir gehen auf diese Fragen später genauer ein (s. vor allem S. 782). Die praktisch wichtigste Ursache des Krampfschmerzes ist meist irgend ein Passagehindernis. Wenn dasselbe akut mit vollständigem Darmverschluß einsetzt, entwickeln sich die Koliken meist zu äußerster Stärke, gehen mit Shockwirkung einher und bringen alsbald das Bild des Ileus.

Artlich läßt sich der akute Perforationsschmerz nicht scharf von dem akuten, heftigen Invaginations- und Inkarzerationsschmerz trennen, indem auch er meist als kolik- oder krampfförmig bezeichnet wird. Aus Darmkoliken darf man nicht immer auf anatomische Erkrankung des Darms oder seiner nächsten Umgebung schließen. Auch neurogener Darmmuskelkrampf, teils eng begrenzt, teils über weitere Abschnitte sich erstreckend, kann sie bringen. Ob der

Kolikschmerz von dem spastisch kontrahierten Darmabschnitt oder von verstärkter Muskelspannung oberhalb ausgeht, dürfte sich wohl je nach Art des Leidens verschieden verhalten. Wahrscheinlich liegt allen wahren Darmspasmen erhöhter Tonus des Serosa-Vagusplexus zugrunde (S. 15). Der Hypertonus kann verschieden bedingt sein: durch zentrifugale, mittels Vagusbahn eintretende Reizwelle (psychogene oder reflektorische Erregung der Vaguskerne, allgemeine Vagotonie); durch Ischämie (bei Embolie, Sklerose oder Krampf der Art. mesaraica, vielleicht auch bei Bleiintoxikation); durch Gifte wie Nikotin, Physostigmin, Pilokarpin; durch abnorme Reize vom Darminhalt her (vielleicht bei manchen Formen spastischer Obstipation, die aber auch umgekehrt durch Übererregbarkeit jener Plexus erzeugt sein kann; wahrscheinlich bei den Koliken der Cholera, Dysenterie und anderer Enterokolitiden). Andererseits können kolikartige Schmerzen auch zentral entstehen und nach dem Gesetz der peripherischen Projektion am Darm empfunden werden (tabische Krisen, Spinalirritation nach A. Jaquet). Die diagnostische Deutung der Kolikschmerzen ist um so heikler, als ja auch von benachbarten Organen ähnliche Schmerzen ausgehen können (Magen, Gallenblase und -gang, Pankreasgang, Nierenbecken, Harnleiter, Blase, Tuben, Uterus). Art und Sitz des Kolikschmerzes sind nicht immer so charakteristisch, daß ihr Ausgangspunkt leicht erkennbar wäre; man muß immer nach Lokalmarken suchen, die auf ein bestimmtes Organ hindeuten (z. B. Vergrößerung oder Druckempfindlichkeit der Gallenblase, Ikterus, Fettstuhl, Blutharnen, Steifungen am Magen oder an bestimmten Darmabschnitten, Hernien u. a.). Aber immer sind ausgesprochene Koliken, auch wenn die Ursache nicht klar auf der Hand liegt und der übrige Befund einstweilen negativ ist, ein ernst zu nehmendes Krankheitssymptom, das im Beginn wegen Mangels anderer Zeichen unterschätzt zu haben den Arzt später bitter reuen kann. Man bedenke, wie häufig strangulierende Adhäsionen, Inkarzerationen, Invaginationen, Hernien an versteckten Bruchpforten, kleine Karzinome und andere schlimme, im Anfang noch gut heilbare Krankheiten ihnen zugrunde liegen! Andererseits täuschen Darmspasmen ungemein oft cholezystitische Schmerzen, Cholelithiasis, Appendizitis vor. Wie viele Appendektomien sind nicht wegen solcher Darmspasmen im „anfallsfreien Intervall" ausgeführt worden! E. Liek wies jüngst wieder mit Recht darauf hin. Nicht Appendektomie, sondern Atropin heilt den Anfall; planmäßige Behandlung chronischer Stuhlträgheit verscheucht die Anfälle auf immer.

Andere Schmerzen. Die Art aller übrigen vom Darm ausgehenden Schmerzen läßt sich viel schwerer charakterisieren. Aus den Vergleichen, die die Patienten selbst machen, Druck, Spannung, Brennen, Stechen, Schneiden usw. ist diagnostisch nichts Wesentliches zu entnehmen: mehr aus ihrer Verbreitung, aus ihrer Beschränkung auf bestimmte Punkte, aus dem Gebundensein an bestimmte Zeiten und Phasen der Verdauung. Bei Erkrankungen der Schleimhaut, selbst bei tief greifenden Geschwüren erheben sie sich selten zu eigentlichem Schmerz, meist nur zu unangenehmen Empfindungen (es sei denn, daß Spasmen ausgelöst werden, s. oben); nur bei Duodenal- und Mastdarmerkrankungen sind wahre Schmerzen verhältnismäßig häufig. Sehr oft sind irgend welche Reizungen des Peritoneums ihre Ursache, akute, subakute und chronische Entzündungen, mechanische Zerrungen bei Adhäsionen, teils nur die Därme (Hernien!), teils benachbarte Organe betreffend, z. B. Gallenblase, Harnblase, Adnexe. Diagnostisch sind sie noch vieldeutiger als die Kolikschmerzen, dies um so mehr, als sowohl erhöhte allgemeine Reizbarkeit wie Projektion psychogenen Schmerzes das Urteil auf falsche Bahnen lenken können.

Nicht selten verstecken sich hinter scheinbaren Darmschmerzen echte Neuralgien und Myalgien der Bauchdecken. Auf diese alte Erfahrung wies Ad. Schmidt nachdrücklich hin. Öfters als man gewöhnlich annimmt, dürfte ihnen Spinalwurzelerkrankung oder echte Neuritis zugrunde liegen; letzteres z. B. bei und nach Infektionskrankheiten, bei Diabetes mellitus, bei Gicht, bei sogenanntem Muskelrheumatismus. Bei Angina pectoris strahlen manchmal ebenso wie nach Armen, Schultern, Hals, Rücken, auch zum Bauch, meist linksseitig, krampfhafte Schmerzen aus (Stenokardie-Larven) und werden oft lange verkannt. Bauchdeckenschmerz (Neuralgien etc.) ist leicht zu erkennen. Aber man darf sich dabei nicht beruhigen, denn neuralgiforme Bauchdeckenirritation mit Para- und Hyperästhesie und mit Druckpunkten begleiten gar nicht selten echte Darmkrankheiten (Art Headscher Zone, bei Krankheiten des Darms nach unserem Urteil häufiger als bei Krankheiten anderer Bauchorgane!); aus Ort und Verbreitung an der Bauchhaut auf Sitz und Art des Darmleidens zu schließen, ist aber immer bedenklich. Wie J. Mackenzie und neuerdings R. Uhlmann zeigten, läßt sich aus diesen übertragenen Reizsymptomen aber doch manches brauchbare entnehmen.

Recht böse Streiche kann einem die Hysterie spielen, der Affe unter den Krankheiten. Wie N. v. Ortner mit Recht betont, wird eher zu viel von Bauchschmerz als zu wenig auf Hysterie bezogen. Sie kann aber doch alles, was von Bauchschmerz vorkommt und diagnostisch bedeutsam ist, nachmachen und vortäuschen, und wir kennen manchen Fall, wo erst der gänzlich negative Befund bei einer Laparotomie die Sachlage klärte.

Den Klagen über Schmerzen nahe stehen Klagen über Druck und Fülle des Leibes, Auftreibungen, „versetzte Winde", Kollern und Poltern im Bauch. Das hör- und fühlbare Hin- und Hertreiben von Darminhalt (Borborygmen und Tormina intestinorum, S. 44) ist oft nur ein lästiger, aber keineswegs bedenklicher Vorgang; es kann aber auch die Gegenwart von Stenosen anzeigen (z. B. von multiplen Passagehindernissen bei Tuberkulosis, Karzinomatosis, Sarkomatosis peritonei). Den Völle- und Auftreibungsgefühlen steht oft kein entsprechender objektiver Befund zur Seite, und nur eine gewisse Überempfindlichkeit veranlaßt die Empfindungen. Wahre Überdehnung des ganzen Bauchs kann zwar auf Luftschlucken beruhen, muß aber stets den Verdacht ernsten Leidens wachrufen (abnorm starke Gärungen, Darmparese, Hirschsprungsche Krankheit, tiefsitzende Stenosen, Störung der Gasresorption bei Krankheiten der Kreislaufs- und Atmungsorgane, Aszites). Besondere Bedeutung ist örtlich umgrenzten Gasbeschwerden zuzuerkennen; sie sind fast immer organischen Ursprungs; manchmal entstehen sie, wenn ein größerer harter Kotballen vorübergehend den Darm blockiert.

Über schmerzhafte Druckpunkte s. später. Die diagnostische Bedeutung bestimmter Schmerzen wird im speziellen Teil des Werkes in den betreffenden Abschnitten besprochen.

Wir berichten hier noch, an das Gesagte anknüpfend, über N. v. Ortner's Versuch, die Bauchschmerzen in ein diagnostisches System zu bringen. Das sehr inhaltsreiche, für jeden Diagnostiker beachtenswerte Buch geht unseres Erachtens allerdings in der diagnostischen Auswertung bestimmter Schmerzformen zu weit. Wir kommen bei differential-diagnostischer Abtrennung von Darm- und anderen Bauchkrankheiten öfters auf v. Ortner's Symptomatologie zurück. Hier soll nur zusammengestellt werden, was N. v. Ortner über Schmerzformen bei Darmkrankheiten sagt; anderes wird daneben nur gestreift.

I. Diffuser Bauchschmerz.

1. **Heftiger diffuser Bauchschmerz mit Shock und Ileus.** Akuter Darmverschluß mit Strangulation des Mesenteriums (Inkarzeration, Invagination); Verschluß und Anfälle manchmal intermittierend (Invagination, Karzinom, Knickungen); Darmperforation in die freie Bauchhöhle; Organrupturen anderer Art; akute Peritonitis; Embolie

und Thrombose der Darmarterien; akute Pylethrombosis; Stieldrehungen von Bauchorganen; akute Pankreasnekrose; manchmal bei Bleikolik.

2. **Heftiger diffuser Bauchschmerz mit Shock ohne Ileus.** Ruptur von
Bauchaneurysmen; tabische Krisen; Angina pectoris subdiaphragmatica; akute Vergiftungen mit Ätzstoffen; akuter Darmmilzbrand.

3. **Heftiger akuter Bauchschmerz ohne Shock.** Akute Peritonitis; Darmmilzbrand; Cholera und choleraähnliche Erkrankungen; Verschluß von Mesenterialgefäßen;
Sklerose der Bauchaorta oder der Mesenterialgefäße; Darmstenosen organischer aber auch
spastisch-reflektorischer Art; Bleikolik; Colica und Colitis mucosa; tabische Krisen.

4. **Geringer diffuser kolikartiger Bauchschmerz.** Darmkoliken bei Darminfektionskrankheiten (Typhus, Paratyphus, Cholera, Milzbrand, Maltafieber); chronische
Appendizitis.

5. **Geringer diffuser, nicht kolikartiger Bauchschmerz.** Peritonitis;
Appendizitis; entzündliche Darmkrankheiten; Trichinosis.

6. **Chronisch anhaltender diffuser Bauchschmerz.** Chronische Peritonitis;
Neoplasmen des Peritoneums; Hernien mit Verwachsungen.

II. Lokalisierter Bauchschmerz.

1. **Epigastralgie** (Magenkrampf).

a) **Kolikartige Epigastralgie.** Cholezystitis und ähnliches; Pylorusstenosen
und Pylorospasmus, irgendwie bedingt; Gastrische Krisen; Pankreaserkrankungen; Ulcus
duodeni et jejuni; Duodenalstenosen; Angina pectoris subdiaphragmatica; Sklerose von
Baucharterien; alle Darmkrankheiten, die gewöhnlich mit diffusen Schmerzanfällen einhergehen, können auch lokalisierte kolikartige Epigastralgie bringen.

b) **Akut einsetzender epigastrischer Dauerschmerz.** Magenperforation;
Magenvolvulus; akute Magendilatation; Perigastritis; Gastritis phlegmonosa; Gastritis
acuta toxica; akute Herzinsuffizienz verschiedenen Ursprungs; Cholezystitis; Pankreatitis;
Leberabszeß; entzündliche Darmkrankheiten verschiedenen Sitzes, vor allem auch Appendizitis. Eitrige Peritonitis, besonders Peritonitis circumscripta in der oberen Bauchhöhle;
subphrenischer Abszeß.

c) **Chronische Epigastralgie.** Stauungsleber und entzündliche Leberkrankheiten;
Chronische Cholezystitis und Perizystitis; entzündliche Pankreasleiden; beengende Bauchtumoren; Perigastritis; Tabes; Neuralgien.

2. Hypochondralgia dextra.

a) **Kolikartig:** Cholelithiasis, Cholezystitis. Gallenkolikähnliche Anfälle: Peritonitis acuta ad portam; akute gelbe Leberatrophie; Lebereiterungen; Lebergumma; Ulcus
duodeni; Periduodenitis; Pankreolithiasis; Carcinoma flexurae coli dextrae; Kolitis und
Perikolitis; Appendizitis (sehr oft und wichtig!); Neuralgien und ähnliches.

b) **Akut beginnend und dann anhaltend.** Perigastritis, Periduodenitis, Pericholezystitis. Andere entzündliche Erkrankungen im r. ob. Bauchquadranten; Stenosen
in Gegend der Flexura dextra; Bauchtumoren (Hypernephrom); abgesackte Eiterungen
nach Darmperforation (Appendix, Duodenum).

c) **Dauerschmerz in Gallenblasengegend.** Erkrankungen an Gallenblase
und großen Gallengängen (Entzündungen, Tumoren, Steine), besonders Pericholecystitis
chronica adhaesiva; ulzeröse Prozesse an Duodenum und Querkolon mit Beteiligung des
Peritoneum; auch mit abgesackten Eiterungen.

d) **Diffuse Hypochondralgia dextra.** Vorwiegend auf Leberkrankheiten
hinweisend. Subphrenische Abszesse von Darmeiterungen ausgehend. Interkostal- und
Zwerchfellmuskelerkrankungen!

3. Iliacalgia dextra.

a) **Kolikartig** (vorübergehend). Colica appendicularis bei Stenosen und Knickungen
der Appendix; Colica mucosa (Achtung: Nephrolithiasis, Uretherolithiasis, Cholecystitis
acuta, akute Adnexerkrankungen!)

b) **Akut beginnend, dann anhaltend.** a) Mit Geschwulst: Appendizitis
und Periappendizitis; Perityphlitis; Tuberkulose, Karzinose, Aktinomykose des Zökums
(Achtung: Pyonephrosen; Adnexerkrankungen; Psoasabszeß; Koxitis; Entzündung oder
Neoplasma des retinierten Hodens; Stieldrehungen von Tumoren und Hernien!). — b) Ohne
Geschwulst: Appendizitis und Periappendizitis acuta; gleichartige Schmerzen öfters
bei akuten Infektionskrankheiten verschiedener Art (Beteiligung des lymphatischen Apparates im Wurmfortsatz?); ferner bei Erkrankungen der rechtsseitigen Adnexe, bei Orchitis,
infektiöser Deferenzitis. Verschluß von Art. oder Ven. mesenter. sup. Stenosen des Colon
ascendens. Typhlitis und Colitis acuta. Colica mucosa. Krural- und Inguinalhernien
mit entzündlicher Reizung an Bruchpforte. Peritonitische Adhäsionen im r. Unterbauch.
Tabische Krisen. Neuralgien.

4. **Iliacalgia sinistra.** Akute Formen: Darmokklusionskoliken und einfache Darmkoliken (Achtung: Nephrolithiasis!). Kolitis, Sigmoiditis, Dysenterie; manchmal statt rechtsseitiger Schmerzempfindung: Appendicitis acuta. Embolie der Art. mesent. inf. Im übrigen alle Krankheiten, die zu entsprechenden Schmerzen rechts führen. — Rezidivierende und chronische Formen: Obstipatio spastica, Colica mucosa, Colitis membranacea, Kolospasmus auf Grund entzündlicher, bzw. ulzeröser Prozesse. Perisigmoiditis chronica adhäsiva. Psoitis. Allmählich fortschreitende Stenosenbildung bei Tuberkulosis pelvica, bei Karzinose und Syphilis der untersten Darmteile.

5. **Lumbalgia** (Schmerz in Flankengegend) vorwiegend Krankheiten der Harnwege, der Milz, der Muskeln und Nerven zukommend. Von Erkrankungen der Verdauungsorgane: manchmal Gallenkoliken. Erkrankungen (Stenosen und Dehnungen) in Gegend der Flexura coli dextr. et sin. (oft Karzinome!) tabische Krisen; Bleikolik; Periappendizitis, Paratyphlitis. Angina pectoris lumbalis. Darmstenosen- und Kolondehnungskoliken. Kolospasmus. Colica mucosa. Neuralgiforme Schmerzen (Achtung: Knochenerkrankungen!).

6. **Hypochondralgia sinistra.** Häufig Milzerkrankungen und subphrenische Abszesse. Ferner: Perigastritis und Periduodenitis (Perforation in abgesackte Räume!), Koloptose, Kolospasmus (Obstipatio spastica, entzündliche, neoplasmatische, Adhäsions-, Druckund Knickungsstenosen an Flexura coli sin. oder am absteigenden Kolon. Hernia abdominalis lateralis.

7. **Hypochondralgia bilateralis.** Sehr häufig bei irgendwie bedingter Dickdarmkolik, bei solchen stenotischen Ursprungs aber nur dann, wenn die Stenose abwärts der Flexura lienalis sich befindet. Manchmal bei Gallen- und Pankreaskoliken. Häufig neuralgischen Ursprungs. Oft bevorzugter Sitz von Schmerzen bei akuten Infektionskrankheiten und Trichinose (Interkostalmuskeln, Zwerchfell!).

8. **Mesogastralgia** (Nabelgegendschmerz). Sehr häufig beschränken sich Schmerzen, deren Ursprung an den verschiedensten Stellen des Abdomens gelegen sein kann, auf die Umgebung des Nabels oder auch nur auf ein Segment dieses Kreises. Sie sind daher sehr vieldeutig. Darmkolik, Darmstenosenkolik, Dysenterie, Cholera, verschiedene andere Formen der Enterokolitis, namentlich auch Colitis ulcerosa und Colitis membranacea. Enteralgia nervosa, tabische Krisen, Bleikolik, Nikotinkolik. Appendicitis acuta und chronica. Eitrige (Perforations-) Peritonitis. Stenosierende Bauchtumoren. Invaginationen, Inkarzerationen. Karzinome des Magens, des Querkolon, des Pankreas; akute Pankreatitis. Cholelithiasis. Magen-, Duodenal- und Jejunalgeschwür. Nabelhernien, kleine Hernien der Linea alba. Omentitis mit Verwachsungen. Lymphadenitis meseraica. Aortitis abdominalis. Enteroptose.

9. **Hypogastralgia.** Von Erkrankungen der Harn- und Geschlechtsorgane abgesehen: Perisigmoiditis, Peritonitis diffusa und Pelveoperitonitis (oft Verwachsungen von Darm mit Blase, Uterus und Adnexen!), Dyschezie. Alle Erkrankungen des Mastdarms und Afters (Achtung: Osteomalazie der Beckenknochen, Neuralgien, Tabische Krisen). Es sei daran erinnert, daß eine nach dem kleinen Becken zu abgebogene und fixierte Appendix bei etwaiger Erkrankung ausgesprochen hypogastrischen Schmerz bringen kann.

2. Angaben über Stuhlgang. Die Angaben der Patienten über das Verhalten der Entleerung und über die Beschaffenheit der Stuhlgänge sind oft sehr unzuverlässig. Meist hören wir nicht viel mehr als daß Verstopfung, Durchfälle, starker Abgang von Blähungen und allenfalls Stuhldrang vorhanden sind. Nur ausnahmsweise pflegt der Laie, wenn er nicht gerade hypochondrisch veranlagt ist, seinen Stuhlgang genauer zu untersuchen. Mit den Schlagworten „Verstopfung und Durchfall", die je nach Umständen ganz verschiedene Bedeutung haben können, wird die Diagnose oft auf ganz falsche Fährte geleitet, und deshalb wolle man sich zur Regel machen, durch ergänzende Fragen den Sachverhalt möglichst aufzuklären. Sie sollen sich zunächst auf die Häufigkeit der Entleerungen erstrecken, wobei die eventuell gebrauchten Abführmittel berücksichtigt werden müssen. Neurastheniker warten vielfach aus Furcht vor den vermeintlichen schädlichen Folgen die natürliche Entleerung gar nicht ab und gelangen so zu der irrigen Auffassung, daß sie überhaupt niemals „von selbst" Stuhlgang haben. In ähnlicher Weise kann Diarrhöe durch häufige Entleerung kleiner Quantitäten geformten oder breiigen Stuhles (sogenannte fraktionierte Stuhlentleerung nach J. Boas) vorgetäuscht werden. Ist deutlicher Stuhlzwang vorhanden (Tenesmus), so deutet das immer auf eine Mitbeteiligung der unteren Abschnitte des Enddarms hin (Entzündungen, Geschwüre, Geschwülste, Fremdkörper, nervöse Störungen bei Tabes usw.). Hinsichtlich der Beschaffenheit des Stuhlgangs selbst frage man nach der Konsistenz, der Form, dem Geruch (säuerlich oder stinkend), der Farbe und nach etwaigen in die Augen springenden Beimischungen. Von letzteren kommen in Betracht: Blut (hellrot oder teerfarben?), Schleim (in Membranen, groben Fetzen oder kleinen Flocken?), Konkremente, Würmer, Gasbeimengungen (schaumiges Aussehen?).

Was die Kranken über Beschaffenheit des Stuhlgangs erzählen, ist oft eine überwältigende Fülle von Einzelheiten, namentlich bei Neurasthenikern; gibt es doch eine besondere Form von Phobie, die man geradezu als Kopro-Neurasthenie bezeichnen kann. Was man diagnostisch aus den Berichten über Aussehen und sonstiges Verhalten der Fäzes ableiten kann, ist äußerst dürftig. Nur Augenschein und Untersuchung (S. 113ff.) geben zuverlässige Auskunft. Selbst die richtige Angabe, der Stuhlgang erfolge täglich zu gleicher Stunde und sei normaler Beschaffenheit, verbürgt nicht normale motorische Darmarbeit; es gibt Fälle, wo der Stuhl zwar ganz regelmäßig, aber immer um 1—2 Tage zu spät entleert wird, und wo ansehnliche Mengen sich im Dickdarm stauen (S. 100). Wichtig sind Angaben über Nebenerscheinungen beim Stuhlgang, vor allem über Schmerzen vor, während oder nach der Stuhlentleerung. Zumeist deuten sie auf krankhafte Zustände am After oder am unteren Teile des Rektum hin (Ekzema ani, Fissurae ani, Hämorrhoiden, Proktitis, tiefe Stenosen); sehr oft auch auf entzündliche Krankheiten in der Umgebung von Rektum oder Flexura sigmoidea (Appendizitis pelvica, Beckenabszesse, Adnexerkrankungen, Psoitis, Erkrankungen der Beckenknochen) oder auf Verwachsungen der genannten Darmteile mit benachbarten Organen, u. a. auch mit Darmschlingen, die durch Bruchpforten ausgetreten sind. Es wird auch bei völlig normalem Verhalten des Enddarms und der Beckenorgane oft über Schmerzen geklagt, die sich der Entleerung besonders ausgiebiger Stuhlmengen sofort oder nach kurzer Zeit anschließen und in fern abgelegenen Teilen des Bauches auftreten. Sie sind gar nicht selten organisch bedingt und erklären sich daraus, daß die Entleerung großer Kot- und vielleicht auch noch Gasmengen aus dem Unterdarm wesentliche Verschiebungen der gesamten Darmschlingen zur Folge hat. Dadurch kann an entfernten Teilen Zerrungsschmerz entstehen, z. B. bei Perigastritis, Periduodenitis, Pericholezystitis, Periappendizitis usw. Wir lernten sie in einem besonderen Falle als vorläufig einziges Symptom einer beginnenden karzinomatösen Dickdarmstenose kennen. Anderseits braucht es sich aber auch nur um Darmspasmus zu handeln, welcher bei sehr erregbarem Darm (verstärkter Tonus des Serosa-Vagusplexus) an diesem oder jenem Darmteil der peristaltischen Welle nachfolgt: sehr oft bei Enteritis und Kolitis, bei Colica mucosa, bei einfacher Obstipation mit spastischem Einschlag, aber auch ohne jede Lokalerkrankung bei Neurasthenikern mit Hypervagotonie und überhaupt bei überempfindlichen Personen. Wir haben es also bei diesen, uns oft geklagten Stuhlschmerzen mit einem sehr vieldeutigen Symptom zu tun, das unsere ganze Aufmerksamkeit erfordert.

3. **Angaben über Magenstörungen** begleiten die meisten Darmkrankheiten. Oft sind Magenkrankheiten dieser oder jener Art den letzteren vorausgegangen, und ein Bericht darüber kann manche wertvolle Anhaltspunkte geben. Mit den üblichen Beschwerden, wie Magendruck, Spannungsgefühle, Aufstoßen, Appetitlosigkeit ist diagnostisch nicht viel anzufangen, weil sie nicht nur Krankheiten des Magens, des ganzen Darms, sondern auch vielen anderen Krankheiten des Bauchs und sonstiger Organe zukommen. Bedeutsamer sind Schmerzen, die sich in bestimmter Weise der Nahrungsaufnahme angliedern. Daß Frühschmerz immer auf Krankheit des Magens oder der proximalen Darmteile hinwiese, wie der Praktiker auzunehmen geneigt ist, trifft nicht zu. Füllung des Magens ist ein Reiz für den gesamten Darm, gewöhnlich allerdings zu gering, um merkbare Folgen zu haben. Bei Übererregbarkeit des reflektorischen

Apparates oder einzelner Darmteile übersteigt der von Magenfüllung und Magenarbeit ausgehende Reiz aber den Schwellenwert, und es können ferne Teile, die noch gar nichts mit Verdauung der eben eingetretenen Nahrung zu tun haben, erregt werden (Sekretion, Peristaltik, Durchfälle, Zerrungsschmerz, Spasmen, Kolikschmerz); z. B. bei Appendizitis, bei Darmstenosen, bei Dysenterie, bei dem überreizbaren Darm der Schleimkolikkranken ist dies recht oft der Fall. Wir weisen darauf mit Nachdruck hin, weil der Frühschmerz nach Essen und Trinken mit Vorliebe auf Magen- und Duodenalulkus oder auf Cholezystitis bezogen wird. Recht vieldeutig sind Angaben über Singultus, Übelkeit und Erbrechen, die gleichfalls ebensogut Allgemeinsymptom irgend einer Darm- oder sonstigen Bauchkrankheit, wie des Magens sein können. Erbrechen reichlicher Massen bei Pylorusstenosen, Blutbrechen, Kotbrechen sind freilich in ihrer diagnostischen Bedeutung nicht zu verkennen. Im übrigen aber kann Erbrechen von jeglicher Stelle des Bauches reflektorisch ausgelöst werden, kann durch Nerveneinflüsse bedingt (Gastrische Krisen, Hysterie, Gehirnkrankheiten usw.) oder auch toxischen Ursprungs sein (Nahrungsmittelvergiftungen, Urämie, Cholämie, Nikotinismus, Alkoholismus, Saturnismus, Hyperemesis gravidarum u. a.). Über die wichtigen Beziehungen zwischen Magenbeschwerden und -krankheiten zu Obstipation und zu Dyspepsien, Enterokolitis usw. vergleiche die betreffenden Abschnitte.

4. Hinweise auf die Erkrankung anderer Organe. Schon bei Entgegennahme der vorliegenden Beschwerden suche man nach Anhaltspunkten für etwaige Beteiligung anderer Organe und Organsysteme. Einerseits ziehen Darmkrankheiten oftmals andere Organe in Mitleidenschaft (besonders Leber, Harn- und Genitalapparate, Herz, Nervensystem), Dinge, die besser bei den einzelnen Krankheiten zu besprechen sind. Andererseits verstecken sich andere Krankheiten recht oft hinter Darmbeschwerden, und dies führt leicht oft zu folgenschweren diagnostischen Irrtümern. Wir erwähnen nur das wichtigste:

Herz- und Lungenkrankheiten: Flatulenz; Angina pectoris subdiaphragmatica (vgl. über beides Abschnitt Gefäßkrankheiten).

Gefäßerkrankungen: Sklerose der Bauchgefäße; Aneurysma der Bauchaorta; Pylethrombosis).

Chronische Vergiftungen (Blei, Nikotin, Alkohol, Quecksilber, Morphium).

Mesenteriale Lymphdrüsen: Sarkomatose, Lymphogranulomatose.

Genitalien: Tumoren und Adnexentzündungen; retinierter Hoden mit Entzündung, Tuberkulose, Neoplasma. — Schwangerschaft (Hyperemesis gravidarum!).

Nieren: präurämische und urämische Diarrhöen; urämische Darmgeschwüre; kolikartige urämische Schmerzen; Nierenbecken- und Harnleiterkoliken. Hier sei erinnert an die schweren Appetitstörungen im Stadium der Präurämie, bei Urosepsis, sehr oft auch bei chronischer Harnverhaltung in der Harnblase (Urotoxämie bei Prostatahypertrophie). Der Verfall der Kräfte, Anämie, Versiegen der Salzsäuresekretion, Darmstörungen verschiedener Art lassen oft an Karzinom denken.

Leber: Cholezystitis und Cholelithiasis; Leberschrumpfung mit Darmblutungen.

Pankreas: Pankreaskoliken; Pankreasnekrose; Pankreatitis mit Verdauungs- und Resorptionsstörungen. Pankreaszysten.

Morbus Basedowii und Morbus Addisonii mit früh einsetzenden Durchfällen.

Tabes dorsalis mit Krisen verschiedenen Charakters.

Infektionskrankheiten: An die Magen-Darmstörungen bei akuten Infektionskrankheiten sei nur kurz erinnert. Äußerst wichtig sind die Appetitstörungen und oft auch begleitende Unregelmäßigkeiten des Kotlaufs (teils Verstopfung, teils Diarrhöen) bei beginnender Tuberkulose. Wie oft wird ein Lungentuberkulöser lange Zeit als Magen- oder Darmkranker oder gar als nervöser Dyspeptiker behandelt!

Neuralgien und Myalgien der Bauchdecken (S. 69).

Hysterie mit ihren vielgestaltigen, trügerischen Krankheitsbildern.

Neurasthenie mit Überempfindlichkeit und Übererregbarkeit des ganzen Darms oder einzelner Teile. Hierhin darf man wohl auch Leute mit sogenanntem „nervösem Darm" rechnen, denen „alles auf den Darm schlägt", und die bei Erregungen schmerzlicher und freudiger Art, aber auch schon bei dem Gedanken, daß sie das Kloset nicht bequem erreichen können, Stuhldrang, Kolikschmerz und Durchfall bekommen (S. 322 ff.).

Gicht. Daß dem akuten Gichtanfall häufig Diarrhöen vorausgehen, die sich auf keinerlei Diätfehler zurückführen lassen, ist bekannt. Wir sahen auch Fälle, wo jahrelang von Zeit zu Zeit sich solche Darmanfälle wiederholten und gar nicht gedeutet werden konnten, bis dann später einmal ein typischer Gichtanfall sich anschloß und jene Attacken als Vorläufer kennzeichnete (hier ist der viel mißbrauchte Name „viszerale Gicht" gerechtfertigt). Letzthin konnten wir in zwei solchen Fällen aus starkem Hochstand des Harnsäurespiegels im Blut die Diagnose Gicht stellen, ehe es zu typischer Gichtattacke gekommen war.

Eine Fülle differenzialdiagnostischen Materials, das auf Beziehungen anderer Krankheiten zu Magen und Darm hinweist, findet sich in dem lesenswerten Buche von H. Herz, ferner bei M. Matthes und in der hinterlassenen Schrift Ad. Schmidt's über diagnostische Irrtümer.

III. Physikalische Untersuchung des Abdomen.

A. Inspektion.

Die Inspektion des Abdomens, nur ein Teil der Inspektion des ganzen Körpers, gibt natürlich nur demjenigen brauchbare Aufschlüsse, der mit den normalen Formen und ihren physiologischen Abweichungen vom Durchschnitt genau bekannt ist. Man sorge für gute und gleichmäßige Beleuchtung und betrachte, bei auffälliger Beschaffenheit, den Bauch sowohl von vorn wie von beiden Seiten her. Gewöhnlich bringt man den Kranken in bequeme Rückenlage mit leicht erhöhter Lage von Schultern und Bauch. Unter Umständen hat sich Betrachtung im Stehen anzuschließen, weil dann manchmal charakteristische Formänderungen sich kundgeben (z. B. allgemeine bei Aszites, lokale bei Hernien, aber auch bei Auftreibung einzelner Darmschlingen).

Änderungen der Bauchhaut: Striae, sowohl auf frühere Schwangerschaften, wie auf sonstige Volumänderungen des Bauches hinweisend (frühere Fettleibigkeit, Aszites, langdauernder Meteorismus, Tumoren); — Operationsnarben (Appendektomie, Hernien usw.); — Exantheme (Roseola typhosa; Urticaria, bei toxischen Darmkrankheiten gar nicht selten); — venöse Stauungen (bei Hindernissen im Pfortaderkreislauf, bei Tiefstand des Zwerchfells); — Ödem. Auf andere Verfärbungen, Exantheme usw., die nur Teilerscheinungen anderer Hautveränderungen sind oder Bezug auf Nicht-Darmkrankheiten haben, gehen wir hier nicht ein.

Gleichmäßige Vorwölbung des Bauches kann ohne wesentliche Beteiligung der Baucheingeweide bei allgemeinem Hauthydrops vorkommen, wie wir ihn in Fällen akuter Glomerulonephritis und Nephrose manchmal sehr schnell entstehen sehen. Oft handelt es sich um Flüssigkeitsansammlung in der Bauchhöhle (namentlich Aszites, aber auch entzündliches Exsudat); die Vorwölbung ist dann meist nicht halbkugelförmig, sondern etwas abgeflacht, indem durch die Schwere der Flüssigkeit der Bauch nach den Seiten gleichsam „auseinanderfließt". Bei Lagewechsel weitet sich der Bauch an tiefster Stelle sackartig aus. Bei Verbindung mit Meteorismus verwischen sich diese bezeichnenden Merkmale freier Flüssigkeit. Palpation (Fluktuation) und Perkussion bei Lagewechsel lassen aber das Vorhandensein von Flüssigkeit sicher stellen und den freien Aszites auch von abgekapselter Flüssigkeit unterscheiden, die manchmal — wenn in sehr großer Masse vorhanden — ähnlich gleichmäßige Ausdehnung des Leibes mit sich bringt wie freier Aszites (gewaltige Ovarialzysten, die man jetzt allerdings kaum noch zu sehen bekommt). Meteorismus des Darms bringt gleichmäßige Vorwölbung, wenn er sich als Teilerscheinung des „Okklusionsileus" infolge sehr tief sitzender und langsam entstandener

Stenose (Rektum, Flexura sigmoidea) entwickelt hat; dann ist mit der Zeit die Bauhinsche Klappe insuffizient geworden, so daß sich das gestaute Gas gleichmäßig durch den Darm verteilt. Bei akutem Verschluß gleichen Sitzes wird sich zunächst der Dickdarm aufblähen, was aber wegen reflektorischer Anspannung kräftiger Bauchdecken nicht immer leicht erkennbar ist und sich nach H. Nothnagel manchmal zuerst am Rücken unterhalb der letzten Rippen kundgibt. Allgemeine Stauungstympanie ist nicht immer durch anatomische Stenose bedingt; es gibt auch sogenannten spastischen Meteorismus, den man erst in letzter Zeit als zurecht bestehend anerkannt hat. Er kann nur auf tonischem Spasmus umschriebener Abschnitte des unteren Darms beruhen, der nicht nur den Kot-, sondern auch den Gasabgang nach unten hemmt. Er kann bis zu dem schweren Krankheitsbilde des sogenannten „dynamischen“ Ileus führen (A. Fromme). Der spastische Meteorismus tritt auch öfters in wiederholten Attacken auf, die A. Balint als „Tympanismus vagotonicus“ beschreibt. Atropin durchbricht den Hypertonus des Vagusplexus und macht den Darm wieder wegsam. Wir sind sehr geneigt, dem Vagohypertonus auch bei der akuten Tympanie der Hysterischen — einer immerhin seltenen Krankheit — bedeutsamen Anteil zuzuerkennen (S. 664). Häufiger als tiefsitzende Stenosen und vor allem viel häufiger als Darmspasmus führt Darmlähmung zu allgemeiner Tympanie des Darms mit gleichmäßiger Auftreibung des Leibes. Sie ist ein bezeichnendes Merkmal der diffusen eitrigen Peritonitis, wird aber shockartig auch bedingt durch heftige umschriebene peritoneale Reizung, durch Darmperforation, durch Einklemmung von Darm- und Netzhernien, durch Verstopfung mesenterialer Gefäße, durch Stieldrehung von Zysten (Ovarium!) bei Pankreas- und Fettgewebsnekrose, bei überwältigendem Schmerz (Nieren- und Gallenkoliken, akute Entzündungen des Hodens), im Anschluß an langdauernde Bauchoperationen, durch enterogene Gifte (Typus Cholera sicca), bei manchen Nahrungsmittelvergiftungen (schwere Formen von Botulismus), bei anderen Vergiftungen (z. B. zu hoher Atropindosis), im Verlauf akuter Infektionskrankheiten (Abdominaltyphoid, schwere Influenza, schwere Pneumonie u. a.), bei Rückenmarksverletzungen (Splanchnikusreiz!), bei Erkrankungen von Mesenterialganglien (Rutherford). Man sah öfters auch akute Darmparalyse auftreten nach übermäßigen Mahlzeiten, die zu enormer Füllung des Darms geführt hatten, namentlich nach Aufnahme großer Mengen leicht und rasch vergärenden Materials (rohes Gemüse, Obst). Vielleicht reizt Überdehnung der Darmwand den sympathischen, intramuralen Hemmungsapparat (S. 49), Darmlähmung ist häufige Ursache des sogenannten „paralytischen Ileus“ (Näheres S. 656). — Perforationen der luft- und gasführenden Baucheingeweide führen gleichfalls zu allgemeiner Vorwölbung des Bauchs, wenn der Gasaustritt nicht in abgekapselte Räume erfolgt. In seltenen Fällen kommt ein auf die Bauchgegend beschränktes, die Bauchhaut stark und gleichmäßig vorwölbendes Emphysem vor (E. Sehrt).

Ungleichmäßige Vorwölbung des Bauches bietet oft wertvolle Anhaltspunkte für das Erkennen des Krankheitssitzes am Darm. Man achte vor allem auf etwaige Hernien; kleinere Hernien der Linea alba, des Nabels, der Schenkelpforte treten oft nur andeutungsweise hervor, namentlich bei fetten Leuten. Sehr auffallend, aber nicht von großer Tragweite ist die mediane Ausstülpung bei Diastase der Rekti. Bei mageren Personen mit schlaffen Bauchdecken wölbt sich oft Colon ascendens und descendens, weniger Colon transversum deutlich vor, ohne daß dies immer krankhaftes Verhalten des Darms beweist. — Der wichtige Stauungsmeteorismus betrifft bei Verengerungen des Dickdarms (so lange die Ileozökalklappe noch schließt) vornehmlich die vom Dickdarm eingenommenen Seitenteile des Bauches, bei Stenosen an der Klappe

und im Dünndarm dagegen die Mitte (Figg. 16 u. 17). Diese Regel ist aber
nur cum grano salis zu verstehen: bei hochgradiger Auftreibung einzelner
Darmschlingen können diese einen so großen Teil des Bauches einnehmen,
daß man über ihre anatomische Zugehörigkeit in Zweifel gerät; begegnete doch
H. Nothnagel sogar einem deutlichen Flankenmeteorismus durch Auftreibung
der untersten Dünndarmschlinge, was Tympanie des Dickdarms vortäuschte.
Immer handelt es sich bei dem Stauungsmeteorismus um größere Abschnitte
des Darms. Tritt statt dessen nur eine einzelne geblähte Schlinge hervor, und
behält sie ihre Lage konstant bei, so haben wir das Phänomen des lokalen
Meteorismus (v. Wahl, Kader) vor uns, eine Erscheinung, welche durch

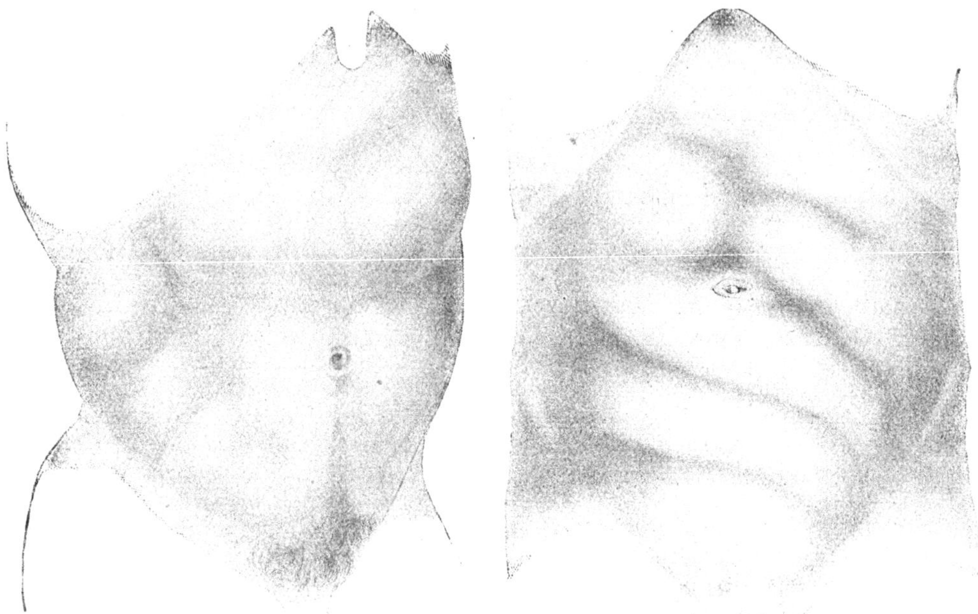

Fig. 16. Narbenverengerungen in der
Gegend der linken Kolonflexur. Nach
Nothnagel.

Fig. 17. Stenose des unteren Ileum
infolge peritonitischer Adhäsionen. Nach
Nothnagel.

Störungen der Blutzirkulation in einer gleichzeitig oben und unten strikturierten
Darmschlinge zustande kommt (strangulierter Darmabschnitt, Volvulus, Knotenbildungen, eingeklemmte Hernien). Dieser lokale Meteorismus entwickelt
sich meist sehr schnell, innerhalb 1 bis 2 Tage nach Eintritt der Strangulation,
bevor der Stauungsmeteorismus oberhalb des ersten Passagehindernisses in
die Erscheinung tritt und das Bild verwischt. Weiterhin kommt es zu Peritonitis, indem der strangulierte Darmabschnitt für die Bakterien durchgängig
wird, und dann verwandelt die Parese der übrigen Därme den lokalen Meteorismus in einen allgemeinen Lähmungsmeteorismus (vgl. Ileus). Auf den anatomischen Sitz einer geblähten Schlinge zu schließen, ist trotz gleichbleibender
Lage nur selten mit Zuverlässigkeit tunlich, am ehesten noch bei Volvulus
der Flexura sigmoidea. Bei eingeklemmten Hernien allerdings liefern das
Hervortreten der Schlingen durch die Bauchmuskulatur unter die Haut und die
anatomischen Beziehungen zu den typischen Bruchpforten (Nabel, Linea alba,
Leisten- und Schenkelkanal) leichte und sichere Anhaltspunkte für die Diagnose.

In seltenen Fällen lassen auch Darmspasmen umschriebene Auftreibung von Darmschlingen oberhalb der funktionellen Stenose zu. — Diagnostisch wichtig ist auch umschriebenes Hautödem (sog. kollaterales Ödem), das häufig bei örtlichen, vom Darm ausgehenden Entzündungen der parietalen Serosa und Subserosa gefunden wird (Paratyphlitis, subphrenischer Abszeß usw.). Natürlich können auch andere Organe Ausgangspunkt sein (paranephritischer Abszeß, Pericholezystitis mit Fixation an der Bauchwand usw.). O. Haus beschreibt auch bei Erkrankungen viszeraler Hohlorgane, die mit starken und anhaltenden Spasmen verbunden sind, regionäres Hautödem (Magen- und Darmgeschwüre, Ileus u. a.). Das ist aber sicher äußerst selten.

Umschriebene Hervorwölbungen des Abdomen werden auch durch Erkrankungen der Nachbarorgane des Darms (Magen, Leber, Gallenblase, Pankreas, Nieren, Blase, weibliche Geschlechtsorgane) und durch Tumoren des Darms selbst verursacht. Durch die Inspektion allein lassen sich diese Vorwölbungen nicht immer von meteoristischen Auftreibungen unterscheiden, wenn sie auch oft genug durch unregelmäßige Konturen, Verschieblichkeit mit tiefen Atemzügen und ihre räumliche Anordnung sich als darmfremd verraten. Die Diagnose der Abdominaltumoren gehört zu den schwierigsten Kapiteln der Diagnostik und erfordert meist die Zuhilfenahme sämtlicher diagnostischer Mittel. Immerhin ist es wichtig, den Blick auch für kleine Niveaudifferenzen des Abdomens zu schärfen, weil dadurch die Aufmerksamkeit auf pathologische Veränderungen der Bauchhöhle gelenkt werden kann, die vielleicht sonst der Diagnose entgangen wären.

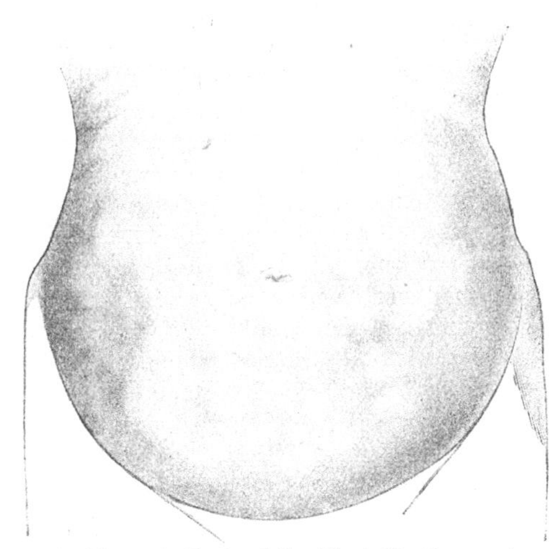

Fig. 18. Normale Peristaltik. Nach Nothnagel.

Die Bewegungen der Därme zeichnen sich unter normalen Verhältnissen nicht auf der Bauchoberfläche ab. Nur wenn die Bauchdecken außergewöhnlich dünn und erschlafft sind, oder wenn eine größere Diastase einen Teil der Därme direkt unter die Haut treten läßt, wie es bei Frauen vorkommt, die mehrfache Geburten durchgemacht haben, sieht man gelegentlich während der Verdauungsperiode die physiologische Peristaltik. Diese Bewegungen betreffen ausschließlich die Dünndärme und beschränken sich dementsprechend auf die mittleren Teile des Leibes. Sie gehen geräuschlos vor sich, und die Darmteile, welche abwechselnd hervortreten, sind kurz und fühlen sich niemals hart an. H. Nothnagel vergleicht das Momentbild treffend mit einem mit Kartoffeln gefüllten Sack (s. Fig. 18). Es handelt sich offenbar mehr um die Rollbewegungen, weniger um die eigentlichen peristaltischen Wellen; wenigstens läßt sich auch durch sorgfältige Beobachtung eine Fortbewegung des Inhaltes nicht deutlich erkennen. Bei nervösen Leuten können die Dünndarmbewegungen zeitweise so lebhaft werden, daß sie unter lauten hörbaren Geräuschen vor sich gehen und dann auch bei nicht besonders dünnen Bauchdecken eben sichtbar werden. Dieser „Tormina intestinorum" genannte Zustand bildet gewissermaßen den Übergang von den normalen, zu den pathologischen Darmbewegungen (S. 44, 69).

Von diesen **physiologischen** Zuständen unterscheiden sich die sichtbaren **pathologischen** Darmbewegungen dadurch, daß sie auch durch die normalen Bauchdecken, unter Umständen sogar durch sehr fettreiche Bauchdecken hindurch erkennbar sind. Sie sind wie der Stauungsmeteorismus Zeichen einer langsam eingetretenen Verengerung des Darmes; ihnen entspricht, wenn sie in ausgesprochener Weise längere Zeit hindurch bestehen, eine Hypertrophie der Muskulatur in den höher gelegenen Darmabschnitten. Bei akuter Okklusion eines vorher durchgängigen Darmes beobachtet man sie viel seltener und dann niemals in gleicher Deutlichkeit und Stärke, wie bei chronischen Stenosen: Die Kraft der Darmbewegungen erschöpft sich hier sehr schnell und macht der Lähmung Platz. Dasselbe ist der Fall in der geblähten und fixierten Schlinge bei Strangulation eines Darmabschnittes. Die pathologische Peristaltik pflegt nicht ununterbrochen vorhanden zu sein, sondern nur periodenweise, offenbar weil der Darm von Zeit zu Zeit ermüdet. Man kann sie nicht selten hervorrufen, wenn man die Bauchwand mit der flachen Hand ein wenig reibt oder schlägt. Oft genügt auch schon der leichteste Kältereiz beim Zurückschlagen der Bettdecken, um sie anzuregen. Man sieht dann einzelne Darmschlingen — nicht nur ganz kurze Abschnitte wie bei der physiologischen Bewegung — plastisch sich über das Niveau der Bauchdecken hervorheben, sich strecken und hart werden („sich steifen"), und eine peristaltische Welle an ihnen ablaufen (Figg. 16 u. 17). Unter lauten gurrenden und kollernden Geräuschen sinkt der gesteifte Darmabschnitt wieder zusammen, indem ein Teil des aus Luft und Flüssigkeit bestehenden Inhaltes die verengte Stelle passiert oder nach oben zurückgeschleudert wird. Aber alsbald erhebt er sich von neuem, vielleicht in etwas anderer Konfiguration, und das Spiel setzt sich einige Zeit (bis zur Ermüdung) fort. Ihrem ganzen Charakter nach sind diese Darmsteifungen (H. Nothnagel) von den physiologischen Rollbewegungen wesentlich verschieden, es handelt sich in der Regel um eine Kombination von peristaltischen Wellen mit **tetanischen** Kontraktionen. Die Darmsteifungen treten zwar gewöhnlich nur im Bereiche solcher Darmschlingen auf, welche durch Stauung des Inhaltes meteoristisch gebläht sind, doch ist das Vorhandensein einer durch die Bauchdecken erkennbaren Auftreibung keine Vorbedingung ihres Erscheinens. Da sie wesentlich eindrucksvoller sind und meist auch eine genauere Lokalisation der betreffenden Schlingen ermöglichen, als die sie begleitenden meteoristischen Vorwölbungen, sind sie für die Diagnose chronischer Darmstenosen von größter Bedeutung. Man muß deshalb, wo immer sich eine partielle Auftreibung am Abdomen erkennen läßt, versuchen, durch die genannten Hilfsmittel die Darmsteifungen auszulösen. Man muß sich aber Zeit nehmen; oft bringt erst längeres Warten den diagnostisch wichtigen Ausschlag. Daß Steifungen nur bei anatomischer Stenose vorkommen, wie man früher annahm, läßt sich nicht mehr aufrechterhalten. A. Fromme sah sie auch bei spastischem Ileus, und D. Roberts beschreibt sie als Begleiterscheinung eines Kolospasmus bei „Enteritis membranacea"

Abnormes Eingesunkensein findet man vor allem bei **chronischer Inanition**, zumal bei Stenosen der zuführenden Wege (Ösophagus, Kardia). Bei Stenosen am Pylorus, Duodenum und oberstem Jejunum stellt sich das mächtig vorgewölbte Epigastrium in grellen Kontrast mit dem stark abgeflachten unteren Bauchabschnitt. Auffallend abgeflachten Bauch sieht man bei weitverbreitetem **Spasmus der Darmschlingen** (Bleikolik, manchmal bei Hysterie) und bei zentrifugaler oder reflektorischer tonischen Anspannung **der Bauchmuskeln** (Meningitis, Hirntumoren, tabische Krisen, Myalgien, Tetanus, Blasenkrampf); man spricht dann von „kahnförmiger Einziehung des Bauches". H. Nothnagel sah auch tetanische Kontraktionen leerer Darmschlingen (Steifungen) bei Bleikolik und bei Meningitis epidemica. Dies scheint höchst selten zu sein. Andere sahen es niemals (Ad. Schmidt, J. Boas).

Die sämtlichen diagnostisch wichtigen Formänderungen des Bauches treten nur bei geringem und mittlerem Fettreichtum des Körpers deutlich hervor. Wenn im Mesenterium, Netz und Bauchdecken sehr viel Fett abgelagert ist, können selbst sehr bedeutende Darmauftreibungen allgemeiner oder lokaler Art und selbst erhebliche Darmsteifungen sich verwischen, was das Erkennen krankhafter Prozesse natürlich wesentlich erschwert. Andererseits gesellt sich manchmal zu schmerzhaften Bauchkrankheiten, selbst zu akuter perforativer Peritonitis, ein solch starker und allgemeiner reflektorischer Spasmus der Bauchmuskeln, daß Tympanie beschränkter Darmabschnitte sich an der Bauchform gar nicht verrät.

Bei allen Bauchauftreibungen verabsäume man nicht, mit dem Bandmaß Messungen vorzunehmen und sich die Werte aufzuschreiben.

B. Palpation.

Die Palpation ist eine der wichtigsten und ergiebigsten Methoden zur Untersuchung des Bauches, aber zugleich eine der schwierigsten. Sie erfordert vor allem Übung und wieder Übung. Auf die Grundregeln der Bauchpalpation, die in jedem Anfängerkurs klinischer Diagnostik gelehrt werden, gehen wir hier nicht ein. Was darüber hinaus greift, untersteht kaum noch allgemeiner Regel; es wird je nach persönlicher Geschicklichkeit und Einübung verschieden gehandhabt. Wenn mehrere erfahrene Diagnostiker ein und denselben Kranken untersuchen, geht jeder auf seine Weise vor, und solche Erfahrung lehrt, daß man mit sehr verschiedenem Vorgehen richtig tasten kann.

Technisches. Vorbedingung ist immer, daß der Kranke die Bauchmuskeln entspannt, was man durch bequemes Lagern, Ablenken der Aufmerksamkeit, schonendes Vorgehen usw. erreicht. Die Untersuchung beginnt bei Rückenlage. Oft lassen sich in halber oder ganzer Seitenlage oder im Stehen (G. Holzknecht) Organe besser abgrenzen, Tumoren usw. besser auffinden. Kleine Hernien, namentlich an Linea alba und Nabel, sind oft nur im Stehen deutlich tastbar. Wesentliche Hilfe leistet meist die bimanuelle Palpation (Vorderfläche einerseits, Weichen, Rektum, Vagina andererseits). Für bestimmte Zwecke kann vorheriges Entleeren der Blase durch Katheter, des Dickdarms durch Einlauf wünschenswert oder gar nötig sein; letzteres namentlich bei Anwesenheit harter Kotmassen, welche Tumoren vertäuschen oder verdecken könnten. Im übrigen gehen aber Spannung der Bauchdecken und intraabdominaler Druck nicht parallel der Bauchfüllung, da sich die Spannung der Bauchdecken reflektorisch und automatisch innerhalb weiter Grenzen der Füllung des Bauches anpaßt, so daß der Innendruck annähernd gleich bleibt (G. Kelling, E. Melchior). Manchmal, freilich selten, erweist sich das Einblasen von Luft ins Kolon oder Duodenum mittels entsprechender Apparate nützlich, indem dadurch Magen-, Darm- und Netztumoren der vorderen Bauchwand genähert und deutlicher fühlbar werden.

Das in älteren Lehrbüchern fast durchgehends empfohlene Anziehen der Beine während der Bauchpalpation trägt nichts oder wenig zum Entspannen der Bauchmuskeln bei (J. Boas, Th. Hausmann, Ad. Schmidt und fast alle neueren diagnostischen Lehrbücher). Vorausgehendes Auflegen feuchtwarmer Umschläge vermindert öfters den Muskelwiderstand (A. Pollatschek). Unbewegliche Tumoren lassen sich oft besser abtasten, wenn man die Bauchwand mit gleitförderndem Material bestreicht (Öl, Vaselin, Talk). Am vollkommensten pflegt die Entspannung im warmen Vollbad zu sein (G. Sticker), wobei der allseitige Wasserdruck die Darmgase komprimiert und die Bauchwand einsinken läßt. Obwohl die Lage des Kranken weder für ihn selbst noch für den Arzt bequem ist, erleichtert das Verfahren das gründliche Durchpalpieren des Bauches doch so sehr, daß es in schwierigen und zweifelhaften Fällen nicht unterlassen werden sollte. Recht nützlich kann es bei spastischen Darmkontraktionen sein, die Palpation zu wiederholen, nachdem man ihr $1/_2$ Stunde vorher subkutane Injektion von 1—1,5 mg Atropin vorausgeschickt hat. Bei der praktisch besonders wichtigen Palpation der Fossae iliacae empfiehlt Th. Hausmann, das gestreckte Bein von der Unterlage erheben zu lassen, wodurch man an dem gespannten Musc. ileopsoas eine gute Unterlage für das Abtasten bekomme.

Verschiedene fördernde Handgriffe werden wir noch bei der Diagnostik einzelner Krankheiten kennen lernen. Was bei planmäßigem Vorgehen und bei gründlicher Schulung der tastenden Hand durch]Palpation des Bauchs diagnostisch geleistet werden kann, lehren die an nützlichen praktischen Winken reichen Schriften von W. P. Obrastzow, G. L. Sacconaghi und namentlich von Th. Hausmann. Die von letzterem durchgebildete Methode der „Gleitpalpation" (s. unten) zum Abtasten der Därme und „Tiefenpalpation" zum Abtasten der hinteren Bauchwand und der ihr aufliegenden Organe bedeutet einen wesentlichen diagnostischen Fortschritt und fand Eingang in alle Lehrbücher und -kurse klinischer Untersuchungsmethoden.

Flüssigkeitsnachweis. An dem Auffinden freier oder abgesackter Flüssigkeit (Aszites, Exsudat, Zysten) beteiligt sich die Palpation durch Nachweis von Fluktuation, in gemeinsamer Arbeit mit Inspektion und Perkussion.

Abtasten der Organe und ihrer Grenzen ist eine der wichtigsten Aufgaben der Palpation; sie leistet am Bauch viel mehr als Perkussion; nur die Röntgenbilder geben oft weiterführende Resultate und werden insbesondere bei Abgrenzung von Magen gegen Darm durch nichts anderes erreicht. Auf die Methoden zum Abtasten der übrigen Bauchorgane kann hier natürlich nicht eingegangen werden. Ihre Grenzen dem Darm gegenüber palpatorisch aufzufinden, ist oft durch allzu große Spannung, durch allzu großes Fettpolster, durch Anwesenheit großer Flüssigkeitsmassen in der Bauchhöhle, durch Verwachsungen (Konglomeratbildung), durch von Organ zu Organ übergreifende Tumoren, durch Exsudate bis zur Unmöglichkeit erschwert.

Der Darm selbst ist bei geschicktem Vorgehen doch genauer in seinen einzelnen Teilen abtastbar, als man früher annahm. Die Arbeiten von Th. Hausmann, seine Kontrolluntersuchungen mittels Röntgenstrahlen (Th. Hausmann und J. Meinertz) erhärten die früher bezweifelten Angaben. Statistische Angaben über das genaue Tastbarsein dieses oder jenes Darmabschnittes (W. Jaworski, A. Lapinski, Orlowski, N. M. Rudnitzki, Hausmann u. a.) haben keinen praktischen Wert, zeigen aber immerhin, was planmäßiges Vorgehen und geübte Hand leisten können.

Wir erwähnen daher eine Angabe von Th. Hausmann:

Tastbar mit Hilfe von Gleit- und Tiefenpalpation sind: Zökum, Flexura sigmoidea, Pars coecalis ilei in etwa 75%, Colon in etwa 60%, Appendix in etwa 15% der Fälle.

Hausmann's „Gleitpalpation", wobei die Finger mit der Bauchhaut quer oder manchmal besser schräg über das zu tastende Darmstück gleiten, führt am weitesten. Man achtet dabei auf Lage, Form, Härte und Empfindlichkeit. Bei abnormer Härte, ferner bei örtlichen Aufblähungen oberhalb von Stenosen, werden auch andere Darmteile als die oben genannten tastbar; doch gelingt es palpatorisch nur schwer, ihre Zugehörigkeit zu einem bestimmten Darmabschnitt sicher zu stellen. Der zusammengezogene, normale Dickdarm fühlt sich wie ein nicht ganz gleichmäßiger dicker Strang an. Man meinte früher, dies immer als Ausdruck eines pathologischen Spasmus deuten zu müssen; das ist aber falsch (J. Boas). Ebenso unrichtig ist, den Nachweis fühlbarer Skyballa im Colon descendens immer als Beweis für chronische Obstipation anzusprechen. In beiden Fällen kommt es darauf an, in welcher Phase des Kottransportes sich der Dickdarm gerade befindet. Bei vielen Gesunden enthält der absteigende Dickdarm vor der Defäkation tastbaren Kot; wenn dies aber nach dem Stuhlgang noch der Fall ist, so beweist es zum mindesten, daß die auszutreibende Kotsäule frühzeitig abbrach, und daß Reste zurückblieben, die auch hätten entleert werden sollen. Tastbare härtere Kotmassen im Querdarm sind immer pathologisch; bei spastischer Obstipation bildet oft das mit harten Skyballa gefüllte Querkolon einen auffallenden Gegensatz zu dem leeren, stark zusammengezogenen Colon descendens und S Romanum. Aus einmaligem Befund am Colon descendens (Spasmus, bzw. Skybala) sind weitreichende Schlüsse nicht zu ziehen. Kotballen erkennt man an ihrer Form und reihenweisen Anordnung, an ihrer Eindrückbarkeit, unter Umständen an dem Gersunyschen

„Klebesymptom", d. h. einem sprungweisen Sichlösen der Darmwand von dem Kotballen bei langsamem Nachlassen des Palpationsdrucks. Wie leicht das Anstauen harter Kotballen bei spastischer Obstipation Darm-, Magen- und Netztumoren vortäuscht, ist bekannt. Oft gibt der Darm die Kotballen erst nach wiederholtem Darmspülen frei (am besten mittels Enterokleaners, S. 258, nach vorheriger subkutaner Injektion von 1 mg Atropin).

Plätschergeräusche (Gurren, Quatschen, Kollern) werden bei der Palpation, zumal bei den massierenden Bewegungen der Gleitpalpation, häufig erzeugt und haben, sofern sie auf die Gegend des Zökum und Colon ascendens beschränkt sind, keine pathologische Bedeutung. Sie beweisen nur, daß die genannten Abschnitte nicht kontrahiert, sondern mit Luft und flüssigem resp. dünnbreiigem Kot gefüllt sind. Ein derartiger Inhalt ist in den oberen Abschnitten des Kolons natürlich, und es würde deshalb das Plätschern dieser Teile nur dann auffallen können, wenn es besonders laut und dauernd vorhanden ist. Das kommt bei Erschlaffung und Katarrhen dieser Abschnitte vor, und das Gurren kann sich dann auch bis in das Colon descendens und die Flexura sigmoidea hinab erstrecken, wenn der Inhalt dieser Teile flüssig wird. Künstlich kann man es in den unteren Dickdarmteilen durch Einlaufenlassen größerer Mengen warmen Wassers erzeugen (J. Boas) und daraus für die Lagebestimmung der Flexur Vorteile ziehen. Oberhalb stenosierter Stellen findet man gelegentlich das Plätschergeräusch in den erschlafften und meteoristisch geblähten Darmschlingen konstant und auf eine bestimmte Gegend des Abdomens beschränkt. Das gilt auch für den Dünndarm, in dessen Schlingen im übrigen Plätschergeräusche nicht aufzutreten pflegen.

Abwehrreflex, Druck- und Stoßschmerz. Das sind Dinge, die in diagnostischer Hinsicht zusammengehören. Bei Überempfindlichkeit bestimmter Darmabschnitte, wie sie am häufigsten durch eine das Peritoneum beteiligende Entzündung, aber auch durch einfache oder neoplasmatische tiefgreifende Geschwüre und durch abnorme Dehnung bedingt ist, erzeugt Druck und noch besser kurzer leichter Stoß ein reflektorisches Anspannen der Bauchmuskeln, in kleinerer oder größerer Ausdehnung um den Stoßpunkt (Défense musculaire). Dieser Abwehrreflex macht das Abtasten einzelner Darmabschnitte oft unmöglich. Besonders ausgeprägt pflegt der Reflex in den unteren seitlichen Bauchteilen zu sein, und er erlangte dadurch große Bedeutung für frühzeitiges Erkennen einer Appendizitis. Hand in Hand mit dem Abwehrreflex geht Schmerz; doch sind beide nicht immer parallel entwickelt; z. B. fehlt in den oberen seitlichen Bauchteilen oft jeglicher Abwehrreflex trotz erheblichen Druckschmerzes. — Umschriebener Druck-, Klopf- oder Stoßschmerz ist immer ein beachtenswertes Symptom, gleichgültig an welcher Stelle des Bauches es gefunden wird.

Der Stoß- oder Klopfschmerz ist zum Auffinden eines entzündlichen Herdes wichtiger als Druckschmerz (F. Mendel, R. Uhlmann). Das Fehlen jeder Empfindlichkeit bei starkem Klopfen spricht gegen entzündliche oder geschwürige Prozesse; Schmerz bei leichtem Klopfen erweckt Verdacht auf Peritonitis. Bei Darmgeschwüren ist die Klopfempfindlichkeit oft scharf umgrenzt. Die Druck- und Stoßempfindlichkeit begleitet oft Hauthyperästhesie an bestimmten Stellen (S. 69). Z. B. bei Darmentzündungen sind meist die gleichen Teile stoßempfindlich und hyperästhetisch, bei Cholezystitis ist die Hauthyperästhesie oft deutlicher als die Klopfempfindlichkeit.

Bei Neuralgien und Neuritis findet man immer verschiedene Druckpunkte am gleichen Nerven. Bei Myalgien erzeugt wohl kurzer Stoß den Schmerz, nicht aber langsam gesteigerter, selbst starker, aber Muskelspannung umgehender Druck. Ferner kann allgemeine Überempfindlichkeit (große Ängstlichkeit, Hysterie, Neurasthenie) das Urteil irreführen („Pseudoschmerzhaftigkeit", J. Boas). Wenn neuropathisch veranlagte Personen einmal an

einer bestimmten Stelle Druckschmerz empfanden, so wiederholt sich das bei
erneuter Untersuchung leicht wieder, oft in jahrelanger Folge, obwohl der ganze
Verlauf zweifellos sicher stellt, daß keine organische Erkrankung dahinter steckt.

Z. B. wohnte C. von Noorden der Obduktion einer an Typhus gestorbenen Dame
bei, die etwa 10 Jahre hindurch immer aufs neue, zuletzt noch kurz vor Ausbruch des Typhus,
wegen auffallend starken, umschriebenen Druckschmerzes in der Pylorusgegend mit langdauernden Liege- und Schonungskuren behandelt worden war. Die Sektion ergab auch
nicht den geringsten Anhalt dafür, daß jemals ein Magen- oder Duodenalulkus oder irgend
ein anderer schmerzbringender Krankheitsprozeß im Bauch bestanden hätte. Bei einem
älteren, in keiner Weise neuropathisch veranlagten Manne traten von Zeit zu Zeit heftige
Schmerzen unterhalb des Ansatzpunktes der X. linken Rippe auf. Der bestehende Verdacht
auf Karzinom an Flexura sinistra konnte abgewendet werden, nachdem während zehn Tage
niemals eine Spur von Blut im Kot erschienen war. Die gleiche Stelle des Bauchs war jederzeit stark druck- und stoßempfindlich, und zwar ganz umschrieben nur diese Stelle. Es
handelte sich um eine Angina pectoris subdiaphragmatica. Die Sklerose der Koronararterien
wurde durch die Sektion bestätigt, ebenso das Fehlen jeglicher örtlicher Erkrankung im
Bauch (vgl. Abschnitt: Gefäßkrankheiten).

Druckschmerz ist immer ein vieldeutiges Symptom, auf das allein man
selten eine Diagnose gründen darf. Einige Stoßschmerzpunkte erlangten
besondere diagnostische Bedeutung, vor allem der Mc Burneysche Punkt,
dort, wo eine von der rechten Spina anterior superior zum Nabel gezogene
Linie den Außenrand des Musculus rectus schneidet. Bei akuter Appendizitis
löst kurzer Stoß oder Druck hier so gut wie ausnahmslos Schmerz aus; aber
auch bei chronischer „latenter" Appendizitis ist der Punkt druckempfindlich
(Ch. D. Aaron). Allerdings ist das Symptom nicht eindeutig, da man es auch
bei Kolitis, Harnleiter- und Eierstockskrankheiten antrifft. Es sollen freilich
die auf entzündliche Erkrankungen anderer Organe hinweisenden Schmerzpunkte
nicht haarscharf mit dem Mc Burneyschen Punkte zusammenfallen (Munro,
Clado, R. Lenzmann, Lanz). Nach Hausmann und Kelling entsteht
der Schmerz in einem über dem Musc. psoas ausgespannten Nervengeflecht,
welches von Lymphgefäßen begleitet ist und bei den verschiedensten in der
Ileozökalgegend sich abspielenden Entzündungsprozessen in Reizzustand
versetzt wird. Einblasen von Luft in den Dickdarm macht den Mc Burneyschen
Punkt bei Appendizitis sowohl druck- wie spontanschmerzhaft (Bastedosches
Symptom; mehrfach bestätigt, z. B. von A. F. Hertz, E. H. Goodmann
und Ch. W. Lüders); eine gefährliche diagnostische Probe!. — An entsprechender
Stelle links findet sich bei Reizzuständen der Flexura sigmoidea ein Schmerzpunkt, dem C. von Noorden den Namen S- Punkt gab. Er ist sehr empfindlich
bei Sigmoiditis, bei Colica mucosa, aber auch — ohne romanoskopisch nachweisbare Veränderungen der Schleimhaut — bei Gegenwart sehr harter Kotmassen
in der Flexur. Ferner ein Schmerzpunkt in der Mittellinie unterhalb
des Proc. xiphoideus bei Gastroptose (Medialastralgia, A. Alexander). Dorsaler Schmerzpunkt bei Magengeschwür, zwischen X. und XII. Brustwirbel links neben der Wirbelsäule. Dorsaler Schmerzpunkt bei Duodenalgeschwür rechts, hart am XII. Brustwirbel (J. Boas). Die vorderen diagnostisch wichtigen Druckschmerzpunkte bei Magen- und Duodenalgeschwür
wechseln von Fall zu Fall und richten sich nach Sitz des Geschwürs. Daß bei
Duodenalgeschwür der Punkt, welcher auf Stoß Muskelabwehrreflex und Schmerz
bringt, dem Sitz des Ulkus zu entsprechen pflegt, konnte S. Jonas radiologisch
nachweisen; er führt die Überempfindlichkeit auf leichte lokale Peritonitis zurück.

Galvanopalpation. M. Kahane empfiehlt Absuchen des Bauches mit Spitzelek-
trode, durch die brüsk ein kurzer galvanischer Strom dem breiten Gegenpol zugeführt
wird. Strom von 1 Milli-Ampère genügt, Hyperästhesien nachzuweisen, welche unter Umständen Hinweis auf Krankheitssitz (geschwürige, entzündliche Prozesse usw.) geben.
Ähnliches empfahl neuerdings L. Freund zur genaueren Ortsbestimmung von Magen-
und Duodenalgeschwür.

Darmtumoren frühzeitig zu erkennen, ist eine der wichtigsten Aufgaben der Abdominal-Diagnostik. Es gelingt dies bei gelegentlicher Untersuchung der Palpation manchmal, bevor Beschwerden auf den Tumor hinweisen; meist freilich sind solche schon vorhanden, und die Geschwulst ist schon weit entwickelt, ehe sie tastbar wird. Man steht immer vor einer Reihe von Fragen, welche die Palpation nicht selbständig beantworten kann. Sie gibt meist nur den ersten Anhalt. Eine mächtige Stütze erwuchs ihr in der Röntgendiagnostik. Der Begriff „Tumor" greift natürlich weit über den Begriff „Neoplasma" hinaus.

1. Ist ein Bauchtumor palpatorisch nachweisbar? Darüber unterrichtet eine genaue planmäßige palpatorische Untersuchung des ganzen Bauches, einschließlich des Rektums und, gegebenen Falles, der Vagina. Der Verdacht auf Tumor darf niemals schlummern. Manche Tumoren kommen mit Vorliebe bei jungen Leuten vor, z. B. alle tuberkulösen Tumoren, alle entzündlichen Tumoren, Sarkome. Tumorverdächtig ist jedes fühlbare Gebilde im Bauch, das nach Form oder Härtegrad von den normalen tastbaren Gebilden des betreffenden Bauchteils abweicht. Man erinnere sich, daß die Palpation gewöhnlich im Bade, manchmal auch durch Aufblähen des Darms erleichtert wird.

2. Ist das bemerkte Gebilde wirklich krankhaft? Achtung: Kotballen, schwangerer Uterus, gefüllte Blase.

3. Welchem Organ gehört das bemerkte Gebilde an? Dazu ist genaues Abtasten des Tumors und der benachbarten Organe nötig. Neoplasmatische, tuberkulöse, aktinomykotische, meist auch entzündliche Tumoren liegen meist an der Stelle des Organs, von dem sie ausgehen; entzündliche Tumoren freilich nicht immer; das entzündliche Exsudat (Abszeß) kann sich weit von seiner Ursprungsstelle entfernen. Sehr wichtig, aber nicht ausschlaggebend ist für die Bestimmung der Zugehörigkeit etwaige Verschieblichkeit mit dem verdächtigten Organ zusammen (Verschieblichkeit bei Druck, bei Lagewechsel, mit der Atmung, bei Aufblähung von Magen oder Dickdarm). Über Verschieblichkeit der einzelnen Tumoren bestehen zwar durchschnittliche Erfahrungen, im Einzelfalle führen sie aber oft nicht weit. Z. B. können die gewöhnlich durch Druck und Lagewechsel leicht verschieblichen Tumoren des Dünndarms, des Zökum, des S romanum, des Magens und die mäßig gut verschiebbaren Tumoren des Querkolon durch Verwachsungen vollkommen fixiert sein; umgekehrt können Darmtumoren durch Verwachsung mit der Leber eine starke respiratorische Verschieblichkeit erlangen. Der Grad dieser oder jener Verschieblichkeitsform ist zwar ein beachtenswertes aber kein zuverlässiges topo-diagnostisches Merkmal. Man beachte, daß die derberen Bauchorgane oft an Stellen rücken, die normalerweise dem Darm vorbehalten sind, teils infolge einfacher Lageveränderung (Wandermilz, Wanderniere, Retroflexio und Retroversio uteri usw.), teils infolge von Vergrößerung (Leber: Schnürlappen, Riedelscher Lappen, Gallenblasendehnung, irgendwie bedingte Lebervergrößerung; Niere: Nierentumoren, Nebennierentumoren, Nierenbeckenstauungen usw.; Milz: Milzvergrößerungen, Herabdrängung durch subphrenischen Abszeß; Uterus und Adnexe mit ihren mannigfachen Tumoren, Zysten und entzündlichen Exsudaten; Lymphdrüsen bei unregelmäßiger tuberkulöser oder neoplasmatischer Wucherung). Nicht immer läßt sich die Zugehörigkeit eines Tumors zu diesem oder jenem Organ palpatorisch feststellen, und oft versagen auch ergänzende Untersuchungen aller Art. Manchmal wird die Zugehörigkeit nur per exclusionem erkannt, indem man feststellt, daß alle Nachbarorgane, welche sonst noch in Frage kommen könnten, außer jedem Zusammenhang mit dem Tumor sind.

Sehr wichtig für die Ortsbestimmung eines Darmtumors ist das Auftreten von Passagehindernissen, was neben anderen Symptomen auch charakteristische Inspektions- und Palpationsbefunde ergibt (s. oben; Kollaps tieferer, Aufblähung höherer Darmabschnitte, Steifungen). Natürlich können auch pathologische Gebilde, die außerhalb des Darms liegen, den Verschluß herbeiführen.

4. Welcher Art ist der Tumor? Nur selten gibt bei Darmtumoren die Palpation hierüber sicheren und sofortigen Aufschluß; am leichtesten natürlich bei Mastdarmgeschwülsten, ferner bei einfachen und bei inkarzerierten Hernien, bei Invaginationen, bei akut entzündlichen Geschwülsten der Blinddarmgegend, oft auch bei Tumoren, die gleichzeitig metastatische Herde entstehen ließen (karzinomatöse Leberknoten, neoplasmatische und tuberkulöse Lymphdrüsentumoren, tuberkulöse oder karzinomatöse Knoten am Nabel). Meist müssen ergänzende Untersuchungen und das klinische Gesamtbild entscheiden. Weniger Gewicht, als gewöhnlich angenommen wird, ist auf etwaige Druckempfindlichkeit zu legen. Sie kommt zwar vorzugsweise den akut-entzündlichen Tumoren zu; man findet sie aber auch bei malignen Neubildungen, da hier fast immer umschriebene peritonitische Prozesse sich entwickeln.

Wie sich die Symptome bei den einzelnen Geschwülsten des Darms zu gruppieren pflegen, bleibt späterer Erörterung vorbehalten.

C. Perkussion, Auskultation, Mensuration.

Die Perkussion des Abdomens liefert, soweit sie sich auf den Darm bezieht, nur selten praktisch verwertbare Befunde. Normalerweise haben wir im Bereich der Därme verschieden hohe und verschieden stark gedämpfte tympanische Schallqualitäten, welche unregelmäßig ineinandergreifen. Leere und mit Kot gefüllte Därme bewirken übrigens manchmal ausgesprochene Dämpfungszonen, namentlich in den seitlichen Teilen, was zu Täuschungen Veranlassung geben kann. Bei Meteorismus intestinalis ändert sich dieses Verhältnis insofern, als die geblähten Darmabschnitte im allgemeinen einen ausgesprochenen Metallklang geben, der allerdings bei starker Spannung der Bauchdecken wieder undeutlich wird. Bleibt der Metallklang dauernd auf eine bestimmte Stelle beschränkt, so gibt er bisweilen einen Fingerzeig für den Sitz einer Stenose. H. Nothnagel hebt besonders hervor, er sei bei Stenosen des Colon descendens in der Lumbalgegend am Rücken oft deutlicher als vorne. Bei Stenosen an der Flexura lienalis beschränkt er sich auf die rechte Lendengegend. Niemals aber wird, wie beim Meteorismus peritonealis, die Tonhöhe im ganzen Abdomen die gleiche sein. Völliges Verschwinden der Leberdämpfung ist bezeichnend für Gasansammlung im Peritoneum, doch kann auch Gasauftreibung der Därme die Leber so sehr in die Kantenstellung drängen, daß sie perkutorisch kaum noch nachweisbar erscheint. Tumoren des Darmes bewirken umschriebene Dämpfungen, wenn nicht geblähte Nachbarteile sie überlagern. Auf die perkutorischen Verhältnisse bei Flüssigkeitsansammlungen in der Bauchhöhle und die Beziehungen des Darmes zu Nierentumoren kann hier nicht eingegangen werden.

Für die Auskultation der vom Darm ausgehenden Geräusche ist der Gebrauch des Stethoskopes nur selten nötig. Wenn man es bei gesunden Menschen zu den verschiedensten Tageszeiten am Abdomen anlegt, hört man nach A. F. Hertz nur in der Zökalgegend $4^1/_2$—7 Stunden nach der Nahrungsaufnahme rhythmische Geräusche, welche er auf die Passage des Darminhaltes durch die Ileozökalklappe bezieht. Die Tormina intestinorum nervosa verraten sich durch laute, polternde Geräusche von verschiedener Tonhöhe (Kollern, Gurren, Quatschen, Quietschen), welche selbst auf Entfernungen noch zu hören sind. Ähnlich, aber nur periodisch, erscheinen sie bei Stenosen und machen manchmal den Patienten auf sein Leiden aufmerksam. Da sie vom Orte ihrer Entstehung aus nach verschiedenen Richtungen sich fortpflanzen können, so sind sie für die Lokalisation einer Stenose nur mit großer Vorsicht zu verwerten. In geblähten Teilen, welche Metallklang bei der Perkussion geben, hört man beim Auflegen des Ohres oder mittels des Hörrohres unter Umständen auch metallisch klingende Rasselgeräusche. Eventuell kann man sie durch stoßweise Palpation mit den Fingerspitzen künstlich hervorrufen (A. Mathieu). Peritonitische Reibegeräusche von demselben Charakter wie die pleuritischen Reibegeräusche treten bei trockener Entzündung des serösen Überzuges auf und sind unter Zuhilfenahme des Stethoskopes leicht wahrnehmbar. Durch das begleitende fühlbare Reiben wird man schon darauf hingewiesen. Bei Darmlähmung verschwinden oft alle Geräusche, selbst beim Okklusionsileus, ein prognostisch sehr übles Zeichen.

Die Mensuration des Abdomens wird im allgemeinen nur zu dem Zwecke angewandt, die Zunahme oder Abnahme des Bauchumfanges in Nabelhöhe bei exsudativen und meteoristischen Auftreibungen zu verfolgen. Th. Hausmann verlangt aber nicht mit Unrecht regelmäßige Messungen zwischen Processus xiphoides und Symphyse, zwischen den Cristae ilei (Interspinallinie), zwischen Spitzen der 11. Rippe und Nabel, zumal bei Einzeichnung von Tumorbefunden in Schemata. Der Abstand dieser Teile schwankt bei verschiedenen Personen in der Tat innerhalb weiter Grenzen; der Nabel z. B. kann 2—10 cm über der Interspinallinie liegen.

D. Luftaufblähung, Wassereingießung.

Wie aus der interessanten kleinen historischen Skizze E. Ebstein's ersichtlich, ist das Einblasen von Luft in den Dickdarm zu diagnostischen Zwecken zwar schon früher geübt, aber erst durch H. Curschmann planmäßig ausgebaut worden. Das Verfahren leistet oft vortreffliche Dienste, ist aber natürlich zu unterlassen, wo Spannung des Darms Gefahr bringen könnte (peritonitische Entzündungen, Perforations- und Blutungsgefahr).

Die Luftaufblähung des Darmes geschieht am einfachsten und für alle Fälle ausreichend durch das etwa 5 cm weit (bis über den Schließmuskel) eingeführte weiche Darmrohr mittels des Doppelgebläses. Indem man vorsichtig einbläst, sieht man zunächst die Flexura sigmoidea, bald aber auch die Konturen des Colon descendens, Querkolon und Colon ascendens hervortreten. Unter normalen Verhältnissen dringt die Luft ohne weiteres bis zur Bauhinschen Klappe vor, bei fortgesetzter Blähung auch unter Umständen bis in den Dünndarm hinein (O. Damsch). Die diagnostische Bedeutung der Luftaufblähung liegt einmal in der Möglichkeit, die Lageverhältnisse des Dickdarmes, zumal der Flexura sigmoidea und des Querkolons, klarzustellen — wobei eventuell die Perkussion der geblähten Teile ergänzend in Funktion tritt —, weiterhin aber in der Erkennung und Lokalisation von Dickdarmstenosen. Hier hängt aber ihr Nutzen wesentlich von der Enge der Stenose ab. Ist die Enge noch weit genug, um zwar die Luft gut passieren zu lassen, den Kotlauf aber schon deutlich zu hemmen, so nützt die Luftaufblähung nicht nur nichts, sondern sie führt eventuell direkt zu Irrtümern. Auf der anderen Seite wird bei starker Stenose nur der unterhalb des Engpasses gelegene Darmabschnitt zur Füllung kommen. Bei forcierten Einblasungen entstehen dann Schmerzen, und die zuviel eingeblasene Luft entweicht neben dem Darmrohr durch den Anus. Unter Umständen hört man durch das aufgesetzte Stethoskop ein langgezogenes Geräusch, wenn die Luft die enge Stelle allmählich passiert. Bei Darmtumoren kann das Einblasen von Luft auch dadurch praktisch-diagnostischen Nutzen bringen, daß die Luft die Tumoren an die Oberfläche hebt und damit dem palpierenden Finger näher bringt. Das trifft aber natürlich nur bei einer beschränkten Zahl von Fällen zu, wenn die Geschwulst an der vorderen Peripherie des Darmes lokalisiert ist. Sitzt sie in der Gegend des Mesenterialansatzes, so wird sie umgekehrt von der Oberfläche abgedrängt, und es erscheint oberhalb der Geschwulst tympanitischer Schall, ganz wie bei den hinter dem Darm gelegenen Nierengeschwülsten. Man kann also hier keine allgemein gültigen Regeln aufstellen, sondern muß den Befund je nach der Lage des einzelnen Falles verwerten.

Ganz ähnliche Resultate wie mit der Lufteinblasung kann man in manchen Fällen auch mit der Eingießung großer Mengen lauwarmen Wassers per anum erzielen (O. Minkowski). Da aber die Toleranz der Därme gegen Wassereinläufe oft viel geringer ist als gegen eingefüllte Luft, so wird man von der Wassereingießung in der Regel erst in zweiter Linie Gebrauch machen.

Unter Umständen sind auch diagnostische Aufschlüsse über die Lage des Darms, insbesondere über die Zugehörigkeit von Tumoren zu diesem oder jenem Bauchorgan von Luftaufblähung des Magens, bzw. des Dünndarms (Duodenalsonde!) zu erwarten.

Für die Differentialdiagnose kann folgendes Schema von J. Boas von Nutzen sein:

Geschwülste	bei Magenaufblähung	bei Darmaufblähung
1. des Magens a) Pylorus b) vordere Magenwand u. große Kurvatur c) kleine Kurvatur	rücken nach rechts und unten, fühlen sich breiter und in der Begrenzung undeutlicher an verschwinden vollständig	rücken alle Tumoren einfach nach oben
2. der Leber	rücken nach oben und rechts, wobei der vordere Rand des Organs deutlich fühlbar werden kann	rückt die untere Grenze nach oben, ein Tumor der Gallenblase wird nach vorn gedrängt. Bei sehr großen Tumoren können Lageveränderungen ganz ausbleiben
3. der Milz	rücken nach links, oft auch nach unten	rücken nach oben, und leichte bewegliche Tumoren werden hierbei in der normalen Milzgegend nachweisbar
4. des Dickdarms	steigen nach unten	steigen nicht nach oben
5. der Nieren	—	rücken zunächst etwas nach oben, verschwinden schließlich in der Tiefe. Die bewegliche Niere tritt hierbei in die eigentliche Nierengegend zurück. Bei großen Neoplasmen der Niere wird nur der mediane Rand undeutlich
6. des großen Netzes	rücken nach abwärts	rücken nach abwärts
7. des Pankreas	verschwinden bei Magenaufblähung	

E. Röntgendiagnostik.

Die Röntgendiagnostik kann an dieser Stelle keine ausführliche Darstellung finden. Das Verfahren mit allen seinen Einzelheiten, mit den notwendigen Vorsichtsmaßregeln, mit seinen Vorzügen und seinen Fehlerquellen ist jetzt derartig ausgebaut, daß nur eine umfassende Darstellung, wie sie ihm in Spezialwerken zu Teil wurde, der Aufgabe gerecht werden kann. Dort wird sich jeder, der selbst Röntgenuntersuchungen vornimmt, sachkundigen Rat holen müssen. Immerhin ist das Röntgenverfahren nicht nur für den Spezialisten, sondern für jeden praktischen Arzt ein so unentbehrlicher diagnostischer Behelf, und die Röntgenbilder sind zum Verstehen der Krankheitssymptome so wichtig geworden, daß wir im speziellen Teile des Werkes immer wieder darauf zurückgreifen müssen. Wir stellen hier die wichtigsten Typen zusammen, Einzelheiten, die nur für bestimmte Krankheitszustände von Wert sind, späterer Erwähnung überlassend. Wir verzichten auch auf genauere Literaturangaben und verweisen auf die ausführlichen Schriften von M. Faulhaber-L. Katz, Fr. M. Groedel, H. Rieder-J. Rosenthal, E. Schlesinger, G. Schwarz, E. Stierlin.

1. Technisches.

Als Kontrastbrei bedient man sich jetzt meist des Barium sulfur. puriss. (Merck), 80—100 g in 350 ccm eines glatten Mehlbreies eingerührt, oder der Aufschwemmung von 100—150 g in 400 g Milch (E. Frankl). Manche benützen statt des Bariumsalzes Zirkonoxyd (Kontrastin). Beide haben vor, dem ursprünglich von H. Rieder empfohlenen Bismutum subnitricum oder carbonicum den Vorzug der Ungiftigkeit. Neuerdings wurde das Merck'sche Citobaryum beliebt (W. Bauermeister, R. Spiegel, R. Kienböck, K. Immelmann u. a.), sowohl wegen Bequemlichkeit beim Gebrauch wie wegen größerer Billigkeit. Auch technische Vorteile werden gerühmt. Sein wesentlicher Bestandteil ist Bar. sulf. puriss. Da man sich auch stets über den Zustand des Magens ein Urteil wird verschaffen wollen, und da dies am besten bei nüchternem Magen geschieht, beginnt man die Röntgenuntersuchung des Bauchs womöglich in den frühen Vormittagsstunden. Abends vorher ein Abführmittel zu geben, ist bei dem gewöhnlichen Vorgehen (Bariumbrei in den Magen) nicht ratsam, weil dann am nächsten Morgen der Darm oft abnorm erregt ist. Selbst auf Reinigungsklistier (etwa 1—1½ Stunden vor Beginn) sollte man lieber verzichten, um möglichst natürliche Verhältnisse zu Gesicht zu bekommen. Unbedingt nötig ist beides aber bei Einführen des Kontrastbreies per rectum, wodurch man sich über Lage, Gestalt, Ausdehnbarkeit und etwaige Stenosen des Dickdarms ein Urteil verschaffen will. Für letztgenannte Aufgabe reicht die Fluoroskopie, bei flacher Rückenlage vorgenommen, meist aus; bei Einbringen des Kontrastbreies in den Magen gibt sie aber keine einwandsfreien Aufschlüsse, und sie dient dann mehr zur ersten Orientierung und zu einigen ergänzenden Feststellungen; sie veranschaulicht, wie der Kontrastbrei den Magen verläßt und in den Anfangsteil des Duodenum befördert wird, in welchem Umfang dieser oder jener Darmabschnitt verschieblich ist, ob er auf bestimmte Reize hin den Inhalt weiterbefördert und dergleichen. Im übrigen pflegt man, im Gegensatz zur röntgenologischen Untersuchung des Magens, den Durchgang des Kontrastbreies durch den Darm photographisch festzulegen. Manche ziehen hierfür Bauchlage, andere aufrechte Stellung vor.

Für bestimmte Zwecke sind gewisse Spezialverfahren vorzuziehen: das Einführen einer mit nachgiebiger Metallspirale gefüllten Duodenalsonde in das Duodenum; das Anfüllen des Duodenum mit Kontrastbrei mittels Duodenalsonde (O. David); beides läßt Lage-, Füllungs- und Entleerungsverhältnisse des Duodenum manchmal sehr gut erkennen. Ferner stereoskopische Aufnahmen (J. T. Case), namentlich um die Lage von Fremdkörpern zu erkennen. Kinematographische Aufnahmen, um die Bewegungen des Darms und das Fortschreiten des Kontrastbreies zu verfolgen, eine für physiologische und pharmakologische Studien über Darmbewegungen wahrscheinlich sehr aussichtsvolle Methode. Neuerdings erhielt man hervorragend klare und eindrucksvolle Bilder nach Einführen sterilen Sauerstoffs in die Peritonealhöhle (E. Rautenberg, O. Götze, Ad. Schmidt, A. Schittenhelm, Th. Nagel, Therstappen, Lorenz, K. v. Teubern). Immerhin wird man sich dieses Verfahrens nur im Notfall bedienen. Es scheint sich vor allem für das Erkennen von Darmadhäsionen zu eignen. Hier leistet es oft vortreffliche Dienste, deren Beurteilung natürlich Erfahrung und Kritik verlangt (A. Schittenhelm, R. Decker jun.).

2. Der Gang der Untersuchung. Normale Röntgenbilder.

Nur in den seltensten Fällen darf man sich darauf beschränken, eine einzige bestimmte Phase der Darmpassage des Kontrastbreies ins Auge zu fassen. Meist ist es nötig, sein Vorwärtsschreiten von Anfang bis zum Ende planmäßig zu verfolgen. Dies ist aber nicht in allen Teilen des Darms gleich gut möglich.

Wir werden zunächst das Vorwärtsschreiten des Kontrastbreies durch den Darm, bzw. das Verhalten seiner Schattenbilder unter normalen Bedingungen beschreiben und daran anknüpfend die diagnostischen Möglichkeiten unter pathologischen Verhältnissen besprechen.

a) Duodenum. Oft schon wenige Minuten, längstens 15—20 Minuten nach Aufnahme des Kontrastbreies, beginnt die Antrumperistaltik Brei in den Bulbus duodeni überzutreiben; bei mangelndem Pylorusreflex ist dies mehr ein Überfließen. Das Anfangsstück des Duodenum (Bulbus) erscheint als eine Scheibe von 2—3 cm Durchmesser, die durch hellen Ring (Pylorusring) vom Antrum pyloricum abgetrennt ist. Aus dem im Bulbus angesammelten Vorrat werden in kleinen Schüben Massen weiter abwärts befördert, und annähernd gleichen Schrittes folgt Brei aus dem Magen nach, so daß der Bulbus während der ganzen Austreibungszeit des Magens mehr oder weniger Inhalt beherbergt (Fig. 19). Wenn der Nachschub aus dem Magen nachläßt, verkleinert sich die Bulbusscheibe zu einem halbmondförmigen Schatten, der Ausbuchtung des Bulbus nach unten (beim Stehen!) entsprechend. Dieser Schatten kann, ohne daß es als krankhaft gelten dürfte, die völlige Entleerung des Magens noch um $^1/_2$—1 Stunde überdauern. Sehr viel undeutlicher ist der Durchgang des Breies durch die übrigen Teile des Duodenum zu beobachten; nur erkennt man am Schirm manchmal eine gewisse Anstauung an einer Stelle die der Flexura duodeno-jejunalis entspricht. Mittels photographischer Aufnahme in verschiedenen Stellungen gelingt es aber öfters, den ganzen Verlauf des Duodenum als Schattenbild

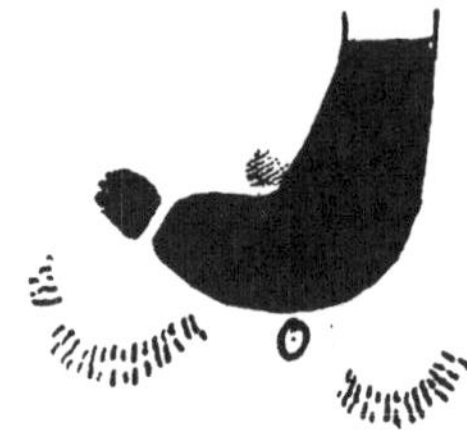

Fig. 19.   Nach Holz-knecht.   Typisches Inhaltsbild des Duodenum. Magen von Übergangsform zwischen Hakenmagen und Stierhornmagen. Magen u. Bulbus duodeni gefüllt. Zwischen beiden ein heller Spalt, der Muskelring des Pylorus. Im übrigen Duodenum zerstreute Wismutmengen, welche durch leichten Druck quergestreift erscheinen, ebenso in der ersten Jejunalschlinge.

zu fixieren und auch pathologische Veränderungen (Dehnung, Stauung) zu erkennen. Das erwähnte Verfahren O. David's führt oft weiter als die gewöhnliche Methode.

b) Jejunum und oberes Ileum. Das Einströmen von Kontrastbrei in die Dünndarmschlingen beginnt fast unmittelbar nach seinem Austritt aus dem Bulbus duodeni. Das ganze Gebiet des Dünndarms erscheint wie mit feinem Gewölk verschleiert, das sich immer mehr verdichtet und nach einigen Stunden sich im unteren rechten Quadranten des Bauches stärker zusammenballt. Einzelne Dünndarmschlingen abzugrenzen und ihre Zugehörigkeit zu diesem oder jenem Dünndarmabschnitt zu erkennen, ist weder fluoroskopisch noch photographisch möglich. Nur bei Stenosen gelingt deutliche Darstellung der mit gestautem Inhalt gefüllten Schlingen. Sehr schön läßt sich auch bei Gastroenterostomie das Abfließen von Kontrastbrei aus dem Magen in das Jejunum verfolgen und photographisch festlegen. Auch zur Erkennung der Verhältnisse im Jejunum bewährt sich die David'sche Methode gut.

c) Unteres Ileum. Nach etwa 3—4 Stunden ist die größte Masse des Kontrastbreies im unteren Ileum angelangt, und dann heben sich die Schatten der gefüllten Schlingen ziemlich deutlich voneinander ab. Dort gibt es einigen Aufenthalt, indem die Bauhinsche Klappe den Abschub in den Dickdarm bis zu einem gewissen Grade selbsttätig reguliert (S. 5). Sofort nach Ankunft des Breies an der Klappe treten aber schon kleine Mengen in das Zökum über.

d) Der Dickdarm. Das Abfließen des Breies vom Ileum in den Dickdarm zieht sich 2—4 Stunden hin. Währenddessen läßt das Schattenbild die unteren Ileumschlingen, das Zökum, das Colon ascendens deutlich erkennen; manchmal auch die Appendix. Das Sichtbarwerden der Appendix hielt man früher für pathologisch. Der Verdacht auf pathologische Verhältnisse ist aber nur dann gerechtfertigt, wenn die Appendix die Kontrastmasse ungewöhnlich lange zurückbehält, und — was besonders wichtig ist — wenn Lage und Form der Appendix immer die gleichen bleiben. Das weist auf Verwachsungen (adhäsive Periappendizitis) hin. Dem Nachschub entsprechend rückt die Kuppe des Kontrastkotes im Aszendens weiter nach oben. Mischbewegungen sind nur ausnahmsweise zu sehen. Daß aber eine gründliche Durchmischung der im unteren Aszendens noch flüssig-breiigen Massen stattfindet, beweist die gleichmäßige Dichte des Schattens. Der Kontrastkot schiebt sich allmählich weiter vor, bis zur Flexura dextra und darüber hinaus. Erst wenn der größte Teil des Kontrastkotes das Aszendens verlassen hat, erscheint der Schatten netzartig durchlöchert, und man sieht auch deutliche Gasblasen; namentlich in den distalen Teilen des Aszendens. Eine neue Phase beginnt, wenn etwas größere Mengen des Breies die Mitte des Kolon erreicht haben, worauf man etwa 8 bis

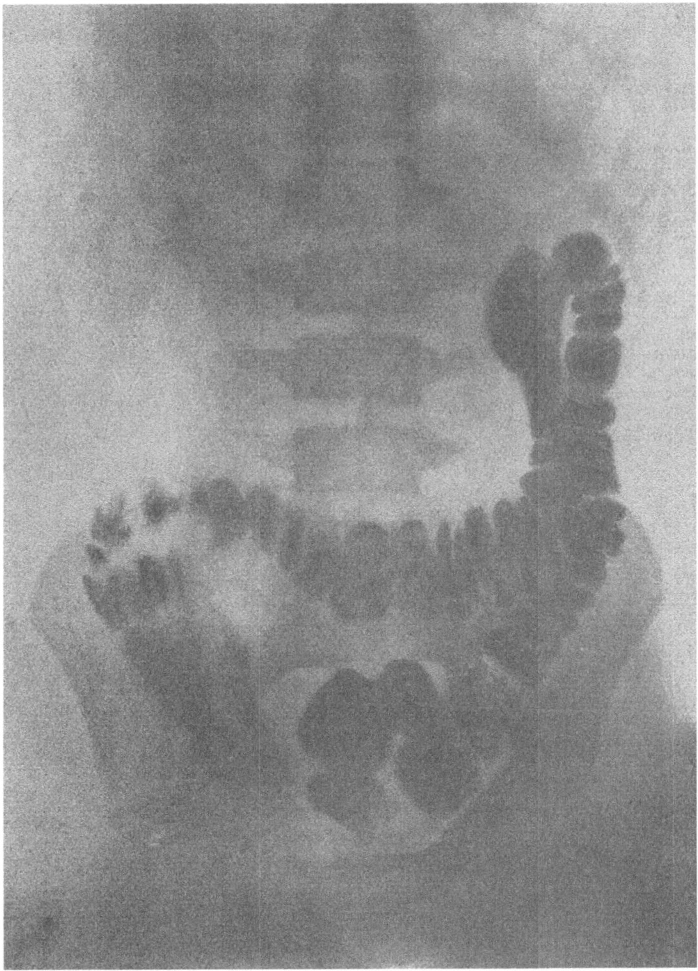

Fig. 20. Röntgenbild des Darmes. Nach Stierlin. 48 Stunden nach Aufnahme von Wismutbrei.

10 Stunden nach der Mahlzeit rechnen darf. Die Schatten werden deutlich hin- und hergeschoben; es beginnt eine gewisse Formung, die den Haustra entspricht. Zu starken Abschnürungen kommt es aber zunächst noch nicht, nur zu Einbuchtungen. Durch die selbsttätigen Bewegungen des Querkolon verteilt sich die Masse bis zur Gegend der Flexura sinistra; es kommt dann auch vor, daß einzelne Teile vorübergehend leer oder ganz schwach gefüllt erscheinen, während proximal- und distalwärts größere Massen liegen. Etwa 10 Stunden

nach der Mahlzeit kann ein Teil des Kots schon über die Flexura sinistra hinaus befördert sein, was teils in kleinen Portionen, teils in Form größerer Säulen und mit raschem Zuge erfolgt. Länger als 12—15 Stunden soll sich das Erscheinen von Kotschatten jenseits der Flexura sinistra normalerweise nicht hinauszögern. Im Colon descendens halten sich größere Massen in der Regel nicht lange auf. Der Kot wird vielmehr alsbald nach Eintritt in das Colon descendens zum Sigma und allmählich dann weiter bis in die obersten Abschnitte des Rektums abgeschoben, wo etwa 14—18 Stunden nach der Mahlzeit die breitesten und tiefsten Schatten auftreten. Inzwischen ist aber das übrige Kolon noch nicht völlig entleert. Indem überall den Wänden bariumhaltiger Kot anhaftet, zeichnet sich oft der gesamte Dickdarm, vom Zökum bis zum Rektum als klares Schattenbild ab (Fig. 20). Die beste Zeit dieses wichtige Bild, das über Form und Lage

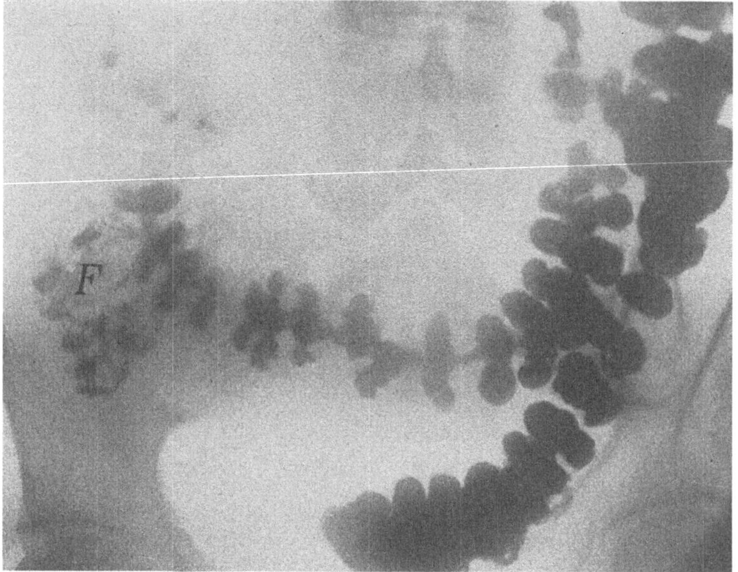

Fig. 21 a. Kontraststuhlformen. Nach G. Schwarz.
F = „Flocken‘ am Ende der Kontrastkotsäule.

des Dickdarms Aufschluß gibt, zu fixieren ist etwa 14 Stunden nach der Mahlzeit. Wartet man — wie es oft geschieht — bis zum nächsten Morgen (24 Stunden), so können große Teile des Dickdarms schon völlig schattenfrei sein. Der schwach gefüllte Dickdarm hat sich, nach Abschieben der Hauptmassen in die Flexura sigmoidea meist stark zusammengezogen und gibt ein rosenkranzförmiges Schattenbild. Am gleichmäßigsten pflegt dasselbe im Querkolon und oberen Deszendens entwickelt zu sein, während im Zökum und Colon ascendens die Schatten schon aufgelockert sind, teils durch Gase, teils durch bariumfreien Darminhalt, der späteren bariumfreien Mahlzeiten und Darmsekreten entstammt (Figg. 21 a u. b). Man hat aus den Schattenbildern des Dickdarms gelernt, daß sein Verlauf starken physiologischen Schwankungen unterliegt. Die Flexura dextra kann scharf und sie kann sehr flach sein; sie steht nicht bei jedem gleich hoch. Das Querkolon kann ziemlich gestreckt von rechts nach links verlaufen, ehe es zur Flexura sinistra aufbiegt; es kann in seiner ganzen Ausdehnung bogenförmig herabhängen; es kann nach Abbiegen von der Flexura dextra erst eine kurze Strecke nahezu horizontal verlaufen und dann erst sich bogenförmig senken. Aber auch in den verschiedenen Phasen der Füllung ist seine Lage und Form nicht immer die gleiche, so daß aus Einzelbildern nur ausnahmsweise auf abnorme Lage und Form geschlossen werden darf. Es hat sich ferner gezeigt, daß schon bei völlig Gesunden die Verweildauer des Kontrastbreies im Querkolon äußerst verschieden ist, so daß man für den Transport der Hauptmasse des Kontrastkotes vom Querdarm zum absteigenden Kolon einen physiologischen Spielraum von mindestens sechs Stunden anerkennen muß.

e) Flexura sigmoidea. Wenn die Hauptmasse des Kontrastkotes in der Flexur und ihrer nächsten Umgebung angelangt ist, verdichten sich die Schatten ihrer Schlingen immer mehr, sind aber meist in der Photographie gut gegeneinander abzugrenzen, und man sieht die Säule bis in das obere Rektum hereinragen, ja sogar bis zum Sphinkter internus herab das **Rektum** mit Kot gefüllt. Weite. Lage und Länge der Schlingen wechseln bei keinem anderen Darmstück so sehr von Fall zu Fall, wie beim Sigma. Es ist gar nichts Ungewöhnliches, daß sie in mannigfachen Windungen fast den ganzen unteren linken Quadranten beschatten. Das Zusammenballen des Kots in diesen Teilen ist gewöhnlich nach 24—36 Stunden erreicht; oft hat schon nach 24 Stunden eine Teilentleerung stattgefunden. (Über Defäkation, S. 19). Zu dieser Zeit pflegen immer noch hier und da im Kolon leichte Bariumschatten bemerkbar zu sein, vor allem im Zökum und an einzelnen Teilen des Querkolons. Nach 36—48 Stunden soll der letzte Rest des Bariums verschwunden sein und auch den Enddarm verlassen haben.

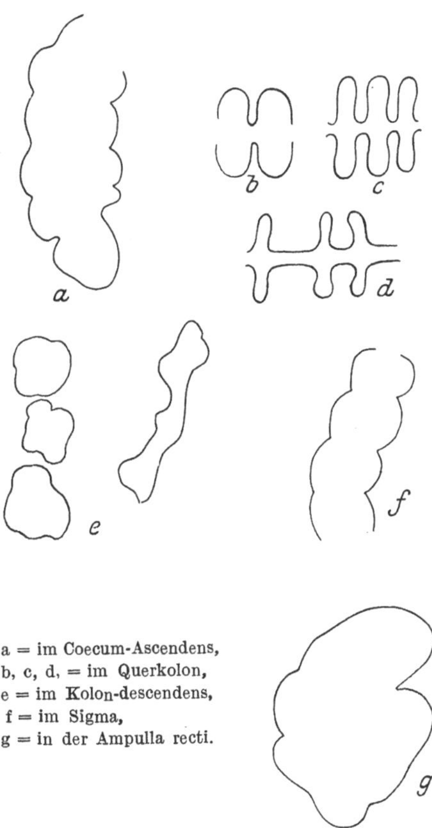

a = im Coecum-Ascendens,
b, c, d, = im Querkolon,
e = im Kolon-descendens,
f = im Sigma,
g = in der Ampulla recti.

Fig. 21 b.   Schema der Kontraststuhlformen.
Nach G. Schwarz.

Wenn nicht besondere Verhältnisse es anders verlangen, legt man folgende Phasen photographisch fest:

1. Die Entleerungszeit des Magens in das Duodenum.

2. Die Ansammlung der Kontrastmasse im untersten Ileum und im proximalen Teile des Colon ascendens.

3. Den Stand des Kontrastbreies im Colon ascendens und im Colon transversum, ehe größere Mengen die Flexura sinistra erreicht oder gar überschritten haben.

4. Die Ansammlung von Kontrastkot in der Flexura sigmoidea, so lange noch das übrige Kolon sich durch Reste des Kontrastkotes deutlich abhebt.

f) Bei Kontrastbrei-Einläufen (Irrigoröntgenoskopie, wie G. Schwarz das von Schüle und G. F. Hänisch ausgearbeitete Verfahren nennt) sieht man bei den auf dem Trochoskop liegenden Patienten zunächst die Ampulla recti sich füllen. Dann entfalten sich langsam die Schlingen der Flexura sigmoidea.

Sowohl beim Übergang der Masse vom Sigma zum Colon descendens, wie an den Flexurae sinistra et dextra gibt es gewöhnlich einen kleinen Widerstand; das Einfließen verzögert sich. Die Ausdehnung des Kolons erfolgt im wesentlichen in die Länge, so daß sich Schlingen bilden. Die Haustra verstreichen. Die Schlingen sind natürlich am Sigma und Querkolon mit ihren langen Mesenterien am stärksten ausgeprägt. Das Verschwinden der Haustra und die künstliche

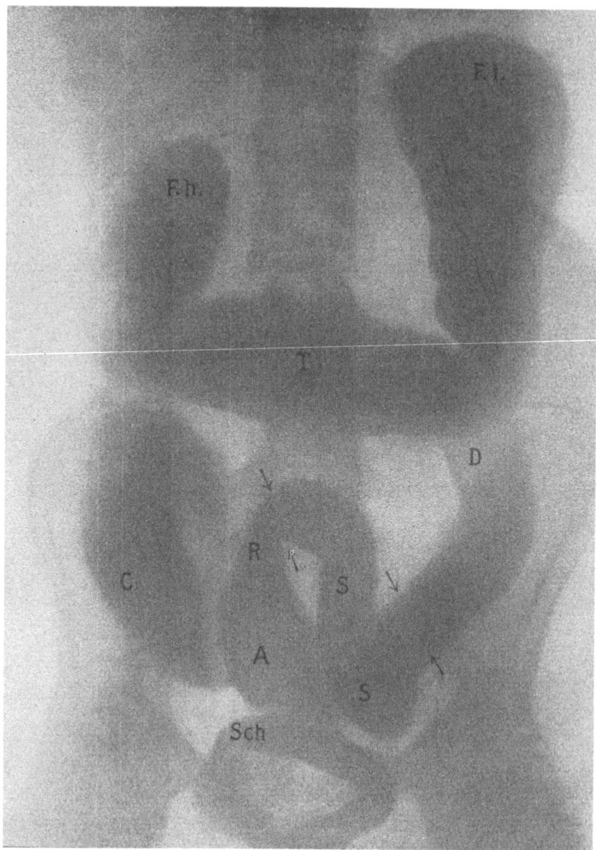

Fig. 22. Normaler Dickdarm. Bariumeinlauf. C = Cökum, T = Colon transv., D = Col. descend., S = Col. sigmoid., R = Rektum, A = Ampulla recti, Pfeile = Grenzen des Sigma. F.h. = Flex. hepat., F.l. = Flex. lien., Sch. = Irrigationsschlauch. Nach Stierlin. (Züricher Klinik.)

Schlängelung des Rohrs machen alle feineren Form- und Lageanomalien schwer erkennbar (Fig. 22), während Stenosen höheren Grades und Verwachsungen, ferner hochgradige Abweichungen von Form und Größe einzelner Teile sehr deutlich hervortreten, meist besser als bei der langsamen und schwachen Füllung des Dickdarms auf natürlichem Wege. Manchmal nach J. T. Case in etwa 1,2 %/₀ der Fälle, erweist sich die Bauhinsche Klappe undicht, es treten dann kleine Mengen Kontrastbrei in die unteren Ileumschlingen über (S. 5). Nachdem man den Vorgang der Füllung über dem Trochoskop am fluoreszierenden Schirm betrachtet, pflegt man das Gesamtbild photographisch festzuhalten, weil sich dann doch manchmal noch wertvolle Einzelheiten erkennen lassen.

3. Pathologische Schattenbilder.

a) Verlangsamte Entleerung des Magens in das Duodenum. Die Ursache liegt gewöhnlich bei einer irgendwie bedingten motorischen Insuffizienz des Magens: starke Atonie, Pylorusstenose, Pyloruskrampf. Aber auch Hindernisse am Duodenum und oberen Teile des Jejunums können diese Folge haben, falls nicht Hypertrophie der Muskulatur kompensatorisch eingreift.

b) Beschleunigte Entleerung des Magens in das Duodenum findet sich vor allem bei Hyp- und Anazidität des Magensaftes, also bei einer Krankheit, die sehr nahe Beziehungen zu Darmstörungen haben kann (S. 52 und Kapitel „gastrogene Diarrhöe"). Ferner bei allen Reizzuständen des Duodenum („duodenale Magenmotilität", S. Kreuzfuchs); aber nicht nur bei Duodenalgeschwür und anderen primären Duodenalkrankheiten, sondern auch bei periduodenitischen Prozessen (z. B. von der Appendix oder Gallenblase aus u. a.). Der anfänglich beschleunigten folgt oft in etwas späterer Verdauungsphase verzögerte Magenentleerung, so daß nach sechs Stunden sich noch Bariumreste im Magen finden (M. Haudeksches Zeichen), während die zuerst übergetretenen Mengen mit beschleunigter Darmperistaltik schon bis zur Flexura lienalis vorgerückt sein können (S. Jonas). Trotz Reizzustandes des Duodenum kann die „duodenale Magenmotilität" fehlen, wenn etwaige Superazidität des Magens den Pylorusreflex verstärkt.

c) Erhöhte Verweildauer der Kontrastspeise im Duodenum. Hier kommen vor allem Stenosen in Betracht (Narben von Duodenalulkus, Tumoren an der Vaterschen

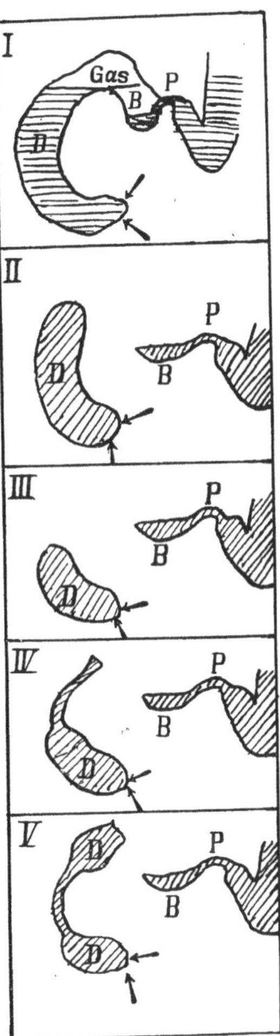

Fig. 23. Nach Holzknecht. Stenosenperistaltik des Duodenum. Die in 2—3 Sekunden ablaufende, mit Intervallen von 6 Sekunden wiederkehrende Peristaltik des pathologisch gefüllten Duodenums ist hier in vier Phasen nach Schirmpausen wiedergegeben. In II und III weist die Verkürzung und Verbreiterung des Duodenums auf eine vorwärtsdrängende, vollständig abschnürende Kontraktion hin. IV und V zeigen, daß es sich nicht um einen Kontraktionsring, sondern um einen Kontraktionszylinder handelt, der mangels motorischen Effektes schließlich etwas geöffnet und rückläufig durchflossen wird. Der Bulbus duodeni beteiligt sich nicht an der Peristaltik. Pylorusinsuffizienz. Pfeile = Stenose, B = Bulbus duodeni, P = Pylorus, D = Duodenum.

Papille oder in der Umgebung, sehr oft Perigastritis und Periduodenitis mit Abknickung, Spasmen bei Ulcus duodeni). Wenn die Stenose nicht durch verstärkte motorische Kraft der höheren Abschnitte kompensiert wird, gibt das sehr charakteristische Bilder (Fig. 23). Bis zur Stenose zeichnet sich das wurstförmig geblähte Duodenum als tiefer Schatten in seinem ganzen Verlaufe gut ab, während der Schatten an der Stenose scharf abschneidet. Bei hochsitzenden Stenosen fällt lang bestehende, pralle Füllung des Bulbus bei gesteigerter Antrumperistaltik oder bei offen stehendem Pylorus auf.

d) Fleckförmige langbestehende Schatten im Duodenum kann man bei allen Bewegungsstörungen dieses Organs antreffen. Der halbmondförmige Schatten

im Bulbus wurde schon erwähnt (S. 87); er hat aber nur dann diagnostische
Bedeutung, wenn der Magen völlig entleert ist; sonst kann er durch langsamen
Nachschub von Kontrastspeise bedingt sein. Man findet den Schatten ziemlich
oft bei adhäsiver Periduodenitis (nach Appendizitis, Cholezystitis u. a.) ohne
jedes Zeichen von Duodenalgeschwür und ohne sonstigen Hinweis auf Duodenalstenose. Bei Betrachtung der Dickdarmbilder und beim Versuch, das mit Kontrastkot gefüllte Querkolon passiv zu verschieben, wird man dann meist eine
Fixation des benachbarten Querkolon-Abschnittes in der Duodenalgegend
feststellen können. Mehrfach bestätigte uns der Befund bei Laparotomien

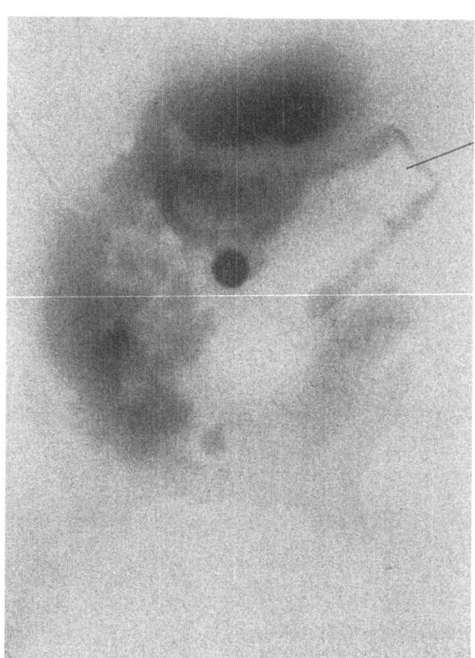

Fig. 24. Dünndarmstenose im Anfangsteil
des Jejunum.

diese Annahme. Allerdings hat
meistens bei solchen Verwachsungen, z. B. mit der Gallenblase der Bulbusschatten ver-
zerrte Form (E. Stierlin). Der
Dauerschatten im Bulbus, sichel-
förmig oder — wie meistens —
verzerrt, ist als Symptom für
Ulcus duodeni nur dann zu
verwerten, wenn es sich gleichzeitig um eine Superazidität
handelt (M. Immelmann); er
kann aber bei allen Bewegungs-
hemmungen des Duodenum vorkommen. Wichtiger für Ulkus-
diagnose ist Dauerschatten in
abwärts gelegenen Teilen des
Duodenum, der durch Fest-
haften von Barium an unebenem
Geschwürsgrunde entsteht. Bei
tiefgreifenden Geschwüren auf
kallöser Unterlage und beim perforierenden Duodenalgeschwür
erscheint ein solcher Fleck
manchmal in ähnlicher Form
wie der Haudeksche Nischen-
fleck des perforierenden Magen-
geschwürs. Natürlich können maligne Neubildungen mit zerfallender Oberfläche
ähnliche Bilder erzeugen.

e) **Stauung des Kontrastbreies im Dünndarm.** Obwohl die Röntgenoskopie
bei Dünndarmerkrankungen nicht vieles leistet, gibt sie doch bei Stenosen
höheren Grades charakteristische Bilder: pralle Füllung hochgelegener Schlingen
mit Kontrastbrei, zu einer Zeit, wo diese Teile schon leer sein sollten; die Bilder
sind um so überzeugender, je höher die Stenose sitzt (im oberen Teile des
Jejunum) (Fig. 24). Anderseits gibt auch das Anstauen von Kontrastmasse im
untersten Ileum sehr charakteristische Bilder, d. h. ein Konglomerat gefüllter
Schlingen (Fig. 25), während Zökum und Colon ascendens nur sehr schwach und
verspätet mit Masse versorgt werden. Wenn die Kontrastmasse stundenlang in
solcher Lage und Form verweilt, kann zwar auch Darmatonie (Darmlähmung) die
Ursache sein, gewöhnlich aber ist es ein mechanisches Hindernis: Tumoren,
Tuberkulose, Aktinomykose des Ileo-Zökum, entzündliche Exsudate und
chronisch adhäsive Peritonitis mit Knickungen, Spasmus der Klappensegel (?).
Lane beschrieb eine Knickung des Ansatzstückes des Ileums dicht vor dem
Kolon, die durch abnormen Tiefstand des Zökum bedingt sein soll (Lanesche

Knickung); doch wird das Vorkommen der „Laneschen Knickung" nicht von
allen Röntgenologen anerkannt; jedenfalls ist sie etwas äußerst Seltenes. Bei

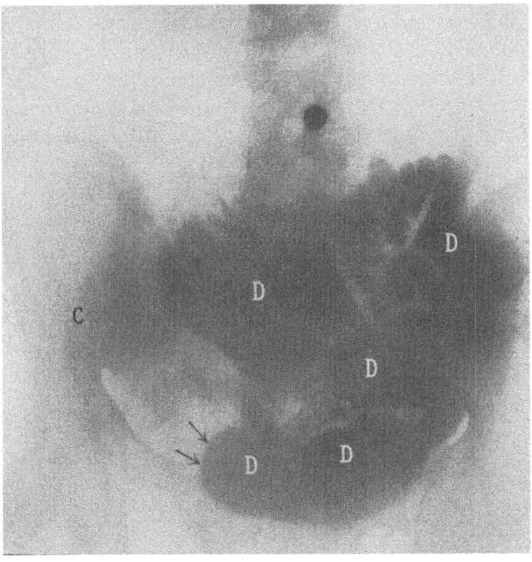

Fig. 25. Tuberkulöse Strikturen des Dünndarmes. Aufnahme nach 8 Stunden. Pfeile
= unterste Striktur. D = Erweiterte Dünndarmschlingen, C = Cökum (nicht sichtbar). —
Operiert; nach Stierlin.

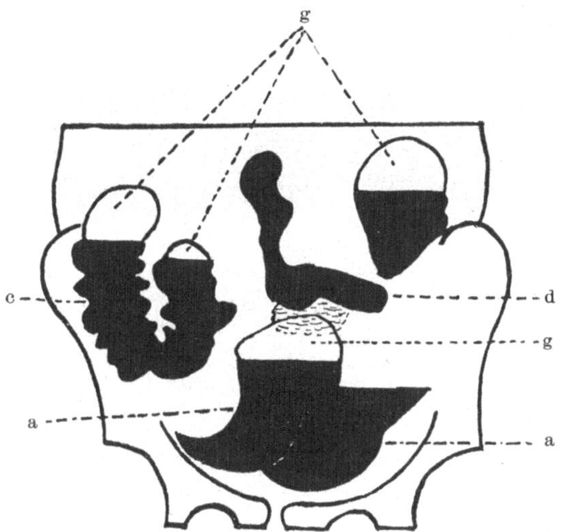

Fig. 26. Skizze einer Stauung in Dünndarmschlingen bei Einbackung des Ileum in
Karzinommetastasen des kleinen Beckens nach G. Schwarz.

a = ampullenartig erweiterte Dünndarmschlingen; c = erweiterte gerippte Dünndarmschlingen; d = mäßig
erweiterte wurstförmige Dünndarmschlinge; g = Gasblasen in den Dünndarmschlingen.

Dünndarmileus fand G. Schwarz ein sehr charakteristisches Bild (Untersuchung in aufrechter Stellung): segmentierte Darmschlingen, auf deren Boden
mehr oder weniger Kontrastbrei lagert, dessen Schatten oben horizontal be-

grenzt ist. Darüber steht eine halbkugelige Gasblase (Figg. 26 u. 27). Schütteln erzeugt Plätschergeräusch und sichtbares Wogen des Flüssigkeitsspiegels. Wegen der starken Dehnung des Darms kann man versucht sein, diese kleinen Seen nicht dem Dünn-, sondern dem Dickdarm zuzusprechen. Manchmal findet man als einziges bemerkenswertes Zeichen verlangsamten Übertritt der Kontrast-masse in das Kolon, ohne daß irgend ein sonstiger Anhaltspunkt für Stenose vorliegt. Verzögerung der Dünndarmpassage darf man nach E. Stierlin an-nehmen, wenn bei annähernd normaler Magenmotilität nach sechs Stunden

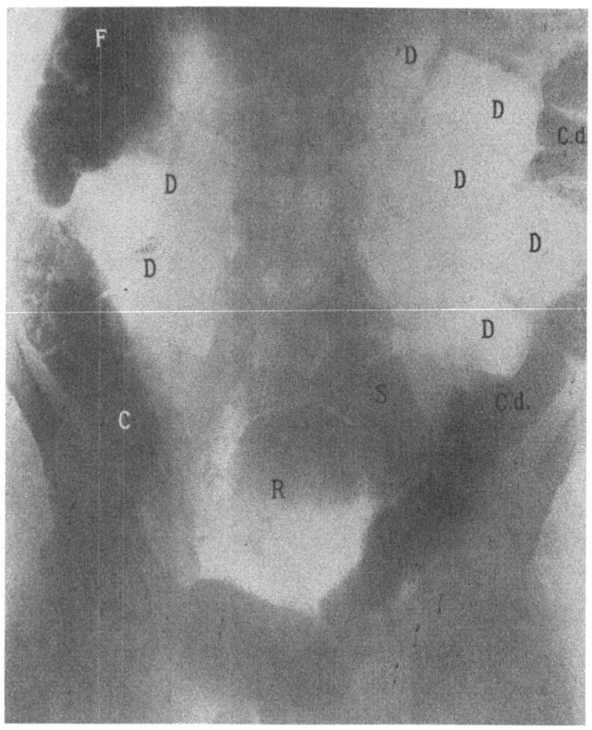

Fig. 27. Chronischer Dünndarmileus, Bariumeinlauf. D = Dünndarm, C = Cökum. F = Flex. hep., C. d. = Col. descend., S = Sigma, R = Rektum. — Operiert; nach Stierlin.

noch nichts von der Kontrastmasse in das Zökum übergetreten ist. Solche Verzögerungen können ohne jedes organische Hindernis vorkommen, z. B. bei Enteroptose (bis 10—12 Stunden! G. Schwarz). Man sieht sie gleichfalls unter dem Einfluß von Morphium und Opium, wenn auch gewöhnlich längere Verweildauer des Chymus im Magen dazu ein gewisses Stück beiträgt (R. Magnus).

Wir sahen eine Verzögerung bis zu 11 Stunden bei einer Dame mit chronischem Morphinismus ohne Enteroptose und bei völlig normaler Entleerung des Magens; inzwischen sind Jahre vergangen ohne jedes Zeichen von Darmkrankheit. Immerhin wird man E. Stier-lin Recht geben müssen, wenn er jede Verzögerung über 9 Stunden hinaus (photographische Kontrolle!) für stenosenverdächtig erklärt.

f) Beschleunigung der Kontrastmasse im Dünndarm. Wir finden dieses Symptom bei fast allen Durchfallkrankheiten, insbesondere bei solchen mit entzündlicher Reizung des Dünndarms selbst. Wir finden es aber auch sehr häufig als Folge neurogener Hypermotilität des Dünndarms, manchmal im auffallenden Kontrast mit verzögerter Dickdarmpassage (S. Jonas). Von beschleunigtem Transport durch den Dünndarm darf man reden, wenn Kontrastmasse schon 1½ Stunden nach Beginn der Magenentleerung im Zökum erscheint. Im allgemeinen stehen Magen- und Dünndarmmotilität in geradem Verhältnis zueinander (S. Jonas).

g) Verlängerte Verweildauer des Kontrastkotes im Dick- und Enddarm. Hierhin gehört als weitaus häufigstes die chronische Stuhlträgheit mit ihren

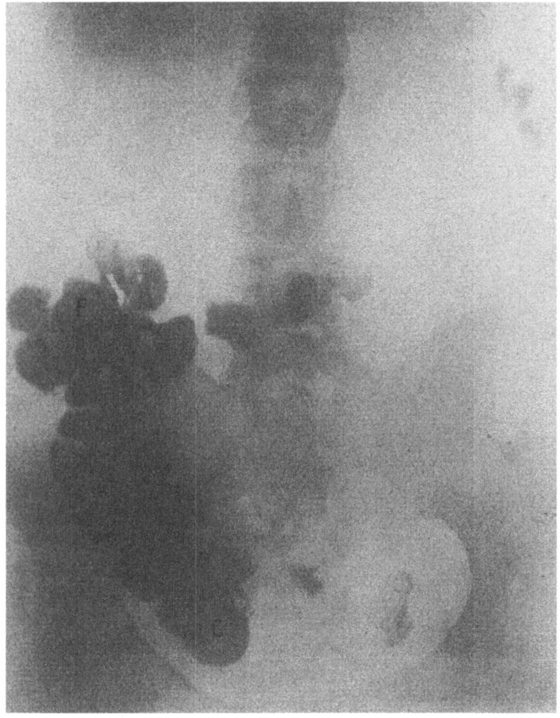

Fig. 28. Obstipation vom Aszendenstypus. Aufnahme nach 24 Stunden. C = Cökum, F = Flex. hepat. Nach Stierlin.

verschiedenen Formen. Ferner Stenosen und örtliche, durch Spasmen bedingte Stauungen.

h) Stuhlträgheit. Übereinstimmend mit früherer klinischer Annahme ergab die Röntgendiagnostik, daß die Stuhlträgheit auf sehr verschiedenen Bewegungsstörungen des Dickdarms beruhen kann. Ob diese immer das primäre, wird später zu erörtern sein (Kapitel: Obstipation). Hier sollen nur die typischen Formen, wie sie sich im Schattenbild darstellen, geschildert werden. Sie zu kennen, ist um so wichtiger, als alle Theorien über das Zustandekommen der Stuhlträgheit mit ihnen rechnen müssen, und auch die Therapie aus den röntgenologisch festgelegten Tatsachen Nutzen ziehen kann. Die zu schildernden Typen sind nicht scharf gegen einander abgegrenzt. Es kommen mannigfache Übergänge zwischen ihnen vor. Wir folgen im wesentlichen der Einteilung von M. Faulhaber und L. Katz, weil sie uns die Grundtypen der klinischen Bilder am richtigsten und klarsten wiederzugeben scheint.

Aszendenstypus der Obstipation nach E. Stierlin. Der Kontrastkot gelangt rechtzeitig ins Zökum, verweilt aber dort und im Aszendens abnorm lang. Statt spätestens nach 10—12 Stunden, befördert das Aszendens den Kot erst nach 20—24 Stunden oder noch später ins Querkolon (Figg. 28 u. 29 a b c).

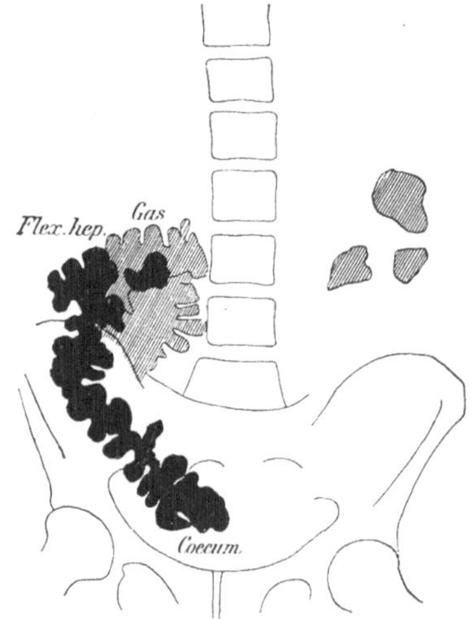

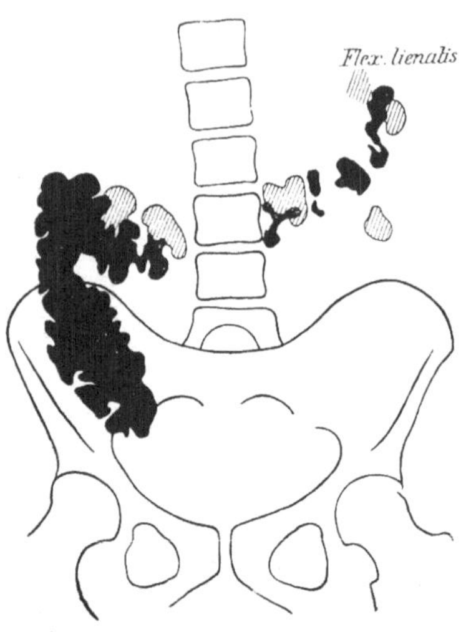

Fig. 29 a. Obstipation vom Aszendenstypus. Aufnahme nach 25 Stunden. Der Schatten reicht bis zum Anfangsteil des Col. transv. Nach Stierlin.

Fig. 29 b. Derselbe Fall. Aufnahme nach 34 Stunden.

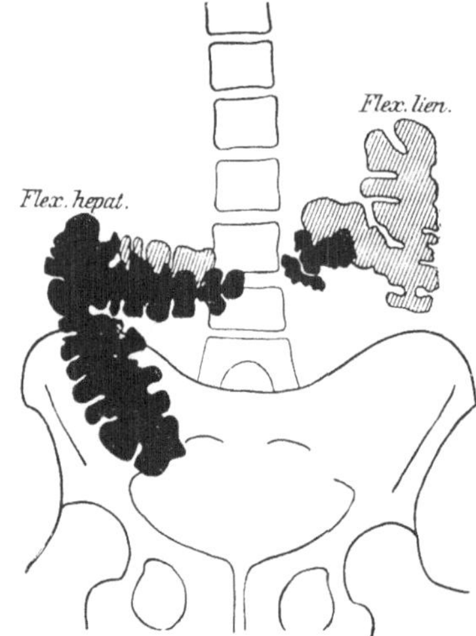

Fig. 29 c. Derselbe Fall. Aufnahme nach 48 Stunden.

Wenn der Kot die Mitte des Querkolons erreicht hat, kann er in ganz normaler Weise weiterbefördert werden. Hand in Hand mit dem verlängerten Aufenthalt im Zökum-Aszendens geht meist mangelhafte Kotmischung daselbst, darauf beruhend, daß die älteren bariumhaltigen Teile schon abnorm entwässert sind, wenn neuer bariumfreier Inhalt vom Ileum oder von den Dickdarmdrüsen hinzukommt. Statt eines gleichmäßigen, entsteht dann ein gescheckter Schatten. Oberhalb der Kotsäule erkennt man meist Gasansammlungen. Als Ursache wird teils hemmender Spasmus am Querkolon, teils primäre Bewegungsschwäche des Colon ascendens angenommen. Wahrscheinlich kommt beides vor. Die hemmenden Spasmen können nach Stierlin durch unbedeutende Adhäsionen am Querkolon reflektorisch veranlaßt werden. Der Aszendenstypus ist nach unseren eigenen Erfahrungen ziemlich häufig. Da Atropin sich meist als ein treffliches und sicheres Heilmittel erweist — worauf schon E. Stierlin hinwies — nehmen wir an, daß in der Tat hemmende Spasmen eine wesentliche Rolle für das Zustandekommen dieses Typus spielen. Eine Sonderform des Typus ist die Kotstagnation im Zökum, die bei Reizzuständen in der Ileozökalgegend vorkommt, namentlich auch bei Appendizitis. Daß hier reflektorisch ausgelöste Aszendens-Spasmen mitwirken, wird kaum bestritten.

Gleichmäßige Verzögerung der Kotpassage durch den ganzen Dickdarm. Diese Form entspricht dem von G. Schwarz mit dem Namen „hypokinetische Obstipation" und von der Klinik mit dem Namen „atonische Obstipation" belegten Typus. Zökum und Colon ascendens werden bei dieser

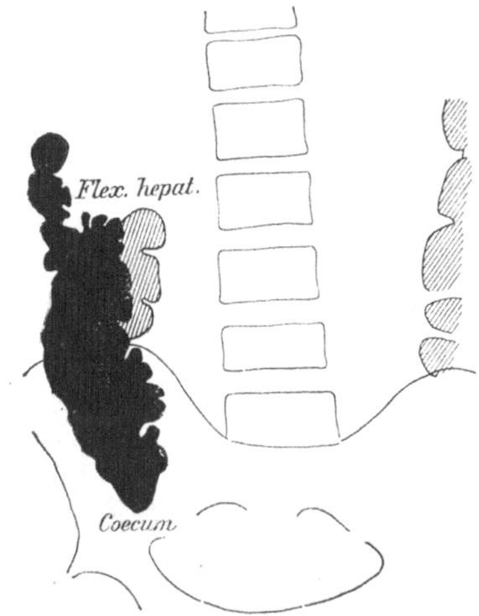

Fig. 30a. Diffus hypokinetische (hypotonische) Obstipation. Nach 25 Stunden.

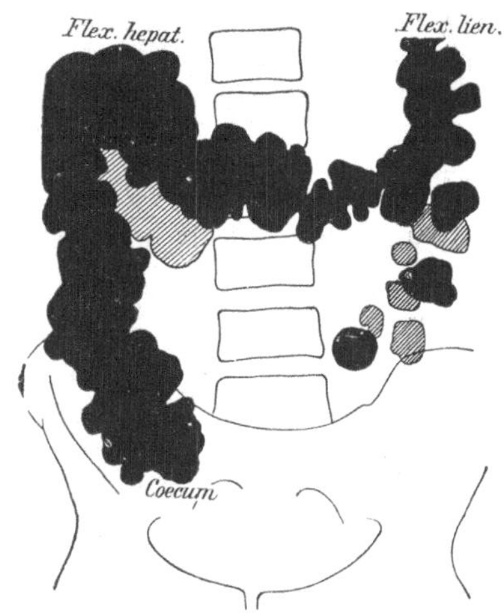

Fig. 30b. Derselbe Fall. Aufnahme nach 48 Stunden.

Form am wenigsten, manchmal sogar gar nicht betroffen. Die Verzögerung beginnt der Hauptsache nach erst mit dem Eintritt des Kontrastkotes in den Querdarm (Figg. 30 a b c). Es fällt dabei auf, daß der Kot als ununterbrochene oder nur schwach segmentierte Säule vorgeschoben wird, und daß am Querkolon die charakteristische Haustrenzeichnung fehlt oder nur angedeutet bleibt. Dies weist auf mangelhafte Zerteilungsbewegungen (Pendelbewegungen) hin. Auch das Colon descendens wird im Gegensatz zur Norm nur langsam durchschritten, während der Kot, sobald er in den Bereich des vom Plexus pelvicus beherrschten Abschnitts gelangt ist, vom Defäkationsmechanismus ganz normal erfaßt und entleert werden kann. Bei abnorm erregbarem Defäkationsmechanismus kommt es dann oft zur „fraktionierten Entleerung" (J. Boas), indem schon kleine Kotmengen den Reiz zur Defäkation auslösen. Solche Menschen glauben oft,

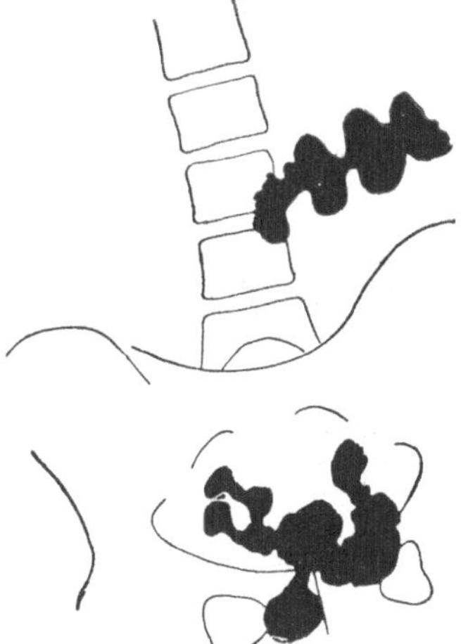

Fig. 30c. Derselbe Fall. Aufnahme nach 72 Stunden.

an beschleunigtem Stuhlgang zu leiden; der Kot ist aber nicht flüssig oder breiig, sondern eher abnorm wasserarm. Wir sahen öfters Fälle dieser Art, die wegen des häufigen Stuhldrangs fälschlicherweise mit Opiaten behandelt waren. Eine andere, häufigere Form abnormer Defäkation ist, daß täglich ganz regelmäßig eine einheitliche, meist allzu trockene Kotmasse abgesetzt wird, so daß man von den Patienten zwar allerlei Beschwerden über abnorme Völle und Schwere im Bauch hört, aber die Versicherung erhält, der Stuhlgang sei tadellos in Ordnung. Wenn man aber den Bauch nach solcher ausgiebigen Entleerung untersucht, findet man sowohl im Deszendens wie im Transversum noch ansehnliche, gleichmäßig verteilte Kotmassen. Die Kotsäule ist zu tief abgebrochen, und der Patient entleert heute erst den Kot, den er normalerweise gestern oder vorgestern hätte entleeren sollen. Diese Form: regelmäßige Kotentleerung trotz starker Obstipation ist unseres Erachtens viel häufiger als meist angenommen wird, sie kommt zwar auch bei dem folgenden ,,dyskinetisch-spastischen Typus" sehr oft vor, ist aber ganz besonders dem freilich nicht allzu häufigen ,,hypokinetischen Typus" eigen. Obwohl bei diesem Obstipationstypus die Einwirkung der Muskulatur auf den Kot offenbar krankhaft vermindert ist, halten wir es doch mit G. Schwarz für vollkommen richtig, von dem Ausdruck ,,atonische Obstipation" abzusehen; denn wahre Muskelschwäche und abnorme Dehnbarkeit liegt in den meisten Fällen sicher nicht vor, wahr-

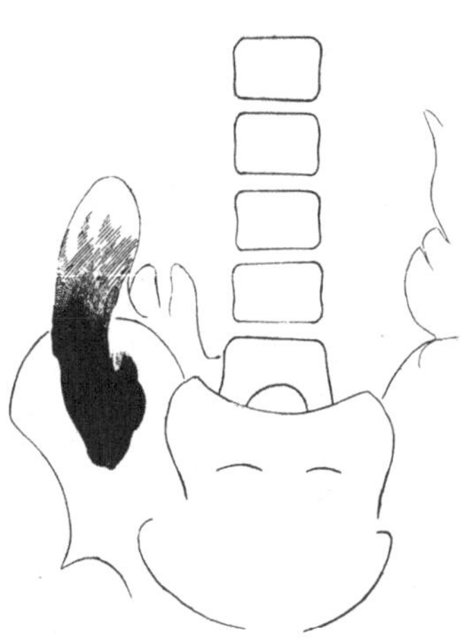

Fig. 31 a. Allgemein hypokinetische hypertonische Obstipation. Aufnahme nach 8 Stunden. Nach Stierlin.

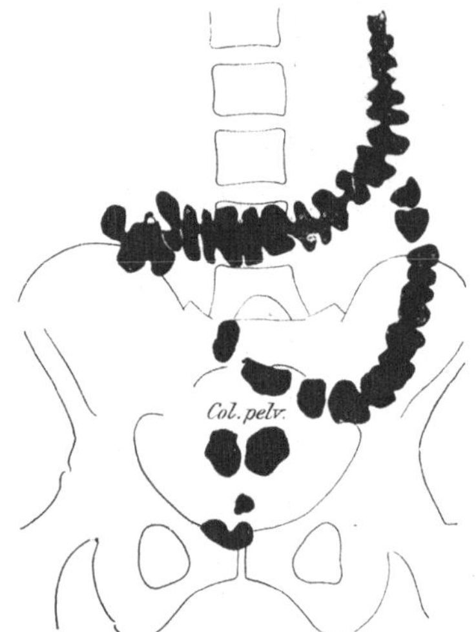

Fig. 31 b. Derselbe Fall. Aufnahme nach 80 Stunden.

scheinlich aber Untererregbarkeit des neuro-muskulären Apparates. Spezifische Dickdarmreize, wie Oxyanthrachinone (S. 225) bringen sofortige Abhilfe und bewirken ausnahmslos bequemen, beschwerdefreien Stuhl; und ebenso erweist sich Verstärkung des physiologischen Reizes (kotvermehrende Nahrung, Auflockerungsmittel) als wirksam und — indem sie den Darm wieder an regelmäßige Arbeit gewöhnt — sogar als endgültig heilsam. Bei wahrer Atonie müßte die Belastungstherapie ein Fehlschlag sein.

Dyskinetisch-spastische Form der Stuhlträgheit (Figg. 31 a u. b). Im klinischen Bilde steht dieser Typus dem soeben beschriebenen außerordentlich nahe, verbindet sich allerdings oft mit allerlei Beschwerden, die beim letzteren gewöhnlich fehlen, vor allem mit lästigen Empfindungen, die manchmal nur an der Grenze des schmerzhaften stehen, manchmal sich aber auch zu heftigen Koliken auswachsen können. Der Transport des Kontrastkotes erscheint zunächst wenig oder gar nicht verzögert. Die motorische Arbeit des Querkolon ist lebhaft und stark, was sich an frühzeitiger Ausbildung haustrenförmiger Segmentierung verrät. Die Kuppe der Kotsäule erscheint rechtzeitig, manchmal sogar verfrüht, andere Male wenig verspätet im Sigma. Dagegen ist der weitere Nachschub aus dem Zökum-Aszendens-Abschnitt verlangsamt, so daß trotz deutlicher

Kotanhäufung im Enddarm (Globus pelvicus, G. Schwarz) noch ansehnliche Mengen im proximalen Dickdarm zurückbleiben. Ein 24 Stunden nach der Kontrastmahlzeit aufgenommenes Bild kann im wesentlichen normal erscheinen; nur fällt manchmal auf, wieviel Kontrastkot noch im Zökum liegt, während die höheren Abschnitte des Aszendens völlig frei erscheinen. Die charakteristischen krankhaften Vorgänge beginnen erst jetzt. Querdarm, Deszendens und Sigma halten den empfangenen Kot zu lange zurück; sie bearbeiten ihn dabei tüchtig, wofür die auffallend starke Segmentierung und sichtbare Bewegungen des Querkolons deutlich Zeugnis ablegen. Wir haben hier also Hyperperistaltik, die aber ungeordnet ist und darum nicht fördert. Die Darmwand

liegt dem Kot eng an; nur hier und da, am häufigsten in der Kuppe der Flexura sinistra sieht man Gasblasen. Stundenlang kann das Schattenbild unverändert bleiben, oder es wechseln zwar Größe und Lage der einzelnen Kotschatten, aber das Bild stark verteilter, tief eingeschnittener Kotmassen bleibt bestehen. Rückläufiger Transport wird nicht selten beobachtet. Zu manchen Zeiten erscheinen kürzere oder längere Abschnitte des Dickdarms, namentlich des Deszendens ganz leer, und nur ein feiner Kontrastkotfaden unterrichtet über die Lage des Darms. Nach einiger Zeit ist das gleiche Darmstück wieder kothaltig, und es scheint sicher, daß es seinen Inhalt von distalen Abschnitten empfangen kann. Dies Wechselspiel zieht sich oft 12—24 Stunden, sogar tagelang hin, während inzwischen der Globus pelvicus langsam anwächst. Oft wird er als Ganzes oder fraktioniert ausgestoßen, obwohl der höhere Dick-

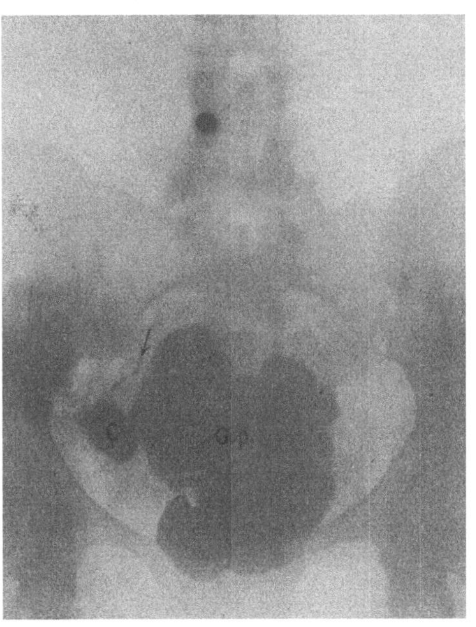

Fig. 32. Proktogene Obstipation. Appendix sichtbar. Aufnahme nach 48 Stunden.
C = Cökum, Pfeil = Appendix, G. p. = Globus pelvicus.

darmabschnitt noch reichliche Massen enthält. Der Kot ist meist abnorm trocken und hart, und kann schafkotähnlich werden. Andere Male erscheint er zu „Bleistiftform" gepreßt. Die Härte des Kots bedingt häufig Reizerscheinungen im Enddarm, mit abnormer Sekretion u. a., so daß teils flüssiger, teils bröckeliger Kot entleert wird (Diarrhoea paradoxa, vgl. Kapitel Obstipation). Wir haben es hier offenbar mit ganz komplizierten Bewegungsstörungen zu tun, derart, daß die Einzelbewegungen statt sich gegenseitig zu fördern als Gesamtwirkung das Fortschreiten des Kotes hemmen. Dies ist von G. Schwarz klar erkannt, und der von ihm geprägte Ausdruck „Dyskinese" erscheint voll gerechtfertigt. Die Hemmung kann nur darin beruhen, daß Teile, die erschlaffen sollten, um Kot aufzunehmen, nicht erschlaffen oder sogar erhöhten Widerstand bieten. Es spielen also Spasmen eine große Rolle im gesamten Krankheitsbild, und trotz der Einsprüche von J. Boas darf man wohl für diesen Typus den alten klinischen Namen „spastische Obstipation" (W. Fleiner) beibehalten. Man sei aber recht vorsichtig mit diesem Wort (vergl. Abschnitt Obstipation). Atropin, das den Vagustonus herabsetzt, beschleunigt und erleichtert den Durchtritt des Kotes durch den Dickdarm; ebenso wirkt das die krampfhaften Kontraktionen ausschaltende Papaverin.

Die beschriebenen Bilder wiederholen sich in allen Fällen dieser Obstipationsform, jedoch mit dem Unterschied, daß die Verweildauer des Kotes im Dickdarm je nach Grad der Störung das eine Mal nur wenig, das andere Mal bedeutend sich verlängert; ferner mit dem Unterschied, daß leere, engzusammengezogene Darmstücke, welche dem Kot den Eintritt zu verwehren scheinen, manchmal gar nicht, manchmal sehr deutlich zu erkennen sind. Im bestimmten Falle sind es meist immer wieder die gleichen Stellen, die von solchem Spasmus be-

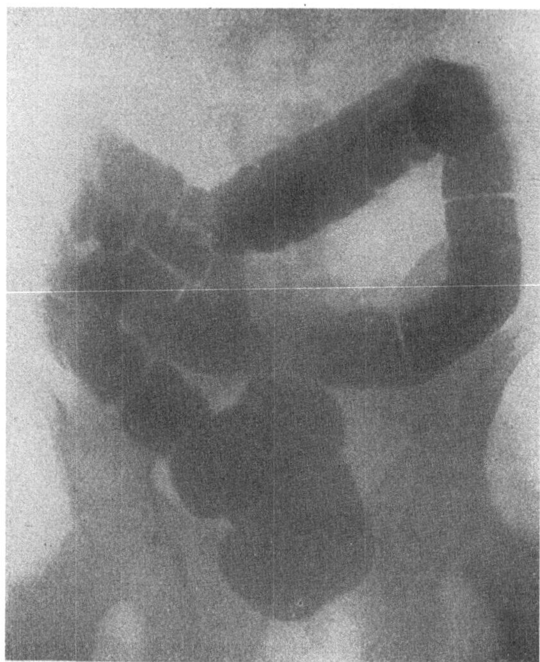

Fig. 33. Makrosigma, Fall von Dr. Case.

troffen werden, und dies berechtigt zu der Annahme, daß diese umschriebenen Abschnitte besonders reizbar sind, sei es wegen Veränderung der Schleimhaut, sei es wegen Überempfindlichkeit des zugehörigen parasympathischen Nervenplexus. Besonders stark ausgeprägt sind die Spasmen, wenn sich der Obstipation das Krankheitsbild der Colica mucosa hinzugesellt, wofür E. Stierlin einige charakteristische Photographien beibringt. Bei dieser Krankheit verleihen die Schleimhüllen der Kotbröckel dem Schatten des Kontrastkotes manchmal ein marmoriertes Aussehen (G. Schwarz, P. Reinhard), dazwischen an einzelnen Stellen Auftreibung durch eingeschlossene Gase (Reinhard). (Fig. 42.)

Dyschezie. Bei der reinen Form der Dyschezie wird der Kontrastkot in normaler Zeit und Form bis zur Flexura sigmoidea und Ampulla recti befördert; nur bleiben meist auch kleinere Teile im Deszendens liegen, wahrscheinlich weil die Anfüllung der tieferen Teile ihr Weiterrücken erschwert. Die angesammelte Kotmasse („Globus pelvicus"), an der man bald mehr bald weniger deutlich den Verlauf der Sigmaschlingen erkennen kann, bleibt aber ungebührlich lang liegen, teils wegen Untererregbarkeit des kotaustreibenden Apparates (idiopathische Dyschezie), teils wegen Sphinkterkrampf, teils wegen mechanischer Hindernisse. Oftmals scheint die Dyschezie Folge der Dickdarm-Obstipation zu sein, indem der Kot zu trocken und damit zu arm an chemischer und physikalischer Reizwirkung in die tieferen Abschnitte gelangt. Das Röntgenbild ist höchst charakteristisch (Fig. 32). Was die Dyschezie verursacht, muß die klinische Analyse des Falles aufklären (vgl. Kap. Obstipation).

Makrosigma, Megasigma, Megakolon. Mit dem klinischen Bilde der chronischen Stuhlträgheit pflegen auch gewisse angeborene Formänderungen

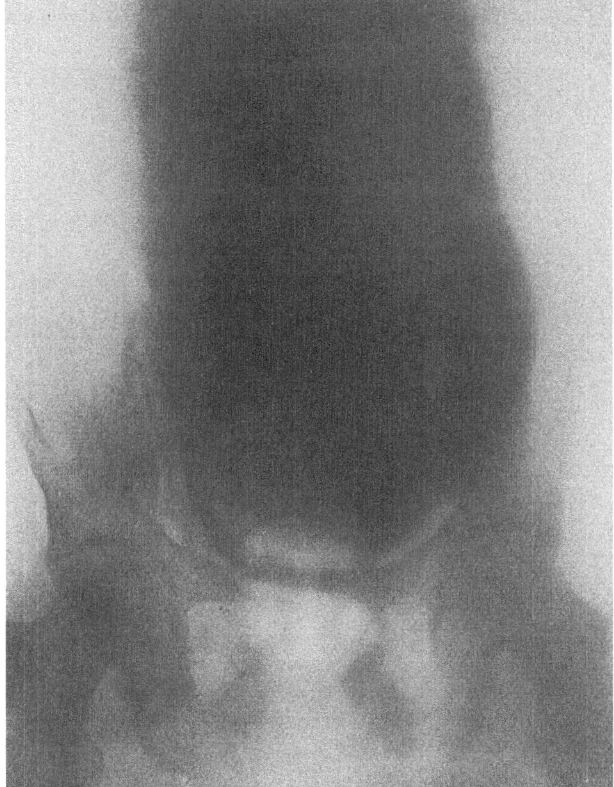

Fig. 34. Fall X. Megasigma. (Hirschsprungscher Kottumor.)

des Kolons einherzugehen, deren Diagnose durch die Röntgenoskopie wesentlich erleichtert worden ist. Makrosigma = verlängertes Sigma mit abnorm langem Mesenterium, klinisch bedeutsam, weil verhältnismäßig oft zu Invaginationen (Volvulus) Anlaß gebend. Die Schatten der mit Kontrastkot gefüllten Schlingen greifen weit über den linken unteren Quadranten des Bauches hinaus; sie können bis zur Spina ant. sup. dextra und nach oben bis über die Mitte des Bauches hinausreichen (Fig. 33). Megasigma = abnorm langes und abnorm weites Sigma, die häufigste anatomische Unterlage für das Hirschsprungsche Krankheitsbild mit tage- und wochenlanger Kotstauung. Röntgenoskopisch stellt sich das Sigma wie ein gewaltiger Tumor dar, an dem man die einzelnen Schlingen gewöhnlich nicht erkennen kann; der Tumor pflegt auf dem kleinen Becken aufzuruhen und sich, dem hochschwangeren Uterus vergleichbar, in die Bauchhöhle zu erheben (Fig. 34). Megakolon = Verlängerung und Erweiterung des ganzen

Kolons, mit oder — seltener — ohne Beteiligung des Sigma; gleichfalls zu Invaginationen und vor allem zum Hirschsprungschen Symptomenkomplex neigend.
Die mannigfach gewundenen, erweiterten und durch verlängertes Mesokolon be-
weglicher gewordenen Kolonschlingen beschatten den größten Teil des Bauches.
Ob sich zur röntgenologischen Darstellung der anatomischen Verhältnisse
bei Makrosigma, Megasigma und Megakolon Kontrastmahlzeit oder Kontrasteinlauf besser eignet, ist von Fall zu Fall verschieden; meist gibt der Einlauf
klarere Bilder.

   i) Kolospasmus. Auf Spasmen kamen wir schon bei der dyskinetischen
Obstipation zu sprechen. Das bekannte Kolonbild mit tief eingeschnittener

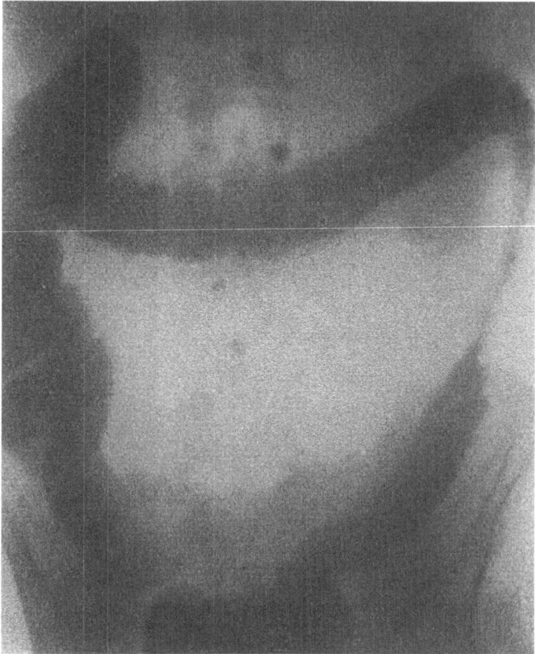

Fig. 35. Kolitische Kontraktur im oberen Deszendens. (Bild von Case.)

Kotsäule, am deutlichsten am Colon transversum, bezeichnet zwar auch einen
spastischen Zustand, aber dieser kann völlig normal sein. Krankhaft wird er
nur bei ungewöhnlich langem Verharren. Bezeichnender für Spasmus ist das
gleichmäßige Zusammengezogensein eines Darmstücks, wobei die Haustren-
bildung verschwindet, der Darm wie ein Strang erscheint mit schmalem Kontrast-
faden in der Mitte (Fig. 35). Auch die Palpation ergibt das Gefühl eines Stranges.
Nach klinischen Symptomenbildern ist es wahrscheinlich, daß solche Spasmen gar
nicht selten vorkommen, vielleicht schon auf Grundlage umschriebener parasympathischer Erregung, und dann auch zu krankhaften Symptomen wie Kolikschmerzen führen können. Röntgenologisch sind solche vorübergehenden
Spasmen aber schwer zu fassen und noch schwerer von normalen Spannungs-
zuständen der Darmwand zu unterscheiden. Als krankhaft sind solche Bilder
aber wohl immer anzusprechen, wenn sie stundenlang fortbestehen, wie man
dies bei schwerer chronischer dyskinetischer Obstipation, bei Colica mucosa,
aber auch bei chronischer Kolitis und selbst bei Ruhrkranken manchmal sieht.

Krankhaft dürfte es wohl auch immer sein, wenn man das gleiche Bild immer wieder an gleicher Darmstelle antrifft. Es scheint uns, daß dies bei chronisch-peritonitischen Adhäsionen vorkommen kann; z. B. sahen wir es in einem Falle, wo das Querkolon an die chronisch-entzündete Gallenblase fixiert war. Bei der Operation ergab sich, daß das Kolon nur fixiert, aber nicht verengt oder sonstwie erkrankt war. Gleichmäßig lokalisierter, wiederholt nachgewiesener Dickdarmspasmus, dem auch Schmerzempfindungen entsprechen, muß immer den Verdacht eines lokal einwirkenden Reizes wachrufen, der natürlich sehr verschiedener Art sein kann.

k) Stenosen. Praktisch kommen für die Röntgenoskopie fast nur Stenosen chronischen Verlaufs in Frage; bei den akuten Stenosen mit ihrem stürmischen

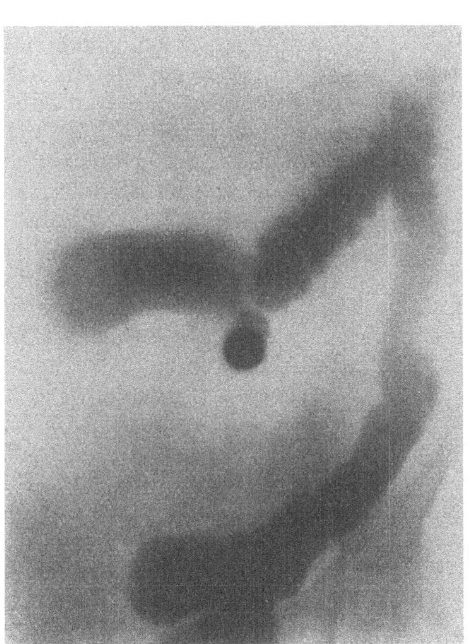

Fig. 36. Karzinom der Flexura hepatica.

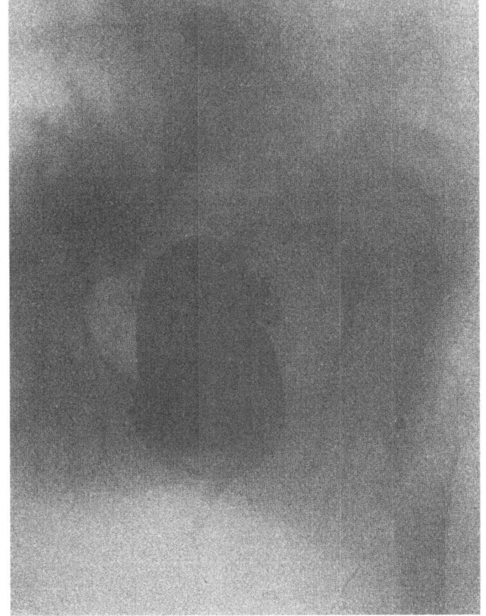

Fig. 37. Karzinom am unteren Ende der Flexur (Wismuteinlauf).

Krankheitsbild wird man keine Zeit damit verlieren wollen. Nur die schnell ausführbare Irrigoröntgenoskopie wäre erlaubt, gibt aber nur selten Aufschlüsse, die weiter führen als das übrige klinische Symptomenbild. Luftansammlung und Flüssigkeitsspiegel sind zu berücksichtigen. Die Bildung kleiner, von Luft überdachter Seen in den Darmschlingen (S. 95) gibt manchmal schon ohne Kontrastbrei klare Bilder (M. Faulhaber-L. Katz, H. Kloiber); darauf radiologisch zu untersuchen, reicht die Zeit fast immer aus.

Hochgradige Stenosen, gleichgültig wie bedingt, sind röntgenologisch verhältnismäßig leicht erkennbar, am besten durch Kontrasteinlauf über dem Trochoskop. Die Masse schreitet bis zur Stenose rasch voran, dann macht sie Halt (Figg. 36 u. 37); erst allmählich zwängt sich ein kleiner Teil davon durch. Eine zu dieser Zeit aufgenommene Photographie zeigt oft, namentlich bei karzinomatösen und tuberkulösen Prozessen, unregelmäßige Konturen des Kontrastbreies (Aussparungen), ein diagnostisch äußerst wichtiges Merkmal (Fig. 38). Die Methode hat aber auch ihre Fehlerquellen. Irgendwie bedingter Spasmus,

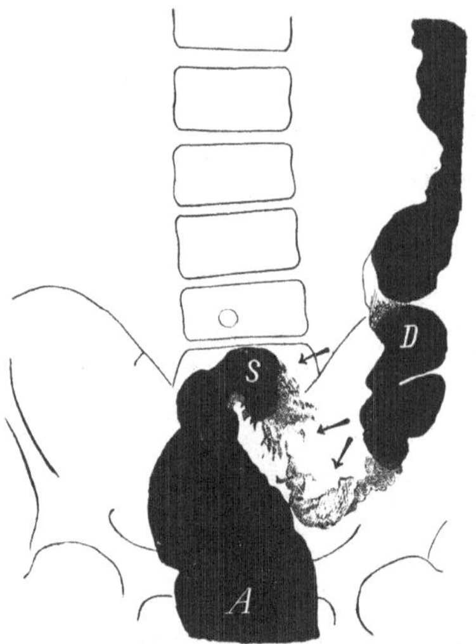

Fig. 38. Karzinom des S Romanum.
Aufnahme nach Bariumeinlauf. Schattenaussparung entsprechend dem Tumor
(Pfeile). Nach Stierlin.

A = Ampulla recti. S = S Romanum. D =
Colon.

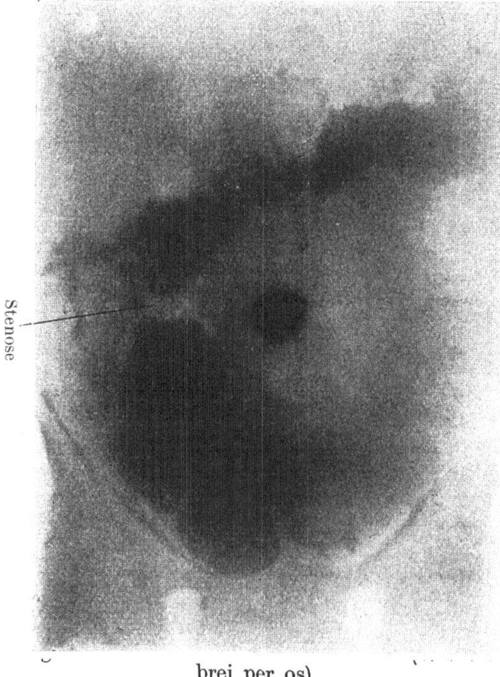

brei per os).

Stauung des Kontrastbreies, sowohl bei Einlauf wie bei Mahlzeit, kann gänzlich

dessen Ursache nicht erkennbar ist, kann zu ähnlichen Bildern führen. Wenn das Resultat nicht ganz eindeutig ist, muß die Untersuchung wiederholt werden, nachdem man den Spasmus durch Atropin beseitigt hat. Umgekehrt kann der Kontrasteinlauf bei etwaigem Ventilschluß unbehindert nach oben fortschreiten, während dem Tieferrücken des Kotes schwerste Hindernisse sich darbieten. Das kann bei Karzinomen, bei Knickungen, bei Polypen und überhaupt bei allen stenosierenden Krankheiten vorkommen. Sehr charakteristische Bilder erhält man oft nach Kontrastmahlzeiten. Der Kot oberhalb der Stenose bleibt flüssig. Bis zum Ort der Stenose sind die Schlingen stark gebläht, ihr Verlauf ist gewunden. Am Boden der Schlingen (Untersuchung im Stehen) sieht man den flüssigen Kontrastkot mit horizontalem Spiegel sich gegen das darüberstehende Gas abgrenzen, ein Bild, das allerdings auch bei multiplen Dickdarmstenosen geringeren Grades (Knickungen durch Verwachsungen u. a.) vorkommt.

Ob es sich um Dickdarm- oder Dünndarmschlingen (S. 95) handelt, ist meist leicht zu erkennen.

Bei Stenosen geringeren Grades wäre ein durch Röntgenverfahren erhaltener sicherer Aufschluß natürlich viel wichtiger, da über hochgradige Stenosen niemals Zweifel besteht, und es nur darauf ankommen kann, den Sitz vor etwaiger Operation genauer festzulegen, bzw. die Aussicht auf vollen Operationserfolg vorher abzuschätzen. Bei geringen Stenosen aber ist das frühzeitige Erkennen von ungeheurer Tragweite. Man denke nur an die günstigen Aussichten der Exstirpation eines früh erkannten Karzinoms. Sowohl bei Karzinom, bei bedenklichen Knickungen (Adhäsionen), bei komprimierendem Tumor usw. kann das Röntgenverfahren einwandsfreien Aufschluß bringen (Fig. 39, 40). Gerade bei Karzinomen sind aber die Bilder oft schwer zu deuten. Die fehlen, und es bleibt nur die unregelmäßige Kontur des Kontrastbreies (Aussparung an den Rändern); daneben oft eine gewisse Starrheit des Rohrs, d. h. geringere Dehnbarkeit des betreffenden Abschnitts und meist auch eine gewisse Verzögerung im Weiterrücken, die teils durch Starre und Unbeweglichkeit der Muskulatur, teils durch reflektorisch ausgelösten, auf die Nachbarschaft sich beschränkenden Spasmus der Darmwand bedingt ist (Fig. 38). Das sind aber Symptome, die auch bei entzündlichen Zuständen, bei Geschwüren, selbst bei einfachem Spasmus vorkommen können. Wenn der Befund nicht ganz einwandsfrei ist,

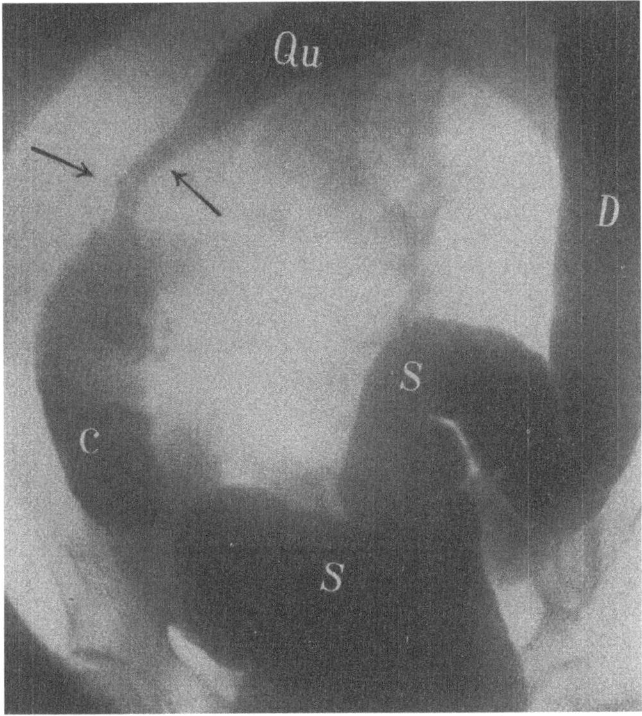

Fig. 40. Stenosierende Tuberkulose der Flexura hepatica (Pfeile). Nach G. Schwarz.
C = Coecum, Qu = Querkolon, D = Descendens, S = Sigma.

oder wenn er nicht durch andere klinische Symptome (lokalisierte Koliken, Darmsteifungen, fühlbaren Tumor, blutigen Stuhl u. a.) einwandsfrei ergänzt wird, muß die Untersuchung mehrfach wiederholt werden. Es ist unmöglich, auf Grund eines anscheinend normalen Röntgenbefundes das Bestehen eines Karzinoms zu verneinen. Auch Polypen entziehen sich oft der Entdeckung durch Röntgenverfahren, weil sie von dem Kontrastbrei umhüllt („überlaufen") und damit gänzlich beschattet werden.

1) **Röntgenbilder bei Adhäsionen des Dickdarms.** Adhäsionen verraten sich oft schon durch abnorme Lagerung bestimmter Dickdarmabschnitte. Zum Nachweis einer Adhäsion gehört aber auch mangelhafte Verschieblichkeit gegenüber anderen Teilen des Bauchs. Das an solide Organe fixierte, kontrastbreigefüllte Darmstück läßt sich nicht mit der Hand von demselben wegdrücken. Am deutlichsten ist dies bei Fixation an der Bauchwand, an Uterustumoren und vor allem an Leber und Gallenblase. Zusammenliegende Abschnitte des

Magendarmkanals sucht man durch senkrecht aufgesetzte Hand zu trennen; gegenüber Magen und Duodenum am besten nach erneuter Kontrastbreifüllung derselben. Wenn der Darm mit der vorderen Bauchwand verwachsen ist, steigt er nicht in die Höhe, wenn nach tiefer Exspiration bei geschlossener Glottis der Brustkorb stark gehoben wird (Chilaiditisches Symptom). Aneinanderliegende Darmschlingen rücken bei Lagewechsel auseinander, verklebte nicht (besonders für Flexura lienalis brauchbar, E. Payrsches „Doppelflinten-

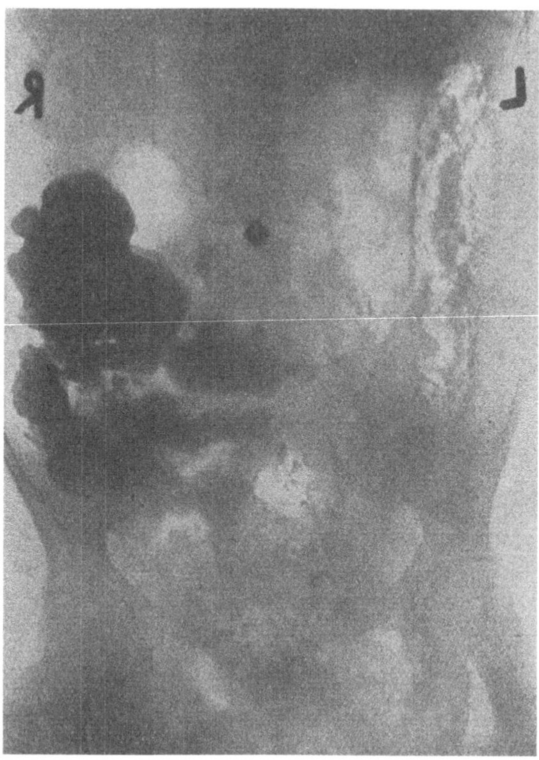

Fig. 41. Colitis ulcerosa (nach Stierlin). 14 Std. nach Ba-Einlauf, 7 Std. nach Bi-Mahlzeit. Die distale ulzerierte Kolonhälfte zeigt an Stelle eines normalen Schattens typische Marmorierung.

symptom"). Darmschlingen, die ins kleine Becken gesunken sind, können durch Aufsetzen einer größeren Saugglocke auf die vordere Bauchwand gehoben und in die Glocke übergeführt werden; bei Fixation ist dies nicht der Fall (Kirchbergsches Symptom). Sehr erleichtert scheint der Nachweis von Darmadhäsionen jeder Art, namentlich aber von Fixationen an die Bauchwand und an solide Organe durch Einblasen von Sauerstoff in die Bauchhöhle zu werden („Pneumoperitoneum arteficiale" S. 87).

m) **Beschleunigter Durchtritt des Kontrastbreies** durch den Dickdarm spielt diagnostisch nur eine ganz untergeordnete Rolle. Sie kommt allen Reizzuständen des Dickdarms zu, soweit sie mit diarrhoischen Entleerungen verbunden sind. Immerhin ist darauf zu verweisen, daß sich unter diesem Bilde manchmal auch dyskinetische Obstipation versteckt, d. h. einerseits Zurückhalten fester Kotbröckel, während Reizsekret in flüssiger Form und oft mit

Teilen des Kontrastmaterials beladen beschleunigt entleert wird (Colica mucosa, nervöse Diarrhöen, „Diarrhoea paradoxa"). Bei schwerer Kolitis, gleich-

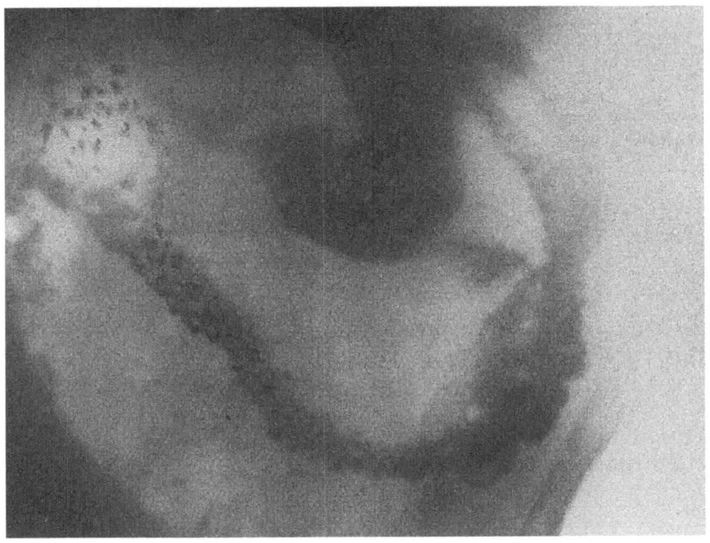

Fig. 42 (an einigen Stellen retuschiert). Flechtbandform und Tüpfelung des Kolonschattens
bei Colitis mucosa.

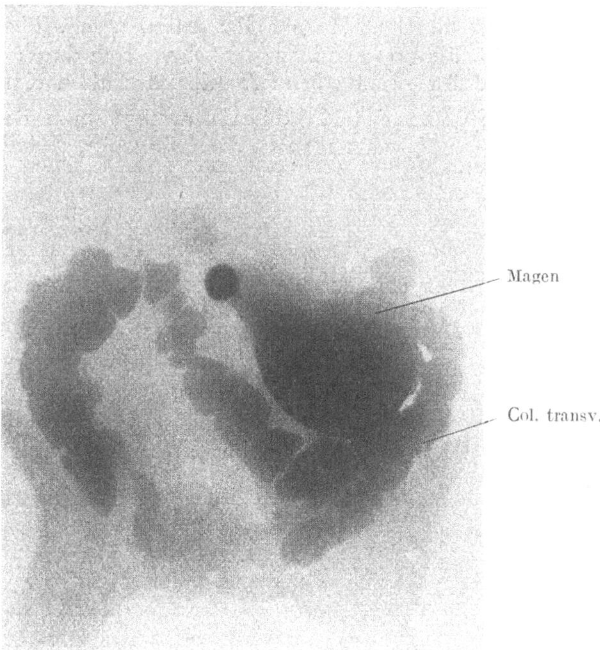

Fig. 43. Senkung des Magens und des Colon transversum bei Enteroptose.

gültig wie bedingt, kann sich zu der beschleunigten Entleerung noch ein anderes
charakteristisches Röntgenbild vorstellen; der Darm wirft einen breiten, nur

schwach eingekerbten, feinwolkigen Schatten; er ist durch das reichliche entzündliche Exsudat aufgehellt (Fig. 41). Bei Ulzerationen, Colitis ulcerosa,
Bazillen- und namentlich Amöbenruhr, ferner bei tuberkulösen Geschwüren
bleiben nach Entleerung der Hauptmasse des Kontrastkotes unregelmäßig
begrenzte Flecke übrig, die von Barium herrühren, das sich in den Buchten
und Krypten der Geschwüre verfangen hat. Auch bei nicht-ulzeröser Kolitis
bleibt oft im wandständigen Sekret und Exsudat noch längere Zeit hindurch
etwas Barium haften, so daß das ganze Darmrohr wie bestäubt erscheint
(Fig. 42).

Sehr charakteristische Bilder gibt natürlich auch Gastro-Enter
optose (Fig. 43).

IV. Spezielle Untersuchungsmethoden des Mastdarmes.

A. Inspektion. Digitaluntersuchung.

Zur Besichtigung der Analgegend und der meist sich sofort anschließenden
Palpation des Mastdarmes läßt man den Patienten entweder die Seitenlage
einnehmen oder (besser) die Knieellenbogenlage. Man faltet für die Besichtigung
die Analgegend gut aus und gewahrt dabei Veränderungen der Haut in der
Umgebung des Afters (Ekzem, Intertrigo, Furunkel), ferner äußere Fisteln
und Hämorrhoidalknoten, die eventuell eingeklemmt oder entzündet sind,
Fissuren und Rhagaden der Schleimhaut über dem Schließmuskel, kurz eine
Reihe von Veränderungen, die alle unangenehme und sogar schmerzhafte Zustände hervorrufen können. Manche Patienten, welche über Schmerzen oder
Blutungen beim Defäkationsakt klagen, zeichnen sich durch eine so zarte Anal-
schleimhaut aus, daß sie schon beim Auseinanderhalten einreißt.

Für die Palpation des Mastdarmes armiert man den Zeigefinger mit
einem Gummifingerling, wenn man es nicht vorzieht, einen Gummihandschuh
anzuziehen, fettet gut ein und dringt unter langsam rotierenden Bewegungen
vorwärts. Benutzt man die Seitenlage zur Palpation, so führt man am besten
die Hand von der Bauchseite her zwischen den Beinen hindurch, weil sich so
der Zeigefinger der Kreuzbeinwölbung besser anpaßt. Bei sehr großer Empfindlichkeit (Rhagaden, Fremdkörper, schwere entzündliche Zustände) kann man
die Ampulla recti vorher mittels eines Wattebausches kokainisieren. Nachdem
man den Sphinkter überwunden hat, dessen verschieden großer Widerstand
Beachtung verdient, fühlt man an der Vorderwand die Prostata, ein etwa kasta-
niengroßes Gebilde, das man nach oben umgreifen kann. Beim Weibe fühlt
man etwas höher hinauf an der Vorderwand die Portio vaginalis uteri. An der
Hinterwand läßt sich die Vorderfläche des Kreuzbeins abtasten. Man orientiert
sich zunächst über den Inhalt des Mastdarmes, der übrigens zweckmäßiger
vorher durch Einlauf entfernt sein sollte, sodann über den Zustand der Schleimhaut, welche sich normalerweise samtartig anfühlt, über etwaige Veränderungen
derselben: Geschwüre, innere Hämorrhoidalknoten (ganz weiche, variköse
Erweiterungen), Polypen, Tumoren (meist Karzinome), Knötchen (intraabdomi-
nale Tuberkulose!), Strikturen, Fremdkörper, invaginierte Darmteile usw.
Regeln über die Unterscheidung der verschiedenen Befunde lassen sich nicht
geben: Irrtümer sind nicht selten, und nur große Erfahrung vermag davor
zu schützen. Kommt man nicht gleich zu einem Resultat, so wiederhole
man die Untersuchung in einer anderen Lage oder schließe sofort die Rektoskopie an.

B. Rekto-Romanoskopie.

Die Rektoskopie hat in den letzten Jahren durch Vervollkommnung
der Technik so sehr an Ausdehnung gewonnen, daß sie die Digitaluntersuchung
erheblich zurückgedrängt, für viele Fälle direkt ausgeschaltet hat. Sie ersetzt
nicht bloß das unsichere Tastgefühl durch das sichere Auge, sondern sie führt
uns auch viel höher hinauf, als es der eingeführte Finger vermag. Die früher
gebrauchten, nach Art der Vaginalspekula konstruierten Mastdarmspiegel:
Das Sims'sche, Kelly'sche und andere, sind durch die Rektoskopie überflüssig
geworden; ebenso Sonden, welche höchstens noch zu therapeutischen Zwecken
oder im Spekulum selbst zum Betasten von Schleimhautstellen und zum Son-
dieren von Verengerungen benützt werden.

Das Instrumentarium hat sich nach und nach aus dem Kelly'schen röhrenförmigen Mastdarmspiegel entwickelt (Herzstein, J. Schreiber, H. Strauß,

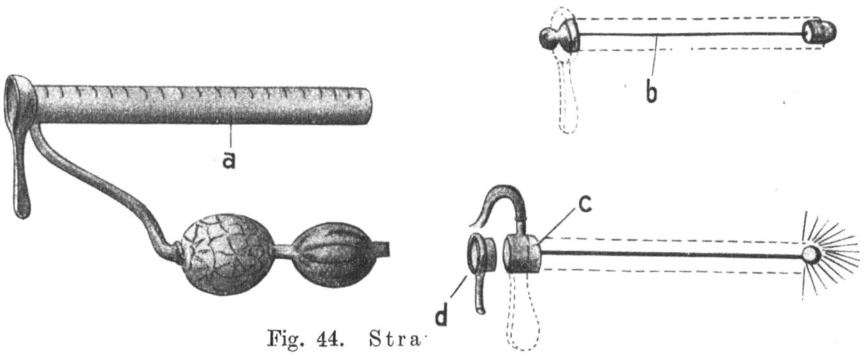

Fig. 44. Stra·

A. Foges, L. v. Aldor); sein Prinzip besteht in der Einführung einer langen
geraden Röhre, welche vorn mit einer kleinen elektrischen Lichtquelle armiert ist,
hinten einen Glasabschluß besitzt und in welche durch ein Gummigebläse Luft
eingedrückt werden kann, so daß sich der Darm vor seiner Spitze entfaltet.
Die beigefügte Fig. 44 stellt das Strauß'sche Rektoskop dar, von dem sich das
Foges'sche Proktoskop nur unwesentlich unterscheidet. a zeigt einen 35 cm
langen, 2 cm im Durchmesser haltenden Tubus, welcher bei der Einführung
mit dem vorne abgerundeten Obturator b armiert wird. d ist das Glasabschlußstück, welches (wenn das Instrument den Sphinkter überwunden hat) nach
Entfernung des Obturators mit dem Glühlampenträger c verbunden und in
die Röhre eingeführt wird, die es hinten luftdicht abschließt. Der Tubus a
trägt seitlich einen kleinen Röhrenansatz für das Luftgebläse. Das Ringleb'sche
Rektoskop gestattet die Darmschleimhaut mittels einer Vergrößerungslinse
zu betrachten.

Vor dem Einführen des Rektoskopes muß der Enddarm gründlich entleert
werden. Der Patient erhält in der Regel am Abend vor der Untersuchung ein
Klistier (am besten 1 l körperwarme Kochsalzlösung) und am nächsten Morgen
2—3 Stunden vor der Untersuchung ein zweites Klistier von $^1/_2$ l; nach diesem
soll der zu Untersuchende auch bei fehlendem Stuhldrang mehrmals das Klosett
aufsuchen. Zwischen Entleerung des Säuberungsklistiers und der Vornahme
der Untersuchung soll mindestens eine Stunde liegen, weil sonst leicht Reste
der Spülflüssigkeit bei der Untersuchung in das Rohr vorstürzen. Bei bestehender
hochgradiger Diarrhöe gibt man $^1/_2$ Stunde vor der Untersuchung ein Mikro-

klysma von 8—10 Tropfen Opiumtinktur in 10 ccm Wasser. Bei starkem Tenesmus anästhesiert man die untersten 2—3 cm des Mastdarms mittels 4prozentiger Kokainlösung (Einführen eines damit getränkten und auf Holzstab oder Metallhalter befestigten Wattebausches). Die Blase soll vor der Rektoskopie entleert sein. Der Einführung des Tubus schickt man zwecks vorläufiger Orientierung äußere Besichtigung und Digitaluntersuchung voraus. Meist nimmt man die Rektoskopie in Knieellenbogenlage oder Kniebrustlage vor, doch empfiehlt A. Foges mit guten Gründen die Seitenlage mit Beckenhochlagerung, die den Vorzug hat, den Patienten nicht so leicht zu ermüden. Der mit Mandrin armierte Tubus wird ein wenig angewärmt, gut eingeölt und vorsichtig bis über den Sphinkter vorgeschoben. Dann entfernt man den Obturator und ersetzt ihn durch das Glasabschlußstück mit daranhängender Glühlampe. Beim Hineinsehen erblickt man jetzt die Schleimhaut und sieht an ihren Falten, wie der Weg weiter geht. Durch vorsichtiges und langsames Einblasen von Luft mittels des Handgebläses entfaltet man die Schleimhaut vor dem Rohre und vermag nun durch Heben, Senken und Seitwärtswenden des äußeren Endes die Röhre durch die Krümmungen vorzuschieben. Auf diese Weise gelangt man ohne Mühe bis zu 25 cm Tiefe und übersieht dabei genau den Zustand der Schleimhaut. Man erinnere sich bei der Einführung, daß der Weg vom Anus aus zunächst ein ganz kurzes Stück nach vorn (der Symphyse zu), dann aber nach hinten oben, der Kreuzbeinhöhlung entlang, führt. In der Gegend des Promontoriums beginnt die Flexur.

Natürlich gehört Übung dazu, um die kleinen technischen Schwierigkeiten überwinden zu lernen. Das Einführen des Instrumentes soll mit leichter Hand geschehen; forciertes Vorschieben und Einblasen von Luft kann schaden. Was von der Schleimhaut bei der Einführung nicht genau überblickt werden konnte, kann beim langsamen Zurückziehen des Tubus nochmals besichtigt werden. Häufig bedecken Schleimflocken die Oberfläche der Mukosa, welche der Ungeübte, wenn gleichzeitig die Schleimhaut gerötet ist, leicht für den Belag oberflächlicher Geschwüre hält. Der vorgeschobene Tubusrand streift sie eventuell von der Oberfläche ab. Die Betrachtung richtet sich auf den allgemeinen Zustand der Schleimhaut (Hyperämie, Schwellung), auf das Vorhandensein innerer Hämorrhoidalknoten, blutender Stellen, Epitheldefekte, Geschwüre, Narben, eiterentleerender Fistelöffnungen, Verfärbungen (rauchgraue Flecke bei Morbus Addisonii, H. Herz), Polypen, Tumoren. Dem Anfänger gelingt es nicht ohne weiteres, Pathologisches von Normalem zu unterscheiden und die Bilder richtig zu deuten. Eine wesentliche Hilfe gewährt der schöne Atlas von A. Foges. Spastische Zustände des Rektum erkennt man nach einiger Übung an dem Widerstand des Darmrohrs beim Lufteinblasen und Vorschieben des Rektoskops (G. Singer, A. Schmidt); die Schleimhaut drängt sich dann auch wulstförmig in den Tubus vor. Besonders wichtig ist die Rektoskopie für Frühdiagnose des Carcinoma recti. Nach H. Friedrich wurden von 22 Karzinomen der Ampulle und des Sigmas 10 erst durch das Romanoskop entdeckt. Ähnlich wichtig ist die Untersuchung für das Erkennen der rektalen Syphilis, und zahlreiche Durchfallkrankheiten entpuppen sich als örtlicher, auf Rektum und unteres Sigma beschränkte Entzündungen (mit oder ohne Geschwüre), die lokaler Behandlung leicht zugänglich sind, der internen medikamentösen und diätetischen Behandlung aber trotzen.

Die Rekto-Romanoskopie hat alle anderen Untersuchungsmethoden bei lokalen Erkrankungen des Enddarms in den Hintergrund gedrängt. Sie leistet hier viel mehr als das Röntgenverfahren und als Einläufe, welche die Wegsamkeit dieses Darmteils ermitteln sollen. Wenn es darauf ankommt, festzsutellen, wie hoch eine Geschwulst (Karzinom) hinaufreicht, muß man manchmal die Narkose zu Hilfe nehmen, weil man in derselben den Tubus gewöhnlich höher hinaufführen kann. Doch ist dies immer ein bedenkliches Unternehmen. Dasselbe ist vom Einführen von Sonden und Bougies in den Geschwulstkanal zu sagen. Das alte Simonsche Verfahren, in der Narkose mit ganzer Hand in das Rektum einzugehen und den Darm dann bis zur Flexur abzutasten, ist gleichfalls zugunsten der Rekto-Romanoskopie fast ganz aufgegeben; es ging selten ohne Einrisse des Sphinkters ab; und längerdauernde Inkontinenz war dann die Folge. Die Kuhn'sche Metallspiralensonde, die durch die Windungen des Rektum und der Flexur ihren Weg finden sollte, hat sich nicht bewährt; ebensowenig die von Heryng und Reichmann empfohlene Diaphanoskopie des Rektum, wobei nach Eingießen von $1^1/_2$ l Wasser im Dunkelzimmer eine kleine Glühlampe eingeführt und dann die Grenze des Darms abgeleuchtet wird. Auch die Boas'sche Probespülung (Aushebern des leeren Enddarms mit Trichter und Schlauch nach Art der Magenheberung), wobei man kleine Schleimfetzen, Eiterflocken, Blut, Gewebsfetzen von Geschwürs- und Geschwulsträndern usw. herausbefördert, ist zugunsten der Rektoskopie verlassen worden. Man kann sich diese diagnostisch wichtigen Partikelchen besser unter Führung des Rekto-Romanoskops mittels Tupfer oder Greifzange herausholen.

Bei Geschwulsten gibt in der Regel erst die Operation Aufschluß über die genaueren Grenzen und die Möglichkeit erfolgreicher Radikalexstirpation.

V. Untersuchung der Fäzes.

A. Prüfung der Darmmotilität.

Um sich über die Geschwindigkeit, mit der eingeführtes Material den Gesamtdarm durchläuft, ein Urteil zu verschaffen, genügt ein altes aus den Stoffwechseluntersuchungen der C. Voit'schen Schule übernommenes Verfahren. Es wird an einem Tage morgens, etwa $^1/_2$ Stunde vor dem Frühstücke feinpulverisierte Kohle oder Karmin gereicht und festgestellt, wann der erste entsprechend gefärbte Kot erscheint. Wir stimmen mit H. Strauß überein, daß sich Karmin (0,5 g in Oblate genommen) am besten dazu eignet, weil die Färbung am auffallendsten ist. In Fällen verzögerter Magenentleerung führt man das Karmin besser mittels Duodenalsonde in das Duodenum ein (S. Basch). Nach H. Strauß erscheint das Karmin bei festen Stühlen mit hohem Trockengehalt (30—35$^0/_0$) nach 19—70 Stunden; bei gewöhnlichen geformten Stühlen (30$^0/_0$ Trockengehalt) nach 10—24 Stunden; bei dickbreiigen Stühlen (mit 20—27$^0/_0$ Trockengehalt) nach 6—24 Stunden; bei dünnbreiigen Stühlen (mit 13—17$^0/_0$ Trockengehalt) nach 6—15 Stunden; bei proktogener Obstipation (H. Strauß), = Dyschezie nach A. F. Hertz = Torpor recti nach G. Singer, oft erst nach 5—6 Tagen. Irgend welche Reizwirkung bringt das Karmin nicht.

Weitgehende Aufschlüsse erhält man mit dieser Methode nicht. Nur ist sie recht brauchbar für den Nachweis, daß trotz völlig regelmäßiger, täglicher Stuhlentleerung schwere Obstipation bestehen kann (S. 100); wir sahen solche Fälle, wo der Kot frühestens nach drei Tagen Karmin mitbrachte, und wo die Patienten gar nicht ahnten, daß sie an Verstopfung litten. In welchem Abschnitt des Darms die Verzögerung stattfindet, müssen Palpation, Rektaluntersuchung und Röntgenverfahren aufklären.

B. Allgemeine Eigenschaften der Fäzes.

1. Menge, Form und Konsistenz der Fäzes. Häufigkeit der Stuhlentleerung. Durchfall und Verstopfung.

Die durchschnittliche Menge der Fäzes — die einzelne Stuhlentleerung fördert fast nie das gleiche Quantum zutage — schwankt schon bei Gesunden je nach der Qualität und Quantität der Nahrung innerhalb recht weiter Grenzen. Während z. B. bei ausschließlicher Fleisch- und Eierkost in Rubner's Versuchen nur täglich 64 g frischer Kot abgesetzt wurde (mit 17 resp. 13 g Trockensubstanz), wurden bei ausschließlicher Kartoffelkost 635 und bei Schwarzbrotkost 815 g entleert (94 resp. 116 g Trockenkot). Bei Erkrankung des Darmes tragen Rückstände vermehrter Darmsekrete, Rückstände der Nahrung bei etwaigen Resorptionsstörungen, größerer Wasserreichtum infolge beschleunigter Dickdarmpassage wesentliches zum Anwachsen der Kotmengen bei.

Während der Gesunde bei Probediät (cf. unten) innerhalb dreier Tage durchschnittlich 251 g frischen Kot mit 54,3 g Trockensubstanz entleert, lauten die entsprechenden Zahlen für Gärungsdyspepsie: 779 (127,4); gastrogene Diarrhöen bei Achylie 527,5 (98,9); Gallenabschluß: 944 (175,6); pankreatische Sekretionsstörung: 2868,5 (132); schwere Enteritis: 2780 (186,5) (Ad. Schmidt, H Lohrisch). Bei chronischer habitueller Obstipation findet sich umgekehrt eine Verminderung der Kotmenge auf durchschnittlich 129,3 (33,3) bei dreitägigem Gebrauch der Probekost (Lohrisch, E. Tomaszewski).

Der Trockengehalt des Kotes beträgt:

bei sehr harten, knolligen Stühlen	$= 35{-}40\%$
bei mäßig harten Stühlen	$= 30{-}35\%$
bei gewöhnlichen, geformten Stühlen	$= 27{-}32\%$
bei dickbreiigen Stühlen	$= 20{-}27\%$
bei dünnbreiigen Stühlen	$= 12{-}20\%$
bei wässerigen Stühlen	$= 8{-}12\%$
bei Fettstühlen (Verschluß des Pankreasganges)	$= 20{-}50\%$

Geringgradige Veränderungen der Kotmenge werden oft von Patienten auf Grund ihrer Empfindungen bei der Defäkation behauptet, erweisen sich aber bei näherer Beobachtung als falsch.

Normalerweise entspricht die Häufigkeit der Stuhlentleerung ungefähr der Menge des gebildeten Kotes. Bei Entzündungen oder Reizzuständen in den untersten Abschnitten des Dickdarmes entsteht dagegen ein Mißverhältnis zwischen Menge und Häufigkeit der Entleerung; es werden viel öfter am Tage kleine Kotmengen abgesetzt. Dabei besteht häufig Stuhlzwang (Tenesmus), d. h. heftiger Drang zur Stuhlentleerung, obwohl im Rektum kaum nennenswerte Mengen Kot liegen. Der Versuch, etwas zu entleeren, fördert nichts oder ganz wenig heraus. Eine besondere Form dieser Anomalie sind die sogenannten „Spritzer", häufige, minimale, schleimige, meist blutig gefärbte Entleerungen, denen richtiger Kot kaum oder gar nicht beigemischt ist. Wenn nur schleimig, können sie Teilerscheinung von Colica mucosa sein; wenn bluthaltig, müssen sie starken Verdacht auf tiefsitzendes Karzinom erwecken (G. Graul). — Andererseits können sich bei verminderter Reizbarkeit kolossale Mengen von Stuhlgang im Rektum und in der Flexura sigmoidea anhäufen, ehe es zur Auslösung der Defäkation kommt. Bei Stenosen bleibt die entleerte Menge stets hinter der Norm zurück, aber die Häufigkeit der Entleerung verhält sich verschieden, je nach dem Zustande, in welchem sich die Schleimhaut unterhalb der Enge befindet. Ganz im allgemeinen läßt sich daran festhalten, daß seltener als aller 24 Stunden oder häufiger als zweimal täglich erfolgende Entleerungen nicht mehr ganz normal sind; doch muß dabei auf die Art der Ernährung und auf die Gewöhnung Rücksicht genommen werden (s. unten).

In bezug auf die Konsistenz unterscheiden wir harte (dann oft aus einzelnen Skyballa bestehende), gut geformte (wurstförmige), breiige und flüssige

Stühle. Die letzteren beiden sind als pathologisch anzusehen. Die Ursache des stark vermehrten Wassergehaltes der flüssigen (diarrhoischen) Stühle ist nur zum Teil in mangelhafter Wasserresorption, großenteils in vermehrter Ausscheidung wässeriger Flüssigkeit seitens der Darmwand zu suchen (S. 55). Skybalabildung bei vermehrter Konsistenz deutet auf verlängerten Aufenthalt in den Haustra des Kolon, auf örtlich zu schwache, anderenorts zu starke (spastische) Kontraktion der Dickdarmmuskeln hin; aber auch bei guter Form des Kotes kann die Konsistenz vermehrt sein. Kleinkalibrige Beschaffenheit der Fäzes (Bleistift- oder Bandform) ist kein sicheres Zeichen wahrer Stenose tief gelegener Darmteile. Sie kann auch bei spastischen Zuständen dieser Teile, bei Hungerzuständen und anderen Affektionen vorkommen, während umgekehrt normal geformte Kotmassen auch bei tiefsitzenden Darmstrikturen gesehen wurden. Häufige Entleerung kleiner, an sich nicht abnorm geformter Kotmengen bezeichnet J. Boas als „fraktionierte Stuhlentleerung" (S. 71, 99).

Häufigkeit der Stuhlentleerung und Konsistenz des Kotes sind die beiden Komponenten, aus denen sich die Begriffe „Durchfall" und „Verstopfung" zusammensetzen.

Nun trifft es ja freilich mit überwiegender Häufigkeit zu, daß Durchfall, d. h. allzu wässeriger, oft — aber nicht immer — gleichzeitig allzu häufiger Stuhl sich mit krankhaft gesteigerter Darmsekretion und mit beschleunigter Darmpassage deckt, und daß umgekehrt allzu harter, allzu spärlicher und allzu seltener Stuhl mit verzögerter Darmpassage, oft auch mit verminderter Darmsekretion, mit verstärkter Resorption zusammenfällt. Für die Mehrzahl der Fälle kennzeichnen also die laienhaften Begriffe Durchfall und Verstopfung ganz richtig wichtige pathologische Vorgänge. Der Arzt darf sich dabei aber nicht beruhigen. Denn hinter jedem der beiden Symptome, Durchfall und Verstopfung, bergen sich höchst verschiedene Zustände. Wir erhalten auch vom Patienten oft Angaben über Unzulänglichkeit oder Durchfälligkeit des Stuhls, die sich bei objektiver Prüfung der Sachlage nicht bewahrheiten. Der Arzt muß sich durch Augenschein von der Beschaffenheit des Stuhls überzeugen, und dazu genügt durchaus nicht die Betrachtung einer vereinzelten Entleerung, sondern mindestens der sämtlichen Entleerungen von 1—2 Tagen. Um sein Urteil richtig zu fassen, bedarf der Arzt auch der Kenntnis der Nahrungsaufnahme. Er wird in dem spärlichen, trockenen Stuhl bei vorwiegend animalischer Kost und in dem reichlichen, dickbreiigen Stuhl bei vorwiegender Pflanzenkost nichts Krankhaftes sehen, während der Laie vielleicht im ersteren Falle von Verstopfung, im zweiten Falle von Durchfall spricht. Wenn aber der Arzt die Angabe „Durchfall", bzw. „Verstopfung" bestätigt, so ist damit für die Diagnose noch gar nichts geleistet. Vielmehr hat dann erst die Untersuchung zu beginnen, worauf Durchfall bzw. Verstopfung beruhen.

Verstopfung finden wir bei mangelhafter Aufnahme kotbildender Nahrung, vor allem bei völligem Fasten, bei schwerer Appetitlosigkeit, bei Wiedererbrechen des Genossenen, bei Genuß vollständig resorbierbarer und die Dickdarmsekretion wenig anregender Kost (Fleisch, Eier, schlackenfreie Vegetabilien). Man kann dann von physiologischer Stuhlträgheit reden. Wir finden Verstopfung bei allen hochgradigen Stenosen des Verdauungskanals, von den ersten Wegen bis zum Enddarm, gleichgültig wie bedingt. Wir finden Verstopfung bei Lähmungen des Darms, wie sie bei manchen akuten Infektionskrankheiten und Vergiftungen, bei Shock, Peritonitis, bei Hernia incarcerata, nach Bauchoperationen, bei Überfüllung des Darms mit Gasen u. a. oftmals vorkommen und ebenso bei abnorm spastischen Zuständen (Colica mucosa u. a.). Bei diesen pathologischen Zuständen kann die Ursache der Verstopfung am Verhalten des Dünndarms liegen. Im übrigen aber ist meist krankhaftes Verhalten des Dickdarms schuld, wobei neben Stenosen ebensowohl krankhafte Unter- wie Übererregbarkeit des ganzen Dickdarms oder einzelner Teile maßgebend sein kann (vgl. Röntgenuntersuchung des Dickdarms, S. 97ff.). Im großen und ganzen hat nicht nur die feinere Diagnostik des Spezialisten, sondern auch die grobsymptomatische Diagnostik des praktischen Arztes die verschiedenen Ursachen der Verstopfung seit langem richtig gewürdigt, und die neueren verfeinerten Untersuchungsmethoden fügten zwar manche bemerkenswerte Einzelheiten und viele neue Namen, aber nichts grundlegend Neues hinzu. Hier sei daran erinnert, daß auch bei regelmäßiger Stuhlentleerung schwere Verstopfung bestehen kann (S. 100).

Die Beurteilung von Durchfällen ist viel heikler. Dies gilt schon für akut diarrhoische Zustände, wenn nicht eine klar auf der Hand liegende Ätiologie und charakteristische Nebensymptome ihnen die richtige Stellung zuweisen (akute Infektionskrankheiten wie Sepsis, Masern, Influenza; anaphylaktischer Schock; akute Nahrungsmittel- und andere Vergiftungen, Urämie u. a.). Bei den akuten Darminfektionskrankheiten Typhus, Dysenterie, Milzbrand, selbst bei Cholera können wir anfangs über die Wertung der Diarrhöen im Zweifel sein. Nicht viel entnehmen wir diagnostisch aus der einfachen Tatsache chronischer oder oft rezidivierender Diarrhöen. Am leichtesten und schnellsten richtig zu beurteilen, aber doch häufig genug verkannt, ist die Diarrhoea paradoxa oder stercoralis (H. Nothnagel), die neuerdings unter anderem Namen (Pseudodiarrhöe, A. Mathieu, A. Furno) eingehender gewürdigt wird: Reizzustand im Enddarm, durch harte Kotmassen bedingt, häufig mit quälenden Spasmen verbunden, bei gleichzeitiger hartnäckiger Retention von Kot im Dickdarm. Im übrigen bedarf aber jede chronische oder häufig rezidivierende Diarrhöe sorgfältigster ergänzender Untersuchungen, und man darf wohl sagen, daß nicht einmal der geübteste Spezialist aus der einfachen Feststellung jenes Zustandes und der einfachen Betrachtung der Stühle irrtumfreie Schlüsse ableiten kann. Wir möchten sogar noch weiter gehen und sagen, daß selbst die verfeinerte moderne Diagnostik die Grundlagen der diarrhoischen Stühle nicht immer richtig zu deuten vermag, und daß sogar der anatomische Befund nicht immer den Zusammenhang aufdeckt. Bei der großen Mannigfaltigkeit diarrhöe-erzeugender Krankheiten müssen wir im übrigen auf den speziellen Teil des Werkes verweisen, um Wiederholungen zu vermeiden.

Ad. Schmidt weist zutreffend darauf hin, auch von Ärzten seien die Schlagworte Durchfall und Verstopfung häufig mißbräuchlich angewandt, und indem diese Symptome in den Vordergrund geschoben worden seien, wären viele diagnostische und therapeutische Irrtümer vorgekommen. Man solle lieber diese Schlagwörter fallen lassen und die nicht mißzuverstehenden Angaben über Häufigkeit der Entleerung, Konsistenz und Menge der Fäzes einführen. Wenn auch die heutige Diagnostik und Therapie, namentlich auf dem Gebiete diarrhoischer Erkrankungen, noch nichts Vollkommenes leistet, wäre angesichts der zahlreichen neueren Hilfsmittel der Diagnostik in jedem nicht unbedingt klaren Falle der Verzicht auf dieselben ein schweres Versäumnis.

2. Farbe und Geruch.

Abnorme Färbungen der Fäzes können durch gewisse Nahrungsmittel und durch Medikamente hervorgerufen werden. Der Kot nach Milchnahrung ist hellgelb, nach Fleischnahrung dagegen oft schwarzbraun. Kakao macht einen rotbraunen, reichlicher Genuß grüner Gemüse einen schmutziggrünen Farbenton, Brombeeren und schwarze Kirschen eine schwarzrote Färbung, Rotwein und Heidelbeeren einen Stich ins Schwarzgrüne, der bei Säurezusatz ins Rotbraune umschlägt. Von Medikamenten sind namentlich die Eisenpräparate wichtig, welche eine schwarzgrüne Färbung machen, während Wismut einen mehr rein schwarzen, Rheum, Senna, Santonin gelbbraunen Farbenton bringen. Nach Eisengebrauch werden die Stühle oft mit normaler Farbe entleert und dunkeln erst beim Stehen nach (H. Quincke), einen schmutzig dunkelgrauen Farbenton annehmend, mit Stich ins grünliche. Nach Kalomel tritt das Grün stärker hervor (Schwefelquecksilber), beherrscht sogar oft die Farbentönung. Wismut bringt grauschwarzen, Kohle tiefschwarzen, Bolus alba weißlichen bis grauen Stuhl. Nach Methylenblau wird der Stuhl normalfarbig entleert (Reduktion des Methylenblaus im Darm); an der Luft färbt er sich unter Einfluß des Sauerstoffs schnell blau oder grünblau. Probediätstühle sind, je nachdem Milch, Tee oder Kakao genommen wurde, hellbraun, braun oder rotbraun (S. 121).

Praktisch wichtig sind besonders die tonfarbenen hellen Stühle bei ungenügender oder fehlender Gallenabsonderung in den Darm. Sie enthalten große Mengen Fett und sind deshalb kleberig, lehmartig. Die helle Farbe beruht auf Fettreichtum, nicht auf Gallenmangel. Extrahiert man das Fett mittels Äther, so bleibt eine dunkle Masse zurück. Ähnlich, aber meist schmutziggrau sind die Fettstühle bei Pankreaserkrankungen. Fettreiche, bald mehr dem acholischen, bald mehr dem pankreas-steatorrhoischen Kote ähnliche Stühle werden bei anders bedingten Störungen der Fettresorption entleert (Erkrankungen der mesenterischen Lymphdrüsen, Bauchfelltuberkulose (H. Herz), Anaemia gravis, Morbus Basedowii); alles dies aber doch nur in einem Teil der Fälle. Helle Farbe und tonartige Beschaffenheit können auch in seltenen Fällen auf zu weitgehender Reduktion des Bilirubins im Darm beruhen (Bildung der Leukoverbindung des Hydrobilirubins). Sie lassen sich dadurch von den Fettstühlen unterscheiden, daß sie beim Stehen an der Luft bald nachdunkeln. Durch sauren Alkohol und einige Tropfen Jodtinktur kann man ihnen Hydrobilirubin entziehen. Durchläuft der Kot den gesamten Darm außerordentlich schnell, so kann andererseits die Reduktion des Bilirubins in Hydrobilirubin unvollständig bleiben oder auch ganz ausfallen, und dann zeigt der in diesem Falle immer dünne Stuhlgang eine goldgelbe Färbung.

Gelangt Blut aus höheren Abschnitten des Darmkanals in den Stuhlgang, so verleiht es ihm eine braunschwarze Farbe („Teerfärbung"), und die Konsistenz wird pechartig. Nur wenn die Umwandlung des Blutrotes zu Hämatin wegen zu schneller Passage des Inhaltes unvollständig vor sich gegangen ist, kann auch aus höher gelegenen Darmabschnitten rotes Blut bis in die Fäzes gelangen, während dies sonst nur bei Erkrankungen der untersten Abschnitte (Flexura und Mastdarm) der Fall ist. Irrtümer können entstehen, wenn sehr große Mengen Blutwurst genossen waren, oder wenn die Blutung eine so geringe war, daß sie den gesamten Fäzes keinen charakteristischen Farbenton zu geben vermag. Geringe Mengen Blut („okkultes Blut") können nur durch chemische Proben erkannt werden (S. 146).

Der **normale Geruch der Fäzes** ist kein einheitlicher; wesentlich daran beteiligt sind Indol und Skatol, außerdem kleine Mengen SH_2 und flüchtiger Fettsäuren. Der Geruch harter Kotmassen ist gewöhnlich weniger aufdringlich als derjenige weicher und breiiger Stühle. Bei sehr schneller Darmpassage können die entleerten Massen nahezu geruchlos sein (Cholera). Im allgemeinen stinkt, unter sonst gleichen Verhältnissen, Fleisch- und Eierkot erheblich mehr als Milch- und Zerealienkot. Fettstühle haben einen eigenartigen durch Fettsäuren und Fettsäureester bedingten, höchst widrigen Geruch; diese Geruchstoffe setzen sich auch bei größter Reinlichkeit gern in Hautepithel und Kleidern fest, so daß die Patienten noch lange nach der Entleerung danach riechen. Z. B. einen Patienten mit Pankreas-Steatorrhöe kann man an dem Geruch, den er verbreitet, leicht erkennen. Bei pathologischer Kohlenhydratgärung tritt ausgesprochener Buttersäuregeruch, manchmal auch der scharfe Geruch der Essigsäure auf. Die Fäzes sind dann hell und oft durch Gase gelockert. Stärkere Fäulnis bedingt dagegen aashaften Geruch, der den meisten wahren Diarrhöen zukommt. Faulende alkalische Fäzes erscheinen dunkel gefärbt. Reichliche Schleimentleerungen ohne gleichzeitige Zersetzung des Materials verbreiten manchmal einen Leim- oder Spermageruch (H. Quincke, J. Boas).

Über die makroskopischen und mikroskopischen Kotbefunde belehren im einzelnen die mit vielen Abbildungen ausgestatteten Werke von Ledden-Hulsebusch (Berlin 1899), F. Schilling, Ad. Schmidt und J. Strasburger.

C. Nahrungsmittelreste und Funktionsprüfung.

Während die bisher besprochenen Eigenschaften der Fäzes schon bei
kurzer Besichtigung, gewissermaßen auf den ersten Blick, erkannt werden können,
kommen für die Erkennung und richtige Beurteilung der Nahrungsmittelreste
alle drei Hauptuntersuchungsmethoden, die makroskopische, mikroskopische
und chemische in Betracht. Von ihnen ist die makroskopische in praktischer
Hinsicht allerdings auch hier bei weitem die wichtigste, aber sie erfordert doch
unbedingt meist sorgfältiges Zerkleinern und Verreiben der Fäzes. Die mikroskopische Untersuchung ergänzt die makroskopische Betrachtung in vielen
Punkten, während die chemische Untersuchung für die Praxis geringere Bedeutung erlangt hat, so wertvollen Aufschluß sie auch oftmals gibt.

Nahrungsmittelreste sind in allen Fäzes vorhanden, wenn auch bei blander
Kost nur in kleinen Mengen. Bei reichlichem Genuß schwer verdaulichen,
schlackenreichen Materials enthält der Stuhlgang oft so beträchtliche Mengen
davon, daß sie den größten Teil der Fäzesmasse ausmachen. Derartige schwer-
verdauliche Nahrungsbestandteile sind: kleine Knochenstückchen, die gelegentlich mitverschluckt werden, Knorpel, Sehnen, Haare und Federn der Epidermis
von Tieren und Geflügel, Gräten und Schuppen von Fischen, die hornartigen
Schalen von Garneelen, das Beingerippe von Hummern, Schalen von Eiern,
ferner von pflanzlichen Nahrungsmitteln die meisten Faserbestandteile,
soweit sie nicht sehr zart sind, vor allem verholzte und verkorkte Zellwand-
bestandteile, wie die Frucht und Samenhaut der Zerealien (Kleie), die Schale
von Nüssen, die Schalen von Hülsenfruchtkernen und von Obst u. dgl. Von
größter Bedeutung für die Verdaulichkeit vieler Speisen (Fleisch, Gemüse)
ist neben Zartheit des Ausgangsmaterials auch die Art der Zubereitung.
Das Bindegewebe alter Schlachttiere ist oft sehr dick und schwer verdaulich,
ebenso wie die Zellwand und die Interzellularsubstanz nicht ganz junger Gemüse.
Durch geeignete Zubereitung der Speisen (Abhängenlassen von Fleisch, Kochen,
Braten, mechanische Zerkleinerung der Speisen) kann die Verdaulichkeit auch
älterer tierischer und pflanzlicher Gewebe bedeutend gehoben werden. Geschieht
das nicht, so gehen bei der Passage durch die Verdauungsorgane nicht allein
die schwer verdaulichen Bindegewebs- und Zellulosebestandteile verloren,
sondern teilweise auch die von ihnen eingeschlossenen und deshalb den Verdauungssäften nicht zugänglichen, an sich sonst leicht verdaulichen Bestandteile (Muskelfasern, Fettzellen, Stärkekörner usw.).

Da im gewöhnlichen Leben bei gemischter Kost in der Auswahl und Zubereitung der Speisen, in der Menge des genossenen und in der Zerkleinerung
durch den Kauakt außerordentlich verschieden verfahren wird, und da weiterhin
die Leistungsfähigkeit der Verdauungswerkzeuge eine individuell sehr verschieden große ist, so ist es fast unmöglich zu sagen, wo beim Wiedererscheinen
der Nahrungsreste in den Fäzes das Normale aufhört und das Pathologische
anfängt. Selbst ein sehr geübter Untersucher muß wenigstens die Nahrung
im tischfertigen Zustande zum Vergleich gesehen haben, wenn er ein einigermaßen
zuverlässiges Urteil abgeben will. Kranke, die diesen oder jenen Nahrungs-
bestandteil im Kot wiedererkennen, berichten oft, es ginge alles unverdaut
wieder ab. Sie wissen nicht, daß manches auch vom leistungsfähigsten Darm
nicht verdaut werden kann. Wenn z. B. rohe oder halbgare Gemüse- und Obst-
stücke schlecht zerkaut geschluckt werden, so kann man sicher darauf rechnen,
einen ansehnlichen Teil davon wohlerkennbar im Kot auch des Gesundesten
wiederzufinden.

Um makroskopisch und mikroskopisch bestimmen zu können, ob die
Abgänge noch im Bereich des Normalen liegen, geht man am besten von einer

Einheitskost aus, von der man ganz genau weiß, was sie in den normalen Kot liefern darf. Dies leistet die Ad. Schmidt-J. Strasburgersche Probediät (S. 121).

1. Resorptionsprüfung oder Probediät? Die großen Entdeckungen über mangelhafte Ausnützung der Nahrungsmittel oder einzelner Nährstoffe (z. B. Fett) bei diesen und jenen Krankheitszuständen der Verdauungsorgane sind sämtlich mit Hilfe umfassender und umständlicher Stoffwechsel- und Ausnützungsversuche gemacht worden, nachdem diese alte Methode der Physiologen (C. v. Voit, M. Rubner) namentlich durch Fr. Müller, C. von Noorden, G. Klemperer in die Klinik übertragen worden ist. Diese Verfahren finden sich in den Schriften von C. von Noorden und von L. Mohr und H. Beutenmüller beschrieben.

Die entsprechenden Arbeiten brachten uns wichtige Aufschlüsse über die Resorption bei Magenkranken, bei Durchfällen, bei Verstopfung, beim Verabfolgen von Abführmitteln, beim Ausfall der Gallen- und der Pankreassekretion, bei Entartung der Darmschleimhaut (Amyloid), bei sekundären Funktionsstörungen des Darms (Nephritis, Urämie, Kreislaufstörungen, Anämien, Infektionskrankheiten, Morbus Basedowii etc.). Sie verschafften uns einen Begriff von der Größe der Verluste, die teils über-, teils unterschätzt war. Sie lehrten uns der Art der Krankheit entsprechend die Kost so zusammensetzen, daß bei einseitigen Resorptionsstörungen doch noch aus anderem Material genügende Nährwerte einverleibt werden können. Selbstverständlich mußten diese Verfahren, die besondere Schulung voraussetzen, auf wissenschaftliche Forschungsinstitute und auf Spezialanstalten beschränkt bleiben; sie bewähren sich auch heute noch, nicht nur zur Erweiterung unserer allgemeinen Kenntnisse über Resorption dieser und jener Nahrungsmittel bei Gesunden und Kranken, sondern können auch für viele Einzelfälle wertvolle diagnostische und therapeutische Anhaltspunkte geben. Namentlich bei Durchfallkrankheiten erwarten wir noch viel Aufklärung von ihnen (S. 57).

Aber weder die allgemeine noch die durchschnittlich-spezialistische Praxis kann diese Methoden zur Beurteilung des Einzelfalles heranziehen. Wir schalten sie daher, ebenso wie Ad. Schmidt es in der I. Auflage tat, aus der Besprechung der diagnostischen Behelfe aus und erwähnen praktisch wichtige Abweichungen von der Norm im speziellen Teile des Buches.

2. Untersuchung des Stuhls nach Probekost. Angesichts der unsicheren Ergebnisse, welche man aus der Untersuchung des Kotes nach einer Kost erhält, deren Zusammensetzung und Zubereitung man nicht genau kennt, und angesichts der praktischen Undurchführbarkeit umständlicher Resorptionsversuche, war es ein bedeutsamer und von der ärztlichen Praxis auch dankbar anerkannter Fortschritt, als Ad. Schmidt in Verbindung mit J. Strasburger das Verabfolgen einer bestimmten „Probekost" als Grundlage der diagnostischen Stuhluntersuchung empfahl.

Ursprünglich war die Probekost allzu einfach zusammengesetzt und allzu karg bemessen, so daß man ihr vorwarf, sie belaste den Darm nicht genügend, und es käme oft vor, daß die Probekost trefflich vertragen werde und normalen Kot liefere, während dies bei jeder Kost, die dem wirklichen Bedarf angepaßt sei, nicht mehr zutreffe. Diesem Einwand trug Ad. Schmidt durch einige Erweiterungen Rechnung. Über die zum Ersatz empfohlene „Perlenprobe" (M. Einhorn) äußerte er sich folgendermaßen:

„Einhorn hat die Probediät zu vereinfachen gesucht, indem er kleine Mengen verschiedener Probesubstanzen (Bindegewebe, Gräten, Fleisch, Thymusdrüse, Kartoffel, Hammelfett) einzeln an Glasperlen verschiedener Farbe bindet, auf eine Schnur aufreiht und in einer Gelatinekapsel mit der gewöhnlichen Kost darreicht (Fig. 45). Trotz der guten Erfahrungen, welche sein Schüler Wells jüngst veröffentlicht hat, halte ich die Einhornsche Methode im Prinzip für falsch. Es kommt nicht darauf an, ob eine kleine Portion Fleisch oder Kartoffel von den Verdauungsorganen bewältigt werden kann, sondern darauf, ob die Verdauungsorgane der normalen Leistung gewachsen sind: ersteres ist noch möglich, wenn das letztere nicht mehr zutrifft. Darum muß die ganze Kost so komponiert werden, wie es bei natürlicher Lebensweise der Fall ist, und der ganze zugehörige Kot muß untersucht werden. Die „gewöhnliche" Kost, welche Einhorn's Patienten bei der „Perlenprobe" nehmen, ist durchaus von Bedeutung für das Resultat, und überdies vermögen zweifellos die anscheinend indifferenten Glasperlen bei empfindlichen Leuten Darmstörungen auszulösen".

Obwohl die Schmidt'sche Probekost in ihrer späteren Form (s. unten) verschiedenartiges Material in ziemlich reichlicher Menge umfaßt und als ganzes eine „Schonungskost" darstellt, von der aus Kosterweiterungen leicht ausgebaut werden können, kann sie ebensowenig wie irgend eine andere Probekost (z. B. bei Magen-, Nieren-, Gicht- und Zuckerkranken) umfassenden Aufschluß über die Bekömmlichkeit und Zuträglichkeit sämtlicher in Betracht kommenden Nahrungsmittel geben. Sie entwirft uns kein richtiges Bild über Menge und Art dessen, was wir dem kranken Darm zumuten dürfen; sie läßt die oberen und unteren Grenzen der Leistungsfähigkeit des Darms im dunklen. Trotzdem ist sie brauchbar, wie vielseitig anerkannt wurde (H. Strauß, J. D. Steele, Stern, R. Weil, H. P. T. Orum, A. Mathieu und Roux, Harley und Goodbody, J. P. Gregersen u. a.); und niemand, der sich mit der Methode einmal vertraut gemacht hat, wird sie missen wollen.

Man darf von dem Probekostverfahren nicht zu viel verlangen. Bewährt hat es sich zunächst nur bei den Durchfallkrankheiten. Bei Stuhlträgheit führte

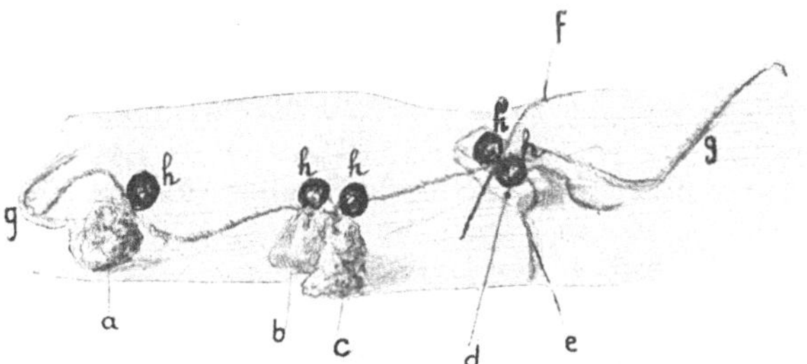

Fig. 45. Perlenprobe (Einhorn).

es zu praktisch unfruchtbaren und theoretisch anfechtbaren Ergebnissen (Kapitel Obstipation). Das Verfahren lehrte aber gewisse Typen des diarrhoischen Stuhls unterscheiden, den Kohlenhydratgärungsstuhl und den Eiweißfäulnisstuhl, und lehrte die unvollständige Verdauung von Stärke, pflanzlicher Zellwandsubstanz, tierischem Bindegewebe aufdecken. Es gab damit wertvolle Hinweise auf Ursache und Verhütung bestimmter Verdauungsstörungen. Bei wahlloser Kost läßt sich die Tragweite gelegentlicher Befunde ja nicht beurteilen (S. 118). Manches kann dabei pathologisch erscheinen, was in Wirklichkeit nicht infolge krankhaften Verhaltens, sondern infolge unzweckmäßiger Auswahl und Zubereitung in den Kot übertritt; andererseits können schwere Funktionsanomalien dem Erkennen sich entziehen, wenn die Kost zufällig das Material nicht enthielt, welches durch den Funktionsausfall unverdaulich geworden ist. Wenn wir aber genau wissen, wie der Normalkot nach Probekost beschaffen sein soll, so können wir krankhaftes Verhalten leicht erkennen. Die Probekost ist so zusammengesetzt, daß alle wesentlichen Funktionen des Magendarmkanals zusammenwirken müssen, um einen Normalkot zu liefern. Im Einzelfall soll uns dann der Probediätstuhl lehren, welche Gruppen von Nahrungsmitteln mangelhaft verdaut werden, ob pathologische Produkte der Darmwand sich dem Kot beimischen, und womöglich wollen wir uns dadurch Anhaltspunkte verschaffen, welche Einzelfunktionen des Verdauungskanals gestört sind.

Der Praktiker darf sich nicht verhehlen, daß zur Feststellung des Resultats und namentlich zu seiner Beurteilung große Übung gehört, namentlich in den an Zahl überwiegenden Fällen, wo nicht Extreme, d. h. nicht einseitig gerichtete Anomalien (z. B. nur schlechte Stärkeverdauung, nur schlechte Zelluloselösung, nur schlechte Bindegewebsverdauung usw.) sich ergeben, sondern verschiedene Funktionsausfälle sich miteinander mischen. Man muß sich auch darüber klar sein, daß der Ausfall der Proben nur einen Hinweis darauf gibt, welcher Art die Funktionsausfälle sind, aber keinen Anhalt für die durchschnittliche Größe derselben; nur die augenblickliche Größe der Störung kann bei sehr vorsichtiger Beurteilung daraus einigermaßen abgeschätzt werden. Wer bei ein und demselben Kranken längere Zeit hindurch die Beschaffenheit des Kotes unter Probekost verfolgt — wie wir selbst dies manchmal wochenlang taten —, weiß, daß in quantitativer Hinsicht die Ausschläge überaus schnell wechseln und daß bei Änderung der Kost auch die qualitativen Ausschläge der Kotbeschaffenheit wechseln können, ohne daß das klinische Bild wesentliche Unterschiede darböte.

Wenn sich jetzt bei chronisch diarrhoischen Zuständen hier und da die Gewohnheit ausgebildet hat, in häuslicher Praxis die Patienten auf „Probekost" zu setzen und dann aus dem Analysenresultat, welches ein medizinisch-diagnostisches Institut liefert, sich die funktionelle Diagnose und die daraus sich ableitende Therapie gleichsam diktieren zu lassen, so müssen wir das doch für eine sehr ergiebige Quelle schlimmer und folgenschwerer Irrtümer erklären. Das Verfahren hat nicht den Rang einer einfachen Reaktion wie z. B. der Nachweis von Zucker, Eiweiß, Bilirubin usw., sondern ist nur in der Hand und unter der Beurteilung des durchaus Geübten Quelle sicherer Erkenntnis. Wir weichen mit diesem Urteil von dem Ad. Schmidt's ab, der das Probekost-Verfahren zum diagnostischen Rüstzeug eines jeden praktischen Arztes machen wollte.

a) Probekost und Auffangen des Stuhls.

Die Schmidt'sche allgemeine Probekost setzt sich folgendermaßen zusammen:

Morgens: $^1/_2$ l $\left\{ \begin{array}{l} \text{Milch} \\ \text{oder Tee} \\ \text{oder Kakao} \end{array} \right\}$ mit Milch oder Wasser gekocht.

Dazu eine Semmel mit Butter und ein weiches Ei.

Vormittags: ein Teller Haferschleimsuppe mit Milch gekocht, durchgeseiht. (Salz- oder Zuckerzusatz erlaubt.) Statt dessen kann auch Mehlsuppe oder Haferbrei gereicht werden.

Mittags: $^1/_4$ Pfd. gut gehacktes, mageres Rindfleisch, mit Butter leicht übergebraten (inwendig roh!). Dazu eine nicht zu kleine Portion Kartoffelbrei (durchgesiebt).

Nachmittags: wie morgens, aber kein Ei.

Abends: $^1/_2$ l Milch oder ein Teller Suppe (wie zum Frühstück). Dazu eine Semmel mit Butter oder 1—2 weiche Eier (oder Rührei).

Ausnahmsweise kann ferner gestattet werden: etwas Rotwein, etwas Kaffee, Bouillon, etwas gehacktes Kalbfleisch abends. Die Verteilung der Speisen auf die einzelnen Mahlzeiten kann je nach den Gewohnheiten des Patienten geändert werden. Wo es im wesentlichen auf Prüfung der Bindegewebsverdauung ankommt, empfehlen Ad. Schmidt und H. Lohrisch die Zulage von 50 g rohem gehackten Schinken. Auf Abgrenzen des Probediätkotes durch Karmin (S. 113) rät Ad. Schmidt zu verzichten, da es manchmal unnötig reize; Karmin ist aber unentbehrlich, wenn man es mit Stuhlträgheit zu tun hat.

Diese allgemeine Probekost [1]) wird je nach der Schnelligkeit der Darmpassage 2—3 Tage lang gegessen, während welcher Zeit der Kranke sich körperlich ruhig verhalten soll.

---

[1]) Für exaktere klinische Untersuchungen gibt Ad. Schmidt folgende detaillierte Vorschrift:

Morgens: 0,5 l Milch, dazu 50 g Zwieback.

Vormittags: 0,5 l Haferschleim (aus 40 g Hafergrütze, 10 g Butter, 200 g Milch, 300 g Wasser, 1 Ei und etwas Salz bereitet und durchgeseiht).

Mittags: 125 g gehacktes Rindfleisch (Rohgewicht) mit 20 g Butter leicht übergebraten (inwendig roh). Dazu 250 g Kartoffelbrei (aus 190 g gemahlenen Kartoffeln, 100 g Milch, 10 g Butter und etwas Salz bereitet).

Nachmittags: wie morgens. Abends: wie vormittags.

Diese detaillierte Kost liegt den Zahlenangaben von Ad. Schmidt und J. Strasburger über die Zusammensetzung des Kotes bei verschiedenen Krankheiten zugrunde.

Der Stuhlgang wird untersucht, sobald er mit Sicherheit auf die Probediät bezogen werden kann. Das ist bei normalen Stuhlgangsverhältnissen am dritten Tage nach Beginn der Untersuchung der Fall.

Zum Auffangen des Kotes kann man bei klinischer Beobachtung das Zimmerkloset benutzen, weise aber den Kranken an, vor der Stuhlentleerung zu urinieren. Ambulanten Kranken gibt man ein gut schließendes, nicht zu kleines Einmacheglas und ein paar Holzspatel mit zur Erleichterung der notwendigen Handleistungen.

In den Fällen, wo der Stuhlgang noch warm untersucht werden muß (Amöbendysenterie), fange man ihn in einer angewärmten Schale auf, welche sofort in den Brütschrank kommt.

b) Allgemeiner Gang der Kotuntersuchung.

Man untersucht möglichst bald nach der Entleerung des Kots, weil derselbe sich an der Luft und bei längerem Stehen wesentlich ändern kann (Farbwechsel, Reaktionswechsel, Gärungen und Fäulnisprozesse). Ein besonders wichtiger Teil der Untersuchung ist die makroskospische Betrachtung. Sie darf sich aber nicht nur auf die einfache Besichtigung der Stuhlentleerung beschränken, sondern soll darauf gerichtet sein, möglichst alle erkennbaren Bestandteile zur Anschauung zu bringen. Dazu wird der Stuhlgang, wenn er nicht von der Probediät stammt, mit Holzspateln auf einer flachen Unterlage gut ausgebreitet, oder wenn es sich um die Aufsuchung besonderer größerer und härterer Gebilde handelt (Gallensteine, Bandwurmglieder) durch ein Kotsieb passiert. Praktische Stuhlsiebe sind von J. Boas, M. Einhorn, F. Schilling und H. Strauß angegeben worden. Sie beruhen auf der Anwendung eines nicht zu schwachen Wasserleitungsstromes, welcher aus den mechanisch grob zerkleinerten oder gelockerten Fäzes den Detritus fortschwemmt und nur die gröberen unzerkleinerbaren Teile auf dem Siebboden zurückläßt. Auch kleine Würmer, wie Oxyuren und Anchylostomum bleiben bei genügend feinem Sieb zurück. Für die Untersuchung der homogenen Probediätstühle oder der Stühle von ganz schlackenfreier Kost empfiehlt sich als das beste Verfahren das Verreiben des Kotes. Zu dem Zwecke wird zunächst der gesamte Stuhl mit einem Holzspatel gründlich durcheinander gerührt und ein etwa walnußgroßes Quantum in eine Porzellanschale übertragen. Hierin wird es mit dem Pistill unter Zusatz von anfangs wenigen ccm, später allmählich mehr destilliertem Wasser auf das feinste (bis zur Konsistenz einer Sauce) verrieben. Die zerriebene Kotmasse wird auf einem flachen schwarzen Teller ausgebreitet. Der normale Stuhl läßt dabei höchstens vereinzelte kleinste braune Punkte erkennen, die mittels des Mikroskopes als Pflanzenreste aus dem Haferschleim oder dem Kakao erkannt werden können. Bei Krankheitszuständen findet man: Bindegewebe (Fäden und Fetzen), braune Reste von Muskelgewebe, sagokornartige Kartoffelreste, Fettklümpchen, Schleimteile, Würmer und Wurmteile, Konkremente usw. Die anschließende mikroskopische Untersuchung geht von dem ursprünglichen Kot aus, von dem ein stecknadelkopfgroßes Teilchen mit einem kleinen Tropfen Wasser auf dem Objektträger zu gleichmäßiger Schicht sorgfältig verrieben wird. Es sind wenigstens drei Präparate zu machen: eines ohne Zusatz, eines mit Zusatz eines Tropfens Jodkaliumlösung (Jod 1,0, Jodkali 2,0, Aqua dest. 50,0) zur Erkennung von Stärkeresten und granulosehaltigen Mikroben und eines mit Zusatz eines Tropfens 30% Essigsäure. Letzteres wird über der Flamme vorsichtig bis zum Beginn des Kochens erhitzt, dann mit einem Deckglas bedeckt. Es gibt eine Übersicht über das vorhandene Fett, welches tropfenförmig freigeworden ist und beim Abkühlen unter dem Mikroskop zu Schollen erstarrt.

Die chemische Untersuchung erstreckt sich mindestens auf die Prüfung der Reaktion, die in der Weise vorgenommen wird, daß auf den mit destilliertem Wasser verriebenen Kot ein Streifen Lackmuspapier aufgelegt wird. Eventuell wird die Brütschrankprobe angeschlossen und mittels Sublimat auf Bilirubin untersucht. Weitere Proben von Bedeutung sind die Blutprobe (nur bei fleischfreier Kost brauchbar!) und die Untersuchung auf gelöstes Eiweiß, die je nach Bedürfnis angestellt werden. Die bakteriologische Untersuchung richtet sich nach den allgemeinen Regeln und kann sehr verschieden weit durchgeführt werden.

Von diesem allgemeinen Gange kann die Untersuchung natürlich im einzelnen Falle abweichen, besonders wo es sich um spezielle Zwecke handelt. Bei Probediätstühlen empfiehlt es sich, dem Gang planmäßig zu folgen, zum mindesten bei erstmaliger Untersuchung. Nur so entgeht man der Gefahr,

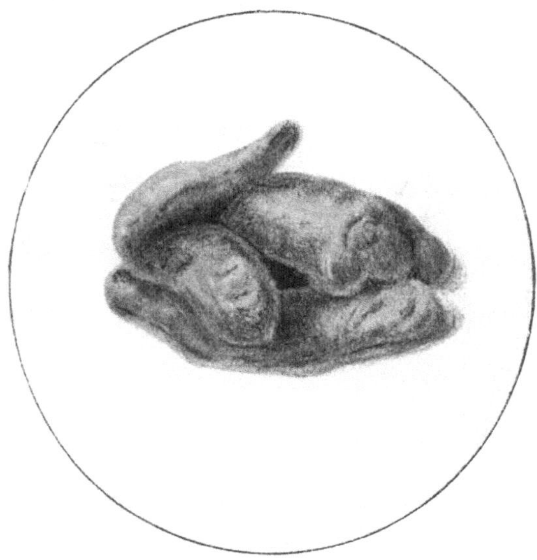

Fig. 46. Normaler Probediätstuhl.

wichtige Zeichen zu übersehen und gewinnt allmählich die erforderliche Sicherheit in der Beurteilung dessen, was noch normal und was bereits pathologisch ist. Im folgenden werden wir der Übersichtlichkeit wegen das Material nach diagnostischen Gesichtspunkten besprechen ohne Rücksicht auf den systematischen Gang der Untersuchung.

Auf die Verarbeitung der pathologischen Fäzesbefunde für den Aufbau der Diagnose werden wir am Schluß des ganzen Abschnittes nochmal zusammenfassend zurückkommen.

3. Der normale Probediätstuhl (Normalkot) (Fig. 46)

enthält auch beim Verreiben außer feinsten, eben noch sichtbaren Pflanzenresten keine makroskopisch erkennbaren Bestandteile, allenfalls kann man noch einzelne Sehnenfäden aus dem Hackfleisch, wenn es nicht sehr zart war, als physiologisch anerkennen. Hin und wieder sieht man ferner Reste von Nahrungsmitteln aus der Zeit vor Beginn der Probekost, die oft viele Tage lang im Darm zurückgehalten werden. Es sind das besonders vegetabilische Reste (zellulosereiche Bestandteile), deren Identifizierung mit bloßem Auge meist nicht möglich ist, die aber bei mikroskopischer Betrachtung durch ihre

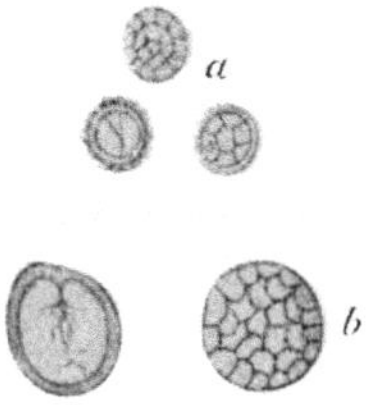

Pilzsporen
a bei mittlerer } Vergröße-
b bei starker } rung.

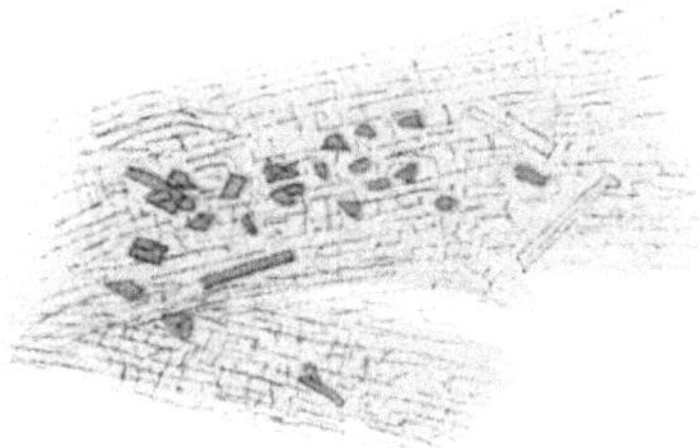

Reste von Apfelsinenschläuchen
(mit Oxalatkristallen).

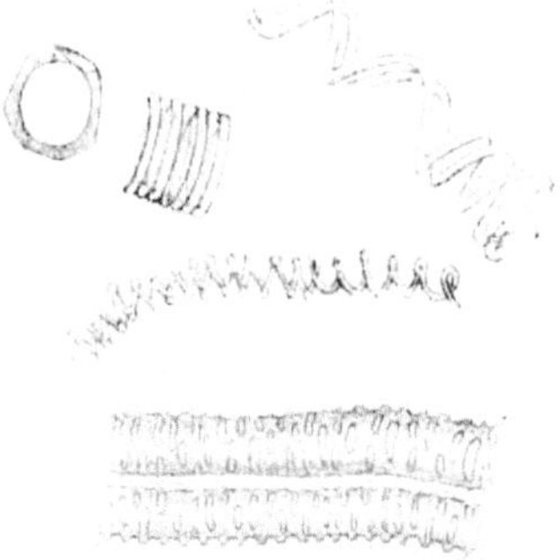

Verschiedene Formen von Gefäßen
und deren Resten.

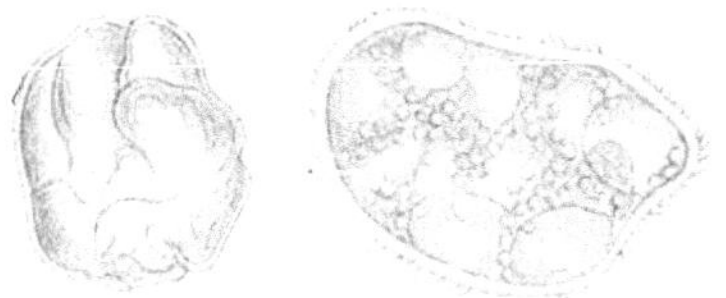

Kotylenparenchym
von Bohnen

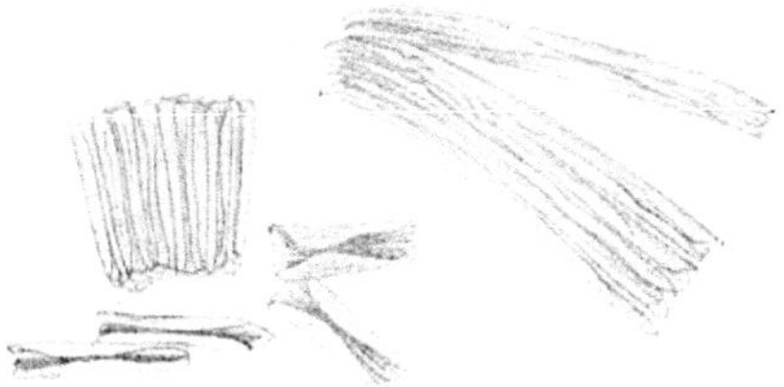

Palisadenzellen
von Bohnen und Erbsen.

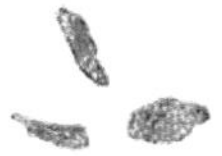

Karotin
(aus Karotten).

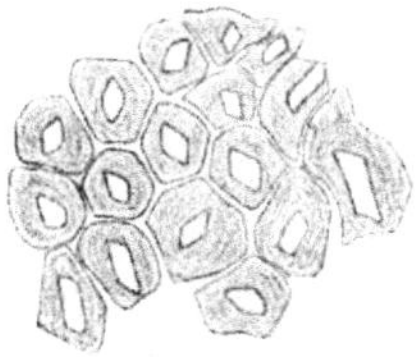

Kristallzellen aus der Samenhaut
von Bohnen (mit Kalziumoxalat-
kristallen).

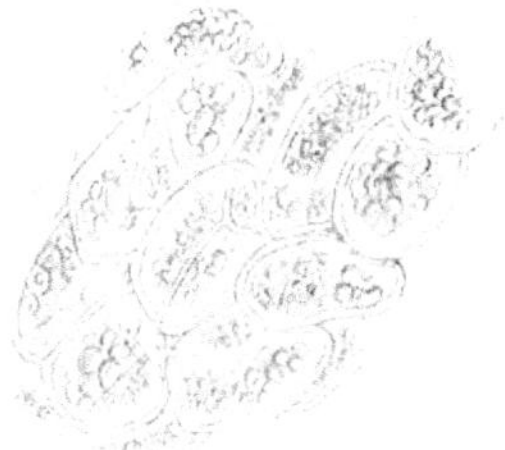

Endosperm von Reis.

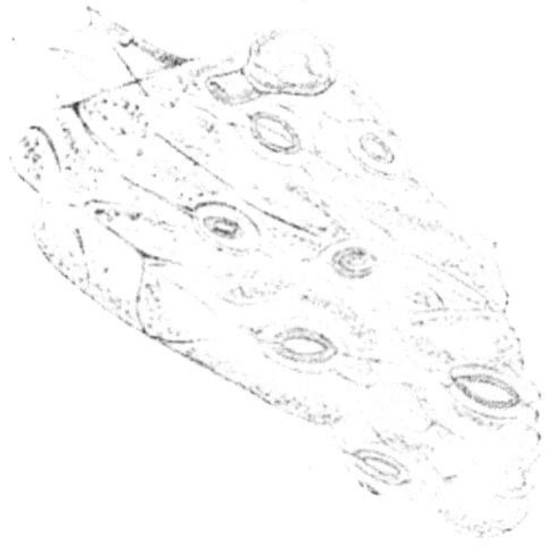

Epidermis von Blattgemüse.

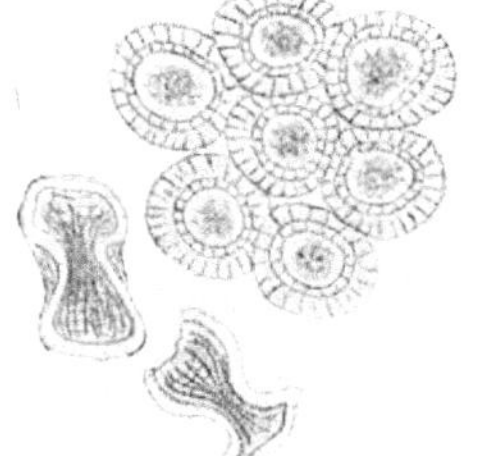

Säulenzellen aus der Samenhaut
von Erbsen.

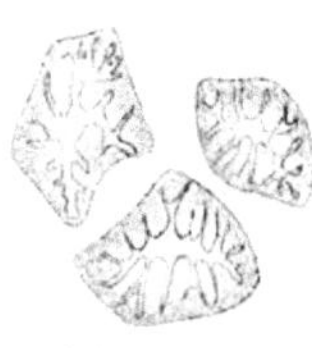

Steinzellen aus
Birnen.

Fig. 47. Verschiedene Formen von Pflanzenresten
in den Fäzes (nach Schmidt- Strasburger, Die
Fäzes des Menschen).

(Vergrößerung = Leitz, Obj. 7.)

eigenartige Struktur direkt auffallen. Die vorstehende Fig. 47 gibt eine Zusammenstellung der häufiger vorkommenden, nicht aus der Probediät stammenden Gewebereste von Gemüsen. Bei der mikroskopischen Untersuchung des Probediätstuhles findet man im nativen Präparat (Fig. 48) außer Detritus nur vereinzelte schollige, abgerundete Muskelbruchreste (a), gelbe und weiße kristallinische Schollen aus fettsaurem Kalk (b, c), Pflanzenreste aus Haferschleim, Brot und Kakao (d, g), spärliche leere Kartoffelzellen (e). Im essigsauren Präparat (s. o.) sieht man nach der Abkühlung kleine Fettsäureschollen über das ganze Präparat verteilt. Im Jodpräparat fehlen beide Teile vollständig.

Die Reaktion des Normalstuhles ist gegen Lackmuspapier eine schwach alkalische, oder ganz schwach saure. Jede stärkere Abweichung ist pathologisch.

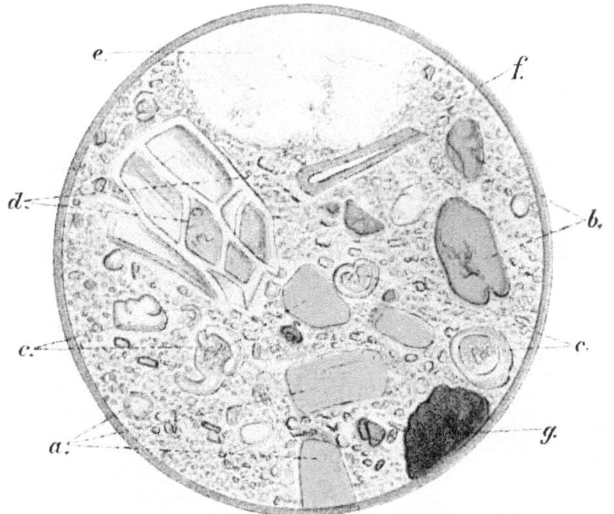

Fig. 48. Mikroskopisches Bild von normalem Probediätstuhl. (Leitz, Obj. 7.)

a = Muskelfaserreste,   d = Spelzenreste und Pflanzenhaar,
b = gelbe } fettsaure   e = leere Kartoffelzelle,
c = weiße } Kalksalze,   f = Detritus,
              g = Kakaoschalenrest.

Bei der Brütschrankprobe (S. 134), die für die Erkennung von Nahrungsresten praktische Bedeutung gewinnen kann, bildet der Normalkot keine oder nur wenige ccm Gas und verändert seine Reaktion nicht wesentlich.

4. Fleischreste.

a) Am häufigsten findet man unter pathologischen Verhältnissen Reste von Bindegewebe und Sehnen aus dem genossenen Hackfleisch in reichlicher Menge, d. h. mehr als vereinzelte Sehnenfäden im Probediätstuhl. Man erkennt sie ohne weiteres in der verriebenen Kotmasse als weißgelbe, fädige Gebilde, die sich vom Schleim durch ihre derbe Konsistenz unterscheiden (Fig. 49). In zweifelhaften Fällen kann man ein Fädchen unter dem Mikroskop mit einem Tropfen Essigsäure behandeln: bei Bindegewebe verschwindet die fädige Struktur, während sie beim Schleim dann erst recht hervortritt. Es kann vorkommen, daß der ganze Stuhlgang wie ein Filz von den völlig unverdaut gebliebenen Bindegewebsfasern durchsetzt ist, ohne daß der Stuhlgang im übrigen eine krankhafte Veränderung erkennen läßt.

Die Ursache des Wiedererscheinens von Bindegewebe in den
Fäzes beruht auf Störungen der peptischen (Magen-) Verdauung.
J. P. Gregersen bestätigte das jüngst in sehr genauen Versuchsreihen. Es ist
nämlich, wie Ad. Schmidt zeigte, von allen Verdauungssekreten allein der Magensaft imstande, rohes Bindegewebe zu verdauen. Die entgegenstehende Angabe
Einhorn's, wonach auch das Pankreassekret rohes Bindegewebe lösen soll,
ist irrtümlich, doch lassen sich die Einhornschen Beobachtungen vielleicht
aus der von O. Cohnheim und R. Baumstark ermittelten Tatsache erklären,
daß sich die peptische Verdauung des Bindegewebes trotz der Mischung mit
den übrigen Verdauungssekreten noch eine Zeitlang im oberen Dünndarm
fortsetzen kann. Diese offenbar individuell sehr verschiedene Verlängerung
der Magenverdauung und die den chemischen Sekretionsverhältnissen durchaus
nicht immer parallel laufende Motilität des Magens sind vermutlich auch die

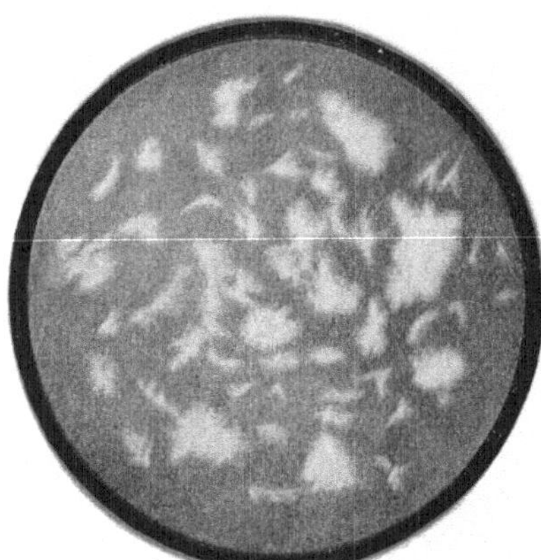

Fig. 49. Bindegewebsreste in der verriebenen Kotmasse.
(Probediät).

Ursache dafür, daß das Wiedererscheinen
von Bindegewebsresten in den Fäzes zwar
ganz vorwiegend bei Subazidität und
Achylie auftritt, aber doch gelegentlich
auch bei normalem Chemismus und selbst
bei hyperaziden Zuständen, vielleicht infolge einer irgendwie bedingten Hypermotilität des Magens. Eingeben von Pepsin
und Salzsäure, selbst ansehnlicher Mengen,
vermindert bei Achylikern nach J. P.
Gregersen das Abgehen unverdauten
Bindegewebes nicht. Bei Nicht-Achylikern
trifft man Bindegewebsreste am häufigsten
im Kot, wenn das genossene Fleisch von
alten Tieren stammte oder wenn das
Fleisch nicht genügend abgelagert war
(M. Feldhahn), so daß es der normalen
Autolyse, die zwischen Schlachten und
Verzehr stattfinden soll, nicht unterstand.

In besonders reichem Maße tritt Bindegewebe nach Genuß rohen geräucherten
Schinkens (bzw. Wurst) auf, und bei Verdauungsstörungen erscheinen dann im
Kot ganze Bindegewebsnester, die oft noch Muskel- und Fettgewebe einschließen
(Brinck). Obwohl das Erscheinen von Bindegewebe nach Probekost bei
Achylia gastrica und bei höhergradiger Hypochylie ein regelmäßiges Vorkommnis
ist (J. P. Gregersen), bedarf man seiner doch nicht zur Diagnose dieser Zustände,
da sich dieselbe aus Magenuntersuchungen genügend klar ergibt. Aber man
hat daraus gelernt, rohes und namentlich geräuchertes aber ungekochtes Fleisch
bei Achylikern zu vermeiden; während sie gekochtes oder sonstwie durch Hitze
aufgeschlossenes Bindegewebe ebenso wie die meisten anderen Eiweißkörper
durch vikariierende Darmtätigkeit verdauen (C. von Noorden), es sei denn,
daß man ungebührlich große Mengen verabfolgt (D. v. Tabora). Es soll daher
bei Probediät darauf geachtet werden, daß der innere Teil des Hackfleisches
noch roh bleibt. Ob das Nicht-Erscheinen von Bindegewebe im Kot stets normale
Magenverdauung anzeigt, steht noch dahin; theoretisch wäre es möglich, daß
der Angriff von Bakterien es peptonisiert und löst. Wenn bei Genuß von Fleisch
mit besonders derber Bindegewebsfaser (s. oben) oder nach Genuß von reichlich
rohem Schinken und dergleichen Bindegewebe im Kot angetroffen wird, sollte
man auch nicht ohne weiteres auf abnorme Magentätigkeit schließen; wenn
dies aber nach Genuß des aus zartem Fleisch hergestellten Probebeefsteaks
der Fall ist, so beweist dies wohl immer eine mangelhafte Einwirkung der spezifi-

schen Magenverdauung. Der Übertritt des schlecht vorverdauten Materials in den Darm kann ohne alle schädlichen Folgen bleiben, wovon wir uns oft überzeugten, und was auch M. Matthes kürzlich stark betont, aber er schafft doch immer Gelegenheit zu abnorm gesteigerter Fäulnis, woraus dann darmreizende Produkte hervorgehen können.

b) Reste von Muskelgewebe erscheinen verhältnismäßig selten als makroskopisch erkennbare kleine, braun gefärbte, wie Holzsplitter aussehende Stäbchen (siehe Fig. 50). Sie sind weich und lassen sich durch Druck zerkleinern. Unter dem Mikroskop zeigen sie die Muskelstruktur und eine vom Gehalt des Kotes an Farbstoff abhängige hellgelbe bis braungelbe oder (bei Mangel an Gallenfarbstoff) nur sehr gering ausgesprochene Färbung. Wo sie vorhanden, ergibt die mikroskopische Untersuchung des übrigen Stuhles stets auch vermehrte Menge von Muskelbruchstücken, die außerdem größer, besser erhalten und scharfkantig

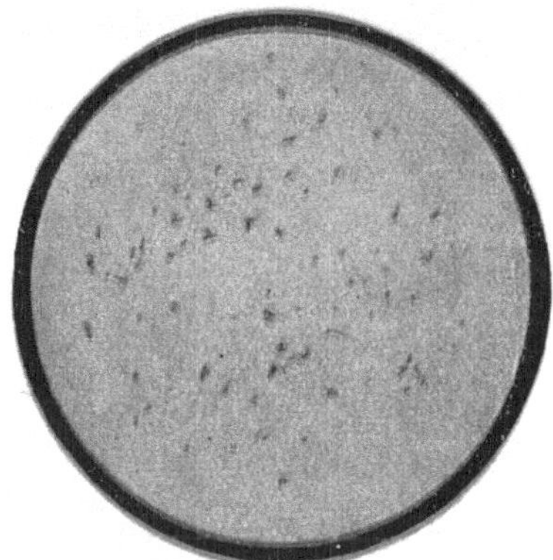

Fig. 50. Muskelreste in der verriebenen Kotmasse. (Probediät).

erscheinen. Manchmal liegen sie zu mehreren zusammen (Fig. 51) oder sie stellen eine Ansammlung unregelmäßig begrenzter homogener Schollen (die von Nothnagel fälschlicherweise für Schleim gehaltenen sogenannten „gelben Körner") dar. Auch wenn makroskopisch Muskelbruchstücke fehlen, kann man bei einiger Übung aus diesen mikroskopischen Merk malen auf schlechtere Ausnutzung des Muskelfleisches schließen.

Erscheinen makroskopisch sichtbare oder mikroskopisch stark vermehrte Muskelreste im Probediätstuhl (Kreatorrhöe), so darf man daraus auf eine Störung der Dünndarmverdauung, und zwar speziell auf eine Störung der pankreatischen Verdauung schließen. Alleiniger Verlust der peptischen Verdauung (Achylia gastrica) läßt nur Bindegewebe, niemals aber vermehrte Muskelreste in den Fäzes wiedererscheinen. Ist dagegen die pankreatische Verdauung allein geschädigt, so erscheinen nur Muskelreste, aber kein Bindegewebe. Ist endlich, wie das häufig zutrifft, neben der pankreatischen Verdauung auch der Magenchemismus gestört, so erscheinen sowohl Bindegewebsreste wie

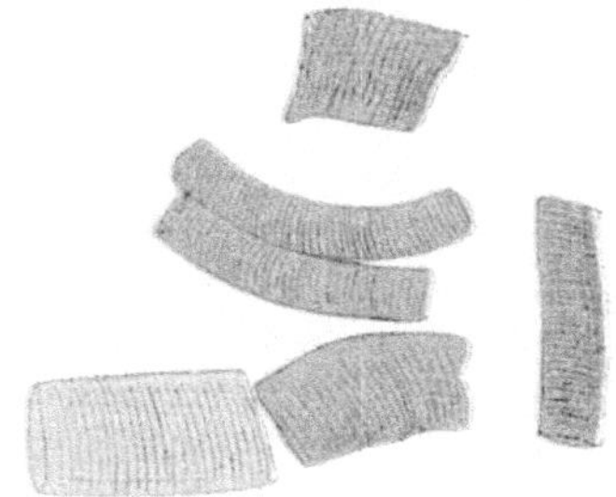

Fig. 51. Pathologische Muskel faserreste aus Fäzes. (Leitz, Obj. 7.)

Muskelreste. Beim Genuß ungenügend zerkleinerten Fleisches (gemischte Kost) werden in solchen Fällen zusammenhängende Fleischbrocken entleert.

Die Störungen der pankreatischen Verdauung, von denen die Rede ist, brauchen nicht lediglich sekretorischer Natur zu sein. Auch eine stark gesteigerte Dünndarmperistaltik, mag sie nun primärer oder sekundärer Natur sein, kann sie nach sich ziehen, und zwar dadurch, daß sie die Passagedauer zu sehr verkürzt, so daß den Verdauungssäften keine genügende Zeit zum Auflösen der Muskel fasern bleibt. Dann läßt sich tryptisches Ferment in den Fäzes leicht nach weisen, während es beim Fehlen des Pankreassaftes natürlich abwesend ist. Inwieweit eventuell eine isolierte Schädigung der Erepsinabsonderung im Dünn darm die Verdauung des Muskelfleisches der Probediät zu beeinflussen vermag, ist noch nicht bekannt. Beschleunigte Dickdarmpassage ohne Beteiligung des Dünndarms kann keine mangelhafte Muskelverdauung bedingen, da letztere beim Übertritt des Chymus in das Zökum abgeschlossen sein soll.

c) Während in den meisten Fällen, wo Bindegewebs- und Fleischreste in den Fäzes wiedergefunden werden, diese Gewebe bei der mikroskopischen Untersuchung frei von Kernen gefunden werden, kommt es gelegentlich bei massenhaftem Abgang von Muskelresten vor, daß die Kerne erhalten geblieben sind. Dieses Erhalten- und Färbbarbleiben der Kerne kommt nach den Untersuchungen von Ad. Schmidt und Wallenfang nur bei vollständigem Ausfall der äußeren Pankreassekretion vor. Dagegen erlaubt das Fehlen der Kerne nicht ohne weiteres den umgekehrten Schluß auf intakte Funktion der Bauchspeicheldrüse.

Deutlicher und entscheidender fällt die Kernprobe aus, wenn man dem Mittagsmahl zwei Gelatinekapseln (à 0,25 g) der „gefärbten Gewebskerne zur Pankreasfunktionsprüfung nach Ad. Schmidt und D. Kashiwado" zufügt; sie sind unter diesem Namen fertig von E. Merck zu beziehen. Isolierte Kerne des Thymusgewebes sind mit Eisenhämatoxylin gefärbt und zu gleichen Teilen mit Lykopodiumkörnern gemischt; letztere sollen anzeigen, daß die Darmpassage vollendet ist. Reichliche Bismutkristalle stören das Auffinden der Kerne; ebenso Zusatz von Jodtinktur zum Stuhl, die etwa vorhandene Stärkekörner blauschwarz färbt. Selbstverständlich darf der Kranke keine Lykopodiumkörner als Pillenstreupulver eingenommen haben.

Ad. Schmidt und H. Lohrisch ziehen aus der Gesamtheit der bisherigen Erfahrungen folgende Schlüsse: Findet man neben den Lykopodiumkörnern reichliche Mengen deutlich erkennbarer Kerne, so ist die Annahme einer erheblichen Störung der Pankreassekretion gerechtfertigt, vorausgesetzt, daß die Passagezeit nicht allzu kurz. d. h. unter sechs Stunden verlief. Fehlen die Kerne, so ist damit zwar nicht gesagt, daß die Bauchspeichelsekretion durchaus normal ist, jedenfalls liegt aber keine erhebliche Störung der pankreatischen Eiweißverdauung vor.

Wenn man, wie es hier geschieht, nur die Extreme als beweiskräftig gelten läßt — aber auch nur dann —, wird man vom praktischen Gesichtspunkt aus Ad. Schmidt zustimmen dürfen. Im übrigen sprachen manche für die Probe (J. D. Steele, F. W. Strauch, Keuthe, H. Fronzig, A. Mayer); andere dagegen (M. Einhorn, Hesse, Th. Brugsch, A. Schittenhelm); ausführliche Besprechung bei K. Heiberg. Nuklein wird freilich von Nuklease und nicht von Pankreasferment abgebaut, aber es erscheint doch möglich, daß der Pankreassaft den Abbau vorbereiten muß (H. Fronzig). Die Einhorn'sche Perlenprobe mit kleinen Thymusstückchen scheint weniger zuverlässig zu sein (S. 120).

5. Eierreste. Kaseingerinnsel.

Höchst selten findet man außer Bindegewebs- und Muskelresten im Stuhl erkennbare Reste anderer Eiweißträger, am ehesten noch von Kaseingerinnseln, aber auch dies nur bei schwersten Formen von Enterokolitis mit sehr beschleunigter Darmpassage. Die Harteireste stellen sich als gequollene, durchscheinende Partikelchen dar; die sogenannten Kaseingerinnsel der Milch bestehen nach den Untersuchungen der Kinderärzte zum größten Teile aus Fett und nur zum kleinen Teil aus Kaseinschollen. Unter dem Mikroskop geben die Eiweißreste dieser Nahrungsmittel kein charakteristisches Bild. Die Eiweißnatur muß chemisch festgestellt werden (Millon's Reagens, Xanthoproteinreaktion).

6. Chemische Untersuchungsmethoden zum Nachweis von Eiweiß in den Fäzes.

Die **Stickstoff-Bestimmung** (darüber die Lehrbücher chemischer Untersuchungsmethoden) gibt uns natürlich kein Bild von der Menge der Eiweißkörper, sondern umfaßt sämtliche N-Substanzen. Sie hat nur einen Wert, wenn man auch Art und Menge der eingeführten N-Substanzen kennt, und wenn man dann N-Einfuhr und N-Ausfuhr miteinander vergleichen kann. Wie oben bemerkt, kommt dies nur ausnahmsweise, für die Diagnostik des praktischen Arztes aber niemals in Betracht.

Eiweißkörper sind in jedem Kot vorhanden. Man denke nur an die große Masse der Mikroben, deren Leiber größtenteils aus Proteiden und Proteinen bestehen. Daß auch Nahrungseiweiß im Kot erscheinen kann, beweist dem Auge das Auftreten von erkennbaren Muskelresten und Bindegewebsfasern. Daneben kommt noch Eiweiß aus Darmabscheidungen in Betracht (abgemauserte Epithelzellen, Leukozyten, Verdauungssekrete, entzündliches Exsudat und dergleichen); aber dieses Eiweiß ist zum weitaus größten Teil abgebaut, ehe es den Ausgang erreicht. Will man scharf erkennen, wieviel N-Substanz und insbesondere wieviel und was für Eiweiß der Darm selbst in den Kot liefert, so müßte man einige Tage hindurch N-freie Kost geben, z. B. die Zuckerdiät von H. Salomon und H. Wallace („Eigenkot des Darms", S. 32). Bei irgendwie gemischter Kost hat es wenig Wert, darüber zu grübeln, wieviel des etwa gefundenen Eiweißes von Nahrungsresten und wieviel von Darmsekreten usw. stammt. Man kann dies gar nicht ermitteln. Auch die Bakterienflora, die weitaus das meiste Eiweiß des Kotes enthält, ist teils auf Kosten von N-Substanzen der Nahrung, teils auf Kosten von N-Substanzen der Darmsekrete herangewachsen. Im allgemeinen darf man annehmen, daß selbst bei Durchfällen mit erheblicher Beschleunigung der Darmpassage unverändertes Nahrungseiweiß, abgesehen von den schon erwähnten Muskel-, Bindegewebs- und Kernresten, nur dann in den Kot gelangt, wenn schlecht aufgeschlossenes Pflanzenmaterial in gröberen, die Einwirkung der Verdauungssäfte hindernden Brocken, genossen wird (H. Ury). Dies ist bei Probekost ausgeschlossen.

Nukleoproteid. Die Tagesmenge des Kots wird mit Wasser zu einem dünnflüssigen Brei verrieben. Dann wird durch Faltenfilter abfiltriert, das Filtrat durch dichte Filter (eventuell Kieselgur) geschickt, so daß es völlig klar wird. Tropfenweiser Zusatz von 30-prozentiger Essigsäure schlägt die Nukleoproteide nieder. Nukleoproteide sind normaler Bestandteil jedes Kotes; in diarrhoischen Stühlen sind sie allerdings besonders reichlich vertreten (Methode von Simon-Ury-Schlößmann).

Gelöstes Eiweiß. Von dem essigsauren Niederschlag wird abfiltriert, wozu sehr gute Filter gehören. In dem klaren Filtrat zeigt Zusatz eines Tropfens 10prozentiger Ferrozyankalilösung die Gegenwart von Eiweiß an. Gelöstes Eiweiß, das sich in dieser Weise nachweisen läßt, findet sich fast nur bei entzündlichen und namentlich bei geschwürigen Prozessen des unteren Ileum oder des Dickdarms und Enddarms.

Albumosen. Wird das Filtrat des Essigsäure-Niederschlags mit ClNa übersättigt und nach stärkerem Ansäuern mit Essigsäure gekocht, dann heiß filtriert, so läßt sich bei diarrhoischen Stuhlgängen manchmal im Filtrat positive Biuretreaktion erzielen (Albumosen-Peptone). Sie entstammen wohl immer den Darmwandprodukten. Als Nahrungsrest sah man Albumosen nur nach reichlichem Genuß von Somatose im Kot erscheinen. Alle diese Proben geben nur qualitative, keine quantitativen Ausschläge.

7. Fett.

Makroskopisch kann Nahrungsfett im Probediätstuhl in drei verschiedenen Formen zutage treten. In sehr seltenen Fällen schwerer Durchfälle sieht man in der verriebenen Kotmasse kleine weißgelbe, weiche Klumpen, die lediglich aus Fett bestehen (Fig. 52). Ebenfalls sehr selten, und zwar ausschließlich bei Pankreaserkrankungen, entleert sich mit dem Kot flüssiges Neutralfett, welches an der Luft schnell erstarrt und den ganzen Kot wie mit einer Butterkruste überzieht, unter Umständen auch neben der Kotmasse wie ein Klumpen geschmolzener und wieder erstarrter Butter liegen bleibt, „Butterstuhl" (C. von Noorden, Fig. 53). In der Tat sind diese Reste nichts weiter als das Neutralfett der mit der Probekost genossenen Butter, während die erstgenannte Erscheinungsform vornehmlich Fettreste aus der Milch darstellt. Viel häufiger ist der eigentliche Fettstuhl (Fig. 54), dessen weißgelbe Tonfarbe und lehmartige Beschaffenheit bereits erwähnt wurden (s. S. 53, 117). Er kommt auch in Verbindung mit kleinen Fettklumpen oder Neutralfett vor und beruht auf der gleichmäßigen Durchmischung des ganzen Kotes mit Fettsäuren- und Seifenresten von kristallinischer Struktur.

Die mikroskopische Untersuchung zeigt in diesem Falle (beim Fettstuhl) die Grundmasse des Stuhles von zahllosen kleinsten, bald mehr kürzeren und plumperen, bald mehr längeren und feineren Kristallen durchsetzt (Fig. 55), zum größten Teile Magnesia- und Kalkseifen, spärliche Nadeln freier

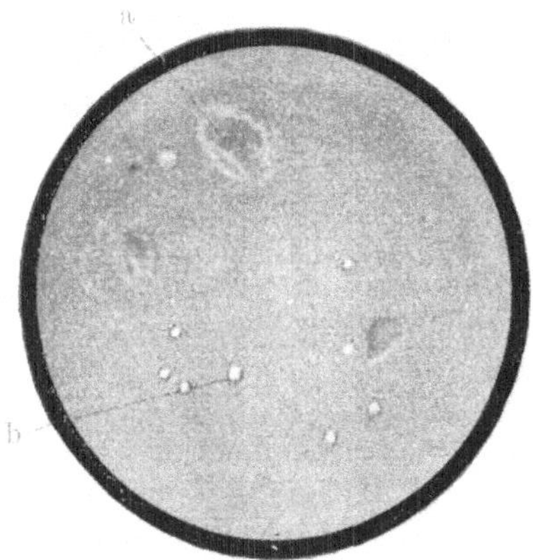

Fig. 52. Fettklumpen in der verriebenen Kotmasse (Probediät).
a = Fettklumpen. b = Schleimflocken.

Fettsäure, welche beim Erhitzen des mit einem Tropfen Essigsäure versetzten Präparates zu Tropfen schmelzen und beim Wiedererstarren das ganze Gesichtsfeld mit kleineren und größeren Schollen überziehen. Schon eine verhältnismäßig

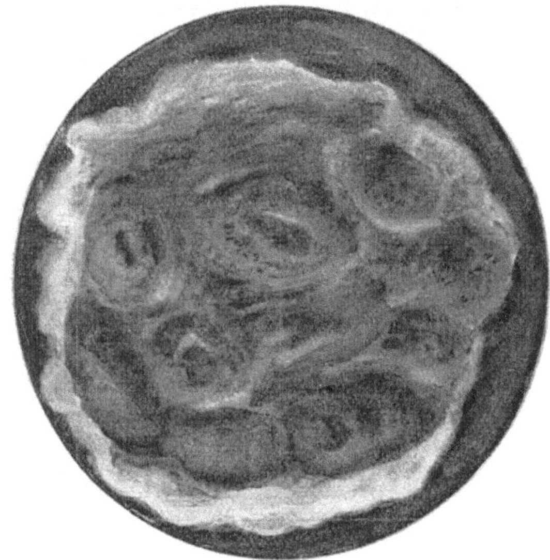

Fig. 53. Pankreasfettstuhl (Neutralfettausscheidung).

geringe Vermehrung des Fettgehaltes der Fäzes läßt sich auf diese Weise erkennen, da im Normalstuhl kein Fett in Kristallform und nur zerstreut liegende gelbe und weiße Kalksalze gesehen werden (Fig. 48, S. 125). In den Fällen von Butterstühlen findet man Neutralfett in Gestalt von runden, ovalen oder ausgezogenen

Tropfenformen, die aber ebenfalls, wenn der Schmelzpunkt oberhalb der Zimmertemperatur liegt, schollenartig erstarren können. Gelindes Erwärmen (ohne Essigsäurezusatz) genügt dann, um die Tropfenform wieder erscheinen zu lassen.

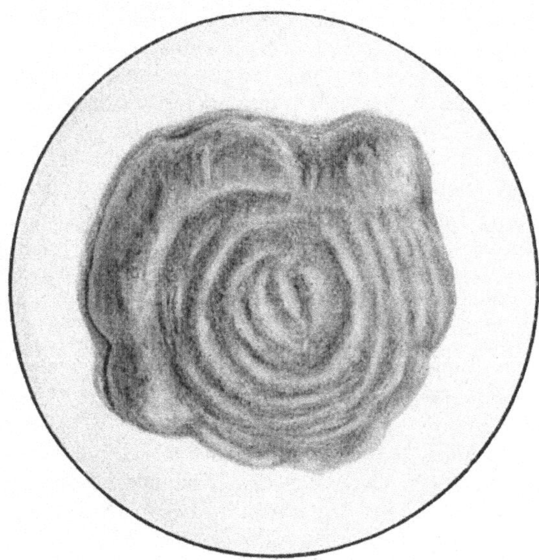

Fig. 54. Fettstuhl bei Resorptionsstörung (Tabes mesaraica).

Die isolierten kleinen Fettklumpen in Durchfallstühlen bestehen aus Schollen von Neutralfett und Fettsäuren, Fettsäurenadeln und Seifenkristallen, und schließen nicht selten auch Kaseinflocken ein, die homogen aussehen und sich von den Seifenschollen dadurch unterscheiden, daß sie beim Erhitzen nach Zusatz von Essigsäure nicht zu Tropfen schmelzen. Neutralfette und Fettsäureschollen färben sich mit 1 % Überosmiumsäurelösung schwarz, und mit einer alkoholischen Lösung von Sudan III rot, während Fettsäure-Kristalle und Seifen (Schollen oder Nadelform) ungefärbt bleiben. Verdünnte Ziehl'sche Lösung färbt Fettsäure-Schollen intensiv rot, Neutralfett dagegen nicht. Diese färberische Differenzierung ist aber technisch nicht einfach und führt den Nichtgeübten leicht zu Täuschungen.

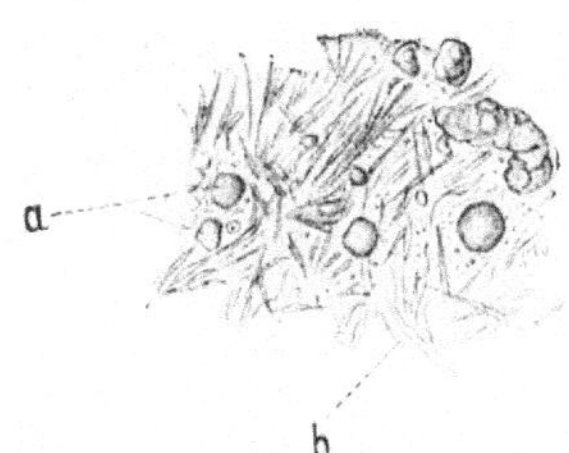

Fig. 55. (Leitz, Obj. 7.)
a = Fettsäureschollen } aus
b = Seifennadeln } Fettstuhl.
(Nach Schmidt-Strasburger.)

Immerhin kann man sich eine gute Vorstellung über den Fettreichtum des Kotes an Fett im mikroskopischen Bilde nach geeigneter Färbung verschaffen. Von den verschiedenen Methoden bewährten sich am besten:

H. Lohrisch's Nilblausulfatprobe. Ein erbsengroßes Stück Kot wird mit einigen Tropfen konzentrierter, wässeriger Lösung von Nilblausulfat (Badische Anilin- und Sodafabrik in Ludwigshafen) mittels Glasstabes innig verrührt bis zu gleichmäßig blauer Färbung des ganzen Stückes. Neutralfett erscheint in Schollen und Tropfen rosa bis ziegelrot, Fettsäureschollen und -tropfen violett.

A. Friediger's Reagens, in gleicher Weise mit dem Stuhl angerieben, gewährt ein farbenprächtiges Bild, in dem Fett zitronengelb, Stärke violett bis tiefblau, Muskelfasern orangerot bis tief karminrot, Bindegewebe gelbrot bis rosa erscheinen, und worin sich auch Schleim, Epithelzellen, Leukozyten, Hefezellen und Sarzine gefärbt abheben (Farbmischung: konzentrierte alkoholische Dimethylamidobenzollösung; Alkohol absolutus; 0,5prozentige

9*

Eosinlösung in 70 prozentigem Alkohol; Konzentrierte Essigsäure. Von diesen Flüssigkeiten je 2 ccm. Dazu 20 Tropfen Lugolscher Lösung aus 0,5 Jodi puri, 2,0 Kali jodati,
20,0 Glyzerin und 20 Tropfen konzentrierte wässerige Lösung von Muzikarmin). Diese
Farbmethode ist sehr empfehlenswert (näheres in der Originalarbeit).

Die quantitative chemische Bestimmung des Fettes ermittelt
natürlich gleichzeitig die Reste des Nahrungsfettes (normal sehr wenig!) und
die Reste des aus Darmabscheidungen stammenden Fettes. Es ergibt sich zunächst nur die Menge des Rohfett-Ätherextraktes, worin auch Lipoide enthalten
sind. Ein Teil des Fettes ist Bestandteil von Mikroben geworden. Bei annähernd
fettfreier Kost fand M. Rubner immer noch 3,1—6,5 g Rohfett im Kot des
Gesunden, die fast ausschließlich vom Körper abgegeben sein mußten.

Über die quantitativen Fettanalysen vgl. Lehrbücher der chemischen Untersuchungsmethoden, besonders von L. Mohr und H. Beuttenmüller. Am ergiebigsten scheint
das Ausschütteln des getrockneten Kotes mit Petroläther zu sein (G. Sonntag).

Eine bequeme Methode, sich von Schnelligkeit und Ausgiebigkeit der Fettresorption
zu überzeugen, arbeitete A. Neumann auf von Noorden's Wiener Klinik aus. Sie beruht
auf ultramikroskopischer Untersuchung des Blutes im Dunkelfeld nach Verzehr bestimmter
Fettmengen. Was die Methode diagnostisch leistet, ist noch nicht durchgeprüft.

Bei dreitägigem Gebrauch der Probediät scheiden Gesunde im Mittel
14 g Fett, Patienten mit gastrogenen Diarrhöen 17 g, mit Gärungsdyspepsie
25,5 g, mit Gallenabschluß 64,8 g, mit Resorptionsstörungen 43 g, mit habitueller
Obstipation dagegen nur 8 g aus (Ad. Schmidt). Diese Zahlen geben einen Überblick über die Gesamtgröße der Fettverluste, die aber für diagnostische
Zwecke nur mit großer Vorsicht verwendet werden dürfen. Wirklich bedeutende
Mengen des Nahrungsfettes gehen nur bei völligem Verschluß des Gallenganges
oder des Pankreasganges verloren; in ersterem Falle sind es meist 60—70 $\%$,
in letzterem Falle kann der Verlust auf 80 $\%$ und mehr ansteigen. Vereinigung
beider Störungen scheint den Verlust nicht wesentlich zu erhöhen (Th. Brugsch).

Von dem Normalfett des Kotes sind etwa 70—80 $\%$ gespalten (Fettsäuren und
Seifen). Trotz mancher gegenteiliger Äußerung muß nach C. von Noorden's klinischen
Befunden durchaus daran festgehalten werden, daß mangelhafte Fettspaltung (d. h.
nur 20—50 $\%$ des Kotfettes als Fettsäuren und Seifen) mit großer Bestimmtheit auf Abschluß
des Bauchspeichels hinweist, wie dies Fr. Müller zuerst betonte, und was er zur Unterscheidung von Fettstuhl bei Gallenabschluß benützte. Außerdem treten bei Abschluß
des Bauchspeichels die Seifen stark in den Hintergrund zugunsten der freien Fettsäuren
(P. Deucher, L Zoja), was auf Mangel des pankreatischen Alkalis zurückzuführen ist, aber
sofort verschwindet, wenn Nahrung oder Medikamente einen reichlichen Alkaliüberschuß
gewähren. Alles dies ist nur deutlich bei reichlichem Fettgenuß. Daher empfahl H. Salomon
die C. von Noordensche Diabetiker-Haferkost als Probediät in solchen Fällen (250 g Hafermehl in Suppenform mit 300 g Butter eingerührt, in 5—6 Portionen über den Tag verteilt).
Der oben aufgestellte Satz läßt sich aber nicht umkehren; d. h. gute Fettspaltung beweist
nicht hinreichenden Zufluß von Pankreassekret; offenbar können auch Bakterien einen
gewissen Teil des Fettes spalten. Ausführliche Besprechung dieser Fragen bei
K. Heiberg.

Bei Fehlen des Pankreassaftes findet sich meist in Gesellschaft der großen Mengen
Neutralfett auch viel Lezithin im Kot (P. Deucher, H. Salomon, R. Ehrmann und
E. Kruspe); doch ist dies wegen des schwierigen Nachweises von untergeordneter diagnostischer Bedeutung, und zwar um so mehr als das gleiche auch bei totalem Gallenabschluß
gefunden wurde (R. Ehrmann und E. Kruspe).

Sehr ausgeprägte Fettstühle findet man in seltenen Fällen bei Morbus
Basedowii (Ad. Schmidt, H. Salomon und M. Almagia, W. Falta),
ferner bei Sprue; es kann mehr als die Hälfte des Nahrungsfettes im Kot erscheinen, und zwar meist gut gespalten. Weniger stark pflegen die Verluste zu
sein durch die Fettstühle bei schweren Anämien, Leukämie, Tuberkulose der
Mesenterialdrüsen. Auffallenderweise bringen die eigentlichen Darmkrankheiten keine ausgesprochenen Fettstühle. Allerdings hat man in solchen Fällen
noch keine Versuche mit sehr starker Fettbelastung angestellt.

8. Kohlenhydrate.

Während im Normalstuhl Stärke niemals wiedererscheint, kann unter pathologischen Verhältnissen der Probediätstuhl mehr oder weniger reichliche Reste davon enthalten, Sie stammen fast immer aus dem genossenen Kartoffelbrei, nur in selteneren Fällen schwer gestörter Kohlenhydratverdauung mögen daneben noch Stärkereste aus dem genossenen Weißbrot bis in die Fäzes gelangen. Makroskopisch sichtbare Kartoffelreste sind selten; sie können nur vorkommen, wenn der Kartoffelbrei — wie das auch in der Probediät beabsichtigt ist — nicht so fein verrieben wurde, daß überhaupt mit bloßem Auge keine Klumpen mehr darin erkennbar sind. Sie erscheinen als sagokornartige, glasig durchscheinende Körner, die früher vielfach mit Schleimflocken verwechselt worden sind. Zur Unterscheidung dient ihre kugelige Gestalt und ihre größere

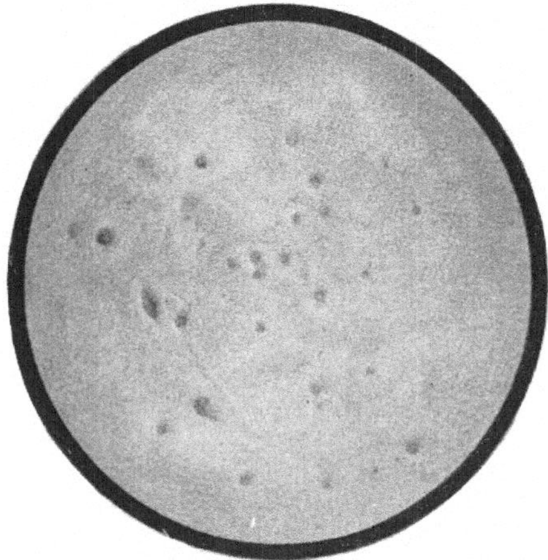

Fig. 56. Kartoffelreste in der verriebenen
Kotmasse,
(Probediät).

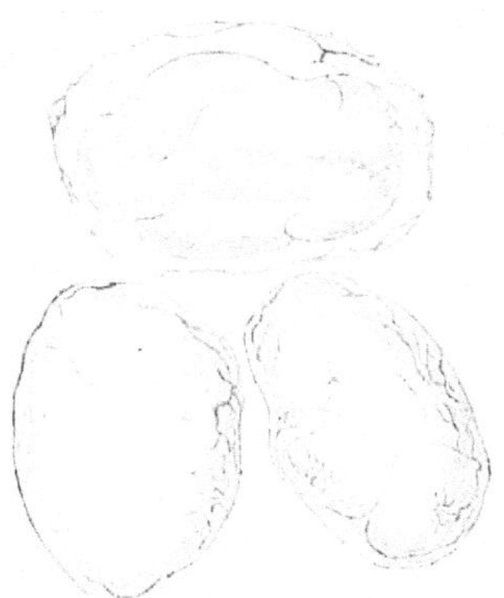

Fig. 57. Kartoffelzellen, mit verkleisterten Stärkekörnern gefüllt.
Nach Schmidt - Strasburger.

Konsistenz, welche sie aus dem Niveau der dünn ausgegossenen Kotschicht herausragen läßt, während der Schleim sich flach ausbreitet (Fig. 56). Unter dem Mikroskop zerdrückt, zeigen sie Kartoffelzellen mit durch Jod blau färbbaren Stärkekörnerresten (Fig. 57). Mikroskopische Reste von Stärkekörnern kommen häufiger vor, regelmäßig neben makroskopischen, aber öfter ohne diese. Sie liegen entweder in den Kartoffelzellen oder frei und sind meist verquollen, so daß die ursprüngliche ovale Form nicht mehr deutlich ist. Oder sie sind nur noch als Bruchstücke resp. ungeformte, an den Zelluloseresten haftende Reste von Erythrodextrin vorhanden. Zu ihrem Nachweis ist der Zusatz von Jodlösung zum mikroskopischen Präparat unerläßlich, zumal die charakteristische Schichtung schon bei der Zubereitung der Speisen (Backen, Kochen) verloren geht. Erythrodextrinreste färben sich mit Jod weinrot und verleihen im übrigen den leeren Kartoffelzellen gelegentlich eine diffus rötliche Färbung. Der direkte chemische Nachweis von Stärkeresten in den Fäzes ist schwierig und kommt für praktische Zwecke nicht in Betracht. Dagegen liefert der indirekte Nachweis mittels der Schmidt-Strasburgerschen Gärungsprobe eine wertvolle Ergänzung der mikroskopischen Befunde, zumal er hin und wieder auch dann noch positiv ausfällt, wenn die mikroskopische

Untersuchung versagt. Es ist möglich, daß in diesen Fällen geringe Mengen von löslicher Stärke und Achroodextrin im Kote vorhanden sind. Zucker fehlt nach Probekost in den Fäzes Erwachsener stets, auch bei schwersten Diarrhöen, während er bei Verdauungsstörungen der Kinder leichter in die Stühle gelangt.

Sehr reichlicher Genuß von Zucker (200—300 g), sowohl in Form von Süßigkeiten wie in Form von süßem Obst, kann allerdings auch beim Erwachsenen gelegentlich kleine Zuckermengen in den Kot fördern, vorausgesetzt, daß der Stuhl durchfällig wird. Am leichtesten kommt es dazu nach Genuß von Milchzucker, Lävulose und vor allem von Karamel, das allerdings kein echter Zucker mehr ist.

Die ursprüngliche Gärungsprobe ist später von Ad. Schmidt zu der allgemeineren Brütschrankprobe erweitert worden. Die Brütschrankprobe gibt über die Richtung der in den Fäzes ablaufenden Zersetzungsvorgänge und damit auch über das Ausgangsmaterial (Kohlenhydratreste und Eiweißstoffe) Auskunft und wird in folgender Weise angestellt.

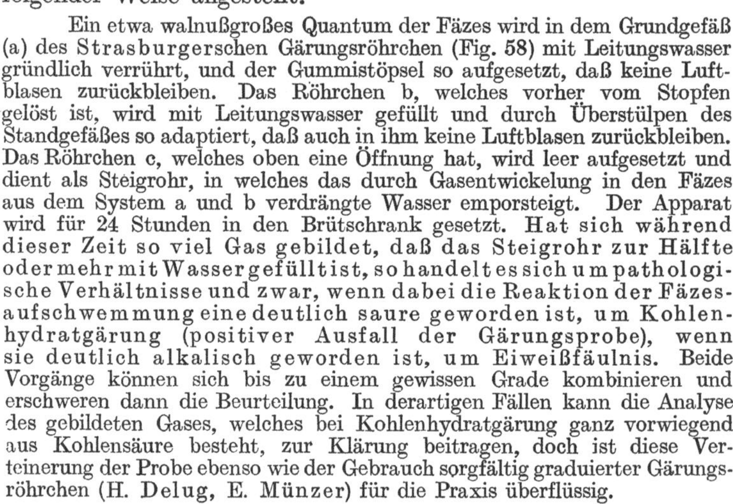
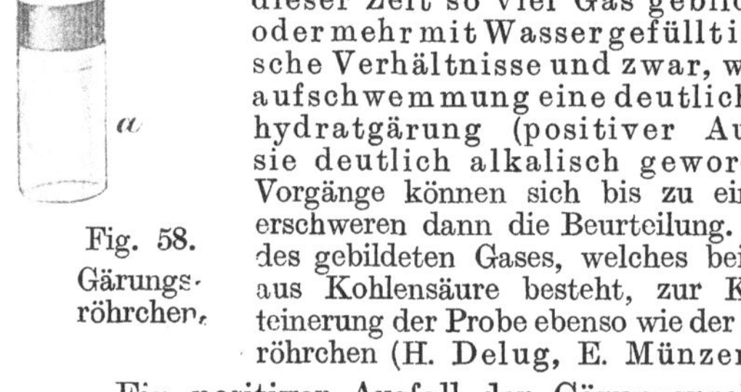

Fig. 58.
Gärungs-
röhrchen.

Ein etwa walnußgroßes Quantum der Fäzes wird in dem Grundgefäß (a) des Strasburgerschen Gärungsröhrchen (Fig. 58) mit Leitungswasser gründlich verrührt, und der Gummistöpsel so aufgesetzt, daß keine Luftblasen zurückbleiben. Das Röhrchen b, welches vorher vom Stopfen gelöst ist, wird mit Leitungswasser gefüllt und durch Überstülpen des Standgefäßes so adaptiert, daß auch in ihm keine Luftblasen zurückbleiben. Das Röhrchen c, welches oben eine Öffnung hat, wird leer aufgesetzt und dient als Steigrohr, in welches das durch Gasentwickelung in den Fäzes aus dem System a und b verdrängte Wasser emporsteigt. Der Apparat wird für 24 Stunden in den Brütschrank gesetzt. Hat sich während dieser Zeit so viel Gas gebildet, daß das Steigrohr zur Hälfte oder mehr mit Wasser gefüllt ist, so handelt es sich um pathologische Verhältnisse und zwar, wenn dabei die Reaktion der Fäzesaufschwemmung eine deutlich saure geworden ist, um Kohlenhydratgärung (positiver Ausfall der Gärungsprobe), wenn sie deutlich alkalisch geworden ist, um Eiweißfäulnis. Beide Vorgänge können sich bis zu einem gewissen Grade kombinieren und erschweren dann die Beurteilung. In derartigen Fällen kann die Analyse des gebildeten Gases, welches bei Kohlenhydratgärung ganz vorwiegend aus Kohlensäure besteht, zur Klärung beitragen, doch ist diese Verfeinerung der Probe ebenso wie der Gebrauch sorgfältig graduierter Gärungsröhrchen (H. Delug, E. Münzer) für die Praxis überflüssig.

Ein positiver Ausfall der Gärungsprobe, also reichliche Gasbildung mit saurer Reaktion der Fäzes (Fig. 59), kann ohne weiteres auf unverdaute Stärkereste bezogen werden, weil die Zellulose außerhalb des Körpers nur sehr langsam und in außerordentlich geringem Umfange gärt und gärungsfähige Produkte vom Körper selbst nicht abgegeben werden.

Bei gemischter Kost findet sich immer Stärke im Stuhl, und ihre Menge hängt im wesentlichen davon ab, ob die Stärkekörner den Verdauungssäften gut zugänglich waren, oder ob pflanzliches Zellwand- und Fasermaterial die Stärke vor den Enzymen schützte. Da man bei gewöhnlicher Kost die mechanischen Verhältnisse nicht überschauen kann, haben Nachgärungsversuche mit solchem Kot keinen praktischen Wert. Ad. Schmidt's Methode (Probekost) gestattet aber physiologische und pathologische Grade voneinander abzugrenzen. Das Amylum der Probediät ist den Enzymen so leicht zugänglich, daß aus dreitägiger Kost insgesamt nur 2 g Stärke im Kot erscheinen sollen, und die Gärungsprobe sehr schwach ausfällt. Von geringen Überbleibseln abgesehen, sollte Verdauung und Resorption leicht zugänglicher Kohlenhydrate schon beim Eintritt des Chymus in das Zökum beendet sein. Von Amylum, das in zellulosehaltigem Material eingeschlossen ist, wird aber auch beim Gesunden immer ein Teil in den Dickdarm verschleppt. Hier findet sich (zum mindesten in Zökum und Colon ascendens) Gelegenheit für bakterielle Zelluloselockerung und -lösung, und der freiwerdende Inhalt (Amylum) begegnet hier noch genügenden Mengen amylolytischen Fermentes und auch saccharifizierender Bakterien („Amylobakter", S. 31), um verzuckert und dadurch in resorbierbaren Zustand übergeführt zu werden. Allerdings dürfte wohl ein ansehnlicher Teil sauren Gärungen zum Opfer fallen (S. 31, 61). Je schlechter aber die Darmflora auf Zelluloseabbau eingestellt ist, desto mehr Stärke bleibt erhalten und desto mehr davon erscheint im Kot; und die abnorm reichlich auftretenden Gärungsprodukte können dabei ernste Reizzustände des Darms erzeugen, die Ad. Schmidt mit dem Namen „Gärungsdyspepsie" belegte. Die Kotstärke übertrifft das normale dann um das doppelte und dreifache. Ad. Schmidt und H. Lohrisch brachten das Erhaltenbleiben von Stärke ausschließlich in Zusammenhang mit der schlechten Zelluloseverdauung, und dem wird man für die Mehrzahl der Fälle wohl auch zustimmen müssen. Es war aber nicht richtig, daß die Autoren von einer „konstitutionell schwachen Zelluloseverdauung" sprechen, da ja die Zelluloseverdauung keine Funktion des tierischen, sondern nur des mikrobiellen Organismus ist (S. 29, 34, 46). Stärkereichtum des Kots beweist uns also ein pathologisches Verhalten der Darmflora. Wir möchten aber doch noch offen lassen, ob nicht auch die Verzuckerung der Stärke im Dünndarm ganz unabhängig vom Verhalten der Zellulose gestört sein kann. Sei es, daß die diastatischen Fermente nicht kräftig genug sind, sei es, daß dieselben in irgend einer Weise gehemmt werden. Dies könnte z. B. durch übermäßige Entwicklung von Säurebildnern geschehen, d. h. durch einen Prozeß, wie er sich ähnlich bei falsch geführter Sauerteiggärung abspielt. Über pathologisches Verhalten des Stärkeabbaues im Dünndarm fehlen noch so gut wie alle Nachrichten. Die Kotuntersuchungen lehren uns darüber nichts.

Rohfaserreste erscheinen im Kot nach Probekost in Form kleiner dunkler Partikelchen, ähnlich den Muskelstückchen, aber nicht zerdrückbar. Mikroskopisch sind sie leicht als pflanzliche Gebilde zu erkennen. Sie stammen aus Resten des genossenen Hafers und aus Kakao.

D. Abbau- und Zersetzungsprodukte der Nahrungsmittel.

In den Fäzes kommen als regelmäßige Produkte der im Darm ablaufenden bakteriellen Zersetzungsprozesse der Eiweißkörper Indol, Skatol und Spuren von Phenolen vor, deren klinische Bedeutung aber schon wegen der Schwierigkeit ihres Nachweises bisher gleich Null ist. Die Beurteilung des Umfanges der im Darm ablaufenden Fäulnisprozesse ist nur möglich unter gleichzeitig quantitativer Berücksichtigung der in den Fäzes und im Urin enthaltenen Fäulnisprodukte. Eine dieser Komponenten allein wird immer nur unvollkommene Schätzungen ermöglichen, da wir den Faktor der Resorptionsgröße niemals kennen. Da die genannten Zersetzungsprodukte auch im Hunger gebildet werden, ist ihr Ursprung nicht ausschließlich von Nahrungsresten abzuleiten, sondern zum Teil auch auf Körperprodukte (Reste von Verdauungssäften, abgestoßene Epithelien) zurückzuführen. Eine gute Methode zu bequemer Bestimmung kleiner Indolmengen teilten E. Herzfeld und J. Baur mit.

Bei Zystinurie sind von E. Baumann und L. v. Udranski, sowie von L. Brieger und M. Stadthagen Diamine (Kadaverin und Putreszin) in den Fäzes gefunden worden, von J. Boas ferner in je einem Falle von Malaria und Cholerine. Diese Stoffe sind aber offenbar nicht die Ursache der Toxizität der Fäzes, welche von französischen Autoren (Le Play, A. Combe) zur Grundlage weitgehender Theorien gemacht worden ist.

Im Gegensatz zu den bakteriellen Abbauprodukten der Eiweißkörper
gelangen fermentative Spaltkörper (Albumosen, Leuzin, Tyrosin) nur
ganz ausnahmsweise bei starken Durchfällen aus der Nahrung bis in die Fäzes.
Für die aus Darmwandprodukten (Serum, Schleim, Blut, Eiter) abgespaltenen
Albumosen gilt allerdings dieser Satz nicht; sie sind in diarrhoischen Stühlen
häufiger anzutreffen und werden später besprochen werden. Purinbasen
als Spaltprodukte der Nukleine sind ein regelmäßiger Bestandteil der Fäzes
(A. Schittenhelm), stammen aber nur zum kleinsten Teile aus der Nahrung,
zum größten von der Darmoberfläche und von Pankreassekretresten.

Als bakterielle Zersetzungsprodukte der Fette kommen hautpsächlich
höhere Fettsäuren in den Fäzes vor, doch ist der Umfang ihrer Bildung
im Vergleich zur fermentativen Fettsäureabspaltung minimal und praktisch
bedeutungslos. Bakterielle Produkte der Kohlenhydratgärung sind: flüchtige
Fettsäuren (Essigsäure, Buttersäure, Kapronsäure etc.), Milchsäure,
Bernsteinsäure, Alkohol, Aldehyd und die Darmgase, von denen allerdings geringe Mengen auch aus Eiweißkörpern (SH_2) abgespalten werden. Für
die Praxis genügt zum Nachweis starker Kohlenhydratgärung der Geruch
der Fäzes (ausgesprochener Buttersäuregeruch!) in Verbindung mit der sauren
Reaktion und dem Ergebnis der Gärungsprobe. Aus der Klage der Patienten
über reichliche Blähungen auf vermehrte Zersetzungsprozesse zu schließen,
ist unangängig. Auch bei hohen Graden von Gärungsdyspepsie brauchen die
Flatus nicht vermehrt zu sein, wenn die Resorption intakt ist. Auch Störungen
des Blutumlaufes und Luftschlucken sind eine häufige Ursache von Blähungen.

E. Reste von Verdauungssekreten.

1. **Gallenbestandteile.** Die Gallensäuren werden zum größten Teil im
unteren Dünndarm wieder resorbiert, der kleinere wird durch die im Dickdarm
ablaufenden Fäulnisprozesse gespalten. Unveränderte Gallensäuren erscheinen
nur bei sehr schneller Passage des Darminhaltes infolge ungenügender Einwirkung der Reduktionsprozesse des Dickdarmes in den Fäzes wieder. Ihr
sicherer Nachweis ist aber sehr schwierig und deshalb praktisch bedeutungslos,
zumal uns einfachere Mittel zur Erkennung dieser Zustände zur Verfügung
stehen.

Die Gallenfarbstoffe werden dagegen fast vollständig entleert, und
zwar vornehmlich durch die Fäzes, in nicht unbeträchtlichem und sehr wechseln-
dem Maße auch durch den Urin.

Der normale Abkömmling des Bilirubins ist das Hydrobilirubin (identisch mit Urobilin), ein Reduktionsprodukt, das im proximalen Dickdarm
unter bakterieller Einwirkung entsteht. Der weitaus größte Teil desselben wird
im Darm noch weiter reduziert zu farblosem Urobilinogen (= Hydrobilirubinogen, Leukohydrobilirubin), das sich beim Stehen an der Luft oder durch
oxydierende Mittel in Hydrobilirubin zurückverwandelt. Wenn die gesamte
Masse der Bilirubinderivate sich als Urobilinogen im Kot befindet, wird derselbe
tonfarbig, dem acholischen Stuhle ähnlich (S. 53, 117). Welche besonderen Umstände das Verhältnis zwischen Hydrobilirubin und dem Leukoprodukt regeln,
ist unbekannt. Bei quantitativen Bestimmungen kann man sich auf das Urobilinogen beschränken, da dessen Menge die Lage beherrscht (H. Eppinger und
D. Charnaß). Die Masse des Hydrobilirubinogens steigt, wenn nach vorher-
gehender Gallenstauung sehr viel Galle in den Darm fließt. Vor allem aber
sind die Reduktionsprodukte des Bilirubins (praktisch genommen das Hydro-
bilinogen des Kotes) ein Indikator für Größe des Hämoglobinabbaues und

finden sich daher bei allen hämolytischen Prozessen vermehrt. Ihr Höchstmaß, eine Vermehrung auf das 10fache und mehr, erreichen sie bei perniziöser Anämie (H. Eppinger). Differential-diagnostisch wichtig ist der Befund von H. Salomon und D. Charnaß, daß im Gegensatz zur perniziösen Anämie die Menge des Hydrobilinogens bei Karzinomen in der Regel vermindert sei, während sie bei Ulcus ventriculi annähernd normal bleibt. Der diagnostische Wert des Symptoms wird insofern etwas eingeschränkt, als ja bei perniziöser Anämie Perioden sich einschieben, wo die hämolytischen Prozesse nicht vermehrt sind. Jedenfalls erinnere man sich dieser Feststellungen in zweifelhaften Fällen, die ja nicht ganz selten sind.

Unverändertes Bilirubin in solcher Menge, daß es den Farbenton des ganzen Kotes beherrscht (lichtgelb), erscheint nur beim Fehlen von Fäulnisprozessen (Mekonium!) und bei sehr schneller Dickdarmpassage des Kotes (akute Enterokolitiden mit dünnflüssigen Entleerungen); Bilirubinfärbung einzelner Kotteile (z. B. zähen Schleims) kommt auch bei geringeren Darmstörungen gelegentlich vor. Der Befund ist immer pathologisch. Um aus dem Auftreten von Bilirubin auf eine Dünndarmstörung schließen zu können, müssen noch andere Zeichen sich hinzugesellen (Gärung, reichliche Muskelreste, Stärkekörner, charakteristische Schleimflocken). Da Bilirubin frühestens im untersten Ileum reduziert wird, beweist sein Erscheinen im Kot zunächst immer nur allzu geringes und allzu kurzes Einwirken von Reduktionsprozessen im Dickdarm. Aus der Farbentönung kann man den Bilirubingehalt höchstens vermuten; den Beweis muß die chemische Reaktion bringen (s. unten).

Oxydiertes Bilirubin = Biliverdin, das die Fäzes grün färbt, kommt fast nur bei Säuglingen vor und beruht auf Gegenwart von Oxydasen im Darm. Die grüne Farbe des Kalomelstuhls hängt nicht von Biliverdin ab (S. 116). Andere Umbildungsprodukte des Gallenfarbstoffs, von denen mehrere zu kleinsten Mengen in normalen und pathologischen Stühlen gefunden wurden, erlangten noch keine diagnostische Bedeutung.

Bilirubin und Hydrobilirubin weist in einem Zuge die von Ad. Schmidt angegebene Sublimatprobe nach. 1—2 ccm möglichst frischen Kotes werden mit 15 ccm konzentrierter wässeriger Sublimatlösung in einer Glasschale verrieben und bleiben dann 6—24 Stunden bei Zimmerwärme oder 3—4 Stunden im Brütschrank stehen. Alle hydrobilirubin- und hydrobilirubinogenhaltigen Teile erscheinen dann rot (gefärbt durch das leuchtend rote, gelb fluoreszierende $HgCl_2$-Hydrobilirubin), alle bilirubinhaltigen Teile erscheinen leuchtend grün (Biliverdin). Die Färbung tritt auch unter dem Mikroskop deutlich hervor (R. Schorlemmer).

Hydrobilirubin. Ein haselnußgroßes Stück Kot wird mit 15 ccm Alkohol verrieben; das Filtrat fluoresziert nach Zusatz einiger Tropfen 10prozentiger wässeriger Chlorzinklösung und eines Tropfens Jodtinktur von grün zu rot und zeigt im Spektroskop den charakteristischen Adsorptionsstreifen zwischen b und F.

Hydrobilirubinogen (Neubauersche Probe). Aus einem walnußgroßen Kotstück werden durch Extraktion mit Ligroin Skatol und Indol entfernt; dann wird der Kot mit Alkohol extrahiert. Das alkoholische Filtrat mit 5—10 Tropfen des Ehrlichschen Reagens versetzt und leicht erwärmt, gibt tiefe Rotfärbung (Reagens: 1 g p-Dimethylamidobenzaldehyd + 30 g Acid. hydrochloricum + 25 g Aq. dest.). Zum quantitativen Nachweis dieses wichtigsten Körpers (s. oben) dient die spektrophotometrische Methode von D. Charnaß.

2. **Fermente.** Von den Verdauungsfermenten gelangen Pepsin, Nuklease, Lipase unter normalen Verhältnissen nicht bis in die Fäzes, wohl aber können sie nach Gebrauch von Abführmitteln oder bei Durchfällen darin nachgewiesen werden. Laktase soll bei Erwachsenen fehlen, Invertin dagegen in Spuren vorkommen. Der Nachweis aller dieser Fermente entbehrt bisher jeder praktischen Bedeutung. Maltosespaltende Kraft besitzen die Fäzes immer; ob die Maltase von der Darmwand oder von Bakterien geliefert wird, steht dahin.

Amylase (Diastase) und die proteolytischen Fermente, Trypsin und Erepsin, sind in den Fäzes in deutlich nachweisbarer Menge regelmäßig vorhanden und bei Durchfällen in der Regel in gesteigerter Menge. Aus ihrer Abwesenheit ergeben sich unter Umständen brauchbare diagnostische Anhaltspunkte.

Amylase stammt vorzugsweise aus dem Pankreas (Gaston-Durand), doch ist auch die Darmschleimhaut an ihrer Produktion nicht ganz unbeteiligt (J. Strasburger, A. Werzberg, Th. Brugsch und N. Masuda, C. Oppenheimer u. a.). Es sei auch auf das Vorkommen amylumspaltender Bakterien im Darm hingewiesen (S. 31). Es liegen aber einwandsfreie Berichte vor, daß bei Abschluß des Pankreasganges die Amylase im Stuhl nahezu fehlen könne (Ed. Müller, O. J. Wynhausen, R. Ehrmann, A. Albu), während sie sich dann in Blut und Harn vermehrt finde (H. Otten und T. Galloway). Bei Sennadiarrhöen steigt ihre Menge, bei Bittersalzdiarrhöen dagegen nicht, woraus H. Ury schließt, daß letztere vorzugsweise durch Transsudat, erstere auch durch echte Sekretion veranlaßt würden. Bei Darmkatarrhen, namentlich bei Gärungsdyspepsie, fand man die Amylase vermehrt (J. Arnold, H. Rotky). Wie viel davon auf Darmsekret, wie viel auf bakterielle Enzyme fällt, steht dahin.

Die wichtigste Frage ist, ob und inwieweit man aus Verminderung der Amylase auf Pankreasinsuffizienz, bzw. auf Abschluß des Bauchspeichels vom Darm folgern kann. R. Bálint und B. Molnár, O. J. Wynhausen, A. Albu, A. Mayer u. a. erkennen in der Probe einen guten Maßstab für die Mitarbeit des Pankreassaftes. Wir selbst möchten uns auf Grund größerer Erfahrung dahin aussprechen, daß der mehrfach wiederholte Nachweis hochgradigen Amylasemangels in der Tat ein sehr brauchbares Hilfsmittel ist, mangelhafte Pankreassekretion zu erkennen. Es kommen, worauf schon K. Hirayama hinwies, bei Gesunden so erhebliche Schwankungen vor, daß aus einmaligen Befunden keine Schlüsse entnommen werden dürfen.

Über diese Fragen erschienen in den letzten Jahren mehrere größere zusammenfassende Arbeiten, auf die verwiesen sei: A. Albu, F. Frank, M. Lifschütz, K. Heiberg, J. Schleicher. Von den Methoden empfehlen wir am meisten die J. Wohlgemuthsche mit der kleinen Abänderung von Wynhausen. Betreffs der Technik sei auf die Lehrbücher der klinisch-chemischen Diagnostik verwiesen.

Die **proteolytischen Fermente** des Kotes entstammen dem Pankreas, aber auch den Mikroben (Th. Brugsch und N. Masuda). Sie sind vermehrt bei Durchfällen, wahrscheinlich wegen des starken Wucherns eiweißabbauender Bakterien. Von diagnostischem Belang ist nur ihre starke Verminderung, die sich in verlangsamtem Lösen der mit dem Kotfiltrat zur Verdauung angesetzten Eiweißproben (Kasein, Fibrin, gekochtes Eierklar) kundgibt. Auch hier muß man wiederholte Prüfung verlangen. Unter den zahlreichen Methoden schätzen wir ebenso wie M. Lifschütz die Methode mit hartgekochtem Eierklar in Mettschen Röhrchen am meisten, weil dies Material von Erepsin gar nicht angegriffen wird, während man sich bei anderen Proben nicht so unbedingt darauf verlassen kann. Über weitere Proben und ihre diagnostische Tragweite vergleiche die oben erwähnten zusammenfassenden Darstellungen.

Erepsin, das größtenteils der Darmwand entstammt, nach K. Gläßner und A. Stauber aber auch in kleinen Mengen vom Pankreas geliefert werden soll (S. 22), ist kein eigentliches proteolytisches Ferment, sondern baut nur Albumosen, Peptone und Polypeptide ab. Nach F. W. Hopmann soll es bei schweren Magen- und Darmkatarrhen stark vermindert sein, und Hopmann empfiehlt dann Ersatz durch ein Kalziumerepsinpräparat (Peptolysin). Erepsin kann unter Umständen die Gegenwart echt proteolytischer Fermente vortäuschen.

Nachweis durch Ansetzen des Kotfiltrats mit Glyzil-Glyzin oder mit Seidenpepton, die beide nur durch Erepsin angegriffen werden (A. Schittenhelm und Th. Brugsch). Das Verfahren setzt gründliche chemische Schulung voraus. Diagnostisch ist mit Erepsinbestimmungen noch nicht viel anzufangen.

Lipase kommt nach neueren Befunden und im Gegensatz zu früheren Angaben oftmals im Stuhl vor (A. Staniek, E. Frank, B. Molnár), aber doch nicht so regelmäßig und nicht in so gleichmäßigen Mengen, daß man aus dem Fehlen weittragende Schlüsse ziehen könnte. Nach Molnár soll bei Ausfall des Pankreas die Lipase sogar vermehrt sein können, was darauf hinweist, daß reichliche Mengen von Neutralfett im Dünndarm die physiologischerweise nur sehr geringe Lipasesekretion der Darmwand anregen. Auch lipolytische Fermente der Bakterien kommen in Betracht. Nach den bisher bekannt gewordenen Tatsachen ist Lipasebestimmung im Kot ohne diagnostischen Belang. Am zuverlässigsten ist die Monobutyrinmethode (E. Frank).

F. Anorganische Bestandteile, Kristalle, Konkremente, Fremdkörper.

Die Untersuchungen des Kotes auf anorganische Bestandteile haben bisher nur Resultate von theoretischem Interesse ergeben. Höchstens könnte nach H. Ury eine deutliche Vermehrung des normalerweise nur sehr geringen Kochsalzgehaltes im Filtrat diarrhoischer Fäzes in dem Sinne verwertet werden, daß Körperausscheidungen am Zustandekommen des Durchfalles beteiligt sind. Das Nahrungskochsalz wird nämlich, wie alle anderen leichtlöslichen Nahrungsstoffe und Verdauungsprodukte so schnell resorbiert, daß es selbst bei Durchfällen nicht bis in die Fäzes gelangt. Da wir aber heute die Grundsubstanz der meisten diarrhoischen Stühle als Transsudat oder Exsudat der Darmwand ansehen (vgl. S. 55), so kommt die Kochsalzprobe ebenso wie die Eiweißprobe (s. Produkte der Darmwand) nur für zweifelhafte Fälle in Betracht. Sehr starke Vermehrung des Kochsalzes fand man bei urämischen Diarrhöen (A. Javal).

Von den kristallinischen Bestandteilen der Fäzes haben wir einige, nämlich die gelben und weißen kristallinischen Schollen von fettsaurem Kalk, sowie die Fettsäure- und Seifennadeln bereits oben erwähnt (s. Fig. 48, S. 125 und Fig. 55, S. 131). Hinzuzufügen wäre hier noch das Vorkommen einer eigentümlichen Form von Seifenkristallen, welche Ad. Schmidt als „Kringelform" bezeichnet hat (Fig. 48, S. 125, sub. c). Es sind rundliche Gebilde mit erhabenem Rand und vertieftem Zentrum und einer radiären Strichelung, welche wenn sie nicht zerbröckelt sind, eine große Ähnlichkeit mit Bandwurmeiern haben können.

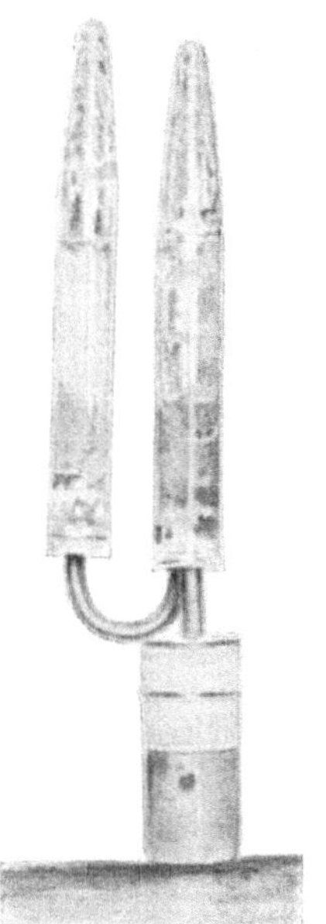

Fig. 59. Positiver Ausfall der Gärungsprobe bei Gärungsdyspepsie.

Kalk ist ein normales Abscheidungsprodukt des Darms; der größere Teil des Kalks tritt sogar durch die Darmwand und nicht durch die Nieren aus. Auf Verteilung von Kot- und Harnkalk sind Durchfälle und Verstopfung ohne Einfluß (F. Krone).

Ziemlich häufig trifft man in pathologischen Stühlen Tripelphosphat-kristalle (Ammonium-Magnesiumphosphat) an. Sie zeigen die bekannten Sargdeckel- oder Federformen (Fig. 60) und können eine solche Größe erreichen, daß sie beim Verreiben des Kotes mit dem Pistill wie Sand knirschen. Sie lösen sich leicht in Säuren. Man findet sie nur bei alkalischer Reaktion des Stuhles und Neigung zur Fäulnis, namentlich wenn er nicht mehr frisch ist. Immer muß man bei ihrer Anwesenheit an die Beimengung von Urin denken. Eine diagnostische Bedeutung kommt ihnen nicht zu.

Von kohlensaurem Kalk (Kalziumkarbonat) kommen im Stuhle, namentlich bei reichlichem Milchgenuß, neben den bekannten Kugel- und

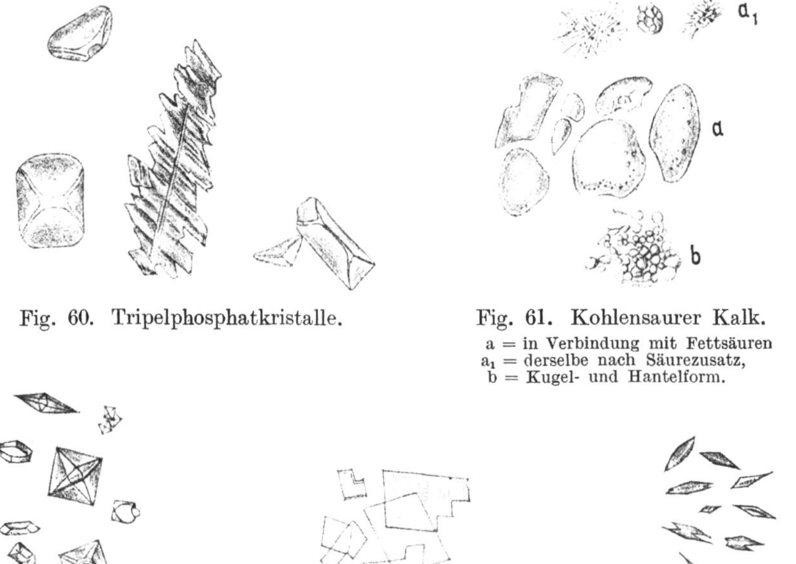

<table>
<tr><td>Fig. 60. Tripelphosphatkristalle.</td><td>Fig. 61. Kohlensaurer Kalk.
a = in Verbindung mit Fettsäuren
a₁ = derselbe nach Säurezusatz,
b = Kugel- und Hantelform.</td></tr>
</table>

Fig. 62. Oxalsaurer Kalk.   Fig. 63. Cholesterin-platten.   Fig. 64. Charcot-Leyden'sche Kristalle.

Hantelformen (Fig. 61 b) und den amorphen Körnern große homogene, durch-sichtige und mattglänzende Schollen vor (Fig. 61 a), die an die sog. Schleiminseln H. Nothnagel's erinnern. Sie bestehen aus einer Verbindung von Fettsäuren und Kalksalzen und schrumpfen beim Zusatz von Säuren unter Gasentwickelung zu kleinen Haufen zusammen, welche beim Erhitzen zu Tropfen schmelzen (Fig. 61 a₁).

Oxalsaurer Kalk kommt in den Fäzes nach Gemüsekost in Briefkuvert- und Rhomboederformen vor (Fig. 62). Man erkennt sie im Zweifelfalle daran, daß sie bei Zusatz von Schwefelsäure den charakteristischen Gipskristallen Platz machen.

Cholesterinplatten (Fig. 63) werden gelegentlich in pathologischen Stühlen angetroffen, ohne daß man ihre Anwesenheit diagnostisch verwerten könnte. Sie lösen sich leicht in heißem Alkohol. Läßt man nacheinander einen Tropfen Jodlösung und konzentrierte Schwefelsäure zum Präparat hinzufließen, so schmelzen sie unter den charakteristischen Farbenerscheinungen vom Rande her ein.

Charcot-Leydensche Kristalle, farblose, stark zugespitzte Oktaeder von verschiedener Größe (Fig. 64), die sich in warmem Wasser, Alkalien und Mineralsäuren lösen, finden sich in den Fäzes besonders bei Anwesenheit von Darmparasiten aller Art und können nach O. Leichtenstern und Bücklers direkt ein diagnostisches Kriterium der Helminthiasis sein. Letzterer stellt folgende Häufigkeitsskala für ihr Vorkommen auf: Anchylostomum und Anguillula; Tänien; Askariden und Oxyuren; Trichozephalen. Man findet aber sowohl Eingeweidewürmer ohne Kristalle, wie Kristalle ohne Eingeweidewürmer vor, z. B. bei Enteritis membranacea (S. Akerlund) und bei gewissen mit reichlicher Produktion eosinophiler Leukozyten einhergehenden Proktitiden (O. Neubauer und C. Stäubli). Diese Autoren weisen schon darauf hin, daß dann, ebenso wie bei Asthma bronchiale, auch die eosinophilen Zellen des Blutes vermehrt seien, so daß sie die örtliche Proktitis als Äußerungen einer allgemeinen Konstitutionsanomalie deuten. H. J. Wiener bezeichnet solche Form der Proktitis als recht selten.

Bei Amöbenruhr scheinen die Geschwüre stets sehr reichliche eosinophile Zellen abzusondern (Dock). Wir fanden in einem typischen Falle von Colica mucosa mit Darmspasmen ganz enorme Mengen von eosinophilen Zellen und von Charcot-Leydenschen Kristallen im Schleim.

Bilirubinkristalle (Fig. 65) in kleinsten Nadeln trifft man gelegentlich in Schleimflocken, welche aus dem Dünndarm stammen, bei schweren Durchfällen. Gewöhnlich liegen sie in zellenförmiger Anordnung, so daß es aussieht, als wären sie innerhalb der Zellen auskristallisiert.

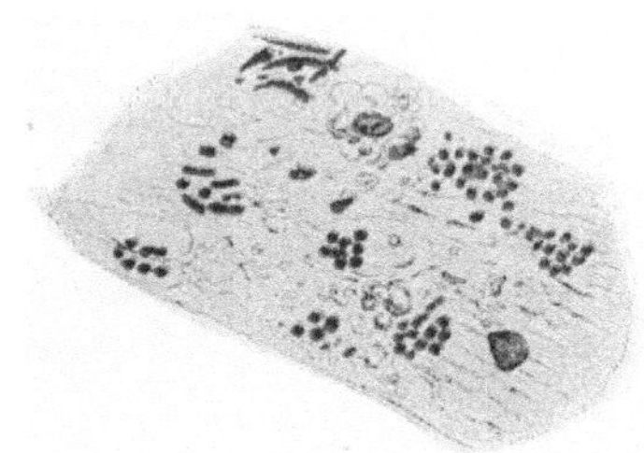

Fig. 65. Bilirubinkörner und Kristalle im Dünndarmschleim (Enteritis tuberculosa). Nach Schmidt-Strasburger. (Leitz, homog. Imm. $^1/_{12}$.)

Gleichzeitig Kristalle findet man manchmal nach vorausgegangenen Darmblutungen (Hämatoidinkristalle).

Konkremente: In bezug auf Häufigkeit und diagnostische Bedeutung nehmen die Gallensteine den ersten Rang ein. Ihre Größe und Form schwankt innerhalb weiter Grenzen. Man sucht sie mittels Kotsiebs (S. 122). Oft kann man sie ohne weiteres an ihrer mattglänzenden, fazettierten Oberfläche und ihrem geringen Gewicht erkennen. Kleinere weiche Steine zerfallen aber nicht selten innerhalb des Darmes und erscheinen dann als uncharakteristischer Gallengrieß.

Wenn die Gebilde sich nicht unzweifelhaft als Gallensteine zu erkennen geben, sollte man auf chemische Probe nicht verzichten. Man weiß ja, was alles fälschlicherweise unter dem Namen „Gallengrieß“ geht! Man pulvert ein wenig von der fraglichen Masse und kocht sie im Reagenzglas mit Alkohol einmal auf. Einen Tropfen der heißen Lösung tut man auf einen Objektträger, bedeckt ihn mit einem Deckglas und verfolgt unter dem Mikroskop, wie beim langsamen Verdunsten der Lösung die charakteristischen Cholesterinkristalle aufschießen. Weitere chemische Untersuchungsmethoden sind meist unnötig. Nicht selten gehen nach Ölkuren sogenannte Pseudo-Gallensteine, klumpig geballte Seifenkonglomerate ab, welche bei oberflächlicher Betrachtung zu Täuschungen Veranlassung geben können.

Pankreassteine sind entweder mörtelartige Konkremente von Erbsen- bis Linsengröße oder amorphe Gefüge von halbfester Masse und mattglänzender Schnittfläche. Erstere bestehen aus kohlensaurem oder phosphorsaurem Kalk (O. Leichtenstern), letztere aus einer in Chloroform löslichen organischen Masse, welche beim Glühen einen aromatischen Geruch entwickelt (W. Minnich). Sie gehen manchmal in reichlicher Menge ab (K. Gläßner).

Die seltenen eigentlichen Darmsteine sind entweder harte, runde Gebilde, die sich um einen Fremdkörper konzentrisch entwickeln und vorwiegend aus phosphorsaurer Ammoniak-Magnesia bestehen oder leichte, unregelmäßig geformte, poröse, aus verfilzter Masse von Pflanzenresten, und Kalksalzen bestehende sog. Hafersteine (nach reichlichem Genuß von Haferkleiebrot). Neuerdings sind die medikamentösen Bolussteine dazugekommen (S. 235). G. Schwarz sah auch einen Bariumsulfatstein nach Genuß von Barium-Kontrastmahlzeit. Unter Darmgrieß versteht man den Abgang kleiner, harter, sandförmiger Konkremente, die sicher häufig nichts anderes sind als Konglomerate von Steinzellen aus Birnen (s. Fig. 47, S. 124) (Ad. Schmidt, Ransom), oder mit Gemüse verschluckte Gartenerde, manchmal auch Kalkseifen, sicher aber auch gelegentlich im Darm selbst gebildete, aus anorganischer Masse (namentlich kohlensaurem und phosphorsaurem Kalk) bestehende Steinchen. Französische Autoren (M. Dieulafoy, A. Mathieu) sehen den Darmgrieß als Ausdruck einer besonderen, mit der membranösen Enteritis zusammenhängenden Krankheit (Lithiasis intestinalis) an. Wir können uns dem nicht anschließen.

Von **Medikamenten** werden manche in kristallinischer Form wiedergefunden, am häufigsten schwarze Wismutkristalle, nach H. Quincke aus Wismutoxydul bestehend (Fig. 66). Durch ihren kristallinischen Bau unterscheiden sie sich von den unregelmäßig

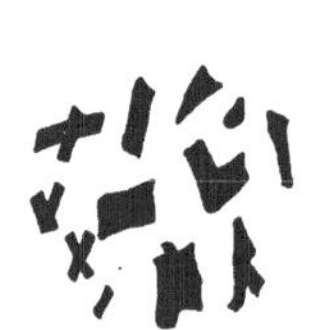

Fig. 66. Wismutkristalle.

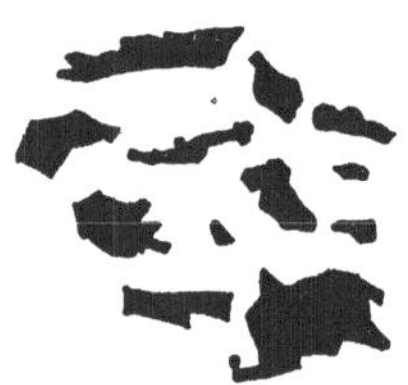

Fig. 67. Holzkohle.

geformten Kohlensplitterchen (Fig. 67) und -körnern (nach Holz bzw. Blutkohlengebrauch). Auch Benzoesäure, Salol und manches andere trifft man in Kristallform wieder an. Als Konkremente erscheinen kohlensaurer Kalk, Magnesia usta, Magnesia carbonica, Bolus alba, Bariumsulfat

Was an verschluckten **Fremdkörpern** mit dem Kot wieder ausgeschieden wird, läßt sich hier natürlich gar nicht aufzählen; selbst spitze Nadeln und Nägel haben den Darm schon ohne Nachteil durchschritten.

G. Pathologische Produkte der Darmwand.

1. Schleim.

Das diagnostisch wichtigste und am häufigsten vorhandene Entzündungsprodukt der Darmwand ist der Schleim, dessen Erscheinungsweisen außerordentlich mannigfach sein können, so daß Verwechselungen mit anderen Dingen (Gewebsreste aus der Nahrung, Parasiten, nekrotische Darmwandbestandteile) gar nicht selten sind. Gegen diese schützt am besten eine gründliche Isolierung der kleinen Schleimteilchen, was, wenn sie größer sind, mit der Pinzette geschehen kann. Kleinere Schleimteilchen erkennt man am besten, wenn man den Kot mit Wasser bis zur flüssigen Konsistenz verreibt und in dünner Schicht an einer gegen das Licht gehaltenen Glaswand abfließen läßt. Wenn auch einmal ein größerer Schleimflocken beim Verreiben in kleinere Teile zerrissen wird, so schützt doch seine elastische Konsistenz den Schleim vor wesentlichen Veränderungen bei dieser Prozedur. Selbst sehr kleine Schleimteilchen können auf diese Weise noch gut mit bloßem Auge erkannt werden, und die mikroskopische Untersuchung hat im allgemeinen nur einen ergänzenden Wert, indem sie in zweifelhaften Fällen entscheidet (Violettfärbung mit Thionin; streifige Fällung der Grundsubstanz durch Essigsäure, s. Fig. 68) und über die Menge der eingeschlossenen Zellen, Bakterien etc. Aufschluß gibt. Hin und wieder kommen einmal kleinste, mit bloßem Auge nicht mehr erkennbare Schleimflocken vor, im allgemeinen kann man aber daran festhalten, daß, wenn mit bloßem Auge kein Schleim im verriebenen Kot erkennbar ist, auch mikroskopisch Flocken fehlen. Die von H. Nothnagel als mikroskopische Schleimflocken aufgefaßten „gelben Körner" und „hyalinen Schleiminseln" haben mit Schleim nichts zu tun. Erstere sind Reste von Muskelfasern (s. S. 127), letztere teils Verbindungen von kohlensaurem Kalk mit Fett (s. Fig. 61, S. 140), teils möglicherweise abgestorbene Amöben (Schmidt). Der chemische Nachweis des Muzins hat bisher eine praktische Bedeutung nicht erlangt, da der Schleim, wenn er einmal in der Fäzesmasse sich löst, auch in der Regel so verändert wird, daß er die fadenziehende Beschaffenheit und die charakteristischen Reaktionen nicht mehr zeigt. Der in allen Fäzesextrakten mit Essigsäure fällbare Körper ist nicht Schleim, sondern Nukleoproteid (s. u.).

Am häufigsten zeigt der Schleim die Form von mehr oder minder glasig durchscheinenden Flocken und Klumpen, die beim Übertragen in Wasser als Fetzen mit unregelmäßigem Rande erscheinen. Abweichungen davon kommen namentlich bei den großen zusammenhängenden Abgängen der sog. Colica mucosa bzw. Enteritis membranacea vor, die als bandartige Streifen oder Häute, als solide Knoten oder verzweigte Stränge, als röhrenförmige Gebilde usw. zutage treten können. Dabei kann die Durchsichtigkeit infolge der Beimengung von Eiweißstoffen, Fetten und zahlreichen Zellen ganz verloren gehen; die Häute sehen dann weiß bis kotbraun aus und zeigen eine feste lederartige Konsistenz. Diese Bestandteile lassen sich wie überhaupt alle größeren Schleimmassen in der Regel von der eigentlichen Kotmasse leicht sondern. Es kann sogar bei einer einzelnen Defäkation nur Schleim und überhaupt kein Kot

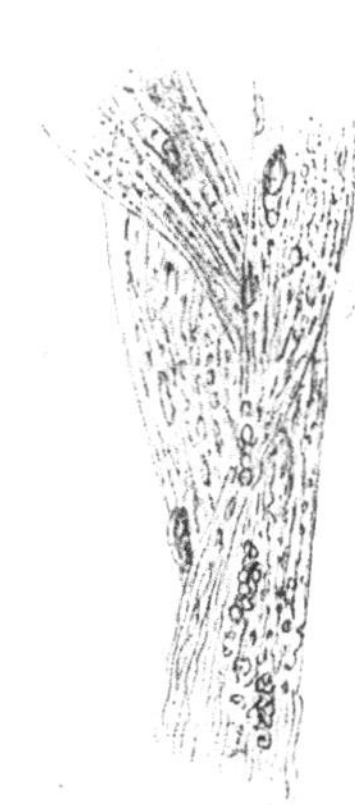

Fig. 68. Schleimfetzen nach Zusatz von Essigsäure.

entleert werden (Colica mucosa). In anderen Fällen sind die Schleimflocken mit der Kotmasse innig gemischt, die dann dünnbreiig oder flüssig zu sein pflegt. Dabei erkennt man die Schleimflocken erst in der verriebenen Kotmasse. Eine gallertartige Konsistenz des gesamten breiigen Stuhles beschrieb H. Nothnagel bei sogenannter Jejunaldiarrhöe ohne daß dabei von der Darmwand gelieferter Schleim im Spiele sein soll (Gallenmuzin).

Ad. Schmidt schrieb (I. Aufl. S. 109): Das Erscheinen von Schleim beweist das Vorhandensein eines entzündlichen Zustandes der Darmschleimhaut. Derselbe kann allerdings an sehr verschiedenen Stellen seinen Sitz haben und sehr verschieden hochgradig sein.

In dieser Allgemeinheit darf man den Satz nicht gelten lassen; er widerspricht sowohl dem Begriff Entzündung wie dem Begriff Schleim. In der Tat wird ja überall, wo leistungsfähige Schleimdrüsen vorkommen, Entzündung auch die Schleimproduktion dieser Drüsen steigern, und daher ist der Satz gerechtfertigt: keine Entzündung (Katarrh) des Darms ohne örtliche Vermehrung der Schleimproduktion —, Integrität der Schleimdrüsen vorausgesetzt. Ob der Schleim im Kot erscheint, ist eine andere Frage; das Muzin kann auf dem Wege von der Ursprungsstelle bis zum After chemisch und namentlich bakteriell so stark abgebaut sein, daß die schleimige Natur nicht mehr erkennbar ist. Z. B. gelangt von dem reichlichen Schleim der oberen Wege, des Magens, der Galle, des Jejunums normalerweise nichts Erkennbares in den Kot. Andererseits

ist der normale Schleim zunächst ein Abwehr- und Gleitmittel, und in diesem
Sinne betätigen sich fortwährend die zahlreichen Schleimzellen der tubulösen
Drüsen, die durch den ganzen Darm verteilt sind. Der Dickdarm enthält nicht
bei allen Tieren Schleimzellen in gleich starker Entwicklung; bei Pflanzenfressern
(Kaninchen) finden sich fast nur Schleimzellen in den Dickdarmdrüsen
(G. Klose). Die Schleimdrüsen sind sicher nicht nur dazu da, um vorkommenden
Falles „Entzündungsprodukt" zu liefern. Wir müssen unbedingt zulassen,
daß die Schleimproduktion als Abwehrreflex und zur Erhöhung der Gleitfähigkeit
des Kotes, wahrscheinlich auch auf nervöse Erregung hin, pathologisch ansteigen
kann, ohne daß irgend ein anderes Zeichen auftritt, das uns die allgemeine
Pathologie als Merkmal der Entzündung angibt. In diesem Sinne fassen wir
den Schleimbelag sehr harter Kotmassen auf und ebenso die Schleimabgänge
bei intestinaler Myxoneurose (Colica mucosa). Es kann Entzündung hinzutreten.
Denn die Gegenwart feuchten Schleims und längeres Verweilen desselben an
Ort und Stelle bietet Gelegenheit zu bakteriellen Zersetzungen und zum Entstehen reizender Zersetzungsprodukte. Auch Ad. Schmidt's Mitarbeiter J. Strasburger schließt sich dem apodiktischen Urteil über die pathognostische Bedeutung des Schleims als Merkmal der Entzündung nicht an, und Ad. Schmidt selbst ist an anderen Stellen des Buches mit jenem Satz in Widerspruch geraten. Wir müssen den obigen Satz Ad. Schmidts dahin einschränken, daß die Gegenwart von Schleim im Kot zwar meistens aber nicht immer Entzündung anzeigt.

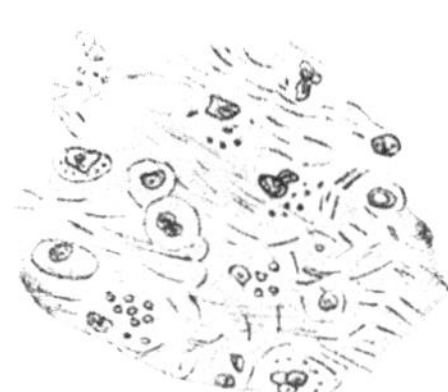

Fig. 69. Dünndarm-
schleim.
Nach Schmidt-Stras-
burger.
Zellkerne mit angedeutetem
Protoplasmasaum und Fett-
tröpfchen in zellförmiger Anordnung.

Was den Ursprung des Schleimes betrifft,
so stammt die übergroße Mehrzahl aller Schleimbeimengungen zum Kote, zumal aller groben, ohne
weiteres in die Augen fallenden Schleimflocken, aus
dem Dickdarm. Die band- und röhrenförmigen Gebilde, von den Laien meist
als „Häute" bezeichnet und die klumpigen Schleimmassen, welche neben den
Fäzes entleert werden, stammen sogar fast nur aus den untersten Darmabschnitten, der Flexura sigmoidea und dem Enddarm. Ist der Schleim mit der
Kotmasse gemischt, so kann man im allgemeinen sagen, daß höhere Abschnitte
mitergriffen sind, um so höher, je gleichmäßiger verteilt und je feiner die
einzelnen Schleimflocken im Kote vorhanden sind.

Aus dem Dünndarm gelangen Schleimteilchen deswegen weniger leicht
in die Fäzes, weil die Schleimproduktion auf der Dünndarminnenfläche an
sich wesentlich geringer ist als auf der Dickdarmschleimhaut, und weil der
Schleim sich bei längerer Aufenthaltsdauer im Darm sehr leicht zersetzt. Die
Annahme des Dünndarmursprungs ist deshalb nur für kleinste Schleimteilchen in dünnflüssigen Stühlen zulässig, und sie wird erhärtet, wenn die
Schleimteilchen bilirubinhaltig sind (s. Fig. 65, S. 141), besonders wenn das
Bilirubin in Körnern und Kristallen und in zellenförmiger Anordnung vorhanden
ist und wenn halbverdaute Zellen resp. Zellenkerne (Fig. 69) unter dem Mikroskop
erkennbar sind. Meist sind Dünndarmschleimflocken zellenarm, aber reich
an Bakterien, enthalten außerdem oft Muskelfaserreste und andere Bestandteile
aus der Nahrung. Bei hochsitzenden Dünndarmkatarrhen gelangt meistens
überhaupt kein Schleim bis in die Fäzes.

Auf die Intensität der Schleimhautläsion kann aus der Menge
des Schleimes nicht ohne weiteres geschlossen werden. Bei der Colica membranacea, welche gewaltige Schleimmassen zu liefern imstande ist, ist, wie
die rektoskopische Untersuchung zeigt, der Entzündungszustand der Schleimhaut

oft so gering, daß viele Autoren Bedenken tragen, ihn als Ursache der Schleimproduktion anzusehen, und bei der typischen Nothnagelschen Schleimkolik, wo die Schleimmassen periodisch ohne Fäzes ausgestoßen werden, handelt es sich hauptsächlich um eine nervöse Supersekretion von Schleim. Das zeigt sich auch an seinem glasig durchscheinenden Aussehen und seiner Zellenarmut. Die Zellenarmut geht aber dem Grade der Durchsichtigkeit nicht immer parallel; diese kann auch durch Fett- und Farbstoffimbibition getrübt werden.

F. Schilling empfiehlt bei Enteritis membranacea und Colica mucosa, die histochemische Schleimuntersuchung, durch welche Bésançon und de Jong den entzündlichen Charakter des Asthma-Sputums ermittelt zu haben glauben. Der Schleim wird zwischen Deckgläsern fein verteilt, an der Luft getrocknet, kurz mit 1prozentiger Chromsäure fixiert, nach Abspülen 3 Minuten lang mit Unna's polychromem Methylenblau gefärbt. Differenzierung mit 90prozentigem Alkohol; Abspülen mit Wasser; Trocknen. Schleim erscheint rotviolett, eiweißfaltige Grundsubstanz schiefergrau bis grün. Nach F. Schilling trägt auch die bei Enteritis membranacea und Colica mucosa entleerte Masse „entzündlichen" Charakter. Gewiß trifft dies, der ganzen Natur der Krankheit entsprechend, manchmal zu; andererseits werden nach unseren eigenen Untersuchungen aber auch häufig Gebilde entleert, die fast ausschließlich aus Schleim bestehen, so daß der Gedanke an Beimischung „entzündlicher Exsudate" fernliegt (vgl. Abschnitt Myxoneurose).

Finden sich bei der mikroskopischen Untersuchung massenhaft Zellen, speziell Leukozyten im Schleim, so ist der zugrunde liegende Entzündungszustand der Schleimhaut jedenfalls größer als wenn er arm daran ist. Epithelien werden von der Schleimhautoberfläche des Darmes sehr leicht und mitunter massenhaft abgestreift, ohne daß die Schleimhaut erheblich verändert zu sein braucht. Bei Katarrhen der Dickdarmschleimhaut befinden sich die Epithelien, teilweise auch die Leukozyten des Schleimes, häufig im Zustande der Verschollung (Nothnagel), einer auf Durch

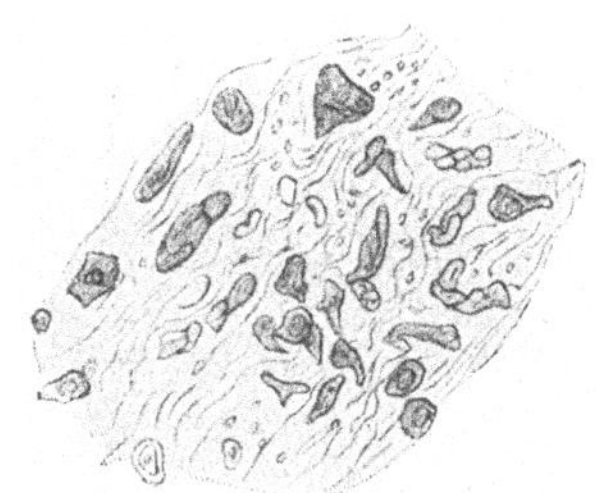

Fig. 70. Dickdarmschleim mit „verschollten" Zellen. Nach Schmidt- Strasburger.

tränkung mit Fettseifen beruhenden, eigentümlichen Erstarrung (Ad. Schmidt), bei der die charakteristische Zellenform verloren geht, während die Kerne erhalten sind und färbbar bleiben (Fig. 70). In Schleimteilchen, welche aus dem Dünndarm stammen, werden verschollte Zellen kaum angetroffen. Die Epithelzellen der Schleimflocken sind fast durchgehends Zylinderepithelien. Pflasterepithelien gelangen nur aus der Umgebung des Anus in die Fäzes oder als kernlose verhornte Schuppen aus der Mundschleimhaut. Die Leukozyten sind meist polymorphkernig und mit allen Arten von Granulis durchsetzt. Durch Vakuolenbildung kann ihre Größe bis auf das Doppelte und Dreifache wachsen. Sehr gewöhnlich finden sich bei stärkeren Entzündungsprozessen rote Blutkörperchen in den Schleimflocken, die dann eventuell schon makroskopisch rot gefärbt erscheinen können. Die Bakterien, Epithelien, weißen und roten Blutzellen des Schleims treten bei Behandlung des Trockenpräparats (nach Schilling) deutlich hervor.

2. Fibrin

ist bisher weder bei der Schleimkolik noch in den Pseudomembranen von dysenterischen Prozessen mit Sicherheit nachgewiesen worden. Es wird offenbar durch die Fäulnisprozesse sehr leicht zerstört.

3. Eiter.

Wenn der Schleim sehr reich ist an unveränderten Leukozyten, so daß er nur noch ein lockeres Bindeglied zwischen den Zellen darstellt, kann man bereits von Eiterabgängen sprechen. Denn reiner, nicht mit Schleim gemischter Eiter findet sich nur sehr selten im Stuhlgang und wird dann auch oft nicht erkannt, da die einzelnen Leukozyten, wenn sie sich mit der Fäzesmasse mischen, für die Untersuchung mit bloßem Auge verloren gehen und selbst bei der mikroskopischen Untersuchung sich nur schlecht von den übrigen Fäzesbestandteilen differenzieren lassen. Während durch Schleim gebundener Eiter nur aus dem Darm selbst stammen kann (Dysenterie, eiterige oder ulzeröse Kolitis, Neoplasmen, Lues etc.), muß man bei Entleerung größerer Mengen Eiters immer an den Durchbruch paraintestinaler Eiterherde in den Dickdarm denken. Geschieht ein derartiger Einbruch in höheren Abschnitten z. B. in der Zökalgegend (Appendizitis), so tritt übrigens während der Passage bis zum After schon ein so weitgehender Zerfall des Eiters ein, daß er nur in den seltensten Fällen noch als solcher erkannt werden kann (H. Sahli). Deshalb gelangen auch bei geschwürigen Prozessen des Dünndarms (Tuberkulose, Typhus) fast niemals Eiterflocken bis in den Stuhlgang. Leicht zu erkennen sind dagegen die aus ulzeröser Sigmoiditis und Proktitis und die aus periproktitischen Abszessen stammenden, dem Kot oberflächlich beigemischten und oft auch ohne Kot entleerten Eitermassen.

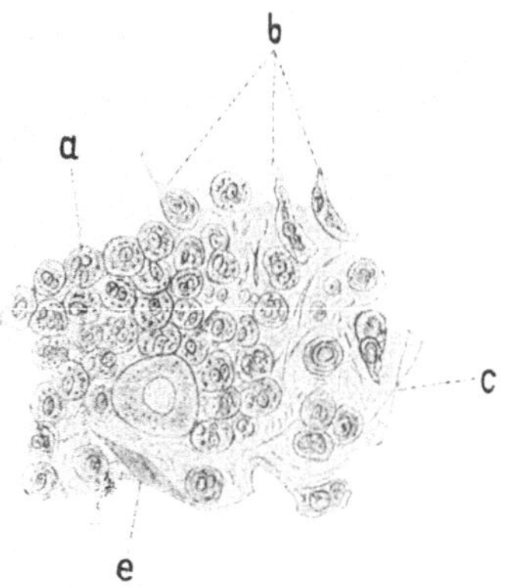

Fig. 71. Eiterflocken aus Fäzes bei chronischer Ruhr.

a = Leukozyten. b = Epithelien. c = Fettsäurenadeln. e = Charcot - Leydenscher Kristall.

Im mikroskopischen Bilde sind die Leukozyten und Eiterflocken oft fettig degeneriert (Fig. 71). Eosinophile Zellen finden sich häufig darunter, auch ohne gleichzeitige Anwesenheit von Charcot - Leydenschen Kristallen und Parasiteneiern. Besonders reichlich kommen sie bei gewissen periodisch exazerbierenden Proktitiden vor, die von O. Neubauer und C. Stäubli als eosinophile Katarrhe dem Asthma der Bronchialschleimhaut an die Seite gestellt werden (S. 141). Bei dysenterischen Prozessen sieht man Phagozyten: einkernige Rundzellen, welche rote Blutkörperchen einschließen.

4. Gewebsbestandteile.

Von solchen kommen vor: Gewebsfetzen bei dysenterischen und anderen Ulzerationsprozessen, ganze Darmstücke bei Invagination, abgestoßene adenomatöse Polypen und Partikel ulzerierter Neoplasmen. Verwechselungen mit Bindegewebsresten aus der Nahrung sind häufig. Vor ihr vermag nur eine sorgfältige mikroskopische Untersuchung zu schützen, für die sich keine allgemeinen Regeln aufstellen lassen. Ehe man nicht Reste von Drüsenstruktur in den Abgängen erkannt hat, soll man mit der Annahme abgestoßener Schleimhautstücke vorsichtig sein.

5. Blut.

Mit bloßem Auge erkennbare Blutbeimengungen zum Stuhl finden sich oft mit Schleim und Eiterabgängen verbunden. Dabei erscheint das Blut gewöhnlich in der hellroten Farbe des Hämoglobins. Das ist auch der Fall, wenn Blut allein aus tieferen Abschnitten des Darmes in die Fäzes gelangt: bei Hämorrhoiden, Rhagaden am Anus, Polypen im Enddarm und der Flexur. Bei längerem Verweilen innerhalb des Darmes — sei es nun, daß es in der Flexur abgesondert wird und mit den Fäzes dort mehrere Stunden liegt oder daß es aus höheren Abschnitten stammt (Magen, Duodenum!) und nur langsam den Darm passiert — wird das Hämoglobin in Hämatin umgewandelt, und der rote Farbenton geht in den braunen bis schwarzbraunen über. Reichliche Mengen zersetzten Blutes machen die bekannte Teerfarbe (s. S. 117). Über den Ursprungsort des Blutes gibt also der Grad der Zersetzung durchaus keine zuverlässigen Anhaltspunkte, wenn auch die Wahrscheinlichkeit höheren Ursprungs um so größer wird, je gleichmäßiger die teerartige Beschaffenheit der entleerten Massen entwickelt ist. Die Art des Prozesses, welcher zur Blutung führt, kann dagegen manchmal mit ziemlicher Sicherheit erschlossen werden. Ist das Blut mit Eiter gemischt oder liegen andere Symptome vor, welche an die Möglichkeit von Geschwüren denken lassen, so spricht Blutabgang mit großer Wahrscheinlichkeit für das Vorhandensein von Ulzerationen. Schleimigblutige Abgänge kommen bei schweren Katarrhen, bei Invagination und Polyposis intestinalis vor. Auch venöse Stauung in den Darmgefäßen kann zu Blutungen führen. Mikroskopisch zeigen sich die roten Blutkörperchen um so besser erhalten, je frischer das Blut ist. Ist das Hämoglobin in Hämatin umgewandelt, so sind sie nicht mehr zu erkennen.

Von größtem diagnostischen Belang ist es, Blutbeimischung zum Stuhl auch dann zu erkennen, wenn es sich nicht durch seine Farbe verrät. (**Okkulte Blutungen.**) Selbst äußerlich anhaftendes Blut kann so verändert sein, daß es mit bloßem Auge nicht mehr erkennbar ist. Dem Inneren des Kotes kann Blut in mehreren Prozenten beigemischt sein, ohne dem Kot charakteristische Merkmale zu verleihen. Die mikroskopische Untersuchung ist unsicher, da sie die Integrität der roten Blutscheiben voraussetzt. Man ist auf chemische Proben angewiesen.

Der chemischen Proben gibt es eine große Zahl, die alle auf der sauerstoffübertragenden Kraft des Hämatochroms beruhen. Darin fußt auch ihre Schwäche; denn aus pflanzlichem Material können Stoffe in den Kot gelangen (Chlorophyll, Fermente, Oxydasen), die bei sehr empfindlichem Reagens Anwesenheit von Blut vortäuschen (S. Kuttner und L. Gutmann). Daher ist es gar nicht zweckmäßig, die allerempfindlichsten Reagentien zu wählen; anderseits natürlich auch nicht allzu grobe wie z. B. die bekannte Webersche Blutprobe (Fäzesextrakt mit Guajakharz behandelt), die nach J. P. Gregersen erst bei $5\,^0/_0$ Blut im Kot sicheren positiven Ausschlag gibt!

Um gewiß zu sein, daß das Blut nicht aus Nahrungsmitteln stammt, wird der Kranke einige Tage auf hämoglobinfreie Kost gesetzt; die Schmidtsche Probediät ist natürlich nicht geeignet. Man reicht am besten nur gekochte Milch, Reis, feines Weizenbrot, einfache Mehlspeisen, Kartoffeln, gekochtes Obst, Obstsäfte, Käse, Eier, Tee, Kaffee. Fleisch, ebenso wie Fisch fallen natürlich ganz aus; auch verzichte man lieber auf kleienhaltiges Brot (Oxydasegehalt!) und grünes Gemüse (Chlorophyll!). Bis zum dritten Tag kann der Stuhl Blut enthalten, das noch vorausgegangener Fleischkost entstammt. Vom dritten Tage an wird jede Kotprobe untersucht. Man mache es sich zur Regel, sowohl die äußersten Schichten wie das Innere des Kots zu untersuchen. Findet man nur an der Oberfläche Blut, so zeigt dies mit größter Wahrscheinlichkeit an, daß das Blut erst distalwärts von der Flexura dextra dem Kot beigemischt wurde. Bei wasserreichem Stuhl wird freilich auch das aus diesen Abschnitten stammende Blut teilweise ins Innere eindringen.

Wir können hier nicht die zahlreichen Blutproben schildern und verweisen darüber auf die zusammenfassenden Arbeiten von J. Boas, J. P. Gregersen, und auf die Lehrbücher klinischer Untersuchungsmethoden. Wir möchten dem Arzt empfehlen, sich auf eine einzige oder sehr wenige gute Proben sorgfältig einzuschulen und nicht durch die zahlreichen Veröffentlichungen sich immer wieder zu neuen Versuchen verleiten zu lassen. Wir stimmen J. P. Gregersen völlig bei, daß die von O. und R. Adler angegebene Benzidinprobe mit der Modifikation von A. Wagner, welche den Nachweis von 1 p. M. Blut gestattet, dem Praktiker empfohlen werden darf. Gewisse Fehlerquellen haben alle Methoden, so auch diese (J. Gattner und E. Schlesinger).

Ein hanfsamengroßes Stück von den innersten Teilen des Kots wird auf einem Objektträger zu dünner Schicht ausgestrichen. Aus einer Benzidinlösung, die aus $1\,^0/_0$ Benzidin in gleichen Teilen Eisessig und 3prozentigem Wasserstoffsuperoxyd gelöst bereitet ist, und jedesmal frisch hergestellt sein muß (sie hält sich höchstens 20—30 Minuten), werden 10 bis 20 Tropfen auf die dünne Fäzesschicht geträufelt. Die positive Reaktion besteht darin, daß bereits vor Ablauf einer Minute eine deutlich grüne, grünlichblaue oder blaue Farbe eintritt. Die Stärke der Farbe und die Schnelligkeit, mit der sie eintritt, gestatten eine grobe Schätzung der Blutbeimischung. Schnell herstellbar ist das Reagens in folgender Weise: 2 ccm Eisessig, eine Messerspitze Benzidin, 20 Tropfen $3\,^0/_0$iger H_2O_2-Lösung. Äußerst bequem sind auch die Merck'schen „Benzidintabletten" (Gemisch von 0,05 g Benzidin und 0,2 g BaO_2), die auch J. Boas rühmt. Eine Tablette wird in 10 ccm $50\,^0/_0$iger Essigsäure gelöst.

Bei störenden Farbstoffen und in zweifelhaften Fällen, vor allem zwecks Vermeidung von Irrtümern durch katalytisch wirkende pflanzliche Fermente empfehlen S. Kuttner und L. Gutmann den Kot zunächst mit Azeton auszuwaschen und dann sich einen Ätherextrakt herzustellen. Nach Waschen des Ätherextrakts mit 7prozentiger Kochsalzlösung wird derselbe dann mit Guajak-Wasserstoffsuperoxydlösung oder mit dem oben erwähnten Benzidin-Wasserstoffsuperoxydgemenge geprüft. (Positive Reaktion bei grünblauer bis blauer Farbe.) Sehr sichere Probe!

Die J. Boassche Phenolphthaleinprobe ist zu fein und setzt auch sehr große Übung voraus. Die J. Snappersche spektroskopische Untersuchung ist theoretisch zweifellos die richtigste; sie hat den Vorteil, einen etwaigen von verändertem Blutfarbstoff herrührenden Hämatoporphyrinstreifen erkennen zu lassen, während die chemischen Proben das Porphyrin nicht anzeigen. Die Probe verlangt entsprechend eingerichtete Laboratorien und gute Schulung in der Spektrophotometrie.

Ehe man das bei hämoglobinfreier Kost nachgewiesene Blut auf Magen und Darm als Ursprungsstätte zurückführt, müssen natürlich andere Blutquellen wie Zahnfleisch, Nase, Lungen ausgeschlossen sein. Wir müssen bedenken, daß hämorrhagische Diathesen aller Art (auch bei Infektionskrankheiten, unter anderem bei schwerer Influenza, K. Beckmann) Blut in den Darm liefern können. Wir müssen der Enthelminthen gedenken, von denen Anchylostomun stets, Trichozephalus meist, andere Würmer gelegentlich zu Blutaustritten Anlaß geben. Wir müssen uns der Pfortaderstauungen erinnern (Leberzirrhose, Pylethrombosis). Ferner sei auf das Vorkommen okkulten Blutes im Stuhl bei Polycythaemia hypertonica hingewiesen (Geisböcksche Krankheit). G. Singer beschrieb jüngst stärkere Blutungen (Melanea) als gelegentliche Komplikation dieser Krankheit; auch C. von Noorden sah einen solchen Fall (nach autoptischem Befund keine Geschwüre im Verdauungskanal! Blutung per diapedesin!). Das sind seltene Ereignisse; Erscheinen okkulten Blutes ist dagegen häufig. Wenn kein Verdacht auf andere Blutquellen vorliegt, wird bei öfterem Blutnachweis die Annahme einer ulzerierenden Stelle im Magen-Darmkanal äußerst wahrscheinlich, wenn auch zunächst über Sitz und Art dadurch noch gar nichts ausgesagt wird. Vor allem hat sich der Nachweis okkulten Blutes zum Erkennen von Ulcus ventriculi et duodeni bewährt und ferner zum Erkennen ulzerierender Neoplasmen. Beim gewöhnlichen Ulkus findet man nicht zu jeder Zeit Blut; um so charakteristischer ist das periodische Auftreten und Wiederverschwinden; die Einzelperioden können Tage oder Wochen dauern. (Vgl. Abschnitte Ulcus duodeni, Ulcus jejuni und andere Darmgeschwüre.) Bei ulzerierenden Neoplasmen aber entdeckt man in jeder oder fast in jeder Stuhlprobe Blut.

Wir stimmen R. Baumstark zu, wenn er davor warnt, die Tragweite positiven Blutnachweises für die Diagnose Ulkus zu überschätzen; gewiß ist solcher Nachweis nur ein Baustein in der Diagnose, und es kommt darauf an, wie man ihn verwendet. Man darf auch nicht übersehen, daß in den letzten Jahren, nachdem der Blutnachweis zur bequemen Methode geworden, allzu bereitwillig auf den einmaligen Blutbefund hin — ähnlich wie früher auf „Magenkrampf" hin — die Diagnose Magen- oder Duodenalulkus gestellt worden ist. Aber solche Irrwege und Übertreibungen ändern doch nichts daran, daß in der Hand des Besonnenen die planmäßige Untersuchung des Kots auf okkultes Blut zu einem der wertvollsten Hilfsmittel für das Erkennen geschwüriger Prozesse benigner und maligner Art geworden ist.

6. Nukleoproteid und Eiweißkörper.

Wie oben bereits wiederholt hervorgehoben, tritt in den meisten Fällen von Katarrhen und bei allen geschwürigen Prozessen neben Schleim und Eiter seröse Flüssigkeit aus der Darmwand in das Lumen, oft in sehr erheblichen Mengen. Bei leichten Reizungen kann sich das pathologische Verhältnis der Darmwand in dieser Exsudation oder Transsudation erschöpfen (Abführmittel, nervöse Diarrhöen). Die eiweißhaltige Flüssigkeit fällt meist rasch der Zersetzung durch die Darmbakterien anheim, und die dadurch bedingte Reizung ist eine maßgebende Ursache erhöhter Peristaltik und Durchfalles. Flüssige Stühle reagieren wegen der Anwesenheit dieser serösen Flüssigkeit meist alkalisch, sie stinken und faulen bei der Brütschrankprobe (s. S. 134). Ja, man kann aus diesen Zeichen, wenn Schleim, Eiter und Blut fehlen, direkt auf die Anwesenheit von Serum schließen. Ein weiteres Merkmal gibt die Untersuchung auf gelöstes Eiweiß, da gelöstes Eiweiß aus der Nahrung selbst bei heftigen Diarrhöen nur ganz ausnahmsweise bis in die Fäzes gelangt (s. S. 56, 129). Diese Untersuchung ist dadurch sehr erschwert, daß schon unter normalen Verhältnissen und in pathologischen Stühlen oft in erheblich vermehrter Menge ein gelöster Eiweißkörper in den Fäzes vorhanden ist, das Nukleoproteid der Darmschleimhaut, welches durch vorsichtige Fällung mit Essigsäure vor Anstellung der Eiweißproben ausgefällt werden muß. Als praktisch brauchbar haben sich zum Nachweis gelöster Eiweißkörper die Proben von Simon (mit Modifikationen von Ury und Schlößmann) und das Verfahren von Tsuchiya bewährt (S. 129). Letzteres ist aber für die Praxis zu kompliziert.

Für die Simon'sche Probe werden die Fäzes mit Wasser übergossen, längere Zeit stehen gelassen, dekantiert und filtriert. Das trübe Filtrat wird durch ein doppeltes Faltenfilter, das mit wenig (gereinigtem) Kieselgur beschickt ist, filtriert, wodurch das Wasser klar wird. Jetzt werden durch vorsichtigen, tropfenweisen Zusatz von 30%iger Essigsäure das Nukleoproteid und verwandte Körper ausgefällt und von dem Niederschlag abfiltriert. Im Filtrat, das auf erneuten Zusatz eines Tropfens verdünnter Essigsäure klar bleiben muß, werden die Eiweißkörper durch Zusatz verdünnter Ferrozyankaliumlösung nachgewiesen. Entsteht beim Essigsäure-Zusatz nur eine (durch das Filter gehende) feine Trübung, so kann man sie durch weiteren Zusatz von Essigsäure wieder in Lösung bringen, oder wiederum durch ein kleines mit Kieselgur beschicktes Filter abfiltrieren. Ein Ferrozyankaliumniederschlag kann im ersteren Falle natürlich nur dann als Eiweiß gelten, wenn er deutlich stärker ist, als die erste Essigsäure-Trübung.

7. Probediätstuhl und Krankheitssitz.

Tiefsitzende Dickdarmkatarrhe (von Colon descendens abwärts) haben auf die Beschaffenheit der eigentlichen Fäzes, selbst auf ihre Konsistenz, keinen oder nur unbedeutenden Einfluß. Die Entzündungsprodukte werden neben den eigentlichen Fäkalmassen entleert. Hochsitzende Dickdarmkatarrhe verändern in der Regel die Konsistenz der Stühle, bewirken aber nicht den Abgang unverdauter Nahrungsreste (bei Probediät).

Finden sich in dünnen (flüssigen) Stühlen unverdaute Nahrungsreste (aus der Probediät) neben den Anzeichen von Katarrh (Schleim, Serum), so handelt es sich um einen bis in den Dünndarm hinaufreichenden Reizzustand und zwar kann man im allgemeinen den Sitz um so höher annehmen, je reichlicher und je weniger verändert die Nahrungsreste erscheinen und je schneller nach der Aufnahme sie wieder entleert werden. Manchmal ist dann auch das Bilirubin nicht in Hydrobilirubin umgewandelt (Grünfärbung bei der Sublimatprobe). Etwaiger Katarrh kann in diesem Falle sowohl Ursache wie Folge der Sekretionsstörungen sein. Die Annahme des letzteren Verhältnisses ist berechtigt, wenn auch beim Schwinden der entzündlichen Erscheinungen (Schleim, Eiter, der Durchfälle) während der spontanen Pausen oder

durch Behandlung der Abgang von Nahrungsresten aus Probekost fortdauert,
oder wenn er dem Eintritt der Durchfälle vorausging. Wir sprechen absichtlich von Dünndarm-Reizzuständen und nicht von Entzündung. Denn eine
vom Dickdarm auf den Dünndarm übertragene Erregung kann sich hier in
stark beschleunigter Peristaltik auswirken, und wir haben bei Kolitis kaum
eine sichere Handhabe, neben ihr echte Enteritis zu diagnostizieren oder auszuschließen.

H. Mikroorganismen.

a) **Bakterienmenge.** Wie J. Strasburger mittels seiner Wägungsmethode
nachwies, besteht der Kot zu sehr großem Teile aus Bakterienleibern. Von den
Mikroben haben sich die weitaus meisten gegenseitig umgebracht oder durch

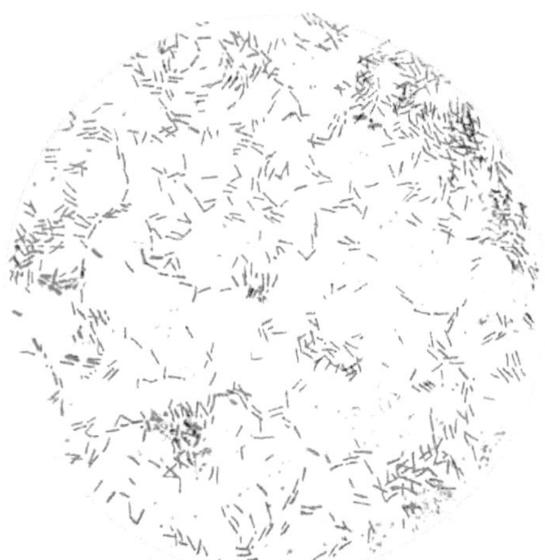

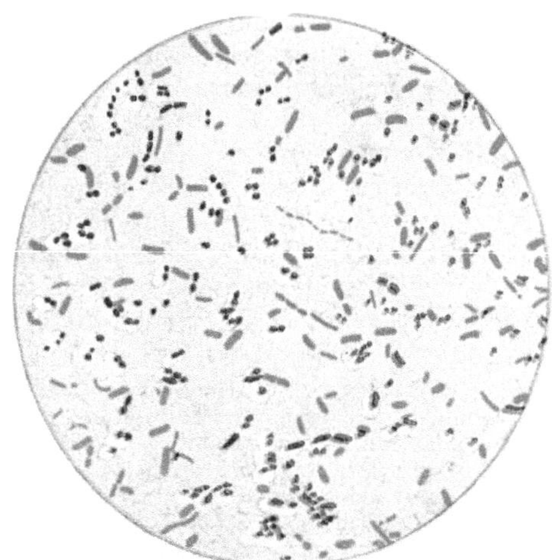

Fig. 72. Normaler Frauenmilchstuhl
(Weigert - Escherich - Färbung).
Nach Schmidt- Strasburger.
(Vergr. 1000).

Fig. 73. Normaler Kuhmilchstuhl (Weigert-
Escherich - Färbung).
Nach Schmidt - Strasburger.

ihre eigenen Stoffwechselprodukte vergiftet, so daß nur $^1/_5$ bis $^1/_{10}$ der Kotbakterien noch leben und keimfähig sind; in wassereichen Stühlen ist der Prozentsatz höher als in wasserarmen. Unter Berücksichtigung der Ehrenpfortschen
Korrektur darf man annehmen, daß bei milder Diät (Probekost) $^1/_4$ bis $^1/_3$ der
Trockensubstanz des frischen Kotes aus Bakterienleibern besteht, also etwa
4,5 bis 5,3 g täglich. Bei vielen Darmstörungen (Durchfälle, Gärungen, abnorme
Fäulnis) wächst die Bakterienmenge unter gleicher Kost um das mehrfache
(bis auf 14, ja bis auf 20 g am Tage), bei chronischer Stuhlträgheit ist sie vermindert. Bei ausschließlichem Gebrauch von saurer Milch oder Ya-Urt fand
Wejnert die Kotbakterien auf die Hälfte und weniger vermindert; auch bei
Gallenabschluß soll dies der Fall sein; diese Angaben bedürfen aber doch wohl
der Nachprüfung. Abführmittel, unter anderem auch Kalomel, lassen die Menge
der Kotbakterien ansteigen (S. 220, 233); J. Strasburger führt dies auf reichlichere Anwesenheit fäulnisfähigen Materials zurück (Darmsekret). Die Wägungsmethode setzt natürlich umständliche Laboratoriumsarbeit voraus; diagnostische
Anhaltspunkte zeitigte sie noch nicht. Auch sind prognostische und therapeutische Schlußfolgerungen kaum erlaubt. Praktisch genommen, kommt es
mehr auf die Art als auf die Menge der Bakterien an.

Über „bakteriophage Mikroben“ des Dickdarms vgl. F. d'Herelle.

b) Die **mikroskopische Untersuchung** kann gewisse, aber doch nur beschränkte Aufschlüsse geben; denn nur wenige Mikroben lassen sich nach geeigneter Färbung unter dem Mikroskop identifizieren: dies ist z. B. bei Cholera
der Fall. Aber einige brauchbare Anhaltspunkte erhält man doch.

Der frische Kot wird mit destilliertem und dann mit 0,7% Kochsalz versetztem
Wasser innig verrieben; die wässerige Aufschwemmung wird zentrifugiert, die abgehobene
trübe Flüssigkeit mit dem doppelten Volumen Alkohol vermischt und nochmals zentrifugiert.
Der Bodensatz besteht fast nur aus Mikroben (J. Strasburger). Er dient dann zum Anfertigen gefärbter Präparate. So lassen sich vor allem Tuberkelbazillen mittels der
üblichen Methoden nachweisen; doch ist das Erkennen nicht ganz leicht, da auch andere
säurefeste Stäbchen und namentlich Sporen im Kote vorkommen, unter Umständen auch
Smegmabazillen. Sicherer ist der mikroskopische Nachweis von Tuberkelbazillen in heraus-
gefischten Schleimflöckchen, Eiterklümpchen und Gewebsbröckelchen. Genaueres über
Tuberkelbazillennachweis im Stuhl bei Ch. Schöne und H. Weißenfels.

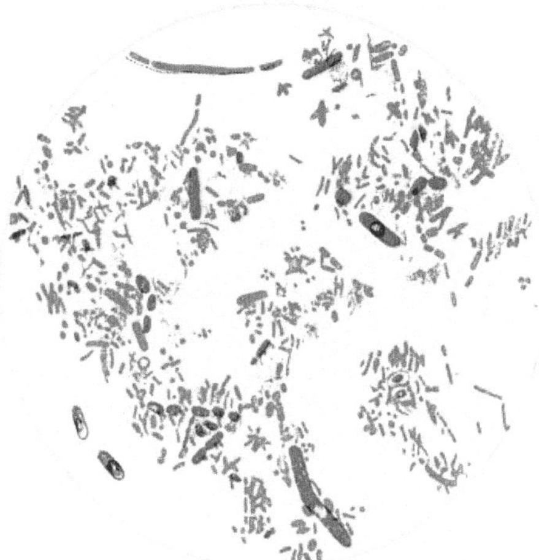

Fig. 74. Normaler Kot vom Erwachsenen,
vorwiegende Kohlenhydratkost. (Weigert-
Escherich-Färbung). Nach Schmidt-
Strasburger.

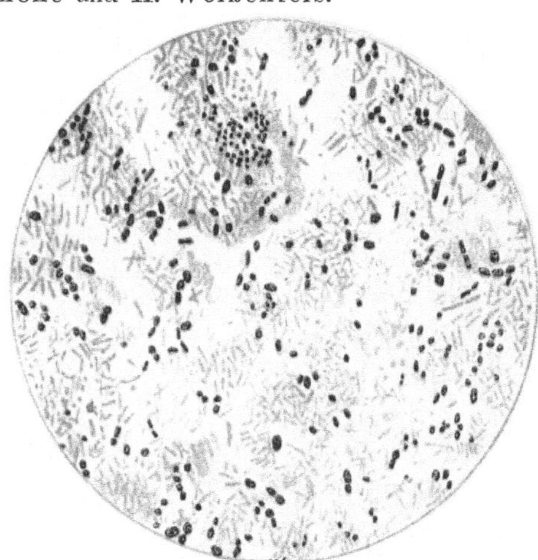

Fig. 75. Normaler Kot vom Erwachsenen,
vorwiegende Fleischkost. (Weigert-
Escherich-Färbung). Nach Schmidt-
Strasburger.

Für Übersichtspräparate empfiehlt Ad. Schmidt 1. die Gramfärbung
mit nachfolgender Fuchsinkontrastfärbung (Weigert-Escherichsche Methode) und 2. die Jodfärbung.

Die Weigert-Escherich-Färbung hat besonders interessante Ergebnisse
bei den Säuglingsfäzes geliefert. Im Muttermilchstuhl findet man damit ganz
vorherrschend blau gefärbte Stäbchen (den streng anaeroben Bacillus bifidus
Tissies und den Bacillus acidophilus Moro) und dazwischen nur vereinzelte
rote Formen (Bacterium coli commune und Bacillus lactis aerogenes) (Fig. 72);
im Kuhmilchstuhl dagegen vorwiegend die letztgenannten Arten und daneben
in zurücktretender Menge verschiedene grampositive Kokken und vereinzelte
Exemplare von Bacillus bifidus (Fig. 73). Bei Erwachsenen ähnelt das Grundbild
dem Kuhmilchstuhle der Kinder, insofern die rotgefärbten Kolibazillen stets
die Hauptmenge der Fäzesmikroben ausmachen; aber es zeigen sich Unterschiede
je nach der Art der Nahrung. Bei vorwiegender Milch- und Kohlenhydrat-
ernährung (Fig. 74) sieht man zwischen den zum Teil nicht mehr gut färbbaren
(abgestorbenen) Kolibazillen dickere blau gefärbte Stäbchen, teilweise mit
rot gefärbten Sporen im Inneren (Bacillus subtilis; Clostridium butyricum)
und nur wenige grampositive Kokken; bei vorwiegender Fleischkost treten
dagegen die Kokken, deren Größe und Anordnung wechselt, neben den Kolibazillen stark in den Vordergrund (Fig. 75).

Bei hinreichender Übung erkennt man im gefärbten Präparat Hefe, Sarzine, die langen Bakterien von J. Boas und B. Oppler (grampositiv, nach M. Hohenadel wahrscheinlich identisch mit Bacillus lactis communis = Bazillus lactis acidophilus = Bacillus bulgaricus), Leptothrixfäden, Klostridien, Streptokokken und Staphylokokken in charakteristischer Anordnung. Teilweise sind diese Arten schon in ungefärbten Präparaten erkennbar. Im ganzen gibt die Weigert-Escherich'sche Färbung für die Untersuchung des Kots bei Erwachsenen wenig brauchbare Aufschlüsse.

Die Färbung mit Lugol'scher Jodlösung erwies sich fruchtbarer (Fig. 76). Die mit Jod sich färbenden Mikroben zeigen verschiedene Formen: lange dünne Stäbchen, kürzere sehr plumpe Stäbe, große ovale Körper von der Größe und Form der Hefezellen (Hefezellen färben sich mit Jod stets gelbbraun), große

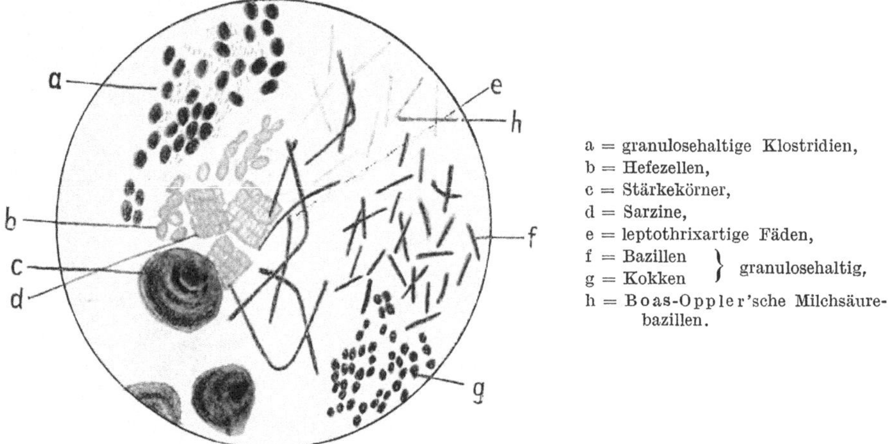

Fig. 76. Kombination verschiedener abnormer Fäzesbakterien (Jodfärbung).

spindel- und zitronenförmige Körper, welche mit kleinen Stärkekörnern verwechselt werden können, dünne leptothrixartige Fäden, Kokken. Die dicken Stäbchen und die Spindelgebilde zeigen manchmal die Pole ungefärbt oder helle Querstreifen, so daß sie sporenhaltig erscheinen. Es sind die von H. Nothnagel als Clostridium butyricum Prazmovski angesehenen, von Kemp als Granulobacillus butyricus Grasberger erkannten anaeroben Mikroben, welche Kohlenhydrate unter Buttersäuerbildung zersetzen. Auch die hefeartigen Gebilde gehören vermutlich dazu. Die leptothrixartigen Fadenbazillen und die Kokken sind noch nicht genau identifiziert. Manchmal ist die Färbung gerade dieser Gebilde mit Jod eine mehr violette. Die sich mit Jod färbende Leibessubstanz aller genannten Mikroben ist ein der Stärke nahestehendes Kohlenhydrat, das Granulose benannt wird. Granulosehaltige Bazillen treten nur bei stärkehaltiger Nahrung auf, bei isolierter Fleischfettdiät verschwinden sie stets innerhalb kurzer Zeit aus dem Stuhle.

Im normalen Probediätstuhl fehlen granulosehaltige Bazillen. Wo sie auftreten, kann man sie als ein wertvolles Zeichen mangelhafter Kohlenhydratausnutzung ansehen, welches den Befund von Stärkeresten bei der mikroskopischen Untersuchung oder beim positiven Ausfall der Gärungsprobe ergänzt.

Es sei aber ausdrücklich hervorgehoben, daß man aus Gegenwart granulosehaltiger, mit iogener Substanz beladener Mikroben (S. 32), insbesondere Granulobacillus butyricus, nur dann auf **pathologisches Verhalten** der bakteriellen Zersetzungsvorgänge schließen darf, wenn man eine so einfache Kost wie die Probediät gibt, d. h. eine Kost, aus welcher fast alles Kohlenhydrat schon beim Übertritt des Chymus in das Zökum resorbiert sein soll. Wenn sich dagegen in der Nahrung Bestandteile finden, die wegen ungenügender Vorbereitung größere Mengen Amylum in den Dickdarm verschleppen (S. 30, 46), so wird man Granulosebazillen niemals vermissen. Sie finden dann geeigneten Nährboden und bilden alsbald einen wesentlichen Bestandteil der Darmflora. Dies ist durchaus nicht als krankhaft zu betrachten.

c) **Kulturverfahren.** Wie man sieht, sind die aus mikroskopischer Stuhluntersuchung zu gewinnenden Aufschlüsse über die Darmflora gering. Genaueren Aufschluß über die Art der Bakterien bringt nur das Kulturverfahren. Gewisse große Gruppen lassen sich unterscheiden, die sich antagonistisch verhalten: aerobe gegenüber den anaeroben Organismen, Säurebildner gegenüber den Fäulniserregern. Meist trifft das Überwiegen von anaeroben und säurebildenden Mikroben zusammen und dann wirkt dies den peptonisierenden und peptidisierenden Fäulnisbakterien entgegen. Andererseits gehört aber auch der Granulobakter butyricus zu den streng-anaeroben Bazillen. Man hat jetzt erkannt, daß etwa 50 % der im Dickdarm vorhandenen Keime anaeroben Bakterien zugehören, und es ist keine Frage, daß das weitere Studium derselben uns über die normale Darmflora und ihre Abgrenzung gegenüber dem pathologischen noch wichtige Aufschlüsse verspricht. Ob aber gerade aus der bakteriologischen Stuhluntersuchung viel zu entnehmen sein wird, steht dahin; der Kot enthält im wesentlichen nur die Leichen und Trümmer der Darmflora, die im proximalen Kolon das Aufschließen und Verarbeiten der Nahrungsreste symbiotisch unterstützt (S. 29 ff.), andererseits aber auch eine bedrohliche Giftquelle darstellt (S. 58).

Wir dürfen uns nicht verhehlen, daß die ungeheure Arbeit, welche auf Erforschen der Kotflora verwendet wurde, bisher nur insofern diagnostisch und weiterhin therapeutisch fruchtbar wurde, als sie uns den Nachweis **pathogener** Keime ermöglichte. Hierhin gehören vor allem die Mikroben der Typhus-, der Cholera-, der Dysenteriegruppen; in selteneren Fällen auch das Auftreten von Pneumokokken-, Pyozyaneus-, Rotz-, Pest-, Tuberkulose-, Syphilismikroben, Milzbrand (W. Rochs, M. Rothschild) und andere Spirochäten, Aktinomyzes (F. König). Das diagnostisch wichtige findet sich bei den einzelnen Krankheiten besprochen, ohne daß wir aber auf die bakteriologische Methodik eingehen können.

Über zwangsweises Ansiedeln von Bakterien im Darm zu therapeutischen Zwecken S. 208 und a. O.

d) **Protozoen** müssen im frischen, körperwarm gehaltenen Stuhl aufgesucht werden (S. 122). Nur wenige haben für die menschliche Pathologie größere Bedeutung. Es sei verwiesen auf das groß angelegte Werk: M. Hartmann und C. Schilling, Die pathologischen Protozoen und die durch sie verursachten Erkrankungen. Berlin 1917 (J. Springer).

Cercomonas hominis, ein 0,01 mm langes birnförmiges Flagellat mit einer Geißel; sehr selten, anscheinend ohne pathologische Bedeutung (Fig. 77).

Trichomonas intestinalis, ein Flagellat von 0,012 mm Länge mit drei Geißeln, siedelt sich gelegentlich bei Darmkranken im alkalischen Inhalt des Dünndarms an (Fig. 78), hier und da auch im Magen bei Anazidität. Er hält sich besonders gut in den Schlupfwinkeln eines zerfallenden Karzinoms und erscheint bei Durchfällen, auch nach Abführmitteln, im Kot. Ohne selbständige pathologische Bedeutung kann Trichomonas wegen seiner besonderen Vorliebe sich in den Buchten neoplasmatischer Geschwüre anzusiedeln einen diagnostischen Hinweis abgeben.

Coccidien spielen bei manchen Tieren eine äußerst wichtige Rolle als Erreger verheerender Krankheiten des Darms und der Leber (Coccidiosis der Kaninchen, rote

Ruhr der Rinder, Coccidien-Enteritis bei Geflügel). Nach H. Quincke sollen sie auch beim Menschen Enteritis bedingen können. W. Kolle und H. Hetsch rechnen ihr Vorkommen beim Menschen zu den größten Seltenheiten. Sie siedeln sich in den Epithelzellen des Darms an und werden nach der Leber verschleppt (Fig. 79).

Balantidium coli (Fig. 80), ein 60—100 μ langes, 50—70 μ breites, überall mit rasch flimmernden Wimpern besetztes Infusorium, welches After- und Mundeinstülpung besitzt, mit bohnenförmigem Kern und gewöhnlich zwei kontraktilen Vakuolen. Frisch entleert ist es, wie die Flagellaten, sehr beweglich, stirbt aber bald ab. Es lebt im Dickdarm und macht schwere Diarrhöen mit Abgängen von Blut und Eiter, manchmal auch Geschwüre (dysenterieartig). In Rußland ist es öfter (O. Woit, N. Dehio und seine Schüler, K. Solowjew, W. Robin), in Deutschland früher nur selten (J. Strasburger,

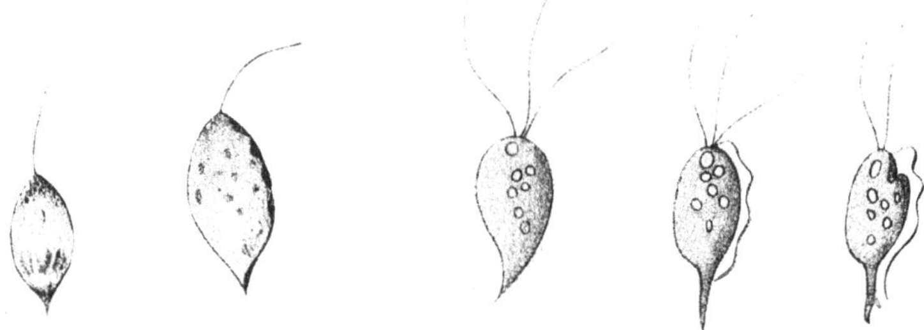

Fig. 77. Cercomonas.   Fig. 78. Trichomonas.

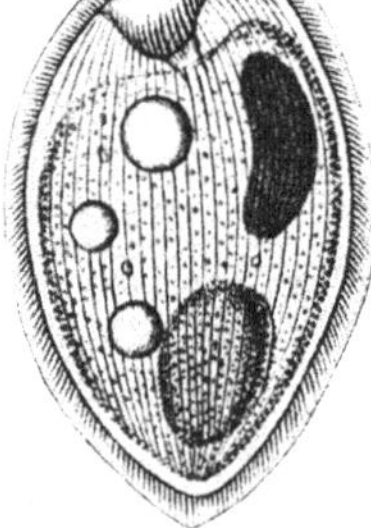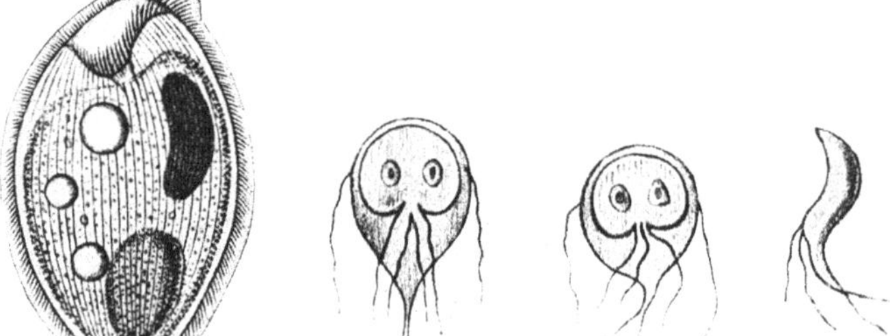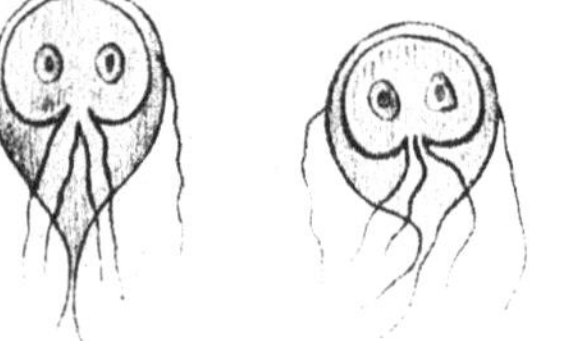

Fig. 79. Coccidium   Fig. 80. Balantidium   Fig. 81. Megastoma entericum.
      hominis.   coli.
    Nach Riek.   Nach Leuckart.

M. Askanazy), neuerdings etwas häufiger angetroffen worden. Über das Krankheitsbild s. S. 566.

Lamblia intestinalis nach Kolle-Hetsch ein Flagellat von 0,01—0,02 mm Länge, mit vier Paaren von Geißeln mit hantelförmigem Kern. Er saugt sich an den Epithelzellen des Dünndarms fest. Nach der Kopulation entstehen Zysten, die in den Dickdarm und Kot übertreten. Man hielt die Lamblien früher für harmlose Schmarotzer; doch wurden auch enteritische Zustände darauf bezogen (Bilaud), und es mehren sich letzter Zeit Angaben, wonach sie sogar dysenterieartige Kolitis mit Geschwüren verursachen können (A. Luger, hier ausführliche Literatur, H. L. Watson-Wemyß). Mehrfach traf man in ihrer Begleitung Spirochäten (S. v. Prowazek und H. Werner, A. Luger). Synonyma für Lamblien sind: Megastoma entericum und Dimorphus muris. Sicher gibt es in der Gattung Lamblia verschiedene Arten. (Fig. 81.)

Die **Entamoeba histolytica Schaudinn** ist als Erreger der tropischen, gelegentlich auch in Mitteleuropa, öfters schon in Südost-Europa vorkommenden Amöben-Dysenterie das weitaus wichtigste unter den Protozoen des Darms. In Ruhestellung bildet die Amöbe eine Kugel von 20—30 μ Durchmesser mit einem 5—6 μ großen Kern. Im Inneren enthält sie feinkörniges Material (gefressene Bakterien, Blutzellen, Pflanzendetritus). Bei Blutwärme im hängenden Tropfen

betrachtet, zeigt sie lebhafte Bewegungen und Formänderungen. Im Dickdarm-
epithel sich festsetzend, bringt sie zunächst einfache Entzündung von katarrha-
lisch-hämorrhagischem Charakter, weiterhin tiefgreifende Geschwüre, denen
sich sehr häufig durch Verschleppung der Amöben auf dem Pfortaderwege
amöbenhaltige Leberabszesse anschließen (Fig. 82). Zur Differentialdiagnose
der Amöben vgl. P. Mühlens, Über
Amöbendysenterie, S. 563.

Die **Entamoeba coli Loesch** ist der
Amoeba histolytica sehr ähnlich; der Kern
ist durch deutliche Kernmembran schärfer
als bei dieser, gegen das Protoplasma abgegrenzt. Sehr leicht erkennbar sind die
enzystierten Amöben, die viel größer als

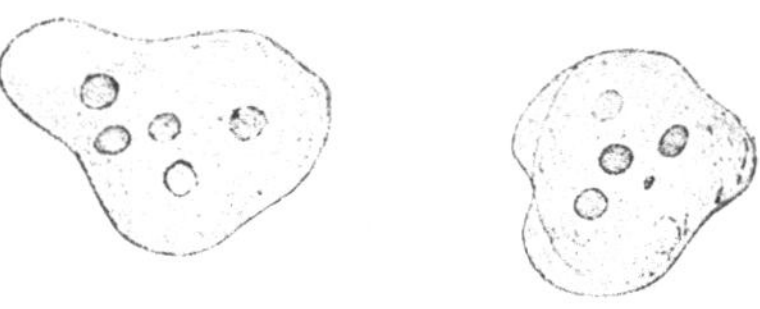

Fig. 82.   Entamoeba histolytica.

die der Dysenterieamöben sind und im Inneren 16 Kerne tragen. Die Amoeba
coli ist ein verbreiteter, harmloser Schmarotzer und soll nach Schaudinn
in Ostpreußen bei 50%, in Berlin bei 20% der Untersuchten gefunden
worden sein.

Zum Auffinden der Amöben empfehlen Kolle-Hetsch die Untersuchung
von Schleim und Eiterflocken aus frisch entleerten Fäzes im hängenden Tropfen,
am besten auf heizbarem Objekttisch (37°). Die Unterscheidung der beiden
Amöbenformen setzt Übung voraus. Vorheriges Verabfolgen von Rizinusöl
ist zweckmäßig, da es den Stuhl mit Amöben anreichert.

J. Eingeweidewürmer (Enthelminthen).

Zur Diagnose der Enthelminthiasis darf man sich niemals auf Angaben
über „Wurmbeschwerden", aber auch nicht auf Angaben über ausgetretene,
oder dem Kot beigemischte Würmer verlassen. Es werden die verschiedensten
Dinge für Würmer gehalten, unter anderem Pflanzenfasern, zufällig verschluckte
Fäden, wasserarme Schleimfetzen und -bänder. Der Arzt muß entweder die
Würmer oder Wurmstücke selbst zu Gesicht bekommen oder ihre charakteristischen Eier. Angesichts der ungeheuer großen Eiablage genügt oft sorgsame
Untersuchung eines einzigen Stuhls, vorausgesetzt freilich, daß geschlechtsreife
weibliche Tiere im Darm sind. Dies ist nicht immer der Fall, z. B. bei Askariden;
ebenso können von Bandwürmern die geschlechtsreifen Glieder abgerissen,
abgestorben und entleert sein, und dann dauert es wieder 2—3 Wochen, bis
neue geschlechtsreife Glieder sich herangebildet haben. Jedenfalls verlasse
man sich nie auf eine einzelne negativ ausfallende Untersuchung. Um mit
größerer Sicherheit Eier und womöglich auch Würmer oder Wurmteile in den
Stuhl zu befördern, ist das Verabfolgen eines stärkeren Abführmittels vor der
Untersuchung empfehlenswert, z. B. Sennainfus, Bitterwasser oder Rizinusöl.
W. Telemann empfiehlt, ein erbsengroßes Stück Kot mit Äther und Salzsäure
zu gleichen Teilen zu schütteln, bis es zerfallen ist, dann durch ein Haarsieb
zu seihen und das Filtrat zu zentrifugieren; im Niederschlag haben sich die
Eier angereichert. Man sollte immer Teile aus dem innern und von der Außenfläche geformten Kotes untersuchen. Man entnimmt gewöhnlich Kot von
fünf verschiedenen Stellen. Das Telemann'sche Verfahren wurde von L. Quadflieg und F. Wolff beanstandet, weil in dem Äther-Salzsäuregemisch manche
Eischalen zugrunde gehen. Mit F. Wolff halten wir das Verfahren von S. Yaoita
für schonender und zuverlässiger: statt mit Salzsäure und Äther werden
erbsengroße Kotstücke mit einer Mischung von 25%iger Antiforminlösung
(1 T. Antiformin + 3 T. Wasser) und Äther zu gleichen Teilen durchgeschüttelt.

Dabei löst sich der Kot unter starker Gasbildung auf. Filtrieren durch ein Haarsieb; kurzes Zentrifugieren des Filtrats. Im Sediment findet man außer Rohfaserresten, Epithelien, elastischen Fasern, Bindegewebs- und Muskelresten die Parasiteneier. Oxyureneier findet man am sichersten, wenn man morgens vor der Stuhlentleerung mit einem kleinen Glasspatel die Mastdarmwand dicht oberhalb des Sphinkters abstreift und die Abstrichmasse in physiologischer Kochsalzlösung sofort untersucht. Die meisten Wurmeier lassen sich schon bei 70—80facher Vergrößerung im mikroskopischen Präparat entdecken und werden dann bei 200—300facher Vergrößerung zwecks Identifizierung genauer betrachtet.

Nachweis von Hypereosinophilie des Blutes und von Charkot-Leyden'schen Kristallen im Kot (S. 141) dürfen den Verdacht auf Enthelminthen wachrufen, beweisen aber ihre Gegenwart nicht. Nach E. Manoiloff gibt die Untersuchung des Blutserums Wurmkranker mit Wurmantigen (Abderhalden's Ninhydrinmethode) sicheren Aufschluß über Gegenwart oder Abwesenheit von Taenia solium und Ascaris lumbricoides. Bei manchen Formen von Enthelminthiasis wird der Verdacht auf Würmer durch Blutgehalt des Kotes und namentlich durch fortschreitende Anämie wachgerufen (Anchylostomum duodenale, Botriocephalus latus), bei anderen Formen durch den Nachweis von Zystizerken (Taenia solium).

Zur Diagnostik der Darmparasiten und ihrer Eier sei auf das treffliche Bildwerk von H. O. Neumann und M. Mayer verwiesen, ferner auf den praktischen Leitfaden von M. Braun und M. Lühe. Es bedarf natürlich stets einiger Übung, um Parasiten und Parasiteneier als solche zu erkennen. R. Stahl und E. Seuffer, vor allem J. Strasburger wiesen neuerdings wieder auf Verwechslungsmöglichkeiten hin. Ohne Übung schützen aber die besten Abbildungen und Beschreibungen nicht vor Irrtümern.

1. Kestoden (Bandwürmer).

Allgemeines. Wir kennen zur Zeit 15 verschiedene Bandwurmarten als Darmschmarotzer des Menschen, nämlich: 1. Bothriocephalus latus, 2. Bothriocephalus cordatus, 3. Diplogonoporus grandis, 4. Dipylidium caninum, 5. Hymenolepis nana, 6. Hymenolepis diminuta, 7. Hymenolepis lanceolata, 8. Davainea madagascariensis, 9. Davainea asiatica, 10. Taenia solium, 11. Taenia hominis, 12. Taenia saginata, 13. Taenia crassicillis, 14. Taenia africana, 15. Taenia confusa. Von diesen spielen bei uns drei, nämlich Botriocephalus latus, Taenia saginata und Taenia solium eine wichtige Rolle.

Sie bestehen aus einem kleinen Kopf mit Haftapparaten (Saugnäpfen), einem kurzen Halsteil und einer langen Kette von Gliedern (Proglottiden), welche durch Sprossung entstehen. Die älteren Glieder sind die am weitesten vom Kopfe gelegenen; sie sind geschlechtsreif (zwitterig) und produzieren massenhaft Eier. Von Zeit zu Zeit werden die reifen Glieder abgestoßen und mit den Fäzes entleert. Wenn die Eier in den Magen eines zum Zwischenwirt geeigneten Tieres gelangen, so entwickeln sich aus ihnen die Embryonen, welche mittels des Blutstromes in die verschiedenen Organe gelangen und dort zur Finne (Zystizerkus) auswachsen. Die Finne gelangt mit den tierischen Organen in den Magen des ursprünglichen Bandwurmwirtes zurück, ihre Hülle wird verdaut, und treibt nun im Darm neue Sprossen.

Taenia saginata sive mediocanellata (Fig. 83), der gegenwärtig häufigste Bandwurm, ist 4—8 m lang. Der Kopf ist 2—2½ mm breit, hat vier Saugnäpfe, aber keinen Hakenkranz. Hals nur wenige Millimeter lang. Die Proglottiden haben eine seitenständige Geschlechtsöffnung und einen in 17 bis 30 feine Seitenäste auslaufenden Uterus. Sie gehen einzeln auch ohne Stuhlgang durch den Anus ab, wobei sie zuckende Bewegungen ausführen. Die Eier sind rund oder oval, mit radiär gestreifter Schale und sechshakigem Embryo. Die Finne ist klein, unter Erbsengröße. Sie findet sich im Muskelfleisch des Rindes, auch der Ziege (S. 398).

Taenia solium, jetzt dank der strengen Fleischschau sehr selten. 2—3 m lang. Kopf stecknadelkopfgroß mit vier Saugnäpfen und einem Hakenkranz in der Mitte derselben. 1 cm langer schmaler Halsteil. Die Proglottiden haben

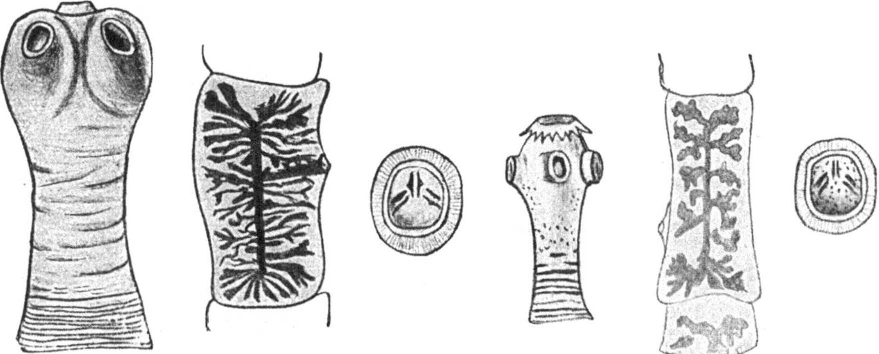

Fig. 83. Taenia mediocanellata.   Fig. 84. Taenia solium.

Hier und in den folgenden Abbildungen sind die Eier bei Vergr. 400, die Proglottiden bei Vergr. 2, die Köpfe bei Vergr. 15 gezeichnet.

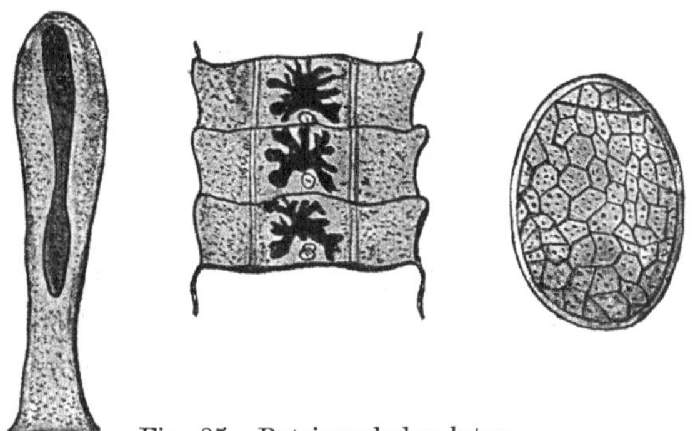

Fig. 85. Botriocephalus latus.

seitenständige Geschlechtsöffnung und einen in wenige (7—10) grobe Seitenäste auslaufenden Uterus (Fig. 84). T. solium zeigt öfters Mißbildungen, z. B. hakenlosen Kopf, abnorme Anordnung der Genitalöffnungen (K. Pichler, G. Wagner). Die Glieder werden meist in größeren Verbänden und nur mit dem Stuhlgang entleert. Eier wie bei der Taenia saginata. Zwischenwirt ist das Schwein und der Mensch, bei dem sie durch Selbstinfektion in den Magen gelangen. Die erbsengroße Finne (Cysticercus cellulosae) findet sich in allen möglichen Organen (unter der Haut, im Auge, im Gehirn, im Bindegewebe der Muskeln usw.).

Botriocephalus latus (Fig. 85) 5—9 m lang. Kopf lanzettförmig mit zwei seitlichen Saugnäpfen. Halsteil fadenförmig. Die Proglottiden, welche selten und dann in größeren Ketten abgehen, sind mehr breit als lang, die Geschlechtsöffnung flächenständig und der Uterus rosettenförmig. Die Eier sind höchst charakteristisch, oval, von einer bräunlichen, einpolig gedeckelten Schale umgeben. Zwischenwirte sind Hecht, Quappe, Barsch, Seeforelle. Der Wurm kommt hauptsächlich an Küsten und bei Anwohnern von Landseen vor. Die Finnen (Embryonen, Plesozerkoid genannt) gehen erst bei gründlichem Durchhitzen auf mehr als 75⁰ zugrunde. Botriocephalus latus kann schwere Anämien verursachen (S. 60, 399).

Sehr selten ist Taenia cucumerina (15—30 cm lang; Eier zu 6—15 Stück in Kokons vereinigt; Vorkommen des Wurms bei Mensch, Hund, Katze; Zwischen-

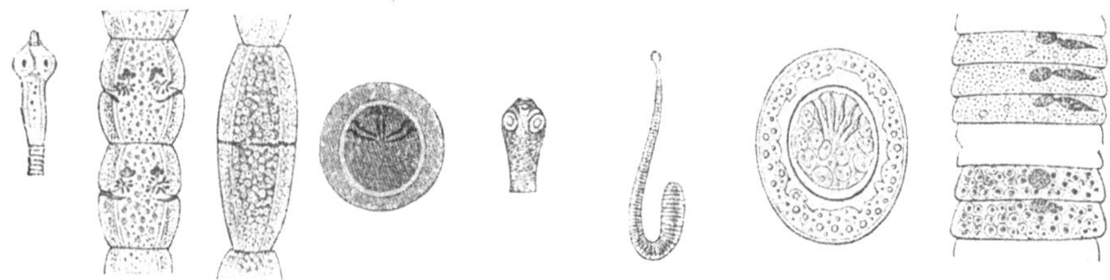

Vergr. 2)   (Vergr. 20)

Fig. 86. Taenia cucumerina.   Fig. 87. Taenia nana.

wirt ist die Hundelaus [Fig. 86]). Etwas häufiger, aber gleichfalls selten ist Taenia nana (15—20 mm lang; rundlich ovale, durchsichtige Eier absetzend; Vorkommen hauptsächlich in den Mittelmeerländern; Zwischenwirt unbekannt [Fig. 87]). Vgl. S. 400.

2. Nematoden (Rundwürmer).

Langgestreckte Würmer, von spindel- oder fadenförmiger Gestalt, ohne Gliederung. Mundöffnung endständig. After am hinteren Ende auf der Bauchseite. Die Geschlechter sind getrennt, die Männchen schlanker und kleiner, mit eingerolltem oder gekrümmtem Ende. Die Geschlechtsöffnung der Männchen ist der After, diejenige der Weibchen liegt weiter vorn an der Bauchseite.

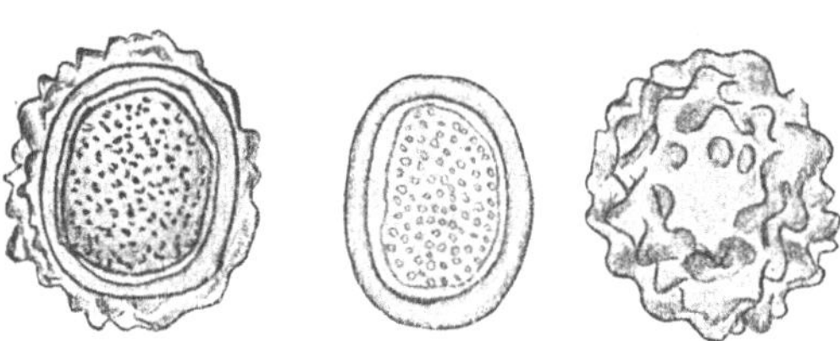

Fig. 88. Eier von Ascaris lumbricoides.

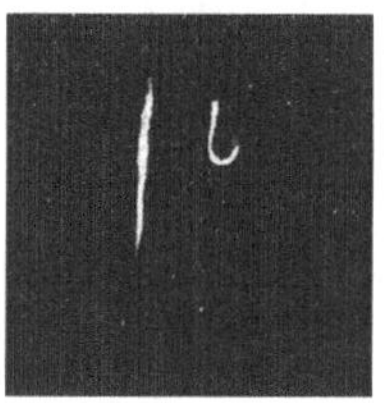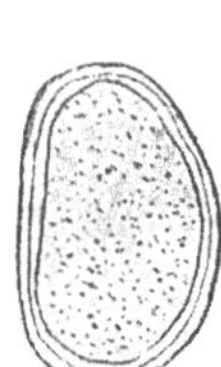

Fig. 89. Oxyuris vermicularis.

Hier und in den folgenden Abbildungen sind die Würmer in natürlicher Größe, die Eier bei Vergr. 400 gezeichnet.

Ascaris lumbricoides (Spulwurm, Fig. 88). Er ist dem Regenwurm ähnlich, das Männchen 15—20, das Weibchen 25—40 cm lang. Sie leben im Dünndarm und können von dort aus gelegentlich in den Gallengang, in den Magen und durch den Ösophagus selbst in Mund und Nase gelangen. Die Eier (0,05—0,07 mm dick) werden massenhaft mit dem Stuhl entleert, in dem sie gleichmäßig verteilt sind. Sie sind oval, von einer durchsichtigen Schale eingeschlossen, die von einem in Buckeln vorspringenden Eiweißbelag umgeben ist. Dieser Belag färbt sich durch den Kotfarbstoff braun, fehlt aber bisweilen. Beim Absterben kommt es vor, daß die Uterinschläuche des Weibchens getrennt vom eigentlichen Körper ausgestoßen werden, was zu Täuschungen Veranlassung geben kann (S. 400).

Oxyuris vermicularis (Madenwurm, Fig. 89). Er ist klein, fadenförmig, das Männchen 3—5, das Weibchen 10—12 mm lang. Er lebt im oberen Dickdarm und wandert von hier zum Anus, um in der Umgebung desselben seine Eier abzusetzen. Dadurch entsteht der charakteristische Juckreiz. Man findet also die Eier nicht im Kot selbst, sondern muß sie von der Haut des Anus abstreifen (S. 156). Sie sind unregelmäßig oval (bohnenförmig) und haben eine dünne Hülle und körnigen Inhalt; oder man erkennt in ihnen schon den Embryo. Es besteht Gefahr der Selbstinfektion (Kratzen am After während des Schlafes). Gelegentlich werden Oxyuren im Processus vermiformis coeci gefunden, ohne daß sie aber Appendizitis bringen müßten (S. 402, 452).

Die Schale der in den Darm gelangenden Eier wird durch den Pankreassaft verdünnt und gelöst, so daß der Embryo ausschlüpfen kann (S. Müller).

Trichocephalus dispar (Peitschenwurm, Fig. 90) 4—5 cm lang. Das Kopfende, mit dem sie in der Schleimhaut haften, ist fadenförmig, das hintere Ende dicker (beim Männchen eingerollt). Sie leben im oberen Dickdarm und

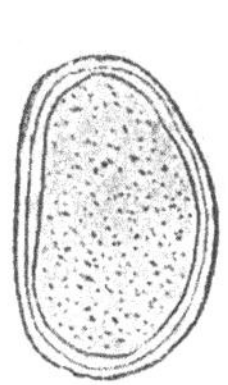 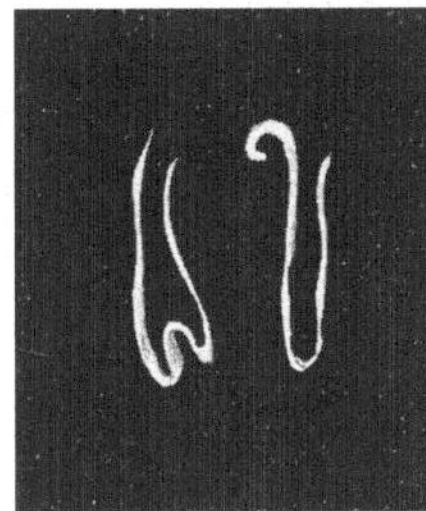

Fig. 90. Trichocephalus dispar.

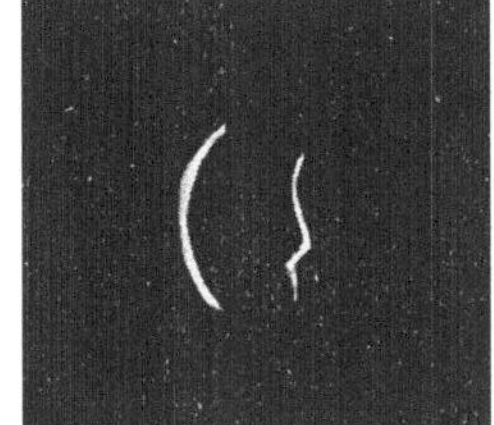 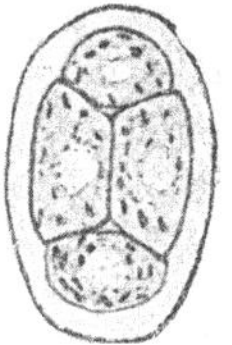

Fig. 91. Anchylostoma duodenale.

Zökum. Bei reichlicher Anwesenheit können sie Blutarmut verursachen (J. A. v. d. Starp u. A.). Die charakteristischen Eier sind gelbbraun, von der Form einer Zitrone, mit knopfförmigen Auftreibungen an den Polen (S. 403).

Anguillula intestinalis kommt in den Tropen vor. Sie ist 1,8—2,2 mm lang und lebt in den obersten Dünndarmabschnitten. Die Eier gleichen denen von Anchylostoma duodenale, enthalten aber den bereits völlig entwickelten Embryo, welcher alsbald die Eihülle durchbricht und in den Fäzes in der Regel schon als freies, sich lebhaft bewegendes kleines Würmchen (0,2 bis 0,3 mm lang) erscheint. Die Anguillula wird besonders zahlreich bei der sogenannten Kochinchinadiarrhöe angetroffen, ohne sie aber zu verursachen (S. 406).

Anchylostoma duodenale (Fig. 91), etwas länger als der Oxyuris (Männchen 10 mm, Weibchen 12—16 mm), saugt sich mit den scharfen Mundhaken in der Schleimhaut des Duodenum und des oberen Dünndarmes fest und bewirkt durch Verwundung der Schleimhaut, durch die entstehenden Blutverluste und durch Giftwirkung schwere Anämien, ja es zerbeißt geradezu das Gewebe. Die Eier sind oval, haben eine harte Schale und zeigen meist mehrere Furchungskugeln. Sie werden massenhaft mit dem Stuhl entleert und entwickeln sich, wenn derselbe in der Wärme gehalten wird, zu Larven. Die Infektion erfolgt durch den Mund oder auch durch die unversehrte Haut. Besonders betroffen sind Ziegeleiarbeiter, Bergleute, Tunnelarbeiter. Mit Anchylostoma identisch, mindestens ihm nahe verwandt ist der Necator americanus (New world hookworm), welcher im Süden der Vereinigten Staaten vorkommt und die gleichen klinischen Erscheinungen macht wie der „Old world hookworm" (S. 405).

Anhangsweise sei hier noch die Trichina spiralis (Fig. 92) erwähnt. Wenn die eingekapselten Trichinen mit dem Muskelfleisch des Schweines in ungenügend gekochtem Zustande in den Magen des Menschen gelangen, so wird die Kapsel verdaut und die frei gewordenen Trichinen (Männchen 1,5, Weibchen 2—4 mm lang) begatten sich im menschlichen Darm. Das Weibchen setzt in der Schleimhaut lebende junge Trichinen ab, welche durch die Lymphgefäße in den Kreislauf gelangen und sich in den Muskelfasern festsetzen, wo sie sich langsam einkapseln. Diese Einwanderung ist mit lebhaften Muskelschmerzen, Fieber und sehr charakteristischem Lidödem, mit Eosinophilie des Blutes und oft mit Diazoreaktion des Harns verbunden. Gastrointestinale Symptome bestehen nur

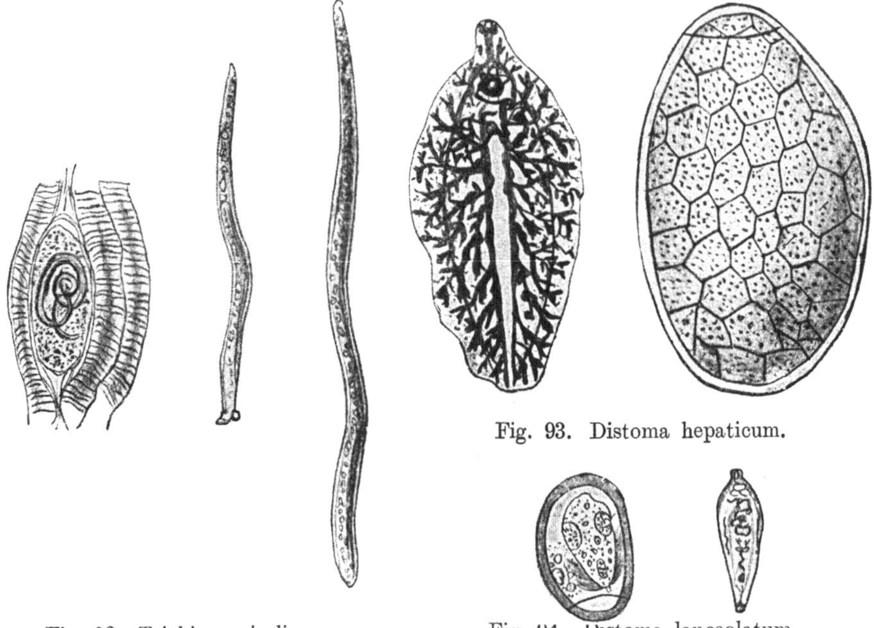

Fig. 93. Distoma hepaticum.

Fig. 92. Trichina spiralis.   Fig. 94. Distoma lanceolatum.

anfangs während des Aufenthaltes der Trichinen im Darm. Gelegentlich fand man in diesem Stadium einzelne Trichinellen im Kote. Bei frühzeitiger Anwendung sind die Trichinen mit Thymolpalmitat (S. 233) abtreibbar (Munk). G. Blank meldet gleiches vom Neosalvarsan.

3. Trematoden (Plattwürmer).

Es sind kurze, platte Gebilde, die mehrere Saugnäpfe und einen afterlosen Darm besitzen. Alle Distomum-Arten nehmen mit Vorliebe ihren Sitz in den extra- und intrahepatischen Gallengängen, wo sie einerseits Verstopfung des Lumens, andererseits auch ulzeröse Entzündung veranlassen können. Sehr viel seltener halten sie sich im Pankreasgang oder im Dünndarm auf. In Betracht kommen für unsere Zonen nur:

Distomum hepaticum (Fig. 93). Dasselbe ist 28—32 mm lang, von blattförmiger Gestalt. Die braunen Eier sind sehr groß, länglich rund (0,8: 0,13 mm), mit Deckel versehen; sie werden mit den Fäzes entleert.

Distomum lanceolatum (Fig. 94) ist kleiner, 9 mm lang, lanzettförmig. Es hat dieselben Lebensgewohnheiten. Auch die Eier sind kleiner, aber ebenfalls oval (0,04: 0,03 mm).

Distomum felineum ist von derselben Größe wie das Distomum lanceolatum. Die Eier ebenfalls oval, zeigen einen scharf abgesetzten Deckel am spitzen Pol. Kommt in Sibirien und in Ostpreußen nicht selten vor, wo es eine nicht geringe nosologische Bedeutung hat (W. Rindfleisch). Zwischenwirt sind Fische.

4. Fliegenlarven (Fig. 95), Milben.

Kommen gelegentlich in den Fäzes der Menschen vor. Sie bewegen sich lebhaft kriechend in den frischen Fäzes herum. Soweit sie nicht aus Eiern stammen, die von Insekten auf den bereits entleerten Kot abgelegt wurden und sich schnell zu Larven entwickelten, wird die Brut hauptsächlich mit Nahrungsmitteln zusammen aufgenommen. Reye beschrieb Milben aus der Familie der Tyroglyphiden, die zweifellos aus Nahrungsmitteln, namentlich getrockneten Früchten stammen (Pseudoparasitismus). Nach H. Westphalen kann die Brut im Darm eine gewisse Entwicklung durchmachen (Endoparasitismus) und auch krankhafte Erscheinungen auslösen. Es muß dahingestellt bleiben, ob nicht auch gelegentlich Larven beim schlafenden Menschen vom Anus aus einwandern (Schlesinger und Weichselbaum, E. Wirsing). Meist dürften wohl die Eier erst nachträglich auf dem Kot abgesetzt sein.

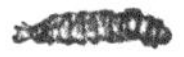

Fig. 95.
Fliegenlarve.
(Natürl. Größe.)

VI. Ergänzende Untersuchungen.

Selbstverständlich gehört zur richtigen Beurteilung einer Darmkrankheit das diagnostische Erfassen aller krankhaften Veränderungen des Gesamtkörpers, da die Verdauungsorgane in Wechselwirkung mit allen anderen Organen und mit allen Vorgängen des Stoffwechsels stehen. Oft werden wir Beschwerden, die zunächst auf den Darm hinweisen, in Krankheiten anderer Organe begründet und dort den richtigen Angriffspunkt für therapeutisches Handeln finden (Herz, Nieren, Nervensystem, Stoffwechsel, Blut, Infektionen und Intoxikationen usw.). Aber auch umgekehrt treten uns Krankheitssymptome gegenüber, die zunächst von anderen Organen oder Organsystemen herzurühren scheinen, deren Quelle aber im Darm liegt (z. B. Herz- und Atemstörungen bei Flatulenz, nervöse Beschwerden, Wurmanämien, toxische Neuritiden u. a.).

A. Magen, Duodenum, Pankreas, Leber.

1. **Magen.** Allem anderen voran sind natürlich die ergänzenden Untersuchungen auf die übrigen Teile des Verdauungsapparates zu richten, von der Mundhöhle angefangen (S. 186), und unter ihnen wiederum am wichtigsten ist die Untersuchung der Magenfunktionen, worauf man nur bei ganz klarer und bei therapeutisch dringlicher Sachlage (vor lebensrettenden Operationen!) verzichten wird. Wir müssen zur richtigen Beurteilung der weitaus meisten chronischen und auch sehr vieler akuter Darmkrankheiten unbedingt wissen, was der Magen als vorbereitendes Organ für die Verdauung der Speisen leisten kann und wirklich leistet. Dazu gehört vor allem die Kenntnis seiner sekretorischen und motorischen Fähigkeiten. Wenn auch der gesunde Darm etwa ausfallende Magenarbeit weitgehend ersetzt (Resorptionsversuche von Noorden's), so hat dies doch gewisse physiologische Grenzen (D. v. Tabora's Versuche über die Resorption sehr großer Eiweißgaben), und beim erkrankten Darm sind die Grenzen voraussichtlich tiefer gerückt. Anderer-

seits, wenn wir trotz mangelhafter Magenarbeit (Achylie, Anazidität, Gastro-Enterostomie, zu kurze Verweildauer der Speisen im Magen, zu lange Verweildauer mit Gärungen usw.) die Verdauungswerkzeuge immer aufs neue so belasten, wie wir es bei gesundem Magen ungestraft tun dürften, so müssen wir damit rechnen, daß der Eintritt des schlecht vorbereiteten Materials in den Darm doch schließlich zu einer Überlastung, zum Auskeimen einer schädlichen Bakterienflora, zu unzweckmäßigen Gärungen und anderen Zersetzungen, zu entzündlichen Reizzuständen usw. führt („gastrogene Darmerkrankungen, M. Einhorn, B. Oppler, R. Schütz, Ad. Schmidt). Wir müssen also erkennen, was wir von etwaigen Darmstörungen als sekundär betrachten und etwaigen primären Magenstörungen in die Schuhe schieben, und wie weit und womit wir den Magen bei diätetischer Behandlung einer Darmkrankheit belasten dürfen. Beides gehört zur Diagnose. Wir kommen dabei durchaus nicht immer mit einmaliger Ausheberung nach Probefrühstück aus.

Leider und zum großen Nachteil für die Kranken beschränkt sich trotz aller Warnungen (F. Riegel und nach ihm zahlreiche andere erfahrene Ärzte) die diagnostische Tätigkeit nicht nur des praktischen Arztes, sondern auch vieler sogenannter „Magenspezialisten" auf das Aushebern nach Probefrühstück mit anschließenden chemischen Proben. Dies gibt aber nur ganz unvollkommenen Einblick in die Leistungsfähigkeit des Magens und lehrt insbesondere nichts über das Höchstmaß, womit wir den Magen belasten dürfen. Das kleine Probefrühstück kann tadellos vertragen werden, bei größerer Mahlzeit aber versagt das Organ; der Lockreiz für Salzsäure fällt beim Probefrühstück vielleicht zu gering aus, bei anderem Material und bei stärkerer Belastung vielleicht völlig genügend. Sehr oft ist das Resultat nach Probefrühstück morgens ein ganz anderes als nach gleicher Mahlzeit am Abend. Wir schätzen den diagnostischen Wert eines vereinzelten Probefrühstücks als Wegweiser sowohl bei Magen- wie bei Darmkranken äußerst gering ein und verlangen auch beim Darmkranken viel umfassendere Untersuchung der Magentätigkeit. Eine wertvolle Ergänzung gibt schon die Röntgenuntersuchung des Magens, die man gelegentlich der Röntgenuntersuchung des Darms ja niemals verabsäumen wird.

Wir stellen hier einige wichtige diagnostische Merkzeichen zusammen, die — aus dem Verhalten des Magens gewonnen — der Beurteilung von Darmkrankheiten zu gute kommen können.

Anazidität als mögliche Ursache für „gastrogene Diarrhöen und Katarrhe" und für Infektionen.

Hyperazidität als häufige Begleiterscheinung chronischer Stuhlträgheit.

Hypermotilität bei Ulcus duodeni und auch bei anderen Reizzuständen in den oberen Darmabschnitten.

Hyperazidität verbunden mit Hypermotilität, bei sonst zutreffenden Verhältnissen, als sehr starker Hinweis auf Ulcus duodeni.

Motorische Insuffizienz mit abnormen Gärungen als mögliche Quelle für darmreizende Zersetzungsprodukte.

Magenblutung, wenn auch meistens auf Magengeschwür hinweisend, kann auch bei Duodenalgeschwür vorkommen, indem in den leeren Magen beim Pressen und bei Brechbewegungen Blut durch den erschlafften Pylorus zurückgeschleudert wird.

Übelkeit, die der Patient selbst immer auf krankhaften Zustand des Magens bezieht, kann bei allen Krankheiten des Darms, des Bauchfells und benachbarter Bauchorgane vorkommen und ist nicht als topodiagnostisches Merkmal zu betrachten. Das Übelkeitsgefühl hängt oft mehr vom Zustand des Nervensystems als von Ort und Sitz der Krankheit ab.

Erbrechen untersteht zumeist den gleichen Bedingungen wie Übelkeit. Es kann reflektorisch von allen Teilen des Magendarmkanals, von allen Teilen des Bauchfells, von schmerzhaften und räumlich beengenden Erkrankungen aller Bauchorgane ausgelöst werden; weiterhin von den verschiedensten Stellen des Nervensystems aus, und häufig beruht es auf toxischer Grundlage. Sehr häufiges und hartnäckiges Erbrechen hat oft gar nichts mit eigentlichen Krankheiten des Magens oder des Darms zu tun (Gehirnkrankheiten, Tabes dorsalis, Urämie, Schwangerschaftstoxikose, Hysterie u. a.). Viele, man darf sogar sagen die meisten Darmkrankheiten verlaufen ohne Erbrechen, wenn nicht ungewöhnliche Übererregbarkeit der den Brechakt beherrschenden Nervenabschnitte vorliegen. Bei akuten, bedrohlichen Darmkrankheiten wie Inkarzeration einer Hernie, Invagination, Appendizitis, perforative Peritonitis ist aber Erbrechen oft das erste stürmische und alarmierende Symptom. Im allgemeinen begleiten Übelkeit und Erbrechen nach Nahrungsaufnahme eine Darmkrankheit um so häufiger und nachhaltiger, je stärker obere Abschnitte des Dünndarms an ihr beteiligt sind, während schwere Erkrankungen des Ileum und Kolon (z. B. Ileotyphus) ganz ohne Erbrechen verlaufen können. Von besonderem Belang ist aber das Erbrechen bei Stenosen und Okklusionen, das um so leichter, häufiger und frühzeitiger eintritt, je höher im Darm die Stenose ihren Sitz hat. Gallengehalt und Anwesenheit von fettspaltendem Ferment (Pankreassteapsin) im Erbrochenen beweist nicht unbedingt, daß die Stenose unterhalb der Papilla Vateri sitzt; es kommt auch bei stenosierenden Erkrankungen des Pylorus und obersten Duodenalabschnittes vor, wenn sich eine Art Ventilverschluß herausgebildet hat, der den Abfluß nach unten, aber nicht den nach oben hemmt. Tiefer sitzende Stenosen — schon von den ersten Jejunalschlingen ab — pflegen allmählich zum **Koterbrechen** überzuleiten, und dies gibt dann ein wertvolles diagnostisches Merkmal ab. Die ersten Erscheinungen desselben sind wiederholte, in kurzen Zwischenräumen aufeinander folgende Brechakte, mit denen ziemlich erhebliche Quantitäten flüssiger, bräunlicher, schließlich deutlich übelriechender Massen entleert werden. Ehe der spezifische Kotgeruch auftritt, kann man schon durch die Sublimatprobe (S. 137) in dem Erbrochenen Hydrobilirubin nachweisen, welches sonst im Magen niemals vorkommt. Koterbrechen kann zu Stande kommen ohne daß die Ileozökalklappe insuffizient wird. Fäulnis entwickelt sich auch im Dünndarminhalt, sobald die regelmäßige Fortbewegung behindert ist. Vor Eintritt von Koterbrechen muß die Verengerung einige Zeit bestanden haben; bei frühem Tod wird deshalb das Miserere manchmal vermißt. Die frühere Annahme, daß zum Zustandekommen des Koterbrechens antiperistaltische Darmbewegungen notwendig seien, ist längst widerlegt. Die normale Peristaltik bewirkt schon, wenn sie den Inhalt gegen ein Hindernis wirft, eine Rückstoßwelle. Sammelt sich infolge der Entzündung der Darmwand oberhalb der Stenose eine große Menge faulender Flüssigkeit an, so kommt es schließlich zum Überlaufen nach oben, und die Bauchpresse befördert die angesammelten Massen hinaus. Nur wenn feste Kotmassen erbrochen werden, eine Erscheinung, welche ganz selten bei Hysterischen und Geisteskranken beobachtet worden ist, glaubt man Antiperistaltik zur Erklärung heranziehen zu müssen. Man übersehe aber nicht die Möglichkeit der Koprophagie! Vgl. „Ileus".

2. **Duodenum, Pankreas, Leber.** Nachdem M. Groß und M. Einhorn unabhängig von einander eine zweckmäßige Duodenalsonde beschrieben, hoffte man aus Untersuchung des Duodenalinhalts reiche diagnostische Ausbeute schöpfen zu können.

Früher war man auf Untersuchung des in den Magen zurückgeschleuderten Inhalts angewiesen. Daß das Zurückschleudern häufig vorkommt, beschrieben W. N. Boldyreff und F. Volhard. Befördert wird der Vorgang bei starker Fettaufnahme, und darauf gründete Volhard seine Methode des „Ölfrühstücks". Man läßt den Patienten morgens nüchtern 100 g Olivenöl oder 100 g dicke Sahne (J. v. Koziczkowski) trinken. Bei hohem Säuregehalt des Magens wird gleichzeitig oder nach 15 Minuten eine Messerspitze Magnesia usta gegeben (Lewinski). Nach 30 Minuten wird ausgehebert. Man erhält eine durch oxydierte Galle grünlich gefärbte Masse. Nachdem mittels Scheidetrichters das Öl von der wässerigen Flüssigkeit abgetrennt ist, wird letztere auf Trypsin und Steapsin untersucht (s. unten). Der positive Ausfall beweist, daß das Pankreas wirksamen Saft absondert; der negative

Ausschlag beweist nichts. Quantitative Abschätzung von Trypsin und Steapsin ist in dem Gemisch auch nicht annähernd möglich. Breitere diagnostische Verwendung erlangte die Methode nicht, und sie ist nach Bekanntwerden des Duodenalsonden-Verfahrens ganz zurückgedrängt worden.

Von den verschiedenen Duodenalsonden empfehlen wir die S. Bondische und noch mehr die O. Davidsche, deren Ende aus einer Gummiolive besteht, die mechanische Reizung und Verletzung der Darmwand am sichersten ausschließt.

Die Technik ist einfach. Nachdem die Sonde etwa 40—50 cm weit verschluckt ist, legt sich der Patient auf die rechte Seite und schluckt oder schiebt den Schlauch zunächst bis zu einer Marke = 60 cm weiter in den Magen. Alsbald entleert sich spontan oder nach dem Trinken oder Einspritzen von etwas Wasser Nüchtern-Magensaft, von mehr oder weniger saurer Reaktion. Beiläufig bemerkt ist dieser Magensaft besonders wertvoll, um über die wahre Aziditätsgröße des Sekrets Aufschluß zu erhalten. Läßt man nun der Sonde genügend Spielraum, so wird sie meist automatisch durch die Peristaltik des Magens zur Pars pylorica befördert und automatisch entsprechend weiter verschluckt. Auch ein langsames willkürliches Nachschlucken ist gestattet, etwa bis zur Marke 65 cm. Falls dies zu schnell geschieht, rollt sich die dünne schmiegsame Sonde im Magen auf und kann nicht in die Magenpforte eintreten. Gewöhnlich dauert es die ersten Male 1—1½ Stunden, bis

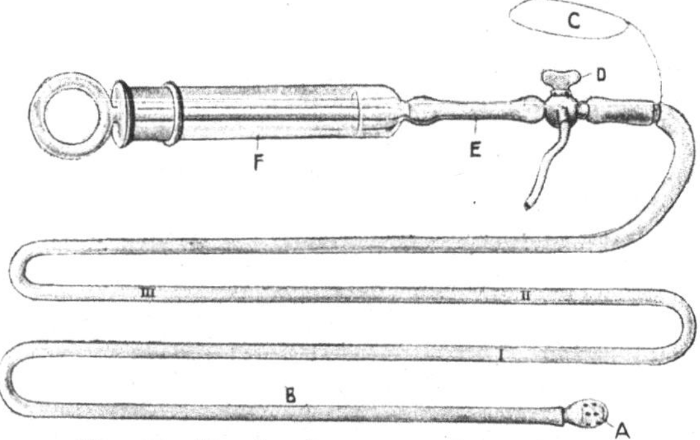

Fig. 96. Duodenalpumpe nach Einhorn.

A = Metallkapsel. B = Schlauch (die Marken I, II, III bedeuten 40, 56 und 70 cm Entfernung von der Kapsel. C = Seidenfaden zum Anhängen des Schlauches an das Ohr des Patienten. D = Dreiwegebahn. E = Ansatzschlauch (Kollabierbar). F = Aspirationsspritze.

das Abtropfen gelblicher, etwas zäher, schwach alkalischer Flüssigkeit lehrt, daß die Spitze des Schlauchs im Duodenum liegt. Nach kurzer Zeit aber haben die Patienten gelernt, sich selbst so zu lagern und das Versenken des Schlauchs so zu regeln, daß derselbe schon nach weniger als 30 Minuten, manchmal schon nach 10—15 Minuten in das Duodenum gleitet.

Wie viel man von der diagnostischen Ausbeute des Verfahrens erwartete, zeigt die Flut von Arbeiten, die in wenigen Jahren sich anhäuften. Sie beschäftigen sich hauptsächlich mit kleinen Abänderungen der Technik und mit den chemischen Untersuchungsmethoden. Im großen und ganzen tritt der Gewinn für die Diagnostik noch zurück hinter den Gewinn für die Therapie (künstliche Ernährung S. 212, Einbringen von Medikamenten in den Darm mit Übergehung des Magens, S. 213). Insbesondere möchten wir warnen, weitgehende Schlüsse auf Pankreasinsuffizienz aus den Befunden zu ziehen. Brauchbar ist mit voller Bestimmtheit immer nur der positive Nachweis der Pankreasfermente. Dagegen ist es recht unsicher, auf Grund einer unter dem Durchschnitt liegenden tryptischen, amylolytischen, lipolytischen Kraft des gewonnenen Duodenalinhalts verminderte Menge oder Leistungsfähigkeit des Pankreassaftes und überhaupt Insuffizienz des Pankreas anzunehmen. Beweisender, aber auch nicht unbedingt zuverlässig, wäre das völlige Fehlen der Pankreasfermente bei wiederholter Untersuchung und trotz Verabfolgens von Pankreasreizmitteln, am besten Trinkenlassen von etwa 100 ccm 0,2 prozentiger Salzsäure (E. Schlag-intweit und W. Stepp), was ganz gut während ruhigen Liegens der Sonde möglich ist. Die verdauende Kraft und damit der quantitative Ausschlag der Proben hängt nicht nur von Beschaffenheit des Pankreassaftes, sondern von seiner Verdünnung durch Magen und Duodenalwandsaft und vor allem von der Stärke des Gallenflussses ab. Denn, wie W. Stepp zeigte, besteht ein großer Teil des mittels Duodenalsonde gewonnenen Duodenalinhalts aus Leber-galle (nicht Blasengalle!). Dies erklärt, warum man den Ausschlag der Ferment-proben nicht als zuverlässigen Maßstab für die Fermentabscheidung be-trachten darf.

Betreffs der chemischen Methoden, womit man die fermentative Kraft des gewonnenen Duodenalsaftes auswertet, muß auf die neueren Lehrbücher der klinisch-chemischen Dia-gnostik verwiesen werden. Als Normalzahlen für Gesunde bezeichnet K. W. Grasmann: Reaktion: Die Titrationsazidität gegen Phenophthalein schwankt zwischen 8—16 ccm $^1/_{10}$ Normal-Natronlauge (auf 100 ccm Duodenalinhalt). Der Titrationswert gegen Dime-thylamidoazobenzol (Alkalinität) schwankt zwischen 20—40 ccm $^1/_{10}$ Normalsalzsäure.

Diastase: Duodenalsaft in Verdünnung 1:250 bis 1:500 soll nach halbstündiger Verdauungszeit 1 ccm einer mit 0.5 p. M. Soda alkalisierten 0,5 prozentigen Stärke-lösung aufspalten (Methode Wohlgemuth, S. 138).

Trypsin: Duodenalsaft in Verdünnung 1:16 bis 1:32 soll nach halbstündiger Verdauungszeit 1 ccm einer 1 prozentigen Kaseinlösung aufspalten (Methode F. Fuld-O. Groß), so daß Essigsäure das Kasein nicht mehr niederschlägt. Die O. Groß'sche Methode scheint uns unter den Trypsinproben die beste zu sein.

Lipase: Die Untersuchungen ergaben so schwankende Werte, daß K. W. Gras-mann der Lipasebestimmung jede diagnostische Bedeutung abspricht. Er befindet sich darin im Widerspruch zu H. Salomon und S. Bondi, die gerade die Lipasebestimmung für die leichtest ausführbare und sicherste halten. Unter den Methoden dürfte die neuerdings von S. Bondi und G. Volk beschriebene den Vorzug verdienen (1 ccm Duodenalinhalt, 1 ccm Olivenöl, dessen Azidität bekannt sein muß, werden in einem Erlenmeyer-Kolben von 150—200 ccm Fassungsraum 1 Minute lang geschüttelt, dann im Thermostaten eine Stunde lang oder bei Zimmertemperatur sechs Stunden lang digeriert. Dann werden 6 ccm Alkohol und einige Tropfen Phenolphthaleinlösung zugesetzt. Titration mit $^1/_{10}$ Lauge, wodurch die Menge der gebildeten Fettsäuren angezeigt wird. Normaler Duodenalinhalt verbraucht 6—9 ccm der Lauge). Nach Durchsicht des gesamten vorliegenden literari-schen Materials und auch auf Grund sehr zahlreicher eigener Untersuchungen halten wir die Frage nach dem Wert der Lipasebestimmung im Duodenalinhalt noch nicht für spruch-reif, möchten uns aber doch recht skeptisch äußern, da wir Fälle sahen, wo die Lipase-probe äußerst schwach ausfiel, und wo doch nach Maßgabe der Stuhluntersuchung nach Fettbelastung die Fettresorption sich als völlig normal erwies.

Bei der außerordentlichen Wichtigkeit, die das Pankreas für alle Ver-dauungsvorgänge im Darm hat, und bei der Notwendigkeit, Folgezustände von Pankreas- und Darmkrankheiten gegeneinander abzugrenzen, seien hier die Beweisstücke für Insuffizienz der äußeren Pankreassekretion kurz zusammen-gestellt. Als vollgültiger Beweis sind nur starke Steatorrhoe mit „Butter-stuhl" nach Belastung mit fettreicher Kost und starkes Überwiegen des Neutral-fettes im Gegensatz zu geringem Gehalt des Kotfettes an freien Fettsäuren und Seifen zu betrachten; damit ist stets auch eine sehr schlechte Ausnützung der N-Substanz verbunden (F. Hirschfeld). Da diese charakteristischen Merkmale aber nur selten und nur bei völligem Abschluß des Bauchspeichels scharf ausgebildet sind (Th. Brugsch), ist man meist genötigt, zahlreiche Ein-zelsymptome zum Nachweis der Pankreasinsuffizienz zusammenzutragen.

Stuhlgang: Massenhaftigkeit der Fäzes; Steatorrhoe; Überwiegen des Neutral-fettes; geringer Gehalt an Fettsäuren und namentlich an Seifen. — Azotorrhoe (starke N-Verluste). — Kreatorrhoe (S. 127). — Positiver Ausfall der Ad. Schmidtschen Kernprobe im Stuhl. — Hohe Werte für Lezithin (S. 55,132). — Verminderung oder Mangel von Trypsin, Amylase, Lipase. — Positiver Ausfall der Fettbelastungsprobe von H. Salomon (S. 132). — Wesentliche Besserung von Steatorrhoe und Azotorrhoe durch Verabfolgen von Pankreas-substanz, Pankreon oder Pankreatin.

Duodenum: Fehlen der Pankreasfermente im Duodenalinhalt; Fehlen des Trypsins und der Lipase im Magen nach Volhardschem Ölfrühstück (S. 163).

Urin: Vermehrung des Amylasegehaltes (J. Wohlgemuth, infolge von Stauung und Resorption des Ferments). Ausbleiben der Jodreaktion im Harn nach Verabfolgen von 3—4 ccm Jodbehensäure-Äthylester in Gelatinekapseln (H. Winternitzsches „Pankreasdiagnostikum"); nur der Pankreassaft spaltet den Ester und macht Jod frei und resorbierbar; Probe nur anwendbar, wenn Galle vorhanden. Positiver Ausfall der sogenannten Cammidge-Reaktion (wahrscheinlich eine Pentosenreaktion; Bedenken gegen ihre Beweiskraft bei J. Witte und O. Heß).

Blut: Vermehrung der Amylase (J. Wohlgemuth, infolge der Stauung und Resorption); Vermehrung des sogenannten Antitrypsins (G. v. Bergmann und K. Meyer, J. Matko).

Nervensystem: Positiver Ausfall der O. Loewischen Reaktion (langdauernde Mydriasis nach Einträufeln von drei Tropfen 1prozentiger Suprareninlösung in den Bindehautsack). Hinweis auf intern-sekretorische Störung des Pankreas.

Stoffwechsel: Vorhandensein von Diabetes mellitus, was freilich nichts mit der externen Pankreasfunktion zu tun hat, aber unter allen Umständen eine Erkrankung der Bauchspeicheldrüse dartut.

Genauere Besprechung und Kritik der „Pankreassymptome" bei K. Heiberg, K. W. Grasmann, Ad. Schmidt, O. Groß, Th. Brugsch.

Alles in allem steht die quantitative Auswertung funktioneller Minderleistung des Pankreas noch auf schwachen Füßen, und erst recht unsicher werden die Schlüsse, wenn man die Ergebnisse für Diagnostik der Pankreaskrankheiten, sei es anatomischer, sei es funktioneller, benützen will. Vollbeweisend ist nur das eine Extrem: schwere Steatorrhoe und Azotorrhoe bei gänzlicher Sperre des Bauchspeichelzuflusses. Da schon kleine Mengen kräftigen Bauchspeichels zum Vollziehen aller Verdauungsaufgaben des Pankreas genügen, kann die Drüse bereits schwer erkrankt sein, ohne daß die „Proben auf Pankreasinsuffizienz" dies verraten. Häufig trifft man wohl bei schematischer Verwendung der Probenausschläge das Richtige; aber Irrtümer sind niemals ausgeschlossen. Wir stimmen mit Th. Brugsch überein, daß die Proben auf Pankreasinsuffizienz von Ad. Schmidt, A. Mayer und A. Groß doch wohl zu hoch gewertet sind. Wir werden natürlich die ermittelten Befunde, soweit sie Darmkrankheiten betreffen, in diesem Buche berichten, meinen aber, daß noch recht viel Material zusammengetragen werden muß, bis eine jeder Kritik standhaltende, quantitativ auswertende funktionelle Pankreasdiagnostik geschaffen sein wird. Dies bezieht sich auch auf die Lehre von der sog. „funktionellen Pankreasachylie" als Folge von Achylia gastrica, eine Lehre, die doch allzu üppig ins Kraut geschossen ist. Das Vorkommen von Achylia pancreatica soll damit keineswegs bestritten werden.

Blutgehalt. Überwiegend häufig findet man weder in dem anfänglich ausströmenden Magensaft noch in dem später nachrückenden Duodenalsaft mikroskopisch oder chemisch Blut. Es liegt natürlich nahe, die Methode zum Nachweis von Geschwüren zu benützen und womöglich damit auch festzustellen, ob das Blut aus Magen oder Duodenum stammt. In diesem Sinne wurde das Verfahren jüngst von F. Seidl empfohlen und gerühmt. Wir müssen uns aber den in der Diskussion über Seidl's Vortrag gegen die Beweiskraft geäußerten Bedenken anschließen, da einerseits ein Geschwür nicht immer Blut zu liefern braucht, und da andererseits doch manchmal kleine Schleimhautblutungen durch die Sonde veranlaßt werden, ohne daß der geringste sonstige Verdacht auf geschwürige Prozesse vorliegt. Der Entscheid über die diagnostische Bedeutung kleiner Blutbeimengungen kann erst auf Grund eines sehr großen, operativ oder autoptisch kontrollierten Materials getroffen werden. Vgl. Kapitel Ulcus duodeni.

Mikroorganismen und Zellen. Gewöhnlich erweist sich der Duodenalinhalt als äußerst bakterienarm. Man findet in der Regel spärliche Diplokokken und Streptokokken, deren genauere Identifizierung noch aussteht. Reichlicher sind dieselben vertreten bei Achylia gastrica (hierbei auch öfters Stäbchen,

Hefezellen, Sarzine), ferner bei Ulcus duodeni. C. von Noorden nimmt an, daß die meisten Bakterien aus der Mundhöhle oder aus den Nahrungsmitteln stammen, bei Gleitstörungen im Duodenum dort aber längeren Aufenthalt nehmen und sich dann anreichern. Bei entzündlichen Krankheiten, sowohl des Magens wie des Duodenum ist gleichfalls eine gemischte Bakterienflora reichlicher vertreten und dann immer mit hohem Zellengehalt des Sedimentes verbunden. Bei Cholangitis und Cholezystitis häufen sich, freien Verkehr der Gänge mit dem Darm vorausgesetzt, die Leukozyten zu Eiter, einem diagnostisch natürlich sehr wichtigen Befund (S. Bondi). Von besonderem Werte, ist der Nachweis pathogener Keime, die mit der Galle ausgeschieden werden, Typhusbazillen an der Spitze (K. Retzlaff, Bossert und B. Leichtentritt, Küster und v. Holtum, W. Stepp, L. Schuman-Leclerq). Erleichtert wird der Nachweis durch Einspritzen von 30 ccm 5prozentiger Witte-Pepton-Lösung ins Duodenum, weil dies die Gallenblase zur Kontraktion anregt (A. Ellinger, F. Rost, W. Stepp), während man gewöhnlich mit der Duodenalsonde im wesentlichen Lebergalle entleert (W. Stepp). Wir sahen selbst Fälle, wo mehrmalige Untersuchung der Fäzes negativ ausfiel, aus dem Duodenalinhalt aber jederzeit Typhusbazillen gezüchtet werden konnten (Rekonvaleszenten nach Typhus). Auch Bacterium coli und Staphylokokken fanden wir im Eiter in je einem Falle von eitriger Entzündung der Gallengänge.

Man darf also auch über die Beschaffenheit der Leber gewisse Aufschlüsse von der Duodenalsondierung erwarten. Die oben erwähnte Steppsche Peptonprobe (reichlicher Strom dunkler Galle nach Einspritzen von Peptonlösung) unterrichtet über Durchgängigkeit des Ductus cysticus und über etwaige pathologische Zusammensetzung der Blasengalle (s. oben). Wie es scheint, verspricht die Bestimmung ihres Cholesteringehaltes gute diagnostische Ausbeute (W. Stepp und M. Nathan); doch steht dies außer Beziehung zu Darmkrankheiten. Bei Icterus haemolyticus und bei perniziöser Anämie wurde die Galle reich an Urobilinogen gefunden (S. Bondi), und nach dem gleichen Autor enthält sie bei schwerer Leberschädigung im Sedimente reichliche Gallenzylinder aus den feineren Wegen. Es kann also die Duodenalsaftuntersuchung andere Befunde (Ikterus, Bilirubinurie, Fettstuhl, Tumoren, Schmerzhaftigkeit, Fieber usw.) wesentlich ergänzen.

B. Bauchfell.

Das Bauchfell ist bei sehr zahlreichen Krankheiten des Darms mitbeteiligt. In welcher Form dies geschieht und woraus die Miterkrankung des Peritoneum zu erschließen, wird bei den einzelnen Symptomenbildern zu erörtern sein. Wir erwähnen hier nur einige auf das Bauchfell gerichtete Untersuchungsmethoden:

1. **Diagnostische Punktion des Bauches** (H. Salomon). Dieselbe wird unter flacher Führung der zu diesem Zwecke konstruierten Hohlnadel (Firma B. Cassel, Frankfurt/M., Stiftstraße) in der Linea alba ausgeführt. Die Untersuchung der ausströmenden Flüssigkeit richtet sich auf Blut- und Tumorzellen, auf Fett (chylöser Aszites!), Mikroorganismen. Das Verfahren ist schon bei Anwesenheit sehr geringer Flüssigkeitsmengen im Bauchraum ohne Verletzung des Darms anwendbar und kann wertvolle Aufschlüsse über die Mitbeteiligung des Bauchfells und auch über die Natur des Leidens (maligne Tumoren!) bringen.

2. **Sauerstoffinfusion in die Bauchhöhle bei radioskopischer Untersuchung.** (S. 87), eine offenbar vielversprechende Methode zur Erkennung von Adhäsionen.

3. Laparoskopie. Es wurde der Vorschlag gemacht, ein dem Nitzeschen Kystoskop nachgebildetes Laparoskop durch eine Punktionsöffnung in die Bauchhöhle einzuführen, um Aufschlüsse über die Beschaffenheit des Bauchfells zu gewinnen (H. C. Jacobäus, L. Renon). Es wurden tuberkulöse Aussaaten und Tumoren damit erkannt. Es scheint, daß das Verfahren nicht zu allgemeinerer Anwendung kam. Bezüglich der Technik muß auf die Originalarbeiten verwiesen werden.

Über sonstige Untersuchungen der Bauchhöhle (Inspektion, Palpation, Perkussion) ward schon berichtet; auch die gewöhnlichen Punktionen bei starken Flüssigkeitsansammlungen brauchen hier nicht besonders beschrieben und gewürdigt zu werden.

C. Urin.

Die Bedeutung der Harnuntersuchung für die Diagnose der Darmkrankheiten, welche eine Zeitlang hoch bewertet wurde, ist in letzter Zeit hinter die der früher vernachlässigten Fäzesuntersuchungen zurückgetreten. Immerhin ist sie auch heute noch groß genug, um eine sorgfältige Berücksichtigung zu verlangen. In Betracht kommen vornehmlich die folgenden Beziehungen.

Harnmenge. Nach allgemein physiologischen Gesetzen wird die Harnmenge um so geringer, je mehr Flüssigkeit durch den Darm ausgeschieden wird. Bei schweren Durchfällen verringert sich demgemäß die Urinmenge, ja sie kann bei der Cholera vollständig auf Null sinken. Diese Anurie ist allerdings nicht mehr eine einfache Funktionsverminderung, sondern sie beruht auf toxischer Nephritis, die eine vollständige Harnsperre mit sich führt. Auch bei sich schnell wiederholendem Erbrechen flüssiger, in dem Darm ausgeschiedener Massen, geht die Urinmenge zurück. Das trifft für Dünndarmverschlüsse mit häufigem Koterbrechen zu und kann unter Umständen zur Diagnose des Sitzes der Okklusion mit verwertet werden, da Dickdarmverschlüsse im allgemeinen nicht mit solchen Flüssigkeitsverlusten verbunden zu sein pflegen.

Wir begegnen Oligurie auch bei gewissen Formen chronischer Obstipation in Begleitung verschiedener nervöser Störungen. Hier beruht sie auf verstärkter Perspiratio insensibilis (vagotonisches Zeichen). Fälle dieser Art beschrieb C. von Noorden.

Albuminurie, Nephritis. In nicht seltenen Fällen tritt bei Darmleiden Albuminurie und Zylindrurie auf, in der Regel nur für kurze Zeit, selten länger dauernd. Akute Darmkatarrhe einerseits, und akute Obstipationszustände andererseits, ferner eingeklemmte Hernien und innere Inkarzerationen sind die häufigsten Ursachen kurzdauernder Nierenreizung (W. Plönies). Die Albuminurie bleibt meist gering, während die Menge der hyalinen Zylinder im Verhältnis dazu recht groß sein kann (Fischl). Über Albumosen s. Abschnitt: Darmgeschwüre und Ileus (S. 607, 651).

Entgegen älteren Erklärungsversuchen (Sinken des Blutdrucks, reflektorische Ischämie der Nieren), haben wir es wohl ausnahmslos mit Schädigung der Nierenepithelien durch enterogene Gifte zu tun. In ausgesprochenstem Maße trifft dies für Cholera zu („Choleraniere"). Aber auch alle schwereren Formen akuter Enteritis, gleichgültig durch welche Mikroben oder Gifte bedingt, können nach kürzerem oder längerem Bestehen Nierenreizung bedingen (besonders häufig bei Dysenterie und bei ulzeröser Kolitis). Aber nur selten wächst sich dies zu selbständiger, fortschreitender Nephritis aus. Auch umgekehrt erzeugen akute und chronische Nierenkrankheiten recht oft Reizzustände des Darms mit und ohne Geschwürsbildung (urämische Diarrhöen, urämische Dickdarmgeschwüre). Gifte schädigen oft gleichzeitig Darm und Niere (Typus:

Sublimatvergiftung). In chronischer Form tritt uns gemeinsame Erkrankung von Darm und Niere bei der Amyloidosis entgegen.

Bakteriurie. Verhältnismäßig oft findet man bei chronischen Zersetzungsprozessen im Unterdarm (Rektum, Flexura sigmoidea) Bakteriurie mit oder ohne zystitische Veränderungen. Fast immer handelt es sich um Bacterium coli. Dies kommt ungleich häufiger bei Frauen als bei Männern vor, und wahrscheinlich ist bei Frauen fast immer das Einwandern von Mikroben in die Urethra die Ursache. Es wird angenommen, daß — sowohl bei Frauen wie bei Männern — Kolibakterien auch per contiguitatem vom Darm in die Blase wandern können. Dies setzt aber schwere entzündliche Veränderungen (in der Regel Geschwüre und geschwürige Tumoren) mit Beteiligung des Pelvioperitoneum voraus. Dazu kann es unter Umständen auch bei schwerer Dyschezie, Proktitis und Hirschsprungscher Krankheit kommen. Daß ohne Vermittlung von Periproktitis oder Pelvioperitonitis Bakterien aus dem Darm in die Blase überwandern können, muß abgelehnt werden.

Indikan und andere aromatische Körper. Wir brauchen nur auf früher gesagtes zu verweisen (S. 59ff.), um darzutun, daß die Menge des im Harn erscheinenden Indoxyls, Skatoxyls und ihrer Paarlinge mit Schwefelsäure oder Glykuronsäure kein Maßstab für die Gefahr sein kann, welche dem Organismus aus Resorption bakterieller Abbauprodukte der Proteine erwächst. Wir besprachen, daß die von bakteriellen Endo- und Exotoxinen drohende Gefahr viel größer ist. Indol ist ein ganz normales Produkt der an Resten von Nahrungs- und Sekreteiweiß (Tryptophangruppe des Eiweißmoleküls) angreifenden und im Dickdarm sich abspielenden bakteriellen Tätigkeit. Nur ein Teil des Indols wird resorbiert, paart sich in der Leber mit Schwefelsäure (unter Umständen auch mit Glykuronsäure) zu indoxylschwefelsaurem Kali (Indikan) und geht dann in den Harn über. Andere Mengen erscheinen in ursprünglicher Form im Kot (Geruch des Kots! S. 117) und wieder andere Mengen werden wahrscheinlich bakteriell verbraucht bzw. zerstört (S. 59). Wie viel im Harn erscheint, hängt also einerseits vom Umfang der Bildung, andererseits vom Umfang der Resorption ab. Für den menschlichen Harn kommt fast nur Indikan, in Betracht. Resorption von Skatol und Bildung von skatoxylsauren, harnfähigen Salzen scheint selten zu sein. In praktisch belanglosen Mengen kann ein chemisch noch nicht genauer bekanntes Chromogen des Skatolrots im Harn erscheinen (C. Neuberg).

Indikan. 20 ccm Harn werden mit 2—3 ccm 10prozentiger Bleiazetatlösung versetzt. Von dem entstehenden dichten Niederschlag wird abfiltriert. 10 ccm des klaren Filtrats werden im Reagensglas mit gleichen Teilen konzentrierter Salzsäure vermischt, dann setzt man 4 ccm Chloroform zu, welches zu Boden sinkt. Nunmehr wird aus einem Tropfglas halbkonzentrierte Chlorkalklösung Tropfen um Tropfen zugesetzt. Nach Zusatz eines jeden Tropfens leichtes Durchschütteln von Chloroform und wässeriger Flüssigkeit, während der Daumen das Reagensglas verschließt. Das Chloroform nimmt das durch Oxydation des Indoxyls entstandene Indigo auf. Einträufeln von Chlorkalk wird bis zur maximalen Blaufärbung fortgesetzt. Bei zu viel Chlorkalk wird Indigo wieder zerstört, und die Farbe des Chloroforms blaßt wieder ab. Normalerweise bleibt bei fleischfreier oder mindestens fleischarmer Kost, die reich an Kohlenhydraten und besonders auch an Milch ist, das Chloroform lichtblau; bei fleischreicher Kost wird es himmelblau; bei starkem Blutgehalt der Kost wird es etwas tiefer blau. Ein Stich ins rote (Skatolrot, Urorosein) stört die Beurteilung der Probe nicht. Bei erheblichem Indikangehalt wird auch die doppelte und dreifache Menge Chloroform noch tiefblau. Bei einiger Übung kann man aus dieser einfachen Probe entnehmen, ob das Indikan vermehrt ist oder nicht.

Quantitative Indikanbestimmung. Genaue Bestimmung setzt ein sehr umständliches Verfahren voraus. Hinreichend genaue Schätzung erlaubt das Verfahren von J. Bouma, das aus kolorimetrischem Vergleich des durch Isatinsalzsäure gebildeten Indigrots mit einer reinen alkoholischen Indigrotlösung beruht. 20 ccm Harn werden mit $^1/_{10}$ Volum Bleiessig gefällt und durch ein trockenes Filter filtriert. Vom klaren Filtrat gießt man $5^1/_2$ ccm (entsprechend 5 ccm Harn) in ein Reagensglas und fügt 10 ccm einer Lösung von

20 mg Isatin in 1 l konzentrierter Salzsäure zu. Nach Mischung wird es zum Sieden erhitzt, und letzteres noch einige Sekunden fortgesetzt. Nach Abkühlen Zusatz von 5 ccm Chloroform, das bei gründlichem Schütteln die Gesamtmenge des entstandenen Indigrots aufnimmt. Dann wird mit Standardlösungen von Indigrot verglichen, die in gleich weiten Röhrchen untergebracht sind. Die Boumasche fertig käufliche Apparatur besteht aus 11 solcher Vergleichsröhren. Man stellt fest, mit welcher Röhre die Farbenintensität des Chloroformauszugs übereinstimmt und liest dann an einer Skala ab, wieviel mg Indigo auf 1 l Harn entfallen; dies sind bei gemischter Kost unter normalen Verhältnissen niemals mehr als 20—25 mg. Bei sehr hohem Indigogehalt muß der Harn vor Beginn der Prozedur mit gleicher oder gar doppelter Menge Wasser verdünnt werden; dann ist natürlich auch der gefundene Wert mit zwei bzw. drei zu multiplizieren. Wenn die Farbe bei Behandlung mit Isatinsalzsäure nicht rein rot ausfällt (Gegenwart oxydierender Substanzen im Harn), soll in das Filtrat der Bleiessigfällung 15 Minuten lang SH_2 eingeleitet werden; nach Abfiltrieren vom Bleisulfid wird eine Probe ($5^1/_2$ ccm) mit 10 ccm Isatinsalzsäure gekocht und nach dem Abkühlen mit 5 ccm Chloroform ausgeschüttelt. Weiteres Vorgehen wie oben. Obwohl die Probe sicher nicht ganz genau ist (A. Ellinger), stimmen wir auf Grund langjähriger Erfahrung mit J. Bouma und H. P. T. Oerum (Meislingersches Kolorimeter) überein, daß sie dem praktischen und klinischen Bedürfnis vollauf genügt. Die Standardlösungen halten sich beim Aufbewahren im Dunkeln jahrelang, die Isatinsalzsäurelösung nur 1—2 Monate lang. Die Probe ist in jedem bescheidenst eingerichteten Laboratorium bequem und zuverlässig ausführbar. — Die zuverlässigen Indikanproben wurden jüngst von A. Jolles im Zusammenhang kritisch besprochen.

Die **quantitative Bestimmung der Ätherschwefelsäuren** anstelle der Indikanbestimmung zu setzen, können wir nicht empfehlen. Das immerhin umständliche Verfahren führt praktisch nicht weiter. Theoretisch wäre es vorzuziehen, weil damit auch etwa vorhandenes Skatoxyl erfaßt wird. Aber gerade da, wo man solches etwa erwarten darf (sehr hohe pathologische Indikanurie) versagt die Ätherschwefelsäurebestimmung, weil dann immer ein ansehnlicher Teil des Indoxyls nicht an Schwefel-, sondern an Glykuronsäure gebunden ist. Nur für planmäßige wissenschaftliche Untersuchungen bietet das Ätherschwefelsäure-Verfahren Vorteile und größere Sicherheit.

Hyperindikanurie ist immer ein Zeichen pathologischer Vorgänge im Darm, wenn auch kein zuverlässiger Beweis dafür, daß diese oder jene Allgemein- oder Organstörung als „Autointoxikation" gedeutet werden muß (S. 59). Es können recht schwere Dickdarmkrankheiten (z. B. recht oft Dysenterie) ohne Hyperindikanurie verlaufen. Wenn auch viel Indol entsteht, kann beschleunigte Peristaltik es der Resorption entziehen. Bei vielen diarrhoischen Dickdarmkrankheiten ist Hyperindikanurie stark ausgesprochen, weil offenbar die in faulenden Massen reichlich gebildeten Produkte trotz durchfälligen Stuhls lange genug verweilen, um ausgiebige Resorption zuzulassen. Andere Diarrhöen („Gärungsstühle mit stark saurer Reaktion) gehen ohne Indikanurie einher, da stark saure Reaktion die Eiweißfäulnis hemmt. Bei akuter Obstipation steigt das Harnindikan meist an. Bei chronischer Stuhlträgheit trifft man ganz verschiedenes Verhalten. Es gibt Fälle ohne nennenswerte Hyperindikanurie und andere mit sehr erheblicher. Maßgebend ist, ob die Obstipation mit starker und schneller Wasserverarmung des Kots einhergeht oder nicht. Ist ersteres der Fall, so fehlt Hyperindikanurie oder ist nur mäßig entwickelt, weil die Eiweißfäulnis im wasserarmen Kot langsam voranschreitet. Der Aszendenstypus der Obstipation (S. 98) bringt sehr oft Hyperindikanurie (langes Verweilen breiigen oder wenig eingetrockneten Kots im Fäulniskessel des proximalen Kolon); ebenso können Spasmen des Sigma, Dyschezie, Hirschsprungsche Krankheit und dergleichen starke Hyperindikanurie erzeugen, weil oberhalb der Hindernisse feuchter Kot sich lebhaft zersetzt. Wegen schockartiger Lähmung der Peristaltik bietet auch Peritonitis häufigen Anlaß zu verstärkter Eiweißfäulnis und Indolresorption. Am stärksten wird die Indikanurie, wenn sich die Stauung in den Dünndarm fortsetzt oder dort entsteht, und wenn die Fäulnis auch den dort gestauten Inhalt befällt (Darmokklusion.) Im Dünndarm wird das Indol offenbar besonders leicht resorbiert. Dies ist wohl auch der Grund, warum man bei geschwürigen Prozessen des Dünndarms (Typhus, Tuberkulose) oft, aber keineswegs immer starke Indikanurie findet. Der Choleravibrio ist ein starker Indolbildner. Bei einer Okklusion durch Carcinoma coeci mit beginnendem Ileus fanden wir (nach Bouma's Methode) 250 mg Indikan im Liter Urin. Von solchen besonderen Verhältnissen abgesehen, ist die Hyperindikanurie weniger an bestimmte Krankheiten gebunden, als an krankhafte Zustände, die bei den verschiedensten Krankheiten vorkommen, aber auch fehlen können. Die Indikanprobe ist also ein Teil der funktionellen Diagnostik und nicht der Diagnostik bestimmter Krankheiten; man muß in jedem Falle zu ermitteln suchen, auf Störung welcher Funktionen sie beruht. Es sei aber ausdrücklich hinzugefügt, daß wir bei manchen Menschen trotz völligen Wohlbefindens dauernd ansehnliche Hyperindikanurie finden, offenbar eine Folge besonderer ungewöhnlicher, aber nicht krankmachender Einstellung der Darmflora. Bei anderen finden wir unter solchen Umständen zwar nicht die geringsten Darmbeschwerden, wohl aber Fernwirkungen, die doch wohl mit den abnormen Vorgängen im Darm zusammenhängen dürften (sensible Polyneuritis, von Noorden). Diese ,,habituelle Indikanurie" ist sehr schwer zu bekämpfen; bzw. sie wird, wenn durch besondere Diät (z. B. Milchkost) zurückgedrängt, sehr bald wieder rückfällig, weil die individuellen Verhältnisse der entsprechenden Darmflora sehr zusagen. Stets sollte man eingedenk sein, daß man zur klinischen Wertung der Indikanurie die Kostform genau kennen muß. Man beachte vor allem, wie stark Blut wegen seiner großen Fäulnisfähigkeit und wegen seines Reichtums an tryptophanhaltigen Eiweißkörpern der Indikanurie Vorschub leistet (alimentäre Hyperindikanurie nach blutreichen Speisen, z. B. Blutwurst; H. Strauß). Bei überraschendem Indikanreichtum des Urins prüfe man stets den Kot auf okkultes Blut, da selbst kleine Mengen Blutes, die aus Geschwüren usw. in den Magendarmkanal gelangen, Hyperindikanurie bedingen können (M. Jaffé, H. Strauß, F. Blumenthal, K. Frenkel und R. Franco). Wie oft Hyperindikanurie bzw. vermehrte Ätherschwefelsäure bei Hyperchlorhydrie zu finden ist, berichtete schon vor langer Zeit C. von Noorden; das waren wahrscheinlich Fälle von Magen- oder Duodenalgeschwür.

Azetonkörper (Azeton, Azetessigsäure, Oxybuttersäure) scheidet der Erwachsene bei Darmkrankheiten nur dann aus, wenn die Nahrungs- bzw. die Kohlenhydratzufuhr allzu gering ist. Es handelt sich immer um Inanition bzw. um Kohlenhydrathunger (L. Mohr). Enterogene Ketonurie, wobei ein Übermaß von organischen Säuren, die im Darm entstehen, Azidosis und Ketonurie bedingen, soll bei Säuglingen vorkommen. Wir sind von der Richtigkeit dieser Annahme noch nicht überzeugt.

Pentosen. Bei intestinalen Störungen verschiedener Art, vielleicht am häufigsten beim Aszendenstypus der chronischen Obstipation gibt Nylander-Reagens manchmal positiven Ausschlag, der nicht von Glykose, sondern von Pentose herrührt (enterogene Pentosurie, A. Alexander). Sie wird bei Kindern und Jugendlichen häufiger als bei Erwachsenen gefunden und verschwindet ohne weiteres nach erfolgreicher Behandlung (C. von Noorden). — Nachweis am besten mit dem M. Bialschen Reagens (Acid. muriat. 30%, vom spez. Gew. = 1,15, 250 ccm; Orcin 0,5 g; Liq. ferri sesquichl. gtt. X). 3 ccm dieses Reagens werden im Reagensglas bis zum Sieden erhitzt, das Glas dann sofort von der Flamme entfernt und mit 2—3 Tropfen Urin beschickt. Bei Anwesenheit von Pentosen färbt sich die Flüssigkeit sofort grün. Dies dient auch zur Unterscheidung von Glukuronsäure, welche im übrigen ähnliche Reaktionen wie Pentosen gibt.

D. Blut.

Die aus Untersuchung des Blutes zu gewinnenden diagnostischen Anhaltspunkte sind beschränkt, unter Umständen aber wichtig und ausschlaggebend.

Erythrozyten und Hämoglobin. Die zu starken und jähen Wasserverlusten führenden Darmkrankheiten wie Cholera asiatica, Cholera nostras (akute schwere Gastroenteritis mit bakteriologisch und chemisch verschiedener Ätiologie, unter Umständen schwere Dysenterie) bringen Eindickung des Blutes mit erhöhten Hämoglobin- und Erythrozytenwerten. Chronische Darmkrankheiten verändern das rote Blutbild entweder nicht oder erzeugen allmählich Verarmung an Erythrozyten und Hämoglobin. Namentlich bei chronischer Enterokolitis, Colitis purulenta ulcerosa, bei Tuberkulose und Syphilis des Darms, ganz besonders auch bei Amyloidosis und Karzinomen ist dies der Fall. Während es in der Regel bei mäßigen Graden von Anämie bleibt, wie andere schwere chronische Krankheiten und mangelhafte Ernährung sie gleichfalls bedingen, kommt es bei Darmkrankheiten verhältnismäßig oft zu Erscheinungen, die nach Blutbild und Verlauf der Anaemia gravis s. perniciosa zugehören, am häufigsten bei gewissen Formen von Enthelminthiasis (Botriocephalus latus und namentlich Anchylostomum duodenale) und bei chronischer Gastro-Enterokolitis, ferner in Spätstadien von Karzinomen. Für die meisten solcher Fälle wird enterogene Intoxikation vorausgesetzt, die um so leichteres Spiel hat, je geringer die konstitutionelle Widerstandskraft des hämatopoetischen Apparates ist. Über die Theorien und über die Natur solcher Gifte vgl. S. 58; über Wurmanämien vgl. S. 399, 405; über Anämie bei chronischer Gastroenteritis u. ähnl. S. 425. Bei Anchylostomum duodenale spielt der andauernde Blutverlust sicher eine maßgebende Rolle (S. 159); dies wiederholt sich bei anderen Formen langdauernder, wenn auch in der Zeiteinheit unbeträchtlicher Blutverluste, wie sie bei Polyposis intestini, bei Hämorrhoidalleiden, bei Magen- und Darmgeschwüren, gelegentlich auch bei Karzinomen, bei Hämophilen und bei Geisböck'scher Krankheit vorkommen. Auch der hochgradigen, aber meist wieder ausgleichbaren Anämien infolge akuter Blutungen (meist Magen- und Duodenalgeschwüre) ist hier zu gedenken. Einige Autoren führten echte Chlorose auf Darmleiden zurück (chronische Stuhlträgheit). Das war ein Irrtum (C. von Noorden und N. von Jagić). Vielmehr gibt umgekehrt Chlorose mit ihrem meist vorhandenen neuropathischen Einschlag mancherlei Anlaß für krankhafte Zustände des Verdauungskanals, z. B. Obstipation, Tympanie, Spasmen, wahrscheinlich auch für das Entstehen „spasmogener Ulzera", womit wir uns im Kapitel Duodenalgeschwür zu beschäftigen haben. Jedenfalls sind aber die wechselseitigen Beziehungen zwischen Krankheiten der Verdauungsorgane und Erythrozyten so häufig und so mannigfach, daß zwar nicht bei jeder unbedeutenden und vorübergehenden Störung, wohl aber bei schwereren und langwierigen Darmkrankheiten der Arzt dauernd über Morphologie und Hämoglobingehalt des Blutes auf dem Laufenden bleiben muß, ebenso wie bei allen Blutkrankheiten der Zustand des Darms berücksichtigt werden muß (Enthelminthen, Blutungen, Anzeichen für gastrointestinale Autointoxikation usw.).

Weißes Blutbild. Zu einer gewissen diagnostischen Bedeutung gelangte die (neutrophile) Hyperleukozytose als Zeichen peritonitischer Entzündung. Hierauf wird im Kapitel Appendizitis näher eingegangen. Unter den akuten Darmkrankheiten bringt auch Bazillendysenterie mäßige Hyperleukozytose; desgleichen tuen es alle vom Darm ausgehenden septischen Prozesse mit Ausnahme schwer toxischer Zustände, welche das Knochenmark lähmen (vgl. Appendizitis). Selten wird Hyperleukozytose mäßigen Grades bei ulzerierenden Karzinomen vermißt. Hyperlymphozytose findet man häufiger bei funktionellen als bei organischen Störungen des Magen-Darmkanals; sie ist diesen meist koordiniert als Ausdruck hypervagotonischer oder thymolymphatischer Konstitution (H. Eppinger und L. Heß; J. Kaufmann). Man darf daher nicht überrascht sein, sie verhältnismäßig oft bei Ulcus duodeni anzutreffen (S. 584). Hypolymphozytose erlangte bisher nur als wichtiges Zeichen beginnenden

Abdominaltyphoids differentialdiagnostische Bedeutung. Hypereosinophilie kann bei allen von hypervagotonischem Einschlag begleiteten Krankheitszuständen vorkommen, ohne aber ein zwangsläufig damit verbundenes Merkmal zu sein (nervöse Diarrhöen, Colica mucosa, Spasmophilie des Darms). Fast immer begleitet sie anaphylaktische Durchfälle und recht oft entzündliche Krankheiten des Enddarms. Auch die meisten tierischen Darmparasiten bedingen Hypereosinophilie, wenn auch nicht regelmäßig (Enthelminthen, Dysenterieamöben); am stärksten und regelmäßigsten die Trichinen. Bei schweren enterotoxischen Zuständen (Toxaemia septica, Toxaemia dysenterica) entsteht infolge Lähmung des Knochenmarks Hypo- oder Aneosinophilie des Blutes.

Die **Bakteriologie** des Blutes spielt bei Darmkrankheiten noch keine große Rolle; teilweise mit Unrecht, da beginnender Typhus abdominalis, der anfangs so häufig und mit großer Gefahr für die Umgebung als fieberhafter Magendarmkatarrh gedeutet wird, durch bakteriologische Untersuchung des Blutes meist schnell und sicher diagnostizierbar ist, d. h. zu einer Zeit, wo Verhalten der Milz, der Lymphozyten, des Kotes, der Temperatur und Widalreaktion noch völlig versagen. Ausschlaggebend ist auch die bakteriologische Untersuchung des Blutes für die Diagnose Darmmilzbrand.

Serologische Untersuchung kommt einstweilen nur in Bet acht zur Erkennung von Krankheiten, welche durch Bazillen der Typhus-, Koli- und Dysenteriegruppen verursacht sind (vgl. Kapitel Dysenterie). Über die verschiedenen Anläufe, die Diagnose Karzinom mit Hilfe der Serologie zu stützen, sei auf Abschnitt Darmkarzinome verwiesen. Der Versuch, das Abderhalden'sche Dialysierverfahren zum Nachweis von ,,Abwehrfermenten" bei geweblichem Zerfall von Darmschleimhaut, also z. B. zur Erkennung von Geschwüren, fruchtbar zu machen (G. Cohn) ist über die ersten Anfänge nicht hinausgelangt.

Auf **Syphilis-Reaktionen** des Blutes sollte bei chronischen Darmkrankheiten sorgfältiger gefahndet werden als im allgemeinen üblich ist. Namentlich versäume man dies niemals bei chronischen ulzerös-purulenten Krankheiten des Enddarms.

E. Körperwärme.

Auf das Verhalten der Körperwärme bei Infektionskrankheiten gehen wir hier nicht ein; dies wird bei den einschlägigen Krankheiten besprochen. Dagegen ist es von diagnostischem Belang, ob auch unabhängig von eigentlichen Infektionskrankheiten enterogenes Fieber vorkommt. In der Kinderheilkunde hat das ,,alimentäre Fieber" auf Grund der Arbeiten von H. Finkelstein und seinen Schülern volles Bürgerrecht erlangt (von neueren Arbeiten vgl. die von A. Hirsch und E. Moro). Über das alimentäre Fieber ist eine Fülle gewagter Hypothesen in die Welt gesetzt. Auf einigermaßen sicherem Boden stehen nur die Theorien, welche an Erfahrungen über Anaphylaxie anknüpfen und mit Eintritt unvollständig abgebauter Proteine in die Blutbahn als Fieberursache rechnen (Proteosen, abiuretische Polypeptide, vielleicht auch gewisse höhere Aminosäuren). An Körpern dieser Art fehlt es im Darm nicht, und zwar bis tief hinab in die untersten Darmteile. Vielleicht werden bestimmte Proteosen ganz allgemein leichter als andere resorbiert und ein jeder ist dadurch gefährdet (vgl. Befunde Seyderhelm's S. 60). Für gewöhnlich hat man aber doch wohl abnorme Durchgängigkeit der Epitheldecke anzunehmen, sei es auf konstitutioneller Grundlage (bestimmten Stoffen gegenüber, sog. Idiosynkrasien, S. 58), sei es infolge mechanischer oder toxischer Beschädigung. Wenn dies zutrifft, können wir das Vorkommen fieberhafter Nahrungsmitteltoxikosen verstehen und auch das gelegentliche Vorkommen von Fieber bei Dyspepsien und bei einer gewöhnlich fieberlos verlaufenden Krankheit: der Obstipation (G. Edlefsen, C. von Noorden u. a.). Vollkommen klaren Einblick in alle diese Fragen besitzen wir aber noch nicht.

Wichtig ist unter Umständen erhebliche Erniedrigung der Axillartemperatur im Vergleich mit Rektalwärme. Dies ist ein Zeichen, das sich bei Peritonitis oft schon sehr frühzeitig ausbildet und dann auf das Übertreten sehr toxischer Substanzen aus dem Darm in die Bauchhöhle hinweist (J. Poczobut, C. Propping). Es ist ein Warnungssignal und mahnt zum operativen Eingriff, z. B. bei Appendizitis, bevor es weiterhin zum Kollaps kommt. Die sog. „Tiefenthermometrie" (H. Zondek) hat Vorteile für die Diagnostik der Darmkrankheiten noch nicht gebracht.

Untertemperaturen findet man bei allen Kollapszuständen, die sich teils infolge von Wasserverlusten, teils und noch mehr infolge von Giftresorption bei schweren akuten Darmkrankheiten häufig einstellen (Cholera, schwere akute Gastro-Enterokolitis, Dysenterie, Vergiftungen).

F. Nervensystem.

Auf die mannigfachen Beziehungen zwischen pathologischer Einstellung des Nervensystems und Darmkrankheiten kann an dieser Stelle nicht eingegangen werden. Wir müßten sonst vieles vorwegnehmen, was später bei einzelnen Krankheitszuständen ausführlich zu erörtern ist. Wir verweisen insbesondere auf die Abschnitte: Nervöse Durchfälle (S. 322), Colica mucosa (S. 327), Obstipation (S. 349), Ulcus duodeni (S. 572), Ileus (S. 656, 662). Hier sei aber ausdrücklich betont, daß man nicht nur bei chronischen Darmleiden unbestimmten Charakters, sondern auch bei den meisten anderen chronischen Darmleiden und selbst bei akuten Darmkrankheiten auf nervöse Einschläge gefaßt sein muß, und daß Vernachlässigung ebenso wie Überschätzung derselben die Diagnose fälschen können. Vgl. Abschnitt Neurosen des Darms.

Allgemeine Therapie der Darmkrankheiten.

Dieser Abschnitt beschäftigt sich nur mit den zur Verfügung stehenden Methoden, ihrer Tragweite und ihren allgemeinen Indikationen. Bei den einzelnen Krankheitsformen gehen wir natürlich genauer auf die besonderen Aufgaben der Therapie ein. Hinsichtlich der Methodik können wir dann auf die folgende zusammenfassende Besprechung verweisen.

Von jeher stand mit vollem Rechte bei allen Krankheiten der Verdauungsorgane die diätetische Behandlung als Hauptstück im Vordergrund. Wo nicht etwa Operation in Frage steht, hängt von ihr der ganze Erfolg ab. Was man durch sie nicht erreicht, erreicht man auf anderem Wege meist auch nicht. Dabei wollen wir aber nicht übersehen, daß uns andere ergänzende Verfahren höchst wertvolle, unterstützende Dienste leisten. Allem anderen voran erwähnen wir die Psychotherapie, die in mannigfachsten Formen sich auswirken muß, und ohne deren Mithilfe die oft langwierigen, langweiligen und beschränkenden Kuren Geduld und Ausdauer der Patienten auf eine allzu harte Probe stellen. Die Psychotherapie ist mehr und mehr ein getreuer Begleiter der diätetischen Kunst geworden; auf inniger Verknüpfung der beiden beruhen ebenso sehr wie auf voller Beherrschung der diätetischen Methoden die schönen Erfolge der modernen Sanatoriumsbehandlung bei chronischen Darmkrankheiten. — Wir erwähnen die medikamentösen Hilfsmittel; die Pharmakologie der letzten beiden Jahrzehnte vermittelte uns — wenn auch leider noch nicht vollständig — das lang entbehrte eindringende Verständnis in die Wirkungsart vieler Darmmittel. Wir erwähnen die Hilfsmittel der physikalischen Therapie, deren Tragweite allerdings oft überschätzt wird, die uns aber zur Hebung des Allgemeinbefindens wichtige Dienste tut.

Im allgemeinen sei unser Streben immer darauf gerichtet, mit diätetischen Behelfen, unter gleichzeitiger Einflußnahme auf die ganze Lebensführung und auf das psychische Verhalten, auszukommen. Man vergesse nicht, daß normalerweise die ganze Tätigkeit des Darms von Menge und Art der Nahrung geleitet wird. Von ihr gehen die natürlichen Reize aus. Alle anderen Reize sind nebensächlich und zum Teil unnatürlich.

I. Allgemeine Diätetik der Darmkrankheiten.

A. Die sog. Ausnützung der Nahrungsmittel und ihre Beziehungen zur Kost der Darmkranken.

Wir können an dieser Stelle natürlich nicht auf Eigenschaften und Zusammensetzung aller einzelnen Nahrungsmittel und ebensowenig auf die sich daran anknüpfenden Stoffwechselfragen eingehen. Dieser Zweig der Ernährungslehre („Bromatologie" Lehre von den Speisen) fand soeben im I. Bande des Handbuchs der Ernährungslehre von C. von Noorden und H. Salomon eingehende Schilderung. Wir verweisen ferner auf die einleitenden Kapitel: Physiologie und pathologische Physiologie des Darms, insbesondere auf die Abschnitte Sekretion und Resorption (S. 51, 56).

Unter Bezugnahme auf diese Abschnitte muß hier der sogenannten Ausnützung der Nahrungsmittel gedacht werden, weil die diätetische Therapie innig damit verknüpft ist. In diesem Zusammenhang müssen wir einiges wieder aufgreifen, was uns schon aus früherem bekannt wurde.

Unter Ausnützungsgrad versteht man das Verhältnis der Nährwerte des Genossenen (N-Substanz, Fett, Kohlenhydrate, Mineralstoffe, Kalorien) zu den entsprechenden Bestandteilen des zugehörigen Kotes. Es ist hauptsächlich M. Rubner's Verdienst, diese Größen für zahlreiche Nahrungsmittel, Nahrungsmittelgruppen und besondere Zubereitungsformen bestimmt zu haben. Viele Schüler Rubner's und zahlreiche durch Rubner's Arbeiten angeregte Forscher beteiligten sich am weiteren Ausbau der Kenntnisse. Die gewissermaßen klassisch gewordene Versuchsmethodik bestand darin, die Versuchspersonen 3—4 Tage lang ausschließlich mit dem zu prüfenden Nahrungsmittel zu ernähren und aus den Analysen der Kost und des zugehörigen Kotes den Verlust zu berechnen. Wie die bekannten Nahrungsmittelanalysen- und Nährwerttabellen dartun (z. B. die Tabellen von J. König, von H. Schall und A. Heisler), wurde es dann üblich, den einzelnen Nahrungsmitteln bestimmte, aus den Versuchen ermittelte Ausnützungs- bzw. Verlustgrade zuzuerkennen und dieselben in Prozenten auszudrücken. Obwohl diesem Verfahren ernste theoretische Bedenken gegenüberstehen, und obwohl es bei schematischer Deutung der Zahlen zu ganz fehlerhaften Schlüssen verleiten kann, machte es uns doch mit äußerst wichtigen Tatsachen bekannt:

1. Bei Genuß bestimmter Nahrungsmittel, bzw. bei Genuß der in bestimmter Weise zubereiteten Rohstoffe wird das Verhältnis zwischen Einnahme und Ausgabe so ungünstig, daß man vom wirtschaftlichen Standpunkt Einspruch erheben muß, diese Nahrungsmittel bzw. Zubereitungsformen als Hauptkost zu empfehlen.

2. Die eigentlichen Nährstoffe: Proteine und deren Abkömmlinge, Fette, Stärke und Zuckerarten, Nährsalze nützt der gesunde Darm — von wenigen Ausnahmen abgesehen (s. unten) — in bewundernswert vollkommener Weise aus. Je mehr diese Stoffe vorherrschen, desto mehr bestehen die Abgänge nur aus „Eigenkot" des Darms (S. 32, 178). Wo schlechte Ausnützung gefunden wird, beruht dies auf Anwesenheit unverdaulichen

Materials, das das verdauliche einhüllt und vor dem Angriff verdauender Kräfte und vor der resorbierenden Tätigkeit der Darmwand schützt. Umgekehrt wird durch Entfernung des Unverdaulichen aus dem Rohstoff und in erheblichem Umfang auch durch zweckentsprechende küchentechnische Behandlung des Rohstoffes die Gesamtausnützung gebessert.

3. Obwohl vergleichende Untersuchungen mit gleicher Menge und gleicher Form eines bestimmten Nahrungsmittels ergeben haben, daß die individuellen Ausnützungswerte viel stärker voneinander abweichen als man früher annahm, bleibt doch die Rangordnung der Ausnützbarkeit unangetastet; für das Verhältnis zwischen Ausnützbarkeit und Beschaffenheit eines Nahrungsmittels besteht also eine gewisse Gesetzmäßigkeit, wenn auch die Höhe der individuellen Werte verschieden ist.

Von diesen grundlegenden Tatsachen hat die erste vorzugsweise für Volkswirtschaft und für Volksernährungsfragen Bedeutung; die zweite greift beratend und beherrschend in die Ernährungstherapie ein; die dritte mahnt, nicht jede Abweichung vom Durchschnitt ohne weiteres als pathologisch zu deuten; andererseits ermöglicht aber auch der Einblick in die Gründe der individuellen Verschiedenheit (S. 30, 40 u. a. O.), die letztere therapeutischen Zwecken dienstbar zu machen.

Mit einigen Abänderungen bringen wir die von Ad. Schmidt in der I. Auflage, S. 133 zusammengestellte Ausnützungstabelle zum Abdruck. Sie meldet die Durchschnittswerte beim Gesunden; nach dem Gesagten treffen sie aber nicht für jeden einzelnen zu. Hier soll es aber nur darauf ankommen, die Rangordnung der Ausnützbarkeit darzustellen und daran die weiteren Schlußfolgerungen für diätetische Maßnahmen anzuknüpfen.

Tabelle 1. Ausnutzung der Nahrungsmittel (im wesentlichen nach Rubner).

Es wurden nicht resorbiert in Prozent	Von der Trockensubstanz	Vom Eiweiß	Vom Fett	Von den Kohlenhydraten
A. Bei gebratenem Fleisch	5,3	2,6	—	—
Bei gekochtem und gebratenem Fleisch (Atwater)	4,9	2,0	—	—
Bei Schellfischfleisch (Atwater)	4,3	2,5	—	—
Harte Eier	5,2	2 6	4,4	—
Milch im Mittel (Rubner)	8,8	7,1	5,3	—
Milch und Käse-Mittel (Rubner)	6,4	3,3	5,2	—
B. Feines Weizenmehl zu Klößen verwendet	4,9	20,5	—	1,6
Eiweißarme Makkaroni (Rubner)	4,3	17,1	—	1,2
Kleberreiche Makkaroni (Prausnitz)	5,7	11,2	—	2,3
Reis (Risotto) (Rubner)	4,1	20,4	—	0,9
Mais (Polenta) (Rubner)	6,7	15,5	—	3,2
C. Weizenbrot aus feinstem Mehl mit Hefe gebacken (Mittel) (Rubner)	4,2	21,8	—	1,1
Semmel (Meyer)	5,6	22,2	—	2,9
Weizenbrot aus Mehl mittlerer Qualität mit Hefe gebacken (Rubner)	6,7	24,6	—	2,6
Weizenbrot aus grobgemahlenem Korn (dekortiziert) mit Hefe gebacken (Rubner)	12,2	30,5	—	7,4
D. Roggenbrot aus grobgemahlenem Korn (dekortiziert) mit Hefe gebacken (Wicke)	13,1	36,7	—	7,9
Roggenbrot aus ganzem Korn gemahlen, mit Hefe gebacken (Wicke)	20,9	46,6	—	14,3
Bauern-Roggenbrot mit Sauerteig hergestellt (Rubner)	15,0	32,0	—	10,9
Pumpernickel (Meyer)	19,3	43,0	—	13,8
E. Erbsen (Rubner)	9,1	17,5	—	3,6
Bohnen (Prausnitz)	18,3	30,2	—	—
F. Kartoffeln als Brei (Constantinidi)	—	19,5	—	0 7
Kartoffeln in verschiedener Zubereitung	9,4	30,5	—	7,4
Wirsing	14,9	18,5	—	15,4
Gelbe Rüben	20 7	39,0	—	18,2

Es wurden nicht resorbiert in Prozent	Von der Trockensubstanz	Vom Eiweiß	Vom Fett	Von den Kohlenhydraten
G. Fleisch (614), Brot (450), Speck (95,6) (Rubner) . .	—	12,1	17,4	1,6
Fleisch (600), Brot (450), Speck (191,2) (Rubner) .	—	14,0	7,8	6,2
Fleisch (600), Brot (450), Butter (240) (Rubner) . .	—	11,3	2,7	6,2
H. Reichliche gemischte leicht verdauliche („aufgeschlossene") Kost (Atwater-Benedict)	—	6,9	6 2	2,2
Reichlich gemischte, schwer verdauliche (grobe) Kost (Holmgren-Landergren)	—	21,9	23,1	8,6
Vegetarische Nahrung (Voit)	—	41,0	30,0	3,0

Wir fügen dieser Tabelle, mit deren Einzelwerten der Arzt nicht viel anfangen kann und deren Wert auch theoretisch angreifbar ist, den Bericht über einige Versuchsreihen an, welche den außerordentlichen Einfluß der Zubereitung auf die Ausnützung dartun und damit beweisen, daß weder der Ausnützungsgrad noch der sog. physiologische Nutzeffekt eine dem Material unlösbar anhaftende Eigenschaft ist.

a) Diese Versuchsreihe (C. von Noorden und H. Salomon) zeigt, daß 100 g feines Mehl in Suppenform den Kotstickstoff nicht nennenswert steigert. Einer stets gleichen „Grundkost" aus Fleisch, Eiern, Schweizerkäse und Butter wurden periodenweise verschiedene Mehlsuppen zugefügt. Jede Versuchsperiode dauerte 3 Tage:

Grundkost allein . . . . im Tageskot = 1,8 g N
„ + Weizenmehl . . . . „ „ = 1,7 „ „
„ + Gerstenmehl . . . . „ „ = 2,3 „ „
„ allein . . . . „ „ = 1,9 „ „
„ + Hafermehl . . . . „ „ = 2,3 „ „
„ allein . . . . „ „ = 2,0 „ „
„ + Roggenmehl (60% Ausmahlung) . . . . „ „ = 2,3 „ „

b) Aus der Gesamtheit früherer Ausnützungsversuche berechnet M. P. Neumann, daß im Mittel die Nährstoffe verschiedener Brotarten in folgender Weise ausgenutzt wurden:

	Trockensubstanz	N-Substanz	Kohlenhydrat
Weizenbrot			
feines	95,0%	81,0%	98,5%
mittelfeines	93,5 „	75,0 „	97,5 „
grobes	90,0 „	72,0 „	92,5 „
Roggenbrot			
feines	93,0 „	73,0 „	95,8 „
mittelfeines	88,5 „	68,0 „	93,3 „
grobes	84,0 „	60,0 „	90,0 „

c) Bei Brot aus Roggenmehl 94%iger Ausmahlung (übliches Mahlverfahren; Fein- bis Mittelfeinmehl!), also den größten Teil der Kleie enthaltend, stellt sich nach M. Rubner's neuer Zusammenstellung (1917) der N-Verlust durch den Kot auf durchschnittlich 37% des aufgenommenen Stickstoffs. Er bessert sich auch nicht wesentlich bis herab zu 75%iger Ausmahlung (kleienlos!), wobei er noch mit 33,7% verzeichnet ist. Demgegenüber zeigten C. von Noorden und I. Fischer, daß durch besondere Mahlverfahren ein die Gesamtkleie enthaltendes Roggenmehl hergestellt werden könne (Roggenvollkornmehl von Dr. V. Klopfer in Dresden-Leubnitz, etwa 96—98%ige Ausmahlung!), das eine viel bessere Ausnützung des Brotstickstoffs gewährleiste. Im Mittel aus 7 Versuchen erschienen bei täglichem Genuß von 650 g solchen Brotes (enthaltend 8,63 g N) 27,9% im Kot wieder (Eigenkot-N + Brotrest-N). In einzelnen Fällen betrugen die Verluste sogar nur 19,8 und 21,7%, lagen also in der Größenordnung der Verluste, wie man sie bisher nur bei Weizenbrot kannte.

d) M. Rubner und K. Thomas berechnen aus alten und neuen Versuchen, daß bei reiner Kartoffelkost die Gesamtverluste etwa 32% des Stickstoffs und etwa 14% der Kalorien erreichen können, wenn die Kartoffeln unzweckmäßig zubereitet und genossen werden (schlechtes Zerkleinern durch Küchentechnik und Zähne); bei zweckmäßiger Vorbereitung (feine Verteilung) ließen sich die Verluste auf etwa 15% des N und 4—7% der

Kalorien ermäßigen. Der durchschnittliche Verlust beim Genuß von Pellkartoffeln und Kartoffelbrei betrage 20,4% des N und etwa 5,5% der Kalorien.

e) Die N-Substanz grüner Bohnen (Schneidebohnen u. dgl.) wurde bei gewöhnlicher Zubereitung nur zu 34,8% ausgenützt; nach feinstem Zermörsern der Substanz (H. Friedenthalsches Gemüsepulver) stieg die Ausnützung auf 67,5% (F. W. Strauch).

f) Beim Genuß gut weich gekochter aber unzerkleinerter Hülsenfrüchte (Linsen, Erbsen, Bohnen) hat man mit N-Verlusten von 30—40% zu rechnen (W. Prausnitz, A. v. Strümpell). Bei Leuten, die diese Kost gewöhnt waren, wurden auch günstigere Werte gefunden: Verlust = 17—30% des N und 4—13% der Kohlenhydrate (Ch. E. Wait). Bei Verarbeitung zu Brei hielten sich die Verluste an N zwischen 13,8 und 21,6% (H. Malfatti, M. Wintgen). Noch viel besser wird die Resorption nach vorausgehendem „Aufschließen" der Leguminosenmehle durch überspannten Wasserdampf. Bei Timpe'schem Leguminosenmehl betrug der Verlust in einem Versuche A. v. Strümpell's = 9,7%. Bei 4 Zuckerkranken, welche nur 250 g Knorr'sches präpariertes Linsenmehl mit 300 g Butter in Suppenform erhielten (10,7 g N am Tage), fanden C. von Noorden und H. Salomon im Tageskot = 0,8—; 0,97—; 1,2—; 1,8 g Stickstoff; im Mittel = 1,19 g = 11,2% der Einfuhr.

Eine reiche Fülle solcher Beispiele aus dem Gesamtgebiete der Nahrungsmittel, vor allem solche, die den Einfluß der küchentechnischen Zubereitung dartun, findet sich in dem Werke von C. v. Noorden und H. Salomon.

Die Gründe für die verschiedene Ausnützbarkeit ergeben sich wenn wir uns erinnern, daß die Bestandteile des Kots entstammen: 1. dem Eigenkot der Verdauungsorgane (S. 32), 2. unverdaulichem Beiwerk (Schlacken der Nahrung), 3. Resten des Genossenen, die zwar an und für sich verdaulich waren, aber aus irgend einem Grunde der Resorption entgingen. Indem wir die Bedingungen ins Auge fassen, unter welchen diese drei Gruppen von Kotbestandteilen in den Abgängen erscheinen, gelangen wir zu wichtigen therapeutischen Gesichtspunkten.

1. Die Menge des Eigenkots richtet sich normalerweise durchaus nach den von der Nahrung ausgehenden Reizen und wächst im allgemeinen mit der Masse des Unverdaulichen; es steigt dann die 24stündige Menge von Trockensubstanz, von Stickstoff, von ätherlöslichen Bestandteilen, von Mineralstoffen im Kot. Daneben ist auch die Art der Kost von Einfluß, was sich vorzugsweise bei Vegetabilien Geltung verschafft. Gleiche Mengen gleich zubereiteter, nach chemischer Zusammensetzung wenig voneinander abweichender Vegetabilien können sehr verschiedene Kotverluste bedingen, was mit Menge, chemischem und morphologischem Aufbau der Zellwand- und Fasersubstanz zusammenhängt. Die neuen Arbeiten M. Rubner's zeigen dies deutlich. Außerdem sind aber offenbar in diesen Vegetabilien mehr, in jenen weniger Reizstoffe besonderer Art, die die Sekretion der Verdauungssäfte und damit die Menge des Eigenkots mitbestimmen. Es sei an die sekretinartig wirkenden Bestandteile des Spinats erinnert (S. 21). Im ganzen lehrt das Experiment über solche Reizstoffe noch wenig, während klinische Erfahrungen fester begründet sind; wir erinnern an die sekretionsfördernde Wirkung von Obstpreßsäften. Aber auch animalische Abkömmlinge, z. B. Albumosen, wirken unter Umständen als sekretionsfördernde und kotvermehrende Reizmittel.

Zum Eigenkot sind natürlich auch die Mikroorganismen zu rechnen, die sich auf Kosten der Darmabscheidungen entwickeln.

Eigenkot des Darms als ausschließlichen oder fast ausschließlichen Bestandteil des Gesamtkotes haben wir unter normalen Umständen zu erwarten bei völligem Fasten, bei Genuß von gut zubereitetem Fleisch und Fisch; von Eiern; Milch; Käse; Fleischbrühe; Butter; Fetten nicht zu hohen Schmelzpunktes; Eiweißpräparaten; Albumose- und Peptonpräparaten (Gruppe A). Vom Milchfett scheint beim Erwachsenen, wenn Milch in größeren Mengen und als ausschließliche Nahrung genommen wird, immer etwas in den Kot überzugehen und reißt dann einen Teil des gelben Milchfarbstoffes mit. Die im Vergleich zum Fleisch etwas höheren N-Verluste sind nicht als Milch-N-Verluste, sondern als Folge stärkeren Reizes auf die Verdauungsdrüsen (Galle, Pankreassaft, Darmsaft) zu deuten. Bei Säuglingen ist der Verlust, in Prozenten ausgedrückt, meist geringer als beim Erwachsenen. Auch beim Genuß von gekochten Eiern liefert der Darm nur Eigenkot; nicht so sicher ist dies beim Genuß roher Vogeleier. Von gekochtem und gebratenem Fleisch findet man immer mikroskopisch sichtbare Reste im Kot (S. 125); sie fallen aber quantitativ nicht ins Gewicht. Gleiches gilt für Fisch. Über die besonderen Verhältnisse bei rohem und geräuchertem Fleisch vergleiche unten. Bei Fetten mußten wir als Bedingung vollständiger Resorption hinzufügen, daß sie nicht zu hohen Schmelzpunktes seien. Aus Gemischen resorbiert der Darm die leichtschmelzbaren Fettsäuren nahezu vollständig, von den schwerschmelzbaren Teilen bleiben aber Reste übrig (Fr. Müller). Als Träger von Fett hohen Schmelzpunktes kommt nur Hammeltalg in Betracht (Schmelzpunkt 49—51^0); 7,4 bis 9,2$^0/_0$ erscheinen im Kot wieder, während auf 100 g leicht schmelzbarer Fette (Rinder-, Schweine-, Gänsefett, Butter, Pflanzenöl u. a.) nur 2—3$^0/_0$ ätherlösliche Substanz im Kot entfallen, und es ist mehr als fraglich, ob dies wirklich Reste des Nahrungsfettes und nicht vielmehr Produkte der Darmwand sind. Daß ein gewisser Gehalt der Fette an freien Fettsäuren die Verdaulichkeit und Resorption begünstige, und daß hierauf ein besonderer Nährwert des Lebertrans beruhe (R. Buchheim), ist unwahrscheinlich geworden (F. Blumenfeld u. a.).

Beim Genuß durch Hitze aufgeschlossenen Stärkemehls, d. h. aller feinen Mehle aus inneren Teilen der Getreidekerne (Weizen, Mais, Gerste, Hafer, Reis u. a.; Versuchsreihe a, S. 177); bei Genuß von sogenannten dextrinisierten Mehlen (Kindermehlen) und von Zucker (Rohrzucker, Milchzucker, Malzzucker, Honig, Traubenzucker, Fruchtzucker); beim Genuß von Fruchtsäften; auch bei Gebäcken aus feinem Weizenmehl, bei Weizenmehl-Teigwaren (Nudeln, Makkaroni), bei geschältem Reis (sogenanntem Kochreis) wird fast nur Eigenkot vom Darm abgegeben (Gruppe B). Man beachte vor allem die Trockensubstanzverluste. Beim Blick auf die Stickstoffwerte erscheinen die Verluste, in Prozenten ausgedrückt, zwar manchmal hoch; doch handelt es sich durchweg um sehr N-arme Nahrungsmittel, und in Grammwerten ausgedrückt beträgt der Kot-N kaum mehr als bei den Nahrungsmitteln der Gruppe A. Dagegen verzeichnet die Tabelle bei den mehlhaltigen Nahrungsmitteln kleine Kohlenhydratverluste. Sie kommen aber nur dann vor, wenn die betreffenden Nahrungsmittel in ungewöhnlich großer Menge verzehrt wurden. In den einschlägigen Versuchen war dies stets der Fall. Als schwer, wenn auch nicht unverdaulich muß dagegen rohe Stärke bezeichnet werden. J. Strasburger, später eingehender L. Fofanow, zeigten daß rohe Stärke verschiedener Herkunft nicht gleichwertig für den Darm ist; z. B. wird rohe Kartoffelstärke deutlich schlechter ausgenutzt als Hafer-, Weizen- und Reisstärke. Praktisch spielt dies keine Rolle, da wir diese Stärkearten nicht roh zu genießen pflegen. Immerhin mahnt es, alle stärkehaltigen Nahrungsmittel bei gärungsempfindlichem Darm besonders gründlich durch Kochen usw. aufzuschließen. Mit Recht machte Chr. Jürgensen darauf aufmerksam, wie häufig dies nicht geschieht.

Aus den oben erwähnten Nährstoffen und Nahrungsmitteln müssen wir die Kost zusammenstellen, wenn unverdauliches oder schwerverdauliches Beiwerk und die hiervon ausgehenden Reize dem Darm ferngehalten werden sollen. Die Gesamtmasse der Darmsekretrückstände fällt bei Beschränkung auf jene Nahrungsmittelgruppen weitaus am geringsten aus, und auf Grund dessen darf man dies auch für die ursprüngliche Sekretion annehmen. Die im wesentlichen nur Eigenkot des Darms erzeugenden Nahrungsmittel bilden die Grundlage für jede Schonungskost, und tatsächlich beschränkt sich auf sie bei den meisten Darmkrankheiten die Auswahl. Allerdings kommt weiterhin sehr viel auf geeignete Mischung und auf zweckmäßige Zubereitung an, und nicht alle Nahrungsmittel aus der Gruppe „Schonungskost" sind in jedem Falle gleich gut geeignet.

2. Die Menge des unverdaulichen Beiwerks (Schlacken) richtet sich nach Beschaffenheit der Nahrung. In der animalischen Kost spielen Schlacken eine geringe Rolle; nur wenn größere Mengen von elastischem Gewebe, von schlecht zerkleinerten Sehnen, von Haut, Horngebilden und Knochen aufgenommen werden, ist der unverdauliche Anteil groß. Pflanzenstoffe sind viel reicher an unverdaulichem Beiwerk. Dahin gehören vor allem älteres, inkrustiertes Zellwand- und Fasergewebe, die Schalen- und Kerngebilde der Früchte, die Spiralgefäße der Pflanzen, Pflanzenwachse und -harze. In gewissem Sinne gehören von chemischen Körpern auch die Zellulose, die Hemizellulose und die Pentosane der Pflanzen in diese Reihe. Denn ein Teil davon, etwa 25—50%, erscheint unbedingt im Kot wieder. Was verschwindet, unterlag zunächst bakterieller Spaltung und wurde dadurch in Kohlenhydrate niederer Ordnung übergeführt, die von den Enzymen des Darms angegriffen und in resorbierbares Material übergeführt werden konnten (S. 24, 29ff., 46).

Das unverdauliche Beiwerk ist zunächst um seiner selbst willen ein Kotvermehrer; außerdem wirkt es als mechanischer Reiz. Dies ist aber nur bei sehr groben und harten Stücken von Belang, könnte aber doch wohl hier und da Schaden bringen, z. B. beim Entstehen von Appendizitis oder als schädlicher Reiz bei Darmgeschwüren oder als Sperrmittel bei Darmstenosen. Praktisch wichtiger ist, daß die meisten dieser Schlacken bequeme Schlupfwinkel für Mikroben sind. Sie bringen oft schon von vornherein pathogene Keime mit oder nehmen solche in der Mundhöhle auf und gewähren ihnen Schutz vor der bakteriziden Kraft der Salzsäure und des Darmepithels. Sie können dadurch schon den Dünndarm infizieren. Reizstoff- und giftbildende bakterielle Prozesse, die sonst wohl durch Konkurrenz anderer Mikroben abgeschwächt oder verhindert würden, können sich in den Sehnen-, Bindegewebe- und Pflanzenfasergebilden ungestört entwickeln. Vor allem aber verschleppen animalische Schlacken Proteine, pflanzliche Schlacken Proteine und Stärke bis über die Klappe hinaus, und wenn dann die Schlacken selbst durch bakterielle Angriffe gelockert und teilweise gelöst werden — ein für Pflanzengewebe und seine chemischen Bestandteile Zellulose, Hemizellulose, Pentosane durchaus normaler Vorgang —, gelangen die verschleppten Reste in Freiheit, und ihre bakteriellen Zersetzungsprodukte gesellen sich dann den Gärungsprodukten der Schlacken hinzu. Neue Reizkörper werden gebildet, die die Sekretion verstärken. Alles in allem sind daher die Schlacken nicht nur unmittelbare Kotvermehrer und damit auch Förderer der Peristaltik des Dickdarms, sondern auch unmittelbare und mittelbare Erreger verstärkter Darmsekretion. Sie belasten damit unter allen Umständen den Darm in höherem Grade als schlackenfreie, nur zur Produktion von Eigenkot anregende Nahrungsmittel.

Je nach Art einer vorliegenden Darmstörung kann es unsere Aufgabe sein, die Schlacken stark zu beschränken oder gänzlich auszuschalten, damit unerwünschte Darmreize fernbleiben. Daß dies bei weitaus den meisten diarrhoischen Zuständen nötig ist, geht aus dem Gesagten hervor. Aber auch hier ist Auswahl geboten. Wo wir schädliche Einflüsse von abnormer Kohlenhydratgärung erwarten, drohen die Gefahren hauptsächlich von schlackenhaltigem pflanzlichem Material; wo faulige Zersetzungen überwiegen, sind die Schlacken des tierischen Materials mehr zu fürchten. Freilich ist beides durch fließende Übergänge verbunden.

Ebenso wie wir häufig das Unverdauliche sorgsam fernhalten müssen, um den Darm von vermeidbaren mechanischen und chemischen Reizen zu entlasten („Schonungskost", „Feinkost", „aufgeschlossene Nahrung"), muß unter anderen Umständen die diätetische Therapie darauf ausgehen, die von der Nahrung ausgehenden Reize zu verstärken, um die Peristaltik anzuregen und durch Erzielen stärkerer Sekretion allzu weitgehender Eintrocknung des Kotes vorzubeugen. Dazu bedienen wir uns schlackenreichen Materials und suchen uns darunter solches aus, das erfahrungsgemäß die besten Dienste leistet, wie kleienhaltiges Brot, faserhaltige Pflanzenkost, grob zerkleinerte Hülsenfrüchte, vegetabilische Rohstoffe. Solche Kost ist im allgemeinen angezeigt, wenn die Reaktionsfähigkeit des Darms herabgesetzt ist, vorzugsweise also bei gewissen Formen chronischer Stuhlträgheit („Grobkost").

Für das Geschehen bedeutsam ist zunächst die Menge der Schlacken. Vor allem ist sie maßgebend für die Kotvermehrung und für mechanische Anregung der Dickdarmperistaltik. Dagegen richtet sich der sekretionsfördernde Reiz viel weniger als man gewöhnlich annimmt nach der Schlackenmenge. Z. B. wird das ganz unverdauliche Holz- und Strohmehl zwar quantitativ wieder ausgeschieden, trägt aber zur Vermehrung des Eigenkots nur unwesentliches bei (H. Salomon, M. Rubner). Von Bolus alba, von feiner Tierkohle, von Bismutum carbonicum geben wir zu therapeutischen Zwecken gewaltige Mengen; die Darmsekretion wird eher vermindert als vermehrt. Bei einem Gesunden, dessen gleichbleibender Kost wir täglich 50 g Bolus alba zufügten, war trotz stärkeren Kotgewichts die N-Ausfuhr etwas geringer als vorher (1,6 g, bzw. 1,8 g täglich). Im Hinblick auf das Gesagte können wir auch dem Prozentgehalt pflanzlicher Nahrungsmittel an chemisch nachweisbarer Zellulose kein so großes Gewicht beilegen, wie Ad. Schmidt und H. Lohrisch es taten.

Die Form, in der das Unverdauliche genossen wird, ist viel wichtiger. Sie macht sich hauptsächlich beim pflanzlichen Material geltend und wesentlich in bezug auf die zelullosereichen Bestandteile wie Zellwand, Pflanzenfaser, Schalengebilde, Kleie. Maßgebend sind der morphologische Aufbau, die Beschaffenheit der Inkrustate, die Mischung der Hauptbestandteile: Zellulosen, Hemizellulosen, Pentosane; diese sind keine chemisch einheitlichen Substanzen; ihr Aufbau aus Kohlenhydraten niederer Ordnung und ihre Spaltbarkeit in diese sind sehr verschieden, und dieser Mannigfaltigkeit entsprechend sind die pflanzlichen Membranen den Angriffen der Darmbakterien teils schwer, teils leicht zugänglich. Weiterhin ist maßgebend der Grad der Zerkleinerung des Materials und die fabrikatorische, bzw. küchentechnische Vorbereitung desselben. Je nach dem physikalischen und chemischen Zustand, in dem sich das unverdauliche Beiwerk befindet, wird es in gröberen oder kleineren Fetzen durch den Darm geführt, wird es mehr oder weniger verdauliche Reste einschließen, wird es günstigere oder ungünstigere Schlupfwinkel für Mikrobennester abgeben, wird es unmittelbar oder mittelbar stärkere oder schwächere Reizstoffe für die Darmwand liefern. Weniger die chemische Analyse als die praktische Erfahrung muß in dieser Hinsicht unsere Lehrmeisterin sein.

Am deutlichsten treten, schon am Gesunden, die Unterschiede beim Brot hervor. Die Membranen des Roggenkorns sind viel widerstandsfähiger als die des Weizens; bei gleicher Ausmahlung, bei gleich feiner Beschaffenheit der einzelnen Mehlteilchen, bei gleicher Backart schneidet die „Ausnützung" des Weizengebäcks immer viel besser ab, als die der Roggengebäcke. Mitvermahlene Außenschichten des Getreidekorns (der Kleie) verschlechtern die Ausnützung erheblich, namentlich bei Roggen, dessen subkortikale sogenannte Aleuronzellen besonders schwer angreifbare Wände besitzen (M. Rubner, Plagge und Lebbin). Gerade bei der Kleie, die noch viel Stärke, verdauliches Protein und resorbierbare Nährsalze einschließt, macht sich der Einfluß der Zerkleinerung und sonstiger technischer Vorbehandlung deutlich geltend. Grob zerkleinert, führt sie bedeutende Mengen jener Stoffe in den Dickdarm und sogar noch in den Kot über; bei weitgehender Zertrümmerung der Zellwände wird aber die Resorption erheblich besser (von Noorden und I. Fischer, von Noorden und H. Salomon; vgl. Versuchsberichte b und c auf S. 177). Brot aus grobgeschrotetem Korn (einschließlich Schale) liefert, teils infolge des Schutzes, den die gröberen Stücke mit ihren schwer angreifbaren Zellwänden dem verdaulichen Material gewähren, teils wegen stärkeren chemischen Reizes der Gärungsprodukte auf die Darmwand so viel Stickstoff und daneben auch eingeschlossene Stärke in den Kot, daß die Verwendung des Brotes wirtschaftlich sich nicht empfiehlt (S. 175). Natürlich wirkt es erst recht auf etwaige entzündliche Reizzustände des Darms und auf pathologisch gesteigerte Kohlenhydratgärung ungünstig ein. Dies bezieht sich wesentlich auf Roggenbrot, sehr viel weniger auf Weizenschrotbrot.

Bei Kartoffeln wiederholt sich ähnliches. Die Zellwände der Kartoffeln gehören nicht zu den leichtest angreifbaren, wie alte und neue Versuche M. Rubner's lehren. Besonders nachdrücklich betonte dies auch Ad. Schmidt; selbst feinverteilter Kartoffelbrei stellt nach seinen Untersuchungen Ansprüche an den Darm, die man ihm bei schlechtem Zelluloseabbau und bei verstärkter Kohlenhydratgärung nicht zumuten soll. Sehr deutlich ist der Unterschied der Stickstoff- und Stärkeverluste durch den Kot, wenn man grob zerstückte und fein durchgetriebene Kartoffeln miteinander vergleicht. (Versuchsbericht d auf S. 177).

Noch stärker tritt der Unterschied bei Hülsenfrüchten hervor. Bei grob zerstückten Erbsen und Bohnen sind die Verluste doppelt so groß wie bei feinen Breien. (Versuchsberichte f auf Seite 178).

Bei Gemüsen und Früchten wiederholt sich das gleiche, allerdings bei den einzelnen Arten in verschiedenem Grade. Bei manchen Gemüsen sind die Zellmembranen von so zarter Beschaffenheit, daß sie schon bei gewöhnlicher Zubereitung genügend aufgeschlossen werden; dann steigert feinere Verteilung den Ausnützungsgrad kaum mehr, z. B. beim Spinat (F. W. Strauch). Schlagende Beispiele für die Tragweite fabrikatorischer und küchentechnischer Zubereitung finden sich in den Versuchsberichten e und f auf Seite 178. Hier sei besonders auf die H. Friedenthal'schen Gemüsepulver hingewiesen, welche durch eigenartiges Verfahren zu staubfeiner Masse verarbeitet sind. Sie befriedigen zwar geschmacklich nicht in völlig gleichem Maße wie frisch bereitetes Gemüsemus; doch tritt der Unterschied wenig hervor und fällt nicht ins Gewicht, wenn wir Kranken mit Sekretionsstörungen oder Gärungsdyspepsie Gemüse in solcher Form reichen wollen, welche seine Nährstoffe den verdauenden und resorbierenden Kräften möglichst vollkommen zugänglich macht S. 192.

3. Die Reste verdaulicher Substanz, welche in den Kot übertreten, richten sich beim Gesunden durchaus nach Menge und vor allem nach Beschaffenheit des Unverdaulichen und nach dem Umfang, in dem es dem Verdaulichen vor den Angriffen der Enzyme und der Bakterien Schutz gewährt. Wir können also auf das soeben besprochene (Punkt 2) verweisen. Natürlich wird es auch beim Gesunden eine Grenze geben, jenseits derer die Masse des Verdaulichen nicht mehr vollständig bewältigt werden kann; einige Ausnützungsversuche mit ungewöhnlich großen Mengen von Milch, Teigwaren, Kartoffeln weisen darauf hin. Solche Extreme interessieren uns hier nicht. In dieser Gruppe müssen wir auch die pflanzlichen Zellmembranen- und Fasergebilde wieder erwähnen. Sie gehören teils zum schlechthin unverdaulichen, und dies wurde schon oben gewürdigt; teils sind ihre Zellulosen, Hemizellulosen, Pen-

tosane, Pektine usw. nach vorausgegangener bakterieller Spaltung den Enzymen zugänglich, und ihre Spaltprodukte den resorbierenden Kräften greifbar. Wenn wir über den stofflichen und energetischen Verbrauch der Spaltprodukte beim Menschen auch noch sehr schlecht unterrichtet sind, dürfen wir doch wohl den Abgang unzerstörten Zellwandmaterials als Verlust „bedingt verdaulichen Nährstoffs" buchen.

Besonders wichtig ist nun, daß krankhafte Vorgänge — schon solche leichterer Art — verdauliches zu unverdaulichem stempeln. Bei großem Umfang solchen Geschehens fallen die Verluste selbst ins Gewicht und bedrohen die Ernährung. In anderen Fällen haben wir zwar damit nicht zu rechnen, aber aus dem Nichtverdauen des Materials entspringen Reizquellen für den Darm und andere Nachteile für den Gesamtablauf der Verdauungsprozesse.

Wir erinnern zunächst an die altbekannte Störung der Fettresorption bei Gallenabschluß und an die schlechte Fett- und Fleischeiweißresorption bei Abschluß des Bauchspeichels; daß in letzterem Falle insbesondere die Kernverdauung leidet, wurde von Ad. Schmidt diagnostisch ausgenützt (S. 128). In beiden Fällen ist infolge von Sekretmangel das Fett unverdaulich bzw. schwer verdaulich geworden. Aus dem Kot der Ikterischen erhalten wir einen neuen Beleg dafür, daß Belastung des Darms mit Unverdaulichem (hier Fett) den Ausnützungsquotienten anderer Nährstoffe (N-Substanz und Kohlenhydrat) nicht oder nur höchst unbedeutend zu schädigen braucht (Fr. Müller). Der Therapie aber erwächst die Aufgabe, entweder die Sekretionsstörung zu beseitigen und damit die Ursache der schlechten Fettresorption zu beheben, oder — wenn dies nicht möglich — die Kost fettfrei oder mindestens fettarm zu gestalten, weil das Fett nur ein unnützer, unter Umständen schädlicher Ballast geworden ist.

Daß Beschleunigung der Peristaltik gewöhnlich keine Reste verdaulicher und für die Verdauungssäfte leicht greifbarer Nährstoffe in den Kot befördert, ward erwähnt (S. 48, 57); erst bei höheren Graden gesteigerter Darmmotilität mit gleichzeitiger Beteiligung des Dünn- und Dickdarms tritt dieser Fall ein („Lienterie"), und dann ist wohl eher umgekehrt der von schlecht verdauter Nahrung ausgehende Reiz Ursache verstärkter Dickdarmmotilität. Wir müssen daher bei jeder, irgendwie bedingten duodenalen und jejunalen Verdauungsschwäche das Nahrungsmaterial der verminderten Leistungsfähigkeit anpassen und so versuchen, krankmachende Reize vom Dickdarm fernzuhalten.

Eine besondere Form der Resorptionsstörung entdeckte Ad. Schmidt in dem Unvermögen des Darms, rohes und namentlich auch geräuchertes Bindegewebe zu verdauen, wenn es nicht vorher der Pepsinsalzsäure-Verdauung unterzogen war. Das bezieht sich nicht nur auf gröbere Massen, sondern auch auf das feinere, die Muskelfasern verkettende Bindegewebe. Die „Desmolyse" im Magen ist erforderlich zur „Kreatorrhexis" (J. Strasburger). Da bei mangelhafter Desmolyse das Bindegewebe in seinen Maschen auch Muskelfasern in den Dickdarm befördert, kann diese Verdauungs- und Resorptionsstörung stark vermehrte Eiweißfäulnis nach sich ziehen. Theoretisch sollte man auch schlechte Fettausnützung bei Achylia gastrica erwarten, wenn nicht reine Fette oder gekochtes Fettgewebe, sondern rohes Schinkenfett und roher Räucherspeck verspeist wird. Wir fanden unter solchen Umständen zwar reichlich Bindegewebe, aber durchaus nicht mehr Fett im Stuhl als beim Verzehr entsprechender Mengen ausgelassenen Speckfettes. Der alte Brauch, Magen- und Darmkranken rohes Schabefleisch und fein gewiegten rohen Schinken als „besonders leicht verdaulich" vorzusetzen, ist fast ganz verschwunden. Da nicht nur bei Magenkatarrhen, Magenkarzinom, primärer Achylia gastrica, fieberhaften Infektionskrankheiten, sondern auch bei mannigfachen Darmkrankheiten die Magenverdauung darniederliegt, wurde die Schmidtsche Entdeckung für Prophylaxis und Therapie der Reizzustände des Darms äußerst fruchtbar.

Ebenso verdanken wir Ad. Schmidt den Nachweis, daß bei Salzsäuremangel Quellung und Lösung der pflanzlichen „Zwischenlamelle", d. h. der die Zellen verkittenden Masse, erschwert sind. Dies gilt freilich nur für rohes und mangelhaft gekochtes Material. Das Erhaltenbleiben der Zwischenlamelle wirkt ebenso ungünstig auf Angreifbarkeit und Ausnützung des Zellinhalts mit seinen wertvollen Proteinen und Kohlenhydraten, wie das Erhaltenbleiben größerer Faserstoffgebilde; vor allem wird dann leicht zersetzliches Material bis in den Dickdarm verschleppt. Die Resorption leidet; ganze Zellkomplexe können unverändert im Kote wiedererscheinen. Nach experimentellen Untersuchungen W. Biedermann's sind zwar pflanzliche Zellmembranen für Verdauungsfermente durchlässig, und es kann dem tierischen Darm bei unverletzter Zellwand gelingen, die Nährstoffe auszulaugen. Es trifft dies zweifellos auch für den menschlichen Darm in höherem Maße zu als Ad. Schmidt annahm. Aber unerwünschte Widerstände bietet die unverletzte Zellwand sicher, und unter pathologischen Sekretions- und Motilitätsverhältnissen dürfte dies in verstärkter Weise zutreffen. Auch die Klebersubstanz des Brotes ist auf Mithilfe der Pepsinsalzsäure angewiesen. Ohne sie sind Lösung des Klebers und Zerfall der Brotstückchen zum mindesten erschwert und verzögert. H. Strauß bezeichnete die Kleberverdauung des Magens als „Amylorrhexis"; richtiger ist der von J. Strasburger geprägte Ausdruck „Artorrhexis" ($\check{\alpha}\varrho\tau\grave{o}\varsigma$ = Brot).

In beiden Fällen stehen wir also vor der Tatsache, daß ein an sich sehr leicht verdauliches Material (Bindegewebe, bzw. Zwischenlamelle) unverdaulich oder schwer verdaulich geworden ist, daß es großenteils nicht nur selbst im Kot erscheint, sondern auch anderes leicht verdauliches Material mit sich reißt. Neben diesen Verlusten schafft der Verdauungsfehler Gelegenheit zu abnormen und verstärkten Gärungen im Unterdarm, wo die verschleppten Nahrungsreste ungewohnte Fremdkörper sind. Durch geeignete Auswahl und Zubereitung der Nahrung, insbesondere durch sorgfältiges Aufschließen derselben, diesen Übelständen Rechnung zu tragen, erwies sich als dankbare Aufgabe der diätetischen Therapie.

B. Bekömmlichkeit und diätetische Küche.

Den alten Begriff „Verdaulichkeit" als Gradmesser der „Bekömmlichkeit" sollte man fallen lassen. Als wissenschaftlicher Terminus technicus erstreckt er sich im wesentlichen auf die Magenverdauung, d. h. auf die Angreifbarkeit der Speisen durch die spezifischen Kräfte des Magens und auf die Verweildauer der Speisen daselbst; und er wird gleichfalls für den Umfang der Kotbildung, bzw. den Ausnützungsgrad gebraucht. Laien und oft auch Ärzte benützen das Wort „Verdaulichkeit" aber meist im Sinne des Wortes „Bekömmlichkeit". Beides kann einander parallel gehen, braucht es aber durchaus nicht zu tun; es kann ein Nahrungsmittel beim Gesunden und namentlich beim Kranken im wahren Sinne des Wortes sehr leicht verdaulich sein (z. B. Zucker), aber sehr schlecht bekömmlich. Andererseits kann unter Umständen ein zweifellos schwer verdauliches Nahrungsmittel, das reichlich Kot bildet, bekömmlicher als ein sogenanntes „leicht verdauliches" sein.

Unsere Aufgabe ist es hier, die Bedingungen für die Bekömmlichkeit der Nahrungsmittel bei Darmkrankheiten darzulegen. Sie hängen teils von den verfügbaren Kräften des Verdauungskanals, teils von Menge und Beschaffenheit der Rohstoffe, teils von Mischung der einzelnen Nahrungsmittel, teils von der Zubereitung ab. Letztere ist ungemein wichtig, da sie sowohl schwer bekömmliche Rohstoffe gut bekömmlich, wie auch gut bekömmliche Nahrungsmittel zu schlecht bekömmlichen machen kann. Bei einigem, was hier vorzubringen ist, können wir kurzerhand auf früheres verweisen.

1. **Verweildauer im Magen.** Sie ist zunächst abhängig von der Menge des Genossenen und bei gleicher Menge desselben vom Verhältnis zwischen Flüssigem und Festem, bzw. von der Leichtigkeit mit der Festes im Magen verflüssigt wird. Je mehr sich der Zustand des Genossenen vom Flüssigen entfernt, und je größeren Widerstand gröbere Brocken der chemischen, zerkleinernden Arbeit des Magens (Kreatorrhexis, Desmorrhexis, Artorrhexis, S. 52, 184) entgegenstellen, desto länger wird die Verweildauer. Die mechanische Arbeit des Magens ist an der Leistung nur so weit beteiligt, als sie den Inhalt mischt und in allen Teilen dem Magensaft zugänglich macht (Ad. Schmidt). Reichlich Fett, vor allem auch Süssigkeiten verzögern das Verweilen anderer Nahrungsmittel im Magen (O. Kestner). Ebenso wirken alle starken Säurelocker, genossene Säuren, Superazidität und Supersekretion von Magensaft (Pylorusreflex vom Duodenum her!). Bei krankhaften Zuständen des Magens, aber auch des Darms ist auf solche Gesetzmäßigkeit nicht zu rechnen, indem der magenentleerende Apparat teils auf dem Blutwege (chemisch), teils durch nervöse Einflüsse (psychomotorisch oder reflektorisch) umgestimmt wird. Dafür gesetzmäßigen Ausdruck zu gewinnen, ist noch nicht gelungen.

Keine Frage, daß kurze Verweildauer im allgemeinen für den Magen Schonung bedeutet. Aber sie wirkt nicht immer im gleichen Sinne auf den Darm. Freilich empfindet auch der Darmkranke langes Verweilen der Speisen im Magen als lästigen Druck; selbst zu Übelkeit und Erbrechen kann es kommen, obwohl der Magen ganz gesund ist. Das hängt wohl mit gesteigerter Empfindlichkeit des gesamten sensiblen intestinalen Nervenapparates zusammen, und es zwingt uns oft, auch bei reinen Darmkrankheiten dem Magen nur Speisen anzubieten, die ihn schnell verlassen, d. h. im wesentlichen flüssig-breiige Kost mit schwachem Lockreiz für Salzsäure (s. unten). Dies darf aber doch nicht zum vorherrschenden Gesichtspunkt für die Speisenwahl werden. Z. B. verläßt nach F. Pentzoldt's Skala rohes Rindfleisch den Magen erheblich früher als gebratenes Beefsteak (je 250 g). Mit Rücksicht auf den Darm hätten wir aber allen Grund, dem Rohfleisch die längere Verweildauer zu wünschen, um vollständige Desmolyse zu sichern. Das verschärft sich bei Hypochylien. Bei allen Hypochylien und Achylien neigt der Magen zu überhasteter Entleerung; das ist für den Darm vom Übel (s. unten). Hier müßte unser Streben eher darauf gerichtet sein, die Verweildauer im Magen zu verlängern. Anderseits ist auch krankhaft verzögerte Magenentleerung, wie sie bei Atonien und Stenosen vorkommt, von Nachteil; namentlich bei hypochylischen Zuständen, weil dann der Magen zum Gärkessel wird, und ein mit mannigfachen Bakterien und bakteriellen Zersetzungsprodukten angereicherter Chymus in den Darm gelangt, im Gegensatz zu der Keimarmut des normalen Speisebreies (S. 29). Auf Abdruck der Pentzoldtschen Verweildauerskala verzichten wir; sie erwies sich als wenig fruchtbar für die Diätetik der Darmkrankheiten.

2. **Magensaft.** Dagegen ist die Kenntnis des Lockreizes, den Speisen auf die Saftsekretion des Magens ausüben, von größerem Belang; dies um so mehr, als von richtiger Einstellung der Säurewerte sowohl der Pylorusreflex und damit der geregelte Abschub von Chymus aus dem Magen in den Darm, wie auch die Pankreassekretion Vorteil zieht. Das von A. Bickel ausgearbeitete Schema gewährt guten Überblick.

I. Schwache Sekretionserreger.

Getränke: Gewöhnliches Wasser; alkalische Wässer ohne CO_2-Gehalt; Tee; fettreicher
Kakao; Vollmilch; Sahne.

Gewürze: Kochsalz in 0,9%iger Lösung.

Speisen: Gelöste oder fein suspendierte reine Eiweiße, wie z. B. flüssiges Eiereiweiß,
Lösungen, resp. Suspensionen von Laktalbumin, Kasein, Glidin, die reinen Kohlenhydrate, wie Zucker und Stärke; frisches Weißbrot; alle Fette; ausgekochtes Fleisch;
helle Ragouts aus gekochtem Fleisch mit fetten, ungewürzten Saucen (insbesondere
sind die hellen und auch die fetten, aber nicht gesalzenen Fleischsorten, wie frische
Fische, Geflügel, Kalbfleisch, Schweinefleisch etc. den dunklen vorzuziehen); in
Wasser abgebrühtes und in Püreeform zubereitetes süßes Obst und ebenso zubereitete Gemüse mit Butter, wie Kartoffeln, Reis, Grieß, Sago, Spargel, Wirsing-
kohl, Rotkohl, Blumenkohl, Spinat, weiße Rüben, Mohrrüben, die Gurkenarten etc.;
Suppen, die nicht mit Fleischbrühen und Extrakten, sondern mit Wasser gekocht
sind, wie z. B. Gemüsesuppen, Weißbrotsuppen, dünne Hafersuppen etc.; als Nachtisch
Speisen aus geschlagenem Eiereiweiß, Schlagrahm, aus gekochtem Reis, Grieß,
Maizena, Mondamin.

Alle vorstehend genannten Speisen sollen, soweit das angängig ist, mit möglichst viel
frischer Butter zubereitet werden.

II. Starke Sekretionserreger.

Getränke: Alle alkoholischen, kohlensäurehaltigen Getränke, wie z. B. Wein, Bier, die
sogenannten Tafelwässer, die Kochsalzquellen mit freier CO_2; koffeinhaltiger und
koffeinfreier Kaffee, die aus geröstetem Getreide und Wurzeln hergestellten Kaffee-
ersatzprodukte, fettarmer Kakao, Magermilch.

Gewürze: Alle Kochsalzkonzentrationen exklusive der 0,9%igen Lösung; Senf; Zimt;
Nelken; Pfeffer; Paprika; die sogenannten Suppenwürzen.

Speisen: Sämtliche pflanzlichen und tierischen Röstprodukte und daraus hergestellte
Präparate; Eigelb; koaguliertes Eiereiweiß; rohes, gebratenes und kurz abgekochtes
Fleisch, besonders das rohe und oberflächlich angebratene Fleisch, unter den ver-
schiedenen Fleischsorten die dunklen Fleischarten; alle gesalzenen und geräucherten
Fleischarten, eingeschlossen derartig zubereitete Fische; Fleischextrakt und alle
mit Extraktivstoffen des Fleisches hergestellten Speisen, wie z. B. Bouillonsuppen;
Brot, besonders Schwarzbrot, geröstetes Weißbrot und alle Speisen, die eine dem
Brot ähnliche Zusammensetzung aus Eiweiß und Stärke haben; die sub I genannten und alle anderen Gemüse, sofern sie in ihrem eigenen Saft geschmort
und nicht in Püreeform gegeben werden.

Alle hier genannten Speisen sollen im Gegensatz zu den sub I genannten mit möglichst
wenig Fett zubereitet werden.

3. Bedeutung von Störungen der oberen Wege. Von grundlegender Bedeutung für die Darmbekömmlichkeit ist der Zustand, in dem die Speisen vom
Magen in den Darm gelangen. Bei der eigentlichen Kur übernimmt die diätetische Küche die Aufgabe, die bestmöglichste Beschaffenheit des eintretenden
Speisebreies vorzubereiten. Dabei dürfen wir nicht stehen bleiben. Die meisten
Darmkrankheiten, namentlich die weitaus vorherrschenden Darmkatarrhe, neigen
zu Rückfällen. Nur wenige Menschen sind in der Lage, dauernd ihre Kost aus
einer nach diätetischen Grundsätzen geleiteten Küche zu beziehen. Im praktischen Leben werden sie immer aufs neue diesem oder jenem Diätfehler ausgesetzt
sein. Wir feien sie am besten dagegen, indem wir die vorbereitenden Organe
in gutem Stand halten, was allerdings nicht immer möglich ist. Die Fürsorge
hat schon bei der Mundhöhle einzusetzen. Das Gebiß muß imstande sein,
das feste Material gründlich zu zerkleinern; diese mechanische Vorarbeit, die
die Natur der Mundhöhle zuwies, erleichtert die chemische Vorarbeit des Magens.
Mit gutem Gebiß allein ist es aber nicht getan. Wir müssen Schnellesser auch
erziehen, davon den richtigen Gebrauch zu machen. Freilich soll man in
dieser Hinsicht nicht übertreiben, wie H. Fletcher es tat, der für 30 Bissen
etwa 2500 Kauakte und andere Mundbewegungen verlangt und dafür eine Zeit

von 30—35 Minuten ansetzt! Nicht minder wichtig ist die Beseitigung fauliger Prozesse aus der Mundhöhle und ihren Nebenräumen (Zahnkaries, tonsilläre Eiterungen, Ozaena u. a.), da die Gefahr des Einschleppens von Keimen in den Darm besteht. Sie ist wahrscheinlich größer und wirkt sich häufiger aus, als man bisher annahm. Auch von verschlucktem Sputum droht Gefahr (S. 624).

Weiterhin bedarf der Magen unserer vollen Aufmerksamkeit. Akute Darmkrankheiten ziehen den Magen immer in Mitleidenschaft; umgekehrt gilt das gleiche, und dementsprechend hat sich seit alters bei den akuten Magen-Darmkrankheiten eine einheitliche Schonungstherapie herangebildet, die beiden Teilen in gleicher Weise zugute kommt. Von wenigen streng lokalisierten Krankheitszuständen abgesehen, etwa Tumoren und ähnlichen, kann man aber auch keine chronische Darmstörung, sei sie funktioneller, sei sie entzündlicher Art, sachgemäß behandeln, ohne über den Zustand des Magens unterrichtet zu sein und seinen Ansprüchen an die diätetische Therapie voll Rechnung zu tragen. Hier gilt es vor allem abnorme Stauungszustände zu beseitigen, sowohl die durch Atonie, durch Pyloruskrampf, wie die durch organische Hindernisse bedingten. Oft ist dies Ziel diätetisch erreichbar, z. B. durch kräftigende und mästende Kost bei Atonie oder durch Auswahl von Nahrungsmitteln, die etwaiger Stenose zum Trotz gut in den Darm abgeführt werden. Oft wird uns eine zeitweilige Magenspülkur dabei wichtige, unterstützende Dienste tun. Andere Male kann nur Operation Erfolg bringen, z. B. Magenraffung oder unter Umständen die Gastroenterostomie. Die Gefahr der Infektion und Intoxikation des Dünndarms ist natürlich bei Hypochylien größer als bei reichlichem Salzsäuregehalt des Magenchymus. Je sorgfältiger man ihr Rechnung trägt, desto besser sichert man den Darm. Das lehrt die Erfahrung immer aufs neue.

Unter den Sekretionsstörungen des Magens wird die Hyperazidität beschuldigt, allzu gut die Vorverdauung von tierischem Bindegewebe und pflanzlichen Zwischenlamellen zu bewirken und dadurch sowohl die Resorption derart zu begünstigen, wie die Abscheidung von Eigenkot des Darms derart zu mindern, daß die Kotmasse abnorm sinkt, zu trocken wird, und daß Stuhlträgheit entsteht (Ad. Schmidt, J. Strasburger). Ob dies stichhaltig, ist noch zweifelhaft. Vgl. Abschnitt: Stuhlträgheit.

Wichtiger sind die Folgen der Hypochylie und der Achylie. Wenn die Auswahl der Kost nicht sorgfältig darauf Rücksicht nimmt, tritt bei diesen Zuständen ungenügend vorbereitetes Material in den Darm über. Wie aus mangelhafter Pepsinverdauung von rohem und geräuchertem Bindegewebe und von pflanzlichen Zwischenlamellen schlechte Ausnützung der Kost, Verschleppung fäulnis- und gärungsfähigen Materials in untere Darmabschnitte, Vermehrung des Eigenkots, abnorme Reizzustände entspringen können, ward berichtet (S. 52). Die ungenügend stomachale Vorverdauung birgt große Gefahr für den Darm. Bei Rohstoffen und bei jeder mirkobenhaltigen Kost verschärft sie sich. Dies hängt nur z. T. von dem Ausfall der desinfizierenden Salzsäurewirkung ab; sie ist zwar groß, aber doch nicht unersetzlich. Auch beim Magengesunden tritt sie nicht zu jeder Zeit in Kraft (S. 427). Viel gefährlicher ist der beschleunigte, vom Pylorusreflex ungenügend kontrollierte und in der Zeiteinheit zu viel Material in den Darm fördernde Abfluß des mangelhaft vorverdauten Magenchymus. Auch hier ist es hauptsächlich Aufgabe der Diätetik, steuernd einzugreifen und Material zu vermeiden, das schädliche Keime in den Darm verschleppen könnte (alle groben Brocken, Rohstoffe der verschiedensten Art, vor allem schlecht zerkleinerte Rohstoffe, mangelhaft durchgebackenes Brot, gärende Getränke u. a.). Man soll aber auch versuchen, den Pylorusreflex zu verstärken, und es scheint uns, daß dies doch durch Beigabe sehr großer Dosen von Salzsäure zu den Mahlzeiten in gewissem Grade gelingen kann.

Bei einer Patientin mit Achylia gastrica war nach vier Zwiebäcken + 400 ccm Wasser der Magen nach 25 Minuten immer völlig leer; als wir das Wasser durch 0,2prozentige Salzsäurelösung gleicher Menge ersetzten, enthielt der Magen nach 40 Minuten noch ansehnliche Zwiebackreste, ohne daß sich aber freie Salzsäure nachweisen ließ.

Wir möchten auf den Schutz, den wirklich große Salzsäuregaben bei gastrogenen Darmdyspepsien gewähren, schon hier nachdrücklich hinweisen; im übrigen vergleiche den betreffenden Abschnitt (S. 214).

Bei Gastroenterostomie ist die Gefahr allzu schnellen Abschubs von Magenchymus oft ähnlich groß wie bei Achylia gastrica (H. Oehnell). Vgl. Nachbehandlung nach Gastroenterostomie (S. 40).

Die zu schnelle Entleerung des Magens ist, wie H. Determann richtig bemerkt, als Gegenstand therapeutischen Handelns noch viel zu wenig beachtet worden.

C. Anpassung der Speisen an die Leistungsfähigkeit des Darms (diätetische Küche).

Die wesentliche Aufgabe der Diätetik besteht darin, die Kost der jeweiligen Leistungsfähigkeit des Darms anzupassen. Die Auswahl muß gerade diejenigen Stoffe vom Darm fernhalten oder wenigstens stark vermindern, für welche im besonderen Falle die verarbeitenden Kräfte des Darms nicht oder nur geschwächt zur Verfügung stehen. Wir müssen ferner solche Stoffe fernhalten, die ihrer chemischen oder mechanischen Eigenschaften wegen unerwünschte Reize ausüben. In diesen beiden Grundsätzen gipfelt die Schonungsdiät. Sie ist aber nicht der Weisheit letzter Schluß. Sie findet eine notwendige Ergänzung und Fortbildung in der Übungsdiät. Es ist meist verhältnismäßig leicht, Reizzustände des Darms verschiedenster Art durch Schonungsdiät zum Schweigen zu bringen. Daran aber schließt sich die Aufgabe, den Darm wieder an breitere Kost und namentlich an die Kost des Alltagslebens zu gewöhnen, mit anderen Worten ihn abzuhärten. Diese ungemein wichtige Aufgabe wird nur allzu oft versäumt; sie ist die weitaus schwierigere, aber in ihrem Enderfolg ist sie auch die weitaus bedeutsamere und lohnendere. Sie ist um so schwieriger, als sich feste Regeln, die schulmäßiges Handeln ermöglichen, gar nicht aufstellen lassen. Man muß gleichsam von der Hand in den Mund arbeiten, auf Grund breitester Erfahrung und auf Grund sicheren Gefühls dafür, ob man auf dem rechten Wege ist und ob man ihn rechten Schrittes geht. Wir betrachten gerade diese Seite der therapeutischen Kunst als eine der wichtigsten Aufgaben für die Behandlung von Darmkranken in geschlossener Anstalt. Nicht in jedem Falle und nicht zu jeder Zeit des gesamten Krankheitsverlaufs heischt das Anpassen an die jeweilige Leistungsfähigkeit des Darms Schonungskost. Unter Umständen fordert dieser Grundsatz das gerade Gegenteil, d. h. stärkere Belastung des Darms (S. 181, 200).

1. **Gänzliches Fasten** bedeutet natürlich den äußersten Grad der Schonung. Man bedient sich seiner hauptsächlich bei akuten Darmkrankheiten schweren Grades. Die Chirurgie erhob ihn bei gefahrdrohenden Zuständen, z. B. bei drohender Perforation und im unmittelbaren Anschluß an schwere Darmoperationen, zum leitenden Grundsatz. Auch bei chronischen Darmdyspepsien und Darmentzündungen der verschiedensten Art kann zeitweiliges gänzliches Fasten von großem Nutzen sein, namentlich bei akuten Nachschüben. Im allgemeinen macht die Praxis von gänzlichem Fasten bei Darmkranken noch viel zu wenig Gebrauch. Sicher können dadurch viele Fälle vor Verschleppung und vor Übergang in chronische Formen bewahrt werden. Die Furcht vor nachteiligen Folgen drei- bis viertägigen Hungerns und Dürstens sind unberechtigt, wie sich auch aus den therapeutischen Erfahrungen bei Magengeschwür,

bei Zuckerkranken, bei urämie- und ödemdrohender Nephritis ergibt. Was man bei schwereren akuten Darmleiden von wirklichen Nährwerten einverleiben und zur Resorption bringen kann, steht in keinem Verhältnis zu dem schädlichen Belastungsreiz. Wichtig ist nur, den Körper während der Fasttage mit genügend Wasser zu versorgen; am besten geschieht dies durch subkutane Infusionen 5prozentiger Dextroselösung oder noch besser durch intravenöse Infusionen 5—8prozentiger Dextrose- oder Invertzuckerlösung (S. 213).

Von Invertzucker steht die sehr empfehlenswerte „Kalorose" in steriler Packung zur Verfügung (W. Kausch). Ein Gefäß der Packung I enthält 135 ccm Invertzuckersirup mit 100 g Invertzucker. Durch Verdünnen mit sterilem Wasser läßt sich bequem die gewünschte Konzentration herstellen. Die Blutbahn nimmt ohne Nachteil 800—1000 ccm Lösung in einer Sitzung auf. Man rechne 1 Minute Einlaufszeit für je 35—40 ccm. Das Einbringen geschieht mittels Venenstichs, wie bei Salvarsaninjektionen. Wegen ihres hohen Nährwerts sind Zuckerlösungen der gewöhnlichen Kochsalz- oder Ringerlösung vorzuziehen. Bei Cholerakranken und bei Bauchoperationen machte man gute Erfahrungen damit (H. Strauß, W. Kausch, J. Berendes). Wenn die Zuckerinfusionen nicht auf 1—2 Tage beschränkt, sondern etwas länger fortgesetzt werden sollen, wird man gut tun, den Zucker nicht mit reinem Wasser, sondern mit steriler Ringerlösung (besser als Kochsalz!) zu mischen, um den Körper auch mit Nährsalzen zu versorgen (dann nicht mehr als 5 T. Zucker auf 100 T. Ringerlösung!). Ringerlösung = 9,0 g Kochsalz, 0,2 g Chlorkalzium, 0,2 g Chlorkalium, 0,1 g Natron bicarbonicum, 1000 g Wasser. Noch besser als Ringerlösung ist Lösung von W. Straub's „Normosal" (Näheres S. 555).

Die Durstempfindung bereitete uns niemals ernste Schwierigkeiten, selbst nicht bei dem längeren Dürsten, wie es bei schweren Blutungen (Duodenalgeschwür usw.) erforderlich ist. Nötigenfalls kann man einen Versuch mit Cesol machen, das dem Durstgefühl entgegentritt (F. Umber, R. Decker); von ungünstigen Nebenwirkungen auf die Verdauungsorgane wurde noch nichts bekannt. Schwierigkeiten bereitet nur das Feuchthalten des Mundes, eine wichtige Aufgabe sorgfältigster Krankenpflege. Der Mund des Dürstenden soll häufig am Tage mit 3%iger H_2O_2-Lösung gespült bzw. ausgewaschen werden. Beim Eintrocknen der Schleimhaut kommt es leicht zu einseitiger oder doppelseitiger Parotitis. Da Cesol die Speichelsekretion anregt, hilft es vielleicht diese lästige Komplikation verhüten.

Bei planmäßigen Zuckerinfusionen läßt sich die Hunger- und Durstperiode ohne Bedenken auf 4—6 Tage ausdehnen, und indem man sie auch nach Wiederaufnahme der Nahrungszufuhr zunächst noch fortsetzt, kann man sich anfangs auf sehr kleine, gewissermaßen einschleichende Nahrungsmengen beschränken. Dadurch begünstigt man das endgültige Abheilen. Natürlich muß der Übergang zu reichlicherer Kost langsam erfolgen; man kommt aber gerade nach vorausgeschickten Karenzperioden auffallend schnell voran und überwindet damit die Nachteile des Fastens.

2. **Einseitige Kost.** Dem Fasten nahe steht die Ernährung mit einzelnen, bestimmten Nährstoffen, unter Ausschluß aller anderen. Sie kommt vorzugsweise bei akuten Reizzuständen des Darms in Betracht. Hierhin gehört das Darreichen von Gersten-, Reis-, Haferwasser. Sie führen sich auf Hippokrates zurück und behielten die alte Bezeichnung „Ptisanen". Neben wenigen Mineralstoffen enthalten sie im wesentlichen nur kolloidal gelöste Stärke (Amidulin), etwas Dextrin und Maltose, gelöste Pektinsubstanzen, also im wesentlichen Kohlenhydrate. Bei den konzentrierteren Getreideschleimen gehen auch ansehnliche Mengen von Protein- und Fettsubstanzen in das Durchgesiebte mit über. Ob die von Pektin und vielleicht auch Hemizellulosen sich ableitenden Schleimstoffe positiv heilende Wirkung entfalten, indem sie die Schleimhaut gewissermaßen schützend bedecken, steht dahin. Wenn überhaupt vorhanden, kann dieser Einfluß doch nicht weit in den Darm hinabreichen. Wichtiger ist wohl der Ausschluß fäulnisfähiger Eiweißkörper und der geringe Lockreiz der Bestandteile auf die fäulnisfähigen Darmsekrete.

Über die Wirkungsart der Pflanzenschleime ist man noch sehr ungenügend unterrichtet. H. v. Tappeiner und J. Wucher wiesen Verzögerung der Resorption nach, wenn sie Arzneistoffe (Chloralhydrat u. a.) mit Gummi- und anderen Pflanzenschleimlösungen statt mit Wasser mischten, und diese Hemmung setzte sich durch den Magen auch noch in den Dünndarm fort. Da die schleimige Beschaffenheit der Hafer-, Gerste-, Reisabkochung im wesentlichen auf Gegenwart stark quellbarer, aber im Magen und Dünndarm mangels geeigneter Fermente nicht angreifbarer Hemizellulosen beruht, könnte sich die Wirkung — theoretisch — sogar bis zu den tieferen, bakterienreichen Darmabschnitte erstrecken, wo die Hemizellulose ein schnelles Opfer von Mikroben wird. Praktisch dürfte dies kaum zutreffen, da sich die schleimige Substanz auf der ungeheuren Darmfläche doch allzu sehr verteilt. Verzögerung der Resorption wäre auch gewiß keine besondere Empfehlung!

In bezug auf einseitige, leicht resorbierbare Kohlenhydratkost gingen H. Salomon und G. Wallace (von Noorden's Wiener Klinik) einen wesentlichen Schritt weiter, als sie Kranken mit akuter Gastro-Enteritis verschiedenen Ursprungs große Mengen Zuckerlösung verabfolgten; sie gelangten auf 250 bis 300 g Rohrzucker am Tage in höchstens 10prozentiger Lösung und schließen: „wir kennen kein sichereres diätetisches Mittel, hartnäckige Diarrhöen zu schnellem Stillstand zu bringen". Immerhin dürfte die Ätiologie der Durchfälle für den Erfolg mitbestimmend sein. Bei Kohlenhydratgärungs-Dyspepsie, die freilich als schwere akute Krankheitsform beim Erwachsenen selten in Betracht kommt, wäre diese Maßnahme ungeeignet. Hier ist vielmehr die aus der Kinderklinik übernommene Eiweißkost am Platze, die schon in der alten Verordnung verdünnten Eierklars ihr Vorbild hat. In der Kinderpraxis, wo die Gärungsdyspepsie eine große Rolle spielt, bedient man sich der sogenannten „Eiweißmilch" (H. Finkelstein und L. F. Meyer). Zu ihrer Bereitung geben L. Langstein und L. F. Meyer folgende Vorschrift:

1 Liter rohe Vollmilch wird mit 1 Eßlöffel Simon's Labessenz (oder 1 Teelöffel Pegninpulver) versetzt und $^1/_2$ Stunde im Wasserbad bei 42^0 C stehen gelassen. Den entstandenen Käsekuchen bringt man in ein Säckchen aus Seihetuch, hängt es auf und läßt die Molke ohne Pressen ablaufen. Dann wird der Käse unter sanftem Reiben, bei allmählicher Zugabe von $^1/_2$ Liter Wasser, mittelst eines Klöppels 4—5mal durch ein feinstes Haarsieb gestrichen. Zur fein verteilten Käseaufschwemmung fügt man noch $^1/_2$ Liter Buttermilch. Behufs Sterilisation kurze Zeit aufkochen; doch muß die Masse während des Anhitzens dauernd mit einem Schaumschläger stark geschlagen werden, damit sie nicht klumpt. Das genußfertige Getränk hat folgende mittlere Zusammensetzung: Eiweiß 3,0$^0/_0$, Fett 2,5$^0/_0$, Zucker 1,5$^0/_0$, Asche 0,5$^0/_0$, darunter 0,13$^0/_0$ P_2O_5 und 0,09$^0/_0$ CaO; Kaloriengehalt von 100 ccm = 42. Die Eiweißmilch zu Hause herzustellen, ist nicht einfach. Die Milchwerke in Böhlen bei Rötha i. S. und in Vilbel liefern sie in Flaschen verschiedener Größe als gute und haltbare Ware: für Säuglinge ist dieses Präparat mit gleichen Mengen Wassers zu verdünnen.

Diese Eiweißmilch ist auch für Erwachsene brauchbar. Ihnen kann man aber auch die nahezu kohlenhydratfreie „künstliche Milch für Diabetiker" oder die zuckerfreie Soyamamilch geben (C. von Noorden).

Bouma's Milch für Diabetiker lehnt sich an ein Verfahren an, das der Anregung von Noorden's seine Entstehung verdankt (C. Meyer). Das mit Säure niedergeschlagene Kasein wird in schwacher Natronlauge gelöst, jedoch ohne Preisgabe der sauren Reaktion; dann sorgfältiges Neutralisieren mit Dinatriumphosphat; Zusatz von Milchnährsalzen, insbesondere Kochsalz und Kalksalzen; Mischung mit Rahm, den man zwecks Entzuckerung stark mit Wasser verdünnt und dann abzentrifugiert hat; dann Homogenisieren, Abfüllen in Flaschen, Sterilisieren. Die in allen Großstädten käufliche Bouma-Milch enthält etwa: 3,0$^0/_0$ Eiweiß, Spuren bis 0,2$^0/_0$ Milchzucker, 4,8$^0/_0$ Fett; Kalorien in 100 g = 58.

Als sehr zweckmäßig erwies sich auch ausschließliche Ernährung mit frischem Sauermilchkäse (Quark); er ist nahezu kohlenhydratfrei, und das Kasein ist einerseits nur ein schwacher Lockreiz für fäulnisfähige Darmsekrete, andererseits unterliegt es selbst beträchtlich weniger als andere Proteine der Fäulnis. H. Rosenhaupt, K. Behm, C. von Noorden und H. Salomon sahen gute Erfolge bei Ruhrkranken.

Neben einseitiger Kohlenhydrat- und einseitiger Eiweißkost sei noch auf die ausschließliche Zufuhr verdünnten Alkohols verwiesen (mit gekochtem Wasser oder mit dünnem Tee). Der Alkohol wird größtenteils schon im Magen resorbiert, hat bei entsprechender Verdünnung (etwa 5prozentig) auch im oberen Teil des Darms keine nennenswerte, jedenfalls nur eine schnell vorübergehende Reizwirkung, ist ein guter Salzsäurelocker für den Magen, ist fäulnis- und gärungswidrig und unterliegt selbst keinerlei Zersetzung im Verdauungskanal; sein Nährwert (7 Kalorien in 1 g) ist beträchtlich. In Verbindung mit intravenösen Zuckerinfusionen leistete uns Alkohol oft treffliche Dienste. 1 Teil Kognak, Rum, Arrak, Whisky mit 10 Teil Wasser verdünnt, gibt eine Lösung von rund 5 Gew.-Proz. Alkohol (S. 199).

3. **Ausschalten des Unverdaulichen.** Manche Bestandteile der Nahrung sind schlechthin unverdaulich; andere sind nur beim Zusammenspiel aller verfügbaren Kräfte verdaulich. Falls diese oder jene Funktion der Verdauungsorgane versagt, wächst die Summe des Unverdaulichen. Teile des Schwerverdaulichen gelangen in untere Abschnitte des Darms und reißen Teile des Leichtverdaulichen mit. Mechanismus und Folgen dieser Störung wurden früher besprochen (S. 180ff.). Alles Unverdauliche ist für einen überempfindlichen Darm schädliches Reizmittel. Kluge Auswahl des Rohstoffes und diätetische Küche müssen zusammenarbeiten, um nur darmverdauliches den Magen passieren zu lassen. Was darmverdaulich ist, richtet sich nach Art der krankhaften Störung und wird an zuständiger Stelle erwähnt. Eine für alle Reizzustände des Darms geeignete Einheitskost gibt es nicht. Die wichtigsten Grundsätze stellen wir im folgenden Abschnitt „diätetische Küche" zusammen. Ist es doch bei Darmkrankheiten wesentlichste Aufgabe der Küche, darmunverdauliches auszuschalten.

4. **Diätetische Küche für Darmkranke.** Vor- und Zubereitung der Speisen, wie sie der Kranke bedarf, unterscheidet sich zwar nicht grundsätzlich von entsprechenden Maßnahmen der allgemeinen, namentlich der feineren Küche; sie verlangt aber doch in mancher Hinsicht besondere Sorgfalt.

Verwendung nur allerbesten Materials und peinlich sorgsame Behandlung desselben. Die Ansprüche, die man an beste Beschaffenheit stellen muß, sind bei den einzelnen Nahrungsmitteln sehr verschiedenartig. Ausführliche Besprechung fand dies im „Handbuch der Ernährungslehre" von C. von Noorden und H. Salomon. Hier das wichtigste über häufig wiederkehrende Nahrungsmittel.

Fleisch gehört zu den wenigen Nahrungsmitteln, die nicht in ursprünglicher Frische am bekömmlichsten sind. Es bedarf des „Abhängens". Unter Mitwirken der Milchsäure wird das Bindegewebe gelockert, was sowohl den Angriff der Pepsin-Salzsäure erleichtert, wie seine spätere endgültige Lösung durch Fermente des Pankreas begünstigt (M. Feldhahn). Gleichzeitig untersteht auch das Protoplasma der Fasern autolytischen Prozessen. Das Fleisch wird mürber, zarter, besser kaubar. Für Genußwert und Bekömmlichkeit ist es am günstigsten, wenn der ganze Vorgang langsam, bei schwacher Säureentwicklung verläuft, d. h. bei Abhängen in luftigen, kühlen Räumen. Mageres Fleisch bedarf längeren Abhängens als durchwachsenes, fettreiches. Bei Wild (Säugetiere und Vögel) ist etwas weiteres Vorschreiten der autolytischen Vorgänge beliebt, wodurch das Fleisch überaus zart und weich wird, aber auch den eigenartigen, durchdringenden Hochgeschmack (Hautgout) annimmt. Dies geschieht, ohne daß es zur Fäulnis kommt; das Innere des Fleischstücks kann völlig steril bleiben. Es haben sich aber durch autolytische Spaltung bitterschmeckende und aromatisch riechende Peptone, Polypeptide und Aminosäuren gebildet. Für überempfindliche Darmkranke ist derartiges Fleisch ungeeignet, weil jene Spaltprodukte, wenn sie in den Magen und ins Duodenum gelangen, als Reizmittel dienen und zu Diarrhöen Anlaß geben können. Auch ist man bei allzu langem Abhängen der Gefahr ausgesetzt, daß doch allerhand unerwünschte Keime sich auf dem Fleische niederlassen, mehr oder weniger in die Tiefe dringen und schädliche Stoffwechselprodukte ablagern. Gleiche Vorgänge, wie sie beim Abhängen erfolgen, werden auch durch Einlegen des Fleisches in Milch erweckt und begünstigt. Gefrierenlassen und Klopfen lockern zwar auch die Fasern, liefern aber kein für Darmkranke geeignetes Fleisch. Von den einzelnen Tierarten liefern das zarteste Fleisch: Ochse (Lendenstück und Mittelrippenstück); Mastkälber (Rippenstück); Haushuhn, Rebhuhn, junge Fasanen (Bruststück). Daß weißes Fleisch grundsätzlich darmbekömmlicher sei als dunkles, ist nicht haltbar; mehr kommt auf Güte des Fleisches und auf die Zubereitung an. Maßgebend für die Bekömmlichkeit ist vor allem Menge und Art des eingelagerten Bindegewebes (K. B. Lehmann). Dies ist bei den einzelnen Muskeln verschieden, und wenn die erfahrene Köchin auf Anblick und Betasten hin die Güte eines Fleischstücks beurteilt, richtet sie sich unbewußt nach Beschaffenheit des Bindegewebes. Von großem Belang ist das Alter des Tieres. Bei älteren Tieren finden sich elastische Fasern im Zwischengewebe eingestreut; das Sarkolemm wird fester, dicker, schwerer löslich und verdaulich. Umgekehrt ist auch das Fleisch zu junger Tiere nicht zart, weil bei seinen schmächtigen Fasern das Verhältnis zwischen Sarkolemm und Protoplasma zu ungunsten des letzteren sich verschiebt. Von anderen Teilen des Tiers sind als zart und bindegewebsarm noch Hirn und Zunge zu erwähnen. Kalbsmilcher (Thymus) sind dagegen äußerst bindegewebsreich, was freilich wieder dadurch ausgeglichen wird, daß die größeren Fasern beim Anrichten entfernt werden, und das feinere, interazinöse Bindegewebe bei sorgsamem Kochen sich sehr leicht löst. Immerhin können Zunge, Hirn, Thymus an Leichtbekömmlichkeit für Darmkranke sich nicht mit den früher genannten Fleischarten messen.

Fische sollen im Gegensatz zum Fleisch ganz frisch sein, womöglich sofort nach dem Töten und Ausnehmen ins Kochwasser gelangen. Bei toten Fischen und bei allen Krustazeen schreiten die autolytischen Prozesse, selbst bei guter Kühlung, viel schneller voran als beim Fleisch. Nur Gefrierenlassen oder völliges Einpacken in Eis hält tote Fische in solchem Zustand, daß wir sie noch nach 1—2 Tagen Darmkranken vorsetzen dürfen.

Eier, Rahm, Butter, Milch, Gemüse können niemals zu frisch sein. Milch reiche man Darmkranken bei Reizzuständen des Darms niemals in rohem Zustand. Selbst frisch gemolkene Milch ist nicht keimfrei; auch beim sogenannten „aseptischen Melken" können sich recht üble Keime in der Milch befinden (Kartoffelbazillus, Heubazillus u. a.).

Bei Getreide und Hülsenfrüchten (ganze Körner und Mehle aller Art) vermeide man überjährige Ware. Namentlich die Fettsubstanzen ändern sich bei langem Lagern und bilden Zersetzungsprodukte, die den Darm reizen. Dies trifft besonders für Hafer zu.

Käse, von dem bei Darmkranken reichlicherer Gebrauch gemacht werden kann, als gewöhnlich geschieht, ist sowohl als frische wie als ältere Ware brauchbar. Dies gilt für die Zeit bis zur vollen Reife. Die unschädlichen, oft sogar nützlichen Milchsäurebazillen halten alle Fäulniskeime nieder. Schließlich freilich sterben die Milchsäurebazillen ab (nach Erschöpfung des Milchzuckers!); die Milchsäure wird von anderen Mikroben verbraucht, Eiweißfäulnis überwiegt. Wenn dieser Zustand der Überreife auch noch eßbare Ware liefert (Backsteinkäse, Limburger Käse und ähnliches), so ist sie doch für empfindliche Darmkranke ganz ungeeignet. Es ist fast dem Zufall überlassen, welche Mikroben sich in solchem Käse ansiedeln, und welche Zersetzungsprodukte entstehen.

Brot. Gleichgültig welche Art von Gebäck man gibt (s. unten), bei überempfindlichem Darm soll es jedenfalls gut ausgebacken sein. Sonst birgt es im Inneren, wohin die Hitze ungenügend dringt, noch lebende Keime, von denen die Hefepilze jedenfalls die unschuldigsten sind. Daß ganz frisches, aber gut durchgebackenes Brot weniger bekömmlich als abgelagertes sei, läßt sich kaum aufrechterhalten. Schlechtere Bekömmlichkeit frischen Brotes beruht nur darauf, daß es in der Regel weniger gut und gleichmäßig zerkaut wird; letzteres ist aber gerade beim Brot von großem Belang. Gutes Durchbacken begünstigt auch das Einwirken der Magensalzsäure auf den Kleber (Artorrhexis, S. 185) und legt die Stärkekörner frei. Gewöhnlich zieht man es vor, altbackenes Brot nachzurösten (frisches eignet sich nicht dazu!) oder die zweifellos gut durchgebackenen Zwiebäcke und Keks zu benützen. Bei sehr empfindlichem Darm verdient letzteres den Vorzug, weil beim Rösten am offenen Feuer oder auf heißer Platte meist Röstprodukte mit darmreizenden Eigenschaften entstehen.

Gemüse und Obst spielen bei Reizzuständen des Darms überhaupt keine große Rolle, sind aber doch wohl in etwas breiterer Ausdehnung verwendbar, als üblich. Rohes Gemüse fällt ganz aus. Zum Kochen soll nur ganz frisches Material benützt werden. Wenn die Hitze auch anhaftende Keime sicher tötet, so ist unfrisches Gemüse doch oft mit autolytischen und bakteriellen Zersetzungsprodukten beladen, die nicht immer harmlos sind, und die der Hitze widerstehen. Durch feinste Verteilung (Durchstreichen durch Haarsiebe, Zerreiben im Kugelmörser) wird die Zugänglichkeit der Plasmasubstanz für die Verdauungssäfte bedeutend erhöht, damit auch der Anspruch auf Darmsekrete herabgesetzt und die Resorption der Nährstoffe begünstigt. Wenn die entsprechende Küchentechnik nicht auf voller Höhe, erinnere man sich der staubfeinen M. Friedenthal'schen Gemüsepulver (S. 182, 194). Auch rohes Obst scheidet meist, wenn auch nicht so vollständig wie rohes Gemüse aus. Wo man es doch heranzieht, muß es erster Güte sein und auf der Höhe der Reife stehen. Man bevorzugt Obst, dessen Schale abziehbar, und dessen Inneres sicher keimfrei ist.

5. **Kochen.** Rohe Nahrungsmittel werden bei Reizzuständen des Darms kaum verwendet; einzelne Ausnahmen kommen vor, z. B. bei indischer Sprue (rohes Obst!). Selbst mit Wasser sei man vorsichtig und reiche es nur dann ungekocht, wenn man seiner tadellosen Beschaffenheit sicher ist; sonst wird

es abgekocht mit Wein, Tee u. a. verabfolgt. Das Kochen hat zunächst den Zweck, die Nahrung zu desinfizieren und in schmackhaftere Form zu bringen. Vor allem aber macht es die Mehrzahl der Nahrungsmittel verdaulicher. In geringerem Maße bezieht sich dies auf tierisches Material. Immerhin macht es sich schon beim Hühnerei geltend; rohes Eierklar ist ein schwacher Säurelocker (A. Bickel), verläßt den Magen rasch (E. S. London und A. Th. Sulima); um von den Pankreasfermenten gründlich gespalten zu werden, bedarf es aber kräftiger Salzsäure-Vorverdauung (S. Rosenberg und C. Oppenheimer, W. Falta), und daran mangelt es oft bei Darmkranken. Halbweich gekochte Eier (3—3¹/₂ Minuten), Chaudeau u. ähnl. sind Darmkranken bekömmlicher. Erheblich wichtiger ist die Hitzeeinwirkung beim Fleisch. Kochen lockert das leimgebende Gewebe (Bindegewebe) einschließlich des die Muskelfasern einhüllenden Sarkolemms und versetzt es in solchen Zustand, daß es auch für Trypsin, ohne vorheriges Einwirken von Pepsin-Salzsäure (S. 51), angreifbar wird. Wir schaffen damit von vornherein günstige Bedingungen für die Verdauung der eigentlich nahrhaften Substanz, des Muskelprotoplasmas. Von noch weit größerem Belang ist die Hitze für Genießbarkeit, Bekömmlichkeit und Verdaulichkeit der Vegetabilien. Rohe Stärke ist überhaupt kein Nahrungsmittel für den Menschen; erst das Aufschließen durch Hitze macht sie dazu, wobei lösliche Stärke und meist auch gewisse Mengen von Dextrin und unter Umständen auch von Maltose entstehen. Gleichzeitig erweicht das Kochen die Zellmembranen und die Kittsubstanz (Zwischenlamellen); ein großer Teil der Zellwände wird zersprengt. Der nahrhafte Zellinhalt wird den Enzymen und den resorbierenden Kräften zugänglich. Der wesentliche Bestandteil der Zellmembranen, die Zellulose, wird auch den Darmmikroben leichter zugänglich, was weniger auf chemischer Abänderung als auf der Lockerung beruht; die Bakterien können in dem erweichten Gewebe überall hindringen; sie können die Zellulose, die Hemizellulose, die Pentosane besser angreifen, die Weiterverarbeitung bzw. Resorption der Spaltprodukte (Kohlenhydrate niederer Ordnung) vorbereitend. Der hydrolytisch wirkende Einfluß des Kochens prägt also teils direkt, teils indirekt große Mengen schwerverdaulichen pflanzlichen Materials zum leichtverdaulichen um und ist daher bei jeder Schonungsdiät unentbehrlich.

Wir faßten hier unter Kochen alle Formen der Hitzewirkung in Gegenwart von Wasser (Hydrolyse) zusammen. Wir unterscheiden aber viele Arten: das Kochen im engeren Sinne des Wortes, das Dämpfen, das Braten, das Backen, das Rösten. Sie sind insofern nicht gleichwertig, als das Braten (stets mit Fett), das Backen und Rösten (teils mit, teils ohne Fett) im Gegensatz zum Kochen und Dämpfen stets neue, dem ursprünglichen Fleisch ganz fremde Stoffe hinzufügt, die sogenannten Röstprodukte = Produkte der trockenen Hitzewirkung auf Proteine, Fette und Kohlenhydrate. Sie sind unter allen Umständen Lockreize für Magensaft (Bickel's Schema, S. 186), in gewissem Grade auch für Verdauungssäfte des Darms. Jedenfalls werden sie bei Reizzuständen des Darms, namentlich bei solchen der oberen Abschnitte nicht immer gut vertragen, sondern erregen den Darm entschieden leichter als gekochtes und gedämpftes Fleisch. Durchstehende Regeln lassen sich darüber nicht aufstellen.

Gleichgültig, welchen Verfahrens man sich bedient, muß die Küche immer anstreben, sowohl das tierische wie das pflanzliche Material in tadellos weichen, völlig aufgeschlossenen Zustand überzuführen. Bis zu welchem Grade der Vollkommenheit dies erreicht wird, hängt ab von Art des Materials, von Art des Anhitzens, von Dauer des Erhitzens, von Höhe der Temperaturen, vom Wassergehalt. Auf Einzelheiten einzugehen, ist hier nicht der Platz; es wäre die Aufgabe eines Kochbuches. Die gewöhnlichen Familienkochbücher geben keinen genügenden Aufschluß; sie überlassen zu viel der Kunst der Köchin. Genauere Angaben, die selbst den weniger Geschulten brauchbare Gerichte für die Krankenküche zu bereiten lehren, finden sich zum ersten Male in dem vortrefflichen Kochlehrbuch von Chr. Jürgensen, das nicht genug empfohlen werden kann. Um Vollkommenes zu leisten, bedarf es aber doch immer der betreuenden Sorgfalt einer in der Kochkunst geschulten und erfahrenen Köchin, die selbst nur zufrieden ist, wenn sie das bestmögliche erreicht.

6. Feine Zerteilbarkeit und Zerteilung der Speisen. Von Flüssigkeiten, leicht schmelzbaren Stoffen (Gallerten, Fette niederen Schmelzpunkts), von glatten Breien abgesehen wird die Nahrung normalerweise im Munde durch mechanische Mittel grob, im Magen durch chemische Mittel feiner verteilt und hier zum Teil sogar verflüssigt (Proteine zu Albumosen). Die feinstmögliche Verteilung erfolgt aber erst im oberen Dünndarm. Auch hier entzieht sich noch pflanzliche Zellmembran weiterer Verteilung; sie erfolgt erst in tiefen Abschnitten des Ileum und namentlich im Zökum und proximalen Teil des Kolon. Ein großer Teil der gesamten Zerkleinerungsarbeit ist also dem Darm vorbehalten, und dementsprechend liegt es im Sinne der Schonungstherapie, sich nicht auf das Kauen und auf die Arbeit des Magens zu verlassen, sondern die Nahrung von vornherein in feinverteiltem Zustande anzubieten.

W. Sternberg betont, die häusliche und selbst die diätetische Küche der Krankenhäuser stelle nicht den Grad feinster Verteilung her, welcher mit modernen technischen Hilfsmitteln erreichbar sei. Er empfiehlt die dafür geeigneten Apparate, die teilweise schon in den Betrieb feiner Gasthausküche aufgenommen sind; Kugelmörser und feinste Haarsiebe herrschen vor. H. Friedenthal (S. 192) stellte Gemüsepulver her (M. Töpfer, Böhlen i. S.), die zu feinster Musbereitung dienen sollen: sie sind brauchbar (G. v. Bergmann und Fr. W. Strauch), stehen in bezug auf Genußwert aber doch hinter den frisch bereiteten Feinmusen zurück (W. Sternberg). Auch in der Milch suchte man die Teilchen zu verkleinern; diese „homogenisierte Milch" konnte sich aber doch nicht recht durchsetzen, obwohl sie für manche Zwecke (z. B. bei Abschluß der Galle oder des Pankreassaftes) Vorteil bietet. Neuerdings hat Chr. Jürgensen die Feinkost nach theoretischen und praktischen Gesichtspunkten in Gruppen geordnet. Er unterscheidet:

Die dispersoid-paloide Diätmodifikation: kristalloide und kolloidale Lösungen; ferner Suspensionen und andere Gerichte mit Teilchengröße bis 0,1 mm Durchmesser. Solcher Größenordnung sind die Teilchen in Milch, Eidotter, Rahm, Stärkemehlen, allerfeinsten Weizen, Mais und Reismehlen, in den sogenannten Kindermehlen (Theinhardt, Nestlé, Löfflund, Klopfer, Huntley-Palmers, Epprecht, Mellin), in den sogenannten präparierten (aufgeschlossenen) Leguminosenmehlen (Hartenstein, Knorr, Timpe, Gebhardt, Theinhardts Hygiama), in feinstem Kakaopulver. Aber auch gekochtes Fleisch, gekochtes Gemüse, Obst, Kartoffeln, Eigelb, Obst, frischer Quarkkäse lassen sich mittels Kugelmörsers und Durchstreichens ebenso fein verteilen.

Mikrokrimnoide Diätmodifikation = feinpureeförmige Kost. Teilchengröße = 0,2—2,0 mm, im Mittel = 1,0 mm Durchmesser.

Makrokrimnoide Diätmodifikation = grobpureeförmige Kost. Mittlere Teilchengröße = 1,5 mm; maximale Teilchengröße = 3 mm Durchmesser.

Unter Hinweis auf sein Kochlehrbuch stellt Chr. Jürgensen dann sehr brauchbare Kostvorschriften für die einzelnen Diätformen auf.

Obwohl feinste Verteilung hauptsächlich bei schweren Magen- und Duodenalkrankheiten (Ulcus pepticum!) angestrebt wird, erweist sie sich doch auch bei Krankheiten tieferer Darmabschnitte, bis herab zum Dickdarm als brauchbar und unter Umständen nötig. Der Zweck ist nicht nur Arbeitsersparnis für den Darm, sondern — wie früher begründet — leichtere Zugänglichkeit der Nährstoffe und das Unschädlichmachen störenden Beiwerks (S. 180). Im allgemeinen widerstrebt ja unserer Natur die flüssigbreiige Kost, die den Kauwerkzeugen keinerlei Arbeit aufbürdet; aber auf reiche Erfahrung zurückblickend müssen wir doch behaupten, im Notfall stets damit durchgedrungen zu sein; wir konnten sie immer so lange durchführen, wie es therapeutisch notwendig war. Sobald es angängig, soll man natürlich kaubare Nahrungsmittel hinzufügen. Vor allem Gebäck aus feinstem Mehl eignet sich zum Übergang (geröstetes Fein-

Weizenbrot, Zwieback, Keks); gutes Kauen vorausgesetzt, zerfällt es im Magen und oberstem Darm in äußerst kleine Partikelchen. Auch Fleisch-, Gemüse-, Obstmus, ferner Eierspeisen lassen sich durch Unterziehen von Eierschnee und etwas Gelatine in kaubare Form bringen; die zerkleinerten Bissen zerfallen schon im Magen wieder in ihre feinsten Teile.

7. **Ausschaltung von Zellmembran.** Als wichtigstes Erfordernis bezeichnet Ad. Schmidt bei fast allen Reizzuständen des Darms (namentlich bei Gärungs-dyspepsie, Katarrhen, bei Gallen- und Pankreasstörungen) die weitestgehende, ja sogar vollständige Ausschaltung der Zellulose (I. Aufl., S. 139), weil hierbei das Vermögen Zellulose zu verdauen verloren gegangen sei. Und das gleiche fordert er — wenn auch nicht in gleich weitgehendem Maße — für Leute, die ihrer „individuellen Veranlagung" nach Zellulose schlecht verdauen können (S. 30, 34). Zellulosefrei sind nur die tierischen Nahrungsmittel und von pflanz-lichen die reinen Fette und fetten Öle, gereinigter Zucker, Obstpreßsäfte und zur Not die Stärkemehle. Gewiß läßt sich hieraus eine Schonungskost für Darm-kranke aufbauen, namentlich wenn man Milch, bzw. Abarten der Milch (Ya-Urt, Kefir, Buttermilch u. a.) in den Vordergrund schiebt und die Milchkost durch Rahm, Butter, Käse, Eier ergänzt. Sobald man aber Vegetabilien in etwas größerem Umfang mit heranzieht, wie es auch Ad. Schmidt nach Maßgabe seiner therapeutischen Weisungen immer tat, ist von Zellulosefreiheit der Kost nicht mehr die Rede.

Sollte nun aber wirklich die Zellulose als solche der wahre Schädling sein? ein solcher Schädling, daß wir sie bis auf die letzten Spuren ausschalten müssen? Zellulose als solche ist indifferent. Durch Kochen geweicht, gehen von junger, nicht inkrustierter Zellulose nicht einmal nennenswerte mechanische Reize aus. Ihre Zerfallsprodukte (durch Bakterien erzeugt) sind Kohlenhydrate niederer Ordnung; deren Gärungsprodukte sind Kohlensäure, Wasserstoff, Methan, Milchsäure, Butter- und andere niedere Fettsäuren. Da man von alters her grobes, zellulosereiches und namentlich rohes Pflanzenmaterial bei Reizzuständen des Darms aus der Kost wegließ, blieben für die eigentliche Darmkrankenkost nie mehr als 2—4 g Zellulose übrig. Nicht in Anwesenheit von so kleinen Mengen Zellulose als solcher beruht unseres Erachtens der Nachteil, sondern darin, daß pflanzliche Zellmembran-. und Fasersubstanz (mit der Zellu-lose als hauptsächlichem chemischen Bestandteil) viel Zellinhalt, d. h. zer-setzungs- und gärungsfähige Nährstoffe in die tieferen, von Bakterien wimmeln-den Darmteile verschleppt und so für die Bakterien einen günstigen Nährboden schafft; dies um so mehr, als sich in den Membranfetzen Bakterienkolonien verstecken können, und als die bakteriellen Gärungsprodukte durch Reizung der Darmwand neues, leichtzersetzliches Material (Darmsekret) in unerwünscht großer Menge in den Darm locken. Diese Gefahr wird durch allerfeinste Ver-teilung der pflanzlichen, zellmembranführenden Nahrungsmittel beseitigt, während es vergebliches Bemühen wäre, die Zellulose als solche daraus zu ent-fernen. Es ist ein großes Verdienst Ad. Schmidt's, auf die Gefährdung des Darms durch zellulosehaltiges Material hingewiesen zu haben. Irrtümlich war aber, daß er die Zellulose selbst und nicht den Zelluloseträger, die Zell-membran als den Schädling bezeichnete. Manche Zellmembranen bestehen, wie M. Rubner inzwischen nachwies, nur zum kleineren Teil aus echter Zellulose, zum größeren aus Hemizellulosen und namentlich Pentosanen; sie sind aber darum nicht minder schädlich.

Die vorgebrachten Gesichtspunkte veranlaßten uns, die „Ausschaltung der Zellmembran" dem Abschnitt „feinste Verteilung" unmittelbar anzureihen. Soweit pflanzliche Nahrungsmittel in Frage stehen, verfolgt beides ein und dasselbe Ziel,

8. Mischung der Speisen und Zusammensetzung von Mahlzeiten. Manche Nahrungsmittel liefern uns unvermengt oder mit höchst geringen Zutaten versehen ein vollständiges, schmackhaftes Gericht, z. B. Milch mit ihren Abarten, Eier, Fleisch, Fisch, Getreidemehle in Suppen-, Brei- und Brotform, Gemüse und Obst in einfacher Zubereitung u. a. Unser Tisch ist aber auch reich an zusammengesetzten Speisen. Namentlich alle aus Mehl, Eiern, Milch bereiteten „Mehlspeisen" gehören hierhin, und daneben noch zahlreiche Gerichte aus der Suppen-, Fleisch-, Eier-, Gemüse- und Obstgruppe. Die feinere Familien- und Gasthausküche gipfelt in Verarbeitung von Nahrungsmittelgemischen zu harmonisch schmeckenden Gerichten, in denen der Geschmack des einzelnen Bestandteils hinter dem neuen Geschmack des Ganzen zurücktritt. Grundsätzlich steht nichts im Wege, derartige Gerichte auch magen- und darmempfindlichen Leuten vorzusetzen, und wir könnten damit vieles zur erwünschten Abwechslung beitragen. Aber je mehr Zutaten, desto größer muß die Kunst des Koches sein, sie in wirklich leichtbekömmlicher Form zu mischen und zu bereiten; und je mehr Zutaten, desto schwieriger ist es für den Arzt, die Bekömmlichkeit dieses oder jenes Hauptnährstoffes zu beurteilen. Vom praktisch-therapeutischen Standpunkt ist es daher voll gerechtfertigt, bei Reizzuständen des Darms den Mischgerichten der feineren Küche Mißtrauen entgegenzubringen und sie nur unter besonderen Umständen in dem diätetischen Kurplan zuzulassen. Selbst einfache, aus wenigen Grundstoffen bestehende Mischgerichte (wie Eier-, Milch-, Mehl-, Zucker-, Butterspeisen in Suppen-, Brei-, Grützen-, Auflauf-, Flammeri-, Kuchenform usw.; Fleisch-, Fisch-, Gemüseaufläufe usw.) beanspruchen allergrößte Sorgfalt und Anschmiegen an die Eigenart jedes einzelnen Falles, wenn sie das Höchstmaß der Bekömmlichkeit erreichen sollen. Besonders schwierig ist immer die Fettfrage. Erstklassiges Fett, insbesondere gute Butter, ist bei Darmkranken — von ganz akuten Reizzuständen und von Fettresorptionsstörungen abgesehen — in viel breiterem Ausmaße anwendbar, als gewöhnlich angenommen wird; und die Butter wird uns ihres hohen Nährwerts wegen (in 100 g Butter 85 g Fett zu je 9,3 Kalorien) für Darmkranke zu einem Kräftigungs- und Nährmittel ersten Ranges. Chr. Jürgensen empfiehlt mit Recht den von uns stets vertretenen Grundsatz, man solle Butter den Speisen bei ihrer küchentechnischen Zubereitung möglichst wenig zumischen; man solle sie nicht mitverkochen! Um so mehr solle man sie den Speisen beigeben (z. B. als frische Butter zu Gebäck und Kartoffeln) oder als zerlassene Butter zu den verschiedensten Gerichten; auch das Einrühren von Butter in fertiggestellte Suppen und Breie rechnen wir hierzu. Dann gelangen wir oft zu hohen Fettwerten, die wir beim Verkochen von Butter und anderen Fetten nicht entfernt erreichen könnten, ohne die Bekömmlichkeit und den Appetit zu gefährden.

Ebenso wie es aus praktischen Gründen ratsam ist, die Einzelgerichte möglichst einfach und übersichtlich herstellen zu lassen, soll man bei überempfindlichem Darm auch das Häufen zu vieler verschiedener Gerichte auf eine Mahlzeit unterlassen. Der unentbehrliche, kontrollierende Einblick in die Bekömmlichkeit der einzelnen Gerichte ginge uns verloren und damit ein wichtiger Fingerzeig für weiteres Vorgehen. Erst in der Rekonvaleszenz, wenn man den Patienten wieder an das Alltagsleben gewöhnen will (S. 188ff.), darf die Zusammensetzung der Einzelmahlzeit mannigfaltiger werden. In der eigentlichen Diätkur bei Darmkatarrhen usw. setze man lieber nur 1—2 Gerichte auf einmal vor. Das ist praktisch erprobte Regel. Mit größtem Vorteil gingen wir oft noch weiter und bestanden für einige Zeit (etwa 3—8 Tage) auf Durchführen einer vollständigen Einheitskost, d. h. einer Kost, wo bei jeder Mahlzeit genau das gleiche Gericht wiederkehrt, z. B. jedesmal Milch allein;

oder Milch mit leichtem Gebäck und Butter; oder die gleiche Zerealiensuppe mit oder ohne Gebäck und Butter; oder Reis-Milchspeise; oder weich gekochte Eier mit fein verrührtem Quarkkäse und dünnem Tee usw. Man wählt Gerichte, von denen man sicher ist, daß sie der Darm unter obwaltenden Umständen gut verträgt. Einerseits belasten wir damit nur die jeweilig leistungsfähigen Kräfte des Darms und schonen die notleidenden; anderseits wirken wir damit entscheidend auf Zusammensetzung und Charakter der Darmflora ein. Sind doch weitaus die meisten akuten und chronischen katarrhalischen und entzünd-lichen Darmdyspepsien, und damit die weitaus größte Zahl der für schonende Diätkur geeigneten Darmkrankheiten überhaupt, bedingt und unterhalten durch abnorme Tätigkeit der Darmflora, bzw. durch Überwuchern bestimmter Keime. Es ist eine durchaus rationelle, unter Umständen therapeutisch durch-greifende Behandlung, wenn wir durch Einheitskost die Darmflora umstimmen. Wir entziehen damit bestimmten Bakterien günstigen Nährboden, wir fördern das Überwuchern anderer. Zu solcher Umstimmung, auf deren Bedeutung in der Säuglingspraxis besonders M. Klotz nachdrücklich hinwies, bedarf es immer einiger Zeit. Gäben wir von allem etwas, so würden auch alle Bakterien-arten etwas für sie Geeignetes finden. Wir führen im wesentlichen auf solche Einheitskost die unzweifelhaften Erfolge ausschließlicher Milch-, Kefir-, Ya-Urtkost bei Darmkranken zurück, möchten aber der Einheitskost weit über diese Ernährungsformen hinaus ein bedeutsames Wirkungsfeld zuerkannt wissen. Vgl. S. 198, 205, 209.

9. **Erhaltung des Appetits, Schmackhaftigkeit der Speisen.** Wie sehr Appetit die Magensekretion und damit den ganzen Ablauf der Verdauungsvorgänge fördert, wissen wir durch J. P. Pawlow. Leider helfen uns Medikamente, die sogenannten Stomachika, sehr wenig, wenn sie auch manchmal sich nützlich erweisen. Zu den besten und brauchbarsten Stomachika rechnen wir frische, kräftige Fleischbrühe, die aber bei sehr empfindlichem Darm auch diesen manchmal unerwünscht stark erregt; ferner Wein, den wir bei Darmkranken aber durchaus als Medikament, d. h. in genau zugemessener Form und Menge verordnet wissen wollen; ferner Salzsäure, von der wir größere Mengen als meist üblich zu geben pflegen (S. 214). Im wesentlichen sind wir aber zum Aufrechterhalten der Eßlust, woran es bei Darmkranken nur allzu oft fehlt, auf zwei Hilfsmittel angewiesen. Zunächst und zumeist auf psychotherapeutische Beeinflussung, wobei wir den Gesundungswillen und das Vertrauen des Patienten zu kräftigen und auszunützen haben. Dieser Trieb und diese Stimmung müssen uns oft den natürlichen Appetit ersetzen, bis er bei eintretender Besserung von selbst wiederkehrt. Ein großer Teil der Sanatoriumserfolge beruht auf vollbewußtem Ausnutzen jener Faktoren. Von Perioden abgesehen, wo wir aus therapeutischen Gründen zu strengster Schonung griffen (Hungerkur und dergleichen, S. 188), war uns bei Darmkranken mangelnder Appetit selten ein Hindernis, das Maß von Nährwerten einzu-bringen, welches wir für zweckdienlich hielten, und erstrebte Gewichtszunahmen zu erreichen. Das zweite Hilfsmittel ist Schmackhaftigkeit der Kost, wobei wir uns natürlich nicht nach dem landläufigen Begriff der Schmackhaftigkeit, sondern nach dem Geschmack des einzelnen Kranken richten. Leider bringen die besonderen Verhältnisse bei Magen- und Darmkranken es mit sich, daß dem nur bis zu gewissem Grade Rechnung getragen werden kann. Die bei Zuteilung von Gewürzen notwendige Vorsicht ist die Ursache. Zu diesen wichtigen Würzen gehört auch Kochsalz und unter Umständen Zucker, beides Stoffe, die nicht in beliebiger Menge gestattet werden können.

Alles was wir unter dem Begriff „Gewürz" zusammenfassen, darunter auch Säuren wie Essigsäure und Zitronensaft, ferner Fleischextrakt und ähnliches, ist zunächst Reizmittel für den Magen, Magensaftlocker und Appetitwecker, teils auf chemischem, teils auf psychoreflektorischem Wege. Inwiefern nun die einzelnen Gewürze auch auf den Darm Reizwirkung entfalten, insbesondere entzündungsfördernd wirken und die Sekretion leichtzersetzlicher Darmsäfte (die unmittelbare Ursache von Diarrhöen) unerwünscht steigern, ist kaum in den ersten Anfängen bekannt. Jedenfalls ist uns einstweilen die klinische Erfahrung ein besserer Lehrmeister als das pharmakologische Experiment. Wir halten nun die Würzstoffe für viel breiterer Anwendung fähig als gewöhnlich angenommen wird, und als auch Ad. Schmidt noch vor 8 Jahren in der I. Auflage des Buches meinte. Eine Reihe von Gewürzen gehören eher zu darmberuhigenden Mitteln (Karminativa); z. B. Fenchel, Kümmel, Anis, Zimt. Freilich soll man nicht schlackenreiche Substanz selbst, sondern nur Auszüge oder Abkochungen benützen. Sehr empfehlenswert sind die käuflichen Aromstoffe wie Vanillin, Kumarin, die ätherischen Öle und Fruchtessenzen, wovon Spuren ganzen Gerichten charakteristisches Arom verleihen. Zahlreiche Fabriken liefern sie in großer Reinheit (z. B. Schimmel u. Co. in Miltitz-Leipzig, L. Naumann in Dresden-Plauen, Heine u. Co. in Leipzig, Haarmann und Reimer in Holzminden). Natürlich gibt es Reizzustände des Darms von solcher Schwere, daß man auch Spuren dieser Aromatika vermeiden muß. In weitaus den meisten Fällen ist vorsichtiger Gebrauch aber unschädlich und trägt vieles zur Schmackhaftigkeit der Schonungskost bei.

Mit Aromstoffen können wir dem Gaumen Abwechslung verschaffen. Gewiß wollen und sollen wir auch durch Wechsel der Grundkost, d. h. der eigentlichen Nahrungsmittel den Appetit uns gefügig machen, soweit es sich mit den therapeutischen Zielen vereinigen läßt. Aber, wie oben ausgeführt, bei den Diätkuren Darmkranker sind der Abwechslung Schranken gezogen; oft sogar engere Schranken als bei Diätkuren der Magenkranken!

10. Getränke. Die Schonungskost bringt es mit sich, daß ein großer Teil der Nahrung in flüssiger oder halbflüssiger Form gereicht wird. Daher ist das Bedürfnis nach durststillenden Getränken in der Regel nicht groß. Wenn Milch oder Abarten derselben wie Kefir, Ya-Urt einen wesentlichen Bestandteil der Kost bilden, ist weiteres Getränk meist ganz entbehrlich. Im allgemeinen erfreut sich Milch bei Reizzuständen des Darms keines sehr großen Vertrauens, es ist ja auch unbestreitbar, daß sie manchmal gänzlich versagt und das Übel zu verschlimmern scheint.

Wir meinen aber, daß Milch und Milchkuren mit Unrecht in der Diätbehandlung von Darmdyspepsien und -entzündungen zugunsten komplizierterer Kostformen allzu sehr in den Hintergrund geschoben sind. Es kommt im wesentlichen auf die Begleitkost an. Eine Kost, die neben Milch auch Fleisch, Fisch, Gemüse — wenn auch in noch so feiner und an sich zweckmäßiger Verteilung — enthält, ist bei ernsteren Darmreizzuständen niemals empfehlenswert. In Verbindung mit feinen Zerealien, feinen Gebäcken, Butter, oft auch mit Eiern bewährt sich Milch viel besser. Noch günstigeres läßt sich von reinen Milchkuren sagen (S. 197); doch darf man den Darm nicht sofort mit großen Gaben überschwemmen, sondern steigere die Mengen allmählich, am besten von vorausgeschickter Hungerperiode ausgehend (S. 188). Daß wir von Ya-Urt, Sauermilch, Buttermilch grundsätzlich besseres erwarten dürfen, als von gekochter Milch, scheint uns nach den eigenen großen Erfahrungen doch recht zweifelhaft. Wir führen mit ihnen freilich bestimmte harmlose Bakterien in den Darm ein (im wesentlichen Milchsäurebazillen). Ob sie sich aber erhalten und in unteren Abschnitten den Kampf gegen andere schädliche Darmbewohner aufnehmen können, ist höchst fraglich. Beim Erwachsenen scheinen sie dem Bact. coli immer zu unterliegen, und nur kleine Reste fristen ein kümmerliches Dasein. Der Hauptnährstoff, auf den die Milchsäurebazillen angewiesen sind, der Milchzucker, verschwindet fast vollständig schon im Dünndarm. Die Hauptsache ist, daß wir mit Milchkost den ganzen Nährboden der Darmbakterien umstimmen, und dies erreichen wir — wie Theorie und Praxis lehren — mit Milch ebenso gut wie mit Sauermilch und mit Ya-Urt. Man darf sich bei der Wahl im wesentlichen von den Wünschen des Patienten leiten lassen; auch Mischkuren, teils Ya-Urt, teils gekochte Milch sind brauchbar. Etwas günstiger möchten wir über dreitägigen Kefir urteilen, dem zweifellos gewisse stopfende Wirkung zukommt. Vielleicht ist der Alkoholgehalt (etwa $1\,^0/_0$) von Belang, noch mehr aber die Armut an Milchzucker. Die in den sauren Abarten der Milch enthaltene Milchsäure ($0{,}4$—$0{,}8\,^0/_0$) wird schon im Duodenum neutralisiert. Die unter Einfluß der überlebenden Milchsäurebakterien neu entstehende Milchsäure ist bei saurer Reaktion zwar ein Bakterientöter, aber auch ein Reizmittel für überempfindliche Schleimhäute. Aus dreitägigem Kefir kann zwar auch noch Milchsäure im Dünndarm entstehen, aber die Gefahr, daß größere, darmreizende Mengen gebildet werden, ist doch erheblich geringer als bei den anderen sauren Abarten der Milch (von sterilisierter Buttermilch abgesehen).

Über Trinkwasser S. 192. Dünner Tee wird im allgemeinen gut vertragen, im Gegensatz zu Kaffee, dessen Röstprodukte bei den meisten Menschen Darmperistaltik und -sekretion anregen. Kakao verhält sich verschieden. Bei Leuten mit trägem Stuhl wirkt er in der Regel stopfend; bei Darmreizzuständen trifft dies gewöhnlich nicht zu; eher begünstigt er den Durchfall. Besser geeignet sind Mischungen mit aufgeschlossenem Hafermehl (sogenannter Kasseler Haferkakao) und gerbsäurehaltige Mischungen (Stollwercks Eichelkakao und dessen Ersatzpräparat „Nurso", von A. Lewandowski gerühmt). Über Maternaschokolade S. 203. Bei Gärungsdyspepsien sind allerdings auch diese Präparate wenig empfehlenswert. Säuerliche Getränke werden in der Regel vermieden, vor allem solche mit Fruchtsäuren als Säure-spender. Um so mehr empfehlen wir 0,2prozentige Salzsäure als Getränk (S. 215). Die Bedenken gegen säuerliches Wasser erstreckten sich auch auf die CO_2-haltigen Tafelwässer, die ausnahmslos als Reizmittel auf den Darm wirken. Alkoholische Getränke sind bei Darmkranken den Medikamenten gleich zu verordnen und zu dosieren. Bei schonungsbedürftigem Darm pflegt man säuerliche Weißweine zu vermeiden und bevorzugt wegen der aus den Schalen der Beeren stammenden Gerbsäure säurearme, gut abgelagerte Rotweine (Ahr-, Bordeaux-, Burgunder-, Dalmatinerwein). Auch diese sind keineswegs ganz frei von Fruchtsäuren, und daher ist es oft zweckmäßiger gute reine Branntweine (alter Korn, Kognak, Rum, Arrak, Whisky) mit gekochtem Wasser oder Tee gemischt, zu verabfolgen. Wenn der Zuckergehalt nicht zu scheuen, eignen sich auch Südweine. Bier ist bei Schonungsdiät unbrauchbar.

11. **Allgemeine Regeln.** Sehr wichtig ist das Innehalten zweckdienlichen Wärmegrades für Speisen und Getränke. Er richtet sich natürlich nach Art derselben. Doch beachte man, daß alles Genossene, was mit einer von Körperwärme wesentlich abweichenden Temperatur in den Magen gelangt, zunächst ein Reizmittel für den Magen ist, daß sich aber von dort die Erregung auch auf den Darm übertragen kann. Bei kaltem, schnell einfließenden Getränk ist dies am leichtesten der Fall. Bei langsamem Essen und Trinken vernünftig temperierten Materials stellen schon Mund und Speiseröhre annähernd Körperwärme her, und die ursprüngliche Temperatur ist mehr für den Gaumen als für Magen und Darm von Belang. Die obere Normaltemperatur für Speisen und Getränke ist 40^0 C, die untere Grenze 10^0. Die Unsitte, zwischen heißes Essen stark gekühlte Getränke herunterzuschütten, hat schon manchen zum Dyspeptiker gemacht. Speisen und Getränke müssen dem Darmkranken mit einer dem Charakter derselben entsprechenden Temperatur vorgesetzt werden; sonst leidet ihre Schmackhaftigkeit und damit der Appetit. Nachwärmen verdirbt die meisten festen, weniger die flüssigen Gerichte.

Auf gutes Kauen (S. 186) und langsames Essen können Darmkranke nicht genug hingewiesen werden. Doch auch hier gibt es Grenzen. Über 45 Minuten sollte sich auch die längste Mahlzeit nicht ausdehnen. Wie häufig und wieviel auf einmal gegessen werde, richtet sich nach Lage des Falles und kann einheitlich nicht besprochen werden. Im allgemeinen bevorzugt man bei überempfindlichem Darm häufige, kleine Mahlzeiten (2—$2^1/_2$ stündlich; kürzer sollten die Pausen nicht sein!). Meist läßt man nach den Mahlzeiten Ruhe halten, besonders nach größeren.

12. **Grobkost.** Von ganz anderen Grundsätzen als die Schonungsdiät geht die Grobdiät aus. Therapeutisch kommt sie im wesentlichen nur bei Behandlung chronischer Stuhlträgheit und der damit verknüpften Leiden in Betracht

(z. B. oft bei Colica mucosa). Wir besprechen diese Kostform daher besser im Abschnitt: Obstipation. Doch möchten wir hier nicht den Hinweis unterlassen, daß die Grobkost auch prophylaktische, abhärtende Bedeutung hat. Die Zahl der Darmdyspepsien würde sich zweifellos stark vermindern, wenn wir den Menschen von früher Kindheit auf an gröbere Kost gewöhnten, als es nach und nach üblich geworden ist (C. von Noorden und H. Salomon). Weiterhin streben wir auch an, Leute mit „schwachem", reizempfindlichem Darm allmählich an grobe Kost zu gewöhnen. Selbst bei Darmdyspepsien und bei chronischen Darmkatarrhen, die sich mit häufigen Rückfällen über viele Jahre hingezogen hatten, ist uns dies oft — wir dürfen sogar sagen, meistens — gelungen, und damit sicherten wir sie vor schädlichen Folgen sogenannter Diätfehler, die sich selbst bei größter Vorsicht im Alltagsleben nicht vermeiden lassen. Grobkost ist also ein Stück der Nachbehandlung nach Abheilen von Reizzuständen des Darms.

D. Verwendung künstlicher Nährpräparate.

Die künstlichen Nährpräparate stellen eine Weiterentwickelung des in der diätetischen Küche verwirklichten Gedankens der möglichst weitgehenden und sorgfältigen Vorbereitung der Nahrungsmittel für die Verdauung dar. Ihre fabrikmäßige Herstellung rechtfertigt sich durch die technischen Schwierigkeiten und die Größe der Kosten des kleinen Betriebes.

Wir verlangen von Nährpräparaten bestimmte Eigenschaften allgemeiner, für den Gebrauch bei Darmkranken außerdem noch bestimmte Eigenschaften besonderer Art:

Der Preis darf im Verhältnis zu den dargebotenen Nährwerten kein unverhältnismäßig hoher sein — ein leider nicht immer erfüllbarer Wunsch.

Sie sollen ein gefälliges Aussehen haben und guten Geschmackes sein. Wir müssen anerkennen, daß im Gegensatz zu früher auf diese beiden Punkte jetzt viel größerer Wert gelegt wird.

Sie sollen die Nährwerte in möglichst konzentrierter Form enthalten. Dies ist kein unbedingtes Erfordernis. Es gibt auch gute, zum unmittelbaren Gebrauch bestimmte Nährpräparate in flüssiger Form, bei denen die Konzentration mit Rücksicht auf Geschmack und Bekömmlichkeit eingestellt ist. Natürlich muß der Preis dann der geringeren Konzentration angepaßt sein.

Sie sollen möglichst keimfrei sein. Dies ist schwer erreichbar, und wo es erreicht wird, besteht keine Gewähr, daß sie auch weiter keimfrei bleiben, nachdem die Packung einmal geöffnet wurde. Daher sollen Nährpräparate, insbesondere bei Magen- und Darmkranken, in der Regel vor dem Genuß gekocht werden.

Das in den benützten Rohstoffen enthaltene Unverdauliche soll entfernt sein.

Das Verdauliche soll durch entsprechende Vorbehandlung in eine möglichst leicht verdauliche Form gebracht sein. Gerade dieser Gesichtspunkt führte die Nährpräparate ursprünglich in die Diätetik der Verdauungskrankheiten ein. Wir erinnern an die alte Leube-Rosenthal'sche Fleischsolution und an die sogenannten dextrinisierten Mehle. Die abgebauten Mehlsubstanzen haben sich behauptet, gewannen sogar an Wertschätzung, während das Abbauen von Proteinen, wovon man früher ganz besonders viel erhoffte, sich nicht in gleichem Maße bewährte (s. unten).

Von ganz wenigen und seltenen Ausnahmen abgesehen, kann eine gute Küche dem Kranken alles bieten, was man von künstlichen Nährpräparaten erwarten darf. Wenn wir doch öfters dazu greifen, so tun wir dies großenteils mit Rücksicht auf die Unzuverlässigkeit der Küche. Aus gut geleiteten Krankenhäusern und Sanatorien sind freilich die Nährpräparate immer mehr verschwunden. Die Privatküche können wir aber nicht in kurzer Zeit, dem Bedürfnis des Einzelfalles entsprechend, derartig einschulen, daß sie alle Rohstoffe in die jeweilig zweckmäßigste Form bringt. Dann leisten uns Nährpräparate, deren Zusammensetzung und Eigenschaften wir genau kennen, oft treffliche Dienste; namentlich in Fällen, wo wir wegen krankhaften Ausfalls bestimmter

Magen- und Darmfunktionen bestimmte Stoffe ausschalten und die Kost mit anderen bestimmten Stoffen anreichern wollen (S. 189ff.). Als Praktiker, die in erster Linie den Heilzweck im Auge haben, dürfen wir auch nicht übersehen, daß viele Patienten eine besonders nährende und kräftigende Wirkung von den Nährpräparaten erwarten, und daß sie uns dieselben oft willig abnehmen, während wir mit dem Einverleiben gewöhnlicher Kost auf größeren Widerstand stoßen. Vom psychotherapeutischen und ernährungs-technischen Standpunkt aus ist es unter Umständen unsere Pflicht, von den suggestiven Eigenschaften der Nährpräparate Gebrauch zu machen.

Die folgende Übersicht macht nicht auf Vollständigkeit Anspruch. Wir vereinigen nur die bei uns gebräuchlichsten zu bestimmten Gruppen. Wenn auch das Ausgangsmaterial für die einzelnen Glieder jeder Gruppe verschieden ist, stimmen sie doch in den wesentlichen Eigenschaften gut überein, und nur selten erhebt sich das eine durch besondere Vorzüge über die anderen.

Eiweißpräparate. Sie sind sämtlich in Form sehr feiner Pulver im Handel und meist gut quellbar. Die alten (überhitzten) Eiweißpräparate, die wie harte Sandkörner auf der Zunge lagen, sind fast gänzlich vom Markte verdrängt. Nur Tropon wird — wenigstens teilweise — noch aus Fleisch und Fischen hergestellt. Meist bedient man sich jetzt der Milch- und Pflanzenproteine. Von Kaseinpräparaten sind vor allem, als technisch vollkommen, Plasmon und Sanatogen zu nennen. Durch besonders gute Quellbarkeit zeichnen sich Albulaktin (aus Milchalbumin) und Lezithin-Eiweiß (früher Glidine genannt, aus Weizenkleber) aus. Die sämtlichen Eiweißpräparate sind konzentrierte, schlackenfreie Nährmittel feinster Verteilung. Wo die peptische oder tryptische Kraft erhalten, und wo nicht schwere Resorptionsstörungen vorliegen, wird der Nährstoff so gut wie restlos resorbiert. Sie reizen den Darm wenig und regen auch nicht stark zur Bildung von Eigenkot an. Ob Anreicherung der Kost mit Eiweiß nötig ist, entscheidet natürlich die Lage des Einzelfalles. Anwendung zumeist: Verrühren in Milch, Kakao, Suppen, Breie.

Albumosen, d. h. schwach abgebaute Proteine in einwandsfreier und bekömmlicher Form zu liefern, war besonders eifriges Bemühen der Nährmitteltechnik. Dies um so mehr, als sich schon frühzeitig herausstellte, daß die weiter abgebauten Proteine, die Peptone, den Darm reizen und oft schon beim Gesunden Durchfälle bringen. Von ihren Hauptvertretern schob sich Riba neuerdings in den Vordergrund (von Noorden), ohne aber das treffliche alte Witte-Pepton (im wesentlichen Hemialbumose!) zu verdrängen. Somatose steht in Reizwirkung den Peptonen nahe und wird daher neuerdings mehr als appetitweckendes Stomachikum denn als Nährpräparat benutzt. Bei überempfindlichem Darm sind jedenfalls keine so großen Mengen anbringbar, daß sie als Nährwerte in die Wagschale fielen. Nährstoff Heyden scheint ebensowenig wie Riba den Darm zu reizen. In der Leube-Rosenthal'schen Fleischsolution ist ein großer Teil des Fleischeiweißes durch hohe Dampfspannung in Albumosen verwandelt. Die leicht löslichen Albumosen sind brauchbar und nützlich, wenn Pepsin- und Trypsinverdauung darniederliegt. Sie können auch noch durch das Erepsin der Darmwand in resorbierbare Peptide gespalten werden, während dies Ferment den Proteinen gegenüber machtlos ist.

Peptone und Extrakte lassen sich nicht scharf voneinander trennen. Sie sind Gemische von Albumosen, Peptonen, Polypeptiden, Peptiden (Aminosäuren) und enthalten daneben — soweit sie aus nukleinhaltigem Material (Fleisch, Hefe) stammen — auch Purinkörper (Xanthin, Hypoxanthin u. a.); in den Fleischpeptonen und -extrakten findet sich außerdem Kreatin und Kreatinin. Wenn Albumosen und Peptone überwiegen, erhalten die Präparate den Namen Peptone; beim Überwiegen tieferer Abbauprodukte (Polypeptide,

Peptide) und gleichzeitigem Reichtum an Extraktivstoffen den Namen Extrakte. Sie sind alle kräftige Magensaftlocker, und man benützt sie daher als Stomachika. Überempfindlicher Darm heischt aber größte Vorsicht, da sie bei unvorsichtiger Dosierung Sekretion und Peristaltik des Darms stark erregen. Niemals sind solche Mengen erlaubt, daß von dem Nährwert ersprießliches zu hoffen wäre. Als Appetitwecker scheint uns kräftige, wohlschmeckende Fleischbrühe den künstlichen Extrakten und Peptonen des Handels immer noch weit überlegen zu sein. Ihre Reizwirkung auf den Darm ist auch erheblich geringer; offenbar weil in ihr die Peptone und Aminosäuren ganz zurücktreten, die eigentlichen Extraktivstoffe (Purinkörper- und Kreatingruppe) aber nur sehr schwache Reizwirkung auf die Schleimhäute haben. Natürlich kann Rücksicht auf Nierenkrankheit oder harnsaure Diathese den Ausschluß käuflicher oder selbstbereiteter Extrakte verlangen. Auch Hefeextrakte enthalten Purinkörper (H. Salomon); purinkörperfrei ist Ossosan (von Noorden). Aminosäuregemische stellen „Erepton“ und „Hapan“ zur Verfügung. Ein endgültiges Urteil über ihren praktischen Wert (insbesondere für Nährklistiere) läßt sich noch nicht abgeben.

Fett-Nährpräparate sind bei Darmkrankheiten wenig gebräuchlich, am meisten noch Lebertran, dem man wegen seines Gehaltes an freien Fettsäuren bessere Resorptionsfähigkeit als dem Neutralfett zuspricht. Ihm nachgebildet sind durch Mischung von Neutralfett mit Fettsäuren das Lipanin und das Ossin Strohschein. Ob unter pathologischen Verhältnissen die Fettverdauung und -resorption durch den Gehalt an freier Fettsäure gebessert wird, ist zweifelhaft und zum mindesten noch nicht erwiesen.

Lipoidpräparate. Neuerdings erschienen zahlreiche Lezithinpräparate im Handel, meist zu außerordentlich hohen Preisen. Wahrscheinlich wird Lezithin gar nicht als solches resorbiert, sondern zerfällt im Darm in seine Bestandteile: Cholin, Phosphorsäure und Glyzerin (Wirkung der Pankreasfermente und der Glyzerophosphatase). Wenn man auf Zufuhr größerer Mengen wirklichen und preiswerten Lezithins Wert legt, halte man sich an die lezithinreichen Eidotter und Getreidekeimlinge.

Kohlenhydratpräparate. Nur wenige von ihnen enthalten reines Kohlenhydrat. Dahin gehören die sogenannten Malzextrakte (teils fest, teils dickflüssig) einschließlich der Braunschweiger Mumme; ferner Milchzucker und Lävulose. In der gewöhnlichen Kost überempfindlicher Darmkranker ist von ihnen höchstens der Malzextrakt in bescheidenen Mengen brauchbar; er wird manchmal besser vertragen als Rohrzucker. In größerer Menge eignet er sich gut für reine Zuckerkuren (S. 190). Milchzucker und Lävulose sind Reizmittel für den Darm; beide, namentlich der erstere, spielen in der Diätbehandlung bei chronischer Stuhlträgheit eine beachtenswerte Rolle.

Im übrigen versteht man unter Kohlenhydrat-Nährpräparaten die sogenannten aufgeschlossenen Mehle, teils aus Zerealien, teils aus Leguminosen hergestellt. Sie enthalten natürlich auch Eiweißkörper, Fettsubstanzen und Mineralbestandteile. Sie zeichnen sich durch außerordentliche Armut an Zellmembransubstanz (Rohfaser, Zellulose) und äußerst feine Kornverteilung aus. Neben diesen guten und in der Darmtherapie sehr brauchbaren Eigenschaften besteht ihr Hauptvorteil darin, daß durch vorsichtiges Erhitzen mit gespanntem Wasserdampf die Stärke in lösliche Form gebracht, und ein großer Teil davon dextrinisiert ist. Die Nährstoffe sind also einerseits durch Lockerung und Zerstörung der Zellwände freigelegt, andererseits ist die Stärke in ein Material verwandelt, das zwar an sich noch nicht resorptionsfähig ist, aber durch die niemals (auch nicht bei schwersten Darmkrankheiten!) fehlenden diastatischen Enzyme verzuckert werden kann. Auch die pflanzlichen Eiweißkörper sind teilweise proteolytisch gespalten und in Albumosen verwandelt. Gerade diese aufgeschlossenen, dextrinisierten Mehle (auch schlechtweg Kindermehle genannt) errangen sich einen wohlberechtigten, angesehenen Platz in der Diätetik der Darmkrankheiten. Sie gehören insofern zu den unentbehrlichen Nährpräparaten, als die diätetische Küche sie nicht in gleicher Vollkommenheit herstellen kann. Die Art der Vorbehandlung ermöglicht auch sehr bequemes Zurichten der Speisen; sie verkochen sich leicht und schnell zu glatten Suppen und Breien. In diese Gruppe gehört auch das aus Getreidekeimlingen (Weizen und Roggen) gewonnene „Maternapulver" von Dr. V. Klopfer (Dresden-Leubnitz), auf dessen hohen Nährwert schon vor längerer Zeit H. Boruttau und besonders eindringlich Ad. Schmidt hinwiesen. Es wird vortrefflich resorbiert (C. von Noorden und I. Fischer) und zeichnet sich vor allem durch seinen Reichtum an verschiedenartigsten Eiweißbausteinen aus, die der keimenden Pflanze als erste Nahrung dienen sollen. Nach unseren Erfahrungen ist seine Reizwirkung auf den Darm überaus gering. Bei Darmkranken mischt man es im Verhältnis von 1 : 3 anderen mehligen Substanzen vor dem Kochen zu. Roh und daher mit vollem Gehalte an den sehr labilen Eiweißbausteinen (Polypeptiden) und an Lezithin, aber mechanisch auf das feinste zertrümmert und deshalb auch Darmkranken gut bekömmlich findet sich Materna zu $25\,{}^0/_0$ der wohlschmeckenden Materna-Schokolade „Homa" beigemischt (Fabrik „Holex", Bad Homburg).

Mischpräparate. Nichts allgemein Gültiges läßt sich über die sogenannten Mischpräparate sagen, die meist aus Milchpulver, Eiweißpulvern, Kakao, Zerealienmehlen, Zucker u. a., unter Beigabe von Gewürzstoffen, zusammengesetzt sind. Ihre Zahl ist Legion. Es finden sich darunter viele höchst brauchbare Gemische, die schnelles Herstellen schmackhafter und darmbekömmlicher Gerichte erlauben und damit der Küche tastende Versuche und Arbeit ersparen. Ihr Vorbild war wohl das altehrwürdige Racahout des Arabes (Kakao, Kartoffelstärke, feinstes Reismehl, Saleppulver, Mandelpulver, Zucker, Vanille), das in dem „Rakahout-Fresenius" (Hirschapotheke, Frankfurt/M.) jüngst eine treffliche und erheblich billigere Nachahmung fand. Dahin gehören Theinhardt's Hygiama und ferner das Bioson. Alle diese und die vielen anderen Mischpräparate sind bei sehr empfindlichem Darm nicht am Platze, weil es nur schwer zu übersehen ist, ob sich alle einzelnen Bestandteile gut eignen. Wegen ihres bequemen Anrichtens bieten sie aber in der Rekonvaleszenz gewisse Vorteile.

Über Nährpräparate, ihre Beschaffenheit und diätetische Bedeutung vergleiche die ausführliche Darstellung bei C. von Noorden und H. Salomon.

E. Richtlinien der Ernährungstherapie unter pathologischen Veränderungen.

1. Ausfall einzelner Verdauungssekrete.

Verhältnismäßig am einfachsten gestalten sich die Aufgaben der Ernährungstherapie bei denjenigen Störungen der Darmverdauung, welche durch Insuffizienz sekretorischer Funktionen entstehen. Indem wir hinsichtlich der Pathogenese dieser Störungen auf den entsprechenden Abschnitt der pathologischen Physiologie (S. 51 ff.) verweisen, können wir die Grundsätze, welche sich daraus für die Diätetik ergeben, etwa folgendermaßen formulieren:

Beim Ausfall der Magensekretion (Achylie, Subazidität) leidet vor allem die chemische Zerkleinerung der Nahrungsmittel (S. 52). Theoretisch müßte daher als erstes Erfordernis die Darreichung nur feinst verteilter resp. gelöster Nahrungsmittel verlangt werden. Bei ganz gesundem Darm tritt dieser freilich stellvertretend ein. Da wir ferner wissen, daß der Magensaft das einzige Verdauungssekret ist, welches rohes kollagenes Bindegewebe lösen kann, so tut man gut, rohes, halbrohes und geräuchertes Fleisch (Schinken, Wurst, Speck) diesen Kranken gänzlich zu verbieten. Auch bei genügender mechanischer Zerkleinerung stellt das unlösliche Bindegewebe derartiger Speisen eine Belastung des Darmes mit Schlacken dar, welche Reizerscheinungen auslösen oder schon vorhandene (gastrogene) Diarrhöen verstärken kann. Endlich muß auch die Zufuhr von Vegetabilien eine Einschränkung erfahren, insofern alle rohen Gemüse der Vorbereitung durch den Magensaft bedürfen, wenn bei der späteren Darmpassage eine genügende Lösung der Mittellamellen und damit die für die Verdauung unerläßliche Isolierung der Zellen stattfinden soll (Ad. Schmidt). Also nicht bloß gründliches Zerkleinern, sondern auch ausgiebiges Kochen aller Gemüse! Im übrigen bedarf die Auswahl der Speisen keiner besonderen Einschränkung, solange nicht durch Übergreifen auf den Darm weitere Sekrete in Mitleidenschaft gezogen oder Entzündungsprozesse der Schleimhaut ausgelöst sind. Vgl. Diät bei „Fäulnisdyspepsie", S. 206, 300.

Bei Gallenmangel leidet bekanntlich nur die Fettverdauung in nennenswertem Grade, und eine alte Regel verlangt, daß man dabei die Fettzufuhr im ganzen einschränken soll. Das ist berechtigt, wenn auch die Anwesenheit unausgenutzten Fettes lange Zeit ohne Nachteile vertragen wird. Auf die Form der Fettdarreichung (ob emulgiert oder nicht) kommt es bei isoliertem Gallenausfall weniger an. Auch ist nicht sicher festgestellt, daß fettsäurehaltige Ersatzpräparate (Lebertran, Lipanin, Ossin) bessere Verarbeitung und Ausnutzung gewährleisten. Wohl aber dürfte es zweckmäßig sein, nur niedrigschmelzende Fette (Milch, Sahne, Butter, allenfalls Gänsefett) zu reichen, da höher schmelzende Fette eine größere Verdauungsarbeit erfordern (S. 179). Eigentümlicherweise widerstehen den Ikterischen Fette in der Regel weniger als Fleisch, und es macht daher keine besonderen Schwierigkeiten, statt des Fleisches Eier, fettarme Käsesorten und vegetabile Kohlenhydratträger, besonders Brot, Zerealienmehle, Kartoffeln in den Vordergrund zu schieben; die Gerichte können durch Eiweißpräparate mit Proteinen angereichert werden. Auch Zucker und Süßigkeiten sind zweckmäßig. Gemüse und gekochtes Obst, sorgfältig zubereitet, können daneben unbedenklich gestattet werden.

Störungen der Pankreassekretion verlangen die gleiche Beschränkung der Fette wie der Gallenmangel. Was man von Fett gibt, sei in fein emulgiertem Zustand (Milch, noch besser homogenisierte Milch). Aber auch die Eiweißverdauung leidet, namentlich die Verdauung rohen Fleisch- und Eiereiweißes. Diese müssen in der Kost ausscheiden. Gleiches gilt von kernreichem Gewebe (drüsige Organe, Thymus an der Spitze), da nur der Pankreassaft Nuklein zu spalten vermag. Im übrigen kommt alles darauf an, ob der Magen den Proteinen gegenüber seine Schuldigkeit tut. Wo auch die Salzsäureabscheidung daniederliegt — und dies ist nicht selten — soll ein Teil des Proteins durch Albumosen ersetzt werden, denen das Erepsin des Darmsaftes noch gewachsen ist (S. 23). Kohlenhydratträger müssen in noch weiterem Umfange als bei Gallenmangel den Grundstock der Ernährung bilden (Feinbrote, Zerealienmehle, namentlich auch die aufgeschlossenen Mehle, Zucker); daneben bewährt sich meist ein etwas reichlicherer Gebrauch alkoholischer Getränke. Glücklicherweise bessern planmäßig verabfolgte, größere Gaben von Pankreon oder Pankreatin (Rhenania) die Resorption von Fett und Eiweiß oft sehr wesentlich (H. Salomon). Gemüse und Obst müssen gut weich gekocht und von grobem Fasermaterial befreit sein. Wenn sich die Pankreaserkrankung mit Diabetes verbindet, steht die diätetische Kunst vor einer ihrer schwierigsten Aufgaben; die Verwertung sämtlicher Hauptnährstoffe leidet not, und es ist kaum möglich, die Nährwertzufuhr auf ausreichender Höhe zu halten (C. von Noorden, K. Heiberg).

2. Bekämpfung von Zersetzungsprozessen.

In der I. Auflage (S. 147) gliederte Ad. Schmidt den soeben besprochenen Sekretionsanomalien auch noch die „Gärungsdyspepsie" an, da er von der Annahme ausging, sie beruhe auf einer „primären" Unzulänglichkeit des Darms für Zelluloseverdauung. Wir besprachen, daß dies nicht haltbar sei, da überhaupt kein Darm des Menschen oder irgend eines Säugetieres Zellulose primär, d. h. mit seinen Enzymen zu verdauen vermag. Es bleibt aber die von Ad. Schmidt zuerst voll gewürdigte Tatsache bestehen, daß die von ihm mit dem Namen „Gärungsdyspepsie" belegte Anomalie der Kohlenhydratverdauung in engem Zusammenhang mit Menge, Art und Verhalten der pflanzlichen Zellmembransubstanzen steht, indem die Zellmembranen reichlich gärungsfähiges Material in tiefe Darmabschnitte verschleppen. Wenn diese erst einmal zu einem ergiebigen Kohlenhydrat-Gärkessel geworden sind, pflanzen sich die Gärungen vom Zökum und unteren Ileum aus nicht nur abwärts, sondern auch aufwärts nach dem Dünndarm zu fort (E. Moro). Das von Ad. Schmidt entworfene Krankheitsbild und in allen wesentlichen Zügen auch die therapeutischen Grundsätze werden von der andersartigen grundsätzlichen Auffassung nicht berührt.

Für die diätetische Therapie der pathologischen Zersetzungsvorgänge erwies sich die Schmidt-Strasburgersche Methode der Kotuntersuchung als äußerst fruchtbar, und mit Recht konnte Ad. Schmidt rühmen, daß erst sie die rationelle Behandlung sehr zahlreicher Darmkrankheitsfälle ermöglichte. Vor allem wurde wichtig die grundsätzliche Scheidung der gärungs- und der fäulnisartigen Zersetzungen. Bei schweren Krankheitszuständen findet man allerdings oft beides vereint. Reine Fälle der Gärungsdyspepsie sind häufig, reine Formen der Fäulnisdyspepsie seltener.

Die zum Bekämpfen abnormer Zersetzungen dienenden Methoden lassen sich folgendermaßen gruppieren:

a) **Abänderung des Nährbodens,** wodurch die Wachstumsbedingungen der überwuchernden Zersetzungserreger geschädigt werden. Dies ist der erfolgreichste Weg. Wir sprachen schon davon, als wir den guten Einfluß der nur aus einem oder aus wenigen nahe zusammengehörigen Nahrungsmittel bestehenden Kost erörterten (S. 189). Von diesem Gesichtspunkte aus verspricht zeitweiliges völliges Ausschalten der Kohlenhydrate bei Gärungsdyspepsie den besten Erfolg, und praktische Erfahrung gibt, wie wir in Einklang mit Ad. Schmidt und H. Meyer feststellten, der Theorie recht.

Kost bei Gärungsdyspepsie (S. 302).

Erste Stufe. Man hätte also die Kost zusammenzusetzen aus künstlicher, milchzuckerfreier (Diabetiker-) Milch, aus Fleisch, Fisch, Eiern, Käse, einfachen, guten Fetten (Butter, Knochenmark, Pflanzenöl), Fleischbrühe. Wir selbst bedienten uns gerne und erfolgreich des frischen, mit leicht milchsäurehaltigem kalten Wasser gut ausgewaschenen Quarkkäses, der dann mit Butter und Eidotter verrührt und mit Zimt mild gewürzt, neben gutem altem Rotwein und Tee 6—10 Tage lang als einzige Nahrung dient. Das wäre die strengste Form der Kohlenhydratentziehung.

Bei der zweiten Stufe gesellen sich dazu Nahrungsmittel, deren Kohlenhydrate mit allergrößter Wahrscheinlichkeit schon in den oberen Abschnitten des Dünndarms völlig aufgesogen werden: Rohrzucker, Maltose, Stärkemehle (die guten deutschen Marken Zeanin, Manolin und die ausländischen Marken Mondamin, Maizena aus Mais; Reisstärke, Sago; Tapioka; Arrowroot); sorgfältig dextrinisierte Mehle (S. 202); Fruchtpreßsäfte (gekocht!). Diese Stoffe sind rohfaserfrei; eine Gefahr mechanischer Verschleppung von Stärkeresten nach unten durch Zellmembranen besteht also nicht.

Bei der dritten Stufe gesellen sich Nahrungsmittel hinzu, die zwar etwas, aber doch nur wenig Zellmembran enthalten, und bei welchen feinste Verteilung der Stärke, völlige Zertrümmerung der Zellwände entweder schon fabrikatorisch erreicht ist oder durch sorgfältige Küchentechnik bewirkt werden kann. Dahin gehören Weizengebäck (Zwieback,

Toast, Keks, Brot) aus Mehlkernsubstanz (30—60prozentige Ausmahlung!), feine Weizengrieße, Reismehl und gut geschälter Kochreis, sehr feines Gersten- und Hafermehl, Nudeln in häuslicher Küche aus feinstem Weizenmehl bereitet. Da Zugabe von reichlich Butter erlaubt ist, läßt sich aus Stufe 2 schon eine ganz annehmbare, aus Stufe 3 eine sehr schmackhafte und abwechslungsreiche Kost bereiten.

Milch erwähnten wir in Übereinstimmung mit Ad. Schmidt in diesem Diätschema nicht. Erfahrungsgemäß vertragen Gärungsdyspeptiker sie im allgemeinen nicht gut. Aus Stufe 1 und 2 bleibt sie am besten ganz weg. Wenn die Kost der Stufe 3 einige Tage lang befolgt und gut bekommen ist, darf man beginnen, kleine Mengen Milch (zunächst 100—150 g täglich) zuzufügen, und dann tastet man langsam weiter. Von Abarten der Milch, die man unter Umständen in größerer Menge der III. Koststufe beifügen könnte, ist nur dreitägiger Kefir zu erwähnen (S. 198). Wenn die Nahrungsmittel der III. Stufe eine Zeitlang tadellos vertragen sind, ist es immer leicht, eine dem Alltagsleben entsprechende Kost darauf aufzubauen; dabei soll das Angewöhnen zellulosereicher Nahrungsmittel allem anderen voran erstrebt werden; natürlich langsam: erst feindurchgestrichenes Gemüse und Obst, Kartoffelbrei, etwas gröberes Weizenbrot (kein Roggenbrot!); später gröbere Gemüse, gekochte Stückkartoffeln, gebackene Kartoffeln; zuletzt rohe Vegetabilien. Erst durch planmäßiges Abhärten gelangt man zur Dauerheilung (S. 188).

Ad. Schmidt ordnete nach seiner Erfahrung die für die Behandlung der Gärungsdyspepsie geeigneten Kohlenhydratträger nach folgender Bekömmlichkeitsskala: „Zucker, feinstes Weizenmehl, feinstes Maismehl (Mondamin, Maizena), Reismehl, Arrowroot, Grieß, Zwieback oder Toast, Sago, Nudeln, Reis, Weißbrot. Kartoffelstärke wird unter allen Umständen schlecht ausgenutzt, Kartoffelbrei wird meist schon nicht vertragen. Sehr angebracht sind die künstlichen Kohlenhydratnährpräparate, in denen die Stärke mehr oder weniger dextrinisiert ist. Milch ist, solange die Zersetzung nicht behoben, unzweckmäßig und verursacht leicht Durchfälle".

Die Fäulnisdyspepsie bildet den schroffen Gegensatz zur Gärungsdyspepsie.

Als reine Form der Fäulnisdyspepsie bezeichnete Ad. Schmidt die sogenannte „gastrogene Diarrhöe", wobei es zu abnormer Eiweißfäulnis in tieferen Darmabschnitten kommt, weil fäulnisfähiges Eiweißmaterial, unter Umständen mit Keimen beladen, den Magen wegen Salzsäuremangels oder wegen zu kurzer Verweildauer unverdaut passierte und nun in den Pankreas- und Darmfermenten keinen Ersatz für das Pepsin findet; eine Eigentümlichkeit, die wie Ad. Schmidt zeigte, dem rohen Bindegewebe zukommt. Damit ist freilich die Pathogenese der Fäulnisdyspepsie nicht erschöpft (S. 277).

Hier kommt es also zunächst darauf an, das der Salzsäureverdauung bedürftige rohe und geräucherte Bindegewebe des Fleisch- und Fettgewebes vollkommen fern zu halten und den Nachschub dieses fäulnisfähigen Materials zu unterbinden (rohes Schabefleisch und fein gewiegter roher Schinken, die früher eine große Rolle in der Kost der Darmkranken spielten!). Das genügt aber erfahrungsgemäß kaum in den leichtesten Fällen. In allen einigermaßen schweren und namentlich in allen verschleppten Fällen empfehlen wir sehr energisches Vorgehen, wobei einerseits äußerste Schonung des Darms, andererseits völliges Umstimmen des Bakteriennährbodens das nächste Ziel ist. Das Umstimmen des Nährbodens ist nicht so einfach wie bei der Gärungsdyspepsie. Mögen wir mit fäulnisfähigen Nährstoffen noch so sehr zurückhalten, der Darm selbst liefert solches in seinen Sekreten, und er wird dies um so reichlicher tun, in je stärkerem Reizzustand er sich befindet; an Reizen selbst fehlt es angesichts der fauligen Gärungen, die wir bekämpfen wollen, nicht. Daher die Notwendigkeit äußerster Schonung, namentlich der tieferen Teile des Darms; also zunächst nur solche Nahrungsmittel, die überhaupt nicht in die tieferen Teile gelangen. Dies gewährleistet folgende Skala:

Kost bei Fäulnisdyspepsie (S. 300).

1. Stufe: 1—3 tägiges völliges Fasten (S. 188).
2. Stufe: 3—4 tägige Zuckerkost (S. 190).
3. Stufe. Im Anschluß an Stufe 2 bewährt sich meistens Milchkost recht gut, wobei man sich aber besser an dreitägigen Kefir oder an Ya-Urt und nicht an einfach abgekochte Milch hält. Man steigere die Gaben aber langsam (S. 198); nach etwa 1 Woche wird meist Zusatz von Rahm gut vertragen, so daß man mit seiner Hilfe ganz erkleckliche Kaloriensummen einbringt und die durch reine Milchkost bedingte Unterernährung nicht

zu fürchten braucht. Von der zweiten Woche an läßt sich meist auch frischer Quarkkäse (nicht ausgewaschen!) ohne Gefahr hinzufügen. Nach der vorausgegangenen Schonung (Stufe 1 und 2) genügen offenbar die Säuren (Milchsäure, Buttersäure) und die Milchsäurebakterien in Kefir, Ya-Urt, Quark, zum mindesten bis ins Jejunum, vielleicht bis weit ins Ileum hinein, echte Fäulnis vom Kasein fernzuhalten und seinen normalen Abbau daselbst zu sichern. Später, von der 2. oder 3. Woche der Milchkur an, wird die Kost durch einfache Suppen und Breie aus den Zerealien (am besten „aufgeschlossene Getreidemehle", S. 205) erweitert, die wir unter Stufe 2 bei Gärungsdyspepsie aufführten. Natürlich kann Milch und Zucker dazu verwendet werden. Auch Butter erweist sich als gut bekömmlich, wenn auch etwas größere Vorsicht als bei Gärungsdyspepsie geboten ist.

In anderen Fällen wird man von den Zerealien ausgehen und die Milch erst später hinzufügen. Eine besondere Abart dieses Verfahrens ist die mehrtägige ausschließliche Ernährung mit geröstetem Brot (6—7mal täglich je 50—80 g) aus feinstem Weizenmehl, wozu nur soviel Tee und verdünnter Rotwein als Getränk gestattet werden, wie zum Löschen des Durstes unbedingt nötig ist. Wir umgingen sogar jegliche Getränkezufuhr durch intravenöse Dextroseinfusionen. Die vorläufigen Erfahrungen waren sehr ermunternd. An Stelle des Weizenbrotes auch weich gekochter Reis bester Qualität (6—7 mal täglich 50 g Rohmaterial); das Gericht sei wasserarm. Zubereitung mit Wasser, Zuckerwasser oder dünner Fleischbrühe.

4. Stufe. Mit Zulage anderer Eiweißkörper und -träger sei man zurückhaltender. Am frühesten ist Zulage pflanzlicher Eiweißpulver erlaubt, die zum Anreichern der Mehlgerichte mit Protein Verwendung finden; namentlich das gut quellbare und glatt verkochbare Lezithineiweiß (Glidine, S. 201) eignet sich dafür. Pflanzeneiweiß ist weniger fäulnisfähig als Eier- und Fleischeiweiß (A. Rodella). Das gleiche wird von Gelatine behauptet. Doch mit Gelatine kommt man nicht weit; immerhin eignet sie sich zum Herstellen schmackhafter Mehlspeisgallerten, wozu wenig Substanz genügt. Die Annahme, daß Gelatine nicht leicht faule, scheint uns auf einem Mißverständnis zu beruhen. Sie ermangelt der Tryptophangruppe und liefert daher kein Indikan in den Harn (Chr. A. Herter); im übrigen ist verflüssigte Gelatine aber ungemein fäulnisfähig. In der Kinderpraxis wird Gelatine gelobt (Anzolo, M. Péhu). Erst viel später sind eiweißhaltige Leguminosenmehle und Eier erlaubt und erst ganz zuletzt, in voller Rekonvaleszenz Fleisch; dies ist sowohl wegen seines Bindegewebes, wie wegen seines Blutgehaltes zu beanstanden. Alkoholisches Getränk (S. 191, 199) ist bei allen vier Stufen als Medikament erlaubt.

In leichteren Fällen genügen natürlich auch mildere Maßnahmen. Ihre Wirkung wird aber allemal durch vorausgeschickte Fasttage erleichtert und beschleunigt.

Mischformen der Gärungs- und Fäulnisdyspepsie. Sehr oft, namentlich bei Vorhandensein primärer oder sekundärer Schleimhautentzündung, vereinigen sich beide Formen der Zersetzungsprozesse, und die planmäßige Untersuchung mittels Schmidt-Strasburgerscher Kotanalyse ergibt, daß bald die eine, bald die andere Form überwiegt. Hier hat man schweren Stand; es fehlt die feste Unterlage für diätetisches Vorgehen. Man ist, wie Ad. Schmidt sagt, auf Ausprobieren angewiesen, indem man erst die eine Ernährungsform einige Tage durchführt, um dann plötzlich, wenn das Ergebnis nicht befriedigt, zur anderen überzugehen. Doch werfe man die Flinte nicht zu früh ins Korn, 5—6 Tage bedarf es zumindest, bis sich die Darmflora neuen Ernährungsformen anpaßt (W. Lembke, Chr. A. Herter, M. Klotz). Solcher Kostwechsel muß natürlich planmäßig geschehen. Wir schalten zwischen die Einzelperioden stets 1—2 Fasttage ein. Im allgemeinen kamen wir bei Mischformen immer am weitesten, wenn wir zunächst auf Beseitigung, zum mindesten auf das Abflauen der Fäulnisvorgänge hinwirkten und mit den hierfür empfohlenen Maßnahmen die Behandlung eröffneten.

b) **Keimfreie Nahrung.** Planmäßiges Sterilisieren der Nahrung bei Darmkranken schienen die mit keimfreier, bzw. keimarmer Milch bei Säuglingen erzielten Erfolge zu befürworten. Diese beruhen, wie man jetzt weiß, aber mehr auf Fernhalten pathogener Keime, als auf Keimfreiheit der Milch. Daß keimfreie Nahrung die Zahl der Darmbakterien nicht beeinflussen werde (R. Stern), war von vornherein anzunehmen. Normalerweise machen Magensalzsäure und bakterizide Kräfte des Dünndarms (S. 29) den Chymus zwar niemals völlig keimfrei, aber doch keimarm; immerhin entschlüpfen selbst beim Gesunden genügend Mikroben oder ihre Sporen der desinfizierenden Salzsäure (S. 427), um unter günstigen Verhältnissen in diesem oder jenem Abschnitt des Darms kräftig auszukeimen. Z. B. gelangen Spirillen und Leptothrix der Mundhöhle oft bis in die Fäzes. Die Infektionsmöglichkeit mit Typhus, Cholera, Dysenterie usw. beruht gleichfalls darauf. Sowohl bei Subazidität des Magens wie bei Krankheit der Darmschleimhaut ist die bakterizide Kraft des Verdauungsapparates stark vermindert. Daher müssen wir den Selbstschutz des Organismus dadurch unterstützen, daß wir die den Nahrungsmitteln anhaftenden, ihrer Art nach meist unberechenbaren Keime ausschalten und erforderlichenfalls (s. unten) die Nahrung mit erwünschten Keimen beschicken. Das Ausschalten der wilden, unberechenbaren Keime erzielen wir durch peinlichste Sauberkeit, die eine selbstverständliche Eigenschaft jeder, vor allem aber der diätetischen Küche sein muß, und durch Fernhalten roher Nahrungsmittel. Daß sich dies auch auf Wasser erstrecken soll, ward erwähnt. Besondere Vorsicht heischt das Brot. Man kann zwar durch größte Sauberkeit die Außenfläche keimfrei halten; im Inneren hat aber die Hitze doch nicht alle Keime (Sporen!) abgetötet (S. 192). Daher ist das Nachrösten dünner Scheiben immer das sicherste Verfahren und dem Genuß käuflicher Zwiebäcke und Keks vorzuziehen. Steriles Einbringen flüssiger Nahrung gestattet die Duodenalsonde. Ob die therapeutischen Erfolge den hieran geknüpften Erwartungen entsprechen, muß die Zukunft lehren.

c) **Anreicherung des Darms mit unschädlichen, bezw. nützlichen Bakterien.** Einige an früher gesagtes erinnernde Bemerkungen seien vorausgeschickt.

Die den Darm schädigenden Zersetzungsprozesse beruhen keineswegs immer auf Hineingelangen neuer, im engeren Sinne des Wortes pathogener Keime (Typus: Cholera, Dysenterie), sondern oft, vielleicht meistens, auf dem Überwuchern bestimmter heimatberechtigter Darmbewohner, wodurch das harmonisch-symbiotische Zusammenspiel der Darmflora gestört wird; oder auf dem irgendwie veranlaßten Überwuchern von Keimen, die zwar immer oder meistens im Darm vorkommen, gewöhnlich aber durch Bacterium coli und andere Hauptvertreter der Darmflora niedergehalten werden, dann aber plötzlich oder allmählich infolge günstigerer Lebensbedingungen (Nährboden!) sich in den Vordergrund drängen. Außerdem wird angenommen, daß unter bestimmten Verhältnissen (Änderung des Nährbodens, Wechselwirkung mit anderen Bakterien) normale oder zum mindesten harmlose Darmbakterien (Bacterium coli u. a.) in ihrem Stoffwechsel beeinflußt werden und nunmehr giftige, bzw. darmreizende Substanzen bilden.

Die ziemlich alten, aber durchaus nicht ermunternden Versuche, den Zersetzungsprozessen durch das Verabfolgen keimkräftiger Hefe eine bestimmte Richtung zu geben, wurden durch E. Metschnikoff neu belebt. Er knüpfte an die bekannte Tatsache an, daß Milchgenuß die aromatischen Fäulnisprodukte des Harns stark vermindere. Mit Recht beanstandete er vom Standpunkt des Bakteriologen die gewöhnliche rohe Milch, da sie auch zahlreiche wilde, unbekannte Keime einführt. Einfach gekochte Milch schied gleichfalls aus, da das Kochen mit den schädlichen Keimen zugleich die Milchsäurebazillen abtötet, womit Metschnikoff die krankmachende Darmflora zu bekämpfen trachtete. Gewöhnliche Sauermilch enthält zwar vorwiegend Milchsäurebazillen; ihnen und der Milchsäure sind andere Keime größtenteils erlegen; aber volle Gewähr hat man dafür nicht. Es blieben nur Abarten der Milch übrig, bei welchen die Milch zunächst durch Kochen sterilisiert und dann mit wohlbekannten, erwünschten Keimen beschickt wird: Kefir, Kumys, Ya-Urt. Teils aus geschmacklichen, teils aus technischen und bakteriologischen Gründen bevorzugte Metschnikoff die orientalische Sauermilch (Ya-Urt). Falls deren Geschmack nicht zusagt, empfiehlt er gekochte Milch, in die lebende Ya-Urtbazillen in Form von „Lactobacilline" eingetragen werden. Das ist ein Gemisch des kokkusartigen Bacterium lactis acidi Leishman und des stäbchenartigen Bacterium lactis commune; dem letzteren gegenüber den Bac. bulgaricus als Sonderart hinzustellen, ist neueren Forschungen nach untunlich (M. Hohenadel). Den ursprünglichen Gedankengang ausspinnend, empfahl Metschnikoff später, den Milchsäurebazillen stärkeabbauende Mikroben (Amylobakter) zuzufügen; er wollte damit dem vielseitig geäußerten Einwand begegnen, daß von dem zum Gedeihen der Milchsäurebakterien und zum Entstehen der fäulniswidrigen Milchsäure unbedingt notwendigen Milchzucker fast nichts mehr übrig sei, wenn das Material bis zum Bestimmungsort seiner Tätigkeit, dem untersten Ileum und dem proximalen Kolon gelangt sei. Amylobakter solle daselbst aus Stärkeresten neuen Zucker bilden und die Milchsäurebakterien mit frischem Nährstoff versorgen. Mit dieser Konzession entkräftete E. Metschnikoff großenteils seine eigene frühere Lehre von der ungeheuren und durchschlagenden Wirkung des Kampfes verfütterter Milchsäurebazillen gegen unerwünschte, fäulniserregende Darmflora. Das Zufügen von Amylobakter erwies sich später als überflüssig, da stärkeabbauende Bakterien in jedem Dickdarm als normale Bewohner vorkommen (S. 31).

Jedenfalls haben bei Erwachsenen die überlebenden Milchsäurebazillen — man fand sie, wenn auch sehr spärlich im Stuhlgang wieder — einen ungemein schweren Stand, da sie den dort unter viel günstigeren Bedingungen hausenden Kolibakterien und anderen gegenüber nicht aufkommen können. Es sind gleichsam Tropfen die ins Meer fallen (R. Oehler, R. Schütz, A. Distaso).

Auf die umfangreiche bakteriologische Literatur über die theoretische Berechtigung der Metschnikoff-Therapie können wir hier nicht eingehen. Heute neigt man zu der schon frühzeitig kundgegebenen Auffassung, daß im wesentlichen die Abänderung und Umstimmung des gesamten Bakteriennährbodens den heilsamen, fäulniswidrigen Einfluß der Milchkost bedinge (H. Labbé, G. Vitry, P. G. Heinemann, Wood und Züblin). Daneben darf man aber der Milchsäure der sauren Milchgetränke und wohl auch der im oberen Dünndarm noch neu entstehenden Milchsäure einen hemmenden Einfluß auf etwaige Fäulnisvorgänge im Dünndarm zuerkennen, was gewiß von therapeutischem Belang ist.

Von der Theorie nicht berührt werden die praktischen Erfahrungen. Wir stellen, auf ihnen fußend, Milch und Kefir- bzw. Ya-Urtkost grundsätzlich einander gleich, ohne zu bestreiten, daß unter Umständen die bazillenhaltigen sauren Abarten den Vorzug verdienen (Umstimmung der Dünndarmflora!), und daß unter gewissen Bedingungen stark vergorener Kefir besonders erwünscht ist (S. 198, 206). Die mit Milch und ihren Abarten bei pathologischen Zersetzungsprozessen erzielten, manchmal ganz überraschenden Erfolge wird niemand leugnen. Wir wiesen den Milchkuren bereits ihren bedeutsamen Rang zu (S. 198). An richtiger Stelle, in richtiger und vorsichtiger Form, zu richtiger Zeit angewendet, werden sie durch kaum ein anderes therapeutisches Verfahren übertroffen. Aber mit vollem Recht hebt Ad. Schmidt stark hervor, daß die ausschließliche Bevorzugung der Milch- und Milchmehldiät, wie sie A. Combe zur Bekämpfung der „Autointoxikationen" empfahl, zweifellos zu einseitig sei, und daß man dabei unter Umständen das Auftreten schwerer Gärungsdyspepsien erlebe, an Stelle der vielleicht ganz unbedeutenden Fäulnis, gegen die sie nützen sollte.

Es scheint, daß man die Gefahr der spontan gesäuerten Milch für Kinder und Erwachsene stark überschätzte. Manche nahmen an, sie enthalte kochbeständige Toxine, die begleitender Mikrobenflora entstammen. Hiergegen wendet sich J. Rietschel. Er fand spontan gesäuerte Milch, unmittelbar vor dem Genuß aufgekocht, selbst für Säuglinge unbedenklich.

Es schien ein glücklicher Gedanke, als A. Nißle als Kampfmittel gegen abgeartete Darmflora das Bacterium coli zu benützen empfahl. Dasselbe findet am Ort des Kampfplatzes (unterstes Ileum und proximales Kolon) viel günstigere Lebensbedingungen. Nißle ging von der Tatsache aus, daß die verschiedenen Kolistämme nicht alle gleicher Leistungskraft seien; die einen vermögen leicht und schnell, die anderen schwer und langsam in Mischkulturen fremde Mikroben zu überwuchern (Prüfung mit Typhusbazillus); die einen bilden viel, die anderen nur wenig fäulniswidrige Säure aus Kohlenhydrat. Wenn der im Darm hausende Kolistamm zu schwaches Verdrängungsvermögen habe und zu wenig Säure bilde, sei sein Träger der Gefahr ausgesetzt, daß unerwünschte Mikroben die Oberhand gewinnen. Bei Kranken, die an hartnäckigen Diarrhöen und Dickdarmkatarrhen leiden, würden meist solche leistungsschwache Kolistämme im Stuhlgang gefunden. A. Nißle empfiehlt daher das Verabfolgen besonders kräftiger Stämme und ließ solche Bakterien unter dem Namen ,,Mutaflor" in Geloduratkapseln in den Handel bringen. Nachdem das Präparat einige Wochen lang genommen war, ließen sich im Stuhl oftmals Kolibakterien größerer Leistungskraft, mit höherem ,,antagonistischem Index", auffinden. Es wurden auch von anderer Seite günstige therapeutische Erfolge gemeldet (H. Langer, A. Geiße). Obwohl wir selbst etwa $\frac{1}{2}$ Jahr lang in zahlreichen Fällen von Mutaflor Gebrauch machten, möchten wir kein Urteil über den Wert dieser neuen Therapie abgeben. Die kontrollierenden Stuhluntersuchungen, die W. Kolle in bezug auf die Eigenschaften der Kolibazillen vor, während und nach der Mutaflorbehandlung anstellte, ergaben auch kein eindeutig überzeugendes Resultat. Auch H. Prell bezeichnet auf Grund eingehender Prüfung die praktische Verwendbarkeit der Methode als höchst unsicher. Wo wir klinisch Gutes sahen, war das Füttern mit Mutaflor nicht die einzige Therapie gewesen. Wo wir nach Versagen anderer Behandlung dieselbe durch Mutaflor ergänzten, wurden wir enttäuscht. Das ganze Verfahren bedarf noch gründlicher Durcharbeitung und wird sich vielleicht noch in eine nutzbringende Form bringen lassen. Der Grundgedanke scheint uns sehr fruchtbar zu sein. In geeigneten Fällen sollte man versuchen, die Kolibazillen durch etwaige Zökum- oder Appendixfistel unmittelbar an die Stelle ihrer Tätigkeit zu bringen. Wenn F. Rörig neuerdings berichtet, daß Mutaflor auch auf bakterielle Infektion der Harnwege (B. coli u. a.) günstig und sogar heilend einwirke, so bedarf dies doch gründlichster Nachprüfung; theoretisch ist es kaum verständlich. Nach W. Klein (hier Literatur) gelingt es noch am ehesten fremde Bakterien im Darm anzusiedeln, wenn man den Körper vorher gegen die neuen Keime immunisiert (Injektion abgetöteter Kulturen).

d) **Versetzen der Nahrungsmittel mit antiseptischen Stoffen.** Dies streift schon die medikamentöse Therapie (S. 232). Ad. Schmidt empfahl das Mitverkochen kleiner Mengen von Salizylsäure zu flüssigen Nahrungsmitteln, besonders zu Milch (0,2 g Ac. Salicyl. auf 1 l). Nach J. Strasburger vermindert dies die Zahl der Kotbakterien. Sehr überzeugend wirkt die Empfehlung nicht. Nach bekannter bakteriologischer Messung liegt der antibakterielle Wirkungsgrad 0,02prozentiger Salizylsäure unter dem Schwellenwert, und von der leicht resorbierbaren Salizylsäure wird ein Teil schon im Magen und obersten Dünndarm entführt. Sobald die Reaktion des Chymus nicht mehr sauer, begünstigt Salizylsäure das Wuchern von Keimen eher als daß sie es hemmt. Über andere ,,Darmantiseptika", S. 232.

3. Beeinflussung von Darmperistaltik und -sekretion.

Von der alten Auffassung, gesteigerte Peristaltik sei das wesentliche Merkmal des Durchfalls, mußten wir uns lösen (S. 45, 56). Sowohl bei den Durchfalls- wie bei den Verstopfungskrankheiten wirken Peristaltik und Sekretion zusammen, wenn auch nicht immer in gleichem Sinne. Ohne auf die vielen schon berichteten Zusammenhänge und Einzelheiten einzugehen, sprechen wir hier nur kurz von stuhlhemmenden und stuhlfördernden Nahrungsmitteln.

Die Erfahrung lehrte Nahrungs- und Genußmittel kennen, die schon bei Gesunden verzögernd auf die Stuhlentleerung wirken und übertrug dies auf krankhafte Zustände, z. B. Wasserreis, Hafer- und Gerstenschleim; chinesischer Tee, Nußblättertee, Preßsaft gekochter Heidelbeeren, Abkochungen von Eicheln; kleinere Mengen von Zimt, Kakao; ferner Rotweine. Es ist bemerkenswert, daß diese und ähnliche Stoffe, von den Zerealien abgesehen, Gerbsäureträger sind und damit eine gewisse arzneiliche Wirkung entfalten (S. 245). Im übrigen kann man nicht durchweg bestimmte Nahrungsmittel als schlechthin stuhlhemmend bezeichnen.

Eine Nahrung, die hier genügt, leichte Durchfälle zu stillen (z. B. Haferschleim bei Fäulnisdyspepsie), kann dort die Durchfälle erheblich steigern (Haferschleim bei Gärungsdyspepsie). Die durch alte Empirie als stuhlhemmend herausgefundenen Nahrungsmittel haben im allgemeinen eine gemeinsame Eigenschaft: sie sind schwache Kotbildner; das gilt auch für Eier und Fleisch, die die Empirie gleichfalls als stuhlhemmend kennzeichnet. Sie alle sind schwache Kotbildner, weil ihre Substanz fast völlig verdaut und resorbiert wird, und weil sie daher die Eigensekretion des unteren Darms nur schwach erregen. Sie entbehren gleichzeitig spezifisch reizender Stoffe, wie Pflanzensäuren, Würzstoffe. Die Richtung, in der die Empirie stuhlhemmende Nahrungsmittel suchte, war also zweifellos richtig. Wir können aber heute die Auswahl nach gefestigteren Grundsätzen treffen und damit Besseres erreichen. Vergleiche namentlich Kost bei Gärungsdyspepsie (S. 205) und bei Fäulnisdyspepsie (S. 206).

Umgekehrt weiß alte Empirie über stuhlfördernde Nahrungsmittel zu berichten, unter denen schlacken-, insbesondere zellmembranreiche Pflanzenstoffe im Vordergrund stehen. Sie bedingen teils stärkere Bildung von Eigenkot und Nahrungskot, teils erregen die reichlich entstehenden Gärungsprodukte der Zellulose (Milchsäure, Essigsäure, Buttersäure) den Nerv-Muskelapparat des Darms und die Peristaltik. Wir verweisen auf das Kapitel: Darmträgheit. Mit Recht sagt Ad. Schmidt, daß diese theoretisch und praktisch wohlbegründete Therapie („Grobkost-Behandlung"), wenn sie kritiklos bei allen Formen sogenannter Verstopfung angewendet wird, recht bedenklich sei und mehr schaden als nützen könne. Man darf nie zu ihr greifen, ehe man weiß, worauf die Verstopfung beruht. Durch Mißbrauch der sogenannten „Obstipationsdiät" sah Ad. Schmidt oftmals Darmkrämpfe und -katarrhe entstehen. Wir möchten vorwegnehmend sagen, daß bei akuten und ihrem Wesen nach nur kurzdauernden Verstopfungskrankheiten die Grobkost fast niemals, bei der gewöhnlichen habituellen Stuhlträgheit fast immer das richtige trifft. Bedachtes, individualisierendes Vorgehen und sachkundige Aufsicht sind allerdings Voraussetzung.

4. Diätetische Grundsätze bei Darmgeschwüren und -stenosen.

Bei den mit oder ohne entzündliche Reizerscheinungen einhergehenden Darmdyspepsien standen chemische Eigenschaften im Vordergrund für die Kostwahl. Sie verknüpfen sich allerdings, wie wir sahen, auch eng mit physikalischer Beschaffenheit der Nahrungsmittel, indem oftmals die letztere zur Ursache dafür wird, daß verdauliches Material für die Darmsäfte nicht erreichbar ist, und daß dann bakterielle Zersetzungsprodukte zum krankmachenden

Reiz werden. Obwohl Darmgeschwüre (z. B. Tuberkulose) keineswegs immer entzündliche Veränderung der zwischen den Geschwüren ausgesparten Schleimhaut
bedingen (Ad. Schmidt), fällt die diätetische Therapie vom chemischen Standpunkt doch meist mit der allgemeinen Darmschonungstherapie zusammen, bedarf
aber meist keiner besonderen Scheidung in gärungs- und in fäulniswidrige Kost.

Daneben fordern aber alle geschwürigen Prozesse und ebenso Stenosen
den Ausschluß von Nahrungsmitteln, die mechanisch reizen, bzw. enge Stenosen
verlegen können. Letzteres wurde unter anderem von Spargelfasern und vom
Schlauchgewebe der Apfelsinen beschrieben. Stenosen entwickeln sich manchmal
unter dem klinischen Bilde chronischer Stuhlträgheit, zunächst ohne jedes
weitere Symptom. Hier haben wir z. B. einen Fall, wo kritiklos angewendete
Grobkost schweren Schaden bringen könnte (S. 211, 390, 392).

Vgl. Darmgeschwüre, Darmstenosen und Ileus (S. 560, 598, 612, 624, 700).

5. Künstliche Ernährung.

Künstliche Ernährung vom Mastdarm aus ist bei Darmkranken
nur in höchst bescheidenem Maße anwendbar. Am häufigsten bedient man sich
ihrer als Ergänzungskost in Zeiten strengster Schonung bei Duodenalgeschwüren
und bei hochsitzendem Darmverschluß, wenn die Hoffnung und Wahrscheinlichkeit besteht, daß der Verschluß binnen kurzem ohne Operation nachgeben
wird. Alle Reizzustände des Darms, namentlich des Dickdarms, schließen
ersprießliche Anwendung von Nährklistieren völlig aus.

Nährklistiere dürfen nur bei leerem Enddarm verabfolgt werden; es genügt
aber, morgens einmal den Darm mit Wasser auszuspülen, auch wenn mehrere
Nährklistiere (2—3) über den Tag verteilt gegeben werden sollen. Zwischen
Reinigungseinlauf und Nährklistier soll ein gemessener Zeitraum ($1/_2$—1 Stunde)
liegen. Alle Nährklysmen müssen, damit sie keinen Drang auslösen, körperwarm
und unter sehr niedrigem Druck eingeführt werden; ihre Masse soll 300 ccm
nicht übersteigen. Bei reizbaren Därmen muß Gummi arabicum (1:20) oder
besser Tctr. Opii (5—10 Tropfen) hinzugesetzt werden. Die Patienten werden
nach dem Einlauf ruhig gelagert; zweckmäßig ist unter Umständen Beckenhochlagerung. Besser als die gewöhnliche Form bewährte sich bei Darmkranken
das sogenannte Tropfklistier (J. Wernitz); die Nährlösung läuft langsam,
tropfenweise in den Darm und gelangt nicht über das Sigma nach oben. Mittels
Verweilkatheters läßt sich bequem 1 l Flüssigkeit täglich einbringen. Zu
größerer Menge wird man bei Darmreizzuständen, auch wenn sie hoch oben
lokalisiert sind, kaum gelangen.

Physiologische Kochsalzlösung (0,9 prozentig) dient nur als Flüssigkeitsersatz;
vorsichtig eingebracht, am besten mittels Tropfklistiers wird sie oft selbst bei Reizzuständen des Darms, die nicht gerade Rektum, Sigma und Colon descendens in Mitleidenschaft
ziehen, gut gehalten und reizlos vertragen. In solcher Lösung sollen die eigentlichen Nährstoffe untergebracht werden.

Von Kohlenhydraten eignen sich am besten Dextrose ($5^0/_0$, nicht mehr!) und
Dextrin. Letzteres von Ad. Schmidt, C. von Noorden und H. Salomon empfohlen,
wird zwar nicht als solches resorbiert; es findet sich im Dickdarm aber immer genügend
Enzym, um das Dextrin zu verzuckern. Die kolloidale Beschaffenheit der Dextrinlösung
schwächt die Reizwirkung erheblich ab. Dextrin (15—30 prozentig) ist der früher meist
benützten Stärkeabkochung vorzuziehen. Abbau der Stärke im Unterdarm ist unsicherer
und vollzieht sich jedenfalls viel langsamer als der des Dextrins. Mangels Dextrins kann
man aushilfsweise die dextrinisierten (Kinder-) Mehle benutzen.

Fette schalte man lieber gänzlich aus. Was davon, auch in emulgierter Form, wirklich
resorbiert wird, fällt kaum ins Gewicht (K. Nakashima). Damit scheiden auch Milch,
Rahm, Eidotter aus.

Von Proteinen wird nur weit abgebautes Material im Dickdarm resorbiert. Von
den Albumose-Peptonen scheinen am reizlosesten zu sein Witte-Pepton und namentlich
Riba (15—20 prozentige Lösung). Sie müssen durch Erepsin, an dem es kaum je mangeln

dürfte, oder durch Bakterien zu Aminosäuren zerfallen, ehe die Schleimhaut sie resorbieren kann. Daher wurden neuerdings die zu Aminosäure abgebauten Nährpräparate (Hapan, Erepton, S. 202) in etwa 10prozentiger Lösung empfohlen. Es steht noch dahin, ob sie nicht stärker reizen als die erwähnten Peptonpräparate. In die Gruppe der Peptone und Aminosäuren gehört auch das v. Leubesche Fleisch-Pankreasklistier.

Alkohol resorbiert der Dickdarm gut; ohne störend zu reizen, darf man bis zur 3prozentigen Konzentration gehen.

Hier mögen einige bewährte Mischungen erwähnt sein:

1. 150 g gewiegtes Rindfleisch mit 50—100 g fein ausgeschabtem, rohem Pankreas und 150 g Wasser zu dickem Brei verrührt (W. v. Leube).

2. 250 g 0,9prozentiger Kochsalzlösung, 20 g Nährstoff Heyden, 50 g Dextrin (Ad. Schmidt); fertiges Klistier angegebener Zusammensetzung im Handel.

3. 15 g Dextrose, 15 g Erepton, 250 g 0,9prozentiger Kochsalzlösung (L. Jacobsohn und B. Rewald). Auch als Tropfklistier geeignet.

4. 60 g Riba, 9 g Alkohol, 300 g Wasser, 0,9 g Kochsalz (von Noorden-Salomon).

5. 100 g Dextrin, 9 g Alkohol, 300 g Wasser, 2,5 g Kochsalz (von Noorden und H. Salomon).

6. 150 g Dextrin, 50 g Riba, 7 g Kochsalz, 30 g Alkohol, 1000 g Wasser als Tropfklistier (von Noorden-Salomon).

Subkutane und intravenöse Ernährung hat bei Darmkranken viel größere Bedeutung als Nährklistiere; man kann sagen, unter Umständen lebensrettende Bedeutung. Dahin gehören schon die Infusionen physiologischer Kochsalz-, Ringer- oder Normosallösung (S. 189, 555), wie sie seit langem bei starken Wasserverlusten benutzt werden (Cholera!). Neuerdings machen ihnen die Infusionen von Dextrose oder Invertzuckerlösung den Rang streitig (S. 189). Da es sich bei etwaiger Indikation fast immer um bestehende oder drohende Inanitionszustände handelt, ziehen wir sie den gehaltlosen Salzlösungen unbedingt vor. Intravenöse Infusionen lassen sich auch in Form von Dauer-Tropfen-Infusionen anwenden, was das Verfahren wesentlich erleichtert (M. Friedemann, G. A. Läwen).

Ob sich die Duodenalsonden-Ernährung für Darmkrankheiten eignet, steht noch dahin. M. Einhorn meint, sie sei bei Duodenalgeschwür harm- und reizloser als natürliche Nahrungaufnahme und empfiehlt sie auch bei Ernährungsschwierigkeiten nach Gastroenterostomie. Geeignet sind alle kristalloide und kolloidale Lösungen und feinstkörnige Suspensionen, insbesondere Milch und Rahm. Man kann damit auf sehr hohe Nährwertsummen gelangen.

Ausführliche und kritische Darstellung über extrabukkale Ernährung in dem Werke von C. von Noorden und H. Salomon.

II. Medikamentöse Therapie.

Die medikamentöse Therapie der Darmkrankheiten hat damit zu rechnen, daß der dem Darm vorgeschaltete Magen schon einen Teil, eventuell sogar die volle Menge der per os gereichten Arzneimittel absorbiert und daß er durch die saure Reaktion seines Inhaltes Veränderungen und Umsetzungen in ihnen hervorrufen kann, welche ihre ursprüngliche Wirkungsweise modifizieren oder gar aufheben. Auch durch die chemischen Vorgänge im Darm selbst werden manche zu therapeutischen Zwecken gereichte Stoffe derart beeinflußt, daß ihr Endeffekt sich kaum noch voraussehen läßt. Weiter ist daran zu erinnern, daß die lokalen Wirkungen durch den vielfach unberechenbaren Faktor der Resorptionsgröße in keinem festen Verhältnis zu den Fernwirkungen stehen, und daß endlich die Darmschleimhaut, speziell diejenige des Dickdarms, für manche Arzneistoffe (Eisen- und Quecksilberpräparate) als Ausscheidungsorgan dient.

Die Versuche, den Magen zu umgehen, gehen weit zurück. Früher und vielfach heute noch versieht man Arzneimittel, welche ausschließlich auf den Darm und namentlich auf die tieferen Abschnitte des Darmes wirken sollen, mit einem Überzug von Hornstoff, d. h. man verordnet sie als keratinierte Pillen (P. G. Unna). Die Erfahrung hat aber gelehrt, daß der Hornstoff, welcher nach der deutschen Pharmakopoe aus Federspulen gewonnen wird, keineswegs immer durch die Alkalien des Darminhaltes gelöst wird und daß demgemäß die Pillen in sehr vielen Fällen unverändert per anum wieder entleert werden. Später hat H. Sahli seine Glutoidkapseln für diesen Zweck konstruiert: Gelatinekapseln, die durch Einwirken von Formaldehyddämpfen soweit gehärtet sind, daß sie zwar dem Magensaft widerstehen, durch die stärkere tryptische Verdauung dagegen gelöst werden. Das Erzielen eines einigermaßen gleichmäßigen Härtegrades stößt auf technische Schwierigkeiten, und es ist kein unbedingter Verlaß auf sie. Manchmal lösen sie sich doch schon im Magen; manchmal findet man sie unverletzt im Kot wieder. Erheblich zuverlässiger erscheinen uns die nach gleichem Prinzip hergestellten Capsulae geloduratae H. Rumpel's (Fabrik von G. Pohl in Schönbaum-Danzig). Sicheres Umgehen des Magens gewährleistet die Duodenalsonde, die schon M. Einhorn und M. Groß zu diesem Zwecke empfahlen, und die C. von Noorden zum unmittelbaren Einbringen von Bismutaufschwemmung ins Duodenum benützte. In ziemlich großem Umfang läßt sich der Dickdarm vom Rektum aus mit Arzneimitteln beeinflussen, und zwar nicht bloß mit flüssigen, sondern auch mit pulverförmigen und festen. Wir werden diesen Zweig der Darmtherapie in einem besonderen Abschnitte behandeln. Zu erheblichem Ansehen gelangte in letzter Zeit auch die intravenöse und subkutane Einführung von Arzneimitteln, die voll berechtigt ist, weil manche Stoffe auf dem Blutwege sicherer als vom Magen und Darm aus ihren Angriffspunkt erreichen, z. B. Hormone und unter den Alkaloiden vor allem das Atropin und Physostigmin. Im folgenden wollen wir vornehmlich die pharmakologische Wirkungsweise und die therapeutischen Gesamterfolge der verschiedenen Gruppen von Darmmitteln besprechen, die detaillierten Verordnungen aber für den speziellen Teil zurückstellen.

A. Säuren, Alkalien, Verdauungsfermente.

1. **Säuren.** Mit Säuren — vorzugsweise Salzsäure — wollen wir zunächst auf den Magen einwirken. Sie bewähren sich als Appetitwecker, und damit ist wohl die wahre Leistung der üblichen kleinen Gaben (8—15 Tropfen des 12,5prozentigen Ac. hydrochlor. dil. in $^1/_3$—$^1/_2$ Weinglas Wasser) erschöpft. Zu genanntem Zwecke, der uns auch bei Darmkranken oft am Herzen liegt, Bitterstoffe zuzusetzen, steht nichts im Wege. Eine altbewährte Vorschrift ist: Extr. Styrchni 0,5; Ac. muriat. conc. 10,0; Spir. vini 10,0; 20 Tropfen (= 0,025 Extr. Styrchni) in $^1/_2$ Weinglas Wasser.

Als Ersatz für Salzsäuretropfen wurde seit etwa 10 Jahren das Betainchlorhydrat beliebt; in Verbindung mit Pepsin als Azidol-Pepsin im Handel. Die feste Substanz, in bequeme Tablettenform gebracht, entwickelt beim Einbringen in Wasser freie Salzsäure. 1 Tablette Acidolpepsinum fortius = 8 Tropfen Ac. hydrochlor. dil. (= 0,03 g ClH); 1 Tablette Acidolpepsinum mitius = 1 Tropfen Ac. hydrochlor. dil. (= 0,006 g ClH).

Gleichsinnige Wirkung entfaltet Phosphorsäure, die in früheren Jahrzehnten recht häufig bei Anorexie benutzt wurde (Ac. phosphor. 5,0, Sirup, Rub. Id. 20,0, Aq. dest. 130,0; 2—3mal täglich 1 Eßlöffel); die neueren Forschungen G. Embden's dürften dies alte, namentlich von Wunderlich hochgeschätzte Stomachikum wieder beliebter machen. Auch Zitronensaft oder Zitronensäure reicht man zu gleichem Zwecke.

Jene kleinen Salzsäuremengen können aber, wie H. Leo nachwies, in keiner Weise die Verdauungskraft fehlender Salzsäure ersetzen. Das wäre wie ein Tropfen auf heißem Stein. Da Hypochylie und Achylie Darmstörungen auslösen und unterhalten können, wäre eine Salzsäure-Ersatztherapie natürlich von großem Belang. Trotz sehr großer Einzelgaben (50—100 Tropfen als Einzeldosis in entsprechender Verdünnung) ließ sich bei Achylikern das

Auftreten sogenannter freier Salzsäure im Magenchymus niemals erreichen, und nach Maßgabe der Kotanalyse wurde auch die Verdauung rohen Bindegewebes damit nicht gebessert (H. Leo, J. P. Gregersen). Dagegen läßt sich durch große Gaben die Verweildauer des Chymus im Magen verlängern (S. 188), die Gesamtazidität deutlich steigern, und ferner konnten wir an hartgekochtem und feinst gehacktem Eierklar, das wir mit der Sonde dem Magen entnahmen, deutliche Zeichen der Andauung feststellen. Jedenfalls bewähren sich nach klinischer Erfahrung bei gastrogenen Diarrhöen und darauf beruhenden Darmkatarrhen große Salzsäuregaben recht gut. Ad. Schmidt bezeichnet sie als „direktes Heilmittel". V. Bie brachte dafür jüngst einen Beleg. Man darf wohl sicher eine Anregung auf Sekretinbildung und Pankreassekretion von dieser Form der Salzsäuretherapie erwarten.

Zur Dosierung: 20 Tropfen = 1 g Ac. hydrochlor. dil. Pharm. German. enthalten 0,125 g ClH; stärkste genußfähige Konzentration = 0,25%, also 40 Tropfen auf 100 g Wasser. Die Verdauungskraft wird nicht geschwächt, wohl aber die unmittelbare Reizwirkung angenehm gemildert, wenn man die Säure nicht in klares Wasser, sondern in dünne Lösung von Mucilago Gi. arab. oder Salepschleim einträgt. Bei der Einzelmahlzeit kann man bis zu 80—100 Tropfen (0,5—0,625 g ClH oder 200—250 g Getränk) steigen. Das Getränk wird mittels Glasröhre oder Strohhalms geschlürft, um die Zähne nicht damit zu benetzen. Während man die kleinen, als Appetitwecker dienenden Gaben am besten den Mahlzeiten vorausschickt, läßt man die größeren Gaben während der Mahlzeit schluckweise trinken, so daß man das Genossene gleichsam mit Salzsäure begießt. Auf je 100 g Getränk wird 0,5 g Pepsinum siccum zugesetzt.

Von der Berechnung ausgehend, daß der normale Magen für eine mittelgroße Mahlzeit (Leubesches Probemittagsmahl) 2 g HCl, entsprechend 16 g Ac. hydrochlor. dil. Pharm. German., zur Verfügung stellt, stieg H. Leo bis zu 12 g Ac. hydrochlor. dil. in 400 ccm gezuckertem Tee = 0,4prozentige Salzsäurelösung. Das erwies sich aber als zu stark und auf die Dauer nicht durchführbar.

Statt Salzsäure empfiehlt O. Kestner auch die Milchsäure (10—15 Tropfen Ac. lact. conc. auf 150 g Wasser); die Wirkung des Ya-Urt bei Zersetzungsdyspepsien beruhe im wesentlichen auf dem Milchsäuregehalt. Versuche, die wir selbst schon vor längerer Zeit mit einer sehr reinen, uns von den chemischen Werken vorm. Dr. H. Byk in Biebrich zur Verfügung gestellten Milchsäure machten, fielen befriedigend aus.

2. Alkalien. Unter Umständen können Darmkrankheiten das Abstumpfen der Magensäure wünschenswert machen, seltener bei den Durchfall-, als bei den Verstopfungskrankheiten. Chronische Stuhlträgheit finden wir sehr oft mit Superazidität des Magens verknüpft. Ferner soll bei Ulcus duodeni, das infolge des Säurereizes gern zu Pyloruskrampf führt, der Magenchymus nicht allzu sauer in den Darm gelangen. Das gleiche muß bei Gastroenterostomierten berücksichtigt werden, wird aber häufig vernachlässigt. Man bedient sich dann meist des Natron bicarbonicum, in einfachem oder kohlensaurem Wasser gelöst. Die geeignetste Zeit ist gegen Ende der Mahlzeit und während der darauf folgenden 1—3 Stunden (je nach Größe der Mahlzeit). Während der letzten Jahre ersetzten wir das Natron bicarbonicum oft durch eine von Dr. Fresenius (Frankfurt/M., Hirschapotheke) zusammengesetzte Mischung, die unter dem Namen Omalkanwasser im Handel ist und neben kleinen Mengen anderer Alkalien 6,0 g Kali bicarbonicum im Liter enthält.

Dies angenehm schmeckende Tafelwasser, dessen Alkaliwert ungefähr dem des Fachinger Wassers entspricht, scheint uns nachdrücklicher als Natronwasser gleicher Stärke die Hyperazidität zu bekämpfen, was wahrscheinlich auf verschiedene Reizwirkung der durch ClH entstehenden Neutralsalze: ClK bzw. ClNa beruht. Versuche konnten wir darüber nicht machen. Doch die meisten Patienten, die einige Zeit Omalkanwasser, bzw. das zur Selbstbereitung dienende Alkaligemisch genommen hatten, wollten später zum Natr. bicarbon. nicht mehr zurückkehren, weil „die Wirkung viel länger vorhielte". Die darin vertretenen Kaligaben sind vollkommen unschädlich.

Die kohlensauren Alkalimetalle wirken nur auf den Magen und sekundär noch auf benachbarte Darmteile. Mit den Alkalierden aber lassen sich auch tiefere Darmabschnitte beeinflussen. Von Magnesia sind CO_3Mg, Magnesia

usta (MgO) und Magensiumsuperoxyd (MgO_2) gebräuchlich, letzteres meist
in Form des Merckschen Magnesium-Perhydrols mit 15 und mit $25^0/_0$ MgO_2-
Gehalt (Pulver oder Tabletten von 0,25 und 0,5 g). Im Magen kann der nas-
zierende Sauerstoff des Superoxyds einige Wirkung entfalten, darüber hinaus
wohl kaum. Zu Magnesiapräparaten als Alkali greift man, wenn ihre mild
abführende Eigenschaft nützlich erscheint. — Weitergreifend sind die Wirkungen des kohlensauren Kalkes ($CaCO_3$), der bei Darmkrankheiten eines
der wichtigsten Medikamente ist. Als unmittelbarer Säuretilger im Magen tut
er natürlich die gleichen Dienste wie Natron oder Kali bicarbonicum. Bei
etwas größeren Gaben (etwa 3—5 g) werden aber stets gewisse Mengen unverändert in den Darm abgegeben; ein Teil erscheint sogar noch unzerlegt im
Kot; der Kot braust bei Zusatz von Salzsäure unter CO_2-Entwicklung auf.
Der CO_3Ca besitzt also die Eigenschaft, Säuren, die sich im Dünndarm bilden,
sofort zu neutralisieren; er beraubt sie damit ihrer unmittelbaren Reizwirkung
auf die Schleimhaut; alkalisch kann durch das Medikament die Reaktion des
Darmchymus nicht werden. Mit dem Verschwinden der sauren Reaktion ver-
nichten wir natürlich nicht die Säurebildner, sondern fangen zunächst nur
darmreizende, durchfallerzeugende Produkte derselben ab. Jedenfalls tut
bei saurer Gärungsdyspepsie des Dünndarms kohlensaurer Kalk treffliche
Dienste und ermöglicht oft sogar das Durchführen von Milchkost (2 g zu 250 cm),
die sonst bei Gärungsdyspepsie eher nachteilig ist (S. 206). Es sei an den altbekannten Zusatz der freilich etwas schwachen Aqua calcis zur Säuglingsmilch
erinnert. Offenbar erholt sich nach Wegfall der reizenden Säuren die Schleimhaut
sehr schnell. Salzsäure und $Ca-CO_3$ schließen sich nicht aus; nur muß man sie
getrennt geben, erstere als Appetitwecker vor den Hauptmahlzeiten, das Kalk-
präparat am besten Morgens früh nüchtern und abends vor dem Schlafen
(je 5—6 g in 1 Glas Warmwasser verrührt), ferner bei Milch-Zwischenmahlzeiten
in die Milch verrührt. Von den O. Rademannschen Nährmittelwerken werden
Zwiebäcke aus sehr feinem Weizenmehl mit Zusatz von $5^0/_0$ Calcium carbonicum
in den Handel gebracht. Sie bewährten sich bei Gärungsdyspepsie besser als entsprechende Zwiebäcke ohne Kalk. Über allgemeine Kalkwirkungen S. 246. Auch
des Neutralons (= staubfeines Aluminiumsilikat) ist zu gedenken; es hat langsam wirkende aber deutlich salzsäurebindende Eigenschaft (Th. Rosenheim
und R. Ehrmann, A. Alexander); gerade die langsame Wirkung ist manchmal
erwünscht, z. B. bei nächtlich auftretenden Superaziditätsbeschwerden.

3. Fermente. Die Darreichung von Pepsin untersteht gleichen Gesichtspunkten wie die der Salzsäure; beides wird meist vereint. Bei den käuflichen
Pepsin-Mischpräparaten ist Vorsicht geboten, wie O. Groß aufdeckte: Pepsin-
wein ist ein unzweckmäßiges Präparat; Berliner „Pepsin-Salzsäure-Dragées"
und „Pepsaro"-Würfel erwiesen sich als minderwertig. Azidol-Pepsin entwickelte
deutliche Pepsinwirkung; 1 Tablette der starken Art (Nr. 1) entsprach der proteolytischen Kraft von 2—3 ccm normalem Magensaft. Das Pepsinum Pharm.
Germ. erwies sich uns immer als stark wirksam. Von proteolytischen Fermenten
ist ferner das pflanzliche Papain zu erwähnen (auch Papayotin genannt);
es wird aus dem Milchsaft des Melonenbaums, Carica Papaya, gewonnen und
spaltet Proteine in neutraler, alkalischer und saurer Lösung bis zu Albumosen
und Peptonen (Kutscher und Lohmann). Sein therapeutischer Wert wird verschieden beurteilt; voll durchgesetzt hat es sich niemals. Wir selbst möchten
uns doch zu seinen Gunsten aussprechen und wenden es, ebenso wie
M. Pickardt, bei subaziden und anaziden Zuständen des Magens gerne an.
Freilich sollte man die übliche Gabe (0,1—0,3 g zu den Mahlzeiten) auf
mindestens 0,5 g erhöhen. Im Saft der reifen Ananas kommt ein ähnliches,
gleichfalls therapeutisch verwertbares Ferment vor. Trypsin ist gemeinschaft-

lich mit den übrigen Pankreasfermenten in verschiedenen Präparaten enthalten, worunter in Deutschland Pankreatin und Pankreon der Rhenania-Fabrik in Aachen und das Pankreatinum purum absolutum Merck die erste Stelle einnehmen. Sie haben den frisch bereiteten Pankreaspreßsaft und Pankreasbrei fast ganz verdrängt. Daß sie bei Verdauung von Proteinen und Fett den Pankreassaft zwar nicht völlig, aber in therapeutisch höchst wirksamem Grade ersetzen können, steht fest (H. Salomon, C. von Noorden).

Trypsin ist der Pepsin-Salzsäure gegenüber recht empfindlich und wird auch durch späteres Alkalisieren nicht wieder aktiviert (J. H. Long und G. W. Mühleman). Daher verdient bei peptisch wirksamem Magen Pankreon den Vorzug, worin durch Bindung an Tannin das Pankreatin in eine widerstandsfähigere Form gebracht ist. Will man bei salzsäureabscheidendem Magen das reine Pankreatin geben, so geschehe dies zwei Stunden nach der Mahlzeit zusammen mit der drei- bis vierfachen Gabe Calcium bicarbonicum, um die Salzsäure abzustumpfen und damit auch die Magenentleerung zu beschleunigen. Auch Pankreon heischt Zusatz von Kalziumkarbonat oder einem Gemisch verschiedener Alkalien, wenn es den Pankreassaft ersetzen soll, weil bei Ausfall der Pankreasalkalien immer Bedarf für Alkalien vorliegt. Die Einzelgabe von Pankreatin beträgt 0,5 g, die Einzelgabe von Pankreon 1,0 g. Im ganzen bewährte sich das Pankreon am besten. Man benützt es auch vielfach bei Darmkatarrhen, die gar nichts mit mangelhafter Bauchspeichelsekretion zu tun haben. Die zweifellos gute Wirkung hängt dann aber wohl vom Tannin ab; ganz abgesehen von seinen fermentativen Eigenschaften halten wir Pankreon für ein zwar recht teures, aber auch für eines der besten Tanninpräparate. Weiterhin ist zu erwähnen Karbenzym, ein in Kohle absorbiertes Trypsin, von F. Pentzoldt, E. Falk und A. Sticker gelobt; ferner Trypsogen (G. W. Carnick Co., New York). Auf die innere Sekretion des Pankreas (Diabetes mellitus) haben alle diese Präparate keinerlei Einfluß, wie wir einiger entgegenstehenden Angaben wegen ausdrücklich hervorheben möchten. Von diastatischen Fermenten ist die Taka-Diastase zu nennen (aus Aspergillus Oryzae, der zur Reisweinbereitung dient). Im Gegensatz zum Ptyalin und zur Diastase des Pankreas ist sie wenig säureempfindlich. Bei nicht allzu saurer Reaktion baut sie Stärke auch im Magen ab, und sie scheint bis tief in den Darm wirksam zu bleiben. Man empfahl sie bei Gärungsdyspepsie (A. Alexander, M. Riehl). Hier fehlt es aber sicher nicht an stärkeabbauenden Fermenten. Vielleicht erlangt sie gerade umgekehrt bei Fäulnisdyspepsie größere Bedeutung. Gallenpräparate, teils als gallentreibende Mittel, teils als Gallenersatz wurden zwar häufig versucht und empfohlen, konnten sich aber wegen allzu unsicherer Wirkung nicht recht durchsetzen (Fel tauri inspiss.; Ovogal, eine Gallensäure-Eiweißverbindung; E. Wörner, G. Eichler und B. Latz). G. Singer und K. Gläßner erkannten in Gallensäuren ein leicht und bequem wirkendes Abführmittel und empfahlen insbesondere Cholsäure-Äthylester unter dem Namen „Bilen" (Egger u. Co. in Budapest). Bilen eignet sich gut für Suppositorien bei Dyschezie (S. 260). Bei Zufuhr per os (nach Vorschrift der Autoren: morgens nüchtern 5 Pillen zu 0,2 g) schienen die Pillen uns, trotz des Einschlusses in darmlösliche Hülle, den Appetit zu schädigen. Eine gewisse, manchmal recht deutliche gallentreibende Wirkung kommt den Gallensäurepräparaten zweifellos zu und kann therapeutisch ausgenützt werden; z. B. berichtete dies H. Eppinger aus von Noorden's Wiener Klinik über Eubilein (R. u. O. Weil, Frankfurt/M.).

B. Karminativa.

Unter dieser Marke faßte man eine Gruppe von Drogen zusammen, deren gemeisame Eigenschaft der Gehalt an ätherischen Ölen ist; später sind auch die entsprechenden ätherischen Öle einbezogen worden. Warum sie die Bezeichnung „Karminativa" (von „carminare = Wolle zupfen") erhielten, konnte nicht ermittelt werden. Die alte Heilkunde machte von ihnen reichlichsten Gebrauch, und dies hat sich in der Volksmedizin bis heute behauptet, während die ärztliche Praxis meistens die ätherischen Öle und damit bereiteten Präparate bevorzugt, um der Dosierung sicher zu sein. Die erstrebte Wirkung ist leichte Anregung der Peristaltik, Abgehen von Winden, Linderung kolikartiger Schmerzen. Manchmal bringen sie überraschenden Erfolg, andere Male versagen sie; das kann nicht überraschen, da die Ursachen der betreffenden Beschwerden ja höchst verschiedenartig sind.

Von galenischen Präparaten sind zu erwähnen: Fenchel-, Kümmel-, Anissamen; Baldrianwurzel; Kamillenblüten; Pfefferminzblätter; Thymiankraut; Orangenblüten.

Von den ätherischen Ölen werden hauptsächlich Baldrianöl (in den Tinkturen) und Ol. Menth. piper., bzw. das daraus gewonnene Menthol zum Herstellen von Arzneigemischen oder fertiger, käuflicher Präparate benützt. Die von R. Heinz bei Cholelithiasis empfohlenen Cholaktol-Tabletten (Ol. Menth. pip.) bewähren sich auch als Karminativum (täglich 5—6 Stück, je 0,0125 g enthaltend).

Die Wirkung kann nach C. Binz in dreifacher Weise vor sich gehen: durch den mäßigen, fördernden Reiz, den die ätherischen Öle auf die absondernden Drüsen ausüben; durch hemmenden Einfluß auf Mikroben und gasbildende fermentative Prozesse; durch direkte Anregung der Peristaltik, wodurch die angesammelten Gase nach außen befördert werden. Von einigen ätherischen Ölen beschrieb C. Binz auch unmittelbar krampfstillende Wirkung. H. Meyer und R. Gottlieb fügen hinzu, auch die schwache narkotisierende Wirkung der ätherischen Öle trage etwas zur Linderung subjektiver Beschwerden bei.

Obwohl auf diesem Gebiete noch manches unklar, haben wir keinen Grund, die Karminativa, die zumeist seit Jahrtausenden dem Arzneischatz angehören, achtlos bei Seite zu schieben. Mit Fenchel-, Kümmel-, Pfefferminz-, Kamillentee können wir manche Beschwerden beseitigen und stärkere Mittel umgehen.

C. Stuhlfördernde Medikamente [1]).

Gerade für diejenige Tätigkeit des Darms, für welche man medikamentöse Hilfsmittel am wenigsten benützen sollte, bietet der alte, neue und neueste Arzneischatz die größte Auswahl. Es ist ein Vorwurf gegen die historische Entwicklung unserer Ernährungsweise und es ist ein betrübliches Zeichen für den Stand ernährungstherapeutischer Kenntnisse, daß sich das Bedürfnis nach Abführmitteln nicht vermindert, sondern eher erhöht hat. Dies Urteil ist berechtigt, da wir bei der weitaus häufigsten Krankheitsform, der chronischen Stuhlträgheit, fast ausnahmslos durch richtige Kostwahl, d. h. durch die einzig naturgemäßen Reize, normale Darmentleerung erreichen und behaupten können. Wir betrachten es als ein zwar bequemes, aber auch verwöhnendes und auf die Dauer schädliches Nachgeben, wenn wir chronische Stuhlträgheit mit Abführmitteln behandeln. Es gibt freilich Umstände und Zeiten, wo dies notwendig ist; z. B. wenn die geeignete Kost aus äußerlichen oder aus körperlichen Gründen nicht genommen werden kann. Aber aus solchen vorübergehenden Notwendigkeiten darf keine Gewohnheit werden; Bequemlichkeit des Patienten und des Arztes bedingen dies aber nur allzu oft. Die erwähnten Bedenken sind natürlich hinfällig, wenn aus irgend einem Grunde für schnelle Entleerung des Darms gesorgt werden muß. Aus solchen, bestimmten und zeitlich umgrenzten Zwecken angepaßten Maßnahmen entspringt bei hinreichender Aufsicht niemals Gewohnheit.

---

[1]) Über stuhlfördernde und stuhlhemmende Arzneimittel erstattete S. Lang ein treffliches Referat, auf das verwiesen sei. Sehr eingehend behandeln H. H. Meyer und R. Gottlieb in ihrer „Experimentellen Pharmakologie" die einschlägigen Fragen (III. Aufl. 1914 und IV. Aufl. 1920).

Um den Stuhlgang medikamentös zu befördern, stehen uns der Hauptsache nach drei Wege zur Verfügung.

1. Vermehrung der Saftabscheidung, womit wir den Kot verflüssigen, zum mindesten auflockern wollen.

2. Erregung des neuromuskulären Apparates des Darms.

3. Vermehrung und Feuchthalten der Kotmasse.

Diese drei Wege sind nicht völlig voneinander geschieden. Mit einer bestimmten Maßnahme beschreiten wir nicht immer nur einen Weg. Ein und dasselbe Medikament kann direkt oder indirekt auf verschiedene Funktionen einwirken. Z. B. wird Sekretvermehrung in der Regel auch verstärkte Peristaltik nach sich ziehen; sonst käme es überhaupt nicht zum Durchfall. Ein bekanntes Beispiel ist Cholera sicca, wo massenhaft Sekret in den Dünndarm abgeschieden wird und die Resorption darniederliegt, aber gleichzeitig der neuromuskuläre Apparat völlig gelähmt ist. Im folgenden halten wir uns im wesentlichen an die von H. Meyer und R. Gottlieb vorgezeichnete Einteilung und Darstellung, wobei wir natürlich die klinischen Gesichtspunkte stärker hervortreten lassen, als es in dem Lehrbuch der Pharmakologie geschehen konnte.

1. Sekretionserreger.

Praktisch genommen läuft Verflüssigung des Kots immer auf Verflüssigung des Dickdarminhaltes hinaus. Der Dünndarm ist an stärkste Flüssigkeitszufuhr gewöhnt. Man schätzt die täglich durch Mundspeichel, Magensaft, Pankreassaft, Galle in den Dünndarm gelieferten Flüssigkeitsmengen auf 3—4 l; dazu kommt noch der eigentliche Darmsaft; ferner das getrunkene Wasser und das Wasser der Speisen. Der normale Dünndarm resorbiert das Wasser schnell und liefert einen Chymus mit etwa 10—12 % festen Bestandteilen in den Dickdarm. Selbst bei enormen Getränkemengen braucht dies nicht anders zu sein (S. 25; Diabetes mellitus und D. insipidus!). Im Dickdarm schreitet die Konzentrierung des Kotes weiter fort (S. 28). Nur wenn der Dickdarm mit abnorm schwach konzentriertem Chymus überschüttet wird, ist er dieser Aufgabe nicht gewachsen und befördert wässerige Massen in seine mittleren und distalen Abschnitte, die darauf nicht eingestellt sind, und für die flüssiger Inhalt ein starker Bewegungsreiz ist. Es ist durchaus nicht nötig und meist nicht einmal erwünscht, den Kot zu verflüssigen; zum mindesten soll er aber weich bleiben. Sekretvermehrung allein sichert weder das eine noch das andere; sie könnte den Stuhl nicht fördern, wenn nicht zugleich auch die Rückresorption des Sekretwassers beschränkt würde. Das ist nicht immer der Fall; z. B. lockt das Einnehmen stark hypertonischer Kochsalzlösung unter allen Umständen einen starken Flüssigkeitstrom in den Darm (s. unten). Sobald derselbe das Kochsalz bis annähernd zur Isotonie verdünnt hat, resorbiert der Darm beides: Kochsalz und Wasser. Dies alles vollzieht sich manchmal so schnell und in so hochgelegenen Abschnitten des Darms, daß der austreibende distale Dickdarmabschnitt gar nicht beunruhigt wird. Das gelegentliche Versagen jener Maßnahme ist jedem Praktiker bekannt. Manche Medikamente hindern die Rückresorption des Wassers durch besondere Eigenschaften, die sie dem Chymus verleihen (schwer resorbierbare Salze, s. unten), andere scheinen dies durch besondere Einwirkung auf die Darmepithelien zu tun; doch ist gerade hierüber sehr wenig Zuverlässiges bekannt. Als typischen Beispiels erinnere man sich der Cholera, wobei die Toxalbumine die wasserresorbierenden Kräfte lähmen und ausschalten (s. oben). Ähnliches wiederholt sich, wie es scheint, bei jeder Schleimhautentzündung des Darms, wenn auch in schwächerem Grade. Ad. Schmidt und J. Strasburger betonen, daß die stuhlfördernden Medikamente fäulnisfähiges

Sekret in den Darm locken, und daß die bakteriellen Produkte dann den Darm
reizen, bzw. vorübergehend einen dem Katarrh ähnlichen Zustand hervorrufen.
Eine wesentliche Nebenwirkung könnte dann die Schädigung der resorbierenden
Kraft sein. Für alle Fälle trifft die zweifellos bestehende Deutung nicht zu;
denn manche Abführmittel wirken so schnell, daß von zeitraubendem Wuchern
der Mikroben keine Rede sein kann. Ob nun spezifisch exitomotorische Eigenschaften des Medikamentes selbst, Eigenschaften des durch das Medikament
beeinflußten Darminhalts, Wirkungen auf die wasseraufsaugende Kraft der
Darmepithelien oder andere Umstände Ursache sind, jedenfalls muß beschleunigter Transport durch die wasserresorbierenden Abschnitte des Dickdarms
mithelfen, um den Erfolg eines Abführmittels zu sichern.

   a) Mineralsalze und natürliche Mineralwässer. Die wichtigste Eigenschaft
abführender Mineralwässer ist, vermöge ihrer osmotischen Kraft Flüssigkeit in
den Darm zu locken und dort eine Zeitlang oder dauernd, d. h. bis zu ihrer
Entleerung, festzuhalten. Bei hypertonischer Konzentration kommt es nicht
nur zu vermehrter Sekretion von Darmdrüsensaft, sondern auch zu kapillärer
Transsudation (H. Ury). Dieser Vorgang schreitet so lang fort, bis die Salz-
konzentration durch den verdünnenden Strom annähernd isotonisch geworden
ist (Isotonie bei Kochsalz $= 0,9\%$; bei $MgSO_4$, wasserfrei $= 2,0\%$; bei Na_2SO_4,
wasserfrei $= 1,4\%$). Bis dahin wird das Wasser durch das Salz osmotisch gebunden, und erst dann beginnt — soweit es sich um resorbierbare Salze
handelt, die Rückresorption von Salz $+$ Wasser. Inzwischen ist die wässerige
Flüssigkeit weit in den Dickdarm hineingelangt, wo sie die Kotmassen erweicht
und die Peristaltik anregt.

   Damit sind wohl die hauptsächlichsten, aber doch nicht alle Eigenschaften
abführender Mineralwässer erklärt. Es wird auch eine unmittelbare, lokale
Reizwirkung auf die Darmwand und reflektorische Erregung des Auerbachschen
Plexus angenommen (H. Ury). Auffallend ist jedenfalls, daß viele Mineralwässer
auch bei annähernd isotonischer Konzentration des gesamten Salzge-
misches schon in mittleren Gaben (300—500 ccm) energisch abführen. F. Best
spicht daher von „spezifisch reizender Salzwirkung" und zeigt, daß sie oft
schon eine vom Magen beginnende und auf den gesamten Darm sich fortpflanzende peristaltische Reizwelle auslösen, deren Erfolg alsbaldige Defäkation
ist, bevor die Flüssigkeit den Dickdarm betreten hat. Diese Nebenwirkungen
bedürfen noch gründlichen experimentellen Studiums.

   Wahrscheinlich hängt die Sonderwirkung bestimmter Basen und Säuren von ihrem
Einfluß auf das Verhalten der Ionen an der Epitheloberfläche ab. So hat man bereits den
dichtenden Einfluß der Kalksalze, den lockernden Einfluß der kalziumfällenden Säuren
(z. B. Rizinolsäure) erkannt. Auch an Beziehungen von Stopf- und Abführmitteln zur
Phosphorsäure ist zu denken, da diese Säure für die aktiven Vorgänge in den Drüsenepithelien
kaum von geringerer Bedeutung sein dürfte, als für diejenige in den Muskelfibrillen.

   Von den verschiedenen Salzen ist Kochsalz das am wenigsten zuverlässige.
Wenn nicht die erwähnten Nebenwirkungen mithelfen, kann der Verdünnungsstrom aus der hypertonischen eine isotonische Lösung gemacht haben, ehe
sie tiefere Darmabschnitte erreicht, und dann hat sich die Reizkraft erschöpft
(s. oben). Zuverlässiger wirken die schwer resorbierbaren schwefelsauren
Salze: Glaubersalz (Na_2SO_4) und namentlich Bittersalz ($MgSO_4$). Bei ihnen
spielt auch die Schwefelsäure eine gewisse Rolle (H. Meyer und R. Gottlieb);
indem sie Gewebekalk bindet; teils extrahierend, teils in den Geweben nieder-
schlagend, steigert sie die Reizbarkeit des Nerv-Muskelapparates in der Darmwand.

   Starke Konzentrationen von Glauber-, Bitter- oder Kochsalz
(10—15 prozentig) wurden früher häufiger als jetzt angewendet (Getränkemenge:

120—150 ccm). Sie sind ganz unzweckmäßig. Manche vertragen sie freilich bemerkenswert gut; oft aber bringen sie unerwünscht starken Reiz für Magen und Darm mit unzweifelhaft entzündlicher Nachwirkung. Sicherheit und Schnelligkeit des Erfolgs wachsen auch keineswegs mit der Konzentration (H. Meyer und R. Gottlieb).

Mäßig hypertonische Salzlösungen sind die weitaus gebräuchlichsten. Die molekulare Konzentration der sogenannten Bitterwässer entspricht etwa einer 2—3 prozentigen Kochsalzlösung, die molekulare Konzentration der gebräuchlichen abführenden Trinkquellen (Typus Kissingen, Homburg, Marienbad) etwa einer 1—2 prozentigen Kochsalzlösung. Über die Wirkungsart der hypertonischen natürlichen oder künstlichen Salzlösungen belehrten die Arbeiten H. Ury's; er beschreibt vor allem die Wirkung der 5 prozentigen Bittersalzlösungen (isotonisch mit etwa 2,4 % Kochsalz). Auf Grund der oben beschriebenen Eigenschaften hypertonischer Lösungen schwer resorbierbarer Salze bringen größere Gaben (etwa $\frac{1}{2}$ l) schon in der ersten oder zweiten Stunde reichlichen wässerigen Stuhl, wobei schon etwa die Hälfte des genommenen Bittersalzes im Kot wieder erscheint. Der Erfolg verspätet sich bei kleinen Gaben (250—400 ccm) um mehrere Stunden und tritt manchmal erst am nächsten Tage ein; sie locken natürlich weniger Wasser in den Darm; aber das schwer resorbierbare Bittersalz hält doch genügend Wasser fest, um peristaltikauslösenden Reiz in den Dickdarm zu tragen. Die klinische Erfahrung lehrt, daß sowohl bei normalen Darmverhältnissen wie bei chronischer Stuhlträgheit die Erregbarkeit des Darms für hypertonische Salzlösungen äußerst verschieden ist, so daß bald größere bald kleinere Gaben, bald höhere bald geringere Hypertonie, bald diese und bald jene besondere Salzmischung (bzw. Mineralwasser) sich besser bewähren. Das pharmakologische Experiment kann uns dies noch nicht erklären; wir sind einstweilen auf Erfahrung und oft genug auf Probieren angewiesen. Auch die Schnelligkeit des Trinkens, die Temperatur des Getränks, Leere oder Vollsein des Magens, die Art der Kost sprechen bei Wirkung und Bekömmlichkeit mit. Von allen diesen mannigfaltigen Faktoren hängt es ab, ob wir überhaupt mit zulässigen Gaben einen Erfolg erreichen, und ob dieser Erfolg ohne lästige Nebenwirkungen wie Leibkneifen, Übelkeit, Schwächegefühl, Schwindel usw. eintritt Vgl. S. 263.

Isotonische Lösungen verhalten sich nach F. Best eigentümlich. Er gibt an, physiologische Kochsalzlösung durchlaufe als durchaus indifferente Flüssigkeit den Darm reizlos und gelange binnen kurzer Zeit bis in den Dickdarm; nur unter besonderen Umständen werde sie vorher resorbiert; sie könne daher zum Bespülen der gesamten Darmschleimhaut therapeutisch verwendet werden. Nach klinischen Erfahrungen scheint uns dieser tierexperimentelle Befund doch nicht auf den Menschen übertragbar zu sein. Wir nahmen aber den Gedanken von F. Best in anderer Form auf, indem wir isotonische Magnesiasulfatlösung (2,0 % wasserfreies $MgSO_4$ = 4,1 % kristallwasserhaltiges $MgSO_4$ = 0,9 % Kochsalz) zu diesem Zwecke benützten. Das Einpressen von Kohlensäure in diese Lösung erwies sich als vorteilhaft, indem es die Wirkung verstärkt und die Getränkmenge zu verringern erlaubt. Morgens nüchtern 300—500 ccm wirken tatsächlich darmspülend und fördern einen weichen oder breiigen Stuhl binnen 30—90 Minuten zutage, dessen wässeriger Auszug reichlich schwefelsaure Magnesia enthält. Diese Lösung brachte Dr. E. Fresenius Frankfurt/M. unter dem Namen „Magnison" in den Handel.

Hypotonische Lösungen. Unter den gebräuchlichen Mineralwässern (Karlsbader, Wiesbadener), die zum Abführen benutzt werden, finden wir auch hypotonische Lösungen. Als Extrem sei das gewöhnliche Trinkwasser aufgeführt. Morgens nüchtern, in mäßigen Mengen (250—300 ccm) kalt getrunken, genügt es bei Vielen zum Auslösen kräftiger Peristaltik mit befriedigendem Stuhlerfolg. Offenbar haben wir es hier mit der von F. Best beschriebenen, schon am Magen (oder Duodenum) einsetzenden Reizwelle zu tun.

Nach Art der schwefelsauren, hypertonischen Salzlösungen wirken auch manche andere abführenden Medikamente. Dahin gehören entsprechend konzentrierte Lösungen vieler Quellsalze (Homburg, Karlsbad, Kissingen, Marienbad u. a.); ferner sekundäres Natriumphosphat (15—25 g); Tartarus depuratus (Weinstein, 5—10 g); Tartarus natronatus (Seignettesalz, 5—15 g); Pulvis aerophorus laxans (12 g). Ferner gehört hierhin das Zuckerwasser; namentlich Milchzucker (20—40 g in 100—200 ccm Wasser), Lävulose, Invertzucker (Honig!), weniger wirksam Rohrzucker, alles in gleicher Menge und Konzentration. Erfolg nur bei Nüchtern-Genuß einigermaßen sicher. Sie teilen mit den hypertonischen Mittelsalzlösungen die Eigenschaft, im Magen und in den benachbarten Darmteilen starken Verdünnungsstrom anzulocken. Es kommt nun alles darauf an, ob die Summe der Reize genügt, den Darminhalt schnell in die unteren wasserempfindlichen Darmabschnitte zu befördern. Ist dies nicht der Fall, so erschöpft sich teils durch fortschreitende Verdünnung, teils durch schnelle Resorption der gelösten Bestandteile (namentlich der Zuckerarten!) die Reizkraft. Man sieht daher entweder schnellen Erfolg (nach 10 bis 40 Minuten) oder gar keinen. Für die Auslösung kräftigen Reizes ist zweifellos auch die Qualität des gelösten Stoffes mit maßgebend.

Magnesia usta, Magnesium Perhydrol, Magnesia carbonica sind, weil unlöslich, nicht mit osmotischer Kraft ausgestattet. Sie gehen aber zum Teil in Chlormagnesium und schwefelsaure Magnesia über. Nur in dieser Form können sie abführend wirken. Da es von verschiedenartigen Bedingungen abhängt, ob Magnesia usta usw. im Magen Salzsäure und im Darm Schwefelsäure oder andere lösende Säuren antrifft, ist ihre etwas unsichere Wirkung verständlich. Wir achteten letzter Zeit darauf und fanden Magnesia bei Superazidität bedeutend wirksamer als bei Sub- und Anazidität des Magens.

b) **Klistiere.** Hier müssen wir ferner auch die Wasserklistiere erwähnen. Sie bringen in gesteigertem Maße das zustande, was wir durch hypertonische Salzlösungen anstreben: Wasserüberschwemmung des wasserempfindlichen Unterdarms. Über ihre Vorteile und namentlich ihren gröblichen Mißbrauch s. S. 256.

c) **Pflanzensäuren.** In die Gruppe der Sekretionserreger gehören ohne Frage auch zahlreiche Pflanzensäuren und pflanzensaure Salze. Teils in der natürlichen Substanz (Früchte, Fruchtsäfte, entsprechende Speisen und Getränke), teils in den käuflichen Präparaten, sind sie gewöhnlich von Zucker begleitet. Doch reicht weder die Menge noch die molekulare Konzentration von Säure, Salzen und Zucker aus, um die zweifellos starke Wirkung durch Hinweis auf osmotische Vorgänge deuten zu können. Bei Fruchtsäften und bei Lösungen pflanzensaurer Salze kann unmittelbare Reizwirkung in Frage kommen (von oben nach unten fortschreitende Welle); denn bei Nüchtern-Genuß tritt der Erfolg oftmals sehr schnell ein. Bei den Abführmitteln aus Fruchtmus liegen aber meist viele Stunden zwischen Einnahme und Erfolg. Sie werden gewöhnlich spät abends genommen, um bis zum nächsten Morgen zu wirken. In diese Gruppe gehören von bekannten Präparaten: Pulpa Tamarind. depur. (Pharm. German.; 5—25 g), Wein-, Äpfel- und Milchsäure, bzw. deren Salze enthaltend. Daraus zahlreiche Konfitüren, am bekanntesten Tamar indien Grillon ($^1/_2$—2 Stück) und Manna (aus Fraxinus Ornus gewonnen, 5—10 g, meist in wässeriger Lösung, als Latwerge oder mit Zucker als Mannasirup); enthält als wirksamen Bestandteil 75 % Mannit, den der Mannose zugehörigen Alkohol. Ferner Kassiamus (aus dem süß-säuerlichen Fruchtfleisch von Cassia fistula bereitet; irrtümlich oft Manna genannt); das wohlschmeckende Fruchtfleisch von 10—20 Fächern der braunen, langen Schoten wird abgelutscht (in den Tropen sehr beliebt); im Handel verschiedene gute Kassiamuspräparate, z. B. Cassiamus Fresenius und Kassia-Konfitüre Fresenius (Frankfurt/M.), beide wegen milder Wirkung sehr geschätzt. Ferner zahlreiche Spezialitäten, im wesentlichen aus Fruchtsalzen oder aus eingedickten Fruchtsäften bestehend. Wahrscheinlich finden sich in diesen und anderen Stoffen Körper, die mit besonderem Lockreiz auf die Darmdrüsen ausgestattet sind. Oder sie enthalten vielleicht Stoffe, welche ähnlich wie die Anthrachinon-Glykoside anderer pflanzlicher Abführmittel (Rhabarber usw.) wirken. Dafür spricht das verspätete Eintreten verstärkter Peristaltik. Ihre Angriffsweise der des Zuckers gleichzusetzen (F. Pentzoldt), geht nicht an; Zucker wirkt entweder schnell oder gar nicht. Entscheidende Versuche liegen nicht vor.

d) Kalomel fördert die Sekretion und hemmt die Resorption. Das ist eine spezifische Quecksilberwirkung; sie stellt sich dar als leichtester Grad einer Entzündung. Das Entstehen von Quecksilberalbuminaten an der Oberfläche der Darmepithelien ist an Behinderung der Resorption mitbeteiligt. Der Sekretionsreiz ist ähnlich dem des Pilokarpins auf die Speicheldrüsen und wird durch Atropin unterdrückt (R. Fleckseder). Beim Durchgang durch den Darm bildet sich Schwefelquecksilber, das mehr als die Reduktion von Bilirubin zu Biliprasin zur Grünfärbung des Kots beiträgt (M. Doyon und E. Dufourt). Nach Dosen von 0,1—0,5 g wird der Stuhl breiig bis flüssig. Es erfolgen meist 2—3 solcher Entleerungen innerhalb 8—10 Stunden, ohne Kolikschmerz und Zwang. Daß hierbei der Darm zwar von rückständigem Kot, aber nicht von Bakterien gereinigt wird, ward schon berichtet (S. 150, 233). Längeres Verweilen des Kalomels im Darm darf nicht geduldet werden, sonst entsteht durch Übergang von Kalomel in besser resorbierbare Verbindungen wahre Quecksilbervergiftung, ebenso wie nach Sublimat (E. Meli, H. Cobliner). Unter Umständen ist daher ein schnell wirkendes anderes Abführmittel nachzusenden, z. B. Rizinusöl. Bei gleichzeitigem Gebrauch von Jodpräparaten soll man Kalomel vermeiden (Bildung ätzenden Quecksilberjodids!); ebenso kann gleichzeitiges Darreichen von Atropin schädlich sein; indem es die Sekretion hemmt, verzögert es die Kalomelwirkung und -entleerung. Auch Nephritis bildet Gegenanzeige.

2. Dünndarmerreger.

Die hier folgenden Abführmittel hätten auch bei der vorstehenden Gruppe besprochen werden können, da ihre Wirkung in der Hauptsache von verstärkter Sekretion abhängt. Ihre Sonderstellung rechtfertigt sich nur dadurch, daß sie ausschließlich oder doch vorzugsweise am Dünndarm angreifen und ihn veranlassen, abnorm wässerigen Chymus in den Dickdarm zu liefern. Teilweise trifft dies ja freilich schon für die vorstehende Gruppe zu, z. B. für hypertonische Zuckerlösungen und für Lösungen schwer resorbierbarer Salze ($MgSO_4$ u. a.).

Rizinusöl, in seiner therapeutischen Wirkung dem Kalomel sehr nahe stehend, hat einen faden, widerlichen Geschmack, welcher bei manchen Patienten Ekel und Erbrechen hervorruft. Durch die Darreichung in Gelatinekapseln kann man ihn verdecken, doch müssen zur Erreichung einer genügenden Wirkung mindestens sechs Kapseln à 1 g genommen werden. Prompt (nach einigen Stunden) ist der Erfolg aber erst bei Dosen von 10 g aufwärts (1—2 Eßlöffel). Das Öl selbst ist indifferent, wirksam wird es erst, wenn es durch die Galle und das fettspaltende Ferment des Pankreassaftes in Glyzerin und Rizinolsäure gespalten wird. Der unverseifte Teil unterstützt die Wirkung mechanisch als „Schmiermittel". Dem Rizinusöl scheint auch noch eine Sonderwirkung auf die Darmepithelien zuzukommen, die anderen Ölen fehlt: indem Rizinol-

säure membrandichtendes Kalzium fällt und unwirksam macht, begünstigt sie
die Transsudation (R. Chiari).

Rizinusöl eignet sich noch besser als Kalomel für einmalige Darreichung
bei einfacher Verstopfung, wie sie auch bei sonst gesunden Leuten gelegentlich
vorkommt, bei Überwirkung kleiner Opiumgaben, bei beginnenden Katarrhen.
Leichte Entzündung schließt seinen Gebrauch nicht aus. Von der früheren
Gewohnheit, es auch im Beginn von Appendizitis und leichter Peritonitis zu
geben, ist man aber mit Recht gänzlich abgekommen. Rizinusöl ist ein bequemes
und unschuldiges Mittel, im Beginn diarrhoischer Erkrankungen, auch bei
Dysenterie, den Darm zunächst einmal von rückständigen Resten zu säubern.
Bei Kotstauung in der Schwangerschaft bevorzugen es die Frauenärzte allen
anderen Abführmitteln voran. Für längeren Gebrauch eignet sich Rizinusöl
durchaus nicht, da es den Darm stark verwöhnt und Neigung zu Stuhlträgheit
verstärkt. Andere mehrfach beschriebene schädliche Nebenwirkungen dürften
wohl sämtlich durch unreine Beschaffenheit des Öls bedingt sein (Rizingehalt!).
Die Fettsäuren des Rizinusöls sind übrigens nicht — wie vielfach angenommen
wird — unresorbierbar. Die Glyzeride des Rizinusöls werden aber langsamer
gespalten, und indem die Rizinolsäure den Dünndarm reizt, werden unzerlegte
Teile des Öls schnell abwärts befördert. Aber nur bei sehr großen Mengen
(30—40 g) gelangt ungespaltenes Rizinusöl bis in den Dickdarm und dann
freilich auch in den Kot.

Krotonöl wirkt selbst in den kleinen, arzneilich zulässigen Gaben (maximal
0,05 pro dosi!) vermittels seines Gehaltes an Krotonolsäure entzündungserregend.
Es ist das stärkste Drastikum der Pharmakopoe. Obwohl es manchmal noch
wirkt, wenn alles andere zu versagen scheint, sollte man sich des gefährlichen
Mittels womöglich nicht bedienen.

Fructus colocynthidis, ebenso gewisse Harze wie die der Tubera Jalapae,
Resina Scammoniae, Resina Podophylli, Gummi Gutti enthalten glykosidische
Säureanhydride (Kolozynthin, Jalapin, Konvolvulin, Podophyllotoxin, Gambo-
giasäure), woraus die alkalischen Darmsekrete die wirksamen, reizenden, den
Dünndarm zu starker Sekretion veranlassenden Säuren abspalten. Auch dies
spielt sich unter dem Bilde einer leichten, unter Umständen schwereren Entzündung ab. Man bedient sich ihrer fast nur in sehr kleinen Mengen, um die
Wirkung anderer pflanzlicher Abführmittel zu verstärken. Namentlich Sapo
Jalapinus ist dafür gebräuchlich (Dosis = 0,3—2,0 abends). Offizinell sind
Pil. Jalapae (3 Teile Jalapinseife und 1 Teil Pulv. Tub. Jalapae zu Pillen von
0,1 g verarbeitet; Dosis 1—5 Stück). Unter den Drastica wirkt Jalapa in zu-
lässiger Gabe zwar am schwächsten, bringt aber nur selten nachwirkende entzündliche Reizung. Zwecks längeren Gebrauches waren die genannten Pillen
früher mehr als jetzt sehr beliebt. Das vielfach empfohlene Podophyllinum
in Gaben von 0,05—0,1 (meist in Pillenform) hat sich gut bewährt, teils allein,
teils in Verbindung mit Rhabarber oder Phenolphthalein. Die Wirkung ist
sicherer als die der Jalapapräparate; wir kennen manche, die sich seiner Jahre
lang ohne Nachteil bedienten; anderseits aber auch einige, bei denen sich nach
längerem Gebrauch auf einmal starke Enteritis entwickelte. Zu den Dünndarm-
erregern gehört auch das Kolchizin, dessen abführende Eigenschaften sich bei
Kolchikumbehandlung der Gicht geltend machen, und die man durch Beigabe
anderer Abführmittel zu steigern pflegt. Nach H. Fühner und M. Rehbein,
S. Loewe wirkt Kolchizin wie ein die Transsudation förderndes Kapillargift.

3. Dickdarmerreger (Schiebemittel).

Die wirksame Substanz der zahlreichen pflanzlichen Drogen, welche in
diese Gruppe gehören, sind Oxyanthrachinone, vor allem das Emodin und

die Chrysophansäure, letztere hauptsächlich im Rhabarber vertreten.
Diese Körper, ursprünglich als Glykoside in den Drogen vorhanden, werden
von den alkalischen Darmsäften zerlegt, und die frei gewordene Säure wirkt
dann als spezifischer Erreger der Dickdarmperistaltik. Die Präparate brauchen
durchaus keine wasserreichen, diarrhoischen Stühle zu bringen. Dies ist nur
dann der Fall, wenn die Gabe sehr groß ist, so daß der Dickdarminhalt vor
Vollendung der Wasserresorption ausgestoßen wird. Immerhin erwarten und
erreichen wir weichere Beschaffenheit des Kots, indem wir seine Aufenthaltsdauer in wasserresorptionsgierigen Teilen des Dickdarms verkürzen. Wir setzen
den Hebel hauptsächlich an den Darmteilen an, wo die wesentliche Ursache in
weitaus den meisten Fällen der Stuhlträgheit liegt. Es bedarf einer gewissen Zeit, bis die motorischen Darmzentren mit den arzneilichen Reizstoffen
genügend geladen sind; in der Regel darf man den Erfolg 8—12 Stunden
nach dem Einnehmen erwarten. Mit Recht wurde es üblich, sie abends zu
geben, damit sie in frühen Vormittagsstunden zur Wirkung gelangen. Die
richtige Dosis muß tastend gefunden werden. Zu wenig bringt nur Leibkneifen und keinen oder verspäteten Erfolg; zu viel bringt Leibkneifen, wässerigen und zu frühen, die Nachtruhe störenden Stuhl. Einmal gefunden, bewährt sich die richtige Dosis lange Zeit und braucht alsbald nicht erhöht zu
werden. Wegen dieser guten Eigenschaften sind die Abführmittel dieser Gruppe
bei chronischer Stuhlträgheit die weitaus beliebtesten, und sofern man sich
überhaupt für berechtigt hält, dieses Übel mit Abführmitteln zu behandeln
— wir sind anderer Meinung —, sollte man sich in hartnäckigen Fällen ihrer
auch vorzugsweise bedienen. Mit den ganz leichten Mitteln, wie Zuckerlösung,
Fruchtsäften, schwachen Mineralwässern kommt man da nicht weit. Anderseits
eignen sich alle Teilstücke dieser Gruppe nicht für einmaligen Gebrauch, da
man die richtige Gabe nicht von vornherein kennt. Grundsätzlich ist es gleichgültig, welches von den Oxyanthrachinon-Präparaten man wählt. In der Praxis
erweisen sie sich aber doch nicht als gleichwertig; bei dem einen Darm kommt
man mit diesem, beim anderen mit jenem Mittel am bequemsten zum Ziel.
Offenbar kommen Nebenwirkungen anderer Bestandteile auch zur Geltung.
Bei entzündlichen Zuständen des Darms sei man mit allen diesen Mitteln
recht vorsichtig.

Als wichtigste Vertreter dieser Gruppe sind zu nennen Rhabarberwurzel,
Sennesblätter von Cassia angustifolia, Faulbaumrinde, Extractum Cascarae
Sagradae vom Rhamnus Purshiana, Aloe der eingedickte Saft von Aloe lucida,
Kreuzdornbeerensirup von Rhamnus cathartica. Alles dies in verschiedenen
offizinellen (Curellasches Brustpulver!) und nicht-offizinellen Präparaten, vor
allem als Bestandteil zahlreicher abführenden Spezialitäten und Geheimmittel
in Form von Tee, Pillen, Tabletten usw. Über einiges bedarf es erläuternder
Worte.

Rhabarber hat wohl die universellste Bedeutung von allen. Seine Wirkung wird begünstigt, seine etwaigen lästigen Nebenwirkungen (Leibkneifen)
abgeschwächt durch Alkalizusatz.

Kaskara verschaffte sich großen Ruf und ist ein zweifellos sehr brauchbares Glied dieser Gruppe. Es könnte durch gleichartig hergestellte Präparate
der heimischen Faulbaumrinde voll ersetzt werden. Das von Ad. Schmidt
eingeführte Regulin enthält 25% Kaskaraextrakt; seine Wirkung verdankt
es im wesentlichen nur diesem Zusatz. Das durch seine wasserbindende, auf-
lockernde Kraft in größerer Gabe befriedigend wirksame Agar-Agar wäre bei
den kleinen Mengen, wie sie für das Regulin vorgeschrieben sind (z. B. 3—4 Tabletten zu je 0,6 g Regulin), gänzlich unwirksam. Aus Kaskara wird ferner
das für subkutane oder intramuskuläre Injektion bestimmte Peristaltin ge-

wonnen. Eine Originalampulle enthält 0,3 g dieses Glykosids, die für innerlichen Gebrauch bestimmten Tabletten je 0,5 g . Bei den Injektionen wird die wirksame Substanz auf dem Blutwege den motorischen Darmnervenplexus zugeführt. Wirkung ziemlich sicher nach 2—4 Stunden. Keine unangenehmen Nebenwirkungen; örtlich ohne wesentliche Reizwirkung.

Senna. Aus Senna wird das gleichfalls zur Injektion bestimmte Sennatin gewonnen (B. Credé, O. Lindbom). Dosis 2—3 ccm des käuflichen, sterilen Präparats. Wirkung nach 1—4 Stunden. Die intraglutäale Injektion ist der subkutanen vorzuziehen. Lindbom sah öfters leichten, vorübergehenden Temperaturanstieg danach. Bei dem jetzt im Handel befindlichen Präparat sahen wir dies niemals. Ein brauchbares Fluidextrakt ist aus den Folliculi Sennae (Cassia angustifolia) hergestellt und unter dem Namen „Follikulin" im Handel (Tagesdosis 1—3 Eßlöffel, J. Boas).

Das in den vorerwähnten Arzneimitteln wirksame Oxyanthrachinon ist auch synthetisch dargestellt und, namentlich in Form von Istizin = 1,8 Dioxyanthrachinon auf E. Ebstein's Empfehlung hin stark im Gebrauch. Man darf dies begrüßen, da die Drogen (Rhabarber, Senna, Kaskara usw.) keineswegs konstanter Zusammensetzung und Wirkung sind. Mit der Zeit dürften sich wohl die chemisch-reinen Körper auch auf diesem Gebiete völlig durchsetzen. Gabe für Istizin 0,3—0,5 g abends; 1 Tablette = 0,3 g. Wenn auch nicht in jedem Falle (Clemm) — das darf man ja nicht erwarten — hat sich Istizin als reines Dickdarmmittel im ganzen gut bewährt (W. Hübler). W. N. Clemm sah nach Istizin, freilich nur in einem Falle, Urtikaria auftreten.

Von chemisch anderer Struktur, in Wirkungsart aber gleichgerichtet, ist das Phenolphthalein (Z. v. Vámossy), das zunächst in reiner Form als „Purgentabletten" in den Handel kam (Gabe 0,1—0,5 g), dann aber wesentlicher Bestandteil zahlreicher Spezialitäten wurde (Laxin und Laxinkonfekt, Analax, Aperitol, Kurin, Rheopurgin, Boranium-Beeren, Boxberger's Kissinger Pillen, Estenogen u. a.). Ein Teil bleibt unresorbiert. Als besonders wirksam und mehrere Tage nachwirkend erwähnen H. H. Meyer und R. Gottlieb subkutane Injektion des von Abel und Rowntree empfohlenen Phenoltetrachlorphthaleins (0,4 in 20,0 g Öl gelöst). Bei alkalischer Reaktion färben sich phenolphthaleinhaltiger Kot und Harn karmoisinrot. Phenolphthalein wird sehr gerühmt (Elsner, Hammer und Vieth); wir möchten uns dem anschließen, vorausgesetzt, daß man mit kleinen Gaben 0,2—0,3 g auskommt. Nachmittags zwischen 6 und 7 Uhr genommen, bringen sie bequemen Stuhlgang am folgenden Morgen. Bei längerem Gebrauch sollen Intoxikationen vorgekommen sein, namentlich Nierenreizung (W. Erben, P. Fürbringer, L. Schliep, R. Rosenstein u. A.). Wir selbst haben niemals schädliche Folgen gesehen, auch nicht bei Leuten, die das Mittel unvernünftigerweise jahrein, jahraus nahmen, statt ihre chronische Stuhlträgheit diätetisch behandeln zu lassen. Bei bestehender Nephritis dürfte aber doch wohl, ebenso wie mit anderen ins Blut übergehenden Abführmitteln, große Vorsicht am Platze sein. Besondere Vorsicht heischt aber die subkutane Injektion des oben erwähnten Phenoltetrachlorphthaleins. Unbedingt ist es voll gerechtfertigt, wenn L. Schliep es als groben Unfug bezeichnet, wenn zahllose Präparate mit Phenolphthalein dem Publikum als unschädliche Abführmittel gepriesen werden und frei verkäuflich sind. Schliep zählt 72 solcher Spezialitäten auf.

Gallensäuren erwiesen sich als spezifische Erreger für die distalen Teile des Kolons (G. Singer und K. Gläßner), sowohl per os in keratinisierten Pillen, wie namentlich per rectum als Suppositorium. Im Handel in Mischung mit schmerzlindernden Stoffen als „Bilen" (Bilensuppositorien zu 0,3 und 0,5 g

Natr. choleinicum, Wirkung nach 10—30 Minuten; als Gelorid-Pillen mit je 0,2 g Natr. choleinicum, Gabe 5 Stück auf einmal, Wirkung nach 8—20 Stunden).

Schwefel als solcher ist unwirksam. Ad. Schmidt erklärt seine Wirkung aus Bildung schwefeliger Säure, welche dann die Schleimhaut reize. Das Vorkommen einer so kräftigen Oxydation im Darm, wie die Verbrennung von S zu SO_2 wäre, ist aber höchst unwahrscheinlich. Unter Bezugnahme auf Th. Frankl lehnt Ad. Schmidt die erregende Wirkung des Reduktionsprodukts SH_2 ab. Dies offenbar mit Unrecht (A. v. Bokay, A. Heffter, H. Meyer und R. Gottlieb, H. Taegen, E. C. van Leersum). Man muß den normalerweise durch Bakterien aus Proteinen abgespaltenen und den aus medikamentösem Schwefel entstehenden SH_2 vielmehr als einen milden und naturgemäßen Reiz für die Dickdarmplexus betrachten. Zu schwach, um für sich allein zu wirken, bewährt sich Schwefelpulver als Bestandteil gemischter Pulver und Pillen bei chronischer Stuhlträgheit (z. B. im Pulv. Liquir. Compos. oder in Verbindung mit Rheum, wie es C. von Noorden schon vor langer Zeit empfahl: Pulv. Rad. Rhei 15,0; Natr. bicarb. 7,5; Sulf. praecip. pur. 7,5; abends eine Messerspitze bis ein kleiner Kaffeelöffel).

4. Verschiedenes.

War es schon schwer, die bisher besprochenen Abführmittel von vorherrschenden Gesichtspunkten aus zu bestimmten Gruppen zu vereinen, so ist dies bei einigen anderen Medikamenten unmöglich, wenn auch die eine oder andere Wirkungsart im Vordergrund steht.

Atropin hat Eigenschaften, die es zu einem der wertvollsten, unter Umständen zu einem unersetzlichen Abführmittel stempeln, die aber anderseits auch verständlich machen, daß es nicht unter allen Umständen wirken kann. Bei schwachem Vagustonus überwiegt die Eigenschaft kleiner Atropingaben, den Auerbachschen Plexus zu erregen und dadurch die Peristaltik zu fördern. Zu diesem Zwecke benützen wir Atropin entweder gar nicht oder nur als sehr kleinen Zusatz zu anderen Arzneimitteln der vorstehenden Gruppe. Wichtiger ist seine Eigenschaft, den exitomotorischen, parasympathischen Darmplexus zu lähmen. Das klingt zunächst widersinnig. Wir machen davon Gebrauch bei abnorm erhöhtem Vagustonus, der zu tonischer Kontraktur bestimmter, teils kleiner, teils großer Darmabschnitte führt. Dies kommt in den meisten Fällen chronischer Stuhlträgheit vor; bei dieser haben wir es immer nicht nur mit verzögerter Peristaltik („atonische" Obstipation), sondern mit ungeordneten Darmbewegungen zu tun, wobei sich Trägheit einerseits mit abnorm starkem und langdauernden, örtlich begrenztem Spasmus („spastische" Obstipation) andererseits verbindet. Diese Spasmen hindern das Vorwärtsrücken der Kotsäule, werfen sie sogar wieder zurück: „Dyskinese". Während die Arzneimittel der zuletzt aufgeführten Gruppe darauf hinzielen, das geordnete Spiel des Auerbachschen Plexus zu verstärken (etwa wie es die Digitalis am Herzen tut), schalten wir mit dem Atropin die vom Vagusplexus beherrschten Spasmen aus und schaffen freie Bahn für die Wirksamkeit des Auerbachschen Plexus. G. v. Bergmann und Mitarbeiter berichten ausdrücklich (Tierversuche), unmittelbare exitomotorische Wirkung habe Atropin nicht auf den Darm, könne aber einen peristaltik-regulierenden Einfluß ausüben; also durchaus im Einklang mit den aus der Pharmakodynamik bekannten Tatsachen.

Der außerordentliche Erfolg planmäßiger Atropinbehandlung bei chronischer Obstipation (S. 344, 389) ist der beste Beweis für das starke Mitwirken von Spasmen bei dieser Krankheit, bekanntlich eine viel umstrittene Frage (Dosis: abends 0,001 und morgens 0,0005 g innerlich oder subkutan; Verbindung mit Abführmitteln der Dickdarmgruppe sehr zweckmäßig). Weiterhin kommen in Betracht: Bleikolik, reflektorischer Spasmus bei Darmverschluß, Krampf des Sphincter ani internus. Bei spastischem Ileus u. a. bedarf es hoher Gaben (S. 705); bei Sphinkterkrampf werden gewöhnlich Suppositorien mit 0,025 bis 0,05 g Extr. Bellad. vorgezogen. Wir benützen lieber Zäpfchen mit $1/2$—1 mg Atropinum sulfur. oder noch besser Mikroklysma mit gleicher Menge Atropin. Einiger Worte bedarf noch die beliebte Kombination von Extr. Bellad. und Extr. Opii, namentlich in Form von Suppositorien gebräuchlich (je 3—5 cg). Die Kombination wird von manchen Ärzten beanstandet, weil die beiden Bestandteile Antagonisten seien. Dies erstreckt sich aber nur auf die zentralen Angriffspunkte von Morphium und Atropin, während sie am Darm gleichsinnig wirken (P. Trendelenburg W. Heubner); der Belladonnazusatz schaltet die zentrale Wirkung des Morphiums aus, insbesondere die auf das Atemzentrum gerichtete.

Physostigmin. Seit langem bei der Blähsucht der Pferde gebräuchlich, wurde Physostigmin salizyl. von C. von Noorden zur Behandlung ausgesprochener Darmparese empfohlen, wie sie namentlich nach Bauchoperationen, und auch unter Einfluß von Infektionen, Intoxikationen, abnormen Gärungen u. a. vorkommt (vergl. Ileus paralyticus S. 656, 703). Es wirkt erregend auf die exitomotorischen Vagusendigungen. Dosis 0,0004—0,001 g subkutan. Es hat sich bewährt, namentlich bei der Darmlähmung nach Laparotomien. Größere Gaben bringen unliebsamen Tonus und sind schädlich. Das gleichsinnig wirkende Pilokarpin ist viel weniger empfehlenswert.

Von oben erwähnter Indikation abgesehen, sollten Physostigmin und Pilokarpin niemals als Abführmittel verwendet werden. Die ausgelösten Bewegungen tragen nicht den Charakter normaler Peristaltik (G. v. Bergmann und Mitarbeiter). Die fördernde Wirkung dieser Mittel auf den exitomotorischen Vagusapparat des Darms hält sehr lange an, wie P. Neukirch speziell für Pilokarpin nachwies. Atropin richtet sich direkt antagonistisch gegen die Darmwirkung der Vagotonika Pilokarpin und Physostigmin; die dazu nötigen Mengen stehen in gesetzmäßigem, aber nicht völlig geradem Verhältnis zueinander (A. P. v. Lith de Jeude). Über Hypophysin S. 704.

Cholin wird sich vielleicht in irgend einer Form als brauchbares, stuhlförderndes Medikament einführen, nachdem erkannt ist, daß es physiologischerweise vom Darm fortwährend gebildet und auf die seröse Oberfläche abgesondert wird und dabei wie ein Hormon anregend auf die exitomotorischen Vagusendigungen einwirkt. Le Heux bezeichnet es geradezu als „Hormon der Darmbewegung" (S. 16)

Neohormonal. Das von G. Zuelzer, M. Dohrn und A. Marxer beschriebene „Peristaltik-Hormon" wird durch ein besonderes Extraktionsverfahren aus Magenschleimhaut und Milz verschiedener Tiere gewonnen. Die Milz scheint besonders reich an der wirksamen Substanz zu sein, wofür A. Meyer einige experimentelle Belege beibrachte. Die von H. Mächtle aufgeworfene Frage, ob die Milz normalerweise ein peristaltikförderndes Hormon für den Darm liefert, ist durch A. Meyer's Versuche freilich noch nicht entschieden. Das ursprüngliche Hormonal war nicht frei von Albumosen; es brachte dementsprechend mehrfach Fieber, Blutdrucksenkung, anaphylaktischen Schock (Literatur bei R. Mohr und R. Mühsam). Wir brauchen auf diese höchst bedenklichen Nebenwirkungen jetzt nicht mehr einzugehen, nachdem G. Zülzer ein albumosefreies Präparat unter dem Namen „Neohormonal" eingeführt hat. Von ihm sind weder klinisch noch tierexperimentell schädliche Nebenwirkungen gemeldet worden; allerdings muß man sich an die erprobten Vorschriften halten (G. Dencks, G. Zülzer). H. Curschmann, der sich im allgemeinen sehr befriedigend äußert, meint das alte Hormonal mit seinen Albumosen sei zwar bedenklicher aber wirksamer als das Neohormonal gewesen. Erhöhung der Gabe scheint die Differenz ausgleichen zu können. Ob es sich, wie G. Zülzer ausführt, wirklich um ein spezifisches, physiologisch bedeutsames Peristaltikhormon handelt, konnte G. Dencks durch seine Untersuchungen nicht entscheiden, und es ist auch bis jetzt noch nicht erwiesen; wahrscheinlich steht Hormonal dem Cholin sehr nahe, bzw. Cholin ist sein wesentlicher Bestandteil (E. Berlin, L. Borchardt). Über die Beziehungen von Cholin zur Peristaltik vgl. S. 16. Die Wirkung des Neohormonals ist bei intramuskulärer und intravenöser Injektion peristaltikerregend. Unbestritten günstig ist sie bei postlaparotomischer Darmparese, und selbst bei paralytischem Ileus werden schöne Erfolge gemeldet (A. Henle, J. Kauert, Groth, W. Kausch, J. T. Pilcher, H. Schricker, P. Sackur, F. A. Hesse, J. C. Young und F. A. Hindmarsh). Es soll in dieser Hinsicht das Physostigmin (C. von Noorden, K. Vogel) übertreffen. Die beste Form ist sehr langsame intravenöse Injektion von 15 bis 20 ccm Neohormonal (etwa 1 ccm in der Minute, F. A. Hesse). Etwa $^1/_2$ Stunde nach Beendigung der Injektion reiche man 1—2 Eßlöffel Rizinusöl; die Wirkung ist nach 3—20 Stunden zu erwarten, manchmal erst später; sie steigert sich gelegentlich bis zum Durchfall (W. Kausch).

Darüber hinaus wurde Hormonal bzw. Neohormonal auch zur Behandlung chronischer Stuhlträgheit empfohlen (G. Zülzer, Saar, R. Glitsch, H. Mächtle, H. Curschmann, F. Salzmann). Bei sog. atonischer chronischer Obstipation (Untererregbarkeit des neuromuskulären Apparates) entspricht die primäre Wirkung derjenigen bei Darmparese; über Obstipation mit spastischem Einschlag (parasympathischer Hypertonus) lauten die Angaben verschieden, im ganzen eher ungünstig. Es liegen nun unzweideutige Angaben vor, wonach ein- bis zweimalige Hormonalinjektionen nicht nur vorübergehend, sondern auf Monate und Jahre hinaus die Stuhlträgheit beseitigt haben. Daß dies, bei Ausschluß aller anderen Maßnahmen nicht die Regel ist, müssen wir nach eignen, freilich nicht umfangreichen Erfahrungen hervorheben. R. Glitsch fordert ausdrücklich Massage und vor allem diätetische Maßnahmen zur Sicherung des Erfolges; wir pflichten ihm darin bei. Wenn es wirklich zum Dauererfolg kommt, spricht das eigentlich mehr gegen als für spezifische Hormonwirkung; denn an dauernde Verankerung einer vereinzelten Hormondosis am Auerbach'schen Plexus oder am autonomen Serosaplexus dürfen wir doch wohl kaum denken. Nach H. Mächtle beruht die Wirkung auf einer Art „Übungstherapie" (Wiedereinschulung des peristaltischen Apparates). Die ganze Frage bedarf noch weiterer Bearbeitung. Es scheint, daß die Wirkung am besten ist bei Aszendenstypus der Obstipation. Vgl. Kapitel Obstipation. In seiner letzten Arbeit empfiehlt G. Zülzer 35—40 ccm Neohormonal intravenös und etwa 5 ccm intraglutäal zu injizieren. Wirkung ist nach 2—4 Stunden zu erwarten.

Angriffspunkt des Hormonals und Theorie seiner Wirkung sind noch unbekannt, klären sich aber — soweit zeitweiliger Erfolg in Betracht kommt — auf, wenn sich die Verwandtschaft mit Cholin, dem Erreger des parasympathischen Serosaplexus bestätigt.

Magnesiasulfat, subkutan. Neuerdings werden subkutane und intramuskuläre Injektionen von Magnesiasulfat empfohlen (25prozentige Lösung, 1—3 ccm, F. Tallarico, Martinez). Stuhlentleerung nach 6—12 Stunden. Nach einigen Injektionen soll der Stuhlgang längere Zeit hindurch geregelt bleiben. Wenn sich dies bewährt, muß die Wirkung natürlich ganz anderer Art sein, wie beim innerlichen Gebrauch (S. 220), wo die osmotischen Verhältnisse die Lage beherrschen. Der Erfolg könnte nur durch Einwirkung des stark neurotropen Salzes auf die Nervenzentren der Darmwand bedingt sein.

Ölkuren. Das Trinken von Öl (meist Lein- oder Olivenöl) bei nüchternem Magen ist ein sehr alter, volkstümlicher Brauch. Seine weite Verbreitung in ölproduzierenden südlichen Ländern weist darauf hin, daß er dort entstand. Auf die Eignung des Öltrinkens bei spastischen Obstipationszuständen wies wieder P. Cohnheim hin, und seitdem kam es auch bei uns stärker in Gebrauch. Tatsächlich wirken 40—100 ccm Öl, nüchtern getrunken, in manchen Fällen chronischer Stuhlträgheit, vorwiegend spastischen Einschlages, als leichtes Abführmittel. Die Fettsäuren üben einen milden, saftlockenden Reiz auf die Schleimhaut des Dünndarms und der anhängenden Drüsen aus. Wenn dieser Reiz genügt, das Öl schnell in den Dickdarm zu treiben, so kann es dort auch als Schmiermittel dienen, ebenso wie dies nach größeren Rizinusgaben der Fall ist (S. 224). Dazu sind aber oft recht große Gaben von Öl nötig (100—200 g!). Dann gehen graue Klumpen mit dem Stuhlgang ab, aus wenig Neutralfett und Ölsäure, aber aus viel Seifen und Kotteilchen bestehend; sie wurden schon oft mit Gallensteinen verwechselt.

Da kleinere Ölmengen (etwa bis 40 ccm) oft versagen, und da eben alles darauf ankommt, das Öl schnell durch den Dünndarm zu treiben, pflegen wir $^1/_4$ Stunde nach dem Öl (Olivenöl, vor allem Lebertran) 250 ccm kaltes Mineralwasser trinken zu lassen (Selters, Homburger Elisabethquelle, Kissinger Rakóczi, am besten isotonische kohlensäurehaltige $MgSO_4$-Lösung, z. B. Magnisonwasser, S. 221).

Wo dies Verfahren wirksam — und das ist recht oft der Fall —, kann man sich seiner monatelang bedienen (C. von Noorden), und man hat dabei den Vorteil, eine beträchtliche Menge echten Nährstoffs einzuverleiben; denn das Öl wird fast vollständig resorbiert.

Völlig den Charakter als Schmiermittel trägt das Paraffinum liquidum, ein wenn gut gereinigt anscheinend indifferenter Kohlenwasserstoff. Es ist eine völlig wasserklare, geruch- und geschmacklose Flüssigkeit. Sie durcheilt den Darm, ohne chemisch verändert und ohne resorbiert zu werden. Bei uns noch wenig gebräuchlich, häufiger in Amerika (A. K. Hill), wo Paraff. liquidum schon zum Hausmittel geworden ist. Die Wirkung ist aber unsicher, und bei längerem Gebrauch scheinen doch katarrhalische Reizzustände vorzukommen. Auch scheint es uns, nach Maßgabe mikroskopischer Stuhluntersuchungen, die Resorption von Nahrungsstoffen zu stören. Ferner werden als Nachwirkung übler Geschmack, Übelkeit, lästige Empfindungen am After gemeldet (W. A. Bastedo). Jedenfalls benütze man nur beste, reinste Ware. Als gut bekömmlich erwies sich u. a. die Paraffinölemulsion „Paraffinal" (1—2 mal 1 Eßlöffel voll, morgens nach dem Frühstück und abends vor der Nachtruhe; F. Blum). Wirksame Menge schwankt zwischen 15 und 90 g am Tage! Bei uns wird Paraffin häufiger als abführendes Klistier verwendet in Form der von J. Lipowski und O. Rohde angegebenen, leichtschmelzbaren Mischung mit 40% Paraffingehalt (gebrauchsfertig und nur leichter Anwärmung bedürftig hergestellt von der Deutschen Paraffin-Vertriebsgesellschaft in Berlin).

5. Kotvermehrende und kotlockernde Mittel.

In gewissem Sinne wirkt jedes stuhlfördernde Mittel auch kotvermehrend und kotlockernd. Diese Wirkung zieht beschleunigte Peristaltik nach sich und beugt damit allzu starkem Wasserverlust vor. Neben dem Wasser kann zwar auch die Trockensubstanz des Kotes vermehrt sein (verstärkte Darmsekretion, vermehrte Rückstände derselben); aber es ist nicht immer der Fall, z. B. durchaus nicht bei den spezifischen Dickdarmerregern (H. Ury) und oft auch nicht bei salinischen Abführmitteln (C. von Noorden und C. Dapper) S. 57.

Wir können aber auch darauf ausgehen, die wasserfreie Kotmasse zu vermehren und damit den mechanischen Reiz des Kots auf den neuromuskulären Apparat des Darms zu verstärken. Wir verschaffen so auch den Darmmuskeln ein größeres Angriffsobjekt, auf das sie mit breiterer Fläche und größerem Erfolg fördernd einwirken können. Die Vermehrung der Masse allein hilft freilich nichts; sie kann mehr schaden als nützen. Der Kotvermehrer muß dem Kot auch eine geschmeidige, knetbare Beschaffenheit sichern. Man sah dies deutlich bei der übertriebenen Bolustherapie; der Kot wurde oft hart wie Stein, und seine Passage durch Querkolon bis zum After war sehr erschwert (S. 235). Auch Strohmehl und Holzpulver, die nahezu unverändert den Darm als reiner Ballast passieren, können ähnliche Folgen haben, worauf M. Rubner hinwies, und wovon wir uns auch selbst kürzlich überzeugten. Anders verhält es sich schon mit feinverteilter Kohle, wie sie in großen Mengen zu Adsorptionszwecken bei Darmkrankheiten verabfolgt worden ist. Selbst bei Tagesgaben von 80—100 g sahen wir niemals harte Klumpen entstehen. Wir gaben Kohle in ähnlichen Mengen auch einige Male bei hartnäckiger Stuhlträgheit mit erheblicher Flatulenz; die Kohle wirkte hier stuhlfördernd und machte den sonst harten Kot teigig und knetbar; sie verlieh ihm eine gewisse schleimige Beschaffenheit (S. 234).

Im allgemeinen gehört die Belastungstherapie in das Gebiet der Diätetik, weil uns die Nahrungsmittel reichste Auswahl geeigneter Stoffe in Form zellulosereicher Vegetabilien zur Verfügung stellen. Aber nicht jedes schlackenreiche Material ist geeignet; es muß Zellulose, Hemizellulosen und Pentosane in gärungsfähiger Form enthalten, so daß die entstehenden Gase den Kot lockern und die Gärungsprodukte die Dickdarmwand erregen können. Das ist beim Holzmehl, wie oben erwähnt, wohl manchmal (H. Salomon), aber nicht immer der Fall. Offenbar hängt viel von jeweiliger Beschaffenheit der Darmflora ab. Besseres leisten Zellwand- und Fasergebilde der Gemüse und vor allem Zerealienkleie. Daher sind Kleienpulver auch unabhängig von ihrem Nährwert, als medikamentöse Stuhlförderer empfohlen; vor langem schon durch C. von Noorden und R. Barany (Anreicherung des Brotes mit Kleie); später in Form gepulverter Weizenkleie als Zusatz zu Kartoffel-, Gemüse- und Obstbreien („Amovin", K. Rudinger) oder in Form grob-geschroteten, gerösteten Weizens (P. Hirschkowitz, gleiche Verwendungsart). Wir benützen sowohl zum Anreichern des Brots wie zum Versetzen von Suppen und Breien (teils roh, teils nach sorgfältigem Dämpfen eingerührt!) mit Vorliebe die sogenannte Klopfer-Kleie, die bei 75 prozentiger Ausmahlung des Roggenmehls abfällt und dann durch besondere Verfahren zu Pulver verschleudert wird (Dr. V. Klopfer's Nährmittelwerke, Dresden-Leubnitz). Tagesmenge aller dieser Kleien- und Getreidepulver etwa 40—50 g täglich. Sie vermehren und lockern den Kot gut, sind aber nicht nur Treib-, sondern auch wertvolle Nährmittel, reich an Eiweißbausteinen, Lipoiden und Nährsalzen. Über die gute Resorption der wirklich brauchbaren Nährstoffe aus den feinen Kleienpulvern berichteten C. von Noorden und I. Fischer. Auf die Hemizellulosen lenkte Ad. Schmidt die Aufmerksamkeit; er empfahl Agar-Agar (trocknes Pulver bis zu 25 g täglich, Suppen und Breien zugemischt). Wegen Unverdaulichkeit einerseits, wegen starken Quellungsvermögens andererseits, soll es das aufgenommene Wasser zurückhalten und in den Kot überführen, diesen dadurch lockernd. A. Mathieu und A. Martinet äußerten sich zustimmend. Vor längerem erschien ein Präparat gut gereinigten Agar-Agars unter dem Namen „Agaroma" im Handel (Verwendung wie oben). Allzu hoch darf man nach unserer Erfahrung den stuhlfördernden Wert des Agar-Agars nicht einschätzen, offenbar weil seine Hemizellulosen von Darmbakterien (S. 30) im Darm doch leichter und stärker abgebaut werden, als Ad. Schmidt annahm. Dies ergab sich auch aus Untersuchungen von H. Lohrisch, und die gleiche praktische Erfahrung hat Ad. Schmidt dazu geführt, das Agar-Agar anfangs mit 10, später mit

25°/₀ Kaskara Sagrada-Extrakt zu beladen (Regulin), wobei allerdings Kaskara zum eigentlichen Träger der Wirkung geworden ist.

In der Volksmedizin sind übrigens gleichartig wirkende Stoffe seit sehr langer Zeit im Gebrauch: Leinsamen (Semen lini electissimum) und Flohsamen (Semen Psylli depuratum); ersterer in Mengen von 25—60 g, letzterer in Mengen von 10—20 g (O. Kohnstamm und M. Oppenheimer). Man mischt die Samenkörner mit etwa 100 ccm Suppe oder Wasser und läßt sie unzerbissen schlucken, sobald sie etwas angequollen und erweicht sind; am besten vormittags, damit sie sich noch dem Kot des folgenden Morgens beimischen. Die Wirkung ist sehr zufriedenstellend, entschieden weit besser als die von Agar-Agar. Wir begegneten auch manchen Präparaten, deren wesentliche Bestandteile diese Samen waren (z. B. Graine de lin Tarin, Graine de lin anisée Cerbelaud, Graine de Psyllium anisée Cerbelaud).

Kotvermehrung kommt therapeutisch nur bei Obstipation (S. 380) in Betracht, u. a. auch da, wo Spasmen überwiegen; z. B. bei Colica mucosa (S. 341). Gegen die Belastungstherapie bei chronischer Stuhlträgheit sind mannigfache Einwände erhoben, namentlich von dem theoretischen Gesichtspunkte aus, man dürfe ein minderwertiges Organ nicht stärker belasten, man müsse es schonen. Daß es auch eine Übungstherapie gibt, ward dabei vergessen. Vor allem aber ist hier zu betonen, daß man mit schlackenreicher Grobkost, bzw. mittels kotvermehrenden arzneiähnlichen Materials zunächst nur die oberen Abschnitte des Verdauungskanals belastet; die Behandlung setzt stets voraus, daß diesen Abschnitten die schlackenreiche Kost zugemutet werden darf. In die kotbildenden und -fördernden Abschnitte des Dickdarms tritt zwar eine größere Masse, aber eine Masse, die weich und schmiegsam bleibt und nichts enthält, was in mechanischer oder chemischer Hinsicht schädlich und naturwidrig wäre. Schlackenreiche Kost ist nur für die oberen Darmabschnitte ein Reizmittel, für den Dickdarm ist sie milde Pomade.

D. Antiseptische Mittel und Immunkörpertherapie.

Zum Bekämpfen unerwünschter Bakterien lernten wir als sicherstes Mittel Abänderung des Chymus-Nährbodens kennen (S. 197, 205, 209). Darüber hinaus ist die Pharmakologie seit langem bemüht, keimwidrige Stoffe zu finden, die die Bakterien abtöten oder schwächen, ohne dem Träger zu schaden. Alles in allem genommen sind diese Versuche bisher gescheitert. Wenn sie auch zum Auffinden mancher brauchbarer und nützlicher Medikamente führten, blieb es doch mehr als zweifelhaft, ob deren günstige Wirkung im Abtöten von Keimen gipfle. Trotzdem häuft sich die Menge der als Darmantiseptika empfohlenen Medikamente von Monat zu Monat; gerade dies ein sicherer Beweis für die Unzulänglichkeit des Empfohlenen. Besseres als mit dem Darreichen per os erreicht man unter günstigen Umständen durch das Einbringen antiseptischer Medikamente vom Mastdarm aus; aber auch dies Verfahren ist unvollkommen und unsicher; wir gehen später genauer darauf ein.

Abführmittel. Ein naheliegender und schon in der vorbakteriologischen Zeit beliebter Versuch besteht im Hinauswerfen bakterienführenden, stagnierenden Darminhalts durch Abführmittel. Bevorzugt wurden von alters her und auch jetzt noch Kalomel und an zweiter Stelle Rizinusöl; ersteres erwarb sich besonderes Vertrauen, nachdem man das langsam und in kleinen Mengen entstehende Sublimat als einen der kräftigsten bakteriziden Stoffe erkannt hatte. Freilich hätte man sich erinnern sollen, daß Sublimat in Gegenwart von Proteinen seine bakterizide Kraft größtenteils verliert, wie J. Geppert in trefflichen Versuchen nachwies. Viel unnütze Arbeit, Rede und Gegenrede wären dann erspart geblieben. Die Bakterienmasse steigt im Kot nach Kalomel sowohl wie nach Rizinusöl (J. Strasburger), wenn auch nicht immer (F. Berger und I. Tsuchiya); schon am unteren Ileumende waren die Bakterien vermehrt (Versuche an Fisteln, H. Feigen). Ad. Schmidt und J. Strasburger weisen zur Erklärung darauf hin, daß zwar einerseits Kotbakterien entführt, andererseits aber durch Reizung der Schleimhaut die Menge des stark fäulnisfähigen Darmsekrets wesentlich vermehrt, und der Bakteriennährboden dadurch verbessert werde. Bald überwiege das eine, bald das andere, meist das letztere. Die Gefahr drohe, daß die Schleimhaut geradezu geschädigt, und ihre bakterizide Kraft geschwächt werde (R. Schütz, P. S. Medowikow). Ob die wägbare Bakterienmasse des Kotes — mag sie methodisch auch noch so einwandsfrei festgestellt werden können (J. Strasburger) — den Nutzen und Schaden der Abführmittel und anderer sogenannter desinfizierender Maßnahmen richtig widerspiegelt, steht dahin. Ausschlaggebend sind nur die klinischen Erfahrungen. Vgl. S. 223.

Bei Abdominaltyphoid hat das frühzeitige Purgieren stark an Kredit verloren; die sogenannte Abortivbehandlung mit Kalomel wird zwar heute noch geübt; ihr Unterlassen wird aber nicht mehr wie früher als Kunstfehler gebucht. Bei Cholera wird das Purgieren allseitig verworfen; bei Dysenterie sind die Meinungen geteilt. Bei den gewöhnlichen akuten Gastroenteritiden mit fauliger Zersetzung, woran sehr verschiedene, besonders oft Paratyphus-Bazillen beteiligt sind, scheint frühzeitige Kalomel- oder Rizinusbehandlung dagegen Vorteile zu bieten und trotz etwaiger Schleimhautreizung den Krankheitsprozeß als Ganzes zu mildern und abzukürzen. Das würde — praktisch genommen — einer Darmdesinfektion gleichkommen.

Säuren. Über den günstigen Einfluß der Salzsäure und Milchsäure wurde schon gesprochen. Er erstreckt sich aber, soweit dargereichte Säuren in Frage kommen, kaum über obere Dünndarmabschnitte hinaus. Tiefer reicht er, wenn Nährmaterial und Flora das Neuentstehen von Milchsäure in tiefere Abschnitte des Dünndarms begünstigen. Andererseits scheint aber auch das Abstumpfen der Säure mit Kalziumkarbonat (S. 216) den Zustand der Schleimhaut zu bessern und ihre bakteriziden Kräfte zu erhöhen. Sonst wäre die Heilwirkung des kohlensauren Kalks nicht verständlich. Leider fanden wir keine Angaben über das Verhalten der Stuhlbakterienmasse unter dem Einfluß solcher Behandlung.

Die übrigen sogenannten Darmdesinfizientia stellen wir gruppenweise zusammen.

Kohlenwasserstoffe: Naphthalin hat sich nicht bewährt.

Phenolderivate: Thymol, wenig verwendet; neuerdings dafür Thymolpalmitat (A. Ellinger und L. Adler; L. Thomm; H. Landau; Tagesdosis 10—15 ccm des gebrauchsfertigen Präparates). Wirksam soll sein die im Darm entstehende Thymolseifenlösung. Ergebnisse vorläufig widerspruchsvoll; Beurteilung noch nicht möglich. β-Naphthol (Einzeldosis 0,2, Tagesdosis bis 2,0 g); im ganzen günstig beurteilt (Rosenbaum); bei längerem Gebrauch und höheren Gaben, die doch unbedingt notwendig wären, bringt es oft Magenbeschwerden. Benzonaphthol, im Darm in Benzoesäure und Naphthol zerfallend (C. A. Ewald, P. Rodari); im ganzen günstig beurteilt; es soll auch bei längerem Gebrauch in Tagesdosen von 2—5 g nach Ad. Schmidt gut vertragen werden. Entscheidend günstige Wirkung sahen wir ebensowenig wie A. Combe. Neuerdings wieder von W. Tileston bei Gärungsdyspepsie warm empfohlen. Resorzin, höchst unsicher. Ichthyol bei übelriechenden Diarrhöen von Lange gerühmt (täglich 10 Pillen zu 0,1 g von ichthyolsaurem Natron). Ichthalbin, eine Eiweißverbindung des Ichthyols soll in Pulvern von 0,5—2,0 g die gleiche Wirkung entfalten und besser vertragen werden (G. Beldau). Ichthoform, dreimal täglich 0,75 g, stark befürwortet von S. Rabow und R. Galli-Valerio, F. Schäfer, R. Polacco, A. Combe. Nach eigenen Erfahrungen scheint diese Wertung übertrieben zu sein. Styracol (Guajacol. cinnamyl., viermal täglich 1,0 g), von E. Rauert bei Durchfällen und namentlich im Beginn ruhrartiger Erkrankungen sehr gerühmt.

Hexamethylentetramin (Urotropin usw.) wird zwar in alle Körpersäfte abgegeben, und auch im Darm erleidet es eine gewisse, zur Entfaltung desinfizierender Kraft notwendige

Spaltung; ob diese aber genügt, um Formaldehydmengen zu liefern, erscheint zweifelhaft (F. Trendelenburg).

Salizylsäurepräparate. Über Salizylsäure S. 210; sie ist nur bei saurer Reaktion wirksam und hemmt das Bakterienwachstum erst bei Konzentrationen über 1:1500. Bei den folgenden Präparaten wird die Salizylsäure nicht im Magen, sondern erst im Darm bei saurer Reaktion abgespalten. Günstiges ist höchstens bei saurer Gärungsdyspepsie im Dünndarm, sicher nicht bei alkalischer Fäulnisdyspepsie zu erwarten. Aspirin. Salol = Salizylsäurephenylester (bis 2 g täglich, größere Mengen auf die Dauer wegen der Phenolkomponente bedenklich). — Bismutum subsalicylicum (Riegner). Ein bei Durchfallkrankheiten verschiedener Art altbewährtes Präparat ist das Thioform, das wir ebenso wie A. Combe besonders hoch schätzen; ob die Erfolge der desinfizierenden Kraft freiwerdender Salizylsäure gutzuschreiben sind, bleibt freilich offene Frage (Tagesdosis 1—2 g).

Kampferarten. In diese Gruppe gehören Menthol und Pfefferminzöl. Ersteres mit örtlich schmerzstillender Wirkung und — in vitro — mit deutlich antiseptischer Kraft ausgestattet, ward oftmals zur Darmantisepsis empfohlen (H. Strauß und Freund, R. Riegner. A. Rovighi, M. Henius, A. Combe). Bei innerlichem Gebrauch geht es in die Galle über und kann ihr antiseptische Kraft verleihen (A. Knick und J. Pringsheim), und es kann bis in den untersten Dünndarm mit wirksamer Konzentration gelangen (L. v. Mieczkowski). Dosis dreimal täglich 0,5—1,0 g in Oblaten; bei Nierenreizung nicht erlaubt. Obwohl die theoretische Grundlage für die darm-antiseptische Kraft des Menthols vielleicht fester begründet ist, als bei den meisten anderen Präparaten, scheint uns der praktische Nutzen den Erwartungen nicht zu entsprechen. Bei Meteorismus erweist sich manchmal Kampfer (0,25 g oder 10—25 Tropfen Spir. camphorat. mehrmals täglich) als nützliches Karminativum (E. Hoke). Die Wirkung ist aber unsicher.

Senföle. Neuerdings lenkte sich die Aufmerksamkeit auf Schwefel-Allylhaltige Drogen, die mancherorts als Prophylaktikum gegen schwere Darminfektionen (Ruhr, Cholera), aber auch als Heilmittel bei beginnender Ruhr volkstümliche Bedeutung haben. E. Marcovici und E. Pribram rühmen die Wirkung von Knoblauch und ließen Tabletten aus 0,4 g Knoblauchknollenpulver und 0,4 g Salol unter dem Namen „Allphen" in den Handel bringen. Auch der Zwiebel wird desinfizierende Kraft zugesprochen, die zum mindesten prophylaktisch sich geltend mache (E. Wilbrand). Natürlich müssen wir bei diesen Stoffen mit starker Reizwirkung rechnen. Ob der Vorteil oder der Nachteil überwiegt, muß weitere Erfahrung lehren.

Bei Darreichung einiger der vorerwähnten Medikamente wurden interessante Versuche über den Einfluß auf die Kotbakterienmenge gemacht. Naphthalin, Thymol, Itrol (zitronensaures Silber) vermindern die wägbare Menge der Kotbakterien nicht (J. Strasburger); Salol, β-Naphthol, Guajacol. carbon. ebensowenig (N. M. Harris. Wägungs- und Plattenverfahren).

Jodtinktur rühmte F. Kalberlah in Verbindung mit Tierkohle zur Beseitigung der Typhusbazillen bei Dauerausscheidern (8—15 Tropfen in 200 ccm Wasser). Sie kann höchstens in den obersten Darmabschnitten antiseptisch wirken, da das Jodion trotz der Kohle sehr schnell resorbiert wird (G. Joachimoglu). Bei Ruhrkranken erzielte O. Geißler mit Jodtinktureinläufen gute Erfolge (15 Tropfen auf 1 l Kamillentee, Verdünnung etwa = 1:10 000).

Tierkohle. Früher zum Adsorbieren von Darmgasen wiederholt empfohlen, konnte sich Tierkohle für diesen Zweck doch nicht einbürgern; mit Recht; denn benetzt, wie es im Darm stets der Fall, verliert sie die gasadsorbierende Kraft. Kurz vor dem Kriege fing man an, sie bei infektiösen Darmkrankheiten zu benützen, da feinverteilte Kohle auch faulige Stoffe, Alkaloide, Bakterien, Bakteriotoxine (Botulismus!) verankert. Überall, im Felde und in der Heimat wurde sie bei Cholera, vor allem aber bei Bazillenruhr und bei schweren Enteritiden anderen Ursprungs in großen Mengen verordnet (40—100 g am Tage). Es sei auf die grundlegenden Arbeiten von W. Wiechowski und seiner Schüler O. Adler und E. Starkenstein verwiesen, denen spätere Arbeiten zwar viele Einzelheiten, aber nichts wesentlich Neues hinzufügten. Es scheint, daß Tierkohle adsorbierte Arzneistoffe bis in tiefere Darmabschnitte tragen und dort zur Wirkung gelangen läßt. Darauf beruht wahrscheinlich der Erfolg, den O. Porges mit Tierkohle erzielte, die mit 10% ClH beschickt war („Karbazid"). Trotz der Flut von Einzelmitteilungen aus den Lazaretten läßt sich noch nicht mit ordnendem Sinne ein endgültiges Urteil abgeben über die wahre Leistungsfähigkeit der Tierkohle und vor allem nicht über die Grenzen der Leistungsfähigkeit. Mit Bestimmtheit aber erhellt, daß Tierkohle aus der darmantiseptischen Therapie nicht wieder verschwinden wird. Einige Gefahrpunkte sind erwähnenswert. So sah G. L. Mönch bei gleichzeitiger Gabe von Alkohol und Blutkohle schwere vasomotorische Reizerscheinungen auftreten, die nach alleinigem Genuß der gleichen Alkoholmengen nicht einsetzten. A. v. Winiwarter beschreibt einen Fall von Darmperforation, der auf Anhäufung von Kohle und Verletzung der Darmwand durch dieselbe zurückzuführen war. Er empfiehlt nach Abklingen der akuten infektiös-toxischen Erscheinungen den Darm durch milde Abführmittel von Kohle zu säubern. Neuerdings wird die kolloidale Kohle sehr gerühmt, wovon Carcolid-Boehringer und die von C. Bachem besonders gerühmte kolloidale Kohle Hoffmann im Handel sind. Beachtenswert sind Erfolge, die L. Lichtwitz bei schweren enterogenen Anämien durch Kohletherapie erzielte. Ein Teil der Wirkung soll chemisch bedingt sein, z. B. durch Verunreinigungen (E. R. Liesegang). Über die Geschichte der Kohletherapie vgl. H. Schelenz. Vgl. S. 231.

Bolus alba. Die zuerst von J. Stumpf bei Cholera empfohlene, dann von J. Görner, F. Pick u. A. auf andere Darminfektionen übertragene, aber wenig beachtete Bolustherapie fand während des Weltkriegs für Cholera- und namentlich für Ruhrbehandlung ungeahnten Aufschwung und Anklang, nachdem J. Stumpf von neuem mit warmen Worten dafür eingetreten war. Bei gewöhnlichem diarrhoischen Darmkatarrh empfahl er einmalige Gabe von 200 g Bolus in 400 g Wasser; bei Ruhr Tagesmengen von 300 g und darüber. Klare Übersicht über die wahre Tragweite der Bolustherapie läßt sich aus der Flut von Einzelmitteilungen noch nicht gewinnen; das Material ist noch nicht einheitlich und kritisch gesichtet. Neben überwiegend zahlreichen Fürsprechern stehen auch manche scharfe Kritiker, z. B. F. Umber und L. Brauer. Für nichtdysenterische infektiöse, akute und subakute Darmkatarrhe muß das Urteil wohl günstig ausfallen; einmalige Gabe großer Menge, wie J. Stumpf vorschlug, vermag den Anfall abzuschneiden. Es sind aber auch Nachteile gemeldet: die Bildung großer, fester Bolussteine, die zu ernstem Hindernis für Wegsamkeit des Darms wurden und die Darmwand bis zur Perforation schädigten (O. Wiese, J. Bungart, Th. Zlocisti). Diese üblen Erfahrungen bezogen sich auf Ruhrkranke. Bolus wirkt einerseits als mildes Laxans, und es ist wohl möglich, daß zwischen seinen unendlich feinen Teilchen massenhafte Mikroben eingeschlossen und aus dem Darm befördert werden, ohne daß das Medikament die Schleimhaut selbst ungebührlich reizt und zu stärkerer Sekretion veranlaßt. Man nimmt ferner an, daß Bolus die Schleimhaut mit einer dünnen Schutzschicht decke und damit den Angriff chemisch reizender Bestandteile des Darminhaltes abwehre.

Spezifische Behandlung. Bei Typhus, Cholera, Ruhr sind teils mit Vakzine, teils mit Immun- und antitoxischem Serum beachtenswerte prophylaktische Erfolge erzielt, bei Typhus und Ruhr auch nach Ausbruch der Krankheit (vgl. Kapitel Ruhr). Die spezifische Behandlung setzt genaue Kenntnis der Krankheitserreger voraus. Vielleicht wird sie sich auch auf zahlreiche Fälle leichterer infektiöser Darmkrankheiten übertragen lassen, die früher nur den sogenannten Pseudodysenteriebazillen Flexner und Y zugeschrieben wurden, wozu aber noch zahlreiche andere Formen gehören, z. B. die Gruppe der sog. „Kolitis-Bazillen" (Halle und E. Pribram, H. Braun und W. Ließ). Nach J. Novotny soll auch perorale Einverleibung von Typhus- und Kolibazillenvakzine bei entsprechenden Krankheiten sich nützlich erweisen. Vielleicht bedarf es nicht immer der Injektion spezifischer Vakzine. Auf Grund der mit parenteraler Proteinkörpertherapie (vgl. Referat von P. Kaznelson) gemachten Erfahrungen wurden auch Staphylokokken- und andere Vakzinen versucht und nützlich befunden (Typhus, Diarrhöen bei Sepsis. F. Kalberlah); auch die manchmal sehr heftigen und schwächenden Diarrhöen bei Influenza (anaphylaktische Diarrhöen?) schienen uns dadurch günstig beeinflußt zu werden.

Von Cholera, Ruhr, Typhus abgesehen, befinden wir uns mit diesen therapeutischen Methoden erst in den Anfangsstadien.

Sauerstoff und Sauerstoffträger. Sauerstoffeinblasungen per rectum empfahlen M. Skaller und J. Segel. Später wurde auch die Duodenalsonde zum Einblasen von O_2 in den Zwölffingerdarm benützt (Ad. Schmidt, M. Skaller). Diesen Weg bevorzugte Ad. Schmidt bei Gärungsdyspepsien, die Erfolge rühmend. Da aber O_2 vom Magen sehr schnell ins Duodenum abgegeben wird (H. Rotky), genügt im Notfalle auch das Einführen durch Sonde in den Magen. Am günstigsten wirkt nach Ad. Schmidt tägliches Einblasen von 500 ccm ins Duodenum. Sauerstoff wirkt leicht erregend auf die Darmperistaltik; es kommt hier und da zu Leibkneifen. Der Sauerstoff wird großenteils durch Flatus wieder abgegeben, durchläuft also den ganzen Darm. Die Wirkung erstreckt sich nach Ad. Schmidt hauptsächlich auf Buttersäuregärung, was wohl verständlich ist, da die Buttersäurebildner (Granulobakter, S. 32, 152) im wesentlichen Anaerobier sind und durch O_2 geschädigt werden. Wenn die Wirkung sich im wesentlichen auf den Dickdarm erstrecken soll, sind O_2-Klistiere vorzuziehen. Auf Grund von Versuchen seines Schülers Pritschow hält Ad. Schmidt es für sicher, daß die Gesamtbakterienmenge des Darms durch Sauerstofftherapie vermindert werden könne. Obwohl nicht zu abschließendem Urteil gelangt, müssen wir nach eigenen Erfahrungen Ad. Schmidt beipflichten, daß diese Behandlungsmethode weiteren Ausbau verdient. Wir hatten einige Male bei ausgesprochener Gärungsdyspepsie überraschend gute und schnelle Resultate (Duodenalsonde!). Da aber gleichzeitig strenge diätetische Maßnahmen ergriffen wurden, ließ sich der Wert der O_2-Zufuhr nicht abschätzen. Wahrscheinlich wird sich das Einlaufenlassen von $1-1^1/_2$ l $1\,^0/_0$iger H_2O_2-Lösung ins Duodenum als bequemstes Verfahren erweisen. L. Breisacher bezeichnet Ozon als wirksam bei starker Flatulenz und erwartet gutes von ihm bei intestinalen Zersetzungsprozessen. Wir selbst brachten Ozonwasser ins Duodenum ein, sahen aber keine befriedigende Wirkung; freilich auch keinen Nachteil.

Endlich wären hier verschiedene Wasserstoffsuperoxydpräparate zu nennen, auf die man nach ihren stark gärungseinschränkenden Wirkungen im Reagenzglas in der Tat berechtigte Hoffnungen auch für die Darmtherapie setzen darf. F. Berger und J. Tsuchiya berichten von Erfolgen, die sie mit Oxygar bei Gärungsdyspepsien erhalten haben. Leider ist das Präparat (Agar Agar mit H_2O_2 geladen) nicht haltbar. G. Hirata versuchte H_2O_2 mit Fett und Wachs zu mischen, um es möglichst tief bis in den Darm hineingelangen zu lassen. Pergenol (Natriumperborat mit saurem weinsaurem Natrium) wird von J. Sachs, Gorit ($=$ Calc. carbonic. hyperoxydat.) von Roczowsky empfohlen. Bisher erwiesen sich alle diese und andere für die Zwecke der inneren Desinfektion empfohlenen H_2O_2-Präparate als unzuverlässig, weil es nicht gelingt, H_2O_2 unzersetzt durch den Magen bis in den Darm an die Stelle der beabsichtigten Wirkung zu bringen. Gleiches gilt für den Sauerstoff des Magnesium Perhydrol (S. 222).

E. Antiparasitäre Medikamente.

Alle antiparasitären Medikamente sind mehr oder weniger giftig; daher ist immer Vorsicht geboten, und man halte sich bei der Kur an bewährte Regeln.

Allgemeine Regeln. Die typischen Wurmabtreibungskuren sollen bei leerem Darm vorgenommen werden. Man reiche am Abend vorher ein mildes, bis zum nächsten Morgen sicher wirkendes Abführmittel, etwa Rhabarberpulver oder Phenolphthalein in zureichender Menge. Wirkt es nicht sofort am nächsten Morgen, so erzwinge man den Stuhlgang durch ganz kleinen Einlauf oder durch Glyzerin-Mikroklysma. Große Einläufe oder schnell wirkende Abführmittel morgens vor Beginn der Kur zu geben, ist unzweckmäßig, weil zu viel verdünnendes Einlaufwasser oder Darmsekret im Darm zurückbleibt. Vom Mittag des vorausgehenden Tages an ist nur solche Nahrung erlaubt, die der Dünndarm möglichst vollständig und schnell resorbiert; also keine schlackenhaltige Kost, sondern durchgeschlagene Zerealiensuppen, zartes Fleisch, leichte Eierspeisen, Kartoffelbrei, Süßgerichte aus feinen Mehlen, feines Weizenbrot, Butter. Sorge für freien Darm ist wichtiger, als das Verabfolgen bestimmter Speisen, die der Wurm angeblich „nicht liebt", wie Hering, Zwiebel, Knoblauch und dergleichen. Das Wurmmittel darf erst gegeben werden, wenn das Abführmittel gewirkt hat. Eine halbe Stunde vor dem Wurmmittel 200 ccm stark gesüßter schwarzer Kaffee. — Da alle Wurmmittel oft Übelkeit erregen, soll der Patient sich ruhig hinlegen; dies nebst feuchtem, warmem Umschlag beugt dem Erbrechen meist vor. In gleichem Sinne wirkt starker schwarzer Kaffee oder Pfefferminztee, von Zeit zu Zeit schluckweise geschlürft, am besten eisgekühlt. Ein bis längstens zwei Stunden nach Einnahme der gesamten Wurmmitteldosis wird ein schnell wirkendes Abführmittel gegeben, am besten Rizinusöl, um die Reste des Medikaments aus dem Darm zu entfernen und unnötige Resorption schädlicher Bestandteile zu verhüten.

Farnwurzel (Aspidium Filicis Mas). Überwiegend im Gebrauch ist das nach offizineller Vorschrift bereitete Extractum filicis. Wirksamer Bestandteil ist Filixsäure. Alle Filixpräparate sind giftig, wenn in zu großer Dosis genommen und wenn in zu kurzen Zwischenräumen wiederholt. Vergiftende Dosen bringen außer Erbrechen: Krämpfe, Ikterus, Albuminurie, Neuritis optica; in höheren Graden: Bewußtlosigkeit, Tod. Man hat sich darauf geeinigt, daß die Dosis für eine Abtreibungskur beim Erwachsenen in der Regel 8 g betragen, keinesfalls aber 10 g übersteigen soll. Die Wirksamkeit erstreckt sich auf alle Arten von Bandwürmern und auf Anchylostomum duodenale. Bei Askariden ist der Erfolg höchst unsicher.

Die Dosis (8 g) wird auf einmal genommen oder auf 1—1$^{1}/_{2}$ Stunden verteilt. Einschluß in Gelatinekapseln ist wegen des üblen, ekel- und brechenerregenden Geschmacks vorzuziehen. Auch als Elektuarium mit Mel despumatum q. s. oder als Emulsion mit Pfefferminzgeschmack läßt sich das Extrakt gut nehmen. Obwohl die Furcht, daß Rizinusöl, worin Filixsäure sich löst, die Resorption und die Gefahr der Vergiftung verstärke, mehr theoretisch als praktisch begründet ist, zieht man zum Herauswerfen des gelähmten Wurms Kalomel (0,3 g) oder Sennainfus (2 Eßlöffel) vor. Wie unberechtigt die Furcht vor Rizinus ist, lehrt der Anklang, den das Helfenberger Bandwurmmittel gefunden hat (8 Kapseln mit je 1 g Extr. Filicis + 2,0 Ol. Ricini; später noch zwei Kapseln mit reinem Rizinusöl). Das aus Filixwurzel gewonnene Filmaron (Dosis 0,5—1,0 mit Öl und schwarzem Kaffee gemischt, in zwei Hälften mit halbstündiger Pause) wird gelobt; auch wir sahen gute Wirkung; sie scheint uns aber doch unsicherer als die des Extraktes zu sein. Üble Nebenwirkungen des Filmarons wurden bisher nicht gemeldet. Filmaronöl (1 T. Filmaron auf 10 T. Rizinusöl; Dosis = 10 g). Filmaronbandwurmmittel Engelhard (Frankfurt/M.), bestehend aus Kapseln, die insgesamt 0,85 g Filmaron und daneben Rizinusöl enthalten.

Granatrinde (Punica granatum). Wirksamer Bestandteil Pelletierin und Isopelletierin; beides Alkaloide. Dekokt aus wirklich frischer Rinde scheint das weitaus sicherste Bandwurmmittel zu sein. Nebenwirkungen wie Schwindel, Ohnmachtsanwandlung, Paresen, Sehstörungen sind bei vorschriftsmäßiger Dosis nicht zu fürchten. Das Dekokt erzeugt leicht Übelkeit; daher ruhige Rückenlage, Eiskaffeepillen, Umschläge nach dem Einnehmen!

Gewöhnliches Mazerationsdekokt: 60 g der Rinde mit 400 g Wasser, auf 200 g eingekocht. Extr. Cort. Punic. granat. Bewährtes Rezept der Wiener Krankenanstalten, in Verbindung mit Filix: Extr. Cort. Punic. Granat. 12,0—15,0; Extr. Filicmar. aether. recent. parat. 6,0—7,5; exhibe in caps. gelatin. Nr. 30; innerhalb 1$^{1}/_{2}$ Stunden zu nehmen. Pelletierin (syn. Punicin) als gerbsaures Salz. Dosis 0,3—0,5 g, mit nachfolgendem Abführmittel. Diese für Bandwürmer äußerst giftige Substanz findet steigende Beachtung. Als vollkommen zuverlässig können wir sie allerdings nicht bezeichnen. Nach H. Meyer und R. Gottlieb sind schwerere Vergiftungserscheinungen nicht beobachtet. Sie empfehlen Zugabe von 0,5—1,0 g Acidum tannicum, um die Resorption des Alkaloids zu verhüten.

Arekanüsse (Betelnüsse von Areca catechu) und das daraus gewonnene Alkaloid Arekolin, in der Tiermedizin gebräuchlich, sind — weil zu giftig und ungenügend erprobt — nicht empfehlenswert.

Flores Koso (weibliche Blütenstände von Hagenia abessynia); bei frischer Ware in Mengen von 15—25 g (am besten als Latwerge) sehr wirksam und im Orient beliebt. Bei uns wenig gebräuchlich, weil beim Ablagern der Droge die Wirksamkeit stark abnimmt, und die erforderlichen größeren Dosen zu giftig sind. Das von Merck dargestellte Kosin (1,0—2,0) ist noch nicht genügend erprobt. Nur gegen Bandwürmer gebräuchlich.

Kamala (Fruchtdrüsen von Rottlera tinctoria) in Mengen von 6—12 g ist ein zweifellos gutes Bandwurmmittel, von dem üble Nebenwirkungen nicht bekannt wurden. Leider kaum frisch genug bei uns erhältlich.

Kürbissamen (Curcurbita maxima). Die bei uns wachsenden Kürbisse enthalten keine wirksame Substanz in den Kernen. Die italienischen und spanischen Früchte sind brauchbar, noch mehr die mexikanischen. In Mexiko sind Kürbiskerne ein angeblich völlig harmloses Volksbandwurmmittel: etwa 100 frische reife Kerne werden geschält, zerstoßen und mit Zuckerrohrmelasse verzehrt. Die wirksame Substanz ist noch nicht dargestellt. Das aus den Kernen gewonnene „Kukumarin" ist äußerst schwach wirksam.

Aus dieser Übersicht geht hervor, daß wir uns im wesentlichen an Extract. Fil. maris, am besten in Verbindung mit Extract. Punic. Granat (wenn in zuverlässiger Weise greifbar) halten müssen. Daneben wird Filmaron und Pelletierin in Betracht kommen. Wir überschritten niemals die oben angegebenen Mengen und sahen selbst niemals üble Nebenwirkungen.

Bei Rundwürmern sind andere Mittel gebräuchlicher und wirksamer.

Thymol findet hauptsächlich bei Anchylostomum duodenale Verwendung, nachdem sich herausgestellt hat, daß das gut wirksame Extract. Filicis maris bei längerem Gebrauch bei Ankylostomiasis leicht zu Vergiftungserscheinungen führt (wahrscheinlich wegen der resorptionsfähigen Wundflächen). Thymol ist auch nicht ungefährlich, scheint aber doch gut vertragen zu werden, wenn man es nicht allzu geschwächten Leuten gibt, wenn man die üblichen Dosen nicht überschreitet, die Gaben in nicht zu kurzen Pausen wiederholt und Nahrungsfette kurz vor und während der Thymolkur gänzlich meidet (V. Schilling).

Dosis: zweimal je 2 g mit zweistündiger Pause oder 4—5 mal je 1 g mit 1—2 stündigen Pausen. Zwei bis drei Stunden später wirksames Laxans (Rizinusöl oder Sennainfus). Niemals gehen sämtliche Würmer ab. Wiederholung der Kur nicht vor 4—5 Tagen. Für diese II. Kur soll das weniger giftige Eukalyptusöl ausreichen. (Nach V. Schilling: am Vorabend 25 g Magnes. sulfur.; am Morgen: 2,5—3,5 g Ol. Eucalypti; 3,5 g Chloroform; 40,0 Ol. Ricini; D.S. In zwei Teilen mit $^1/_2$ Stunde Zwischenraum zu nehmen.) Diese Thymol-Eukalyptusölkuren müssen mehrfach, aller 8—10 Tage, wiederholt werden. Sie eignen sich auch für Askariden; auch gegen Oxyuren (bei Erwachsenen!) benützten wir sie mit Erfolg. Manche ziehen dem Thymol β-Naphthol vor (jeden Morgen 2,0 g; R. D. Keith).

Zitwersamen und **Santonin,** der wirksame Bestandteil der Samen. Bevorzugtes Medikament bei Askariden und neuerdings auch bei Oxyuren. In größeren Gaben bringt Santonin Mattigkeit, Gelbsehen, Erbrechen, Mydriasis, unter Umständen Krämpfe, die bei kleinen Kindern tödlich enden können. Bei den üblichen kleinen Gaben, die in dreitägigen Perioden mit je einwöchiger Pause öfters wiederholt werden dürfen, sahen wir niemals üble Folgen.

Gabe: Pulver und Latwergen von Flores Cinae sind kaum noch gebräuchlich. Man bedient sich fast immer des Santonins (Max. Einzelgabe = 0,1 g; Max. Tagesgabe = 0,3 g; die Trochisci Santonini enthalten je 0,025 g). Wir schicken am Vorabend gründliche Reinigung des Darms mittels Magnesia sulfurica oder Bitterwasser voraus und lassen an den drei Santonintagen nur schlackenarme Kost nehmen (keine Milch; vorzugsweise Suppen aus dextrinisierten Mehlen, feines Weißbrot, lockere Eierspeisen, schwarzer Kaffee, Fruchtsäfte, Wein). An drei Tagen je vier Pulver von je 0,05 g Santonin und 0,03 g Kalomel. Die Pulver dürfen nicht in den leeren Magen gelangen. Nach 3—4 solcher Kuren, in Abständen von je 1 Woche, ist gewöhnlich voller Erfolg gesichert. Über Einwirkung von Santonin auf den Wurm vgl. P. Trendelenburg.

Oleum Chenopodii (aus Chenopodium anthelminthicum Gray), neuerdings gegen Askariden warm empfohlen; auch gegen Oxyuren und Achylostomum in Gebrauch. Die Angabe H. Brüning's, daß dies in Amerika schon lange wohlbekannte Öl ein äußerst zuverlässiges Askaridenmittel sei, bestätigte sich durchgehends; es liegt schon eine breite Literatur darüber vor (M. Gockel, W. Schmitz, Fr. Thelen, W. Schüffner und H. Vervoort, E. Oppikofer, P. Ryhiner, G. Baermann), teils und zumeist auf Askariden, teils auf Oxyuren und Anchylostomum bezugnehmend. Auch die Art der Giftwirkung auf die Helminthen wurde festgestellt (P. Trendelenburg). Sie ist der Santoninwirkung verwandt. Leider ist das Medikament nicht harmlos; vor allem ist der Hörnerv sehr empfindlich dagegen; es kamen mehrfach Ertaubungen vor; bei größeren Gaben auch Krämpfe mit nachfolgenden Lähmungen und tödlichem Ausgang bei Kindern (E. Oppikofer, P. Ryhiner, H. Brüning, 1919). Kleinere, noch innerhalb des wirksamen Bereichs liegende Gaben scheinen aber harmlos zu sein. H. Brüning meint, die schädlichen Substanzen seien zumeist verfälschende Zusätze.

Gabe: Nach Ryhiner: nach vorausgegangener Reinigung des Darms eintägige Kur; bei Kindern zwei Gaben von je so viel Tropfen, wie das Kind Jahre zählt, mit einstündigem Zwischenraum; Maximum — auch beim Erwachsenen zweimal je 10 Tropfen. Zwei Stunden nach letzter Gabe kräftiges Laxans. H. Brüning ließ unter dem Namen „Wermolin" ein Gemisch von 1,5 g Ol. Chenopodii mit 50 g Ol. Ricini, unter Zugabe von Saccharin und ätherischen Ölen, herstellen. Den Inhalt des Fläschchens nehmen Erwachsene in zwei Portionen an einem Tage. Wenn nicht von selbst reichlicher Stuhlgang eintritt, folgt zwei Stunden nach letzter Gabe ein kräftiges Laxans.

Unter dem Namen „Chenosan" ist ein Gemisch von Chenopodiumöl und Santonin von Lauener empfohlen gegen Askariden und Trichozephalen. Die Wirkung auf Oxyuren soll unsicher sein (Kapseln I für Kinder, Kapseln II für Erwachsene).

Recht zweckmäßig bei Oxyurasis scheinen Mischungen von Chenopodiumöl mit Ol. Paraffini in Form von Stuhlzäpfchen zu sein (Paraffitoria Anthelminthica, Dr. Weil-Frankfurt a. M.), natürlich nur in Verbindung mit anderen Maßnahmen (S. 403).

Aluminium subaceticum. Mast- und Dickdarmspülungen mit essigsaurer Tonerde bei Oxyuriasis sind altbekannt und wohlbewährt. Daneben empfahlen G. Schmidt und später (1915) Ad. Schmidt als äußerst wirksam das Einnehmen von Alum. subaceticum in Form der leicht löslichen Gelonida Alumin. subacet. („Estontabletten", Goedecke). Irgend welche Nachteile wurden bisher nicht bekannt.

Gabe: Von den Tabletten gibt es drei Formen: Nr. 1 enthält 1 g Alumin. subacet. mit kleinem Zusatz von Alumin. sulfur: Nr. 2 enthält 1 g reines Alumin. subacet.; Nr. 3 enthält kleinen Zusatz von Alumin. sulfur. und von Phenolphthalein. Erwachsene nehmen etwa 5—7 Tage lang täglich dreimal 1 Tablette Nr. 1 oder Nr. 3. Ihres unangenehm sauren Geschmackes wegen darf sich die Tablette nicht im Munde lösen. Man läßt sie am besten in Oblate einwickeln oder verordnet noch besser Pulver von 1 g Alumin. subacet. mit oder ohne Phenolphthalein ad caps. amylac. Für Darmspülungen enthalte das Liter 1 g Alumin. subacet.

Kupfersalze wurden schon vor langer Zeit als Anthelminthica gebraucht, aber wieder aufgegeben, offenbar weil die früher zur Verfügung stehenden Präparate doch zu giftig waren. Neuerdings werden dreiwöchige Kuren mit kleinen Kupfergaben als harmlos und sehr wirksam gerühmt (von Linden).

Präparate: Lecutyl (Pillen von zimtsaurem Kupfer mit etwas Lezithinzusatz, 2—3 mal täglich zwei Pillen; Kupronat, eine Kupfer-Eiweißverbindung; in jeder Tablette = 9,4 mg Kupfer; bei Oxyuren, Askariden, Taenien anfangs 8—10, später 4—6 Tabletten täglich. Abschließendes läßt sich noch nicht berichten.

Radix Ipecacuanhae und **Emetin.** Brechwurzinfuse und -pulver behaupten in den Tropen und Subtropen seit Alters hohen Rang als Heilmittel bei Amöbendysenterie. Dies wurde teils übersehen, teils auf den Tanninreichtum der Brechwurzel bezogen. Nach vereinzelten Vorläufern erkannte dann L. Rogers im Emetin, einem der Ipekakuanha-Alkaloide, die wirksame, für Dysenterieamöben höchst giftige Substanz. Obwohl sich ein endgültiges Urteil noch kaum fällen läßt, scheint die neue Therapie die Prognose der Amöbendysenterie doch wesentlich gebessert zu haben. Je frischer die Fälle, desto günstiger werden sie durch Emetin beeinflußt. Auf Dysenteriebazillen wirkt Emetin gar nicht ein. Da bei den erforderlichen großen Gaben die Droge selbst üble Nebenerscheinungen bringt, und da unberechenbare Mengen meist erbrochen werden, zieht man intramuskuläre, tief-subkutane oder intravenöse Injektionen von Emetin jetzt vor. Bei richtiger Gabe kommt es wohl zu Unwohlsein, Schwindel, hier und da zu Erbrechen, aber nicht zu ernsten Folgen. Als Befürworter der Emetintherapie nennen wir E. B. Vedder, L. Brauer, vor allem G. Baermann und H. Heinemann; sehr skeptisch äußert sich M. W. Jepps. Vgl. S. 564.

Gaben: Baermann und Heinemann empfehlen auf Grund reichster Erfahrung zunächst 1—2 intravenöse oder subkutane Injektionen von 150—200 mg Emetin gelöst in 100 ccm physiologischer Kochsalzlösung; während der nächsten 8—10 Tage, mit 2—3-tägigen Pausen, noch 4—5 subkutane Injektionen von 100—120 mg Emetin. Diese Nachkuren werden in Abständen von etwa 3—4 Wochen mehrfach wiederholt. H. G. Beck behandelte die Amöbenruhr mit pulverisierter Ipekakuanhawurzel, die er mittels Duodenalsonde ins Duodenum einbrachte, um Erbrechen zu vermeiden. W. Waddell und Mitarbeiter, Cl. Dobell, H. H. Dale u. a. empfehlen den innerlichen Gebrauch von Emetin-Wismutjodid in keratinisierten Pillen. — Der Ipekakuanha gleichwertig und manchmal überlegen soll ein mexikanisches Dysenteriemittel: Chaporro amargosa sein (P. J. Nixon, S. Shepheard und D. G. Lillie). E. P. Pick und R. Wasicky weisen darauf hin, daß intravenöse Injektionen von Papaverin vielleicht ebenso gut oder noch besser als Emetin die Dysenterieamöben vertilgen, da dieselben höchst papaverinempfindlich seien.

F. Stuhlhemmende Medikamente („Stopfmittel“).

Wir müssen hier zunächst rückverweisen auf Diätmaßnahmen, durch welche wir jeweilig erregende, abnorme chemische Reize bringende Stoffe vom Darm fernhalten; ferner auf Wirkung von Säuren, Antiseptika, Fermenten und vor allem auf die sekretionsvermindernden, reizlindernden Adstringentia. Die letzteren sind die praktisch weitaus wichtigsten „Stopfmittel“, die wir im Bedarfsfalle um so mehr bevorzugen sollen, als sie nur selten und nur bei mißbräuchlich hohen Gaben ein „Überstopfen“ veranlassen. Am ehesten kommt allzu starke und allzu lange Wirkung der Adstringentia bei den Gerbsäurepräparaten, höchst selten bei den Wismutpräparaten vor.

Ganz andere Angriffspunkte als die bisher erwähnten Medikamente haben die jetzt zu besprechenden. Während die Adstringentia usw. auf den Darminhalt und daneben höchstens oberflächlich auf die Darmschleimhaut einwirken, greifen die folgenden am Nervensystem oder am Nerv-Muskelapparat des Darms an. Da wir es hier mit einem höchst verwickelten, aus Antagonisten aufgebauten Apparat zu tun haben, da die Nervina an beiden Systemen (am sympathischen und am parasympathischen) angreifen, da sich als mitbestimmende Größe die jeweilige Erregbarkeit des gesamten Nervmuskel- und Sekretionsapparates und die seiner einzelnen Teile einschiebt, ist die Gesamtwirkung von vornherein schwer zu berechnen, und selbst der Erfahrenste kann Irrtümer begehen und mit bescheidenen Gaben unerwünschte Überwirkung auslösen.

Opiate. Das mächtigste und unentbehrlichste Stopfmittel sind die Opiate. Die wesentlichste Wirkung kommt sicher dem Morfin zu, wie alle Tierversuche überzeugend dartun. Doch lehrt die klinische Erfahrung stets aufs neue, daß auch andere Alkaloide des Opiums an den günstigen Wirkungen auf den erkrankten menschlichen Darm mitbeteiligt sind, ohne daß es bisher gelungen wäre, für den „Synergismus der Opiumalkaloide“, für die Verstärkung der Morphium-Darmwirkung durch andere Alkaloide, eine befriedigende Formel zu finden. Der Praktiker hält sich daher mit Vorliebe an die alten Präparate wie Opium purum, Tinctura Opii, Extractum Opii oder an Präparate, welche ein Gemisch der vornehmsten Opiumalkaloide enthalten wie Pantopon und ähnliche (s. unten).

Die Darmwirkung des Opiums ist noch nicht ganz geklärt. Sowohl Opium wie sein wichtigstes Alkaloid Morphium sind Medikamente, für die das gesamte

Nervensystem (Zentrale Ganglien, peripherische Ganglien, Endapparate) mit Ausnahme der leitenden Nervenfaser Angriffspunkte bietet, wenn auch bestimmte Abschnitte teils von Natur aus, teils infolge besonderer pathologischer Umstände empfänglicher dafür sind. Dies macht es verständlich, daß man wohl von bekannten, leicht zu bemessenden Allgemeinwirkungen auf den Darm und auch von dieser oder jener immer wiederkehrenden Einzelwirkung des Morphiums und seiner Verwandten sprechen kann, daß es aber noch nicht gelang, die Gesamtwirkung glatt in die Summe der Einzelwirkungen aufzulösen. Die Einzelwirkungen sind zu verschieden und können sich gegenseitig kompensieren und überkompensieren. Vgl. über Opium S. 707.

Von Einzelwirkungen wird angegeben (im wesentlichen nach H. Meyer und R. Gottlieb):

1. Verzögerung des Chymusabschubs aus dem Magen in den Darm (Morphinwirkung im Gegensatz zu dem pyloruserschlaffenden Papaverin!).

2. Hemmung der Sekretionen. Als primäre Wirkung ist nur eine schnell vorübergehende Hemmung der Magen- und Pankreassekretion nachgewiesen (F. Riegel, O. Cohnheim und G. Modrakowski). Am Magen schlägt diese Phase sogar in Hypersekretion um, die lange andauert (Riegel). Wenn trotzdem, wie es offenbar der Fall, Opiate — speziell Morphium — die Gesamtsekretion des Darms und der anhängenden Drüsen hemmt, so kann dies nicht auf primärer Beeinflussung der Drüsen, sondern auf Dämpfung der auf die Drüsen übertragenen reflektorischen und zentrifugalen Erregungen beruhen (Punkt 3 und 6).

3. Dämpfung der Reflexerregbarkeit des Darms auf Reize.

4. Geringere Lebhaftigkeit der Peristaltik und damit Verzögerung des Transports durch den Darm. Es wird nicht übereinstimmend angegeben, ob diese Hemmung sich mehr auf den Dünndarm oder auf den Dickdarm erstreckt. Obwohl zentripetale Hemmung mitspielt, ist doch sicher auch der motorische Apparat des Darms selbst ein Angriffspunkt für Opiate (P. Trendelenburg); also lokale Wirkung!

5. Verzögerung des Übertritts von Chymus aus dem Dünndarm in den Dickdarm durch verstärkten Tonus des Klappensphinkters (E. Stierlin und N. Schapiro).

6. Zentral-analgetische Wirkung, wodurch die vom Darm ausgelösten Unlustempfindungen gedämpft, die Bauchpresse gelockert, die Unruhe des Kranken gemindert, zentripetale Erregungen ausgeschaltet werden. Dies alles trägt erheblich zur Beruhigung des Darms bei.

In den wesentlichen Stücken (Verzögerung des Transports und Hemmung der Sekretion) wirken Opiate so, wie es erhöhter Tonus des Sympathikus täte (S. 15, 49). Die Gesamtwirkung ist jedenfalls eine Beruhigung des Darms und damit entfalten die Opiate entzündungswidrige Eigenschaft, die allerdings durch andere Schädlichkeiten überboten werden kann. Denn wir dürfen uns nicht verhehlen, daß wir durch Hemmung des Transports auch das Anhäufen von Mikroben und namentlich von Produkten der Mikroben begünstigen; der von ihnen ausgehende entzündungserregende und toxische Reiz macht die Stopfmittel und vor allem die Opiate immer zu einer zweischneidigen Waffe. Für die Opiate gilt dies mehr als für andere Medikamente, weil wir nicht mit voller Bestimmtheit voraussagen können, wann die hemmende Wirkung abgelaufen sein wird. Sie kann sich unerwünscht lange hinziehen, und es können schädliche, reizende Gegenmaßregeln nötig werden, wenn wir sie später abkürzen und durchbrechen wollen.

Wir treten hier nicht im einzelnen in die höchst verwickelten pharmakologischen Fragen über die Darmwirkungen der Opiumalkaloide ein. Ein vortreffliches, alles wesentliche berücksichtigendes Referat erstattete jüngst H. Fühner.

Opiumpräparate. Wie oben bemerkt (S. 240), hält sich die ärztliche Praxis mit Vorliebe an die altbewährten Formen (Opium purum, Tinct. Opii, Extr. Opii) und sie zieht mit Recht die innerliche Darreichung den subkutanen Injektionen vor, wenn der stopfende Einfluß im Vordergrund stehen soll. Der erste geglückte Versuch, den Synergismus der Opiumalkaloide beizubehalten, die unnützen Beistoffe aber zu entfernen, verwirklichte sich im Pantopon (Mischung der an Salzsäure gebundenen sämtlichen Opiumalkaloide).

Ihm folgten viele ähnliche Präparate wie Domopon, Glykopon, Holopon, Laudanon, Nealpon, Pavon, Totopon, Glykomecon. Wir heben unter ihnen auf Grund eigener Erfahrung das Laudanon (E. St. Faust) hervor, das — soweit der Darm in Frage kommt — uns mehr als das Pantopon befriedigte; es hat auch in pharmakologischer Hinsicht Vorzüge, da es nach H. Fühner, im Gegensatz zu Pantopon, zweifellos gleichmäßiger Zusammensetzung ist (Mittelere Dosis: 0,02 Laudanon = 0,01 Morphin + 0,01 Nebenalkaloide). Auf die Größe der Opium- und Opiumalkaloidgaben gehen wir hier nicht ein; sie wechselt zu sehr von Fall zu Fall. Nur der gleichzeitigen Gabe von Opium und Acidum tannicum sei Erwähnung getan. Tannin ist ein alkaloidfällender Stoff. Dem oftmals geäußerten Bedenken gegen Verbindung von Opium und Tannin steht die praktische Erfahrung gegenüber. Wahrscheinlich werden die gerbsauren Alkaloide durch das Tannin vor Resorption im Magen geschützt, so daß sie im Darm nach langsamer Wiederablösung vom Tannin lokal angreifen können. Es ist unmöglich, die einzelnen, neueren, dem Pantopon nachgebildeten Präparate jetzt schon, vom Standpunkt der Darmtherapie aus, gegeneinander abzuwägen. Ob sich alles bewährt, was von den Einzelpräparaten im Vergleich mit anderen gerühmt wird, steht dahin. Eine Übersicht findet sich in dem Referat von S. Meidner.

Von Einzelalkaloiden des Opiums sind hervorzuheben:

Codein. Bei ihm ist die hemmende Wirkung auf den Darm stärker betont als beim Morphium; es steht darin freilich zurück gegenüber den Mischpräparaten (Opium, Pantopon usw.).

Papaverin erlangte neuerdings größere Bedeutung, namentlich auf die Arbeiten J. Pal's hin. Er erkannte es als vortreffliches Antitonikum für die glatte Muskulatur; als solches verschafft es sich namentlich da Geltung, wo Krampf hinzutritt; es entspannt in Gaben, die andere Nebenwirkungen noch nicht hervorrufen. Demgemäß bewährte es sich gegen Pylorospasmus, gegen spastischen Einschlag bei chronischer Obstipation und gegen Sphinkterkrampf bei Erkrankungen des Enddarms, z. B. auch bei Ruhr (K. Walko, E. Adler u. a.; Übersicht bei H. Fühner und S. Meidner). Besonders gut bewährte sich Verbindung mit Atropin; beide wirken gleichgerichtet, wenn auch nicht gleichartig auf Spasmus (H. Januschke). Gabe 0,03—0,06 innerlich oder subkutan oder in Suppositorien.

Uzara (aus der Wurzel einer Asklepiadee) hat ebenso wie Opium darmberuhigende Eigenschaft; daneben soll es blutdrucksteigernd wirken (C. Bachem, A. Gürber und E. Frey). Wie die Opiumalkaloide haben die wirksamen Bestandteile der Uzara (Glykoside?) am Darm verschiedene Angriffspunkte. Nach O. Hirz verstärkt Uzara den Tonus des sympathischen Hemmungsapparates, während E. P. Pick und R. Wasicky direkte Wirkung auf die glatte Muskulatur fanden (ähnlich wie bei Papaverin). Theoretisch wäre damit Uzara ein Beruhigungsmittel erster Ordnung für den Darm. Die praktischen Erfahrungen sind noch nicht abgeschossen (A. Gürber, L. Brauer, K. Ochsenius, O. Hirz, Ruhrdebatte auf dem Warschauer Kongreß für innere Medizin 1916). Vor allem ließen sich die Indikationen noch nicht scharf herausarbeiten. Die auf Bekämpfung der Bazillenruhr gesetzten Hoffnungen schlugen fehl. Mit der Mehrzahl der Autoren stimmen wir darin überein, daß Uzara als Antidiarrhoikum sich manchmal ganz überraschend gut bewährt; ihre Wirkung aber unsicher ist. Da Uzara frei von üblen Nebenwirkungen, sind planmäßig angelegte Versuche größeren Stils wünschenswert. Das neue umfassende Referat Gürber's (1920) wird ihr neue Freunde werben.

Gabe: Uzaratabletten (5 mg), 3—4 Stück mehrmals täglich; Liquor Uzarae (in 1 ccm = 0,04 g Uzaron), mehrmals täglich 25—30 Tropfen, nach C. Bachem am besten mit Ta. Cinnamoni gemischt — Uzaratan (eine Uzara-Tannin-Mischung in Tablettenform; mehrmals täglich 3—4 Tabletten (O. Hirz).

Suprarenin. Da das sympathische System als Hemmungsnerv für Motilität und Sekretion des Darmes dient (S. 15), lag es nahe, seinen Tonus durch Suprarenin zu verstärken. Diesen Weg beschritten zuerst auf C. von Noorden's Wiener Klinik H. Eppinger und K. H. von Noorden (jun.) bei Basedowischen Diarrhöen und erzielten guten Erfolg (30 Tropfen 1 promilliger Suprareninlösung auf 300 ccm Wasser als Klistier). Suprarenin verzögert den Transport des Wismutbreies durch den Darm (G. Katsch). F. v. Gröer lobt Suprarenin außerordentlich bei krampfhaften Schmerzen und blutigen Diarrhöen der

Ruhrkranken (innerlich zweistündlich 15—20 Tropfen Suprarenin Höchst, bzw. Einläufe von Lösungen 1:1 000 000 bis 1:500 000). Besonders kräftig tritt J. Strasburger für Suprarenin als Antidiarrhoicum ein: drei- bis viermal täglich 15—20 Tropfen Suprarenin Höchst (1:1000) innerlich oder noch besser Einläufe von 1 ccm Suprarenin in $^1/_2$ l Wasser; er sah nach den Einläufen wesentliche Verminderung der Schleimproduktion und hebt die entzündungswidrige Eigenschaft des Suprarenins (H. Januschke) stark hervor. Vergl. S. 315, 318, 319.

Wir haben seit der oben erwähnten ersten Mitteilung aus der Wiener Klinik an den Suprarenin-Einläufen festgehalten und verfügen über ansehnliche Erfahrung. Sie bewähren sich entschieden besser als die orale Zufuhr. Man kann die Konzentration bis zu 1 ccm Suprarenin (1 : 1000) auf 200 oder gar 100 ccm Wasser steigern, wenn man nur auf den Enddarm einwirken will. Diese Klistiere sind brauchbar und oft von überraschendem Erfolg bei Entzündungen des Unterdarms, bei Tenesmus und namentlich bei Zuständen, wo neuropathischer Einschlag irgend welcher Art die Peristaltik des Darms mitbeeinflußt. Allerdings darf man nicht zu viel erwarten. Gegen die bakterielle Zersetzung und Giftproduktion hilft Suprarenin durchaus nicht. Die oben genannten Dosen erwiesen sich als völlig unschädlich; sie haben auch nicht den geringsten Einfluß auf den Blutdruck. Es ist ja bekannt, daß Suprarenin vom Darm aus keinerlei Allgemeinwirkung entfaltet (S. Loewe), sondern nur lokal wirkt. Wir stimmen J. Strasburger bei, daß Suprarenin, in den zulässigen Dosen subkutan einverleibt, als Antidiarrhoicum versagt.

Atropin (bzw. Extract. Belladonnae) verhält sich eigenartig. Große Gaben wirken unter allen Umständen erschlaffend und lähmend auf den Darm, indem sie sowohl am Auerbachschen Plexus wie am Vagusplexus hemmend angreifen. Derartig große Gaben kommen therapeutisch fast nur bei Invaginationen in Frage. Bei abnorm gesteigertem Vagustonus, womit wir bei Neuropathen, aber auch bei Darmentzündungen, sehr oft zu rechnen haben, schalten schon kleine Mengen Atropin (im Mittel = 0,001 g subkutan) den peristaltikfördernden Tonus des Vagusplexus aus und wirken damit beruhigend auf den Darm. Dies äußert sich zwar vorzugsweise in Lösung abnormer, lokaler Spasmen (G. Boehm); der Vagus kann aber auch die gesamte Peristaltik steigern, und dann wirkt Atropin peristaltikhemmend. Am auffallendsten ist dies bei verstärkter Peristaltik des Dickdarms, die durch Reizzustände des Rektum oder des Sigma bedingt sind. Hier wirkt Atropin durchaus gleichsinnig mit Suprarenin, nur mit dem Unterschied, daß letzteres den sympathischen Hemmungsapparat reizt, Atropin den fördernden parasympathischen Apparat lähmt (bei Ruhr: W. Usener, L. Brauer). Unter Umständen ist Atropin aber auch ein Erregungsmittel für den Darm (S. 227). Der Mechanismus ist nach H. Meyer und R. Gottlieb folgender: kleine Mengen Atropin erregen den Auerbachschen Plexus. Wenn aus irgend einem Grunde der Tonus des exitomotorischen parasympathischen Plexus gering ist, wird er auch durch kleine Atropingaben nicht wesentlich tiefer gedrückt; dann überwiegt die Erregung des Auerbachschen Plexus; der Erfolg ist lebhaft gesteigerte Peristaltik. Daraus wird verständlich, daß wir dem Atropin unter den stuhlfördernden Medikamenten schon begegneten.

Wir dürfen nicht übersehen, daß Atropin auch ein sekretionshemmendes Mittel ist, was sehr deutlich an den Drüsen der Mundhöhle, des Magens und des Dünndarms hervortritt (B. P. Babkin). Das ist für seine antidiarrhoische Wirkung von Belang, und der lähmende Einfluß auf die gefäßerweiternden parasympathischen Fasern rückt das Atropin vielleicht auch in die Gruppe entzündungswidriger Darmmittel. (An der Haut erweitert Atropin die Gefäße; dies ist aber nicht auf andere Blutgefäße übertragbar!).

Alles in allem ist Atropin ein Proteus unter den Darmmitteln, weil man ganz verschiedene Ausschläge damit erzielen kann. Es ist zugleich eines der wichtigsten und vielseitigsten. Es richtig anzuwenden und seine Tragweite voll auszunützen, setzt aber große persönliche Erfahrung über Atropinbehandlung voraus. Bei keinem anderen Medikament ist es gleich schwer, Leitsätze aufzustellen.

Gabe: Das meist verwendete Extr. Bellad. sollte zugunsten des scharf zu dosierenden Atropins aufgegeben werden. Auch für rektale Einfuhr ziehen wir Atropin vor (am besten in Form von Mikroklysma; 0,5 bis 1,0 mg in 10 ccm Wasser). Von unmittelbarer Wirkung auf den Dickdarm abgesehen, kommt aber das Atropin am Darm ebenso gut bei oraler Zufuhr wie bei der von uns in klinischer Behandlung bevorzugten subkutanen Injektion zur Geltung (Einzeldosis in beiden Fällen 0,5 bis 1,5 mg; meist 1,0). Eumydrin als Atropinersatz (O. H. Keßler) wird gelobt, da es schwächer auf das Gehirn wirkt (S. 705).

Andere beruhigende Medikamente. Schon bei Wertung der Opiate wurde betont, daß ein großer Teil des Erfolgs auf zentral-analgetische Wirkung zurückgeführt werden müsse. Hiervon ausgehend bedienten wir uns statt des allzuleicht überstopfenden Opiums und Morphiums bei Erregungszuständen des Darms, auch bei solchen entzündlicher Art, anderer Beruhigungsmittel, die nicht unmittelbar auf den Darm einwirken. Als eigentliche Darmmittel wurden daneben nach Bedarf Adstringentia (s. unten) gereicht. Bei weitem am besten bewährte sich Somnazetin, in zweiter Stelle Adalin, in kleinen Gaben über den Tag verteilt (Somnazetin 3—4 mal täglich eine Tablette); der geringe Kodeingehalt des Somnazetins ist für den Darm selbst belanglos, was sich daraus ergibt, daß Somnazetin auch bei chronischer Stuhlträgheit nicht verstopfend wirkt; die Einzelgabe enthält 0,15 g Veronalnatrium, dessen Wirkung die im Somnazetin enthaltenen Begleitstoffe wesentlich verstärken (von Noorden). Adalin (3—4 mal täglich 0,25—0,3 g). Bei verteilter Gabe wirkt weder das eine noch das andere ermüdend und einschläfernd am Tage, begünstigt aber den Nachtschlaf. Als darmberuhigend und zweifellos mit entzündungswidriger Eigenschaft ausgestattet ist auch zu nennen das Atophan in Verbindung mit Oleum Santali und Calcium carbonicum (J. Pohl, E. Starkenstein); die Mischung wird aber nur in kleinen Einzelgaben gut vertragen (etwa: Atophan 0,3; Ol. Santali 0,2; Calc. carbon. 0,25; 3—4 Pulver täglich).

G. Adstringentia.

Die sogenannten Adstringentia vereinigen auf sich verschiedene Eigenschaften, die sie im einzelnen und ihrer Gesamtheit zu überaus wichtigen Darmheilmitteln stempeln. Ihre entzündungswidrige und bakterienfeindliche Gesamtwirkung würde rechtfertigen, sie auch bei den Antiseptika oder bei den Stopfmitteln zu besprechen. Doch verlangt die Mannigfaltigkeit ihrer Eigenschaft gesonderte Darstellung. Wir folgen hierbei den Angaben von H. Meyer und R. Gottlieb.

1. Fällung von Albuminoiden, wodurch der Darminhalt derbere, festere Beschaffenheit erhält.

2. Diese Fällung, bzw. Verdichtung erstreckt sich auch auf die alleräußersten Schichten der Schleimhautoberfläche, die dadurch mit einer Art Niederschlagsmembran überzogen wird; und diese dient als Schutz gegen chemische, bakterielle und mechanische Angriffe.

3. Minderung der Sekretion (R. Schütz), was einerseits auf der erwähnten Abdichtung der freien Epithelfläche und der Zellkittsubstanz beruht (R. Heinz), anderseits auch auf Abdichtung der Kapillaren. Dies hemmt die Sekretion von Schleim, bzw. die Transsudation von Plasma, das Auswandern und die Beweglichkeit der Leukozyten.

4. Von dem verdichtenden Einfluß auf die Proteine werden auch die Mikroben selbst betroffen, und ebenso ihre zytolytischen, albuminoiden Fermente und ihre Toxalbumine. Hierin und in Beschränkung des fäulnisfähigen Sekrets gipfelt die antiseptische Eigenschaft der Adstringentia.

5. Die Verengerung der Kapillaren und relative Trockenheit der Schleimhautoberfläche setzt die Sensibilität (Reiz- und Reflexempfindlichkeit) der Darmwand herab.

Indem also Reize unterdrückt (chemisch-physikalischer Einfluß auf Chymus, auf Bakterien und Bakterienprodukte), indem die Angriffe der Reize auf die Oberfläche erschwert (Niederschlagsmembran), indem die Sekretion

und Exsudation erschwert und die Gefäße verengert werden, ist die Gesamtwirkung der Adstringentia eine entzündungswidrige.

Gerbsäure und gerbsäurehaltige Präparate. Drogen, welche Gerbsäure
enthalten, gehören zu den ältesten Adstringentia. Gerbsäure selbst (Tannin)
eignet sich nicht, da sie schon im Magen Eiweißkörper antrifft, und da sich in
Bindung mit ihnen ihre Wirksamkeit erschöpft. Besser waren die altbekannten
Drogen: Ratanha, Catechu, Blauholz (Lign. Campechian.), Eichenrinde,
Eicheln, Grüne Walnußschale u. a. Ihre Dekokte führen Pflanzenschleime
(Hemizellulosen) mit, die im Magen nicht angreifbar sind und die Gerbsäure
in den Darm verschleppen. Bei leichteren Störungen sind sie auch heute noch
als Hausmittel und in ärztlicher Praxis beliebt und ausreichend. Ihre Extrakte
(Tinkturen), die der Schleimstoffe ermangeln, sind bei weitem weniger wirksam,
bzw. bedürfen sie der Einhüllung in Pflanzenschleime (Mucil. Gi. Arab., Agar-
Agar, Gummi Tragacanthemulsionen). Wirksamer und beliebter sind jetzt
Gerbsäurepräparate, die weder Mund- und Magenschleimhaut anätzen noch
bei saurer Reaktion zerstört werden, sondern erst im Darm bei alkalischer
Reaktion zerfallen und die wirksame Gerbsäure abspalten. Wir erwähnen von
ihnen: Tannigen (Diazetylgerbsäure, Tagesdosis 2—4 g); Tannalbin (Gerb-
säurealbuminat, Tagesdosis 6—8 g); Tannokoll (Gerbsäureleimverbindung,
Tagesdosis 6—8 g); Tannismut (Bismutum bitannicum, Tagesdosis 3—4 g);
Tannyl (Oxychlorkaseintannat, Tagesdosis 2—5 g in Schleimabkochungen);
Tannothymal (Tannin-Formal-Tymolverbindung, Tagesdosis 3—4 g); Noven-
terol (Tannin-Eiweiß-Aluminiumverbindung, C. Bachem, Tagesdosis 3 g);
Etelen (Triazetyläthylester der Gallussäure, verwandt dem Tannigen, F. Loewenthal, O. Seifert, Tagesdosis je nach Schwere des Falles 2—8 g); Optannin
(basisches Kalksalz der Gerbsäure, G. Klemperer, Tagesdosis 2—3 g); Pankreon (S. 217), Multanin (Aluminium subtannicum, G. A. Waetzoldt,
3—10 mal täglich 1 Tablette zu 0,5 g). Bei der heutigen Art der arzneiemp-
fehlenden Literatur wird natürlich jedes einzelne Präparat als das beste, jedes
neue als ein Fortschritt gegenüber dem früheren gepriesen. Kritisch gehaltene,
vergleichende Untersuchungen liegen nicht vor. Fernwirkungen der Gerbsäure wurden bisher nicht bekannt; daher klingt J. Hammacher's Bericht
über günstige Erfolge intramuskulärer Tannininjektionen bei Amöbenruhr etwas
unwahrscheinlich. Einen der Gerbsäure ähnlich wirkenden Bitterstoff (Cotoin,
Paracotoin) enthält die Kotorinde. Das Glykosid Cotoinum verum (Tagesdosis 0,3—0,5 g), soll besser als die Rinde vertragen werden. Es ist noch
nicht genügend erprobt (A. Jodlbauer und S. Kurz).

Wismutpräparate. Noch beliebter als Gerbsäure wurden die Wismutpräparate. Für ihre allgemeine Wirkungsweise trifft durchaus zu, was einleitend über Adstringentia im allgemeinen gesagt wurde. Wir dürfen uns nicht
verhehlen, daß wir mit Wismutsalzen Gifte einführen, die nur deshalb nicht
schaden, weil sie überaus schwer löslich sind. Dies gilt aber nicht uneingeschränkt.
Man weiß z. B., daß Wismutsalze mit frischen Wunden in Berührung gebracht,
zerlegt werden, und daß das resorbierte Wismut dann Nieren-, Mund- und
Dickdarmentzündung bringen kann, ähnlich wie Quecksilber. Auch die gewaltigen Wismutsalzmengen, die man bei Röntgendurchleuchtung als Kontrastmahlzeit gab, brachten einige Male bedenkliche Intoxikationen; man ging daher
zu Barium sulfuricum und anderen schweren Erdalkalien über. Bei Magen-
und Darmentzündungen und bei den chronischen Magen- und Darmgeschwüren
sind ähnlich üble Erscheinungen wie bei frischen Wunden überaus selten. Mittelschwere Stomatitis sahen wir allerdings auch einige Male nach mehrtägiger Gabe
von 2—3 g Bismut. subnitricum. (Über Wismutvergiftungen vgl. W. Erben).
Alle Wismutsalze binden im Dickdarm SH_2 und entfernen damit einen

darmreizenden und peristaltikfördernden Stoff; es entsteht schwarzes Schwefelwismut. Die Zahl der Wismutpräparate ist noch größer, als die der Tanninpräparate. Wir greifen die wichtigsten heraus:

Bismutum subnitricum, früher das beherrschende Präparat. In kleinen Mengen wird daraus immer Salpetersäure abgespalten, die die adstringierende Wirkung auf die Darmepithelien unterstützt (H. Meyer und R. Gottlieb); anderseits ist die Bildung größerer Mengen Salpetersäure bedenklich, und es sind infolge der im Darm erfolgenden Reduktion zu salpetriger Säure mehrfach böse Vergiftungen vorgekommen, so daß man jetzt andere Wismutverbindungen bevorzugt: Bismutum carbonicum, bei größeren Wismutgaben (Röntgendiagnostik, Wundbehandlung bei Magen- und Duodenalgeschwür jetzt bevorzugt; C. von Noorden empfahl es zum Einspritzen ins Duodenum bei dort sitzenden Geschwüren (10 g in 40 g Wasser aufgeschwemmt). Bismutum subsalizylicum; Bismutum subgallicum (Dermatol); Bismutum tannicum; Bismutum bitannicum; Bismon (kolloidales Wismutoxyd); Xeroform (Tribromphenolwismut); Bismutose (Wismut-Eiweißverbindung; Orphol (Bismutum naphtholicum); Thioform (Bismutum dithiosalizylicum). Die gewöhnlichen Tagesgaben aller dieser Präparate bei Durchfällen sind 1—3 g; gewöhnlich genügen zweimalige Gaben von je 1 g, am besten früh morgens und abends vor dem Schlafen. Verbindung mit Opiaten ist erlaubt. Die genannten Gaben lassen sich fast immer wochenlang ohne Nachteil fortsetzen. Wesentliche Unterschiede in der Wirkung kann man den Einzelpräparaten kaum zuerkennen. Wir selbst benützten zumeist Dermatol und Thioform.

Aluminiumverbindungen. Von ihnen ist Alaun zum innerlichen Gebrauche ungeeignet, da er vom Magen aus Übelkeit und Erbrechen erregt. Zu Darmspülungen wird er manchmal benützt, meist aber durch Liq. Alum. acetici oder Liq. alum. acetico-tartarici in 40—50facher Verdünnung ersetzt. Zum innerlichen Gebrauch empfehlen M. Cloetta und E. Liebmann als gutes Adstringens kolloidales Aluminiumoxyd (2—3 mal täglich etwa 6 g; in Tablettenform unter dem Namen „Alutan" im Handel).

Silberverbindungen. Höllensteinlösung und ähnliches ist wegen ihrer adstringierenden und gleichzeitig stark bakteriziden Eigenschaften für Magen- und Dickdarmspülungen sehr beliebt (Verdünnung 1 : 5000 bis 1 : 3000); da Argentum nitricum aber in Gegenwart von Kochsalz sofort das unlösliche und unwirksame Chlorsilber bildet, ist es für innerliche Darmtherapie unbrauchbar. Argentum proteinicum (Protargol) und Argentum colloidale (Kollargol und Elektrargol) wurden zwar versucht, konnten sich aber bisher als Darmadstringens für innerlichen Gebrauch nicht durchsetzen.

Kalksalze besitzen in ausgesprochener Weise die guten Eigenschaften der Adstringentia. Indem sie die Gefäßwände durch ihren Einfluß auf die Endothel-Kittsubstanz dichten, wirken sie unmittelbar entzündungswidrig. Indem die Kalksalze die Sekretion vermindern, dämpfen sie indirekt die Darmperistaltik, wie J. B. McCallum zuerst nachwies. Der bei Gebrauch von Kalksalben an der Haut leicht kontrollierbare günstige Einfluß auf Gesundung des Epithels und auf den Ablauf von Entzündungen wiederholt sich im Darm. Unter Umständen wird auch die säurebindende Kraft des kohlensauren Kalkes nützlich (S. 216). Für innerlichen Gebrauch bei Darmkranken wird es kaum durch ein anderes übertroffen. Phosphorsaurer Kalk ist unzweckmäßig, da Phosphorsäure Kalzium fest bindet und unwirksam macht. Ein natürliches kalkreiches Nahrungsmittel ist frischer Käse (Topfen, Quark), der im Larosan (Kalkeiweiß) eine mit Kalk angereicherte, aber sehr kostspielige und entbehrliche Nachahmung fand. Chlorkalzium kann vom Magen aus nicht in hinreichenden Mengen einverleibt werden, eignet sich aber vortrefflich für Darmspülungen, deren entzündungswidrige Eigenschaft H. Leo mit Recht stark betont ($1—2\%$ Lösung). Wir selbst machten bei Mastdarm und Dickdarmentzündungen günstige Erfahrungen damit. Für Mastdarm- und Dickdarmspülungen sollte man sich auch der Aqua Calcariae erinnern, die ausgesprochen schleimlösende Eigenschaft hat (H. Meyer und R. Gottlieb). Wir benützten sie gern zur Beseitigung der derben, verfilzten Schleimmassen in Fällen von Colica mucosa (Colitis pseudomembranacea), nachdem C. von Noorden schon vor langer Zeit die günstige Wirkung innerlicher Kalktherapie bei dieser Krankheit hervorgehoben hatte. Kalksalze sind übrigens auch bei intravenöser Injektion entzündungswidrig (R. Chiari und H. Januschke), wozu sich am besten die von E. Ebstein empfohlene Cl_2Ca-ClNa-Lösung eignet (5—10 ccm, $10^0/_0$ ClNa $+ 0,2^0/_0$ Cl_2Ca, steril in Ampullen). Zu nennen ist ferner der Kalziumchlorid-Harnstoff von C. W. Rose (5—20 ccm der unter dem Namen ,,Afenil" in sterilen Ampullen käuflichen $10^0/_0$igen Lösung). Ca Cl_2-Harnstoff veranlaßt aber hier und da schnelle Blutgerinnung; wir möchten es also einstweilen noch nicht empfehlen. Zur intramuskulären Injektion dient Kalzine (Chlorkalzium-Gelatine Merck; A. Müller und P. Saxl). Obwohl die intramuskulären und intravenösen Kalksalzinjektionen, auf Fernwirkung berechnet, hauptsächlich zum Stillen innerer Blutungen — auch Magen und Darmblutungen — empfohlen sind und sich dafür bewährt haben, scheinen sie uns auch bei Darmentzündungen nützlich zu sein. Abschließendes können wir darüber noch nicht berichten.

III. Physikalische Behandlung.

1. Massage wurde zwar bei allen möglichen Darmkrankheiten empfohlen und versucht, hat sich aber nur bei wenigen rückhaltslose Anerkennung erfahrener Praktiker erworben. Wir dürfen nicht übersehen, daß Bauchmassage weit über die Machtsphäre des Arztes hinaus ein Allerweltsheilmittel geworden ist; sie wurde vielfach zu einer durch die Mode diktierten Gewohnheit. Fettanreicherung der Bauchdecken läßt oft zur Massage greifen; dabei nützt sie nichts, schadet aber auch nichts. Weniger günstig läßt sich über Harmlosigkeit der Massage urteilen, wenn Männer oder Frauen über leichte Beschwerden wie geringe Unregelmäßigkeiten des Stuhls, leichte Flatulenz (,,versetzte Winde"), leichte Leibschmerzen, Gefühl des Vollseins und ähnlichem klagen und dann sich dem Masseur ausliefern, ohne daß festgestellt ist, worauf jene Beschwerden beruhen. Hinter ihnen verstecken sich oft beginnende ernstere Erkrankungen, die an ganz anderer Stelle und auf ganz andere Weise angepackt werden müßten, z. B. echte Darmkatarrhe, Darmkarzinom, besonders häufig Kreislaufstörungen infolge von Herz- und Arterienkrankheiten. Oft wird viel kostbare Zeit verloren, bevor man den Arzt befragt. Es muß aber auch ausgesprochen werden, daß noch immer — jetzt glücklicherweise seltener als früher — bei jenen leichten und anscheinend unschuldigen Beschwerden der Arzt selbst sogleich, ohne in genauere Prüfung der Sachlage einzutreten, einen ,,besonders geschickten Masseur" empfiehlt und ihm das weitere überläßt.

Wie Bauchmassage auf den Darm wirkt, ist trotz aller Theorien und trotz aller darauf gerichteten Untersuchungen auch heute noch nicht klar gestellt. Das dürftige Ergebnis bei solch einfacher Frage bestätigt die Annahme, daß die unmittelbare Wirkung gering ist. Wir wollen uns im folgenden nur an praktisch erprobtes halten.

Methode. Es muß für völlige Entspannung der Bauchdecken gesorgt werden. Flache Rückenlage ist die beste. Bei manchen hilft Anziehen der Beine den Bauch entspannen, bei anderen nicht. Sicher erreicht man dies im Bade. Es gehört zu den wesentlichen Kunstfertigkeiten des Masseurs, durch Ablenkung der Aufmerksamkeit und durch die Art des Streichens das völlige Entspannen der Muskeln zu erzwingen. Dazu bedarf es oft längeren Einübens zwischen Masseur und Patient, und dies erklärt, warum viele Kranke behaupten, nur ein bestimmter Masseur treffe bei ihnen das richtige.

Die Handgriffe bestehen in 1. Effleurage: reibende Bewegungen der flachen Hände über den ganzen Bauch; Kreisbewegungen; dabei langsames Eindrücken der Bauchdecken. 2. **Petrissage**: Durchwalken und Kneten der einzelnen Darmabschnitte, besonders des Dickdarms, dessen Verlauf man zu folgen pflegt. Gerade über Petrissage bestehen zahlreiche Einzelvorschriften. Jede Schule, fast jeder Masseur hat sein eigenes Verfahren. Petrissage ist der heikelste Teil der Massage. Bei entzündlichen Vorgängen irgend welcher Art am Darm und am Peritoneum, bei Geschwüren, Geschwulsten, brüchigen Gefäßen kann allerlei Unheil angerichtet werden. Wir können nicht wie Ad. Schmidt in der I. Auflage sagen, daß wir trotz eigener Bedenken noch niemals wirkliches Unheil daraus hätten erwachsen sehen. Erst vor kurzem sahen wir einen Patienten, der wegen leichter Beschwerden sich etwa eine Woche lang täglich hatte massieren lassen und dann unmittelbar nach einer Massage heftige Hämatemesis bekam, die, wie sich weiterhin herausstellte, auf Ulcus duodeni beruhte. 3. **Tapotement**: Beklatschen des ganzen Bauches mit der flachen Hand oder mit den federartig über die Ulnarseite der Hand geschleuderten Fingerspitzen, ein namentlich bei Fettbäuchen beliebtes, recht unschuldiges Verfahren. 4. Ein kombiniertes, im wesentlichen sich der Petrissage anlehnendes Verfahren ist die Cederschiold'sche Massage mit rhythmischem Druck; neuerdings von G. B. Schmidt befürwortet.

Als Ersatz für die Handmassage dient auch die sogenannte Vibrationsmassage, wofür zahlreiche treffliche, elektrisch angetriebene Apparate zur Verfügung stehen. Wir möchten uns recht günstig über das Verfahren äußern. Zur Behandlung von Bauchmuskelschwäche und von Adhäsionen ist es nicht geeignet. Im übrigen läßt sich aber — trotz gegenteiliger Behauptung interessierter Kreise — alles damit erreichen, was auch die Handmassage leistet.

Die Kugelmassage (Holzkugeln mit Schrot gefüllt), die Selbstmassage mit eigener Hand, sind Behelfe, die — so unvollkommen sie erscheinen — doch für manche Zwecke, z. B. zum Auslösen peristaltischer Wellen, sich ebensogut bewähren wie kunstgerechtes Streichen eines schwedischen Masseurs. Eine besondere Art der Selbstmassage ist das Ausstreichen des Dammes bei Kotverhärtung (W. Ebstein, F. Gumprecht, S. 392).

Indikationen. Wir besprechen hier nur das Wichtigste und verweisen im übrigen auf den speziellen Teil des Werkes.

Bauchmuskelschwäche, wie sie nach Schwangerschaften, nach Überdehnung durch Aszites oder Fettsucht des Mesenterium, nach Infektionskrankheiten oftmals zurückbleibt. Dies ist das dankbarste Gebiet für planmäßige Bauchmassage. Kräftigung der Bauchmuskeln kommt auch der Darmarbeit zu gute. Um der massierenden Hand oder dem Ansatzstück des Vibrationsapparates einen gewissen Halt zu geben, ist es unter Umständen von Vorteil, sich der von Clemm empfohlenen CO_2-Füllung des Darms zu bedienen.

Darmadhäsionen mit erschwerter Darmpassage. Auch dies ist ein dankbares Feld für Massage, aber auch ein sehr verantwortungsvolles. Nur die Handmassage ist geeignet. Das Bemühen, Adhäsionen mittels Massage zu lockern, dürfte wohl niemals Erfolg haben. Jedenfalls liegt kein Beweis dafür vor, daß dies jemals gelang. Aber die von den Adhäsionen abhängigen Beschwerden können durch geschickte Massage wesentlich gemildert, das Fortschreiten von Chymus, Kot und Gasen wesentlich gefördert werden. Den Erfolg zeigen die Veränderungen der Bauchdeckenkonturen, die hörbaren Darmgeräusche, der Abgang von Flatus, das Nachlassen subjektiver Beschwerden an. Der unmittelbare und stets wiederkehrende Erfolg ist oft sehr überraschend. Auch bei der Hirschsprungschen Krankheit kann die Massage einiges leisten.

Atonie des Darms. Die reinen Formen von Atonie, wie sie manchmal nach Bauchoperationen und im Verlauf von akuten Infektionskrankheiten entstehen, sind kein geeignetes Feld für Massage. Nach Operationen verbietet sie sich von selbst. Bei Atonie im Verlauf von Infektionskrankheiten sahen wir nicht den geringsten Vorteil davon, obwohl wir öfters berühmte Bauchmasseure zu Hilfe riefen. Physostigmin, unter Umständen auch Hormonal leisten viel Besseres. Wir erregen damit den Tonus der motorischen Darmplexus.

Tympanie. Wir trennen sie absichtlich von der Atonie. Beides wird oft fälschlich zusammengeworfen. Tympanie kann auf Atonie beruhen, ist aber häufiger auf abnorme Gasentwicklung, auf Passagehindernisse oder auf Luftschlucken zurückzuführen. Daß abnorme Gärungen nicht mittels Massage, sondern diätetisch und arzneilich zu behandeln sind, versteht sich von selbst;

bei Passagehindernissen, die zu allgemeiner Tympanie führen, ist Massage immer
bedenklich, der Erfolg höchst selten, kann aber immerhin mit Vorsicht versucht
werden, wenn man aus bestimmten Gründen eine Operation hinausschieben
will. Bei Luftschluckern, fast immer Neuropathen, tut Massage oft vortreffliche
Dienste. Wir überzeugten uns öfters, wie unter der Hand eines geschickten
Masseurs Winde über Winde abgingen, manchmal schon unmittelbar nach
Beginn der Massage. Erregung des Darms fand also jedenfalls statt. Nur ist
es fraglich, ob die Massage selbst die treibende Kraft war, und nicht vielmehr
eine zentrifugale, suggestive Beeinflussung der parasympathischen Plexus der
Darmwand. Vieles spricht dafür.

Stuhlträgheit. Hier wird Massage am häufigsten, aber auch mit
geringstem Rechte ausgeübt. Im allgemeinen hat man sich darauf geeinigt,
daß Massage um so weniger am Platze sei, je mehr spastische Zustände an der
Stuhlträgheit beteiligt sind. Wir halten dies insofern für berechtigt, als man
eine vorwiegend spastische Obstipation nur selten durch Massage allein (ohne
Suggestion!) wird heilen können; Nachteile, von denen in der Literatur hier
und da die Rede ist, sahen wir aber niemals. Dies möchten wir um so schärfer
betonen, als wir im übrigen die Massagebehandlung der Obstipation durchaus
nicht billigen. Gleichgültig ob klinisch sich als „spastische" oder als „atonische"
Form darstellend — in Wirklichkeit sind es fast immer Mischformen —, der
einzelne Defäkationsakt wird sehr häufig durch Massage gefördert und
ausgelöst. Wäre dies nicht der Fall, so hätte die Bauchmassage es niemals
zu hohem Ansehen bei den Konstipierten bringen können. Es sind jedenfalls
recht verwickelte Vorgänge, die den Erfolg bringen. Das Nervensystem ist
stark daran beteiligt. Daß die Kotmassen im Sinne der Peristaltik gleichsam
fortgeschoben werden, trifft nicht zu (Eltz); auch die moderne Röntgenuntersuchung weiß nichts darüber zu berichten; es wäre ihr nicht entgangen.
Anderseits genügt oft ein ganz leichtes, die Darmschlingen kaum erregendes
Streichen der Bauchhautdecken, um Stuhldrang auszulösen. Wir kennen überempfindliche Personen, die sich nur ungern den Bauch zwecks Untersuchung
abtasten lassen, weil sie dann sofort Stuhldrang bekommen. Manche finden
die Wirkung dieses stuhlfördernden Reizes an sich selbst aus; sie benützen
ihn täglich zum Erregen einer stuhlfördernden Welle, und ihr Darm wird ebenso
zum Sklaven dieser kleinen Manipulation wie der Darm anderer zum Sklaven
des Masseurs oder des Vibrationsapparates. Oft handelt es sich gar nicht um
echte Obstipation, sondern nur um Suggestion oder Autosuggestion derselben,
und therapeutisch kommt es nur darauf an, was stärker ist: die Suggestion
daß Obstipation bestehe und daß Stuhl ohne Massage nicht erfolgen könne,
oder die Suggestion, daß bei ruhigem Zuwarten der Stuhl von selber eintrete.
Immerhin ist an unmittelbar fördernder Wirkung des Massierens nicht zu zweifeln, gleichgültig ob wir eine reflektorisch von der Bauchhaut und auf den Darm
übertragenen Reiz oder einen psychoreflektorischen Reiz annehmen. Sicher
kommt beides vor, beim einen mehr dies, beim anderen mehr jenes. Auch die
Dauerwirkungen von Massagekuren sind verständlich; sie sind freilich nicht
so häufig, wie meist angenommen wird. Wir sehen sehr oft, daß nach irgend
einer erfolgreichen Behandlung der Obstipation, die zunächst nur Augenblicks-
wirkung anstrebt, der Stuhlgang regelmäßig bleibt, auch wenn das therapeutische
Verfahren abgeschlossen ist. Der Erfolg ist hier der Lehrmeister des Darms:
der Erfolg hat neurogene (meist psychogene) Hemmungen durchbrochen und
endgültig beseitigt. Der Dauererfolg der Massagebehandlung knüpft sich also
nicht nur an die Geschicklichkeit der massierenden Hand, sondern weit mehr
— vielleicht ausschließlich — an die suggestive Kraft des Masseurs
und der Methode, kurz an Glaube und Vertrauen. Vgl. S. 387.

Das sind gewiß Faktoren, die der Arzt therapeutisch ausnützen darf und soll. Im übrigen aber müssen wir betonen, daß die Darmmassage durchaus nicht das „natürlichste" Heilverfahren ist. Ganz im Gegenteil, es ist ein völlig unnatürliches Verfahren. Das Streichen, Pressen, Quetschen, Beklopfen des Bauches ist kein von der Natur vorgezeichneter Weg, das Vorwärtsschieben der Kotsäule und den Defäkationsakt auszulösen. Das sind vielmehr ganz widernatürliche Reizmittel. Der einzige natürliche Reiz soll vom Darminhalt ausgehen; er ist teils ein Spannungs-, teils ein chemischer Reiz; ersteres mehr im untersten Darm, letzteres mehr in oberen Abschnitten des Dickdarms. Daher ist die richtige Kostwahl die einzig richtige, naturgemäße Therapie der Stuhlträgheit, und ihr nicht allzufern steht die von Bekennern rein „physikalisch-diätetischer Heilmethoden" freilich verpönte Arzneibehandlung, dies insofern, als wir schon in der Nahrung teils gleiche, teils ähnliche, zum mindesten gleichgerichtete Stoffe aufnehmen, die für die Darmautomatik Reizmittel sind. Wir konzentrieren die Reizmittel nur in den Medikamenten, ohne darauf Wert zu legen, ob es in chemischer Hinsicht genau dieselben sind, welche in den gebräuchlichen Nahrungsmitteln vorkommen. Diese Betrachtung gilt wenigstens für die weitaus größte Zahl abführender Medikamente.

Darmkoliken. Massage kann aber auch darmberuhigend wirken. Welcher Arzt hat nicht schon gesehen, wie Kranke mit Darmkoliken — bei einfacher Enterokolitis, bei Cholera, selbst bei den Koliken der Darmstenosen — sich von Angehörigen und Pflegerinnen den Bauch leicht streicheln lassen; bald ohne Druck, bald mit gelindem Druck im Sinne einer sanften Effleurage? Der leichte Bauchdeckenreiz wirkt mildernd auf Häufigkeit und Gewalt der Spasmen. Wie es zu diesem Hemmungsreflex kommt, ist unbekannt. Schwache elektrische Ströme, die eben merkbar empfunden werden, können gleiche Dienste tun (S. 253).

2. Heilgymnastik arbeitet zum Teil mit ähnlichen Methoden wie Massage. Dahin gehören die als stuhlfördernd geltenden und oft auch wirksamen Streck- und Beugeübungen des Rumpfes, die starke Druckschwankungen im Bauch veranlassen und periodischem Pressen gleichkommen. Ferner die Walk- und Erschütterungsmaschinen nach Zanderschem und Hertzschem System, das Erschütterungs-Fahrrad, welches in keinem mediko-mechanischen Institut fehlt (übrigens ein beliebter, aber glücklicherweise meist erfolgloser Abtreibungsapparat!), das Reiten, das Rudern und der Ruderapparat. Ob die Erschütterungs- und Walkapparate die Peristaltik unmittelbar fördern, bleibe dahingestellt; jedenfalls können sie selbst bei leerem Enddarm Stuhldrang auslösen, wovon wir uns selbst überzeugten. Dies alles ist, sowohl hinsichtlich des augenblicklichen Erfolgs wie hinsichtlich etwaigen Dauererfolgs ebenso zu beurteilen wie Massage.

3. Bewegung. Es gilt vielen als ausgemacht, Bewegung fördere den Stuhlgang, Ruhe hemme ihn. Dies ist insofern richtig, als völlige körperliche Ruhe (Bettruhe) zweifellos darmberuhigend wirkt. Wir machen davon therapeutisch viel Gebrauch und bestehen darauf, daß Patienten mit akuten Reizzuständen des Darms sich ins Bett legen, auch wenn der Allgemeinzustand es im übrigen nicht fordert. Leider wird dies einfache und natürliche Beruhigungsmittel in seiner Tragweite oft nicht genügend gewürdigt. Man könnte manche Erkrankung damit abkürzen. Auch bei chronischen, entzündlich oder nervös bedingten Reizzuständen des Darms ist die reizmindernde Wirkung körperlicher Ruhe meist recht deutlich, obschon viele Ausnahmen vorkommen. Auch der Darmgesunde, der aus irgend welchen Gründen zu längerer Bettruhe genötigt ist, wird meist an gewisser Darmträgheit leiden. Wenn wir aber weiterschauen und den Einfluß sitzender Beschäftigung, mäßiger Bewegung, angestrengter körperlicher Arbeit, ausgiebiger Märsche miteinander vergleichen, so stoßen wir auf allergrößte

Verschiedenheiten und können zu einem durchstehenden Gesetze nicht gelangen. Es gibt recht zahlreiche Menschen, deren Darm bei körperlichen Anstrengungen, bei viel Bewegung im Freien, bei Bergwanderungen nicht besser, sondern viel träger arbeitet als bei ruhigem, häuslichen Leben. Die Verordnung „mehr körperliche Bewegung" kann in bezug auf Darmperistaltik daher ein Fehlschlag sein. Bei erethischen Naturen führt gar nicht selten ein anderer Weg besser zum Ziel, d. h. Eröffnung der Obstipationstherapie mit mehrtägiger Bettruhe. Leute, die vorher alles mögliche tun mußten, um Stuhl zu erwirken, und auch Gymnastik, sportliche Übungen und dergleichen zu Hilfe nahmen, bekommen zu eigener großer Überraschung regelmäßigen Stuhl, sobald man ihnen die wohltätige Ruhe aufzwingt. Dieser Erfolg ist namentlich bei Obstipation mit stark spastischem Einschlag zu erwarten. Man sieht, wie stark das Nervensystem an dem Krankheitsbild „Stuhlträgheit" beteiligt ist. Auf Schritt und Tritt begegnet man da Eigentümlichkeiten, die zweifellos von Blutverteilung und Beeinflussung des vegetativen Nervensystems abhängen. Die Therapie muß mit ihnen rechnen.

4. **Kälte und Wärme.** Örtliche Anwendung von Kälte spielt in der Behandlung von Darmkrankheiten eine untergeordnete Rolle: am häufigsten noch bei umschriebenen Entzündungen, die auf das Bauchfell übergreifen, z. B. bei Appendizitis. Doch ziehen viele auch hier feuchtwarme Umschläge vor. Ferner bei Darmblutungen (Ulcus duodeni). Man bedient sich entweder Tücher, die in Eiswasser gekühlt und aller 5—10 Minuten gewechselt werden, oder der Eisblase. Diese wird mit wenig recht fein zerschlagenem Eis gefüllt und so aufgehangen, daß sie den Bauch nicht schwer belastet. Wenn man sich zur Eisbehandlung von Darmkrankheiten entschließt, so muß man dieselbe stundenlang fortsetzen. Die Eisblase bald aufzulegen, bald wieder zu entfernen, ist von Übel. Der durch Kälte etwa bedingten Ischämie folgt überkompensierende Hyperämie, die man vermeiden will. Eine besondere Art der Kältebehandlung ist die Mastdarmkühlung mittels Winternitzschen Mastdarmkühlers (S. 261). Örtliche Anwendung von Wärme ist viel üblicher, z. B. in Form gewöhnlicher Prießnitzscher Umschläge, deren Temperatur durch aufgelegte Karlsbader Bauchflasche, Leitersche Röhren, kissenartige Thermophore, Elektrotherme u. a. gesteigert werden kann. Zu den heiß-feuchten Umschlägen gehören auch die alten Leinsamenumschläge, die namentlich in der Leubeschen Ulkus-Behandlung eine hervorragende Rolle spielten. Die oben genannten Wärmespender gestatten auch die Anwendung trockener Hitze, deren man sich aber gerade bei Darmkranken weniger bedient. Wenn die heißen, feuchten oder trockenen Umschläge lange Zeit einwirken, bilden sich kapillare Stasen in der Haut, und es kann leicht zu Verbrennung 1. und 2. Grades kommen. W. Leube empfiehlt, man solle deshalb die Haut zunächst sorgfältig desinfizieren und mit schwer schmelzbarem Bor-Wachspflaster bedecken, das dauernd liegen bleibt. Etwaige Brandblasen, die darunter entstehen, heilen glatt ab, da sie nicht infiziert sind. Man läßt die heißen Umschläge etwa 2—3 Stunden lang liegen und ersetzt sie dann für einige Stunden durch Flanelltücher oder Wattepackung. Dann beginnt der Turnus von neuem. Bei andauerndem Liegen der heißen Umschläge erschöpft sich ihre Wirksamkeit.

Bei allen diesen Verfahren folgt man im wesentlichen der Empirie, und diese lehrt uns, daß wir zum mindesten subjektive Beschwerden durch Packungen wesentlich vermindern können. Dies äußert sich vor allem bei kolikartigen Schmerzen und bei dem unbehaglichen Gefühl der Darmunruhe; aber auch ein gewisser Einfluß auf die Häufigkeit von Durchfällen ist nicht zu verkennen. Wie M. Lüdin zeigte, steigt unter äußerer lokaler Wärmeapplikation die Innentemperatur des Magens; die Peristaltik wird verstärkt, die Entleerung beschleunigt. Diese schönen experimentellen Untersuchungen, zunächst den Magen betreffend, brachten also dankenswerte Aufschlüsse. Bei manchen Krankheiten des Darms, die vermöge bakterieller Giftproduktion den Wärmehaushalt stören und Untertemperatur bringen (Cholera an der Spitze, aber auch andere Formen schwerer Gastroenteritis) gehört das Warmhalten des Bauches und darüber hinaus des ganzen Körpers zu den wichtigsten Aufgaben der Therapie. K. W. Eunicke befürwortet dringend das Warmhalten des Bauchs durch Breiumschläge sowohl zur Nachbehandlung operierter eingeklemmter Brüche, wie in Fällen vorgeschrittener Peritonitis, wo man wegen allgemeiner Schwäche nicht sofort operieren will.

Elektrische Lichtbäder (Lichttunnel über dem Bauch bei Bettlage) wird jetzt vielfach statt oder in Ergänzung wärmespendender Bauchumschläge und Packungen verwendet. Besonderen Vorteil vor den älteren Verfahren scheinen sie uns bei Darmkrankheiten aber nicht zu haben.

Von der Diathermie versprach man sich auch bei Darmkrankheiten gewisse Erfolge. Doch haben die bisherigen Versuche im allgemeinen enttäuscht. M. Rubens berichtet günstiges über Diathermiebehandlung des Ulcus duodeni.

Die Fächer- und Strahlenbauchduschen sind schon Teilstücke der allgemeinen Hydrotherapie. Sie werden teils warm, teils kalt, meist mit schnellem Wechsel von warm und kalt verabfolgt (Temperaturen zwischen 10 und 50° wechselnd, schottische Dusche); namentlich in der Behandlung Fettleibiger mit Flatulenz und Obstipation beliebt. Ebenso wie Massage und maschinelles Walken, oft noch besser als diese, lösen sie Stuhldrang aus.

5. Hydrotherapie. Man hat keinen sicheren Anhaltspunkt dafür, daß mittels hydriatischer Maßnahmen allgemeiner Art unmittelbare Heilwirkungen auf Darmkrankheiten ausgeübt werden. Um so wichtiger ist ihr unbestrittener Einfluß auf Blutzirkulation und Nervensystem, und das sind äußerst wichtige Faktoren, die das Allgemeinbefinden mitbestimmen und dadurch hemmend oder fördernd in den Ablauf der Darmstörungen eingreifen. Vom Zustand des Gesamtkörpers, namentlich aber der Kreislauforgane und des Nervensystems, wird es abhängen, welche Art von Heilbädern etwa nützlich sind; aber bei Darmkrankheiten wird natürlich der Zustand des Darms die Auswahl mitentscheiden. Bei akuten Krankheiten des Darms kommt im wesentlichen nur das gewöhnliche warme Bad in Frage; bei chronischen Krankheiten ist die Auswahl sehr breit und erstreckt sich auf alle Arten von Bädern und anderen hydrotherapeutischen Maßnahmen. Doch sind in der Regel kalte Bäder, einschließlich der Fluß- und Seebäder und der kalten Duschen, nur bei chronischer Stuhlträgheit am Platze und auch da nicht immer. Sie haben stark erregende Wirkung auf das Nervensystem und können einem spasmophilen Darm mehr schaden als nützen. Nach Erfahrungen an Kurorten und in Krankenanstalten soll man sich bei Auswahl von Bädern, bei Abmessung von Temperatur und Dauer, mehr nach der Bekömmlichkeit im Einzelfalle als nach Grundsätzen richten. Dies gilt auch für schweißtreibende Verfahren (elektrische Lichtbäder, heiße Ganzpackungen, Sand- und Dampfbäder), die hier und da bei chronischentzündlichen Zuständen brauchbare Dienste leisten, meist aber nur wegen begleitender Umstände in Frage kommen.

Örtliche hydriatrische Maßnahmen berühren sich mit den schon erwähnten Kälte- und Wärmeeinwirkungen. In Betracht kommen warme Sitzbäder (37—40°) gegen Koliken, Darmspasmen und andere Reizzustände; Dampfsitzbäder (oft mit Zusatz flüchtiger Öle oder von Kräutern, die reich daran sind, wie Kamillen, Heublumen u. a.) bei Flatulenz, bei Verstopfung, aber auch bei diarrhoischen Dickdarmkatarrhen, bei Koliken; kühle Sitzbäder (16—22⁰) bei akuter und bei habitueller Obstipation (vorwiegend hypoperistaltischen Charakters), bei Hämorrhoiden und bei Proktitis. In dies Gebiet gehören auch Umschläge und Packungen mit Substanzen besonderer Beschaffenheit, wie Sole, Moor, Fango, Tonschlamm (W. von Noorden). Man zieht sie bei chronisch-entzündlichen Zuständen des Darms und des Peritoneum den einfachen Wasserumschlägen vor.

6. Elektrizität. Die elektrische Behandlung hat, wie man es nehmen will, ein sehr weites oder ein sehr enges Gebiet. Weit insofern, als sie sich sehr brauchbar erweist, wo starke neuropathische Einschläge sich dem Krankheitsbild beimischen, und das ist nicht nur bei Stuhlträgheit, sondern auch bei diarrhoischen Zuständen, vor allem bei den mehr subjektive Beschwerden als objektiv nachweisbare Störungen bringenden zahlreichen Enteropathien der Neurastheniker und Hysteriker der Fall. Hier ist Elektrisieren des Bauches ein Teil der allgemeinen und der Suggestivtherapie, und zwar bei dem hohen Ansehen, dessen die Methode sich bei den Kranken erfreut, unter Umständen ein wichtiges Stück derselben.

Fig. 97. Knopfförmige Mastdarmelektrode.

Zweifellos nützlich ist sie zum Bekämpfen der Bauchdecken-Hyperästhesie, die man bei überempfindlichen Personen in Form Headscher Zonen sehr oft als Begleiter organischer Darmkrankheiten antrifft. Man beginnt hier am besten mit Anodenbehandlung der überempfindlichen Teile und geht dann später zum faradischen Strome (Pinsel) über. In gleicher Weise wirkt das Tragen eines Kissens mit radiumhaltigen Pechblendenrückstandes, aus dem dauernd Elektronen abgeschleudert werden.

Eng ist das Gebiet, wenn man nur unmittelbare Wirkungen des Stroms auf den Darm in Betracht zieht. Bei Spasmen mit Kolikschmerzen, wie sie bei vagotonischen Neuropathen ohne sonstige Darmkrankheit vorkommen, wie sie aber auch mannigfache echte Darmkrankheiten (sowohl

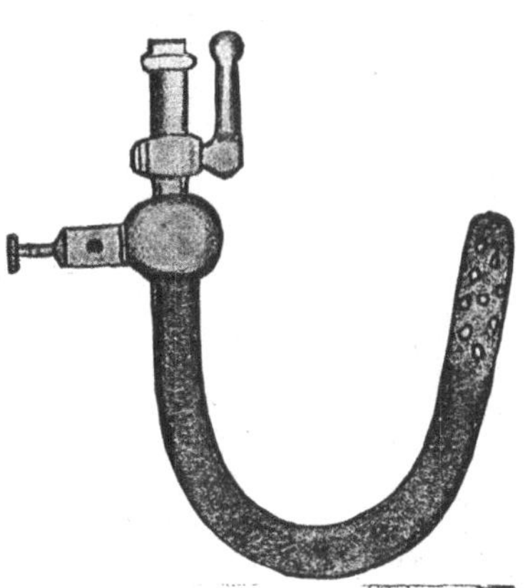

Fig. 98. Boassche Mastdarmelektrode.

diarrhoische wie Obstipationskrankheiten) begleiten, erweist sich Elektrisieren, ebenso wie leises Streichen, oft als wirksames Beruhigungsmittel, so daß die Patienten immer aufs neue danach verlangen. Wir sahen dies öfters auch bei Stenosen mit Kolikschmerzen.

Am häufigsten wird bei Stuhlträgheit elektrisch behandelt. Es liegen einige, immer wieder zitierte Angaben vor, daß man bei dünnen Bauchdecken das Einsetzen peristaltischer Bewegungen sehen und fühlen konnte (H. v. Ziemmsen, J. Boas). E. Schillbach sah entsprechende Wirkung am bloßgelegten Kaninchendarm. Die Bauchfensteruntersuchungen von G. v. Bergmann und Mitarbeitern (S. 16) deckten dagegen keinen bemerkenswerten Einfluß des perkutanen Elektrisierens auf. Ausschlaggebend sind natürlich die klinischen Erfahrungen, und hier lassen sich Erfolge nicht ableugnen. Sie treten bei der Einzelbehandlung oft ganz deutlich zutage. Ebenso wie andere Bauchhautreize (Massage S. 247, maschinelles Walken S. 248, Dusche S. 252) löst das Elektrisieren bei vielen Menschen alsbaldigen Stuhldrang aus, und es ist durchaus verständlich, daß dieser elektrische Reiz manchmal —, wie

H. Eichhorst beschreibt — wirksamer ist als alle möglichen anderen Reize. Bei dem ganzen Charakter des Obstipationsleidens sind auch Dauererfolge nicht verwunderlich. Mittels der Einzelerfolge übt sich der Darm wieder auf geordnete Tätigkeit ein. Trotz dieser Möglichkeiten möchten wir doch der Elektrizität in der Obstipationstherapie nur eine untergeordnete Stelle zuweisen.

Bei Mastdarmträgheit (Dyschezie) liegt die Sache anders. Hier ist das Elektrisieren ein Verfahren, das jeder erfahrene Praktiker ungern missen möchte. Man bedient sich entweder der knopfförmigen oder der Boasschen Mastdarmelektrode (Fig. 97 und 98). Bei letzterer beschickt man nach dem Einführen der Sonde und vor Einleiten des elektrischen Stroms den Mastdarm mit 100—200 ccm Wasser. Beide Elektroden haben den Zweck, die untersten Mastdarmteile möglichst mit Strom zu verschonen, um die zwischen Sphincter externus und internus ausgebreiteten markhaltigen sensiblen Fasern des N. pelvicus nicht zu reizen; man schaltet dadurch unangenehme, sogar schmerzhafte Empfindungen aus. Wir sind mit Ad. Schmidt der Ansicht, daß man sich am besten der Knopfsonde bedient, mit oder ohne Wasserfüllung des Rektum, und daß man zunächst bei hoch vorgeschobenem Knopf den Strom einlassen soll. Dann zieht man langsam die Sonde zurück, bis Strom empfunden wird, und unangenehme Empfindungen beginnen. Dies ist der Fall, sobald der stromgebende Knopf sich dem Sphincter internus wieder nähert. Der Gegenpol wird in Form einer 10/5 cm-Plattenelektrode am unteren Ende des Kreuzbeins angelegt. Wir überzeugten uns ebenso wie Ad. Schmidt, wie wichtig es für den Erfolg ist, daß der Patient den Strom überhaupt fühlt. In der Empfindung, wenn sie auch unangenehm ist, liegt ein Reiz, sie löst das deutliche Gefühl des Stuhldranges aus; und es ist uns schon mehrfach vorgekommen, daß Patienten nach kurzem Elektrisieren dieser Teile stürmisch das Entfernen der Sonde verlangten und mit Erfolg zum Kloset eilten. Das künstliche Auslösen des Stuhldrangs, der bei Dyschezie sich nur abgeschwächt meldet, wirkt erzieherisch; es macht gleichsam verschüttete Bahnen wieder wegsam; und die Einzelerfolge summieren sich zum Dauererfolg. Wenn die Patienten den Strom gar nicht oder nur als einen angenehmen Kitzel fühlen, ist der Erfolg viel unsicherer. Zum großen Teil wirkt das Elektrisieren des Mastdarms wie ein Glyzerinklistier, d. h. als ein die Norm überragender starker, reflexauslösender Reiz. Daneben ist aber doch wohl von Belang, daß das ganze Geflecht des Plexus pelvicus in der Strombahn liegt.

Es ist viel darüber theoretisiert und sogar eifrig gestritten worden, welche Stromart, die faradische oder die galvanische, unter diesen und jenen Umständen die geeignetere sei, und wie man unter diesen und wie man unter jenen Umständen den galvanischen Strom richten solle. Wer einige Erfahrung auf diesem Gebiet hat, weiß, daß dies ein müßiger Streit ist, und daß man fast in jedem Einzelfalle mit jeder der beiden Stromarten arbeiten kann, ohne den Erfolg durch die Wahl der einen zu begünstigen, durch die Wahl der anderen in Frage zu stellen. Dies gilt für das Elektrisieren des Mastdarms und für das der Bauchdecken. Im Gegensatz zu dem meist üblichen Verfahren behandeln wir auch bei Obstipation die Bauchdecken mit Vorliebe mittels des galvanischen Stroms und zwar in der Art, daß wir die Elektroden (etwa 5 cm Durchmesser) symmetrisch auf die Muskelreizpunkte aufsetzen und durch raschen Stromwechsel dann KSZ und AOZ auslösen. Das wirkt wie maschinelles Bauchwalken und ist eine Art Darmmassage. Zur Behandlung der Bauchhaut-Hyperästhesie und der Darmkoliken kann ebenso gut der galvanische Strom (Anode) wie der faradische Pinsel dienen.

Eine weitere Anwendung findet die Elektrizität bei elektrokaustischer Behandlung von Hämorrhoiden und operativ erreichbaren Darmpolypen. Siehe die betreffenden Abschnitte.

7. Stützapparate. Seit den Arbeiten Landau's über Wanderniere und den allzu weit ausholenden Arbeiten Glénard's ist die Leibbinde zu einem wichtigen Rüstzeug in der Behandlung Darmkranker geworden. Es wurde stark überschätzt, und manche andere wichtigere Maßregel wurde mit Verordnung einer stützenden Leibbinde verabsäumt. Die Leibbinde hat als Stützapparat nur einen Sinn bei Hängebauch. Hier beseitigt sie etwaige Beschwerden und bessert auch — objektiv nachweisbar — die Lage der Darmschlingen. Auf die zahlreichen Formen, die alle der ursprünglichen Glénardschen Binde nachgeahmt sind, gehen wir um so weniger ein, als der gute Sitz nicht von dem System abhängt, sondern davon, daß die Binde genau den individuellen Bauchverhältnissen angepaßt ist. Es kann sich treffen, daß eine fertig gekaufte Binde sofort das richtige trifft; in der Regel erfüllt aber nur eine von geschickter und erfahrener Hand für den Einzelfal gebaute Binde ihren Zweck. Sie verhält sich zur käuflichen Binde, wie ein gut gearbeitetes Schneiderkleid zur Fabrikware. Selbstverständlich muß der Arzt sich von dem guten Sitz der Binde überzeugen. Beim Tragen gut sitzender Binden können mancherlei Beschwerden weichen: Schmerzen, unbehagliche Gefühle der Schwere und Haltlosigkeit, Gasstauungen, Stuhlträgheit. Die Binde erweist sich oft als durchschlagendes Hilfsmittel.

Bei mageren Personen mit flachem Bauch Binden als Stützmittel anzulegen, ist zwecklos. Sie haben keinen Angriffspunkt, und auch untergeschobene Einlagen (Lederpolster und dergleichen) verschaffen ihn nicht; sie bringen nur unnötige Beschwerden. Wie wenig z. B. gewöhnliche Leibbinden bei atonischer Gastroptose nützen, zeigte C. von Noorden an Röntgenbildern. Immerhin bewiesen A. Borgbjärg und J. F. Fischer, daß durch Binden, die nach Enriquez' Vorschlag mit pneumatischem Kissen versehen sind, und nach Maßgabe des Röntgenbildes für jeden Einzelfall besonders gebaut sein müssen, gesunkene Organe (Magen, Querkolon) gehoben werden können. Diese technische Möglichkeit wird man sich unter Umständen, z. B. bei Hängebauch, zunutze machen (Th. Rovsing). Weiteres im Abschnitt: Enteroptose.

Es läßt sich aber nicht leugnen, daß Leibbinden oft auch da Beschwerden lindern, wo nach Lage der anatomischen Verhältnisse von hebender Wirkung auf innere Organe, insbesondere auf Magen und Darm, gar keine Rede sein kann. Der gegen den Unterbauch ausgeübte, gleichmäßige leichte Druck bringt oft Gefühle der Völle und sonstigen Unbehagens nach den Mahlzeiten zum Schweigen; oder umgekehrt verschwinden Gefühle der Leere und Haltlosigkeit. Sicher ist viel Autosuggestion dabei im Spiel, aber doch wohl auch Hemmungsreflexe, die von der Bauchhaut ausgelöst werden, und wovon schon mehrfach die Rede war (S. 250, 253).

Statt der eigentlichen Binden werden auch Heftpflasterverbände empfohlen (nach A. Rose mit Unnaschem Zinkgummipflaster). Ad. Schmidt und W. Zweig bevorzugen dieselben; W. N. Clemm führte gebrauchsfertige Binden unter dem Namen „Enterophor" ein. Wir konnten uns mit ihnen nicht befreunden; sie sind doch immer mehr oder weniger unreinlich, werden bei täglichem Baden locker und leisten therapeutisch nicht mehr als eine gut sitzende Leibbinde.

Auf Bruchbänder mit ihren verschiedenen Aufgaben und mit ihren verschiedenen Formen gehen wir hier nicht ein. Eine eigenartige Bandage für Bauchbrüche beschreibt A. Schanz (Näheres in der Originalarbeit).

IV. Rektale Therapie.

Die am Mastdarm angreifenden Heilverfahren bedürfen besonderer Besprechung, wenn sie zum Teil auch der medikamentösen Therapie gleichgerichtet sind und nur eine andere Eintrittsstelle für das Medikament wählen.

Klistiere. Das Klistier spielte einst die beherrschende Rolle, nicht nur in Behandlung von Stuhlträgheit, sondern in Behandlung fast aller Krankheiten. Alte Karrikaturen über ärztliche Kunst aus vergangenen Jahrhunderten legen deutliches Zeugnis dafür ab. Später verlor es an Wertschätzung, und man beschränkte es im wesentlichen auf das Erzielen eines bequemen Stuhlgangs, wenn Pressen vermieden werden mußte, und auf Reinigen des Darms bei ungewöhnlicher Stauung des Inhalts. Dazu kamen dann neue Klistierformen für bestimmte Zwecke.

Die alten Klistierspritzen mit ihrem harten Darmrohr sind zum Glück fast gänzlich verschwunden. Sie gaben häufig Anlaß zu ernsten, manchmal lebensgefährlichen Verletzungen. Hier und da begegnet man solchen Verstößen gegen die ärztliche Kunst auch jetzt noch. Als Ansatzstück bediene man sich nur der schmiegsamen Darmrohre von gleicher Geschmeidigkeit, wie man sie zum Aushebern des Magens benützt. Die üblichen Ansatzstücke sind 20—30 cm lang, von verschiedener Dicke (8—12 mm); sie sollen zwei seitliche Öffnungen mit ganz glattem, stumpfem Rande haben. Die Rohre mit zentraler Endöffnung sind unzweckmäßig, da Berührung mit Kot oder Darmwand ein solches Loch unwegsam macht. Das Darmrohr soll für gewöhnlich nur 10—11 cm hoch eingeführt werden; sonst verfängt sich die Spitze in der Flexura recto-colica (H. W. Soper). Die zum Einlaufen bestimmte Flüssigkeit im Irrigator oder Trichter habe in der Regel eine Tempertaur von etwa 37⁰; sowohl höhere, wie niedrigere Wärmegrade bedingen stärkeren Reiz; manchmal ist dies erwünscht. Ebenso wächst der Reiz mit der Schnelligkeit des Einlaufens und mit der Höhe des Wasserdrucks im Darm. Entsprechend dem Zweck, den das Klistier hat, muß dies berücksichtigt werden. Alle Einläufe sollen im Liegen, am besten in linker Seitenlage mit leicht erhöhtem Becken verabfolgt werden.

Gewöhnliches stuhlförderndes Klistier. Hierzu genügen Wassermengen von 250—500 ccm. Bei Anwesenheit von Kot im Rektum überschreitet das Wasser kaum die Grenze zwischen Mastdarm und Sigma, und es kommt auch kaum zu wesentlicher Erweichung der Kotmassen. Sowohl die wässerige Beschaffenheit des Inhalts wie die verstärkte Spannung lösen reflektorisch den Defäkationsakt aus, meist schon nach wenigen Minuten. Man bedient sich dieser kleinen Einläufe, um die zum Ausstoßen bereiten Massen rasch und bequem zu entleeren, ohne die Bauchpresse in Anspruch nehmen zu müssen; z. B. bei Hochschwangeren, vor dem Geburtsakt, im Puerperium, bei entzündlichen Bauchkrankheiten, nach Operationen, bei Herz- und Gefäßkranken u. a.; oder wegen abnormer Untererregbarkeit des Reflexapparates, bei Fiebernden und anderen Bettlägerigen, bei zentripetaler Hemmung. Der Arzt hat dabei immer nur eine zeitliche, der augenblicklichen Lage angepaßte Begrenzung der Klistiere im Auge. Es kommt aber leider, namentlich bei Frauen, oft dazu, daß aus den gelegentlichen Klistieren eine üble Gewohnheit wird. Der schnelle und bequeme Erfolg ist zu verlockend! Damit wird allmählich die Reizempfänglichkeit des austreibenden Apparates abgestumpft. Immer größere Wassermengen werden benötigt. Das erste Klistier fördert nur die untersten Kotschichten heraus. Der nachfolgende Kot bleibt liegen; der von ihm ausgehende Reiz genügt nicht mehr zum Auslösen einer zweiten Welle. Ein zweites Klistier wird nachgesandt. Über kurz oder lang reagiert der Mastdarm überhaupt nicht mehr auf den physiologischen Kotreiz, sondern wartet unerbittlich auf den stärkeren Reiz des Wasserklistiers. Das Klistier wird Herr, der Darm zu seinem Sklaven. Wir stehen vor dem ausgeprägten Bilde der habituellen Dyschezie, auf Verwöhnung und künstlich anerzogener Untererregbarkeit des reflektorischen Apparates beruhend. Noch schlimmer ist, daß sehr oft

Stuhlträgheit, die gar nicht auf Stauung im Rektum oder in den untersten Flexurabschnitten, sondern auf ungeordneter Tätigkeit des distalen Kolon und der Flexur beruht, von vornherein mit Klistieren, als dem vermeintlich unschuldigsten Verfahren behandelt wird; teils mit, teils ohne Wissen des Arztes. Das beginnt oft schon in der Kinderstube. Dann gesellt sich zu der mit diätetischen Mitteln leicht bekämpfbaren Obstipatio colica die stets schwer zu bekämpfende und immer höchst lästige Dyschezia recti als Dauerübel. Nur die erstere war krankhaft, die zweite aber ist ein pseudo-therapeutisches Kunstprodukt. Man sollte dem Unfug des ärztlich nicht kontrollierten, gewohnheitsmäßigen Klistierens auf das Nachdrücklichste entgegentreten.

Der hohe Einlauf ist glücklicherweise mit seltenen Ausnahmen noch im Machtbereich des Arztes und der von ihm beauftragten Gehilfen geblieben. Er hat den Zweck, den ganzen Dickdarm unter Wasser zu setzen und zu spülen. In der Regel greift er nicht über 2 l hinaus. Mit noch größerem Einlauf („Diaklysma", G. Genersich) wollte man auch über die Klappe hinaus das Ileum treffen. Dies hat sich mit Recht nicht eingeführt; es ist zu bedenklich (S. 82, 85). Der hohe Einlauf, am besten in Knie-Ellenbogenlage, soll ohne besondere ärztliche Anordnung nicht ausgeführt werden. Man benützt ihn zu einleitender Behandlung bei sehr hartnäckiger chronischer Stuhlträgheit, um zunächst einmal alle alten Massen herauszuschaffen. Dazu bedarf es oft mehrfacher Wiederholung, wenn der Kot zu harten Klumpen eingetrocknet ist. Man benützt den hohen Einlauf auch vor Operationen am Bauch und bei Invaginationen; in beiden letzteren Fällen aber mit Vorsicht und unter Anwendung geringen Drucks (etwa 1 m Höhe). Zusatz flüssiger Kaliseife (1 Eßlöffel zu 1 l) oder von Glyzerin (2 Eßlöffel zu 1 l) verstärkt den Reiz und macht die Kotmassen schlüpfriger. Sowohl bei Darminvagination wie zum Erweichen harter Kotknollen ist es zweckmäßig, daß der große Einlauf lange im Darm verweilt. Dann bedient man sich mit großem Vorteil der von W. Kausch angegebenen Doppelballonsonde.

Sie ist von zwei nahe beieinander stehenden Gummiballons umgeben, von denen der eine in schlaffem Zustand mit der Sonde in den Mastdarm eingeführt wird. Aufgeblasen verschließt er den Mastdarm, während der zweite Ballon sich von außen gegen den Sphinkter stemmt, den Verschluß dichtend. Bei starker Anhäufung verhärteter Kotmassen leistet der Apparat vortreffliche Dienste (hergestellt von Fonrobert, Berlin, 77 Friedrichstraße).

Ad. Schmidt erwähnt, man könne statt des oben erwähnten Seifen- oder Glyzerinzusatzes zum Verstärken des Reizes auch kohlensaures Wasser benutzen. Man verbindet den Schlauch mit dem Ausflußrohr einer Selterswasser-Syphonflasche. Nach Öffnen des Ventils treibt die CO_2 das Wasser in den Darm. Dies Verfahren kann bei chronisch-adhäsiver Peritonitis mit Knickungsstenosen gelegentlich gute Dienste tun. — Bei allen hohen Einläufen, d. h. bei solchen, die schon ihrer Masse wegen mindestens bis ins Querkolon gelangen, darf man darauf rechnen, daß ein Teil der Flüssigkeit im Darm zurückbleibt. Das gilt auch von Zusätzen medikamentöser Art. Deshalb ist Vorsicht bei ihrer Auswahl geboten. Man darf nur solche wählen, die bei etwaiger Resorption nicht toxisch wirken. Es genügt folgende Auswahl:

Aqua calcis oder 1%ige Lösung von Cl_2Ca (H. Leo), beides entzündungswidrig; Tannin 5 p. M.; Thymol, ein Teelöffel der 1%igen alkoholischen Lösung auf 1 l; Argentum nitricum in Verdünnung von 1:5000 bis höchstens 1:3000; Jodtinktur, 1—2 g auf 1 l; Liquor Alum. acet. tartar., ein Teelöffel auf 1 l. Annehmbare Erfolge erreicht man mit hohen Einläufen bzw. Darmwaschungen bei entzündlichen, auch geschwürigen Prozessen des Mastdarms und der Flexura Sigmoidea, auch bei chronischer Bazillenruhr. Bei höher hinauf reichender Kolitis sind die Erfolge schon recht unsicher. W. Falta rühmt Zusatz von

30—100 E. E. Radiumemanation zu täglichen hohen Einläufen bei schwerer
Kolitis. Sehr brauchbar sind hohe Spülungen bei Oxyuriasis; die Würmer
scheinen namentlich gegenüber jodhaltigem Wasser sehr empfindlich zu sein.
Im übrigen sei betreffs empfehlenswerter Zusätze zu hohen Einläufen und zu
Dickdarm-Spülwasser auf den speziellen Teil des Werkes verwiesen.

Darmspülung. Wenn nicht nur einfache Entleerung angestauter Massen
(Kot, Sekrete), sondern medikamentöses Waschen der Schleimhaut angestrebt
wird, genügt der einfache Einlauf nicht. Erst wenn derselbe gewirkt hat, und
der Darm von gröberen Massen befreit ist, beginnt das „Darmwaschen". Man
führt dazu ein Darmrohr mit möglichst weiten Öffnungen ein.

Wie J. Boas mit Recht bemerkt, ist zum „hohen Einlauf" das hohe Einbringen
des Darmrohrs ganz unnötig. 10—12 cm Höhe genügen. Bei genügender Masse gelangt
das Klistier sicher bis zur Klappe (Röntgenbilder!).

Der vom Trichter kommende Schlauch ist durch T-Rohr mit einem Seitenschlauch verbunden. Abwechselnd wird dann der zuführende und der ableitende
Seitenschlauch geöffnet. Auf diese Art läßt sich sehr ausgiebige Spülung vornehmen; falls sich das Rohr verstopft, macht mehrmaliges Heben und Senken
des Trichters den Strom wieder flott. Nach 5—6 maliger Neufüllung des Darms
pflegt das Wasser klar abzulaufen. Sicher erstreckt sich solche Spülung oft
bis zur Bauhinschen Klappe; es ist uns aber fraglich, ob dies immer der Fall.
Oft scheint sich der Wasserwechsel und die Spülung nur bis in die Gegend der
Flexura dextra zu erstrecken.

Es hat technische Vorteile, das Darmwaschen im Bad vorzunehmen („subaquales
Innenbad", O. v. Aufschnaiter), weil nur im Bad vollkommene Entspannung der Bauchdecken erreicht wird, was die Spülung wesentlich erleichtert. Wie A. Brosch beschreibt,
können die Kotmassen neben der eingeführten Darmröhre des „Enterokleaners" bequem
ins Badewasser austreten. Wenn etwa 35—40 l Wasser durch den Darm gespült sind, ent-
strömt das ablaufende Wasser völlig klar, das Darmgas völlig geruchlos der Ausflußröhre.
Das Verfahren soll sich bei schwereren Formen der Obstipation, bei Infektionen des Dickdarms und bei Intoxikationen bewährt haben.

Wir ziehen die der Magen- und Blasentherapie entlehnten Waschungen
der sogenannten „Darmdusche" vor; sie sind wirksamer. Zur Dusche benützt
man ein Mastdarmrohr mit zahlreichen feinen Löchern an der Spitze, durch
welche die Flüssigkeit unter hohem Druck getrieben wird. Zu wahrer Dusche
kann sich der Strom im Darm aber niemals entfalten. Bei Krankheiten solcher
Abschnitte, die der Kontrolle des Mastdarmspekulums zugänglich sind, spielen
die Auswaschungen eine sehr bedeutende Rolle, also vorzugsweise bei Proktitis.
Alle Zusätze sind erlaubt, die man auch sonst bei Wundbespülung macht. Wenn
sich der krankhafte Prozeß auf tiefere Abschnitte beschränkt, kann man durch
aufblasbaren Gummiballon, der mittels Rektoskops eingeführt ist, die oberen
gesunden von den unteren erkrankten Teilen zeitweilig absperren und die unteren
Teile während dieser Zeit einer Dauerberieselung unterwerfen. Als allgemein
giltig beachte man aber, daß um so mehr Aussicht besteht, mit dem Spülwasser
den ganzen Dickdarm bis zum Cökum zu treffen, je weniger thermische, chemische
und chemisch-physikalische Reize von ihm ausgehen. Anderenfalls kann ein
reflektorischer Krampf entstehen, der die oberen von den unteren Teilen absperrt
(O. Roith). Am reizlosesten sind natürlich isotonische, körperwarme Salzlösungen.

Ölklistiere. Große Ölklistiere, die schnelle Entleerung bringen sollen,
haben vor Wasserklistieren keinen Vorzug. Die unmittelbare Reizwirkung
ist eher geringer; das Schlüpfrigmachen des Kotes besorgt Seifenzusatz ebensogut.
Dagegen brachten die von Kußmaul und Fleiner empfohlenen kleineren,
auf langes Liegenbleiben berechneten Ölklistiere einen wesentlichen Gewinn
für die Therapie der chronischen Obstipation und der Colica mucosa. Man
läßt abends im Bett das körperwarme Öl (nach Fleiner: Oliven- oder Sesamöl

erster Pressung) durch das 10 cm hoch eingeführte Darmrohr unter gelindem Spritzendruck langsam einlaufen; in fünf Minuten je 100 ccm. Die Patienten müssen sich danach 15—20 Minuten ohne jeden Lagewechsel völlig ruhig verhalten. Stuhl erfolgt meist nach 10—12 Stunden; kommt es nicht dazu, so wird ein kleines Kamillentee- oder Wasserklistier verabfolgt. Die Wirkung beruht nicht auf Erweichung des Kots, da das Öl in die wasserhaltigen Kotmassen gar nicht eindringt; dagegen entstehen durch bakteriellen Abbau Fettsäuren und Seifen, die den Darm reizen, und die Darmwand wird schlüpfrig. Die ursprünglich von Fleiner angegebene Ölmenge = 400—500 ccm ist nach unseren Erfahrungen viel zu groß. Man kommt mit 200 ccm nicht nur ebenso weit, sondern sogar weiter, da diese kleinere Menge viel besser gehalten wird. Mit Beschmutzung der Bettwäsche durch Abträufeln von Öl, namentlich bei gelegentlichen Flatus, ist immer zu rechnen. Daher öldichte Gummiunterlage ins Bett! J. Boas empfiehlt statt der Ölklistiere folgende Emulsion: 250 ccm Wasser, ein bohnengroßes Stück Soda, zwei Eßlöffel Lebertran; zwei Eßlöffel Rizinusöl. Die Masse wird durch starkes Verrühren dann fein emulgiert. Diese in der Tat sehr wirksame Emulsion erweicht den Kot viel besser als reines Öl. Neuerdings wird Paraffin als Schmiermittel an Stelle von Öl viel benützt, entweder Paraffinum liquidum purum oder die Lipowskische Mischung (Schmelzpunkt 38°, S. 230). Auch hier genügen 200 g. Das Einbringen geschieht wie beim Ölklistier. Paraffin ist indifferent und wirkt nur als Schmier- und Belastungsmittel. Uns haben sich Öl-, Ölemulsion- und Paraffinklistiere in beschriebener Form am besten bei Dyschezia bewährt, vor allem bei den durch zu häufige und zu große Wasserklistiere erzeugten Formen (S. 256). Mittels des gelinden Reizes dieser Klistiere kann man oft den Enddarm wieder an normale Arbeit gewöhnen; freilich gehört planmäßiges Vorgehen und Geduld dazu.

Mikroklysma. Wir rechnen hierzu solche Klistiere, wobei der mechanische Reiz der Masse völlig wegfällt, und wo die im Klistier gelösten Bestandteile den Ausschlag geben. Die untere Grenze sind wenige ccm, die obere Grenze etwa 100 ccm. In der Regel schwankt die Menge des eingebrachten Mikroklysmas zwischen 10 und 50 ccm. Man führt sie mittels entsprechend kleiner, handlicher Spritze ein, der ein etwa 12 cm langes starkwandiges Darmrohr mit enger Lichtung (3 mm) aufgesetzt wird. Man sollte von ihnen viel mehr Gebrauch machen, als bisher üblich. Alle wasserlöslichen Substanzen werden daraus viel schneller und sicherer resorbiert, als aus Kakaobutter-Suppositorien. Je stärker wirkend das Medikament, um so wichtiger ist es, die Resorptionsgröße berechnen zu können. Z. B. statt Belladonnazäpfchen geben wir möglichst nur Atropin-Mikroklysma (je nach Bedarf 0,5—1 mg in 10 ccm Wasser). In Krankenanstalten ist dies bequem durchführbar; die häusliche Praxis kann freilich auf Suppositorien noch nicht verzichten. Von den eingebrachten Substanzen erwartet man teils Fern-, teils Lokalwirkung. Bei Auswahl reiztragender Stoffe ist Vorsicht geboten. Die verbreitete Meinung, der Mastdarm sei weniger empfindlich als der Magen, ist nicht allgemeingültig; man kann höchstens sagen: der gesunde Mastdarm ist weniger empfindlich als der kranke Magen. Von Darmheilmitteln kommen vor allem in Betracht:

in flüssiger Form beruhigend: Extractum und Tinctura Opii, Morphium, Pantopon und ähnliches; Papaverin; letzteres namentlich bei Sphinkterkrampf. — Atropin. — Suprarenin. Dieses bewährt sich vortrefflich bei Übererregbarkeit des Enddarms (Tenesmus) wegen seines erregenden Einflusses auf den sympathischen Hemmungsnerv des Darms (J. Strasburger, S. 243). Ohne Bedenken darf man 1—2 ccm der 1promilligen Lösung dem Mikroklysma zusetzen. Eukain (10 ccm der 3%igen Lösung), vortrefflich schmerzstillend;

in flüssiger Form erregend (stuhlfördernd); Glyzerin in der bekannten Form des Oidtmannschen Mikroklysma (2—10 ccm). Das Glyzerin trägt starken Reiz in den Mastdarm und löst alsbald eine wirksame Defäkationswelle aus. Es hat aber nur Sinn bei Trägheit des stuhlausstoßenden Reflexapparates. Wenn der Mastdarm kotfrei ist, und der Kot in höheren Abschnitten (Sigma und Colon descendens) lagert, veranlaßt Glyzerin oft nur Transsudation in den Mastdarm und Stuhldrang, sogar mit Tenesmus verbunden; die Defäkation fördert dann nur das inzwischen verwässerte und mit etwas Schleim vermischte Glyzerin wieder heraus, während der höher liegende Kot zurückbleibt, vielleicht infolge von Spasmen. Mit den Glyzerinklistieren wird viel Mißbrauch getrieben. Allzu häufige Verwendung kann Proktitis erzeugen. Ähnliche Dienste wie Glyzerin leisten Zuckersirup (O. Adler), das während des Krieges als Glyzerinersatz empfohlene Perkaglyzerin (A. Bickel, A. Albu) und die altbekannten Zäpfchen aus leicht schmelzbaren Seifen. — Gallensaure Salze (0,3—0,5 g auf 10 ccm Wasser), vgl. unten;

in Zäpfchenform. Alle oben genannten Medikamente lassen sich natürlich auch in Form von Suppositorien einbringen. Unbedingt vorzuziehen ist dies, wenn langdauernde Wirkung erzielt und gleichzeitig die deckende Schutzkraft von Fettsubstanzen ausgenützt werden soll. Zu besonderem Ansehen gelangten Bismutpräparate, die man auch vielfach mit Narkotika (Opiaten), mit örtlich angreifenden, krampfstillenden Mitteln (Belladonna, Atropin, Papaverin, Suprarenin), mit Anästhetika (Kokain, Eukain, Anästhesin, Orthoform, Propäsin, Stovain), mit blutstillenden Mitteln (Suprarenin, Extractum Hamamel.) verschreibt. In vielen Spezialitäten bilden Wismutsalze den Hauptbestandteil des Suppositoriums, z. B. im Anusol und in Bismolanzäpfchen (J. Trebing); in anderen sind es Aluminiumverbindungen, z. B. in den Azetonalzäpfchen (W. Jüngerich) und in den Kutol- und Eskalinsuppositorien. Recht brauchbar sind schwerlösliche Silberverbindungen wie Argentol und Argonin (5%ig). Obwohl man Suppositorien auch unter Umgehung des Magens mit Medikamenten beschickt, von denen man Allgemeinwirkung erwartet, zielt man doch meist auf lokale, teils antiseptische, teils anästhesierende und entzündungswidrige Wirkung hin. Hauptsächliches Anwendungsgebiet: Entzündungen im unteren Teil des Rektums, Tenesmus, Rhagaden, entzündete Hämorrhoidalknoten, Blutungen. Angesichts des Mangels an Butyrum Cacao griff man im Kriege zu allerhand Ersatzstoffen, die wenig geeignet waren. Nicht nur Ersatz, sondern entschiedenen Fortschritt bedeuten die mit Paraffinölmasse hergestellten Suppositorien (Fabrikmarke „Paraffitoria“, Dr. Weil-Frankfurt a. M.). Zäpfchen mit verschiedenen Arzneistoffen beladen, sind gebrauchsfertig im Handel.

Besseres und nachhaltigeres als Suppositorien leisten unter Umständen Tampons, die das Aufeinanderpressen der Rektalwände verhüten. Man beschickt sie mit Salben, deren medikamentöse Zusätze sich nach Lage des Falles richten. Für entzündliche und ulzerierende Prozesse gab A. Mathieu folgende zweckmäßige Salbe an: Dermatol 4 g, Zinkoxyd 6 g, Lanolin 10 g, Vaselin 25 g.

Glyzerinzäpfchen im Gewicht von 1,5—2,5 g, je nach Marke 75—90% Glyzerin enthaltend. Anwendung und Wirkung wie Glyzerin-Mikroklysma.

Bilen-Suppositorien (S. 217) 0,3—0,5 g Natr. choleinicum enthaltend. In der Wirkung unterscheiden sie sich von den Glyzerinzäpfchen dadurch, daß sie nicht nur bei gefülltem Rektum wirken, sondern höhere Abschnitte (Sigma und Colon descendens) zu austreibender Welle veranlassen. Sie sind also auch bei Obstipatio colica zu gebrauchen. Die Fabrikmarke „Bilen“ ist natürlich entbehrlich. Beim Verschreiben der Suppositorien lasse man etwas

Papaverin zusetzen (0,03), was den oft lästigen unmittelbaren, örtlichen Reiz verhütet. Die Zäpfchenform ist der wässerigen Lösung vorzuziehen.

Pulverbehandlung. Das Bepulvern der Darmwand kann sich mit Aussicht auf Erfolg nur auf solche Teile des Darms erstrecken, die dem Rekto-Romanoskop zugänglich sind. Für diese aber bietet die Methode, für welche namentlich M. Skaller und E. Rosenberg eintraten, auch nach unseren Erfahrungen große Vorzüge vor medikamentösen Einläufen und Spülungen. Es ist ein viel wirksameres Verfahren, von dessen Nutzen man sich meist schon nach wenigen Tagen mit Hilfe des Rektoskops überzeugt. Der Darm wird vorher durch einen Einlauf möglichst gereinigt. Was zurückbleibt, entfernt man durch das Rektoskop mittels Wattebäuschchen. Zum Bepulvern eignen sich vor allem Bismutum subgallicum, Bolusal, Escalin, Tannin, Zincum oxydatum, Alumnol (Aluminiumpräparat) 1 Teil auf 10 Teile Talkum, Aluminium metall. subtiliss. pulv. gleichfalls mit Talkum im Verhältnis von 1 : 10, Thymol mit feinst verteilter Kohle im Verhältnis von 1 : 5; für beschränkte Gebiete auch Jodoform. Für jeden der die Rektoskopie beherrscht ist die Technik sehr einfach, aber man verhehle sich nicht, daß große Übung dazu gehört, um bei schwereren Entzündungs- und Ulzerationsprozessen die Gefahr der Darmwandverletzung zu vermeiden. Ob das tägliche Einführen des Rekto-Romanoskops zulässig ist, hängt natürlich von Lage des Einzelfalles ab.

Gasbehandlung. Das Einführen von Gas in den Darm zu therapeutischen Zwecken wird noch nicht lange geübt, scheint aber aussichtsvoll zu sein.

Schwefelwasserstoff. An die von Bergeon empfohlene Behandlung der Lungentuberkulose mittels SH_2-Klistieren sei nur kurz erinnert. Die Methode begegnete alsbald abweisender Kritik (Statz). Sie ist vergessen.

Kohlensäure. Das Einführen erfolgt am besten aus einer Kohlensäurebombe mit Druckreduzierventil. Man benützte das Gas öfters, um mechanische Wirkungen zu erzielen, z. B. um die Darmschlingen zu füllen und sie der Massage leichter zugänglich zu machen (W. N. Clemm). Ähnlich wie durch Klistiere von kohlensaurem Wasser (S. 257) läßt sich auch der Darm bei Abknickungen entfalten und wieder wegsam machen. Vereinzelte Male brachte uns das Verfahren annehmbaren Erfolg. Auch bei frischen Invaginationen wäre es des Versuches wert.

Sauerstoff. Den aus Sauerstoffbombe mit Reduzierventil entströmenden Sauerstoff belud M. Skaller mit flüchtigen Stoffen wie Menthol, Terpentin, Eukalyptusöl und anderen flüchtigen ätherischen Ölen, oder stellte den Sauerstoff-Medikamentennebel mittels des Spieß-Drägerschen Zerstäubers her, wie er zum Inhalieren benützt wird. Es lassen sich aber auch alle löslichen Medikamente „vernebeln" und im O-Strom suspendieren. Skaller rühmt den Erfolg dieser antiseptischen Therapie bei Erkrankungen des Dickdarms. Später übertrug er das Verfahren, nach dem Vorgang von Ad. Schmidt, auch auf die Behandlung des oberen Darms mittels Duodenalsonde. Ad. Schmidt sah sowohl bei duodenaler wie bei rektaler Einfuhr reinen Sauerstoffs brauchbare antibakterielle Wirkung. Sie richtet sich im wesentlichen gegen die Anaeroben. Breitere Erfahrungen stehen noch aus.

Physikalische Behandlung. Ein wesentliches Hilfsmittel zur Behandlung entzündlicher und schmerzhafter Mastdarmkrankheiten und auch solcher in benachbarten Teilen ist der Winternitzsche Mastdarmkühler, ein fingerförmiges Metallzäpfchen, in dessen Höhlung ein Leittersches Röhrengewinde befestigt ist. Je nach Bedarf wird beliebig lange Zeit kaltes oder warmes Wasser durch dasselbe geleitet. Der Zapfen kann auch über Nacht im Darm liegen bleiben (S. 251). Zur Beseitigung von Hämorrhoiden bewährte sich u. a. die Behandlung mit Radium und mit Hochfrequenzströmen (C. von Noorden

und A. Caan). Genauere Anleitung über Radiumbehandlung des Darms bei
W. Falta und H. Gudzent. Natürlich bleibt die Radiumbehandlung den
spezialistisch geschulten Ärzten vorbehalten.

Über andere Spezialmethoden siehe Rektum-Krankheiten.

Kurz erwähnt sei hier noch die Hygiene oder Toilette des Afters.
Wie übel es damit oft bestellt, ist jedem Arzte bekannt. Das übliche Abwischen
mit Papier nach dem Stuhlgang genügt nicht immer; es hängt natürlich auch
vieles von Art des Papieres ab. Wenn Kot am After zurückbleibt, ist die Gefahr
des Eindringens von Mikroben in kleine Schrunden und des Entstehens von
Entzündungen und schmerzhafter Rhagaden immer gegeben. Über Infektions-
gefahr S. 515, 526. Abschließendes Reinigen mit feuchtem Schwamm oder
feuchter Watte ist viel gesundheitsgemäßer. Unbedingt erforderlich ist dies bei
Hämorrhoidalleiden und bei bestehenden Entzündungen am After. Der After
wird danach mit Lanolinsalbe leicht eingefettet. Da sich zwischen den oft 1—3 cm
in den Mastdarm hineinreichenden Hämorrhoidalknoten leicht Kot festsetzt,
und dieser dann Entzündung auslöst, soll bei diesem Leiden nach jeder Defäkation
eine kleine Menge Wasser (100 ccm) in den Darm gespritzt werden (A. Proebsting). Eine geeignete kleine Spritze gab M. v. Lenhossék an.

V. Trinkkuren, Klimatotherapie, Heilanstalten.

1. Quellenkuren. Darmkrankheiten gehören mit zu den Leiden, für
deren Behandlung Kurorte mit Mineralquellen sich eine Art Monopol gesichert
hatten. Aus der Geschichte der Therapeutik ist dies verständlich. Denn weit
früher als in der allgemeinen ärztlichen Praxis, früher als in der hohen Schule
der akademischen Medizin, hat sich an diesen Sammelstellen der Stoffwechsel-,
Magen- und Darmkranken eine planmäßige Diätetik entwickelt, mit der man
andere Heilfaktoren verband. Es sammelte sich eine große Summe von Erfahrung,
die man zu Lehrsätzen ausbaute, und an denen man peinlichst festhielt. Wenn
dieses System auch allmählich zur Verknöcherung und zum Stillstand führte,
wenn auch mancher Einzelfall sich den verallgemeinernden Lehrsätzen nicht
fügen wollte und nicht zu seinem Rechte kam, für den großen Durchschnitt
traf die eingebürgerte Behandlungsmethode doch das richtige. Die Kraft der
Kurorte lag im Spezialistentum; nur war nicht der einzelne Arzt, sondern gewissermaßen der Genius loci, d. h. die zum Schema gewordene Methode der
Spezialist.

Die Ärzte der Kurorte übertrugen aber in einer Art von Selbstunter-
schätzung den Heilerfolg auf die Heilkraft der Mineralquellen und Trinkkuren,
und sie wurden dabei von der Reklame der Kurortverwaltungen unterstützt.
So bildete sich allmählich die Legende aus, daß diese Quelle für dieses, jene
Quelle für jenes Leiden spezifische Heilkraft besitze. Gewiß ist nicht jedes
Mineralwasser bei jeglicher Krankheit zulässig, aber gerade die Darmkrankheiten
beweisen, daß man in Wertung spezifischer Eigenschaften und Wirkungen
bestimmter Quellen doch viel zu weit gegangen ist. Je nachdem wie man die
übrige Behandlung, insbesondere die Kost einstellt, läßt sich das gleiche Wasser
bei den verschiedensten Darmkrankheiten verwenden, sogar bei klinisch entgegengesetzten wie Obstipations- und Durchfallkrankheiten. Überall zeigt
sich, daß die erregende Wirkung auf den Darm mit Menge und Schnelligkeit
des Trinkens zunimmt, mit steigender Temperatur des Wassers abnimmt;
dies ist namentlich bei den verschieden temperierten Karlsbader Quellen, die
sich chemisch kaum voneinander unterscheiden, recht deutlich, wird aber auch
an allen anderen Kurorten durch Abkühlenlassen oder Anwärmen therapeutisch
ausgenützt.

Weiterhin läßt sich sagen:

Hypotonische Kochsalzquellen sind sehr schwache Darmerreger und lassen sich daher auch bei Darmreizzuständen bequem verwenden (Typus: Wiesbaden, Baden-Baden).

Von hypotonischen alkalischen Natronquellen, die freilich alle auch kleine Mengen Kochsalz enthalten, gilt dies noch mehr (Typus: Neuenahr, Vichy).

Hypotonische Wässer, die neben Kochsalz oder Kochsalz und Alkalien auch Sulfate (Glaubersalz) enthalten, erregen zwar den Darm etwas stärker, halten auch wegen der schwer resorbierbaren schwefelsauren Salze Wasser im Darm zurück; trotzdem sind sie wegen ihrer durchspülenden Kraft bei vorsichtiger Dosierung und bei Ausschluß des Kältereizes auch für Kranke mit Darmreizzuständen geeignet und praktisch bewährt (Typus: Karlsbader heiße Quellen, Marienbader und Mergentheimer Quellen nach Anwärmen). Bei größerer Menge und bei niedriger Temperatur erlangen sie aber alle starkerregende Eigenschaft und dienen als Abführmittel.

Isotonische oder ihnen nahestehende Kochsalzquellen haben vorwiegend erregende Kraft und werden überwiegend in diesem Sinne benützt (Typus: Homburger Elisabethquelle, Kissinger Rákóczy). Durch vorsichtiges Dosieren, langsames Trinken, geeignetes Vorwärmen lassen sich diese Wässer aber auch Reizzuständen des Darms anpassen. Die praktisch erzielten Erfolge sprechen deutlich in diesem Sinne.

Isotonische Bitterwässer sind wegen ihres Gehaltes an schwefelsaurem Natrium und Magnesium abführend. Typus: Friedrichshaller Bitterwasser mit $0,5\%$ Bittersalz und $0,6\%$ Glaubersalz, das einzige unter den Bitterwässern, welches sich auch für längeren Kurgebrauch eignet.

Hypertonische Bitterwässer führen natürlich in noch weit höherem Grade ab, sie eignen sich nur für gelegentlichen, nicht für kurgemäßen, längeren Gebrauch. Der Stärke nach geordnet: Franz-Joseph-Bitterquelle, Apenta, Hunyadi-Janos, Püllna, Birmenstorf.

Kalkführende Wässer haben im allgemeinen beruhigende, peristaltikmindernde Wirkung, insofern die Kalksalze nicht von größeren Mengen Kochsalz usw. begleitet sind. Als Wässer, worin Kalksalze vorherrschen, und deren Trockenrückstand nach Abzug der Kohlensäure deutlich alkalisch reagiert, kommen in Betracht: Rudolfsquelle in Marienbad, Königs- und Helenenquelle in Wildungen, Hersterquelle in Driburg, Arminiusquelle in Lippspringe, Carolaquelle in Rappoldsweiler, Mariannenquelle in Coburg, Brückenauer und Wernarzerquelle. Über Kalziumwirkung vgl. S. 246.

Zu dem Vorstehenden vgl. die Ausführungen über Salze und Salzwässer als Abführmittel, S. 220.

Das Gesagte bezieht sich zunächst nur auf Wirkung der Einzelgaben. Um Dauererfolge zu erzielen, muß noch vieles andere hinzukommen. Die ganze Lebensweise, vor allem die Kost, die Verteilung von Ruhe und Bewegung, die Beeinflussung des Nervensystems, sind mit in den Dienst zu stellen. Keine Frage, daß in Kurorten das erforderliche viel besser und leichter zu einheitlicher Wirkung zusammengefaßt werden kann, als im häuslichen Leben. Kranke mit akuten Darmstörungen sendet man so gut wie niemals an die Mineralquellen der Kurorte. Es sind fast ausschließlich Chronischkranke, denen es zu Hause gar nicht einfällt, ihre ganze Lebensweise der Krankheit anzupassen. Daher steht auch der Erfolg häuslicher Trinkkuren mit Karlsbader, Marienbader, Kissinger Wasser usw. beträchtlich hinter den Erfolgen an Ort und Stelle zurück. Man braucht gar nicht nach chemisch-physikalischen Änderungen des Versandwassers zu fahnden, um die verschiedenartigen Ausschläge zu erklären. Wir bezweifeln, daß solche Umstimmungen des Wassers überhaupt eine wesentliche Rolle spielen, wenn sich auch nicht leugnen läßt, daß etwa vorhandene Radiumemanation mit der Zeit verloren geht. Man vermißte bei häuslichen Trinkkuren immer die beruhigende Wirkung des Karlsbader Wassers, trotz entsprechenden Anwärmens, und man sah nur die erregende Wirkung. Wenn man aber das Karlsbader Wasser in der Ruhe und Abgeschiedenheit eines Sanatoriums trinken läßt, tritt bei entsprechender Gabe und Anwendungsform der beruhigende Einfluß ebenso deutlich zutage wie am Kurorte selbst.

Wir müssen klar anerkennen, daß die an bestimmte Quellen gebundenen Trinkkuren nur ein Teil und zwar der unwichtigere Teil der Gesamtkur sind, und daß spezifische, Dauererfolg bringende Wirkungen bestimmter Trinkkuren auf irgend eine Darmkrankheit überhaupt nicht nachgewiesen sind. Diese Meinung bildet auch den Unterton des sehr entgegenkommend gehaltenen Referats, das Ad. Schmidt über Störungen der Darmtätigkeit und ihre balneologische Behandlung in dem Vortragszyklus über Balneologie und Balneotherapie in Karlsbad (Jena 1914, G. Fischer) erstattete. Es ist kein Nachteil, sondern ein Gewinn für die Kurorte, daß sich die gleiche Meinung immer mehr bei urteilsfähigen Ärzten und Laien durchsetzt. Mit größerem Nachdruck als früher wird jetzt das Gewicht auf das Zusammenfassen aller Heilfaktoren gelegt, und mit größerer Einsicht und Gewissenhaftigkeit wird das einzelne und das Ganze dem Bedürfnis des Einzelfalles angepaßt. Das Spezialistentum bleibt den Kurorten gewahrt; aber es ist nicht mehr das Spezialistentum der Quelle und des „Genius loci", sondern wird in steigendem Maße das des einzelnen Arztes. Die Ärzte können damit zufrieden sein.

2. Klimatotherapie. ist bei Darmleiden von untergeordneter Bedeutung. Feste Regeln lassen sich überhaupt nicht aufstellen. Nur ist zu beachten, daß man Leute mit Durchfallkrankheiten nicht an feuchtkalte Plätze schicken soll, vor allem nicht an kühle Seeküsten. Im übrigen bringen Erholungsreisen sowohl bei funktionellen wie bei organischen Darmleiden, sowohl bei Durchfalls- wie bei Verstopfungskrankheiten sehr oft entschiedenen Gewinn, vorausgesetzt daß der Aufenthalt richtige Kostwahl und andere Erholungsmöglichkeiten gewährleistet. Wohin sich die Reise richtet, ist dann von geringem Belang. Je stärker neuropathischer Einschlag im Krankheitsbilde mitwirkt, desto besser wird der Erfolg sein. Es gibt Leute, die auf Erholungsreisen ihre Obstipation und andere, die ihre Durchfälle sofort verlieren. Gewiß trägt Abänderung der Kost manches dazu bei; noch größer aber dürfte günstige Beeinflussung des Nervensystems sein. Bei wahren Darmkrankheiten, wo chemisch- und anatomisch-pathologische Vorgänge im Darm die Lage beherrschen, wird etwaiger Erfolg der Klimatotherapie aber stets nur ein scheinbarer und vorübergehender sein, und man darf sich nicht darüber hinwegtäuschen, daß man die Besserung des subjektiven Befindens oft allzu teuer erkauft, indem kostbare Zeit für planmäßige Diätkuren vergeudet wird. Erholungsreisen in zusagende klimatische Kurorte können Diätkuren folgen, können sie aber niemals ersetzen.

3. Heilanstalten. Von Lungen- und Nervenkrankheiten abgesehen, ist die moderne Heilanstaltstherapie vor allen anderen den Stoffwechsel-, Magen- und Darmkranken zugute gekommen, den Darmkranken vielleicht am meisten. Es gibt natürlich — theoretisch — keine Darmkrankheit, die nicht ebensogut in häuslicher Pflege, wie in Heilanstalten behandelt werden könnte. Praktisch liegen die Dinge aber doch anders, weil selbst im bestgeführten Haushalt nicht alle Hilfsmittel so zur Verfügung stehen und zur Einheit zusammengefaßt werden können, wie es in gut geleiteten Anstalten selbstverständlich ist. Der Arzt wird oft mit diätetisch-physikalischen Maßnahmen, mit manuellen Leistungen, mit kontrollierenden Untersuchungen, mit den verschiedensten Einzelheiten der Fürsorge eine Grenze finden, über die er unter den häuslichen Verhältnissen nicht hinausgreifen kann. Die moderne Darmtherapie arbeitet unter fortlaufender Kontrolle der Stuhluntersuchungen, die wertvolle Aufschlüsse geben, bevor sinnfällige klinische Wendungen sich bemerkbar machen; dies setzt technische Schulung, Zeit, Mühe und besondere Einrichtung voraus. Mit gelegentlichen oder in längeren Perioden sich wiederholenden Stuhlanalysen der „diagnostischen Untersuchungsanstalten" ist wenig getan. Die Gelegenheitsanalysen sind sogar oft Quelle schwerer Irrtümer, weil ein zufälliger Befund verallgemeinert wird. Es ist namentlich Ad. Schmidt's Verdienst, immer aufs neue die Wichtigkeit stetiger fortlaufender, planmäßiger Kontrolle des Kots, als maßgebenden Zeugen des therapeutischen Erfolges, betont zu haben. Die oberflächliche Besichtigung, welche sich auf Konsistenz, Farbe, Schleim-Blut-Eitergehalt beschränkt, sagt sehr wenig aus. Wenn irgendwo, sind auf diesem Gebiete Spezialkenntnisse und Spezialuntersuchungen nötig, um geraden Weges vorwärts zu kommen. Dem Hausarzt fehlen sehr oft die Spezialkenntnisse, und wenn er sie auch besitzt, hindern ihn die Umstände, sie ausgiebig zu verwerten. Was die Schwäche der häuslichen Behandlung, ist die Stärke gut geleiteter Heilanstalten. Die praktischen Erfolge bestätigen dies. Die gesamte Darmtherapie ist in ein viel günstigeres Fahrwasser gekommen, seitdem man begonnen hat, die Anstaltsbehandlung richtig zu werten. Es ist oft überraschend, in wie kurzer Zeit langdauernde Störungen dadurch beseitigt werden. Nicht immer freilich darf man auf schnellen Erfolg rechnen. Gar manchmal gehört viel Geduld von seiten des Arztes und des Patienten dazu. Oft bedarf es recht langer, quälend einförmiger Kost, um das gesteckte Ziel zu erreichen, oft der Zuhilfenahme mannigfacher anderer Behandlungsmethoden aus dem Gebiete der Pharmakologie und der Physiotherapie; vor allem auch der psycho-therapeutischen Beeinflussung, eines der wichtigsten Stücke der modernen Anstaltsbehandlung. Die Behandlung in Heilanstalten hat auf dem Gebiete der Darmkrankheiten auch der eigentlichen Balneotherapie den Rang abgelaufen. Die Fülle der Hilfsmittel und die stete Bereitschaft zu diagnostischem und therapeutischem Handeln geben die Erklärung. Auch an Kurorten pflegen Kranke mit Darmleiden gerne in geschlossene Heilanstalten einzutreten. Wer den Betrieb dieser Anstalten kennt, weiß, daß die Trinkkur im gesamten Behandlungsplan eine ganz untergeordnete, oft nur dekorative und suggestive Rolle spielt. Das Verdienst des Erfolges kommt immer dem ärztlichen Leiter, seiner Methode und seinem sorgfältigen Eingehen auf die Eigenart des Falles, nicht dem Mineralbrunnen zu. Der Erfolg der Anstaltsbehandlung ist ganz unabhängig von Zeit und Ort, er hängt nur ab von Sorgfalt und Verständnis des Arztes. Als besonders wichtig müssen wir die Möglichkeit eines planmäßigen Einschulens für die Kostverhältnisse des täglichen Lebens hinstellen. Die Balneotherapie leistet darin so gut wie gar nichts.

Man soll nicht meinen, es müsse erst zu schweren und bedrohlichen Störungen gekommen sein, ehe Anstaltsbehandlung ratsam ist. Ebenso wie anderswo, heißt es auch bei Darmkrankheiten: principiis obsta. Besonders sinnfällig sind die Erfolge bei Gärungsdyspepsie, bei gastrogenen Diarrhöen, bei chronischer Enterokolitis, bei den verschiedenen Formen der Stuhlträgheit, bei Colica mucosa. Überall ist hier planmäßiges Einschulen des Darms, rechtzeitiges Zurückweichen und Wiedervorwärtsgehen, ein der jeweiligen Lage sich anpassender Diätwechsel Hauptbedingung des Dauererfolges.

Funktionelle Störungen der Darmverdauung (Darmdyspepsien).

I. Allgemeines.

Unter Darmdyspepsie verstand Ad. Schmidt im Einklang mit H. Nothnagel die von der Norm abweichenden Verdauungsvorgänge innerhalb des Darmrohres. Nicht jede anatomische Krankheit des Darmrohres verbindet sich mit ihnen. Z. B. können tuberkulöse, manchmal auch typhöse Darmgeschwüre ohne jegliche Darmdyspepsie einhergehen; d. h. die an den Ingesten sich abspielenden Vorgänge bleiben völlig ungestört. Ebenso kann dies zutreffen bei gutartigen und bösartigen Geschwülsten, solange dieselben das Darmrohr nicht verengern. Umgekehrt vollziehen sich aber auch an den Ingesta und an den sie bedienenden Darmsekreten abnorme Vorgänge, ohne daß die Darmwand wesentlich anatomisch erkrankt ist; z. B. wenn die großen Verdauungssekrete, Magensaft, Galle, Bauchspeichel mangelhaft zufließen. Es kann auch vorübergehend der Fall sein bei übertriebenen oder falsch gerichteten bakteriellen Zersetzungen, die bald wieder abklingen. Mangels klinischer Hinweise und anatomischer Befunde bezog man einen Teil der Darmdyspepsien, ebenso wie einen Teil der stomachalen Dyspepsien auf rein nervöse, psychogene (A. v. Strümpell, G. Dreyfus) Störungen, und sicher trifft dies auch für manche Formen zu. Es ist uns jetzt um so verständlicher, als der starke Einfluß des sympathischen und parasympathischen Nervensystems auf die Tätigkeit der Darmmuskeln und -drüsen deutlicher erkannt ist (S. 15). So starken Einfluß wir dem Nervensystem auch zusprechen müssen, so sicher ist es doch, daß bei weitaus den meisten Darmdyspepsien, namentlich bei chronischen und periodisch rezidivierenden Durchfallkrankheiten abnorme bakterielle Tätigkeit der Dyspepsie zugrunde liegt, sei es daß bestimmte, heimatberechtigte Darmmikroben ihre Konkurrenten in schädlicher Weise überflügelten, sei es daß darmfremde schmarotzende Mikroben in den Darm verschleppt wurden und sich dort ansiedelten (R. Schütz u. a.).

Welches nun auch im besonderen Falle die Ursache ist, unbedingt dürfen wir nur solange von reiner Darmdyspepsie sprechen, wie die Darmwand selbst noch nicht sekundär in Mitleidenschaft gezogen ist. Die Grenze ist schwer zu ziehen, da alle abnormen Vorgänge im Darmrohr auch einen schädlichen Reiz auf die Darmwand ausüben können. Ad. Schmidt hat dementsprechend „funktionelle Störungen in der quantitativen und qualitativen Absonderung der Darmsekrete" als nächstliegende Folge mit in den Begriff der funktionellen Darmdyspepsie hineinbezogen. Über qualitative Anomalien dieser Sekrete bei den vorliegenden Krankheitszuständen wissen wir allerdings nichts Genaueres und was Ad. Schmidt darüber äußerte, war ganz unbestimmt gefaßt und ist Hypothese geblieben. Dagegen muß das Auftreten chronischer Diarrhöen fast stets auf quantitative Sekretanomalie bezogen werden (Sekretionssteigerung, S. 55, 321); darüber besteht keine Meinungsverschiedenheit mehr. Ad. Schmidt verwahrt sich im Einklang mit Kn. Faber dagegen, daß diese Sekretvermehrung ab ingestis als Ausdruck entzündlicher Reizung (Katarrh, Enteritis, Kolitis) gedeutet werden dürfe (1. Aufl., S. 183), da die übrigen klinischen Zeichen zu geringfügig seien und keine charakteristischen Merkmale des Katarrhs trügen. Hier setzt eine gewisse Willkür der Definition ein, da auch bei echten Katarrhen Diarrhöen oft das einzige faßbare klinische Zeichen sind, und da anderseits anatomische Nachweise, auf welche hin man funktionelle und leichte entzündliche Zustände abgrenzen könnte, durchaus fehlen.

Als klinisch bedeutsamste Glieder der Gruppe „funktionelle Störungen der Darmverdauung" führt Ad. Schmidt „chronische gastrogene Darmdyspepsie" und „intestinale Gärungsdyspepsie" an, beide mit abnormen Zersetzungen und mit Diarrhöen einhergehend. Als unmittelbare krankmachende Ursache betrachtet er mit Recht und, wie uns scheint, im Einklang mit allen neueren Autoren, abnorme Zersetzungen des Darminhalts, mit dem Unterschied, daß bei ersterer Form abnorme Eiweißfäulnis, bei letzterer Form abnorme Kohlenhydratgärung der wesentliche Schädling ist. Ad. Schmidt und J. Strasburger haben überzeugend nachgewiesen, daß man diese beiden Formen der Darmdyspepsie aus dem Verhalten des Kotes unterscheiden kann, und daß die Unterscheidung therapeutisch fruchtbar ist. Sie kann und muß aufrecht erhalten werden.

Kritische Bemerkungen. Dagegen scheint uns Ad. Schmidt doch wesentlich von dem festgelegten Begriff „funktionelle Störung" abzuweichen, wenn er eine offenkundig bakteriogene Erkrankung, die zunächst zu abnormer Beschaffenheit des Darminhalts und dann weiterhin zu einer noch so geringen Reizwirkung des abnormen Darminhalts auf die Darmwand führt, als „funktionell" bezeichnet. Die allgemeine Pathologie versteht unter dem Wort „funktionell" solche Störungen, die auf Über- oder Unterfunktion oder auf ungeordneter Funktion eines Organs beruhen, sei es, daß die Ursache in angeborener Veranlagung, in Überlastung, in ungenügender Schulung und Entwicklung, in abnormer Innervation, im pathologischen Verhalten endokriner chemischer Reize usw. besteht. Gewiß sind die Darmfunktionen bei abnormen bakteriellen Vorgängen im Darmrohr abgeändert, aber der Ausgangspunkt der Erkrankung liegt dann bei den bakteriellen Vorgängen und nicht beim Verhalten des Organs (Verdauungsapparat); krankhaftes Verhalten des letzteren ist nur eine Folge der ersteren. Ad. Schmidt kam zu seiner Auffassung, indem er weiter zurückgriff und darauf hinwies, bei „gastrogener Diarrhöe" sei häufig Achylia gastrica und schlechte Bindegewebsverdauung, also eine wahre funktionelle Anomalie die Ursache (s. u.), bei „intestinaler Gärungsdyspepsie" finde sich häufig eine schlechte Zelluloseverdauung, die Schmidt gleichfalls als Funktionsanomalie auf individueller Grundlage deutete. Es ist aber Schmidt selbst nicht entgangen, daß das klinische Bild der sog. „gastrogenen Diarrhöe" durchaus nicht fest an Achylia gastrica gebunden ist, und daß andererseits bei Achylia gastrica sich erst dann eine Darmdyspepsie entwickelt, wenn als verbindendes Glied abnorme bakterielle Zersetzungen im Darmrohr zustande gekommen sind. Anderseits ist Schmidt's Annahme einer individuell verschiedenen zelluloseverdauenden Kraft des Darms unhaltbar; ihr Abweichen vom Durchschnitt ist nicht eine Eigenschaft der Persönlichkeit, sondern der bakteriellen Darmflora (S. 34); sie kann zeitlich begrenzt sein und ist dies meistens; die Zelluloseverdauung hängt auch nicht allein von der Darmflora; sondern auch von der Art der Zellulose und sonstigen Rohfaser- und Zellwandbeschaffenheit ab, indem hierdurch die enzymatischen Angriffe auf den Zellinhalt, die bakteriellen Angriffe auf Zellwand und Zellinhalt gefördert oder gehemmt werden. Jedenfalls schiebt sich auch hier wieder die bakterielle Zersetzung (Gärung) als beherrschendes Zwischenglied ein. Nicht der Rückstand vielen zellulosehaltigen Materials ist das krankhafte und krankmachende, sondern der etwaige abnorme bakterielle Abbau, der trotz reichlichster Überbleibsel auch fehlen kann. Letzteren Falles bleibt die Verdauung normal und der Darm gesund.

Wenn wir trotz dieser grundsätzlichen kritischen Bemerkungen die in Betracht kommenden Darmdyspepsien unter der Überschrift „funktionelle Störungen der Darmverdauung" besprechen, so erfüllen wir nicht nur einen Akt der Pietät gegenüber der von Ad. Schmidt getroffenen Einteilung des Buches, sondern wir halten es auch für zweckmäßig, die beiden entgegengesetzten, allerdings klinisch durch Übergänge verbundenen Formen der chronischen Darmdyspepsie vorwegzunehmen. Denn mit den beiden verschieden gerichteten Störungen des bakteriellen Abbaues hat man es immer wieder bei allen Formen chronischer Diarrhöen zu tun, mögen sie durch dieses oder durch jenes bedingt sein. Sie zu unterscheiden ist prognostisch und therapeutisch wichtig, und

wenn auch seine theoretischen Grundlagen ins Schwanken gerieten, bleibt
es ein dauerndes Verdienst Ad. Schmidt's, die Abgrenzung diagnostisch ermöglicht zu haben.

II. Die Pathogenese „gastrogener Darmdyspepsien".

Vieles was über die Pathogenese der sog. „gastrogenen Darmdyspepsie" zu sagen ist,
trifft auch für die Entstehung der „Gärungsdyspepsie", der leichteren und der schwereren
Darmkatarrhe zu. Wir werden später darauf zurückverweisen.

Bei Darmdyspepsien mit vorwiegender Anomalie der Eiweißfäulnis ist
das charakteristische Merkmal der Abgang dünner, faulig stinkender Stühle,
meist mit alkalischer Lackmusreaktion und mit hohem Gehalt an Ammoniak,
ohne daß zunächst Produkte entzündeter Schleimhaut wie Schleim, Eiter,
Blut beigemengt sind. Die Beschaffenheit des Kotes, dessen Trockengehalt
abnorm reich an Bakterien ist (S. 150), weist auf das Überwuchern proteolytischer
Mikroben hin (s. u.). Daß man es immer mit einer bestimmten Sonderart von
Bakterien zu tun habe, ist niemals behauptet worden und sicher auch unhaltbar.
Es können darmfremde Bakterien sein, welche die Magensperre durchbrechen;
wir müßten dann von einer exogenen Infektionskrankheit sprechen, und sicher
verbergen sich wohl viele Fälle von Infektionen mit Mikroben aus der Typhus-
und Dysenteriegruppe hinter dem Krankheitsbilde (Carles und Froussard).
Es wäre aber vermessen, schon jetzt die Gruppen möglicher Infektionserreger
abgrenzen zu wollen. Das Fehlen von Fieber darf den Gedanken an exogene
Infektion nicht ausschließen; verlaufen doch oft sogar Fälle von Abdominaltyphoid fieberfrei. Oder es sind darmberechtigte Keime, welche die verstärkte
Eiweißfäulnis verursachen. Ihr ungestümes Wuchern kann veranlaßt sein
durch Einflüsse, welche andere, antagonistisch wirkende, säurebildende Mikroben
niederhalten, oder durch Einflüsse, welche den eiweißabbauenden Bakterien
einen besonders günstigen Nährboden bereiten. Alles in allem führt man die
Krankheit zurück auf Nahrungsmittel, die entweder pathogene (darmfremde)
proteolytische Keime mit sich brachten oder in solchem Zustand in den Darm
traten, daß sie das Auskeimen fäulniserregender Mikroben besonders begünstigten.
Den krankhaften Ablauf der Darmverdauung darf man mit Ad. Schmidt
so lange einfache „Dyspepsie" nennen, als klinisch keine Zeichen wahrer Entzündung, kein Fieber und keine anderen Merkmale der Allgemeininfektion und
-intoxikation hervortreten. Es ist aber oft, sogar meistens, recht schwer, eine
scharfe Grenze zu ziehen und mit Recht hebt Ad. Schmidt hervor, wie häufig
wahre Entzündungen die Folge dieser Zustände sind, und damit fallen Ätiologie
und Pathogenese dieser alimentären Dyspepsien und der Darmkatarrhe in
weitem Umfange zusammen.

Die Eigenart der Schmidtschen Darstellung gipfelt darin, daß er bezug-
nehmend auf die vorläufigen Befunde von M. Einhorn und B. Oppler den
Ausgangspunkt für diese Form bakterieller Darmstörung in den Magen verlegt und den Dyspepsien gastrogenen Ursprungs ein wohl abgerundetes, von
anderen Fäulnisdyspepsien scharf zu unterscheidendes Krankheitsbild zuerkennt.
Wenn auch andere Anomalien des Magens als Ursache zulassend, steht für
Ad. Schmidt doch die Achylia gastrica (besser Achlorhydrie) weitaus im
Vordergrund. Wir stimmen damit nicht ganz überein, da genau das gleiche
klinische Bild auch bei Magengesunden vorkommt, und da umgekehrt wahre
und ernste Magenleiden doch nur verhältnismäßig selten das Krankheitsbild
der Fäulnisdyspepsie nach sich ziehen. Ad. Schmidt hat dies offenbar auch
empfunden und dadurch gewürdigt, daß sich das von ihm entworfene Bild
der Entero-Kolitis nicht artlich von dem der „gastrogenen Dyspepsie" unterscheidet, sondern nur eine schlimmere Form desselben darstellt. Bei Ad.

Schmidt's Schüler und Mitarbeiter J. Strasburger ist der Unterschied schon ganz verwischt, indem die „gastrogene Diarrhöe" dem Darmkatarrh mit seiner vielseitigen Ätiologie untergeordnet wird. Man kann und muß nur zulassen, daß die krankmachenden Keime bzw. deren Vorfahren zu irgend einer Zeit — vielleicht schon Monate, Jahre und Jahrzehnte vor Krankheitsausbruch — der Wachsamkeit des keimtötenden Magens entronnen und in den Darm gelangt sind. In diesem allzu weiten und damit sich verflachenden Sinne muß man freilich jede bakterielle Darmkrankheit, bei welcher die Keime nicht etwa aus Blut oder benachbarten Geweben in den Darm wanderten, als gastrogen oder besser als alimentären Ursprungs bezeichnen. Über Salzsäure s. auch S. 427.

Diese Betrachtungen tun der zuerst von R. Schütz (1901) vertretenen, dann von Ad. Schmidt nachdrücklich verfochtenen Lehre keinen Abbruch, daß häufig Darmkrankheiten sich unmittelbar oder doch mit großer Wahrscheinlichkeit auf mangelhafte Magenverdauung zurückführen lassen. Ad. Schmidt konnte in der 1. Aufl. schon mehrere namhafte Forscher anführen, die sich dieser Meinung angeschlossen hatten (Jones, Soupauld, J. C. Hemmeter, R. Schmidt, D. v. Tabora, Th. Rosenheim, A. Albu, J. Boas). Inzwischen ist das Mitwirken gestörter Magentätigkeit beim Zustandekommen abnormer Zersetzungen und Reizzustände im Darm von allen Seiten anerkannt und in die Lehrbücher aufgenommen worden.

Wir dürfen das Hineinspielen gestörter Magentätigkeit aber durchaus nicht auf die Fäulnisdyspepsie (d. h. auf die „gastrogene Dyspepsie" im Sinne Ad. Schmidt's) beschränken, sondern müssen es mit gleichem Rechte und in gleichem Maße für andere Zersetzungsvorgänge, vor allem für die sog. „Gärungsdyspepsie" (S. 284) verantwortlich machen. Ad. Schmidt weist schon darauf hin; schärfer tritt dies bei J. Strasburger hervor.

Am klarsten freilich liegen die Dinge bei Achylia gastrica. Zwar verfügt der Darm über Reservekräfte, womit er den Ausfall der spezifischen proteolytischen Magenverdauung derart ersetzen kann, daß nicht die geringsten Darmbeschwerden auftreten und die Resorption der N-Substanzen ebenso wie der übrigen Nährstoffe völlig normal bleibt (C. von Noorden); aber dies gilt doch nur innerhalb gewisser Grenzen. Bei übertriebener Eiweißzufuhr leidet die N-Resorption (D. v. Tabora). Rohem und namentlich geräuchertem, nicht gekochtem Bindegewebe und ebenso den pektinreichen Zwischenlamellen der rohen Vegetabilien gegenüber bleiben die im Darm verfügbaren Kräfte machtlos, wenn Pepsin-Salzsäure vorher nicht eingewirkt hat (Ad. Schmidt). Wenn diese schützenden und verklebenden Gewebsteile nicht vorverdaut und gelockert sind, bleiben auch die eingeschlossenen, darmverdaulichen Teile (Protoplasma, Fett, Stärke u. a.) den Darmsäften schwerer zugänglich. Es wird dann ein leicht zersetzliches Material, das schon im Dünndarm völlig verdaut und größtenteils hätte resorbiert werden sollen, in tiefere Abschnitte verschleppt, wo es als nicht-physiologischer Fremdkörper wirkt (S. 39). Es ist wohl begreiflich, daß Ad. Schmidt, der die Abhängigkeit der Roh-Bindegewebsverdauung von der Pepsin-Salzsäure entdeckte, gerade der Verschleppung des fäulnisfähigen Bindegewebes in den Darm das allergrößte Gewicht beilegte. An dem diagnostischen Wert des Erscheinens von Roh-Bindegewebe im Stuhl zum Erkennen unzulänglicher Magentätigkeit ist gar nicht zu zweifeln (J. P. Gregersen); seine praktische Bedeutung für das Zustandekommen von „gastrogener Dyspepsie" hat Ad. Schmidt aber weit überschätzt. Denn das gleiche Krankheitsbild entwickelt sich kaum seltener da, wo rohes Bindegewebe in der Kost gar nicht vorkommt und im bestimmten Sonderfalle für das Entstehen des Darmleidens sicher nicht verantwortlich gemacht werden

kann; für gekochtes Bindegewebe aber ist die vorhergehende Pepsin-Salzsäure-
verdauung ohne Belang.

　　　Z. B. in Österreich wird Fleisch, das nicht völlig durchgekocht oder durchgebraten
ist, überhaupt nicht verzehrt. Roher Schinken, rohes Rauchfleisch sind so gut wie unbekannt und führten sich erst im Laufe der letzten 10—15 Jahre hie und da ein. Von nicht
gekochten Wurstwaren spielen nur Salami u. dgl. in manchen Kreisen der Bevölkerung
eine gewisse Rolle; im allgemeinen herrscht der Gebrauch von Siedewürsten bei weitem
vor. Trotzdem ist dort das Krankheitsbild der gastrogenen Diarrhöe ungemein häufig.
— Es sei ferner an die häufigen gastrogenen Diarrhöen bei Kindern erinnert, die überhaupt
kein rohes oder geräuchertes Fleisch erhalten.

　　　Es bedarf aber kaum der Bezugnahme auf rohes Bindegewebe. Wahrscheinlich verlassen auch gröbere, gut gekochte Fleischbrocken den achylischen,
hypermobilen Magen in einem Zustand, der die volle Durchverdauung im Dünndarm zum mindesten sehr erschwert oder gar unmöglich macht. C. von Noorden's alte Versuche sind nach dieser Richtung hin nicht beweisend, da er seine
Versuche fast nur mit fein verteiltem Fleisch (Schabefleisch) und mit anderen
leicht zugänglichen Eiweißträgern (Milch, Eier) anstellte.

　　　Die Hauptsache ist, daß bei Achylia gastrica zersetzungsfähiges, dem
Darm erhöhte Arbeit zuweisendes und damit schwer verdauliches Material den
Magen verläßt; und dies wird um so mehr zutreffen, je unvollkommener die
küchentechnische Zubereitung und die mechanische Zerkleinerung durch die
Kauwerkzeuge waren. Ob sich dann abnorme Zersetzung im Darm entwickelt
und welcher Art dieselbe ist (vorwiegend Fäulnis oder vorwiegend Gärung),
wird abhängen von der Art und Menge etwa mitverschleppter Keime, von der
Bereitschaft der darmansässigen Bakterienflora und von der Kraft der stellvertretend einsetzenden Darmenzyme. Es ist zum mindesten wahrscheinlich,
daß schlecht vorbereitetes Material auch die Schleimhaut reizt und größere
Mengen von Darmsaft in das Darmrohr lockt, so daß hierdurch neues zersetzungsfähiges Material in abnormer Menge zufließt.

　　　Verschleppten Keimen gegenüber ist der Darm nicht ganz machtlos,
so daß ein Parallelismus zwischen Salzsäuremangel im Magen und Zersetzungsvorgängen im Darm nicht besteht (von Noorden, R. Schütz u. a.). Die
laugige Beschaffenheit des Pankreassaftes und die keimtötende Kraft der
Dünndarmepithelien (R. Schütz) kann noch manches nachholen. Aber schon
Schütz weist mit Recht darauf hin, daß die gesteigerten Ansprüche an
den Dünndarm doch allmählich dessen Wand schädigen und den antiseptischen
Schutz ihrer Epithelien mindern können. Wie weit sich der Schutz bei übermäßigem Andrang von Keimen (Zersetzungsvorgänge im Magen selbst!), wie
weit er sich auf Sporen erstreckt, ist überhaupt nicht bekannt. Nach J. Boas
können auch etwa im Magen entstehende gasförmige Zersetzungsprodukte wie
SH_2 und CH_3 die Darmwand schädigen und ihre keimwidrige Kraft lähmen

　　　Gleichartig mit Achylia gastrica müssen eine große Zahl anderer Magenstörungen wirken. Zunächst jede Form von Hypochylia gastrica und einfacher An- bzw. Subazidität, ohne daß sich die Grenze zwischen ausreichender
und unzulänglicher Sekretion genau festlegen ließe. Es hängt dies auch von der
Größe der Mahlzeit ab; bei Überfütterung wird selbst normale Tätigkeit
der Magendrüsen den chemischen Aufgaben des Magens nicht gerecht werden
können (Durchschlüpfen mangelhaft verdauten und schlecht desinfizierten
Materials), und so sehen wir klinisch oft Unmäßigkeit im Essen und Trinken
zum Ausgangspunkt für akute und auch für verschleppte chronische Formen
der Darmdyspepsie werden, während der Magen selbst bald wieder in Ordnung
kommt. Bei sehr fettreichen Mahlzeiten gesellt sich der säure-ver-
mindernde Einfluß des Fettes hinzu (S. 21), und so kann es nicht wundernehmen, daß die Kranken besonders gern und sicher oft mit Recht eine einzelne

fettreiche starke Mahlzeit oder öftere Wiederkehr solcher Mahlzeiten als Ursache ihres Leidens beschuldigen. Gleichsinnig wie Achylia gastrica wirkt vorschnelles Abfließen des Mageninhalts durch etwaige Gastroenterostomie. Die starke Gefährdung des Darms Gastroenterostomierter bei ungeeigneter Auswahl der Kost, ihre große Empfindlichkeit gegenüber unvernünftig starken Mahlzeiten ist altbekannt. Mit Recht wies H. Oehnell jüngst darauf nachdrücklich hin (S. 598). Aber auch jede andere Form verkürzter Verweildauer von Speisen im Magen (H. Determann), die das volle Auswirken der chemischen Magenkräfte vereitelt, kann ähnliche Folgen bringen. Selbst Fälle von Hyperazidität sind dann nicht ausgeschlossen, was schon Ad. Schmidt und J. Strasburger hervorhoben. Hyperazidität ist zwar gewöhnlich nicht, aber doch manchmal von Hypermotilität des Magens begleitet, z. B. bei Ulcus duodeni, Cholecystitis und anderen Reizzuständen am oberen Dünndarm (S. Jonas), ferner bei manchen Formen neurogener Hyperazidität (Nikotin-Hyperazidität! u. a.). Und umgekehrt wird verlängerte Verweildauer von Speisen im Magen ähnliche Folgen haben, indem derselbe dann einen mit Keimen stark angereicherten Chymus in den Darm liefert. Die Flora pflegt allerdings ganz verschieden zu sein, je nachdem ob proteolytische Mikroben (bei an- und subazider Stauung; Karzinom u. a.) oder ob — wie es meist der Fall — amylo- und saccharolytische Keime (saure Gärung) überwiegen. Im gleichen Sinne wirkt, wie schon angedeutet, die Belastung des Magens mit grobbrockigem Material jeder Art, sowohl animalischem wie vegetabilem. Mangels mechanischer Kräfte (S. 20) reichen zu deren Durchdauung Saftmenge und Verweildauer im Magen oft nicht aus, auch wenn der Magen ganz gesund und normal leistungsfähig ist; daher stehen überschnelles Essen und schlechtes Kauen mit Recht im Rufe, Darmdyspepsien zu veranlassen. Wir möchten insbesondere auf die Möglichkeit übler Folgen beim Genuß schlecht zerkleinerter roher Vegetabilien verweisen, da dieselben nicht nur um ihrer selbst willen zu beanstanden sind und der Darmflora willkommenen Nährboden darbieten, sondern in ihren Verstecken auch neue Keime in den Darm befördern.

Die große Einfallspforte für Darmschädlinge aller Art (ungeeignetes Nährmaterial, Mikroben) ist also nicht immer gut bewacht; und trotz guter Bewachung (normaler Magen) kann qualitativ und quantitativ unzweckmäßiges, dem Darm Schwierigkeiten zumutendes Material die Schranken durchbrechen. Ad. Schmidt selbst hat den ursprünglich von ihm enger gefaßten Begriff der „gastrogenen Diarrhöen" in dem soeben gekennzeichneten Sinne erweitert, als er einige Jahre später ausführte, es könnte manchmal schon ein akutes, schnell sich wieder ausgleichendes Versagen des Magens langwierige Darmdyspepsien erzeugen.

Neben dem Ausfall der darmschützenden Magenkraft ist zu bedenken, daß vielleicht bestimmte Formen gastrischer Dyspepsie (An- und Hypaziditäten) mangelhafte Sekretion von Pankreassaft nach sich ziehen können. Der Lockreiz der Säure auf das Pankreas (S. 21) fehlt oder fällt zu schwach aus. Damit ist ein neuer Anlaß gegeben für das Hinabgelangen schlecht verdauten Materials in tiefere Abschnitte des Darms. Ad. Schmidt erwähnt zwar, schon die beschleunigte Dünn- und Dickdarmpassage (Durchfälle) könne das Erscheinen makroskopisch erkennbarer Fleisch- und Kartoffelreste u. a. im Kot erklären, und gleiches muß man dann auch im Gegensatz zu Ad. Schmidt (1. Aufl., S. 193) für Kernsubstanz zulassen (über Kernprobe S. 128); aber Ad. Schmidt schätzt doch die sekundäre „funktionelle Pankreasachylie" als mitwirkende Schädlichkeit bei Fäulnisdyspepsie sehr hoch ein, wobei er sich auf gelegentlich beobachteten Mangel von Trypsin im Kot bezieht (L. Golubinin und Kontschalowsky), allerdings ein unzulänglicher Beweis (S. 54, 138). Mit zunehmender Häufigkeit wird neuerdings auf gleichzeitiges Vorkommen von Achylia gastrica und Hypochylia pancreatica Bezug genommen (O. Groß, A. Albu, A. Fischer, A. Meyer u. a.). Von starkem Einfluß war es, als W. Stepp und E. Schlagintweit fanden, daß das Einspritzen achylischen Mageninhaltes in das Duodenum von Hunden im Gegensatz zum normalen Mageninhalt keine oder nur sehr geringe Pankreassekretion hervorrufe. Aber schon diese Autoren weisen darauf hin, es müßten bei Salzsäuremangel doch wohl noch andere Kräfte zum Auslösen der Pankreassekretion bereit stehen, und in der Tat lernte man ja inzwischen das Vorkommen exzito-sekretorischer Substanzen in manchen Nahrungsmitteln kennen (A. Bickel, Kemel Djenab, Fr. Uhlmann, S. 21). Wir halten auch damit die Summe der möglichen Pankreasreize nicht für erschöpft. Nach Maßgabe der Duodenalsonden-Untersuchungen sind niedrige Fermentwerte im Duodenum bei Achylia gastrica zum mindesten kein häufiger oder gar regelmäßiger Befund (S. Bondi, A. O. Günzburg, eigene Erfahrungen); sie wären auch nicht unbedingt beweisend (S. 165). Günzburg fand sogar vorwiegend normalen Gehalt an Pankreasfermenten (Trypsin und Amylase). Daß der Kot in der ganz überwiegenden Mehrzahl der Fälle von Achylia gastrica keinerlei beweisende Merkmale (S. 165) für Hypochylia pancreatica darbietet, müssen wir auf Grund reicher Erfahrung mit Bestimmtheit aussprechen, wenn wir auch O. Groß gerne zustimmen, daß bei Achylia gastrica seine Kaseinprobe im Kot häufig Trypsin vermissen läßt. Andererseits gibt es aber unzweifelhaft auch Fälle gleichzeitiger Achylia gastrica und pancreatica mit Steatorrhoe, dem bezeichnendsten Merkmal der Pankreasinsuffizienz. Es ist aber sehr wohl möglich, daß diese zwiefache Afermentie koordinierte Folge gemeinsamer Ursache ist (konstitutionelle Minderwertigkeit der Fermentproduktion). Vereinzelte Beobachtungen weisen darauf hin, daß dies bei hochbetagten Greisen vorkommen kann (C. von Noorden und H. Salomon). In diesem Sinne äußerte sich auch jüngst Th. Brugsch; er bezeichnet sogar die ganze Lehre der funktionellen Pankreasachylie als noch in der Luft schwebend. In welchem Umfang sekundäre, funktionelle Hypochylia oder gar Achylia pancreatica (Ad. Schmidt) wegen Ausfalls des saftlockenden Salzsäure-Reizes sich als Folge von Achylia gastrica entwickelt, ist erst recht noch offene Frage; wahrscheinlich ist dies Vorkommen viel seltener, als Ad. Schmidt auf Grund vereinzelter sicherer und zahlreicherer unvollständiger Beobachtungen annahm.

Mechanismus der Diarrhöen. Wie bei allen Diarrhöen ist letzter Stelle natürlich der Dickdarm für ihr Zustandekommen verantwortlich. Ad. Schmidt nimmt, wohl sicher mit Recht, auch beschleunigte Passage durch den Dünndarm an, was in der Tat S. Jones röntgenologisch bestätigte. Sehr stark soll nach Ad. Schmidt daran vermehrte Darmsekretion beteiligt sein, und aus ihr vorzugsweise soll vermehrte Fäulnis mit Bildung reizender, peristaltiksteigernder Fäulnisprodukte entstehen. Dies verrät sich bei alimentären Fäulnisdiarrhöen häufiger und stärker als bei anderen Diarrhöen auch durch beträchtliches Ansteigen des Harnindikans. Wir können aber Ad. Schmidt doch nicht zustimmen, wenn er meint, daß fast nur die Darmsäfte als Fäulnisobjekt in Frage stehen. Nur beim Gesunden, dessen Dünndarm fast alle Abbauprodukte der Proteine resorbiert, trifft dies in gewissem Grade zu; beim Kranken mit beschleunigter Dünndarmpassage ist es aber weder theoretisch noch praktisch begründet, den Unterschied von Nahrungs- und Sekreteiweiß als Fäulnisquelle allzu scharf zu betonen. Die Qualität des Nahrungseiweißes ist sicher von Belang; z. B. steigerte die Zugabe von 20 g Bluttrockenmehl zu gleichbleibender einfacher Kost die Indikanurie in einem Falle achylischer Darmdiarrhöe ungemein, d. h. von 30 mg auf 70 mg täglich (Boumasche Skala, S. 170), während Menge, Häufigkeit und allgemeine Beschaffenheit der dünnen Stühle sich nicht änderten.

Über den anatomischen Ausgangspunkt der „gastrogenen Dyspepsien" äußert sich Ad. Schmidt nicht. Wenn keimhaltiger Chymus den Magen verläßt (S. 270), können zweifellos schon im Dünndarm pathologische Zersetzungen beginnen, und Ad. Schmidt nimmt bei stärkeren Graden und längerem Bestande der Dyspepsie stets Mitbeteiligung des Dünndarmes an. Meist dürfte aber wohl das Hineingelangen ungenügend vorverdauten Materials in die Gärkammer des Zökum Nährboden und Zersetzungsvorgänge beeinflussen und erst von diesem primären Krankheitsherde aus findet, unabhängig vom Magen, rückläufige bakterielle Invasion des Dünndarmes statt. Bei Säuglingen ist dies durch Nachweis von B. coli und B. lactis aerogenes im Duodenum nachgewiesen (G. Bessau und O. Bossert). Bei dyspeptischer Reizung des unteren Ileum hindern wahrscheinlich zeitweilige Spasmen (S. 290) den glatten Ablauf des Chymus im Dünndarm und dann vermehren sich die Mikroben dort schnell auf das üppigste.

Über den wahren Beginn der Störungen und ihre Ursachen läßt sich meist nur in akuten Fällen einige Klarheit gewinnen, und dann tritt der alimentäre Charakter derselben meist deutlich hervor: verdorbene, zum mindesten nicht ganz einwandsfreie Nahrungsmittel, übermäßig starke Mahlzeiten, überhastetes Essen mit schlechtem Kauen, Unregelmäßigkeit der Nahrungsaufnahme, Genuß ungewohnter Speisen und Getränke u. dgl. Also alles Umstände, unter denen mangelhaft vorbereitetes Material in den Darm gelangen kann. Ebenso wie die Gastroenteritiden der Kinder pflegen sich die akuten Darmdyspepsien der Erwachsenen im Sommer zu häufen; ihre Zunahme fällt zusammen mit dem reichlicheren Genuß rohen Obstes und roher Gemüsestoffe, die ja leider nicht immer in hygienisch einwandsfreiem Zustand käuflich sind und manche schlimme Keime in den Darm verschleppen können. Namentlich bei Leuten, die des Obstes ungewohnt sind, d. h. deren Darmwand empfindlich ist gegen den reichlichen Pflanzensäuregehalt und deren Darmflora auf schnelles Verarbeiten der Rohfasergebilde (Zellulose, Pentosane usw.) nicht eingestellt ist, sind gefährdet, wenn sie aus dem Vollen heraus sich den Genuß verlockender Früchte verschaffen. Häufig wird auch ein „kalter Trunk" beschuldigt. Es ist immerhin möglich — und die Häufigkeit jener Angabe spricht dafür —, daß das reichlich und schnell genossene kalte Getränk vom Magen aus reflektorisch übermäßig starke Darmsekretion auslösen kann, und daß mit dem Zufluß solchen leicht zersetzlichen Materials im Darmrohre unerwünschte und darmreizende bakterielle Zersetzungen beginnen. Natürlich müssen alle Angaben kritisch geprüft werden; auf keinem anderen Gebiete verwechselt der Kranke so gern und so häufig das post hoc mit dem propter hoc.

Bei den chronischen Dyspepsien und Katarrhen, die meist periodisch an- und abschwellen und auch von Zeiten völligen Wohlbefindens unterbrochen werden, ist sowohl für den ersten Anfang wie für das Wiederaufflammen des krankhaften Prozesses die Ursache viel schwerer erkennbar. Wahrscheinlich haben sich zu irgend einer, oft weit zurückliegenden Zeit einmal bestimmte Keime im Darm angesiedelt, die zwar bei unpassendem Nährboden niedergehalten und zur Harmlosigkeit verurteilt werden (Besserung, ruhige Intervalle), aber in fortwährender Bereitschaft stehen und bei einer ihnen günstigen Abänderung des Nährbodens oder bei etwaigem Zurückweichen ihrer Antagonisten, neue Angriffskraft gewinnen. Dann können einzelne Nahrungsmittel oder ganze Mahlzeiten, die uns nach durchschnittlichem Begriffe vom hygienischen Standpunkt einwandsfrei erscheinen, schon Rückfälle bedingen, und es ist dann die Aufgabe verfeinerter Diagnostik, die auslösenden Ursachen zu erkennen. Das sind Leute mit sog. „schwachem Magen" oder „schwachem Darm", die trotz scheinbar vernünftiger Lebensweise von heute auf morgen normaler Darmfunktion nicht sicher sind, und für die jede stärkere Mahlzeit und jede ungewohnte Speise schon einen Gefahrpunkt bedeutet. Gerade bei diesen, zu Rückfällen neigenden Darmdyspepsien ist nach Vorgang und eindringlicher Mahnung Ad. Schmidt's die genaue Kenntnis und fallweise sorgsame Behandlung etwaiger Magenstörungen von größtem Belang (vgl. oben).

Natürlich wäre es nicht nur von theoretischem, sondern auch von hervorragend diagnostischem und voraussichtlich auch von prophylaktischem und therapeutischem Wert, die wahren mikrobiellen Schädlinge genauer zu kennen. Leider ist aber unser Wissen über die Erreger der weitaus häufigsten Darmkrankheiten, der Darmdyspepsien und der Darmkatarrhe noch kümmerliches Stückwerk, ein so kümmerliches Stückwerk, daß es sich noch kaum verlohnt damit zu rechnen. Wissen wir doch nicht einmal, ob die Mikroben, welche wir bei dieser oder jener Darmstörung im Kote antreffen, die wahren Schädlinge sind. Die Abänderung der Kotflora kann Begleiterscheinung sein. Die Kotflora ist ja kein getreues Spiegelbild der Darmflora. Vieles was im Darm sehr üble Folgen zeitigt, ist zugrunde gegangen, ehe wir es im Kot bakteriologisch fassen können.

III. Akute Darmdyspepsien und Magendarmdyspepsien.

Eine große Anzahl gewöhnlich als akute Darm- oder Magendarmkatarrhe bezeichnete Störungen der Verdauung müssen als einfach dyspeptische Zustände bezeichnet werden. Da es sich in der Regel um sehr kurz dauernde und das Leben nicht gefährdende Zustände handelt, so fehlt uns allerdings das sicherste Beweismittel für diese Behauptung, die anatomische Untersuchung. Die klinische Analyse, insbesondere die Untersuchung der Stuhlgänge — auf die hier alles ankommt — läßt aber keinen anderen Schluß zu, denn es fehlen in den Abgängen Blut, Schleim, Eiter, kurz alle diejenigen Produkte der Darmwand, welche auf eine krankhafte Veränderung der Schleimhaut schließen lassen. Einzig die dünnflüssige Beschaffenheit der Fäzes berechtigt zu der Annahme, daß eine Transsudation stattgefunden hat. Sie ist aber kein notwendiges Postulat; manchmal ist der Stuhl nur breiig, und seine genaue Untersuchung läßt lediglich unverdaute Nahrungsreste und deren Zersetzungsprodukte erkennen.

Klinisch spielen sich diese akuten Darmdyspepsien gewöhnlich so ab, daß bald nach einem vorausgegangenen groben Diätfehler, nach Genuß eines nicht ganz einwandfreien Gerichtes oder Getränkes, oder auch ohne jede greifbare Veranlassung Leibschmerzen und Stuhldrang auftreten. Der Kranke entleert vielleicht zunächst noch einige festere Kotteile, denen aber alsbald breiige Massen folgen. Nach kurzem macht sich wiederum Stuhldrang bemerkbar und nun werden vielleicht schon dünnbreiige oder flüssige Exkremente explosivartig (mit Gasbeimengungen) abgesetzt. Je nach der Intensität des Zustandes kann sich das innerhalb der nächsten Tage noch einigemal wiederholen, ehe der Stuhl seine gewöhnliche Beschaffenheit wieder annimmt; nicht selten aber ist das Ganze schon mit ein- oder zweimaligem „Durchfall" erledigt. Das Allgemeinbefinden des Kranken ist abgesehen von den initialen Leibschmerzen und einem gewissen unsicheren Gefühl im Bauche, welches sich in kollernden und gurrenden Geräuschen auch objektiv bemerkbar machen kann, nicht wesentlich gestört. Der Appetit braucht in keiner Weise zu leiden, doch pflegen verständige Patienten schon von selbst ihre Diät zu ändern, indem sie sich knapp halten und an Stelle schwerer Speisen Schleimsuppen, Reisbrei, Tee, Grießbrei usw. einschieben.

Oft ist von vornherein der Magen beteiligt, dann treten meist als erste Zeichen Magendrücken, Übelkeit und Erbrechen auf. Mit dem Brechakt werden gelegentlich Speisereste entleert, die länger als 6—8 Stunden im Magen gelegen haben, wenig verdaut sind und deshalb vom Patienten meist für die Ursache des Schadens angesehen werden. Die Zunge belegt sich und der Appetit liegt vollständig danieder. Übler Geruch aus dem Munde und Aufstoßen vervollständigen das Bild. Bis sich die Darmerscheinungen bemerkbar machen, vergeht eine verschieden lange Zeit; schon nach einigen Stunden kann auch der Durchfall da sein oder es herrscht zunächst einige Tage Ruhe, während deren unter Umständen die Magenstörung wieder ausgeglichen und vergessen ist, bis Leibschmerzen und Stuhldrang von neuem an den „verdorbenen" Magen erinnern. Das Erbrochene verhält sich verschieden. Oft sind es nur spärliche, mühsam herausgewürgte, schleimige Massen ohne Salzsäurereaktion; andere Male, und zwar bei den akuten Darmdyspepsien ziemlich oft, reichliche Mengen, die auch Reste von Speisen erkennen lassen, die vor 6—8 Stunden verzehrt wurden, und in solchen Fällen riecht und reagiert das Erbrochene meist sehr sauer, gibt manchmal auch starke Salzsäurereaktion; es muß also offenbar Pyloruskrampf (Schutzreflex?) oder Magenparese (B. Naunyn) das Abfließen von Mageninhalt zum Darm verhindert haben.

Achtsame Kranke geben oft an, daß sie in den ersten Stühlen unverdaute Nahrungsbestandteile, besonders Gemüse- und Obstreste gesehen haben, und daß das Ganze dunkel und stinkend oder hell, schaumig und sauer riechend gewesen sei. Schleim oder Blut haben sie nicht bemerkt. Hat man Gelegenheit diese Angaben zu kontrollieren, so kann man sich überzeugen, daß die Veränderungen der Fäzes dieselben sind, wie bei den chronischen Darmdyspepsien, und daß sie in der Tat bald mehr nach der Richtung der Eiweißfäulnis bald mehr nach der Richtung der Kohlenhydratgärung in Zersetzung begriffen sind, ebenso wie dies für die chronischen und rezidivierenden Formen zutrifft. Im allgemeinen pflegen bei den akuten Darmdyspepsien die sauren Gärungen an Häufigkeit bei weitem zu überwiegen.

Man sollte aber die genauere Stuhluntersuchung in akuten Fällen viel häufiger zu Rate ziehen, als gewöhnlich geschieht. Meist wird eine solche (nach Probekost) nur in chronischen Fällen vorgenommen oder (bakteriologisch) in akuten Fällen bei dringendem Verdacht auf Typhus, Dysenterie u. dgl. Wenn man die Art der funktionellen Störung (Fäulnis oder Gärung) im akuten Anfall kennt, könnten doch manche prophylaktisch wertvolle Hinweise gewonnen werden; dies um so mehr, als ein einzelner akuter Anfall recht oft Ausgangspunkt für ein chronisch-rezidivierendes Leiden wird. Auch die diätetische Therapie des akuten Anfalls, wenn er nicht ganz schnell wieder abklingt, könnte daraus noch Vorteile ziehen. In der Regel freilich genügt völliges Hungernlassen mit Verabfolgen von dünnem Tee zum Stillen des Durstes. Das ist die weitaus sicherste, schnellste und damit auch schonendste Therapie (S. 188). Eine gründliche Magenspülung mit gekochtem Wasser, dem etwas Thymol zugesetzt ist (20 Tropfen konzentrierter alkoholischer Lösung auf 1 Liter) bringt oft wesentliche Erleichterung. Beim Übergang in länger dauernde Form kommen die später zu berichtenden Maßnahmen in Betracht.

IV. Jejunaldiarrhöe.

Mit dem Namen Jejunaldiarrhöe hat H. Nothnagel gewisse darmdyspep-
tische Zustände beschrieben, deren charakteristisches Merkmal in einer eigentümlichen Beschaffenheit der Fäzes besteht, wie sie sonst nicht angetroffen wird.

Wir besprechen Jejunaldiarrhöe unter den Dyspepsien, da Ad. Schmidt ihr diesen
Platz anwies. Das klinisch keineswegs scharf umschriebene Krankheitsbild hätte auch
dem Abschnitt Enteritis (S. 410) zugewiesen werden können.

Der Stuhlgang tritt hier in einer Form zutage, die etwa dem Inhalte
des obersten Dünndarmabschnittes entspricht; dickzähe, schleimige, gelatinöse
Massen, geruchlos. J. Strasburger beschreibt leuchtend gold- bis ockergelbe
Farbe, bedingt durch unverändertes Bilirubin; daraus läßt sich entnehmen, daß
die Massen den ganzen Darm sehr rasch durcheilen; es kommt dann nicht zur
Reduktion des Bilirubins zu Hydrobilirubin (S. 28). Ad. Schmidt erwähnt

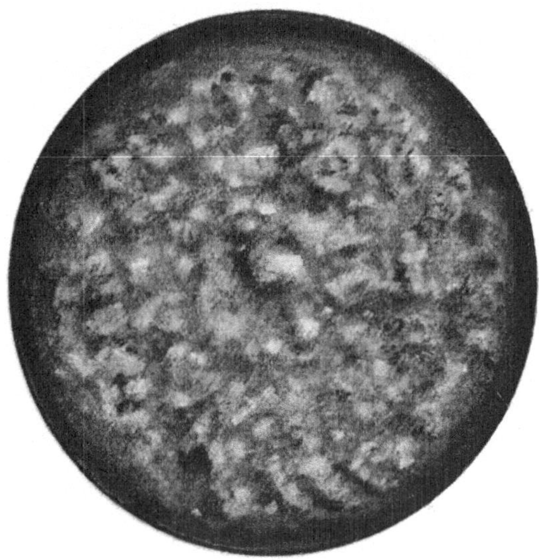

Fig. 99. Stuhl bei Jejunaldiarrhöe.

grünbraune Farbe bei saurer Reaktion (Fig. 99), also Auftreten eines durch
Säure oxydierten Bilirubins (Biliverdin). Breitet man die Masse auf einem
schwarzen Teller aus, so erkennt man schon mit bloßem Auge Reste der vor
kurzem genossenen Nahrung, vorausgesetzt, daß sie nicht bloß aus dünnen
Suppen bestand; also Fleischstückchen, Brotkrumen, sagokornartige Kartoffelreste, Milch-(Kasein-)klümpchen usw. Verreibt man etwas von der Stuhlmasse
mit konzentrierter wässeriger Sublimatlösung, so nimmt sie alsbald in toto
eine intensiv grüne Farbe an, zum Zeichen daß die ursprüngliche Färbung auf
der Anwesenheit reichlicher Mengen unveränderten Gallenfarbstoffes beruhte.
Die schleimige Grundmasse, welche alles einhüllt, ist strukturlos, auch bei
mikroskopischer Betrachtung fehlen Epithelien und andere Formelemente
der Darmwand-Oberfläche. H. Nothnagel schließt daraus, daß es sich nicht
um eine katarrhalisch-entzündliche Veränderung der Schleimhaut handeln
könne; die muzinöse Beschaffenheit entspräche dem natürlichen Zustande
des Chymus im Duodenum und im oberen Jejunum. Vielleicht sind es abnorm
reichliche Mengen des sog. Gallenmuzins.

Leider fehlt es bisher noch völlig an genaueren Beobachtungen, speziell was den klinischen Verlauf der Fälle betrifft. H. Nothnagel erwähnt nur kurz, daß die Patienten gewöhnlich zugleich ausgesprochene magendyspeptische Symptome (Appetitlosigkeit, saures Aufstoßen, Erbrechen saurer Massen) klagen. Seiner Meinung zeugt dies für pathologische Gärungsvorgänge im Magen, die sich auf den Inhalt des obersten Dünndarmabschnittes fortpflanzen und hier zu einer den ganzen Darm beteiligenden lebhaften Steigerung der Peristaltik führen. „Ob es in einer weiteren Periode, wo die Stühle wieder neutral oder alkalisch sind, noch um eine einfach dyspeptische Diarrhöe sich handle, oder ob es dann bereits zu katarrhalischen Veränderungen der Darmwand gekommen ist, läßt sich nur schwer entscheiden."

Das Auftreten der beschriebenen „jejunaldiarrhoischen Stühle" wird ärztlich nur selten beobachtet. Ad. Schmidt sah sie nur 6—8 mal, M. Matthes niemals, wir selbst im ganzen 5 mal. Dagegen beschreiben Patienten doch öfters derartige Stühle als erste, aber vorübergehende, stürmische Erscheinung eines mehrtägigen oder länger sich hinziehenden akuten Darmkatarrhs. Wir stimmen mit Ad. Schmidt überein, der die Jejunaldiarrhöe als das „dyspeptische erste Stadium einer akut einsetzenden Enterokolitis" auffaßt; denn auch in unseren Fällen erschienen schon wenige Stunden nach den ersten bilirubinhaltigen Stühlen diarrhoische Entleerungen von dem Charakter, wie er der sog. Gärungsdyspepsie zukommt. Es scheint aber, daß die ganze Störung auch binnen kurzem wieder abklingen kann, ohne sich bis zur Gärungsdyspepsie oder gar Enterokolitis auszuwachsen. Als wesentliches Merkmal der Jejunaldiarrhöe hat man die äußerste Beschleunigung der gesamten Darmpassage zu betrachten. Es wird dann zugleich mit dem Darmsekret entleert, was gerade zufällig im Darm vorhanden ist. Die Folge ist, wie J. Strasburger mit Recht hervorhebt, ein allgemeines Darniederliegen der Resorption.

V. Chronische Fäulnisdyspepsie des Darms.

A. Allgemeines Krankheitsbild.

Dem Beginne der Darmstörungen gehen sehr häufig, aber keineswegs regelmäßig, Magenerscheinungen (Erbrechen, Völle, Druck, Aufstoßen, Appetitlosigkeit) voraus, die aber, wenn sie sich nicht wiederholen, von dem Kranken oft vergessen werden, oder wenn sie sich in abgeschwächter Form später gelegentlich von neuem bemerkbar machen, gegenüber den viel unangenehmeren Darmsymptomen ignoriert werden. Diese Darmsymptome bestehen in verminderter Konsistenz des Stuhles und vermehrtem Drang zur Entleerung, also nach gewöhnlicher Bezeichnung in Durchfällen. Die Durchfälle schließen sich den Magenerscheinungen entweder direkt an oder sie folgen ihnen in kurzem Abstande. Anfangs gehen sie vielleicht ebenso wie die initialen Magenstörungen schnell wieder zurück und werden dem Kranken erst auffällig, wenn sie periodisch rezidivieren und dann immer länger dauern bis sie chronisch werden. Oder sie bleiben vom ersten Auftreten an bestehen und verschlimmern sich ganz allmählich, so daß schließlich der Zustand ein unerträglicher wird. In den Fällen, wo keinerlei initiale oder interkurrente Magenbeschwerden nachweisbar sind, ist eine bestimmte Zeit des Beginns überhaupt nicht mehr festzulegen. Sie liegt, da die Kranken erst dann zum Arzt zu gehen pflegen, wenn ihnen die Durchfälle durch ihre Häufigkeit lästig werden, oft sehr weit, bis zu 10—20 Jahren zurück. Von akademisch Gebildeten hörte Ad. Schmidt öfters, daß sie die Studienjahre mit ihren Exzessen im Biertrinken für das spätere Leiden verantwortlich machten. Auch andere Zeitperioden unregelmäßiger Lebensweise

(Manöver, Reisen) werden beschuldigt. Seltener schließen sich die ersten Symptome an Ruhr oder Typhus an oder lassen sich bis in die ersten Kinderjahre (Säuglings-Darmkatarrhe?) verfolgen. Fast stets haben wir, wenn wir die Kranken zum erstenmal sehen, ein verschlepptes Leiden vor uns. — Die häufigen Dyspepsien bei Darmgeschwüren tragen zumeist Fäulnischarakter, falls die Geschwüre selbst ihre Ursache sind (Zersetzung des Geschwürsekrets, S. 606). Es kommen auch Gärungsdyspepsien bei Geschwüren vor; sie sind meist alimentären Ursprungs (S. 625).

Auf die Dauer bleiben freilich auch Körpergewichtsverluste, Schwächezustände und Blutarmut nicht aus, zumal dort, wo sich keine längeren Pausen zwischen die einzelnen Durchfallsperioden einschieben. Bei vorhandenen Intervallen kann man von intelligenten Kranken manchmal ganz präzise Angaben über die immer wieder auslösenden Schädlichkeiten erhalten, und zwar sind es dann gewöhnlich Diätfehler, die mit einer auffälligen Konstanz kürzere oder längere Durchfallszeiten nach sich ziehen: Diners, nicht ganz tadellose Nahrungsmittel, wie angegangene Eier, Fleisch mit haut gout u. dgl. oder kalte Getränke, Bier, Hefegebäck usw. Auch Abkühlungen des Leibes („Erkältungen") werden beschuldigt. Die Patienten sprechen von ihrem „schwachen Leibe" als von einem Fehler ihrer Konstitution und wollen wissen, ob sich nicht etwas dagegen machen läßt.

Art und Heftigkeit der Stuhlentleerungen gestalten sich verschieden. Es brauchen nicht jedesmal wirkliche Diarrhöen, d. h. mehrfach am Tage abgesetzte flüssige Stühle zu sein. Oft wird nur einmal früh ein ausgiebiger dünner Stuhl entleert, der die Kranken schon vor Tagesanbruch aus dem Bette treibt. Oder es erfolgt zunächst eine unvollständige geformte Entleerung, der dann mehrere dünnbreiige folgen. Auch wiederholte, über den Tag verteilte breiige Stühle kommen vor und selbst Verstopfungen abwechselnd mit Durchfällen. J. Boas betont die Massenhaftigkeit des Kotes speziell bei achylischem Magenbefund. Immer beschweren sich die Patienten über üblen Geruch der Stuhlgänge, während, wie bereits erwähnt, Bauchgrimmen und wirkliche Kolikschmerzen in den Hintergrund treten. Eher wird über Blähungen und polternde Geräusche im Leibe geklagt. Magenbeschwerden fehlen entweder ganz — das ist die Regel — oder sie sind von nebensächlicher Bedeutung, so daß man nur auf Befragen etwas darüber erfährt. Auch dann handelt es sich, abgesehen von den Initialsymptomen, nur um vorübergehende Empfindungen von Völle oder Druck ohne Verminderung des Appetits. Der Appetit ist im Gegenteil gewöhnlich gut und verleitet die Kranken leicht zu Unvorsichtigkeiten. Natürlich gibt es auch Fälle mit ausgeprägten Magenbeschwerden, aber dann kann man kaum noch von einer reinen Darmdyspepsie sprechen.

Wenn auch der Allgemeinzustand selbst bei über viele Jahre sich erstreckenden Durchfällen schwere Schäden nicht zu erleiden pflegt, finden wir doch nur wenige Patienten mit starkem Fettpolster; die meisten sind mager und ihre Hautfarbe ist manchmal deutlich blaß. Ad. Schmidt fand wiederholt eine Reduktion des Hämoglobingehaltes auf $75^0/_0$ und der roten Blutkörperchen auf 3,5 Millionen und darunter, wobei von den Fällen eigentlicher gastrointestinaler Anämie, bei denen die Blutarmut das Krankheitsbild beherrscht, ganz abgesehen ist (S. 425). Immerhin bezweifelt er nicht, daß zwischen beiden Zuständen nur ein gradueller Unterschied existiert. Näheres darüber bei der Gastroenterocolitis. Die physikalische Untersuchung der Brust- und Bauchhöhle ergibt keine nennenswerten pathologischen Befunde: hin und wieder ein leises akzidentelles Herzgeräusch, geringe Auftreibung des Leibes im ganzen oder allein im Epigastrium, unbedeutende Druckempfindlichkeit in der Magengegend oder in der Mitte des Leibes.

In einzelnen Fällen ist die Zunge belegt, häufiger ist das Gebiß defekt oder die Zähne kariös, und die Kranken heben selbst hervor, daß sie gewohnheitsgemäß schlecht kauen. A. Mathieu und J. Ch. Roux machen auf Perversion des Geschmackes aufmerksam, welche bei gewissen Dyspeptikern schließlich zur Unterernährung führt. Die Funktionsprüfung des Magens ergibt nach Ad. Schmidt in der überwiegenden Mehrzahl der Fälle nach Probefrühstück geringe Mengen schlecht verdauten Inhaltes mit einer Gesamtazidität unter 10 und fehlender freier HCl, Milchsäure fehlt, ebenso die Boas-Opplerschen langen Bazillen. Das peptische Verdauungsvermögen ist gering, aber in der Regel nicht völlig aufgehoben. Also nur ausnahmsweise völlige Achylie, sondern Anazidität resp. Subazidität. Die Motilität ist normal oder gesteigert. Unter der Minderzahl begegnen wir Fällen mit höheren Zahlen für Gesamtsäure und fehlender resp. schwach positiver HCl-Reaktion, es kommen

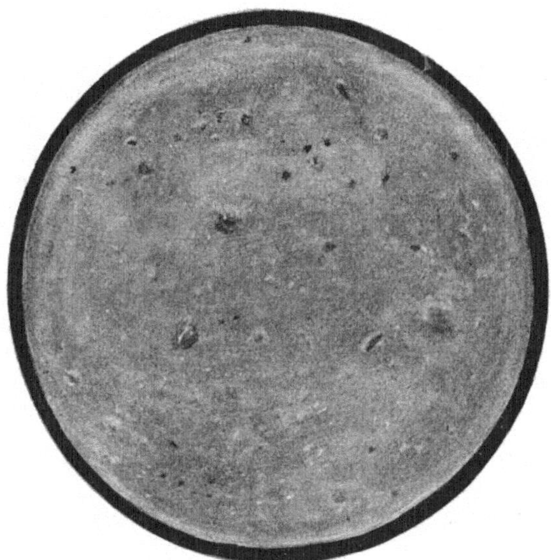

Fig. 100. Stuhl bei gastrogener Diarrhoe (verrieben). Kleine Fleischstücke, außerdem sehr kleine Schleimflocken.

aber auch Fälle mit normalen oder übernormalen HCl-Werten vor. Zersetzung des Mageninhaltes wird auch hier durchgängig vermißt. Atonische Zustände und Verzögerung der Entleerung nach größeren Mahlzeiten (Motilitätsstörungen 1. Grades) hat R. Schütz bei den Fällen mit vorhandener HCl mehrere Male gefunden. Gutartige Stenosen des Pylorus fand J. Boas wiederholt als die auslösende Ursache. Ad. Schmidt selbst verfügte über keine derartigen Erfahrungen.

Wie aus dieser Schilderung Ad. Schmidt's, die wir fast wörtlich aus der 1. Auflage übernahmen, hervorgeht, ist das Verhalten des Magens nicht charakteristisch. Man wird nur dann abnorme Magentätigkeit als integrierenden Bestandteil des Krankheitsbildes finden, wenn man den Krankheitsbegriff auf solche Fälle beschränkt, wo neben den fauligen Darmzersetzungen und den Darmreizzuständen irgend welche Anomalien des Magens angetroffen werden, welche das Zustandekommen jener Darmstörungen erklären können, also z. B. verminderte antiseptische Kraft infolge von Anazidität, Hypermotilität usw. Wie aber aus früher gesagtem hervorgeht und wie Ad. Schmidt selbst nachdrücklich betonte, kann die Magenstörung, welche ungeeignetes Material in den Darm durchließ und damit den Anstoß zu abnormen Zersetzungen gab, längst abgeklungen sein, wenn sich uns der Kranke wegen chronischer oder hartnäckig rezidivierender Diarrhöen vorstellt. Man darf sich also nicht wundern, wenn man bei charakteristischen Krankheitsbildern aller Darmdyspepsien und bei ihren bis zur Enterokolitis ausgebauten Verschlimmerungen ganz normale Magenverhältnisse antrifft. Umgekehrt halten wir es aber auch für fehlerhaft und gezwungen, wenn man irgendwelche, gleichzeitig angetroffene Magenstörung unbedingt als wahre Ursache der vorliegenden Darmdyspepsie deuten will. Die wahre Ursache war vielleicht ein ganz andersartiges, längst überwundenes Versagen der Wachsamkeit des Magens. Nur bei chronischer Achylia gastrica wird es wahrscheinlich — aber auch nur wahrscheinlich — kein Fehlschluß sein, wenn man sie mit der bestehenden chronischen Darmdyspepsie ätiologisch verknüpft (s. u.).

Die Fäzes sind auf der Höhe der Krankheit dünnflüssig oder dünnbreiig und verbreiten einen intensiv fauligen, selten einen sauren Geruch. Im ersten Falle ist die Reaktion alkalisch und die Farbe dunkelbraun, im letzteren hellgelb. Gröbere, bei oberflächlicher Betrachtung auffallende Schleimbeimengungen fehlen. Blut fehlt ebenfalls, es sei denn, daß aus Hämorrhoidalknoten einige Tropfen am Ende der Defäkation heraustreten. Bei gemischter Kost, zumal wenn die Patienten ihrem Appetit folgend keine sorgfältige Auswahl treffen, findet man auch ohne genaue Zerteilung in den dünnen Stühlen mit bloßem Auge erkennbare Nahrungsreste, namentlich solche von Gemüsen (Wurzeln, Erbsen, Salatblätter, Kartoffeln), aber auch Überbleibsel von Fleisch (Bindegewebe, Stücke von geräuchertem Schinken) (s. Fig. 100, vgl. auch Fig. 49 und 126, S. 50 und 127). Setzt man die Kranken dann auf Probekost, so erlebt man nicht selten, daß die damit verknüpfte Schonung allein schon genügt, die Verdauung zu bessern. Der Durchfall hört auf, und es werden vielleicht nur ein oder zwei breiige und selbst geformte Stühle abgesetzt. Gewöhnlich gleicht sich allerdings der Zustand nicht so schnell aus, und es gibt sogar Fälle, wo die Probekost zunächst eher einen ungünstigen Einfluß zu haben scheint. Daran ist dann wohl immer das Milchquantum schuld, denn gerade unter den in Rede stehenden Kranken begegnet man verhältnismäßig vielen, welche Milch nicht vertragen können. Man tut deshalb gut, sich von vornherein danach zu erkundigen und gegebenenfalls die Milch aus der Probekost fortzulassen. Konsistenz und Häufigkeit der Entleerung können also auch beim Probediätstuhl verschiedenartig ausfallen, ebenso Geruch, Färbung und Reaktion. Im verriebenen Kot (s. S. 122) findet man bei gleichzeitig bestehender Achylie, aber oft auch ohne solche, eine mehr oder minder reichliche Menge unverdauter Bindegewebsfetzen, manchmal soviel, daß der ganze Stuhl damit durchsetzt ist.

Daß man trotz wohlerhaltener peptischer Magenkraft nach Probekost im Kot Bindegewebe findet, darf nicht befremden. Es hängt mit der beschleunigten Magenentleerung zusammen, die bei dieser Form von Darmdyspepsie fast durchstehende Regel ist und sicher vieles dazu beiträgt, daß immer aufs neue schlecht vorbereitetes Material aus dem Magen in den Darm gelangt. Das ist ja ein häufiges, offenbar reflektorisch ausgelöstes Vorkommnis bei mannigfachen Darmreizzuständen (S. 93, 126), bei fauligen Zersetzungen aber unserer Erfahrung nach sehr viel häufiger als bei der Gärungsdyspepsie. Ein schlimmer Circulus vitiosus! Das rohe Bindegewebe hat mit der ungebührlichen und schädlichen Belastung des Darms wenig zu tun, da es in der Kost derartiger Kranker so wie so ausscheidet. Im Kot nach Probstuhl ist es uns aber ein diagnostisch wertvolles Merkmal (S. 269).

Solange kein ausgeprägter Darmkatarrh vorliegt, findet man zwar hin und wieder einzelne kleinere Schleimflocken, niemals größere Mengen. Mit bloßem Auge erkennbare Muskelreste kommen vor, sind aber selten. Ebenso oft sieht man kleine sagokornartige Kartoffelreste. Die mikroskopische Untersuchung weist auch bei Abwesenheit makroskopischer Nahrungsresiduen gelegentlich reichlich große und scharfeckige Muskelbruchstücke, freie oder in Zellen eingeschlossene Stärkereste, seltener Fettsäure- und Seifennadeln nach. Überhaupt ist die Fettverdauung meist gut. Es kommen aber auch, wie L. Brinck beschrieb, Fälle mit hochgradiger Lienterie vor, wobei das genossene Fleisch in wohlerkennbarer Form, aber in stinkende Fäulnis übergegangen, in reichlichen Massen entleert wird. Meist sind dieselben von schmierigem Aussehen; hie und da haben sie aber teilweise das ursprüngliche Aussehen des Fleisches bewahrt. Dann dürfte wohl immer neben gänzlich versagender Magenverdauung auch die tryptische Kraft des Pankreas schwer geschädigt sein.

In einem solchen der immerhin sehr seltenen Fälle verabfolgten wir zur Probe 200 g fein gewiegten, geräucherten rohen Schinken mit dem Erfolg, daß nach 4 Stunden mehrere Stühle abgesetzt wurden, welche in der wässerigen Flüssigkeit große Klumpen unveränderter Schinkenmasse enthielten; sie sahen wie frisch gehacktes rohes Fleisch aus (sog. „Beefsteakstuhl"). Dabei bestand gar keine Steatorrhöe; Butter wurde in beliebig großen Mengen vortrefflich vertragen. Es bestand völlige Achylia gastrica. Wir ernährten den Kranken mit Riba, feinen Mehlbreien, Zucker, Butter. Er erholte sich vortrefflich, konnte später auch wieder gekochtes und gebratenes Fleisch in größeren Mengen gut vertragen. Die Achylia gastrica bestand fort. Offenbar handelte es sich hier um ein zeitweiliges Versagen der Trypsinverdauung, ohne gleichzeitige Schädigung der Lipaseverdauung (Hemmeter: „Dystrypsie").

Wenn Stärkekörner anwesend sind, fehlen auch granulosehaltige Mikroben nicht (s. S. 152). In vereinzelten Fällen kann man Hefe und Sarzine in zahlreichen Exemplaren antreffen. Die Brütschrankprobe gibt in der Regel kein eindeutiges Resultat: Gärung und Fäulnis mischen sich, wobei manchmal die eine die andere übertönt. Rektoskopisch findet sich die Schleimhaut des Rektum und der Flexur in normaler Verfassung.

Als einzigen charakteristischen Stuhlbefund hebt Ad. Schmidt immer wieder das Erscheinen unverdauten rohen Bindegewebes nach Probekost hervor, und wie wir oben erörterten mit Recht. Das Wiedererscheinen von Muskelbruchstücken und Kartoffelresten kommt zwar vor, ist aber weniger bezeichnend. Es kann von beschleunigter Darmpassage allein abhängen. Ad. Schmidt betont ferner mit Recht, man könne den Grundcharakter der Störung, d. h. die faulige Art der Zersetzungen nur nach Verabfolgen von Probekost richtig erkennen, nicht aber bei freigewählter Kost. Denn hier wechselt der Nährboden für die Mikroben von Tag zu Tag, und bei etwaigem Überwiegen gärungsfähigen Materials können die Fäulnisvorgänge in den Hintergrund, die Gärungsprozesse sich in den Vordergrund schieben. Eine so vollkommen scharfe Trennung, daß nur das eine, unter Ausschluß des anderen sich im Darm vollzieht, kommt kaum vor. Selbst auf den Ausschlag bei Probekost kann die vorausgegangene Kost einwirken, und es ist daher ratsam, nicht die Kotverhältnisse der ersten 1—2 Tage, sondern erst die der folgenden Probekosttage als ausschlaggebend zu betrachten.

Daß wir bei Fäulnisdyspepsie häufig mit hoher Indikanurie zu rechnen haben, daß aber beschleunigte Dickdarmpassage und das Vorhandensein indolverzehrender Bakterien dieses Merkmal verwischen können, ward schon erwähnt (S. 59). Der Kot ist oft sehr ammoniakreich.

Zur Beurteilung der Sachlage und auch als Wegweiser für die Therapie ist immer genaue Kenntnis der Magenzustände wichtig (S. 161, 266ff.). Etwaige Achylia gastrica, vor allem auch Stauung von Mageninhalt mit intrastomachalen Zersetzungen sind ungünstige Komplikationen. Nach D. v. Tabora leiden etwa 20%, nach H. Ley etwa 15%, nach R. Schütz und Ad. Schmidt etwa 30% aller Magenachyliker vorübergehend oder für längere Zeit an Diarrhöen. Wenn wir von gelegentlichen und schnell vorübergehenden Diarrhöen absehen, die schließlich doch jeden einmal befallen können, scheinen uns 20% schon reichlich hoch bemessen zu sein.

Es liegt immer die Gefahr nahe, daß der Mediziner in naiver Unkenntnis der wissenschaftlichen Grundsätze wahrer Statistik mit solchen Zahlenreihen Mißbrauch treibt. In der Machtsphäre des Spezialarztes werden sich immer schwerere Krankheitsfälle sammeln; sein Material und seine „statistischen" Befunde werden ganz andere sein, je nachdem ob mehr Kranke mit „Magenbeschwerden" oder mit „Darmbeschwerden" zu ihm kommen. Die Befunde werden ganz verschieden sein, je nachdem er Patienten sieht, die sehr vorsichtig leben oder solche, die aus Unachtsamkeit oder äußerer Verhältnisse wegen alles essen, was ihnen vorgesetzt wird.

Je weniger Wert wir auf solche „Statistiken" legen, desto mehr verlangen wir sorgsame Beachtung der Sachlage im Einzelfalle; d. h. die tatsächliche Leistungskraft des Magens muß erforscht werden. Jede Anomalie, welche dem Einwirken der Pepsin-Salzsäure auf die Ingesta abträglich ist, bedeutet eine ernste Komplikation. Vom rein praktischen Standpunkt scheinen Achylie mit beschleunigtem Abschub und das Bestehen einer Gastro-Enterostomie mit schnellem Übertritt des Speisebreies in das Jejunum die übelsten und die dem Abheilen der Darmdyspepsie hinderlichsten Komplikationen zu sein. Hier wirkt die wahrscheinliche Ursache der Darmdyspepsie dauernd fort. Etwaige Magenstörungen fordern daher zu besonders sorgfältiger Auswahl der Kost und zu therapeutischen Maßnahmen auf, die den Magen unmittelbar beeinflussen.

Noch übler wird die Lage bei gleichzeitiger Minderwertigkeit des Pankreassaftes, namentlich bei Abschwächung seiner tryptischen Kraft; gleichgültig ob es sich um sekundäre oder um koordinierte Pankreasinsuffizienz handelt. Wenn auch kein unbedingter Verlaß darauf ist (S. 165), wird uns die Untersuchung des Duodenalinhalts und vielleicht noch besser diejenige des Kots auf Trypsin (Methode von O. Groß u. a.) dafür gewisse Anhaltspunkte geben (vgl. S. 166, 272). In solchen Fällen wird die chemische Untersuchung des Kotes auch stets unverändertes Albumin nachzuweisen erlauben (S. 149).

Beim Verlauf der Darmdyspepsie mit vorwiegend fauliger Zersetzung haben wir es ebenso wie bei Gärungsdyspepsie nur mit einmaligen schnell vorübergehenden oder mit einer Summe einzelner Attacken zu tun, von denen eine jede sich über Tage oder Wochen hinziehen kann. Mit ihrer häufigen Wiederkehr beschatten sie den Lebensgenuß, hindern das körperliche Gedeihen und verleihen dem Betroffenen ein dauerndes Gefühl der Unsicherheit. Er kann sich nicht auf seinen Darm verlassen. Es kann sich bei den Rückfällen um immer neue Infektionen des Darms handeln (z. B. bei Achylikern); das gesamte Krankheitsbild spricht aber mehr dafür, daß bedenkliche Keime zu Dauersiedlern im Darm geworden sind, und daß sie in steter Bereitschaft stehen, bei günstiger Gelegenheit (bei zusagendem Nährboden, bei Wegfall antagonistischer Widerstände usw., S. 268) neu vorzubrechen und aufwärts zu wandern (S. 273). Ad. Schmidt nannte dies „Gelegenheitsinfektion".

Bei wahrhaft chronischem Verlauf — möge er nun ein gleichmäßiger oder schwankender sein — haben wir sicher nicht mehr das Recht, von einfacher „Darmdyspepsie" zu reden. Denn wir dürfen nicht annehmen, daß dann die Darmwand gesund geblieben ist.

In bezug auf die bakteriologischen Verhältnisse der Fäzes ist bereits bemerkt worden, daß bei Anwesenheit von mehr als vereinzelten Stärkeresten im mikroskopischen Jodpräparat auch die bekannten Formen granulosehaltiger Mikroben nicht zu fehlen pflegen (s. S. 281): Granulobacillus butyricus mit den charakteristischen großen ovalen Sporen, dünne leptothrixartige Fäden und Kokken. Neben ihnen oder an ihrer Stelle können auch Hefezellen in massenhaften Exemplaren ins Auge fallen oder die Boas-Opplerschen langen Bazillen (Milchsäurestäbchen), seltener Sarzine. Sind keine Stärkereste vorhanden, so fehlen meist charakteristische Mikrobenformen. Züchtungsergebnisse liegen nur vereinzelt vor, und zwar fanden sich in den verschiedenen Fällen als überwuchernde Arten: Hefe- und Schimmelpilze (R. Schütz), Bac. muc. capsulatus (Ad. Schmidt), Streptokokken (Ad. Schmidt), Proteus

(Ad. Schmidt), Bac. fluorescens liquefaciens (R. Schütz), letzterer aber nur im Magen. Ob die aufgefundenen Bakterien die eigentlichen Übeltäter sind, steht dahin (S. 274). In besonderen Fällen, d. h. bei sehr langer Verweildauer des Chymus im Magen, beginnt die bakterielle Zersetzung wohl schon im Magen selbst. Dann fehlen ernstere Magenbeschwerden im Krankheitsbilde niemals. R. Schmidt spricht unter derartigen Umständen von einem „gastrischen Vegetationsbild der Fäzes". Diese Lehre vermochte sich aber nicht durchzusetzen. Es mag vorkommen, daß das bakteriologische Magenbild mit dem bakteriologischen Stuhlbild in gewisser Hinsicht übereinstimmt (bei Cholera ist es die Regel!). Im allgemeinen hängt aber das bakteriologische Stuhlbild durchaus von dem Verhalten des Dickdarms ab, und dessen Flora wahrt sich gegenüber der von oben nachrückenden Flora immer eine große Selbständigkeit (S. 209).

B. Diagnose.

Die Diagnose der chronischen Darmdyspepsie mit vorwiegend fauliger Zersetzung stützt sich auf:

1. Bestehen von Durchfällen.
2. Intermittierender Charakter der Durchfälle.
3. Fauliger Charakter der Stühle mit starkem Zurücktreten der Gärungserscheinungen; nur erkennbar nach Probekost (S. 121).
4. Befund von rohem Bindegewebe im Stuhlgang (auch in Fällen ohne Achylia gastrica, S. 126).
5. Fehlen von Schleim und Blut im Kot.
6. Auffinden von Nahrungsresten verschiedener Art im Stuhl.
7. Erhöhte Indikanurie (nicht immer, S. 272).

Unmittelbaren Zusammenhang mit gestörter Magentätigkeit (gastrogene Darmdyspepsie im engeren Sinne) nimmt Ad. Schmidt an beim Zusammentreffen folgender Anhaltspunkte:

1. Nachweis eines vorausgegangenen oder noch bestehenden Magenleidens.
2. Erscheinen reichlichen Bindegewebes im Kot nach Probekost in Verbindung mit dem übrigen Kotbefund.
3. Nachweis besonderer, aus dem Magen stammender und durch den abnormen Verdauungschemismus in Wucherung geratener Mikroben (selten!)
4. Guter Erfolg einer auf den Magen gerichteten Therapie.

Die Abgrenzung gegenüber Enteritis ist nicht so einfach wie Ad. Schmidt es in der 1. Auflage darstellte. Sie fußte eigentlich nur auf dem Fehlen von Schleim. Ad. Schmidt läßt aber das Auftreten kleiner Schleimmengen auch bei „Dyspepsien" zu, und umgekehrt fördert Enteritis manchmal nur sehr wenig Schleim zutage. Nur das völlige und dauerhafte Fehlen von Schleim einerseits, das Auftreten von viel Schleim andererseits werden einigermaßen beweisend für Dyspepsie bzw. Enteritis sein. Wichtiger scheint uns der durch völlig normale Intervalle unterbrochene Verlauf. Immer aber bleibt die Abgrenzung willkürlich, da es an anatomischen Belegen durchaus mangelt. Die Unterscheidung fußt also im wesentlichen auf dem Gesamtkrankheitsbilde. Die übrigen Symptome wiederholen sich alle bei Enteritis, u. a. auch die Beziehungen zum Magen. Sowohl im einen wie im anderen Falle müssen irgend einmal die Krankheitserreger den Magen passiert haben (S. 269).

Die Abgrenzung gegen „nervöse Diarrhöen" ist gleichfalls nicht einfach. Das Fehlen von Nahrungsresten und namentlich von rohem Bindegewebe nach Probekost spricht allerdings stark zugunsten nervöser Diarrhöen. Wir müssen aber S. Jonas unbedingt zustimmen, daß auch eine nervös ausgelöste Beschleunigung der Gesamtmotilität des Magendarmrohrs gleichfalls Bindegewebe und andere Nahrungsreste in den Stuhl befördert. Die Stühle bei neurogener Diarrhöe tragen häufig fauligen Charakter, was wohl mit verstärkter

Darmsekretion zusammenhängt; daß sie nach Probekost der Gärungsdyspepsie entsprechen, ist unseres Erachtens geradezu selten. Faulendes Material und Fäulniserreger enthält jeder normale Stuhl. Bei dem wasserreichen Stuhl der „nervösen Diarrhöe" tritt dies durch Aussehen und Gestank verstärkt hervor. Auf quantitative Abstufung dieser Eigenschaften darf man keine Differenzialdiagnose stützen. Mitentscheidend ist das allgemeine Krankheitsbild, vor allem das jähe Kommen und schnelle, restlose Wiederverschwinden nervöser Diarrhöen. Man vergesse aber nicht, daß sehr oft sich auf wahre Darmdyspepsie, auf Darmkatarrhe und noch schlimmere Leiden ein starker nervöser Einschlag aufpfropft, der — je nach Umständen — fördernd oder hemmend auf die beherrschenden Darmfunktionen, Sekretion und Motilität, einwirken, und damit recht bizarre Krankheitsbilder schaffen kann. — Wenn auch oftmals aus Bequemlichkeit, aus Leichtsinn, aber immer zum Schaden für die Kranken echte Darmdyspepsie mit dem wegwerfenden Worte „nervöse Diarrhöe" abgetan worden ist (S. 266, 295), ist doch das umgekehrte gleichfalls nicht selten, und auch diese Verwechslung schlägt meistens zum Nachteil für die Kranken aus, weil ihnen unnötig strenge und beim Versagen immer strenger werdende Kost verordnet wird, welche sie über kurz oder lang sehr herunterbringt (S. 322).

Schwierig kann es sein, die faulige Darmdyspepsie von ulzerierenden, hochsitzenden, aber nicht verengernden Dickdarmkarzinomen zu unterscheiden. Sie bringen anfangs öfters ganz ähnliche Krankheits- und Stuhlbilder. Äußerst wichtig ist etwaige Anwesenheit von okkultem Blut im Stuhl; das muß immer Verdacht auf Tumor wachrufen.

Über **Therapie** vgl. S. 296.

VI. Gärungsdyspepsie des Darms.

A. Allgemeines. Ätiologie und Pathogenese.

Im Jahre 1901 schälten Ad. Schmidt und J. Strasburger unter den chronisch diarrhoischen Zuständen ein Krankheitsbild heraus, das ohne Zeichen schwerer anatomischer Magen- oder Darmstörungen sich in dem Absetzen wasserreicher, hellgefärbter, sauer riechender und sauer reagierender, mit Gasblasen durchsetzter oder bald nach der Entleerung im Brutschrank gasentwickelnder Stühle sich kundgibt. Die Stühle enthielten stets Reste von stärkehaltigem Material, und es zeigte sich, daß Amylum das wesentliche Objekt der sauren Gärung war.

Solange ernstere Zeichen einer anatomischen Darmkrankheit fehlten, sprachen die Autoren von Gärungsdyspepsie; es war ihnen aber nicht entgangen, daß häufig sekundär als „Folge der abnormen Darmgärungen" auch Reizzustände ernsterer Art, d. h. Katarrhe und tiefer greifende Entzündungen sich anschließen.

Wir sind hier wiederum in der Lage, das gänzliche Versagen der pathologischen Anatomie beim Abstecken der Grenzen zwischen Dyspepsie und Entzündung beklagen zu müssen (S. 283, 295). Ad. Schmidt berichtet, nachdem er 10 Jahre hindurch reichste Erfahrung gesammelt, er habe nur einmal Gelegenheit gehabt, den Darm eines Patienten mit Gärungsdyspepsie, der an einem anderen Leiden gestorben war, anatomisch zu untersuchen. „Es fanden sich nur ganz leichte, eben angedeutete Entzündungserscheinungen der Schleimhaut des oberen Dünndarms, sonst keine Veränderungen". Natürlich läßt sich weder in positiver noch in negativer Hinsicht aus solcher einmaligen gelegentlichen Beobachtung irgend etwas ableiten. Wir können einstweilen nicht einmal mit voller Bestimmtheit sagen, ob sich in Fällen von Gärungsdyspepsie die abnormen Zersetzungen auf den Dickdarm beschränken oder ob und wie weit sie sich in den Dünndarm hinaufziehen. Daß der letztere mitbeteiligt ist, können wir nur aus dem klinischen Bilde als höchst wahrscheinlich bezeichnen.

Der „saure Darmkatarrh" war aus der Pathologie des Säuglings längst bekannt, und ebenso wußte man, daß er häufig bei Erwachsenen vorkomme. Das Verdienst Ad. Schmidt's und J. Sträsburger's besteht darin, die Kohlenhydrate, insbesondere die Stärke als ausschließliche Quelle der sauren Gärungen erkannt zu haben, während Abbau und Resorption der Proteine gar nicht gestört zu sein brauchen, in typischen Fällen auch durchaus nicht gestört sind. Ferner zeigten die Autoren, daß ein Darm, der einmal in dieser Weise erkrankt war, zu Rückfällen neige, und daß sich die Krankheitsbereitschaft oft durch das ganze Leben hinziehe. Die Absonderung der Gärungsdyspepsie und des Gärungskatarrhs von den vorwiegend fauligen Dyspepsien (S. 268, 277) wurde therapeutisch fruchtbar. Teils das Überführen der Kohlenhydratträger in geeignete Form, teils das zeitweilige Ausschalten von Kohlenhydraten erwies sich von Vorteil.

Da der Darm selbst kein Kohlenhydrat oder andere gärungsfähige Stoffe absondert, sind Entstehen und Bestehen der Gärungsdyspepsie daran gebunden, daß entsprechendes Material bis in tiefere Teile des Darms (unteres Ileum, namentlich Zökum usw.) verschleppt wird, statt schon im Mund, Magen oder Dünndarm völlig abgebaut und resorbiert zu sein. Darüber besteht heute vollkommene Einmütigkeit; ebenso darüber, daß man im Kot hauptsächlich solche Stärkereste findet, die in Zellverbänden eingeschlossen sind, denen also Zellwand, Zellkittsubstanz (S. 29, 267), Fasergebilde einen gewissen Schutz gewährten. Dies ist bei rohen Vegetabilien auffälliger als bei gekochten. Hüllenfreie gekochte Stärke und ebenso freiliegender Zucker werden dagegen vom Gärungsdyspeptiker meist ganz gut, manchmal sogar tadellos ausgenützt. Im Hinblick auf diese sicheren und jederzeit leicht zu bestätigenden Tatsachen wird heute auch nicht mehr bezweifelt, daß im wesentlichen das Verhalten der einhüllenden Schichten daran Schuld ist, wenn die lösenden und aufsaugenden Kräfte des Magendarmkanals die Kohlenhydrate nicht rechtzeitig erfassen. Soweit folgt heute jeder den Darlegungen Ad. Schmidt's.

An amylolytischem Ferment fehlt es im Darm niemals (S. 287), selbst nicht völlig bei Verschluß des Pankreasganges (S. 138). Aber die Kohlenhydrat-, insbesondere die Amylumträger restlos auszulaugen und der Amylase des Dünndarms zugänglich zu machen, gelingt nur unter besonders günstigen Umständen (feinste Mehle, sorgfältiges Aufschließen durch Hitze u. a.). Gewisse Mengen gärungsfähigen Materials (Stärke) gelangen also ganz normalerweise in den Dickdarm, werden dort mit Mikroben belegt, vergären, bilden Gase, können auch teilweise noch in den Kot übertreten. Bei ungenügendem Zerkleinern und Aufschließen sind es oft ganz ansehnliche Mengen (10—15 g Stärke aus Stückkartoffeln, Erbsen, Linsen, weißen Bohnen, grobem Schrotbrot!). Trotzdem braucht niemals die geringste „Dyspepsie" einzutreten; im Gegenteil scheinen uns Menschen, die sich an solche Kost gewöhnt haben, gegen Gärungsdyspepsie besonders gut gefeit zu sein. Wenn wir dies sehen — und jeder Vergleich zwischen Stadtkost und Landkost bestätigt es von neuem — und wenn wir uns erinnern, daß die Gärungsdyspepsie stark zu Rückfällen neigt, so darf man mit Ad. Schmidt einen Schritt weiter gehen und sagen, die Krankheitsbereitschaft für Gärungsdyspepsie ist bei den einzelnen Menschen sehr verschieden.

Des weiteren aber trennen sich die Wege fast aller Autoren von Ad. Schmidt, der meint, die „reinen" Fälle der Gärungsdyspepsie beruhten auf „konstitutioneller Schwäche des Zelluloseverdauungsvermögens".

Da die Darmwand des Menschen kein zelluloseverdauendes Enzym liefert, da vielmehr Zellulose und Pentosane nur durch Darmmikroben gespalten werden, kann es auch keine „konstitutionelle Schwäche der Zelluloseverdauung" geben.

Wir können nur annehmen, daß es eine **konstitutionell erhöhte Reizbarkeit des Darms gegenüber den Produkten saurer Kohlenhydratgärung** gibt, eine Annahme, für welche die praktische Erfahrung reichlich Unterlagen darbietet. Obschon bei Gärungsdyspepsie abnorm gesteigerte Gärung als selbstverständlicher und integrierender Bestandteil des Krankheitsbildes hinzukommt, ließe sich aus jener konstitutionellen oder irgendwie erworbenen „Überempfindlichkeit", unter Verzicht auf alle Hypothesen, das Entstehen und Wiederkehren der Gärungsdyspepsie gut erklären:

Bis zu einem gewissen Grade und Erfolg durchdringen die Verdauungsenzyme des Mundes, Magens und Dünndarms auch die Zellwände und Kittsubstanzen (W. Biedermann), und der aus Stärke entstehende Zucker wird noch im Dünndarm resorbiert, bevor er vergären kann (S. 184). Wenn nun wegen allzu reichlichen Genusses oder wegen ungenügenden Zerkleinerns und Aufschließens des Genossenen sehr viel Stärke oder unmittelbar vergärbares Kohlenhydrat in das unterste Ileum und in das proximale Kolon verschleppt ist, kommt es dort zu verstärkter Gärung, was sich beim Darmgesunden höchstens in einigem Gaskollern, vermehrtem Windabgang, vielleicht auch in etwas lockerer Beschaffenheit des Kotes auswirkt. Beim Überempfindlichen aber reizen die Gärungsprodukte den Darm zu verstärkter Sekretion und Peristaltik; es entstehen Durchfälle. Wegen erheblich kürzerer Verweildauer im Dick- und Enddarm reicht für das weitere Verzuckern der übrig gebliebenen Stärke und zum Lösen und Vergären der Zellulose die Zeit nicht; es erscheinen Stärke, gärungsfähige Abbauprodukte der Stärke und Zellwandgebilde (Zellulose nach Ad. Schmidt) abnorm reichlich im Stuhl. Dies alles wird dadurch begünstigt, daß die Erregung des Unterdarms selbstverständlich auch Erregung und beschleunigte Peristaltik des Dünndarms nach sich zieht; und dies versorgt wiederum den Unterdarm ausgiebiger mit gärungsfähigem Material — ein bedenklicher Circulus vitiosus.

Gastrogene Gärungsdyspepsie. Wir haben hier versucht, die Bereitschaft für Gärungsdyspepsie und das Entstehen derselben im Sinne Ad. Schmidt's auf **konstitutionelle Grundlagen** zurückzuführen, mußten uns aber von seinem biochemisch unrichtigen Gedankengange lösen. Mit Ad. Schmidt nehmen wir aber weiter an, daß mit der konstitutionellen Bereitschaft nicht alle Möglichkeiten für das Entstehen der Gärungsdyspepsie erschöpft sind. Abnorme Gärungen und davon abhängige Reizzustände des Darms können schon hoch oben im Darm, sogar im Magen beginnen und dann statt des höchst keimarmen normalen Chymus eine sehr üble, gärende, schäumende und reizende Maische durch den Dünndarm verbreiten. Man bedenke, wie stark fast alle rohen Vegetabilien mit Gärpilzen dieser oder jener Art belegt sind, und daß auch die gekochten Vegetabilien — wenn nicht ganz besondere Vorsicht (Asepsis) dies hindert — sich nach dem Abkühlen schnell wieder mit Gärungskeimen beladen. Je nach Beschaffenheit des Materials (roh oder gekocht, grob oder kleinstückig), je nach **keimtötender Kraft des Magens und des Dünndarmepithels** und je nach **Geschwindigkeit der Passage** usw. ist der Darm also durch diese neu einströmenden, darmfremden Gärungskeime immer aufs neue gefährdet, und es nimmt immer aufs neue wunder, mit welch starken Kräften sich der Darm gegen das Neuansiedeln von Gärungskeimen wehrt.

Ob die neu eintretenden, mit der Nahrung zugeschleppten Keime immer der eigentliche und nachwirkende Schädling sind, oder ob sie nur den ersten Anstoß zur Erregung des Darms und damit zu schnellem Nachrücken gärfähigen Materials aus oberen Darmabschnitten in den unteren Darm geben, steht dahin. Die auslösenden Bakterien gehen vielleicht bald zugrunde, sie können sich nicht ansiedeln; aber wenn der oben beschriebene Circulus vitiosus einmal betreten, genügen die heimatberechtigten Bakterien des proximalen Kolons völlig, um das verderbliche Spiel solange in Gang zu halten, wie geeigneter Nährboden von oben her geliefert wird.

Ungenügende Vorverdauung und Desinfektion im Magen erleichtert natürlich auch das Entstehen von Gärungsdyspepsie, ebenso wie das Entstehen der fauligen Dyspepsie, und in solchen Fällen spricht Ad. Schmidt mit Recht von „gastrogener Gärungsdyspepsie des Darms". Abhängigkeit der ganzen Krankheit, vor allem aber der Einzelattacke von der Nahrung, ist leicht zu erweisen und jedem Laien geläufig, z. B. nach dem Genuß verdorbenen, gärenden Bieres oder unmäßiger Mengen rohen Obstes. Anderseits treffen wir Gärungsdyspepsie aber auch bei ganz gesunden, häufig bei normal-azidem oder hyperazidem Magen an. Der Magen beeinflußt die Stärkeverdauung nicht unmittelbar, bereitet sie aber vor, indem er einhüllendes Eiweiß löst und die interzelluläre Kittsubstanz (Zwischenlamellen) lockert; letzteres kommt freilich nur für rohes, stärkehaltiges Material als praktisch wichtig in Betracht, also in Wirklichkeit nur selten, da wir Nahrungsmittel mit roher Stärke nur ausnahmsweise genießen. Mangelhaft aufgeschlossenem, schlecht zerkleinertem, in Nischen und Verstecken mit Keimen beladenem, überreichlichem pflanzlichem, namentlich rohem Material gegenüber ist der Magen ziemlich machtlos, mag er gesund oder krank sein. Man muß zwar fast immer von „alimentärer Gärungsdyspepsie" sprechen; ob man sie aber als „gastrogene Gärungsdyspepsie" bezeichnen soll, ist noch mehr der Willkür anheimgegeben, als bei der Darmdyspepsie fauligen Charakters.

Amylaseproduktion. Anhangsweise ist zu erwähnen, daß man auch versuchte, den hohen Stärkegehalt des Gärungsstuhls und damit die ganze Gärungsdyspepsie auf mangelhafte Amylasesekretion zurückzuführen. Dieser von J. Strasburger aufgestellten Theorie widersprach schon Ad. Schmidt, wobei er sich auf die inzwischen durchaus bestätigten Befunde von reichlich Amylase in den Stühlen der Gärungsdyspeptiker stützte (J. Arnold, O. J. Wynhausen, Lindemann. eigene Befunde). Gegen die Amylase-Hyposekretionstheorie J. Strasburger's spricht auch die Erfahrung, daß die Patienten später, nachdem man der abnormen Gärungen Herr geworden, sowohl Suppen, Breie wie auch Gebäcke aus feinen Mehlen vortrefflich vertragen.

B. Krankheitsbilder.

1. Akute Gärungsdyspepsien rechnete Ad. Schmidt seltsamerweise nicht zu dem von ihm entworfenen Bilde der intestinalen Gärungsdyspepsie sondern stellt sie abseits als „gastrogene" Formen. Nur der Irrweg, der Ad. Schmidt zur Annahme einer konstitutionell minderwertigen Zelluloseverdauung führte, zwang ihn dazu. Theoretisch und vor allem praktisch lassen sich die akuten Formen von den chronischen gar nicht sondern. Beide sind mit voller Deutlichkeit alimentären Ursprungs, und da der Magen das betreffende Material in einem für den Darm ungeeignetem Zustand durchließ, könnte man sie auch beide in weiterem Sinne des Wortes als gastrogen bezeichnen. Dies wird, wie wir sahen dadurch eingeschränkt, daß selbst der gesundeste Magen darmschädliches rohes vegetabiles Material nicht in darmbekömmliches verwandeln kann — abgesehen von Abtötung etwaiger pathogener Keime. Wir betrachten als Ausgangspunkt für Gärungsdyspepsie immer, daß zu viel gärungsfähiges Kohlenhydrat den Dünndarm passierte und in die Gärkammern (Zökum und Nachbarschaft) gelangte, sei es durch überreichlichen Verzehr, sei es durch zu schnelle Darmpassage, sei es durch allzu festen Einschluß in fermentundurchlässige Zellwände und Fasergebilde (grobe Brocken, namentlich bei pflanzlichen Rohstoffen). Dies letztere wird natürlich begünstigt, wenn der Magen die kleine Hilfe versagt, welche er durch Andauen der pflanzlichen rohen Mittellamellen leisten kann. Was nun als „Zuviel des gärungsfähigen Kohlenhydrates" bezeichnet werden muß, hängt u. a. von der Reizempfindlichkeit des Einzeldarms für Gärungsprodukte ab (S. 286). Es hängt aber auch von der jeweiligen Bereitschaft und Eigenart der Darmflora ab, die ganz verschiedene Produkte, insbesondere Säuren verschiedener Reizwirkung liefern kann (S. 61, 136). Es hängt auch ab von der zelluloselösenden Kraft der Darmflora. Wenn Zellulose, Hemizellulosen, Pentosane schnell gelöst werden, kann ein Teil der zugänglich gewordenen Stärke wohl doch noch von den normalen Enzymen erfaßt werden, und ihre Abbauprodukte nimmt eine gesunde Darmwand noch auf, ehe sich Mikroben an ihnen vergreifen. Wir deuten damit an, daß der Zustand der Darmwand für das weitere Geschehen wichtig ist. Ob bei einer krankhaft gereizten, vielleicht schon „entzündeten" Darmwand die Verhältnisse noch so günstig liegen, steht dahin; erfolgt die Resorption der primären Stärke-Abbauprodukte nicht schnell, so werden sie alsbald Beute der Mikroben und die Summe der Gärungsprodukte steigt. In dem vorgebrachten Sinne, aber auch nur in diesem Sinne, betrachten wir mangelhaften bzw. verzögerten enzymatischen Abbau der Stärke mit J. Strasburger und mangelhafte Lockerung und Zerstörung pflanzlicher Zellwände mit Ad. Schmidt als wesentliche Förderer der Gärungsdyspepsie. Im übrigen halten wir das Wiedererscheinen abnorm großer Mengen dieser beiden Substanzen im Kote für einen sekundären Vorgang, bedingt durch vorzeitige Entleerung des Materials aus dem Darm. Wir brauchen nur auf die Rolle der Darmflora und auf die verschiedene Empfindlichkeit der Darmwand zu verweisen, um es verständlich zu machen, daß die Krankheitsbereitschaft bei den einzelnen Individuen ganz verschieden sein muß. Eine sehr reich entwickelte, gärungskräftige Darmflora wird schneller und mehr Reizkörper (Gärungsprodukte) liefern als eine verkümmerte, und sie wird dies um so mehr und nachhaltiger tun, je ausgiebiger ihr Nährboden durch zusagende Kost weiterhin versorgt wird. Es wird teils von der Konkurrenz anderer Mikroben, teils von der Selbsthilfe des Darmes (s. u.), teils und vor allem von der Beschaffenheit des zufließenden Materials abhängen, ob die Gärungsdyspepsie als akute einsetzt und wieder abklingt, ob sich schubweise akute Anfälle wiederholen oder ob sie zur chronischen Form ausartet. Diese Darlegungen sollen begründen, warum wir die akute von der chronischen Gärungsdyspepsie nicht mit Ad. Schmidt und anderen Autoren voneinander grundsätzlich scheiden.

Die akute Gärungsdyspepsie ist wohl die häufigste unter allen Darmkrankheiten. Sie läßt sich fast immer mit genügender Sicherheit auf den Genuß ungeeigneten pflanzlichen Materials zurückführen, vor allem auf einmaligen oder mehrmaligen Genuß von sehr viel Obst oder rohen Gemüsestoffen. Die Krankheit häuft sich dementsprechend in den Sommermonaten. Sie häufte sich — wahrscheinlich in verschiedenen Orten verschieden stark, erschreckend während der Kriegszeit, sowohl bei Kriegsteilnehmern (M. Bürger) wie in der Heimat, und es war unseres Erachtens nicht zu verkennen, daß oft die elende Beschaffenheit des Brotes mit daran Schuld war. Manche sind so empfindlich, daß z. B. ein einziger roher Apfel ihnen eine akute Attacke von Gärungsdyspepsie bringt; meist bedarf es aber doch entweder sehr großer, ungewohnter Mengen von Früchten usw. oder wiederholten Nachschubes gleichen oder ähnlichen Materials, bevor wirklich krankhafte Zeichen sich melden. Wenn sich das Entstehen der Krankheit bei sonst gesunden Personen auf eine Einzelmahlzeit zurückführen läßt, so ergibt genaueres Nachforschen meist, daß das Genossene fragwürdiger Beschaffenheit war, z. B. gärende Stoffe enthielt (schlechtes Bier, gärender Most, schlechtes Brot); oder es lag zügellose Unmäßigkeit vor.

Trotzdem bleibt der Magen selbst meist ganz gesund; er kann aber auch am Krankheitsbilde mitbeteiligt sein: Vollsein, Druck, Säuregefühl, Übelkeit, Erbrechen. Manchmal erfolgt als erstes krankhaftes Zeichen mitten in der Nacht Erbrechen reichlicher, stark saurer Massen, worin zum mindesten das zuletzt genossene pflanzliche Material noch sehr gut erkennbar ist. Das Abrücken des Mageninhalts zum Darm hinderte der schützende Säurereflex des Pylorus. Mit dem Erbrechen sind oft sämtliche krankhafte Magensymptome erledigt, wenn auch eine gewisse Appetitlosigkeit noch $^{1}/_{2}$—1 Tag andauern mag. Dafür setzen nun alsbald Darmbeschwerden ein: Kollern, leichtes Kneifen, vermehrter Gasabgang, dann — oft ziemlich plötzlich und sich mehrfach wiederholend — Stuhldrang und Entleerung dünner, ausgesprochen saurer Stühle, meist heller Farbe und meist mit deutlich erkennbaren Resten pflanzlicher Gebilde. Bei richtigem diätetischem Verhalten (s. u.), am besten bei möglichst völligem Fasten, können alle Symptome nach 1—2 Tagen wieder abgeklungen sein; anderenfalls ziehen sie sich mehr oder weniger lang hin. Meist fühlen sich die Patienten, selbst nach nur 1—2 tägigem Bestehen ausgesprochener Gärungsdyspepsie mit 5—6 Entleerungen am Tage doch ziemlich schlapp.

Fieber fehlt meist. — Als **Abortivform der akuten Gärungsdyspepsie** ist es zu betrachten, wenn sich das Symptomenbild auf Gastreiben, Kollern, leichtes Bauchkneifen, Spannungsgefühl im ganzen Bauch beschränkt, ohne daß es zu Diarrhöen kommt. Etwa 4—6 Stunden nach Genuß von viel frischem Obst, rohem Dörrobst, schlecht zerkleinerten Hülsenfrüchten u. a. ist dies recht häufig. Immerhin ein Warnungssignal!

Die **Einzelattacken** stehen oft, wir möchten sagen meistens, ganz isoliert da. Sie sind von Wochen, Monaten und Jahren völligen Darm-Wohlbefindens voneinander getrennt, und man hat dann nicht das geringste Recht, sie anderweitig miteinander zu verknüpfen, als durch die meist leicht zu bestätigende Annahme, daß der Betreffende unbekümmert um etwaige Folgen des öfteren unmäßig oder unvernünftig speist. Bei anderen klingen die Anfälle doch nicht so restlos ab; es bleibt noch tage- oder wochenlang eine gewisse Unsicherheit des Darms bestehen; zwischen normal gebundene schieben sich einzelne breiige oder flüssige Stühle ein, ohne daß ihre Zahl sich häuft; es wird vielleicht nur ein einziger Stuhl nicht ganz normaler Beschaffenheit täglich abgesetzt; abnormes Gastreiben fehlt aber nie. Dies deutet immer darauf hin, daß saure Gärungen im Darm sich verstärkt abspielen, aber sie reichen nicht aus, Sekretion und Peristaltik des Dickdarms stark zu erregen. Von den kleinen Unregelmäßigkeiten des Stuhls, von vermehrten Winden, von etwas Kollern abgesehen fühlen sich die Leute ganz gesund und nehmen sich auch gar nicht in acht. Wir kennen viele Obstliebhaber, die jahrein jahraus in der Zeit des frischen Obstes sich in beschriebener Weise verhalten. Das Einstellen auf Probekost ergibt die Merkmale der Gärungsdyspepsie; allerdings muß man sich eilen, denn nach einigen Tagen Probekost ist der Stuhlgang gewöhnlich ganz normal. Die Grenze zwischen krankhaftem und normalem (weicherer Stuhl unter Pflanzenkost!) liegt in solchen Fällen nahe beieinander. Immerhin vermitteln sie den Übergang zur

2. Chronischen Form der Gärungsdyspepsie, die allerdings selten gleichmäßig, meist an- und abschwellend, verläuft. Mit Recht hebt Ad. S c h m i d t hervor, daß manchmal der Übergang von schlackenarmer zu schlackenreicher, von vorwiegend animalischer zu vorwiegend vegetabiler Kost diese Form auslöse. Die Häufung der chronischen Gärungsdyspepsie in der Kriegszeit war ein Beleg dafür. Solche jähen Umstellungen der Kost sind immer bedenklich und sollten nicht ohne sachkundige Aufsicht erfolgen. Wenn Ad. S c h m i d t anführt, es werde öfters durch Übergang zur schlackenreichen Kost, welcher wegen chronischer Stuhlträgheit vollzogen sei, die Obstipation durch schwere und hartnäckige Gärungsdyspepsie abgelöst, so können wir zwar die Tatsache bestätigen, müssen aber ungeschicktes und kunstwidriges Vorgehen bei diesem Kostwechsel beschuldigen. In den zahllosen Einzelfällen, wo wir selbst Stuhlträgheit durch schlackenreichere Kost erfolgreich bekämpften, sahen wir solche üble Folge niemals. Wer — sei es Arzt oder Laie — nur nach dem Schlagwort „schlackenreiche Kost" verfährt, kann schweren Schaden anstiften. Es kommt darauf an, wie man vorgeht und darauf, daß man die Patienten während des Überganges sachkundig beaufsichtigt (vgl. S. 303, 380, Abschnitt Stuhlträgheit). Namentlich die laienhaft empfohlene und laienhaft betriebene Umstellung der Kost auf „Vegetarismus" ist Quelle häufiger und hartnäckiger Gärungsdyspepsien. Über „Gewöhnung" und „Prophylaxis" S. 30, 200.

Wenn sich aus vernachlässigten und verschleppten, namentlich aus oft wiederholten Einzelattacken die chronische Gärungsdyspepsie entwickelt hat, wissen die Patienten, von besonderen Umständen, z. B. jähem Kostwechsel abgesehen, gewöhnlich nicht anzugeben, wo die Anfänge liegen. Es ist eine durchaus richtige und therapeutisch fruchtbare Bemerkung Ad. S c h m i d t's, daß die Anfänge oft Jahre und Jahrzehnte zurückliegen und daß die Leute manchmal schon von früher Jugend an mit „schwachem, anfälligem Magen bzw. Darm" zu kämpfen hatten. Hierin verrät sich der von Ad. Schmidt stark betonte konstitutionelle Faktor, dessen Wesen wir im Gegensatz zu Schmidt in abnormer Reizempfindlichkeit für die Gärungsprodukte suchen. Die Gärungen selbst sind ja nichts Abnormes, sondern eine notwendige Ergänzung des enzymatischen Verdauungsprozesses.

Es sei hier an die bekannten schönen Versuche von M. Schottelius erinnert. Wenn er steril ausgebrütete und steril gehaltene Hühnchen mit sterilem, aber sonst vollwertigem Körnerfutter ernährte, gediehen die Tiere nicht; es ging das meiste unverdaut wieder ab. Sobald er aber die Nahrung mit Hühnerdarmbakterien, besonders azidophilen Gärungserregern infizierte, gediehen sie bei gleicher Nahrung vortrefflich.

Der Arzt steht gewöhnlich dem voll entwickelten Krankheitsbilde gegenüber, und gewöhnlich ist es ein besonders ausgeprägter Anstieg der Beschwerden welcher ihm den Patienten zuführt.

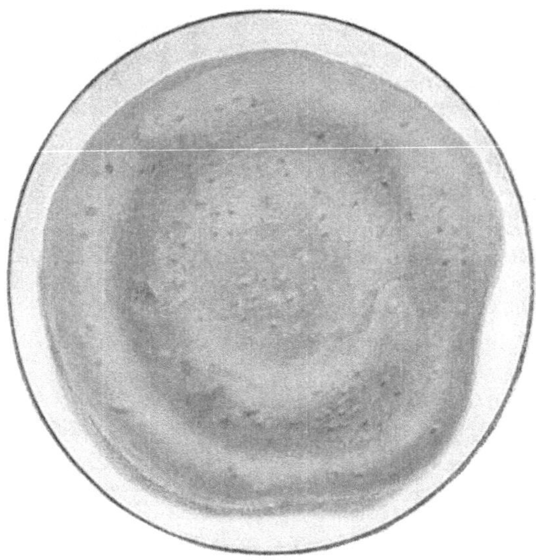

Fig. 101. Gärungsstuhl.

Unter den Klagen über die gegenwärtigen Beschwerden stehen die „Durchfälle" an erster Stelle. Bei genauerem Befragen heißt es, daß die Stühle nicht eigentlich flüssig, sondern dünn- oder dickbreiig seien und mehrere Male (etwa 2—6 mal) täglich abgesetzt werden müßten. Sie seien hell und röchen sauer. Daneben wird über Blähungen geklagt: Abgang von Winden mit und ohne Stuhl, Kollern und Rumoren im Leibe. Wirkliche Koliken fehlen gewöhnlich, sind aber bei Neigung zu Spasmen nicht ausgeschlossen. Dann treibt sich auch der Leib auf und man spricht von „versetzten Winden". Der Magen selbst wird entweder als ganz gesund geschildert oder als nur wenig beteiligt. Erbrechen ist direkt selten, häufiger Magenbrennen, Sodbrennen, Magendrücken, Übelkeit. Zweimal fand Ad. Schmidt unter seinen Aufzeichnungen Ikterus (catarrhalis?) in der Anamnese.

Das Allgemeinbefinden wird durch das Darmleiden an sich nicht erheblich gestört, wenn wir von einer mäßigen Reduktion des Körpergewichtes absehen, die freilich bei längerer Dauer selten ganz ausbleibt. Dagegen sind nervöse Beschwerden verschiedener Art häufig: Mattigkeit, Unlust und Ärger infolge der dauernden Leibbeschwerden, auch wohl Schwindel und Kopfschmerzen. Geringe Grade von Blutarmut kommen vor, doch bleibt es zweifelhaft, ob sie als Folgen der Dyspepsie anzusehen sind.

Bei der Aufnahme des Status ergibt die physikalische Untersuchung nur wenige Hinweise auf die abnorme Tätigkeit der Verdauungsorgane. Von auffallender Magerkeit ist nur selten die Rede. Die Zunge ist nicht belegt, der Leib gelegentlich etwas aufgetrieben und an verschiedenen Stellen leicht druckempfindlich. Die Bauchmuskeln werden bei der Betastung etwas angespannt, und es treten wohl auch gurrende Geräusche auf.

Die Funktionsprüfung des Magens fördert in der Mehrzahl der Fälle keine greifbaren Störungen zutage; die chemischen und motorischen Verhältnisse sind normal, Zersetzungen des Inhaltes lassen sich nicht nachweisen. Auch bleibt, von ganz schlimmen oder akut exazerbierenden Fällen abgesehen, der Appetit gut; die Patienten ärgern sich sogar, aus Furcht vor üblen Folgen für den Darm nicht soviel essen zu dürfen wie sie möchten. Gewiß findet man öfters Anomalien der Magentätigkeit wie Superazidität, Subazidität, beschleunigte oder verzögerte Entleerung, auch schwerere organische Magenkrankheiten; sie sind aber kein notwendiges Zubehör. Immerhin verdienen sie sorgfältige Beachtung, weil natürlich jede Magenstörung, namentlich beschleunigte Entleerung (Achylie, Gastroenterostomie), ebenso aber auch Stauung mit nachfolgender Magengärung das Fortbestehen des Darmleidens begünstigt (S. 271).

Das entscheidende Krankheitszeichen ist der abnorme Stuhl. Er ist bei freigewählter Kost nicht wesentlich anders beschaffen als bei Probekost, höchstens etwas dunkler an Farbe und reicher an unverdauten Gemüseresten. Der Probediätstuhl ist ungeformt, dickbreiig und von hellgelber Farbe, hellgelb besonders dann, wenn Milch in der Probediät gegeben war, die hier besser vertragen wird als bei den gastrogenen Formen. Schon frisch und noch deutlicher nach einigem Stehen sieht man bei genauerer Besichtigung Gasblasen, so daß die ganze Masse oder einzelne Teile eine schaumige Beschaffenheit annehmen können (Fig. 101). Er riecht ausgesprochen sauer, nach Essigsäure oder Buttersäure. Mit Wasser verrieben und auf einem schwarzen Teller ausgebreitet, erkennt man mit bloßem Auge nicht selten halbkugelige erhabene, sagokornartige Klümpchen darin: kleine Reste des Kartoffelbreies der Kost (s. Fig. 55, S. 133). Daneben manchmal Bindegewebsfäden, meist nur vereinzelt, bei Achylie auch reichlicher. Schleim fehlt ganz oder zeigt sich nur in kleinen Fetzchen. Unter dem Mikroskop fallen schon ohne Jodzusatz zahlreiche Kartoffelzellen mit und ohne Inhalt auf. Jod färbt die in ihnen enthaltenen Stärkekörner tief blauschwarz und weist immer auch außerhalb der Zellen freie Stärkekörner und Körnerreste nach. Gelegentlich ist das ganze Präparat mit blauen Splittern übersät, von denen nur ein Teil als Stärke anzusehen ist. Die übrigen sind granulosehaltige Mikroben verschiedener Art, die niemals ausbleiben, wenn Stärke bis in den Kot gelangt (s. Fig. 102). Am meisten in die Augen springen die großen ovalen Sporen des Clostridium butyricum resp. Granulobacillus sacharo-butyricus, in Haufen liegend oder zu Ketten angeordnet, dazu die dicken Stäbchen des Bazillus selbst (S. 32). Weiterhin findet man aber auch lange fadenförmige Gebilde (Leptothrix), unter Umständen das ganze Gesichtsfeld durchflechtend, ferner Kokkenhaufen. Daneben oder an Stelle der sich färbenden Mikroben können massenhaft gelb gefärbte Hefezellen oder ungefärbte lange Bazillen (wahrscheinlich Boas-Oppler'sche Milchsäurestäbchen) im Gesichtsfelde vorherrschen. Muskelfaserreste sind spärlich vorhanden, ebenso Seifenschollen. (Vgl. S. 150 ff.)

Bei der Brutschrankprobe gärt der Kot außerordentlich stark, so daß
schon nach wenigen Stunden das ganze Steigrohr mit Wasser gefüllt ist (s.
Fig. 103). Die Kotreste im Grundgefäß sind mit Gasblasen durchsetzt, hellgelb
und die früher schon saure Reaktion ist noch stärker geworden. Die Sublimatprobe, mit den frischen Fäzes angestellt, wird ausgesprochen rot, zum Zeichen,
daß reichlich Hydrobilirubin anwesend ist. Selten nehmen einzelne Teile einen
grünen Farbenton an (Bilirubin). Die Eiweißproben fallen negativ aus. Genauere chemische Untersuchung des Gärungsstuhles ergibt Armut an NH_3,
im Gegensatz zum Fäulnisstuhl (S. 281), dagegen reichlich niedere Fettsäuren,
auch Aldehyde und Ester (H. Fischer); O. Wandel wies im Gärungsstuhle
Essigsäureester und Alkohole nach. Neben freier Säure jeder Art hemmen

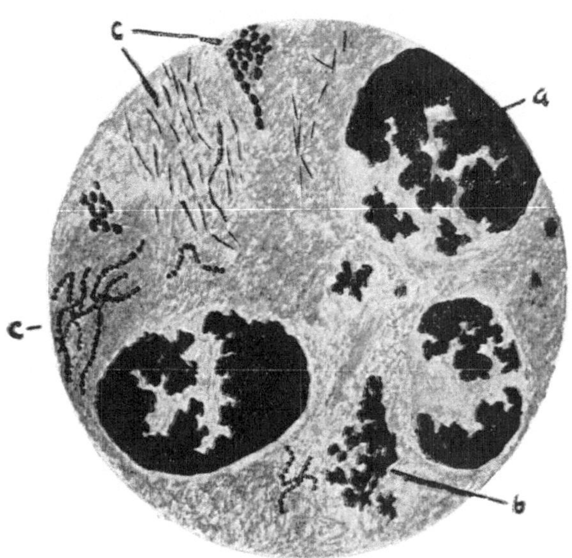

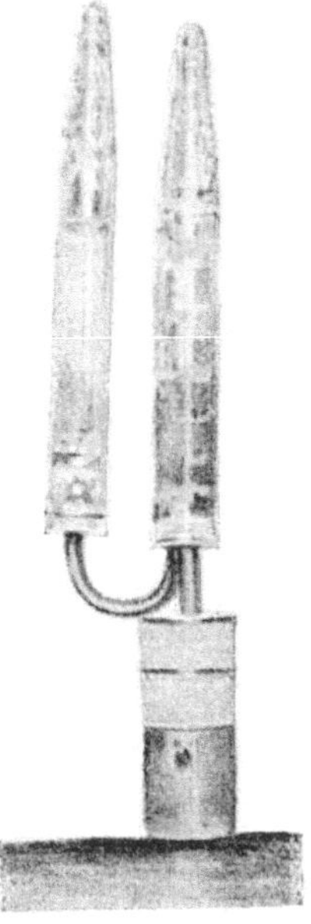

Fig. 102. Mikroskopisches Bild vom Gärungsstuhl nach
Jodzusatz.
a = Kartoffelzelle, b = Stärkekörnerreste, c = verschiedene granulosehaltige Mikroben.

Fig. 103. Positiver Aus-
fall der Gärungsprobe
bei Gärungsdyspepsie.

alle diese Körper die bakterielle Proteolyse. Der Harn ist bei reinen Formen
der Gärungsdyspepsie arm an Indikan und Ätherschwefelsäure, kann aber
— wie wir selbst fanden — ziemlich reichliche Mengen flüchtiger Fettsäuren
enthalten. Dies erinnert an einen alten Befund P. v. Rokitansky's, der bei
kohlenhydratreicher Kost die höchsten Fettsäurewerte im Harn antraf.

Dieses ist der gewöhnliche Fäzesbefund. Abweichungen kommen natürlich vor, meist allerdings nur dem Grade nach. So können beispielsweise die
makroskopischen Kartoffelreste vermißt werden, und selbst bei der mikroskopischen Betrachtung findet man im Jodpräparat nur vereinzelte Stärkesplitter
und eine violettrote diffuse Färbung der leeren Kartoffelzellen (Erythrodextrin).
Aber die Brutschrankprobe deckt doch noch gärungsfähiges Material auf.
Die rektoskopische Untersuchung ergibt in nicht wenigen Fällen eine Rötung
der Schleimhaut und eine spastische Kontraktion der Muskulatur, so daß man
das Rohr nur schwer vorwärts schieben kann.

C. Verlauf und Prognose.

Das wesentliche über den Verlauf der Gärungsdyspepsie ist schon in dem früher Berichteten vorweggenommen. An sich handelt es sich um ein gutartiges Leiden, das auch der Heilung keine besonderen Schwierigkeiten in den Weg stellt. Vorausgesetzt freilich, daß es nicht künstlich durch ungeeignete Kost fortgezüchtet wird. Selbst in diesem ungünstigsten Falle wird der Darm recht oft des Leidens Herr, indem allmählich doch eine selbsttätige Gewöhnung an den Reiz der Gärungsprodukte eintritt, die Reizwirkung auf die Peristaltik nachläßt, die Aufenthaltsdauer des Darminhaltes im Kolon sich verzögert, das Aufschließen der Zellwand und Fasersubstanz durch Bakterien vollständiger wird, von dem gärungsfähigen Material doch noch ein Teil enzymatisch verdaut und dann resorbiert werden kann, der Kot wasserärmer wird, weil der Reiz nicht mehr in gleichem Maße wie früher die Sekretion erregt und weil für Wasserresorption mehr Zeit übrig bleibt; mit der Wasserverarmung werden auch die Lebensbedingungen für die Gärungserreger ungünstiger.

Wir sahen solche Selbstheilungen im großen während der Kriegszeit. Als die Verschlechterung des Brotes und die Umstellung der städtischen Kost auf vorwiegend vegetabilische Nahrungsmittel zweifelhafter Güte erfolgte, gab es viele bewegliche Klagen über Darmstörungen, die — soviel wir selbst sahen und wie auch aus den Berichten hervorgeht — ganz überwiegend als Gärungsdyspepsien sich darstellten (Sammelbericht von J. Schwalbe; Bericht von H. Determann). Später trat Gewöhnung ein, die Klagen verstummten, sie wurden geradezu selten, obwohl die Kost qualitativ schlechter, das Brot wegen ungeeigneter Behandlung des Getreides und mangelhafter Mahltechnik sogar erheblich schlechter wurde. Wir sehen das gleiche jährlich sich in der Sommerzeit wiederholen. Wenn das Obst und die jungen Gemüse erscheinen, entstehen massenhaft leichtere Formen der Gärungsdyspepsie; manchmal dauern sie an (S. 289), meist aber erfolgt binnen kurzem Gewöhnung, und schon nach 1—2 Wochen werden ohne jeden Nachteil ungeheure Mengen Gemüse und Obst, roh oder gekocht, verzehrt. Wer zur Zeit der Trauben-, Feigen- und Birnenreife in südlichen Ländern reist, macht die gleiche Erfahrung. Er gibt sich den verlockenden, ungewohnten Genüssen hin, bezahlt sie so gut wie sicher mit einigen Tagen tüchtiger Gärungsdyspepsie; nach kurzer Gewöhnung sind ihm aber diese und andere Früchte zum Hauptnahrungsmittel geworden, und von schlechter Bekömmlichkeit ist keine Rede mehr. Nicht jeder Darm freilich kann sich auf die ungewohnte Kost umstellen, nicht bei jedem flaut die Reizempfindlichkeit gegenüber Gärungsprodukten von selbst wieder ab (S. 30. 288). Namentlich bei älteren Leuten versagt die Selbsthilfe des Darmes.

Bei großer Reizempfindlichkeit ist es wohl verständlich, daß die Gärungsdyspeptiker ohne ärztlichen Rat niemals mit ihrem Darm ganz in Ordnung kommen und immer wieder Rückfällen ausgesetzt sind. Denn die gewöhnliche Volks-, Familien- und Gasthauskost enthält immer zahlreiche Speisen, die zwar nach allgemeinem Urteil leicht bekömmlich sind, für die besonderen Verhältnisse des Gärungsdyspeptikers aber sich nicht eignen, weil die Kohlenhydrate den verdauenden und resorbierenden Kräften des Dünndarmes nicht leicht genug faßbar sind. Die Einzelattacke der Gärungsdyspepsie ist bei richtiger Kost fast immer unschwer heilbar, nicht so die Anfälligkeit des Darmes. Diese kann nur durch planmäßiges Gewöhnen des Darmes beseitigt werden; am besten und sichersten prophylaktisch, indem man schon das Kind an grobe und schlackenreiche Pflanzenkost gewöhnt. Ob im späteren Leben das erstrebte Ziel noch erreichbar ist, und bis zu welchem Grade, steht dahin. Unsere eigenen Erfahrungen sind recht günstig; wir brachten doch manchen Träger langjähriger Gärungsdyspepsie dahin, rücksichtslos wieder alle Arten von Vegetabilien, gekocht oder roh, verzehren zu können. Ad. Schmidt vergleicht dieses Verfahren richtig mit der anzustrebenden Toleranzsteigerung des Diabetikers für Kohlenhydrat. Doch besteht ein wesentlicher Unterschied: Der Zuckerkranke soll allmählich an besseres Vertragen von Kohlenhydraten, der Gärungsdyspeptiker an besseres Vertragen von Kohlenhydrathüllen gewöhnt werden. Hüllenlose Kohlenhydrate verträgt er, sobald die ersten stürmischen Erscheinungen abgeklungen sind, meist recht gut.

Über den Einfluß auf den Ernährungs- und Kräftezustand sind einige Bemerkungen nötig. Diese Gesichtspunkte wurden in der bisherigen Literatur, auch von Ad. Schmidt, zu wenig beachtet. Sehen wir uns die Leute mit chronischer Gärungsdyspepsie genauer an, so finden wir unter ihnen zahlreiche mit trefflichem Ernährungszustand, vollen Kräften, blühenden Farben. Sie haben sich längst damit abgefunden, daß sie dieses oder jenes pflanzliche namentlich rohe Material nicht oder nur in kleinen Mengen vertragen; sie sind auch recht empfindlich gegen grobes Roggenbrot (viele verschafften sich während des Krieges trotz drohender Strafe und trotz hoher Kosten immer feines Weizenbrot); im allgemeinen halten sie sich diätetisch nach den gemachten Erfahrungen, kommen aber an gelegentlichen Attacken von Gärungsdyspepsie, die sich einige Tage oder 1—2 Wochen hinziehen, nicht ganz vorbei. Der Arzt erfährt von diesen Dingen kaum etwas; selbst dem vertrautesten Hausarzt werden Klagen kaum vorgetragen. Kommt die Sachlage aber doch einmal vor dem Arzt zur Sprache und derselbe prüft sie genauer, so ergibt sich das reine Bild der Gärungsdyspepsie. Wir kennen viele solcher Fälle, auch aus unserem nächsten Bekanntenkreis. Das Vertiefen in die Eßgewohnheiten des Patienten deckt dann immer auf, daß er ein starker Fettesser ist und dies sichert ihm den guten, manchmal sogar überoptimalen Ernährungszustand. Andererseits trifft man unter den Gärungsdyspeptikern aber auch viele mit höchst kümmerlicher Ernährung. Das sind meist Neuropathen mit alimentären Phobien. Sie dehnen ihre Ängstlichkeit auch auf Speisen und Getränke aus, welche sie recht gut vertrügen und welche ihnen sehr nützlich sein könnten. Neben dem allgemeinen und beklagenswerten Vorurteil gegen Fett bei Darmkranken findet dies darin seine Begründung, daß schlackenreiche Speisen, wie Wurzel- und Blattgemüse, Kartoffelstücke, Leguminosen, grobes Roggenbrot u. a. oft sehr fettreich angerichtet und genossen werden, und dann wird fälschlich das Fett statt des Grundstoffes als Schädling beschuldigt. Es darf aber nicht verschwiegen werden, daß der von Ad. Schmidt oft beklagte und gerügte, nicht differenzierende diätetische Schematismus des nichtspezialistisch geschulten Arztes an der Irreleitung des Patienten Schuld sein kann. Richtig geführte Ernährungskuren bringen bei diesen Patienten oft erstaunliche Erfolge. Zwischen den geschilderten Extremen gibt es natürlich alle Übergangsstufen.

So günstig hiernach die allgemeine Prognose erscheinen mag, wird sie doch dadurch getrübt, daß die Gärungsdyspepsie bei längerem Bestande öfters echte Darmkatarrhe und wohl auch schwerere Reizzustände nach sich zieht. Ad. Schmidt erwähnt, wie oft man dies schon aus dem Verhalten der Mastdarmschleimhaut entnehmen könne (S. 292). Auch das öftere Auftreten spastischer Zustände mit leichten Koliken weist darauf hin, und mit der Zeit kommt es zu ansehnlicher Schleimsekretion. Dann ist über das Bestehen einer Enterokolitis kein Zweifel mehr. Unter der vorsichtigen Diät, zu welcher sich der Patient dann fast immer ohne Murren entschließt, können die Zeichen der Gärungsdyspepsie großenteils oder völlig zurücktreten: Aussehen und Beschaffenheit des Kotes ändern sich; das Stuhlbild nimmt mehr den Charakter der fauligen Dyspepsie an, bedingt durch sehr reichlichen Zufluß fäulnisfähigen Materiales (Darmsekrete) und durch entsprechende Umstellung des bakteriellen Nährbodens (s. unten: Diagnose).

D. Diagnose.

Die Diagnose der ausgesprochenen Gärungsdyspepsie ergibt sich leicht und einfach aus dem Stuhlbild, meist sogar ohne Vorausschicken besonderer Probekost: große Kotmengen, helle Farbe, lackmussaure Reaktion, saurer Geruch, deutliche Gärung schon des frischen Stuhles, zum mindesten aber starke Nachgärung im Brutschrank, Stärkereste, jodophile Kotflora. Doch hat die vorausgegangene Kost einen starken Einfluß auf das Stuhlbild; war sie vorzugsweise animalisch, so kann das Gärungsbild vorübergehend verwischt sein; es kann zunächst sogar scheinen, als ob man es mit Fäulnisdyspepsie zu tun habe. Im Verein mit der proteinreichen Kost hat das auf den Reiz der Gärungsprodukte reichlicher fließende Darmsekret das Material für faulige Zersetzung geliefert. So entstehen wechselvolle Stuhlbilder, die Mischformen von Gärungs- und Fäulnisdyspepsie anzudeuten scheinen. Klarheit bringt immer erst das Stuhlbild nach Probekost. Freilich kann das Ergebnis noch zwei bis drei Tage lang unsicher bleiben; dann aber stellt sich das Stuhlbild — wenn auch nicht ausschließlich, aber doch vorwiegend — auf den Charakter der Fäulnis- oder der Gärungsdyspepsie ein. Man darf sich nicht wundern, im Kot des Gärungsdyspeptikers nach Probekost auch Bindegewebsreste zu finden. Denn erstens kann eine selbständige Erkrankung des Magens vorliegen und zweitens kann — wie bei jedem Darmreizzustand — die Verweildauer der Speisen im Magen verkürzt sein. Ausschlaggebend für die Diagnose ist dieser Befund nicht (S. 126). Die Stuhlbeschaffenheit nach Probediät weist nach kurzem nicht nur der Diagnose, sondern auch der Therapie die Richtung, und der Erfolg der Therapie bestätigt wiederum die Diagnose.

Abgrenzung gegenüber „nervösen Diarrhöen" ist viel leichter als bei der fauligen Dyspepsie. Auch die neurogen ausgelösten Diarrhöen sind immer „faulig", wenn sie nicht etwa rein wässerigen oder schleimigen Charakter tragen; dies entspricht dem vorherrschenden Material und der vorherrschenden Mikrobenflora des Dickdarminhaltes. Auf neuropsychogene Erregung hin wird wegen zu schneller Darmpassage vielleicht ein einmaliger, aber nie eine Folge von „Gärungsstühlen" abgesetzt. Natürlich erkranken auch Neurastheniker und andere Neuropathen an echter Gärungsdyspepsie, recht oft sogar. Die Überempfindlichkeit des Darmes gegenüber Gärungsprodukten kann geradezu Teilstück der neuropathischen Konstitution sein. Klinisch gibt es dann Mischbilder von Neuropathie und Darmleiden. Therapeutisch aber muß zuerst die Gärungsdyspepsie beseitigt werden. Deshalb muß sie auch auf Grund sorgsamer Untersuchung als solche erkannt und nicht im Hinblick auf den Gesamtzustand des Nervensystems mit dem Stigma „nervös" abgetan werden.

Beim Abstecken der Grenzen zwischen intestinaler Gärungsdyspepsie und Darmentzündung ist der Willkür viel Spielraum gelassen. Ad. Schmidt gelang es trotz vielen Bemühens nicht, die Grenzen scharf zu ziehen; sein Mitarbeiter J. Strasburger verzichtet schon ganz darauf. Es ist mehr eine Frage des Übereinkommens, als objektiver Beweisstücke. Als Anhalt dient der leichtere Grad der Darmstörungen, kein oder geringer Einfluß auf das Allgemeinbefinden, das Fehlen von Fieber, Fehlen oder nur spärliches Auftreten von Schleim im Kot. Wir meinen, man sollte doch in allen jenen Fällen, wo sich Gärungsdyspepsie mit fauliger Dyspepsie mischt, und wo nicht nur gelegentlich und anfänglich (vgl. oben), sondern zwangsläufig mit Wechsel der Kost (Amylumträger contra proteinreiche animalische Kost) das Stuhlbild unter Fortbestand von Durchfällen den Charakter ändert (Gärungsstuhl, fauliger Stuhl), d. h. in Fällen, die man bei Ad. Schmidt noch unter die Dyspepsien eingereiht findet, mit dem diagnostischen Begriff „funktionelle Dyspepsie" recht zurückhaltend sein. Diese Schmidtschen „Mischformen der funktionellen Darmdyspepsie" gehören doch wohl alle schon in den Bereich der chronischen Enterokolitis. Der klinische Verlauf, zumal die große Hartnäckigkeit dieser Fälle, spricht entschieden dafür. Wir sahen solche Fälle sich wochenlang hinziehen, ohne daß jemals mehr als Spuren von Schleim im Kot erschienen. In genau der gleichen Art verlaufen oftmals die Nachwehen der Shiga-Kruse-Dysenterie. (Ad. Schmidt's „dyspeptische Ruhr", S. 548).

VII. Behandlung der Fäulnis- und Gärungsdyspepsie.

A. Allgemeines.

Indem wir jetzt zur Besprechung der Therapie übergehen, sei vor allem daran erinnert, daß wir in den beiden Formen der Dyspepsien zunächst nur zwei verschiedene Typen abnormer bakterieller Vorgänge im Darminhalt vor uns haben. Die gesamten Vorgänge, die dabei mitwirkenden Kleinwesen, die entstehenden Zersetzungsprodukte brauchen qualitativ gar nicht von den normalen abzuweichen, sondern nur quantitativ, indem durch mangelhaften Synergismus der Darmflora sich diese oder jene Gruppe normaler Darmkeime in den Vordergrund drängt, d. h. Fäulnis- oder Gärungskeime oder in schnellem Wechsel bald die einen, bald die anderen, stets in inniger Abhängigkeit von dem jeweiligen Nährboden. Die führende Rolle kann aber auch Mikroben zufallen, welche zwar im Darm schon lange angesiedelt sind, aber für gewöhnlich ein bescheidenes Dasein führen, oder auch zufällig eingeschleppten darmfremden Mikroben. Dann haben wir vielleicht auch mit qualitativ abnormen Zersetzungsprodukten zu rechnen; doch darüber ist kaum Sicheres bekannt. Durch Autopsien bei kleinen Kindern ist erwiesen, daß die bakteriellen Zersetzungen, welche sich normalerweise auf Dickdarm und unterste Teile des Ileum beschränken sollen, bei allen wahren Dyspepsien entzündlichen und nicht entzündlichen Charakters sich auf höhere Darmabschnitte miterstrecken. Beim Erwachsenen steht der Beweis noch aus; wir nehmen aber Mitbeteiligung des Dünndarmes als höchst wahrscheinlich an (S. 273). Durch faulige und gärige Vorgänge im Dünndarme wird dessen Wand abnormen Reizen ausgesetzt, die sich zunächst in Hypersekretion und Hyperperistaltik auswirken. Indem wir zwar konstitutionell verminderte keimtötende Kraft der Darmepithelien und konstitutionell erhöhte Reizempfindlichkeit des sekretorischen und motorischen Reflexbogens anerkennen, die konstitutionell bedingte Minderwertigkeit des „Zelluloseverdauungsvermögens" aber ablehnen, vereinen wir uns doch mit Ad. Schmidt in der Forderung, in erster Stelle immer auf zweckentsprechende Einstellung des bakteriellen Nährbodens hinzuzielen, um die jeweilig überwuchernden und Reizprodukte liefernden Mikroben gleichsam auszuhungern. Dadurch soll der normale Synergismus der Darmflora wiederhergestellt und der abnorme chymogene bzw. koprogene Reiz ausgeschaltet werden.

Daß die hier in Rede stehenden Formen der Dyspepsie keine abgerundeten Krankheiten sind, sondern daß der Übergang zu entzündlichen Folgezuständen ein fließender ist, ging schon aus Ad. Schmidt's eigener Darstellung hervor. Wir möchten dies aber doch schärfer betonen als Ad. Schmidt. Wir sehen in primärer Dyspepsie nur das erste Stadium eines einheitlichen Krankheitsbildes, dem wir den Namen „Dyspepsie" nur so lange leihen dürfen, als die Darmschleimhaut durch den abnormen Darminhalt nicht entzündlich gereizt ist. Sobald dies der Fall, haben wir es mit sekundärer Enterokolitis, Kolitis oder Enteritis (Definition S. 410) als zweitem Stadium zu tun. In den an Zahl überwiegenden leichten und mittelschweren Fällen besteht sicher häufiger Wechsel zwischen „Dyspepsie" und „Dyspepsie + entzündlicher Reizung". Es ist prognostisch und damit auch praktisch von Belang, die beiden Stadien voneinander abzugrenzen. Wenn man sich nicht an den Buchstaben hält, sondern auch das Vorkommen neurogener Hypersekretion von Schleim und gelegentliches Fortbestehen vermehrter Schleimproduktion über den Entzündungsprozeß hinaus (S. 330) in Rechnung stellt, ist sicher der regelmäßige Schleimgehalt des Kotes als brauchbares Kriterium für Schleimhautentzündung — sei es örtlich umgrenzte, sei es verbreitete — zu betrachten. Für die Therapie aber bilden „Dyspepsie" und „Dyspepsie + sekundäre Entzündung" eine Einheit. Wir behandeln auch die sekundäre Entzündung vom ätiologischen Standpunkt, wenn wir zunächst die „Dyspepsie" beseitigen und in voller Übereinstimmung mit praktischer Erfahrung dürfen wir dann hoffen, mit der Dyspepsie auch die Entzündung zu heilen. Der Schwerpunkt einer solchen Therapie kann nur bei der Diät liegen. Alles was wir über Ätiologie der Dyspepsie wissen und alles, was praktische Erfahrung lehrt, weist darauf hin. Theoretisch nicht ganz so gut begründet ist das gleiche Vorgehen in Fällen, wo die Entzündung das Primäre und die Dyspepsie das Sekundäre ist. Wenn Mikroben oder Gifte ausgedehnte Enterokolitis, Enteritis, Kolitis bringen (vgl. die entsprechenden Kapitel), so schafft der entzündliche Reizzustand des Darmes vermittels Hypersekretion nnd Hypermotilität Vorbedingungen für ungenügende Verdauung der Nahrung, für Verschleppung mangelhaft vorbereiteter Nahrungsstoffe in tiefere Abschnitte, für Anwesenheit reichlicher Mengen fäulnisfähigen Materiales, mit einem Wort für Dyspepsie; und diese wird niemals ausbleiben, wenn wir den Dingen freien Lauf lassen. Die Dyspepsie wirkt ihrerseits auf den entzündlichen Zustand verschärfend und verzögernd. Zweifellos bedarf die primäre Entzündung auch der Behandlung in solchem Maße, wie sie einer solchen zugänglich ist; das ist zumeist nur beschränkt der Fall. Aber auch hier können wir auf Sonderbehandlung der Dyspepsie nicht verzichten, und diese muß sich nach den gleichen Grundsätzen richten wie bei sekundären Entzündungen nach primärer Dyspepsie, also auch wieder im wesentlichen eine diätetische sein. Sonst würden Dyspepsie und Entzündung sich auch nach Wegfall der auslösenden bakteriellen oder toxischen Ursache weiter fortspinnen.

Da für Entstehen und Fortbestehen der Fäulnis- und Gärungsdyspepsie nicht nur die jeweiligen Zersetzungsprozesse im Darm maßgebend sind, sondern diese Vorgänge auch wesentlich mitbestimmt werden durch das Verhalten höherer Abschnitte des Verdauungskanales, und da für Charakter und Umfang der Reizfolgen auch die Reaktionsfähigkeit des Nervensystems und der Gewebe mit in Betracht kommen, so erwachsen der Therapie noch weitere Aufgaben, welche über die unmittelbare Behandlung der Darmstörung hinausgreifen.

Aus dem Gesagten geht hervor, daß wir an dieser Stelle Maßnahmen besprechen müssen, die nicht nur für chronische Fäulnis- und Gärungsdyspepsie gelten, sondern ohne weiteres auf große Gruppen entzündlicher Darmkrankheiten übertragbar sind. Ein großer Teil der Enterokolitisbehandlung wird damit gedeckt. Um Wiederholungen zu vermeiden, werden wir a. O. auf das hier vorgebrachte verweisen. Wir besprechen hier die Behandlung der beiden Grundformen chronischer Darmdyspepsie gemeinsam. In diätetischer Hinsicht stellt zwar jeder von ihnen Sonderansprüche, denen Rechnung getragen wird. Im übrigen herrschen aber übereinstimmende Gesichtspunkte vor.

B. Diätetische Behandlung.

Wir stellen in erste Linie den Satz, daß halbe Maßregeln die schlechteste Form diätetischer Behandlung sind. Mit dem Verbot vereinzelter
Nahrungsmittel, auch wenn sie wirklich die Hauptschädlinge sind, kommt man
nicht weit. Man mildert nur die Beschwerden, man vertuscht das Leiden, man
heilt es aber nicht. Auf dem „Fortwursteln" mit halben Maßnahmen und auf
Scheu vor durchgreifendem Verfahren, das freilich namhafte Opfer an Zeit, Geduld
und Bequemlichkeit fordert, beruht es fast immer, wenn sich die Krankheit
mit zeitweiligem Wechsel vom guten zum schlechten, vom schlechten zum guten
Befinden Monate und Jahre hinschleppt, und wenn aus einfachen Dyspepsien
Entzündungen und aus Entzündungen allerlei Komplikationen entstehen, und
wenn unter Hinzutreten nervösen Einschlages (neurastenische Phobien u. a.)
mit der Zeit Selbstvertrauen und Ernährung schwer leiden. Gewiß gibt es
Fälle, die trotz halber Maßnahmen dauernd harmlos bleiben und mehr Unbequemlichkeit als Kranksein bringen. Das sind immer nur solche leichterer
Art, die durch energisches Handeln schnell und sicher zu beheben wären. Wer
sich auf sie beruft und halbe Maßnahmen damit rechtfertigt, handelt leichtfertig. Selbst bei leichten Fällen lauert die Gefahr schwer bekämpfbarer Verschlimmerung und Komplikationen. Umgekehrt vermag kurze, oft nur ein-
bis zweiwöchige, energische und planmäßige Behandlung die Krankheit zu
heilen oder zum mindesten die Grundlage für völlige Heilung zu sichern. Wie
Ad. Schmidt verschiedenen Ortes wiederholt betont, ist zielbewußte diätetische
Behandlung chronischer Dyspepsien unmöglich ohne fortlaufende tägliche
Kontrolle des Erfolges, d. h. ohne genaue Untersuchung des Stuhlganges; bei
flüchtigem Betrachten des Kotes entziehen sich wichtige Merkmale unserer
Kenntnis. Mit Recht weist deshalb Ad. Schmidt darauf hin, wie sehr die
Aussichten auf schnellen und durchgreifenden Erfolg steigen, wenn die grundlegende Untersuchung und Behandlung in einer Krankenanstalt erfolgt. Nach
Ausbauen des diätetischen Heilplanes kann die oft noch lange Zeit beanspruchende
Nachbehandlung und diätetische Schonung auch zu Hause fortgeführt werden.

1. Probekost. Wie früher besprochen, ruht die diätetische Behandlung
chronischer Dyspepsien nur dann auf rationeller Grundlage, wenn bekannt
ist, worin die Zusammensetzung des Darminhaltes bzw. des Kotes von der
Norm abweicht. Wir verschaffen uns diese Kenntnis durch Kotuntersuchung
nach Probekost (S. 119). Bei sehr starken Diarrhöen kann es zweckmäßig
sein, der auf 3 bis 4 Tage zu berechnenden Probekost einen Hungertag
vorauszusenden. Man bekommt dann schneller und eindeutiger einen charakteristischen Kotbefund. Am Hungertage werden nur Tee und Gemische von
heißem Wasser mit Kognak verabfolgt; natürlich daneben Bettruhe (S. 188).

Das Kotbild gibt Aufschluß über das Bestehen reiner Gärungs- oder reiner
Fäulnisdyspepsie, über das Bestehen von Mischformen und über etwaiges Vorherrschen dieser oder jener Dyspepsieform in den Mischfällen. Sobald die
Probekost die Lage geklärt hat, geht man zu entsprechender Kost über, wobei
in allen schwereren Fällen das Einschalten von Hungertagen nicht verabsäumt
werden sollte. Der allgemeine Gang der Ernährung ward früher geschildert
(S 205 und 206). Natürlich darf man am Schema nicht kleben und muß
namentlich in bezug auf die Dauer der einzelnen Kostformen sich von Fall
zu Fall, unter steter Kontrolle des Erfolges (Kotbeschaffenheit!) leiten lassen.
Immerhin ist es manchem vielleicht erwünscht, wenn wir im folgenden
als Beispiele Kostgerüste einzelner Kostformen mitteilen; man beachte aber,
daß es eben nur Beispiele sind, welche mannigfacher Abänderung fähig und
sehr oft bedürftig sind.

2. Bei **Fäulnisdyspepsie** kommt es vor allem darauf an, zunächst eiweiß-haltiges Material (Fleisch, Eier an der Spitze) auszuschalten. Wenn es auch Proteine und Proteinderivate gibt, die bei gesundem Magen und Darm, ja sogar bei etwaiger Achylia gastrica und Hypochylia pancreatica, im Dünn-darm nahezu vollständig abgebaut und resorbiert werden, ist dies bei erregtem Darm wegen schnellerer Dünndarmpassage doch nicht der Fall und es würde mit ihnen fäulnisfähiges Material in Greifweite der Darmbakterien gelangen (Zökum, unterstes Ileum und bei allen Dyspepsien und Enterokolitiden auch noch höhere Abschnitte). Damit allein ist es nicht getan. Auch unter den eiweißfreien oder eiweißarmen Nahrungsmitteln müssen zunächst solche fern-bleiben, die erfahrungsgemäß den Darm zu stärkerer Sekretion reizen. Es ist zwar übertrieben, wenn manche das Darmsekret als alleiniges Objekt der Fäulnis bezeichnen; aber eine wesentliche Rolle spielt es sicher. In die Reihe der starken Darmsaftlocker gehören u. a. grobschrotige Mehle, das hieraus bereitete Brot, alles grobstückige und alles zellwandreiche (rohfaserreiche) vege-tabile Material, das rohe mehr als das gar gekochte; dies alles, obwohl es sehr eiweißarm sein kann, wie z. B. Stückkartoffeln und Reiskörner. Einen gewissen Anhalt gibt die Tabelle über Nahrungsresorption (S. 176). Gutes Kauen (S. 186), sorgsame Küchentechnik (völliges Garkochen, Durchseihen durch feinste Siebe, S. 194) kann freilich aus Rohstoffen, die ihrer chemischen Zusammensetzung und morphologischen Struktur nach ungeeignet scheinen, doch noch passende Gerichte herstellen (feine Suppen und Breie aus Wurzel-gemüsen und Zerealien). Es fallen zunächst auch Stoffe weg und dürfen erst später, nach und nach, herangezogen werden, die ihrer chemischen Eigenart wegen den Darm zu schnellerer Peristaltik anregen. Manche Stoffe tun dies offenbar schon vom Magen oder von den obersten Darmabschnitten aus, z. B. starker Kaffee, Fruchtsäfte (weniger oder gar nicht Fruchtsäuren!), hyper-tonisch gesalzte Speisen und Getränke, kalte Getränke, darunter vor allem kaltes Bier, aber auch kaltes Wasser, noch mehr kohlensäurereiches Wasser. Auch Fleisch- und Hefeextrakte gehören — wenigstens bei manchen Menschen — dazu, selbst kräftige Fleischbrühe (Peptonwirkung?). Dies leitet schon zu den Gewürzen über. Nicht wegen Gefahr der Zersetzung sind sie zu fürchten; viele wirken sogar ihrer ätherischen Öle wegen eher zersetzungs-widrig (Karminativa, S. 218) und werden auch bei Durchfallkrankheiten benützt (Fenchel, Kümmel, Knoblauch, Zimt u. a.). Aber bei Wirkung aller Gewürze, auch der genannten, spielt als starker Einschlag die individuelle Reizempfind-lichkeit des Verzehrers mit hinein und es dürfte kaum ein einziges Gewürz geben (Senf, Pfeffer und ähnliche eingeschlossen), das man unbedingt, d. h. mit Gültigkeit für jedermann, als Darmsekretionserreger bezeichnen oder ab-lehnen darf. Man richte sich also nach der Reaktion im Einzelfalle und schließe nur im Anfang Gewürze möglichst aus (S. 198). Die gleiche Verschiedenheit der Reaktion finden wir bei den Röstprodukten des Fleisches und des Speckes, die in erweiterten Sinne des Wortes auch zu den Gewürzen rechnen. Die auf das Geschmacksorgan stark einwirkenden, Appetitsaft des Magens lockenden Röst-produkte sind im Magen selbst schwer angreifbar, sie werden in den Darm verschleppt. Wie auch immer der Reiz übertragen wird, jedenfalls erregen ge-röstetes bzw. gebratenes Fleisch und Fettgewebe bei empfindlichem Darm oft verstärkte Darmsekretion und Peristaltik, während gekochtes Fleisch, gekochtes Fettgewebe, frische oder zerlassene aber nicht überhitzte Butter gut vertragen werden. Die verhältnismäßig gute Bekömmlichkeit einfacher Fette eignet allen Darmreizzuständen mit Ausnahme solcher, wo gleichzeitig die spezifisch fett-verdauenden und fettresorbierenden Kräfte darniederliegen (Gallen- und Bauch-speichelsekretion, Resorptionskraft der Epithelien bei Spruc, Morbus Basedowii,

Darmamyloid u. a.; S. 311, 318, 320). Das ist natürlich für die Ernährungstherapie sehr wertvoll. Abgesehen von der ersten Zeit ausgiebiger Schonung erlaubt es reichliche Versorgung mit Kalorien. Es ist oft erstaunlich zu sehen, wie gut Patienten mit chronischer Fäulnisdyspepsie (auch bei Bestehen sekundärer Darmentzündung), welche aus irgend einem Grunde Fett ängstlichst gemieden hatten (meist unbegründete Phobien) schon nach kurzer Zeit ansehnliche Fettmengen vertragen. Mit Milch liegen die Dinge sehr verschieden (S. 206). Wenn sie gut vertragen wird, so erleichtert das die Kur ungemein. Man gehe langsam vor, wie gleichfalls schon erwähnt ist (S. 198). Dreitägiger Kefir und Ya-Urt bewähren sich oft besser. Rahm wird anfangs meist schlecht vertragen. Alkoholische Getränke sind schon vom ersten Beginn der Behandlung an brauchbare Hilfsmittel, sollen aber natürlich nur als Medikament dienen und nicht beliebigem Gebrauch freigegeben werden. Am besten bewähren sich gut abgelagerte, tanninhaltige, möglichst säurearme Rotweine und kleine Mengen einwandfreier Branntweine; letztere teils unverdünnt, teils mit heißem Wasser oder Tee vermischt. Der Alkohol reizt zwar den Magen zur Sekretion, aber weder nach experimentellen noch nach klinischen Erfahrungen den Darm. Von Weißweinen und Bier ist dagegen Abstand zu nehmen. Von den alkaloidhaltigen Genußmitteln ward Kaffee schon erwähnt (S. 199, 299); Tee ist meist gut bekömmlich, wenn nicht zu konzentriert. Kakao verhält sich ungleichmäßig. Im allgemeinen können wir mit der üblichen günstigen Beurteilung nicht übereinstimmen und empfehlen ihn lieber zu meiden, so lange noch Neigung zu Durchfall besteht. Die N-Substanz des Kakao wird nach alter experimenteller Erfahrung sehr schlecht resorbiert und wahrscheinlich stammt ein ansehnlicher Teil des reichlichen Kotstickstoffes nach Kakaogenuß aus vermehrtem Darmsekret. Nach Beseitigung der Durchfälle greift man gern zu Hafer- oder Eichelkakao (S. 199). Bei akuten Diarrhöen freilich sind diese Nahrungsmittel schon in frühen Stadien brauchbar; bei chronischer Fäulnisdyspepsie ist aber größere Vorsicht am Platze.

Im allgemeinen fußt also die diätetische Behandlung zunächst auf Vermeidung solcher Nahrungsmittel, die 1. selbst fäulnisfähiges Material in den Darm liefern, 2. die Darmsekretion stärker erregen können und 3. die Peristaltik des Dünndarmes beschleunigen. Von diesem Standpunkt aus wurden die früher aufgestellten allgemeinen Regeln (S. 206) entworfen; ihm schmiegen sich die vorstehenden Erörterungen und das nachfolgende Programm an.

Unter Voraussetzung, daß keine besonderen Gründe zu anderem Vorgehen zwingen, gelangt man etwa zu folgender Kostordnung:

Stufe 1. Ein bis drei Fasttage. In leichteren Fällen 2—3 stündlich 150 ccm dünner Tee oder Kamillen- oder Pfefferminzabkochung. In schwereren Fällen kein Getränk; dafür Wasserversorgung des Körpers durch subkutane, besser durch intravenöse Zuckerinfusion (S. 189).

Stufe 2. Drei- bis viertägige reine Zuckerkost (Rohrzucker 1 : 10 in gekochtem Wasser oder dünnem Tee. 5—7mal täglich 150—300 ccm, allmählich steigend).

Stufe 3. Allmählicher Ersatz des Zuckerwassers durch gleiche Mengen dreitägigen Kefirs, Ya-Urts oder auch abgekochter Milch (vgl. Bemerkungen S. 198, 208). Nach etwa 1 Woche kann man auf täglich 1500—2000 ccm dieser Milchgetränke gelangen, während das Zuckerwasser inzwischen beiseite geschoben ist. Nach etwa 1 Woche kann Zusatz abgekochten frischen Rahmes versucht werden, aber man steige nicht über 250—300 ccm täglich und auch dies nur allmählich. Während der 2. Woche der Milch- bzw. Kefir- oder Ya-Urt-Kur bewähren sich meist auch schon Zulagen von frischem Topfenkäse und das Verarbeiten eines Teiles der Milch zu gut weich gekochten glatten Suppen und Breien aus aufgeschlossenen Zerealien (Infantina, Kaisers, Nestles, Kufekes, Dr. Klopfers, O. Rademanns Kindermehl, Mufflers Kindernahrung u. dgl. oder von feinsten Mehlen, wie Manolin, Mondamin, Maizena, Manioka, Zeonin, Reisstärke, Sago, Tapioka, Arrowroot, Rakahout-Fresenius u. ähnl.). Die Nahrung werde zweistündlich gereicht. Zusatz von etwas Kognak, Rum, Rotwein zu den Gerichten oder neben ihnen ist zulässig.

Modifikation a von Stufe 3. Ausschließliche Zufuhr von geröstetem feinem Weizenbrot, etwa 50—80 g zweistündlich. Ein Teil des Gebäckes kann in guten, säurearmen Rotwein gestippt werden. Langsames Essen, gutes Kauen! Im übrigen soll es eine Trockenkost sein, so daß unter Umständen intravenöse Zuckerinfusionen sie begleiten müssen; 1 Liter am Tage genügt unbedingt.

Modifikation b von Stufe 3. Statt Weißbrot gibt man 5—7mal täglich etwa 40—50 g geschälten Reis bester Qualität, gut weich gekocht und so wasserarm wie möglich zubereitet. Der Reis kann mit Wasser, Zuckerwasser oder schwacher Fleischbrühe gekocht werden. Daneben bei Bedarf etwas Rum oder Arrak, was sich dem Reis gut zumischen läßt. Auch hier langsames Essen und gutes Kauen! Wasserversorgung wie bei Weizenbrotkost.

Stufe 4a (fleischlos). Im wesentlichen die gleichen Materialien wie bei Stufe 3, nur mit dem Unterschied, daß die Nahrungsmittel der drei Modifikationen vereinigt werden (also Milch bzw. Abarten der Milch, Rahm, Topfenkäse, Zerealiensuppen und -breie, Kochreis, geröstetes Weizenbrot), dazu langsam steigend etwas Butter. Daraus ergibt sich etwa folgendes Kostgerüst, zu dem man etwa $2—2^1/_2$ Wochen nach Beginn der Kur mit allmählichem Übergang gelangen kann:

Morgens: Teemilch (1—2 Eßlöffel Teeblätter in 250 ccm heiße Milch eingetragen); geröstetes Weißbrot oder Weizenmehlzwieback mit etwas Butter.

Vormittags: Zerealienmehlbrei; Gebäck wie oben mit etwas Butter.

Mittags: Zerealiensuppe, Reisgericht. Gebäck mit Topfenkäse und Butter. Rotwein. Zu den Suppen zum Anreichern der Kost mit Eiweiß etwa 20 g Pflanzeneiweißpulver (etwa Lezithineiweiß, mit zu verkochen).

Nachmittags: $^3/_{10}$ Liter gekochte Milch, Kefir oder Ya-Urt. Gebäck mit Butter.

Abendessen: Wie mittags.

Vor Schlafengehen: $^3/_{10}$ Liter Milch, Kefir oder Ya-Urt.

Stufe 4b. Zulage von 1—2 Eiern. Gelegentlicher Ersatz der Zerealiensuppen durch Suppen aus feinen Leguminosenmehlen.

Stufe 4c. Zulage von geschabtem Rindfleisch, gut durchgebraten, zartem gekochtem Fleisch, Geflügelbrust und Fischen. Gallerten. Später Gerichte aus sehr fein durchgeseihten Gemüsen (Karotten, Artischocken und Erdartischocken, jungen Erbsen, Spinat, Kochsalat, Blumenkohl, Spargelspitzen) oder aus Friedenthalschen Gemüsepulvern bereitet.

Dann allmählicher Übergang zur Normalkost. Wie lange die einzelnen Perioden dauern sollen, richtet sich nach Lage des Falles. In leichteren Fällen gelangt man 2—3 Wochen nach Beginn der Kur zur Normalkost, in schwereren Fällen, namentlich wenn wahre Enterokolitis die Dyspepsie begleitet, kaum vor 4—5 Wochen.

So einfach und klar die Grundsätze für die Anfangsbehandlung liegen, so verwickelt werden sie in späterer Zeit, wenn die Durchfälle beseitigt sind. Der Übergang zur Normalkost muß sehr langsam und unter häufiger Stuhlkontrolle sich vollziehen. Diese entscheidet, in welchem Tempo und in welcher Reihenfolge man dies oder jenes Nahrungsmittel heranziehen darf. Jedes Schema wäre unnütz und sogar verwerflich. Im allgemeinen sind die chronischen Fäulnisdyspepsien sehr dankbare Objekte für diätetische Therapie, indem es bei richtigem Vorgehen fast ausnahmslos gelingt, die Kotbeschaffenheit in verhältnismäßig kurzer Zeit (1—2 Wochen) zu regeln. Wenn sich bereits sekundäre Entzündung dazugesellt hat, muß allerdings immer auf mindestens 2—4 Wochen gerechnet werden. Für die weitere Zeit ist es dann wichtigste Aufgabe, Rückfällen vorzubeugen. Dazu sind unter Umständen (S. 271, 302) Sondervorschriften nötig, weil bei insuffizienter Magen- und Pankreasverdauung der Darm immer aufs neue mit ungeeignetem und reizbringendem Material beschickt wird. Aber trotz größter Vorsicht neigen manche Kranke stark zu Rückfällen. Wahrscheinlich sind dies Fälle, wo irgend eine, besonders zähe und mit besonders starken, fäulniserzeugenden Eigenschaften ausgestattete Mikrobenart sich im Darm fest angesiedelt hat. Gleichsinnig würde wirken, wenn die heimatberechtigten Kolibazillen mit ungewöhnlich schwacher säurebildender Kraft oder mit schwacher Wachstumsenergie ausgestattet sind (Kolibazillen mit schwachem antagonistischem Index, A. Nißle, S. 209). Obwohl wir bestimmtes nicht wissen, sei doch an die Dauerausscheidung ursprünglich darmfremder Bakterien hingewiesen (Typhus, Paratyphus, Dysenterie). Die Möglichkeit der Daueransiedlung bestimmter dyspepsieerregender Keime ist also gegeben (Dyspepsie-bereitschaft).

Berücksichtigung des Magens. Wie früher erwähnt (S. 268 ff.), entsteht ein großer Teil der Fäulnisdyspepsien und damit auch der Enterokolitiden dadurch, daß ungeeignetes Material den Magen passierte. Oft ist der Magen längst wieder in normalem Zustand, wenn die chronische Dyspepsie noch fort-besteht. Er bedarf dann keiner Sonderbehandlung und es ist nur der gebieterische Hinweis auf die Notwendigkeit guten Kauens, langsamen Essens und einwand-freier, unverdorbener Kost erforderlich. Man wird der Vorsicht halber noch auf lange Zeit hinaus Rohstoffe verbieten und nur erhitztes, aufgeschlossenes und durch die Hitze sterilisiertes Material erlauben. Besondere Aufgaben treten aber heran, wenn tatsächlich irgend ein Magenleiden vorliegt, welches dahin wirkt, daß der Magen mit seinen natürlichen Kräften weniger auf die Nahrung einwirkt, als er es tun sollte. Das können sehr verschiedenartige Zu-stände sein (S. 271). Unter ihnen nimmt Achylia gastrica den ersten Rang ein, und namentlich auf ihr häufiges Mitwirken bezieht sich Ad. Schmidt's Bezeichnung „gastrogene Diarrhöen". Das Fortbestehen einer Magenkrankheit würde stets neuen Anlaß zur Dyspepsie geben, und diese letztere wird zu einem chronischen unheilbaren Leiden, wenn man das Magenleiden nicht heilt oder mindestens durch entsprechende Einstellung der Kost unschädlich macht. Aus dieser müssen zwar vor allem nach Ad. Schmidt's Untersuchungen rohes Bindegewebe und rohe vegetabile Zwischenlamellen ausscheiden (S. 280); man wird aber darüber hinaus am besten alle animalischen und vegetabilen Rohstoffe untersagen und die Patienten ausschließlich auf gut gargekochte Nahrungsmittel verweisen, solange die Mageninsuffizienz besteht. Inwieweit die Kost im übrigen sich der Schonungsbedürftigkeit und der Leistungsfähigkeit des Magens anzupassen hat, gehört nicht hierher. Ad. Schmidt rühmt bei Achylie die prophylaktische Wirkung hoher Salz-säuregaben (S. 215) und die Wirksamkeit planmäßiger Magenspülungen bei etwaiger Stauung des Mageninhaltes. Er empfiehlt, sich dabei 1promilliger Salizylsäure oder 0,2 bis 0,5 promilliger Höllensteinlösung zu bedienen. Er zieht dies allen „Darmantiseptika" (S. 210) vor.

Insuffizienz des Bauchspeichels. Nicht minder wichtig ist Rück-sichtnahme auf etwaige Insuffizienz des Bauchspeichels, die teils für sich allein, teils im Zusammenhang mit und wohl auch in Abhängigkeit von Achylia gastrica vorkommt (S. 272). Zum Teil wird Sorge für reichliche Salzsäure-zufuhr ihr abhelfen können. Doch ist der Erfolg zweifelhaft. Sicherer ist der Ersatz durch Pankreaspräparate und wir können Ad. Schmidt nur zustimmen, wenn er einen großen Teil seiner therapeutischen Erfolge bei Fäulnisdyspepsie auf langdauernden, unter Umständen dauernden Gebrauch von Pankreon zurückführt (S. 204, 217). Näheres bei W. Stepp (1920).

3. Gärungsdyspepsie. Die Kost bei Gärungsdyspepsie hat im ersten Beginn gewisse Ähnlichkeit mit strenger Diabetikerkost, ist aber insofern noch schärfer als diese, als zunächst auch die den Zuckerkranken erlaubten und gut bekömm-lichen Gemüse fortbleiben müssen. Es kommt darauf an, daß kein gärungs-fähiges Material in die unteren Teile des Ileum und erst recht nicht in den Dick-darm verschleppt wird. Die früher geschilderte „erste Stufe" der Kost (S. 205) trägt diesem Grundsatz auf das Vollkommenste Rechnung, und die Darmwand selbst liefert ja kein gärungsfähiges Material. Oft braucht man die Kost der Stufe I nicht länger als 6—8 Tage durchzuführen. In hartnäckigen Fällen kann man dies aber ohne jeden Nachteil und, wie Erfahrung lehrte, auch ohne Widerstreben des Kranken, 8—14 Tage lang und darüber hinaus fortsetzen. C. von Noorden ist, namentlich auf den reichen Erfahrungen über chronische

Gärungsdyspepsie während des Krieges fußend, immer mehr zu verlängerter, d. h. 8—10 Tage dauernder kohlenhydratfreier Kost übergegangen und glaubt diesem Verfahren außerordentliche Erfolge zu verdanken. Es ward öfters geklagt, gerade die chronische Gärungsdyspepsie sei ein viel schwerer zu bekämpfendes Übel als aus der Darlegung Ad. Schmidt's hervorzugehen scheine. Nach eigenen Erfahrungen können diese Klagen nur darauf fußen, daß man die Periode der völligen Kohlenhydratentziehung zu kurz dauern ließ und nicht streng genug durchführte. Man muß die im Dünndarm angesiedelten Gärungserreger völlig aushungern und die im Dickdarm ansäßigen heimatberechtigten Gärungserreger durch Abänderung des Nährbodens zum mindesten schwächen. Dazu bedarf es geraumer Zeit (S. 207). Bei der kohlenhydratfreien Kost entsteht natürlich Azetonurie, die sich bis zur Ausscheidung von β-Oxybuttersäure steigern kann. Das ist völlig harmlos, schwächt sich übrigens schon nach 2—3 Tagen ab (Literatur bei C. von Noorden, 1906).

Wenn nach genügend langer kohlenhydratfreier Periode die Kost sich zur II. Stufe und allmählich darüber hinaus erhebt (S. 304), so wird die Gärungsdyspepsie verschwinden; dies gilt auch für Fälle mit zweifelloser sekundärer Enterokolitis gärungsdyspeptischen Charakters. Stufe II bezweckt, daß zunächst nur Kohlenhydrate in den Darm gelangen, welche im Dünndarm glatt resorbierbar und nicht durch Zellwandmaterial vor den Angriffen der Verdauungssäfte geschützt sind. Stufe III mischt schon kleine, allmählich steigende Mengen gut aufgeschlossenen bzw. den Zutritt der Säfte nur wenig hemmenden Zellwandmaterials der Kost hinzu. Fortlaufende Kontrolle des Kotes (Gärungsprobe, S. 292) muß entscheiden, in welchem Tempo man vorgehen darf. Über die wechselnde Bekömmlichkeit der Milch S. 198, 206.

Bei sachgemäßer Diätbehandlung genügen wenige Tage, die Beschaffenheit des Kotes völlig zu ändern: die saure Reaktion schwindet, er wird geformt, dunkel, nimmt neutrale oder schwach alkalische Reaktion an; mikroskopisch finden sich keine Stärkereste und keine jodophilen Mikroben mehr; bei der Brutschrankprobe (S. 134) bleibt die Gärung aus. Im Harn steigt gleichzeitig der Indolgehalt etwas an. Beim Zulegen von Kohlenhydrat (Stufe III) verschwindet die Azetonkörperreaktion sofort.

Da wir im Verhalten der Darmflora die Ursache der chronischen Gärungsdyspepsie erblicken und die von Ad. Schmidt angenommene konstitutionelle Schwäche der Zelluloseverdauung ablehnen mußten (S. 285), scheint grundsätzlich nichts im Wege zu stehen, nach Beseitigung überwuchernder Gärungskeime die Patienten allmählich an Normalkost und sogar an schlackenreiche (zellulose- und zellwandreiche) Kost zu gewöhnen. In der Tat gehen wir immer auf dies Ziel aus, der Erfahrung getreu, daß grobkostgewöhnte Personen zwar gelegentlich infolge ungeeigneten oder allzu reichlichen Materiales an schnell vorübergehender akuter, aber nur höchst selten an chronischer intestinaler Gärungsdyspepsie erkranken. Das planmäßige Erziehen zur schlackenreichen Kost gelingt sehr oft, wir möchten sagen in weitaus den meisten Fällen, ganz vortrefflich. Wir erzogen viele Gärungsdyspeptiker allmählich zu starken Grobbrot- und Rohobstverzehrern, ohne daß jemals ein Rückfall eintrat. Wir sind überzeugt, daß Ad. Schmidt zur gleichen Erfahrung und zum gleichen Urteil gelangt wäre, wenn ihn nicht seine Theorie von entsprechendem Versuch abgehalten hätte. Andererseits machten wir aber im Sinne Ad. Schmidt's die Erfahrung, daß dies Ziel durchaus nicht immer erreichbar ist, und daß ein Teil der Patienten (nach unserer Schätzung etwa 25 %) von Rückfällen bedroht sind, wenn sie zu schlackenreicher Kost und namentlich zum Genuß von grobem Roggenbrot und rohem Obst zurückkehren. Es waren dies fast ausnahmslos Fälle, wo jede Attacke von Gärungsdyspepsie mit unzweideutigen

Merkmalen der Entzündung einherging (regelmäßiger Schleimgehalt diarrhoischer Stühle, häufig kleine und kurzdauernde Temperaturanstiege im Beginn einer Attacke). Die Dinge dürften hier so liegen wie bei Fäulnisdyspepsie (S. 268); entweder konstitutionell erhöhte Empfindlichkeit der Epithelien gegenüber Säuren und anderen Gärungsprodukten oder Daueransiedlung bestimmter, die Gärung stark begünstigender Keime im Darm. Auch Magenleiden kommen in Betracht (s. unten). In solchen Fällen muß man sich bescheiden und die größten Schädlinge dauernd ausschalten, vor allem grobes Roggenbrot oder sogar jegliches Roggenbrot, alles vegetabile Rohmaterial (rohes Obst, Salat, Radies, Zwiebel u. ähnl.), gekochte Leguminosenschalen. Darauf läßt sich leicht verzichten. Für die Theorie einer besonderen Empfindlichkeit gegen Säuren spricht, daß fast alle diese Patienten auch Fruchtsäuren und vor allem auch säurereiche Weine und Biere sehr schlecht vertragen. Selbst gegen Milchsäure (saure Milch, Ya-Urt, Kefir) sind manche äußerst empfindlich. Sie bekommen nach Genuß von frischen Obstsäften (Himbeeren, Zitrone, Orange u. a.) oder sauren Milchpräparaten Durchfall, der allerdings nach 1—2maliger Wiederholung völlig normalem Befinden weichen kann.

Etwas genaueres Eingehen auf Einzelheiten dürfte erwünscht sein. Falls nicht besondere Umstände abweichendes Vorgehen bedingen, ordne sich die Ernährung etwa nach folgendem Kostgerüst:

Vorbehandlung. Das Vorausschicken von 1—2 Fasttagen ist immer ratsam, in schwereren Fällen zum Erzielen raschen und sicheren Erfolges sogar notwendig (näheres bei Kostgerüst über Fäulnisdyspepsie S. 300).

Vorbemerkungen. Die Kost beginnt mit Flüssigkeiten und geht dann über fein durchgeschlagene Nahrungsmittel zu etwas grobkörnigerer Form über. Auf langsames Essen, gutes Einspeicheln und Kauen ist während der eigentlichen Kur und noch weit darüber hinaus Gewicht zu legen. Die Entscheidung über günstigen Erfolg liegt hauptsächlich bei exakter und genügend langer Durchführung der ersten Ernährungsstufe, da nur sie durchgreifenden Einfluß auf die Umgestaltung des Bakteriennährbodens hat. Verfrühtes Abbrechen ist Ursache vieler Mißerfolge; das hat breite Erfahrung eindringlich gelehrt. Der Übergang von einer zu anderen späteren Stufen darf, wenn alles nach Wunsch geht, erheblich schneller erfolgen. Rückfälle können dazu zwingen, wieder von vorne anzufangen.

Erste Stufe. Morgens: 250—300 ccm milchzuckerfreie (Diabetiker-) Milch, S. 190, auf Wunsch heiß mit Teeblättern angesetzt. Zwei weichgekochte Eier.

Vormittags: 150—200 g frischer Topfenkäse (Quarck, S. 190), der besser nicht im Anfang, aber nach einigen Tagen mit guter, frischer Butter (30—40 g) durchgerührt werden darf. Eine Tasse Fleischbrühe.

Mittags. Fleischbrühe mit gekochtem Knochenmark oder Fleischsaft bzw. Fleischbrühegallerte. Zartes, vollkommen gar gekochtes oder gedämpftes oder gebratenes Fleisch. Für schlechte Kauer muß das Fleisch gewiegt werden. Als Beiguß, zum Befeuchten des Fleisches, einfache Fleischbrühe, Fleischtee, Gallerten oder frische Butter. An Stelle von Fleisch auch Fische, wie Forelle, Lachsforelle, Schleie, Hecht, Schellfisch, Dorsch mit zerlassener Butter als Beiguß. Zum Nachtisch Wein- oder Zitronengallerte (aus Gelatine und mit Saccharin gesüßt). Je nach Umständen 1 Glas Rotwein.

Nachmittags: 300—400 ccm milchzuckerfreie Milch (wie morgens). Ein weichgekochtes Ei.

Abends: Rührei (nur aus 2 Eiern unter Beigabe von Butter bereitet) und zarter gekochter Schinken. Als Nachtisch 30—40 g alter Holländer Käse mit Butter bestrichen oder Gallerte wie mittags. 1—2 Glas Rotwein, je nach Umständen. Statt Wein mittags und abends auch dünner Tee mit oder ohne Rumzusatz erlaubt.

Zweite Stufe. Allmähliche, d. h. mit kleinen Mengen beginnende, Zulage von Suppen, Breien, Aufläufen, oder sonstigen lockeren Gerichten aus den folgenden Nahrungsmitteln, welche hier nach dem Grad durchschnittlicher Bekömmlichkeit geordnet sind. Bei Herstellung der Gerichte (Suppen usw.) sollen außer den aufgeführten Rohstoffen nur Eier, Butter, Gelatine, Zitronensaft, Wein, Saccharin oder Salz, milchzuckerfreie Milch benützt werden. Bekömmlichkeitsskala von oben nach unten: Rohrzucker, Maltose, Kindermehle (dextrinisierte Mehle) wie Infantina, Kaisers, Nestlés, Klopfers, Kufekes, Rademanns Kindermehl, Mufflers Kindernahrung; feine Stärkemehle wie Maizena, Manioka, Manolin, Mondamin, Zeanin; feine Mehle aus Arrowroot, Rakahout-Fresenius (S. 203), Reis, Sago,

Tapioka. Zur Zubereitung steigende Mengen von Butter, Fruchtsaftgallerten mit Gelatine bereitet und mit Saccharin oder etwas Rohrzucker gesüßt.

Dritte Stufe. Ersatz der milchzuckerfreien Milch durch kleine, nur langsam steigende Mengen gewöhnlicher Vollmilch, besser zunächst durch milchzuckerärmere Getränke, wie Ya-Urt und namentlich dreitägigen Kefir; letzterer bei guter Zubereitung höchst milchzuckerarm, bewährt sich oft so gut, daß man bald auf 1—1¹/₂ Liter täglich gelangen und dann damit ein wesentliches Stück des Gesamtbedarfes decken kann. Mit Vollmilch, selbst mit Ya-Urt wäre es schon bedenklicher, sich soweit vorzuwagen (S. 198); immerhin gelingt es manchmal gut. — Vor allem aber darf man jetzt zu feinem Weizengebäck übergehen, was das Durchführen der Kost wesentlich erleichtert (Zwieback, feines Weizenbrot in Scheiben geschnitten und geröstet, mürbe Kuchen aus Weizen, Butter und Zucker bereitet). Zum Gebäck reichlich Butter. Ferner fein durchgestrichene Gemüse von Spinat, jungen Karotten, jungen Kohlrabi, Schwarzwurz, Maronen. Etwas später fein durchgestrichener Kartoffelbrei und von Obst fein durchgestrichenes Apfelmus. Frisch bereitete lockere Nudeln sind brauchbar, andere Teigwaren noch nicht. Lockere Süßspeisen (Aufläufe, Flammeris) aus feinstem Weizen-, Mais- oder Reismehl mit Ei, Zucker und Rahm bereitet, am besten mit Rahmtunken, denen etwas Gewürz, wie Zimt und Vanille zugegeben werden darf. Man beachte, daß alle diese Speisen sehr locker sein müssen, was man küchentechnisch am besten durch Unterziehen von Eierklarschnee oder geschlagenem Rahm (Rahmschnee) erreicht. Auch müssen die Gerichte vollkommen gar sein und dürfen keine rohe Stärke mehr enthalten. Als Getränk sind außer der schon besprochenen Milch und ihren Abarten erlaubt: Schokolade und Kakao, die aber etwa 5 Minuten lang sieden sollen; sehr empfehlenswert als Milchersatz Mandel- und Paranußmilch oder zuckerarme Soyama (aus Sojabohnen, C. von Noorden); von alkoholischen Getränken Rotwein, Grog.

Alle die hier genannten Nahrungsmittel sind zellulosefrei oder enthalten nur sehr kleine Mengen lockerer Rohfaser und feinverteilten Zellwandgewebes. Während dieser Ernährungsperiode kommt viel darauf an, die Patienten aufzufüttern, da sie teils von vornherein in schlechtem Ernährungszustand waren, teils durch die vorausgegangene karge Kost an Gewicht verloren haben. Es steht nichts im Wege, diesem Ziele durch allmählich steigende Gaben von Fett und Fett-Trägern zuzustreben (außer Milch, Pflanzenmilch und Rahm vor allem gute Butter, gekochtes fettes Rindfleisch, gekochter fettreicher Schinken). Mit gebratenem Fett halte man noch zurück.

Es würde sich dann, zwar nicht sofort, aber nach und nach, etwa folgende Kost aufbauen, wobei die Mengen sich je nach Lage des Einzelfalles richten.

Morgens: Tee mit etwas Milch und Zucker (oder Kakao oder Schokolade mit Milch). Weizengebäck (vgl. oben) mit Butter. Zwei weiche Eier oder lockeres Rührei aus zwei Eiern, gekochter zarter Schinken.

Vormittags: 300—400 g dreitägiger Kefir (oder Ya-Urt oder Vollmilch, vgl. oben). Weizengebäck mit Butter.

Mittags: Fleischbrühe mit gekochtem Knochenmark oder lockeren Markklößchen; das Mitverkochen feiner Zerealienmehle in mäßiger Menge ist erlaubt. Zartes Fleisch oder Fisch, anfangs ohne, später mit feindurchgestrichenem und durch Rahmschnee gelockertem Kartoffelbrei. Durchgestrichene Gemüse der oben genannten Art in anfangs kleinen, später langsam steigenden Mengen. Weizengebäck mit mildem Käse und Butter. Nachtisch aus den oben erwähnten Süßspeisen, später unter Beigabe von etwas Apfelmus.

Nachmittags: Milch oder Abarten derselben wie vormittags oder vegetabile Milch. Weizengebäck und Butter.

Abends: Lockere Eierspeisen mit gekochtem Schinken. Weizengebäck mit Butter und Käse (namentlich Topfenkäse). Statt des Schinkens auch warmes oder kaltes anderes Fleisch oder gekochter Fisch.

Vor dem Schlafen: 300 ccm Milch oder Abarten von Milch.

In sehr schweren Fällen, namentlich bei unzweifelhaft komplizierender Enterokolitis, empfiehlt es sich, zwischen Stufe 2 und 3 eine Periode einzuschalten, in welcher nichts anderes gereicht wird als dreitägiger Kefir, geröstetes Weizenbrot aus feinem Mehl (30—60 % Ausmahlung). Topfenkäse und Butter. So langweilig eine solche Kost auch ist, sie lohnt sich durch ihre gute Bekömmlichkeit. Die Nährwerte genügen auch vollkommen, den Bedarf zu decken und darüber hinaus der Kost mästende Eigenschaft zu geben. Aus dieser einfachen und gleichförmigen Kost wird dann die geschilderte dritte Stufe allmählich entwickelt.

Als **vierte Stufe** ist die sehr wichtige und scharfen Aufpassens bedürftige Periode zu bezeichnen, in welcher man den Darm langsam wieder an rohfaser- und zellwandreicheres Material gewöhnt. Dies ohne fortlaufende Kontrolle dem Patienten selbst zu überlassen, ist immer gefährlich. Der Mangel an Aufsicht in dieser Periode verschuldet großenteils den Ruf gärungsdyspeptischer Zustände, schwer heilbar zu sein. Man bedenke, daß man auf die Dauer das pflanzenfaserreiche Material zwar theoretisch durch entsprechende Vorschriften, in Wirklichkeit aber keineswegs ausschalten kann. Daraus ergibt sich der prophylaktische Wert des Einschulens (vgl. S. 255, 303). Hierfür lassen sich aber keine bestimmten allgemeingültigen Kostformen und -folgen angeben. Man suche den Rekonvaleszenten vor allem langsam an solche Nahrungsmittel und Zubereitungsformen zu gewöhnen, mit welchem er nach Lage seiner allgemeinen Lebensführung, häuslichen und landschaftlichen Gewohnheiten vorzugsweise zu rechnen hat. Im großen und ganzen wird es sich am besten bewähren, von gröberer Kost zunächst gröberes Weizenbrot und durch grobe Siebe gestrichene, gut gar gekochte Zerealienbreie (Grünkern, Buchweizen, Hafer, Gerste, Reis u. ähnl.) zu verabfolgen und erst später Kartoffeln in größeren Stücken (abgekocht oder in der Schale gebacken). Das Heranziehen von Gemüsen nach Hausmannsart, von Hülsenfrüchten und von rohem Obst richte sich nach Lage des Falles. Mit Roggenbrot sowohl aus normalem, zu 70—75 % ausgemahlenem, wie namentlich aus noch gröberem Mehl halte man recht lange zurück.

Berücksichtigung von Magen und Pankreas. Wie wir in Übereinstimmung mit Ad. Schmidt und den meisten bisher erschienenen Mitteilungen berichten können, gibt die Prüfung der Magen- und Pankreasfunktionen viel seltener als bei Fäulnisdyspepsie Anlaß zu therapeutischem Eingreifen. Immerhin gibt es solche Fälle, und dann muß natürlich darauf ebenso sorgsam Rücksicht genommen werden, wie bei der anderen Dyspepsieform. Ein Teil der rezidivierenden Gärungsdyspepsien und etwaiger sekundärer Entzündungen erklärt sich ohne weiteres aus dem Durchschlüpfen bedenklichen Materiales durch den Magen. Man denke an die beschleunigte Entleerung des Magens bei Achylien und bei Gastroenterostomierten, wodurch nicht nur fäulnisfähige, sondern auch gärungsfähige Brocken in schlecht vorbereitetem Zustande in den Darm gelangen S. 271). Entsteht dann Dyspepsie, was nicht nur von Art des Materiales, sondern auch von jeweiliger Beschaffenheit der Darmflora und der Darmwand abhängt, so ist sowohl etwaige Fäulnis- wie etwaige Gärungsdyspepsie „gastrogen" (S. 268, 286). Es mag Zufall sein, wir möchten es aber doch hervorheben, daß wir selbst bei Gastroenterostomierten viel häufiger chronisch rezidivierende Gärungs- als Fäulnisdyspepsie antrafen (S. 603).

4. Mischformen. Wenn sich aus dem Kotbefund nach Probekost (S. 295) ein Gemisch von Fäulnis- und Gärungsdyspepsie ergibt, was bei gleichzeitiger sekundärer Enterokolitis viel häufiger als bei unkomplizierter Dyspepsie der Fall ist, so erhebt sich die Frage, gegen welche Form abnormer Zersetzung wir uns zuerst wenden sollen. Ad. Schmidt empfiehlt, zuerst gegen die abnorme Gärung vorzugehen, d. h. zunächst die Kohlenhydrate einzuschränken oder einige Tage ganz zu vermeiden und sich mit feinzerkleinertem Fleisch, Eiern, Eierschaum, Fleischbrühe, Fleischgelee, Fruchtgelee, etwas Zucker, Rotwein und Tee durchzuschlagen (S. 196 der I. Auflage). Wir können dem unbedingt nicht zustimmen. Wir legen zunächst Wert darauf, in solchen Fällen die der Probekost folgende Hungerperiode (S. 304) zu verlängern, d. h. über 2—3 Tage auszudehnen. Damit treten wir beiden Dyspepsieformen entgegen. Den Hungertagen lassen wir dann die H. Salomon'sche reine Zuckerdiät folgen (S. 190), die C. von Noorden und H. Salomon kürzlich aufs neue empfahlen. Wir tun dies von dem Gesichtspunkte aus, daß Zucker zweifellos unter allen nur denkbaren Nahrungsmitteln dasjenige ist, welches am leichtesten schon in hochgelegenen Abschnitten des Dünndarmes verarbeitet und resorbiert wird, und welches am wenigsten zur Darmsekretion anregt, vorausgesetzt freilich, daß man die Einzelgabe nicht zu hoch wählt. Von dieser I. Stufe der Kost bei Fäulnisdyspepsie (S. 300) kann man meist sofort — d. h. nach 2—3 Hungertagen und nach 2—3 Zuckertagen — zur I. Form der Kost bei Gärungsdyspepsie (S. 304) überspringen. Wir verzeichnen Fälle, wo wir schon vom 2. Tage der Gesamtkur an keinen durchfälligen Stuhl mehr zu sehen bekamen. Wie man weiter vorgehen soll, läßt sich allgemeingültig nicht beantworten. Es ward früher erwähnt, daß man in hartnäckigen Fällen oft versuchs- und sprungweise von der einen zur anderen Richtung wechseln muß; am besten

stets nach Einschalten eines Fasttages (S. 188). Fast alle hartnäckigen Fälle dieser Gruppe sind nicht einfache Dyspepsien, sondern ausgesprochene Enterokolitiden.

C. Unterstützende Maßnahmen.

Neben diätetischer Behandlung treten alle anderen Maßnahmen in den Hintergrund. Immerhin ist doch auch von ihnen wirksame Mithilfe zu erwarten.

Medikamente. Mit stopfenden Medikamenten sei man sowohl bei einfacher Dyspepsie wie namentlich bei komplizierender Enterokolitis recht vorsichtig. Unter allen Umständen ist das Herbeiführen längerer Kotstauung (Verstopfung) zu vermeiden. Verstopfung wäre nicht nur ein bloßer, schnell vorübergehender Scheinerfolg; sie würde sogar schaden weil oberhalb des gestauten Kotes die maßgebenden Zersetzungen sich um so lebhafter entwickeln, und die entstehenden Produkte die Darmwand schädigen. Ad. Schmidt warnt daher vor Opiaten, deren Wirkungsgrad immer unberechenbar ist. Die zwar stopfenden, die Sekretion beschränkenden, aber kaum jemals überstopfenden Tannin- und Wismutpräparate (S. 245) sind daher vorzuziehen. Auch andere Adstringentia (S. 244), Ratanhia u. ähnl. sind erlaubt; ebenso Uzara (S. 242), das K. Bachem und A. Gürber als Antidiarrhoikum einführten. Günstiges berichtet Ad. Schmidt auch von Sauerstoffeinblasung (per rectum oder per duodenum, S. 236). Abschließendes Urteil über dies Verfahren ist aber noch unmöglich. In Form von Suppositorien oder Mikroklysmen leisten kleine Mengen Atropin (0,5 mg), Extract. Bellad. (0,03 g), Suprarenin (20 Tropfen der 1promilligen Lösung in etwas Wasser) die besten Dienste; sie wirken beruhigend und vor allem sekretionsvermindernd (S. 242 und 243). Auf Grund der Arbeiten von K. H. von Noorden und H. Eppinger, J. Strasburger ziehen wir jetzt Suprarenin vor. Im gleichen Sinne, aber schwächer, wirken Chlorkalziumklistiere (S. 246). Um schweren Diarrhöen zu begegnen und auf einige Stunden, z. B. für die Nacht, zuverlässig Ruhe zu schaffen, greifen wir, ebenso wie Ad. Schmidt, zu sehr kleinen Opiumgaben per rectum (0,02—0,025 g im Suppositorium); aber nachhaltig verstopfen darf es nicht (s. oben).

Ein sehr brauchbares Medikament ist Calcium carbonicum, kommt allerdings nur bei Gärungsdyspepsie in Frage. Hier beseitigt es die Reizwirkung der entstehenden Säuren (S. 136, 216). In Fällen von Fäulnisdyspepsie wäre das Neutralisieren der Säuren nicht erwünscht. Wenn trotz aller Vorsicht Kotstauung eintritt, scheint uns Magn. Perhydrol das geeignetste Mittel zu sein; die von Ad. Schmidt empfohlenen vegetabilen Abführmittel, wie Califig, Regulin usw. entwickeln doch allzuleicht Überwirkung. Noch besser aber verschont man den Darm mit allen unberechenbaren Abführmitteln und hilft sich durch kleine Klistiere mit physiologischer Kochsalzlösung.

Darmspülungen in Form hoher Einläufe mit warmem Wasser empfiehlt R. Schütz. Wir sahen davon keinen deutlichen Nutzen, ebensowenig wie Ad. Schmidt, der rät, die Spülungen auf Fälle zu beschränken, wo der untere Abschnitt des Dickdarmes entzündlich gereizt ist. Man wird mit solchen Klistieren natürlich niemals die unteren Teile des Ileum erreichen und kaum auf das Zökum erfolgreich einwirken. Bei allen diesen Krankheitsformen hat man ja wohl immer mit Beteiligung des Ileum zu rechnen. M. Groß verspricht sich Erfolge von Spülung des Duodenum mittels Duodenalsonde. Nach eigener Erfahrung rechtfertigen die Erfolge dies immerhin umständliche Verfahren kaum.

Hydrotherapeutisch empfiehlt Ad. Schmidt heiße Kompressen und Kataplasmen nur bei etwaigem Auftreten von Kolikschmerzen, die bei entzündlichen Vorgängen selten fehlen, bei einfachen Dyspepsien zwar nicht unbedingt zum Krankheitsbild gehören, aber doch auftreten können, wenn parasympathische Überempfindlichkeit sich hinzugesellt (S. 338). Einfache Prießnitzsche Umschläge, laue Bauchduschen, Sitzbäder zieht Ad. Schmidt vor. Während er für Gesunde, um sie nicht zu verweichlichen, das Tragen wollener Leibbinden ablehnt, empfiehlt er solche — altem Brauche entsprechend — bei Darmempfindlichen; dies darf lange in die Rekonvaleszenz hinein ausgedehnt werden. Vorsichtiges Faradisieren und Massieren des Bauches soll nach Ad. Schmidt im allgemeinen unbedenklich sein, manchmal aber doch den Durchfall steigern. Vorteile sahen wir nicht davon.

Mineralwasserkuren. Den Gebrauch von Trinkkuren mit Kochsalz- und Glaubersalzquellen (Kissingen, Homburg, Karlsbad) bezeichnet Ad. Schmidt nicht nur als unzweckmäßig, sondern als schädlich, so lange noch Darmstörungen bestehen. Wenn trotzdem in den entsprechenden Kurorten tatsächliche Besserung erzielt wird, schreibt er dies mehr der Diät und den übrigen therapeutischen Maßnahmen zu als der Brunnenkur. An der Richtigkeit dieses Urteiles ist nicht zu zweifeln. Wenn Diät und sonstige Lebensweise in die richtigen Bahnen gelenkt werden, wie es bei ambulanter Behandlung freilich nur unvollkommen, bei Behandlung in gut geleiteten Sanatorien der Kurorte aber zielbewußt und vollkommen geschieht, werden die Erfolge denen der häuslichen Behandlung unbedingt überlegen sein. Im Rahmen solcher Behandlung wird der spezialistisch geschulte Arzt auch von gelegentlicher oder planmäßiger Mithilfe der Trinkquellen des Kurortes wirksamen Gebrauch machen können. Dies aber immer nur dann, wenn die Höhe der Krankheit überschritten ist. Namentlich bei Mitbeteiligung des Magens bieten die Mineralwässer manchen Vorteil. Wir übertragen diese Grundsätze auch auf einfach-alkalische und erdig-alkalische Quellen (Neuenahr, Vichy-Wildungen, Brückenau, Driburg, Marienbader Rudolfsquelle), die Ad. Schmidt ein wenig günstiger beurteilte als die oben erwähnten (S. 441). Die praktische Erfahrung spricht dafür, daß bei allen diesen Trinkkuren sehr viel weniger die Art des Wassers als der Gebrauch, den der Arzt mit Rücksicht auf die Lage des Einzelfalles neben der ausschlaggebenden Diätkur davon macht, den Erfolg bestimmt. Je nach begleitenden Umständen werden in Kurorten mit Quellen scheinbar entgegengesetzter Wirkung Erfolge und Mißerfolge erzielt. Vgl. hierzu S. 262 ff .

Rücksicht auf den Allgemeinzustand. Schwerere Fälle bedürfen der Schonung und die Kranken gehören, zumal beim Durchführen strenger Diätkuren, zunächst für einige Zeit ins Bett. Wir möchten dies für alle chronischen Dyspepsiefälle empfehlen, falls man entschlossen ist, vollen Erfolg zu erringen und nicht mit halben Maßregeln vorzugehen. So ungern auch Patienten, welche mehr an Unbequemlichkeiten als an beunruhigenden Krankheitssymptomen leiden, sich ins Bett stecken lassen, das kleine Opfer, welches sie ihrer Gesundheit bringen, lohnt sich immer. Viele Kranken sind allmählich durch einseitige oder schlecht überwachte Ernährung so heruntergekommen, daß sie des Wiederaufmästens bedürfen; davon kann aber natürlich erst die Rede sein, wenn die Dyspepsie im großen und ganzen überwunden ist und der Darm wieder stärker belastet werden darf. Sorgfältiger Beachtung bedarf das Nervensystem; abnorme psychische Reaktion dieser oder jener Art gesellt sich Darmleiden ja sehr häufig hinzu. Der Zustand des Nervensystems kann Sondermaßnahmen heischen, auch wenn die Dyspepsie schon geheilt ist. Im allgemeinen ist bei allen chronischen Dyspepsien Anstaltsbehandlung vorzuziehen. Gelegentlich bessert oder heilt die Dyspepsie bei einfacher Ausspannung und „Klimawechsel", ohne Zuhilfenahme anderer, insbesondere auch diätetischer Maßnahmen. Dies trifft namentlich für Fälle mit chronisch-rezidivierender

Fäulnisdyspepsie zu, sehr viel weniger für Gärungsdyspepsie. Der Annahme
Ad. Schmidt's, daß hierbei vielleicht die Beschaffenheit des Trink- und Koch-
wassers maßgebend sei, können wir nicht beipflichten. Das dürften wohl alles
Fälle von neuropathischer Hypersekretion und Hyperperistaltik sein (vgl. nervöse
Durchfälle S. 322); die Hypersekretion liefert die Grundlage für vermehrte
Fäulnis (S. 272). Das Entrinnen aus den Aufregungen und Sorgen des heimat-
lichen Lebens wirkt als Dämpfer auf das gesamte Nervensystem und darunter
auch auf die sekretionerregenden parasympathischen Fasern. Mit Wegfall der
Hypersekretion heilt dann auch die Dyspepsie. Gleichen Erfolg bringt manch-
mal planmäßige Behandlung mit Sedativa (z. B. fraktionierte Gaben von
Somnazetin, 3—4mal täglich 1 Tablette = 0,15 g Veronalnatrium, oder mit
Adalin 3—4mal 0,2—0,25 g).

Über Prophylaxis S. 200.

VIII. Aphthae Tropicae (Sprue).

Unter Aphthae tropicae (indische Sprue, Sprew, Diarrhoea alba) versteht
man eine in Südostasien heimische chronische Darmkrankheit eigenartigen
Verlaufs und klinischen Bildes, welche vorzugsweise die dort eingewanderten
Europäer befällt. Nachweisbar ansteckend ist sie nicht. Trotzdem wurde sie
immer wieder auf Infektion zurückgeführt. Vielerlei Kleinwesen sind schon
als ihre Erreger verdächtigt worden; in letzter Zeit ein kurzes, plumpes gram-
positives Stäbchen (R. Beneke, Ad. Schmidt, K. Justi, E. Ungermann);
von anderer Seite ein soor- bzw. oidiumartiger Pilz (H. Bahr, W. Nolen, H. Salomon), von Le Dantec Blastomyzeten. H. Dold berichtet in einer großzügig
angelegten Arbeit, welche die Theorien über Sprue-Ätiologie ausführlich bespricht,
daß in charakteristischen Spruestühlen regelmäßig große Mengen von Blastomyzeten und namentlich von Oidium gefunden werden. Er meint, das Krankheitsbild lasse sich zwanglos erklären aus Überwuchern von Gärungserregern
(Blastomyzes und Oideum); man könne bei Mäusen und Affen durch Verfüttern
solcher Mikroben typische Spruestühle hervorrufen (1919). Gewißheit über den
infektiösen Ursprung und Charakter ist aber doch noch nicht erlangt. Auch besondere Ernährungsverhältnisse werden beschuldigt, wozu die Erfahrung Anlaß
gibt, daß die Zugewanderten fast immer erst nach längerem Aufenthalt im
Endemiegebiet der Krankheit verfallen; für Infektionen pflegen sie in den ersten
Jahren am empfänglichsten zu sein. H. Ziemann rechnet die Sprue zu den
„Nährschäden" und stellt sie der Pellagra an die Seite (ebenso E. J. Wood
und J. Burnet). Alle diese Fragen sind noch in Fluß. Die typischen Fälle von
Sprue bieten ein so charakteristisches Krankheitsbild, daß man nach allgemein-
nosologischen Erfahrungen doch wohl einheitliche Ätiologie annehmen muß.
Bei den reinen, typischen Fällen muß die ätiologische Forschung einsetzen.
Es kommen offenbar auch allerlei Mischkrankheiten und natürlich auch Sprue-
fälle mit Sekundärinfektionen vor. Nach einer Richtung erschwerend, nach
anderer Richtung erleichternd für das Studium der Ätiologie wirkt, daß vereinzelte Fälle typischen Sprue-Krankheitsbildes auch bei Leuten vorkommen,
welche die gemäßigten Zonen Europas nie verlassen haben (A. v. d. Scheer,
W. Nolen). Neuerdings soll sich die Sprue auch in den südlichen Staaten
der nordamerikanischen Union verbreiten (E. J. Wood).

Die **anatomischen Befunde** am Darm sind im Verhältnis zum klinischen
Krankheitsbilde auffallend gering, und dies gibt Ad. Schmidt Recht, wenn
er die Sprue den „funktionellen Dyspepsien" unterordnete. Stets finden sich
entzündliche und atrophische Prozesse an der Zunge und auf der Höhe des
Leidens auch aphthöse Bläschen und Geschwüre im Ösophagus. Weiter unten

im Verdauungsapparat scheinen leichtere chronisch-entzündliche Veränderungen der submukösen Schichten des Dünndarms das einzige zu sein, was man mit einiger Regelmäßigkeit antrifft (Kn. Faber, V. Schilling; ausführliche Besprechung der pathologisch-anatomischen Befunde und sachliche Kritik bei K. Justi). Oft fand man Verkleinerung der Leber (C. Brown).

Krankheitsbild. Ehe das Krankheitsbild sein charakteristisches Gepräge erhält, wird es oft durch eine lange, oder sogar jahrelange Vorperiode allgemein dyspeptischer Störungen eingeleitet: Völle und Druck im Magen, verbunden mit Sodbrennen, Aufstoßen, gelegentlich Übelkeit und Erbrechen, launenhafter, meist herabgesetzter Appetit, unangenehme Geschmacksempfindungen,

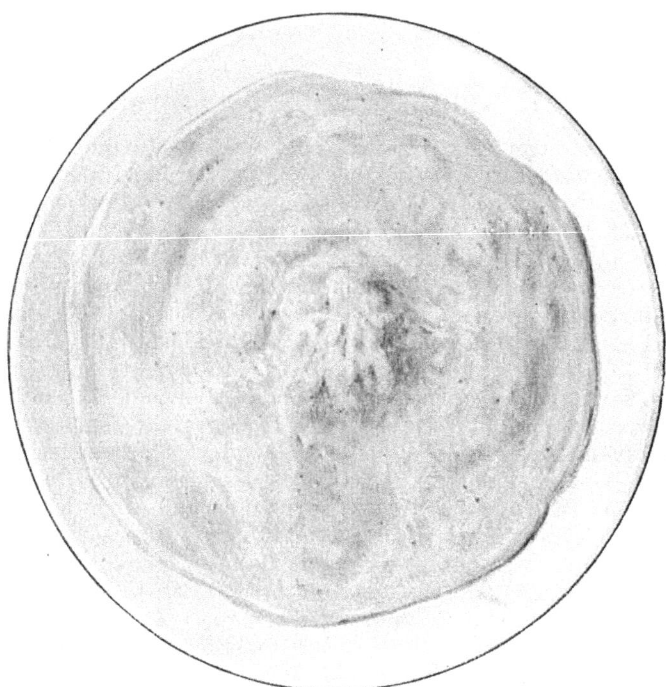

Fig. 104. Spruestuhl.

schmerzhafte Gefühle an der Zunge, gelegentlich auch kleine vorübergehende Entzündungen daselbst, hin und wieder Durchfälle, allmählicher Rückgang des Ernährungszustandes. Dieses Vorstadium geht allmählich in das voll entwickelte Krankheitsbild über. Manche Kranke berichten freilich, das letztere habe sich ganz plötzlich bei ihnen entwickelt; doch dürfte es sich dann wohl meist um mangelhafte Eigenbeobachtung und um Unempfindlichkeit gegenüber leichteren Gesundheitsstörungen gehandelt haben. Die subjektiv-dyspeptischen Klagen verschärfen sich; das Allgemeinbefinden wird schlechter, Kräfte und Ernährungszustand sinken. Fieber besteht nicht, falls keine besonderen Komplikationen hinzutreten. Der Bauch ist meist etwas aufgetrieben, aber nicht besonders gespannt. Kollern und verstärkter Gasabgang sind häufig. Die Untersuchung des Magens ergibt in bezug auf Salzsäure verschiedenen, jedenfalls nicht charakteristischen Befund (A. v. d. Scheer). Neben diesen, mancherlei chronischen Darmkrankheiten zukommenden Symptomen sind als bezeichnend hervorzuheben:

a) **Das Verhalten der Zunge.** Anfangs ist dieselbe gelblichweiß belegt; durch den Belag erheben sich die geschwollenen und hyperämischen Papillae fungiformes. Später entstehen hier und da, zuerst an der Spitze und an den Rändern, kleine Entzündungsherde kirschroten Aussehens; der Belag ist dort abgestoßen. An diesen Stellen werden kleine Bläschen bemerkt, meist nur kurzen Bestandes und dann in kleine Geschwüre übergehend (Aphthen). Diese entzündeten, sehr schmerzhaften Punkte wechseln, hier heilend, dort neu erscheinend, fortwährend ihren Sitz und verbreiten sich auch auf die Schleimhaut der Wangen, des Gaumens und Rachens. Zeitweilig können sie ganz fehlen. Das Bild ist dem unserer gewöhnlichen Stomatitis und Glossitis aphthosa ähnlich. Im späteren Verlauf wird die Zunge rot, trocken, spiegelig, auffallend glatt; sowohl der Papillarkörper atrophiert wie auch die Zungenmuskulatur, so daß die Zunge als ganzes sich verkleinert.

b) **Der Stuhlgang.** Das Hauptsymptom des Krankheitsbildes bilden die in eigentümlicher Weise veränderten Stuhlgänge. Sie werden 1—2mal, selten öfter am Tage entleert. Gewöhnlich werden die Kranken schon in den frühen Morgenstunden durch den Stuhldrang geweckt. Die Menge der auf einmal entleerten Fäzes ist auffallend groß, ihre Konsistenz dickbreiig bis flüssig. Sie haben eine hellgelbe bis hellbraune Farbe und ähneln mit ihrem fettschillernden Glanze den acholischen Stühlen bei Ikterus. Andererseits unterscheiden sie sich aber in bemerkenswerter Weise von diesen durch ihre poröse, schwammige Beschaffenheit und die Anwesenheit von Gasblasen oder Schaum in den flüssigen Anteilen (s. Fig. 104). Ihr Geruch ist penetrant, ein Gemisch von sauer und faulig, die Reaktion stets sauer. Beim Verreiben findet man auch bei gemischter Kost — sofern der Kranke nicht unvorsichtig gegessen hatte — keine mit bloßem Auge erkennbaren Nahrungsreste, noch weniger ist das bei Probediät der Fall. Dagegen finden sich mikroskopisch außerordentlich reichliche Fettreste, vornehmlich in der Form von Fettsäure- und Seifennadeln, aber auch in Schollenform. Neutralfetttropfen fehlen meist; nur bei sehr schneller Darmpassage (akutere Reizzustände) treten sie nach H. Justi auf. Erwärmt man das mit Essigsäure verriebene Präparat über der Flamme, so bilden sich eine Unmasse von Tropfen, die beim Abkühlen wieder erstarren und kaum noch andere Bestandteile zwischen sich erkennen lassen. Die Muskelfaserreste sind bei Probekost nicht vermehrt, Stärkekörner sind im Jodpräparat weder frei noch in Kartoffelzellen zu finden.

Diesen Befunden entspricht das Ergebnis der chemischen Analyse. A. van der Scheer, welcher in sieben Fällen den Fettgehalt der Trockensubstanz des Kotes bestimmt hat, fand ihn stets erheblich vermehrt: 29—55% statt 20,5% bei Gesunden. Der Ausnutzungsverlust betrug in einem Falle bei einer täglichen Fettaufnahme von 60 g 21,8% statt normalerweise 5—6%; 74,5% des Kotfettes waren gespalten. Diesen Angaben entsprechen auch spätere Befunde in Ausnützungsversuchen (H. v. Hößlin und T. Kashiwado, G. Thin, V. Harley und H. Goodbody, Ad. Schmidt): starke Fettverluste verschiedenen Grades, aber im wesentlichen Seifen und Fettsäuren und nur verhältnismäßig wenig Neutralfett im Kot. Die Ausnützung des Stickstoffs scheint gewöhnlich befriedigend zu sein (v. d. Scheer, Harley und Goodbody); bei starken Durchfällen und massigem Kot geht allerdings auch viel N verloren.

In einem Falle Ad. Schmidt's: Aufnahme an drei Tagen = 260 g N-Substanz, 299 g Fett, 577 g Kohlenhydrat, Kot frisch = 1333 g, trocken = 459 g. Im Kot = 12 g N = 28.7% der Einfuhr; 195 g Fett = 65.2% der Einfuhr. Ähnlich war es bei einem ostindischen Pflanzer, den C. von Noorden im Jahre 1898 untersuchte; von Noorden hielt die Krankheit damals für eine Pankreasinsuffizienz; der Fall entpuppte sich später aber als typische Sprue. Bei Milch-Weißbrot-Butter-Kost (täglich 12,5 g N und 152 g Fett in der Kost; dreitägiger Versuch) fanden sich im Kot wieder 18,2% des N und 48,0% des Fettes. Dann aber wurde die Kost auf täglich 1 kg ganz fettarmes Rindfleisch umgestellt (mit Wasser und Salz gar gedämpft und dann fein gewiegt); keine andere Nahrung. Im Kot erschienen von den 34,8 g N jetzt nur 2,1 g wieder = 6,0%. In diesem Falle war offenbar die Störung der Fettresorption das primäre, und dies hemmte auch die Verdauung und Resorption des Milchstickstoffs. Nach Ausschalten des Fettes erwies sich die N-Resorption als gut.

Obwohl der Spruekot mit seiner stark sauren Reaktion und seinem Gasgehalt wie „Gärungsstuhl" aussieht, enthält er nach stärkehaltiger Kost keine Stärkereste, und Ad. Schmidt vermißte auch positiven Ausfall der Gärungsprobe (S. 134).

Ad. Schmidt schließt aus seinen Befunden, die Gasentwicklung im Spruestuhl rühre weder von Kohlenhydratgärung noch von Eiweißfäulnis her, sondern von Fettzersetzung. Dies bedarf der Nachprüfung; Fettzersetzung unter Gasentwicklung kommt sonst nicht vor. Anderseits vermag aber die Gegenwart von reichlich Fett bestimmte Formen der Kohlenhydratgärung zu hemmen, eine aus der Technik des Brotbackens bekannte Tatsache. Wenn sich wirklich kein gärungsfähiges Kohlenhydrat im Spruekot findet, müßte man an Seifenschaumbildung denken; es wäre vor allem darauf zu achten, ob der Spruekot besonders kalireich ist. Kaliseifen schäumen am stärksten.

Die helle Farbe des Spruestuhles rührt nicht von Gallenmangel her, sondern entweder von unverändertem Bilirubin (H. Richartz) oder von einer teilweisen Reduktion des Hydrobilirubins zu Leukourobilin (A. van der Scheer). Daneben ist der große Fettreichtum auf die Färbung von Einfluß. Gewöhnlich erhält man also bei der Sublimatprobe einen roten oder schmutzigroten Farbenton, nur selten einen grünen (S. 137).

Beimengsel von pathologischen Produkten der Darmwand fehlen in den typischen Spruestühlen fast immer; nur kleinste, mit bloßem Auge kaum erkennbare Schleimflocken trifft man nach Ad. Schmidt hin und wieder im verriebenen Stuhle, während in H. Salomon's Fall der Kot immer schleimhaltig war. Manchmal sind die Stühle gallig pigmentiert, woraus mit einer gewissen Wahrscheinlichkeit auf hohen (Dünndarm-) Ursprung geschlossen werden darf. Vermutlich führt der dauernde Reiz des stark sauren Kotes gelegentlich zu einer leichten Entzündung der Schleimhaut. Dafür spricht auch, daß in schwereren Fällen periodische Verschlimmerungen mit den Zeichen einer Dickdarmentzündung (Abgänge von größeren Schleimfetzen) sich einschieben können. Alles in allem weist der Kotbefund auf eine im Dünndarm sich abspielende Verdauungsstörung hin, die ausschließlich das Fett betrifft und stark an die Fettresorptionsstörungen bei Erkrankungen der mesenterialen Lymphdrüsen erinnert.

c) Anämie. Ein gewisser Grad von Blutarmut bildet sich in einigermaßen schweren Fällen stets aus. Das Blutbild trägt, wie V. Schilling aus den freilich noch unzulänglichen bisherigen Veröffentlichungen entnimmt, meist den Charakter schlechter Blutneubildung (aregenerative Anämie), verschleppten Fällen der Chlorose ähnlich. Die neutrophilen und eosinophilen Leukozyten sind meist vermindert. Doch artet die aregenerative Anämie manchmal zum Typus der aplastischen perniziösen Anämie aus (Fälle von G. Thin, V. Schilling, K. Justi, H. Richartz, G. Olpp, W. Nolen u. a.). Übrigens erinnert auch „Landkartenzeichnung" und spätere Atrophie der Zunge gleichfalls an entsprechende Befunde bei perniziöser Anämie (M. Matthes). Über die pathogenetische Verknüpfung der schweren Anämie mit dem typischen Sprue-Prozeß fehlen noch alle sicheren Nachrichten.

d) Die Abmagerung, welche in schweren Fällen erschreckende Grade annehmen kann, erklärt sich teils aus den nie fehlenden Appetitstörungen, teils aus der schlechten Fettresorption.

Die **Diagnose** ausgeprägter Fälle ist in Sprue-Gegenden leicht und gründet sich auf die Beschaffenheit der Zunge, der Mundschleimhaut und des Stuhlgangs. Im Heimatgebiet der Sprue besteht nur die Gefahr, daß zu viel für Sprue gehalten wird, und daß man andere Krankheiten übersieht. Die Frühstadien der Sprue sind auch dort schwer erkennbar; man wird aber jeden Fall, in welchem von Zeit zu Zeit entzündliche oder gar aphthöse Veränderungen der Zunge auftreten, für stark verdächtig halten, auch wenn andere Zeichen noch fehlen.

In Nicht-Spruegebieten wird natürlich früherer Aufenthalt in Spruegebieten diagnostisch schwer in die Wagschale fallen. Man übersehe aber nicht, daß außerhalb jener Zonen sporadische Fälle vorkommen. Es gilt vor allem, die Sprue von solchen Krankheiten abzugrenzen, welche gleichfalls Fettstuhl bringen. Das ist leicht gegenüber Gallenabschluß, da derselbe Ikterus und Bilirubinurie bringt; schwer gegenüber Verschluß des Pankreasganges, sekretorischer Insuffizienz des Pankreas, verbreiteter Erkrankung der Mesenterialdrüsen. Die Fettdiarrhöen der Basedowiker (S. 319) sind von soviel anderen charakteristischen Zügen begleitet, daß die Diagnose nicht leicht verfehlt wird. Die Spruestühle verhalten sich aber doch mikroskopisch und chemisch so eigenartig, sie werden so ganz anders durch die Kost beeinflußt als andere Fettstühle, daß bei sorgsamer Untersuchung die Sachlage nicht dunkel bleiben kann. Freilich bedarf es dazu längerer klinischer Beobachtung; dies um so mehr, als bei allen Krankheiten mit Fettstühlen ebenso wie bei der Sprue die Beschaffenheit der Stühle teils in längeren Perioden, teils sogar von Tag zu Tag Schwankungen unterworfen ist. Vielleicht von totalem und dauerndem Verschluß des Pankreasganges abgesehen, setzen alle Steatorrhoiker zeitweise Kot ab, der durchaus nichts Charakteristisches hat.

Die **Prognose** leichter und mittelschwerer Fälle ist bei geeigneter Therapie günstig, selbst nach langem Bestande der Krankheit. Von wesentlichem Einfluß auf die Prognose ist, ob man die Kranken aus Gegenden entfernen kann, wo Sprue endemisch vorkommt. Nach Rückkehr dorthin sind Rezidive der anscheinend völlig geheilten Krankheit häufig. Weit vorgeschrittene Fälle mit starker Abmagerung und namentlich mit schon ausgebildeter aplastischer schwerer Anämie sind immer gefährlich. Erholung ist möglich, aber unsicher. E. Birt berichtet, daß unter solchen Umständen auch die Übersiedlung nach Europa nichts mehr nütze.

Die **Behandlung** hat womöglich damit zu beginnen, die Kranken aus Spruegegenden wegzusenden. Nach E. Birt tritt öfters dann ohne besondere diätetische Maßnahmen von selbst rasche Heilung ein. Im übrigen beherrscht die Diätetik die ganze Therapie des Leidens. Fast alle Autoren rühmen die Milchkur. Es soll, ohne Zusatz anderer Kost, bei strenger Bettruhe mit kleinen Mengen begonnen werden (etwa achtmal am Tage je 150—200 ccm). Bei günstigem Ausschlag wird der Kot spärlicher, fester, verliert die glänzend weißgelbliche Farbe und die schaumig-schwammige Beschaffenheit. Er bleibt aber zunächst noch fettreich, und erst nach 5—8 Tagen nimmt er das typische Aussehen des normalen Milchkotes an. Wird die Milch nach Wunsch vertragen, so steigert man ihre Menge allmählich auf 3—4 Liter und erreicht damit vollkalorische Ernährung des Bettruhenden. Statt gewöhnlicher Milch sind auch Sauermilch, Ya-Urt, Kefir des Versuches wert, scheinen aber keinen wesentlichen Vorteil vor guter, gekochter Voll-Kuhmilch zu haben. Es ist sehr bemerkenswert, daß gerade Milch so gute Dienste tut, da sie sich in anderen Krankheiten mit Steatorrhöe durchaus nicht bewährt, sondern im Gegenteil das Übel verschlimmert. Es scheinen also gewisse Bestandteile der Milch eine Heilkraft auszuüben; vielleicht, daß der hohe Kalkgehalt der Milch daran beteiligt ist (siehe unten). Später wird ein Teil der Milch durch andere Nahrungsmittel ersetzt. Die einen empfehlen zunächst Kohlenhydratträger (dextrinisierte Mehle, Zwieback, geröstetes feines Weizenbrot, Fruchtgelee, Zucker) einzustellen; andere ziehen eiweißreiche Nahrungsmittel vor (wie Käse, Eier, Eiweißnährpräparate, später dann Fisch und Fleisch). Man soll sich weniger von Grundsätzen als von der Erfahrung am Einzelfall leiten lassen. Die tägliche Kontrolle des Stuhlgangs, namentlich das Freibleiben von unverdauten Fettstoffen muß der Wegweiser sein. Wann der Zeitpunkt gekommen, die reine Milchkost zu verlassen, die Milchkost durch anderes zu ergänzen und schließlich zu gemischter Kost überzugehen, läßt sich allgemeingültig gar nicht beantworten. Die Notwendigkeit, scharf zu individualisieren und sich mit der Kost ganz nach dem Verhalten des Kotes zu richten, macht klinische Behandlung wünschenswert, die sich unter Umständen viele Wochen lang hinzieht.

Die Milch ist aber kein Allheilmittel gegen Sprue, und es gibt Fälle, in welchen man mit ihr gar nicht weiter kommt (C. L. v. d. Burgh). So erwähnt K. Justi Fälle, wo man mit reiner Fleischkost viel besser abschnitt (1 kg Fleisch fein geschabt und angebraten, auf 5—6 Mahlzeiten verteilt; daneben nur Reiswasser und Tee mit Zitronensaft). Nach einer Woche treten an Stelle einzelner Fleischmahlzeiten Eier oder Fisch. In der dritten Woche werden Früchte erlaubt (Apfelsine, Pfirsich, Banane, Erdbeeren); in der vierten Woche auch Zwieback, geröstetes Brot, fein durchgeschlagenes Gemüse. Zu dieser Gruppe gehörte der oben erwähnte Fall von Noorden's. Man gelangte nicht auf Grund eines therapeutischen Schemas, sondern ganz zwangsmäßig auf Grund der am Fall selbst gemachten Erfahrung zu dem beschriebenen Gang der Behandlung.

Sehr beachtenswert ist, daß abweichend von anderen Durchfallskrankheiten und insbesondere von Gärungsdyspepsie vortreffliche Erfolge von reiner Obstkost oder einer Kombination von Obst- und Milchkost gerühmt werden (v. d. Burgh, C. Wegele, C. St. Leede). Erdbeerkur wird durchgehends als die beste hingestellt, nur im Notfall anderes Obst wie Bananen, Pfirsich, Birnen, Ananas, Weintrauben; dazu Fruchtsäfte und Fruchtspeisen. Worauf die Wirkung beruht, ist unklar. Jedenfalls empfiehlt es sich auch hier, ebenso wie bei Milchkur, nur tastend und vorsichtig vorzugehen. Auch diese, auf die Dauer natürlich unzulängliche Kost wird allmählich, je nach Umständen, erweitert. C. von Noorden ließ einen Spruekranken in der ersten Woche bei Bettruhe nichts als Obst (Erdbeeren), Tee und Rum nehmen; von der zweiten Woche an dazu frischen Käse (Topfen) in steigenden Mengen; von der dritten Woche an wurde die Kost allmählich, nach verschiedenen Richtungen hin tastend, erweitert. Der Kranke wurde völlig geheilt.

Von Medikamenten hat sich kein einziges voll bewährt. Einen gewissen, aber doch nur symptomatisch-bedeutungsvollen und nur vorübergehenden Einfluß auf die Fettresorption scheint manchmal Pankreon zu haben. Vor Opiaten wird gewarnt. Adstringentia (S. 244) bewähren sich hier und da vorübergehend. Günstiges wird berichtet über die sogenannte Peter Sys-Kur. Sie beginnt mit starkem Laxieren (Rizinusöl oder Jalapapräparate), worauf dann ein aus zerstoßenen Sepiaknochen hergestelltes, im wesentlichen aus Kalksalzen bestehendes Pulver als eigentliches Heilmittel folgt. Kohlensaurer Kalk wird auch sonst gerühmt; jedenfalls bindet er Säuren und mildert den von ihnen ausgehenden Reiz (v. Hößlin und Kashiwado). Einblasen von O_2 durch Duodenalsonde oder Rektum (S. 235) empfiehlt Ad. Schmidt. Da aber energische Diätkur diese Therapie begleitete, läßt sich aus dem Bericht schwer entnehmen, ob und wieweit das Verfahren an dem Heilerfolg beteiligt war.

L. Rogers berichtet Erfolg mit subkutanen Injektionen von Emetinum hydrochloricum und mit einer aus Streptokokken der Mundgeschwüre hergestellten Vakzine.

IX. Anaphylaktische, autotoxische und endokrine Durchfälle.

Unter gewissen Umständen begegnen wir schweren Durchfällen, denen keine schweren anatomischen Veränderungen der Darmwand zugrunde liegen, und welche offenbar von toxischen Einflüssen auf den sekretorischen, motorischen oder resorptiven Apparat des Darms abhängen. Ad. Schmidt reihte sie daher unter die „funktionellen Dyspepsien".

1. Anaphylaktische Durchfälle. Im Verlauf verschiedener Infektionskrankheiten wie Sepsis, Malaria, Pneumonie, Influenza, Morbilli u. a., welche den Darm anatomisch nicht in Mitleidenschaft ziehen, und wo weder die makroskopische noch die mikroskopische Untersuchung der Darmwand nachweisbare Veränderungen ergibt, kommen oftmals Durchfälle vor, die gelegentlich schweren, lebensgefährlichen Charakter annehmen. Auch die manchmal im Beginne des Typhus abdominalis, vor Entstehen von Darmgeschwüren (W. Fleiner) einsetzenden heftigen Durchfälle und selbst die das Krankheitsbild eröffnenden schweren Durchfälle der Cholerakranken muß man hier mit erwähnen; später freilich verquickt sich der rein toxische Faktor bei diesen Krankheiten mit schwerer anatomischer Schädigung der Darmwand. Die im Verlauf von Infektionskrankheiten auftretenden toxischen Diarrhöen sind wahrscheinlich wesensgleich mit den anaphylaktischen Diarrhöen, welche man tierexperimentell erzeugen kann, und welche auch als Teilerscheinung des anaphylaktischen Schocks beim Menschen auftreten können. B. O. Pribram fand bei septischen Diarrhöen stets Hypo- oder Achylie des Magensaftes.

Die anaphylaktischen Durchfälle bei darmfremden Infektionskrankheiten — praktisch genommen die wichtigsten — liefern vor allem einen abnorm wasserreichen Kot, meist ganz dünnflüssig. Nach eigenen Beobachtungen findet man keinen oder wenig fein verteilten Schleim, dagegen immer deutliche Reaktion auf gelöstes Eiweiß und auf Albumosen, deutlich erkennbare Nahrungsreste (Kaseingerinnsel, Fleischstückchen, Kartoffelreste), hin und wieder schwache aber deutliche Reaktion auf Bilirubin; Beimischung okkulten Blutes ist nicht selten. Läßt man den flüssigen Kot kurze Zeit sich im Zylinderglas absetzen, so findet man im Zentrifugat der darüberstehenden, trüben Flüssigkeit meist reichlich Darmepithel. Der Stuhlbefund weist auf ungewöhnlich schnelle Darmpassage, offenbar mit Beteiligung des Dünndarmes hin, gleichzeitig auf verstärkte Darmsaftsekretion. Ausnützungsversuche liegen nicht vor.

Therapeutisch sind die anaphylaktischen Durchfälle schwer zu beeinflussen. Opiate schwächen sie zwar bedeutend ab; doch vertragen die Patienten Opiate schlecht. Sie bekommen danach meist Übelkeit und Erbrechen, auch Schwindel und Schwächezustände. C. von Noorden behandelte einige Fälle schwerer Influenzadiarrhöen mit Suprarenin-Einläufen (S. 243); der Erfolg war sehr befriedigend; doch ist die Zahl der Fälle zu klein, um ein endgültiges Urteil abgeben zu können. B. O. Pribram empfiehlt dringend das Verabfolgen von Pepsin und Salzsäure, da er die anaphylaktischen (speziell septischen) Diarrhöen als Folge schlechter Magenverdauung auffaßt („gastrogene Diarrhöen"). Ganz unabhängig von dieser immerhin anfechtbaren Hypothese bewährten sich seit alters Salzsäure, Phosphorsäure, Zitronensäure als gutes Stomachikum bei akuten Infektionskrankheiten.

2. Die **Idiosynkrasien** gehören gleichfalls in diese Gruppe. Es ist bekannt, daß es Menschen gibt, die, ohne sonst krank zu sein, auf den Genuß eines bestimmten Nahrungsmittels sofort mit heftigen Durchfällen reagieren, die ebenso schnell wieder schwinden, wie sie gekommen s'nd, aber nicht selten mit unangenehmen Allgemeinerscheinungen (Fieber, Schwindel, Mattigkeit) verbunden sind. Häufig ist auch der Magen in Mitleidenschaft gezogen, in der Weise daß Übelkeit und Erbrechen die Anfälle begleiten oder einleiten. Oder es zeigen sich flüchtige Reizerscheinungen auf der Haut (Urticaria ab ingestis, Erytheme, Purpura, Oedema cutis circumscriptum, Herpes labialis). Vielfach gelingt es ohne Schwierigkeit, die schuldige Speise zu ermitteln, und es hat sich gezeigt, daß namentlich gewisse Früchte, wie Erdbeeren, ferner Krebse (Hummer) oder Fische in Betracht kommen. Aber auch gewisse Sorten Fleisch oder Milch und in sehr charakteristischer Weise Hühnereiweiß können die Ursache abgeben. Vielleicht ist es dieselbe Störung in abgeschwächter Form, welche eine große Anzahl Menschen im Laufe der Jahre zu der Überzeugung kommen lassen, daß sie dieses oder jenes Nahrungsmittel, auch wenn es tadellos zubereitet wurde, „nicht gut vertragen".

Bis vor nicht langer Zeit begnügte man sich zum Verständnis derartiger Erscheinungen mit dem Schlagwort „Idiosynkrasie". Sie galt als eine eigenartige Anlage, die sich hier im Magendarmkanal bemerkbar machte, während analoge Eigentümlichkeiten auch an anderen Schleimhäuten (z. B. Heuschnupfen, Veilchenasthma) oder an der Haut (z. B. Primelexanthem) vorkommen. Die Serologie brachte uns Belege, daß auch die akuten, oft recht stürmischen Magendarmstörungen, welche wir als Idiosynkrasien bezeichneten, nur eine Unterart anaphylaktischer Reaktion sind. Tiere, die mit artfremdem Serum parenteral vorbehandelt (sensibilisiert) worden sind, erkranken in ähnlicher Weise, wenn sie später auch nur sehr geringe Mengen derselben Substanz von neuem einverleibt erhalten. A. Schittenhelm und W. Weichardt haben gezeigt, daß man bei Hunden eine Enteritis anaphylactica erzeugen kann, wenn man sie mit Eiereiweiß sensibilisiert und nach geraumer Zeit reinjiziert. Diese Enteritis, die mit schweren hämorrhagischen Entzündungserscheinungen einhergeht, eignet sich wohl zu einem Vergleich mit der Eiereiweiß-Idiosynkrasie des Menschen, nur daß diese meist weniger schwere Symptome aufweist. Auch besteht ein prinzipieller Unterschied ihres Zustandekommens darin, daß die parenterale Einverleibung der Substanz, die beim Hunde Vorbedingung ist, beim Menschen nicht in Frage kommt. Schittenhelm und Weichardt nehmen nun an, daß bei den überempfindlichen Menschen fehlerhafterweise, infolge abnormer, konstitutioneller oder vielleicht auch erworbener Durchlässigkeit der Epitheldecke ein Teil des Eiereiweißes unverändert durch die Darmwand hindurchtrete, eine Möglichkeit, die in dem bekannten Wiedererscheinen geringer Hühnereiweißmengen im Urin nach Genuß von viel rohem Eiereiweiß eine Stütze findet. Das hindurchgetretene, nicht abgebaute Eiweiß sensibilisiert die betreffenden Personen und ruft dann später die lokale zelluläre anaphylaktische Reaktion hervor.

Diese Erklärung ist sehr ansprechend und macht uns die bisher dunklen Erscheinungen verständlich. Wir hätten danach keine eigentliche Dyspepsie vor uns in dem Sinne, daß die fragliche Substanz den Verdauungssäften widersteht und dadurch eine Störung des Chemismus hervorruft (L. Barnathan), sondern eine hämatogene toxische Reizung der Darmwand, die sich bis zur Enteritis steigern kann. Es fragt sich, ob die klinischen Symptome dieser Vorstellung entsprechen. Leider können wir darüber bisher keine Auskunft geben, denn die entscheidenden Stuhluntersuchungen fehlen noch vollkommen. Die Schnelligkeit, mit der sich der ganze Vorgang abspielt, verhindert es meist, daß die Fäzes dem Arzte zu Gesicht kommen, und selbst, wo das ausnahmsweise geschieht, ist doch eine genauere Analyse aus äußeren Gründen nur schwer möglich. Wenn man über die schuldige Substanz im klaren ist, muß der Kranke selbst kleinsten Mengen davon, die einer gemischten Speise beigemengt sein können, aus dem Wege gehen. Nach M. Nathan beruht die Proteinempfindlichkeit manchmal auf Pankreasinsuffizienz; dann erweise sich Pankreatin als heilsam.

3. Urämische Diarrhöen. Ein Teil der urämischen Diarrhöen beruht wohl sicher auf vikariierender Absonderung von Harnstoff in den Darm, auf Vergärung des Harnstoffs zu Ammoniak und unmittelbarer chemischer Reizung der Darmwand durch Ammoniak; es kann bis zu ausgiebiger Geschwürsbildung kommen (urämische Nekrosen). Diese alte Deutung ist bisher nicht widerlegt; daß sich der Kotstickstoff um ein Vielfaches vermehren kann, steht gleichfalls sicher (Literatur bei C. von Noorden). Es ist aber nach dem klinischen Gang der Dinge sehr wahrscheinlich, daß auch ohne jene Ammoniakbildung die urämische Retentionstoxikose Anlaß zu abnormer Erregung des Darms und zu hartnäckigen Durchfällen geben kann. Sie gehen zwar immer mit hohen N-Werten im Kot, aber doch nicht übermäßiger Ammoniakbildung einher (von Noorden, l. c. und spätere, ergänzende Untersuchungen). Wir müssen sie wohl auf toxische, vom Blut ausgehende Beeinflussung des Darms zurückführen. Sie verschwinden, wenn man nach von Noorden's Vorgang die Nephritiker einige Tage auf reine Zucker- und Obstsaftkost stellt, damit die Nieren entlastend und den Körper entgiftend. Diese lange verkannte Therapie der Urämiegefahr wurde neuerdings durch F. Volhard u. a. neu aufgenommen (Literatur bei C. von Noorden und H. Salomon). Über Nephrolysintheorie S. 610. Vgl. auch S. 40, 442.

4. Addison-Diarrhöen. Das Vorkommen von Diarrhöen im Verlauf der Addisonschen Krankheit ist altbekannt; sie treten oft krisenartig auf und können ebenso schnell wieder verschwinden wie sie kamen. Mit zunehmender Schwere der Krankheit pflegen sie sich zu häufen und manchmal, wie E. v. Neußer und J. Wiesel hervorheben, nahezu unstillbar zu werden. Anatomische Veränderungen der Darmwand, welche sie begründen, wurden nicht entdeckt. Man hat aber alle Ursache, sie mit Insuffizienz des chromaffinen Systems, bzw. mit Minderwertigkeit des für Sekretion und Motilität maßgebenden sympathischen Hemmungsapparates in Beziehung zu bringen. Allerdings ist die Möglichkeit autotoxischer Beeinflussung gleichfalls in Betracht zu ziehen. Es ist möglich und sogar wahrscheinlich, daß die heftigen Durchfälle, die manchmal bei beginnender Lungentuberkulose, in Fällen, wo nach Maßgabe des weiteren Verlaufs sicher keine tuberkulösen Darmgeschwüre vorliegen, gleichfalls auf funktioneller Minderwertigkeit des chromaffinen Systems zurückgeführt werden müssen; es ist ja nicht nur die Nebenniere durch Befall mit Tuberkelbazillen gefährdet, sondern es ist das ganze chromaffine System gegenüber den Endotoxinen der Tuberkelbazillen sehr empfindlich; also eine Art anaphylaktischer Durchfälle (s. oben).

Nach Ad. Schmidt sind die diarrhoischen Stühle der Addisonkranken manchmal sehr fettreich. Das Vorkommen von Steatorrhöe ist aber jedenfalls recht selten. E. v. Neusser und J. Wiesel, W. Falta, A. Biedl, M. Matthes erwähnen nichts davon; auch C. von Noorden begegnete ihr, bei sehr ausgedehnter klinischer Erfahrung über Addisonfälle, niemals. Gewöhnlich handelt es sich um wässerige Entleerungen, in welchen Ad. Schmidt Schleimbeimengungen und unverändertes Bilirubin fand; offenbar ist also auch der Dünndarm an der Hyperperistaltik und wahrscheinlich auch Hypersekretion mitbeteiligt. Sehr bemerkenswert ist, daß die Addisondiarrhöen sich oft mit kolikartigen Schmerzen verknüpfen, die tabischen Krisen ähneln können. Auf diese altbekannten abdominalen Schmerzanfälle wies N. v. Ortner neuerdings mit besonderem Nachdruck hin. Sowohl die Diarrhöen wie die Schmerzattacken erklären sich wohl am besten aus parasympathischer Übererregbarkeit infolge Ausfalls des sympathischen Antagonisten.

Therapeutisch bewährten sich, wie H. Eppinger und K. H. von Noorden aus C. von Noorden's Wiener Klinik mitteilten, Adrenalineinläufe vortrefflich (20 Tropfen 1promilliges Suprarenin auf 250 ccm Wasser). Das gleiche hatte auch in drei später beobachteten Fällen raschen und vollen Erfolg, und dieser spricht zugunsten der soeben erörterten Theorie.

5. **Basedow - Diarrhöen.** Durchfälle, die sich von den auch sonst vorkommenden gewöhnlichen dyspeptischen und katarrhalischen Diarrhöen unterscheiden, kommen bei Basedowkranken oder allgemeiner gesprochen bei Hyperthyreosen in zwiefacher Form vor:

a) **Wässerige Diarrhöen in Attackenform.** Sie setzen meist unvermittelt ein, wiederholen sich täglich oftmals und verschwinden meist nach Tagen oder Wochen gleichfalls unvermittelt. In der Regel verlaufen sie ohne begleitende Bauchschmerzen und sind eher von Heißhunger als von Appetitlosigkeit begleitet, bringen aber trotzdem die Kranken sehr herunter. Manchmal entwickeln sich daraus überaus schwere Krankheitsbilder mit reisschleimartigen Entleerungen (30—40mal am Tage), mit Brechanfällen, mit choleraartigem Verfall und tödlichem Ausgang. Auf das völlige Zurücktreten des Schmerzes im Krankheitsbild legt N. v. Ortner in diagnostischer Hinsicht großes Gewicht. Als durchstehend möchten wir die Schmerzlosigkeit aber doch nicht bezeichnen; insbesondere sahen wir einzelne Fälle, wo den diarrhoischen Attacken krisenhafte Kolikschmerzen vorausgingen, die auch N. v. Ortner als bei M. Basedowi vorkommend erwähnt. Alle diese Zustände sind schon von J. M. Charcot und dann oftmals wieder beschrieben (Literatur bei F. Chvostek). Nach H. Sattler muß man in etwa 30% der Basedowfälle auf solche diarrhoische Attacken rechnen; bei schweren Fällen sind sie aber ungleich häufiger (40—60%, H. Curschmann). Sie kommen in bedrohlicher Art namentlich bei den akut einsetzenden, bösartigen Formen vor, anderseits aber auch bei Hyperthyreosen ohne sonstige, echt basedowische Symptome (Thyreotoxische Diarrhöen bei Hyperthyreose, H. Curschmann; Durchfälle bei Basedowoid, R. Stern). Manchmal treten sie in Frühstadien mehr als später hervor. Öfters verhalten sich die Durchfälle insofern eigenartig, als sie im wesentlichen auf die Morgenstunden beschränkt sind, wie H. Curschmann beschrieb und wie C. von Noorden auch einige Male bestätigt fand.

Die wässerigen Diarrhöen können ohne wesentlich erhöhten Verlust an festen Bestandteilen, insbesondere an N-Substanz, einhergehen (W. Falta). So ist es aber nicht immer; z. B. fand C. von Noorden in weißgelblichen, reisschleimartigen Entleerungen eines jugendlichen Basedowikers, bei ausschließlicher Ernährung mit Maisstärkeabkochung und Zucker, die Tagesmenge von 2,8 g Stickstoff im Kot. Dieser Kot enthielt deutlich erkennbaren, sehr feinverteilten Schleim und gab schwache aber sichere Bilirubinreaktion, also ein Hinweis auf Hyperperistaltik des Gesamtdarms, ähnlich wie bei Jejunaldiarrhöe (S. 276) und bei anaphylaktischen Durchfällen (S. 315).

Zur Deutung nehmen manche eine unmittelbare, thyreotoxische Erregung der Darmdrüsen an. Das Urteil von P. J. Moebius läuft auf eine Art vikariierender Giftentladung durch die Darmdrüsen heraus. R. Bálint und B. Molnár sprechen von thyreotoxisch gesteigerter Pankreassekretion, weil sie sehr viel Amylase und Trypsin in den Abgängen fanden; dies läßt sich aber auch durch beschleunigte Darmpassage (Hyperperistaltik) erklären. H. Eppinger und L. Heß, H. Eppinger und K. H. von Noorden nehmen an, daß sich eine Übererregbarkeit des parasympathischen Systems vermittelnd einschalte und daß dieselbe thyreotoxisch gesteigert werde. C. von Noorden schließt sich dieser Deutung an. Der Einwand W. Falta's, daß Hypervagotonus spastische Obstipation bringen müsse, trifft nicht zu. Je nach Einstellung des nervösen Darmapparates wird Vagusreiz die Auerbachschen Plexus erregen d. h. zur Hyperperistaltik erregen oder durch unmittelbare Erregung der Darmmuskeln zu Spasmen führen. Die mächtige Sekretion erweckt jedenfalls starken Verdacht auf Mitbeteiligung des autonomen Systems.

Den Diarrhöen gesellt sich manchmal Speichelfluß hinzu, gleichfalls eine Folge von Vagusreiz. A. Loeper weist auf Meteorismus bei Basedowkranken hin und erklärt ihn durch Luftschlucken, das durch Reizzustände im pharyngealen Vagusgebiet (Schluckbeschwerden) veranlaßt werde. Auch er deutet die abnorme Vaguserregung als thyreotoxisch. J. M. Wolpe fand bei Basedowkranken fast immer Hypo- oder Achylia gastrica; die Störungen der Darmtätigkeit seien ihre Folge, also „gastrogen". Die Achylie sei Folge einer konstitutionellen Asthenie des Organismus, hervorgerufen durch das „Basedowgift". Die Deutung Wolpe's erklärt aber durchaus nicht die Eigentümlichkeiten der Basedow-Diarrhoen.

Therapeutisch bewährten sich weitaus am besten Suprarenineinläufe (H. Eppinger und K. H. von Noorden). Auf Grund fortgesetzter Erfahrungen möchten wir dringend dazu raten. Daneben griff C. von Noorden in allen Fällen zur Darreichung von Kalksalzen (meist CaCO$_3$); manchmal auch zu Klistieren von Cl$_2$Ca-Lösung nach H. Leo (S. 246). Bei allen bisher in solcher Weise behandelten Fällen bewährte sich dies recht gut. Die Diät scheint ohne wesentlichen Einfluß zu sein; immerhin wird man sie einfach gestalten und stärkere Belastung des Darms mit schlackenreichen Nahrungsmitteln vermeiden. Koslowsky rühmt Ovarienpräparate.

b) Fettdiarrhöen. Sie wurden zuerst von Ad. Schmidt und Gaultier kurz erwähnt, dann von H. Salomon und M. Almagia genauer studiert. Inzwischen brachten H. Salomon und W. Falta neue Belege aus C. von Noorden's Wiener Klinik und alle neueren Werke über Morbus Basedowii beschäftigten sich damit (Literatur bei F. Chvostek und bei A. Kocher). Manchmal tritt die Steatorrhöe nur bei starker Fettbelastung deutlich hervor (C. von Noorden). Die Fettverluste sind oft sehr bedeutend; sie können bei mittlerer Fettgabe 40—60% der Einfuhr erreichen, also ähnlich wie bei hochgradigem Abschluß des Pankreasganges. Das Fett pflegt aber gut gespalten zu sein, und die Resorption der N-Substanz ist entweder gar nicht oder doch nur wenig geschädigt (H. Salomon, W. Falta). Wie W. Falta hervorhebt, finden sich die oben beschriebenen wässerigen Diarrhöen und die Fettstühle gewöhnlich nicht bei ein und demselben Kranken, jedenfalls nicht innerhalb langer Zeiträume; und ferner berichtet W. Falta, Steatorrhöe komme zwar nicht immer aber doch vorzugsweise bei solchen Patienten vor, die neben der Hyperthyreose gleichzeitig an interner Pankreasinsuffizienz leiden und daher eine mehr oder weniger ausgeprägte Glykosurie haben. Nach L. Schüler und nach C. von Noorden's fortgesetzten Erfahrungen stimmt dies durchaus. Es legt natürlich den Gedanken nahe, daß die Steatorrhöe dyspankreatischen Ursprungs sei. Für einige der beschriebenen Fälle trifft dies unzweifelhaft zu (Fall von A. Bittorf; anatomisch nachgewiesene Pankreasveränderungen in Fällen von M. Cohn und H. Peiser). Anderseits bringt Pankreon doch nicht den unzweideutigen therapeutischen Erfolg wie in sicheren Fällen von Störungen der externen Pankreassekretion (H. Salomon), und auch die gute N-Resorption stimmt nicht ganz damit überein. Daß nur Hyperperistaltik die Steatorrhöe bedinge, wie F. Umber vermutet, läßt sich auch nicht annehmen; Ad. Schmidt wies dies schon zurück. Ad. Schmidt nimmt eine thyreotoxisch bedingte Resorptionsstörung an, die sich wie bei Sprue (S. 311) elektiv dem Fett gegenüber äußere. W. Falta schließt aus gewissen therapeutischen Erfolgen (s. unten), daß die Schilddrüse nicht nur auf die interne, sondern auch auf die externe Sekretion des Pankreas einen hemmenden Einfluß ausübe. Es ist bisher noch unmöglich, eine Deutung zu finden, welche allen beobachteten Tatsachen Rechnung trägt.

Therapeutisch sind die Fettdiarrhöen der Basedowiker schwer beeinflußbar. Sie verschwinden manchmal wieder ganz von selbst. Nach einer kurzen Bemerkung bei A. Kocher sollen sie nach Resektion der Schilddrüse und eventuell der Thymusdrüse weichen; allerdings spricht A. Kocher nur ganz allgemein von Basedowischen Durchfällen, nicht ausdrücklich von Fettdiarrhöe. W. Falta berichtet aus von Noorden's Wiener Klinik über einige Fälle, in denen die Steatorrhöe durch Röntgenbehandlung der Schilddrüse abklang, und benützt gerade diese Erfahrung für die oben berichtete Theorie. Suprarenineinläufe erwiesen sich uns, im Gegensatz zu Fällen wässeriger Diarrhöe (s. oben) als nutzlos. Pankreon bessert die Steatorrhöe etwas, aber nicht durchgreifend; man wird aber immer dazu greifen. Daneben starke Salzsäuregaben vor oder während der Mahlzeiten zur Anregung der Pankreassekretion (S. 21) und kohlensaurer Kalk zu anderen Tageszeiten (früh morgens und abends). Im übrigen wird man diätetisch vorgehen und den Darm möglichst von Fett entlasten, den Schwerpunkt auf leicht verdauliche Kohlenhydratträger verlegend. Allerdings kann gleichzeitiger Diabetes sich hindernd in den Weg stellen. Wenn derselbe zu hohen Graden vorgeschritten ist, ist es fast unmöglich eine Kost zu finden, welche die Kräfte hochhält, und wir sahen alle solche Kranke binnen kurzer Zeit an Erschöpfung zugrunde gehen (C. von Noorden).

c) Gastrogene Diarrhöen kommen gleichfalls bei Morbus Basedowi vor; sie sollen ihre Entstehung einer übrigens durchaus nicht immer vorhandenen Hypochylia oder Achylia gastrica verdanken. Sie unterscheiden sich nicht von anderen Fällen solcher Art (S. 277ff.). J. M. Wolpe hat sicher nicht recht, wenn er alle Basedow-Diarrhöen als gastrogen auffaßt, weil sie bei eiweißarmer Kost verschwänden. Die Begründung stimmt nicht, und wäre sie auch richtig, so ständen viele Tatsachen zu Gebote, welche ihre Beweiskraft abschwächen. Auch F. Chvostek äußert sich in diesem Sinne.

X. Diarrhöen und Resorptionsstörungen bei Degeneration der mesenterialen Lymphdrüsen und bei Darmamyloidosis.

Bei der Mesenterialdrüsentuberkulose, die speziell im Kindesalter gelegentlich als einzige Lokalisation der Tuberkulose vorkommt, nehmen die Patienten allmählich an Gewicht ab, während der Leib sich durch Gasansammlung in den Därmen auftreibt (sog. Tabes mesaraica). Die Stuhlentleerungen derartiger Kranker pflegen voluminös und an Konsistenz vermindert (dickbreiig) zu sein. Sie sind hell, mattglänzend und sehr fettreich. Ihre Reaktion ist sauer, wie diejenige der Fettstühle bei Ikterus (s. Fig. 54, S. 131). Genauere Untersuchungen derartiger Verdauungsstörungen, die in seltenen Fällen durchgeführt werden konnten (W. Weintraud, Ad. Schmidt), ergaben erhebliche Verluste (20—30%) des Nahrungsfettes, geringere Verluste an Stickstoffsubstanz, aber keine Störungen der Kohlenhydratverdauung. Dementsprechend zeigen die Stühle beim Verreiben keine makroskopischen Speisereste, vorausgesetzt natürlich, daß die Nahrung eine leicht verdauliche war. Es liegt nahe, diese mangelhafte Fettverdauung, die übrigens ebensowenig wie diejenige bei Ikterus zu sekundärer Darmreizung führt, auf schlechte Fettresorption im Darm zurückzuführen (S. 57), aber die genauere Erklärung ihres Zustandekommens stößt noch auf verschiedene theoretische Schwierigkeiten. R. Ehrström meint, daß das

Fett, nachdem es gelöst (als Fettsäuren und Seifen) den Epithelsaum passiert hat, zunächst wieder wie unter normalen Verhältnissen zu Neutralfett regeneriert wird, daß aber dieses dann, weil es die Lymphdrüsen nicht passieren kann, als solches in den Darm zurücktransportiert wird. Dagegen ist einzuwenden, daß es in den Fäzes tatsächlich nicht als Neutralfett, sondern wie beim Ikterus zum bei weitem größten Teile (62%) als Fettsäuren und Seifen wieder zutage tritt. Es müßte also nach Rückkehr in den Darm von neuem durch die vorhandenen Fermente gespalten werden. Die praktische Bedeutung dieser Störungen ist natürlich gering, da sie in den meisten Fällen gegenüber den übrigen Krankheitssymptomen (gleichzeitige Tuberkulose des Darmes und der Lungen) zurücktritt.

Auch das Darmamyloid gesellt sich wohl stets erst anderen Krankheitszuständen, namentlich der Darmtuberkulose, hinzu. Die Durchfälle werden dann außerordentlich profus, wässerig, enthalten massenhaft unverdaute, schon mit bloßem Auge erkennbare Nahrungsreste und neigen zur Fäulnis. Auch hier stehen nach W. Weintraud und Fr. Müller die Störungen der Fettverdauung im Vordergrunde (S. 57). Ad. Schmidt fand aber wiederholt auch reichliche Muskelreste, und die Kernverdauung war mangelhaft. Ob das die Folge der außerordentlich schnellen Passage des Darminhaltes war oder auf einer Mitbeteiligung des Pankreas an der Amyloiddegeneration zurückgeführt werden mußte, ließ sich nicht entscheiden.

XI. Sekretionsneurosen des Darmes.

Das Nervensystem spielt bei allen Erkrankungen des Magen- und Darmkanals mit hinein. Seine Abstimmung gibt dem Krankheitsbild eine gewisse Tönung, so daß Krankheiten, die wir nosologisch mit ein und demselben Namen belegen, sich unter sehr verschiedenem klinischen Bilde darstellen können, je nachdem wer ihr Träger ist und je nachdem wie das Nervensystem vom Darm, von anderen Organen oder von der Psyche aus beeinflußt wird. Wie bei anderen Krankheiten auch, prägt die Einstellung des Nervensystems, insbesondere der Reaktionsfähigkeit, bei leichteren Krankheiten dem Gesamtbild in viel höherem Maße den individuellen Stempel auf, als bei schweren Krankheitszuständen. Abnorme Erregbarkeit des intramuralen Reflexbogens, abnorme Erregungszustände des zentralen Empfangsorgans (abnorme Empfindungen), abnorm starke und abnorm schwache Reizwellen, die — irgendwo ausgelöst — durch sympathische und parasympathische Bahnen zur Darmwand hinziehen, können einerseits abnorme, auf den Darm projizierte Empfindungen, anderseits abnormes Verhalten der Darmmotilität und Darmsekretion zustande bringen. Wenn die Gesamtheit der krankhaften Zustände oder Vorgänge am Darm vom Nervensystem ausgelöst und unterhalten werden, so müssen wir von Darmneurosen sprechen, Unter ihnen pflegt man Krankheitsbilder, welche in Form rein subjektiver Beschwerden ohne objektive Störung der Darmtätigkeit sich uns vorstellen, als nervöse Dyspepsie abzusondern; sie gehören voll und ganz in das Gebiet der Psychopathien. Ihnen gegenüber stehen Krankheitsbilder, bei welchen das Nervensystem entscheidenden Einfluß gewinnt auf Funktionen, welche den physiologischen Aufgaben des Darms dienen. Wir denken hierbei an Einflüsse auf Motilität und Sekretion, während wir von einer Herrschaft des Nervensystems über Resorptionsvorgänge nichts wissen, es sei denn, daß etwaige Störung derselben sich aus Anomalien der Motilität und Sekretion als natürliche Folge ergeben. In die Gruppe dieser Funktionsstörungen gehört nach unserer Auffassung eine große Zahl der chronisch-habi-

tuellen Obstipationsfälle. Wir weichen damit von der Deutung Ad. Schmidt's
ab, der die wesentliche Ursache der chronischen Stuhlträgheit in einer Resorp-
tionsanomalie (zu gute Resorption) suchte. Wir begründen unseren Standpunkt
anderenorts (S. 354 ff). Aus der verschiedenen Mischung der einzelnen neurogenen Störungen entspringen nun sehr verschiedenartige Krankheitsbilder. Wir
werden sie am Schlusse des Buches übersichtlich besprechen und zeigen, wie sehr
sie sich mit echten, teils leichten, teils schweren Darmkrankheiten verquicken.
Zur Besprechung an dieser Stelle wählen wir nur die neurogenen Sekretionsstörungen (Sekretionsneurosen des Darms) aus. Wir müssen sie vorwegnehmen, weil ihr Krankheitsbild bekannt sein muß, ehe wir uns schwereren
organischen Krankheiten des Darms zuwenden, und weil sich einzelne Züge
des Bildes diesen letzteren häufig hinzugesellen. Aber auch umgekehrt finden
sich im Symdromenkomplex der Sekretionsneurosen Zeichen, welche wir bei
wahren Krankheiten des Darms anzutreffen gewohnt sind (Schleimgehalt
des Kotes, faulige Zersetzung des Darminhaltes), und es ist oft sehr schwer
zu entscheiden, ob Erkrankung der Darmwand und abnorme bakterielle Vorgänge
das Primäre ist, oder ob neurogene Störungen der Sekretion die abnorme Beschaffenheit der Fäzes veranlaßt haben. Scharf zu trennen sind die Motilitäts-
und Sekretionsneurosen allerdings nicht. Beides geht oft Hand in Hand.

A. Nervöse Durchfälle.

Wir haben es bei den neurogenen Durchfällen offenbar nicht mit einem
einheitlichen Krankheitsbilde zu tun, wenn auch die Abgrenzung oft auf Schwierigkeiten stößt.

Als besonders charakteristisch, geradezu als Prototyp der nervösen Durchfälle wurden schon von A. Trousseau, später von H. Nothnagel u. a. die
akuten „Angstdiarrhöen" hingestellt. Sie dürfen als Prototyp der psychogenen
Diarrhöe gelten. Schreck, Angst, Aufregung jeder Art, Erwartung böser
aber auch freudiger Nachrichten oder Ereignisse können unüberwindlichen
Stuhldrang auslösen (Angstdiarrhöe im engeren Sinne des Wortes). Manchmal
gehen Kollern und Poltern in den Därmen (Borborygmen), selten kolikartige,
kaum jemals stärkeren Schmerz bringende Gefühle voraus. Häufiger ist schon
Übelsein, das bei Leuten, die dazu neigen, sogar Würgen und Erbrechen auslöst.
Blaßwerden, Ausbruch kalten Schweißes auf der Stirn, kleiner Puls, Schwindel,
Schwarzsehen, Ohnmachtsanwandlungen können in verschiedener Gruppierung
und Stärke hinzutreten. Manchmal bleibt es bei einer vereinzelten Entleerung
normalen Kotes, die sich nur dadurch als krankhaft zu erkennen gibt, daß sie
zu unrechter Zeit und nach ganz plötzlichem, ungewöhnlich heftigem Drang
erfolgt; dann ist wieder alles in Ordnung. Dies aber doch nur in den leichtesten,
gewissermaßen abortiven Fällen. Hier hat sich die auf den Darm übergeleitete
Erregung in einer unzeitgemäßen peristaltischen Welle ausgewirkt. Selbst bei
einmaliger Entleerung eines breiigen Kotes darf man dies noch annehmen, da
die Welle ja auch Kotmassen erfassen und abwärts befördern kann, welche erst
ungenügend eingedickt sind, also Inhalt des Colon ascendens und des ersten Quer-
darmabschnittes. In ausgeprägteren Fällen folgen aber dem ersten, noch festen
oder dickbreiigen Kote in kurzen Abständen mehrere dünnflüssige Entleerungen,
denen etwas Kot beigemischt ist, welche aber auch ganz aus trüber, heller,
wässeriger Flüssigkeit bestehen können. Man hat diese Form der Entleerungen
als Enterorrhoea nervosa bezeichnet (G. Geißler, H. Richartz, A. Muszkat, H. Wick). Sie werden manchmal ohne Vorausgang eigentlichen Kotes
ausgestoßen, und dies weist wohl daraufhin, daß zur Zeit des Geschehens der
Dickdarm kotfrei war. Im Falle H. Wick's enthielt die Flüssigkeit weder

Eiweiß noch Zucker, während G. Geißler Fermente darin nachwies. In einem Falle C. von Noorden's enthielt die Flüssigkeit kleine, aber deutliche Mengen koagulierbaren Eiweißes und kleine Mengen Muzins, keinen reduzierenden Zucker und kein Bilirubin. Schleim fanden auch J. Boas, v. Engelhardt, Ad. Schmidt. Letzterer meint, der größte Teil solcher Entleerungen bestehe aus „Darmwandtranssudat". Solche Möglichkeit besteht. Denken wir an die unter neuro-vasodilatatorischem Einfluß auftretende Urticaria factitia! Auf Schleimhäuten wird ein entsprechender Vorgang zur Transsudation von Flüssigkeit in den Hohlraum (Darmrohr) führen. Die Annahme einer Darmdrüsensekretion unter nervösem Antrieb liegt aber näher. Die Leute „schwitzen in den Darm", wie sich H. Ury bezeichnend ausdrückt.

Die geschilderten Anfälle erklären sich am natürlichsten aus parasympathischer Erregung, welche einerseits die Auerbachschen motorischen Plexus, anderseits den sekretorischen Apparat des Dickdarms befällt. Ob auch der Dünndarm beteiligt ist, steht dahin, ist aber nicht wesentlich für die Deutung des ganzen Geschehens. Die Anfälle kommen auch bei Leuten vor, die im übrigen kein besonderes psychopathisches oder überhaupt neuropathisches Stigma tragen, sind aber natürlich bei übererregbaren Menschen sehr viel häufiger.

Bei manchen Menschen häufen sie sich derart, daß man geradezu von konstitutioneller psychogener Diarrhöe sprechen darf. Sie kehren bei jedem unbedeutenden Anlaß wieder, sie melden sich unter Umständen schon dann, wenn der Betreffende weiß, daß er einen Abort nicht schnell erreichen kann. Er lebt in fortwährender Angst, die Hosen voll zu machen, und diese Angst kann den Anfall wirklich auslösen. Das setzt freilich schon einen wahren psychopathischen Zustand voraus. W. Fleiner nennt dies „habituell gewordene, emotionelle Durchfälle".

Mit Recht hebt Ad. Schmidt hervor, daß die nervösen Diarrhöen manchmal den Charakter fauliger Zersetzung oder saurer Gärung tragen. Nur scheinbar widerspricht dies dem Begriff der psychogenen Diarrhöe. Wenn das Sekret (bzw. Transsudat) sofort nach seiner Entstehung entleert wird, kann es natürlich weder faulen noch gären. Es ist aber theoretisch möglich und scheint uns durch klinische Tatsachen erhärtet, daß die verstärkte Peristaltik der Sekretion nicht unmittelbar folgen muß. Wenn das Sekret etwas länger im Dickdarm verweilt, machen sich Mikroben darüber her. In der Regel wird es Opfer von Fäulniskeimen; sehr viel seltener — wenn der Dickdarm zufällig mit noch gärungsfähigem Kohlenhydrat beschickt ist — wird der „Angstschweiß des Darms" den Charakter saurer Gärung tragen.

Es können sich also den psychogenen Diarrhöen Symptome beimischen, welche wir sonst nur bei wahren Dyspepsien (faulige Zersetzungs- bzw. Gärungsdyspepsie) antreffen.

Diagnose. Es ist eine sehr feine Bemerkung W. Fleiner's, wenn er sagt, für die Differentialdiagnose zwischen habituell emotioneller Diarrhöe und wahrer Dyspepsie seien „Menschenkenntnis und Psychologie ungleich wichtiger als die mühsamsten und zeitraubendsten Laboratoriumsuntersuchungen des Kotes". Ausdrücklich möchten wir aber vor sogenannten Anhiebsdiagnosen warnen. So leicht die gelegentlich, aus ganz besonderen Anlässen vereinzelt auftretenden Angstdiarrhöen nicht nur vom Arzt, sondern auch vom Laien richtig gedeutet werden, so schwer ist es, bei der konstitutionellen, häufig rezidivierenden Form mit Bestimmtheit zu sagen, daß sie ausschließlich psychogen bedingt seien. Es verstecken sich oft wahre Durchfallskrankheiten des Darms dahinter (Fäulnis- und Gärungsdyspepsie, Katarrhe, Proktitis u. a.). Wenn sich diese mit psychopathischer Konstitution vereinen — eine doch recht häufige Kombination —, so entwickelt sich auf Grund des häufigen, durch die Darmkrankheit bedingten Stuhldrangs sehr leicht habituelle Angstdiarrhöe (Koprophobie). Das ganze Krankheitsbild sättigt sich so stark mit neurasthenischen Zügen, daß diese dem Arzt sofort in die Augen springen, und er in Gefahr kommt, das lokale Leiden zu übersehen. Der geschickteste Psychotherapeut richtet aber nichts aus, wenn der Kranke nicht von dem ewig wiederkehrenden, vom Darm ausgehenden Reiz befreit wird. In diesen schwierigen Doppelfällen, welche bei habitueller Angstdiarrhöe sicher die Hälfte, vielleicht die Mehrzahl bilden, bedarf es — wie wir im Gegensatz zu W. Fleiner bemerken müssen — nicht des Verzichts, sondern eines besonders sorgfältigen Zurückgreifens auf alle Hilfsmittel der feineren Diagnostik und genauer klinischer Beobachtung, um die Sachlage zu entwirren, die Tragweite der lokalen Störungen und des psychogenen Einschlages voneinander abzugrenzen und die Grundlage für Beseitigung des lokalen Reizzustandes zu finden. Hand in Hand und nachfolgend muß die Psychotherapie ihre Schuldigkeit tun.

Es sei hier als einer unter vielen folgender Fall berichtet. Bei einem jetzt 44 jährigen, psychopathisch schwer belasteten Manne waren seit seinem 20. Lebensjahre häufig kürzere oder längere Perioden habitueller Angstdiarrhöe aufgetreten. Die Phobie nahm manchmal geradezu groteske Züge an. Jeder gesellige Verkehr, zu welchem ihn die äußeren Verhältnisse zwangen, wurde zur seelischen Qual für ihn, weil er immer fürchtete, den Abort nicht schnell genug erreichen zu können. Sehr sorgfältige, häufige Untersuchung von seiten hervorragender Spezialärzte für Verdauungs- und für Nervenkrankheiten hatte die rein psychogene Natur des Leidens völlig sichergestellt. Dann pausierten die Attacken drei Jahre lang. Unter dauernd blander, schlackenarmer Kost, unter häufigem Heranziehen kleiner Opiumgaben entwickelte sich in dieser Zeit sogar erhebliche Stuhlträgheit mit Bildung sehr harten Kotes, dessen Entleerung meist durch Glyzerin, Seifenwasser, manchmal Essigwasserklistiere erzwungen wurde. Dann kam es ziemlich plötzlich im 40. Lebensjahre zu einem neuen hartnäckigen Anfall „habitueller Angstdiarrhöen". Der Patient war inzwischen ganz in die Behandlung von Neurologen übergegangen, und auf Grund der früheren erschöpfenden Untersuchungen des Darms und der früheren Geschehnisse zweifelte man gar nicht an dem rein psychogenen Charakter des neuen Anfalls; dies um so weniger, als äußere Verhältnisse die Verschlimmerung des psychasthenischen Zustandes erklärlich machten. Die Attacke zog sich beinahe zwei Jahre lang hin und brachte den Patienten in die unangenehmsten Situationen; er vermied sogar das Trambahnfahren, weil er fürchtete, zwischen einer und der nächsten Haltestelle von Stuhldrang befallen zu werden und dann nicht in das nächste Haus eilen und um Benützung des Aborts bitten zu können. Die verschiedensten Kuren in Nervensanatorien nützten nichts. Man unterließ es aber in der ganzen Zeit, sich mit dem Darm selbst diagnostisch zu beschäftigen. Als C. von Noorden dann den Patienten sah, ergab die rektoskopische Untersuchung sofort das Bestehen einer Proktitis mit multipler Geschwürsbildung, wahrscheinlich als Folge der früheren Kotverhärtung und unzweckmäßiger, reizender Klistiere. Lokale Behandlung heilte die Proktitis alsbald, und nach ihrer Heilung verschwanden die Angstdiarrhöen und die Stuhlangst, ohne in den beiden letzten Jahren wiederzukehren. Gewiß ist in solchen Fällen auch die lokale Behandlung ein Teil der Psychotherapie, aber ein unerläßlicher.

Von den rein psychogenen sind die **reflektorischen nervösen Diarrhöen** abzutrennen, aber mehr aus praktischen als aus theoretischen Gründen. Denn zweifellos fehlt es auch hier kaum jemals an psychogenem Einschlag. Wir haben hier mit W. Fleiner den gehäuften Stuhldrang im Sinne, welcher sich bei Erkrankung benachbarter Beckenorgane einstellt. Er ist in Parallele zu setzen mit dem unter gleichen Umständen eintretenden gehäuften Harndrang bei anatomisch gesunder Blase (irritable bladder der englischen Autoren, Pollakuria). In Betracht kommen Erkrankungen der Harnröhre, der Blase, der Samenbläschen, der Prostata, der Adnexe, raumbeengende Krankheiten des Uterus wie Retroflexionen und Myome, selbst Krankheiten der Harnleiter u. a. Hier wirkt ein örtlicher Reiz auf die sensiblen Verzweigungen des Plexus pelvicus und kann sich in reflektorische Erregung des Defäkationsapparates umsetzen. Bei den Gynäkologen spielt die reflektorische Übererregbarkeit des Rektum eine große Rolle. Wir dürfen alle diese Fälle nur dann in die Gruppe der reflektorischen nervösen Diarrhöen eingliedern, wenn das krankhafte Verhalten von örtlichen Nachbarreizen seinen Ausgang genommen hat. Das ist sicher oft der Fall. Der unberechenbar einsetzende örtliche Reiz wirkt meist aber schädigend auf die Psyche ein; es kommt die Angst vor unzeitgemäßem Drange hinzu, und so entstehen mit der Zeit Mischbilder reflektorischer und psychogener Diarrhöen. Natürlich ist es diganostisch und therapeutisch wichtig, die Tragweite dieser beiden Einschläge richtig abzuschätzen. Die bei Sexualneurasthenikern vorkommenden Formen gehören unseren Ermessens fast immer zu den rein psychogenen, werden aber oft anders gewertet. Klinisch können sich die reflektorischen nervösen Diarrhöen ebenso darstellen wie die rein psychogenen. Es herrscht aber meist die motorische Übererregbarkeit bei weitem über die verstärkte Sekretion vor, so daß man es zwar mit sehr häufigen kleinen Entleerungen (Unduldsamkeit des Rektum gegen Inhalt), aber nicht mit abnorm wässerigem Kot zu tun hat. Immerhin kommt auch letzteres vor. Es muß ausdrücklich hervorgehoben werden, daß man in diagnostischer Hinsicht noch vorsichtiger sein muß als bei den psychogenen Diarrhöen. Unzweifelhaft verbinden sich mit den Erkrankungen von Nachbarorganen recht oft wahre Krankheiten des Darms, über die man mit der Diagnose ,,reflektorische nervöse Diarrhöen'' oft allzu schnell und zum großen Nachteil für die Kranken hinweggeht. Aus der Praxis einseitig orientierter Gynäkologen übernehmen die Spezialärzte für Verdauungskrankheiten sehr zahlreiche solcher übersehener und unnötig verschleppter Fälle echter Dyspepsien und Darmkatarrhe.

Prognose. Nur von den habituell gewordenen psychogenen und reflektorischen Diarrhöen braucht hier die Rede zu sein. Die Prognose der letzteren hängt zum Teil davon ab, ob der krankhafte Zustand der Nachbarorgane, von welchen sie ausgelöst werden, heilbar ist oder nicht; aber doch nur zum Teil! Maßgebender ist immer, ob man des begleitenden psychogenen Einschlags Herr wird. Bei den rein psychogenen Formen liegt natürlich hierbei allein der Schwerpunkt. Aber in der Natur der Sache, d. h. in der psychopathischen Konstitution liegt es auch begründet, daß man vor Rückfällen nicht sicher ist. Die Krankheit ist am häufigsten bei Jugendlichen und schleppt sich, wenn therapeutisch nicht gebrochen, meist mit ihren Rückfällen bis in mittlere Lebensjahre hinein; dann flaut sie meist von selbst ab. Nach den Erfahrungen C. von Noorden's, der eine sehr reiche Auswahl solcher Fälle sah, darf man bei sachgemäßer Therapie aber doch mit etwa 75% Wahrscheinlichkeit auf völlige und dauernde Heilung rechnen.

Therapie. Die nur sporadisch, bei ganz besonderen Anlässen auftretende Attacke nervösen Durchfalls (Angstdiarrhöe in engerem Sinne) bedarf überhaupt keiner Behandlung; ärztlicher Rat wird ihretwegen auch kaum verlangt. Um so mehr ist dies bei den häufig wiederkehrenden, habituell gewordenen psychogenen und reflektorischen Diarrhöen der Fall, weil sie doch ein recht quälendes Leiden darstellen, Ihre erfolgreiche Behandlung ist keineswegs sehr einfach. Der therapeutische Erfolg bei allen Formen der nervösen Diarrhöe hängt zunächst davon ab, daß man sich diagnostisch völlig darüber klar wird, ob daneben organische, Durchfall oder Hyperperistaltik des Enddarms bedingende Krankheiten vorliegen. Etwa begleitende Krankheiten des Darms müssen nach den dafür geltenden Regeln sorgfältig behandelt werden. Ohne ihre Heilung oder mindestens wesentliche Besserung läßt sich die psychogene Komponente kaum ausschalten. Die Behandlung pflegt um so lohnender zu sein, als es meist unbedeutende und leicht zu behebende Störungen sind. Reflektorisch nervöse Diarrhöe verlangt die Behandlung erkrankter Nachbarorgane. Völlige Heilung solcher Leiden ist oft nicht erzielbar, aber die Beschwerden lassen sich doch meist mildern, und damit wird schon viel erreicht; es wirkt nicht nur auf reizübertragende Nerven, sondern auch psychisch beruhigend. Medikamente, welche die Erregbarkeit des Nervensystems herabsetzen, tuen dabei gute Dienste, besonders das den Vagus dämpfende Atropin bzw. Belladonnaextrakt. Im übrigen werden die gleichen Wege eingeschlagen, wie bei rein psychogener Diarrhöe. Bei rein psychogener Diarrhöe fällt der Diätetik eine viel geringere Rolle zu, als bei eigentlichen Darmkrankheiten. Es wird immer wieder hervorgehoben, daß auch vorsichtigste Schonungskost die Anfälle nicht verhütet, und daß umgekehrt oftmals bei rücksichtslosem Drauflosessen der Zustand sich bessert. Gesetze gibt es dafür nicht. Obwohl der Theorie nach richtig, wäre es praktisch aber doch falsch, auf diätetische Vorschriften zu verzichten und die Leute auf rücksichtslose Normalkost zu verweisen. Die Kranken **wollen** diätetisch geleitet sein, und planmäßiger Aufbau der Kost gibt ihnen einen zweifellos nützlichen moralischen Rückhalt. Natürlich kommen diätetische Maßnahmen überhaupt nur bei den habituell-psychogenen oder reflektorischen Durchfällen in Betracht, nie bei vereinzelten Gelegenheitsattacken (Angstdiarrhöe im engeren Sinne).

Es sind allerlei Gesichtspunkte zu beachten, und dies wird häufig übersehen. Der eigne, durch Grübeln und Phobien errichtete Vorstellungskreis, erbetene und unerbetene Ratschläge lassen den Patienten oft annehmen, dieses oder jenes Gericht und Getränk, diese oder jene Zubereitung, diese oder jene Verteilung der Mahlzeiten, bestimmte Temperaturgrade des Genossenen usw. seien der eigentliche Schädling. Das Bewußtsein, das vermeintlich Schädliche genossen zu haben, ja schon die Furcht, es könne etwas von dem gefürchteten Stoff den Speisen beigemischt gewesen sein, kann Attacken auslösen. Der Kundige durchschaut sofort, daß hier eine Phobie vorliegt, und daß den beschuldigten Nahrungsmitteln gar keine diarrhöeerzeugende Eigenschaft innewohnt. Der Kreis der Phobien pflegt immer weiter und weiter gezogen zu werden, und so kommen die Patienten — sich selbst überlassen oder durch kritiklose, nur auf die Aussagen der Patienten sich verlassende Ärzte beraten — gar oft zu einem ungemein beschränkten Speisezettel, und das bringt sie sehr von Kräften. Wir haben es also gar nicht selten, trotz völlig erhaltener Verdauungskraft des Darms, mit sehr heruntergekommenen Leuten zu tun. Und dann ist planmäßiges Wiederaufmästen eines der wichtigsten therapeutischen Ziele. Es soll aber nicht alleiniger Zweck einer Diätkur, sondern von nervenberuhigenden Maßnahmen und von einer Art diätetischer Pädagogik begleitet sein, wie C. von Noorden und H. Salomon für alle Mastkuren verlangen. Dann werden auch die auf bestimmte Nahrungsmittel sich erstreckenden Phobien beseitigt werden. Oft ist man genötigt, von ziemlich einfacher Grundlage aus die Kost langsam wieder zur allgemein üblichen auszubauen; andere Male kommt man sehr schnell voran. Das hängt nicht nur von Art des Falles und nicht nur von Art der Kost, sondern noch mehr von dem psychischen Einfluß ab, den der Arzt über den Kranken gewinnt. Dessen volles Vertrauen zu erobern, ist die Hauptsache. Natürlich greift man nicht sofort zu Nahrungsmitteln, vor denen der Patient Angst hat, und auch nicht zu solchen, die ihrer chemischen Art nach den Darm stark erregen. Wir haben da vor allem Fruchtsäuren, stärkere Salzkonzentrationen, gewisse Zuckerarten wie z. B. Milchzucker, im Sinne, welche schon vom Magen oder vom oberen Darm aus weitreichende Peristaltik auslösen (S. 222). Viel weniger sind zu fürchten kotmehrende, schlackenreiche Nahrungsmittel, deren gründliche Verdauung der normal gebliebene Chemismus sichert, und die einen zwar reichlichen aber normal-geschmeidigen Kot liefern (S. 200, 342). Ein übler Ratschlag ist es immer, dem Patienten für seine gewöhnliche Kost oder für planmäßige Diätkuren eine Nahrung zu empfehlen die trockenen und harten Kot bildet. Damit erzielt man nur vorübergehenden Scheinerfolg. Im übrigen aber wäre solcher Kot geeignet, bei den reizempfindlichen Patienten Spasmen auszulösen. Wir sahen manchen Fall, in dem durch kotverhärtende Nahrung „alimentäre Obstipation" (S. 361) mit spastischem Einschlag künstlich zustande gebracht wurde, und wo später Züge aus dem Krankheitsbild der Colica mucosa (s. unten) hinzutraten. Auch wenn keine Mastkur nötig, wird man in jedem Falle habitueller nervöser Durchfälle von diätetischer Schulung größten Vorteil ziehen. Planmäßiger und individualisierender diätetischer Kunst steht also bei den nervösen Diarrhöen ein weites Gebiet offen, und die Erfolge gehören zu den erfreulichsten der Diätotherapie.

Jedenfalls soll aber die diätetische Kur, mit oder ohne mästende Tendenz, nur ein Teilstück der Behandlung des gesamten Nervensystems sein. Neben der schon erwähnten psychotherapeutischen Beeinflussung tuen die Hilfsmittel der Hydrotherapie oft gute Dienste, vor allem warme Regenduschen und Halbbäder mit nachfolgendem gründlichen Frottieren der Haut. Da viele Patienten die Durchfälle auf „Abkühlung des Bauchs" zurückführen, wird der Arzt meist auch befragt, ob dauerndes Tragen wollener Leibbinden zweckmäßig sei. Wir schließen uns Ad. Schmidt an, der davon abrät, weil es die Haut verweichlicht und die Kranken noch abhängiger von äußeren Bedingungen macht, als sie ohnedies schon sind. Eine gewisse lokale Behandlung ist meist nicht zu umgehen, sei es auch nur aus suggestiven Gründen. Zeitweilige heiße oder feuchte Umschläge auf den Leib, oberflächliche Massage, Vibration, Elektrisieren des Bauches kommen in Frage. Das Rektum ziehe man, wenn lokale Veränderungen es nicht unbedingt fordern, womöglich nicht in den Kreis der ärztlichen Betätigung. Die Vorstellung, daß der Mastdarm krank sei, setzt sich gar zu leicht für alle Zukunft im Bewußtsein der Kranken fest. Beruhigungsmittel sind kaum zu entbehren. Dazu gehört vor allem Ausspannungs- und Ruhekur, und dies macht im Verein mit den übrigen Erfordernissen den Aufenthalt in einer geschlossenen Anstalt wünschenswert. Als beruhigende Medikamente kommen alle Nervina und Hypnotika in Betracht. Nur vor Opiaten sei gewarnt, weil nur allzu leicht Gewöhnung des Zentralnervensystems und vor allem des Darms eintritt, und weil die Patienten nur allzu gern später wieder dazu greifen. Atropin ist brauchbar in sehr kleinen Gaben, weil es die Übertragung von Reizen auf den Darm vermittelst der Vagusbahn hemmt (etwa 3 mal täglich 0,3 mg). Brompräparate werden gerühmt (A. Philippsohn). Wir verwenden in der Regel Somnazetin in refracta dosi (etwa um 9 Uhr, 6 Uhr und vor dem Schlafen je eine Tablette = 0,3 g mit je 0,15 g diäthylbarbitursaurem Natron als Hauptbestandteil (C. von Noorden). Symptomatisch bewährt sich manchmal Suprarenin (S. 259).

B. Myxoneurosis intestinalis pseudomembranacea chronica.
(Schleimkolik des Darms. Colica mucosa).

1. Begriff und Pathogenese.

Unter Myxoneurosis chronica verstehen wir ein Krankheitsbild, bei welchem 1. von Zeit zu Zeit größere, manchmal wasserreiche, meist aber ziemlich derbe und wasserarme Schleimmassen mit oder ohne Schmerzen entleert werden, 2. gröbere anatomische Veränderungen der Darmschleimhaut fehlen, oft sogar Veränderungen überhaupt nicht nachweisbar sind, und wo jedenfalls die Masse der Schleimproduktion und die Schwere des klinischen Bildes in auffallendem Mißverhältnis zu anatomischer Erkrankung des Darms stehen und 3. ein deutlicher nervöser Einschlag das Krankheitsbild beherrscht.

Nach der historischen Darstellung von F. Schilling ist das Krankheitsbild schon lange bekannt, aber erst die Arbeiten E. v. Leyden's und vor allem H. Nothnagel's sonderten es von anderen krankhaften Zuständen des Darms ab. Viele Namen wurden ihm gegeben, worunter die oben erwähnten nur eine kleine Auswahl darstellen. Der Name Myxoneurosis intestinalis stammt von C. A. Ewald, welcher ihn wählte, weil nicht

immer Schmerzanfälle die Schleimentleerung begleiten, und weil daher Nothnagel's
Bezeichnung „Colica mucosa" nur für einen Teil der zusammengehörigen Fälle zutrifft.
Gebräuchlicher in der ärztlichen Praxis ist die Bezeichnung **„Colitis mucosa„ (Colite muco-
membraneuse** der französischen Autoren). Doch ist es unzweckmäßig, durch das Wort
„Colitis", worunter wir unbedingt eine Entzündung verstehen, und welches den Entzündungs-
prozeß in den Vordergrund schiebt, der Beurteilung vorzugreifen.

Die Besprechung der Krankheit führt uns auf das umstrittenste Gebiet
der gesamten Darmpathologie. Die Verwirrung ist dadurch entstanden, daß
man die Pathogenese vermehrter Darmsekretion, einschließlich der Schleimsekretion, nicht richtig erkannte. Man hat sich ganz willkürlich die Theorie zurecht-
gebaut, Beimengung von Schleim zum Kot müsse unter allen Umständen das
Wahrzeichen eines **Katarrhs** sein, d. h. einer entzündlichen Veränderung der
Darmschleimhaut, und im wesentlichen hierauf fußt die Annahme zahlreicher
Autoren, daß ohne Kolitis das Krankheitsbild der Colica mucosa nicht entstehen könne (H. Elsner, R. Schütz, R. Schmidt, A. Akerlund, H. Eichhorst, A. Mathieu und J. C. Roux, M. de Langenhagen, D. B. King,
H. Dobrovicz, M. Soupault und Jouaust, G. D. Kahlo, F. Schilling).
Ad. Schmidt schloß sich dem an, wenn er auch zuläßt, daß der entzündliche
Zustand ein sehr geringfügiger sein könne und sich vielleicht nur auf die oberflächliche Epithelschicht erstrecke. Nicht ganz konsequent sagt er dann weiter,
man könne von einem „nervösen Katarrh" sprechen. Auch ihn, ihn vielleicht
noch mehr als alle anderen Autoren beherrscht der Wille, Schleimbeimengung
zum Kot unter allen Umständen als schlagendes Beweisstück für den Begriff
„Katarrh" zu retten. Bei allen diesen Darstellungen ist übersehen, daß wir
auch eine neurogene Darmsekretion kennen, an der auch die Schleimdrüsen
beteiligt sind; sie tritt am deutlichsten zutage bei der sogenannten „paralytischen
Sekretion", d. h. nach Durchschneidung der zum Darm führenden Nerven
(Wegfall der Hemmungsnerven). Sie läßt sich ferner im physiologischen Experiment unmittelbar nachweisen durch mechanischen Reiz der Schleimhaut
(P. B. Babkin). Damit ist zum mindesten theoretisch die Möglichkeit gegeben,
daß auch ohne Katarrh Schleim, sogar in beträchtlicher Menge, abgesondert
und ausgestoßen wird. Vgl. S. 330 334.

Dies ist aber nicht der einzige Grund der Verwirrung. Mindestens ebenso
verwirrend und das Urteil tatsächlich erschwerend ist der Umstand, daß sowohl
örtliche Reize starke Schleimsekretion bringen können, wie auch wahre Entzündung (Kolitis) in milderen, nicht eitrigen Formen Krankheitsbilder veranlassen kann, die weitgehende Ähnlichkeit mit Myxoneurosis haben (J. Orth).
Örtliche Reize, als Erreger von Schleimproduktion lernten wir schon kennen
bei Besprechung chronischer Stuhlträgheit, namentlich bei Kotverhärtung,
und wir bezeichnen solche Schleimsekretion als „Schutzreflex" (S. 144, 372).
Ad. Schmidt erwähnt auch die alte Erfahrung, daß reizende Klistiere,
z. B. Tannineinläufe starke Schleimproduktion veranlassen, und daß der entleerte, massenhafte Schleim das Aussehen von Pseudomembranen haben könne.
Bei solchen örtlichen Reizen ist es natürlich oft recht schwer, abzugrenzen,
was man noch als einfachen Schutzreflex und was man als örtliche Entzündung
betrachten soll. Bei Kolitis liegen die Dinge sicher nicht anders wie bei Entzündungen der Atmungsorgane, wo wir bald dünnem bald zähem, bald spärlichem,
bald reichlichem Schleim begegnen. Ob der Schleim immer dem Kot beigemischt
ist oder sich auch als kotfreie Masse entleert, hängt zum großen Teil von
rein mechanischen Verhältnissen, unter anderem von dem Orte der Schleimproduktion ab; es ändert am Wesen und an der Beurteilung der Sachlage nichts.
Bei Proktitis, manchmal auch bei Sigmoiditis sind reine Schleimabgänge nichts
Seltenes und müssen natürlich gegenüber Myxoneurosis differentialdiagnostisch
sorgsam abgewogen werden.

Es haben sich nun auch, entgegen den früher genannten, zahlreiche Autoren auf den Standpunkt gestellt, es gäbe eine von Entzündung unabhängige, nur durch das Nervensystem vermittelte Myxoneurosis chronica, und diese stelle gewissermaßen das reine (neurogene) Krankheitsbild dar. Es ist aber keinem eingefallen zu leugnen, daß sich die neurogene Form mit Kolitis vermischen könne (s. unten). Als neurogen im Sinne der Autoren sind abnorme Schleimsekretionen aufzufassen, welche sich aus zentrifugaler parasympathischer Erregung und aus Überempfindlichkeit des sekretionauslösenden intramuralen

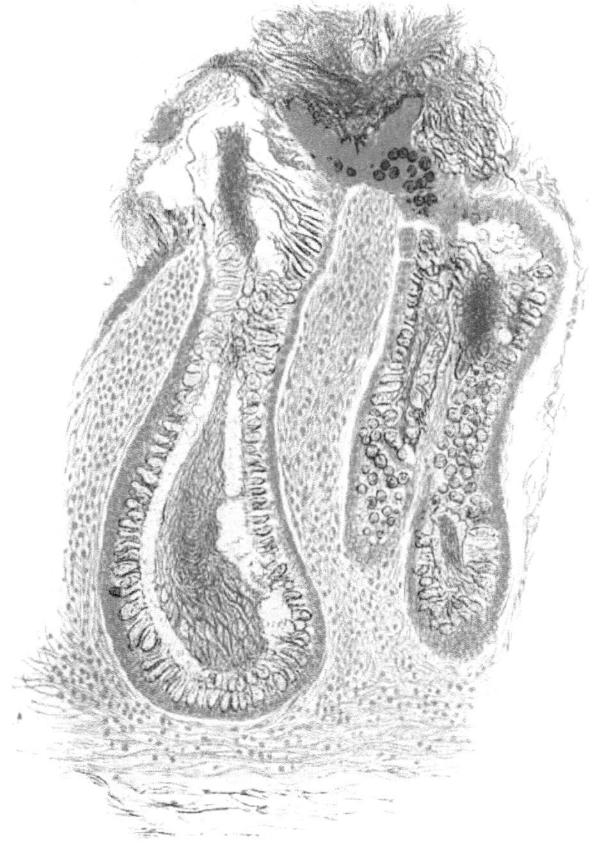

Fig. 105. Mikroskopisches Bild von Colitis mucosa. Nach M. Rothmann.

Reflexbogens ableiten. Als Grenzfälle wären vielleicht solche zu bezeichnen, in denen übermäßig starke, aber die Schleimhaut nicht in entzündeten Zustand versetzende Reize die vermehrte Schleimsekretion bedingen. Der Enderfolg wird bei allen drei Möglichkeiten derselbe sein; wahrscheinlich kommen auch alle drei Möglichkeiten tatsächlich vor. Es wird aber im Einzelfalle schwer sein, sie voneinander abzugrenzen. Hauptsächliche Vertreter des neurogenen Ursprungs der Colica mucosa sind E. v. Leyden, H. Nothnagel, W. v. Leube, C. von Noorden, C. Dapper, F. Siredey, da Costa, M. Einhorn, Mendelson, L. Vanni, M. Matthes, N. v. Ortner, J. Mannaberg, Th. Rosenheim, C. A. Ewald, E. v. Czyllarz, A. Albu, A. v. Strümpell,

J. Strasburger, B. L. Spitzig. Auch J. Boas rechnet mit dem Vorkommen der neurogenen Form, wenn er auch die Überproduktion von Schleim, die Spasmen und Kolikschmerzen von der Gegenwart mechanisch reizender, verhärteter Kotmassen ableitet. Er macht allerdings mit Recht darauf aufmerksam, wie häufig man gleichzeitig auf entzündlichen Zustand der Schleimhaut gefaßt sein muß. Besonders klar drückt sich H. Westphalen aus: es könne zwar ein echter Darmkatarrh die Colica mucosa begleiten, aber auch in diesem Falle sei nicht der Katarrh, sondern die Neurose Ursache der überreichlichen Schleimproduktion und des charakteristischen Krankheitsbildes. In der Arbeit H. Westphalen's und in der Arbeit von C. von Noorden und C. Dapper findet man alle wesentlichen Gesichtspunkte eingehend besprochen. Darüber hinaus ist kaum neues hinzugekommen.

Entscheidend müßte natürlich die **pathologische Anatomie** sein. Es liegen einige Befunde vor, welche makroskopisch bzw. mikroskopisch keine sicheren und wesentlichen Merkmale der Entzündung erkennen ließen (H. Edwards, F. Franke, F. Marchand, O. Rothmann-Ruge, J. C. Hemmeter, N. v. Jagic-K. Weigert, A. Albu). Sehr bemerkenswert und wichtig sind die neuen Untersuchungen F. Marchand's (1916). Die Befunde wiesen nur auf „reine Sekretionsanomalie" hin, die Marchand im Gegensatz zu „entzündlicher Erkrankung" als „einfachen" Katarrh bezeichnet. Die Sekretionsanomalie, d. h. die Überproduktion von Schleim bringt es mit sich, daß ein großer Teil der gewöhnlichen epithelialen Zylinderzellen in Becherzellen umgewandelt sind. Entzündliche Infiltrate fanden sich nicht. Um Mißverständnis zu vermeiden, sei ausdrücklich bemerkt, daß das Wort „Katarrh" von F. Marchand nur im Sinne vermehrter Schleimabsonderung gebraucht wird, nicht in dem der Klinik geläufigeren Sinne, nach dem „Katarrh" mit leichterer Entzündung von Schleimhäuten gleichgesetzt wird. Dagegen fanden J. C. Hemmeter in zwei seiner Fälle, Elsner-Benda, M. Rothmann (Fig. 105) Veränderungen der subepithelialen Schleimhautschicht, welche unbedingt als entzündlich gedeutet werden mußten. Der bald negative bald positive Ausschlag histologischer Untersuchung darf nicht befremden. Zunächst herrscht ja über die Abgrenzung des Begriffs solche Verwirrung, daß man nicht sicher ist, inwieweit das Krankheitsbild des Einzelfalles sich mit dem deckte, was die Autoren unter reiner Myxoneurosis bzw. Colica mucosa verstehen. Vor allem aber kommt sehr viel darauf an, in welchem Stadium der Krankheit die Untersuchung erfolgte. Da die Mechanik der typischen Colica mucosa (Obstipationsform, S. 334) unter allen Umständen chemische und bakteriologische Bedingungen schafft, welche dem Entstehen einer sekundären Kolitis günstig sind, darf man sich nicht wundern, in langbestehenden Fällen mindestens lokale, vielleicht auch weitverbreitete Merkmale der Entzündung anzutreffen. Ferner kann sich die Myxoneurose einer schon bestehenden leichten oder schweren Kolitis aufpfropfen, wie es bei den Nicht-Obstipationsformen der Krankheit (S. 333) wahrscheinlich meistens der Fall ist. J. C. Hemmeter macht schon ausdrücklich auf diese Mischformen aufmerksam. Im Hinblick auf das Gesagte sind die negativen Befunde beweisender als die positiven. Es kommt ja nicht darauf an, zu zeigen, daß Kolitis muköse Hypersekretion und Koliken bringen kann; das ist zweifellos und selbstverständlich, und dafür bedarf es keinen neues Beweismaterials. Wesentlich ist nur, daß typische Krankheitsbilder der Colica mucosa vorkommen ohne anatomische Erkrankung der Schleimhaut. Im allgemeinen ist das vorliegende anatomische Material bedauerlich klein.

Um so wichtiger ist natürlich der rektoskopische Befund. Ad. Schmidt sagt, er habe abnorme Rötung, starke Wulstung und Schleimbildung kaum jemals vermißt, auch wenn nicht unmittelbar nach dem Abgang größerer Schleimmassen untersucht wurde. Es scheint, daß Ad. Schmidt nur Mischfälle untersuchte (Colica mucosa + Colitis), und für solche können auch wir ebensowenig wie J. C. Hemmeter ohne weiteres seine Angabe bestätigen. In C. von Noorden's Fällen wurde früher nur bei besonderem Anlaß rektoskopisch untersucht, seit dem Jahre 1906 aber regelmäßig, und aus dieser Zeit stammen etwa 25 Fälle, in welchen die Rekto-Romanoskopie keinerlei entzündliche Veränderungen der Schleimhaut, wohl aber hie und da die Auflagerung von etwas Schleim ergab. Einen Teil dieser Fälle hat A. Foges in Wien untersucht. Es waren dies alles verhältnismäßig frische, klinisch ganz typische Fälle der Obstipationsform. Die große Erfahrung C. von Dapper's stimmt nach mündlichem Bericht damit überein. A. Foges stellte neuerdings fest, daß zwar unmittelbar vor dem typischen Anfall eine gewisse Hyperämie und Schwellung der Schleimhaut zu finden sei, aber dieselbe weiche sofort nachher auffallender Blässe und Trockenheit (S. 337). Das spricht nicht für entzündlichen Charakter der Hyperämie.

Wir selbst vertreten, wie im folgenden noch weiter begründet wird, die Meinung, daß es ein rein neurogen bedingtes Krankheitsbild der Colica mucosa gibt, an dessen Zustandekommen das Nervensystem einerseits durch krankhafte Einstellung des peristaltischen Apparates, anderseits durch parasympathische Myxorrhoe und Spasmen beteiligt ist. Wir nennen dies die reine Form der Colica mucosa. Wir vertreten weiterhin die Meinung, daß Myxorrhoe auf Grund neuropathischen (hypervagotonischen) Einschlags sich einer bestehenden Kolitis aufpfropfen, und daß ferner die Mechanik der Colica mucosa zu sekundärer Kolitis führen kann. Beides ist häufig der Fall, letzteres bei langbestehender Krankheit sogar die Regel (S. 486).

2. Symptomatologie.

Überwiegend betroffen ist das weibliche Geschlecht, vorzugsweise in mittleren Lebensjahren. Nach den Autoren sollen 70—90% der Fälle Frauen betreffen. A. Foges meint sogar — zweifellos mit Unrecht —, nur Frauen würden betroffen. Angesichts dieser Zahlen ist es vielleicht Zufall, daß unter den etwa 120 typischen Fällen, die von Noorden sah, 40% Männer waren. Aus Anamnese und Befund ergeben sich fast ausnahmslos neuropathische Stigmata, die allerdings nicht immer klar auf der Hand liegen, sondern gesucht werden müssen. Fast immer berichten die Kranken, sie hätten schon früher mit diesen oder jenen Darmbeschwerden zu tun gehabt; der Stuhlgang sei in früheren Jahren, oft schon in der Kindheit, unregelmäßig gewesen, selten zum Durchfall, meist zur Trägheit neigend. Der wahre Charakter der vorausgegangenen Störungen läßt sich aber aus den Angaben nur ausnahmsweise bestimmt erschließen. Sehr oft ist Appendizitis vorausgegangen, und in einer nicht geringen Zahl von Fällen ist die Appendix operativ entfernt worden. Zumeist aber spielt chronische Stuhlträgheit mit langjährigem, regelmäßigem Gebrauch von Abführmitteln oder Einläufen in der Anamnese eine Rolle. Immer trifft dies — wenigstens für die letzten Monate oder Vierteljahre — zu, wenn der Schleim in Form derber, faser- oder hautartiger Gebilde abgesetzt wird.

Viele Kranke erwähnen, sie hätten schon vor dem ersten „Anfall" häufig unbehagliche Gefühle im Bauch gehabt, wie Kollern, Vollsein, Aufblähung, leichtes kolikartiges Ziehen, und sie hätten auch hin und wieder Schleim an den Kotballen bemerkt. Nach solchen Vorboten, manchmal auch ohne irgend welche Vorboten setzt in typischen Fällen der erste Anfall plötzlich ein. Die Kranken wissen gewöhnlich irgend eine Ursache anzugeben, worunter eine Periode besonders erschwerten und harten Stuhlganges am häufigsten angeführt wird. Oder seelische Erregung, eine Erkältung, eine anstrengende Fahrt, das Aussetzen der erwarteten Menstruation u. a. wird als Ursache bezeichnet.

Der Anfall selbst bringt als das am meisten charakteristische Zeichen den Abgang größerer Schleimmassen, die entweder auf einmal oder mit kurzen Zwischenräumen entleert werden. Ihre Menge schwankt zwischen 20 und 150 g. Der Schleim wird meist allein oder mit einigen wenigen Kotbröckeln vermischt, manchmal auch mit einigen harten Scybala von 1—2 cm Durchmesser entleert. Der Schleimabgang kann ohne jeden Schmerz erfolgen (Myxorrhoea simplex); in der großen Mehrzahl der Fälle gehen aber heftige Kolikschmerzen voraus, die wehenartig einsetzen und verlaufen. Nach Abgang des Schleims folgen noch einige leichtere Nachwehen, und dann kehrt allmählich Wohlbefinden zurück. Der Einzelanfall, von Beginn des ersten Kolikschmerzes bis zur Entleerung des Schleims braucht nur wenige Minuten zu dauern; gewöhnlich sind es 1—2 Stunden; wir sahen auch Fälle mit 1—2tägiger Dauer. Wie beim Geburtsakt kommen also bei der Schleimentbindung größte Zeitunterschiede vor. Nach dem Anfall wird der Kot gewöhnlich nicht sofort schleimfrei. Anfangs erscheinen noch einige derbe, membranartige Gebilde, den Kotbrocken anhängend oder

sie umkleidend. Danach findet man häufig noch einige Tage lang frischen,
lockeren glasigen Schleim. Über Einzelheiten des Anfalls und der Schleimsekretion vergleiche unten.

Solche Anfälle wiederholen sich mit verschiedener Häufigkeit, aller paar
Tage oder aller paar Wochen. Doch kommen auch monatelange Pausen vor.
Wenn sofort richtige Behandlung einsetzt, kann es bei einer vereinzelten Attacke
bleiben. C. von Noorden sah mehrere Fälle dieser Art: vollkommen typische
Attacken der Obstipationsform (s. unten); keine, auch nicht einmal andeutungs-
weise Wiederholung derselben binnen 1—2 Jahrzehnten.

Wenn die Vorboten und selbst gelegentliche schmerzlose Myxorrhoe
gering geachtet wurden, so wirkt ein wahrer Anfall um so alarmierender. Es
ist sehr schwer, ihn sofort — vor Entleerung des Schleims — richtig zu deuten.
Im allgemeinen ist es ein diffuser Bauchschmerz, der zeitweise abflaut, aber nicht
völlig verschwindet und sich dann periodisch zu großer Stärke erhebt; gewöhnlich
linkerseits am stärksten oder wenigstens dort beginnend; gewöhnlich ohne kollaps-
artige Erscheinungen; doch sahen wir es bei sehr empfindlichen Personen auch
zu kleinem, frequentem Puls, fahler Blässe des Gesichts, Ausbruch kalten
Schweißes kommen. Der Leib ist nicht aufgetrieben, die Bauchdecken in der
Regel nicht gespannt, keine défense musculaire. Der Leib ist nur ausnahmsweise
so empfindlich, daß eine Tiefenpalpation unmöglich wird. Kurz, es besteht
keine peritoneale Reizung. Manchmal fühlt man schon während der Kolik
größere Abschnitte des Kolon als strangartige, druckschmerzhafte Wülste;
leichter gelingt diese Abtastung außerhalb des Anfalles, und dann kann man
gewöhnlich neben den kontrahierten Strecken andere erschlaffte auffinden,
die sich durch weich-elastische Konsistenz und lautes Gurren zu erkennen
geben. Speziell das Typhlon und der angrenzende Teil des Kolon sind in der
Regel dilatiert, während die Flexura sigmoidea häufiger zusammengezogen
gefühlt wird. Abgesehen davon ergibt die Palpation in einer nicht geringen
Anzahl von Fällen atonisches Plätschergeräusch im Magen, Senkung und Be
weglichkeit einer oder beider Nieren, Druckempfindlichkeit der Ovarialgegend
bei Frauen.

Es fehlen also besondere Lokalmarken, die auf den Ursprung des Schmerzes
hinwiesen, und es ist wohl verständlich, daß der Arzt im Anfang zweifeln kann,
ob er es mit Colica mucosa, mit Bleikolik, mit Inkarzeration, mit Verschluß
einer Mesenterialarterie, mit Stieldrehung, mit darmfremden Koliken, wie z. B.
Nieren- oder Ureterenkolik zu tun hat; selbst dysmenorrhoische Attacken
kommen in Frage, ebenso Anfälle von Appendizitis. Diagnostisch wichtig
ist, daß man zwischen den Schmerzexazerbationen den Bauch fast immer abtasten kann, ohne Muskelspannungen (Défense musculaire) und Tumoren zu
begegnen. Eine gewisse Empfindlichkeit des Mc. Burneyschen Punktes und
vor allem des linksseitigen S-Punktes (S. 82) vermißten wir aber niemals.

Während längerer anfallsfreier Intervalle fühlen sich die Patienten meist
ganz wohl; sie sind bei gutem Appetit, und ihr Ernährungszustand leidet
wenig oder gar nicht. Bei häufiger Wiederkehr der Anfälle sind sie aber auch
in den freien Zeiten nie ganz ohne Beschwerden, die sich verschiedentlich äußern
können (vor allem Kollern, Druckgefühl, hie und da auch leichte kolikartige
Mahnungen, Stuhlträgheit). Der Appetit leidet; noch mehr aber hemmt Angst
vor neuen Anfällen die Eßlust; es kommt einerseits zu Abmagerung, anderseits
zu neurasthenischen Phobien, Erregungs- und Depressionszuständen.

Von diesem typischen allgemeinen Krankheitsbilde gibt es nun mancherlei
Abweichungen, die am besten aus Besprechung gewisser Einzelsymptome zu
ersehen sind.

Beschaffenheit des Kotes. Wie erwähnt, sind weitaus die meisten Fälle von Myxoneurosis intestini von hartnäckiger Stuhlträgheit begleitet, so daß ohne Hilfsmittel nur seltene, aus harten kleineren und größeren Scybala (S. 371) bestehende oder bandförmige und bleistiftförmige Stühle entleert werden; oft ist dazu langes Sitzen und Pressen nötig. Nach C. von Noorden's Statistik findet man eine derartige Form der Obstipation in mindestens 80% der Fälle. Nach Maßgabe der Röntgenologie gehört sie zur Art der dyskinetischen Obstipation mit starkem spastischem Einschlag (S. 369). Man sieht, daß lange Strecken des Darms (namentlich Colon descendens und Sigma) nur eine fadendünne Kotsäule enthalten, und wir sahen ein und dieselben Darmabschnitte 6—10 Stunden lang in gleichem Zustand verharren. Zur Zeit von Schleimansammlung im Darm entsteht manchmal ein eigenartiges Bild, in dem man zwischen Darmwand und Kot die Schleimmassen zu erkennen glaubt (S. 109). Nach den Anfällen wird der Stuhlgang oft für eine gewisse Zeit ganz regelmäßig und von normaler Konsistenz; es ist als ob nach einer Entladung die abnorme Einstellung der Peristaltik zum normalen Verhalten zurückgekehrt sei. Selbst

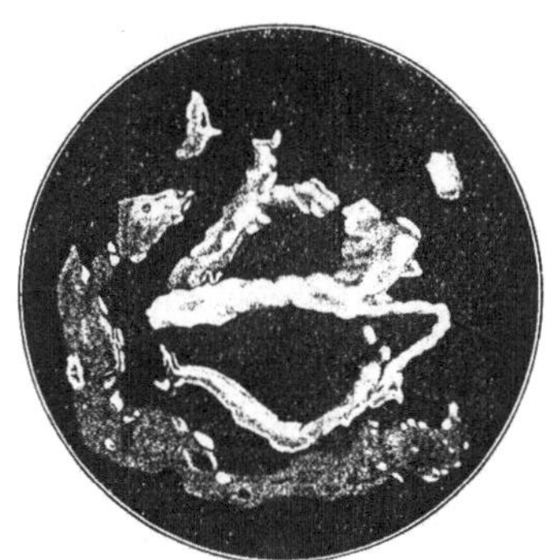

Fig. 106a. Verschiedene Formen von Schleimabgängen bei Colitis mucosa. Nach Schmidt-Strasburger.

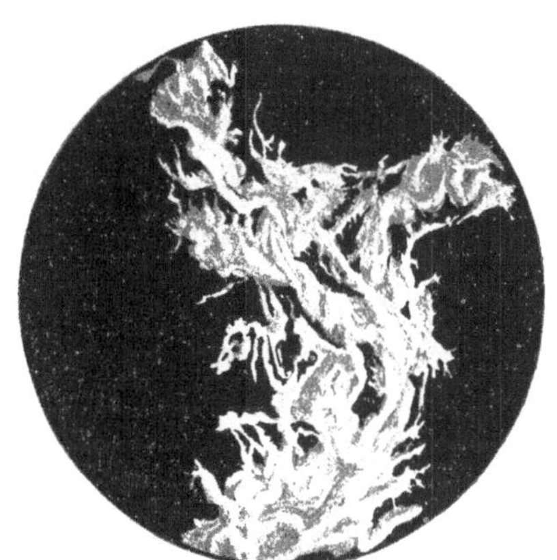

Fig. 106b. Nach J. Strasburger, aus Handb. d. inn. Med., Bd. III; Mohr-Staehelin.

abnorm wasserreiche, breiige Stühle können abgesetzt werden. Sowohl in dem einen wie im anderen Falle ergibt manchmal schon die makroskopische oder auch erst die mikroskopische und mikrochemische Prüfung gewöhnlich Anwesenheit von kleinen Schleimfetzchen. Nach einigen Tagen kann in typischen Fällen der Schleim spurlos verschwinden (vgl. S. 335).

Gar nicht selten kommt es unmittelbar nach den Anfällen einige Tage lang zu Diarrhöen, teils fauligen, teils gärigen Charakters, wahrscheinlich weil die Darmwand durch lange Kotstauung gereizt worden ist; das gehört mehr zu den Folgen der schweren Obstipation (S. 370, 373), als zum Typus der Myxoneurosis; man vermißt in diesen durchfälligen Stühlen auch niemals feine Schleimbeimengungen. Das eine und das andere (Durchfälle und Schleimgehalt derselben) hat dazu geführt, auch die typischen Anfälle selbst auf Kolitis zu beziehen, während übersehen wurde, daß die Mechanik der am Darm sich abspielenden Vorgänge auch umgekehrt zu vorübergehender lokaler Reizung und örtlicher Kolitis führen können, die zwar meist glatt wieder abheilt, unter Umständen aber zur chronischen Kolitis ausartet (S. 336).

Neben den mit Obstipation verbundenen Fällen gibt es einzelne (etwa 20% der Gesamtheit, von Noorden), wo weder Anamnese noch Befund

Stuhlträgheit aufdecken (Nicht-Obstipationsform). Der Stuhlgang ist für gewöhnlich ganz normal oder sogar breiig. Die Attacken treten aber in ganz ähnlicher Weise wie bei der Obstipationsform auf, ein Zeichen, daß Obstipation zwar häufige Begleiterscheinung aber nicht unerläßliche Vorbedingung für Myxorrhöe und Kolik ist. Aber in einem unterscheiden sich die Anfälle doch von jenen bei der Obstipationsform; sie fördern zwar Schleim, oft sogar große Mengen, aber doch kaum jemals derbe, verfilzte, band- und membranartige Gebilde zutage.

Der Schleim. Die Beschaffenheit der derben, faser- und membranartigen Schleimgebilde (Fig. 106a u. b) bei der typischen Obstipationsform der Colica mucosa lassen mit Bestimmtheit annehmen, daß die entleerten Massen nicht unmittelbar nach ihrer Entstehung entleert werden, sondern längere Zeit in den Haustren des Dickdarms gelegen haben, dort eingedickt und durch mechanische Kräfte zwischen Darmwand und harten Kot gewalkt und geformt worden sind. Wir haben es also mit einer chronischen Myxorrhöe, aber mit einer akut ausgelösten Entbindung der angesammelten Massen zu tun. Der Anfall erklärt sich am besten dadurch, daß eine akut hinzutretende zentrifugale, parasympathisch zugeleitete Erregung oder ein peripherer, von der Kotstagnation oder von den Schleimmassen selbst ausgelöster, den Vagusplexus beteiligender Abwehrreflex die Entladung bewirkt. Es kommt einerseits zu erneuter Sekretion, welche die der Wand anklebenden Massen lockert, anderseits kommt es zu heftigem Spasmus, beides vagohypertonische Vorgänge. Erst beim Nachlassen des Vagotonus kann geordnete Peristaltik die Schleimmassen herausbefördern.

Man hat das Zusammenbacken und das Erstarren des Schleims aus der Produktion eines besonderen, schleimfällenden Fermentes (Muzinase) erklären wollen (Esmonet, A. Riva, H. Roger und F. Trémollières). Einstweilen ist dies nur Hypothese. Man wies auch darauf hin, daß der derbe Schleim oftmals Konkremente einschließt (A. Matthieu, Dieulafoy, P. Chevallier, H. Eichhorst, W. Hale White, M. de Langenhagen) und man hat diese „Lithiasis intestinalis" gleichfalls mit dem Entstehen der eigentümlichen Schleimbeschaffenheit in Zusammenhang gebracht. Weit darüber hinaus greift die Annahme (Dieulafoy, Bellot, J. C. Hemmeter, A. Combe), daß die Darmsandbildung Ausdruck einer gichtischen Diathese (Arthritisme) sei. Dafür liegt in Wirklichkeit gar kein Anhaltspunkt vor. Ad. Schmidt vermutet, es sei oftmals Verwechslung mit Steinzellen von Birnen vorgekommen. Sicher findet man Kalkseifenkonglomerate als Schleimeinschlüsse (H. Ransom, H. Unschuld, Ad. Schmidt, C. von Noorden) oder Konglomerate von kohlensaurem und phosphorsaurem Kalk, gelegentlich auch oxalsaurem Kalk. Wahrscheinlich sind dies alles nur festgehaltene, zufällige Beimengsel. Daß die organische Grundsubstanz im wesentlichen und in der Regel nur aus Muzin oder muzinähnlicher Masse und nicht aus Fibrin besteht, ergaben die mikrochemischen Untersuchungen von O. Kitagawa, A. Äkerlund, Ad. Schmidt. O. Kitagawa wies auch andere albuminoide Substanzen in kleinen Mengen nach. Neuerdings fand F. Schilling durch mikrochemisches Verfahren (H. Besancon und de Jong) auch seroalbuminöse Beimengungen und schließt daraus auf „entzündlichen Charakter" der Produkte. Da aber auch der normale Dickdarmsaft einen mit verdünnter Essigsäure bei Siedehitze feinflockig gerinnenden Eiweißkörper enthält (B. P. Babkin), und da Vagusreiz wahrscheinlich zu neurogener Exsudation führen kann (S. 323), ist dieser Befund kein Beweis für entzündlichen Ursprung. In den Schleimmassen finden sich immer Zellen, die allerdings meist verschollt und undeutlich zu erkennen sind. Es handelt sich teils um Epithelien, teils um Leukozyten. Gewöhnlich nur spärlich, sind sie manchmal etwas reichlicher vorhanden, was Ad. Schmidt und R. Schmidt wohl mit Recht als Ausdruck einer gewissen entzündlichen Reizung ansprechen. Es beweist natürlich gar nichts für den Grundcharakter des Leidens, da — wie schon besprochen — entzündliche Reizung auch sekundär auftreten kann. Besonderes Interesse erregte der Befund von eosinophilen Zellen und manchmal auch Charcot-Leydenschen Kristallen (O. Neubauer und C. Stäubli, van Emden, J. Komarowski, F. Marchand, N. v. Ortner) und eine damit Hand in Hand gehende Eosinophilie des Blutes. Es lag nahe, dies mit gleichartigem Befund im Schleim und Blut beim Asthma bronchiale in Parallele zu setzen. Man hat daraufhin geradezu von einem „Asthma des Darms" gesprochen. Es hat sich nun freilich in den Untersuchungen der genannten und anderen Autoren (F. Friecker, H. J. Wiener, Ad. Schmidt) herausgestellt, daß auch bei vielen anderen Reizzuständen des Darms, die niemals Attacken von Myxorrhöe und Kolik bringen, dem Schleim reichliche Mengen eosinophiler Zellen beigemischt sein können; aber als Ausdruck der Hypervagotonie dürfen wir das Zeichen doch wohl deuten (H. Eppinger und L. Heß). Beweisender ist jedenfalls starke Eeosinophilie des Blutes. In einem Falle C. von Noorden's belegten die eosinophilen Zellen auf der Höhe des Anfalls 18%, am Tage nach völligem Abklingen des Anfalls nur 3% der Leukozyten des Blutes!

Gelegentlich ist dem Schleim oberflächlich etwas Blut beigemischt. Angesichts der stürmischen Vorgänge, welche sich im Darm abspielen, bei der Gegenwart sehr harter Kotmassen, welche auf die tetanisch gespannte Darmwand einen Gegendruck ausüben, muß es überraschen, daß dies nicht häufiger der Fall ist. An primäre hämorrhagische Entzündung darf man nicht denken.

Bei den Nicht-Obstipationsformen der Colica mucosa ist der Schleim viel weicher, und er ist viel häufiger mit Kot vermischt (Ad. Schmidt), wird aber manchmal auch ohne jeden Kot entleert. Koliken fehlen in manchen Fällen durchaus, in anderen stellen sie sich regelmäßig ein und in wieder anderen wird der Schleim bald mit, bald ohne Kolik ausgestoßen. Abgesehen von größerem Wassergehalt und der Formung zu Fasern, Platten und Membranen zeigt der Schleim die gleichen chemischen und mikroskopischen Eigenschaften wie der Schleim bei der Obstipationsform. Offenbar ist solch lockerer Schleim viel jüngeren Alters als der derbe Membranschleim. Die stärkere Durchfeuchtung, das geringe Klebevermögen erleichtert seine Entleerung und so sehen wir, daß bei dieser Form die Einzelanfälle von Myxorrhöe sich viel dichter häufen. Das Einzelbild gleicht dem der Enterorrhoea nervosa (S. 322), nur mit dem Unterschied, daß bei letzterer Form keine Schmerzen auftreten; im übrigen stellt sich das Krankheitsbild als chronisch gewordene Form der Enterorrhoea nervosa dar.

Von R. Schütz, Ad. Schmidt wurde sehr viel Gewicht darauf gelegt, daß auch in anfallsfreien Zeiten — sowohl bei der Obstipations- wie bei der Nicht-Obstipationsform — dem Kot gewöhnlich kleine Mengen makroskopisch oder mikroskopisch erkennbaren Schleims beigemischt seien. Sie schlossen daraus auf einen chronischen, wenn auch leichten Entzündungsprozeß als Grundlage des ganzen Krankheitsbildes, mußten aber zugeben, daß die Schwere des klinischen Krankheitsbildes und ebenso die Massenhaftigkeit der Schleimproduktion außer Verhältnis zu der Schwere des „Katarrhs" ständen. Wir können bei der typischen Obstipationsform der Colica mucosa das Vorkommen von Schleim in attackenfreien Intervallen nur für einen Teil der Fälle bestätigen, und alles dies waren alte, verschleppte Fälle. Selbst bei diesen verschwand öfters, unter sachgemäßer Behandlung der Schleim schon binnen kurzer Zeit (2—3 Wochen) vollkommen aus dem Kot. Das spricht jedenfalls für die Geringfügigkeit etwaiger Wanderkrankung. Es ist uns nicht recht verständlich, warum

Ad. Schmidt, nachdem er doch das Mitwirken eines anderen starken, schleim-
bringenden Faktors neben dem „leichten Katarrh" anerkennen mußte, vor
dem weiteren Schritt zurückscheute, diesem zweiten, neurogenen Faktor ausschlaggebende, unter Umständen alleinherrschende Kraft beizumessen. Auf
die Beimischung von Schleim in freien Intervallen darf man kein Gewicht legen.
Wir besprachen schon, daß die derben Massen höheren Alters sind; vielleicht
ruhte das, was heute ausgestoßen wird, schon seit Wochen im Dickdarm. Danach
hätten wir in der Myxoneurosis einen chronischen, mit erhöhter Schleimproduktion verbundenen Vorgang zu sehen, und es hängt zum Teil nur von mechanischen
Bedingungen ab, ob das abgesonderte sich ganz oder teilweise dem täglichen
Kot untermischt, oder ob es in früher beschriebener Weise liegen und haften
bleibt, bis explosive Entladung erfolgt. Anders bei den Nicht-Obstipations-
fällen. Hier ist das Fortbestehen von Schleimbeimischung, die oft erst nach
gründlichem Verreiben des Kotes (S. 122) unter dem Mikroskop erkannt
wird, die Regel, das Fehlen von Schleim die Ausnahme. Dies ist für uns
neben Eigentümlichkeiten des Gesamtverlaufs, vor allem der schwereren
Heilbarkeit (S. 339), ebenso wie für Ad. Schmidt, ein Grund, bei solcher
Form der Colica mucosa das Bestehen echter Kolitis neben der Myxoneurosis
zuzulassen.

Äußerst wichtig sind die **Mischformen,** in welchen sich Myxorrhöe und
Kolik mit wahrer Kolitis verbinden. Sie liegen prognostisch und therapeutisch
ganz anders als die reinen Formen. Jede Kolitis, gleichgültig wie entstanden,
darunter auch Dysenterie, kann Anfälle von Schleimabgang und Kolikschmerzen
bringen, und bei flüchtiger Beobachtung kann dies als Myxoneurosis gedeutet
werden. Umgekehrt kann sich aus ursprünglich rein neurogener Colica mucosa
eine echte Kolitis entwickeln. Durch die Stauung fäulnisfähigen Materials
und dessen schädigende Einwirkung auf die Darmwand ist Gelegenheit dazu
immer gegeben (S. 373). Daß vorübergehende, wahrscheinlich örtlich begrenzte
Wandschädigung häufig vorkommt, ward erwähnt; es hängt fast vom Zufall
ab (Grad der Schädigung, Beschaffenheit der Darmflora), ob aus dem vorübergehenden ein Dauerschaden wird. Bei entsprechend neuropathisch veranlagten
Personen verschwindet dann die Myxoneurosis und Colica neuropathica keineswegs, sondern ihr tritt das Krankheitsbild der Kolitis hinzu. Namentlich
wenn stärkere Stopfmittel die kolitischen Diarrhöen vorübergehend zum Verschwinden gebracht und Stuhlverhaltung bewirkt haben, setzt mit Vorliebe
ein Anfall von neurogener, typischer Colica mucosa ein. Solches Geschehen
ist häufig. Wer sich auf Fälle dieser Art stützt, wird leicht zu der Ansicht kommen,
daß die Colica mucosa an entzündliche Veränderungen des Darms gebunden
sei. In Wahrheit sind es Mischfälle, die zur Entscheidung dieser Frage gar nicht
herangezogen werden dürfen.

Über den ersten Fall, in welchem C. von Noorden unter seinen Augen schwere Kolitis aus Colitis mucosa entstehen sah, berichtet er wie folgt: Im Herbst 1892 kam ein damals
35jähriger Kaufmann aus St. Petersburg auf Geschäftsreise spät abends in Berlin an.
In früher Morgenstunde wurde er im Hotel von heftigsten Kolikschmerzen befallen. Der
herbeigerufene Hotelarzt injizierte 0,01 Morphium, was vorübergehend die Wucht der
Schmerzen linderte. Ich sah den Kranken um 8 Uhr morgens von wahnsinnig heftigen
Schmerzen gepeinigt. Es war von ihm nur zu erfahren, daß er bis dahin immer gesund
gewesen sei, abgesehen von starker Stuhlträgheit, die seit vielen Jahren mit Abführmitteln
bekämpft wurde. Der Kot sei immer hart und kleinknollig gewesen, seit zwei Tagen hätten
auch die gewöhnlichen Abführmittel versagt. Kotkolik wurde als wahrscheinlich angenommen; doch ließ eine sichere Diagnose sich im Augenblick nicht stellen. Ich injizierte
nochmals 0,015 Morphium zusammen mit 0,001 Atropin. Als ich zwei Stunden später
mit den zur Konsultation gebetenen Herren C. Gerhardt und E. v. Bergmann zu dem
Kranken zurückkehrte, hatte er gerade eine enorme Masse derber, verfilzter Schleimmassen
ausgestoßen, darunter ein etwa 40 cm langes Gebilde, das einem zusammengepreßten Darm-
ausguß glich, ähnlich wie es Potain beschrieben hat. Das entfaltete, charakteristische

Schleimgebilde wurde lange als Demonstrationsobjekt konserviert. Die Diagnose war jetzt klar. Unter Gebrauch von Rhabarber, Magnesia usta und Belladonna regelte sich der Stuhlgang; zwei Tage lang folgten noch kleine Schleimfetzen nach. Dann wurde der Stuhlgang völlig normal, das Befinden ausgezeichnet. Nach einer Woche verlor ich den Patienten zunächst aus den Augen; nach weiteren zwei Wochen wurde ich abermals zu ihm gerufen und fand ihn in ähnlichem Zustande wie das erste Mal. Er berichtete, daß er überaus anstrengende und aufregende Arbeit hinter sich habe, und daß der Stuhlgang in letzter Zeit wieder ganz unregelmäßig und hart geworden sei. Das Abführmittel war schon seit längerer Zeit nicht mehr genommen worden, weil der Patient den ersten Anfall auf übermäßigen Gebrauch von Abführmitteln zurückführte. Der zweite Anfall, obwohl an Heftigkeit geringer als der erste, dauerte bis zur Entbindung von Schleimmassen beinahe 24 Stunden. Ihm folgten aber sofort Diarrhöen fauligen Charakters; es seien die ersten Diarrhöen seines ganzen Lebens gewesen, versicherte der Kranke. Die Diarrhöen blieben bestehen; leichte Fieberbewegungen, wie sie auch Rehm und Ad. Schmidt erwähnen, traten hinzu. Es war eine Kolitis entstanden, die sich zwar unter Bettruhe, Schonungsdiät, Bismutpräparaten zunächst etwas besserte, aber nicht ausheilte. Später berichtete mir C. A. Ewald, der den Kranken nach meiner Übersiedlung von Berlin nach Frankfurt/M. öfters sah und ihn auch verschiedenen Sanatorien zu langdauernder Behandlung überwies, es sei eine ganz schwere Form von Kolitis daraus geworden, und es seien häufig schmerzhafte Attacken von Darmspasmus mit schleimig-eitrigen und blutigen Abgängen aufgetreten.

Begleiterscheinungen. Es ward oft darauf aufmerksam gemacht, daß man neben Colica mucosa ziemlich häufig auch andere Erkrankungen der Nachbarorgane findet, unter welchen chronische Krankheiten der weiblichen Genitalien (gonorrhoische Adnexerkrankungen!), Pyelitis, Nierensteine am stärksten betont werden. Sie spielen auch in den Krankheitsbildern nervöser reflektorischer Diarrhöen (S. 324) und echter Kolitis eine gewisse Rolle. Den pathogenetischen Zusammenhang mit Colica mucosa vermittelt wahrscheinlich Übererregbarkeit des vegetativen Nervensystems. Bei Frauen droht zur Zeit der Menstruation und im Klimakterium (C. A. Ewald, G. Rankin) die Gefahr gehäufter Attacken. J. Bauer sah einen Fall, in welchem prämenstruell Asthma bronchiale und Colica mucosa einsetzten. Zwei Fälle, in welchen mehrere Jahre hindurch jede Menstruation von einem abortiven Anfall von Colica mucosa eingeleitet wurde (Stuhlträgheit, harter trockner Kot, dann leichte Kolik, dann Ausstoßen von Schleimmembranen, während sonst die Darmtätigkeit ganz regelmäßig war), sah C. von Noorden. Die beiden ledigen Patientinnen, in der Mitte des IV. Dezennium stehend, stammten aus der gleichen, neuropathisch schwer belasteten Familie. Besonders nachdrücklich betont A. Foges den Zusammenhang mit dem menstruellen Prozeß; er faßt den Anfall als Äquivalent desselben auf, bedingt durch Hormone des Corpus luteum. In einem Falle fand er unmittelbar vor dem Colica mucosa-Anfall die Schleimhaut des Rektum und der Flexur hyperämisch und geschwellt, nach dem Anfall blaß und trocken (S. 330). Die Hormon- und Äquivalenthypothese von A. Foges geht zweifellos zu weit; alle sicheren Grundlagen fehlen, obwohl er bei Tieren, welche mit Injektionen von Corpus luteum-Hormon behandelt waren, Hyperämie der Mastdarmschleimhaut fand. A. Foges, als Gynäkologe, unterschätzt, daß typische Fälle von Colica mucosa auch bei Männern nicht selten sind (S. 331). Anderseits kommt es bei Frauen vor, daß ein außerhalb der Menstruationszeit auftretender Anfall von Colica mucosa auch leichte Genitalblutung mit sich bringt (Ad. Schmidt, C. von Noorden). Daß also vasodilatatorische Erregungen beide Organsysteme, den Darm und die Genitalien, gleichzeitig betreffen können, scheint festzustehen. Auch der Appendizitis ist zu gedenken, die nicht ganz selten neben Colica mucosa vorkommt (S. 331; Appendektomie S. 346). Man hat einen Zusammenhang vermutet derart, daß der vom Wurmfortsatz ausstrahlende Reiz die Colica mucosa auslöst und unterhält. Bei entsprechender Einstellung des vegetativen Nervensystems ist solche Reizübertragung theoretisch möglich. Praktisch spielt sie keine große Rolle. Angesichts der Häufigkeit von Appendizitis wird diese natürlich auch öfters Kranke mit Colica mucosa befallen. Häufiger erzeugen und unterhalten chronisch-entzündliche Vorgänge in der Appendix durch Verschleppen von Infektionskeimen Kolitis (H. Isaac, Ehrmann, E. Siegel).

Die größte Aufmerksamkeit verdient immer das Verhalten des Nervensystems. Wir haben es meist mit Neurasthenikern und Hysterikern zu tun; darauf ist von altersher hingewiesen worden. Wenn auch abnorme psychische Erregbarkeit ursprünglich nicht da war, so bringt die Art des Leidens es doch mit sich, daß sie später hinzutritt, und bei voll ausgebildeter Krankheit längeren Bestandes gehört starker psychopathischer Einschlag geradezu zur Regel. Man kann denselben aber doch nicht als unmittelbare Quelle des Leidens auffassen. Es kommen, worin wir mit Ad. Schmidt voll übereinstimmen, ausnahmsweise auch Fälle vor, in welchen abnormes Verhalten der Psyche nicht zu entdecken ist. Das wesentliche ist immer die Einstellung des vegetativen Nervensystems. Wir leiten den Symptomenkomplex der Colica mucosa mit H. Eppinger und L. Heß von hypertonischer, zur Hypersekretion und dann zum Spasmus führender Vaguserregung ab. Unter Bezugnahme auf eine ältere Arbeit C. von Noorden's, in welcher dieser als erster gewisse funktionelle Vagusneurosen beschrieb und als hysterisch bezeichnete, führen Eppinger und Heß mit Recht aus, die Vagohypertonie könne von psychopathischem Einschlag durchaus unabhängig sein; abnorme Erregbarkeitsverhältnisse des vegetativen Nervensystems, bald dieser bald jener Art, begleiten die Colica mucosa so gut wie ausnahmslos, bald nur auf das eine, bald auf mehrere Organgebiete sich erstreckend. Wir müßten die ganze Pathologie des vegetativen Nervensystems aufrollen, um der bunten Mannigfaltigkeit der Bilder gerecht zu werden. — A. Lindemann fand in einem Falle Einstellung des endogenen und exogenen Harnsäurestoffwechsels nach Art der Gicht. In zwei Fällen C. von Noorden's war der Purinstoffwechsel normal. Etwaiger Anomalie derselben trägt übrigens die bei Colica mucosa als zweckmäßig erkannte Therapie Rechnung.

Der Ernährungszustand verhält sich verschieden. In leichteren Fällen und bei seltenen Attacken leidet er manchmal gar nicht. Die Patienten sind in anfallsfreien Zeiten bei gutem Appetit und beköstigen sich ausreichend. In allen schwereren Fällen kommt es aber zur Abmagerung, weil die Patienten teils aus Ängstlichkeit, teils auf ärztlichen Rat hin allzu vorsichtig im Essen und Trinken werden und sich unzureichend beköstigen. Man trifft dann Leute mit geradezu jämmerlichem Ernährungszustande an, der natürlich ungünstig auf das Nervensystem zurückwirkt (S. 344 und 788).

3. Diagnose.

Die Diagnose des voll ausgebildeten Anfalls ist nicht zu verfehlen. Wenn aber ein erster Anfall, wie z. B. in dem oben berichteten Falle (S. 336) und in einem anderen Falle, den C. von Noorden und C. Dapper beschrieben, mit Schmerzen einsetzt und es lange dauert, bis Schleimmassen erscheinen, sind alle Möglichkeiten zu erwägen, die derartige Koliken bringen können; das wurde schon ausgeführt (S. 67). Umgekehrt sind Fälle bekannt, in welchen nach wiederholten Attacken wahrer Colica mucosa auch ein neuer Anfall von Bauchschmerz dieser oder jener Art kurzerhand als Colica mucosa gedeutet wurde, während man nach anderen Ursachen gar nicht fahndete und auf diese Weise wichtiges übersah (Nierenkolik, Ovarialzyste mit Achsendrehung!). Das sind immerhin seltene Fälle. Wichtig ist unter allen Umständen, sich zu versichern, ob man es mit rein nervösen Formen oder zugleich mit Darmentzündung zu tun hat. Schon die Rekto-Romanoskopie gibt manchmal überraschende Aufschlüsse

(Proktitis, Polypen!). Das Bestehen einer wahren Kolitis wird bei genauer Kotuntersuchung nicht lange verborgen bleiben. Nur hüte man sich, jedes bißchen Schleim bei sonst fehlenden Zeichen als Zeugnis für Kolitis zu betrachten. Nach der eigentlichen Schleimentbindung folgen kleinere Schübe von Schleim einige Tage lang noch nach (S. 335), und auch während anfallsfreier Zeit darf uns Hypersekretion von Schleim nicht überraschen (S. 336).

4. Prognose.

Ad. Schmidt meint, in prognostischer Beziehung schnitten die einfach katarrhalischen Formen durchschnittlich günstiger ab, als die „nervös betonten myxorrhoischen Fälle". Dies kann sich aber nur auf solche Fälle beziehen, wo leichte und glatt heilbare Kolitis die wesentliche Ursache für abnorme Reizbarkeit des intramuralen Reflexbogens ist, während primäre parasympathische Übererregbarkeit in den Hintergrund tritt (vgl. Behandlung, S. 341). Ad. Schmidt erwähnt auch eine kleine Statistik von W. Hale White, wonach die Heilungsaussichten sich auf durchschnittlich 50% stellen, alte eingeschliffene Fälle ausgenommen. Er hält dies allerdings für etwas zu pessimistisch geurteilt.

Ad. Schmidt übersah, daß C. von Noorden und C. Dapper schon früher eine viel größere und ausführlichere Statistik veröffentlicht hatten (76 Fälle, 4 Kinder, 48 Frauen 24 Männer).

Vollständiger Erfolg der Behandlung bei 79% der Fälle,
     davon Dauererfolg bei   50%,
        „   Rückfälle   „   13,1%,
        „   Unbekannt   „   15,8%;
Unvollständiger Erfolg   „   15,8%;
Mißerfolg   „   5,2%.

Die Autoren erwähnen ausdrücklich, daß die unbefriedigenden Erfolge größtenteils weit zurücklagen, d. h. in eine Zeit fielen, wo sie noch keine ausgedehnten Erfahrungen über ihre Behandlungsmethode hatten.

Nach weiteren Erfahrungen halten wir Fälle rein neurogenen Charakters, in welchen es noch nicht zu sekundärer Kolitis gekommen ist — und das sind fast ausnahmslos Fälle der Obstipationsform (S. 333) —, für prognostisch sehr günstig. Von frischeren Fällen können durch zweckentsprechendes Vorgehen mindestens 90% völlig geheilt werden. Bei veralteten Fällen lassen sich nach unserer Erfahrung zum mindesten stets die Obstipation und dann fast immer auch die Koliken dauernd beseitigen, während gelegentliche Zumischung lockerer Schleimmassen zum Kot oder auch das Abgehen reiner, lockerer Schleimmassen das übrige Leiden oft lange Zeit, manchmal zeitlebens überdauern. Das wird aber nicht mehr als Krankheit empfunden und ist auch tatsächlich bedeutungslos, wenn man auch in allen diesen Fällen den Dickdarm als Locus minoris resistentiae betrachten und ihn namentlich vor Kotstauung bewahren muß.

Fälle mit Kolitis teilen zunächst in prognostischer Hinsicht die Heilungsaussichten der einfachen katarrhalischen Kolitis, können aber nach Abheilen der Kolitis als rein nervöse Formen fortbestehen oder wieder auftauchen. Nach C. von Noorden's durchgängiger Erfahrung, die seit seiner ersten Veröffentlichung über die Krankheit im Jahre 1898 recht groß geworden ist, sind alle Fälle der Nicht-Obstipationsform viel hartnäckiger, viel widerstandsfähiger gegenüber therapeutischen Maßnahmen, viel mehr zu Rückfällen geneigt, als die vorher erwähnten, an Zahl weitaus überwiegenden Obstipationsformen. Dies, weil die meisten von ihnen mit Kolitis vergesellschaftet sind (S. 336).

5. Behandlung.

Man hat zu unterscheiden die symptomatische Behandlung des Anfalls und die kausale Behandlung der Krankheit.

a) Die symptomatische Behandlung des Anfalls

hat zur Aufgabe, diesen so bald als möglich zu unterdrücken, um die Leiden des Kranken zu heben; auch scheint längere Dauer des Anfalls das Entstehen sekundärer lokaler Kolitis (S. 336, 336) zu begünstigen. In erster Linie ist Bettruhe erforderlich. Man benutzt sie zum Anbringen heißer Umschläge auf den Bauch, dem bei allen Krämpfen der glatten Muskulatur beliebten Hausmittel. Ob erhitzter Leinsamenbrei, Heißwasserbehälter, Thermophor, Elektrizität oder anderes als Wärmequelle dienen, ist natürlich gleichgültig. Bei einigermaßen heftigen Anfällen ist Morphium nicht zu entbehren (1—1$^1/_2$ cg subkutan). Es bricht sicher die Gewalt des Schmerzes. Nach langer Erfahrung erwies es sich uns als zweckmäßig, das unentbehrliche Atropin nicht sofort zu verabfolgen, sondern erst nachdem Morphium den Schmerz betäubt hat. Wenn jetzt Atropin folgt (1—2 mg subkutan; dies besser als Mikroklysma oder Suppositorium), so dauert es in der Regel nicht lange, bis kräftige Peristaltik Schleimmassen nahezu schmerzlos herausbefördert. Wir erklären uns dies so, daß sofortige Gabe von Atropin die Darmsekretion stark hemmt, was das Ablösen des festhaftenden Schleims von der Darmwand erschwert, wogegen Morphium die Sekretion eher anregt und damit günstige Vorbedingungen für Atropinwirkung schafft. Das Atropin löst den Darmspasmus und schafft freie Bahn für die Aufgaben peristaltischer Wellen. In der Regel folgt harter, kleinknolliger Kot dem Schleim bald nach, bei richtiger Einstellung der Morphium- und Atropindosen gleichfalls ohne Schmerz. Das vorausgehende Erscheinen reiner oder mit wenigen aus dem Enddarm stammenden Kotbröckeln vermischter Schleimmembranen zeigt, daß Kolospasmus schon seit längerem (24 Stunden und mehr) das Einrücken von Kot in die hauptsächlichen schleimtragenden Darmabschnitte verhindert hat. Neuerdings empfiehlt Rütimeyer statt Atropins die Injektion einer Ampulle von „Spasmalgin" (Gemisch von Pantopon, Papaverin, Atrinal; letzteres = Schwefelsäureester des Atropins). Wir selbst haben keine Erfahrung darüber. Dagegen scheint uns die Injektion von je 0,03 g Papaverin mit Intervall von etwa zwei Stunden ähnlich gute Dienste zu tun, wie Atropin; doch reichen unsere Erfahrungen noch nicht aus, dies zu empfehlen. Wenn trotz des schmerzstillenden Morphiums und trotz des Atropins Schleim und aufgestauter Kot nicht abgehen, darf man zu reizlosen Wasserklistieren (am besten physiologische Kochsalzlösung) oder auch zu Ölklistieren greifen. Wir erlebten öfters, daß dann der Kot zuerst erschien und der Schleim viel später nachfolgte. Mit Klistieren sofort zu beginnen, ist nicht empfehlenswert; die Darmspasmen stehen dem Einlauf im Wege. Vor Zusatz reizender Stoffe (Seife, Glyzerin, stärkerer Salzgehalt) sei gewarnt; sie vermehren den Schmerz. Im Beginn des Anfalls werden Klistiere meist wieder ausgestoßen, ehe sie den Schleim gelockert haben. Bei einer Obduktion (Fall von N. v. Jagic veröffentlicht) ergab sich, daß selbst ein starker Strahl aus der Wasserleitung den zähen, eingedickten Schleim nicht von der Wand löst. Im Anfall starke Abführmittel zu geben, widerraten wir ebenso wie Ad. Schmidt.

Die unmittelbare Nachbehandlung des Anfalls besteht weiterhin in Bettruhe und heißen Bauchumschlägen und zunächst in einfacher, flüssigbreiiger Kost (Milch-Suppen-Breidiät). Daneben — und hierauf legen wir großes Gewicht — abends 1 mg, morgens $^1/_2$ mg Atropin subkutan. Dies setzen wir in der Regel noch wochenlang fort (S. 336); nur kann bald die subkutane

Injektion durch innerliche Gabe ersetzt werden. Einige Tage lang erhält der Patient noch täglich einen hohen Einlauf mit physiologischer Kochsalzlösung oder ein Kußmaul-Fleinersches Ölklistier.

b) Kausale Behandlung der Krankheit.

Während über den Gang der symptomatischen Behandlung des Anfalls keine wesentlichen Meinungsverschiedenheiten bestehen und die einzelnen Autoren nur in unwesentlichen Dingen von einander abweichen, ist dies bei der nachfolgenden Behandlung anders.

Die Gegensätze wurden dadurch hervorgerufen, daß C. von Noorden, abweichend von früherer Methode, vor zwei Dezennien die diätetische Behandlung mit schlackenreicher Kost empfahl. Es muß nun, um aufgekommene Mißverständnisse zu beseitigen, ausdrücklich hervorgehoben werden, daß von Noorden und später von Noorden und C. Dapper dies nur für Fälle anrieten, in welchen schwere, kotverhärtende Obstipation und Colica mucosa auf neuropathischer Grundlage das Krankheitsbild beherrschten. Mit keinem Worte aber ist in jenen Arbeiten erwähnt, daß sie dies Verfahren auch auf Fälle ausdehnen wollten, hinter denen sich wahre Kolitis versteckt. Von den Mischfällen sehen wir zunächst ab und widmen ihnen anschließend besondere Besprechung.

Die Behandlung gliedert sich in die Behandlung des Darms einschließlich Beeinflussung des Ernährungszustandes und in die Behandlung des nervösen Allgemeinzustandes. Beide sind wichtig; erstere aber doch das wichtigere, weil ohne sie auf durchschlagenden Erfolg nicht zu rechnen ist.

Beseitigung der Obstipation steht bei Behandlung der typischen Colica mucosa (Obstipationsform) im Vordergrund. Es war nur eine Übertragung gleicher Grundsätze von der Obstipationsbehandlung auf die Therapie der besonderen Verhältnisse bei Colica mucosa, als C. von Noorden mit schlackenreicher Kost vorging. Unter Abänderung früherer Vorschriften teilten von Noorden und C. Dapper folgenden Kostzettel mit, der unter anderen gute Dienste tat, und der einerseits stuhlfördernd, anderseits mästend wirken sollte.

Morgens: 300 g Sahnenmilch oder leichter Tee oder Kaffee mit viel Rahm, manchmal Kakao mit Rahm und Butter bereitet und mit Milchzucker gesüßt. Dazu 50—70 g grobes Brot (Weizenschrotbrot) und 30—50 g Butter.

10½ Uhr: Nach Bedarf Massage des Bauches oder hydrotherapeutische Maßnahmen verschiedener Art. (Von dem damals gleichfalls erwähnten Elektrisieren des Mastdarms kam von Noorden später ganz ab.)

11 Uhr: Hülsenfruchtsuppe (vorzugsweise Linsen!) mit eingekochtem Speck: dazu Schrotbrot mit reichlich Butter. Ein Glas Frühstückswein.

1 Uhr: Fleischspeise nach Belieben. Dazu reichlich Gemüse verschiedener Art (gut weich gedämpft bzw. gekocht!), abgekochte oder gebackene Kartoffeln mit Butter. Grobschalige und grobkernige Früchte wie Johannisbeeren, Stachelbeeren, Preißelbeeren (gekocht!) oder 500 g Weintrauben. Etwas Wein. Nach dem Essen 1½ Stunden Bettruhe mit heißen Umschlägen auf den Leib.

4 Uhr: Vesperimbiß wie Frühstück um 9 Uhr. Dann 1½—2 Stunden Spaziergang.

7 Uhr: Abendessen wie Mittagessen; manchmal auch saure Milch oder Obstsuppen. Dazu 50—70 g Schrotbrot mit reichlich Butter.

9 Uhr: 300 g Sahnenmilch wie morgens.

Die durchschnittliche tägliche Buttermenge betrug 200—250 g, wovon ²/₃ als reine Butter zu Brot oder Kartoffeln, zu Gemüse oder Fisch verzehrt werden sollten; der Rest wurde in den Speisen mitverkocht.

Von diesem Kosttypus wich von Noorden auf Grund späterer weiterer Erfahrung insofern ab, als er den Schwerpunkt der kotbildenden Nahrung auf das Weizenschrotbrot verlegte, damit je nach Umständen auf 300—500 g täglich steigend. Auch Mehlspeisen, sowohl gesüßte wie ungesüßte wurden in die Kost eingereiht. Gemüse wurden zwar reichlich, zweimal am Tage, aber zunächst nur in durchgeschlagenem Zustand gegeben. Frisches Obst wurde im Anfang der Kur verboten, von gekochtem Obst (namentlich Äpfeln), vor allem auch von Dörrzwetschgen ward reichlichst Gebrauch gemacht. Im einzelnen wechselte aber die Kost von Fall zu Fall, je nach den Neigungen des Patienten und je nach Gesamtlage der Dinge.

Der Grundsatz schlackenreicher, kotmehrender Kost wurde aber durchweg aufrechterhalten. Was bei Therapie der Obstipation näher ausgeführt wird (S. 232, 380), ist mit Bezug auf Colica besonders nachdrücklich zu betonen: solche Kost mag Reizmittel für den Magen und Dünndarm sein, für den Dickdarm ist sie aber keine Reiz-, sondern Schonungskost. Sie macht den Kot pomadig weich und schaltet, abgesehen von größerer, aber leicht verschieblicher, nachgiebiger Masse die schädigende Reizwirkung harter Scyballa völlig aus. C. von Noorden geht in der Regel erst etwa eine Woche nach Abklingen akuter Anfälle oder zu beliebiger Zeit in freien Intervallen zur schlackenreichen Kost über; dann meist unvermittelt, wie in der Monographie von Noorden's und Dapper's beschrieben und begründet. Doch gilt dies nicht als Gesetz; je nach Umständen vollzieht sich der Übergang allmählich. Wie wenig Ursache vorliegt, von diesen Grundsätzen abzuweichen, erhellt aus dem, was über Prognose gesagt wurde (S. 339). Wann und ob die Sonderkost verändert, erweitert oder zugunsten gewöhnlicher Hausmannskost aufgegeben werden kann, hängt von der Beschaffenheit des Stuhlgangs ab. Sobald der Kot auch bei anderer Kost dauerhaft weich bleibt und dauerhaft regelmäßig wird, ist die therapeutische Aufgabe der Grobkost erfüllt. Das ist genau so, wie bei chronisch-habitueller Stuhlträgheit (S. 384).

Natürlich lassen sich auch auf andere Weise Erfolge erzielen, d. h. mittels blander und schlackenfreier Kost, wie C. von Noorden und C. Dapper ausdrücklich zuließen; aber immer nur unter der Voraussetzung, daß der Kot dabei weich bleibt und der Darm regelmäßig entleert wird. W. Fleiner, der diesen Weg empfahl, erreichte dies durch langdauernde Ölklistierkuren. Andere empfahlen langdauernde Behandlung mit Wasserklistieren oder sie reichten peristaltikfördernde Abführmittel. Alle diese Hilfsmittel sind bei von Noorden's diätetischer Methode überflüssig. Nur am ersten und dritten Tage der Diätkur wurde öfters abends ein Ölklistier verabfolgt, um völlig sicher zu sein, daß sich der Darm gut entleert.

Gegen von Noorden's Diätkur ist mehrfach Einspruch erhoben worden, vor allem von Ad. Schmidt und neuerdings von F. Schilling. Tatsächlich entfernt sich Ad. Schmidt aber nicht allzuweit davon; nur empfiehlt er allmählichen Übergang von blander zu derberer Kost, die auch ,,passierte Gemüse, Kompotte, Roggenbrot, ganze Kartoffeln" enthält. Auch er legt entscheidendes Gewicht darauf, daß die Kost genügende Mengen Kot bilden soll; und zu reichlicher Kotbildung bedarf es ja immer eines Schlackengehalts der Nahrungsmittel. Ob man den Kostwechsel (Übergang zu schlackenhaltiger Kost) schnell oder langsam vollzieht, bedingt keinen grundsätzlichen Unterschied; es richtet sich sowieso nach Lage des Einzelfalles. Ad. Schmidt war übrigens im Irrtum, als er schrieb, von Noorden habe ,,Schwarzbrot" empfohlen; darunter versteht man hochausgemahlenes Roggenbrot. C. von Noorden wies ausdrücklich auf das O. Rademannsche D-K-Schrotbrot hin, das von jeher nur aus grob geschrotetem Weizen gebacken wird. Zu Roggenbrot, namentlich aus hochausgemahlenem Mehl, aus Vollkornmehl oder gar grobgeschrotetem Roggen, sollte man erst spät und allmählich übergehen. F. Schilling lehnt zwar noch schärfer die Diätkur von Noorden's ab, erwähnt aber rühmend die günstige Wirkung der Kriegskost (,,Vorwiegen von Kartoffeln, grobe Zerealien mit hoch ausgemahlenem 94%igem Roggenmehl, Wurzel-, Blatt- und Stengelgemüse mit Unmengen von Mohrrüben, Kohlrüben und Kohlrabi"). Das ist ein offenbarer Widerspruch; denn solche Kost greift als Belastungs- und Reizkost noch weit über das hinaus, was von Noorden und C. Dapper vorgeschlagen haben. Im übrigen fand von Noorden's Diätkur doch vielen Anklang, wenn auch mit diesen und jenen Modifikationen, wofür ja reichlich Spielraum bleibt, sobald das Hauptprinzip: reichlichen und weichen Kot bildende Kost, einmal anerkannt ist (M. Einhorn, J. Boas, H. Westphalen, J. C. Hemmeter und vor allem H. Lenhartz). Es scheint uns nicht unwichtig, die Worte zu wiederholen, womit von Noorden und C. Dapper den Bericht über ihre therapeutischen Ergebnisse schließen: ,,man mag die Prinzipien und Theorien noch so gut beherrschen, zur sicheren Erreichung des Erfolges gehört dennoch ein gewisses Maß von Übung und Erfahrung. Diese selbstverständliche Wahrheit zu beachten, bitten wir diejenigen Herrn Kollegen, welche unsere zweifellos gute und aussichtsvolle Behandlung der Colica mucosa anwenden wollen, bei den ersten Versuchen aber vielleicht doch auf manche praktische Schwierigkeit stoßen sollten". Bedauerlicherweise hat sich die Kritik mehrfach nur gegen ein bestimmtes, ausdrücklich als eines unter anderen bezeichnetes Kostgerüst von Noorden's gewendet, während die betreffenden Arbeiten klar und deutlich nicht auf einen bestimmten Kostzettel, sondern therapeutische Grundsätze abgestimmt waren.

Von Abführmitteln sollte man sowohl in Begleitschaft von Diätkuren wie in anfallsfreien Perioden, möglichst wenig Gebrauch machen. Wer mit der Diät allein nicht zurecht kommt oder aus äußeren Gründen eine planmäßige Diätkur auf spätere Zeit vertagen muß, halte sich an möglichst milde Mittel, unter denen wir Rhabarber und Magnesia usta bevorzugen; daneben ganz zweckmäßig aller Wochen einmal Purgieren mit Rizinusöl. Unter den Mineralwässern möchten wir mit H. Nothnagel vor Karlsbader, Neuenahrer, Vichyer und vor anderen alkalischen Quellen warnen. Auch Ad. Schmidt läßt sie außer Betracht. Seiner Angabe, daß Kalkwässer sich manchmal nützlich erweisen (Marienbader Rudolfsquelle, Driburger Hersterquelle, Wildunger und vor allem Sodenthaler Wasser), ist zuzustimmen. Die Wirkung betrifft wahrscheinlich die Hypersekretion des Darms (s. unten). Von milden, annähernd isotonischen Kochsalzwässern (Kissinger Rakoczy und Homburger Elisabethquelle) darf vorsichtiger Gebrauch gemacht werden (von Noorden und Dapper). W. Hale White, M. de Langenhagen, A. Combe empfehlen vor allem die Quellen von Châtel Guyon und von Plombières, offenbar aber mehr mit Rücksicht auf etwa begleitende Kolitis.

Wir sehen nun häufig, daß die Dauerheilung der Obstipation auch Dauerheilung der Colica mucosa bringt (C. von Noorden, J. Boas; auch in der Diskussion über Ad. Schmidt's Vortrag auf dem Kongreß für innere Medizin, 1908, kam dies mehrfach zum Ausdruck). Hieraus läßt sich ableiten, daß die Obstipation bzw. die Stauung harten Kotes wesentliches zum Entstehen der Schleimkolik beiträgt. Wir sehen, auch ohne jedes sonstige Zeichen der Colica mucosa, harte Kotknollen manchmal in ähnliche derbe Schleimhüllen eingehüllt (S. 144), wie sie bei Colica mucosa entleert werden. Wir deuten die Schleimsekretion als Schutzreflex (S. 372), demnach auch als einen durch das Nervensystem vermittelten Vorgang (S. 368); wir betrachten, im Sinne von J. Boas, die Schleimumkleidung harter Fäzes als eine Abortivform der Myxoneurosis intestinalis und möchten anderseits auch einfachen Kolospasmus (spastische Vorgänge bei Obstipierten, sogenannte „spastische Obstipation", S. 367) als eine Abortivform deuten; also „Colica mucosa sine Colica" und „Colica mucosa sine Hypersecretione mucosa". Während nun Spasmen sehr leicht und schon aus geringfügigem Anlaß der Obstipation sich hinzugesellen und nur selten zu wahren Koliken auswachsen, muß Angesichts der Häufigkeit schwerer Obstipation und angesichts der relativen Seltenheit abortiver Colica mucosa (sine colica) und erst gar ihres ausgeprägten Krankheitsbildes offenbar ein zweites hinzukommen, um die letztgenannten Komplikationen zu verwirklichen. Das ist eine Übererregbarkeit des intramuralen Reflexbogens bzw. ein hypervagotonischer Einschlag. Die Beseitigung der Obstipation entspricht daher nur bis zu einem gewissen Grade „kausaler Therapie"; in gewissem Grade ist sie nur eine „symptomatische", welche einen Stein des Anstoßes hinwegräumt. Und so sehen wir, daß öfters abermalige Obstipation, selbst leichten Grades und kurzer Dauer, neue Anfälle bringt, und daß anderseits manchmal Schleimfluß die Obstipation und das Verschwinden aller anderen krankhaften Symptome lange, selbst zeitlebens, überdauert (S. 339). Mit großer Wahrscheinlichkeit darf man freilich darauf rechnen, daß mit dauerndem Wegfall des Lockreizes (Anhäufung verhärteter Kotmassen) allmählich die Übererregbarkeit des parasympathischen Darmapparates versiegt. In diesem Sinne ist die Beseitigung der Obstipation also eine Schonungs- und gleichzeitig doch eine Kausaltherapie.

Es bleiben aber doch noch andere Aufgaben übrig.

Verminderung der Schleimsekretion kann, wie es scheint, auch durch kalkhaltige Mineralwässer begünstigt werden (S. 247). Entscheidenden Wert besitzen sie nicht. Viel mehr Vertrauen verdient das Atropin, das alle von parasympathischen Fasern abhängigen Sekretionen mehr oder weniger hemmt.

Beseitigung des spastischen Einschlags. Dies ist therapeutisch von größtem Belang. In Erweiterung früherer Mahnungen ist von Noorden immer mehr dazu übergegangen, dem Atropin in der Behandlung von Schleimkolik einen hervorragenden Platz einzuräumen; jedenfalls in weit höherem Maße, als Ad. Schmidt dies in der ersten Auflage des Buches empfahl. Man setze die Atropinbehandlung mindestens einige Wochen, oft mehrere Monate lang fort (in der Regel abends 1 mg, morgens $^1/_2$ mg, S. 227). Erst allmählich sinkt die Gabe, zunächst auf 2 mal $^1/_2$ mg, dann wird diese Dosis aller zwei, später aller drei Tage gereicht, und dann sinkt sie auf 2 mal $^1/_4$ mg, um schließlich auszuklingen. Zu nicht geringem Teile dürfte die Dauerhaftigkeit der Erfolge davon abhängen. Es wird also eine fortdauernde Dämpfung des parasympathischen Endapparates angestrebt. Es sei daran erinnert, daß unter Zurückgreifen auf eine alte Empfehlung H. Trousseau's C. von Noorden ähnliche, langdauernde Atropinkuren bei einer anderen vagotonischen Krankheit, dem Asthma bronchiale, empfehlen konnte. Andere brauchbare Medikamente, den Vagustonus zu dämpfen, besitzen wir nicht; Suprarenin, das freilich durch Reizung des Sympathikus dem Vagotonus entgegentritt, hat zu kurzdauernde Wirkung. Daß peripherischer Lockreiz (harte Kotmassen) den Vagusplexus erregt und daß solcher Reiz ausgeschaltet werden muß, ward oben erwähnt. — Ob man wirklich rein psychotherapeutisch Colica mucosa heilen kann, wie einige in der Debatte über Ad. Schmidt's Vortrag auf dem Kongreß für innere Medizin (1908) behaupteten, lassen wir dahingestellt. Was wir von angeblich „psychotherapeutisch geheilten" Fällen kennen lernten, war nach Maßgabe weiteren Nachforschens alles auch stark diätetisch beeinflußt worden, meist durch Umstellung auf vorwiegend oder ausschließlich vegetarische, also schlackenreiche Kost. Bei seiner weitgehenden Unabhängigkeit von der Psyche und seiner starken Abhängigkeit von chemischen Reizen (Nahrungsmittel, Genußmittel, Pharmaka, Hormone) bietet das vegetative Nervensystem der psychotherapeutischen Beeinflussung nur schmale Angriffsflächen. Dagegen ist ein therapeutischer Einfluß von Quantität der Nahrungsmittelreize und namentlich vom Ernährungszustand nach klinischen Erfahrungen sichergestellt. Wir sehen dies auf allen Gebieten der sympathischen und autonomen Innervation. Der Theorie vorauseilend, hat die Praxis von jeher auf

Besserung des Ernährungszustandes in der Behandlung von Colica mucosa das größte Gewicht gelegt. Wie besprochen (S. 338), schädigen schwerere Formen der Krankheit den Ernährungszustand fast immer; oft in hohem Maße, so daß man es mit ganz jämmerlich abgemagerten und hinfälligen Leuten zu tun hat. Mit Besserung des Ernährungszustandes und der Gesamtkräfte hebt sich auch die Widerstandskraft des Nervensystems, und vor allem seine Übererregbarkeit nimmt ab. Die Diätkur von Noorden's trägt diesem Bedürfnis Rechnung. Wie leicht es ist, mittelst dieser Kur bei Colica mucosa starken Gewichtsanstieg zu erreichen, ward in der Arbeit von Noorden's und Dapper's beschrieben. Auch hier betrachten wir den Gewichtsanstieg nicht als einzigen Zweck, sondern verlangen, daß die Ernährungskur pädagogischen Aufgaben dient, d. h. dem Ausmerzen von Phobien und der Wiederherstellung des Selbstvertrauens. Das ist zugleich eine den Eigentümlichkeiten der Krankheit angepaßte Psychotherapie. Unter Umständen darf man dazu die Hypnose in Anspruch nehmen. Wir selbst kamen ohne dieselbe aus. Mit der planmäßigen Ernährungskur, die man ihrer Schwierigkeiten wegen wohl immer in Krankenanstalten verlegen wird, pflegt man auch hydrotherapeutische Maßnahmen zu verbinden. Ein so entscheidendes Gewicht, wie Ad. Schmidt, der sie noch höher einschätzte als die Diätvorschriften, legen wir aber nicht darauf. Am wertvollsten scheinen die heißen Bauchumschläge zu sein, die nicht nur beim und unmittelbar nach etwaigem Anfall (S. 340), sondern noch längere Zeit zum beschwerdelosen Durchführen der Ernährungskur gute Dienste tun. Ferner greift man zu prolongierten warmen Bädern, welchen man — schon aus suggestiven Gründen dieses oder jenes Badesalz, Fichtenextrakt, Sauerstoff, Kohlensäure zusetzt, und nach welchen die Patienten längere Zeit ruhen, womöglich schlafen sollen. Sie erweisen sich als Antispasmodika. Ferner Halbbäder mit nachfolgender warmer Regendusche, später nach Abklingen aller akuten Reizzustände des Darmes — auch mit wechselwarmer Strahldusche (schottische Dusche). Streich- und Knetmassage der Gesamtmuskulatur ist nützlich, während auf durchgreifenden Vorteil von Bauch- bzw. Darmmassage kaum zu rechnen ist. Das von Anderen und auch früher von C. von Noorden und C. Dapper empfohlene Faradisieren des Mastdarms erwies sich bei weiterer Erfahrung eher als nachteilig. Über Bettruhe S. 360.

Von **Medikamenten** wurden bereits solche erwähnt, die unmittelbar auf Darmperistaltik und auf das Vagussystem einwirken. Daneben kann es wichtige Aufgabe sein, durch zentral angreifende Sedativa zentrifugale Erregungen möglichst zu dämpfen, vor allem auch für guten und tiefen Schlaf zu sorgen. Wir verweisen auf früher gesagtes (S. 327).

Unter den **Nicht-Obstipationsformen der Colica mucosa** verstecken sich meist Fälle, die mit echter, wenn auch leichter oberflächlicher Kolitis verbunden sind. Aber doch nicht alle gehören in diese Reihe, sondern eine gewisse, wenn auch geringe Zahl sind als reine Hypervagotonien zu deuten. Sie stehen den „nervösen Durchfällen", insbesondere der „Enterorrhoea nervosa" nahe (S. 322); nur daß Spasmus bzw. Kolik als weiteres vagotonisches Merkmal hinzutritt, und die gesamte Krankheit zu einer mehr chronischen geworden ist. Die Nicht-Obstipationsformen bieten der Therapie größere Schwierigkeit dar (S. 339). Dies ist verständlich. Wenn ohne schwere Obstipation, d. h. ohne den starken mechanischen und vielleicht auch chemischen Reiz verhärteten und aufgestauten Kotes schleimige Hypersekretion und spasmodische Kolik entstehen, so beweist dies einen besonders hohen Grad hypervagotonischen Einschlags. Therapeutisch bedürfen wir in diesen Fällen keiner schlackenreichen Kost; sie könnte uns nichts nützen. Bei normaler Beschaffenheit des eigentlichen Kotes kommen wir auch mit jeder normalen Hausmannskost aus, werden aber doch unsere Aufmerksamkeit darauf richten, ob etwa bestimmte Nahrungs- und Genußmittel die schleimige Hypersekretion und die Spasmen vermehren. Die Erkenntnis, daß in manchen Nahrungsmitteln Erreger des parasympathischen Nervensystems und namentlich seiner sekretorischen Fasern vorhanden sind (S. 21), gibt dieser empirischen Forderung theoretische Grundlage. Kaum ein Fall, der nicht der Nahrung gegenüber gewisse Kaprizen zeigt; das erklärt sich wahrscheinlich aus dem gesagten. Natürlich geht man im Bedarfsfalle ebenso auf besseren Ernährungszustand aus, wie bei den typischen Obstipationsformen.

Des weiteren stehen hier die übrigen, vorerwähnten therapeutischen Maßnahmen im Vordergrund. Es sei ganz besonders auf den außerordentlichen Erfolg langdauernder und planmäßiger Atropinkuren hingewiesen. Daneben erweist sich längerer Gebrauch von Calcium lacticum nützlich (2—3mal täglich 0,5 g); es wirkt sekretionsvermindernd. Natürlich muß es wegbleiben, falls danach Verstopfung eintritt. In solchen Fällen kann man Chlorkalziumlösung inhalieren lassen (W. Heubner).

Bei **Komplikation mit Kolitis** ist die therapeutische Beeinflußbarkeit sehr verschieden. Der vagotonische Einschlag kann hierbei sehr schwer sein (wie bei den Nicht-Obstipationsformen der rein nervösen Colica mucosa); er kann aber auch sehr gering sein, und hauptsächlich die entzündliche Beschaffenheit der Schleimhaut vermittelt Zuleitung stärkeren Reizes zum parasympathischen Plexus und dessen pathologisch verstärkte Aktion. Immer hat man es entweder von vornherein mit normal weichen Fäzes oder gar mit Diarrhöen zu tun, oder es geht die frühere Verstopfung bald allmählich, bald plötzlich in Diarrhöen über (sekundäre Kolitis, S. 333, 336). Unter allen Umständen soll sich die Therapie zunächst mit Heilung der Kolitis beschäftigen, wofür wir natürlich schlackenreiche Kost gar nicht oder nur mit größter Vorsicht und mit langsam steigender Belastung gebrauchen können. Im übrigen sei auf Kapitel „Kolitis" verwiesen. Unter allen Umständen vermeide man aber, es zu Kotstauungen kommen zu lassen (etwa durch übermäßigen Gebrauch von Stopfmitteln). Verstopfung ist das schlimmste Übel bei jeder Kolitis. Erst nach Heilung der Kolitis lenkt die Behandlung vorsichtig in die Bahnen ein, welche für Colica mucosa (Nicht-Obstipationsform) vorgezeichnet sind. Bei geringem neurogenem Einschlag (s. oben) verschwindet gewöhnlich mit der Kolitis die Colica mucosa von selbst.

Operative Behandlung der Colica mucosa. Man ist in mehrfacher Weise operativ an die Colica mucosa herangetreten, zunächst mit

Appendektomie, von der früher besprochenen Annahme ausgehend, die Übererregbarkeit des parasympathischen Apparates und etwaige Kolitis könnten von einer erkrankten Appendix aus unterhalten werden. Soweit wirklich Kolitis in Frage kommt, lassen wir dies selbstverständlich ohne weiteres zu (S. 337), und wir würden das Nicht-Entfernen eines erkrankten Wurmfortsatzes bei Kolitis, welche innerer Behandlung trotzt, als Versäumnis betrachten. Es wird gewiß auch einzelne Fälle geben, für welche es zutrifft, daß der von krankem Wurmfortsatz ausgehende Reiz das Nervensystem des Dickdarms ungebührlich derart erregt, daß es zum Krankheitsbild der Colica mucosa kommt. Von vornherein ist es freilich bei der Natur des Leidens wahrscheinlicher, daß die Colica mucosa unabhängig von Appendizitis entsteht. Das letzte Wort hat aber die Erfahrung. Nach eindrucksvollen Beobachtungen von Dieulafoy beseitigt aber Exstirpation der erkrankten Appendix die Colica mucosa nicht. Mit Ad. Schmidt stimmen wir dem bei. Trotzdem rät C. von Noorden, in jedem Falle von Colica mucosa, der mit Appendicitis acuta oder recidiva kompliziert ist, die Appendix zu entfernen, weil sonst die so wichtige und vielversprechende diätetische Behandlung fortwährend durch Rücksicht auf den Wurmfortsatz gehemmt, und ihr Erfolg in Frage gestellt wird.

Die Kolonexstirpation, welche man bei schwerer Obstipation in Vorschlag brachte (S. 397), ist auch auf Colica mucosa ausgedehnt worden. Über die Zulässigkeit dieser Operation bei schwerer Kolitis läßt sich diskutieren. Bei neurogener Colica mucosa und selbst in Fällen, wo nachweislich oberflächlicher Katarrh dieselbe begleitet, ist diese Operation ein Verbrechen, das vor den Strafrichter gehört. C. von Noorden hat drei Patientinnen gesehen, die wegen Colica mucosa in solch grausamer Weise verstümmelt waren. Sie alle litten, wenn sie nicht an einer höchst einförmigen, blanden und durch ihre Einförmigkeit ermüdenden Kost festhielten, an unstillbaren Durchfällen und waren psychisch verkümmert.

Daß Anus praeternaturalis (F. Franke, H. Hale White und Golding Bird) ebensowenig wie Appendikostomie (Appendixfistel, R. F. Weir) oder Zökostomie (Cökumfistel, H. Gibston) das Übel nicht an der Wurzel trifft, daß Dickdarmspülungen von diesen Fisteln aus ebensogut durch Spülungen vom Mastdarm aus (Enteroklyner u. a., S. 258) hätten ersetzt werden können, und daß Beimpfen des Dickdarms mit Hefebazillen oder Bacillus bulgaricus von den Fisteln aus in Fällen von Colica mucosa (Reed) sich nur als eine quälende Spielerei erweisen würden, war eigentlich vorauszusehen. Der Erfolg sachgemäßer interner Behandlung wird den Gedanken an solche chirurgische Extravaganzen gar nicht aufkommen lassen.

XII. Funktionelle (habituelle) Obstipation.

A. Krankheitsbegriff.

Von habitueller Obstipation oder chronischer Stuhlträgheit sprechen wir mit H. Nothnagel, O. Simon, Ad. Schmidt u. a. nur dann, wenn es sich lediglich um funktionelle Störungen handelt, bei welchen die Verstopfung und die von ihr abhängigen Folgen das klinische Bild des Darmleidens beherrschen. An dem Zustandekommen der Stuhlträgheit ist unmittelbar nur der Dickdarm beteiligt, wenn auch die Ursache gestörter Dickdarmperistaltik, Kotbildung und Kotentleerung weiter oben im Darmkanal oder im Nervensystem und anderen Orten gelegen sein kann.

Mit dieser Definition schalten wir alle Fälle aus, wo Entstehen, Fortschreiten und Ausstoßen der Kotsäule grob mechanisch behindert ist.

Theoretisch ist dies ganz klar und selbstverständlich. Praktisch liegen die Dinge aber doch schwieriger, weil mechanische Behinderung der Darmmotilität sich unter dem klinischen Bilde „chronisch-habitueller Obstipation" verstecken kann. Oder die Dinge liegen so, daß wir es einerseits mit gewöhnlicher chronisch-habitueller Obstipation und andererseits mit mechanischen Hemmnissen zu tun haben, beide zunächst unabhängig voneinander. Im weiteren Verlauf kann es dann zu mechanisch bedingter Kotstase, zu Darmokklusion und Ileus kommen, z. B. durch Zunahme des Hindernisses (peritonitische Adhäsionen u. a., am häufigsten vielleicht bei Perikolitis an der Flexura lienalis) oder durch Andrängen eines besonders großen und harten Kotballens am Ort anatomischer Störung. Wer in mechanischen Hindernissen eine wesentliche Ursache chronischer Stuhlträgheit sucht, wird dann geneigt sein, diesen Zusammenhang für das Gesamtleiden in jedem Einzelfalle solcher Art anzunehmen, d. h. auch etwa vorausgegangene Stuhlträgheit nur auf das „Hindernis" zu beziehen; vielleicht ganz mit Unrecht. Praktisch liegen die Dinge zweifellos so, daß stuhlhemmende Adhäsionen fast immer erst diagnostiziert werden, wenn sie Okklusionssymptome verursachen; daran hat auch die Röntgenologie nicht viel geändert (Th. E. Heß Thaysen).

Das Suchen nach mechanischen Ursachen für chronisch-habituelle Obstipation ist alt. C. Virchow machte demgegenüber geltend, umschriebene peritonitische Adhäsionen an den Krümmungsstellen des Dickdarmes könnten auch mehr Folge als Ursache erschwerten Kotlaufes sein, und H. Nothnagel wies nachdrücklich darauf hin, wie verschieden die klinischen Bilder chronisch-habitueller Obstipation und mechanischer Bewegungshemmnisse, auch der durch Adhäsionen bedingten, zu sein pflegen. In neuerer Zeit wandte sich die Aufmerksamkeit namentlich folgenden anatomischen Veränderungen zu:

Beim Aszendenstypus der Obstipation: Knickungen des Kolon, durch Adhäsionen fixiert (W. A. Lane), bandförmige Verwachsungen des Colon ascendens (Jackson), zu großes und schlaffes oder zu bewegliches Zökum, ersteres in der Literatur als Typhlatonie, letzteres als „Coecum mobile, M. Wilms" bekannt. Dem anatomischen Hindernis nahe steht verstärkter Tonus des „Keithschen neuromuskulären Knotens" am ersten Drittel des Querdarmes. Während das Mitwirken spastischen Einschlages von seiten des Keith'schen Knotens durchaus diskutabel (Stierlin, Böhm, W. Fleiner), wenn auch nicht erwiesen ist, enthalten schon die ältere Arbeit A. Blad's und dann eine neuere, sehr gründliche Arbeit Keiths scharf ablehnende Kritik rein mechanischer Ursachen des Aszendenstypus der chronischen Obstipation. Die neueren Forschungen geben dieser Kritik vollkommen recht (Th. E. Heß Thaysen).

Beim Transversumtypus der Obstipation: Lageveränderungen, namentlich tiefes Herabhängen der Mesokolonschlingen. Diese von Glénard ursprünglich aus seiner Enteroptosenlehre abgeleitete, aber später wesentlich abgeschwächte Theorie ward schon von O. Leichtenstern und Dunin, denen sich Ad. Schmidt anschloß, bekämpft, von H. Determann und Weingärtner wieder aufgegriffen. Auch Th. Rovsing und W. A. Lane beschuldigen die bei Ptosis des Colon transversum entstehende scharfe Abknickung der beiden Flexuren als häufige Ursache der Stuhlträgheit. Der Kliniker muß, namentlich auf sicherer Grundlage zahlloser röntgenologischer Kontrolluntersuchungen, die ausschlaggebende Bedeutung der Mesokoloptose vollkommen ablehnen. Wir sehen doch allzu viele Fälle hochgradiger Mesokoloptose ohne Obstipation und wir können die Obstipation heilen, ohne daß die Ptose verschwände. Dabei soll nicht übersehen werden, wie häufig andererseits chronisch-habituelle Obstipation und Mesokoloptose sich auf ein und dasselbe Individuum vereinen. Wir beziehen dies aber darauf, daß Personen mit enteroptotischem Habitus (Habitus asthenicus, B. Stiller) auf Grund ihrer ganzen neuropathischen Konstitution auch zu Anomalien des neuromuskulären Darmapparates veranlagt sind, und daß die Überbelastung des Querkolon die Ptose verursacht (S. 744). An der Flexura lienalis kommen im Anschluß an Colitis oder an peritonitische Prozesse Verwachsung des aufsteigenden mit dem absteigenden Schenkel verhältnismäßig oft vor (Payrsche Doppelflinte, S. 108). Wie Th. E. Heß Thaysen ausführlich darlegt, ist aber bisher nur bewiesen, daß diese Verwachsungen gern zu wahren Okklusionen führen (E. Payr, J. Collin), aber keineswegs, daß sie im Krankheitsbilde der chronischen Obstipation (Transversumtypus) eine nennenswerte Rolle spielen. Wenn beim Transversumtypus Weghemmnisse mitwirken, so ist hierfür weit mehr das Verhalten des Colon descendens, des hauptsächlichen Sitzes von Darmspasmen, verantwortlich zu machen.

Häufiger sind vielleicht anatomische, angeborene Anomalien als Ursache von Kotstauungen in Anspruch zu nehmen bei dem Symptomenkomplex der Hirschsprung'schen Krankheit und ihrer Abarten. Unter gleichzeitigem Erinnern auf früher Gesagtes (S. 103) verweisen wir auf Sonderbesprechung dieser Zustände.

In gewissem Umfang begründet ist die Mitwirkung mechanischer Hemmnisse bei Dyschezie (Typus Hertz). Hier kommen Uterustumoren, parametritische Exsudate u. ähnl. in Betracht. Weiterhin führt Ad. Schmidt an:

Schwächezustände der willkürlichen Muskulatur, welche sich am Kotentleerungsakte beteiligt, kommen bei Frauen, die geboren haben, nicht gar selten vor. W. Ebstein betont in dieser Beziehung die Diastase der Musculi recti, Leshaft die Parese der Bauchmuskulatur im ganzen, L. Pincus die ungenügende Kontraktion des Beckenbodens, welcher als Antagonist bei der Bauchpresse wirkt. Es ist sicher richtig, daß manche Fälle von chronischer Obstipation, die sich bei Frauen nach schweren und wiederholten Geburten entwickeln, durch die mangelhafte Funktion der beim Defäkationsakt beteiligten willkürlichen Muskeln bedingt oder wenigstens verschlimmert werden. Aber auch hier wieder muß darauf hingewiesen werden, daß es sich immer nur um einen kleinen Bruchteil von Fällen handelt. Manche meinen, daß bei Schwächezuständen der Damm-Muskulatur gelegentlich die Richtung der austreibenden Kraft der Bauchpresse eine fehlerhafte ist, derart, daß sie die Kotsäule nicht gegen den Sphinkter treibt. Man bezeichnet die dadurch bewirkten Ausstülpungen des Rektum gegen das Steißbein zu als Rektozelen. Aber es ist sicher zu weit gegangen, wenn Pennington und mit ihm W. Ebstein und Schoenecker nun auch den höher gelegenen natürlichen, in ihrer Ausbildung sehr variablen (H. Lindenberg) Houstonschen Falten der Rektumschleimhaut eine wichtige Rolle für die Entstehung chronischer Stuhlverstopfung zumessen wollen. Derartige, besonders ausgeprägt entwickelte Falten mögen ja hier und da die Kotabsetzung dauernd erschweren, ebenso wie eine auffallend scharfe pelvikorektale Flexur, die manchmal die Rektoskopie erschwert, oder wie andere mechanisch wirkende Momente, z. B. stenosierende Prozesse im Mastdarm, Sphinkterkrampf usw. (proktogene Obstipation nach H. Strauß). Eine Erklärung des Wesens der großen Mehrzahl aller Fälle von habitueller Obstipation geben sie aber nicht, denn dieses Wesen besteht eben in dem Fehlen aller nachweisbaren mechanischer Hindernisse für Bewegung und Entleerung des Darminhaltes.

Man ginge zu weit, wollte man in jedem Falle, wo eine der erwähnten oder ähnlicher anatomischer Anomalien vorliegt, auf die klinische Diagnose „funktionelle Obstipation" verzichten. Denn beides, eine gewisse anatomische Veränderung am Darm oder in der Nähe des Darmes und funktionelle Obstipation, kann nebeneinander und ganz unabhängig voneinander bestehen. Wir erinnern an den so häufigen gleichzeitigen Befund von chronischen Anomalien der weiblichen Genitalien einerseits, Stuhlträgheit andererseits. In solchen und vielen anderen Fällen lautet immer die Frage: ist das nur ein Nebeneinander oder steht man vor Ursache und Wirkung, oder sind zwar beide Dinge ursprünglich voneinander unabhängig, beeinflussen — einmal vorhanden — einander aber doch in ungünstigem Sinne? An derartige Fragen nicht mit gefärbter Brille (z. B. Brille des Gynäkologen und Brille des Darmspezialisten), sondern klaren und nüchternen Blickes heranzutreten, kann von größter therapeutischer und prognostischer Tragweite sein.

In der Regel trägt eine irgendwie anatomisch bedingte chronische Obstipation zwar nicht für den Patienten, welcher sich dem Arzt einfach als „verstopft" vorstellt, wohl aber für den Arzt gewisse Lokalmarken, wodurch sie sich von den gewöhnlichen Formen abhebt. Alle chronischen Obstipationsformen, welche wirklich auf mechanische, intra- oder extraintestinale Ursachen zurückzuführen sind, stehen weit ab von dem klinischen Begriff der funktionellen oder habituellen Obstipation. Es gibt Mischfälle, wie oben erwähnt; es gibt auch Fälle, über deren Stellung man grundsätzlich im Zweifel sein kann, z. B. bei mangelhafter Kotaustreibung infolge völligen Versagens der Bauchpresse (Diastase der MM. recti u. a.). Obwohl diese Form der Obstipation auf einem Funktionsausfall beruht, ist doch nicht die Anomalie einer Darmfunktion nähere oder entferntere Ursache; die wahre Ursache ist der Ausfall einer extraintestinalen motorischen Kraft, was andersartig aber gleichsinnig wie ein mechanisches Hindernis wirkt. Sowohl in diesem wie in manchem anderem Falle liegt die Schwierigkeit der Einordnung mehr auf begrifflichem als auf klinischem Gebiete. Der Praktiker wird gar nicht daran denken, eine solche Form der Obstipation und die gewöhnliche habituelle Stuhlträgheit als wesensgleich zu betrachten.

Da aber die klinischen Bilder und ebenso die Behandlungsmethoden der mechanisch bedingten und der sog. habituellen Obstipation weitgehend zusammenfallen, werden wir die erstere Form im Rahmen dieses Abschnittes mit berücksichtigen.

B. Pathogenese der habituellen Obstipation.

Allgemeines. Bezüglich der Pathogenese dieser häufigsten aller Darmkrankheiten sind wir über die Deutung H. Nothnagel's kaum hinausgekommen. Er sprach von **abnormer nervöser Einstellung der Kolon- und Rektumperistaltik.** Das Wesen der abnormen Funktion des Darmnervensystems bezeichnete er als unbekannt. Nothnagel ließ allerdings auch mangelhafte Entwicklung bzw. erworbene Schwäche (Atrophie bzw. Parese) der Darmmuskulatur als Ursache mancher Formen chronischer Obstipation zu. Primäre (angeborene, veranlagte Hypoplasie der Dickdarmmuskulatur) ist aber niemals als Ursache der chronischen Stuhlträgheit anatomisch erhärtet worden. Die Grundlagen für echte Paresen werden wir unbedingt eher im nervösen als im muskulären Teile des Nerv-Muskelapparates suchen; wenigstens wurden wahre Muskeldystrophien und toxische Muskelparesen, wie sie an quergestreifter Muskulatur vorkommen, niemals an den glatten Darmmuskeln nachgewiesen. Größere Beachtung verdient schon die sekundäre Darmmuskelschwäche, wie sie — theoretisch betrachtet — bei abnormen Belastungen und Dehnungen des Darmrohres entstehen können. Sie spielen vielleicht bei der Hirschsprung'schen Krankheit und bei einzelnen Formen proktogener Obstipation eine gewisse Rolle. Von extremen Fällen abnormer Dehnung und Verdünnung der Muskelschichten abgesehen, dürfte es im Einzelfalle wohl recht schwer sein, den nervösen und den muskulären Einschlag voneinander abzugrenzen; und fast immer wird man etwaige Verdünnung der Muskellagen als Folge und nicht als Ausgangspunkt der Obstipation betrachten.

Ad. Schmidt schrieb über Nothnagel's Lehre: Sie schaltet immerhin den unklaren und unbefriedigenden Begriff der Atonie aus, der leider auch heute noch bei vielen Autoren von dem der Obstipation unzertrennlich ist. So genügt nach Federn schon eine partielle Darmatonie zur Erzeugung der Obstipation, und Fischler schreibt der Typhloatonie eine wichtige Rolle für die Entstehung des Leidens zu. Man bezieht sich dabei auf die interessanten Versuche Gläßner's, welcher durch Gegenschaltung einzelner Stücke des Darmes eine schwere Behinderung der Darmpassage erzielte, aber man vergißt, daß auf der anderen Seite Kreidl, sowie A. Müller und O. Hesky auch nach Abtragung der Muskulatur des Dickdarmes über weite Strecken den Kot sich weiterschieben und in normaler Zeit entleert werden sahen. Diese tierexperimentellen Beobachtungen sind auch noch in anderer Beziehung von Wichtigkeit, sie rücken die Bedeutung der von Nothnagel, Stroup und Thibierge in einigen seltenen Fällen von chronischer Obstipation erhobenen Befunde einer Atrophie der Dickdarmmuskulatur in das richtige Licht, soweit dabei nicht überhaupt Irrtümer durch postmortale Veränderungen untergelaufen sind (Meyer, Gerlach). Nothnagel selbst gibt an, daß er die Annahme organischer Veränderungen der Dickdarmmuskulatur nur für einen geringen Bruchteil der Fälle von chronischer Obstipation aufrecht erhalten könne. Bei der Seltenheit, mit der degenerative Veränderungen der glatten Muskulatur unseres Körpers beobachtet werden, und unter Berücksichtigung des Umstandes, daß selbst bei sehr schweren Formen von chronischer Obstipation vorübergehend durch Reizmittel eine kraftvolle Aktion der Darmmuskulatur ausgelöst werden kann, dürfen wir aber wohl Veränderungen des Muskelapparates aus der Liste ihrer Ursachen ganz streichen.

Was nach Abweisung aller anderen Erklärungsversuche Nothnagel's klares klinisches Urteil als Grundlage der habituellen Obstipation hinstellte, klang seinerzeit etwas verschwommen, weil damals über den Nerv-Muskelapparat des Darmes und seine Reizempfänglichkeit sehr wenig bekannt war. Wir wissen jetzt, daß die Nervenplexus (Auerbachsche Plexus) die Peristaltik und wahrscheinlich auch die Sekretion des Darmes automatisch regeln, daß ihre Erregbarkeit und damit ihr Wirkungsgrad aber weitestgehend beeinflußt werden kann und tatsächlich beeinflußt wird durch die erregungshemmenden sympathischen und die erregungssteigernden parasympathischen Fasern. Mit entsprechenden Dämpfern und Förderern der beiden Teile des vegetativen Nervensystems, ferner durch Substanzen, die wahrscheinlich an den Plexus selbst angreifen, können wir die klinisch und röntgenologisch beobachteten Bewegungsstörungen des Dickdarmes in allen Grundzügen experimentell willkürlich hervorrufen (vgl. hierzu S. 16, 228, 243). Bei weitem nicht alle Fragen sind gelöst. Aber vor allem wurde uns der starke nervöse Einschlag bei allen Formen chronischer Stuhlträgheit und die starke Abhängigkeit von neurotropen Medikamenten verständlich. Noch höher schätzen wir als Errungenschaft die Erkenntnis ein, daß die den Nerv-Muskelapparat des Darmes beherrschenden sympathischen und parasympathischen Nerven individuell höchst verschieden abgestimmt sein können und daß der Tonus (bzw. Hypertonus) dieser beiden Systeme im Einzelleben starken Schwankungen unterliegen kann.

Wir müssen hier Verwahrung einlegen gegen die Deutung, welche die aus von Noorden's Wiener Klinik hervorgegangenen klinisch und heuristisch äußerst wichtigen Darstellungen von H. Eppinger und L. Heß mancherorts gefunden haben. Sie haben klar und deutlich die beiden extremen Neuropathien, den Hypertonus des parasympathischen Systems (Vagotonie) und den Hypertonus des sympathischen Systems (Sympathikotonie) klinisch und pharmakologisch einander gegenüber gestellt. Sie haben gezeigt, daß es solche extreme klinische Bilder der Neuropathie gibt. Sie haben aber nie behauptet, daß Hypertonus des einen Systems den des anderen ausschließe. Wo eine Übererregbarkeit beider Systeme gleichzeitig vorhanden, kann und muß die pharmakologische Prüfung sowohl mit Vagus- wie mit Sympathikusreizmitteln positiven Ausschlag geben. Eppinger und Heß anerkannten außerdem von vornherein andere Arten von Mischformen, d. h. Formen, wobei in bestimmten Abschnitten des vegetativen Nervengebietes das sympathische, in bestimmten anderen Abschnitten das parasympathische System im Zustande des Hypertonus sich befinde. Eppinger und Heß zeigten den Weg, wie man klinisch und pharmakodynamisch den allgemeinen und den territorial begrenzten Vago- und Sympathikotonus erkennen könne. In diesem Sinne, der bei Eppinger und seinen Mitarbeitern schon hervortritt, dessen klinische Tragweite aber erst die späteren zahlreichen Nachprüfungen klarlegten, behält die Lehre von der Vago- und Sympathikotonie ihre volle Gültigkeit. Dieser Deutung am besten gerecht wurde eine neuere Arbeit von R. Neumann.

Man darf heute wohl sagen, daß die nahen Beziehungen der chronischen habituellen Obstipation zur Erregbarkeit des neuromuskulären Darmapparates klinisch und pharmakologisch vollkommen erhärtet sind. Zweifeln kann nur der, welcher anatomisch-histologische Belege fordert; es ist höchst fraglich, ob solche jemals beigebracht werden, weil wir nach Art des Krankheitsbildes nur funktionelle Erregbarkeitsänderungen, aber keine anatomische Anomalien erwarten dürfen. Es besteht heute nur noch die Frage, ob neben Erregungs- und Erregbarkeitsänderungen des neuromuskulären Apparates (wahrscheinlich einschließlich des neuro-sekretorischen Apparates) andere Ursachen bestimmend mitwirken (vgl. unten: Theorie der Hyperpepsie, S. 355).

Wir greifen also auf die oben angeführte Nothnagelsche Lehre zurück und halten es für durchaus richtig, wenn man sich zunächst noch auf Nothnagel's Begriff „abnorme nervöse Einstellung des nervösen Apparates" beschränkt. Gliedern wir nach den Gesetzen der allgemeinen Pathologie, so könnte eine abnorme Einstellung des nervösen Apparates mit dem Enderfolg Stuhlträgheit auf folgende Weise entstehen:

1. Zu geringe Größe des adäquaten peripherischen Reizes. Der physiologische adaequate Reiz für die Darmperistaltik ist die Beschaffenheit des Darminhaltes. Der Reiz kann minderwertig sein wegen zu geringer Kotmasse und wegen Ausfalles chemischer Reizkörper.

2. Zu geringe Erregbarkeit des peristaltikauslösenden Nervenplexus infolge Ausfalles oder Minderwertigkeit der sie bedienenden und ihre Erregung steuernden Hormone. Darüber wissen wir noch sehr wenig. Es scheint aber, daß Cholin ein von der Darmwand selbst gebildetes, exitomotorisches Hormon ist (S. 16; J. W. le Heux). Es sei auch daran erinnert, daß vielleicht von anderen Organen (Milz?) entsprechende Hormone dem Darm zugetragen werden. Die Wirksamkeit von G. Zülzer's Hormonal spricht in diesem Sinne (S. 228).

3. Minderung der Erregbarkeit (Blockade) des peristaltikauslösenden Darmnervenplexus durch verstärkten Tonus in dem sie beherrschenden N. sympathicus. Ursache: allgemeiner oder territorialer Hypertonus im sympathischen System; zentrifugale Beeinflussung (paralytischer Ileus, S. 656), reflektorische oder toxische Reizung des Systems. Im gleichen Sinne müssen Gifte wirken, welche den Auerbach'schen Plexus selbst blockieren, nach dem pharmakologischen Typus des Nikotins; vielleicht CO_2-Überladung des Blutes (S. 762), Blei (S. 785) u. a.

4. Minderung der Erregbarkeit (indirekte Blockade) des peristaltikauslösenden Darmnervenplexus durch Ausfall von Impulsen von seiten des parasympathischen Serosa-Plexus. Ursachen: allgemeiner oder territorialer Hypotonus des autonomen Systems; zentrifugale (auch psychogene) und reflektorisch bedingte Hemmungen kommen in Betracht, ebenso toxische Behinderung der Reizübertragung (darüber kaum etwas Zuverlässiges bekannt); ferner unmittelbar lähmende Einflüsse auf den parasympathischen Plexus (Gifte wie hohe Atropingaben, Nikotin; entzündliche Vorgänge, z. B. bei Peritonitis, wahrscheinlich auch durch toxischen Einfluß wirkend; vielleicht übermäßige Dehnung der Wand beim Ileus paralyticus, S. 659).

5. Hypertonus in den die Muscularis unmittelbar (d. h. unter Umgehung des Auerbach'schen Plexus) versorgenden parasympatischen Fasern. Während alle bisher genannten abnormen Vorgänge zur Trägheit der Peristaltik (Hypoperistaltik) führen, bedingt diese Form Krampf (Spasmus, S. 353); und soviel bekannt, beschränkt sich ein solcher Spasmus in der Regel auf kleine Gebiete des Darmes, vielleicht mit Ausnahme mancher Fälle von Colica saturnina (S. 785),

über deren Pathogenese wir aber auch noch nicht voll unterrichtet sind. Als Reize können Gifte dienen (nach Art von Muskarin, Pilokarpin, Physostigmin wirkend), aber auch zentrifugale (darunter psychogene), ferner auch peripher, d. h. im Darm ausgelöste reflektorische nervöse Erregungen. Der Spasmus blockiert das Darmrohr, führt also auf ganz anderem Wege wie Untätigkeit des Peristaltikautomaten zur Obstipation. Wahrscheinlich ist Hypertonus der erwähnten parasympathischen Fasern — von etwaigem Krampf des ganz anders innervierten Sphinkter ani externus abgesehen — der einzige Zustand, der unmittelbar Darmspasmus erzeugt; wenigstens liegt für irgendeine andere Entstehungsursache des Darmspasmus noch kein Beweis vor.

Daß die Geschehnisse, welche im Nervmuskelapparat des Darmes sich abspielen und zum gleichen Enderfolg: Stuhlträgheit führen müssen, sehr verschiedene sind, geht aus dem Gesagten hervor, und es wird von vornherein wahrscheinlich, daß chronisch-habituelle Obstipation zwar dem klinischen Gesamtbilde nach als Einheit erscheinen, in ätiologischer Hinsicht es aber sicher nicht sein kann. Es geht ferner daraus hervor, welch großer Spielraum bei ihrem Entstehen dem neuropathischen Einschlag vorbehalten ist. Wir werden bei Erörterung der Ätiologie, des klinischen Bildes und der Behandlung auf das Gesagte zurückkommen.

Atonische und spastische Obstipation (Hypoperistaltik und Spasmus). Einen Fortschritt schien es anzubahnen, als W. Fleiner aus den klinischen Bildern die **atonische** und die **spastische** Form der chronischen habituellen Obstipation voneinander abzugrenzen suchte.

Bei der ersten soll es sich um eine mangelhafte Arbeit der Dickdarmmuskulatur, eine Darmatonie handeln, bei der letzteren um das Zurückhalten von Kotmassen durch Krampfzustände in größeren oder kleineren, oft wechselnden Abschnitten des Dickdarmes. Die klinischen Merkmale der spastischen Form sind Kolikschmerzen, kollernde Geräusche, Auftreibungen einzelner Abschnitte des Kolon, abwechselnd mit fühlbaren kontrahierten und druckempfindlichen Teilen, eigenartige kleinkalibrige Beschaffenheit der Fäzes, Gefühl ungenügender Stuhlentleerung auch nach wiederholten Defäkationen. Im Gegensatz dazu haben die atonisch Obstipierten, abgesehen von der Unfähigkeit Kot abzusetzen und von allerlei unangenehmen Störungen des Allgemeinbefindens, meist keine eigentlichen Darmbeschwerden.

Die Berechtigung dieser grundsätzlichen Scheidung wurde von J. Boas alsbald bestritten; keines der Fleinerschen besonderen Kennzeichen sei derartig für „spastische Obstipation" charakteristisch, daß es ein eigenes Krankheitsbild aufzustellen rechtfertige; sie alle kämen gelegentlich auch bei der „atonischen Obstipation" vor, teilweise sogar bei Darmgesunden. Es entspann sich ein langgedehnter Meinungsaustausch. A. Albu, Th. Rosenheim, H. Westphalen, G. Singer, J. Kretschmer, C. Kraus, O. Simon, E. Tobias, M. Pickardt u. a. hielten im wesentlichen an Fleiner's Schema fest, während Ad. Schmidt, J. Strasburger, A. Mathieu u. a. sich im wesentlichen den kritischen Einwänden anschlossen.

Die Kennworte: atonische und spastische Obstipation waren unglücklich gewählt, namentlich das erstere, da von wahrer Darmatonie (Muskelschwäche des Darmes) doch nur ausnahmsweise die Rede sein kann. Das Wort Atonie trug manches zur Verwirrung bei. Ohne sich auf Scheidung bestimmter klinischer Formen festzulegen, muß man aber doch im Sinne Fleiner's gegenüberstellen 1. Spasmen, welche das Darmrohr blockieren und 2. Hypoperistaltik, welche den Kot ungenügend fördert und welche in zu seltenen, in zu schwachen, in zu kurzen und in ungeordneten Wellen bestehen kann. Es ist nun wohl keine Frage, daß beides für sich als wesentliche und vielleicht alleinige Ursache bei Stuhlträgheit vorkommen kann. Darüber hat die Röntgendiagnostik aufgeklärt.

Hypoperistaltik ohne Spasmen kann wahrscheinlich zur alleinigen Ursache des Ascendenstypus der chronischen Stuhlträgheit werden, wenn auch das Hineinspielen von Spasmen am Colon transversum ursächlich mit in Frage kommt und manchmal vielleicht die beherrschende Rolle spielt (S. 347). Ferner beim frühzeitigen Abbrechen der auszutreibenden Kotsäule im Sigma oder im Colon descendens (S. 100, 371): zu schwache Welle, um die ganze Kotsäule zu entleeren, Ausbleiben einer zweiten, die erste ergänzenden Defäkationswelle. Auch hier ist es möglich, daß ein die halbvollendete Defäkation überdauernder bzw. ablösender Spasmus des Enddarmes die wahre Ursache ist. Das mag in den einzelnen Fällen verschieden sein. Ferner bei dem Proktotypus der Stuhlträgheit (Dyschezie): Untererregbarkeit des neuromuskulären Defäkationsapparates bzw. mangelhafter Reflexreiz. Auch hier können schmerzhafte Entzündungen des untersten Mastdarmes und Fissuren am After u. a. Spasmen auslösen, welche das Inkrafttreten des Defäkationsaktes verhindern. Ferner vielleicht bei krankhaften Überdehnungen bestimmter Darmabschnitte (Makrosigma, Megasigma, Megakolon mit ihrem klinischen Bilde der Hirschsprungschen Krankheit). Ferner Darmlähmungen (paralytischer Ileus und seine Vorstufen), die allerdings nicht dem klinischen Bilde der chronisch habituellen Obstipation eingereiht werden dürfen und die wir hier nur der Vollständigkeit halber kurz erwähnen.

Spasmen allein ohne Mitwirken peristaltischer Schwäche können zweifellos zu akuten Obstipationszuständen führen, die bei entsprechender Dauer sogar Invaginationen und Ileus im Gefolge haben. Ad. Schmidt bezieht sich auf Pankow, H. Schloffer, R. Rinne, R. Schütz. Inzwischen traten viele andere Ärzte, namentlich Chirurgen, dafür ein; vgl. Abschnitt Ileus S. 662. Am klarsten liegen die obstipierenden Folgen des Spasmus am Enddarm (Fissura ani, schmerzhafte Hämorrhoiden u. a.). Aber am ganzen Magendarmrohr, vom Schlund und von der Kardia an, am Pylorus, im Duodenum, an jeder beliebigen Stelle des Dünn- und Dickdarmes kann wegsperrender örtlicher Krampf einsetzen, teils neurogen (parasympathisch), teils toxisch, sehr oft aber durch örtlichen Reiz reflektorisch bedingt. Auch pharmakodynamisch läßt er sich willkürlich im Tierexperiment erzeugen (z. B. durch Pilokarpin, G. v. Bergmann u. a.). Dies alles decken wir aber nicht mit dem klinischen Krankheitsbegriff der chronischen habituellen Obstipation, es sei denn, daß ein diagnostischer Irrtum vorliegt. Wir rechnen diese Spasmen und daraus etwa entspringende Stuhlträgheit zu den Syndromen anderer Krankheitsbilder (S. 673 u. a.). Für unsere Betrachtung steht nur zur Frage, ob dauernd wiederkehrende Spasmen des Dickdarmes ohne anatomische spasmotrope Ursache das Monate, Jahre und Jahrzehnte durchdauernde klinische Krankheitsbild der habituellen Obstipation erklären können. Dies ist für einzelne Fälle zuzulassen (s. unten); im allgemeinen aber spricht alles dagegen. Dem stenosierenden Spasmus folgen an allen der Beobachtung zugänglichen Stellen Ausgleichversuche der nächsthöheren Abschnitte: Stärkere, unangenehm oder gar schmerzhaft empfundene Kontraktionen, tetanoide Zustände der Darmwand, bei längerer Dauer Muskelhypertrophie oder wie beim Magen auch Ektasie. Gewiß sind solche Züge im klinischen Bilde der gewöhnlichen chronischen Stuhlträgheit angedeutet und auch radiologisch erwiesen (G. Singer und G. Holzknecht), aber sie müßten ganz anders, viel deutlicher, viel häufiger, viel stürmischer sich geltend machen, wenn Spasmen die alleinige oder auch nur ausschlaggebende, immer wiederkehrende Ursache des von Tag zu Tag sich fortschleppenden Leidens wären. Uns scheint nur für das Krankheitsbild der Colica mucosa neurogener Spasmus mit hohem Grade von Wahrscheinlichkeit als beherrschende Ursache gelten zu dürfen (S. 331). Da haben wir eigenartige, durch Spasmen

wohl erklärbare Kotformen, wir haben eigenartige, auf Spasmen hinweisende
Röntgenbilder, wir haben starke und schmerzhafte Koliken und als Begleit-
erscheinung parasympathischer Erregung starke Schleimproduktion, oft auch
Hypereosinophilie des Blutes und des Darmschleimes, gleichfalls als Zeichen
des Hypervagotonus und nicht zu vergessen die überzeugende Heilkraft des
Atropins. Wir können ein ähnliches Krankheitsbild durch das Vagusreizmittel
Pilokarpin experimentell erzeugen. Über Spasmen bei Bleikolik S. 785.

Wenn wir die beiden Extreme, d. h. die sicher oder wahrscheinlich rein
hypoperistaltischen und die sicher oder wahrscheinlich rein spastischen Formen
der Obstipation, miteinander vergleichen, so, wird uns klinisch das gewöhnliche
Bild der chronisch funktionellen Obstipation als ein Mittelding erscheinen,
in welchem alles in allem die Hypoperistaltik bald des ganzen Dickdarmes,
bald nur einzelner Abschnitte bei weitem überwiegt (also Unzulänglichkeit der
vom Auerbachschen Plexus übermittelten Impulse), in welchem sich aber bald
mehr bald weniger deutlich und wirksam, bald stets, bald periodisch, bald gelegentlich, bald kleinere, bald größere Abschnitte betreffend, spastische Zustände einschalten. Die Röntgenbilder sind gar nicht anders zu deuten, wie schon vor
längerer Zeit G. v. Bergmann überzeugend hervorhob. Es ist nur ein anderes,
zusammenfassendes Wort, wenn wir H. Nothnagel's „abnorme Einstellung des
neuromuskulären Apparates" kurz mit G. Schwarz als „Dyskinese" bezeichnen. Das mangelhafte bzw. ungeordnete Eingreifen der Peristaltik und das
übermäßige bzw. ungeordnete Entgegenstemmen spastischen Widerstandes
(übrigens nur die Steigerung eines physiologischen Vorganges!) ist etwas
„Dyskinetisches". Es hat viel Wahrscheinlichkeit für sich, daß die abnormen
Spasmen großenteils örtlich und reflektorisch ausgelöst werden, etwa durch das
Einwirken allzu harter und trockener Kotballen, auch durch entzündlichen
oder Wundreiz, den allzu langes Lagern von Kot an ein und derselben Stelle
bedingt (mechanischer und chemischer Reiz). Wir müssen aber auch in Be-
tracht ziehen, daß bei Untererregung des Auerbachschen Plexus die vom
Vagusplexus sich in die Muskulatur senkenden parasympathischen Fasern
(S. 351) ein gewisses antagonistisches Übergewicht erlangen, und dies erklärt
wohl die röntgenologisch oft beobachteten Kontrakturen größerer Dickdarmabschnitte und die ungewöhnlich starken und langdauernden interhaustralen
Einschnürungen (gleichfalls nur Steigerung eines physiologischen Vorganges).
Wir glauben der klinischen Entwicklung chronischer Stuhlträgheit entnehmen
zu dürfen, dass in den meisten Fällen die Hypoperistaltik das
primäre, der Spasmus erst sekundäres Beiwerk ist. In ähnlicher Weise
äußert sich jetzt W. Fleiner (1920).

Mitwirken von Hyperpepsie? Wie oben bemerkt (S. 351), steht zur
Frage, ob verminderte Erregung oder Erregbarkeit des Auerbachschen Plexus
das Krankheitsbild der chronischen habituellen Stuhlträgheit ausschlaggebend
beherrschen, oder ob auch andere Anomalien von maßgebendem Einfluß sind.

J. Strasburger hatte im Kot Obstipierter viel weniger Bakterien als im Normalkot
gefunden und deutete dies dahin, daß durch zu gute Dünndarmverdauung den Bakterien
Nährboden weggenommen sei; es entständen dann im Dickdarm zu wenig peristaltikerregende
Zersetzungsprodukte (Säuren, Gase und aromatische Körper), und dann käme es zu Stuhl-
trägheit. Zu gleicher Zeit erörterte J. F. Goodhart, der Darm mancher Menschen scheine
ungewöhnlich gut zu resorbieren (greedy colon = freßgieriges Kolon), und dies bedinge zu
geringe Kotbildung und weiterhin Verstopfung. An der relativen Bakterienarmut des
Obstipationskotes (F. Berger und I. Tschuchiya) und an geringeren Tageswerten für
Trockensubstanz, Stickstoff und Rohfett, ist nicht zu zweifeln; letzteres ergeben u. a.
Zahlen, welche C. von Noorden und C. Dapper bei Obstipierten gefunden hatten, und
ebenso Untersuchungen von H. Lohrisch, D. D. Pletnew, E. Tomascewski; auch
von Noorden gewann später in Ausnützungsversuchen noch weitere Belege dafür. Aber
es ist klar, daß beide Tatsachen auch anders erklärt werden können: Die längere Aufent-

haltsdauer im Dickdarm begünstigt die Gesamtresorption; der Kot wird wasserärmer und damit auch zu ungünstigerem Nährboden für Bakterien; es mag auch mit dem Darnieder-liegen der Motilität die Menge des Dickdarmsekretes abnehmen, was sowohl geringeren Trockenstickstoff- und Rohfettgehalt wie auch geringere Bakterienzahl des Kotes bedingen muß (R. Goiffon, K. Gläßner). Während J. Strasburger und J. F. Goodhart der Hyperpepsie nur eine gewisse Mitwirkung einräumen, ging Ad. Schmidt viel weiter und sah darin sogar die wesentliche und gewöhnliche Ursache der chronischen habituellen Stuhl-trägheit. Er bezieht dies auf individuell gesteigertes Vermögen der Zellulose-verdauung, also auf eine konstitutionelle Veranlagung, welche der von Ad. Schmidt formulierten konstitutionellen Krankheitsbereitschaft für intestinale Gärungsdyspepsie (S. 285) diametral entgegengesetzt ist. Hierzu veranlaßte ihn das Verschwinden größerer Zellulosemengen beim Durchlauf zellulosehaltigen Materiales durch den Darmkanal (H. Lohrisch, F. Moeller). Nach Ad. Schmidt und seinen Schülern (Lohrisch, Moeller) soll Verzögerung der Kotpassage durch Opium bei sonst normalen Menschen nicht die gleichen günstigen Resorptionsverhältnisse bringen wie bei krankhaft Obstipierten. Die Versuche sind nach Zahl und ganzer Anlage aber bei weitem nicht umfassend genug, um dies zu erhärten; auch fand E. C. van Leersum eine wesentliche Verbesserung der Ausnützung kleienhaltigen, also zellulosereichen Roggenbrotes bei Verlangsamung der Darmpassage durch Opium. Wir müssen ohne weiteres zugeben, daß bessere Spaltung des Zellwand- und Pflanzenfasermateriales die Gesamtmenge des Kotes verkleinern und die Menge des im Dickdarm resorbierbaren Materiales verringern, und daß die Abnahme der Kotmasse einen geringeren Reiz für peristaltikauslösende Kräfte abgeben muß. Trotz reichlicher Zellulosezufuhr wird dann der Kot nach vegetabilienreicher Kost dem Kot nach animalischer Kost sich nähern, d. h. er wird relativ schlackenarm. Wie stark die Kotmenge vom Schlackengehalt der Nahrung abhängt, wie stark sie meist bei Fleischkost gegenüber Pflanzenkost zurücksteht, wie oft wir bei vorwiegender Fleischkost mit allzu geringer Kotmasse und verzögertem Kotabgang zu kämpfen haben, ist uralte Erfahrung, und es war nur ein neues Wort für diese alte Erfahrung, wenn man später bei der durch schlackenarme Kost entstehenden Stuhlträgheit von „alimentärer Obstipation" und ähn-lichem gesprochen hat (J. Boas, H. Westphalen, C. D. Spivak, O. Kohnstamm u. a.). Einen grundsätzlichen Fehler aber beging Ad. Schmidt, als er mit Bestimmtheit annahm, die günstigeren Verdauungsverhältnisse der Zellulose bei chronischer Obstipation müßten schon im Dünndarm einsetzen und seien konstitutionell bedingt (Summiernng besserer Magen-Pankreas- und Dünndarm-Enzymwirkung). Ad. Schmidt hat sich über die damals schon bekannte und neuerdings erhärtete Tatsache hinweggesetzt, daß Verdauungsenzyme die Zellulose nicht angreifen und verdauen (S. 30, 46), und daß der Angriff auf Zellulose durch Bakterien erst im Zökum, höchstens kurz vor Austritt der Massen im untersten Ileum beginnt. Wenn auch durch geeignete Küchentechnik (Garkochen), ferner durch Quellen und Lösen der interzellulären Kittsubstanz (Zwischenlamellen) der Vorgang wesent-lich begünstigt wird, die eigentliche Ursache für das absonderliche Verhalten der Zellulose bei Obstipierten hätte Ad. Schmidt unbedingt jenseits der Bauhinschen Klappe suchen müssen. Wir haben alle Ursache, anzunehmen, ein Hinaufwandern zelluloselösender Bak-terien, die Beteiligung des Dünndarmrohres an der Zellulosegärung und — damit fast unlösbar verknüpft — auch an anderer Gärung, bringe nicht Obstipation, sondern Gärungs-dyspepsie. E. Moro, G. Bessau und O. Bossert (S. 273). legten dies jüngst sehr ein-leuchtend auch für die Gärungsdyspepsien der Kinder dar.

Ad. Schmidt führt zwar an, die entsprechenden zelluloselösenden Vorgänge könnten sich nicht im Dickdarm abspielen, weil es sonst zu starker Bildung von Gasen, flüchtigen Fettsäuren und Produkten der Eiweißfäulnis kommen müsse. Was letztere betrifft, so setzt sich Ad. Schmidt mit sonst von ihm geäußerten und zweifellos richtigen Aussprüchen in Widerspruch: die an der Zellulose sich abspielenden mikrobiellen Zersetzungen gehören zu den säurebildenden und wirken damit der Eiweißfäulnis entgegen. Man findet ja auch im Kot (H. Ury, W. v. Moraczewski) der Obstipierten und in der Regel, aber doch nicht immer (C. von Noorden) auch im Harn, nur wenig aromatische Produkte, wie Indol, Phenol und aromatische Oxysäuren. Die niederen Fettsäuren können bei langer Verweil-dauer im Dickdarm überall und völlig resorbiert und dann im Gewebe oxydiert werden, ein normaler Vorgang. Es bleiben also nur die Gase. Nun ist stärkerer Gasabgang bei Obstipierten, auch bei der sog. spastischen Form, auf die sich Schmidt bezieht, doch nichts Ungewöhnliches; und von Gasen dürfte wohl bei langer Verweildauer die Kohlensäure voll-ständig, Methan zu sehr großem Teil (S. 28) resorbiert werden, so daß man nur mit dem besonders schwer resorbierbaren Wasserstoff als gasigem Zelluloseabkömmling zu rechnen hat. Wie sich bei ungewöhnlich langem Verweilen des Kotes und bei seiner Verarmung an Wasser Methan- und Wasserstoffbildung und deren Resorption abspielen, ist gänzlich unbekannt und noch gar nicht untersucht. Jedenfalls darf man auf so unbekannte Größen hin keine Schlüsse bauen. Wir möchten übrigens vermuten, daß man sowohl betreffs Kot-masse, Verhalten des Stickstoffes, der Kotasche und des Rohfettes wie auch betreffs der

Zellulose und der Gärungsgase beim reinen Aszendenstypus der Obstipation (S. 98) einerseits, bei Stauung in tieferen Abschnitten andererseits ganz verschiedene Verhältnisse antreffen wird. Auch dies ist noch nicht untersucht. Wir legen auch Gewicht darauf, festzustellen, daß die abnorme Verringerung der Kotmasse nur solange besteht, wie die Obstipation. Wenn es gelungen ist, die Hypoperistaltik zu überwinden — und das ist fast ausnahmslos, und zwar auf lange Dauer oder sogar auf Lebenszeit möglich — so stellen sich Kotbildung und -beschaffenheit auf durchaus normale Verhältnisse ein. Wenn solches der Fall, darf natürlich von „konstitutionellen" Faktoren, im Sinne Ad. Schmidt's, keine Rede sein.

Wir kommen zu dem Schlusse, daß zwar bei chronischer Obstipation auch nach zellulosereicher Kost die Kotmenge geringer ist als normal, und daß der Kot dann weniger Zellulose enthält als normal. Wir betrachten dies aber als ein sekundäres, im wesentlichen durch die Motilitätsstörung bedingtes Geschehen, welches insofern ungünstig auf die Darmmotilität zurückwirkt, als bei geringerer Kotmenge im Unterdarm die Antriebe zur Peristaltik schwächer ausfallen.

Wir stimmen also mit Ad. Schmidt darin überein, daß man bei chronisch habitueller Obstipation eine Art **Eupepsie** oder besser **Hyperpepsie (J. Strasburger)** antrifft, d. h. bessere Ausnützung der Nahrung. Wir halten dies aber für eine Folge und nicht mit Ad. Schmidt für bestimmende Ursache des Leidens. Schmidt, durch seine neue Theorie verleitet, ging ja soweit, nur **das besonders gute Zellulosevermögen des Darmes als Grundlage der wahren chronisch-funktionellen Obstipation** anzuerkennen und alle anderen Formen, auch primäre Störungen des Nerv-Muskelapparates (im Sinne Nothnagel's) auszusondern. Wer aber seine Darstellung über allgemeines Krankheitsbild und Therapie des Leidens (1. Aufl. S. 214 ff.) liest, wird sich überzeugen, daß er an sehr vielen Stellen dem eigenen Gedankengang untreu werden mußte. Es treten uns überall Züge im Krankheitsbilde entgegen, die gar nichts mit Überverdauung von Zellulose zu tun haben, und ebenso therapeutische Ratschläge, die gar nicht auf die Zelluloseverdauung einwirken können. Die oben erwähnten Begriffe „Eupepsie" und „Hyperpepsie" dürfen nicht irreleiten; sie beziehen sich nur ganz einseitig auf die Resorptionsgröße, und die Unterschiede gegenüber der normalen Resorption betragen nur wenige Dezigramm, höchstens einige Gramm energetisch ausnutzbaren Materiales am Tage. Ein solches Einsparen gleichsam von Pfennigen darf man eigentlich nicht mit Ad. Schmidt als „Eupepsie" bezeichnen, die nur dann zur „Dyspepsie" wird, wenn sekundäre Störungen hinzutreten. Wir sehen vielmehr in jeder chronisch habituellen Obstipation eine wahre **„Dyspepsie"**, gleichgültig, ob sie bereits subjektiv empfundene oder objektiv merkbare Störungen gezeitigt hat. Sie ebnet unter allen Umständen den Boden für solche sekundäre Störungen, und es hängt fast vom Zufall oder von anderen Komplikationen ab, ob diese Störungen früher oder später hervortreten.

C. Ätiologie.

Wie die chronisch funktionelle Obstipation zustande kommt (Pathogenese) ward erörtert. Es bleibt aber zu besprechen, was nach klinischer Erfahrung zum ordnungswidrigen Verhalten des peristaltischen Apparates führt (Ätiologie). Erschöpfend läßt sich dies wohl nicht durchführen, da manches noch unbekannt ist. Wir folgen mehr der Empirie als der Theorie, wollen aber nicht versäumen, darauf zu verweisen, wie sich das empirisch Festgelegte mit der Theorie deckt.

1. **Konstitutionelle Untererregbarkeit des Darm-Nervenmuskelapparates.** Hierbei müssen wir es dahingestellt sein lassen, ob die Untererregbarkeit in der Anlage des Plexus selbst bedingt ist oder in konstitutionellem sympathischen

Hypertonus bzw. parasympathischen Hypotonus. In allen drei Fällen wäre der Erfolg der gleiche: Hypoperistaltik. Wir müssen mit der Möglichkeit konstitutioneller Veranlagung rechnen, weil die Stuhlträgheit sich oft schon in frühester Kindheit, sogar im Säuglingsalter bemerkbar macht; beiläufig bemerkt, oft schon zu einer Zeit, wo der Darm noch nicht im geringsten auf „Zelluloseverdauung" beansprucht wird. Jeder ältere, erfahrene Hausarzt kann bestätigen, daß sich diese Anlage nicht nur manchmal, sondern meistens durch das ganze spätere Leben fortsetzt; freilich ist sie meist nicht unüberwindbar (vgl. Therapie). Oft ist nach Maßgabe der Familienanamnese die Anlage vererbt.

2. **Erworbene Untererregbarkeit des Darm-Nervmuskelapparates.** Für das Entstehen derselben gibt es sicher sehr verschiedene Möglichkeiten.

a) **Gewohnheitsmäßig zu geringe Belastung des Darmes mit Kotbildnern.** Die dauernde Untererregung kann — theoretisch betrachtet — allmählich zu geringerer Erregbarkeit führen. Man darf dies vielleicht daraus schließen, daß umgekehrt krankhaft herabgesetzte Erregbarkeit sich durch planmäßig gesteigerte Belastung zu normaler Erregbarkeit ausbauen läßt. Doch bleibt das offene Frage. Diese Form fällt praktisch zusammen mit dem Begriff „alimentäre Obstipation" (S. 361 und unten), die, genau genommen, nur eine „Pseudoobstipation" ist. Vgl. S. 200.

b) **Neurogene Einflüsse.** Wir denken hier an die zweifellos überaus zahlreichen Fälle, wo Erregungen und Erregbarkeitsänderungen in abgelegenen Nervengebieten auf die Darmperistaltik hemmenden Einfluß gewinnen. Es interessiert uns hier nur, wenn sich dies langfristig immer aufs neue wiederholt. Wir haben keinen stichhaltigen Grund, den primären Angriffspunkt solcher Einflüsse im Darm-Nervenplexus selbst zu suchen, um so mehr im Verhalten der Reizwellen, die das vegetative sympathische und parasympathische Nervensystem empfängt und den Darm-Nervengeflechten zuträgt. Sowohl sympathischer Hypertonus wie parasympathischer Hypotonus kann Hypoperistaltik (Mindererregung des Auerbach'schen Plexus), und parasympathischer Hypertonus kann Darmspasmen bringen. Wir wissen aus dem Verhalten anderer Versorgungsgebiete z. B. Herz, peripherischer Arteriolen, Magen (Hypersekretion!), Schweißdrüsen, Lunge (Astma bronchiale!), wie überaus hartnäckig allgemeine und namentlich territoriale (S. 350) Erregungs- und Erregbarkeitsänderungen im vegetativen Nervensystem, einmal erworben, seßhaft bleiben, und wir können uns gar nicht wundern, wenn dies für das Darmnervengebiet gleichfalls zutrifft. Wir dürfen uns aber auch nicht wundern, wenn solche pathologische Einstellung mit der Zeit, manchmal auch ganz plötzlich, wieder abklingt, oder wenn sie sich nur periodisch geltend macht. Wir erinnern an das zeitweilige Auftreten, Wiederverschwinden und Neuauftreten der vagotonischen Bradykardie und des vagotonischen Dermographismus. In dieses Gebiet gehören neben zentrifugaler Beeinflussung (s. unten) wohl auch die sog. reflektorischen Obstipationsformen, die man auf Reizzustände der Genitalien (O. Simon), des Nierenbeckens, der unteren Harnwege, der Gallenblase, der Appendix usw. zurückführt, die aber auch bei schmerzhaften Leiden beliebigen Sitzes vorkommen können. Sie ziehen sich oft so lange hin, daß man doch schon von chronisch-habitueller Obstipation reden muß. O. Simon erklärt sie durch reflektorisch ausgelöste Spasmen. Wenn dies auch öfters zutreffen mag, möchten wir es doch nicht verallgemeinern. Wir fanden oft nur Zeichen von Hypoperistaltik, also Folgen eines Hemmungsreflexes. Wir möchten aber die heute noch ketzerisch klingende Meinung äußern, daß sich unter diesen sog. Reflexobstipationen (namentlich der Frauenärzte!) viele Fälle von Pseudoobstipation finden, d. h. einer Obstipation, die nur durch unberechtigte „Darmschonungsdiät" künstlich erzeugt ist; also „alimentäre Obstipation".

Daß auch schwere organische Erkrankungen des Zentralnervensystems, daß seelische Depression, Stupor und andere wahre Psychosen hemmend auf die Peristaltik zurückwirken können, ist alte Erfahrung.

Besonders wichtig und viel erörtert sind die Beziehungen der Obstipation zur Neurasthenie. Natürlich geht es nicht an, Neurasthenie und Hypochondrie ohne weiteres aus chronischer Stuhlträgheit abzuleiten. Das träfe doch nur für wenige Fälle zu. Obstipation kann schweres Unbehagen schaffen, sie kann dem Betroffenen schwere Sorgen, körperliche und seelische Qualen bereiten; sie kann ihn seelisch zermürben, weil die Beschwerden ihn auf Schritt und Tritt hemmen. Solche Folgen kann jede andere chronische Krankheit auch haben. Die Sorgen können sich bis zur Verzweiflung steigern; das sind zuzunächst ganz andere seelische Zustände als Neurasthenie. Aber die meisten Fälle von Neurasthenie entstehen auf dem Boden einer gewissen psychopathischen Veranlagung, durch seelischen und körperlichen Konflikt zwischen Leistungsfähigkeit und Ansprüchen des Lebens; und diesen Konflikt zu verschärfen, ja sogar zu erzeugen, ist die chronische habituelle Stuhlträgheit wohl imstande. Denn sie hat sehr oft starkes Zurückbleiben oder Rückgang des körperlichen Kräftezustandes im Gefolge und drückt damit die gesamte Leistungsfähigkeit herab. Es setzt aber doch immer entsprechende psychopathische Bereitschaft voraus, wenn sich die psychischen Folgen jener Mißstände zu wahrer Neurasthenie, zu Hypochondrie oder zur Neurasthenie mit hypochondrischem Einschlag auswachsen.

Andererseits darf man auch nicht dem extremen Standpunkt huldigen, jeden Fall chronisch-habitueller Obstipation nur als Teilerscheinung oder besondere Erscheinungsform der Neurasthenie zu deuten, wenn man nicht den Begriff Neurasthenie ins Uferlose ausdehnen und auch mangels psychischer Symptome jegliche territoriale Minderwertigkeit des vegetativen Nervensystems in diesen Begriff einbeziehen will. Wir finden chronisch-habituelle Obstipation auch bei Leuten, die selbst der argwöhnischste Psychiater nicht als neurasthenisch oder sonst psychopathisch bezeichnen darf. Ad. Schmidt vertrat den gleichen Standpunkt gegenüber T. Dunin. Je ernstlicher wir vor Verallgemeinerung der extremen Auffassung warnen, desto bereitwilliger anerkennen wir, wie sehr Neurasthenie mit ihren zahlreichen und uns von Jahr zu Jahr immer vertrauter werdenden Einwirkungen auf das vegetative Nervensystem befähigt ist, sowohl Hypoperistaltik wie Spasmen, alles in allem also Dyskinese am Darm auszulösen bzw. zu unterhalten und zu verschärfen. Wer die motorischen Geschehnisse am Darm nicht nur einseitig mit dem Chemismus im Darmrohr, sondern mit dem Gesamtverhalten des Körpers und namentlich des Nervensystems in Vergleich stellt, wer ein offenes Auge hat für die Schwankungen, die im Verlauf der chronischen Obstipation sich im Anschluß an Änderungen des nervösen Befindens vollziehen, kann daran gar nicht zweifeln. Ohne psychologisches Empfinden kann man das proteusartige Gesamtkrankheitsbild der chronischen habituellen Obstipation nicht verstehen, und man kann auch nicht zu therapeutisch nachhaltigem Erfolg gelangen. Sehen wir doch auch, daß gar nicht seltene Fälle typisch-chronisch-habitueller Obstipation ohne wesentliche oder mit nur scheinbaren, den Chemismus des Darmes gar nicht berührenden Koständerungen rein psychotherapeutischer Beeinflussung zugänglich sind (Wach- und Hypnosesuggestion!).

Wo Neurasthenie und chronisch-habituelle Stuhlträgheit ätiologisch verknüpft oder unabhängig voneinander sich vereinen, beeinflussen sie sich immer gegenseitig in ungünstigem Sinne und es treten uns dann Patienten gegenüber, für welche der ärztliche Sprachgebrauch das Wort „Darmneurastheniker" geprägt hat. Sehr oft treten dann im Krankheitsbild der Neurasthenie für das subjektive Empfinden alle anderen Beschwerden in den Hintergrund; daß sie aber nur schlummern, ergibt sich, wenn die Darmtätigkeit wieder geordnet und dem Klagenregister und den Phobien entzogen ist. Man löst eine höchst wichtige therapeutische Aufgabe, wenn man die Obstipation des Neurasthenikers beseitigt, aber für Heilung der Neurasthenie hat man damit nur einen Stein des Anstoßes aus dem Wege geräumt; zunächst bleibt nur ein Neurastheniker ohne Darmklagen übrig. Umgekehrt beherrscht auch die Neurasthenie das Krankheitsbild der Obstipation und es scheint, daß sie besonders gern und häufig parasympathische Erregungen, also spastische Zustände, dem Bilde hinzufügt, was in dem Syndromenbilde der Colica mucosa den stärksten Ausdruck findet.

c) **Toxische Einflüsse.** Eine nicht geringe Zahl von Substanzen haben die Eigenschaft, an dieser oder jener Stelle in die Auslösung normaler Darmmotilität störend und hemmend einzugreifen. Manche befinden sich in unseren Nahrungs- und Genußmitteln, andere kommen nur als Medikamente und als Gifte in Betracht. Es sei an die „stopfende Wirkung" der Gerbsäure erinnert, die in den Nahrungsmitteln weit verbreitet ist. Nikotin, das sowohl an sympathischen wie an parasympathischen Ganglienzellen Angriffspunkte findet, kann — theoretisch betrachtet — Peristaltik erregen und hemmen. Beides kommt vor, offenbar abhängig von dem individuellen Erregbarkeitsverhältnis beider vegetativer Systeme. Chronischer Nikotinismus bringt überwiegend häufig Verstopfung, meist mit spastischem Einschlag. Morphium verzögert und drückt meist die gesamte Magen-Darmmotilität herab (schwere Obstipation bei chronischem Morphinismus, allerdings manchmal durch profuse Diarrhöen abgelöst). Saturnismus führt anfangs oft zu Hyperperistaltik (Diarrhöen), später aber zu der typischen Bleiobstipation und -kolik, in der neben zweifellosem Spasmus hypoperistaltischer Einschlag wahrscheinlich stark vertreten ist (sympathische Reizung? S. 785). Auch Kohlensäureüberladung des Blutes ist hier zu erwähnen. Wir finden bei Dekompensation des Herzens usw. sehr oft Stuhlträgheit und dies wird meist abgeleitet von lähmender Wirkung auf den Auerbachschen Plexus (S. 762). Toxikologisch scheint die Frage nicht geklärt zu sein. Unseres Erachtens sind sehr viele Fälle chronischer Stuhlträgheit bei chronisch-dyspnoetischen Zuständen rein alimentären Ursprunges (S. 361).

d) **Abstumpfung der Reflexempfindlichkeit.** Am deutlichsten tritt uns dies bei der Dyschezie (S. 50, 256) entgegen. Der Kot wird bis zum Enddarm vorgeschoben, aber der Defäkationsmechanismus tritt nicht in Kraft, obwohl die gegenwärtige Kotmasse zur Auslösung des Reflexaktes vollkommen ausreichen sollte. Schon vor 40 Jahren führte F. v. Niemeyer diese Abstumpfung der Reflexerregbarkeit auf „häufiges Übergehen des Stuhldranges und gewohnheitsmäßiges willkürliches Zurückhalten des Kotes" zurück, also mit den gleichen Worten wie sehr viel später A. F. Hertz („habitual disregard of the call to defaecation"). Die Nervenenden gewöhnen sich an das Liegenbleiben von Kotmassen im Rektum und senden nur schwache Reizwellen zum Plexus pelvicus. Erst unnatürlich starke Reize erregen die Nervenenden. Man kann den Vergleich ziehen mit der allmählichen Abstumpfung der Geschmacksnerven gegen scharfe Gewürze oder der sensiblen Vagusfasern für Tabakdampf. In gleichem Sinne und jedenfalls häufiger und verderblicher wirkt das Sichgewöhnen an Wasserklistiere und ebenso an starke örtliche Reizmittel, wie z. B. Glyzerin-Mikroklysma (S. 260). Auch die angeblich nicht reizenden Ölklistiere müssen wir beschuldigen. Sie reizen nicht chemisch, aber der unnatürliche flüssige Aggregatzustand des Mastdarminhaltes ist an und für sich ein Überreiz. Auch von kalten Sitzbädern und von Afterstrahlduschen müssen wir dies behaupten. Sie sind unter Umständen wertvolle therapeutische Hilfsmittel und können vieles zum Wiederherstellen verlorener Reflexerregbarkeit beitragen (s. Therapie); sie können aber auch schaden.

Dafür ein Beispiel. Ein Vierzigjähriger, der sich bis dahin immer völlig normaler, morgendlich pünktlich eintretenden Defäkation erfreute, hatte sich in seinem neuen Hause eine elegante Badestube mit allem Zubehör einrichten lassen; es fehlte darin auch die Sitzwanne nicht, mit Strahlendusche von unten. Als der Neuling bemerkte, daß die Afterdusche unmittelbaren Stuhldrang auslöse, wurde sie täglich — man muß geradezu sagen, aus lauter Übermut — zu diesem Zwecke benutzt. Schon nach zwei Monaten war es mit der normalen Defäkation vorbei; dies wurde auf einer Reise bemerkt, wo keine solche Dusche zur Verfügung stand. Ohne Dusche oder ohne sonstigen starken Reiz (es wurde Glyzerin benutzt) kein Stuhlgang mehr! Es hatte der Überreiz also die Nerven verwöhnt, abgestumpft und es bestand das Krankheitsbild der Dyschezie.

Auch an höheren Dickdarmabschnitten kommt ähnliches vor. Der an grobe, sehr schlackenreiche, reichlich kotbildende Kost gewöhnte Darm versagt manchmal, wenn die Kost plötzlich sehr schlackenarm wird. Der Kot wird spärlicher und die Stuhlentleerung verzögert sich. In der Regel gleicht sich eine solche Störung schnell wieder aus, d. h. schon nach wenigen Tagen kehrt die alte Regelmäßigkeit trotz der geringeren Kotmenge zurück. Dagegen ist es für die Arbeitstüchtigkeit des Dickdarms verhängnisvoll, wenn er fortlaufend an schlackenarme Kost gewöhnt wird und wenn ihm dadurch der physiologische, peristaltikauslösende Reiz vorenthalten wird. Dann kommt es, wie ohne weiteres verständlich, zu jener Obstipationsform, die wir als „alimentäre" noch zu besprechen haben. Der Reflexbogen ist dann nicht genügend eingeschult und größere schlackenreiche Kotmassen lösen zwar zunächst, zum mindesten nach einigen Tagen schlackenreicher Kost, infolge größerer Reizstärke bessere Peristaltik aus. Rückkehr zur schlackenarmen Kost bringt fürs erste immer wieder Stuhlträgheit; es vergehen oft Wochen und Monate bis der Dickdarm derart eingeschult ist, daß er bei jeder Kost — gleichgültig, ob sie etwas mehr oder weniger Schlacken enthält — wunschgemäß arbeitet. Das ist therapeutisch wichtig (S. 382).

4. **Mangel an körperlicher Bewegung** finden wir fast überall, wo von Ätiologie chronisch-habitueller Obstipation die Rede, mit besonderem Nachdruck hervorgehoben. Diesen Zusammenhang darf man aber nicht als feststehendes Gesetz betrachten. Wo er zuzutreffen schien, waren bei genauerem Eingehen doch meist erhebliche Mißstände in der Beköstigung nachweisbar, welche ohne weiteres die Stuhlträgheit erklärten. Unter den Patienten mit chronisch-habitueller Obstipation finden sich sehr viele, die nicht nur ein mittleres, sonderr weit darüber hinausgreifendes Maß körperlicher Bewegung dieser oder jener Art sich verschaffen; oft sind es sehr erregbare, unruhige Naturen, und wir haben dann oftmals die Behandlung der Stuhlträgheit mit mehrtägiger Bettruhe eingeleitet, mit dem Erfolg, daß der Darm sofort viel besser arbeitete als bei unruhigem Verhalten und bei täglich mehrstündigem Tennisspiel, Spazierengehen, Reiten usw. Es ist auch gar nicht richtig, daß vielwöchiges oder vielmonatiges Bettliegen Stuhlträgheit bringen muß. Natürlich wird es der Fall sein, wenn man die Bettlägerigen mit Krankensüppchen oder sonstiger blander Kost füttert. Das ist aber meist gar nicht nötig (z. B. bei chirurgischen Krankheiten der Extremitäten). Bei Normalkost haben die Bettlägerigen meist ebenso regelmäßigen Stuhl wie früher auch. Andererseits darf man freilich auch nicht verkennen, daß reichliche körperliche Bewegung, im Gegensatz zum Stubenhocken, wenn auch nicht unmittelbar auf den Darm, so doch auf das Gesamtnervensystem eine Fülle von Reizen ausgießt, und daß von der naturgemäßen

Erregung dieses oder jenes Nervenzentrums auch fördernde Antriebe auf die motorischen Darmplexus übertragen werden können. Es soll also der ätiologische Zusammenhang zwischen muskulärer Untätigkeit und Obstipation zugelassen werden, aber gleichzeitig sei vor Überschätzung und Verallgemeinerung gewarnt.

5. **Alimentäre** oder **Pseudoobstipation.** Wir gelangen hiermit zu der weitaus häufigsten Form chronisch-funktioneller Obstipation. Zurückschauend auf eine seit 25 Jahren in großem Umfange entwickelte ärztliche Privat- und Klinikpraxis, welche ihm von vornherein und dann immer aufs neue ungemein zahlreiche Kranke mit Magen- und Darmstörungen zuführte, meint C. von Noorden, daß diese Form der Obstipation schnellen und fortschreitenden Schrittes immer häufiger geworden ist. Nicht daß C. von Noorden erst später mehr und mehr darauf geachtet hätte, sondern seine Aufmerksamkeit war schon viel früher, in seiner Assistentenzeit an der Riegel'schen und Gerhardt'schen Klinik darauf gerichtet. Die Ursache der größeren Häufigkeit liegt klar auf der Hand. Sie liegt bei dem statistisch leicht zu erweisenden, auf alle Kulturvölker sich erstreckenden Umsichgreifen der vorzugsweise animalischen, schlackenarmen Kost und gleichzeitig bei der überhandnehmenden Bevorzugung feinerer Mehle für Back- und Kochzwecke. Diese Wandlung vollzog sich zuerst in einer dünnen Oberschicht der Bevölkerung und es gab eine Zeit, wo die alimentäre Obstipation fast nur dort angetroffen wurde. Der Wandel zog aber immer weitere Kreise und hatte vor dem Kriege schon einen großen Teil der städtischen Bevölkerung, zum Teil sogar ländliche Bewohner miterfaßt. Die alimentäre Obstipation ist dann während des Krieges, als die animalische Kost spärlich wurde und als hochausgemahlenes Mehl und sehr reichliche Vegetabilien an die Stelle traten, seltener und seltener geworden. C. von Noorden wies auf diesen Gang der Dinge schon in der Diskussion über Ad. Schmidt's Kölner Vortrag hin (1916); aber erst später offenbarte sich der Erfolg der Koständerung in vollem Umfang.

Die Grundlage für alimentäre Obstipation wird oft schon in der Kinderstube gelegt, indem man von den Kindern alle gröberen Nahrungsmittel, alle schlackenreiche Kost fernhält und sie mit möglichst „konzentrierter Nahrung" zu kräftigen strebt. Ein neuer Gefahrpunkt kommt, wenn junge Leute das Elternhaus verlassen und auf Gasthausküche angewiesen sind, wo in Normalzeiten die animalische Kost und Mehlspeisen aus feineren Mehlen überwiegen. Aber das sind doch nur einzelne Gefahrpunkte, die wir herausgreifen; tatsächlich sind sie weit verstreut, da auch die sog. „Hausmannskost" sich immer mehr auf Vernachlässigung gröberer Gerichte eingestellt hat. Der Wirtschaftspolitiker könnte dies begrüßen, weil die Energieverluste im Kot, verglichen mit dem Energiegehalt des Genossenen, kleiner sind. Der Arzt muß es bedauern, weil einerseits die Kost zu geringe Kotbildung und damit Abflauen der Peristaltik und schließlich das Krankheitsbild der chronisch-habituellen Obstipation bedingt, und weil andererseits der verzärtelte Darm, wenn er einmal andere, schlackenreichere Kost aufnehmen muß, leicht an Gärungsdyspepsie und Katarrhen erkrankt. Ad. Schmidt hat dies später (in seinem Kölner Vortrag) auch deutlicher anerkannt, als es in der ersten Auflage dieses Buches zum Ausdruck kam. Die Verzärtelung des Darmes, die Bereitschaft für Gärungsdyspepsie wird oft zur Ursache dafür, daß die Leute sich gar nicht mehr getrauen, mit etwas derberer Kost, insbesondere auch mit grobem, kleienhaltigem Brot, mit reichlich gekochtem Obst und Gemüse, namentlich mit viel rohem Obst ihrer Obstipation entgegenzutreten, und lieber zu allerhand Abführmitteln und sonstigen Kuren, als zu naturgemäßen Erregern der Peristaltik greifen. Vgl. S. 200.

Wir nennen diese Form der Obstipation nicht nur „alimentäre“, sondern zugleich „Pseudoobstipation“, weil es sich meist nur um künstliche Untererregung der Peristaltikzentren, bzw. um unnatürliche Minderung ihrer natürlichen Reize handelt, während die Fähigkeit, normal zu reagieren, dem Reflexbogen erhalten geblieben ist. Wie oben (S. 360) bemerkt, kann es allerdings eine gewisse Zeit dauern, bis seine normale Reaktionsfähigkeit zurückgewonnen ist. Aber erreichbar ist dies Ziel bei vorsichtigem und geduldigem Vorgehen allemal, selbst noch beim Greise, der sich viele Jahrzehnte mit den Beschwerden der alimentären Obstipation herumgeschlagen hat.

Der vom durchschnittlichen Verhalten abweichende Zustand besteht zunächst nur darin, daß entsprechend der schlackenarmen Kost wenig (nicht: zu wenig) Kot gebildet, und daß derselbe als schwacher Reizträger nur langsam (nicht: zu langsam) befördert und mit langen (nicht: mit zu langen) Zwischenpausen entleert wird. Das ist noch nichts Krankhaftes, wenn es auch oft für krankhaft gehalten wird, da die betreffenden Leute den Zusammenhang nicht kennen und die eigene Kotproduktion mit derjenigen von Gemischt- und Pflanzenköstlern vergleichen; dann muß sie natürlich als zu spärlich erscheinen. Wir haben also vollkommen recht, von Pseudoobstipation zu sprechen.

Zur Krankheit wächst sich die alimentäre oder Pseudoobstipation aus, wenn langes Verweilen und starkes Eintrocknen des Kotes im Darm nachteilige Folgen bringt; das ist nicht selten der Fall. Und zu wahrer chronisch-funktioneller Obstipation wird sie, wenn aus der dauernden Minderbelastung eine Untererregbarkeit und damit auch abnorm geringes Ansprechen auf stärkere Reize (stärkere Kotbildung) entsteht. Das kommt gleichfalls oft vor (s. oben).

Man soll dem hier Vorgebrachten also nicht entnehmen, daß schlackenarme, vorwiegend animalische Kost **zwangsläufig** zu chronisch-habitueller Obstipation führen müsse. Es hieße die Akkommodationsbreite des Menschen und der Menschheit weit unterschätzen, wollte man derartiges annehmen. Das jeweils beherrschende ist doch immer die Erregbarkeit des peristaltikauslösenden Reflexbogens und die Art, wie die nervösen Darmplexus von übergeordneten Zentren gesteuert werden. Das sind höchst variable Größen, höchst verschieden, je nach der Persönlichkeit, höchst verschieden vielleicht auch je nach Volksschlag. Es bedeutet also der gleiche Reiz nicht auch für jeden den gleichen Reizerfolg.

Seltener und kärglicher Stuhl bringt nicht immer Beschwerden. Es sind Fälle bekannt, in denen nur aller 1—3 Wochen Kot entleert worden sein soll (Reichmann, O. Leichtenstern). Wo ist da die Grenze zwischen Wahrheit und Dichtung? H. Nothnagel und Ad. Schmidt meinen, diese Tatsachen genügen, der Obstipation die schwerwiegende Bedeutung zu nehmen, die ihr gewöhnlich zugeschrieben wird. Solche Schlüsse sind nicht erlaubt. Es ist ja richtig, daß von Laien und Ärzten sehr oft Bauchbeschwerden und „Fernwirkungen“ auf etwa bestehende Stuhlträgheit bezogen werden, obwohl sie gar nichts damit zu tun haben. Das hat schon oft zu üblen und folgenschweren Fehldiagnosen geführt. Es ist aber ebenso richtig, daß alle jene Leute mit überaus seltenen Kotentleerungen dem Wanderer gleichen, der in dunkler Nacht am Rande des Abgrundes entlang schreitet; jeder Schritt, jede Minute bedeutet Gefahr. Aber ganz abgesehen von solchen Raritäten, die man am ehesten noch in Irrenhäusern antrifft, halten wir es doch für recht bedenklich, von hoher Warte aus die Tragweite der Obstipation als gering hinzustellen. Wir sind überzeugt, der Arzt fährt prophylaktisch und diagnostisch besser, wenn er jedem Einzelfalle von Stuhlträgheit sorgfältige Beachtung schenkt.

D. Allgemeines Krankheitsbild.

Ein allgemeines Krankheitsbild der chronischen funktionellen Obstipation zu zeichnen, ist schwer, da die Klagen und Symptome außerordentlich wechselvolle sind. Die übergroße Mehrzahl aller Patienten kommt erst zum Arzt, wenn ihre Beschwerden überhandnehmen oder die üblichen Hausmittel nichts mehr nützen wollen. Bei genauerem Befragen erfahren wir allerdings recht häufig, daß die Neigung der Stuhlverhaltung schon von jeher, seit der Jugend, bestanden hat. In anderen Fällen wird ein bestimmter Zeitpunkt — z. B. die erste Niederkunft, Veränderungen der Lebensweise — als Ausgangspunkt angegeben. Die Schilderung, was alles schon vergeblich versucht worden ist, nimmt meist einen breiten Raum in der Anamnese ein. Weniger scharf pflegen die Angaben über wirkliche Beschwerden zu sein, welche sich mit der Verstopfung verbinden. „Oft wird nur darüber geklagt, der Stuhlgang erfolge nicht von selbst". Dabei leiden die Klagenden vielleicht nur sehr wenig oder gar nicht: sie haben guten Appetit, verdauen und vertragen alles, haben keine Leibschmerzen oder abnorme Gasbildung und sind in jeder Hinsicht leistungsfähig. Das sind die reinen Formen der Hypoperistaltik („atonische Obstipation"); wenn sie Beschwerden bringen, so sind sie meist allgemeiner Natur: Eingenommenheit des Kopfes bis zu Schmerzen und Schwindel sich steigernd, wenn der Stuhlgang zu lange ausbleibt; Unruhe, Blutwallungen, Unfähigkeit zum Arbeiten, Gefühl von Schwere, Völle und Aufgetriebensein des Leibes. Bei anderen stehen die lokalen Störungen im Vordergrund. Sie haben dauernd das Gefühl, als ob ein Stuhlgang sich vorbereite, und das steigert sich bis zum Stuhldrang, der auch nach dem Absetzen der Fäzes nicht ganz aufhört. Dazu kommen Kollern und schmerzhafte Empfindungen im Leibe, hin und wieder selbst ausgesprochene Koliken (Spasmen). Der Appetit wechselt je nach den Leibbeschwerden; er kann erheblich gestört sein. Der Ausschlag hängt stark von der psychischen Reaktion ab, da ja seelisches wie körperliches Leiden sehr ungleich auf die einzelnen Menschen zurückwirkt. Oft hält die Furcht vor Beschwerden die Kranken mehr vom Essen zurück als wirkliche Beschwerden, welche dem Essen folgen. Manchmal wird ganz bestimmt angegeben, es sei gerade diese oder jene Speise, welche Beschwerden bringe (s. unten). Hin und wieder gehen den Abdominalerscheinungen eine Reihe von Magensymptomen parallel: Aufstoßen, Übelkeit, Magenschmerzen, ja selbst Erbrechen. Blutende und sich leicht entzündende Hämorrhoidalknoten sind häufig.

Über den Akt der Stuhlentleerung und über das Aussehen der Fäzes geben selbst solche Kranke, die sich angeblich sorgfältig beobachten, in der Regel nur ungenaue Auskunft. Manche fühlen, daß der Kot unmittelbar vor dem Schließmuskel sitzt, aber sie können ihn nicht herausbringen; andere glauben, daß trotz täglicher Entleerung immer etwas zurückbleibe und sich bereits zu großen Massen im Bauche angesammelt haben müsse. Viele suchen mehrmals am Tage den Drang zu befriedigen, aber es kommt nichts oder höchstens ein paar harte Brocken; dann aber kommt vielleicht dazwischen unerwartet unter den Erscheinungen der Kolik eine größere Entleerung alter harter Reste mit frischen breiigen Massen und mit Schleimfetzen. Schleim in dünner Lage, allein oder mit Blut (aus Hämorrhoidalknoten) gemischt, kann auch die harten Kugeln überziehen, welche die häufigste Form des Obstipationsstuhles darstellen. An ihre Stelle können auch kleinkalibrige eventuell sogar plattgedrückte Zylinder treten oder der Stuhl entleert sich in Brocken, fragmentiert (J. Boas). Sind die Kranken an das Einnehmen von Mitteln gewöhnt, so produzieren sie unter Umständen täglich einen breiigen, ja selbst flüssigen, an Menge durchaus genügenden Stuhlgang, und man muß sie erst „entwöhnen", um die natürliche

Fäzesform zu erhalten. Dabei stellt sich gelegentlich heraus, daß auch diese natürlichen Fäzes gar nicht besonders hart sind, ja sogar den Charakter dyspeptischer Gärungsstühle tragen, und daß der Kot offenbar nur durch einen Krampf der untersten Darmabschnitte zurückzubleiben pflegte. Das hat dann allerdings nichts mehr mit chronisch-habitueller Obstipation zu tun.

Die körperliche Untersuchung ergibt keine für die habituelle Obstipation charakteristischen Merkmale. Wir sehen korpulente und magere Leute unter den Obstipierten, kräftige und schwache. Enteroptose kann bestehen, kann aber auch ganz fehlen. Die Bauchdecken können schlaff oder auch gespannt sein, der Leib flach oder ein wenig aufgetrieben. Stärkere Auftreibungen fehlen fast immer.

Über andere Einzelsymptome am Bauch wird später berichtet.

Oft treten uns mit Klagen über Stuhlträgheit Leute gegenübei, die wir nach oberflächlichem Eindruck, aber auch nach eingehendem Befragen und genauer allgemeiner Untersuchung in jeder anderen Hinsicht für völlig gesund erklären müssen. Es besteht also überhaupt kein eigentliches „Krankheitsbild". Andere Male ist die Stuhlträgheit nur ein Stück unter vielen Klagen und unter vielen pathologischen Befunden; sie steht mit denselben vielleicht in gar keinem oder nur in sehr lockerem Zusammenhang. Dies zu entwirren ist Aufgabe der Diagnostik; fast jede andere Krankheit kann sich mit chronisch-habitueller Obstipation gesellen, und bei vielen Kranken deuten die Klagen oft mehr auf letztere als auf erstere hin. Dies trifft auch sehr häufig für Neurastheniker zu. Wenn sie zum „Magen- und Darmspezialisten" kommen, drängen sie — meist ganz unbewußt — alle anderen neurasthenischen Beschwerden, ja sogar schwere Phobien, zurück; man muß die sonstigen Klagen erst gleichsam herauslocken; desto reicher ist das auf den Bauch sich beziehende Klagenregister — oft ohne jeden objektiv-pathologischen Befund.

Von Begleitkrankheiten somatischer oder seelischer Art abgesehen, wechseln die von chronisch-habitueller Obstipation unzweifelhaft abhängigen Beschwerden und objektiven Befunde außerordentlich, je nach Sitz und Form des Leidens. Je nach Sitz, indem z. B. Dyschezie ganz andere Beschwerden und anderen Befund wie alle Obstipationen sonstigen Sitzes bringt; die an höheren Abschnitten (Sigma und aufwärts) lokalisierten Obstipationen (S. 369) bringen zwar manchmal gleichsinnige Beschwerden, aber doch meist sehr verschiedenen objektiven Befund. Die Form ist insofern maßgebend für das klinische Bild, als unkomplizierte Hypoperistaltik sehr einförmige, nur in schwersten Fällen aufdringliche und beunruhigende Syndrome darbietet (meist seltene Entleerung, harter und trockener Kot, Spannungsgefühl, Gurren), während mit Hinzutreten krankhaft gesteigerter Spasmen ein wildes und sehr buntes Bild von Beschwerden sich hinzugesellen kann; ob dies der Fall oder nicht, hängt teils von den Vorgängen im Darm ab, teils, und zwar ganz bedeutend, von ihrer psychischen Wertung. Über Spasmen S. 367, unten.

E. Spezielle Symptomatologie.

1. **Häufigkeit, Verteilung auf die Geschlechter, Erblichkeit.** Es wird allgemein anerkannt, daß die chronische Obstipation zu den am häufigsten vorkommenden Übeln gehört. Zuverlässige Zahlen fehlen allerdings darüber, und das erklärt sich aus dem fließenden Übergang zum Normalen. Man weiß nicht, wo man die Grenze ziehen soll, denn auch im Leben fast jedes Gesunden gibt es Perioden, wo seine Stuhlentleerung nicht so prompt erfolgt wie gewöhnlich. Für beweiskräftige Statistik fehlen so gut wie alle Unterlagen. Dyschezie ist bei Frauen zweifellos ungleich häufiger als bei Männern. Andere Formen der Stuhlträgheit dürften sich auf die beiden Geschlechter etwa gleichmäßig verteilen. Auf erbliche Belastung bzw. familiäre Veranlagung zur Obstipation weist die Anamnese oftmals hin. Doch handelt es sich vielleicht häufiger um überkommene und in der betreffenden Familie übliche Speisegewohnheiten als um vererbte Minusvarianten bei der Keimanlage.

2. **Beteiligung des Magens.** Klagen über Magenbeschwerden verschiedener Art, namentlich über schlechten und launenhaften Appetit, Säuregefühl, unangenehmen Geschmack im Munde, Gasansammlung und Aufstoßen von Gasen,

selten auch über Magenschmerzen, Übelkeit und Erbrechen, sind bei den Obstipierten manchmal vorhanden, können aber nicht als regelmäßige Begleiterscheinungen der Krankheit angesehen werden. Manche rühmen geradezu ihren
ausgezeichneten Magen, der alles vertragen und für die Darmstörung unmöglich verantwortlich gemacht werden könne.

Nach Ad. Schmidt findet man bei vorhandenen „Magenbeschwerden"
dieser oder jener Art:

normale Säure- und Motilitätsverhältnisse in etwa 50% der Fälle, so daß
man lediglich von subjektiv-dyspeptischen Magenbeschwerden reden darf (W. Leube's
nervöse Dyspepsie); es fehlen dann auch nie andere Klagen, z. B. Kopfdruck und Schwindel,
welche die Patienten von der Obstipation ableiten.

Subazidität in etwa 20% der Fälle. Das verhältnismäßig seltene Zusammentreffen von Subazidität und Obstipation ist verständlich: Subazidität und gar Anazidität
mit ihrer höheren Magenmotilität beschleunigt ja die ganze Darmpassage (S. Jonas,
S. 93, 97). Anazidität bietet auch manche Gelegenheit für das Entstehen von Fäulnis- und
Gärungsdyspepsien und von infektiösen Katarrhen, welche alle der Obstipation entgegen-
arbeiten.

Superazidität in etwa 30% der Fälle.

C. von Noorden erwähnte vor 15 Jahren, Hyperchlorhydrie werde in
etwa zwei Dritteln der Fälle von chronisch-habitueller Obstipation begleitet.
Er erörterte damals, daß die Obstipation oft das Primäre, die Hyperazidität
das Sekundäre und durch Beseitigung der Obstipation Heilbare sei.

Später ging von Noorden diesem Verhalten näher nach. Leichtere Fälle chronisch-
habitueller Obstipation wurden von ihm gewöhnlich ambulatorisch mit einfachen Diätvorschriften behandelt, und zur Untersuchung des Magens auf motorische und sekretorische
Leistung kam es nicht. Schwerere und namentlich langjährig bestehende Fälle wurden
fast durchgehends klinisch behandelt, und dann ward genaue Untersuchung des Magens
nie verabsäumt. Von diesen Patienten mit schwereren und langwierigen Formen chronisch-
habitueller Obstipation waren mindestens 70—80% mit Hyperchlorhydrie behaftet. Die
Sachlage (schwere, langwierige, der gewöhnlichen Behandlung trotzende Fälle!) brachte es
mit sich, daß fast immer unzweifelhafte und unverkennbare spastische Zustände dem
Krankheitsbilde beigemengt waren. Wie häufig gerade „spastische" Obstipation und Hyperchlorhydrie zusammen vorkommen, hatte früher schon Koch gemeldet. Soweit Aufzeichnung und Erinnerung reichen, konnte dagegen in Fällen einfacher Darmträgheit
ohne klinisches Hervortreten spastischen Einschlages und vor allem in Fällen einfacher
Dyschezie von besonderer Häufigkeit der Hyperchlorhydrie keine Rede sein.

An dem häufigen Zusammentreffen von Hyperchlorhydrie und Obstipation wird nicht mehr gezweifelt; es sei auf die Lehr- und Handbücher über Magenkrankheiten verwiesen (Literatur bei F. Riegel und E. v. Redwitz). In welchem
ätiologischen Zusammenhang beide miteinander verknüpft sind, ward oft erörtert und ganz verschieden beantwortet. Sich auf einseitigen Standpunkt zu
stellen, ist sicher verkehrt. Verschiedene Arten des Zusammenhanges sind
möglich und kommen wohl alle vor.

a) Verlangsamte Magenentleerung kann trägere Peristaltik des ganzen Darmes
bedingen (G. Schwarz, S. Jonas). Auf solche Störung der Magenfunktion führt E. Agéron
zahlreiche Obstipationsfälle zurück und er spricht dann von „gastrogener" Obstipation;
auch an der Morphiumobstipation soll ja Magenhypomotilität mit beteiligt sein (Fr. Rost,
vgl. hierzu S. 241). Bei Hyperchlorhydrie und Supersekretion kommt längere Verweildauer der Speisen im Magen wegen allzu starken Pylorusreflexes oft vor.

b) Hyperchlorhydrie allein oder in Verbindung mit Ulkus kann durch Reizung
der sensiblen Magennerven reflektorisch hemmend auf die Darmperistaltik einwirken
(L. Bouveret, L. R. Müller, E. v. Redwitz).

c) Hyperchlorhydrie begünstigt derart die Verdauung, daß dem Darm zu viel
Material vorenthalten, die Kotmasse verkleinert, der peristaltikauslösende Reiz ungenügend
wird (B. Oppler, M. Einhorn, F. Riegel, J. Strasburger, D. Gerhardt). Die
„Hyperpepsie" betrifft aber nur die Proteine, und gerade diese haben nicht viel mit
Kotbildung zu tun. Ad. Schmidt sprach dann von „Eupepsie" oder besser „Hyperpepsie
der Zellulose" bei Superaziden. Daß er hiermit nicht den Kern der Sache traf, ward
schon erörtert (S. 354).

d) Hyperchlorhydrie wird auch als sekundäres Syndrom, d. h. als reflektorisch
ausgelöste Folge der Obstipation gedeutet. Wir finden diesen Gedankengang bei

W. Ebstein, J. Wiczkowski, H. Illoway, C. von Noorden, F. Samuely, Koch, L. Kuttner. Sowohl die Entwicklung des Gesamtkrankheitsbildes wie der therapeutische Erfolg beweisen dies oft ganz deutlich (H. Illoway, C. von Noorden, L. Kuttner). Es geht nicht an, zu sagen: ja der Magen wurde gebessert und damit besserte sich auch der Darm. C. von Noorden heilte die Obstipation und mit ihr die Hyperchlorhydrie in den seinerzeit beschriebenen Fällen und seitdem in mehreren Hundert weiteren Fällen mittels grober Kost, und ebenso erwähnt L. Kuttner, die zur Heilung führende Kost sei nichts weniger als Schonungsdiät, nichts weniger als schwach säurelockend gewesen. Die Hyperchlorhydrie verschwindet also oft mit der Obstipation, obwohl der Magen, vom Standpunkt der Hyperchlorhydrie betrachtet, gleichsam mißhandelt wird; also doch wohl ein Zeichen dafür, daß die Hyperchlorhydrie das Sekundäre war. Wir stellen uns mit L. Kuttner durchaus auf den Standpunkt H. Lüthje's, daß in solchen Fällen häufig die Regelung des Stuhlganges zunächst günstig auf die Psyche wirke, und daß mit Wegfall psychogener Erregung auch die Supersekretion sich bessere. Ob dieser Umweg über die Psyche immer notwendig ist, steht dahin.

e) Hyperchlorhydrie und Dyskinese des Darmes sind koordinierte Folgen gleicher Ursache. Es kann hierbei nur das Verhalten des vegetativen Nervensystems in Betracht kommen, namentlich Hypervagotonus (H. Eppinger und L. Heß, G. v. Bergmann, K. Westphal). Das besonders häufige Vorkommen der Hyperchlorhydrie bei Obstipation mit unzweideutigem spastischem Einschlag (S. 365 oben) spricht durchaus in diesem Sinne. Wir können diese Art des Zusammenhanges zwar nicht für die einzig mögliche, müssen sie aber für eine recht häufige halten.

3. Abdominalsymptome. Wenn über den Bauch geklagt wird, so verhält es sich oft ähnlich wie beim Magen: Vollsein, Spannung und Druckgefühl, Unbehagen sind lediglich subjektiver Natur; es fehlt jede objektive Grundlage, insofern ihnen weder Meteorismus, noch reichlicher Flatusabgang, noch objektive Druckempfindlichkeit entspricht. Wir möchten warnen, im Hinblick auf solches Mißverhältnis zwischen Empfinden und Befund ohne weiteres von neurasthenischer und hysterischer Übertreibung usw. zu reden. Es handelt sich zwar offenbar um Überempfindlichkeit, aber es ist durchaus nicht gesagt, daß dieselbe immer psychopathischen Charakters ist. Was neurasthenische Übertreibung ist.

Wirklicher **Meteorismus** kommt, wie Ad. Schmidt im Gegensatz zu W. Ebstein hervorhebt, bei der gewöhnlichen chronisch-habituellen Obstipation nur ausnahmsweise, namentlich bei akuten Verschlimmerungen des chronischen Leidens vor. Zunächst wird man bei deutlichem Meteorismus immer an eine komplizierende organische Erkrankung, Stenose, chronische Peritonitis oder mangelhafte Blutzirkulation in den Eingeweiden denken. Eines der ersten Zeichen zirkulatorischer Störungen ist nämlich die Behinderung der Gasresorption (s. S. 57), während übermäßige Gasproduktion nicht notwendig mit Auftreibung der Därme verbunden ist und nicht unbedingt zum Bilde der funktionellen Obstipation gehört.

Dagegen kommt es gar nicht selten zu **partieller Auftreibung** einzelner Dickdarmabschnitte, offenbar abhängig von Spasmen, welche zeitweise nicht nur festem Kot, sondern auch Gasen den Durchtritt versagen. In der Regel verschwinden diese bei dünnen Bauchdecken gut sicht- und fühlbaren lokalen Auftreibungen bald wieder unter gurrenden Geräuschen (Borborygmen) oder wechseln ihren Platz; im Gegensatze zu den gesteiften Schlingen bei chronischen Stenosen (S. 635), die immer an gleicher Stelle zu finden sind und sich meist auch viel praller anfühlen. An welcher Stelle die lokalen Auftreibungen und unbehaglichen Borborygmen erscheinen, hängt ganz von Sitz der Kotstagnation und Art des Leidens ab. Die Auftreibungen finden sich nur da, wo der Kot noch wasserreich und damit auch zur Produktion von Gasen geneigt ist; am häufigsten dementsprechend im Gebiete des Zökum, des Colon ascendens und besonders gern im rechten Hypochondrium (Flex. dextra!). Bei tiefem Sitz der Obstipationsursache (Dyschezie, Sigmaträgheit, Spasmen im Gebiete des Enddarmes usw.) sind linkes Hypochondrium (Flexura lienalis) und Mesogastrium (Colon transversum) bevorzugter Sitz von Borborygmen, leichten kolikartigen Beschwerden, partiellen Auftreibungen. In Fällen chronischer Dyschezie usw. hebt sich — magere dünne Bauchdecken vorausgesetzt — beim Aufsitzen oft das ganze Colon descendens und ascendens, weniger das Querkolon, mit scharfen Konturen auf der vorderen Bauchwand ab.

Die Palpation weist manchmal harte, aber meist doch etwas teigig sich anfühlende, in den Haustren liegende Scybalakugeln nach, die bis zur Mitte des Querkolons und sogar noch höher hinauf verfolgbar sind. Im unteren Colon descendens und im Sigma trifft man die Scybala verhältnismäßig oft an; freilich sind sie nur bei weichen Bauchdecken tastbar und es hängt auch sehr von der Phase des Stuhldurchtrittes ab, ob man sie dort findet oder nicht. Es kann daher nicht verwundern, daß die Angaben über die Häufigkeit dieses Tastbefundes stark voneinander abweichen. Auch größere, stark zusammengezogene, leere Dickdarmteile, namentlich am Colon descendens, lassen sich oft durchfühlen (T. Hausmann, J. Boas u. a.). Man darf aber nicht ohne weiteres aus solchem Zusammengezogensein auf krankhaften, die Obstipation verursachenden Spasmus schließen. Im besonderen Falle zeigt jener Zustand vielleicht nur an, daß die Kotsäule noch nicht bis zu diesem Abschnitt vorgeschoben ist, und daß letzterer noch nicht durch Kot beansprucht wird. Bei Darmgesunden erhebt man oft den gleichen Befund, weiche Bauchdecken vorausgesetzt. Freilich, je mehr Spasmen im Krankheitsbild vorherrschen, desto häufiger und deutlicher ist er. Sowohl die mit Scybala gefüllten, wie die zusammengezogenen Darmabschnitte sind öfters bei Druck etwas empfindlich. Dies macht sich besonders am S-Punkt bemerkbar (S. 82, von Noorden). Für gewisse Formen der Obstipation (frühzeitiges Abbrechen der Kotsäule, S. 100, 370) sehr charakteristisch ist das Tastbarsein ansehnlicher Kotmassen im unteren Colon descendens und im Sigma unmittelbar nach einer Stuhlentleerung. Im Gegensatz zu den harten Scybala und den kontrahierten Darmabschnitten trifft man oftmals auch nachgiebige, erschlaffte Teile, die unter dem streichenden Finger gurrende Geräusche abgeben, was auf gleichzeitige Anwesenheit breiiger Massen und Gase hinzeigt. Bei typisch-chronisch-habitueller Obstipation ist dies fast nur am Cökum und Colon ascendens der Fall. Denn hier und meist noch bis in den Anfangteil des Querkolons bewahrt der Kot selbst bei hochgradiger Stuhlträgheit breiige Konsistenz. Am häufigsten findet man lokal aufgetriebene und gleichzeitig schlaffe, zu Borborygmen neigende Darmabschnitte beim sog. Ascendenstypus der chronischen Obstipation (S. 98, 365); die von Fr. Fischler beschriebene **Typhlatonie** scheint nur eine Sonderform dieses Typus zu sein. Bei Dyschezie trifft man bei Digitaluntersuchung per rectum oder per vaginam fast immer auf Kotmassen, falls nicht der Mastdarm unmittelbar vorher entleert wurde. Wie früher erörtert, beweist dies aber nicht unbedingt krankhaftes Verhalten (S. 18). Krankhaft wird es erst, wenn der Kot sich dort zu ungewöhnlich großen Massen häuft und wenn diese Massen ungewöhnlich lange verweilen, ohne Defäkationsreflex auszulösen.

Über **Spasmen** im Verlauf der chronisch-habituellen Obstipation. Ganz besondere Verhältnisse bei Seite gelassen, lehnen wir — wie früher erwähnt — Spasmen als maßgebende Ursache für chronisch-habituelle Obstipation ab, erkennen ihnen aber als Teil- und Folgeerscheinung im Gesamtkrankheitsbilde eine wichtige Rolle zu, deren Umfang und Tragweite von Fall zu Fall und auch im Einzelfalle von Zeit zu Zeit beträchtlich schwankt.

Woraus dürfen wir auf das Mithineinspielen von Spasmen schließen? Die Antwort ist gar nicht leicht, weil die klinischen Symptome vieldeutig sind und weil es schwer ist, die Grenze zwischen physiologischem und pathologischem Spasmus zu ziehen. Der zeitweilige Spasmus, d. h. das Sichabschließen eines Dickdarmstückes gegen nachfolgenden Kot, das zeitweilige Zurückwerfen von Kot (Rücktransport) spielt auch am gesunden Darm eine große Rolle, namentlich am Querkolon (G. v. Bergmann und E. Lenz, G. Böhm, E. Lenz). Es gibt am Röntgenschirm kein Augenblicksbild, aus dem man unbedingt schließen darf: das ist ein pathologischer Spasmus. Nur die zeitliche Anordnung und die Dauer der spastischen Formen erlauben solche Schlüsse. Die normalen Spasmen mit ihren Folgen, retrograder Transport und größere Verweildauer des Kotes, sind geradezu Vorbedingung für normalen Ablauf der Dickdarmfunktion (E. Lenz). Ohne Spasmen würde der flüssig-breiige Aszendenskot einfach in das Sigma und Rektum überlaufen. Wir dürfen von **krankhaften Spasmen** nur sprechen, wenn die **Spasmen krankhafte Folgen** haben. Was sind solche Zeichen krankhafter Spasmen?

a) Absetzen kleinkalibrigen harten Kotes (sog. Schafkotform, Abb. 107, S. 371); auch das Absetzen abgeplatteter dünner Zylinder. Vollbeweisend ist dies sicher nicht: es kann auch ohne pathologische Spasmen vorkommen!

b) Ungewöhnlich lange Dauer des Kontraktionszustandes an ein und derselben Stelle (palpatorischer oder röntgenologischer Nachweis). Auch dies ist nicht unbedingt beweisend, da es Folge des Nichteinrückens von Kotmassen sein kann.

c) Kolikschmerzen. Dies ist jedenfalls das bezeichnendste Symptom. Sein Hervortreten hängt zum guten Teil von der Empfindlichkeit des Patienten ab, und daher ist sowohl beim Klagen wie beim Nichtklagen über kolikartige Schmerzen gewisse Vorsicht am Platze.

d) Schleimproduktion. Wenn harte Kotmassen mit zähem Schleim überzogen sind, oder wenn ohne sonstige entzündliche Reizerscheinungen größere Mengen zähen Schleimes ausgestoßen werden, ist das Mithineinspielen spastischer Zustände sehr wahrscheinlich (Spasmus und Schleimproduktion koordinierte Folge von Vagusreiz).

e) Romanorektaler Spasmus durch Digital- bzw. Rektoskopuntersuchung nachweisbar. Der Zustand dieser Abschnitte gestattet immerhin einen gewissen Schluß auf ähnlichen Zustand oberer Dickdarmabschnitte. Doch kann der Spasmus des Enddarmes auch rein örtlich bestehen (lokalreflektorisch bedingt) und ganz außer Beziehung zur reflektorischen Erregbarkeit des übrigen Darmes stehen.

f) Einwandfreier Erfolg der Atropinbehandlung. Neben typischen kolikartigen Schmerzen ist dies ein ganz besonders wichtiges diagnostisches Merkmal.

Aus dem Gesagten geht hervor, wieviel Spielraum der Diagnose „Darmspasmen" und natürlich noch weit mehr der Diagnose „spastische Obstipation" gelassen ist. Wir sind einstweilen der vielleicht noch ketzerisch klingenden Meinung, daß pathologische Darmspasmen bei akuten und chronischen Durchfallskrankheiten eine ähnlich große Rolle spielen wie bei chronisch-habitueller Obstipation; bei Kolitis und bei Ruhr ist dies sicher der Fall (S. 546).

Ursachen von Spasmen bei chronisch-habitueller Obstipation.

1. Primärer neurogener Spasmus als Ausdruck und Folge einer Übererregung im parasympathischen Darmnervengebiet und meist wohl als Teilerscheinung einer auf das vegetative Nervensystem stark einwirkenden allgemeinen Neurose bzw. Psychoneurose. Der neurogene Spasmus mit Obstipation steht den neurogenen Diarrhöen sehr nahe; was entsteht, hängt davon ab, ob mehr die Ringmuskulatur des Darmes oder mehr die Drüsen von der parasympathischen Erregung erfaßt werden. Bei voll ausgeprägter Colica mucosa (S. 327) sind parasympathische exitomotorische und exitosekretorische Erregungen deutlich vereinigt und vermengt. Mit weniger deutlichem Gepräge kommt das gleiche Krankheitsbild zweifellos recht oft vor.

2. Örtliche spasmusauslösende Reize. Jede Wunde, jede örtliche Entzündung kann den Anlaß geben, ebenso wie bei dem örtlichen Spasmus am Magen, Pylorus und Duodenum. Am Rektum sind Fissuren, Rhagaden, entzündete schmerzhafte Hämorrhoidalknoten häufige und bekannte Ursachen. Ob bei den Spasmen, die im Verlaufe chronisch-habitueller Obstipation an höheren Dickdarmabschnitten ansetzen, auch immer oder auch nur mit einiger Regelmäßigkeit örtliche Schleimhauterkrankungen mitwirken müssen, steht dahin. Ad. Schmidt neigte zu dieser Annahme. Allgemeingültig läßt sich die Frage überhaupt nicht beantworten, da sicher die Dinge fallweise verschieden liegen; selbst im Einzelfalle dürfte es schwer sein, volle Klarheit zu gewinnen.

Die örtliche Reizbarkeit wird durch reizende Klistiere (Glyzerin!) und durch starke Abführmittel verschiedenster Art wesentlich erhöht. Das steht durch klinische

Erfahrung fest. Auch ungeschickte Bauchmassage vermehrt oft die Spasmophilie! Das allzu lange Liegenbleiben harter Kotmassen, die einerseits mechanisch reizen, an deren Oberfläche und oberhalb derer aber auch stets Zersetzungen vor sich gehen und üble Produkte gebildet werden, halten wir auch für einen krampfauslösenden Reiz, und zwar für einen recht wichtigen und häufigen. Manchmal, bei starken Stauungen, kommt es ja zu wahren Dekubital(Stauungs-)geschwüren der Schleimhaut mit starker schleimig-eitriger und blutiger Sekretion (S. 373). Zwischen leichter oberflächlicher Einwirkung eines harmlosen Oberflächenreizes und zwischen den erwähnten schweren Folgen (koprogene Ulzerationen) liegen die verschiedensten Übergangsstufen. Es kommt nicht nur auf die Reizgröße, sondern fast noch mehr auf die Reizempfänglichkeit an, ob lokaler Spasmus entsteht oder nicht.

3. Reflektorische Übertragung von anderer Stelle, sei es der Verdauungsorgane oder auch noch weiter abgelegener Organe (vgl. S. 357, 365). Auf diesem Gebiete ist noch für Theorien und Hypothesen ein weites Feld.

4. Welcher Art auch immer die örtlichen Reize (und die Fernreize) sind, unter allen Umständen wird die Erregbarkeit des parasympathischen Darmnervensystems bestimmend dafür sein, ob es zum örtlichen, engbegrenzten oder weiter ausgreifenden Spasmus kommt oder nicht. Daher das wechselvolle, das proteusartige in den Spasmen bei chronisch-habitueller Obstipation! Wir haben es oft, vielleicht meistens, mit Neuropathen zu tun, und daher dürfen wir uns nicht wundern, daß fortwährend neurogene spasmotrope Reize sich mit Wirkungen örtlicher spasmotroper Reize mischen.

4. Topographie der Obstipation. Wir unterschieden nach den Röntgenbildern vier Formen der Stuhlträgheit:

a) **Ascendenstypus,** der manchmal in sehr reiner Form vorkommt. Daß im Colon ascendens lokalisierte Kotstauungen vorkommen, war altbekannt und spielte in den Erörterungen über „Typhlitis stercoralis", später über Ätiologie der Appendizitis eine große Rolle. Was als „Blähung des Blinddarmes" („boudin caecal", Glénard), als „Typhlatonie" (A. Combe, Fr. Fischler), als „Distensio coeci (G. Singer), als „Palpierbarkeit des gefüllten Blinddarmes" (Th. Rosenheim) beschrieben ist, muß im wesentlichen als Teilerscheinung des Aszendenstypus gedeutet werden.

b) **Hypokinese des ganzen Dickdarmes** = gleichmäßige Verzögerung der Kotpassage. Man sieht in ihr den röntgenologischen Ausdruck der sog. „atonischen Obstipation", für uns = „hypoperistaltische Obstipation ohne wesentlichen spastischen Einschlag".

c) **Dyskinetisch-spastische Form,** sich wesentlich am Querdarm und von dort abwärts bis zum Sigma abspielend. Für uns: „hypoperistaltische Obstipation mit starkem hyperspastischem Einschlag".

Wir halten Form 2 und 3, die sich auch röntgenologisch an den gleichen Darmstücken abspielen, für untrennbar miteinander verbunden. Jeder der vielen Versuche, sie klinisch voneinander zu scheiden, ist mißlungen und wird auch ferner mißlingen. Als Extreme verzeichnen wir freilich Fälle einfacher Darmträgheit (Hypoperistaltik) und Fälle rein spastischen Charakters und neurogenen Ursprunges. Dazwischen aber alle Übergänge. Jeder hypoperistaltische Fall kann von heute bis morgen starken spastischen Einschlag erhalten und auch das Umgekehrte ist möglich (z. B. durch Atropingaben!).

d) **Dyschezie,** bei welcher die primäre Kotstauung sich im Rektum abspielt. Sie ist von den übrigen Formen gänzlich abzutrennen, da ihr auch therapeutisch eine Sonderstellung zukommt.

Man vergleiche zur Topographie der Obstipation die Besprechung der Röntgenbefunde bei Obstipation (S. 97 ff.). Es ist unnötig, hier nochmals darauf einzugehen.

5. Rektumbefund. In keinem Falle von Stuhlträgheit werde die Digitaluntersuchung des Rektum, in keinem diagnostisch irgendwie unklaren Falle die Rektoskopie verabsäumt. Nicht selten wird man Rhagaden, entzündete Hämorrhoidalknoten, Proktitis, Periproktitis, also krampfauslösende Zustände entdecken, oder Tumoren, wie Myome und vor allem Carzinoma recti. Wenn nach jahre- oder jahrzehntelangem beschwerdelosem Bestande einer durch Diät oder milde Abführmittel leicht zu steuernden Stuhlträgheit in vorgerückten Jahren sich auf einmal Obstipationsbeschwerden melden, so muß dies immer den Verdacht von Carcinoma recti wachrufen. Leider wird es nur allzu oft mit der Diagnose „alte Geschichte, vorübergehende Steigerung des alten Leidens" abgetan!

Der Rektal- und Vaginalbefund dient auch zur Diagnose etwaiger Dyschezie. Über deren Pathogenese und Ätiologie ward berichtet (S. 50, 256, 359). Die Untererregbarkeit des Defäkationsapparates kann isoliert als einzige Bewegungsanomalie des Darmes vorkommen; sie kann aber auch ein Teil der allgemeinen Hypoperistaltik sein. In letzterem Falle steht und fällt sie mit dieser und bedarf kaum einer Sonderbeachtung und -therapie.

Es ist ganz falsch, wenn in manchen Schriften über Darmkrankheiten gelehrt wird, man finde bei Dyschezie das Rektum dauernd, d. h. nicht bloß unmittelbar vor der Defäkation mit Stuhlmassen reichlich gefüllt, während es bei normalen Personen in der Zwischenzeit stets leer sein solle. Es gibt auch Leute, bei welchen sich nach ausgiebiger Entleerung des Enddarmes das Rektum binnen der nächsten 24 Stunden nicht füllt (Kolonobstipation). Wenn es sich dann aber füllt, so behält es die Massen 2—3 Tage lang. Das sind typische Fälle von Dyschezie, obwohl in gewisser, oft recht langer Periode das Rektum leer bleibt. Umgekehrt gibt es Menschen, bei welchen schon zu später Abendstunde reichlich Kot in den Mastdarm eingetreten ist. Sie könnten wohl durch Einsetzen der Bauchpresse usw. eine austreibende Welle erzwingen. Ohne willkürliches Eingreifen wartet aber der Mastdarm, bis am nächsten Morgen mehr Kot hinzugekommen ist. Dann entleert er sich samt dem Sigma vollständig, willig und mit größter Regelmäßigkeit, oft pünktlich auf die Minute. In solchen Fällen darf man nicht von Dyschezie reden. Maßgebend ist nicht der zufällige Befund oder Nichtbefund von Kot im Mastdarm, sondern das übermäßig lange Verweilen der in das Rektum beförderten Massen (S. 18, 367).

6. Kotbeschaffenheit. In der Regel trägt der Obstipationskot folgende Merkmale: Seltene, oft erschwerte Entleerung, verringerte Gesamtmenge, geringer Wassergehalt bzw. größere Härte, eigenartige Form. Über alle diese Dinge sind erläuternde Bemerkungen nötig.

Seltene Entleerung. In weitaus den meisten Fällen chronisch-habitueller Obstipation ist die Häufigkeit der Defäkation pathologisch herabgesetzt. Um dies beurteilen zu können, müssen wir die Kost berücksichtigen. Bei völligem Fasten wäre etwa 5—6tägliche Defäkation normal; bei reiner Fleisch-Eierkost 2—3tägliche Defäkation; das Hinzufügen von Speisen aus sehr feinen Mehlen und etwas Fett ändert daran nicht viel; bei animalischer Kost unter Beigabe von viel Milch und unter Beigabe mittlerer Mengen schlackenarmer vegetabiler Nahrungsmittel wäre 1—2tägliche Defäkation normal; bei kalorisch ausreichender, normaler, gemischter Kost (etwa ein Drittel aus animalischen, zwei Drittel aus vegetabilischen Nahrungsmitteln bestehend, und unter letzteren mäßige Mengen schlackenreiches Material in Form von Brot, Gemüsen und Obst) wäre täglich einmal Defäkation zu verlangen. Wenn auch die Einstellung auf zweitägliche Defäkation meist keinen Nachteil bringt, betrachten wir sie doch als ungehörige motorische Minderleistung des Darmes. Dasselbe gilt für rein vegetabile Kost geringen bis mittleren Schlackengehaltes. Bei rein oder vorwiegend vegetabiler Kost mit Bevorzugung schlackenreichen Materiales (Grobbrot, viel Gemüse, viel Obst, namentlich auch Rohobst) ist täglich einmalige Defäkation als Mindestleistung zu verlangen.

Unter Beachtung des Gesagten werden wir vielleicht manches, was uns als verstopfung geschildert wird, gar nicht als solche anerkennen. Die aus allgemeiner und durchschnittlicher Erfahrung abgeleiteten Zahlen erlauben uns ein Urteil, um wieviel die Häufigkeit der Defäkation hinter der Norm zurückbleibt.

Trotz beträchtlicher Hypoperistaltik oder Dyskinese des Kolons treffen wir gehäuften Stuhldrang (Tenesmus) mit häufigen, kleinbröckeligen Entleerungen, wenn der Mastdarm entzündlich gereizt ist (Boas: „fragmentierte Stuhlentleerung", S. 99). Nicht zu vergessen ist, daß schwere, sogar höchst gefährliche Obstipation sich auch unter dem Bilde von Diarrhöen darstellen kann („paradoxe Diarrhöen)". Es handelt sich dann um festgekeilte Kotmassen (Kotgeschwulst, Pseudotumoren) mit Druckschäden der Wand (Dekubitalgeschwüre S. 373) und entzündlicher Reizung oberhalb des stenosierenden Tumors (S. 718). Das flüssige entzündliche Sekret und der oberhalb des Kottumors noch flüssige Kot sickern abwärts und erscheinen als diarrhoischer Stuhlgang.

Häufiger und wichtiger, aber bisher kaum beachtet, auch von Ad. Schmidt übersehen, ist die früher schon erwähnte zwar regelmäßige, aber verspätete Entleerung. C. von Noorden sah diese Form recht oft und konnte sie öfters in Klinik und Ärztekursen

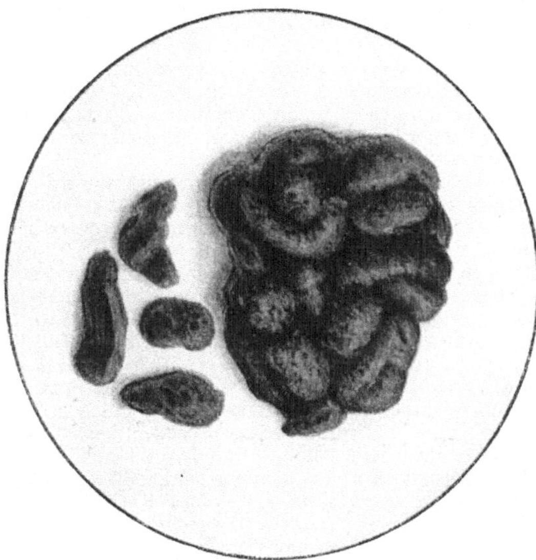

Fig. 107. Kleinkalibriger Obstipationskot.

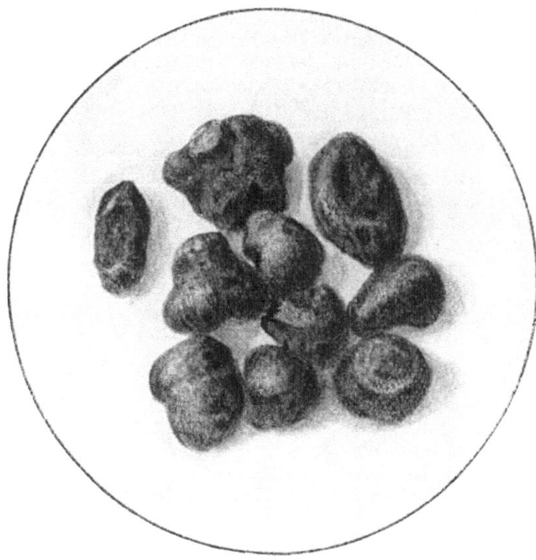

Fig. 108. Großkalibriger Obstipationskot.

demonstrieren. Nach fast oder völlig regelmäßig und mit fast oder völlig normaler Häufigkeit erfolgenden reichlichen Defäkationen bleiben Flexur und Colon descendens noch stark gefüllt; also unvollständige Entleerung, frühzeitiges Abbrechen der Kotsäule (Koprorrhexis). Manche haben deutlich das Gefühl, nicht völlig entleert zu sein; aber langes Sitzen und

Nachpressen bringt keine neue Welle in Schwung; es preßt nur die Afterschleimhaut heraus; der Mastdarm ist völlig entleert. Die meisten wissen aber gar nicht, daß sie an Verstopfung leiden, leugnen dies sogar bestimmt ab. Die Fälle gehören fast immer zu den schwereren; sie sind sehr hartnäckig und bringen fast immer lästige Beschwerden, wie Vollsein, zeitweilige Übelkeit und Appetitlosigkeit, ziehende kolikoide Schmerzen, bald im l., bald im r. Hypochondrium, meist beträchtliche Indikanurie, oft starke Verstimmung und Befürchtungen (Karzinomfurcht!). Die Leute wissen ganz genau, daß ihr Bauch nicht in Ordnung ist, wenn ihnen auch von verschiedenen Seiten nach eingehender Untersuchung versichert worden ist, alle Organe, auch der Darm, seien gesund (Röntgenuntersuchung nach vorausgegangenem erfolgreichen Reinigungsklistier ergibt in der Tat ganz normale Bilder!). Sichere Abgrenzung gegenüber hochsitzendem Sigmakarzinom ist hier die wichtigste und verantwortungsvollste Aufgabe.

Kotmenge. Ob die Kotmenge (wasserhaltiger und wasserfreier Kot) normal ist oder nicht, fällt nicht nur dem Laien, sondern auch dem Arzt zu beurteilen schwer, weil sich dies nur bei täglicher Wägung des Kotes und der eingenommenen Nahrungsmittel und bei Berücksichtigung der Nahrungsqualität ermessen läßt. Es bleiben auch manchmal an einem Tage Kotmengen zurück, die dann am nächsten Tage, kaum verspätet, noch ausgeschieden werden. Stimmen aber alle Nachweise, so wird sich meist ergeben, daß das durchschnittliche Tagesgewicht sowohl des feuchten wie des getrockneten Kotes hinter dem durchschnittlich normalen, der jeweiligen Kost entsprechenden Kot zurückbleibt. Wir erblicken hierin die **Folge verlangsamten Kotlaufes** durch die Därme und verstärkter Gelegenheit zur Resorption von Wasser, festen organischen und anorganischen Stoffen, namentlich auch von Zerfallprodukten der Zellulose. Beim reinen Aszendenstypus, bei reiner Dyschezie, auch bei vorzeitigem Abbrechen der Kotsäule im Sigma (S. 367) scheint uns die Kotmenge nicht wesentlich vermindert zu werden.

Verringerter Wassergehalt, Kotform, Schleim (Figg. 107 u. 108). Der normale Gehalt des Kotes an Trockensubstanz beträgt bei gemischter Kost zwischen 20 und 25%, bei Schmidt'scher Probekost etwa 22%. Obstipierte entleeren oft einen Kot mit 25—30%, sogar mit 30—40% Trockengehalt, also einen sehr **trockenen** und damit auch **harten Kot.** Daß hieran nur die lange Verweildauer Schuld, ist unbestritten. Ein gewisser durchschnittlicher Parallelismus zwischen Wasserverlust und Verweildauer im Dickdarm ist unverkennbar, aber doch nur durchschnittlich; es kommen überraschende Ausnahmen vor, so daß selbst nach 3—4tägiger Stuhlverzögerung Kot normalen Aussehens und normaler Konsistenz entleert werden kann. Das sind Ausnahmen, wenn auch nicht allzu seltene. Offenbar kommt viel auf den Gehalt des Kotes an wasserbindenden Bestandteilen an (wassergierige Kolloide! S. 231). Bei langem Einwirken von Spasmen auf den Kot ist derselbe meist an der Oberfläche etwas feuchter als im Inneren, wahrscheinlich infolge von Benetzung mit Schleim (S. 328 unten) oder anderem Reizsekret (J. Boese, H. Heyrovsky).

Die **Kotform** hat nichts unbedingt Charakteristisches, wenn auch das Absetzen kleiner harter, runder oder gegeneinander abgeplatteter **Knollen** vorherrscht. Die Oberfläche ist meist dunkel, braunschwarz oder grauschwarz; wie „verbrannt", so hört man oft. Bei den „atonischen" Formen sollen die Stuhlknollen größer sein als bei den „spastischen" (Ad. Schmidt); Verlaß ist nicht darauf. Die in die Länge gezogenen, plattgequetschten harten **Kotzylindroide** findet man fast nur in Fällen mit stark spastischem Einschlag.

Nicht selten sind die harten Kotballen, wenn sie endlich nach außen treten, von einer dicken zähen **Schleimschicht** überzogen und sehen wie glasiert aus. Dies beruht, wie wir in Übereinstimmung mit H. Nothnagel, W. Ebstein, Ad. Schmidt u. a. annehmen, nicht auf primärem Katarrh der Schleimhaut. Man betrachtet den Schleim als Reizprodukt, hervorgelockt durch den Reiz, welchen die harten Kotballen auf die Schleimhaut ausüben (**Schutzreflex, von Noorden, S. 144**). Man rechne aber auch damit, daß etwaiger örtlicher Spasmus und örtliche Schleimsekretion koordinierte Folgen zentrifugaler parasympathischer Erregung sein können (S. 331). Dies schiebt sich zweifellos in den Verlauf mancher chronischen habituellen Obstipation ein und vermittelt den Übergang zur Colica mucosa. Kleine **Blutstreifen**, die an der Oberfläche der Knollen haften, stammen gewöhnlich von Hämorrhoiden her.

7. Schädliche Folgen für den Darm.

a) Hämorrhoiden, Analfissuren. Sehr oft verbinden sich mit der chronischen Obstipation **hämorrhoidale Venenerweiterungen** am After, und es darf wohl zugegeben werden, daß die länger dauernde Anwesenheit harter Kotballen in den untersten Dickdarmteilen in Verbindung mit dem starken Pressen beim Stuhlgang die Entwickelung derselben begünstigt. Wenn die Scybala dann bei der Passage nach außen die Schleimhaut ein wenig reizen, blutet es leicht aus den gestauten Venen; umgekehrt gelangen Infektionserreger in das Gewebe und es entsteht ein entzündlicher Hämorrhoidalknoten, der seinerseits wegen der Schmerzen, die er verursacht, die Kotentleerung noch weiter hemmt. Der Durchtritt harten Kotes durch den Anus erzeugt und unterhält oft schmerzhafte Fissuren.

b) Kotkoliken, sterkorale Diarrhöen, Kotfieber. Ein besonders eigentümliches und oft zu Irrtümern führendes Verhalten zeigt der Kot bei den intermittierenden Formen chronisch-funktioneller Obstipation: Mehrtägige oder mehrwöchige starke Stuhlträgheit; nur mit Mühe auf Abführmittel oder Klistiere hin wird Kot entleert; im übrigen Wohlbefinden. Inzwischen bleiben Kotmassen im Darm zurück, die sich immer mehr häufen. Dann nach vorausgehendem, unbehaglichem Ziehen und Kneifen, oft auch ganz plötzlich starke Schmerzen, Kolikanfall („Kotkolik"); es werden spontan oder mit Hilfe eines Klistieres zunächst große harte Massen entleert; ihnen folgt dann breiiger oder gar flüssiger Kot („Sterkoraldiarrhöen"), und diese dünnen Abgänge, anfangs faulig und stinkend, später mehr schleimig werdend und den aasigen Gestank verlierend, halten längere Zeit an. Keine Frage, daß oberhalb der blockierenden Massen üble Zersetzungen vor sich gingen und die Schleimhaut in entzündlichen, vielleicht sogar teilweise nekrotisierenden Zustand geriet. Während der Durchfallsperioden fühlen sich die Patienten krank, während der Verstopfung gesund. Kein Wunder, daß die Fälle meist als akute, entzündliche, diarrhoische Darmkatarrhe gedeutet und behandelt werden. Die Obstipationsperioden aber werden als Folgen verabreichter Stopfmittel betrachtet. Das ist ganz falsch. Das primäre Leiden ist schwere Obstipation, meist rein hypoperistaltischen Charakters; die entzündliche Reizung ist sekundär. Die Fälle heilen wunderbar unter stuhlfördernder Grobkost. Allerdings darf man sich für den Beginn dieser Behandlung nicht gerade die diarrhoische Periode entzündlicher Reizung aussuchen.

Sehr oft verbinden sich die Obstipationsperioden mit leichtem Fieber, das zur Zeit etwaiger Kotkolik sogar Schüttelfrost bringen kann. Das Fieber flaut meist bald nach Eintreten von Durchfall ab, kann sich aber noch 1—2 Tage fortsetzen. Das ganze Krankheitsbild spielt sich oft nicht in den beschriebenen wohlabgesetzten Perioden und Attacken ab, sondern dieselben schieben sich manchmal ineinander, so daß unberechenbarer Wechsel von Verstopfung und Durchfall einerseits, leichte, unregelmäßig verteilte und diagnostisch unklare Fieberbewegungen andererseits sich als wichtigste Merkmale abheben. -

Das Fieber steht zweifellos in unmittelbarer Abhängigkeit von der Resorption pyrogener Stoffe am Orte der Kotstauung bzw. oberhalb desselben. Es ist unseres Erachtens pathogenetisch gleichwertig mit dem vielumstrittenen sog. „Kotfieber" (H. Nothnagel, Lauder-Brunton, G. Edlefsen, C. A. Ewald u. a.). Darunter versteht man plötzliche, manchmal unter Schüttelfrost auftretende flüchtige Temperatursteigerungen, bei denen die Untersuchung keine weiteren Erscheinungen als Verstopfung aufdeckt. Ihr Zusammenhang mit der Obstipation gründet sich auf die jedem Praktiker geläufige Erfahrung, daß sie nach ausgiebiger Stuhlentleerung glatt verschwinden (Ad. Schmidt).

Man täusche sich nicht darüber, daß man immer vor diagnostisch schwierigen Fällen steht, die oft nur durch umfassende und längere klinische Beobachtung aufgeklärt werden. Einseitig orientierten Chirurgen gilt das meist alles als verkappte Appendizitis. Bei den meisten Fällen, die uns zugeführt wurden, war die Appendix schon entfernt, wodurch für ruhigere Beurteilung der Lage und für die Behandlung freiere Bahn geschaffen war. Auch an Paratyphusinfektion, chronische Dysenterie und Darmtuberkulose ist immer zu denken. Vielleicht regt manchmal der Druck gestauten Kotes die Resorption pyrogenen Materiales aus parametritischen Abszessen u. dgl. an, und das kann „Kotfieber" vortäuschen. Anderer-

seits werden die Krankheitsfälle auch irrtümlicherweise manchmal wegen des unerklär-
lichen Fiebers für chronisch-kryptogenetische Septikopyämie oder für Tuberculosis incipiens
gehalten. Ganz merkwürdige Verwechslungen kommen vor, offenbar darauf zurückzuführen, daß eine frühere Ärztegeneration gegen den Begriff des „Kotfiebers" wütete und
ihn als unwissenschaftlich abzutun suchte. Gewiß sei man äußerst vorsichtig mit der
Diagnose „Kotfieber" bzw. „Kotkolik" und „sterkorale Diarrhöe". Aber man muß das
Krankheitsbild als zu Recht bestehend anerkennen. Auch H. Westphalen trat dafür ein.
Daß ich selbst das Krankheitsbild recht oft sah, mag Zufall sein. Mit Heilung der Obstipation wurde es immer restlos beseitigt.

Zwischen dem oben geschilderten Krankheitsbilde und der „Diarrhoea
paradoxa" bestehen nahe Beziehungen. Sie unterscheiden sich nur in der klinischen Form, nicht ätiologisch voneinander. Und ebenso herrschen nahe Beziehungen zu dem gefürchteten, aber seltenen Krankheitsbilde der

c) Kotgeschwülste (Koprolithen), welche bis zu Kindskopfgröße und darüber anwachsen können. Ihre Entstehung ist wahrscheinlich so zu denken,
daß ein in einem Haustrum zurückgebliebener Fäkalballen nun durch Apposition
immer mehr anwächst, während ein Teil des Kotes noch an ihm vorbeipassiert,
so daß der Patient selbst sich gar nicht einmal für besonders stark obstipiert
hält. Sitz der Geschwülste ist das Rektum oder die untersten Teile des
Dickdarmes bis hinauf zum Querkolon, selten das Colon ascendens (Brosch).
Sie können multipel auftreten und bereiten häufig der Diagnose erhebliche
Schwierigkeiten, indem sie irrtümlich für Neubildungen des Darmes selbst oder
eines anderen Bauchorganes gehalten werden. Dazu tragen namentlich sekundäre
Entzündungen und Geschwürsbildungen der Schleimhaut, ferner lokale peritonitische Reizerscheinungen bei, welche Druckempfindlichkeit des Tumors, Verminderung seiner Verschieblichkeit und allerlei Allgemeinsymptome bedingen
können. Auch die Plastizität, die Eindrückbarkeit für den Finger, die differentialdiagnostisch gerade in diesen Fällen sehr wichtig ist, kann verloren gehen und
die Form von der ursprünglichen Kugelgestalt sich schließlich sehr wesentlich
entfernen. Die Gefahren der Koprolithe liegen einmal in den peritonealen
Adhäsionen (K. H. von Noorden), die sich bei schleichender Entzündung
der Darmwand in ihrer Umgebung ausbilden können und schon R. Virchow bekannt waren (S. 676), sodann in der Erzeugung einer echten Darmobturation,
welche sogar zu Ileus führen kann (S. 671), ferner in dem Auftreten von Druck-
und Dehnungsgeschwüren der Darmwand mit Gefahr der Perforation und tödlicher Peritonitis.

d) Diffuse Dickdarmentzündungen (Dickdarmkatarrhe) entwickeln sich aus
chronisch-habitueller Obstipation verhältnismäßig selten, obwohl immer die
Gefahr besteht, daß Entzündungserreger die Schleimhäute angreifen. Die oben
beschriebenen Attacken von Sterkoraldiarrhöe usw. führen sich zumeist auf
räumlich beschränkte Entzündungen zurück. Wir glauben aber, Ad. Schmidt
ging zu weit, wenn er den Übergang chronischer Obstipation in die mit dauernden
Durchfällen einhergehende chronische Kolitis so gut wie gänzlich ablehnt.
Wir sahen doch manchen Fall, wo sich Colitis chronica auf dem Umwege über
wiederholte Attacken von Kotstauung und fieberhafter Sterkoraldiarrhöe aus
schwerer chronischer Obstipation entwickelt hatte. Es ist fast nur ein Zufall,
ob aus vorübergehender Kotstase und örtlichem Reizzustand eine allgemeine
Kolitis wird. Es hängt von der jeweiligen Beschaffenheit der Darmflora ab.
Sind Mikroben zugegen, die Kolitis erzeugen können, so werden sie sich eine
solche Gelegenheit zunutze machen. Echte Colica mucosa stellt Ad. Schmidt
ganz abseits von chronischer Obstipation; doch kann bei starkem spasmodischem
Einschlag und bei starker reflektorischer Schleimsekretion (S. 372) ein Krankheitsbild entstehen, das der Colica mucosa sehr ähnlich sieht. Viel erörtert
wurde die Stellung der sog. **Typhlitis stercoralis** zur Obstipation. Darunter

versteht man plötzliche schmerzhafte und mit Fieber einhergehende Entzündungszustände in der Zökalgegend, die nach Anwendung eines energischen Abführmittels schnell verschwinden sollen. Während viele Forscher, insbesondere die Chirurgen, alle derartigen Erscheinungen mit in den Bereich der primären Appendizitis hineinziehen, halten andere (Ebstein, Stricker, Krehl) an der Selbständigkeit der typhlitischen Prozesse fest. Wir werden auf diese Frage bei den lokalen Entzündungsprozessen der Ileozökalgegend zurückkommen, und es sei deshalb hier nur noch einmal betont, daß der Kot auch bei den schwersten Formen der chronischen habituellen Obstipation im Zökum so gut wie immer breiig bleibt, und daß deshalb die Entstehung einer Typhlitis resp. Appendizitis in direkter Abhängigkeit von der Obstipation, die von manchen Autoren für häufig gehalten wird, jedenfalls nur ganz ausnahmsweise vorkommt. Das gilt auch für die Fälle, wo in der entzündeten oder gangränösen Appendix Kotsteine gefunden werden, denn diese lokalen Verhärtungen stehen in keinem Zusammenhang mit der Kotverhärtung in den untersten Dickdarmteilen bei der Obstipation (vgl. Abschnitt Appendizitis, S. 447).

8. Schädliche Fernwirkungen.

In früherer Zeit zog man den Kreis schädlicher Folgen, in denen sich chronische Stuhlträgheit auswirken sollte, unendlich weit. Aus jener Zeit stammt das Wort „bene sanat qui bene purgat". Die neuere Zeit hat den Kreis in verständlicher reaktionärer Übertreibung vielleicht zu eng gezogen.

a) Harnorgane. Wenn wir von der Strangurie absehen, die bei Ansammlung großer Kotmassen im Rektum und bei Spasmen des Enddarmes nicht selten ist, kommen hinsichtlich der Harnorgane nur noch die von Ebstein u. a. wiederholt konstatierten geringfügigen Ausscheidungen von Eiweiß und von Zylindern in Betracht, die bei erfolgreicher Behandlung der Koprostase in der Regel vollständig und dauernd wieder verschwinden. Eine praktische Bedeutung kommt ihnen wohl kaum zu, denn es ist sehr unwahrscheinlich, daß sie mit anatomischen Veränderungen der Nieren einhergehen. Manchmal beruht Albuminurie auf Koliinfektion der Harnwege, die auf dem Lymphwege übertragen wird (Ash), und die Wallerstein auch experimentell bei Hunden und Kaninchen durch künstliche Kotstauung hervorrufen konnte.

b) Stoffwechsel. Ad. Schmidt und J. Strasburger heben mit Recht hervor, es sei bei chronischer Stuhlträgheit die Menge der enterogenen Eiweißfäulnisprodukte im Harn zumeist gering oder doch nicht vermehrt (Indikan, Ätherschwefelsäuren). Wir können dies aber nur für die einfachen, leichten und mittelschweren, durch nichts komplizierten Fälle hyperistaltischer Obstipation zugeben; keineswegs für die ganz schweren Fälle, keineswegs für Fälle mit spasmodischem Einschlag und mit sekundären Reizzuständen und nicht für Obstipation von Aszendenstypus. Bei einfach verzögertem Kotlauf und bei einfachem Eintrocknen des Kotes liegen offenbar die Nährbodenverhältnisse für Indolbildner höchst ungünstig (Literatur bei G. Baar). Sobald aber der Abschub feuchteren, breiigen Kotes blockiert ist, sobald irgendwo Darmsekret abgesondert und gestaut wird (parasympathische, zentrifugale Erregung; örtliches Reizsekret; örtliches Schutzsekret) — alles Dinge, die doch ohne weiteres dem Gesamtkrankheitsbild der chronisch-habituellen Obstipation zugehören und bei deutlich spastischem Einschlag sicher niemals ganz fehlen — ändert sich der Nährboden für die Bakterien, und die Möglichkeit stärkerer Eiweißfäulnis liegt vor.

Unzweifelhaft liegen bei Stauung die Verhältnisse für Indolbildung oberhalb der Bauhin'schen Klappe günstiger, weil hier noch größere Reste von Nahrungseiweiß für die Indolbildner greifbar sind. In den Dickdarm tritt vom ursprünglichen Nahrungseiweiß und von seinen tryptophanhaltigen Abkömmlingen nicht mehr vieles ein; es sei denn, daß die Dünndarmpassage stark beschleunigt ist. Immerhin finden sich doch noch genügend Reste und das Dickdarmsekret, welches oberhalb gestauten Kotes abgesondert wird, liefert weiteres Material. Neben der Anwesenheit solcher Substanzen ist die Bildung oder Nicht-Bildung von reichlich Indol einfach eine Wasserfrage. In wasserarmer Masse sind die Verhältnisse für die zum Indol führenden mikrobiellen Vorgänge sehr ungünstig. An jedem beliebigen faulenden Material läßt sich dies erkennen.

In der Tat gibt es nun typische Fälle chronisch-habitueller Obstipation mit dauernd hoher und andere mit zeitweilig hoher Indikanurie. Sie alle ermangeln des spastischen Einschlages nicht. Entsprechende Fälle erwähnen A. Combe, C. von Noorden u. a. Unter leichteren Fällen, wo einfach seltene Entleerungen stattfinden, wo aber milde Abführmittel alles in Ordnung bringen und halten, trifft man Hyperindikanurie selten an (G. Baar), unter schwereren Fällen, wo wirkliche Obstipationsbeschwerden bestehen, dagegen in mehr als der Hälfte, teils dauernd, teils vorübergehend. Besonders häufig ist die Dreiheit: Starker spasmodischer Einschlag, Hyperchlorhydrie, Hyperindikanurie. Mit Heilung der Obstipation — was wir durchaus nicht mit künstlichem Herbeiführen von Stuhlgang durch Abführmittel usw. gleichstellen — verschwindet die Hyperindikanurie, oft meist auch die Hyperchlorhydrie (S. 365). Mehrfach trafen wir bei chronisch-habitueller Obstipation Pentosen in Harn („enterogene Pentosurie", A. Alexander, C. von Noorden). Sie verschwindet alsbald mit Heilung der Obstipation. Die Pentose stammt wohl unzweifelhaft von den Pentosanen der Nahrung ab; warum sie bei schwerer Obstipation manchmal auftritt, ist noch unklar.

c) Herz- und Gefäßsystem. Bei Leuten mit chronisch-habitueller Obstipation findet man sehr oft Anomalien der Herztätigkeit (Pulsus irregul. respirat., Bradykardie, Extrasystolie; manchmal auch Tachykardie) und des Gefäßsystems (territoriale, überraschende Gefäßverengerungen und -erweiterungen, namentlich am Kopfe und an den Händen, Urticaria factitia). Alle diese und ähnliche Symptome weisen auf gleichzeitige pathologische Einstellung darmfremder Abschnitte des sympathischen und namentlich des parasympathischen Nervensystems hin und finden sich vorzugsweise bei Neurastenikern, aber auch bei anderen Neuropathen. Sie sind pathogenetisch der Obstipation häufig koordiniert; man darf sich aber nicht wundern, wenn Verschärfung der Obstipation und die damit verbundene Beunruhigung der Psyche die übrigen nervösen Symptome stärker hervortreten und damit als Abkömmlinge der Obstipation erscheinen lassen. Auch Klagen über das Gefühl des Herzklopfens (bei objektiv ruhigem Herzschlag!), Klagen über Luftmangel und Beklemmung sind häufig nur Kinder neurasthenischen oder hysterischen Empfindens und nicht wahre Folgen der Obstipation. Andererseits kann Meteorismus, der freilich bei chronisch-habitueller Obstipation nur selten vorkommt (S. 366) zu Hochstand des Zwerchfelles und objektiv begründeten asthmatischen Beschwerden Anlaß geben. Ebenso ist das Entstehen von Kollaps- und Ohnmachtszuständen bei schmerzhaften Kotkoliken verständlich. Bei Herzkranken können Gasauftreibungen, aber auch alle sonstigen ernsteren Obstipationsbeschwerden, Herzschwäche als üble Folgen auslösen, worauf namentlich W. Ebstein öfter mit Nachdruck hinwies. Es setzt aber immer Krankheit (Anfallsbereitschaft) des Herzens voraus (Ad. Schmidt).

d) Blut. Die alten Angaben über schädliche Einflüsse der Obstipation auf die Zusammensetzung des Blutes waren weit übertrieben. Als Ursache für Anämie darf chronisch-habituelle Obstipation nicht mehr gelten; ebenso ist die alte Theorie, welche die echte Chlorose von Obstipation ableitete, längst gefallen (C. von Noorden). Dagegen kann das Blut Träger schädlicher Stoffe sein, die aus dem Darme stammen. Dies macht sich doch vielleicht an der

Haut geltend. C. von Noorden und H. Salomon, die schon früher dem Zusammenhang zwischen Dermatosen und Enterotoxikosen nachgegangen waren, betonen in ihrem neuen Werke über „Allgemeine Diätetik" noch viel schärfer diesen Zusammenhang. Unter den Darmkrankheiten, welche in Frage kommen, spielt chronisch-habituelle Obstipation jedenfalls eine bevorzugte Rolle. Sinnfällige und überzeugende Erfolge, welche von Noorden durch endgültige Heilung von Stuhlträgheit erzielte, sprechen dafür, daß manche Dermatosen in Zukunft aus dem Bereich der Dermatologie in den Bereich der Stoffwechsel- und Verdauungspathologie übergeführt werden müssen, eine uralte Auffassung, die aber durch die einseitige histologische Richtung in der Dermatologie zurückgedrängt wurde. Als Schädling wird man nicht die Eiweiß-fäulnisprodukte ins Auge fassen dürfen, sondern die ersten Abbaustufen der Proteine (Proteosen, S. 58ff.).

e) **Nervensystem.** An Beziehungen zwischen Obstipation und Neurasthenie usw. sei hier nur noch kurz erinnert. Wir verweisen auf früher Gesagtes (S. 49,, 333, 349). Ad. Schmidt schreibt darüber:

Es liegt die Frage nahe, ob die sog. nervösen Folgezustände, wie Eingenommenheit des Kopfes mit Blutandrang und Kopfdruck, Schwindel, Unfähigkeit zu arbeiten oder zu denken, psychische Unruhe, Niedergeschlagenheit und hypochondrische Verstimmung bis zu ausgeprägt psychotischen Zuständen nicht viel mehr der Obstipation nur koordiniert sind, d. h. als der Ausdruck einer begleitenden Neurasthenie aufzufassen sind, von der vielleicht die Obstipation manchmal selbst eine Teilerscheinung sein könnte? Dunin hat bereits diese Frage mit ja beantwortet und ich schließe mich ihm an. Es ist ganz zweifellos, daß sich unter den funktionell Obstipierten eine nicht geringe Anzahl allgemein nervöser Individuen befindet, Menschen, die, nachdem einmal ihre Aufmerksamkeit auf die Stuhlentleerung gelenkt worden ist, durch Selbstbeobachtung und Autosuggestion alle möglichen Empfindungen mit ihrer Defäkation in ursächlichen Zusammenhang bringen und sie vielleicht sogar auf diesem Wege und durch mißbräuchliche Therapie erst groß-ziehen. So hatte sich einer meiner Patienten in den Gedankengang verbissen, daß er nicht bloß einmal, sondern zweimal Stuhgang gehabt haben müsse, ehe er mit freiem Kopf seine Geschäfte besorgen könne, und quälte sich nun täglich stundenlang damit ab, diesen zweiten Stuhlgang zu erzielen. Es ist dasselbe Verhältnis wie bei den sexuellen und dys-peptischen Neurasthenikern, deren ganze Empfindungen sich schließlich auf eine Funktion konzentrieren oder sich davon ableiten. Gelingt es, solche Patienten von der falschen Auffassung und von der Bedeutungslosigkeit einer 1—2tägigen Kotverhaltung zu über-zeugen, so sind sie gar keine Obstipationspatienten mehr, aber sie bleiben trotzdem Neurastheniker, und die nervöse Grübelsucht sucht alsbald nach einem neuen Sündenbock.

Es sind aber auch viel schärfer umgrenzte Krankheitsbilder auf Obstipa-tion zurückgeführt worden: Migräne, Epilepsie, Neuralgien, Poly-neuritis (Bernstein). Epilepsie dürfen wir wohl gänzlich ausschalten; manchmal scheint allerdings Stuhlträgheit die Häufigkeit und Schwere der Anfälle zu steigern, Heilung der Stuhlträgheit sie zu mildern. Bei Migräne trifft dies häufiger und erkennbarer zu. Man kann manchem echten Migräniker durch sachgemäße Behandlung der Obstipation, nicht durch gelegentliche Abführ-mittel (Scheintherapie) wesentlich nützen; andere Male versagt dies (S. 791). Für das Vorkommen von Polyneuritis im Verlauf und im Gefolge der Obstipationskrankheit brachte C. von Noorden neue Belege und sah das früher Beschriebene durch viele spätere Beobachtungen und Erfolge ent-sprechender Therapie bestätigt. Ebenso wie beim Kotfieber und bei Dermatosen dürften wohl Proteosen die Schädlinge sein.

F. Diagnose.

Die Diagnose der chronischen funktionellen Obstipation wird nicht gerade zum Vorteil der Kranken häufig von ihnen selbst gestellt und vom Arzte ledig-lich auf Grund der anamnestischen Angaben bestätigt. Auf diese Weise können grobe Irrtümer unterlaufen, und wir sollen uns deshalb zur Regel machen, nicht

eher ein Urteil über den Zustand und ganz besonders über die Behandlungsmethode abzugeben, ehe wir uns nicht selbst von der Natur und den Eigentümlichkeiten des speziellen Falles überzeugt haben. Dazu ist es allerdings meist
erforderlich, daß der Patient für einige Tage alle eigenmächtigen Eingriffe
(Einläufe, Abführmittel) zur Beseitigung seiner Beschwerden unterläßt und
dem Arzte nicht bloß eine körperliche Untersuchung, sondern auch eine genaue
Untersuchung des Rektum und aller Abgänge gestattet. Da außerdem oft
auch die Kost genau vorgeschrieben werden muß und ev. eine Beobachtung
der Darmpassage mittels Röntgenstrahlen wünschenswert ist, so ist es am
besten, wenn der Patient sich für mehrere Tage in eine gut geleitete Klinik
oder Anstalt begibt.

Immer handelt es sich für den Arzt in erster Linie um die Beantwortung
der Frage, ob die Obstipation seines Patienten wirklich ein chronisches funk-
tionelles Leiden und nicht eine organisch bedingte Behinderung der Darmpassage ist (Karzinom des Rektum, mechanisch bedingte Dyschezie, Sphinkterkrampf bei normalem Stuhl etc.). Viele Laien sprechen auch von Obstipation,
wenn sie Tenesmen oder Koliken haben, und so entpuppt sich gar nicht selten
bei genauer Untersuchung die vermutete Verstopfung als etwas ganz anderes,
z. B. als ein Dickdarmkatarrh. Manchmal sind die Stuhlverhältnisse überhaupt
ganz normal, und der neurasthenische Kranke war nur durch irgend eine Empfindung oder durch falsche Beratung auf seinen Leib als Sitz des Übels aufmerksam
geworden.

Auf manche Möglichkeiten des Irrtums wurde schon hingewiesen; auf
andere kommen wir später zu sprechen. Man vergesse nie: ungenügende
Kotentleerung ist zunächst nur ein Symptom, das ebenso gut der Trägheit oder dem Spasmus dieses oder jenes Darmabschnittes (funktionelle Obstipation) wie ganz schweren anatomischen Darmleiden angehören kann. Ob wirklich funktionelle Obstipation Ursache der mangelhaften Kotentleerung, hängt
diagnostisch meist eng mit der weiteren Frage zusammen: Welcher Darmabschnitt ist Sitz des Leidens? Wenn auch der Kundige aus Anamnese,
Beschwerden, Palpationsbefund, Kotbeschaffenheit dies häufig richtig erkennt,
Gewißheit gibt hierüber doch nur die röntgenologische Reihenuntersuchung
(S. 97). Hiervon macht nur die Dyschezie eine Ausnahme; sie ist sicherer
digital und rektoskopisch zu erkennen. Daß auch hier Vorsicht geboten, und
daß die Untersuchung öfters wiederholt werden muß, geht aus früherem hervor
(S. 18, 367).

Unter allen Umständen verschaffe man sich die Möglichkeit rektaler Untersuchung.
Das Versäumnis könnte sich schwer rächen (Carcinoma recti, Geschwülste, Verlagerungen,
chronische Entzündungen der weiblichen Genitalien, Prostatakrankheiten, periproktitische
tuberkulöse Abszesse und -tumoren u. a.). Bei prall gefülltem Rektum versucht man durch
einen kleinen Einlauf lauwarmen Wassers die angesammelten Massen herauszubefördern,
und man kann diese Prozedur in kurzen Zeiträumen wiederholen, wenn sie zunächst erfolglos bleibt. Schlimmsten Falles setzt man dem Spülwasser etwas Glyzerin hinzu. Ist das
Rektum dagegen leer, so schicke man der Untersuchung ein Zäpfchen mit Extr. Belladonnae voraus, zumal wenn die rektoskopische Untersuchung Anzeichen für einen erhöhten Tonus der Darmmuskulatur gibt (Schwierigkeit des Vordringens, Hineinpressen
von Falten in das Lumen der Röhre). Ist auch damit kein Vorwärtsrücken der Kotsäule
zu erreichen, so warte man ruhig ab und greife nur dann zu den sog. hohen Einläufen
oder einem Drastikum, wenn die Palpation mit Sicherheit die Anwesenheit von Scybala
in der Flexura sigmoidea erkennen läßt. Als Kost gibt man während der Untersuchungs-
periode am besten eine gemischte, nicht allzu schlackenreiche Kost.

Nach Ausschluß der Dyschezie als Ursache der chronisch-funktionellen
Obstipation, und nachdem röntgenologisch festgestellt ist, wo der Ort der
Hemmung des Kotlaufes zu suchen ist, ist schon vieles geleistet. Die weitere
Frage ist, ob wir es mit einfach hypoperistaltischer Darmträgheit zu

tun haben, oder ob und in welchem Umfang Spasmen bestehen. Das ergibt sich aus dem allgemeinen Krankheitsbild und aus gewissen Einzelsymptomen (S. 367). Noch wichtiger ist es aber, darüber hinaus festzustellen, ob nur zentrifugale (oft psychogene) parasympathische Erregung, ob nur örtlicher Reiz (S. 368; sehr oft bei Spasmen des Enddarmes), oder ob Summierung parasympathischer Übererregbarkeit und örtlichen Reizes die Ursache der Spasmen ist, eine prognostisch und therapeutisch einschneidende, aber oft auch sehr schwierige Frage, die meist erst der weitere Verlauf entscheidet.

Wir würden die Diagnose einer chronisch-funktionellen Obstipation für unvollkommen halten, wenn man sich der Mühe entzöge, ihre Ursache aufzudecken. Erst damit gewinnt die Therapie oder besser der viel wichtigere Schutz vor Rückfällen festen Boden. Man muß daher sich genau mit der Ernährungsgeschichte des Patienten und seinen gegenwärtigen Speisegewohnheiten beschäftigen; denn dort liegt — von Dyschezie abgesehen — in mindestens der Hälfte der Fälle die Grundursache des Leidens, namentlich in jenen äußerst zahlreichen Fällen, die wir als Pseudoobstipation bezeichneten (S. 361). Wir werden neben der selbstverständlichen Orientierung über den Zustand anderer Organe (vor allem des Magens), uns sehr sorgfältig mit dem Nervensystem, vor allem mit dem vegetativen Nervensystem und mit etwaigen psychischen Anomalien (Neurasthenie, Hypochondrie, Depressionen u. a.) zu beschäftigen haben. Meist gibt uns erst dies den Schlüssel für das Verständnis des ganzen Krankheitsbildes, vor allem etwaiger Spasmen und überraschender Umschläge, in die Hand. Nicht „Psychoanalyse" sei unser Hilfsmittel, sondern ruhige Aussprache von Mensch zu Mensch. Ohne psychisches Verstehen kein Verständnis der chronisch-funktionellen Obstipation.

G. Prognose.

Die Prognose der chronisch-funktionellen Obstipation ist günstig, nicht bloß was ihre Gefahren betrifft, die ja an sich nur selten ins Gewicht fallen, sondern auch hinsichtlich der hauptsächlichsten Beschwerden und völliger Heilung. Wir möchten sogar sagen, es ist leichter, eine Stuhlträgheit völlig zu heilen, als bei deren Fortbestehen die Beschwerden zu mildern oder zu verhüten. Um nicht Scheinerfolge, sondern wirkliche Heilung zu erzielen, bedarf es freilich genauen Eingehens auf jeden Einzelfall (s. Diagnose u. a. O.), möglichsten Anpassens der Therapie an die ätiologische Grundlage, hinreichender Ausdauer von seiten des Arztes und Patienten. Es gelingt ja manchmal, gewissermaßen auf Anhieb, das Richtige zu treffen und durch wenige klare, kostordnende Vorschriften einem Darm dauerhaft willige Tätigkeit abzuzwingen, auch wenn er 10, 20 Jahre oder noch länger nur unter der Peitsche starker Abführmittel arbeitete und den Patienten täglich körperlich und seelisch beunruhigte. In der Regel aber gehört Geduld, verständiges Zusammenarbeiten von Arzt und Patient, Ausproben der erzielten „Toleranz" des Darmes, öftere Kontrolle dazu, um Endgültiges zu erreichen. An dem Versagen des einen oder anderen scheitert leider manche Diätkur und ihr ganzer Erfolg.

Im allgemeinen ist die Prognose der rein hypoperistaltischen Form insofern günstiger als die einer Obstipation mit stark spastischem Einschlag, als man bei letzterer häufig mit lokalen entzündlichen Reizzuständen des Darmes, mit allgemeiner nervöser Überempfindlichkeit, mit psychischen Absonderlichkeiten u. a. auch mit Mißtrauen und Phobien zu rechnen hat; die letzteren können die Behandlung erschweren. Wenn aber keine besonderen Komplikationen vorlagen, wurden wir mit den spastischen Formen ebenso gut und ebenso sicher fertig wie mit einfacher Trägheit des phlegmatischen Darmes.

Nicht die augenblickliche Darmstörung, sondern die Gefahr der Rückfälle ist das meist bedenkliche. Die Neigung zu Rückfällen trübt die Prognose. Wir haben es meist mit konstitutioneller oder mit erworbener Untererregbarkeit des peristaltischen Apparates zu tun; und es ist immer die Frage, ob Geduld des Patienten und Geschicklichkeit des Arztes ausreichen, den Darm zu besserer Erregbarkeit zu erziehen, ihm gewissermaßen sein Phlegma auszutreiben. Es besteht auch immer die Gefahr, daß unberechenbare Stürme, die durch das parasympathische System brausen und den Darm erreichen, mit neurogenen Spasmen und Koliken uns neue Schwierigkeiten bereiten werden.

Trotz alledem ist, nach eigenen Erfahrungen, bei richtig eingestellter Therapie, bei bedachtsamem Vorgehen, bei hinlänglicher Geduld, bei geschicktem Sichanschmiegen an den jeweiligen Zustand des Darmes und des Nervensystems voller und dauerhafter Erfolg möglich.

Skeptischer klingt, was Ad. Schmidt sagte (1. Aufl. S. 227): Es läge dem Übel eine Anlage zugrunde, die an sich nicht zu beseitigen sei. Schmidt hat hier das „primäre, konstitutionell bessere Zelluloseverdauungsvermögen des Magen-Dünndarmapparates" im Sinne (S. 254). Wir wissen, daß ein solches Vermögen überhaupt nicht existiert (S. 30), und daß die bessere Ausnützung nur eine Folge des verzögerten Kotlaufes ist; freilich kann sie dann sekundär den Kotlauf noch weiter verzögern, die Antriebe zur Peristaltik, d. h. durch Verminderung der Kotmasse, noch weiter schwächen (S. 351).

H. Therapie.

Der chronischen Stuhlträgheit ist eine so breite therapeutische Literatur gewidmet, wie wenigen anderen Krankheiten; sie ist reich an wirklichen, noch reicher an scheinbaren Widersprüchen. Die kritische Besprechung aller therapeutischen Vorschläge und Methoden würde ein ganzes Buch füllen. Als Gesamtresultat ergibt sich, daß die chronische Stuhlträgheit auf sehr verschiedene Weise wirksam angefaßt werden kann und unter Umständen angefaßt werden muß. Das ist natürlich, da wir es weder mit einheitlicher Ätiologie noch mit einheitlicher Pathogenese zu tun haben, und da mannigfache Komplikationen und besondere Verhältnisse zum Abweichen von durchschnittlichem Behandlungsplan zwingen.

Die topographische Scheidung der Obstipationsformen (S. 97, 369) hat nur insofern zu praktisch bedeutsamem Ergebnis geführt, als die auf den Enddarm beschränkte Kotstauung (Dyschezie, S. 391) anderer therapeutischer Maßnahmen bedarf wie alle anderen Obstipationsformen. Auch für den reinen Aszendenstypus lassen sich vielleicht schon Sondervorschriften geben, indem hier medikamentöse Behandlung starker in den Vordergrund tritt als die sonst beherrschenden Diätmaßnahmen. Die durch mechanische Hindernisse bedingten Kotstauungen fallen nicht in den Rahmen dieser Besprechung, da sie nur Begleiterscheinungen anderer Krankheiten sind. Es gehört zur Aufgabe der Diagnose, sie von der chronisch-habituellen oder funktionellen Obstipation abzusondern.

Die weitaus zahlreichsten Fälle der chronisch-habituellen Obstipation beruhen auf Hypoperistaltik (S. 99) und hierzu kommt häufig, bald mehr bald weniger ausgesprochen. vorzugsweise in späteren Stadien des Leidens spastischer Einschlag (S. 367). Es besteht volle Einmütigkeit darüber, daß in solchen Fällen Regelung der Kost das Hauptstück der Therapie sein muß oder zum mindesten darüber, daß ohne Diättherapie jede andere Behandlung ein Fehlschlag wäre, der höchstens zu vorübergehendem Erfolge führen könnte. Auch hier stellen wir die diätetische Behandlung in den Vordergrund; sie wird durch andere Maßnahmen aber kräftig, oft sogar entscheidend unterstützt.

1. Diätetische Therapie.

a) Belastungskost und ihre Begründung. Wir gingen davon aus, daß die wesentliche Ursache der Hypoperistaltik mangelhafte Erregung der Auerbachschen Plexus ist. Sie kann bedingt sein durch Geringfügigkeit des vom Darminhalt ausgehenden physiologischen Reizes. Bei Formen, die wir als alimentäre Obstipation oder auch als Pseudoobstipation kennzeichneten (S. 361), beherrscht dieser Umstand die Lage. Hier treffen wir das Übel mittels ätiologisch gerichteter Therapie, wenn wir den Darm mit einem Material belasten, das reichlicheren Kot bildet. „Alles, was die Verdauung verschlechtert, bessert die Stuhlentleerung", sagt Ad. Schmidt mit Recht (S. 229 der 1. Auflage).

Indem der Kot reichlicher wird, den Darm stärker reizt und zu schnellerem
Fortschieben und Ausscheiden zwingt, wird gleichzeitig allzu starke Resorption, namentlich allzu starkes Austrocknen, verhindert; der Kot bleibt ge-
schmeidig. Es scheint, daß der frische Kot im Darm auch Stoffe enthält, die
vermöge ihrer chemischen Eigenart die Peristaltik anregen, während der lang-
abgelagerte, wasserarme Kot solche Stoffe nicht mehr enthält oder doch nicht
in genügender Menge abgibt; sicheres wissen wir freilich darüber nicht. Während
bei der Pseudoobstipation der Weg ganz klar vorgezeichnet ist, könnte es theoretisch fraglich bleiben, ob das gleiche Verfahren sich auch bewährt, wenn die
Hypoperistaltik auf lokal bedingter oder zentrifugal ausgelöster Minder-
erregbarkeit des neuromuskulären peristaltischen Apparates beruht,
oder wenn sich ein solcher neuropathischer Einschlag dem alimentären Faktor
hinzugesellt. Es gibt nun gewiß viele Wege, den neuropathischen Einschlag
(u. a. Übererregung im sympathischen, Untererregung im parasympathischen
System; S. 351) auszuschalten oder doch zu mildern. Man wird diese Hilfe
nicht unterschätzen; man wird sich ihrer bedienen; man darf um so mehr auf
sie vertrauen, je stärker der neuropathische Einschlag die Lage beherrscht.
Ob in solchen Fällen alimentäre, d. h. vom Darminhalt ausgehende Reize ebenso
wie bei Pseudoobstipation helfen und sich auf die Dauer bewähren, kann nur
die Erfahrung dartun. Sie hat gesprochen und zugunsten der Methode entschieden. Die Belastungstherapie bewährte sich als treffliches Erziehungs-
mittel bei Trägheit des neuromuskulären Gesamtapparates, und zwar in solchem
Maße, daß man damit sehr oft ohne jedes andere Hilfsmittel zum Ziele kommt.
Eine Grenze findet diese Therapie nur in Fällen von Darmlähmung, d. h. in
Fällen, wo vollkommene Reizunempfänglichkeit oder wahre muskuläre Schwäche
sich der Wirkung entgegenstellen. Das sind aber Zustände, die nicht in den
Rahmen der chronisch-funktionellen Obstipation fallen oder sich nur ausnahms-
weise hinzugesellen. Von solchen Ausnahmefällen abgesehen, leistet die Methode
aber so gutes und vor allem dauerhaftes, daß sie allen anderen Methoden den
Rang abläuft.

Spastischer Einschlag — und damit kommen wir zur dyskinetischen
Form der Obstipation (Typus G. Schwarz, S. 101) — ändert daran nichts.
Wir müssen hieran anderen Urteilen gegenüber unbedingt festhalten. Gerade
bei den schwereren Formen habitueller Obstipation, die fast ausnahmslos zeitweise oder dauernd von Spasmen, d. h. also motorischen Reizerscheinungen
(S. 368) begleitet sind, sah C. von Noorden im mehr als 25jährigen Verfolg
der gleichen therapeutischen Richtung die überzeugendsten Erfolge von Belastungskost. Vielleicht hat das Wort „Grobkost" hier und da abschreckend
gewirkt. Wir führten aber aus, daß Belastungskost durchaus keinen mit mechanischer Reizwirkung ausgestatteten Kot in den Dickdarm liefere (S. 232). Man
vergleiche den weichen, pomadigen oder doch wenigstens noch knetbaren Kot
nach reichlichem Genuß von Schrotbrot und Gemüse mit dem harten, trockenen
Kot nach Genuß von viel Fleisch, feinem Weizenbrot, Eiern und Milch. Der
Unterschied ist überzeugend. Es kommt nun aber, je mehr spastischer Einschlag
zugegen, darauf an, die kotvermehrende und kotlockernde Nahrung in solcher
Menge und solcher Auswahl zu reichen, daß der Kot auch wirklich jene er-
wünschte Beschaffenheit annimmt, d. h. weich oder doch knetbar bleibt. Einfache Vermehrung des in seiner Beschaffenheit nicht veränderten Kotes würde
nichts nützen, sehr oft sogar schaden, indem er örtlich stärker reizt und den
reflektorischen Spasmus verstärkt. Bis diese Beschaffenheit des Kotes erreicht,
gilt es Spasmen auszuschalten, wozu man die Mithilfe antispasmodischer Mittel
(Atropin!) nicht entbehren kann. Ebenso wie Spasmen sind etwa angehäufte,
mechanisch hindernde, harte Kotmassen zu entfernen, welche den Durchtritt

des nachrückenden frischen und weicheren Kotes durch distale Abschnitte des Dickdarmes erschweren oder unmöglich machen. Hierzu dient gleichfalls Atropin bzw. ein reinigender Einlauf nach Atropinisierung der parasympathischen Nervenendigungen. Aus gleichem Grunde muß bis zum Austritt der ersten normalen oder annähernd normalen Kotmassen das Verabfolgen von Substanzen unterbleiben, welche vom Magen oder von höheren Dünndarmabschnitten aus den Darm peristaltisch erregen. Dahin gehören von Nahrungsmitteln Fruchtsäuren (rohes Obst, frische Fruchtsäfte), größere Gaben von Zucker, Milchzucker und von Arzneimitteln die meisten Mineralsalzlösungen, Kalomel und kleinere Gaben von Rizinusöl (S. 222, 223). Anscheinend harmlos und sogar nützlich sind isotonische Lösungen von Magnesiasulfat, das eine Sonderstellung einnimmt (s. 221). Gleichgültig, ob die Sperre veranlaßt ist durch Nichtansprechen der Peristaltik im distalen Kolon oder durch spastischen Einschlag daselbst, der neuankommende Kot würde gestaut, und dies kann zu schmerzhaften Spasmen führen. Weit bedrohlicher ist, daß er wegen größeren Wasserreichtums willkommenen Nährboden für Mikroben abgibt, und daß schleimhautreizende Zersetzungsprodukte sich anhäufen. Man sieht, es ist nicht alles Erforderliche mit sklavischem Festhalten an dem Grundsatz kotmehrender und koterweichender Kost getan. Man muß, namentlich im Anfang der Kur, scharf aufpassen und den Umständen entsprechend die Mithilfe anderer Maßnahmen heranziehen und andererseits manches, was sonst stuhlfördernd wirkt, ausschalten. Daher drang C. von Noorden von jeher in Wort und Schrift darauf, daß in allen schwereren Fällen die verantwortungsvolle Kur mit klinischer Behandlung eröffnet und in dieser Form so lange durchgeführt werde, bis man sich auf regelmäßige Arbeit des Dickdarmes verlassen kann. Darüber vergehen im Durchschnitt zwei Wochen. Die klinische Behandlung hat auch den Zweck, genau festzustellen, mit welchem Minimum von Grobkost man auskommt und welche Form der Grobkost sich im besonderen Falle am besten bewährt. Bei richtigem Ausproben muß die Belastungskost in späterer Zeit nicht etwa vermehrt, sondern sie kann ganz wesentlich eingeschränkt werden, ohne den Dauererfolgzu gefährden. Wenn irgend möglich, sollte nach einigen Monaten und dann etwa nach einem Jahre eine neue klinische Kontrolle über die Ansprech- und Leistungsfähigkeit des Darmes vorgenommen werden. Man wird dann meist zur Normalkost übergehen können.

Selbst bei etwa schon bestehenden sekundären entzündlichen Reizzuständen des Dickdarmes (S. 373) braucht man vor Grobkost nicht zurückzuschrecken. Weicher gleitender Kot mittleren Wassergehaltes und rechtzeitige Entleerung jedes einzelnen Dickdarmabschnittes sind das beste Heilmittel für solche Komplikation. Erstaunlich schnell verschwindet meist auch die letzte Spur von Schleimgehalt des Kotes. Es kann aber nicht überraschen, wenn in anderen Fällen die schleimige Hypersekretion die Obstipation überdauert, da neben örtlichem Reiz ja auch andere Kräfte die Schleimhautsekretion beherrschen (vgl. Myxoneurosis intestinalis, S. 327). Das ist meist ohne jede üble prognostische Bedeutung und mahnt erst recht, Rückkehr von Kotstauung zu verhüten. Wie schon erwähnt und wie noch weiter zu besprechen, führen bei stark neuropathischem Einschlag mit spastischer Auswirkung aber auch andere Methoden als gerade die Grobkost zu erwünschtem Ziele (S. 342 und 385).

b) Technik der Belastungskost[1]). Man soll immer streben, mit dem geringsten wirksamen Maß der Belastung auszukommen. Leider kommen teils durch ärzt-

---

[1]) Ich freue mich, daß ein so bewährter Therapeut wie J. Boas sich in seinem soeben erschienenen Buche (1920) auch ganz auf den Boden der übenden und abhärtenden Belastungstherapie stellt. Wenn Boas meint, wir wichen darin ab, daß ich eine ausschließ-

liche Nichtbeachtung dieses Grundsatzes, teils durch eigenmächtiges Übertreiben der Patienten viele Verstöße vor, und dies kann, wie Ad. Schmidt mit Recht scharf betont, üble Folgen haben; namentlich chronische Gärungsdyspepsie mit anschließender entzündlicher Reizung droht. Man sieht dies am häufigsten, wenn obstipierte brüsk in das Lager vegetarischer Rohköstler übergehen. Auch die Auswahl der kotmehrenden Nahrungsmittel ist nicht gleichgültig. Am besten fährt man fast immer mit Schrotbrot als wesentlichstem Stück der Grobkost; doch halte man sich zunächst an Weizenschrotbrot (S. 342) und andere aus zerquetschtem Weizenvollkorn hergestellte Gebäcke oder auch dicke Grützen. Mit diesem schmackhaften und gut bekömmlichen, einen reichlichen und geschmeidigen Kot liefernden Brot (bzw. entsprechenden Mengen anderer Gebäcke oder Grützen) kann man bequem auf 300—500 g täglich steigen und ihm damit eine Hauptrolle in der Gesamtkost des Tages zuweisen. Roggenschrotbrot liefert oft härteren Kot als Weizen, obwohl Roggen die Masse des Kotes stärker vermehrt; ein Zeichen, daß die Masse des Unverdaulichen nicht allein den Ausschlag gibt, sondern auch die chemische Eigenart der Rückstände mitwirkt. Wahrscheinlich beruht die besondere Eignung des Weizenschrotes auf Konstitution seiner Hemizellulosen und Pentosane (stärkere wasserbindende Kraft derselben, S. 231). Darüber fehlen entscheidende Untersuchungen. Für spätere Zeit ist Roggenschrotbrot sehr brauchbar und man kommt dann meist mit kleinen Mengen entsprechenden Gebäckes als Beilage zu gewöhnlichem Weizen- oder Roggenbrot mittlerer Ausmahlung aus (z. B. mit 50—100 gPumpernickel oder schwedischem Knäckebrot). Alle anderen Getreideschrotmehle, z. B. von Gerste, Mais, Buchweizen wirken noch ungünstiger als Roggen; nur Gebäcke aus geschrotetem Hafervollkorn (im Handel aber kaum erhältlich!) stehen dem Weizen nahe. Mit dem Brot allein kommt man in hartnäckigen Fällen nicht zum Ziel. Zweckmäßigste Ergänzung sind Leguminosen (getrocknete); man reiche täglich einmal eine dicke Suppe aus etwa 80—100 gtrockenen Linsen. Erbsen oder weißen Bohnen bereitet. Sie sollen unter Zusatz von etwas Natr. bicarb. gehörig weich gekocht sein; Erbsen drückt man durch ein grobmaschiges Sieb, damit die gänzlich unnützen und harten Erbsenschalen zurückbleiben; bei Bohnen und namentlich bei Linsen mit ihren weicheren Schalen ist dies unnötig. Linsen ziehen wir vor, aus gleichen Gründen wie unter den Zerealien den Weizen. Als drittes bekömmliches, stuhlförderndes Nahrungsmittel sei des Dörrobstes gedacht, darunter weitaus am besten Dörrzwetschen erster Qualität (am geeignetsten sind die jetzt nicht erhältlichen kalifornischen Riesenzwetschen; davon etwa 10—15 Stück; von den kleineren europäischen Sorten etwa 20—30 Stück täglich). Infolge der Hitzeeinwirkung beim Dörren verhalten sie sich wie gekochtes Obst; sie wirken am besten, wenn roh verzehrt (vorher gequollen in wenig Wasser oder noch besser nach dem Durchquellen in Form durchgeseihten Muses). Daneben soll gut gar gekochtes Gemüse und Obst dieser oder jener Art in die Kost eingestellt werden. Man verzichte aber im Anfang durchaus auf rohe Früchte und rohe Gemüse und auf frische Obstsäfte; sie erregen in Verbindung mit den vorher genannten Stoffen die oberen Abschnitte des Darmes zu stark und es ist fraglich, ob sich die Erregung in gleichem Maße auf die tieferen Abschnitte fortpflanzt; wenn nicht, drohen unliebsame Reizzustände (S. 373). Sowohl rohes Obst, Fruchtsäfte, Milchzucker (S. 222), ebenso getrocknete rohe

---

lich auf Schrotbrot eingestellte, er aber eine mehr gemischte Belastungskost bevorzuge, so ist dabei übersehen, daß meine Vorschläge, auf die sich J. Boas bezieht, im wesentlichen auf die Kriegsernährungsverhältnisse gemünzt waren. Frühere Einzelarbeiten, die Ausführungen in der „Allgemeinen Diätetik" (C. von Noorden und H. Salomon) und die hier folgenden Ratschläge belegen die volle Übereinstimmung mit J. Boas.

Feigen, Datteln, Weinbeeren bleiben späteren Stadien der Behandlung vorbehalten. In kleinen Mengen eingesetzt, treten sie dann für einen Teil des Weizenschrotbrotes und der Leguminosen ein. Vorher aber soll die Exkretion normal geformten und weichen Kotes in flottem Gang sein. Die Nebenkost, welche zu den verordneten und quantitativ abzumessenden Kotbildnern (Brot, Leguminosen, Dörrzwetschen, gekochtes Gemüse und Obst) hinzutritt, kann fast beliebig und dem Geschmack entsprechend gewählt werden. Sie braucht durchaus nicht rein vegetarisch zu sein; auch Fleisch, Eier, Milch und Milchgerichte können ihren Platz finden. Man hüte sich aber natürlich vor planlosem Überfüttern und vor Kombinationen, die nach allgemeiner oder fallweiser Erfahrung schlecht bekommen. Regeln lassen sich nicht aufstellen. Doch sei erwähnt, daß häufig Milch, saure Milch, Ya-Urt, zweitägiger Kefir als einzige Beilage eine brauchbare Ergänzung für Brot- und Leguminosen bilden; Gemüse und Früchte bleiben dann weg. Nicht zu übersehen ist die wirksame Mithilfe von reichlichen Mengen Fett, das natürlich mit Brot, Breien, Suppen, Gemüsen bequem angebracht werden kann. Fettbeigabe ist so wichtig, daß wir es selbst bei obstipierten Fettleibigen vorübergehend einstellen, auf die Gefahr unerwünschten und später wieder zu beseitigenden Fettansatzes hin. Bei Mageren dient es natürlich gleichzeitig anderen therapeutischen Zwecken (Aufmästen). Es ist fraglich, ob der praktisch erprobte Wert der Fettbeigabe (100—250 g täglich) auf dem Herstellen besserer Gleitfähigkeit des Kotes beruht; dafür ist die Menge des der Resorption entgehenden leichtschmelzbaren Nahrungsfettes (in Öl, Butter, Rinder- und Schweinefett usw.) doch zu gering. Es dürften wohl besondere chemische Wirkungen mit in Betracht kommen. Von dem früher empfohlenen Hefefett Cerolin sahen wir ebensowenig wie Ad. Schmidt überragende Sonderwirkung. Dagegen bedienten wir uns einige Male mit Vorteil des mit höherem Schmelzpunkt ausgestatteten und daher schwerer resorbierbaren Hammeltalges; er muß aber sehr gut ausgelassen und ausgewaschen sein, sonst widersteht er den Patienten; ferner versuchten wir die Wirkung gereinigten Walrats (Cethan-Palmitinsäureester aus Cetaceum, Pharm. German. hergestellt); von beiden scheinen in der Tat wirksame Mengen als Schmiermittel mit dem Kot in den Dickdarm überzugehen; doch wurden die Beobachtungen nicht abgeschlossen.

Von Hilfsmitteln, die in gleicher Richtung wie die geschilderte Kost wirken, ist der früher erwähnten Kleienpulver aus Roggen oder Weizen zu gedenken (S. 231). Obwohl zweifellos Kotvermehrer, ebenso wie z. B. Holzmehl (H. Salomon), können sie in schwereren Fällen doch den planmäßigen Umbau der Gesamtkost auch nicht annähernd ersetzen; in leichten Fällen und zu gelegentlichem Gebrauch während der Nachbehandlung reichen sie aus. Das gleiche ist von den hemizelluloseführenden und durch dieselbe wasserbindenden Substanzen zu sagen (Agar-Agar und namentlich Semen Lini, Semen Psylli u. a. S. 232); A. Albu unterschätzt dieselben.

Wie, in welchem Tempo und wann zweckmäßigerweise der Abbau der eigentlichen Obstipationskost zur bürgerlichen Normalkost erfolgen soll, richtet sich nach dem Einzelfalle; der Entscheid setzt, wie bemerkt (S. 382), erneute Kontrollbeobachtung voraus. Dem Patienten soll man ihn nicht überlassen. Zu Rückfällen darf es jedenfalls nicht kommen; sie sind oft schwerer zu bekämpfen als das ursprüngliche Leiden, selbst wenn dieses viele Jahre und Jahrzehnte hindurch bestand und der ersten Kur mühelos wich. Zum ausschließlichen Gebrauch von feinem Weizenbrot dürfen die Rekonvaleszenten oft 1—2 Jahre lang nicht zurückkehren; es reichen aber nach den ersten paar Monaten Roggenvollkorn-Feinbrot (z. B. das Klopfersche Vollkornbrot [C. von Noorden und I. Fischer] oder Kriegsbrot mit 94%iger Ausmahlung) in mäßigen Mengen vollkommen aus. Um gelegentlicher Stockung zu begegnen, genügen dann meist kleine Hilfsmittel, die man sich am besten unter den Nahrungsmitteln und nicht unter den Arzneimitteln auswählt (z. B. morgendliche Gabe von 20—30 g Milchzucker, ein Glas Honig- oder Zuckerwasser, frisch gepreßter Obstsaft u. dgl. Nur im Notfalle greife man zu Abführmitteln im engeren Sinne des Wortes. Soweit nicht im Hinblick auf fortdauernd spastische Widerstände Atropin notwendig (s. unten), sind dann vor allem Dickdarmerreger (S. 224ff) am Platz, welche jetzt schon in kleinen Gaben treffliche beschwerdefreie Wirkung entfalten, während sie früher in großen Gaben völlig versagten. Alles in allem sind es aber kaum mehr als etwa 10% der Kranken, welche nach gut geleiteter Obstipationskur später wieder zu Abführmitteln greifen müssen.

Gegen die ausschlaggebende Heilkraft der Belastungskost wandten Ad. Schmidt, J. Strasburger u. a. ein, die Patienten hätten derartiges gewöhnlich schon aus eigenem Antrieb versucht, ehe sie sich wegen der Stuhlträgheit an den Arzt wandten. Forscht man aber weiter nach, so ergibt sich fast ausnahmslos, daß dies Versuche mit untauglichen Mitteln waren, die planlos begonnen und durchgeführt waren und ohne erzieherischen Einfluß auf den peristaltischen Apparat ausklangen. Auf diesen nachwirkenden Einfluß aber ist weit größeres Gewicht als auf den momentanen Erfolg zu legen. Daß man durch planmäßiges Einschulen mittelst physiologischer, naturgemäßer Erregungsmittel und gleichzeitigen Ausschaltens spasmotroper Reize (Stuhlverhärtung) die normale Reaktionsfähigkeit des peristaltischen Apparates dauerhaft wiederherstellen kann, ist Erfahrungstatsache. Natürlich bedarf es dazu nicht immer des ganzen, oben geschilderten diätetischen Rüstzeuges. Bei der so häufigen Pseudoobstipation und bei geringen Graden einfacher Hypoperistaltik (verminderte Reizbarkeit des Reflexbogens) genügen oft einzelne Stücke des Ganzen; freilich immer nur bei folgerechter Durchführung und ausdauernder Geduld.

c) **Schonungskost.** Abweichend von der Belastungs- und Übungstherapie hat man auch andere diätetische Verfahren empfohlen, namentlich bei starkem Hervortreten spastischen Einschlages. Sie gehen von Schonungskost aus, wie man sie bei Magenkranken zu reichen pflegt: also vorwiegend flüssig-breiige Kost, daneben einfach zubereitete Mehl- und Fleischspeisen; auch gekochte Gemüse und Obst, zunächst in Musform u. dgl. (C. Gerhardt, G. Rosenfeld, R. Ehrmann, G. v. Bergmann u. a.). Daneben Bettruhe und andere das Nervensystem beruhigende Maßnahmen. Diese letztgenannten Hilfsmittel sind in der Tat äußerst wichtig und in allen schwereren Fällen sollen sie auch bei der Belastungstherapie herangezogen werden (s. unten). Unter den blanden Diätformen, die man bei habitueller Obstipation empfahl, spielt natürlich die reine Milchkur die bedeutendste Rolle. Namentlich C. H. Ohly tritt stark dafür ein (mehrere Liter täglich). Nun steht aber Milchkost, wenn man mit Ohly zu 4—5 Litern täglich greift, der Belastungskost sehr nahe, da sie einen sehr viel reichlicheren und feuchteren Kot liefert als alle anderen animalischen und als schlackenfreie vegetabile Nahrungsmittel. Der stuhlfördernde Einfluß ist vielleicht noch etwas größer, wenn man statt frischer Milch saure Milch, Ya-Urt oder zweitägigen Kefir wählt. Hier treten auch bakterielle Zersetzungsprodukte als Reizkörper mit in Wirkung. Die G. Rosenfeldsche Schonungskost entfernt sich dagegen weit von der Belastungstherapie.

Rosenfeld's Kost. Anfangs: Morgens Tee mit Zucker oder Wasserkakao mit Zucker, dazu Semmel oder Zwieback ohne Butter. Vormittags Fleischbrühe und Semmel. Mittags Fleischbrühe mit Reis, Grieß, Graupen, Hafermehl, Reis in Wasser gekocht mit Zimt und Zucker, Semmel, fettarme rohe Schokolade. Nachmittags wie morgens. Abends wie mittags. Getränk Tee oder gekochtes Wasser. Später: Zulagen von sehr zartem Fleisch; später Butter und noch später Milch und Sahne. Noch später: Gemüse, wie Blumenkohl, Spargel,

Kartoffel, dann Mohrrüben und grüne Erbsen, schließlich Kompott und grüne Erbsen. Nach etwa 3 Wochen Übergang zu Normalkost.

Einem so vortrefflichen klinischen Beobachter gegenüber wie G. Rosenfeld würden wir auch dann nicht an Erreichbarkeit von Erfolgen durch das vorgeschlagene Verfahren zweifeln, wenn wir uns nicht selbst von seiner Brauchbarkeit überzeugt hätten. Dagegen können wir ihm nicht darin beipflichten, daß es ein unbedingt wirksames Verfahren sei. Wir hatten neben guten Erfolgen so viele Versager, daß wir uns seiner jetzt doch nur ausnahmsweise zu planmäßiger Kur bedienen, nämlich nur dann, wenn Reizzustände in oberen Darmabschnitten der Grobkost entgegenstehen. Namentlich ließ der Dauererfolg vieles, oft sogar alles zu wünschen übrig. Der Schwerpunkt des Rosenfeldschen Verfahrens liegt überhaupt nicht bei der Diät, sondern bei dem beruhigenden Einfluß der Ruhekur auf ein krankhaft erregtes Allgemeinnervensystem, wodurch störende Einwirkungen auf das vegetative Nervensystem des Darmes wegfallen. Es liegt aber die Gefahr nahe, und die Erfahrung bestätigt dies, daß nach Rückkehr in das Normalleben der alte Zustand zurückkehrt, wenn nicht noch lange Zeit verstärkte physiologische Reize auf die Darmwand einwirken. Wie nebensächlich in manchen Fällen (vorzugsweise Neurastheniker) zum Erzielen vorübergehenden Erfolges die Kostform ist, lehrt die alte Erfahrung, daß viele Menschen, welche aus anderen Gründen (z. B. wegen Verletzungen) zu zeitweiliger Bettruhe gezwungen sind, alsbald normale Stuhlentleerung bekommen, während sie sonst mit starken Abführmitteln arbeiten mußten (H. Nothnagel, J. Boas, Merzbach, Ad. Schmidt, C. von Noorden). Vgl. unten.

2. Unterstützende therapeutische Maßnahmen.

a) Erziehung und Abhärtung. Hier ist vor allem an den prophylaktischen Wert planmäßiger, schon in der Kleinkinderstube beginnender Erziehung zu regelmäßiger, frühmorgendlicher Kotentleerung zu erinnern. Dies wird nur allzu oft dadurch illusorisch gemacht, daß man den kleinen und größeren Kindern durch allzu blande, wenig Kot liefernde Kost die Kotentleerung erschwert (S. 34). Man tut dies aus Furcht, gröbere Kost (grobes Brot, reichlich Gemüse und Obst) wäre für die Kinder zu schwer und zu wenig kräftigend. Man hilft dann oft mit den schädlichen Klistieren nach (S. 256, 390). Selbst die Zaghaftesten mußten sich aber während des Krieges überzeugen, wie gut schlackenreiches Brot den kleinen Kindern bekommt (R. Rhonheimer). Wer die Beköstigungsform der kleinen Kinder in Rheinland und Westfalen kennt, wußte dies schon lange (C. von Noorden und H. Salomon). Die Zulässigkeit und der Vorteil reichlicher Gemüse- und Obstzufuhr im Kindesalter waren schon früher allgemein anerkannt (S. 200).

b) Beeinflussung des Nervensystems. Daß bestehende habituelle Obstipation psychotherapeutisch beeinflußbar ist, erwähnt schon A. Trousseau. Es können dadurch sympathische Hemmungen und parasympathische, spasmotrope, Erregungen ausgeschaltet werden (S. 357). Diese Erkenntnis führte auch zur Behandlung der Obstipation mittels Hypnose. Mit Ad. Schmidt halten wir aber die durch Belehrung und Beruhigung wirkende Wachsuggestion für weitaus empfehlenswerter. Nur bei ausgesprochener Hysterie dürfte die Hypnose manchmal wirksamer sein. Planmäßige diätetische Behandlung mit raschem und überzeugendem Erfolg wirkt an sich schon in günstigem Sinne suggestiv und beruhigend. Zum Teil gehört auch in das Gebiet der Psychotherapie die anzuordnende Bett- und Ruhekur, auf die wir bei klinischer Behandlung schwerer Fälle während der ersten Tage niemals verzichten. Wie oben erwähnt, gibt es Kranke, deren Obstipation und Obstipationsbeschwerden so vorwiegend durch neuropathischen Einschlag beherrscht werden, daß die Ruhekur allein ohne begleitende Diätvorschriften den Stuhlgang regelt. Immerhin ist dies nicht häufig genug der Fall, um sich darauf verlassen zu können, und auf Dauerwirkung ist noch weniger zu rechnen. Einfache alimentäre (Pseudo-) Obstipationsfälle bedürfen freilich solchen Vorgehens nicht. Hier genügt die Belehrung über zweckmäßigere Gestaltung der Kost, vorausgesetzt, daß sie befolgt wird.

c) Physikalische Behandlung. Sowohl Bauchmassage (S. 249) wie perkutanes Elektrisieren stehen der Suggestivbehandlung sehr nahe. Jedenfalls beruht ein großer Teil etwaigen Erfolges auf letzterer. Indem sich die stuhlfördernden Wirkungen der einzelnen Handlungen summieren, kann es zu vollem Wiedereinschulen des peristaltischen Apparates kommen, und das kann zum Dauererfolge hinleiten. Die Verfahren wären natürlich in hohem Maße unphysiologisch und geradezu naturwidrig, wenn der physikalische Reiz auf den Darm im Vordergrund stände. Auch der Suggestivreiz ist im gewissen Sinne unphysiologisch, da der Nerv-Muskelapparat des Darmes unabhängig von der Psyche arbeiten soll. Wenn aber der Dauererfolg gesichert wird, kommt es auf den Mechanismus der Heilwirkung nicht an. Aber der Dauererfolg wird sehr oft, wir müssen sagen meistens, nicht gesichert. Auch Ad. Schmidt, obwohl warmer Fürsprecher der Massage, hebt dies ausdrücklich hervor. Manche werden mit der Zeit Sklaven der Massage. Bei Behandlung mit Belastungskost ist Massage fast immer unnötig.

Wie weit die Suggestion mitwirken kann, lehrt folgendes Beispiel: Eine Dame hatte sich so sehr an die Massage durch bestimmte Hand gewöhnt, daß sie ihre schwedische Masseuse stets mit auf Reisen nahm. Schon bei deren Eintritt ins Schlafzimmer trat leichter Stuhldrang auf, der sich nach wenigen leichten und oberflächlichen Strichen über die Bauchhaut zu heftigem Drang steigerte, so daß die gesamte Bauchmassage kaum 20—30 Sekunden dauerte. Als die Masseuse in einem Wiener Hotel an Diphtherie erkrankte, konsultierte die Dame den Arzt (C. von Noorden) und bat um Empfehlung einer anderen Masseuse; sie äußerte aber sofort Bedenken, ob die neue Masseuse auch ebenso geschickt sei, wie die eigene. Tatsächlich hatte nun die neue Masseuse, eine erstklassig geschulte Persönlichkeit, nicht den geringsten Erfolg. Die durch den Verdacht der Unzulänglichkeit bedingte Autosuggestion wirkte als Hemmnis. Während der Krankheit der Masseuse half sich die Dame mit Abführmitteln und Klistieren. Zwei Jahre später befreite planmäßige Behandlung mit Belastungskost sie endgültig von Obstipation und von der Gewaltherrschaft der Masseuse. Wenn dies auch ein selten extremer Fall war, so liegen doch zahlreiche andere in ihren Grundzügen ähnlich.

Beim Einführen des elektrischen Stromes in den Mastdarm (G. Leubuscher, E. Zimmern u. a.) wirkt der physikalische Reiz viel unmittelbarer als beim perkutanen Elektrisieren (S. 253). Die Methode wird hauptsächlich bei Dyschezie angewandt (S. 393) und bewährt sich hier namentlich in Fällen mit starkem neurasthenischem Einschlag. Für andere Formen chronischer Stuhlträgheit kommt im wesentlichen nur der suggestive Einfluß in Betracht, wie bei Massage (s. oben); das Verfahren ist natürlich auch ganz unphysiologisch.

Von dem krampfmildernden Einfluß feuchter oder heißer Kompressen macht man im Anfang der Obstipationskur gern und mit Vorteil Gebrauch. Sie schmiegen sich in den Rahmen der Bettruhebehandlung (s. oben) gut ein. Auch wenn auf dauerndes Bettliegen nach 3—5 Tagen verzichtet wird, bewähren sie sich im Anschluß an die Hauptmahlzeit des Tages und vor der Nachtruhe. Andere hydrotherapeutische Maßnahmen richten sich nach Allgemeinzustand des Nervensystems (S. 252 und 357). Es kommt weniger auf die Methode an, als darauf, daß sie sich der Eigenart der Persönlichkeit anschmiegt (E. Tobias).

Gymnastische Übungen sind bei mangelhafter Bauchpresse nützlich (Schlaffheit der Bauchdecken, Diastase der Rekti, Schwäche der Bauchmuskeln).

Vergleiche darüber und ebenso über Wert und Unwert allgemeiner körperlicher Arbeit (Gehen, Reiten, Radfahren, Rudern, Tennisspiel usw.) früher Gesagtes (S. 250). Es kommen hier mehr die von muskulärer Betätigung ausstrahlenden, teils entspannenden, teils erregenden Wirkungen auf das Gesamtnervensystem als unmittelbare Wirkung auf den Darm zur Geltung.

d) Medikamentöse Behandlung. Es gilt als alter, immer neu gepredigter Grundsatz, Abführmittel aus der Behandlung chronischer Stuhlträgheit möglichst auszuschließen. Hieran soll festgehalten werden, aber doch nicht sklavisch. Es gibt doch sehr zahlreiche Menschen, die bei einer ihrem allgemeinen Gesundheitszustand durchaus entsprechenden Kost sich vollkommen wohl befinden, aber zwecks täglicher, regelmäßiger Stuhlentleerung daneben eines leichten stuhlfördernden Sonderreizes bedürfen. Wenn sie sich dessen bedienen, fördern sie einen vollkommen normalen Kot, ohne die geringsten Beschwerden und ohne schädliche Folgen für den Darm. Der einzige, in solchen Fällen aber praktisch bedeutungslose Nachteil ist, daß sie ihren Darm gleichsam verwöhnen und seine Willfährigkeit eben von jenem Extrareiz abhängig machen. Entweder aus eigenem Gedankengang heraus oder auf Grund häufiger erschreckender Warnungen und Beispiele entwickelt sich bei solchen Leuten aber manchmal später die Angst, der fortdauernde Gebrauch des Abführmittels könne ihnen schaden. Ganz merkwürdige und unberechtigte Phobien kommen vor, natürlich auf psychasthenischer Grundlage.

Zum Beispiel empfand es einer unserer Patienten als krankhaft, daß er keinen Stuhldrang bekomme, wenn er morgens nicht sofort nach dem Aufstehen ein Glas kaltes Wasser trinke; er ließ sich nicht von der Harmlosigkeit jenes Trunkes überzeugen, sondern verlangte sorgfältige Behandlung seiner „Darmschwäche". Die Behandlung richtete sich natürlich gegen das abnorme Verhalten des Nervensystems. Das Süßen seines Morgenkaffees mit 30 g Milchzucker ersetzte vollwirksam den ausfallenden Kaltwassertrunk.

Derartige Phobien dürfen und müssen ernsthaft berücksichtigt werden, so lächerlich sie manchmal auch sind. Lehnt der Arzt es ab, darauf einzugehen, so gelangen die Patienten in die Hände von Kurpfuschern. Wenn aber solche psychische Gründe nicht vorliegen, wird der Arzt sich zunächst vergewissern, ob die benützten Treibmittel an und für sich oder in bezug auf den besonderen Fall schädlich sind oder nicht.

Dazu bedarf es nicht nur Beurteilung des stuhlfördernden Mittels vom pharmakologischen Standpunkt, sondern auch Rücksichtnahme auf den Gesamtorganismus und seine einzelnen Organe. Zum Beispiel wird man bei allen Formen entzündlicher Nierenreizung Phenolphthaleinpräparate und lieber auch Senna- und Cascarapräparate, bei Schwangeren Sennesblätter, bei Zuckerkranken Tamarinden, Manna- und Feigensirup, Fruchtsäfte, Milchzucker u. dgl. ausschalten. Mangels besonderer Gegenanzeigen sind auf die Dauer als „Extrareize" am harmlosesten morgendliche Gabe von Milchzucker (S. 222), Fruchtsäfte (S. 222), pflanzensaure Salze, isotonische Lösungen von Magnesia sulfurica (S. 221), Lebertran mit nachfolgendem Trunk von Mineralwasser (S. 230), abendliche Gabe von Magnesia usta, Magnesium Perhydrol (S. 222), Rhabarber in Verbindung mit Flores Sulfuris oder mit Magnesia sulfurica, Pulvis Liquiritiae compositus tagsüber ein- bis zweimal Semen Psylli oder Semen Lini (S. 232). Bei völliger Gesundheit sind auch Präparate aus Senna, Cascara sagrada, Faulbaumrinde, Tamarinden zu den harmlosen zu rechnen, vorausgesetzt, daß kleine Meg en ausreichen. Wir stimmen mit Ad. Schmidt überein, daß es ein Irrtum ist, wenn immer wieder behauptet wird, die Wirksamkeit solcher Mittel erschöpfe sich bald; man müsse häufig wechseln oder die Gabe steigern. Viele kommen mit ein und demselben „Extrareiz" jahre- und jahrzehntelang aus, und ein aufgenötigter Wechsel ist eher nachteilig als vorteilhaft.

Wir wollen mit dem Gesagten der Arzneitherapie der Obstipation keineswegs das Wort reden. Wir dulden sie nur als harmlos, so lange keine schädlichen Folgen entstehen oder zu erwarten sind. Wir mißbilligen sie unter allen Umständen und verlangen ihren Ersatz durch entscheidende diätetische Maßnahmen, sobald größere Gaben nötig sind und weiteres Steigen der Gabe oder Übergang zu qualitativ stärkeren Reizen in Aussicht steht. Dann droht die Gefahr, daß der kotfördernde Reflexbogen immer mehr gegen die natürlichen Reize (Nahrungs- und Sekretreste, Hormone) abgestumpft wird.

Als unzweckmäßig für langen Gebrauch seien genannt alle Drastika, ferner Kalomel, Rizinusöl, Phenolphthalein, alle kochsalzreichen Mineralwässer und die Trockenpräparate der salinischen Quellen. Auch gegen regelmäßigen Gebrauch der Glaubersalzwässer und -salzgemische (Sal Therm. Carol. natur. et factit.) liegen Bedenken vor. Ebenso sei vor großen Wasserklistieren gewarnt (S. 256).

Ein oft unentbehrliches Hilfsmittel ist das Atropin, das freilich meist zu Unrecht in Form von Extr. Bellad. gereicht wird. Man halte im Auge, daß Atropin in erster Linie den parasympathischen Einfluß mindert und damit vor allem antispasmodisch wirkt (S. 227), daneben auch sämtliche Darmsekretionen, u. a. die Schleimsekretion, abschwächt. Das erstere ist die Hauptsache, und damit ist seine Indikation umschrieben. Welche Gaben erforderlich, läßt sich nicht allgemeingültig sagen; als mittlere Gabe mögen 1,5 mg gelten, wovon 1 mg am Abend, 0,5 mg am frühen Morgen. Maßgebend ist der Widerstand, den die Nervenendigungen des übererregten autonomen Systems dem hemmenden Einfluß des Atropins entgegensetzen. Wir verlangten, daß bei jeder diätetischen Behandlung der habituellen Obstipation, namentlich bei Belastungskost, der spastische Einschlag ausgeschaltet werde (S. 344, 381). Das ist ohne Atropin erschwert, oft unmöglich. Erst die Zuhilfenahme des Atropins sichert in schweren Fällen glatte Durchführbarkeit der Belastungstherapie. Im Anfang der Kur ist dies natürlich am sinnfälligsten, aber mit vorläufig erzieltem Erfolg, d. h. Eintritt normal geformten pomadigen Stuhles, soll man die Atropingaben nicht beenden. Gerade der Dauererfolg hängt in allen Fällen spastischen Einschlages ganz wesentlich von längerem Durchführen der Atropinkur ab. Mit langsam fallender Dosis soll sie sich über Wochen immer, manchmal über 2—4 Monate, hinziehen. Die auf abnorm starke Reaktion eingestellten parasympathischen Darmnerven verlieren ihre Überempfindlichkeit nur allmählich. Langdauernde Atropinbehandlung beseitigt dieselbe; verfrühter Verzicht auf Atropin bringt immer die Gefahr neuer Spasmen und stellt unter Umständen den ganzen Erfolg des errungenen in Frage. Gewiß erleichtert Erfahrung das Urteil, wann Atropin nicht mehr nötig ist; im Einzelfalle entscheidet aber doch der tastende Versuch. Suprarenin, das zwar in gleicher Richtung, aber doch auf ganz andere Art antispasmodisch wirkt (S. 242), kann das Atropin in der Obstipationsbehandlung durchaus nicht ersetzen; gleiches gilt vom Papaverin (S. 242. 340), dessen Wirkung viel zu schnell abklingt.

Besser bewähren sich beim Mithineinspielen zentrifugaler Einflüsse (psychogener vagotroper Einschläge) zentral angreifende Sedativa, von den milden, durch ihre ätherischen Öle wirkenden Drogen (wie Baldrian, Orangenblüten) angefangen bis zum Brom, Adalin und Veronal (S. 244). Wir nähern uns damit schon wieder dem Gebiet der Psychotherapie (S. 386).

Über Hormonal bei Obstipation S. 228.

e) Klistiere. Obwohl schon früher davon die Rede war (S. 256), müssen wir an dieser Stelle noch einmal auf die Klistierbehandlung der chronisch-habituellen Obstipation zurückkommen. In Fällen von Dyschezie ist sie nicht zu umgehen

(S. 392); bei Motilitätsstörungen höheren Sitzes erachten wir zwar gelegentliche Klistiere zum Zweck sofortiger Entleerung des Dickdarmes für erlaubt und unter Umständen für notwendig Fortgesetzte Klistierbehandlung ist aber die schlechteste aller Methoden, weil sie mit der Zeit fast immer die Reizempfindlichkeit des gesamten motorischen Apparates abschwächt und vor allem das Hinzutreten der lästigen und schwer bekämpfbaren Dyschezie zum gewöhnlichen Krankheitsbilde der Obstipation begünstigt Kleine Einläufe (etwa $^1/_4$ Liter), welchen solche Nachteile fremd sind, wirken nur bei Kotstauung in tiefen Darmabschnitten und gleiches gilt für Mikroklistiere von Glyzerin oder gallensauren Salzen (S. 226). Etwas günstiger läßt sich über die Kuß maul-Fleiner schen Ölklistiere (S. 258) urteilen und über ihren Ersatz durch flüssiges oder halbflüssiges Paraffin (S. 230). Sowohl auf W. Fleiner's wie auf W. Ebstein's Empfehlung hin wurden systematische Ölklistierkuren auf C. von Noorden's Klinik in großem Umfang erprobt, aber ebenso wie von Ad. Schmidt später beiseite geschoben, weil die lästigen und unreinlichen Ölklistiere zwar unzweifelhaft vorübergehenden, aber nur ausnahmsweise dauernden Erfolg brachten.

f) Brunnenkuren gehören zu dem alten Rüstzeug der Obstipationstherapie. Trotz ihres ehrwürdigen Alters haben sie immer mehr an Vertrauen eingebüßt. Dies gilt in gleicher Weise für die salinischen Mineralwässer (Typus Kissinger Rakoczy, Homburger Elisabeth- und Markgrafenbrunnen), wie für die mittelsalzreichen alkalisch-salinischen Mineralwässer in Karlsbad, Marienbad, Mergentheim, Rohitsch u. a. (Ad. Schmidt). Schon der unmittelbare Erfolg ist unsicher, noch weit unsicherer aber der Dauererfolg. Freilich mischen sich auch gute, vollbefriedigende Erfolge unter. Dies kann nicht verwundern, da wir es bei Obstipation häufig mit starkem und sogar die Lage beherrschendem psychogenem Einschlag zu tun haben; und auf dessen Beseitigung kann der Kuraufenthalt in einem Badeorte, mit allem was drum und dran hängt, äußerst günstig einwirken; das Trinken des Mineralwassers ist vielleicht am wenigstens daran beteiligt. Tatsächlich überwiegt jetzt auch in den Kurorten die diätetische Behandlung, die namentlich durch das Aufkommen gut geleiteter Sanatorien daselbst ausgebaut und weiterentwickelt worden ist. Was wir jetzt an schönen Erfolgen der sog. Brunnenkuren sehen, verdankt seinen Ursprung dem planmäßigen Zusammenfassen der verschiedensten Heilfaktoren. Das Trinken des Mineralwassers ist davon nur ein Teilstück, das kaum ausschlaggebende, aber bei sinngemäßer Anwendung doch sehr brauchbare Mithilfe leistet. Die Dinge liegen hier ähnlich wie bei Gärungs- und Fäulnisdyspepsie (S. 208 ff).

g) Zur Behandlung des Aszendenstypus der habituellen Obstipation. Wie früher berichtet, gibt es Fälle von chronisch-habitueller Obstipation, wo die Dyskinese des Darmes sich ausschließlich auf das Colon ascendens beschränkt (S. 98, 347). Während die Mischformen, bei welchen die Verzögerung der Cökum- und Aszendensentleerung nur ein Teilstück der Dyskinese des gesamten Kolons ist, therapeutisch kaum anders aufzufassen sind als die bisher besprochenen Formen, hat sich uns in typischen Fällen der reinen Aszendensobstipation der Einfluß diätetischer Behandlung als erheblich unwirksamer erwiesen, gleichgültig, ob wir mit Belastungs- oder mit Schonungstherapie vorgingen. Die Belastungskost bietet keinen Vorteil, wirkt eher nachteilig. Dieses abweichende Verhalten ist theoretisch verständlich, denn die Belastungskost geht vorzugsweise darauf aus, die lange Verweildauer und das Verhärten des Kotes in distaleren Abschnitten des Dickdarmes zu verhüten. Im Colon ascendens kommt es aber niemals zu wahrer Kotverhärtung. Aber das Anhäufen sehr großer Kotmassen im proximalen Teile des Dickdarmes scheint dessen peristaltische Kraft zu überlasten. Auch ist es immerhin bedenklich, den wasserreichen Inhalt des Aszendens allzu sehr mit gärungsfähigem Material anzureichern. Wahrscheinlich erklärt sich das von Ad. Schmidt beklagte gelegentliche Auftreten von Gärungsdyspepsie und Gärungskatarrhen nach Belastungsbehandlung der Obstipation dadurch, daß man früher die Topographie der Obstipation nicht richtig erkennen konnte und wahllos die Belastungstherapie auch auf den reinen Aszendenstypus ausdehnte. Wir halten uns bei dieser Form entweder an eine vernünftig zusammengesetzte Normalkost oder bedienen uns zunächst lieber einer schlackenarmen Schonungskost, in welcher Milch, Kefir, Ya-Urt, Suppen und Breie aus feinen Zerealienmehlen, feines Weizenbrot, Zwieback, Butter, 1—3 Eier die beherrschende Stelle einnehmen.

Um den Kot im Aszendens wasserreich zu halten, bewährte sich vortrefflich isotonische Lösung von Magnesia sulfurica, z. B. „Magnisonwasser" (S. 221); ferner gequollener und dann zerriebener Leinsamen (S. 232). Die Erfahrung lehrt, daß man auf Atropin nicht verzichten soll; ist es doch möglich und sogar wahrscheinlich, daß Spasmen im Anfangsteil des Querkolon am Zustandekommen des Aszendenstypus mitbeteiligt sind (S. 98, 347). Man kommt aber mit sehr kleinen Mengen aus (etwa 0,5 mg abends und morgens, innerlich oder subkutan). Meist genügen diese Maßregeln, worüber Beobachtung am Röntgenschirm nach Beigabe von Bariumsulfat zu Milch oder Brei belehrt. Falls der Erfolg nicht befriedigt, scheue man nicht davor zurück, auch spezifische Dickdarmerreger (S. 224) mit heranzuziehen; am besten bewährte sich Rhabarber (Pulv. Rad. Rhei 15,0; Flor. Sulf. 7,5; Natr. bicarb. 7,5; M. F. Pulvis. D.S. Abends in Mengen von einem Salzlöffelchen bis zu einem abgestrichenen Kaffeelöffel). Sehr empfehlenswert ist ein Versuch mit Neohormonal (S. 228). Bettruhe während der ersten 3—5 Tage der Behandlung trägt wesentlich zum raschen Erfolge der Kur bei. Mehrfach täglich aufgelegte heiße Umschläge (Breiumschläge u. dgl.) sind sehr nützlich. In der Regel kehrt innerhalb 8—10 Tagen die Verweildauer des Kotes im Colon ascendens zur Norm zurück. Während man die etwa angewandte Schonungskost bald erweitern und zur bürgerlichen Normalkost hinüberleiten kann, soll die Behandlung mit Atropin und mit den oben erwähnten Medikamenten noch mehrere Wochen hindurch fortgesetzt und erst allmählich abgebaut werden. Wenn Dauererfolg erzielt wird, beruht das offenbar auf planmäßigem Wiedereinschulen des peristaltischen Apparates. Immerhin muß erwähnt werden, daß man auf Dauererfolge viel weniger sicher rechnen darf als bei solcher Obstipation, die vorzugsweise auf Hypoperistaltik und Dyskinese des Querkolon und tieferer Abschnitte des Kolon beruht. Bei Aszendenstypus der Obstipation ist es oft unmöglich, den Gebrauch dickdarmerregender Arzneimittel auf die Dauer gänzlich auszuschalten. Es genügen aber meist sehr kleine unschädliche Gaben (S. 388).

Über chirurgische Behandlung des Aszendenstypus bzw. der Typhlatonie, der Torsion des Coecum mobile, der Typhlitis stercoralis S. 395, 473.

h) Zur Behandlung der Dyschezie. Auch die Behandlung der Dyschezie weicht wesentlich von der früher geschilderten Durchschnittsbehandlung der Obstipation ab. Ob sich die Untererregbarkeit des kotaustreibenden Apparates überhaupt heilen läßt, und ob man nicht auf rein symptomatische Behandlung (mechanische Entleerung des Unterdarmes) angewiesen bleibt, hängt einesteils von den Ursachen der Dyschezie und anderenteils auch von dem Grade der Erregbarkeitsstörung und etwaiger Muskelschwäche ab (S. 349). Wenn wir die später zu besprechende Hirschsprung'sche Krankheit (S. 749) und ihre Modifikationen einstweilen bei Seite lassen, müssen wir die Dyschezie hauptsächlich zurückführen auf unverständiges Zurückhalten austrittsbereiter Kotmassen (S. 359), auf unverständiges Angewöhnen von Klistieren (S. 256, 389), auf Versagen der Bauchpresse; dazu gesellen sich häufig spastische Einschläge (S. 368). Soweit diese Ursachen ausschlaggebend sind, ist das Leiden zumeist heilbar. Auch die Form von Dyschezie, welche auf allzu großer Trockenheit und Härte des Kotes beruht, ist heilbar; diese Form ist gleichsam nur ein Anhängsel der gewöhnlichen Obstipation und heilt ohne weiteres Zutun, wenn wir durch oben geschilderte Maßnahmen einen geschmeidigen Kot erzielen. Sehr trübe sind dagegen die Aussichten auf Heilung bei allen Dyschezien, welche auf anatomischer Erkrankung des Plexus pelvicus, der aus ihm entspringenden Nerven und der ihn beherrschenden spinalen Nervenfasern beruhen (Erkrankungen des Lumbalmarkes an der Spitze, z. B. bei Tabes dorsalis, bei multipler Sklerose u. a.).

Bei den heilbaren Formen kommen folgende Maßnahmen in Betracht:

a) **Kotstauungen im Enddarm sind unbedingt zu verhüten.** Jede Stauung würde dazu beitragen, den Reflexapparat an Dauerreiz zu gewöhnen und noch mehr gegen Reiz abzustumpfen. Man hat sich daher durch häufige, oft mehrmals tägliche Untersuchung des Mastdarmes darüber zu unterrichten, ob durch die eingeleiteten Verfahren dieser Darmteil tatsächlich leer wird und wie lange er leer bleibt. Gerade im Anfang der Behandlung kommt es oft vor, daß zwar zunächst der Mastdarm sich völlig entleert, daß aber nach wenigen Stunden schon wieder reichliche Kotmassen nachgerückt sind. Es bleibt dann nichts anderes übrig, als den Mastdarm mehrmals täglich zu entleeren. Manchmal genügen Mikroklysmen von Glyzerin, Suppositorien von gallensauren Salzen (S. 226), Glyzerinzäpfchen, kleine Seifenwasserklistiere ($^1/_4$ Liter). Das Einspritzen von etwa 100 ccm Öl bewährt sich gleichfalls oft recht gut. Obwohl wir in größeren Einläufen einen ursächlichen Schädling kennen lernten (S. 256), bleibt oft nichts anderes übrig, als dies Verfahren therapeutisch zu benützen; wenigstens im Anfang der Kur. Denn das Freihalten des Enddarmes von belastendem Kot ist zunächst das wichtigste. Unter Umständen muß der Mastdarm mechanisch ausgeräumt werden; meist braucht man nur die untersten Kotballen digital oder mittelst geeigneten Hornlöffels oder durch ausstreichende Massage von Vagina oder Damm her (S. 248) zu entfernen, während die höher sitzenden einem sich anschließenden Einlauf willig folgen. Diese Druckentlastungskur ist wegen der unbedingt nötigen Kontrolle mühsam und stellt hohe Ansprüche an die Geduld sowohl des Patienten wie des Arztes. Sie ist aber in allen schwereren Fällen Vorbedingung des Dauererfolges und liefert nicht nur bessere, sondern auch weit schnellere Resultate als jedes andere Verfahren. Von leichteren Fällen abgesehen, ist die Kur nur in Krankenanstalten sachgemäß durchführbar.

b) **Das Nachrücken verhärteten Kotes aus höheren Abschnitten ist zu vermeiden.** Nach eigenen Erfahrungen steht gar nichts im Wege, sich dazu der koterweichenden Belastungskost (S. 383) zu bedienen, aber zunächst doch nur in bescheidenem Maße und erforderlichenfalls unterstützt von dickdarmerregenden Abführmitteln und von Atropin. Keinesfalls aber sind derartige Kostvorschriften und irgend welche Abführmittel am Platze, bevor der Unterdarm von angehäuftem Kot durch die soeben geschilderten Maßnahmen dauernd frei gehalten werden kann.

c) **Spasmen des Mastdarmes,** namentlich den so häufigen Spasmen der Schließmuskeln ist vorzubeugen, am besten durch Mikroklysmen von Atropin (0,5—1,0 mg), Belladonnazäpfchen (0,03 g). Papaverinklysma (0,03—0,06 g), Suprarenin (1 ccm der 1-promilligen Lösung auf 20 ccm Wasser), gemischte Zäpfchen aus Suprarenin und Anästhesin u. dgl.

d) **Gleichzeitige Behandlung etwaiger proktitischer Reizung**, die bei längerem Bestande der Dyschezie selten ganz fehlt. Vgl. Kapitel Proktitis.

e) **Elektrische Behandlung.** Wenn wir auch, selbst in sehr schweren Fällen, fast immer mit den bisher erwähnten Verfahren auskamen und bei hinreichender Geduld von seiten des Patienten vollen Erfolg oder zum mindesten das willfährige Ansprechen des kotaustreibenden Apparates auf kleine und unschädliche Reizmittel hin (z. B. Einlauf von $^1/_4$ Liter physiologischer Kochsalzlösung) erzielten, so verzichtet man doch nicht gern auf Mithilfe lokal angreifender Elektrizität. Die entsprechenden Verfahren wurden früher beschrieben (S. 253); bei bestehender Proktitis sind sie nicht anwendbar. Es scheint, daß der elektrische Strom sich bei Dyschezie wirklich bewährt; ob auf Grund seiner physikalisch-chemischen Lokalwirkung oder als Suggestivum (s. unten), wagen wir nicht zu entscheiden.

f) **Stärkung der Bauchpresse-Muskulatur**, ein zwar wichtiges, aber oft schwer erreichbares Ziel. Massage, Gymnastik, Vibration, Elektrizität kommen in Betracht (S. 249, 248, 253); daneben natürlich Kräftigung des Gesamtkörpers, unter Umständen Mastkur, wodurch bei abgemagerten Personen der Angriff der austreibenden Kräfte erleichtert wird.

g) **Hydrotherapie** in Form heißer oder auch kalter Sitzbäder, je nach persönlicher Reaktion; Strahlenduschen gegen den After im Sitzbad (S. 252, 360); ferner hydriatische Maßnahmen, welche auf das Verhalten des Gesamtorganismus, insbesondere des Nervensystems, abgestimmt sind.

h) **Psychische Beeinflussung**, deren Tragweite nicht unterschätzt werden darf. Die Herrschaft der Psyche, wie überhaupt des ganzen Zentralnervensystems, über den Enddarm ist eine viel größere als ihre Herrschaft über höhere Darmabschnitte. Können doch Viele willkürlich, ohne jeden wahren Stuhldrang, austreibende Darmwellen auslösen. Daher sind gelegentliche, sogar verhältnismäßig ziemlich häufige Erfolge suggestiver Therapie nicht überraschend (Hypnose und Wachsuggestion). Schon einmaliges Ausräumen des Mastdarms mit der erleichternden Befreiung von Spannung und Druck kann suggestiv weiterwirken, und für den Nutzen des elektrischen Stromes ist vielleicht gleiches anzunehmen (s. oben). Von der bemühenden Sorgfalt klinischer Behandlung gilt dasselbe. Und so sieht man nicht gar selten, daß es des umständlichen Apparates, den wahres Absinken der Reflexerregbarkeit verlangt, und den wir oben schilderten, gar nicht bedarf. Immerhin setze man nicht allzu viel Hoffnung auf Psychotherapie und ähnliches. In schwereren Fällen versagen sie durchaus. Eine nie zu vernachlässigende Aufgabe ist es, nach Wiederbeginn normaler Reflextätigkeit die Rekonvaleszenten an das Innehalten bestimmter Defäkationszeit zu gewöhnen.

i) **Behandlung reflektorischer Spasmen.** Von erkrankten benachbarten und sogar von entfernteren Organen können hemmende Einwirkungen auf den Defäkationsapparat ausstrahlen (S. 66, 357). Freilich ist es schwer zu entscheiden, ob dies die einzige und die ausschlaggebende Ursache etwaiger Dyschezie ist, oder ob krankhafte Einstellung jenes Apparates als selbständiges Übel nebenher geht. Mehr die Anamnese, die Entwicklung des Leidens als der augenblickliche Befund gibt Aufschluß, und oft stellt erst der weitere Verlauf den Zusammenhang klar. Bei dieser Lage der Dinge wird man öfters von erfolgreicher Behandlung der Nachbarorgane einen günstigen Einfluß auf die Dyschezie erwarten dürfen (Urethritis, Prostatitis, Cystitis, Ureteritis, Calculosis, Erkrankungen des Uterus und der Adnexe usw.). Unter Umständen sind Operationen notwendig. Doch richte man sich bei Operationen zunächst nach den Indikationen, welche durch die Krankheiten der Nachbarorgane selbst gegeben sind und betrachte nur im äußersten Notfalle die Dyschezie als den die

Operation rechtfertigenden Grund. Denn meist gelingt es doch, durch antispasmodische Behandlung (S. 389, namentlich durch planmäßigen Gebrauch von Atropin) oder auch durch schmerzstillende und durch sedative Mittel den reflektorischen Spasmus zu brechen oder doch auf unschädlichen Grad zurückzuführen. Namentlich sollen bei einfachen Lageveränderungen des Uterus Operationen nicht ohne weiteres als wirksames Heilmittel gegen Dyschezie betrachtet werden.

Für operative Behandlung der Dyschezie kommen außer den vorerwähnten vor allem Erkrankungen in Betracht, welche den Kotlauf durch das kleine Becken mechanisch hemmen, in erster Linie Tumoren der Nachbarorgane. Vgl. darüber unten. Am Darm selbst sind es am häufigsten Hämorrhoidalknoten, periproktitische Abszesse, Rhagaden am Sphinkter, welche teils mechanisch, teils durch reflektorischen Spasmus Dyschezie bringen, und nach deren operativer Beseitigung das Übel von selbst schwindet. Vgl. die Abschnitte über Proktitis und Hämorrhoiden. Es wurde auch darauf aufmerksam gemacht, z. B. von J. Pennington, J. G. Gant, R. Goebel u. a., abnorm breit entwickelte Houstonsche Klappen zwischen Sigma und Ampulla recti könnten den Eintritt der Kotsäule in den Mastdarm hemmen. Es sind mehrere Arten von Instrumenten zum Durchschneiden oder Abklemmen der Klappen (durch Rektoskop) angegeben worden. Großen Vertrauens scheint nach F. de Quervain sich das Verfahren auch von chirurgischer Seite nicht zu erfreuen. Den Ausschlag für etwaige Hemmung des Kotlaufes an den Klappen dürften doch wohl Spasmen abgeben.

i) **Operative Behandlung der Stuhlträgheit.** Chronisch-funktionelle Obstipation kann ätiologisch, vielleicht häufiger zufällig mit Zuständen einhergehen, welche unabhängig vom Nervmuskelapparat die Passage des Kotes durch bestimmte Abschnitte des Dickdarmes mechanisch erschweren. Hierhin gehören die angeborenen Anomalien des unteren Dickdarmes und des Sigma, welche Anlaß zur Hirschsprung'schen Krankheit geben; davon wird anderenorts die Rede sein (S. 749). Von ihnen ging die operative Behandlung der chronischen Stuhlträgheit aus. Auch bei raumbeengenden Geschwülsten liegen die Dinge klar: sie spielen am häufigsten bei der Entleerung des Enddarmes mit hinein und können auch da Stuhlverhaltung bringen, wo die motorische Kraft und Leistungsfähigkeit des Darmes und der Bauchpresse völlig normal sind; größere Prostatatumoren, Uterusmyome, Adnextumoren seien erwähnt. Hier fällt dann die chirurgische Behandlung der Obstipation mit der des Grundleidens zusammen. Viel seltener als gewöhnlich angenommen, bedingen einfache Lageveränderungen des Uterus mechanisches Hindernis für den Kotlauf, während sie reflektorische Spasmen, die zur Dyschezie führen, anscheinend viel häufiger auslösen. Es mag sein, daß Retroversionen, Retroflexionen und Retropositionen des Uterus um ihrer selbst willen oder wegen anderer übler Folgen chirurgisches Handeln erfordern. Vom Gesichtspunkt der Obstipation aus ist nach unserer Erfahrung dies aber sehr selten nötig. Wenigstens gelang es uns bisher noch ausnahmslos, in einschlägigen Fällen, wo der Obstipation wegen die Operation in Aussicht genommen war, die Obstipation teils durch diätetische, teils durch antispasmodische Mittel zu heben und damit den Nachweis zu erbringen, daß ein mechanisches Hindernis nicht die wahre Ursache der Kotstauung war. Immerhin wird es ja gewiß einzelne Fälle geben, wo dies doch zutrifft. Jedenfalls soll man sich dem Furor operativus mancher Frauenärzte gegenüber auf den Standpunkt stellen, daß erst alle Hilfsmittel sachgemäßer interner Behandlung erschöpft sein müssen, ehe man bei Lageanomalien des Uterus der Obstipation wegen zum Messer greift. Andererseits sei nicht verkannt, daß durch solche Operation die Verstopfung wirklich geheilt werden kann, auch wenn mechanischer Druck von außen sie sicher nicht verursachte. Wir dürfen zur Erklärung dieser Tatsache nicht vergessen, ein wie mächtiger Faktor das Nervensystem beim Zustandekommen jeder funktionellen Obstipation und nicht zum wenigsten gerade bei der Dyschezie ist. Durch Ausschalten eines lokalen Reizes und durch Einfluß auf die Psyche üben solche Operationen manchmal eine stärkere suggestive als mechanisch entlastende Wirkung aus. Daneben gibt es aber sehr viele Fälle, in denen nach Beseitigung des beschuldigten „mechanischen Hindernisses" sofort oder nach einiger Zeit der alte Obstipationszustand zurückkehrt und wo man denselben dann mit gleichen Hilfsmitteln angehen muß, wie jede andere funktionelle Stuhlträgheit. Jeder in Magen-Darmkrankheiten erfahrene Arzt kann Zeugnis dafür ablegen.

Eine Sonderstellung nehmen die adhäsiven Peritonitiden an der Flexura coli sinistra ein, durch welche die Endschlinge des C. transversum und der Anfangsteil des C. descendens spitzwinkelig aneinander fixiert werden (E. Payr, K. H. von Noorden); an der Flexura coli dextra sind sie seltener. Wir erwähnten diesen Zustand bereits (S. 108, 348). Wenn es dabei nicht gelingt, den Kot dauernd regelmäßig und weich zu halten — und dies ist gerade bei solcher Form oft recht schwer —, so ist die Gefahr, daß es ohne oder nach vorausgehenden Warnungssignalen (leichte Okklusionssymptome) einmal zu wahrer und gefährlicher Okklusion kommt, doch so groß, daß ein operatives Einpflanzen des C. transversum in das C. descendens mit Umgehung der verwachsenen „Doppelflinte" ratsam erscheint. Man wird entweder zugleich oder mittels Nachoperation die verwachsenen Schlingen entfernen, weil sonst doch noch ansehnliche Teile des Kotes den gewohnten Umweg über die verwachsenen Schlingen nehmen, und dann ist die Gefahr kaum gemindert. Über eine neue Operationsmethode E. Payr's vgl. S. 699.

Ein anderes beliebtes Feld operativer Tätigkeit ist die „Typhlatonie" mit ihren Modifikationen „Megacöcum" und „Coecum mobile". Klinisch geben sich solche Fälle unter dem Bilde des „Ascendenstypus der Obstipation" kund (S. 390). Nach M. Wilms sind nicht weniger als 77 % der Fälle, wo klinische Symptome hervortreten, mit Obstipation verbunden. Andererseits täuscht die Kotstauung im Zökum mit Schmerzen und leichtem Fieber auch häufig Appendizitis vor. Nach H. Klose handelt es sich in etwa 15 % der Fälle, die wegen „chronischer Appendizitis" dem Chirurgen zur Operation zugehen, um Coecum mobile. Coecum mobile bringt häufig gar keine Beschwerden und ist mit der langen Verweildauer von starken Wismutschatten in verbreitertem Zökum ein gar nicht seltener Zufallsbefund bei röntgenologischen Untersuchungen des Bauches. Dann ist auch jede Therapie unnötig. Andere Male entpuppt sich Coecum mobile bzw. Typhlatonie als wesentliches Stück einer lästigen und unbedingt zu bekämpfenden, wenn auch durch keinerlei sonstige Komplikationen beschwerten Stuhlträgheit. Dann kommen erstlings die internen Maßnahmen in Betracht, welche für Aszendensobstipation beschrieben sind (S. 390). Wir mußten aber bemerken, daß die Obstipation diesen Maßnahmen nicht immer auf die Dauer weicht; sie kann so hartnäckig sein und auch ohne etwaige entzündliche Folgen so lästig werden, daß man die Mithilfe der Chirurgie nicht grundsätzlich ablehnen darf (s. unten). Das sind immerhin nur Ausnahmefälle. Andere Male entstehen aber durch die immer wiederkehrende Kotstauung Krankheitsbilder, welche an chronisch-rezidivierende Appendizitis erinnern (S. 447) und durch die der alte, fast schon vergessene Begriff der „Typhlitis stercoralis" wieder zu Ehren kam. H. Klose fand dies namentlich bei Torsion des Zökum. Es ist im wesentlichen das Verdienst von M. Wilms, den chirurgischen Ausweg gewiesen zu haben. Die von M. Wilms und von

E. Stierlin empfohlene Versenkung des Zökum in eine operativ angelegte retroperitoneale Tasche brachte gute Erfolge, verkürzte die Verweildauer des Kotes im Zökum und übte auch befriedigende Wirkung auf die Obstipation aus. Seit den Arbeiten H. Klose's scheint man aber das Annähen des Colon ascendens und namentlich des Zökum mit gleichzeitiger Raffung des Blinddarmes zu bevorzugen. Die Operation ist einfacher, die Resultate sind gleich gut. Vergl. Abschnitt Typhlitis usw. S. 375, 466.

Man hat natürlich auch zu ermitteln versucht, inwieweit Appendektomie (bei frischen und namentlich bei chronischen Fällen von Appendizitis) begleitende Obstipation zu heilen vermöge. In Übereinstimmung mit der Übersicht über das bisher bekannt Gewordene, welche Th. E. Heß Thaysen gibt (1918), müssen wir auf Grund eigener Erfahrung die Heilwirkung dieser Operation auf Stuhlträgheit für sehr gering erachten. Natürlich können von erkrankter Appendix aus reflektorische Hemmungen und auch Spasmen des motorischen Dickdarmapparates ausgelöst werden, und wo diese Einwirkungen die wahre Ursache der Obstipation sind, wird die Appendektomie auch helfen. Im allgemeinen sind beide Krankheiten, Appendizitis und chronisch-funktionelle Obstipation aber weitestgehend unabhängig voneinander, und meist fällt nach Appendektomie der internen Behandlung noch die lohnende Aufgabe zu, die Obstipation zu heilen. Die diätetische Therapie darf nach Entfernung der Appendix viel kühner, rücksichtsloser und damit auch wirksamer vorgehen; sie scheitert oft vor der Appendektomie an der Befürchtung neuer Rückfälle oder an deren tatsächlichem Auftreten. Es ist deshalb durchaus ratsam, in schwereren Fällen chronisch-funktioneller Obstipation eine erkrankte Appendix vor durchgreifender diätetischer Behandlung zu exstirpieren. Dann aber sollte, zwar nicht unmittelbar, aber doch innerhalb der nächsten 1—2 Monate, planmäßige Diätbehandlung der Stuhlträgheit folgen. Dies würde die Aussichten für gänzliches Verschwinden von Darmbeschwerden nach operativer Behandlung chronischer Appendizitis wesentlich bessern. Bisher bleiben gemäß der erwähnten Zusammenstellung Th. E. Heß Thaysen's in mindestens 25% der Fälle ernsthafte Beschwerden zurück. Anhangsweise sei erwähnt, daß man auch versuchte, durch eine an der Appendixspitze angelegte Fistel fremde Bakterien in den Dickdarm zu bringen und dort „anzusiedeln" (C. A. L. Reed), in der Hoffnung, damit die peristaltikerregenden Eigenschaften des Kotes zu verstärken. Es fußt dies auf den Metschnikoff'schen Theorien über die Eigenschaften des Bac. paralacticus und auf der Kenntnis, wie schwer es ist, durch Mundfütterung bestimmte Mikroben im Dickdarm zum Ansiedeln zu zwingen. Breitere Erfahrungen über die Tragweite dieses gewaltsamen Vorgehens sind nicht zur Hand. Die theoretische Begründung steht auf schwachen Füßen.

Natürlich können außer den bisher besprochenen auch an jeder beliebigen Stelle andere mechanische Hindernisse sich der fördernden Dickdarmperistaltik hemmend in den Weg stellen oder eine unabhängig davon bestehende neuromuskuläre Hypo- und Dyskinese des Dickdarmes verschärfen. Der Möglichkeiten sind so viele, daß nur von Fall zu Fall entschieden werden kann und darf, ob ein chirurgischer Eingriff, z. B. Lösen von Adhäsionen, Vorteil verspricht oder nicht.

Dagegen müssen wir entschieden Stellung nehmen gegen das Bestreben, eine einfache funktionelle chronische Obstipation chirurgisch anzugehen. Dies muß auf die immerhin seltenen Fälle beschränkt bleiben, wo grobe Vernachlässigung zu schwerer Kotstauung mit Okklusionssymptomen geführt hat und wo man den angestauten Kot auch mit hohen Einläufen oder Enteroclyner (S. 258) nicht entfernen kann.¶ Nach einigen Vorläufern sind W. A. Lane und sein Schüler H. Chapple u. a., über diese Indikation weit hinausgreifend, dazu übergegangen, auch ohne dringende Not, d. h. ohne unmittelbare Okklusionsgefahr, die Ausschaltung des Dickdarmes als Heilmittel für chronisch-funktionelle Obstipation zu empfehlen. Mit Ileosigmoidostomie kommt man in der Regel nicht aus, weil ein großer Teil des Kotes doch den Umweg durch das Kolon nimmt, und weil es dann meist zu schwer bekämpfbaren Kotstauungen in diesem Abschnitt kommt. Daher bevorzugt W. A. Lane, nachdem er oftmals das Kolon später noch hat exstirpieren müssen, von vornherein das Einpflanzen des Ileum in das Sigma mit Entfernung des ganzen Kolon zu verbinden oder doch nur einen kleinen Teil des Colon descendens oberhalb der neuen Einmündungsstelle des Ileum als Rezeptakulum stehen zu lassen. Diese Operation wird namentlich bei starker Ptose des Querkolon und bei hartnäckiger Verstopfung vom Transversum- und Deszendenstypus in Betracht gezogen. W. A. Lane betrachtet ebenso wie E. Metschnikoff das Kolon für überflüssig; es sei mehr Gefahrquelle als nützlich; auch ohne Kolon fände genügende Resorption statt und es bestehe volle Ernährungsmöglichkeit. Wenn dies vielleicht auch der Fall, so ist vom physiologischen Standpunkt daran zu erinnern, daß dem Dickdarm auch Exkretionsaufgaben zufallen; er ist die wichtigste Ausscheidestelle für Kalzium und für die Ionen der Schwermetalle, u. a. des Eisens. Wie sich diese Stoffe nach Exstirpation des Kolon verhalten, ward noch nicht untersucht. Die Angabe W. A. Lane's, daß nach Anlegung einer Ileosigmoidostomie und Exstirpation des Zwischenstückes die Kotbildung und -entleerung normal sein könne, ist zweifellos richtig. Aber die Operierten sind doch in großer Gefahr. Es braucht nur eine leichte Dyspepsie hinzuzukommen, sei es vom Gärungs-, sei es vom Fäulnistypus, dann entstehen heftige und schwer zu bekämpfende Reizerscheinungen mit hartnäckigen und quälenden Durchfällen. Es ist auf Grund der vorliegenden Veröffentlichungen unmöglich, auch nur annähernd zu berechnen, wie oft solche üblen Folgen eintreten; wer aber einmal mit derartigen Fällen zu tun gehabt hat, wird das Lane'sche Verfahren nicht für harmlos halten können. Vor allem aber müssen wir die Operation bei chronisch-funktioneller Obstipation für unnötig erklären. Lane meint zwar, es seien in den einschlägigen Fällen die internen Hilfsmittel erschöpft gewesen; aber gerade dies muß bezweifelt werden. Man kann höchstens zugeben, daß die interne Vorbehandlung unzulänglich gewesen sei; man darf die Unzulänglichkeit des ärztlichen Könnens einzelner nicht mit Unzulänglichkeit der verfügbaren Hilfsmittel verwechseln. Es ist doch sicher mehr als Zufall, daß der eine von uns (C. von Noorden) bei 30jähriger reichster Erfahrung über Obstipation und ihre Behandlung noch niemals in die Lage kam, einen nicht komplizierten Fall chronisch-funktioneller Obstipation wegen Versagens interner Therapie chirurgischer Behandlung überweisen zu müssen; wir sehen hierbei ab von Appendektomie bei begleitender chronischer Appendizitis und von einzelnen Fällen von Coecopexia bei Coecum mobile mit rezidivierender Typhlitis stercoralis bzw. bei Torsio coeci mobilis Klose (s. oben). Nach dem Wortlaut des Ad. Schmidtschen Textes in der 1. Auflage des Buches scheint Ad. Schmidt die gleiche Erfahrung gemacht zu haben. Auch E. Payr äußert sich neuerdings sehr skeptisch.

Über Darmchirurgie bei Obstipation sei verwiesen auf die trefflichen und erschöpfenden Ergebnisberichte von H. Burckhardt, F. de Quervain, auf die umfassende Arbeit von F. Rost. Von neueren Arbeiten sind noch zu erwähnen die von C. ten Horn und von Th. Walzberg. Ferner sei auf die von V. Schmieden angegebene doppelte Anastomosenbildung hingewiesen, welche technisch wesentliche und funktionell große Vorzüge darbietet; allerdings muß auch diese Operation auf Fälle wie den von V. Schmieden beschriebenen beschränkt werden, der der Hirschsprung'schen Krankheit sehr nahe stand.

XIII. Entozoen des Darms.

Wir besprechen in diesem Abschnitte die klinischen Besonderheiten, welche dem Befall mit bestimmten Entozoen zukommen. Angaben über zoologische Merkmale der Parasiten, allgemeine Regeln für die Diagnostik (Kotuntersuchungen, S. 155), die in den Grundzügen übereinstimmenden therapeutischen Maßnahmen (S. 236) wurden schon früher besprochen, und wir werden öfters darauf verweisen. Ausführliche Darstellung der Parasitenkrankheiten des Darms findet sich bei F. Mosler und E. Peiper, in dem Parasitenwerke von M. Braun, ferner in einer neueren Arbeit von E. Peiper.

A. **Bandwürmer.** Die Symptome des Bandwurmleidens — in Betracht kommen für europäische Verhältnisse heute im wesentlichen nur Taenia saginata und Botriocephalus latus, selten T. solium — sind nicht nur außerordentlich mannigfaltig und wechselvoll, sondern schwanken auch der Intensität nach innerhalb weiter Grenzen. Es ist bekannt, daß viele kräftige und nervenstarke Personen jahrelang ohne Störung ihres Befindens einen Bandwurm mit sich herumtragen und nur zufällig durch den Abgang der Glieder auf ihn aufmerksam werden. Andererseits leiden schwächliche, blutarme und sensible Individuen oft außerordentlich stark unter seiner Anwesenheit. Die Erscheinungen seitens des Magendarmkanals, über die geklagt wird, sind dabei größtenteils subjektiver Natur und beziehen sich manchmal nur auf den Magen: launenhafter Appetit bis zum auffallenden Wechsel zwischen gänzlicher Appetitlosigkeit und Heißhunger, Widerwillen gegen diese und Gelüste nach jenen, speziell nach pikanten Speisen, Aufstoßen, Brechneigung, eigenartiger bitterer Geschmack. Dazu gesellen sich weiterhin abnorme Sensationen im Leibe, wie bohrende und wühlende Bewegungen in den Därmen, unbestimmte Druckgefühle, die sich bis zu kolikartigen Darmschmerzen steigern können. Letztere beruhen offenbar auf lokal ausgelöstem Spasmus, wie er bei Reizen verschiedenster Art vorkommt (S. 268). C. von Noorden sah 2 Fälle, wo öfters auftretende Darmspasmen mit heftigen Koliken und mit Erbrechen das Krankheitsbild beherrschten, durch Abtreiben von Taenia saginata vollständig geheilt werden. Beide Patienten waren Neurastheniker mit stark hypervagotonischem Einschlag. Nicht selten geben die Patienten an, daß die Beschwerden nach dem Genießen bestimmter saurer und gewürzter Speisen zunehmen, während sie nach anderen (Mehlspeisen, süße Milch) nachlassen. Man ist geneigt, anzunehmen, daß sie mit den Bewegungen der Würmer zusammenhängen, und verweist auf die lebhafte Gestaltveränderungen und das mannigfache Spiel der Saugnäpfe, welche man an den noch lebenden Parasiten im warmen Wasser beobachten kann (E. Peiper). Diese Bewegungen werden vielleicht durch Speisen, welche „dem Wurm nicht zusagen", verstärkt. Als solche sieht man seit alters her saure, gesalzene und scharf gewürzte Substanzen an.

Die objektive Untersuchung des Magens und Darmes liefert demgegenüber nur spärliche Ergebnisse. Bei Wurmträgern (Taenien) untersuchten wir oft vor der Abtreibungskur den Magen, ohne Besonderheiten der Säureverhältnisse zu finden; vielleicht etwas häufiger als gewöhnlich hochnormale oder gar superazide Werte. Die Stuhlverhältnisse werden, abgesehen von dem Gehalt des Kotes an Proglottiden, Eiern und manchmal an Charkot-Leydenschen Kristallen (S. 141, 156) durch Anwesenheit von Darmkestoden in der Regel nicht beeinflußt. Es können aber, ganz unabhängig von ihnen, Durchfalls- und Verstopfungskrankheiten aller Art nebenhergehen.

Neben den Lokalerscheinungen werden als Folgen von Bandwürmern beschrieben Störungen allgemeiner, speziell nervöser Art, als da sind: allgemeine Mattigkeit, Verstimmung, Unruhe, Kopfschmerzen, Herzklopfen, Schwindel.

Es muß grundsätzlich zugegeben werden, daß Kestoden die genannten Beschwerden bringen können; wenigstens berichtete mancher erfahrene Arzt Fälle, in denen er selbst auf die Klagen der nichts ahnenden Patienten hin die Anwesenheit von Bandwürmern vermutete, die Diagnose durch Kotuntersuchung sicherte und die Beschwerden durch erfolgreiches Abtreiben des Parasiten beseitigte. Anderseits liegt die Sache weitaus häufiger umgekehrt. Die Patienten führen auf wirklich vorhandene oder auf vermeintliche Bandwürmer ein buntes Gemisch abdomineller und allgemeiner Beschwerden zurück, die in Wahrheit nichts mit den Parasiten zu tun haben, sondern neurasthenischen Ursprungs sind und zum Teil erst entstanden, als irrtümliche Annahme oder tatsächlicher Nachweis den Bandwurm in den Vorstellungskreis erhob (neurasthenische Phobie). C. A. Ewald nannte dies: Hypochondria verminosa. Wir dürfen uns nicht wundern, wenn die neurasthenische Wurmphobie sogar zu Ohnmachtsanwandlungen und Krämpfen oder zu psychogenen Störungen des Nahrungstriebes und zu Abmagerung führt. Das gehört aber mehr in das Gebiet der Psychopathie als in das der Helminthiasis.

Was bisher geschildert wurde, kann alles auf lokalen Reiz, auf Überempfindlichkeit des empfangenden und reflexvermittelnden vegetativen Nervensystems, auf abnorme Erregbarkeit spinaler und zerebraler Ganglien und vor allem auf abnorme psycho-reflektorische Vorgänge zurückgeführt werden. Daneben entwickeln Kestoden ebenso wie fast alle anderen Enthelminthen chemische Fernwirkungen. Die früher erwähnte Hypereosinophilie, ebenso das Auftreten von Wurm-Antigen legen sicheres Zeugnis dafür ab (S. 156). Inwieweit sich gerade hiermit schädlicher Einfluß auf andere Organe verbindet, wissen wir nicht. Wir gewinnen aber den erwähnten Befunden ein Verständnis für Fernwirkungen verschiedener Art ab. Den Nachweis von Komplementablenkung lieferte G. Ghedini in groß angelegten Versuchen. Positiven Ausschlag erhielt er namentlich bei Taenien, Anchylostomum, Ascaris, Echinokokken. Diagnostisch sind nach E. Jerloo nur positive Ausschläge verwertbar; sie kommen bei Botriozephalus häufiger vor als bei Taenien.

Voll überzeugend ist bisher nur der schlimme Einfluß von Botriocephalus latus auf das Blut nachgewiesen. Es kann zu schwerer hämolytischer Anämie kommen, die — von kleinen Unterschieden im Blutbilde und von der Heilbarkeit durch Abtreiben der Würmer abgesehen — ganz nach Art der Biermerschen Anaemia perniciosa verläuft. Wahrscheinlich setzt das Entstehen der Anämie aber doch besondere Umstände voraus; in Betracht kommen besondere Stoffwechselvorgänge beim Wurm selbst, besondere Krankheitsbereitschaft des Wurmträgers (O. Schaumann), z. B. individuelle Disposition des Erythroblastensystems (A. Schittenhelm), oder wie vielleicht bei Idiosynkrasien (S. 316), besondere Durchlässigkeit der Darmwand für das hämolytische Gift. T. W. Tallquist fand hämolytische Substanzen in den Gliedern des Wurms; E. St. Faust und T. W. Tallqvist halten das Gift für eine fettähnliche, lipoide Substanz, und hierin sind ihnen die meisten Autoren gefolgt. Neuerdings weisen die Untersuchungen von R. Seyderhelm aber doch mehr auf proteosenartige Toxine hin (S. 60). Wir können die ganze Frage nach dem biochemischen Ursprung der Anämien, insbesondere der perniziösen und sonstigen hämolytischen Anämien hier nicht aufrollen. Es sei auf das Werk von H. Eppinger verwiesen. Hier genügt es, den Zusammenhang hervorzuheben und an die große, unter Umständen lebensgefährliche Tragweite des Botriozephalusbefalls zu erinnern.

Unter den Kestoden nimmt Taenia solium insofern eine Sonderstellung ein, als bei Hineingelangen von Eiern in den Magen und Pepsin-Salzsäureverdauung der Eihülle der Embryo im Träger selbst einen geeigneten Zwischenwirt findet (Cysticercus cellulosae, S. 157). Es ist wohl nur selten retrograder

Transport im Darmkanal, fast immer Auto-Reinfektion mit entleerten Eiern, welche dies vermittelt.

Die seltene Taenia nana, von welcher meist zahlreiche Exemplare sich im Dünndarm finden, den Kopf tief in die Schleimhaut eingebohrt, soll — wenigstens bei Kindern — leichter als andere Taenien nervöse Reizzustände (auch Krämpfe) auslösen. Sicher führt sie leicht zu Diarrhöen und kann auch Anlaß zu Anämie der Kinder werden (H. de Jongh). — Taenia saginata, in Mitteleuropa der weitaus häufigste Bandwurm, ist zwar verhältnismäßig schwer abtreibbar; klinisch aber ist er der ungefährlichste.

Die Diagnose darf niemals auf subjektive Beschwerden hin gestellt werden. Auch die Angaben der Patienten über das Abgehen von Proglottiden genügen nicht, da erfahrungsgemäß allerhand Verwechslungen vorkommen. Der Arzt muß sich selbst von der Proglottidennatur der Abgänge überzeugen oder die Eier im Kot nachweisen (S. 155). Werden trotz mehrfachen sachgemäßen Suchens keine Bandwurmeier gefunden, so ist damit doch das Vorhandensein eines Bandwurms nicht ausgeschlossen, wohl aber das Vorhandensein eines Bandwurms mit vollreifen Gliedern. Es ist nicht ratsam, zu dieser Zeit eine Abtreibungskur vorzunehmen, weil Bandwürmer mit kurzer, junger Proglottiden-kette ungleich schwerer abzutreiben (giftfester?) sind, als ausgewachsene. Man braucht nicht zu warten, bis wieder spontan Glieder abgehen; wohl aber warte man, bis im Kot wieder Eier erscheinen. Bei entsprechendem Verdacht suche man danach aller 2—3 Wochen. Auf Charkot-Leydensche Kristalle im Stuhlgang und auf Hypereosinophilie des Blutes darf sich die Wurmdiagnose nicht aufbauen; ein solcher Befund mahnt aber zum Suchen nach Darmparasiten und deren Eiern im Kot.

Unter den Wurmmitteln (S. 236) sind bei uns für alle Kestoden gute Präparate von Filix mas am gebräuchlichsten. Nach früher Gesagtem sind aber mancherlei Medikamente geeignet (auch Granatwurzel, Koso, Kamala, Kürbis-kerne, Pelletierin, Filmaron usw.). Der einzelne Arzt wird gut tun, sich an ein bestimmtes, ihm leicht greifbares und vertrautes Präparat zu halten. F. Mos-ler und E. Peiper empfahlen, man solle bei unvollständigem Abgang des Wurms einen lauwarmen Wassereinlauf mit etwas Benzinzusatz verabfolgen; dies hindere das Wiederfesthaften des Kopfes in tieferen Darmabschnitten. Wenn der Kopf trotz sorgfältigen Suchens nicht gefunden wird, hat man meist neues Auswachsen des Wurms zu erwarten; doch kennen wir viele Fälle, wo dies nicht geschah, und wo offenbar der Kopfteil, im Anschluß an die Abtreibungskur, nachträglich doch noch zugrunde ging. Bei kleinen Kindern mit Taenia nana wird man am liebsten die verhältnismäßig unschuldigen Kürbiskerne in Ver-bindung mit Rizinusöl anwenden (H. de Jongh).

B. **Rundwürmer.** Die durch Nematoden bedingten Krankheitssymptome sind je nach der Art des Parasiten verschieden. Als der häufigste beansprucht Ascaris lumbricoides das größte Interesse. Wenn die Würmer in zahl-reichen Exemplaren vorhanden sind wie das namentlich bei auf dem Lande auf-wachsenden Kindern der Fall ist, kann er schon rein mechanisch schwere Störungen auslösen, indem die Würmer, zum Knäuel zusammengeballt, Darm-obstruktionen veranlassen, bei denen sogar durch die Bauchdecken fühlbare Tumoren beobachtet worden sind. Es kam mehrfach zu Ileus, teils mit töd-lichem Ausgang; teils konnte derselbe durch rechtzeitigen chirurgischen Ein-griff noch abgewendet werden (H. Kieselbach, J. Roll, G. Liebermeister, H. Schlößmann, Schaal, Steber, W. Hoffmann, Fr. Rost u. a. S. 674). Die Würmer neigen zum Wandern, nnd so kommt es auch bei Anwesenheit weniger Exemplare gelegentlich vor, daß sie in den Magen gelangen, erbrochen werden oder durch Mund und Nase hervorkriechen. Sogar in den Kehlkopf und die Trachea können sie gelangen und zu Erstickungserscheinungen führen. Mit Vorliebe zwängen sie sich in enge Kanäle hinein, z. B. in den Ductus choledochus, den sie dann völlig verstopfen.

Dann kommt es zu schwerem Ikterus, meist auch zu eitriger Cholangitis und Cholezystitis, unter Umständen mit Perforation. Sogar Leberabszesse wurden gefunden (R. Rosenthal, W. Nowicki, H. Landgraf, Cl. Hörhammer, E. Pribram, Alan Kidd, E. Benecke, H. Rietschel). Auch das Hineinkriechen in die Appendix kommt vor, ohne daß dies notwendigerweise zu perforativer Appendizitis führt (H. Schlößmann). Es scheint nicht ausgeschlossen, daß Askariden, wenn sie in größerer Menge auftreten, eine gewisse aggressive Wirkung auf die Darmwand ausüben; unter anderem werden neuerdings Darmblutungen darauf zurückgeführt (E. Cohnreich, E. J. Thaler); K. Ziegler fand bei 25—30% der Askaridenträger okkulte Blutungen; wir stimmen damit überein. C. von Noorden stieß während der außerordentlichen Häufung der Askaridosis in den letzten Jahren häufig auf diagnostische Schwierigkeit, bei gleichzeitigem Verdacht auf Ulcus juxtapyloricum (S. 568) positiven Befund von okkultem Blut diagnostisch zu werten. K. Ziegler erinnert daran, daß die scharfen, harten, gezähnelten Lippen der Askariden wohl geeignet seien, die Schleimhaut zu verletzen. Die Leibessubstanz der Askariden enthält chemisch reizende Stoffe, welche teils mit spasmotropen, teils mit lähmenden Eigenschaften ausgestattet sind. Auch ohne Knäuelbildung und mechanische Obturation können sie gelegentlich, namentlich bei Kindern Spasmen und selbst spastischen Ileus auslösen (S. 674). Wenn aus irgend einem Grunde der Darm perforiert ist, wandern die Askariden gern in die freie Bauchhöhle aus.

Von den erwähnten besonderen Verhältnissen abgesehen, sind ähnliche örtliche Reize auf das Darmnervensystem und Folgen dieser Reize möglich, wie bei Kestoden; es sei darauf verwiesen. Da der wanderlustige Spulwurm der beweglichste und muskelkräftigste unter den parasitären Darmbewohnern des Menschen ist, darf man sogar stärkeren lokalen Reiz bei entsprechender Reizempfänglichkeit und stärkere Reflexwirkungen erwarten als von Taenien, und dies scheint mit klinischer Erfahrung übereinzustimmen. Etwaige Klagen über Unbehagen im Darm, über Bewegungsgefühle daselbst, über unbegründete Übelkeit, über kurzdauernde kolikartige Schmerzen (Spasmen) darf man um so eher auf Spulwürmer beziehen, als die Wurmträger zumeist von deren Anwesenheit gar nichts wissen, und da man deshalb nur wenig mit autosuggerierten „Wurmbeschwerden" zu rechnen hat. Von okkulter Blutung als Zeichen örtlichen Reizes ward berichtet; auch das gar nicht seltene Auftreten von Schleim im Kot, worauf Ad. Schmidt hinwies, spricht im Sinne stärkeren örtlichen Reizes (parasympathische Erregung?). Auf die Psyche wirkt Askaridiasis viel weniger verstimmend ein als Taenienbefall; vielleicht, weil die schon aus der Kinderstube vertrauten Spulwürmer wenig gefürchtet sind.

Schädliche Fernwirkungen suchte man dadurch zu erklären, daß im Askaridenkörper Stoffe nachgewiesen wurden, welche beim Einbringen in die Bauchhöhle oder Blutbahn diese oder jene üble Folge haben (M. Weinberg und A. Julien, H. Dobernecker, F. Flury u. a.); auch die Eigenschaft, Hypereosinophilie zu erregen, gehört hierhin (H. Hübner); man machte ferner auf eine scharfe, die Schleimhäute reizende Ausdünstung frisch geöffneter Spulwürmer aufmerksam (R. Goldschmidt): namentlich die Konjunktiven sind dafür sehr empfindlich (H. Dorff). Inwiefern das giftige Verhalten von Wurmextrakten zur Deutung klinischer Befunde herangezogen werden darf, steht noch dahin. Die neurotrope Wirkung der Extrakte wird von allen Experimentatoren stark betont; anderseits sprechen klinische Berichte auch von zerebralen Reizerscheinungen bei Askaridiasis („Meningismus", C. A. Annaratone). An alle solche Berichte muß man einen sehr kritischen Maßstab anlegen.

Die Diagnose wird oft durch spontanes Abgehen eines Wurmes sichergestellt. Die Askariden sind so bekannt, daß entsprechende Angaben meist
zuverlässig sind; es kommen aber doch auch viele Irrtümer vor, z. B. Verwechslung mit membranartigem Schleim oder mit größeren, zusammenhängenden
Pflanzenfasergebilden. Jedenfalls muß die Untersuchung des Kotes auf Eier
feststellen, ob noch Würmer im Darm zurückgeblieben sind. Diese Probe versagt,
wenn nur männliche Tiere zu 1 oder mehreren Exemplaren im Darm, oder
wenn die weiblichen Würmer noch sehr jung sind. Bei negativem Ausschlag
ist die Probe von Zeit zu Zeit zu wiederholen.

Therapeutisch greift man in der Regel zu Santonin (2—3 mal am
Tage 1 Tablette zu 0,025 g, im Anschluß an die Mahlzeiten, etwa 3—4 Tage
hintereinander; dann kräftiges Abführmittel, am besten Bittersalz. Nach
Bedarf werden diese Kuren nach je 2 wöchigen Pausen noch zwei- bis dreimal
wiederholt. Das neuerdings viel gerühmte Ol. Chenopodii scheint sich gut
zu bewähren („Wermolin" = Emulsio Ol. Chenopodii anthelm. compos. nach
H. Brüning). Noch besser soll sich nach M. Gockel und K. Ziegler für Askariden eignen: Ol. Chenopodii anthelm. gtt XVI; Menthol 0,2 g MD. ad caps.
gelat. tal. dos. Nr. VI. S. Morgens zweistündlich je 2 Kapseln an 1 Tage
oder 3 mal je 1 Kapsel an zwei aufeinander folgenden Tagen. Die Dosis erscheint
uns angesichts übler Erfahrungen mit Chenopodiumöl als bedenklich hoch. Die
Hälfte davon dürfte genügen. Weiteres über Askaridentherapie und über
Nebenwirkung des Ol. Chenopodii S. 236.

Oxyuris vermicularis. Ob die Oxyuren der Schleimhaut gegenüber
aggressive Eigenschaft und Kraft besitzen, ward viel umstritten. Nach O. Wagner und E. Edens findet man sie gelegentlich in die Schleimhaut eingebohrt;
A. Rheindorf, G. Bäärnhiälm, A. Läwen und A. Reinhardt schreiben
ihnen große Bedeutung für das Verletzen der Appendix-Schleimhaut und das
Entstehen von Appendizitis zu. Obwohl sich Oxyuren gern in der Appendix
ansiedeln und von dort aus den Dickdarm besuchen (H. Kannegießer,
P. Jödicke), und obwohl bei Appendektomien öfters Oxyuren im Wurmfortsatz angetroffen werden, ist man neuerdings doch mehr geneigt, den Oxyuren
jede gewebszertrümmernde Kraft abzusprechen (L. Aschoff, ausführliche
Literatur bei O. Hueck). Es kommen bei Oxyuriasis aber nicht ganz selten
Schmerzattacken in der Ileozökalgegend vor (Pseudo-Appendicitis verminosa);
sie scheinen aber nichts mit Appendizitis zu tun zu haben und kehren auch
nach Exstirpation der Appendix wieder (L. Aschoff). Abweichend von dieser
bislang fast allgemein geteilten Auffassung tritt A. Rheindorf neuerdings
wieder (1920) für eine geradezu durchschlagende Bedeutung der Oxyurasis in
der Appendizitis-Ätiologie ein. Von ihnen ginge überwiegend häufig die erste
Wandschädigung der Appendix aus. Wenn sich diese Ansicht durchgerungen
und wenn die Oxyuren frühzeitig wirksam bekämpft würden, könnten zwar
noch gelegentlich andere Ursachen Appendizitis bedingen; die Appendizitis als
Volkskrankheit würde aber verschwinden. Es ist einstweilen verfrüht, zu der
sehr wichtigen Arbeit A. Rheindorf's Stellung zu nehmen. (S. 452) — Im übrigen
liegt der Schwerpunkt des ganzen Krankheitsbildes bei dem Juckreiz, den
die Würmer am After und seiner Umgebung verursachen, bei Verletzungen von
Haut und Schleimhaut durch Kratzen, beim Entstehen von schmerzhaftem
Ekzem, Vaginitis, Proktitis, und — was oft noch viel schlimmer — bei der
starken Beunruhigung des Nervensystems und der Behinderung des Schlafes
durch den Juckreiz. J. Schütz weist auf Zusammenhang von Strophulus der
Kinder mit Oxyuriasis hin. Über Pruritus et Fissura ani S. 518.

Über Diagnose S. 155, 159. Daß therapeutisch mit besonderer Kostwahl etwas erreicht wird, wie einige Angaben vermuten lassen (H. Stettiner, F. Weihe), bezweifeln wir mit F. Schilling u. a. Es ist zwar sehr wahrscheinlich, daß Oxyureneier durch Vegetabilien übertragen werden, und man wird unreinlich behandelte, rohe Kohlenhydratträger immer für verdächtig halten; aber man darf deshalb doch nicht die Kohlenhydrate als solche (gekochte Mehlspeisen, Reis, Nudeln, Makkaroni usw.) mit F. Weihe und H. v. Mettenheim in Acht und Bann tun. Freilich hat es vielleicht einen Sinn, sehr schlackenreiche Kost zu meiden. Bei den sogenannten Schnellkuren (W. Zinn u. a.), zu denen wir allerdings nicht sehr raten können, gibt man immer schlackenarme oder sogar flüssige Kost. Die Zahl der trächtigen Weibchen, die nachts zur Eiablage analwärts wandern, durch geeignete Wurmmittel so zu vermindern, daß sie sich zunächst nicht mehr bemerkbar machen, gelingt leicht und rasch, meist in 2—3 Tagen. Zur völligen Heilung der Oxyurasis gehört aber Zeit und Geduld. Es sind, wie K. Ziegler ausführt, drei Aufgaben zu erfüllen:

a) Verhüten der Auto- Reinfektion durch äußerste Reinlichkeit (Anus, Hände). Tragen hoch- und tiefreichender allseitig geschlossener, leinener Badehosen, um unwillkürliches Kratzen am After zu verhüten. Besalben der Aftergegend mit Ung. Hydrarg. ciner. oder mit sogenannter Vermikulinsalbe (Gemisch aus Kampfer, Chinin, Thymol, B. Hildebrand).

b) Entfernung oder Abtötung der reifen Parasiten des Mastdarms. Hierzu dienen Spülungen, die am besten abends vorzunehmen sind. Es sind die verschiedensten Zusätze empfohlen, wovon wir Liq. Alum. acet., Gelonida Alum. subacet., Thymol, Benzol, Knoblauchbrühe, Essig aufzählen. Wir stimmen aber K. Ziegler völlig bei, daß es auf alle diese Zusätze gar nicht ankommt. Zusätze, welche die Würmer schädigen, schädigen auch die Schleimhaut. Da man die Reinigungsklistiere lange fortsetzen soll, muß jeder reizende Zusatz von der Schleimhaut fernbleiben. In C. von Noorden's Klinik werden seit langem nur Klistiere mit isotonischer Kochsalzlösung und 1 °/oo Benzol benützt. Sie können viele Wochen ohne Nachteil angewendet werden.

c) Vernichtung oder Vertreibung der jungen Brut aus Dünndarm und Zökum. In C. von Noorden's Praxis kam ausschließlich zur Verwendung: Santonin 0,03 (bis 0,05); Kalomel 0,03 (bis 0,06), Sacch. lact. 0,3; dreimal am Tage ein solches Pulver, beginnend eine Stunde nach dem Frühstück, in Abständen von je 30 bis 45 Minuten zu nehmen, an zwei aufeinanderfolgenden Tagen. An diesen Tagen wird abends ein leichtes vegetabiles Abführmittel gereicht (Rhabarber oder Sapo jalapinus). Die zweitägige Santonin-Kalomelkur wird in Abständen von je einer Woche 3—5 mal wiederholt, so daß sich das ganze Verfahren über 4—6 Wochen hinzieht. In Verbindung mit den sub a) und b) genannten Maßregeln brachte diese Therapie ausnahmslos vollen Erfolg.

Neuerdings werden Kuren mit Ol. Chenopodii sehr gerühmt (H. Brüning, S. 238 und 402); ferner Naphthalinkuren (W. Zinn); Gelonida Alumin. subacet. (= Estontabletten, G. Schmidt, S. 239). H. P. Kaufmann stellte ein neues Essigsäure- Benzoesäure-Aluminiumsalz dar, das den Namen „Oxymors" erhielt und mit dem R. Rahner günstig ausgefallene Versuche anstellte. P. Lauener rühmt das Chenosan (Chenosan I = Ol. Chenopodii 0,2, Santonin 0,02 für Kinder von 5—10 Jahren; Chenosan II = Ol. Chenop. 0,25, Santonin 0,03 für ältere Kinder und Erwachsene; beides in Kapseln erhältlich). Auch auf die bequeme Oxural-Emulsion sei hingewiesen (eßlöffelweise). Sehr bemerkenswert ist, daß versehentlich innerlich genommenes Neosalvarsan (1,8 g innerhalb von 6 Tagen) in einem Falle Oxyuren völlig zum Verschwinden brachte (M. Friedmann). K. Ziegler erwähnt auch als gut brauchbar ein Infus des alten, bei Schwangerschaft freilich nicht erlaubten Volksmittels Tanacetum vulgare (Rainfarn): Infus. Flor. Tanaceti 5.0—10,0/80,0; Sirup. Mann. ad 100.0. M. D. S. 2—3 stündlich 1 Kinderlöffel (an zwei Tagen) z. n. E. Schickhardt rühmt 3—4 malige, je 3-tägige Kuren mit Butolan (p-Benzylphenol-carbaminsäure, täglich 1—2 g). Auch auf Kupferpräparate (Lecutyl, Kupronat; S. 239) sei verwiesen. R. Wagner empfiehlt gechlortes Benzol (= „Antoxurin"; keratinierte Pillen zu je 0,05 g; vom 10. Jahre an 7—10 Pillen täglich, 4 Tage lang, zu jeder II. Pille 0,01 Kalomel).

Im allgemeinen gilt auch hier, ebenso wie bei Bandwürmern, daß sich der Arzt mit einer einzelnen bestimmten Methode vertraut machen soll. Er wird dann besseren Erfolg haben, als wenn er bei Ankündigung jedes neuen Wurmmittels seine Methode ändert.

Trichocephalus dispar setzt äußerst widerstandsfähige Eier ab, die wahrscheinlich mit rohen Vegetabilien eingeschleppt werden. Die Hülle wird vom Pankreassaft angedaut (S. Müller), worauf sich der Embryo schnell befreien und weiter entwickeln kann. Eines Zwischenwirtes bedarf es nicht, so daß unreinliches Verhalten, ebenso wie bei Oxyurasis, Autoreinfektion veranlaßt. Der typische Aufenthaltsort des Wurms ist das Zökum. J. J. Metschnikoff, Girard, A. Rheindorf u. a. halten ihn für befähigt, Appendizitis zu erwecken; doch beweist die Anwesenheit des Wurms oder der Wurmeier in einer erkrankten Appendix dies natürlich noch nicht. Seit S. Askanazy eisenhaltiges Pigment im Darmepithel des Wurms entdeckte, und seitdem man erkannt, daß der Wurm sich mit dem spitzen Kopfende tief in die Schleimhaut einbohren kann, ward oft erörtert, ob er Schleimhautentzündungen und -geschwüre veranlassen oder zum mindesten das Eindringen von Mikroben in die Darmwand vorbereiten könne (Ch. Garin). Dies alles dürfte höchstens bei der immerhin seltenen Massenansiedlung von Würmern in Frage kommen. Es steht aber auch in naher Beziehung zu der wichtigen Frage, ob Trichozephalus zu okkulten Blutungen und damit zu fälschlicher Diagnose von Magen- und Duodenalgeschwüren, von Magen- und Darmkarzinom führe.

Das gehäufte Auftreten von Trichozephalus bei Kriegsteilnehmern (W. Wolff und H. Dau) und die Angabe, daß er Ursache für schwere Darmblutungen werden könne, lenkten die Aufmerksamkeit von neuem auf diese Fragen. Teleman und Doehl, O. Moog und E. Wörner bestätigen das gehäufte Auftreten auch für die Zivilbevölkerung; dies entspricht auch unseren Erfahrungen. W. Fricke bestätigt das Vorkommen okkulter Blutungen; auch W. Wolff kam später darauf zurück; C. Hart meldet, der Darm des Wurms sei häufig mit aufgesaugtem, mikrochemisch sicher nachweisbarem Blute gefüllt (vgl. Askanazy, oben). H. Moog begegnete okkulten Blutungen selten; in einer späteren Arbeit teilen O. Moog und E. Wörner mit, sie hätten bei 200 Trichozephalusträgern keine auf diese Parasiten zurückführbaren Krankheitserscheinungen gesehen; okkultes Blut fand sich viermal; andere Ursachen waren nicht ausgeschlossen. H. Davidsohn fand Blut niemals, H. Schlecht so gut wie niemals. Letzterer meint, entgegenstehende Angaben beruhten auf unzulänglicher Methodik. Die Angaben sind also höchst widerspruchsvoll. Nach den unzweideutigen Befunden Hart's darf man an der Möglichkeit okkulter, durch Trichozephalus bedingter Blutungen aber nicht mehr zweifeln. Der Ausschlag wird jedenfalls auch von der Zahl der Würmer abhängen. Mit welchem Grad von Wahrscheinlichkeit man bei Gegenwart von Trichozephalus auf okkultes Blut im Kot rechnen muß, kann aber erst die weitere umfassende Untersuchung lehren. Ebenso ist weiterhin klinisch zu prüfen, ob wirklich schwere Anämien auf Trichozephalus bezogen werden dürfen (E. W. Wolff, H. Moog). Das vorliegende Material ist nicht voll beweisend; gerade bei der großen Häufigkeit von Trichozephalusbefall muß das Urteil vorsichtig lauten. Ein Kranker, der aus irgend einem anderen Grunde schwer anämisch geworden ist, kann auch zufällig Träger von Trichozephalus sein! Wir lassen diese Frage offen, ebenso die Frage, ob Fernwirkungen schweren Grades (nervöse Störungen) auf Trichozephalus bezogen werden dürfen, während man die Möglichkeit lokaler Reizwirkung, unter anderem auch spastischer Zustände im Darm, kaum von der Hand weisen kann. In diesem Sinne äußert sich auch E. Peiper.

Aus dem Gesagten geht hervor, daß der früher wenig beachtete und für harmlos gehaltene Peitschenwurm neuerdings starke diagnostische und nosologische Beachtung gefunden hat. Von einem bestimmten klinischen Krankheitsbild, das man mit dem Namen Trichozephaliasis bezeichnen könnte, darf einstweilen noch nicht die Rede sein.

Der Therapie leistet Trichocephalus dispar besonders hartnäckigen Widerstand. Von 5—6maliger Wiederholung der oben beschriebenen Santonin-

Kalomelkur (vgl. Oxyuren) sah von Noorden einige Male vollen Erfolg, ohne sich aber auf breitere Erfahrung stützen zu können. Ch. Garin empfiehlt 3—4mal täglich 1 g Thymol anzuwenden, mehrmals in Zwischenräumen von 8—10 Tagen. Auch größere einmalige Gaben von Thymol (20 g!) oder von Filix mas wurden empfohlen, sind aber nach M. Matthes und C. Garré nicht zuverlässig; dies können wir bestätigen. Günstiger wirken nach Matthes-Garré Benzinklistiere (ein Eßlöffel Benzin auf 1 Liter Wasser); ebenso sei das Verabfolgen von Glyzerin (mehrere Eßlöffel täglich) und von Klistieren mit verdünntem Glyzerin des Versuches wert.

Anchylostomum duodenale. Bei der Infektion scheint das Eindringen von Larven durch die Haut (A. Loos, A. Tenholt, W. Schüffner, V. Schilling) eine praktisch größere Rolle zu spielen, als die Aufnahme von Eiern oder Larven mit Nahrung und Trinkwasser. Dementsprechend ist es vornehmste Aufgabe der Hygiene, dafür zu sorgen, daß an gefährdeten Orten (bei uns wesentlich Bergwerke und Ziegelgruben) der Kot der Arbeiter in gut auszementierte Gruben abgesetzt wird und nicht an Stellen, von wo er später in Pfützen und feuchten Schlamm hineingespült werden kann. Dort würden sich die Larven lange halten und bei erster Gelegenheit durch die Haut in Füße oder Hände eindringen.

Am Ort des Eindringens entstehen krätze- und ekzemartige Erscheinungen, die man mit V. Schilling als erstes oder Prodromalstadium der Krankheit bezeichnen kann. Nach Ansiedlung im Dünndarm kommt es zu Appetitlosigkeit, Übelkeit, Sodbrennen, Erbrechen, kolikartigem Leibschmerz, Druckempfindlichkeit des Bauches, häufig zu Durchfällen (O. Leichtenstern und A. Lutz), nicht selten auch zu atypischen Fieberanfällen. Schon in diesem II. Stadium findet man diagnostisch wichtige Blutveränderungen: Hyperleukozytose, Hypereosinophilie und meist auch eine mäßige Abnahme von Erythrozyten und Hämoglobin, auch der Kot enthält schon Eier und okkultes Blut. Wo aber nicht die Aufmerksamkeit der Wurmträger und der beaufsichtigenden Ärzte auf Anchylostomum gerichtet ist, werden diese Krankheitssymptome meist übersehen oder für leichten Magendarmkatarrh gehalten; gewöhnlich beeinträchtigen sie das Allgemeinbefinden noch wenig, und die Arbeitsfähigkeit bleibt erhalten. Solche heimliche Wurmträger bilden eine große Gefahr für die Umgebung. Das III. Stadium charakterisiert sich durch anfangs langsam, später schnell zunehmende Anämie, deren Stärke im wesentlichen der Massenhaftigkeit des Wurmbefalles parallel geht. Die Anämie entsteht vorwiegend durch Blutverlust; die Würmer zernagen und fressen die Schleimhaut, setzen also Wunden, und diese haben starke Neigung zum Nachbluten. Ein eigentliches Blutsaugen, wie beim Blutegel, scheint nicht stattzufinden. Aber auch hämolytische Vorgänge scheinen beim Entstehen der Anämie beteiligt zu sein. Der Charakter des Blutbildes ist zunächst der einer schweren sekundären Anämie ohne Degenerationsmerkmale der ins Blut abgegebenen Erythrozyten. Je länger die fortwährenden kleinen Blutverluste aber andauern und je stärker sie sind, desto mehr kommt es zu einem Versagen des erythropoetischen Apparates im Knochenmark, und desto mehr entwickeln sich die Züge der primären degenerativen perniziösen Anämie mit enormer Verminderung der Erythrozyten, hohem Färbeindex derselben, Auftreten von Megaloblasten neben Normoblasten; auch die übrigen, hier nicht genauer zu schildernden Allgemeinerscheinungen der Anaemia gravis gesellen sich hinzu (allgemeine Schwäche, Herzschwäche, Ödeme, Schwindel, Ohnmachten, psychische Veränderungen, Neuritiden u. a.). Aus dem Blutbild allein läßt sich die Differentialdiagnose, Wurmanämie oder primäre perniziöse Anämie nicht mehr stellen. Der Befund von Eiern im Kot und der reichliche Abgang von Würmern nach Abtreibungsmitteln entscheiden sie.

Daß neben den Blutverlusten auch toxische Eigenschaften der Würmer das Ery-throblastensystem schädigen, ist wahrscheinlich (Wipple, L. Preti); klar entschieden ist die Frage noch nicht. Abtreibung der Würmer beseitigt die Folgeerscheinungen und auch die Anämie, wenn sie nicht allzu weit vorgeschritten ist. Die Patienten erholen sich aber sehr langsam.

Therapie. Als bevorzugtes Mittel galt früher Extractum filicis (7,5—10 g), in gleicher Weise wie bei Bandwurmkuren verabfolgt und in Ab-ständen von etwa 2 Wochen mehrfach wiederholt, bis nach Maßgabe häufiger Kotuntersuchung keine Eier mehr erscheinen (genaue Vorschriften bei H. Die-minger). In milderen Fällen leistet diese Kur vortreffliches; aber Schwerkranke mit vorgeschrittener Anämie vertragen sie schlecht; es kam öfters zu tödlichem Kollaps. W. Schüffner warnt vor ihrer Verwendung in den Tropen. Besser bewährte sich Thymol (O. Leichtenstern, H. Prieur und E. Fürth, W. Schüffner, L. Inouye, V. Schilling u. a.). Man gibt nach Schüffner morgens um 8 und um 10 Uhr je 2 g Thymol und läßt nach 2—3 Stunden ein Gemisch von 17 g Ol. Ricini + 3 g Chloroform folgen. Diese Kur wird mit 3—4tägigen Pausen mehrfach wiederholt. Alkohol ist zu meiden. Bei Nieren-krankheiten und bei Komplikation mit schweren Darmreizzuständen (schwererer Darmkatarrh, Kolitis, Dysenterie) ist die Kur gefährlich, ebenso bei großer Schwäche und weit vorgeschrittener Anämie bedenklich. Dies letztere trifft aber für sämtliche Abtreibungskuren zu; trotz der zweifellosen Gefahr darf man jedoch bei lebensbedrohender Anämie auf solche Kuren nicht verzichten. Naphthol (2 bis 4mal 1 g, an 2—3 Tagen wiederholt, mit nachfolgendem Abführmittel) ist nach J. C. Castellvi, H. Greisert, K. Ziegler zwar ungefährlicher, wird aber von V. Schilling als wenig wirksam bezeichnet. Oleum Chenopodii soll nach W. Schüffner und H. Verwoort das sicherste und bequemste Mittel sein (3mal mit 2stündiger Pause 16 Tropfen mit Zucker; 2 Stunden nach letzter Gabe 17 g Ol. Ricini + 3 g Chloroform). Auch J. L. Kantor rühmt es. Es ist hier der üblen Zufälle nach Ol. Chenopodii zu gedenken (S. 238); ob trotz derselben das Mittel sich durchsetzen wird, steht noch dahin. Ol. Eucalypti (nach W. Schüffner: Ol. Eucal. 2,5—3,5 g Chloroform 3,5 g, Ol. Ricini 40,0 g; in zwei Teilen mit halbstündiger Pause zu nehmen; am Abend vorher Magn. sulfur. 25,0) ist mehr zu Zwischenkuren geeignet; für sich allein gibt es keinen vollen Erfolg. Nur große Gaben sind giftig; z. B. beschreibt P. Auerbach einen Vergiftungsfall (Erbrechen, Kollaps, Bewußtlosigkeit) nach Genuß von 20 g Eukalyptusöl. Bei sehr schwachen, besonders hochgradig anämischen Kranken dürfte es sich empfehlen, diese verhältnismäßig harmlose Kur vorauszu-schicken; es gehen dann reichlich Würmer ab, so daß die Quelle der Blut-verluste wenigstens einigermaßen versiegt. Nach Erholung der Kranken folgt dann eine der stärkeren Kuren (besonders Thymol).

Anguillula intestinalis, in den Tropen und Subtropen weit verbreitet, häufig in Gesellschaft von Anchylostomum auftretend, wurde auch nach der gemäßigten Zone verschleppt, siedelte sich aber nur spärlich dort an, am reichlichsten in Italien. Anguillula-träger sind gewöhnlich in südlichen Ländern infiziert worden. Die Infektion erfolgt meist durch Eindringen der Larven in die Haut, wie bei Anchylostomum. Am häufigsten scheint der Parasit im östlichen Asien zu sein, und man hielt ihn für den Erreger der sogenannten Kochinchinadiarrhöe. Das ist offenbar unrichtig; daß er aber dysenterieähnliche Katarrhe erzeugen kann, die zu Anämie und Entkräftung führen, gilt als sichergestellt (M. Trappe, A. Springfeld, A. Arnstein, V. Schilling). Dies setzt zum mindesten Anwesenheit sehr zahlreicher Parasiten voraus.

Therapie. Die vollständige Abtreibung durch Abtreibungsmittel gilt als schwierig (K. Ziegler). L. R. v. Korczynski verzeichnete einen vollen Erfolg mittels kombinierter Farnkraut- und Thymolkur (an vier aufeinanderfolgenden Tagen je 2,5 Extr. Filicis + 1,5 Thymol). L. Preti rühmt das Glyzerin: 25 g reines Glyzerin als Trank, dann noch 25 g Glyzerin in Gelatinekapseln verteilt, nach zwei Stunden 30 g Glyzerin als Klysma. Eine für die Magendarmschleimhaut gewiß nicht ganz harmlose Kur!

C. Trematoden. Bilharzia haematobia verursacht zwar vorzugsweise schwere Erkrankung im Gebiete der Harnorgane und der Leber, muß hier aber auch kurz erwähnt werden, weil sich der Parasit auch in der Schleimhaut des Mastdarms und der Flexura sigmoidea ansiedeln kann. Von den submukös abgelegten Eihaufen gehen einfache Entzündungen, geschwürige Prozesse und namentlich Wucherungen aus, die polypenartige Auswüchse von adenomartigem Bau bedingen. Klinisch gibt sich dies unter dem Bilde einer Proktitis mit schleimigen oder schleimig-eitrig-blutigen Abgängen und quälendem Tenesmus kund (Bilharzia - Dysenterie). Die Diagnose ergibt sich aus der Gegenwart charakteristischer Eier im Stuhl, dem Nachweis von Wucherungen der Schleimhaut, dem Auffinden von Brutnestern in exstirpierten Stückchen der Geschwülste. Abtragen der Wucherungen, Behandlung mit milden, desinfizierenden Spülungen und lokalanästhesierenden Mitteln versprechen zwar Erleichterung; doch hängt der Gesamterfolg mehr ab von dem Verhalten des Parasiten in anderen Organsystemen. Gegen die Bilharziosis des Harnapparates sollen sich intravenöse Injektionen von Tartarus stibiatus bewährt haben (0.03 g steigend bis 0.16 g täglich; C. J. Wiley, J. B. Christopherson); ob auch bei Erkrankung des Darms damit Erfolg erreicht ist, wurde nicht bekannt. Näheres über Bilharzia (Schistosomiasis) haematobia bei V. Schilling.

D. Protozoen. Von den verschiedenen in den Fäzes vorkommenden Protozoen haben die Flagellaten (Trichomonas, Zerkomonas und Megostoma entericum) zumeist nur die Bedeutung sekundärer Schmarotzer. Wenn sie besonders in flüssigen Stühlen beobachtet werden, so erklärt sich das daraus, daß nur diese ihnen die notwendigen Existenzbedingungen geben. Ihre Auffindung hat deshalb eine gewisse diagnostische Bedeutung für das Vorhandensein von Magendarmstörungen, und es scheint, daß besonders das Fehlen von HCl im Magensaft ihre Ansiedelung im Darm begünstigt (Wasserthal). Daß Flagellaten selbständige Krankheitsbilder erzeugen können (J. Billand), ist nicht von der Hand zu weisen. Massenbefall des Darms scheint Reizzustände mit chronischen Diarrhöen zu verursachen (P. Neukirch); länger fortgesetzte Behandlung mit Einläufen 1—2 promilliger Chininlösung unter Zusatz von 1 p. M. Kresol brachte in den meisten Fällen die Flagellaten (Typus Trichomonas oder Chilomastix) zum Verschwinden und die Diarrhöen zur Heilung.

Coccidien sind sicher zumeist harmlos für den Menschen, scheinen aber hier und da Reizzustände bringen zu können („Coccidiendiarrhöe", H. Quincke, W. Grunow; vgl. S. 153). Behandlung mit Chinineinläufen wie bei Flagellaten.

Balantidium vermag ein dysenterieartiges Krankheitsbild zu erzeugen und soll daher im Anschluß an Dysenterie besprochen werden (vgl. S. 154 und 566).

E. Trichinen erzeugen frühzeitig starke Eosinophilie. Sofortige Abtreibung mit Palmitinsäurethymolester verhütet Ausbruch allgemeiner Trichinosis (Munk); auch Neosalvarsan wird gelobt (S. 160).

Entzündliche Krankheiten des Darms.

I. Vorbemerkungen.

Dem Vorgang Ad. Schmidt's folgend, wurden auch in dieser Auflage die Dyspepsien gesondert von den eigentlichen Entzündungszuständen der Darmschleimhaut beschrieben. Bei Auswahl dessen, was man mit dem Namen Dyspepsie belegen wollte, mußte eine gewisse Willkür herrschen, wie der Leser mit uns empfunden haben wird. Wir hielten uns im wesentlichen an die Einteilung Ad. Schmidt's. Der ihn leitende Gesichtspunkt war, daß alle bisher besprochenen Krankheitszustände auch ohne entzündlichen Zustand der Darmschleimhaut auftreten können. Für einige Glieder der Dyspepsiegruppe ist dies ohne weiteres klar, z. B. für chronische Stuhlträgheit, für Enthelminthiasis, für anaphylaktische Diarrhöen, für nervöse Diarrhöen, für Resorptionsstörungen infolge Ausfalls von Verdauungsfermenten oder Abartung des Epithels; mit Ad. Schmidt stellten wir die Sprue zu dieser Gruppe. Abweichend von ihm nahmen wir auch die Myxoneurosis (Colica mucosa) dort auf, während Schmidt sie bei den entzündlichen Krankheiten besprach. Als schwierig abzugrenzen gegenüber entzündlichen Krankheiten erwiesen sich aber die Gärungs- und die Fäulnisformen der Dyspepsie. Ad. Schmidt, der als Vorbedingung der Gärungsdyspepsie eine konstitutionelle Anomalie und als Vorbedingung der Fäulnisdyspepsie zwar nicht durchweg, aber vorzugsweise eine anazide Erkrankung des Magens annahm, hatte es von diesem grundsätzlichen Standpunkt aus leichter, die Sonderstellung zu rechtfertigen. Nachdem wir die Konstitutionsanomalie ablehnten, den

Begriff „gastrogene Dyspepsie" aber viel weiter ausdehnen mußten, ging uns diese feste
Grundlage verloren. Dennoch halten wir mit Ad. Schmidt daran fest, daß beide Abweichungen vom normalen Chemismus des Darminhaltes ohne alle klinischen Zeichen der
Entzündung und wahrscheinlich auch ohne wesentliche anatomische entzündliche Erkrankung der Darmschleimhaut vorkommen. Aber die Übergänge sind doch fließend. Es ist
auch Ad. Schmidt, wie er ausdrücklich zugibt (S. 193 und 256 der I. Auflage), nicht
gelungen, in Anwesenheit oder Abwesenheit von Schleim im Kot oder in anderen klinischen
Merkmalen untrügliche Kriterien für die Abgrenzung von „Dyspepsie" und „Entzündung"
zu finden. Dagegen erwies sich Ad. Schmidt's Scheidung der beiden Dyspepsieformen
in „Gärungsform" und in „Fäulnisform" auch für die klinische Beurteilung und für die
Therapie der wahren Entzündungen als äußerst fruchtbar. Es wurde allgemein anerkannt,
daß Entzündungen bald mehr mit der einen, bald mehr mit der anderen Form von Chymus-
bzw. Kotanomalie einhergehen; sei es, daß die Entzündung aus dem abnormen Verhalten
des Darminhalts entstand, sei es, daß die Entzündung abnorme Beschaffenheit des Darminhalts nach sich zog.

Entzündliche Zustände der Darmschleimhaut werden altgewohnter Weise
häufig mit dem Namen „Darmkatarrh" belegt. Ad. Schmidt hebt mit Recht
hervor, der Begriff „Katarrh" decke sich nicht ohne weiteres mit dem Begriff
„Enteritis". Unter den Begriff Katarrh fällt zunächst nur pathologisch gesteigerte Absonderung von Sekret, und dies setzt allerdings schon immer pathologische Einstellung der epithelialen Funktionen voraus; dies hob auch
F. Marchand jüngst wieder hervor (S. 330). Ad. Schmidt läßt mit
Fr. Crämer zu, daß bei Dyspepsien (im Schmidtschen Sinne) vielleicht geringe
Epithelerkrankungen vorliegen, ohne daß dabei die übrigen Gewebsbestandteile
mitergriffen sind. Solche Epithelveränderungen sind uns histologisch offenbar nicht immer erkennbar. Bei stark und langdauernd vermehrter Schleimsekretion bringt allerdings der Mechanismus dieses Vorgangs stets Umwandlung von Epithelzellen in Becherzellen mit sich. Aber auch dies faßt die allgemeine Pathologie noch nicht als „Entzündung" auf (F. Marchand, S. 330).
Für die Klinik ist aber die Epithelerkrankung der „Katarrhe", wie Schmidt
mit Recht betont, zumeist nur eine Teilerscheinung der Enteritis, und bei
dieser finden wir daneben Hyperämie der Gefäße, Veränderungen des Drüsen-
parenchyms und des interstitiellen Gewebes, welche zusammen die Entzündung
ausmachen. Die Entzündung greift weiterhin nicht selten über die Schleimhaut in das submuköse Gewebe und selbst in die Muskelschicht der Darmwand
über. Da wohl immer das Epithel zuerst gereizt und angegriffen wird, treffen
wir für die meisten Fälle das richtige, wenn wir nur graduelle Unterschiede
zwischen Katarrh, parenchymatöser und interstitieller Schleimhautentzündung
und Entzündung der gesamten Darmwand annehmen.

Die Erfahrung lehrt, daß mit wenigen Ausnahmen (S. 142, 327 f.) überall
dort, wo das spezifische Sekret des Epithels, der Schleim, in nachweisbarer
Menge in den Ausleerungen erscheint, entzündliche Veränderungen der Schleimhaut vorliegen, welche über die Epithelschicht hinausgreifen. Wir können deshalb im allgemeinen daran festhalten, daß der Nachweis von Schleim in den
Fäzes die Diagnose der Darmentzündung begründet, wobei wir allerdings
nicht allzu pedantisch verfahren dürfen, denn es kommt auch bei chronischen
Dyspepsien gelegentlich zur Absonderung geringer Schleimmengen, wie es
andererseits ausgesprochene Enteritiden (isolierte Entzündungen des Dünndarmes) ohne Abgänge von Schleim mit den Fäzes gibt. Dasselbe gilt auch
von Absonderung wässeriger Flüssigkeit seitens der Darmwand, von der es
vielfach schwer zu sagen ist, ob sie als Transsudat oder als Exsudat angesehen werden muß. Leicht ist dagegen die Entscheidung, wenn Blut oder Eiter
mit dem Schleim gemischt ist. So wichtig aber der Nachweis dieser verschiedenen
direkten Krankheitsprodukte ist, niemals darf neben ihnen das gesamte klinische Krankheitsbild vernachlässigt werden. Es kann vorkommen, daß es allein,
auch ohne positiven Stuhlbefund, die Diagnose einer Entzündung begründet.

Einen breiten Raum hat in der klinischen Besprechung der Enteritiden stets die Frage der Lokalisation des Prozesses eingenommen. Während gewisse Erkrankungsformen, wie die Typhlitis, die Appendizitis, die Sigmoiditis und die Proktitis durch ihre klinischen Symptome sich leicht erkennen und abgrenzen lassen, ist die Entscheidung über Sitz und Ausdehnung bei den diffusen Entzündungsprozessen der Schleimhaut, den im engeren Sinne sog. Darmkatarrhen, oft recht schwierig. Die physikalische Untersuchung liefert meist nur recht mangelhafte Anhaltspunkte, und so hat man denn sein Hauptaugenmerk schon frühzeitig auf die Stuhluntersuchung gerichtet. H. Nothnagel hat mit großem Scharfsinn und feiner Kritik die Zahl und Konsistenz der Stuhlentleerungen, sowie den Befund von Schleim, unverändertem Gallenfarbstoff und von Nahrungsresten in den Fäzes unter diesem Gesichtspunkte verwertet, und seine Schlüsse sind auch heute noch zum großen Teil maßgebend. Der weitere Ausbau der Fäzesuntersuchungen und die Entwicklung der funktionellen Darmdiagnostik durch Ad. Schmidt und seine Schüler hat uns in den Stand gesetzt, heute die Lokaldiagnose der Darmkatarrhe noch viel schärfer zu stellen, speziell was die Unterscheidung von Dünndarm- und Dickdarmerkrankungen betrifft. Wir werden deshalb in der folgenden Darstellung nicht mehr, wie es bisher meist geschehen ist, beide gemeinsam abhandeln, sondern den klinischen Erscheinungsformen entsprechend die diffuse Enterokolitis, die Enteritis und die Kolitis gesondert besprechen und von der letzteren wiederum gewisse lokalisierte Prozesse und besondere Erscheinungsformen abtrennen.

Über die Pathogenese der Darmkatarrhe bzw. -entzündungen sind die Meinungen noch nicht geklärt. Häufig wird ein strenger Unterschied zwischen primären und sekundären Darmkatarrhen gemacht, je nachdem die Erkrankung selbständig oder in Abhängigkeit von anderen Affektionen des Darmes selbst (Tuberkulose, Dysenterie, Karzinom, Invagination, Verengerungen), seiner Nachbarorgane (Peritonitis) oder von Allgemeinleiden (Typhus) entstanden ist. Zweifellos hat eine derartige Differenzierung nicht nur für die richtige Beurteilung des Krankheitsbildes sondern auch für die Einleitung einer rationellen Therapie großen Wert, berechtigt aber noch nicht dazu, ein klinisches Einteilungsprinzip aus diesem Entstehungsmodus abzuleiten; das muß vielmehr den einzelnen ätiologischen Faktoren (Mikroorganismen, chemische, mechanische Faktoren etc.) vorbehalten bleiben. Solange wir dazu noch nicht in der Lage sind — bei der Dysenterie und der Cholera ist es ja bereits durchgeführt —, bleibt es ratsamer, die anatomische Einheit aufrecht zu erhalten und höchstens nach dem klinischen Bilde und Verlaufe diese oder jene Erkrankungsform herauszuheben. Vgl. S. 37 ff.

Der von Entzündung speziell oder vorwiegend betroffene Abschnitt des Darmes ist nicht immer notwendig auch ihr Ursprungsort. Wir dürfen annehmen, daß nur sehr wenige entzündungserregende Schädlinge per anum in den Darm eindringen. Die meisten und selbst solche, deren Endeffekt eine Erkrankung der untersten Dickdarmabschnitte ist, gelangen vom Munde oder auf dem Blutwege in den Darm. Deshalb ist es notwendig, immer nach der Mitbeteiligung höher gelegener Abschnitte des Verdauungstraktus zu fahnden, wenn diese auch nur vorübergehend in die Erscheinung tritt oder gar seit längerer Zeit abgelaufen ist. Chronische Dickdarmkatarrhe nehmen sehr häufig ihren Ausgang vom Dünndarm, und Dünndarmkatarrhe wiederum sehr häufig vom Magen. Selbst wenn die einmalige Untersuchung dieser Organe zunächst keine Anhaltspunkte für einen derartigen Zusammenhang gibt, soll man jene Möglichkeit nicht aus dem Auge lassen.

II. Enterocolitis und Gastroenterocolitis acuta et chronica (diffuser Darmkatarrh und Magendarmkatarrh)[1].

A. Ätiologie.

Obwohl wir eine große Anzahl der verschiedenartigsten Umstände kennen, welche die Ursache von Darmkatarrhen werden können, gelingt es uns doch nur verhältnismäßig selten, im gegebenen Falle diesen oder jenen Schädling als den allein schuldigen nachzuweisen. Wir befinden uns dabei in einem bemerkenswerten Gegensatz zu der Auffassung der Patienten selbst, welche oft mit großer Bestimmtheit einen kalten Trunk, eine bestimmte schwer verdauliche Speise, eine Erkältung oder was immer anzuschuldigen wissen. Wie so häufig bei den Erkrankungen der inneren Organe wirken in der Regel mehrere Umstände zusammen, wobei die individuelle Disposition als unerklärtes X nur selten fehlt. Entsprechend der Richtung der Zeit sind wir geneigt, bei allen akut einsetzenden Darmkatarrhen zunächst an eine infektiöse oder an eine toxische Ursache zu denken, und es läßt sich nicht bestreiten, daß diesen beiden Gruppen die Mehrzahl aller schädigenden Einflüsse untergeordnet werden kann.

Zu den infektiösen Entzündungen des Darmes gehören zunächst die bekannten spezifischen Affektionen; die Cholera, die bazilläre und die Amöbendysenterie, ebenso auch die Protozoen-Invasionen und die mit tuberkulösen, typhösen, aktinomykotischen und syphilitischen Prozessen sich verbindenden Entzündungen. Diese Zustände werden, soweit sie in das Gebiet der Darmkrankheiten fallen, gesondert besprochen werden. Namentlich die Forschung über Bakterien, welche sich bei dysenterieähnlichen Krankheitsbildern im Darm bzw. im Kot finden, klärte auf, mit welcher Mannigfaltigkeit von Mikroben wir es zu tun haben können. Man faßt sie jetzt unter dem Sammelnamen „Kolitisbazillen" (H. Braun und W. Ließ), Dysenteroidoder Paradysenteriebazillen zusammen (S. 536) und sondert sie damit von dem echten Shiga-Kruseschen Dysenteriebazillus ab. Eine besondere Bedeutung kommt jedenfalls dem Paratyphusbazillus B zu. Er ist der häufigste Erreger bazillärer Nahrungsmittelvergiftung (Bofinger, H. Trautmann: Literatur bei E. Hübener, ferner bei W. Kolle und H. Hetsch). Er kann alle Grade von Enteritis bringen, von der leichtesten bis zur schwersten. Offenbar sind Abwehrkräfte und Giftempfindlichkeit ihm gegenüber bei den einzelnen Menschen höchst verschieden entwickelt. Der anatomische Befund im Darm entspricht dem der Enteritis; es können auch Geschwüre entstehen; doch tragen dieselben im allgemeinen nicht den Charakter der typhösen, wenn es auch vorkommen kann, daß sie einmal Lymphfollikel oder Peyersche Plaques betreffen. Es kommen kleine Epidemien vor. Neben infizierten Nahrungsmitteln spielt wie beim Abdominaltyphus Kontaktinfektion dabei entscheidende Rolle. Besonders gefährlich für ihre Umgebung sind die gesunden Bazillenträger; gerade den Paratyphusbazillus B beherbergen viele Menschen, ohne krank zu sein, und von ihnen aus kommt es ziemlich oft zu Enteritiserkrankungen in der Umgebung, ohne daß man die Ursache zunächst aufdecken kann. Klinisch und epidemiologisch ähnlich verhält sich der Bacillus enteritidis Gärtner, der seinerseits wiederum

---

[1] Wie Ad. Schmidt gebrauchen wir das Wort Enteritis in dem Sinne einer Entzündung des gesamten Dünndarmes, im Gegensatz zu Colitis (Dickdarmentzündung). Es entspricht das dem Gebrauch bei den französischen Autoren und den Kinderärzten und erleichtert das Verständnis, obwohl es etymologisch nicht korrekt ist. Enterocolitis bedeutet Entzündung des Dünn- und Dickdarms.

viele Verwandte hat (Bazillengruppe Gärtner). Eine starke Epidemie durch Bact. enteritidis Breslau (Fischvergiftung) beschrieb L. Bitter. Eine vereinzelte, aber ziemlich umfangreiche Epidemie von „Cholera nostras" wurde durch den Vibrio Finkler-Prior bedingt, den man seitdem nur einmal im Darm eines Selbstmörders wiederfand. — Während die Krankheitsbilder beim Befall mit den Mikroben der Kolitisgruppe, der Gärtner-Gruppe, mit Paratyphus B und dem Finklerschen Vibrio doch insofern bestimmte Züge tragen, als man wenigstens beim Herrschen von Epidemien aus dem Krankheitsbild den Krankheitserreger vermutungsweise diagnostizieren kann, trifft dies für andere Mikroben nicht zu. Man kann nur die Enterokolitis diagnostizieren und muß abwarten, ob die bakteriologische Untersuchung einen bemerkenswerten Befund ergibt oder nicht. Zu erwähnen sind hier neben verschiedenen, noch wenig bekannten anaeroben Kleinwesen (A. Rodella) Mikroben aus der Pneumokokkengruppe, Bac. pyocyaneus, Staphylokokken, Streptokokken, Paratyphusbazillus A. Ob diese Mikroben alle, wenn sie die Darmwand befallen, den Weg durch den Magen genommen haben, ist zweifelhaft. Sie können auch durch die Blutbahn, also auf embolischem Wege zum Darm verschleppt sein. Dies ist vielleicht auch häufiger, als früher angenommen, beim Abdominaltyphus der Fall (z. B. Eintrittspforte an den Tonsillen, dann Typhus-Septikämie, dann Invasion der Darmwand und des Darmrohrs, S. 37). Eine makroskopisch nachweisbare Embolie der Darmwand, aus Anlaß septischer Angina, beschrieb C. Hart; der ganze Darm war mit embolischen Herden, die pustelartig aussahen, übersät. — Auch dem im Darm heimatberechtigten Bacterium coli wohnen aggressive Eigenschaften bei. Doch dürfte es kaum imstande sein, eine gesunde Darmschleimhaut zu schädigen. Bei Epitheldefekten, vielleicht schon bei toxischer Schädigung des Epithels, sicher bei tiefer greifenden Geschwüren, ist ihm aber freie Bahn geöffnet. Derartige Sekundärinfektionen mit Bact. coli auf Grundlage einer, durch andere bekannte oder unbekannte Mikroben bedingten Entzündung sind nicht selten (H. Pässler, S. 39).). Dann kann neben örtlicher Entzündung des betroffenen Darmteils und seiner Umgebung auch allgemeine Kolibazillensepsis entstehen, wie sie vielfach beschrieben ist (P. Wiens, C. Schöne, P. Widal und A. Lemièrre, E. Krencker, R. Alessandrini, E. Samele, Ad. Schmidt, C. Klieneberger, G. Bluth, A. Lindemann u. a.). — Die Kolibakterien-Krankheiten gehören schon zu den sog. Gelegenheitsinfektionen, mit welchem Namen Ad. Schmidt solche bezeichnet, wo auf Grund besonders günstiger Gestaltung des Nährbodens bestimmte, schon vorher vorhandene Keime übermäßig wuchern und dann entweder unmittelbar oder mittels ihrer Stoffwechselprodukte und Gärungsprodukte die Darmwand schädigen. Er zählt auf: Kohlenhydratvergärer wie die granulosehaltigen Mikroben (Stäbchen, Kokken, Leptotrix, Granulobacillus butyricus), Hefen, Sarzine, Boas-Opplersche Milchsäurebazillen (R. Schmidt, D. v. Tabora, G. Sandberg) und Erreger der Eiweißfäulnis wie Proteusarten (C. v. Rottkay, F. Tobiesen), Bac. pyocyaneus, Staphylokokken, Streptokokken, Bac. fluorescens liquefaciens (Bodin und Bide). Auch die große Gruppe der Anaerobier ist hierher zu rechnen (A. Rodella). Schon vorher ein bescheidenes Dasein führend, können sie alle bei besonders günstiger Umstellung des Nährbodens das Gleichgewicht der normalen Darmflora stören und sich in den Vordergrund drängen. Für einen Teil dieser Bakterien sind auch andere Arten der Verschleppung in den Darm möglich (s. oben). Wir besprachen früher, wie angesichts dauernder Anwesenheit solcher Keime im Darm das Versagen verdauender Kräfte in höheren Darmabschnitten oder die Überflutung des Darms mit bestimmten, jenen Mikroben günstigen Nährstoffgemischen zunächst zu Dyspepsie (gesteigerte Gärung, gesteigerte Eiweißfäulnis), aber dann weiterhin auch zu Reizzuständen und Entzündungen führt. Wir besprachen früher, daß man einen großen Teil solcher „Gelegenheitsinfektionen" als „gastrogen" im weiteren Sinne des Wortes (S. 268) bezeichnen kann, insofern das den Bakterien günstige Material den Magen zu schnell oder zu wenig verdaut passiert hat. Auch die gar nicht seltenen hartnäckigen Darmkatarrhe nach Gastroenterostomie (W. Anschütz) gehören hierher (S. 602).

Die bei Infektionskrankheiten verschiedenster Art vorkommenden Darmentzündungen sind, soweit sie nicht auf kapillaren Embolien beruhen, wohl alle zunächst aus anaphylaktischen Durchfällen entstanden (S. 315, Pneumonie, Sepsis, Influenza, Masern, Malaria usw.). Indem dann aber ein stark fäulnisfähiges Material abgesondert wird, kann die Darmwand in entzündlichen Zustand versetzt werden.

Bekanntlich treten die akuten Enteritiden sehr viel häufiger im Sommer als im Winter auf, und es sind vorwiegend die heißen Monate, in denen sie gelegentlich eine epidemische Ausbreitung erfahren. Unter Säuglingen und kleinen Kindern nimmt dann die Sterblichkeit rapide zu, und sie kann auch auf Erwachsene sich ausdehnen. Es ist wohl zweifellos, daß bei dieser Diarrhoea aestiva infektiöse Kräfte mitspielen, aber es ist noch nicht entschieden, ob die günstigen Entwicklungsgelegenheiten, welche den Mikroorganismen die erhöhte Temperatur bietet, nur in den Nahrungsmitteln selbst sich auswirken, oder ob der Zustand des Darms darüber entscheidet, ob aus dem Infekt eine Infektion wird. Wir können uns wohl vorstellen, daß die natürlichen Schutzvorrichtungen des Magens und Darmes (S. 62, 427) einer sich oftmals wiederholenden Zufuhr bestimmter Keime gegenüber insuffizient werden, während ein ganz gesunder Verdauungstraktus durch einmalige Aufnahme einer Reinkultur fremder Keime nicht infiziert zu werden braucht. Von ganz bestimmten Mikroben abgesehen (Cholera und andere pathogene Keime), ist es experimentell äußerst schwer, darmfremde Keime im Darm anzusiedeln. Ähnlich wie bei Diarrhoea aestiva liegen die Dinge wohl bei manchen tropischen Darmkrankheiten. Bei dieser Gelegenheit sei auf den trefflichen Atlas tropischer Darmkrankheiten von Baermann und Eckersdorff hingewiesen.

Inwieweit bei den infektiösen Enteritiden Giftstoffe die schädliche Wirkung vermitteln, ist noch nicht klargestellt. Wir wissen, daß der Paratyphusbazillus toxische Produkte liefert, können aber ihren Anteil an dem Zustandekommen der klinischen Erscheinungen vorläufig nicht abgrenzen. Nach dem Beispiel des Botulismusgiftes, das bekanntlich größtenteils in den Nahrungsmitteln schon vorgebildet vorhanden ist, dürfen wir aber annehmen, daß bei den gruppenweise auftretenden akuten Darmkatarrhen nach Genuß bestimmter Speisen (Fleisch, Fisch, Muscheln, Gemüse, Obst, Milch etc.) es sich nicht immer um direkte Infektionen, sondern um infektiös-toxische Erscheinungen handelt.

Eine große Anzahl chemischer Stoffe vermag, wenn sie in genügender Konzentration in den Darm gelangen, Enteritiden zu erzeugen: ätzende Alkalien und Säuren, metallische Gifte (Eisen, Blei, Silber, Quecksilber), ferner Arsen, Phosphor, Karbolsäure, Alkohol, Nikotin, Digitalis, Colchicum, ätherische Öle und die meisten, ja man kann ruhig sagen, alle Abführmittel. Nur wenige dieser „Intoxikationskatarrhe" sind die Folge gewerblicher Schädigungen (Blei, Silber, Quecksilber) oder absichtlicher resp. unabsichtlicher Vergiftungen (Arsen, Phosphor, Sublimat); manche kommen auf Rechnung unmäßigen Genusses scharfer Gewürze.

Daß die Giftstoffe auch vom Blut aus in den Darm gelangen und hier Entzündungen auslösen können, darf nicht vergessen werden. Praktisch wichtig ist diese Tatsache besonders seit Zunahme der subkutanen und intravenösen

Arzneibehandlung geworden (Salvarsan und Quecksilber bei Lues, Kakodyl und Eisen bei Anämie etc.). Auch der gar nicht seltenen Joddiarrhöen sei hier gedacht. Bei schwerer Nephritis und Urämie sind die Diarrhöen zunächst vielleicht anderen Ursprungs (S. 610). Entzündung läßt aber nicht lange auf sich warten. Bei Hautverbrennungen werden die aus den verbrannten Geweben entstandenen Ptomaine (J. Kijanitzin, W. Hunter; S. 609), bzw. sonstige Produkte parenteral abgebauten Proteins als Entzündungserreger beschuldigt; gleiches gilt für schwere lokale Erfrierungen (H. Flörcken).

Gegenüber den infektiösen und den toxischen treten die übrigen, allenfalls noch die in Frage kommenden Ursachen an praktischer Bedeutung in den Hintergrund. Mechanische Schädlichkeiten sind noch verhältnismäßig häufig zu berücksichtigen. In Frage kommen Stenosierungen durch partielle Abknickungen infolge von Verklebungen, Exsudaten oder Geschwülsten, ferner Fremdkörper wie Holzsplitter oder andere mit der Nahrung aufgenommene Bestandteile, Parasiten, Gallensteine, Darmsteine anderer Ursache (s. S. 672), endlich auch harte Kotballen (Koprolithen S. 671). Per anum werden manchmal Fremdkörper eingeführt, die zu Proktitis und Kolitis führen. Häufiger freilich tut diese unzweckmäßig ausgeführte Anwendung von Reinigungs- und medikamentösen Einläufen zu therapeutischen Zwecken.

Wenn man die Mannigfaltigkeit der Ursachen überschaut, welche zu akuten Darmentzündungen führen können, und anderseits die Reaktion des Darms auf die andringenden Schädlichkeiten, so muß man der alten praktischen Erfahrung recht geben, daß die Widerstandskraft des einzelnen Menschen sehr stark mitbestimmt, ob er erkrankt oder nicht. Schon im Hinblick auf echt pathogene Keime ist dies der Fall (Cholera, Dysenterie u. a.), und der Immunitätsforschung ist es ja auch schon gelungen, diese individuellen Besonderheiten teilweise aufzuklären. Aber das meiste ist doch noch unklar. Wir begegnen den gleichen individuellen Verschiedenheiten gegenüber Arzneimitteln, Genußmitteln (Kaffee, Nikotin, Alkohol u. a.) und noch viel unbedeutenderen chemischen oder physikalischen Einflüssen. Wir wissen, daß bei manchen Menschen der Genuß eines kleinen Glases Karlsbader Wassers oder physiologischer Kochsalzlösung oder auch nur einfachen kalten Wassers und sonstigen kalten Getränks, einer kleinen Tasse Kaffee usw. jähen Durchfall auslösen kann. Was entsteht, ist sicher zunächst nur Reizung des peristaltischen (S. 47, 221) und wohl immer auch gleichzeitig des sekretorischen Apparates; es hat zunächst nichts mit Entzündung zu tun, und wahrscheinlich wäre auch schon die Bezeichnung „Katarrh" (S. 408) zu weitgehend. Wir dürfen aber nicht übersehen, daß bei solcher abnormen Reizbarkeit auch Vorbedingungen für abnorme chemische Vorgänge im Darminhalt gegeben sind, d. h. Überschüttung des Darms, namentlich des Dickdarms mit reichlichen Mengen fäulnisfähigen Sekrets; und dann hängt es fast nur vom Zufall ab, ob Bakterien da sind, welchen dies Material besonders zusagt und welche beim Überhandnehmen chemisch reizende, epithelschädigende und weiterhin entzündungserregende Stoffe produzieren. Genau so liegt es bei H. Nothnagel's „Enteritis ex indigestione". Ad. Schmidt meint zwar, Nothnagel nähere sich damit dem laienhaften Standpunkt, von dem aus bald zu große Nahrungsmengen, bald ungeeignete Kombinationen (z. B. Bier und Obst), bald zu niedrige Temperatur des Genossenen für einen Darmkatarrh verantwortlich gemacht werden. Es liegt aber doch ganz im Sinne der auch von Ad. Schmidt, neuerdings besonders stark von J. Bauer (S. 34, 287) und auch von uns vertretenen Auffassung einer konstitutionellen Minderwertigkeit des Darms, wenn wir abnorme Reizempfindlichkeit des exitosekretorischen Apparates oder abnorme kongenitale oder erworbene geringere Widerstandskraft oder mit M. Düring geringere keimtötende Kraft der Epithelien und ähnliches als Zwischenglied annehmen, wenn auf schwache Reize hin abnorm starke Reaktion erfolgt.

Erkältungen (starke Abkühlung) führt nach experimentellen, wahrscheinlich auf den Menschen übertragbaren Versuchen von H. Dold und L. P. Huang nur bei abnorm gesteigerter Darmreizbarkeit (nervöse Anlage, abnorme Darmflora, latente Infektion) zu Diarrhöen; aus der vermehrten Sekretion kann sekundär entzündliche Reizung entstehen (S. 413).

B. Pathologische Anatomie.

Unsere Kenntnis der anatomischen Veränderungen des Darmes bei der Enterokolitis und bei den verschiedenen Formen lokalisierter Erkrankung wird außerordentlich erschwert einmal dadurch, daß glücklicherweise nur verhältnismäßig wenig erwachsene Menschen an der Erkrankung selbst sterben oder während ihres Bestehens zur Sektion kommen, und zweitens durch den schnellen Eintritt postmortaler Veränderungen.

Je nach der Ausdehnung des Prozesses ist bald der gesamte Darm vom Duodenum bis zum Anus mit oder ohne Beteiligung des Magens erkrankt,

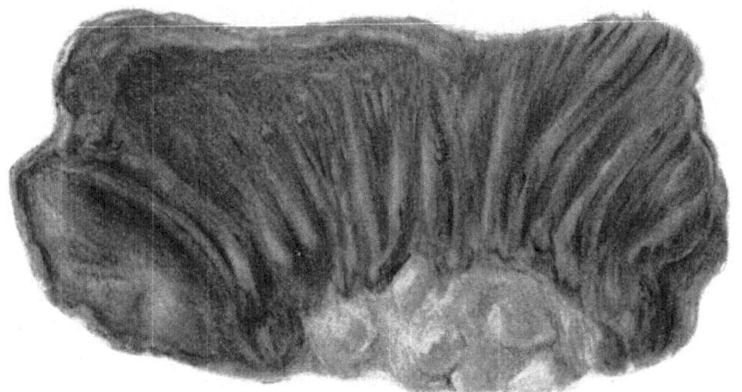

Fig. 109.   Akute Gastroenterocolitis (Dünndarm).

bald mehr oder weniger ausgedehnte Abschnitte des Dünn- und Dickdarmes. Ersteres ist häufiger bei akuten, letzteres bei chronischen Prozessen. Bei chronischer Enterokolitis sind es gewöhnlich die untersten Abschnitte des Ileum, die Gegend der Bauhinschen Klappe und die oberen Abschnitte des Dickdarmes, welche am meisten und regelmäßigsten betroffen sind. Von dort breitet sich dann der Prozeß bei Exazerbationen nach unten und oben aus, so daß vorübergehend das Bild der akuten Enterocolitis diffusa entsteht. Dieser Schluß ist freilich nur aus klinischen Beobachtungen abgeleitet (Ad. Schmidt). Wie C. A. Ewald beobachtet hat, kann aber auch Ileum und Rektum betroffen sein, während der obere Dickdarm frei ist.

1. Makroskopisch zeigt sich beim **akuten Katarrh,** wenn die Entzündung leichter Natur ist, nur eine fleckige oder gleichmäßige Rötung der Schleimhaut. Die Rötung ist am deutlichsten auf der Höhe der Falten und an den Zotten, manchmal auch in der Umgebung der Peyerschen Plaques. Bei höheren Graden ist die gesamte Schleimhaut tief dunkelrot gefärbt, gelegentlich auch ödematös geschwollen (s. Fig. 109). Greift der Prozeß gar auf die Muskularis über, so erscheint der gesamte Darm verdickt und hart, und es kann zu einer Hyperämie der Serosa kommen, die bei der isolierten Schleimhautentzündung fehlt. Nicht selten sieht man in der Schleimhaut kleine

Blutextravasate. Die Oberfläche ist mit Schleim und abgestoßenen Epithelmassen bedeckt, sehr selten mit fibrinösem Exsudat (G. Baermann und O. Eckersdorf). Besonders im Dickdarm fällt der Schleimbelag auf, wobei der Schleim selten glasig, meist trübe, mit Gallenfarbstoff oder Blut vermengt ist. Der spärliche Dünndarmschleim wird durch die postmortale Fäulnis leichter zersetzt. In der Regel ist der Kot flüssig und in ähnlicher Weise verändert, wie er intra vitam entleert wurde. Die Follikel und Plaques können geschwollen sein und dadurch schon für das bloße Auge erkennbar werden (Enteritis follicularis), dagegen fehlen in der Regel Schwellung und Hyperämie der Mesenterialdrüsen. Kleine Geschwüre können durch Epithelerosionen oder durch Platzen der geschwollenen Follikel zustande kommen (katarrhalische und follikuläre Geschwüre). Von den Epithelerosionen und Geschwüren aus vermögen Bakterien auch in die Blutbahn einzudringen (Fälle von Bacterium coli-Sepsis, S. 39). Im ganzen sind das aber doch seltene Ereignisse. In sehr seltenen Fällen wandert

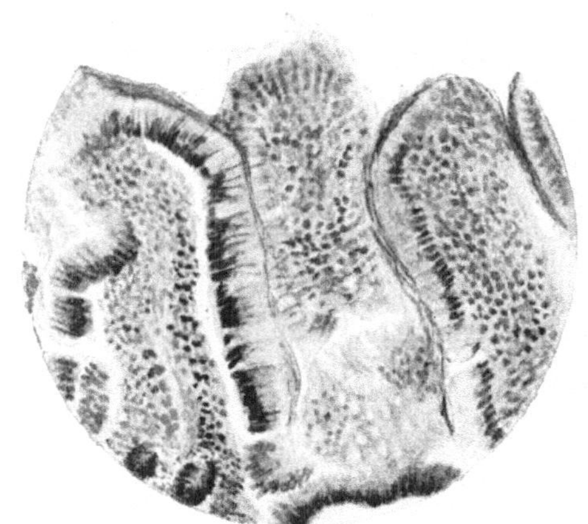

Fig. 110a. Leichte Enteritis
(akut).

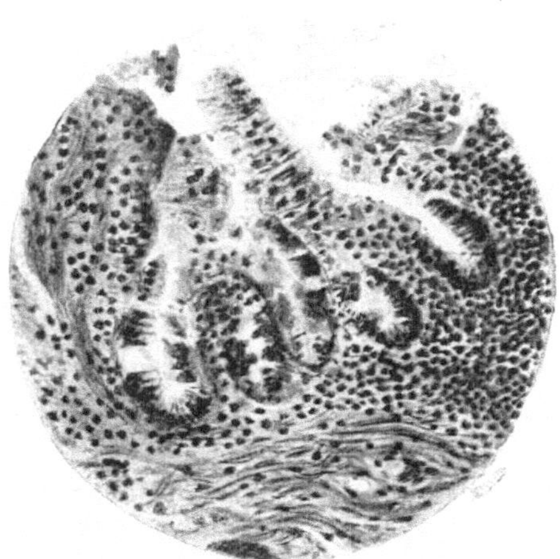

Fig. 110b. Schwerere Enteritis
(subchronisch).

der entzündliche Prozeß längst der Lymphbahnen bis an die Serosa und führt dann zu Mesenterialdrüsenschwellung und zur Durchwandungsperitonitis (K. G. Lennander, O. Langemak, E. Erkes, E. Kaufmann). Recht selten sind die Fälle **phlegmonöser Entzündung der Darmwand:** Eiterung in der Darmwand mit starker Ausbreitungstendenz, hauptsächlich im lockeren Bindegewebe der Submukosa sich abspielend, während die darüber liegende Mukosa nur wenig verändert ist. Man führte diese Krankheit früher im wesentlichen auf metastatische Infektion zurück, und für manche Fälle dürfte dies zutreffen. Für andere brachten in einer die ganze Literatur zusammenfassenden Arbeit G. Frising und E. Sjövall den Nachweis traumatischen Entstehens (Fischgräte, Knochensplitter in der Darmwand, manchmal nach Eintritt solcher Gebilde in ein angeborenes kleines Divertikel). Die meisten Fälle phlegmonöser Entzündung betreffen, der Ätiologie entsprechend, Speiseröhre, Magen, Duodenum, Jejunum. Doch kommen sie gelegentlich auch in tieferen Abschnitten vor (N. Hellström, A. Glaus); nach Glaus scheint auch einfache Enteritis in seltenen Fällen zur Phlegmone führen zu können (Eindringen von Staphylokokken). Des weiteren können Phlegmonen der Darmwand ihren

Ursprung von Divertikeln nehmen; hier liegen die mechanischen Verhältnisse ähnlich wie beim Wurmfortsatz; es sei darauf verwiesen (S. 447). Neben angeborenen Divertikeln kommen auch erworbene vor, weitaus am häufigsten am Sigma. Aus Kot- und Sekretstauung in denselben leitet sich häufiger als aus anderen Ursachen die sog. Sigmoiditis infiltrativa ab (S. 479). Manchmal sind kleine, erworbene, hernienartige Divertikel aber auch über höhere Abschnitte des Darms verbreitet, aber immer mit Bevorzugung des Dickdarms (Divertikulosis S. 479, 758).

Mikroskopisch sind bei Darmentzündung die Gefäße entsprechend der Hyperämie erweitert, gewöhnlich bis in die Submukosa hinein. Das Oberflächenepithel fehlt fast immer in großer Ausdehnung. Nur für die wenigen Därme, die unmittelbar nach dem Tode durch Injektion konservierender Flüssigkeiten in die Bauchhöhle (Sublimat, Formalin) fixiert oder durch Sektion gewonnen wurden, kann man ein Urteil darüber abgeben, ob dieser Epithelverlust schon intra vitam bestanden hat. Bis zu einem gewissen Grade ist das bei heftigen Entzündungen wohl sicher der Fall, denn schon der Kotbefund lehrt, daß hier, wie bei der Rhinitis und Bronchitis, nicht bloß zahlreiche einzelne Zellen, sondern auch zusammenhängende Epithelfetzen abgestoßen werden. In den Lieberkühnschen Drüsen sind dagegen die Zellen meist erhalten, zeigen sich aber manchmal im Zustande degenerativer Veränderungen (trübe Schwellung, Kernverluste, Umwandlung in Schleimzellen; s. Fig. 110a und b). Die Drüsen sind gewöhnlich in ihrer Form verändert: verkürzt, von der Tunica basalis gelöst und ins Darmlumen hinein vorgeschoben oder gänzlich ausgestoßen oder im Fundus verbreitert mit flaschenförmiger Verengerung gegen die Mündung hin. Auch von diesen Anomalien ist es meist schwer zu sagen, wieweit sie schon ante mortem bestanden. Das interstitielle Gewebe ist verbreitert oder, wenn ödematöse Schwellung vorhanden ist, gelockert, die oberflächlichste Schicht oft nekrotisch (postmortale Veränderung!). Im Bindegewebe finden sich reichlicher als es sonst der Fall ist, polymorphkernige Leukozyten, Lymphozyten, letztere wahrscheinlich aus den Follikeln stammend. Auch eosinophile Leukozyten sind oft in erheblicher Anzahl durch die ganze Schleimhaut zerstreut (Stutz). Die Follikel fallen durch ihre Zahl und Größe auf, ihre Grenze ist unscharf, indem sich die Zellen von der Peripherie abzulösen und ins Gewebe zu zerstreuen scheinen. Ist die Muskelschicht beteiligt, so ist auch diese von Leukozyten durchsetzt.

2. Beim **chronischen Katarrh** sind die Veränderungen im Prinzip dieselben, weichen aber in manchen Punkten schon für die Betrachtung mit bloßem Auge ab. Die Färbung der Schleimhaut ist weniger lebhaft rot, mehr graurot oder bei gleichzeitiger venöser Stauung blaurot. Der ganze Darm (von der Serosa gesehen) hat eine mehr graue oder braune Färbung, letztere in besonders charakteristischer Weise beim Säuferdarm ausgeprägt (s. S. 42). Die Färbung beruht auf abnormer Pigmentbildung (eisenfreies Hämofuszin nach v. Recklinghausen). Von ihr zu unterscheiden ist die eigentliche Schwarzfärbung der Schleimhautoberfläche (Zottenmelanose), welche man bei Katarrhen, Tuberkulose und Amyloid ausschließlich im Dickdarm antrifft. Sie schwindet beim Stehen an der Luft und bei der Aufbewahrung in konservierenden Flüssigkeiten und rührt von einem noch nicht bekannten Melanin her. Die gesamte Schleimhaut kann geschwollen sein, häufiger ist sie aber verdünnt, so daß sie, gegen das Licht gehalten, durchsichtig und atrophisch erscheint. Ob es sich dabei um wirkliche Atrophie handelt, ist sehr zweifelhaft. Hypertrophische Zustände entstehen in verhältnismäßig seltenen Fällen durch Wucherung des Bindegewebes zu polypösen Exkreszenzen, Verlängerung und Schlängelung der Drüsen mit Sekretanhäufungen bis zu kleinen zystischen Ausbuchtungen

(Enteritis cystica). Beispiele dieser Art beschreiben Woodward und E. Keeser (hier Literatur). Am stärksten neigen Sigma und Rektum zu Polypenbildung auf Grundlage chronisch entzündlichen Reizes (Dysenterie!).

Bei der mikroskopischen Untersuchung zeigen sich Epithel und die Drüsen in derselben Weise verändert wie beim akuten Katarrh, nur daß es in der Regel noch schwerer zu entscheiden ist, wieweit die postmortalen auto-digestiven und Fäulnisprozesse das Bild beeinflussen. Die Rundzellenhäufung in der Schleimhaut braucht nicht so ausgesprochen zu sein, wie bei frischen Katarrhen, während andererseits das interstitielle Gewebe eher verdickt ge-funden wird. Es gehört aber schon eine große Erfahrung dazu, um im gegebenen Falle zu sagen, wo die Grenze zwischen normal und pathologisch hier zu ziehen ist, denn Rundzellen finden sich eben stets in der Schleimhaut. Am ehesten gibt noch der Befund zahlreicher, geschwollener und an der Grenze unscharfer Follikel den Anschlag für das Vorhandensein chronisch-entzündlicher Ver-änderungen (K. Faber und C. E. Bloch, V. Schläpfer). Inwieweit der Befund degenerierter Ganglienzellen in dem Auerbachschen und Meißner-schen Plexus (R. Jürgens) auf postmortalen Veränderungen beruht, möge dahingestellt bleiben.

C. Symptomatologie.

In der klinischen Erscheinungsform besteht zwischen akuter und chroni-scher (Gastro-)Enterokolitis so weitgehende Verschiedenheit, daß getrennte Besprechung notwendig ist.

1. Die **akute (Gastro-)Enterokolitis** beginnt meist ganz plötzlich, inmitten völliger Gesundheit mit unangenehmen Empfindungen im Leibe, die sich schnell zu kolikartigen Schmerzen steigern und in Stuhldrang übergehen. Ist der Magen beteiligt, so kann auch als erstes Symptom Übelkeit und Erbrechen auftreten, denen dann die Leibschmerzen entweder sofort oder in einem Inter-vall von einigen Stunden bis zu einigen Tagen folgen. Das Erbrechen tritt meist nur einmal auf, doch kann es sich auch in den ersten Tagen nach jeder Nahrungsaufnahme wiederholen. Da aber die Patienten sehr schnell den Appetit verlieren und nur wenig zu sich nehmen, tritt es gegenüber den schwereren Darmsymptomen doch in der Regel in den Hintergrund. Auf die erste Stuhl-entleerung, die manchmal noch normalen oder breiigen Kot zutage fördert und dem Kranken nur durch die vorausgehenden Schmerzen und den unzeitigen Drang auffällt, folgt schon nach kurzer, von neuen Kolikschmerzen ausge-füllter Zeit eine zweite und dritte, die dann bereits wässerige, schaumige, außer-ordentlich übelriechende unter lauten Poltern mit Flatus gewaltsam ausge-stoßene Massen liefert. Der Kranke fühlt sich sehr bald elend: er wird blaß, die Nase wird spitz, wie beim Kollaps, Schüttelfrost kann auftreten. Meist verlangt er dann ins Bett, und die Messung der Körpertemperatur zeigt Fieber (zwischen 38 und 40°) an; andere Male fehlen febrile Temperaturen völlig. So hält sich der Zustand verschieden lange Zeit, wobei die Zahl der Dejektionen auf 5, 10, ja 15 innerhalb 24 Stunden steigen kann. Der starke Wasserverlust aus dem Darm bedingt dauernden Durst, aber der Kranke hält sich nach Mög-lichkeit auch von der Flüssigkeitsaufnahme zurück, weil sehr bald danach es im Leibe anfängt zu kollern und zu schmerzen, bis ,,alles wieder heraus ist''. Bei schwererem Verlauf kommt so der Kranke innerhalb weniger Tage sehr herunter: die Entleerungen sind jetzt fast wässerig und geruchlos, die Urin-entleerung stockt fast vollständig, Muskelschmerzen und Wadenkrämpfe treten auf, die Temperatur sinkt, während der Puls klein und frequent wird. Die Haut wird blaß, an den Enden der Extremitäten leicht bläulich gefärbt, sie

bedeckt sich mit kaltem Schweiß, aufgehobene Falten bleiben stehen, kurz es entwickelt sich das Bild der Cholera nostras. Gewöhnlich wird auch dieses Stadium überstanden, sehr selten erfolgt der Exitus letalis. Dies das allgemeine Krankheitsbild in seinen schwereren Formen.

In der übergroßen Mehrzahl der Fälle verläuft aber die Krankheit leichter: nach 1—3 Tagen schwinden Fieber, Erbrechen und die Koliken lassen nach; der Kranke kann wieder Flüssigkeiten und leichte Speisen bei sich behalten, ohne daß es gleich zu neuen Dejektionen kommt, steht auf und geht wieder seiner Beschäftigung nach, muß sich aber noch längere Zeit mit der Diät vorsichtig halten, denn die dünnen Stühle bestehen noch fort, oder wenigstens die Neigung dazu. Die Patienten fühlen sich aber noch recht matt und ermüden sowohl bei körperlicher wie geistiger Arbeit schnell. Nach einer oder mehreren Wochen ist alles wieder im alten Geleise; die Rekonvaleszenz wird gewöhnlich eingeleitet durch eine reaktive Obstipation. Schließt sich aus irgendeinem Grunde, bevor der Prozeß abgelaufen ist, ein Rückfall an, so zieht sich das Leiden in die Länge und kann, wenn sich das wiederholt, chronisch werden.

Diese allgemeine Krankheitsschilderung ist noch in mehreren Punkten zu ergänzen.

a) Was zunächst das Allgemeinbefinden betrifft, so pflegt es entsprechend der Schwere der Erkrankung zu leiden, doch spielt hier die Widerstandskraft des einzelnen stark mit. Schwächliche, schlecht ernährte Personen, namentlich Greise, leiden mehr als robuste, doch sieht man auch wahre Hünen rasch kollabieren. Ist doch die Fähigkeit, Schmerzen zu tragen, sehr variabel und gehören doch Darmkoliken zu den unangenehmsten Schmerzen! Nach Analogie des Goltzschen Klopfversuches wird vermutlich auch bei schweren Koliken durch Blutzufluß nach den Mesenterialgefäßen oder auf nervenreflektorischem Wege das Gefäßsystem in Mitleidenschaft gezogen. Auch Zerren der unruhigen Darmschlingen an dem nervenreichen Mesenterium kann Schmerzen auslösen (S. 20). Diese, das Nervensystem treffenden Reize erklären etwaige Ohnmachtsanwandlungen und Kollapszustände, die bei stürmischem Beginn oft einen beängstigenden Eindruck erwecken. Während der Puls klein wird, empfindet der Kranke selbst Beklemmung und Atemnot. C. A. Ewald meint, daß es sich hier um eine mechanische Wirkung des durch Gasauftreibung der Därme hochgedrängten Zwerchfelles auf das Herz handele, doch ist dies unhaltbar, weil Auftreibungen des Leibes fast immer fehlen. Gewöhnlich ist der Leib bretthart zusammengezogen. Viele Autoren sprechen von Autointoxikationssymptomen und fassen nicht bloß die Erscheinungen am Gefäßapparat, sondern auch das Fieber, das allgemeine, manchmal bis zur Apathie gesteigerte Schwächegefühl und noch eine Reihe anderer Symptome darunter zusammen. Wir können uns dieser Meinung mangels objektiver Beweismittel bisher nicht anschließen und verweisen im übrigen auf das S. 37, 58 Gesagte. Es ist wohl kaum erlaubt, auf Autointoxikation zurückzugreifen, wenn wir Endo- und Exotoxine darmfremder Mikroben für die Fernwirkungen verantwortlich machen müssen. Es widerspricht dies dem Begriffe „Autointoxikation". Zerebrale Reizerscheinungen (Krämpfe, Delirien) fehlen bei Erwachsenen fast immer, während sie bei Kindern bekanntlich außerordentlich häufig sind. Dagegen sind Muskel- und selbst Gelenkschmerzen ein nicht ganz seltenes Begleitsymptom (A. v. Strümpell, R. Fleischer).

b) Daß Fieber die akute Enterokolitis begleiten kann, wird von allen Autoren erwähnt, doch gilt es im allgemeinen als nicht heftig und kurzdauernd. Es kann mit Herpes labialis einsetzen. Ad. Schmidt sah Fieber in etwa der Hälfte derjenigen Fälle, die überhaupt in ärztliche Behandlung kamen. Es beginnt bald nach den ersten Symptomen, manchmal unter Schüttelfrost, und klingt meist in 1—3 Tagen ab, um, wenn der Zustand sich verschlimmert, Untertemperaturen Platz zu machen. Milzschwellung, zuerst von J. Fischl beobachtet, kommt zweifellos vor, ist aber selten (nach Ad. Schmidt in etwa 10—12% der Fälle). Verhältnismäßig oft begleitet Milztumor die Paratyphus B-Enteritis (S. 38, 410). Der Milztumor geht, wie das Fieber, schnell zurück, auch wenn anfangs das Organ den Rippenbogen deutlich überragte.

c) Von den Abdominalsymptomen können die Leibschmerzen in verschieden starkem Grade entwickelt sein. Gewöhnlich unterscheiden die Kranken selbst zwischen dem dauernden Gefühl von Völle und den periodischen eigentlichen Darmkoliken, die als krampfartig, schneidend und kneifend bezeichnet werden und namentlich im Beginn gelegentlich mit beträchtlicher Heftigkeit auftreten. Die Kranken pressen dabei die Hand gegen den Bauch, ziehen die Beine an den Leib oder legen sich auch wohl mit dem Bauch auf eine feste Unterlage und beweisen dadurch, daß diese Schmerzen durch Druck nicht gesteigert, sondern gemildert werden. Über ihr Zustandekommen sind wir noch im unklaren (S. 67), doch dürfen wir aus der Tatsache, daß den Koliken meist bald eine Darmentleerung folgt, den Schluß ziehen, daß krampfartig gesteigerte Darmtätigkeit dabei mitwirkt (Spasmen, Zerrung am Mesenterium? S. 782). Als Sitz der Schmerzen wird, wenn sie heftig sind, der gesamte Bauch angegeben; bei milderem Auftreten bezeichnen die Kranken manchmal einzelne, aber nicht immer die gleichen Abschnitte als vorwiegend betroffene; doch ist es unsicher, daraus auf die Lokalisation des Prozesses zu schließen: der Krampf tritt offenbar bald an diesem Teile, bald an jenem stärker auf. Ist das Darmende beteiligt, so gesellt sich zu den Koliken lästiger Stuhldrang, der auch zwischen den Entleerungen nicht völlig schwindet.

Untersucht man das entblößte Abdomen, so findet man es, wie schon erwähnt, nur ausnahmsweise etwas aufgetrieben. Während der Schmerzanfälle sind die Bauchdecken meist reflektorisch zusammengezogen, so daß der Leib eher flach erscheint; in den Zwischenzeiten weicht seine äußere Form nicht von der normalen ab. Hieraus und aus den Verhältnissen der Perkussion, die nichts Auffälliges bieten, darf man schließen, daß von stärkerer Gasansammlung nicht die Rede sein kann. Pflegt doch auch die Entleerung der Flatus reichlich und krampfartig vonstatten zu gehen, so daß nicht selten unversehens auch etwas Kot mit herausgepreßt wird. Kollernde Geräusche (Borborygmen) fehlen nur selten, sie treten sowohl nach wie vor und zwischen den Koliken auf und wechseln beständig ihren Ort. Bei dünnen Bauchdecken, besonders wenn noch dazu eine Diastase der Recti kommt, sieht man ausnahmsweise die lebhafte Peristaltik der Därme, welche das Poltern begleitet. Dabei kann dann auch wohl einmal dieser oder jener Abschnitt des Bauches etwas stärker vorgetrieben werden, und es lassen sich in ihm bei stoßweiser Palpation Plätschergeräusche erzeugen: Ansammlungen von Gas und Flüssigkeit in vorübergehend entspannten Darmabschnitten. Es ist vorläufig kaum angängig, aus derartigen Symptomen, wenn sie speziell in der Ileozökalgegend auftreten, auf eine Insuffizienz der Bauhinschen Klappe zu schließen, obwohl es feststeht, daß sie bei akuten Magendarmkatarrhen sehr leicht retrograd durchgängig wird (Charsel). Die Palpation ist im übrigen den Patienten fast immer unangenehm, hin und wieder direkt etwas schmerzhaft, wobei bald diese, bald jene Stelle als besonders empfindlich angegeben wird. Wenn die Bauchdecken nicht zu stark gespannt sind, kann man wohl einzelne Abschnitte des Kolon als kontrahierte Stränge durchfühlen, doch darf man daraus nicht den Schluß auf krankhafte Spasmen ableiten (s. S. 80). Immerhin spielen lokale Spasmen in dem ganzen Krankheitsbilde wahrscheinlich eine bedeutsame Rolle.

d) Die Fäzes zeigen die ausgesprochensten Abweichungen von der Norm; ihre Untersuchung ist nicht bloß in diagnostischer, sondern auch in prognostischer und therapeutischer Hinsicht von großer Wichtigkeit. Leider ist diese Überzeugung noch nicht bis zu den Laien gedrungen, so daß wir oft genug darauf zu verzichten gezwungen sind. Wenn man uns berichtet, daß die Stühle wässerig dünn und so und so häufig entleert worden sind, glaubt man alles mögliche getan zu haben.

Die flüssige Konsistenz, die Haupteigenschaft des diarrhoischen Stuhles, tritt schon bei der ersten oder zweiten Defäkation zutage; sie bleibt dauernd das Hauptsymptom, wenn sie nicht durch stopfende Mittel vorübergehend aufgehoben wird. Erst mit der völligen Rückkehr der Fäzes zur Norm kann die Krankheit als abgelaufen betrachtet werden.

Gewöhnlich sind die ersten Entleerungen außerordentlich übelriechend, faulig und schmutzigbraun, mißfarben. Durch die explosionsartige, mit Gas untermischte Entleerung werden sie nach allen Seiten hin verspritzt. Später kann sich der Charakter ändern, wobei die Art der Ernährung von wesentlichem Einfluß ist. Werden, wie das in der Regel der Fall ist, Milch, Schleimsuppen und andere kohlenhydratreiche Speisen gegeben, so kann die Färbung hellgelb und der Geruch säuerlich stechend werden, die flüssige oder breiige Masse ist schaumig und verrät dadurch schon ihre Neigung zur Gärung. Goldgelbe, ins Braune oder Grüne spielende Färbung der gesamten Fäzesmasse kommt in den ersten Tagen gelegentlich vor, wenn der Gallenfarbstoff unverändert (als Bilirubin) den Dickdarm passiert. Meist ist dann die Konsistenz geleeartig infolge der Anwesenheit ungeformter, schleimartiger Massen aus den obersten Teilen des Dünndarmes (Jejunaldiarrhöe nach Nothnagel s. S. 276). Folgen sich die Dejektionen schnell, so werden sie nach und nach weniger übelriechend und schließlich geruchlos und nur noch wenig gefärbt, reiswasserähnlich wie bei der Cholera. Die Reaktion ist dann fast neutral, während sie im übrigen meist alkalisch und nur bei Gärung sauer ist.

Schon mit bloßem Auge erkennt man in den ersten Tagen, solange die strenge Diät noch nicht zur Geltung kommt, Nahrungsreste in der Fäzesmasse, Bindegewebe und kleine Muskelreste oder beides vereint zu Fetzen von Fleisch und Fettgewebe (letztere gewöhnlich von rohem Schinken stammend), Gemüsereste, Kartoffelstückchen usw. Sobald die Ernährung in richtige Bahnen geleitet ist, ändert sich das, aber im mikroskopischen Bild findet man auch dann noch häufig Stärke in Körnern oder Bruchstücken, Kaseinflocken aus der Milch, Fettnadeln (Seifenkristalle), eventuell scharfkantige Muskelfaserreste in vermehrter Menge. Dies beweist, daß der Prozeß bis hoch in den Dünndarm hinaufreicht und daß die Verdauungsstörung alle Nahrungsbestandteile (je nach der Zufuhr) beteiligt. Inwieweit daran beschleunigte Peristaltik, welche den Verdauungssäften keine Zeit zu wirksamer Tätigkeit läßt, oder sekretorische Insuffizienz der Verdauungssäfte schuld ist, ist schwer zu sagen. Da die Kernprobe niemals positiv ausfiel, hält Ad. Schmidt letztere Annahme für unwahrscheinlich. In demselben Sinne spricht die Anwesenheit reichlicher Mengen von Diastase in den Stühlen. Parallel der allgemeinen Besserung schwindet die Störung; gewöhnlich ist sie schon nach einigen Tagen „Probediät" nur noch rudimentär nachweisbar.

Von den Entzündungsprodukten ist der Schleim das wichtigste. Er kann die gesamte Entleerung völlig durchsetzen oder er schwimmt in kleineren und größeren, mit bloßem Auge leicht zu erkennenden Fetzen in der wässerigen Grundmasse. Bald ist er glasig durchscheinend, bald durch abgestoßene Epithelien und Fett trübe. In der Regel ist er gefärbt: schmutzigbraun durch Hydrobilirubin oder Zersetzungsprodukte des Gallenfarbstoffes, goldgelb durch

Bilirubin, rötlich durch Blut. Mikroskopisch ist er nicht sehr zellenreich. Stammt er aus dem Dickdarm, so enthält er verschollte Epithelien und Rundzellen, gequollene, vakuolisierte Zellen, eosinophile Zellen, rote Blutkörperchen. Der kleinfetzige Dünndarmschleim ist sehr reich an Bakterien und läßt von den Zellen oft nur noch die Kerne erkennen. Freiliegende Leukozyten fehlen, dementsprechend auch Eiterflocken. H. Nothnagel bezeichnet das Vorkommen von Blut als selten, J. Boas als nicht selten. Nach Ad. Schmidt's und auch nach unseren Befunden ist es häufig (etwa $1/3$ der Fälle), wenn auch nicht immer mit bloßem Auge zu erkennen. Allerdings kommt Blut niemals isoliert, sondern immer nur mit Schleim gemischt vor. Ganz kleine Mengen lassen sich nur auf chemischem Wege (S. 147) nachweisen. Die Probe auf Eiweiß fällt mit wenigen Ausnahmen positiv aus. Vorbedingung ist wässerige Beschaffenheit der Fäzes. Der Befund zeugt für seröse Transsudation oder Exsudation seitens der Darmwand.

Die Brutschrankprobe zeigt das Vorhandensein lebhafter Zersetzungsvorgänge an, insofern häufig Gasbildung, meist in Verbindung mit Fäulnis auftritt. Typische Gärung ist nur dort vorhanden, wo schon die makroskopische und mikroskopische Untersuchung das Vorhandensein reichlicher Stärkereste nachweist (S. 133). Die Sublimatprobe ergibt in den ersten Tagen (mit Ausnahme der allerersten Entleerungen) nicht selten Grünfärbung des gesamten Stuhles oder auch nur des Schleims (Bilirubin infolge sehr schneller Dickdarmpassage). Sobald die Wucht der Durchfälle etwas nachgelassen, bringt Sublimat Rotfärbung (Hydrobilirubin, S. 137).

Die bakteriologische Untersuchung, soweit sie mit dem Mikroskop allein geführt wird, bleibt fast immer resultatlos. Man sieht in den Schleimflocken und in der wässerigen Grundmasse eine ungeheure Anzahl der verschiedenen Mikroorganismen und bei Jodfärbung häufig granulosehaltige Mikroben verschiedener Art; nur selten liefert das Mikroskop das charakteristische Bild einer bestimmten vorherrschenden oder gar alleinherrschenden Mikrobenart. So war es z. B. in einem Falle J. Strasburger's: die Schleimflocken aus dem Kote eines Enterokolitiskranken enthielten fast nur Streptokokken; dieselben beherrschten das Bild so völlig, wie es der Kochsche Vibrio bei Cholera tut. In solchen Fällen liegt es nahe, die betreffenden Mikroben für die Krankheitserreger zu halten; aber beweisend dafür ist auch solcher Befund nicht (S. 274). Auch das Ergebnis sorgfältiger Züchtungen ist bei Enterokolitis dürftig. Hämolytische Kolibazillen und koliähnliche Bazillen (Parakolibazillen nach C. Klieneberger) werden häufig gefunden; daraus geht aber nicht hervor, daß sie die Krankheitserreger sind. Verhältnismäßig oft wurde der Paratyphusbazillus B nachgewiesen (S. 410) und das ist immer verdächtig. Ebenso wird man stets nach Bazillen der „Kolitisgruppe" (S. 479) fahnden müssen. Sie bringen Krankheitsbilder, die manchmal der echten Dysenterie entsprechen, aber auch solche des nichtdysenterischen, akuten und chronischen Enterokolitis-Typus. Während des Krieges häuften sich solche Fälle öfters zu kleinen örtlichen Epidemien, und man fand dann bei ein und derselben Gruppe von Kranken gleichartige Stämme von Kolitisbazillen, was natürlich ihre ätiologische Bedeutung wahrscheinlich macht und die Diagnose neuer Fälle erleichtert. Nach A. Rodella finden sich im Kot der Kranken manchmal anaerobe Mikroben, die durch das Serum der Kranken agglutiniert werden (S. 411); das Blut Gesunder gibt diese Reaktion nicht.

e) Der Magen beteiligt sich in etwa der Hälfte der Fälle am Krankheitsbilde mit einmaligem oder wiederholtem Erbrechen, und zwar im Beginn der Krankheit. Übelkeit und Appetitlosigkeit fehlen kaum je. Die Zunge erscheint graurot, belegt, ist trocken, der Kranke hat einen pappigen Geschmack im

Munde und sein Atem ist oft übelriechend. Aufstoßen und unangenehmes Gefühl (Druck, Völle) im Magen kommen hinzu. Daraus darf man schließen, daß der Magen nur selten ganz verschont bleibt. Aber es scheint, daß er die Schädigung meist schneller überwindet als der Darm, denn schon nach wenigen Tagen können alle diese Symptome schwinden, und der Kranke möchte gern wieder essen, wenn nur der Darm es vertrüge. Die Untersuchung des Mageninhaltes ergibt um diese Zeit sehr häufig normale Verhältnisse in chemischer und motorischer Beziehung. Aus den Anfangsstadien der Krankheit liegen keine größeren Reihen von Mageninhaltsprüfungen vor. In zwei Fällen, die mit heftigen Magensymptomen einsetzten und dann cholerineartig verliefen und nach 4—5 Tagen abgeheilt waren, fand C. von Noorden bei sofortiger Aushebərung des Magens abnorm hohe Salzsäurewerte.

f) Die Urinabsonderung vermindert sich in demselben Maße, wie die Flüssigkeitsausfuhr aus dem Darm zunimmt. Er ist hochgestellt und enthält nicht selten kleine Mengen Eiweiß und einzelne hyaline Zylinder (J. Fischl, B. Stiller, W. Plönies). Echte Nephritis, die bei kleinen Kindern nach Enteritis häufiger ist (Turner, L. Langstein und L. F. Meyer) tritt auch bei Erwachsenen gelegentlich auf, verläuft aber in der Regel als leichte Form und heilt schnell wieder ab. Man sollte mit der Möglichkeit von Nephritis aber doch immer rechnen, um gegebenen Falles Vorsichtsmaßregeln ergreifen zu können. Die Nephritis wird jetzt allgemein als toxische gedeutet. Ob die anatomische Verbindung der Lymphgefäße des Darms mit denen der Niere (C. Franke) etwas damit zu tun hat, steht dahin (s. unten). C. Funk und H. L. Richartz sahen, allerdings vorzugsweise bei chronischen Enterokolitiden hier und da leichte Glykosurie: man wird dann an infektiös-toxische Schädigung des pankreatischen Inselsystems denken müssen (C. von Noorden). Ad. Schmidt erinnert daran, daß nach E. Zak mechanische Reizung des Darms bei Tieren transitorische Glykosurie bringen könne; dies hängt aber wohl mehr mit zeitweiliger Erregung des chromaffinen Systems zusammen (Mobilisierung von Adrenalin). Der hochgestellte Urin ist meist sehr reich an Urobilin; ob aber die Gesamt-Urobilinmenge (Harn und Kot) vermehrt ist, ward noch nicht untersucht; wenn dies der Fall, wäre es auf vermehrte Bilirubinproduktion infolge verstärkter Hämolyse (Giftwirkung) zu beziehen. Das Indikan ist oft stark vermehrt (S. 169), und dann gibt der Harn meist auch positive Rosenbachsche Reaktion. In einzelnen Fällen chronischer Enterokolitis fand C. von Noorden so viel Indolderivat, daß ein Teil davon nicht an Schwefelsäure, sondern an Glykuronsäure gebunden war; das kann zu Verwechslung mit leichter Glykosurie Anlaß geben (positive Reduktionsproben). Ad. Schmidt schließt aus dem Auftreten von reichlich Indikan, daß die Fäulnisprozesse sich vom Dickdarm hinauf in den Dünndarm fortgesetzt haben (Sektionsbefunde). Zwingend ist dieser Schluß nicht; freilich wissen wir, daß der Dünndarm Indol besser als der Dickdarm resorbiert (S. 59, 170).

g) Sekundäre Krankheitserscheinungen. Als solche wurde schon gelegentliches Auftreten von Nephritis erwähnt. Als toxische Folge sind auch Bradykardien und tachykardische Anfälle zu betrachten, erstere häufige, letztere sehr seltene Ereignisse (toxische Vagus- bzw. Sympathikusreizung?); ebenso gelegentliche Exantheme (Herpes labialis, Erythema exsudativum). Ziemlich häufig sind nachfolgende Neuritiden und Myalgien, die oft noch monatelang nachschleppen; wahrscheinlich gleichfalls toxischen Ursprungs. Auch Gelenkrheumatoide, unter der Form der akuten Polyarthritis auftretend, gehören nicht zu den Seltenheiten; hier kommt schon die Verschleppung von Keimen in Frage (O. Stach v. Goltzheim). Ad. Schmidt weist auf das Vorkommen von Kolibazillensepsis hin, die mit allen Symptomen und der gefährlichen Tragweite septikopyämischer Prozesse verlaufen kann (Endokarditis, Embolien usw.); er berichtete selbst über mehrere einschlägige Fälle mit Sektionsbefund (S. 268, I. Auflage). Kolibazillensepsis schließt sich häufig an Cholera an und ist hier unter dem Namen „Choleratyphoid" bekannt. Auch andere Mikroben können Erreger „enterogener Sepsis" nach Enterokolitis werden (Streptokokken, Bac. lactis aerogenes, Bac. faecalis alcaligenes, Paratyphusbazillus B, Bac. pyocyaneus, Proteus u. a.; E. Leschke). Alles in allem sind dies seltene Vorkommnisse. Das Durchwandern von Keimen verschiedener Art zum Peritoneum mit nachfolgender Peritonitis ist zwar gleichfalls selten, kommt aber gelegentlich vor (K. G. Lennander, F. Rohr, Ad. Schmidt S. 415). Verhältnismäßig oft schließt sich bakterielle Erkrankung der Harnwege an; bei Frauen entsteht leicht Zystitis oder auch nur langdauernde Bakteriurie (fast immer Bacterium coli). Auch der Pyelitis ist zu gedenken; gerade bei dieser Komplikation dürften die Anastomosen der Lymphbahnen des Darms und der Niere (s. oben) von Belang sein. Aus dem Fortkriechen der Entzündung auf die Gallengänge bei Mitbeteiligung des Duodenum können „katarrhalischer Ikterus", Cholangitis, Cholezystitis entstehen (S. 167, 444). Böhm und L. Bitter beschrieben jüngst den seltenen Fall eines Übergreifens der Entzündung auf die Gallenblase durch Einwandern von Bacterium enteritidis Gärtner.

Der Verlauf der akuten Enterokolitis kann demnach vielerlei Gefahrpunkte bringen, welche die Prognose stark beeinflussen. Für mittelschwere Fälle ohne besondere Komplikationen rechnet Ad. Schmidt auf 1—2 wöchige Dauer. Es wurde schon eingangs erwähnt, daß viele Kranke, selbst nach stürmischen und beunruhigenden Initialsymptomen binnen 3—4 Tagen wieder in volle Rekonvaleszenz eintreten. Zum schnellen Abflauen des Prozesses trägt die Therapie sehr vieles bei. Jedes Nichtbeachten der frischen Erkrankung ist bedenklich; zum mindesten verlängert es die Dauer der Krankheit, so daß sie sich auch ohne Hinzutritt weiterer Komplikationen über 4—6 Wochen hinschleppen kann. Schon aus Fällen, die von vornherein richtig behandelt wurden, gehen oftmals chronische Formen der Enterokolitis oder chronische Erkrankung einzelner Darmabschnitte (namentlich Colitis chronica) hervor. In verschleppten Fällen häuft sich dies Geschehen. Auf nachwirkende abnorme Empfindlichkeit des Darms, die sich bald nur über Tage, bald noch über Wochen hinzieht, hat man immer gefaßt zu sein. Die selten fehlende Stuhlträgheit, die der Durchfallsperiode folgt, geht manchmal in chronische Form über. Teils ist dies alimentäre bzw. Pseudoobstipation (S. 361), d. h. nur Folge einer allzu lang durchgeführten schlackenfreien Ernährung, teils — wenn auch seltener — sind es aber auch Fälle krankhafter Hypoperistaltik oder gar dyskinetische Formen mit spastischem Einschlag.

2. Die **chronische Enterokolitis** kann, wie schon hervorgehoben wurde, aus der akuten dadurch hervorgehen, daß durch unvorsichtiges Verhalten des Patienten während der Rekonvaleszenz oder durch erneutes Einsetzen der schädlichen Ursache Rückfälle eintreten und sich wiederholen. In anderen Fällen entwickelt sie sich schleichend, ohne deutlichen akuten Beginn; die Kranken wollen schon lange, seit der Jugend, einen „schwachen Darm" haben und wissen schon aus eigener Erfahrung, wie leicht diese oder jene Ursache ihre Beschwerden immer wieder aufflackern läßt. In solchen Fällen hat der Arzt vor allem nach immer sich wiederholenden, zur Gewohnheit gewordenen Schädlichkeiten zu forschen. Die wahren Schädlichkeiten sind oft ganz anderer Art, als die Kranken selbst vermeinen, können aber meist selbst vom erfahrensten Arzte nicht aus der Anamnese erkannt, sondern müssen durch längere klinische Beobachtung und unter Berücksichtigung des Kotbefundes gesucht werden.

Daß frühere, nicht völlig geheilte oder in der Rekonvaleszenz nicht genügend geschonte, vielleicht weit zurückliegende akute Schleimhautentzündungen der Ausgangspunkt für die chronische Form geworden sind, läßt sich zwar selten einwandfrei nachweisen, hat aber viel Wahrscheinlichkeit für sich. Die Dinge liegen doch wohl so wie auf anderen Schleimhäuten auch. Entweder sind es verschleppte akute Prozesse oder die chronische Entzündung ist schleichend, mit unmerklichem Beginn unter dem Einfluß fortwährend sich wiederholender kleiner Schädlichkeiten entstanden, von denen die einzelne unter demjenigen Schwellenwert des Reizes lag, welcher zum Aufflammen eines akuten Entzündungsprozesses erforderlich gewesen wäre. Ad. Schmidt hat sicher Recht, wenn er sagt, es gäbe sich in zahlreichen Fällen chronischer Enterokolitis fortdauernder Wechsel zwischen „Dyspepsie" und „Entzündung" kund. D. h. der Chemismus und das Verhalten der bakteriellen Darmflora kehren nicht völlig zur Norm zurück, während die Entzündung vorläufig abheilt. Das sind Perioden der „Dyspepsie", aber gleichzeitig auch Perioden der „Entzündungsbereitschaft". Es bedarf nur geringfügiger neuer Schädlichkeit (Zunahme der Dyspepsie durch Diätfehler u. a.; zeitweilige, irgendwie bedingte Verminderung der epithelialen Widerstandskraft), um die Entzündung wieder zu erwecken. Sicher spielt hierbei das Verhalten der oberen Abschnitte des Verdauungskanals eine wichtige Rolle (mangelhafte Vorverdauung im Magen, mangelhafte Pankreassekretion, von Ad. Schmidt mit dem Worte „gastrogene" Einflüsse zusammengefaßt, S. 269) und ebenso die individuelle Einstellung der Darmflora. Nachdem Ad. Schmidt's Versuch, die Gärungsdyspepsie auf zelluläre oder humorale Minderwertigkeit des Zellulose-Verdauungsvermögens zurückzuführen, mißglückt ist (S. 30, 287 ff.), müssen wir gerade bei chronischer Enterokolitis um so emsiger nach individuellen Verschiedenheiten der Darmflora suchen. Es ist ja — von wenigen Arten, wie Cholera, Typhus, Paratyphus B, Milzbrand, Tuberkulose u. a. abgesehen — schwer und experimentell überhaupt noch nicht mit Sicherheit gelungen, darmfremde Mikroben im Darm zwangsweise anzusiedeln; wenn sie aber aus Gründen, die wir noch nicht überschauen, einmal angesiedelt sind, so ist es auch überaus schwer, sie wieder zu vertreiben. Man denke an den verzweifelten Kampf gegen die Mikroben bei Dauerausscheidern von Typhus- und Paratyphusbazillenträgern! Und nun gar die bunte Mannigfaltigkeit der bekannten und unbekannten, der leicht und der schwer züchtbaren, der aeroben und der anaeroben obligaten und gelegentlichen anderen Darmmikroben! Wir betonten schon, daß fast noch mehr als von der Kost von der harmonischen Symbiose dieser Kleinwesen im untersten Ileum und namentlich im Zökum und proximalen Kolon die chemische Zusammensetzung des entstehenden Kotes und damit auch seiner Reizwirkung auf die Darmwand abhängt. Wenn Störenfriede darunter sind, halten die anderen sie zwar zeitweise nieder; zeitweise, unter günstigen Bedingungen (geeigneter Nährboden!) werden sie aber wieder munter. In individueller Verschiedenheit der Darmflora wird sich unseres Erachtens das wechselvolle Verhalten der chronischen Enterokolitis entpuppen (Perioden der Gesundheit wechselnd mit Perioden der „Dyspepsie" und Perioden wahrer Entzündung). Daneben darf man freilich nicht außer acht lassen, daß auch die Widerstandskraft der Epithelien gegen schädliche Reize zweifellos sehr verschieden ist. Man hat sicher mit teils konstitutioneller, teils durch andere Krankheiten hervorgerufener Minderwertigkeit derselben zu rechnen. Es sei an C. A. Herter's Lehre vom intestinalen Infantilismus erinnert. Auch bei J. Bauer finden sich zahlreiche Hinweise auf konstitutionelle Leistungsschwäche des sezernierenden und resorbierenden Apparates. Praktisch genommen, bleibt es bei chronischer Enterokolitis sicher in weitaus den meisten Fällen bei anatomisch leichten

Störungen. D. h. das Spiel wechselt meist zwischen „Dyspepsie ohne Entzündung" und „Dyspepsie mit sekundärer Entzündung" leichteren Grades. Dies erhellt aus der Häufigkeit des klinischen Bildes und der Seltenheit auffallenden anatomischen Befundes.

a) Allgemeinerscheinungen. Im Vergleich zur akuten Enterokolitis treten im klinischen Bilde der chronischen Form die Allgemeinerscheinungen zurück. Prostration, Fieber und Milzschwellung fehlen wohl immer, und die Kolikschmerzen sind nur bei periodischen Verschlimmerungen in rudimentärer Form angedeutet. Statt ihrer klagen die Kranken mehr über diffuses Wehegefühl oder unbehagliche Empfindungen im Leibe, die sich oft in bestimmter zeitlicher Abhängigkeit von der Nahrungsaufnahme oder von der Stuhlentleerung einstellen und nicht selten auch mit länger dauernden kollernden Geräuschen verbinden. Die dauernde Belästigung durch diese Empfindungen und durch die sich immer wiederholenden Durchfälle führt bei vielen Kranken zur Beeinträchtigung ihrer Stimmung: sie werden nervös, reizbar, kopfhängerisch, klagen über Abgespanntheit, Unfähigkeit zur Arbeit usw. Ihre Gedanken beschäftigen sich fortdauernd mit dem Darm, und sie sind geneigt, alle unangenehmen Gefühle, auch solche, welche sicher mit dem Darm nichts zu tun haben, ursächlich auf den Darmkatarrh zurückzuführen. So werden aus ihnen, ebenso wie aus den chronisch Obstipierten nach und nach „Stuhlhypochonder". Ob diese Beteiligung des Nervensystems, welche sich meist auch bei den Stuhlentleerungen bemerkbar macht (unüberwindlicher Stuhldrang zu ganz bestimmten Zeiten; Morgendiarrhöe, [F. Delafield] oder bei solchen Veranlassungen, wo gerade keine Gelegenheit zu seiner Befriedigung besteht, Verschwinden desselben bei anderweitiger Inanspruchnahme der Aufmerksamkeit usw.), wirklich immer nur eine Folge der dauernden Belästigung durch die Darmstörungen ist, ist aber wohl zweifelhaft. Bei einer nicht geringen Anzahl von Patienten dürfte es sich in ähnlicher Weise wie bei der chronischen Obstipation um eine Koordination beider Zustände handeln, indem die allgemeine nervöse Anlage sich an demjenigen Organ vorzugsweise äußert, welches aus anderer Ursache erkrankt ist.

Trotz der oft sehr langen Dauer des chronischen Darmkatarrhes bleiben schwerere Folgezustände meist aus. Sekundärerscheinungen infolge Allgemeininfektion, wie sie beim akuten Katarrh beschrieben worden sind, werden nicht beobachtet, auch höhere Grade von Abmagerung leiten sich selten von den Verdauungsstörungen selbst, häufiger von begleitendem, psychopathischem Einschlag ab (Phobien; Furcht vor den Folgen des Essens und Trinkens). Nur wenn der Dünndarm dauernd stark ergriffen ist (im großen und ganzen tritt seine Beteiligung gegenüber dem Dickdarm in den Hintergrund), oder wenn sich sekundär eine funktionelle Insuffizienz der Pankreassekretion entwickelt (vgl. S. 271), tritt die Abmagerung deutlicher hervor, und es kann sogar zu schwerer Inanition kommen. Praktisch wichtiger ist das manchmal schon frühzeitige Blasserwerden der Kranken. Die Anämie, anfangs geringfügig, kann ziemlich schnell fortschreiten und den Charakter der perniziösen Anämie annehmen.

b) Über die Beziehungen der perniziösen Anämie zu den chronischen Magen- und Darmkatarrhen. Die einschlägigen breiten Erörterungen über diese Fragen beziehen sich vor allem auf das Verhältnis der perniziösen Anämie zur Achylia gastrica. Daß erstere so gut wie ausnahmslos mit letzterer gesellt ist, steht fest. Man wird ohne weiteres mit Kn. Faber und Fricker anerkennen, daß Achylia gastrica die Folge chronischer Gastritis sein kann und vielleicht auch häufig ist. Sie kommt aber auch ohne vorausgegangene Gastritis vor, wie es scheint sogar recht häufig. Nach dem Vorgange von F. Martius und R. Schmidt sieht man darin den Ausdruck einer konstitutionellen Minderwertigkeit des sekretorischen Magenapparates. F. Martius stellt neuerdings (1916) auf

Grund seines ungewöhnlich reichen Materials fest, perniziöse Anämie entwickle sich so gut wie ausnahmslos nur bei Menschen, die „konstitutionelle Achyliker" sind. Ad. Schmidt betrachtet die Achylia gastrica (auch ohne begleitende Darmstörungen) als einen überaus wichtigen Faktor in der Ätiologie der Perniziosa. Davon abweichend spricht F. Martius von koordinierter konstitutioneller Minderwertigkeit des sekretorischen Magenapparates und des hämatopoetischen Knochenmarks. Die Fragen sind höchst verwickelt und keineswegs geklärt. Neue Schwierigkeiten erwachsen daraus, daß nach neuerer, auf dem Hämatinumsatz fußender und wohlbegründeter Auffassung (H. Eppinger) die klinische Einheit „perniziöse Anämie" in zwei pathogenetisch vollkommen verschiedene Formen zerfällt, d. h. in die hämolytische Form ohne konstitutionelle Schwäche des hämatopoetischen Systems (häufigere Form) und in die aplastische Form auf Grundlage primärer konstitutioneller Schwäche der Hämatopoese. Bei beiden Formen aber finden wir Achylia gastrica.

Darmatrophie, sei es primäre, sei es auf Grundlage chronischer Enterocolitis, wurde schon viel früher als Ursache der Anaemia perniciosa bezeichnet (H. Quincke, R. Jürgens, C. A. Ewald u. a.), wurde aber später häufig vermißt oder mehr als Folge der Krankheit gedeutet (W. Gerlach, E. Meyer, Kn. Faber, C. E. Bloch, H. Nothnagel). Ad. Schmidt erwähnt ausdrücklich, man finde bei perniziöser Anämie oft gar keine Anomalien des Darminhaltes oder nur unbedeutende Zeichen von Dyspepsie. C. von Noorden begegnete unter seinen sehr zahlreichen Fällen zwar verhältnismäßig oft hartnäckigen Diarrhöen und auch Fettdiarrhöen, daneben aber in fast der Hälfte der Fälle vollkommen oder annähernd normaler Beschaffenheit des Kotes oder gar Stuhlträgheit. Von den Fällen mit Diarrhöen entfiel ein verhältnismäßig großer Teil auf Wurmanämien (Botriocephalus latus und Anchylostomum). In dem ersten darauf untersuchten Falle fand C. von Noorden normale Ausnützung der Trockensubstanz und des Stickstoffs, leichte Erhöhung des Fettverlustes, machte aber schon damals darauf aufmerksam, daß dieser Verlust nicht höher sei, als er bei schwereren Formen von Chlorose auch ist. H. Strauß konnte schon zahlreiche Ausnützungsversuche zusammenstellen, aus denen bald normale, bald deutlich verschlechterte Ausnützung hervorgeht. Jedenfalls ist, entsprechend der Äußerung Ad. Schmidt's, perniziöse Anämie mit schwereren Anomalien der Darmverdauung nicht unbedingt verbunden, und man hat keinesfalls das Recht, schlechte Sekretions- und Resorptionsverhältnisse für die Ätiologie der Anaemia perniciosa in den Vordergrund zu schieben.

Größere Beachtung verdient die Theorie enterogenen Ursprungs perniziöser Anämiefälle auf Grundlage enterogener Gifte (E. Grawitz, A. Bouchard, A. Albu, Tixier, A. Combe, L. Lichtwitz, L. Heß und H. Müller u. a.). Sie ging aus von der Botriozephalusanämie. T. H. Tallquist fand bei Erkrankung (Degeneration) des Wurms in dessen Körper ungesättigte Lipoide und Fettsäuren mit hämolytischen Eigenschaften. (T. W. Tallquist und E. St. Faust). Später fanden F. Berger und J. Tsuchiya auch in der Dünndarmschleimhaut bei perniziöser Anämie unbekannten Ursprungs hämolytische Lipoide; V. Schläpfer glaubte in der Schleimhaut selbst lipoid-degenerierte Zellen nachweisen zu können; doch wurden seine Befunde von L. Aschoff bestritten. Sowohl W. Türk wie H. Eppinger sprechen sich über die ätiologische Bedeutung der „enterogenen hämolytischen Lipoide" für die perniziöse Anämie sehr skeptisch aus (S. 62). Zweifellos neuen Untersuchungen R. Seyderhelm's haben die die Frage gänzlich verschoben, indem er — speziell bei Wurmanämien — die außerordentliche Giftigkeit und gleichzeitig hämolytische Kraft spezifischer Proteosen nachweisen konnte, der gegenüber die hämolytische Kraft der Wurmlipoide stark zurücktrat. Dies konnte auch auf die Leibessubstanz verschiedener Darmbakterien übertragen werden (S. 60). Es liegt nahe anzunehmen, daß konstitutionelle oder erworbene Schwäche des Darmepithels den Durchtritt solcher Gifte durch die Darmwand begünstigt, vielleicht sogar Vorbedingung dafür ist.

Die Lehre von enterogenem Ursprunge schwerer Anämien — wir wollen das Wort „perniziöse Anämie" lieber vermeiden — ist also durchaus nicht abzulehnen. Wir müssen es sogar als sehr wahrscheinlich erachten, daß in der Resorption enterogener Gifte oftmals die wahre auslösende Kraft zu suchen ist. Freilich bleibt dahingestellt, ob nicht eine gewisse konstitutionelle Schwäche des hämatopoetischen Knochenmarks bzw. konstitutionelle Minderwertigkeit der Hämoglobinbindung in den Erythrozyten Voraussetzung für die Wirksamkeit jener Gifte und für den Ausbruch der Krankheit sind. Jedenfalls wird die Theorie des enterogenen Ursprungs gestützt durch therapeutische Erfolge diätetischer Behandlung (vorwiegend oder ausschließlich vegetarische Kost, E. Grawitz) und der Verabfolgung von giftadsorbierender Blutkohle (L. Lichtwitz, J. Zadek, E. Lenz). Aber doch nur ein kleiner Teil der schweren Anämiefälle reagiert darauf mit Besserung oder gar Heilung, und es ist auch aus anderen Gründen wahrscheinlich, daß enterogene Intoxikation nicht die einzige auslösende Kraft beim Entstehen der Krankheit ist.

c) **Der Magen.** Magenbefunde, welche für chronische Enterokolitis charakteristisch wären, gibt es nicht. Freilich in einem Teil der Fälle ist der

Magen in dieser oder jener Weise erkrankt; verhältnismäßig oft finden sich
Hypochylien und Achylien mit oder ohne Katarrh. Es kann sein, daß sie
Ursache für das Erkranken des Darms wurden, jedenfalls trägt die mangelhafte
Magenverdauung der Speisen oft weiteres zum Fortbestehen der einmal er-
worbenen Darmkrankheit bei. In der Mehrzahl der Fälle sind die Säure-
verhältnisse des Magens normal (Ad. Schmidt). Hypermotilität weist der
Röntgenschirm häufig nach, ebenso wie bei allen anderen Reizzuständen des
oberen Darms (S. 93).

Über die Beziehungen der Magensalzsäure zu der Bakterienflora und
zu den Zersetzungsvorgängen im Darme müssen hier noch einige Worte eingeschaltet
werden, da sowohl bei chronischen Dyspepsien wie namentlich bei chronischer Enterokolitis etwaiger Salzsäuremangel als Ursache immer in Frage kommt. Wenn man die
Arbeiten der letzten Jahre überblickt, scheint es, als ob ein solcher Zusammenhang doch
allzu schematisch als selbstverständlich angenommen werde. Tatsächlich ist die Salzsäure nur ein sehr bedingter Schutz gegen Bakterieninvasion des Darmes.
Der Schutz ist vielleicht vollständig auf der Höhe der Magenverdauung, d. h. zu der Zeit, wo
die Azidität des Mageninhaltes hohe und höchste Werte erreicht hat. Freilich kommt auch
dann als mitbestimmend die Dauer der Salzsäureeinwirkung in Betracht; denn manche
Mikroben, namentlich deren Dauerformen, werden nur bei längerem Aufenthalt in saurer
Umgebung abgetötet. Im Beginn der Magenfüllung aber, zu einer Zeit, wo nach Maßgabe
der Röntgenoskopie schon schubweise reichlich Mageninhalt in das Duodenum abströmt,
ist der Säureschutz des gesundesten Magens völlig wertlos. Aus jeder breiigen, vor allem aus
jeder flüssigen Nahrung (Milch!) geht sofort undesinfiziertes Material in den Darm über. Das
gleiche ist der Fall zur Zeit der Magenleerheit. Verschluckter Speichel führt andauernd
ungezählte Mikroben der verschiedensten und keineswegs harmlosen Arten in den Magen,
von wo sie undesinfiziert weitergegeben werden. Die desinfizierende Kraft des Magens
ist nur stundenweise wirksam und kann deshalb schon vom allgemein-physiologischen
Standpunkt aus nicht als conditio sine qua non für das Fernhalten von Mikroben vom
Darm betrachtet werden. Man soll also die Bedeutung der Salzsäure für Desinfektion
und die Bedeutung ihres Mangels für Bakterieninvasion des Darmes nicht überwerten.
Dem Darm selbst bleibt wesentliche, vielleicht die wesentlichste Arbeit beim Schutz gegen
Infektion überlassen. Im Dünndarm tritt die bakterizide Kraft der Epithelien in Tätigkeit: vor allem ist er gegen das Auskeimen auch durch die schnelle Beförderung seines
Inhaltes geschützt (S. 29). Jede Stauung im Dünndarm aber begünstigt schnelles Auskeimen der überlebenden (S. 35), wie wir es am deutlichsten bei Dünndarmverschluß
sehen (S. 33). Unter anderen Umständen (Enteritis, Enterokolitis) dürften wohl zeitweilige Spasmen an dieser oder jener Stelle des Dünndarmes den Aufenthalt der Mikroben
verlängern und so ihrem Auskeimen Vorschub leisten. Normalerweise werden die überlebenden Keime im unteren Ileum und namentlich jenseits der Bauhin'schen Klappe
von der dort heimatberechtigten Darmflora empfangen, und dort gibt es einen Kampf
auf Leben und Tod zwischen beiden, der in der Regel mit völligem Unterliegen der Fremd-
linge endet. Der Schutz, den die heimatberechtigte Darmflora gegen Infektion errichtet, ist mindestens ebenso hoch zu werten, wie der Schutz der
Magensalzsäure; wahrscheinlich ist er viel belangreicher. Ein deutliches Bild davon
gibt uns die Schwierigkeit, darmfremde Mikroben experimentell im Darme anzusiedeln.
Nur bestimmte Arten finden ohne weiteres im Darme günstigste Lebensbedingungen
und überstehen den Kampf (S. 37, 424). An Beeinflussung der heimatberechtigten Darmflora setzt auch — praktisch genommen — die ganze Therapie der Darmdyspepsien
und Enterokolitiden ein. Wir suchen durch Fernhalten bestimmter Stoffe die Lebenstätigkeit gewisser Mikrobengruppen zu lähmen und durch Verabfolgen anderer Stoffe
das Gedeihen gewisser Mikrobengruppen zu fördern (vgl. Therapie der Dyspepsien S. 299
und 304).

Freilich ist mit Desinfektion die Aufgabe der Salzsäure nicht erschöpft. Ihr Mangel
veranlaßt, daß bestimmte Bestandteile der Nahrung mangelhaft vorverdaut in den
Darm kommen (S. 52); da es im wesentlichen rohe animalische und vegetabile Gerüst-
substanzen sind, werden dann auch ungeeignete Einschlüsse leichter verdaulichen Materials
bis in tiefe Darmabschnitte verschleppt S. 161, 269, 286).

Wir haben an verschiedensten Stellen genügend hervorgehoben, daß dies eine Quelle
für Dyspepsien und Entzündung sein kann. Da die Vorarbeit der Salzsäure aber nur
für gewisse Rohstoffe unerläßlich ist, bleibt es offene Frage, inwieweit der Ausfall
dieser Sonderleistung praktisch für das Entstehen der ungeheuer zahlreichen Dyspepsien
und Darmentzündungen ausschlaggebend ist (S. 39. 52). Die zweifellos richtige Theorie
hat auf diesem Gebiete das Urteil über die tatsächlichen Vorkommnisse allzu stark beeinflußt.

Über die praktische Bedeutung des Salzsäuremangels für Minderleistung des Pankreas (sekundäre funktionelle Pankreasinsuffizienz S. 166) ist das letzte Wort noch nicht gesprochen (Th. Brugsch).

Mit diesen Bemerkungen soll der Achylia und Hypochylia gastrica selbstverständlich nicht klinische Tragweite für die Klinik der Darmkrankheiten abgesprochen werden. Wer dies daraus schließen wollte, würde das über Pathogenese und Therapie der Darmkrankheiten an vielen anderen Stellen dieses Buches Ausgesprochene übersehen. Einige kritische Bemerkungen über das gedankenlose Bezugnehmen auf die Resultate der Salzsäurebestimmung nach Probemahlzeiten zur ätiologischen Deutung der verschiedensten Darmkrankheiten schienen uns aber doch angebracht zu sein.

d) Die objektive Untersuchung des Leibes liefert dieselben wenig verwertbaren Zeichen wie beim akuten Katarrh, oft noch weniger. Reflektorische Anspannung der Bauchdecken fehlt in der Regel, dagegen ist häufiger eine gewisse Erschlaffung der Bauchmuskulatur zu bemerken, welche die Palpation erleichtert. Auch ein mäßiger Grad von Auftreibung kommt eher vor als bei der akuten Enterokolitis. Beim Abtasten fühlt man seltener kontrahierte Dickdarmschlingen, meist ergibt sich nichts anderes als eine unbedeutende, übrigens häufig fehlende Druckempfindlichkeit des ganzen Bauches oder einzelner Abschnitte und gurrende oder schwappende Geräusche, wenn Gas und Flüssigkeit irgendwo stagnieren.

e) Das Hauptsymptom der chronischen Enterokolitis, dasjenige, über welches die Patienten am meisten klagen, sind die abnormen Stuhlentleerungen. Wenn wir nicht auf die Fälle reiner Kolitis oder Enteritis mit gelegentlichem Übergreifen auf die andere Seite der Bauhinschen Klappe abschweifen, sondern uns streng an die Zustände halten, in denen sowohl der Dünndarm wie der Dickdarm betroffen ist, so bestehen entweder dauernde diarrhoische resp. weichbreiige Entleerungen (ein oder mehrmals täglich) oder der Stuhlgang ist mehrere Tage hintereinander normal, vielleicht auch einmal infolge von Medikamenten leicht verstopft, dann aber erfolgen unerwartet wieder einige Durchfälle, so daß der Kranke beim Erwachen niemals sicher ist, wie es heute mit seinem Stuhle gehen wird. Dazwischen schieben sich dann mit oder ohne erkennbaren Grund akute Exazerbationen mit heftigen Durchfällen ein, ebenso wie es andererseits wochen-, ja monatelange Intermissionen mit normaler Stuhlentleerung geben kann. Länger dauernde Verstopfung oder Verstopfung abwechselnd mit Durchfällen, wie sie von H. Nothnagel als charakteristisch für den chronischen Dickdarmkatarrh beschrieben worden sind, kommen nach Ad. Schmidt bei therapeutisch nicht beeinflußter chronischer Enterokolitis nicht vor; dagegen bedingen stopfende Medikamente in Begleitung blander Kost häufig derartigen Verlauf (C. von Noorden). Wir weisen darauf hin, daß wahre Stuhlträgheit mit Kotstauung nicht aufkommen darf. Sie legt den Grund für neues Aufflammen der Entzündung (koprogener Reiz). Die Entleerungen erfolgen, auch wenn sie wässerig sind, meist schmerzlos und ohne vorausgehende Koliken; Tenesmen sind, wo sie auftreten, teils nervös bedingt, teils — aber selten — hängen sie vom Herabsteigen der Entzündung bis zum Enddarme ab.

Die Beschaffenheit der Fäzes stimmt bei den flüssigen Entleerungen der Exazerbationen mit derjenigen der akuten Enterokolitiden in den meisten Punkten überein (S. 420), nur findet man viel seltener unveränderten Gallenfarbstoff und Blutbeimengungen zum Schleim. Beides kann aber gelegentlich vorkommen. Was den Befund von Eiter betrifft, so betont H. Nothnagel, daß er, abgesehen von kleinen Gruppen von Rundzellen, beim chronischen Katarrh nicht gefunden wird; sein Vorkommen weise stets auf einen croupösdiphtherischen Charakter der Entzündung hin. Das ist im großen und ganzen richtig, eine scharfe Trennung beider Zustände läßt sich nicht durchführen.

Wenn auch alle schwereren Entzündungsprozesse sich in der Regel auf den Dickdarm beschränken, so kommen doch chronische Enterokolitiden ohne geschwürige Zerstörung der Schleimhaut vor, wo neben den übrigen Entzündungsprodukten Flocken und Lachen reinen Eiters in den Fäzes erscheinen.

Im gewöhnlichen Verlaufe und in den Zeiten der Remissionen gleicht die Beschaffenheit der Fäzes den bei der chronischen Dyspepsie, der gastrogenen sowohl wie der Gärungsdyspepsie beschriebenen Entleerungen (Fig. 111). Sie neigen aber mehr als diese zur Dünnflüssigkeit und unterscheiden sich von ihnen vor allem durch die stete Anwesenheit von Schleim. Der Schleim ist es, welcher sehr oft bei der Differentialdiagnose entscheidend zugunsten des Katarrhs in die Wagschale fällt. Er kann wohl einmal, wenn der Stuhl vorübergehend fest wird, für einige Tage fehlen, immer aber wird er alsbald wieder auftreten (vgl. Diagnose, S. 432). Seine Menge und Form wechseln auf und ab wie

beim akuten Katarrh, doch ist er häufiger kleinflockig und spärlich als großflockig und reichlich vertreten. Bei den kleinen, in der flüssigen Grundmasse schwimmenden oder nach dem Verreiben mit Wasser auf schwarzem Teller leicht erkennbaren Flocken ist die Unterscheidung, ob sie aus den oberen Dickdarmabschnitten oder unteren Dünndarmabschnitten stammen, oft nur schwer zu treffen. Etwaiger charakteristischer mikroskopischer Befund (s. S. 144, 149, 276) und Bilirubinfärbung entscheiden für den Dünndarm.

Nahrungsreste kommen in der verschiedensten Gestalt und Menge, wenn nicht schon bei der Betrachtung mit bloßem Auge, so doch sicherlich bei der mikro-

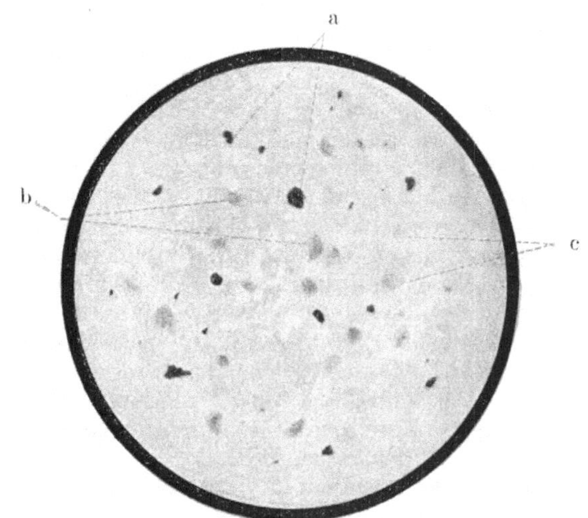

Fig. 111. Kot bei schwerer chronischer Enterocolitis (Probediät).
a = Muskelreste. b = Fettgewebsreste (Bilirubinfärbung).
c = Kleine Schleimflocken aus dem Dünndarm (Biliverdinfärbung).
Die Grundmasse hellgelb (fettreich).

skopischen Untersuchung immer vor; nur bei blander flüssiger Kost können sie fehlen. Die Probediät gibt Aufschluß über Art und Grad der Verdauungsstörung. Die Schmidtsche Kernprobe (S. 128) fällt öfters positiv aus; ob wegen beschleunigter Darmpassage oder wegen Pankreasinsuffizienz, steht dahin. Die Zersetzungsvorgänge sind stets gesteigert, wobei die Fäulnis, genährt durch die leicht zerfallenden Absonderungsprodukte (Schleim, Transsudat) meist überwiegt. Dementsprechend sehen die Entleerungen dunkelbraun, mißfarben aus, riechen widerlich faulig und reagieren alkalisch. Nur bei den sog. Gärungskatarrhen, den auf Grundlage von Gärungsdyspepsien erwachsenden chronischen Enterokolitiden, kann die Zersetzung der Kohlenhydrate so in den Vordergrund treten, daß die Gesamtfarbe hellgelb, Geruch und Reaktion sauer ist. Aber auch diese Fäzes geben meist keine eindeutige Gärungsprobe, weil die Anwesenheit fäulnisfähiger Schleimhautprodukte im Brütschrank zu einer Mischung von Fäulnis und Gärung führt (S. 296, 306). Wie bei der akuten Form kann man in der flüssigen Fäzesmasse häufig von der Darmwand stammendes gelöstes Eiweiß nachweisen. Tripelphosphate sind besonders dann reichlich vorhanden, wenn die Fäzes mit Urin verunreinigt werden. Über die Art der zu erwartenden Mikroben vgl. S. 410. Gemäß der nach Probekost erhobenen Kotbefunde überwiegen bei chronischer Enterokolitis bei weitem die Mischfälle, wo man sowohl abnorme Fäulnis- wie Gärungserscheinungen antrifft. Letzteres ist aus abnorm erhöhter Reizempfindlichkeit des sekretorischen und namentlich auch des motorischen Darmapparates zu erklären. Es werden bei ursprünglicher Fäulnisdyspepsie auch stärkeführende Partikel, bei ursprünglicher Gärungsdyspepsie auch unverdaute Fleisch-, Bindegewebs- und Kaseinreste in den Dickdarm und bis in den Kot verschleppt. Wir erwähnen ausdrücklich, daß wir nach gemischter Kost selbst bei motorisch und sekretorisch normalen Magenfunktionen öfters Bindegewebe im Kot fanden, nicht nur rohes, sondern auch gekochtes (von Noorden). Nach der einfachen, den Darm wenig reizenden und wenig belastenden Schmidt-Strasburger'schen Probekost war dies freilich nur ausnahmsweise der Fall. Diätetisch unbeeinflußt zeigt der Kot oft starken Wechsel seiner Beschaffenheit. In diesen Perioden überwiegen die Fäulnis-, in jenen Perioden die Gärungsmerkmale. Klarheit darüber, was überwiegt und was therapeutisch zunächst in Angriff genommen werden muß, bringt fast immer die Probekost; allerdings in den Mischfällen kaum jemals sofort (S. 207, 296), sondern erst nach einigen Tagen. Wir würden uns den Einblick in die Lage der Dinge erschweren und Zeit vertrödeln, wenn wir uns nicht über den jeweilig beherrschenden Charakter der Störung diagnostischen Aufschluß verschafften.

Neben den diarrhoischen Entleerungen belästigt die Kranken manchmal der reichliche Abgang übelriechender Flatus. Sie entleeren sich nicht immer glatt, sondern können durch spastische Zusammenziehungen einzelner Abschnitte lange zurückgehalten werden („versetzte Winde").

Der Urin ist trotz der flüssigen Stühle quantitativ nicht auffallend vermindert. Eiweiß und Zylinder fehlen in unkomplizierten Fällen stets. Auf die von C. Funk und H. C. Richartz beobachteten flüchtigen Glykosurien ist schon hingewiesen (S. 422). Das Harnindikan ist noch häufiger als bei akuten Formen vermehrt. Urobilin verhält sich verschieden (Bedingungen S. 422).

f) Dauer, Prognose. Die Dauer der chronischen Enterokolitis ist nur nach Monaten, meist nach Jahren und selbst nach Jahrzehnten zu bemessen. Die meisten Patienten haben ihre Durchfälle schon mindestens 1 bis 2 Jahre gehabt, ehe sie sich in fachärztliche Behandlung begaben. Da die Stärke der Erscheinungen wechselt und Perioden relativer und absoluter Heilung vorkommen, so vergessen die Kranken die ersten Erscheinungen wieder und machen unrichtige Angaben über die Dauer.

Mit anderen Worten als Ärzte haben wir es fast immer mit vernachlässigten Fällen zu tun. Wenn auch anfangs eine Zeitlang Diät und Lebensweise sachgemäß befolgt werden, so versiegt die Ausdauer doch bald. Die Kranken leiden nicht schwer; mit den Unannehmlichkeiten finden sie sich ab; im Bedarfsfalle wird zu Stopfmitteln gegriffen. Trotz mehrjähriger Dauer kann planmäßige Behandlung das Übel noch heilen; aber mit der Zeit verschlechtern sich doch die Aussichten auf völlige Heilung beträchtlich. Nachdem die Darmdrüsen, insbesondere die Schleimdrüsen, sich einmal Jahre hindurch auf verstärkte Sekretion eingestellt haben, bildet sich diese Eigenschaft schwer wieder zurück. Mit der verstärkten Sekretion ist aber zugleich die Vorbedingung für das Wiederauftreten übermäßiger Zersetzung und das Entstehen reizender Produkte gegeben. Bei lang verschleppter Enterokolitis gelangt man gewöhnlich nur zu einem Zustand, bei dem zwar Verdauung, Resorption und allgemeine Kotbeschaffenheit normal sind, wo aber der Kot nicht schleimfrei wird. Krankheitsbereitschaft besteht noch fort und unvorsichtige Lebensweise würde bald wieder zu Dyspepsie oder gar zu Entzündung führen. Wenn der Patient, wie es nur allzu oft der Fall, der steten Vorsicht überdrüssig wird und sich auf das Eindämmen von Exazerbationen durch Opiate usw. und das Vermeiden dieser oder jener Nahrungsmittel beschränkt, so kommt er mit der Zeit doch schwer herunter. Oft gesellen sich auch psychopathische Einschläge hinzu, vor allem stete Furcht vor den Folgen des Essens, und das führt fast immer zu starker Abmagerung und Schwäche. Etwaige Komplikationen trüben natürlich die Prognose noch mehr, vor allem ist das Entstehen schwerer Anämie durch Aufnahme hämolytischer Stoffe zu erwähnen. Auch ist man niemals sicher davor, daß die chronische Entzündung der Schleimhaut an dieser oder jener Stelle des Darms sich in tiefere Teile fortpflanzt und zu lokalen Entzündungen schwereren Grades führt (namentlich am Typhlon, am Wurmfortsatz, am Sigma).

In verhältnismäßig frischen Fällen und bei gewissenhaftem Durchführen geeigneter Maßnahmen ist die chronische, nichtkomplizierte Enterokolitis völlig heilbar.

D. Diagnose.

Die Diagnose der akuten Enterokolitis ergibt sich aus den plötzlich einsetzenden, mit Kolik verbundenen Durchfällen ohne weiteres. Wenn Erbrechen oder andere Magenerscheinungen vorausgegangen sind, darf man ruhig annehmen, daß es sich nicht um eine isolierte Dickdarmentzündung handelt, auch wenn man keine Gelegenheit gehabt hat, Nahrungsreste in den diarrhoischen Stühlen zu konstatieren. Den Abgang von Schleim und Blut kann man schon bei flüchtiger Betrachtung der Entleerungen erkennen. Er wird deshalb oft schon von den Patienten selbst berichtet. Zur Abgrenzung gegenüber der einfachen Dyspepsie ist er von Bedeutung. Bei schwererer Erkrankung kann die Frage entstehen, ob es sich wirklich nur um eine Enterokolitis und nicht um eine Allgemeininfektion mit vorwiegender Beteiligung des Darmes (Typhus, Sepsis) handelt. Abgesehen von dem Nachweis der Mikroben im Blute und in den Fäzes und dem Ausfall der Agglutinationsprobe schützt meist der flüchtige Charakter des Fiebers und der Milzschwellung, das Fehlen von Auftreibung des Leibes und von Roseolen, der meist beschleunigte Puls und das plötzliche Einsetzen der Krankheit vor der Verwechselung mit Typhus; doch bleibt manchmal die Frage, ob Typhus vorliegt, dauernd offen (L. Kuttner und G. Lehmann). Man versäume nie Untersuchung auf Paratyphusbazillen A und B (Kultur aus dem Kot; Serumreaktion). Gegenüber der Sepsis ist die Unterscheidung schwerer, zumal Kolibazillensepsis anscheinend nicht selten aus einfachem Katarrh hervorgeht. Auch der Verdacht auf Appendizitis oder allgemeine Peritonitis kann aufsteigen. Gegenüber der Appendizitis (richtiger Periappendizitis) ist auf die diffuse Ausbreitung der spontanen und der Druckschmerzen, gegenüber der allgemeinen Peritonitis auf den kolikartigen Charakter der Schmerzen und die doch meist nicht so hochgradige Druckempfindlichkeit bei der Palpation Wert zu legen. Wenn bei schlaffen Bauchdecken peristaltische Bewegungen sichtbar und sogar lokale Auftreibungen mit Plätschergeräuschen vorübergehend nachweisbar werden, kann auch einmal der Verdacht auf Stenose (Karzinom, Invagination) aufkommen, doch wird er bei sorgfältiger Beobachtung nicht lange bestehen.

Bei Abgrenzung gegenüber akuten oder periodisch auftretenden nervösen Diarrhöen werden vor allem das allgemeine Krankheitsbild und das Fehlen von Fieber den Ausschlag geben. Die Kotuntersuchung kann hier im Stich lassen, da nervöse Durchfälle ja auch unverdaute Nahrungsreste (beschleunigte

Peristaltik)! und Schleim in den Kot befördern können. Die Abwesenheit von Blut ist nicht beweisend; Blut fehlt ja oft, selbst mikroskopisch und mikrochemisch, im Kot bei Enterokolitis (S. 421). Auch die anaphylaktischen Durchfälle, die wässerigen thyreotoxischen und Addisondiarrhöen sind nicht sofort durch charakteristische Merkmale von der akuten Enterokolitis abzugrenzen. Das allgemeine Krankheitsbild muß auf den richtigen Weg weisen.

Bei chronischer Enterokolitis ist vor allem festzustellen, um welche besondere Form der Dyspepsie es sich handelt: Mischform, Gärungs- oder Fäulnisdyspepsie. Das ist therapeutisch wichtig. Wir besprachen, daß die Erscheinungsform der Dyspepsie wechseln kann (S. 430). Damit Hand in Hand geht das Erkennen des Stadiums, in welchem sich die Krankheit jeweilig befindet. Besteht zur Zeit nur Dyspepsie oder ist auch die Schleimhaut entzündet? Wenn auch gelegentlicher einmaliger Befund durchaus nichts entscheidet, wird dafür doch das regelmäßige Fehlen oder Auftreten von Schleim im Kot ausschlaggebend ins Gewicht fallen. Andererseits darf aus dem Nachschleppen vermehrter Schleimproduktion über völlige und nachhaltige Beseitigung aller anderen Abnormitäten des Kotes nicht ohne weiteres auf Fortbestehen der Entzündung geschlossen werden. Die einmal vollzogene Umwandlung von Epithelzellen in Becherzellen bildet sich nicht so leicht zurück. Man kann eine hierauf fußende vermehrte Schleimproduktion zwar als Katarrh, darf sie aber nicht als Entzündung deuten (S. 330). Auch neurogene Einschläge können beim Fortbestehen der Schleimsekretion mitwirken (S. 334). Unter Umständen kommt es darauf an, abzugrenzen, ob und inwieweit Myxoneurosis einer Enterokolitis sich aufgepfropft hat (S. 336). Wenn außer Schleim auch Blut und Eiter (S. 421) im Kote sich finden, bedeutet das natürlich schwerere Krankheitsform. Aus der Art des Schleimes lassen sich oft, aber nicht immer, Schlüsse auf Schwere und Ausbreitung der Entzündung ziehen (S. 142).

Je stärker der Durchfall ist und vor allem je mehr Nahrungsreste er zutage fördert, um so höher hinauf reicht im allgemeinen die Entzündung im Dünndarm. Bei den nicht seltenen Formen, die sich für gewöhnlich auf die Umgebung der Bauhinschen Klappe beschränken und nur periodisch nach oben und unten sich ausbreiten, werden in den Remissionen nur sehr spärliche Nahrungsreste gefunden und man muß zur Probediät greifen, um die Sachlage aufzuklären. Über die Beziehungen dieser Prozesse zur chronischen Appendizitis S. 465. Zur Beurteilung der Dickdarmbeteiligung dient auch das Rektoskop. Zeigt dasselbe die untersten Abschnitte frei, beweist aber der übrige Befund, besonders der Schleim, daß der Dickdarm beteiligt sein muß, so darf man annehmen, daß nur die höheren Abschnitte betroffen sind. Auf Rekto-Romanoskopie sollte man in keinem Falle verzichten.

E. Therapie der akuten und chronischen Enteritis und Enterokolitis.

Wir dürfen hier Enteritis und Enterokolitis gemeinsam besprechen, da eine Abgrenzung in therapeutischer Hinsicht praktisch nutzlos ist, und da die Therapie einsetzen muß, ehe die mehr theoretische Frage, ob Enteritis allein oder Enterokolitis, entschieden ist. Auch für die leichteren Formen der Kolitis hat das hier Vorgebrachte Bedeutung; wir werden später (Abschnitt Kolitis) darauf zurückverweisen.

1. Akute Enteritis und Enterokolitis.

Die Behandlung beginnt, altem Brauche entsprechend, mit Verabfolgung eines **Abführmittels,** womit man bezweckt, unerwünschten und darmreizenden

Inhalt herauszubefördern (Nahrungs- und Kotreste, Mikroben, Gifte). Wie
Ad. Schmidt hervorhebt, besorgt dies größtenteils der Darm schon allein,
auch ohne Abführmittel. Immerhin anerkennt auch er den praktischen Nutzen.
Des meisten Vertrauens erfreuen sich Rizinusöl (1—2 Eßlöffel) und Kalomel
(zwei Gaben von je 0,3 g mit halbstündiger Pause; · G. Klemperer und
L. Dünner). Gegen das Kalomel äußert zwar J. Strasburger Bedenken, weil
nach seinen früher berichteten Versuchen (S. 150) die Bakterienmenge der
Stühle nicht ab-, sondern zunehme. Die praktische Erfahrung ließ aber doch
am Kalomel festhalten. Mit dem einleitenden Verabfolgen von Rizinusöl oder
Kalomel soll aber die abführende Behandlung abschließen; sie fortzusetzen
bringt mehr Schaden als Nutzen; darüber besteht Einmütigkeit. — Sehr empfehlenswert ist es auch, sofort den Magen durch Spülen zu säubern, wozu
man sich 0,2%iger Salzsäure oder 1%iger Milchsäure oder mit Ad. Schmidt
0,2%iger Salizylsäure bedienen kann.

Die weitere Aufgabe ist dann, den Darm funktionell möglichst
ruhig zu stellen. Dies geschieht am besten und am schonendsten durch
völliges Fasten (über Hungertage S. 188) mindestens für einen Tag, unter Umständen für 2—3 Tage. Auch mit Getränken sei man äußerst zurückhaltend;
nur als Träger von Medikamenten (Kohle, Salzsäure u. a., s. unten) benütze man
sie, nicht aber zum Stillen des Durstes. Den Wasserbedarf deckt man erforderlichen Falles mittels intravenöser oder, wenn dies wegen zu enger Venen nicht
angängig, mittels subkutaner Infusionen isotonischer Traubenzuckerlösung
(C. von Noorden und H. Salomon) oder physiologischer Kochsalzlösung
(G. Klemperer und L. Dünner); erstere verdient den Vorzug, weil sie positive Nährwerte zuträgt. Man scheue vor der Hungerkur nicht zurück. Was
man mit Krankensüppchen u. dgl. auf der Höhe des Leidens einbringt, ist
im Verhältnis zum Nährwertbedarf doch nur verschwindend wenig und von
dem Wenigen wird nicht einmal alles resorbiert; der Schaden wäre größer als
der Nutzen.

Von **Medikamenten** sind bei der Hungerkur Opiate oft entbehrlich.
Doch ist nach vorausgegangener abführender, Behandlung nichts dagegen
einzuwenden, wenn der Darm unruhig bleibt und wenn schmerzhafte Spasmen
den Kranken quälen. Man beschränke sich auf die kleinste wirksame Gabe;
oft genügt es, während des ersten Hungertages 5—6 mal je 3—4 Tropfen Opiumtinktur zu reichen. Sehr angenehm empfinden die meisten Kranken das öftere
Verabfolgen von Salzsäure (8 Tropfen Ac. hydrochlor. dil. in ½ Weinglas
Warmwasser); dies beseitigt das lästige Gefühl von Übelkeit. Andere Stopfmittel wie Adstringentia (S. 244) sind wenig erfolgreich; auch die Uzarapräparate enttäuschten uns im akuten Stadium der Krankheit. Am günstigsten
scheinen noch Wismutpräparate zu wirken (Bismutum carbonicum, B. subgallicum, S. 245). Neuerdings traten alle solche Adstringentia zurück gegen
Bolus alba und namentlich fein verteilte Tierkohle (S. 234). Es läßt sich
aber schwer ein Urteil gewinnen, ob sie wirklich den behaupteten Erfolg auf
akute Enteritis und Enterokolitis haben, da diese Krankheiten sehr oft auch
ohne Mitwirken von Bolus oder Kohle in wenigen Tagen abheilen. (Tierkohle
3—4 mal täglich je 20 g in je 150 ccm warmem Wasser). Zu den Medikamenten
rechnen wir auch vorsichtige Gaben alkoholischen Getränks wie eßlöffelweise Kognak oder je ½ Weinglas alten, tanninreichen Rotweins; die eigentlichen Tanninpräparate (Tannin, Tannigen, Tannalbin usw., S. 245) haben
auf akute Reizzustände des Darms wenig Einfluß. Man sorge, daß die zum
Einführen von Medikamenten benötigte Wassermenge 500—600 ccm jedenfalls nicht übersteigt; bei Verzicht auf Bolus und Kohle kommt man mit 150
bis 200 ccm bequem aus. Von entschiedenem Vorteil für Beruhigung des Darms

sind **Suprareninklistiere** (S. 242). Namentlich wo Tenesmen und Darm-spasmen sich in das Krankheitsbild einschieben, helfen sie meist rasch und gründlich und machen oft Opiate unnötig. Mit den von H. Leo empfohlenen **Chlorkalzium-Spülungen** des Darms (S. 246) machten wir auf der Höhe der Krankheit keine überzeugend guten Erfahrungen.

Unter Umständen sind schon frühzeitig **Analeptika** am Platze. Von Alkoholika abgesehen (s. oben) gibt man sie besser subkutan, um den Darm zu schonen (z. B. Kampferöl und Koffeinpräparate in den üblichen Gaben; sehr empfehlenswert auch Sparteinum sulfuricum, 0,02 g 3—4 mal täglich (C. von Noorden).

Natürlich bedarf der Kranke **Bettruhe.** Schwache Kranke müssen bei Stuhlgang das Stechbecken benützen. Nur bei leichtester Krankheitsform und völlig normaler Körpertemperatur darf man von Bettruhe absehen. Prießnitzsche Umschläge oder heiße Umschläge auf den Bauch erweisen sich als nützlich. Für Warmhalten des ganzen Körpers muß gesorgt werden.

In den meisten Fällen akuter Enteritis und Enterokolitis wird durch die geschilderten Maßnahmen die Wucht der Krankheit alsbald gebrochen und schon nach 2—3 Tagen darf man von Rekonvaleszenz reden. Ob dies der Fall, hängt aber nicht nur von getreuem Befolgen der Vorschriften ab, sondern vor allem auch vom Charakter der Krankheit. Man darf nicht über-sehen, daß sich hinter dem Symptomenkomplex der akuten Enterokolitis doch häufig ernste Infektionen und Intoxikationen verstecken: manchmal Typhus oder Sepsis, häufiger Paratyphus B, selbst Dysenterie und Cholera; ferner Botulismus, Vergiftung mit Schwermetallen oder mit Phosphor, Arsen u. dgl. Diese Krankheiten nehmen unabhängig von der Therapie den ihnen zukommen-den Verlauf. Wenn bei zweckentsprechendem Verhalten eine akute Entero-kolitis nicht binnen weniger Tage der Heilung zustrebt, muß man immer darauf rechnen, daß sie nur die Larve einer ernsteren Infektions- oder Intoxikations-krankheit ist. Unzweckmäßig und mit halben Maßregeln behandelt kann sich freilich auch jede gewöhnliche Enterokolitis längere Zeit hinschleppen oder gar in die chronische Form übergehen.

Nachdem durch unbedingte Schonungstherapie die stürmischen Er-scheinungen überwunden, rückt die **diätetische Behandlung** in den Vorder-grund. Man sei anfangs mit Flüssigkeit noch sehr zurückhaltend und gestatte davon nur kleine Mengen auf einmal. Daher sei man mit den beliebten „Schleim-suppen" nicht allzu freigebig. Als erstes Nahrungsmittel bewährt sich viel besser sehr feines Weizengebäck (Albertkeks, Zwieback, altbackenenes und schwach angeröstetes Weißbrot), in Tee oder in Rotwein gestippt. Dann folgt gut gar gekochter Reis, der gekaut und langsam gegessen werden soll. Dann erst Schleimsuppen und Suppen aus dextrinisierten Zerealienmehlen, weiter-hin weich gekochtes Ei und zartes Fleisch, z. B. Hühnerbrust. Allgemein gültige Vorschriften für den weiteren Ausbau der Kost lassen sich nicht geben. Nur lehrt die Erfahrung, daß man mit Gemüsen und Obst jeder Art und Form zurückhalten soll, bis einfache Gebäcke, einfach zubereitete Zerealien-, Eier- und Fleischspeisen, gekochte Milch, milder Käse, Butter unbedingt gut ver-tragen werden.

In schwereren Fällen ist es oft ratsam, anders vorzugehen und den Fast-tagen zunächst 1—2 Rohrzuckertage anzuschließen (H. Salomon und G. Wallace, C. von Noorden und H. Salomon, S. 190). Jedenfalls ist dies viel bekömmlicher als die üblichen Schleimsuppen. Auch Ad. Schmidt betont die gute Bekömmlichkeit des Rohrzuckers, selbst bei schwersten Reiz- und Entzündungszuständen des Darms. Dies gilt aber hauptsächlich für Zucker als einziges Nahrungsmittel, während bei Enterokolitis die Scheu, Speisen und Getränke verschiedener Art mit Rohrzucker oder anderen Zuckerarten zu süßen, einige Berechtigung hat. Im Gegensatz zu Ad. Schmidt und in Übereinstimmung mit J. Boas heben wir dies um so nachdrücklicher hervor, als wir ja reiner Zuckerdiät als Übergangskost das Wort reden. Gegen das Süßen von Speisen und Getränken mit Saccharin ist nichts einzuwenden. Man bricht beim Übergang zu reiner Zuckerkost freilich mit dem Grundsatz der Flüssigkeitsbeschränkung, tauscht aber andere Vorteile dafür ein. Wird doch der nahrhafte Rohrzucker sehr schnell invertiert und schon in oberen Abschnitten des Dünndarms völlig resorbiert, was bei allen stärkehaltigen Stoffen nicht ganz sicher. Es gelangen also keine Gärungserreger in tiefere Abschnitte. Den Rohrzuckertagen folgt dann am besten Ernährung mit drei-tägigem Kefir, der fast gar keinen Milchzucker mehr enthält. Für Milch-zucker und damit auch für Milch ist der entzündete Darm oft sehr empfind-lich, wohl deshalb, weil man nicht sicher auf Gegenwart von Laktase im Darm des Erwachsenen rechnen darf (S. 24). Der Kefir wird dann später durch feine Gebäcke, verschiedene feinverteilte Zerealien und durch frischen Topfen-käse ergänzt. Daraufhin erfolgt der Ausbau zu breiterer Kost.

Nach Wiederaufnahme der Ernährung, also gewöhnlich vom 3.—4. Krank-heitstage an sind **Medikamente** oft ganz entbehrlich. Oft können sie aber doch manches nützen. In Betracht kommen vor allem kohlensaurer Kalk (am besten morgens und abends je 1 Kaffeelöffel voll in etwa 50 g Wasser verrührt); Wis-mutpräparate (gleichfalls morgens und abends zu nehmen, z. B. je 1 g Bis-mutum subgallicum oder Thiokoll); Tanninpräparate in zwei- bis dreistünd-lichen Einzeldosen (S. 245 sehr zweckmäßig auch Uzara; S. 242; A. Gürber). Die Gaben werden allmählich verringert.

Später gilt es vor allem, das Eintreten von **Obstipation** zu verhüten, wozu der Darm als Reaktion auf frühere Übererregbarkeit nach akuter Entzündung immer neigt. Man soll aber mit Abführmitteln vorsichtig sein und strenge Auswahl treffen. Gewöhnlich kommt man mit kleinen Einläufen aus, und nach kurzer Übergangszeit bedarf man ihrer nicht mehr. Vor dem unsinnigen Sich-gewöhnen an Einläufe sei ausdrücklich gewarnt (S. 256). Von inneren Mitteln sind am bekömmlichsten isotonische Magnesiasulfatlösung (morgens nüchtern oder abends spät), Magnesium Perhydrol (nachmittags und abends je 0,5 g). Auch Karlsbader Mühlbrunnen (morgens 250—300 ccm, kühl getrunken) be-währt sich meist gut.

2. Chronische Enterokolitis.

Chronische Enterokolitis setzt der Behandlung viel größeren Wider-stand entgegen und pflegt nur bei größter Konsequenz und Ausdauer von seiten des Arztes und des Patienten restlos auszuheilen. Daher empfiehlt Ad. Schmidt dringend planmäßige Behandlung in darauf eingestellten Anstalten. Auf 4 bis 5wöchige Kurdauer ist immer zu rechnen. Häusliche Behandlung und ebenso die üblichen Trinkkuren in Badeorten geben meist unbefriedigende Resultate; der Besserung folgen bald wieder Rückfälle.

Um die Aufgaben der Therapie richtig zu würdigen, müssen wir gedenken, daß der chronische Katarrh ganz vorzugsweise im Dickdarm lokalisiert ist und höchstens die untersten Schlingen des Dünndarms mitumfaßt. Chronische Katarrhe, welche auch den ganzen Dünndarm umfassen, sind äußerst selten; vielleicht kommen sie überhaupt nicht vor. Anatomische Belege dafür fehlen.

Bei der **Diät** muß immer der Schwerpunkt der Behandlung liegen. Mit Recht klagt Ad. Schmidt darüber, es werde meist in der Regel zu schematisch verfahren oder zu viel planlos herumprobiert. Gerade für die Behandlung

der chronischen Enterokolitis war es ausschlaggebend, als Ad. Schmidt uns
lehrte, die diätetische Behandlung der jeweilig vorherrschenden Dyspepsieform anzupassen (Dyspepsie vom Fäulnis- oder vom Gärungscharakter, S. 266ff.).
Er ging dabei von dem zweifellos richtigen Standpunkt aus, zunächst müsse
das Entstehen qualitativ oder quantitativ abnormer Zersetzungsprodukte
im Darm verhütet werden; Abnahme oder gar Wegfall derselben seien Voraussetzung für das Wiedergesunden der Schleimhaut. Trotz dieser ganz klaren
und einleuchtenden Grundsätze hat sich die Schmidtsche Forderung in der
ärztlichen Praxis nur wenig durchgesetzt. Planmäßig befolgt wird sie nur
in Krankenhäusern und sonstigen Anstalten, welche dem Sonderfach „Ver-
dauungs- und Stoffwechselkrankheiten" dienen, aber — wie schon Ad. Schmidt
betonte — keineswegs in allen Anstalten, welche diesen Namen tragen. Jeder
Facharzt für Verdauungs- und Stoffwechselkrankheiten weiß, wie häufig noch
immer planloses Herumprobieren mit Diät und Arzneimitteln die chronische
Enterokolitis verschleppt und wie häufig die verordnete Diät nur auf scheinbarer Exaktheit beruht: d. h. auf gelegentlicher Untersuchung einer beliebigen
Kotprobe oder auf einmaliger Untersuchung nach „Schmidtscher Probekost". Nur vor den allergrößten Irrtümern könnte letzteres schützen. In Wirklichkeit bedarf es fortlaufender Kontrolle des Stuhlgangs, wenn man endgültig
Gutes erreichen will (S. 437).

Der planmäßigen Behandlung chronischer Kolitis gehe immer die Feststellung voraus, welche Form abnormer Zersetzung vorliegt oder überwiegt. Man bedient sich entweder der Schmidtschen Probekost (S. 123)
oder gleichsinnig gerichteter Kost. Man kann mit dieser Ernährungsform nicht
schaden, muß aber von vorn herein damit rechnen, daß die von Ad. Schmidt
als Minimum bezeichneten 3 Tage häufig zur sicheren Erkenntnis der Sachlage nicht ausreichen. Ein vorausgeschickter Fasttag kommt, ebenso wie bei
nicht entzündlichen Dyspepsien, rascher Klärung der Sachlage zugute (S. 298).
Nur scheinbar verliert man mit der Probekost Zeit. Je sorgsamer die Vor-
prüfung, desto sicherer wird die Grundlage für späteres Handeln und desto
schneller kommt man zum Ziel. Es gehört ja freilich eine gewisse Übung dazu,
um aus den Ausschlägen richtige Schlüsse zu ziehen; auf dem Präsentier-
teller gleichsam bieten sich die Resultate nicht an. Bei sachgemäßer Probe
und bei hinlänglicher Vertrautheit mit der Methode erfahren wir dann, ob
Gärungs- oder Fäulnisvorgänge die Lage beherrschen oder ob eine Mischform
(S. 207, 430) vorliegt.

Nachdem dies erkannt, raten wir dringend, und wir gehen dabei über
die Forderung Ad. Schmidt's hinaus, die planmäßige Behandlung mit 2—3
Fasttagen zu beginnen. Das ist ein **Hauptstück der Gesamttherapie** und
verkürzt nicht nur die Dauer der Kur, sondern verbessert ganz wesentlich die
Gesamtaussicht auf Erfolg. Die sog. „leichteste Kost", welcher Art sie auch
sein möge, bereitet den Boden für die folgenden Maßnahmen bei weitem nicht
so gut vor, wie Fasttage es tun. Selbst bei heruntergekommenen Kranken
scheue man sich nicht davor; erforderlichen Falles sorgen intravenöse Dextroseinfusionen für Deckung des notwendigsten Bedarfs an Nährwerten und
Wasser (S. 189). Seitdem wir nicht nur für akute Enterokolitis, wo es ja ein
altherkömmliches Verfahren ist, sondern auch für chronische Formen zum
Einschalten der Fasttage übergingen, wurden die Erfolge sehr viel besser und
wir können nur noch für eine geringe Zahl der Fälle dem Urteil Ad. Schmidt's
zustimmen, daß die Behandlung dieser Krankheit zu den schwersten Aufgaben des Internisten gehöre.

Wie nun nach den Fasttagen die Kost neu aufgebaut wird, ward ausführlich erörtert bei der Diättherapie der Dyspepsien (S. 298ff.). Grundsätze

und Einzelvorschriften sind von dort aus je nach den vorliegenden Verhält-
nissen (Gärungsdyspepsie, Fäulnisdyspepsie, Mischformen) zu übernehmen.
Dies hier nochmals zu wiederholen, ist zwecklos. Im allgemeinen haben die
Maßnahmen den Sinn, ein Material zuzuführen, welches

1. möglichst schon im Dünndarm vollständig verdaut und resorbiert wird und damit
die tieferen, erkrankten Teile: Kolon und vielleicht auch unterstes Ileum funktionell entlastet (S. 179), und

2. den Nährboden derart umstimmt, daß er den jeweilig vorherrschenden Keimen
nicht mehr behagt. Dies ist nicht nur theoretisch, sondern auch praktisch leichter durchführbar bei Gärungs- als bei Fäulnisdyspepsie; bei dieser hat man ja immer mit leichter
Zersetzlichkeit des Darmsekrets und anderer Entzündungsprodukte zu rechnen; andererseits läßt sich durch richtige Auswahl und Zuteilung von Kohlenhydraten und Kohlen-
hydratträgern ein Heer von Mikroben heranzüchten, die als Antagonisten der Fäulniserreger dienen und deren Einfluß auf die hauptsächlichsten Brutstätten der Fäulniskeime,
Zökum und vielleicht schon unterstes Ileum, bei hinlänglicher Ausdauer doch einigen
Erfolg verspricht. Und wenn dies positive Ziel auch nicht erreicht wird (S. 205), so trägt
die Kost doch dafür Sorge, die Sekretion möglichst zu beschränken und Zufluß fäulnisfähigen Materials aus der Nahrung zu verhüten.

Im wesentlichen will also die diätetische Therapie Schädlichkeiten ausschalten, den Bakteriennährboden und damit die Mikrobenflora des Darms
umstimmen, die Reizkörper vermindern und überläßt dann die Heilung der
entzündlichen Vorgänge den natürlichen Regenerationskräften. Dies klingt
einfach, und praktisch erreicht man auch fast ausnahmslos im Beginn der
Diätkur, solange es sich um Fasttage und die ersten Diätformen (S. 300, 304)
handelt, wesentliche und höchst ermunternde Erfolge. Dann aber, wenn die Kost
erweitert werden soll, beginnen die eigentlichen Schwierigkeiten. Manchmal,
sogar meistens, geht alles ganz glatt ohne Zwischenfälle voran. Andere Male
aber zieht dieser oder jener erweiternde Schritt alsbald neue Störungen nach
sich, offenbar weil die beabsichtigte Einwirkung auf das Bakteriengemisch
des Darms doch nicht in gewünschtem Maße stattgefunden hat und die unter-
drückten Schädlinge bei erster Gelegenheit, d. h. nach Wiederherstellung
eines für sie günstigeren Nährbodens, aufs neue auskeimen. Man sieht auch
gar nicht selten, daß bei Neuausbruch krankhafter Erscheinungen der ganze
Charakter der Kotverhältnisse sich inzwischen geändert hat; d. h. vorher
Gärungsdyspepsie, nachher Fäulnisdyspepsie oder umgekehrt. Vor solchen
üblen Zwischenfällen, die zum mindesten die Behandlung in die Länge ziehen
und die Geduld der Kranken erschöpfen, schützt mit einiger Sicherheit nur
fortlaufende Kontrolle jeder einzelnen Stuhlentleerung, nicht mittels oberflächlicher Besichtigung, sondern mittels mikroskopischer und unter Umständen chemischer Methode. Das mikroskopische Kotbild liefert ganz gewöhnlich früher als der makroskopische Befund und das Empfinden des Kranken
Anhaltspunkte für unerwünschte Entwicklung der Dinge und ermöglicht rechtzeitiges Eingreifen. Je nach Lage der Dinge veranlaßt die der Kotbeschaffenheit entnommene Warnung, einen Fasttag einzuschieben oder zu einer früheren
Stufe der Kostordnung zurückzugreifen oder gar (nach eingeschaltetem Fasttage, S. 306) die ganze Ernährungsform umzustellen, d. h. von einer Anti-
Gärungsdiät zur Anti-Fäulnisdiät überzugehen oder umgekehrt. Bisweilen
zieht man aus mehrfachem Wechsel zwischen Antigärungs- und Anti-
fäulniskost sichtlichen Vorteil. Diese Notwendigkeit, die Kost mehrfach
umzustellen, auf die auch Ad. Schmidt schon verwies, folgt offenbar daraus,
daß bei längerem Durchführen einseitig gerichteter Kost (z. B. bei gänzlichem
Ausschluß von Zellulose; Gärungsdyspepsie) die Darmflora sich gleichfalls
allzu einseitig entwickelt. Im Anfang der Kur war dies notwendig, um einer
überwuchernden schädlichen Flora entgegenzuarbeiten; später aber ist es
für Gesundung und Gesundbleiben der Darmschleimhaut nicht mehr günstig,

unter dem Einfluß immer der gleichen, einseitig gerichteten Darmflora zu
stehen. Dann wird der Wechsel zur Methode; es soll aber ein planmäßiger,
aus Beschaffenheit des Kotes abgeleiteter Wechsel sein, nicht etwa unsicheres
Schwanken und Herumprobieren. Wir hatten bei Enterokolitis bzw. Kolitis
chronica mit Wechselkost oft überraschend gute Resultate. Sie führt namentlich später, beim Wiederaufbau reichlicher Ernährung, oft glatter zum Ziel
als noch so sorgfältige Auswahl einer aus Antigärungs- und Antifäulnismaterial
zusammengesetzte Mischkost. Außerdem erleichtert der Wechsel dem Kranken
das Durchhalten.

Wie man sieht, läßt sich ein einheitliches Kostschema für chronische Enterokolitis gar nicht aufstellen. Wer nur schematisch zu arbeiten versteht, soll
mit einer so heiklen Aufgabe, wie es die Diätbehandlung dieser Krankheit
ist, lieber gar nicht beginnen. Er kann freilich guten Erfolg haben, aber das
ist dann Spiel des Zufalls.

Auch nach Beendigung der eigentlichen Kur hat der Rekonvaleszent
noch längere Zeit, d. h. Wochen bis Monate in der Richtung weiterzuleben,
die sich nach festgelegten Tatsachen für ihn am besten bewährte. Er muß
dann aber mit Vorschriften heimgesandt werden, die er unter den äußeren
Lebensverhältnissen auch wirklich durchführen kann. Sonst wirft der Zwang
der äußeren Umstände die besten Pläne und Vorschriften um.

Die Mehrzahl der Kranken, welche sich eine planmäßige Behandlung
nicht verdrießen lassen, werden schließlich wieder in den Stand gesetzt, die
durchschnittliche Normalkost und selbst gelegentliche stärkere Belastung
mit den gleichen Aussichten auf Bekömmlichkeit zu vertragen wie jeder Gesunde. Aber doch nicht immer. Manche bleiben ihr ganzes Leben hindurch
Darmkrüppel, indem sie teils bestimmte Speisen, teils bestimmte Speisen-
gemische, teils das Überschreiten bestimmter Speisemengen nicht ungestraft
sich erlauben können. Das sind fast immer Leute, die schon von früher Jugend
auf über „schwachen Darm" zu klagen hatten und bei welchen offenbar eine
konstitutionell bedingte oder irgendwie erworbene Überempfindlichkeit der
Darmschleimhaut oder Unzulänglichkeit der Verdauungssäfte besteht. Natürlich ist auf solche Einstellung des Darms Rücksicht zu nehmen; sonst kommen,
den besten Kuren zum Trotz, immer wieder Rückfälle.

Über einige Nahrungsmittel und einige Sonderindikationen sind noch
Bemerkungen hinzuzufügen.

Milch ist zwar in manchen Fällen chronischer Enterocolitis bzw. Colitis ein vortreffliches und breiter Anwendung fähiges Nahrungsmittel, und wenn es sich tatsächlich
bewährt, soll man es benützen. Aber sowohl beim Fäulnis- wie namentlich beim Gärungscharakter der enterocolitischen Dyspepsie verfehlt die Milch doch häufig ihr Ziel. Vgl.
Seite 198, 209, 300, wo einige Ratschläge über Milchkost bei Darmkranken gegeben wurden.
Auf eigene Erfahrungen zurückblickend, räumen wir unter den Abarten der Milch dem
dreitägigen Kefir den ersten Platz ein. Bei enterocolitischer Gärungsdyspepsie bringt
Kefir, zunächst als einzige Nahrung, später mit Rohrzucker gesüßt, noch später im Verein
mit feinstem Weizengebäck und Butter oft vortreffliche Erfolge, und da in letztgenannter
Form die Kost sehr kalorienreich und nahrhaft wird und da in ihr alle wesentlichen Nähr-
stoffe vertreten sind, kann man sie bei Bedarf ohne Nachteil einige Wochen lang durchführen. Der Übergang zu anderer Kost muß dann freilich besonders vorsichtig erfolgen.
Die an Milchzucker armen sonstigen Abarten der Milch (Bouma's oder Gärtner's Diabetikermilch, Finkelsteinsche Eiweißmilch (S. 190),, kohlenhydratarme Pflanzenmilch, z. B.
Mandelmilch oder Soyama, (S. 305) stoßen bei Erwachsenen meist bald auf Widerstand.
Längere Kuren lassen sich damit schwer ausführen. Wir schätzen den Kefir unbedingt
höher als Ya-Urt. Der Unterschied in der Wirkung ist überzeugend.

In späteren Zeiten der Rekonvaleszenz sollte man die Patienten unbedingt
an Milch (gekocht!) in dieser oder jener Form und an Milchspeisen gewöhnen, und man
sollte bei allen, die zu Enterocolitis neigen, darauf bestehen, daß sie Milch und Milchspeisen auf die Dauer zu einem wesentlichen Bestandteil der täglichen Kost
erheben. Diese positiv gerichtete Vorschrift hat auch vorbeugenden Wert. Wenn man

der Milch als Getränk (nach Wunsch und Umständen mit Zusatz von Kaffee, Tee, Kakao, Schokolade), Sauermilch, Ya-Urt, Kefir, Milchsuppen, Milch-Zerealienbreien, gesüßten Milch-Mehlspeisen u. dgl. einen hervorragenden Platz in der Gesamtkost sichert, schieben sich manche bedenklichere Gerichte ganz von selbst in den Hintergrund. Jedenfalls ist das empfohlene Verfahren praktisch erprobt. Nachdrücklichst sei auch auf die Brauchbarkeit frischen Topfenkäses hingewiesen (S. 190, 305).

Fett. Von Fetten soll nur das allerbeste Material verabreicht werden. Im allgemeinen verdient gute Butter immer den Vorzug, daneben von anderen tierischen Fetten Knochenmark und gekochtes Rinderfleischfett; gegen erstklassige Pflanzenbutter sind Einwände aber auch nicht möglich. Mit allen anderen Fetten sei man vorsichtig. Gekochtes und ausgelassenes Schweinefett, Schweinespeck (frisch oder nach Pökeln und Räuchern gekocht) bilden den Übergang. Gebratenes Fett verhält sich verschieden; manche vertragen es gut (z. B. in Form von gebratenen dünnen Speckscheiben); meist aber sind gebratene Fette, wozu auch ausgelassenes Gänsefett gehört, bei Enterocolitis unzweckmäßig. Die weit über 100⁰ ansteigende Temperatur beim Braten und Rösten verleiht dem Fett Reizwirkung auf Motilität und Sekretion. Manche müssen auch nach Eintritt in volle Rekonvaleszenz lange Zeit und selbst auf die Dauer gebratene Fette oben erwähnter Art und fettdurchzogene Bratenkrusten meiden. — Bei richtiger Auswahl ist Fett, in langsam steigender Menge, für die Kost bei chronischer Enterocolitis bzw. Colitis durchaus brauchbar. Es belastet im wesentlichen die oberen Darmabschnitte, das hauptsächlich in Betracht kommende Kolon kaum mehr. Auf Heranziehen von Fett sollte viel größeres Gewicht gelegt werden, als meist geschieht. Man hat es ja sehr oft mit schwer heruntergekommenen Leuten zu tun. Wollte man sie mit Kohlenhydrat- und Eiweißträgern wieder auffüttern und kräftigen, so wären dazu Mengen erforderlich, die man dem Darm nicht zumuten darf. Das volumarme und kalorienreiche Fett muß uns dabei helfen. Wir gelangten bei chronischer Enterocolitis oft schon in der dritten Behandlungswoche auf 250 g Butter täglich.

Vegetabile Rohstoffe. (Gemüse und Obst) sind nicht nur bei enterocolitischer Gärungs- sondern auch bei enterocolitischer Fäulnisdyspepsie erst sehr spät erlaubt, d. h. nach Sicherstellung vollkommen normaler Darmtätigkeit und nachdem alle anderen Hauptnahrungsmittel, Speisen und Getränke sich als gut bekömmlich erwiesen. Rohes Pflanzengewebe gelangt wegen der Unangreifbarkeit ungekochter Zellulose und Pentosane im oberen Dünndarm stets bis in tiefe Abschnitte, insbesondere noch ins Zökum, und die rohen pflanzlichen Gewebsstücke bieten nicht nur den Gärungs- sondern auch allen übrigen Mikroben willkommene Verstecke.

Der Leistungsfähigkeit des Magens ist unter allen Umständen von vornherein größte Aufmerksamkeit zu widmen. Entsprechende Rücksichtnahme ist für den Erfolg ausschlaggebend. Müssen wir doch so gut wie alle wahren Dyspepsien und weiterhin fast alle Enterokolitiden darauf zurückführen, daß qualitativ oder quantitativ ungeeignetes Material den Magen passierte (S. 268 ff., 410). Insbesondere ist mit der Kost Vorsicht geboten, wenn die spezifischen Kräfte des Magens geschwächt sind oder ausfallen: Pepsin-Salzsäure-Verdauung und zweckmäßig geordnete Abgabe von Mageninhalt in den Darm. Darniederliegen der ersteren verlangt das Ausschalten solcher Stoffe, die der Pepsin-Salzsäure zur Vorbereitung für die Darmverdauung dringend bedürfen (rohes Bindegewebe, geräuchertes und nicht nachträglich gekochtes Bindegewebe, rohe Pflanzenkost und im allgemeinen schlecht zerkleinerte Brocken, S. 183). Dies muß bei Neigung zu Enterokolitis auch für spätere Zeiten, unter Umständen auf die Dauer gelten; sonst steigt die Gefahr der Rückfälle (gastrogene Dyspepsie im engeren Sinne, S. 268). Motilitätsstörungen verlangen zweckmäßige Verteilung der Nahrung über den Tag und meist häufigere kleine statt seltener großer Mahlzeiten. Wesentliche Hilfe leistet bei Enterokolitis mit gleichzeitigen Magenstörungen verschiedener Art oft planmäßiges Ausspülen, für welches die geeignetste Tageszeit in jedem Einzelfalle zu suchen ist (0,2⁰/₀ige Salizylsäure; 0,2⁰/₀ige Salzsäure; 1⁰/₀ige Milchsäure). Bei Hypo- und Achylien bewährt sich Salzsäure in großen Gaben (S. 214).

Medikamente. Abführmittel empfehlen sich bei chronischer Enterokolitis im allgemeinen nicht. Vor systematischer Behandlung mit denselben warnt Ad. Schmidt nachdrücklich, ebenso O. J. Wynhausen. Immerhin kommen im Laufe der Behandlung und während späterer Rekonvaleszenz manchmal Perioden von Stuhlträgheit vor. Kotstauung muß aber unbedingt verhütet werden; dazu genügt manchmal die morgendliche Gabe von 1—2 Eßlöffel Olivenöl; auch Rizinusöl kommt in Betracht, doch ist dies schon ein stärkeres Reizmittel (S. 223). Von anderen Laxantien sehe man ab und reinige den Darm lieber durch kleine Einläufe von den gestauten Massen. Recht gut bewähren sich in solchen Notfällen abendliche kleine Ölklistiere, die über Nacht liegen bleiben (S. 259). — Von Stopfmitteln verlangt Opium mit allen seinen Abkömmlingen große Vorsicht, weil man auf Überwirkung gefaßt sein muß. Immerhin ist, namentlich im Beginn der Behandlung, grundsätzliches Ausschalten von Opiaten nicht gerechtfertigt. Man suche aber mit der kleinsten, eben noch wirksamen Gabe auszukommen. Die Beigabe von Atropin hat sich praktisch bewährt (auf 0,03 g Extr. Opii 0,02 g Extr. Belladonnae oder 0,25 mg Atropin). Atropin ist unbedingt nötig, wenn sich Spasmen einmischen, was im Verlauf jeder Enterokolitis und Kolitis vorkommen kann. Die Opiate lassen sich oft durch Suprareninklistiere wirksam ersetzen (1 ccm der 1 promilligen Lösung in $^1/_2$ l Wasser 2—3 mal täglich, J. Strasburger, S. 259). — Von anderen Stopfmitteln ist die etwas launisch wirkende Uzara eines Versuches wert (Liq. Uzara et Tct. Cinnamonni āā 10,0 g, 3 mal täglich 20—30 Tropfen in Saccharinwasser, K. Ochsenius). Am beliebtesten sind Adstringentia wie Tannin- und Bismutpräparate (S. 244). Unter den Tanninpräparaten sei besonders auf Pankreon verwiesen (S. 217), das immerhin einiges zur besseren Eiweiß- und Fettverdauung beiträgt; Pankreon ist, wie Ad. Schmidt hervorhebt, namentlich dann angezeigt, wenn im Kot die Kernprobe (S. 128) positiv ausfällt und wenn sehr viel Muskelreste erscheinen. Auch die schwächer wirkenden tanninhaltigen Drogen (wie Colombo, Ratanha, Catechu, Lign. Campechianum, Fruct. Myrtilli sicc.) und tanninhaltige Nahrungsmittel (Eichelkaffee, Eichelkakao) sind hier zu nennen. Die neueren synthetischen Tanninpräparate wirken im allgemeinen stärker und zuverlässiger. — Unter den Bismutpräparaten bevorzugt Ad. Schmidt die Bismutose, weil er bei anderen Präparaten den Reiz der mikroskopisch kleinen Bismutkristalle fürchtet; doch wohl mehr ein theoretisches Bedenken, da auch Bismutose schon in oberen Darmabschnitten Bismut abspaltet. Bei längerem Gebrauch ziehen wir die Bismut- den Tanninpräparaten unbedingt vor; letztere schädigen nur allzu oft den Appetit (Bismutum subgallicum oder Thioform, morgens und abends je 1 g). — Recht brauchbar ist Kalziumkarbonat (morgens und abends je 1,5 bis 2,0 g in Wasser verrührt, oder zusammen mit Milch, S. 246, 307), vorausgesetzt, daß man es vorwiegend mit gärungsdyspeptischen Zuständen zu tun hat. Auch in anderer Form sind die entzündungswidrigen Eigenschaften des Kalzium ausnützbar, z. B. in Form von Chlorkalzium-Darmspülungen (H. Leo, 1—2%, S. 257) oder von Calcium chloratum (2 mal täglich 0,5 g in je 100 g Wasser per os). Von dem nur bedingungsweise anwendbaren Calcium carbonicum abgesehen (s. oben) befriedigte uns die Kalktherapie bei chronischer Enterokolitis aber nicht. Es steht nichts im Wege, kohlensauren Kalk und Salzsäure in der Art zu vereinen, daß man ersteren morgens früh nüchtern und abends spät, letztere zugleich mit den Mahlzeiten verabfolgt. Dann treffen sich die beiden nicht mehr im Magen. — Auf die sog. Darmdesinfizientia (S. 232) ist gar kein Verlaß; es ist immer zu befürchten, daß die schädliche Reizwirkung etwaigen Vorteil überwiegt (β-Naphthol 0,1 bis 0,3 g; Menthol 0,1 g; Salol 0,5 g; Resorzin in 5%iger Lösung teelöffelweise; Naphthalin 0,1 bis 0,3 g in Oblaten, Isoform 0,5 g u. a.). — Sowohl Tierkohle (S. 234) in ihren mannigfachen neuen Präparaten (am besten vielleicht

Carcolid = kolloidale Kohle in 15%iger Lösung, viermal täglich 1 Eßlöffel, W. Walther), wie Bolus alba lassen sich wohl gelegentlich für einige Tage in den Behandlungsplan einschieben; längerer Gebrauch bietet aber keinen Vorteil. Eine derartige Periode setzt aber voraus, daß man gleichzeitig mit der Nahrungsaufnahme scharf zurückgeht, womöglich sogar Hungerkur damit verbindet. Kohle und Bolus bei gleichzeitiger Vollkost sind völlig wertlos. — Unter Umständen muß gegen meteoristische Blähung vorgegangen werden. Auch hier kommt Nahrungsentziehung mit gleichzeitiger Kohle- oder Bolustherapie in Betracht. Doch genügen meist weniger energische Maßnahmen, z. B. Verabfolgen von Carminativa (S. 217), Gaben von Natrium salicylicum (4—5 mal täglich 0,2 g in wenig Wasser; J. Grober), kleine Gaben von Kampfer (3 bis 4 mal täglich 10—25 Tropfen Spiritus camphoratus, E. Hoke) oder Einläufe mit Wasser oder mit 0,2%iger Salizylsäure.

Planmäßige Darmspülungen haben sich bei chronischer Enterokolitis milderer Form (im wesentlichen muköse Form) nicht bewährt. Sie scheinen doch mehr zu reizen als zu nützen. Dies gilt namentlich für Einläufe mit medikamentösen Zusätzen; am brauchbarsten scheinen uns immer noch die alten Argentum nitricum-Einläufe zu sein (1:5000 bis 1:3000). Auch Darmspülungen mit Karlsbader Wasser werden gerühmt (L. v. Aldor, R. Kolisch). Spülungen kommen vor allem in Betracht, wenn die rektoskopische Untersuchung Mitbeteiligung von Rektum und Sigma ergibt. Im ganzen warnt Ad. Schmidt mit Recht, die therapeutische Tragweite solcher Maßnahmen zu überschätzen und an den Nachteilen (Reizwirkung) vorbeizusehen. Bei schwereren Erkrankungsformen kommt man allerdings nicht ohne sie aus; hier überwiegt der Vorteil etwaige Nachteile (Abschnitt Kolitis, S. 495).

Trinkkuren bringen, falls sie sich mit sorgfältigst ausgewählter Kost verbinden, oftmals Nutzen. Ad. Schmidt zählt auf: Karlsbad, Vichy, Homburg, Tarasp, Kissingen, Marienbad und die kalkhaltigen Quellen von Wildungen, Brückenau, Driburg. Unter allen Umständen steht aber die Diät so sehr im Vordergrund, daß die Wahl des Ortes mehr von den diätetischen Möglichkeiten (eventuell Sanatoriumsbehandlung) als von Beschaffenheit des Wassers abhängen sollte. Tatsächlich tritt auch seit langem die Verordnung von Mineralwasser in den genannten und in anderen Kurorten bei Behandlung chronischer Enterokolitis so sehr in den Hintergrund, daß man von Trinkkuren im alten Sinne des Wortes gar nicht mehr reden kann. Ad. Schmidt will die Trinkkuren unbedingt nur auf leichtere Fälle von nicht allzu langer Dauer beschränkt wissen. Aus dem über diätetische Behandlung Gesagten geht hervor, daß wir ihm darin vollkommen Recht geben müssen. Wichtiger erscheint uns die Behandlung in Kurorten zur Zeit erfreulicher Rekonvaleszenz. Ebenso wie bei akuten Formen begegnen wir oftmals nach Beseitigung der Diarrhöen und nach Wiedergewöhnen an breitere Kost einer Neigung zu Obstipation. Da bewähren sich, gute diätetische Beaufsichtigung vorausgesetzt, bei vorsichtigem Gebrauch die Mineralwässer viel besser und können dazu beitragen, die Periode dieser lästigen Reaktion abzukürzen. Daneben gehen dann gewöhnlich hydrotherapeutische Maßnahmen verschiedener Art, die in Verbindung mit der Annehmlichkeit des Aufenthalts an einem zusagenden Platze das meist arg mitgenommene Nervensystem günstig beeinflussen.

Bezüglich anderer physikalischer Heilmethoden (Umschläge, heiße Packungen, Elektrizität, Massage) sei auf früher Gesagtes verwiesen (S. 247).

III. Enteritis (Duodenitis, Jejunitis, Ileitis) acuta et chronica. (Isolierte Entzündungen des Dünndarms).

A. **Enteritis.** Daß es isolierte Entzündungsprozesse des Dünndarmes (ohne Beteiligung des Dickdarms) gibt, kann nach den Erfahrungen der pathologischen Anatomen keinem Zweifel unterliegen. Sicher ist aber, daß derartige Befunde selten sind, sonst könnte nicht ein so vorsichtiger Sammler wie Woodward ihr Vorkommen überhaupt bezweifeln. Ad. Schmidt hat ebenso wie H. Nothnagel wiederholt umschriebene Entzündungen des Duodenum und obersten Jejunum in Verbindung mit Gastritis gesehen, aber auch tiefsitzende, das Jejunum freilassende Ileitis mit scharfer Grenze an der Bauhinschen Klappe. Da es sich aber fast immer nur um akute, offenbar kurz ante mortem entstandene Veränderungen handelte, so muß mit der Möglichkeit gerechnet werden, daß sie — wenn der Träger weiter gelebt hätte — sich schnell über größere Abschnitte des Darmes ausgebreitet und dann auch den Dickdarm mitergriffen hätten. So erklärt es sich leicht, daß wir, abgesehen von akuten Vergiftungen, ein scharf umschriebenes klinisches Bild der isolierten Dünndarmentzündung bisher nicht kennen, wenn wir nicht die bei Hautverbrennungen, bei septischen Erkrankungen und bei Urämie auftretenden schweren, oft mit Hämorrhagien und Geschwürsbildung einhergehenden Prozesse in den Bereich der akuten Enteritis einbeziehen wollen, was sich aus praktischen Gründen allerdings empfiehlt. Größtenteils handelt es sich dabei um toxische Wirkungen (S. 609 ff.), andere Male um infektiöse Embolie kleinster Arterienäste. Während in letzterem Falle miliare Abszesse und daraus hervorgehende Geschwüre das anatomische Bild beherrschen (C. Hart, S. 411), finden wir im übrigen bei der Enteritis alle die Veränderungen wieder, welche im vorigen Kapitel beschrieben wurden (vgl. S. 410). Wir werden bei Enteritis immer zunächst an Gift- oder Bakterienwirkung zu denken haben und müssen uns erinnern, daß die schlimmste der mikrobiellen Darmkrankheiten, die Cholera, zunächst sich als Enteritis darstellt. In leichten Fällen von Cholera haben wir wahrscheinlich das typische Bild der Enteritis bzw. Gastroenteritis vor uns. Über die Sonderform „Jejunaldiarrhöe", welche auch hier ihren Platz hätte finden können, ward schon berichtet S. 276).

Die akuten Erkältungskatarrhe des Darmes, welche im Laienmunde seit alters eine große Rolle spielen, führt H. Schade neuerdings auf physikalisch-chemische (Kolloid-) Änderung der zunächst betroffenen Gewebe zurück (Kälteschaden oder „Gelose" der Haut). Von diesen Änderungen der Gewebsbeschaffenheit aus werden dann die „Erkältungsneurosen" des Magens und Darmes ausgelöst. Auch anaphylaktische Vorgänge (Resorption anormal abgebauter Eiweißkörper) kommen in Betracht, ebenso wie bei den Hitzeschäden. Die ganzen Fragen sind noch ungelöst (S. 37, 413, 445, 609).

Für die anaphylaktischen Durchfälle nach Genuß bestimmter Speisen (S. 316) und die sich anschließenden Enteritiden bringt M. Nathan eine neue Erklärung. Er geht von einem Falle aus, wo vom Säuglingsalter an jede eierhaltige Kost fötide Diarrhöen und nesselartiges Exanthem erzeugte. Als Ursache wird funktionelle Schwäche des Pankreas bezeichnet. Tägliche Gaben von Pankreatin und allmählich einschleichende Zulage von Ovalbumin beseitigten die Anaphylaxie.

H. Nothnagel hat mit großem Eifer und Scharfsinn versucht, die differential-diagnostischen Merkmale, welche für die Unterscheidung einer isolierten Enteritis von der Enterokolitis in Betracht kommen können, zu erfassen. Es sind nach seiner Auffassung folgende: Fehlen von Durchfall; kleinste, nur mikroskopisch erkennbare, und mit der Kotmasse innig vermischte, sog. hyaline Schleiminseln; unveränderter Gallenfarbstoff in den Fäzes, besonders in Verbindung mit Schleim (sog. „gelbe Schleimkörner") und abgestoßene Epithelien; unverdaute Nahrungsbestandteile, namentlich reichliche mikroskopische Muskelfasern; vermehrter Indikangehalt des Urins. Was das Fehlen von Durchfällen betrifft, so ist dieser Punkt nicht ganz wörtlich zu nehmen, insofern alle übrigen Merkmale doch mindestens eine „beschleunigte Passage" des Kotes durch den Dickdarm voraussetzen. Gemeint ist nur, daß nicht notwendig dünnflüssige Entleerungen beim isolierten Dünndarmkatarrh aufzutreten brauchen, und daß der Stuhlgang in der Regel dickbreiig, gelegentlich selbst geformt sein kann. Die physikalische Untersuchung des Leibes versagt nach Nothnagel in diagnostischer Hinsicht vollständig.

Auch Ad. Schmidt bestätigt, daß bei isolierter Dünndarmentzündung Durchfälle nicht notwendig zu bestehen brauchen. Kommt doch selbst bei ausgebreiteten Darmgeschwüren (Typhus, Tuberkulose) Verstopfung vor. Er stellte aber Nothnagel gegenüber fest, daß die mikroskopischen Erscheinungsweisen der „hyalinen Schleiminseln" und „gelben Schleimkörner" mit Schleim nichts zu tun haben (vgl. S. 143), daß vielmehr der bei stark beschleunigter Dickdarmpassage aus dem Dünndarm bis in die Fäzes gelangende Schleim sich als feinste Fetzen vorstellt, die in der Tat manchmal mit unverändertem Gallenfarbstoff tingiert sind und im mikroskopischen Bilde durch ihren Reichtum an Bakterien und die Anwesenheit halb verdauter Zellen auffallen (S. 144). Bilirubinfärbung des gesamten Kotes oder einzelner Teile findet sich fast nur bei akuten Krankheiten des Dünndarms (S. 137), doch ist auch eine starke Beschleunigung der Dickdarmpassage Vorbedingung, was einer Mitbeteiligung dieses Organes gleichkommt. Sie beweist an sich (ohne Dünndarmschleim) nicht einen entzündlichen Vorgang, ebensowenig wie die vermehrten Nahrungsreste des Probediätstuhles. Ausgesprochene Indikanvermehrung im Urin braucht nicht auf Beteiligung des Dickdarms hinzuweisen; sie kann sich nach Ad. Schmidt auch erklären als Ausdruck einer bis in den Dünndarm hinaufreichenden Fäulnis des Inhaltes. Immerhin setzt dies ein gewisses Stagnieren von Dünndarminhalt voraus; denn die Indolbildung beansprucht als Ausdruck bakterieller Lebenstätigkeit Zeit. Wahrscheinlich schieben sich neben allgemein verstärkter Peristaltik bei jeder Enteritis lokale Spasmen ein, welche an dieser oder jener Stelle Stauung verursachen und damit Bakterienwachstum und Indolbildung begünstigen.

Es wird immer schwer sein, die Mitbeteiligung des Dickdarms am Krankheitsprozesse auszuschließen, d. h. eine reine Enteritis ohne begleitende Kolitis zu diagnostizieren. Am ehesten ist der Verdacht gerechtfertigt,

1. wenn bei sonst normaler Beschaffenheit sich im Kot sehr feine Schleimfetzen und daneben deutlich erkennbare Reste leicht verdaulicher, schlackenarmer Nahrung finden und wenn sich dieser Befund immer aufs neue wiederholt. Zunächst zeigt er nur stark beschleunigte Dünndarmpassage an, muß aber bei längerem Fortbestehen doch als entzündlicher Reizzustand des Dünndarms gedeutet werden.

2. wenn gleichzeitig nachgewiesen werden kann, daß die Beimischung von Nahrungsresten nicht etwa durch mangelhafte Magen- oder Pankreasfunktion bedingt ist (also normaler Befund bei Magenaushebung, stark positiver Ausfall der Proben auf Pankreasfermente im Duodenalinhalt oder im Kot).

3. wenn der Kot, wie in dem von J. Boas beschriebenen Falle, zwar flüssig und reich an feinem Schleim, aber ohne fäkalen Geruch ist. Er reagiert dann stark sauer, was auf Gärungen im Dünndarm hinweist, entsprechend dem Kotbefund bei der Enteritis der Säuglinge. Außerdem führt er wegen gleichzeitig schneller Dünn- und Dickdarmpassage Bilirubin mit sich.

Die Behandlung der Enteritis fällt zwar in ihren Grundzügen mit derjenigen der Enterokolitis zusammen (S. 432), lehnt sich aber weit mehr der Behandlung von Magenkrankheiten an. Bei Enterokolitis ist doch wohl meist der Dickdarm das hauptsächlich betroffene Organ; bei Enteritis (oft Gastro-Enteritis) leidet wie bei Magenkrankheiten vor allem die Verarbeitung der Nahrung und darüber hinaus auch die Resorption. Es ist also weitgehende

Schonung geboten und nach vorausgeschickten Fasttagen sind unter den Nahrungsmitteln solche auszuwählen, die Magen und Darm möglichst schnell in gut resorptionsfähigen Zustand bringen. Als Schonungskost nach den Fasttagen eignen sich dextrinierte Mehle (S. 202). Darauf ist dann Kosterweiterung aufzubauen. Auch Buttermilch, zunächst ohne weiteren Zusatz, sei empfohlen. Im oberen Darm dürfen wir von den Bakterien und den Säuren der Buttermilch noch unmittelbar günstigen Einfluß auf infektiöse Keime erwarten. Da wir es stets mit akuten Krankheitszuständen zu tun haben, halte man sich im wesentlichen an die für akute Gastroenterokolitis gegebenen Vorschriften (S. 434).

Unter den Enteritiden stechen einige Formen durch besondere Eigentümlichkeiten hervor:

B. **Duodenitis** in ihrer einfachen Form läßt sich kaum von der Gastritis abtrennen. Isoliert und ohne weitere Komplikationen auftretend, entzieht sie sich fast immer der Diagnose. Duodenitis, teils in Verbindung mit Magenleiden, teils ohne dieselben, ist wahrscheinlich eine ziemlich häufige Krankheit, die größere Aufmerksamkeit verdient, als ihr bisher zuteil wurde. Ihre klinische Bedeutung erhellt aus den Komplikationen. Ob wir freilich Ulcus duodeni mit Duodenitis in ursächlichen Zusammenhang bringen dürfen, steht dahin, wird aber aus dem Auftreten von Enteritis einerseits und dem gehäuften Vorkommen von Ulcus duodeni anderseits nach Verbrennungen einigermaßen wahrscheinlich (s. unten und S. 572, 609). Häufigere Zeugen für entzündliche Erkrankungen des Duodenum sind die Infektionen der Gallenwege. Schon beim Icterus catarrhalis spielen sie eine wichtige Rolle, wenn auch nicht alles, was klinisch unter diesem Namen geht, dahin gehört, sondern zum großen Teil auf Kosten toxischer Schädigung der Leberzellen zu setzen ist. Während über die Ursachen des sog. katarrhalischen Ikterus noch Meinungsverschiedenheiten walten — Obduktionen nach frischer Erkrankung liegen nicht vor —, kann kein Zweifel bestehen, daß weitaus die meisten Fälle von eitriger Cholangitis und Cholezystitis durch Einwandern von Keimen aus dem Duodenum ins Gallensystem bedingt sind (Bacterium coli, Streptokokken, Staphylokokken, Proteus, Paratyphusbazillen B u. a., Darmparasiten); und wir müssen doch wohl annehmen, daß diesem Einwandern meist Erkrankung der Duodenalschleimhaut vorausging. Ebenso müssen wir aufsteigende Pankreatitis, sowohl in ihren akuten wie in ihren chronischen Formen) auf vorausgegangene Duodenalkrankheit zurückführen (K. Heiberg). Die Besprechung der aufsteigenden Cholangitiden und Pankreatitiden gehört nicht hierher. Sie interessieren uns in der Darmpathologie nur insofern, als sie zu mangelhaftem Abfluß von Galle oder Bauchspeichel führen, damit die Verdauung der Nahrung störend und die Beschaffenheit des Kotes abändernd (S. 163).

Dagegen bedarf der Icterus catarrhalis doch einiger Worte, da er fast immer mit Magen-Darmstörungen einhergeht.

Daß sich der Icterus catarrhalis sehr häufig an eine akute Gastritis anschließt oder mit ihr einhergeht, ist bekannt. Fieber fehlt fast immer, doch klagen die Patienten außer über die Folgen der Gelbsucht (Abgeschlagenheit, Jucken, Verstimmung) nicht selten über Beschwerden, welche auf den Dünndarm bezogen werden können, Druck und Völle in der Bauchgegend, Kollern im Leibe u. dgl. Durchfälle treten, wenn sie vorhanden sind, meistens nur in der ersten, vorikterischen Zeit vorübergehend in die Erscheinung, so daß die Gelegenheit zur Untersuchung der Fäzes fehlt. Ad. Schmidt vermutet, daß die Entleerungen bei der Jejunaldiarrhöe und den Initialstadien mancher akuter Enterokolitiden einander gleichen (vgl. S. 276). Später findet man lediglich die charakteristischen Fettstühle, die durch nichts mehr eine entzündliche Erkrankung des oberen Dünndarmes verraten. In der Therapie dieser Zustände spielt neben Beeinflussung der Gastroenteritis (S. 434) die Sorge für die Anregung der Gallensekretion eine wichtige Rolle (Ol. Menth. pip. — R. Heinz). Sofortiges Einleiten ausschließlicher Buttermilch- oder Obstsaftkost scheint den Verlauf des Icterus catarrhalis wesentlich abzukürzen.

Sowohl bei Icterus catarrhalis wie bei Achylia gastrica und ferner bei unbestimmten, aus dem Magenbefund nicht erklärbaren Magenbeschwerden fanden wir öfters mittels Duodenalsonde eine aus Streptokokken, anderen Kokken, manchmal auch Bacterium coli gemischte Flora im Duodenalschleim (vgl. S. 164). Das Urteil über ihre Bedeutung ist erschwert, da die Mikroben vielleicht mit dem Mundspeichel durch den Magen ins Duodenum verschleppt wurden und nur zufällige und vorübergehende Bewohner desselben wurden. Immerhin sind bei ganz gesunden Menschen derartige Mikroben im Duodenum viel spärlicher vertreten. Die Bakteriologie des Duodenalinhalts (durch Sonde gewonnen) harrt noch genauerer Bearbeitung (Vergl. S. 273).

C. **Toxische hämorrhagische und ulzeröse Enteritis.** Die klinischen Symptome der im Gefolge von Vergiftungen mit Arsen und Phosphor, von ausgedehnten Hautverbrennungen, von Urämie und von Sepsis auftretenden hämorrhagischen und ulzerösen Enteritiden haben so viel gemeinsames, daß sie zusammen besprochen werden können. Die Enteritis nach Hautverbrennungen ist anaphylaktischen Ursprungs (Aufnahme atypischer Eiweißderivate in die Blutbahn) und bedeutet eine Steigerung der unter „anaphylaktischer Diarrhöe" beschriebenen Vorkommnisse (S. 413). Bei Sepsis kommt auch Anaphylaxie in Frage (S. 315), daneben aber auch unmittelbare Schädigung durch Bakterien. Bei den hier aufgeführten Krankheitszuständen handelt es sich fast immer um akut einsetzende Durchfälle schwerster Art mit häufig sich wiederholenden wässerigen Stuhlentleerungen. Schon dieses Symptom weist darauf hin, daß der Dickdarm nicht gänzlich unbeteiligt sein kann, wenn er auch nicht gerade entzündet sein muß. Dabei klagen die Patienten über Leibschmerzen, und es findet sich nicht selten eine Auftreibung der mittleren Teile des Abdomens, was auf eine Mitbeteiligung des Peritonealüberzuges der Dünndärme an dem Krankheitsprozeß hindeutet. Neben den übrigen schweren Allgemeinerscheinungen treten allerdings diese Symptome oft in den Hintergrund. Die Untersuchung der Stuhlgänge ergibt das Fehlen gröberer Schleimbeimengungen, während kleinste, aus dem Dünndarm stammende Schleimfetzen mehr oder minder zahlreich vorkommen. Unverändertes Gallenpigment enthalten sie nur im Beginn des Prozesses. Daneben finden sich je nach dem Genossenen makroskopische und mikroskopische Nahrungsreste. Blutbeimengungen können sich schon für das bloße Auge durch die bräunliche Verfärbung der Kotmasse verraten. Bei Anwendung der chemischen Methoden (S. 147) kann man sie fast immer entdecken. Die Reaktion der wässerigen Stühle ist alkalisch, ihr Geruch keineswegs immer faulig. Die Behandlung des miterkrankten Dünndarms kann naturgemäß nur eine symptomatische sein: neben Opium empfehlen sich Schleimsuppen, Tee, Glühwein, weiterhin heiße Umschläge auf den Leib. Die Prognose richtet sich nach dem Grundleiden und ist in der Regel ungünstig.

D. **Die phlegmonöse (eitrige) Form der Enteritis** (Perienteritis). In der Literatur finden sich einige wenige Beobachtungen über schwere akute Enteritis mit eitriger Infiltration größerer Strecken der Dünndarmwand. Die Patienten waren sämtlich innerhalb kurzer Zeit unter den Erscheinungen diffuser Peritonitis zugrunde gegangen, die sich stets neben der Darmwanderkrankung vorfand und bald durch Übergreifen der eitrigen Entzündung auf die Serosa (Durchwanderungsperitonitis), bald durch Perforation einzelner ulzerierter Wandabschnitte entstanden war. Schon H. Nothnagel teilt in seinem grundlegenden Werke einige ältere hierher gehörige Fälle (von Bellfrage-Hedenius und Moisejew) mit, Ad. Schmidt weitere von L. Cheinisse, Neupert, E. Sonnenburg beschriebene Fälle (S. 415); eine breite Übersicht gab jüngst A. Bauer, unter Mitteilung eines neuen Falles. Die meisten der bisher beschriebenen Fälle waren durch das Eindringen verschluckter Fremdkörper in die Darmwand veranlaßt. Auch multiple Divertikel (am Sigma viel häufiger! S. 499) gaben manchmal den Anlaß. Wahrscheinlich können auch tief eingebohrte Enthelminthen (Anchylostomum u. a.) gelegentlich einmal phlegmonöse Enteritis verursachen, ebenso große obturierende Gallensteine. In anatomischer Hinsicht handelt es sich um eine von der Schleimhaut ausgehende, aber schnell auf tiefere Wandteile übergreifende eitrige Entzündung mit Ödem und Nekrose bzw. Gangrän größerer oder kleinerer Abschnitte des Darms. Als klinische Symptome führen G. Frising und E. Sjövall auf: umschriebene Geschwulst, muskuläre Parese, häufig Gallenstauung (bei duodenalem Sitz), akuter Beginn mit heftigen Schmerzen, hauptsächlich um die befallene Darmstrecke lokalisiert, Fieber, kollapsähnlichem Zustand, oft Erbrechen (auch von Blut). Peritonitis folgt erst später. Die Krankheit hat vorläufig mehr pathologisch-anatomisches Interesse, insofern sie klinisch erst dann ausgesprochene Erscheinungen zu machen pflegt, wenn die Peritonitis manifest wird. Man hatte dann meist die Appendix als Ausgangspunkt der Peritonitis in Verdacht. Bei Duodenitis phlegmonosa befürwortet E. Melchior Jejunostomie zwecks besserer Ernährung, außerdem aber ausgiebiges Abtamponieren und Drainieren des erkrankten Gebietes. Die Aussichten operativen Eingriffes sind ungünstig, die des Abwartens aber noch viel ungünstiger. Meist war auch die Exstirpation der erkrankten Dünndarmstrecke schon wegen der großen Ausdehnung des Prozesses ganz unmöglich, und die Kranken überstanden den Eingriff nicht lange.

Der phlegmonösen Enteritis sehr nahe stehen alle umschriebenen entzündlichen und gangräneszierenden Prozesse, die im Dünndarm selten, im Wurmfortsatz, am Zökum, am Sigma und Mastdarm viel häufiger, mit oder ohne makroskopisch sichtbare Perforation der Darmwand zum Durchwandern von Mikroben auf das Bauchfell oder in das umgebende Bindegewebe führen. Der geschwürige und phlegmonöse Vorgang in der Darmwand ist manchmal schon abgeheilt und vernarbt, wenn in der Umgebung noch schwere Eiterung und Abszesse voranschreiten (Periappendizitis, Perityphlitis, Perikolitis, Perisigmoiditis, Periproktitis). Vgl. die entsprechenden Abschnitte des Buches.

IV. Appendizitis, Typhlitis, Perityphlitis, Paratyphlitis.

Von den epidemieartig auftretenden Seuchen, von Cholera und Dysenterie abgesehen, beansprucht keine andere entzündliche Krankheit des Darms eine ähnliche bedeutsame Stelle wie die Appendizitis. In vollem Umfang ward dies erst spät erkannt; erst als nach Vortritt von Reg. Fitz (1886) im Anfang der neunziger Jahre die Chirurgie in die Behandlung der Appendizitis eingriff (J. C. Roux, F. Sonnenburg, Fr. Treves, O. Sprengel u. a.) und durch Autopsia in vivo das aus der pathologischen Anatomie bekannte vervollständigen half. Das klinische Krankheitsbild der Appendizitis mit seinen vielfachen Abarten ist nahezu vollständig ausgebaut, wenn auch einzelne seltenere Vorkommnisse neue Möglichkeiten aufdecken; auch über die Therapie, insbesondere über die Indikation chirurgischen Eingriffs klärte sich das Urteil allmählich, nachdem heftiger Meinungskampf sich ausgetobt hat. Jetzt sind es hauptsächlich Ätiologie und Pathogenese, die noch umstritten und auch noch nicht hinlänglich geklärt sind.

A. Ätiologie und Pathogenese.

Auf die umfangreiche ältere Literatur hier einzugehen erübrigt sich, nachdem M. v. Brunn in den Ergebnissen der Chirurgie und L. Aschoff in den Ergebnissen der inneren Medizin darüber umfassenden Bericht erstattet haben. Wir verweisen namentlich auf das treffliche Referat Aschoff's, das mit besonnener Kritik der allgemeinen Pathologie, der pathologischen Anatomie und der Klinik Rechnung trägt. Dem Zwecke dieses Buches entspricht es, wenn wir auch die wesentlichen anatomischen Veränderungen zugleich mit der Pathogenese des Leidens besprechen. Wir halten uns hier an die Ausführungen Aschoff's.

Der erste appendizitische Anfall setzt so gut wie stets in einem völlig gesunden Wurmfortsatz ein. Wahrscheinlich reicht die erste Erkrankung häufig, vielleicht meist bis in die spätere Kindheit zurück, während die ersten Kinderjahre, vermutlich wegen mangelhafter Entwicklung des lymphatischen Apparates nahezu verschont bleiben. Nahezu 75% aller Menschen erkranken derart an Appendizitis, daß man die bezeugenden Merkmale bei der Obduktion noch nachweisen kann. In der weitaus überwiegenden Mehrzahl bleibt es aber bei harmlosen, kaum beachteten oder der Diagnose unzugänglichen Symptomen.

Mit dem ersten Anfall aber ist, wenn er nicht ganz glatt abheilt, was nur bei dem ersten Stadium der Entzündung möglich (s. unten), die Krankheitsbereitschaft für weitere Anfälle gegeben, indem die Wandveränderungen das Anstauen entzündungserregenden Materials in dem engen Blindgang der Appendix erleichtern. Hauptsächlich die distalen Teile sind gefährdet. Meist ist es eingedicktes Appendixsekret, welches den niemals fehlenden Mikroben des Appendixinhaltes Gelegenheit zu aggressivem Verhalten gibt. Die Bedeutung von wahren Kotsteinen für das Entstehen einer Entzündung in wandgesunder Appendix wird aber vollkommen abgelehnt. Die verschiedensten Bakterien kommen in Betracht, worunter regelmäßige Darmbewohner und unter ihnen vielleicht besonders häufig die anaeroben die wesentliche Rolle spielen. Die eigentlichen pathogenen Keime, z. B. Typhus, Paratyphus, Cholera, Dysenterie, Diphtherie usw. kommen wenig in Betracht, wenn auch grundsätzlich nicht abzulehnen ist, daß sie sich gelegentlich im Wurmfortsatz ansiedeln und seine Wand schädigen (S. 457). Von einheitlich-bakterieller Ätiologie der Appendiziten darf jedenfalls keine Rede sein; vielleicht daß Diplo-Streptokokken der Häufigkeit nach die erste Stelle als Erreger einnehmen. Gehäuftes Auftreten von Appendizitis („Epidemie") könnte zwar auf einheitlich-bakterielle Ursache bei der betreffenden Krankengruppe hinweisen. Wahre Epidemien sind aber nicht sichergestellt. Wer die Gesetze der Wahrscheinlichkeitsrechnung kennt, muß mit N. Borchardt, M. Heyde, L. Aschoff u. a. entgegenstehende Behauptungen ablehnen.

Von primär-chronischer Appendizitis sollte man nicht reden; vielmehr setzt sich die sog. chronische Appendizitis (als klinisches Krankheitsbild) entweder aus häufigen Rückfällen zusammen, wozu die einmal überstandene Appendizitis die Bereitschaft schuf, oder es handelt sich um „Appendikopathia", d. h. um Beschwerden, welche mit mangelhafter Heilung früherer Anfälle, vor allem mit Adhäsionen u. dgl. zusammenhängen. Nach Maßgabe der anatomischen Befunde erklären sich die Rückfälle zwanglos aus mechanischer Ursache, wie L. Aschoff nachdrücklich hervorhebt. Verwachsungen, bindegewebige Verhärtungen der Wand (Fig. 112), Stenosen, Knickungen legen den Grund dafür. Der Anfall selbst aber ist immer Folge eines bakteriellen Wandinfekts, der in den Krypten der Appendixschleimhaut beginnt. Die schwieligen Wandveränderungen erschweren den Austritt der Mikroben und ihrer Produkte aus der Appendix; auch mag bei bestimmten Bakterien (Anaerobier?) Stauung die Virulenz ändern und ihre aggressive Kraft

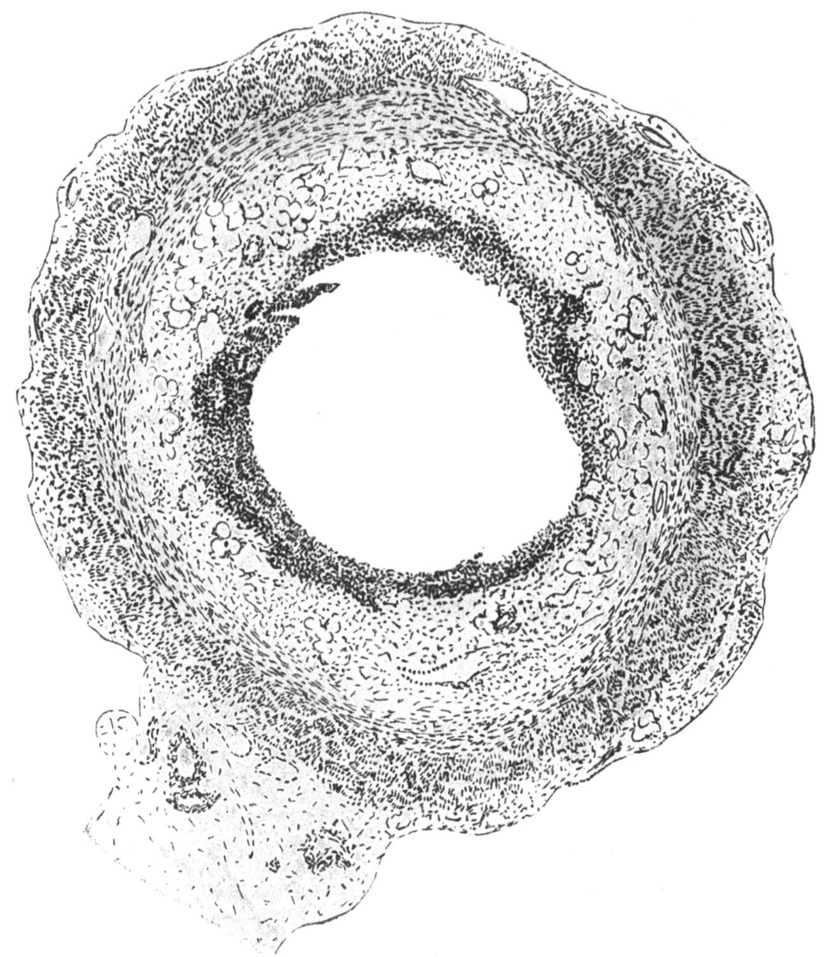

Fig. 112. Chronische Bindegewebsverdickungen. Nach Sonnenburg.

steigern. Der Eintritt von Stauung kann durch äußere, auf die Appendix wirkende Einflüsse bedingt werden, z. B. durch besondere Lage, Blähung und Kotfüllung benachbarter Darmteile, so daß ein gewisser, klinisch oft behaupteter Zusammenhang von appendizitischen Anfällen und Kotstauung (Isaac, E. Siegel, Ehrmann, Ad. Schmidt u. a.) durchaus möglich erscheint. Aber auch schädliche Einwirkungen, welche an der Appendix selbst angreifen, ziehen leichter üble Folgen nach sich als bei völlig gesundem, gut beweglichem, sich leicht entleerenden wie sich füllendem Organ. Wir

denken hier an ein Verlegen der Lichtung durch eingedickten Schleim oder
sonstigen Darminhalt, Hineingelangen kleiner Fremdkörper wie Splitter, Schalengebilde, Kerne, Oxyuren, Ascariden, Blutgerinnsel, alles Dinge die gelegentliche Bedeutung haben, für die große Mehrzahl der Appendizitisfälle aber nicht
mitsprechen (O. Retzlaff, Fälle mit Befund von Emaillesplitter, von Steck-
nadel, von Taeniagliedern in der Appendix; M. Penkert, Fälle mit Mohn-
körnern in der Appendix; Fälle mit Askariden oder Oxyuren in der Appendix).

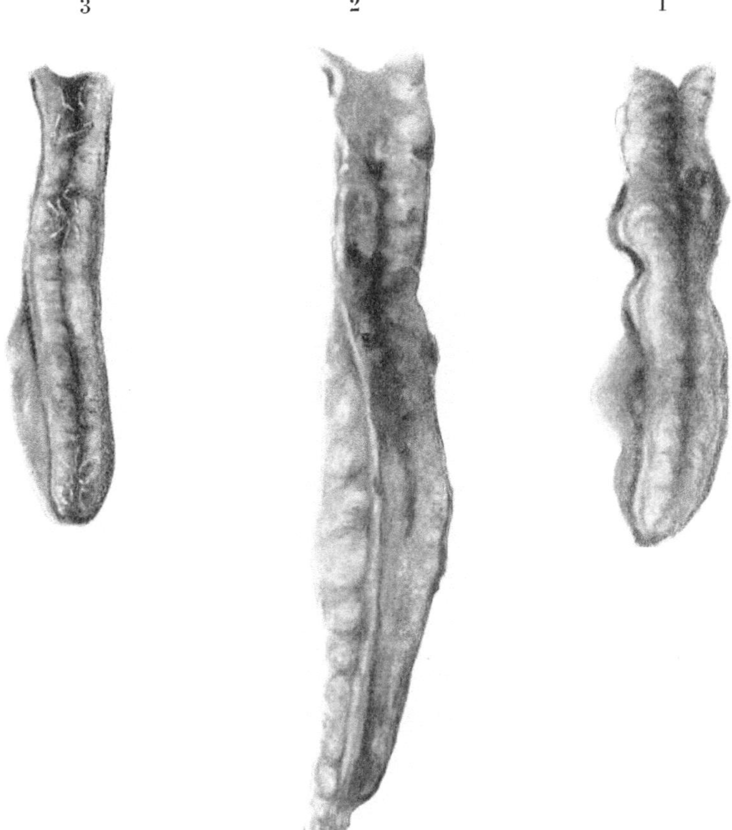

Fig. 113. Appendicitis simplex. Nach Sonnenburg.
Bei 1 Kotpartikel. Bei 3 Oxyuren im Lumen.

Die Oxyuren-Appendizitis läßt sich nur zum Teil als mechanisch bedingt
auffassen (S. 452).

Im übrigen neigt die neuere allgemeine Pathologie durchaus dem Standpunkt L. Aschoffs zu, daß die Appendizitis-Rückfälle, mit Einschluß
der posttraumatischen (F. Brüning, E. Sonnenburg, E. Schepelmann,
Remmets u. a.) im wesentlichen durch mechanische Sekretstauung (Dieulafoy's Cavité close) verursacht werden (C. Hart).

Viel schwieriger liegt die Frage nach Entstehung des ersten Anfalls,
der die Bereitschaft für zukünftige Attacken schafft. Ehe dies besprochen
wird, bedarf es einer Schilderung des pathologisch-anatomischen Geschehens.
Wir halten uns an die Darstellung L. Aschoff's.

I. Stufe = Primärinfekt: oberflächliche Zerstörung des Epithels in einer der Schleimhautfurchen, meist des distalen Abschnittes. Bedeckung des Epitheldefekt mit leukozytär-fibrinösem Exsudatpfropf. Frische leukozytäre Infiltration der unterliegenden Mucosa und Submucosa. Restlose Rückbildung, falls der Prozeß nicht weiter greift. Klinisches Bild bleibt beim Verharren auf dieser Stufe leicht; jedenfalls ist der Zustand ungefährlich (Fig. 113).

II. Stufe: Fortkriechen der Infektion in den Furchen mit entsprechender, zunächst oberflächlicher geschwüriger Zerstörung. Phlegmonöse Entzündung der ganzen Wandschicht bis zur Serosa mit anfangs serös leukozytärem, später auch fibrinösem Exsudat

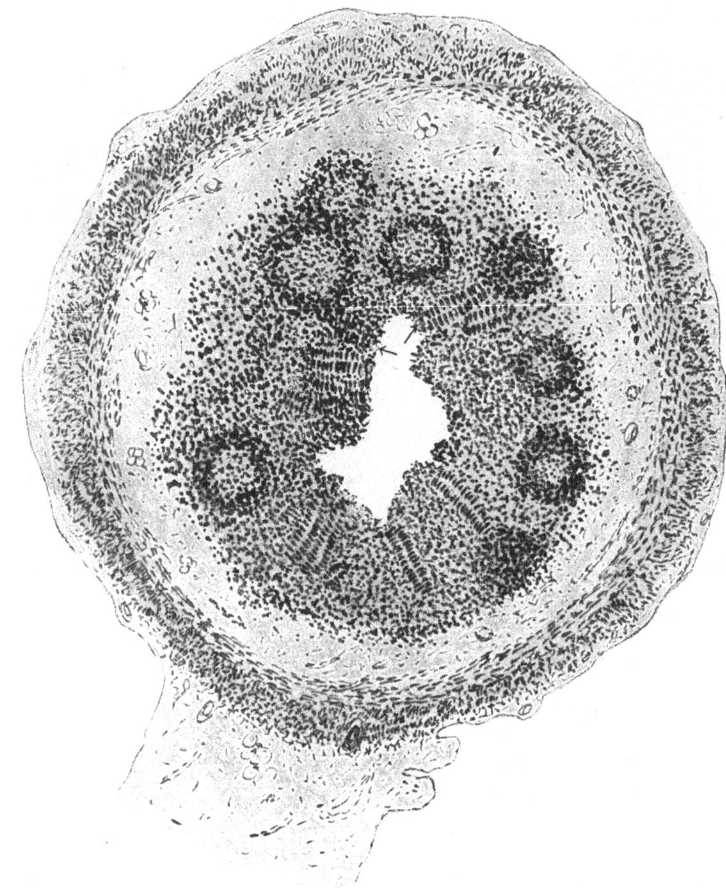

Fig. 114. Appendicitis acuta. Nach Sonnenburg.

(Appendicitis phlegmonosa-ulcerosa simplex; Fig. 114). Entwicklung bis zu dieser Höhe meist innerhalb der ersten 24 Stunden. Bei Rückbildung entstehen im Inneren des Organs durch Verwachsen der Falten Stenosen oder auch Atresien. Das Wandexsudat ist zunächst bakterienarm (M. Heyde). Die bis zur Serosa sich erstreckende Reizwirkung führt oft schon zu peritonealen Verklebungen, die bei etwaigem Übergang zu weiterer Stufe die Bauchhöhle vor Infektion schützen können. Je schneller der Prozeß vordringt, wofür Menge, Art und Virulenz der Bakterien sicher höchst maßgebend sind, desto unwahrscheinlicher ist das Entstehen schützender Verklebungen.

III. Stufe (Entscheidungsstadium). Auftreten von Wandabszessen oder tiefgreifenden Geschwüren, beide mit infektiöser Periappendizitis verbunden (Appendicitis phlegmonosa-ulcerosa gravis s. destruens). Ohne sichtbare Perforation sind bereits Bakterien bis zur Serosa durchgewandert. Kam es rechtzeitig zu Verklebungen, so braucht keine allgemeinere Peritonitis zu entstehen. Heilung nur unter Bildung von Narben in der Muskelwand; Stenosen, Atresien, äußere derbe Verwachsungen möglich. Entwicklung dieser Form meist am zweiten Krankheitstage.

IV. Stufe: Sichtbare Perforation des Geschwürsbodens oder durch Wandgangrän (oft an mehreren Stellen); meist am dritten Tage oder später. Halten die etwa entstandenen Verklebungen dicht, so kann sich die schwere, gangräneszierende Entzündung doch noch unter Bildung starker Narben, teilweiser Verödung des Lumens, derber Verwachsungen zurückbilden; oder es entsteht ein abgekapselter periappendikulärer Abszeß. Mangels genügender Verklebung entsteht allgemeine perforative Peritonitis. Günstigsten Falles beschränkt sich die Peritonitis auf umschriebene Abschnitte der Bauchhöhle und als Nachkrankheit treten dann Abszesse auf (im kleinen Becken, im Subphrenikum usw.). Auch wenn die Perforativperitonitis auf nächste Umgebung der Appendix bechränkt bleibt und wenn das Exsudat durch Resorption oder durch Abfluß in die Appendix ausheilt, treten als Folge entzündlicher Reaktion meist verzweigte Verdickungen und Verwachsungen der Serosa auf, am häufigsten im kleinen Becken an den weiblichen Genitalien (Tuben, Ovarien, Douglasraum) und in Gegend der Gallenblase. Periduodenitis und Pericholezystitis ohne primäre Erkrankung der entsprechenden Organe leiten sich am häufigsten von früherer Appendizitis ab. Auch nach der Flexura coli sinistra greifen die Verklebungen gerne über.

Unter Berücksichtigung des früher Gesagten (S. 447) ersehen wir aus den anatomischen Vorgängen, wie jede Appendizitis, wenn sie nicht bei I. Stufe Halt macht, den Boden für spätere Anfälle vorbereitet. Warum erkrankt aber die Appendix so häufig, daß man nach L. Aschoff nur etwa in 25% der Fälle, nach anderen bei Menschen höheren Lebensalters sogar nur in 10% der Fälle die Appendix völlig normal findet? Wenn wir mit L. Aschoff und der Mehrzahl der neueren Pathologen daran festhalten, daß das Appendizitisrezidiv durch Stauung infektiösen Appendix-Inhalts ausgelöst wird, so muß man dies folgerichtig auch auf den primären Anfall übertragen. Manchmal dürften hier größere Würmer, Konglomerate kleiner Würmer, Verletzung der Mucosa durch eingebohrte Würmer (S. 452), Einkeilung von Fremdkörpern (S. 449) in Betracht kommen; dies alles namentlich bei Kindern. Auch auf die große Beweglichkeit der Appendix, auf ihre Druckwirkungen stark ausgesetzte Lage und auf dadurch bedingte Zirkulationsstörungen (H. Herz), auf die Gefahr von Torsionen des langgestreckten Organs (E. Hughes) hat man hingewiesen, und es gibt wohl sicher Fälle, wo diese Bedingungen das Entstehen primärer Stauungs-Appendizitis erklären. Von hämatogenem, metastatischem Mikrobenbefall der Appendixwand (C. Adrian, S. Oberndorfer, Canon, R. Kretz) kann nur ausnahmsweise die Rede sein; käme es häufig in Betracht, so müßte die Appendizitis sich als Teilstück einer Septikopyämie kundgeben, während sie sich in Wirklichkeit fast immer als lokaler Krankheitsprozeß darstellt. Auch syphilitische Erkrankung der Appendixwand kann nur ausnahmsweise in Frage kommen (H. Boas und O. Wissing). Mit Infektion vom Zökum aus müssen wir insofern in jedem Falle rechnen, als ja die Appendix von dort aus normalerweise mit Bakterien beschickt wird. Aber nicht der Eintritt von Bakterien ist das bedeutsame, sondern das Festhalten derselben. Es können ja auch zweifellos pathogene Keime in die Appendix gelangen und ihre Wand ebenso schädigen wie andere Teile des Darms (Pneumokokken, H. Eichhorst; Paratyphus B, K. Merrem; Typhus, G. Wolfsohn; Tuberkulose, F. Bjalokur u. a.; Dysenterie; Literatur über solche Vorkommnisse bei H. Herz). Alles in allem tritt aber der Einfluß der am Darm angreifenden Infektionskrankheiten auf die Häufigkeit frischer Appendizitis nirgends deutlich hervor. Anderseits steht sicher, daß alle ausgedehnten Darmentzündungen die Schleimhaut der Appendix mitbeteiligen. Wie in anderen Darmabschnitten bei Enteritis und Enterokolitis bleibt es aber auch in der Appendix bei oberflächlichen Schädigungen der Schleimhaut, und Symptome welche für Mitbeteiligung der Appendix sprechen, gehen im Gesamtkrankheitsbilde auf, so daß nur schwerere

Formen diagnostizierbar werden. Es bleibt aber die Möglichkeit und sogar eine große Wahrscheinlichkeit, daß irgend eine Gastroenteritis, der ja wohl kaum ein Mensch entgeht, Veränderungen an der Appendix zurückläßt, die das Entstehen späterer klinisch wohlausgeprägter Anfälle von Appendizitis begünstigen.

Wie früher P. Klemm erinnert Ad. Schmidt an die reiche Entwicklung des lymphatischen Apparates in der Appendixwand, der dem sog. lymphatischen Rachenring in Parallele zu setzen ist. Wenn man auch nur ausnahmsweise an hämatogene, embolische Infektion desselben denken darf, wie L. Aschoff und H. Beitzke gegenüber R. Kretz ausführten, so ist doch der toxischen Beeinflussung und toxogenen Schwellung lymphatischer Apparate im Verlauf zahlreicher Infektionskrankheiten zu gedenken. Nun ist es sicher und jeder erfahrene Praktiker kann es bestätigen, daß häufig im Verlauf von akuten Infektionskrankheiten, namentlich Angina tonsillaris, bei Erkrankungen der Nasennebenhöhlen, bei Influenza Symptome am Bauch auftreten, die als Appendix-Reizzustände gedeutet werden müssen. Zum ausgesprochenen Bilde der Appendizitis kommt es aber nur selten. Es mag sein, daß durch jene „Reizzustände" (Appendizitis I.—II. Stufe?), die auch ganz beschwerdelos und deshalb unbeachtet verlaufen können, der Grund für spätere Attacken gelegt wird, und zwar schon im Kindesalter. Es kann auch sein, daß Infektionskrankheiten den lymphatischen Bakterien-Fangapparat der Appendix funktionell umstimmen und ihn mindertüchtig machen, zukünftigen Infekten Widerstand zu bieten. Verstärkte Appendizitis-Bereitschaft bei Status thymo-lymphaticus (H. Shiota) wird von L. Aschoff abgelehnt, stärkere Disposition bei bestehender Lungentuberkulose neuerdings von Landouzy behauptet. Wenn auch die Beziehungen der Appendix zu Infektionskrankheiten und insbesondere zu Bakteriotoxinen noch viel zu wenig geklärt sind, um weitgehende Schlüsse darauf zu bauen, so bedürfen diese Fragen doch weiterhin stärkster Beachtung. Besonderer Besprechung bedarf das Mitwirken von Oxyuren.

Lebhafter Meinungsaustausch beschäftigte sich vor allem mit der Frage, in welchem Umfang tierische Darmparasiten für das Entstehen von Appendizitis verantwortlich gemacht werden dürfen. Wenn Ascariden oder Taenienglieder in den Wurmfortsatz gelangen, ist dies sicher eine große Gefahr; sie verlegen den Sekreten den Abfluß, und die Schleimhaut des distalen, abgesperrten Raumes ist rettungslos den Angriffen der Mikroben und ihrer Gifte ausgesetzt. Diese größeren Parasiten erzeugen vorwiegend akute, stürmische Krankheitsbilder (v. Moty). Ungleich häufiger findet man Oxyuren. Zweifellos können sowohl Oxyuren so wie Trichocephalen ohne jede entzündliche Reizwirkung in der Appendix hausen (O. Hueck, L. Aschoff u. a.); andere Male bringen sie zwar schmerzhaften Zustand der Appendixgegend, welcher den Verdacht der Appendizitis erweckt; bei der Operation findet man aber die Schleimhaut vollkommen normal; es können sogar alle entzündlichen Reizerscheinungen fehlen, selbst wenn sich Oxyuren in die Schleimhaut eingebohrt haben (O. Hueck). Jene pseudo-appendizitischen Beschwerden belegte L. Aschoff mit dem Namen „Appendikopathia oxyurica". Anderseits fand man aber auch häufig Oxyuren im entzündlich, teils frisch, teils rückfällig erkrankten Wurmfortsatz (A. Rheindorf, hier auch frühere Literatur, O. Hueck, v. Moty, G. Bäärnhiälm). Die Angaben schwanken zwischen 10 und 20%; die höheren Zahlen beziehen sich auf Kinder, die ja vorzugsweise als Oxyurenträger in Betracht kommen. Den Ausführungen A. Rheindorf's, der Appendicitis ex oxyure für etwas sehr häufiges erklärt und den Zusammenhang für vollkommen erwiesen hält, trat L. Aschoff scharf entgegen, wie uns scheint doch allzu ablehnend. Nachdem zweifelsfrei erwiesen ist, daß Oxyuren sich in die Schleimhaut einbohren können, muß auch anerkannt werden, daß hiermit eine Eintrittspforte für Bakterien geschaffen wird, welche zu phlegmonöser Entzündung der Wand führen können. Es hängt also vom Zufall ab, ob Oxyuren Appendizitis bringen oder nicht. Vgl. hierzu S. 402. Sehr bemerkenswert und unbedingt zu berücksichtigen ist die Angabe M. Lean's, daß bei Chinesen die Appendizitis nicht häufiger als bei anderen Volksstämmen sei, obwohl in China Enthelminthen verschiedenster Art ungeheuer verbreitet sind.

In jüngster Zeit sind teils vom klinischen, teils vom pathologisch-anatomischen Standpunkte aus neue beachtenswerte Gründe für das Mitwirken von

Oxyuren beim Entstehen des ersten appendizitischen Anfalles und damit der ganzen appendizitischen Krankheit beigebracht worden (A. Läwen und A. Reinhardt, A. Rheindorf, S. 402). Namentlich die inhaltsreiche und gründliche Arbeit Rheindorf's bringt die ganze Frage in neuen Fluß. Er versucht den Nachweis aggressiven Verhaltens der Oxyuren, nebenbei auch der Trichozephalen gegenüber der gesunden Appendixschleimhaut zu erbringen. Mit solcher traumatischer Wandschädigung wäre allerdings sowohl das erste Entstehen, wie — im Sinne Aschoff's — das Sichweiterspinnen der ganzen Krankheit zu erklären. A. Rheindorf hält den Anteil der Oxyuriasis an dem in frühe Kindheit zu verlegenden ersten Entstehen der Appendizitis für so bedeutungsvoll, daß er sagt, mit wirksamer Bekämpfung der Oxyuriasis würde die Appendizitis als Volkskrankheit verschwinden. Es ist noch manche Rede und Gegenrede zu erwarten, bis Einstimmigkeit über diese Fragen erzielt sein wird.

Alles in allem tappen wir über die Grundfragen, warum neigt die Appendix derart zu Entzündung, daß völliges Gesundbleiben fast eine Abnormität ist, und was insbesondere ist die gewöhnliche Ursache des primären, weitere Krankheitsbereitschaft erzeugenden Anfalls, noch im Dunkeln.

Einige Punkte sind hier noch zu erwähnen. Die Zahl der Appendizitisfälle hat seit Anfang der neunziger Jahre ungeheuer zugenommen, auch in dem statistisch einheitlichstem Beobachtungskreis, beim Militär; die Heeressanitätsstatistik verzeichnet beim preußischen Heer für 1892/97 = 0,03 p. M., für 1907/10 = 4,4 p. M. Erkrankungsfälle. Nach A. Gottstein sind andere Gründe als bessere Diagnostik einstweilen nicht zu finden. Die Sterblichkeit an Appendizitis nahm nach Gottstein während der Kriegsjahre außerordentlich ab; sie sank in Berlin und einigen anderen großen Städten Deutschlands um rund 40 %. — Es wird von manchen behauptet, der zunehmende Fleischgenuß sei an dem gehäuften Auftreten von Appendizitis bei allen Kulturvölkern Schuld (L. Championnière, Mac Lean, J. P. Naab, Murray). Nach H. Schwab läßt sich ein solcher Zusammenhang nicht erweisen; F. Selberg kommt nicht zu entscheidendem Schlusse, weist aber darauf hin, daß Fleischfehler (bakterielle und toxische) durch Vermittlung allgemeiner Enteritis auch die Appendix schädigen können. — Die schon früher erwähnte Obstipation ward neuerdings wieder schärfer als auslösende Ursache für Appendizitis herangezogen (L. Joves). Diese Verknüpfung hat von jeher etwas Verlockendes gehabt und in älteren Lehrbüchern der inneren Medizin stand sie im Vordergrund der ätiologischen Betrachtung. Es kommt hier wohl hauptsächlich der Aszendenstypus in Frage. Wenn der neuromuskuläre Apparat des ganzen Zökum und des Colon ascendens mangelhaft arbeitet, dürfte sich wohl der peristaltische Apparat der Appendix daran beteiligen, und dies könnte zu ungebührlich langer Stauung und weiterhin zum Entstehen aggressiver Zersetzungsprodukte Anlaß geben. Anderseits erscheint es auch möglich, daß die Appendixmuskulatur sich an spastischen Zuständen beteiligt, von denen wir wissen, daß sie manchmal viele Stunden lang andauern. Das verhältnismäßig häufige Zusammentreffen von Appendizitis und von Colica mucosa weist darauf hin. Krampf der Appendixmuskulatur würde den eingesperrten Bakterien natürlich Gelegenheit zu aggresivem Verhalten bieten.

B. Symptomatologie.

Ein großer Teil von Appendizitisfällen verläuft völlig oder wenigstens in den ersten Stadien der Entzündung symptomlos. Dahin gehören zunächst leichte Formen, von denen der Patient nichts zu berichten weiß, von denen aber spätere Autopsia in vivo oder post mortem noch Zeugnis ablegen. Dahin gehören jene nicht allzu seltenen Fälle, wo plötzlicher Eintritt einer Perforation das erste Zeichen der Erkrankung ist, wo aber natürlich die Wanderkrankung schon mindestens 1—2 Tage früher begonnen hat. Ob die anatomische Eigenart des Prozesses in solchen Fällen, ob das Ausbleiben von reflektorischen Spasmen, ob geringere Empfindlichkeit des sensiblen Nervenapparates die Beschwerdefreiheit bedingen, ist nicht bekannt.

Eine zweite Form bilden die Fälle mit sehr leichten und schnell vorübergehenden Beschwerden, die man früher kaum beachtete oder als Folgen vorübergehender Stuhlträgheit deutete, die man aber jetzt mit größerem Rechte auf leichte Appendizitisanfälle bezieht (I. oder höchstens II. Stufe der Entzündung, S. 450). In der Praxis gehen diese abortiven Fälle gewöhnlich unter dem Namen „appendizitische Reizung". Nach E. Sonnenburg machen $^2/_3$—$^3/_4$ aller Menschen, wahrscheinlich noch mehr, den einen oder anderen derartigen Anfall einmal durch. Entweder ganz unvermittelt oder nach 1 bis 2tägigem Vorausgehen lästiger Empfindungen wie Kollern, Aufstoßen, Appetitlosigkeit, Flatulenz, gestörter Kotentleerung kommt es zu Schmerz, der vorzugsweise im rechten unteren Quadranten lokalisiert ist. Die Schmerzen werden als ziehende, schneidende, kolikartige beschrieben, bleiben aber in mäßigen Grenzen, verstärken und vermindern sich periodisch. Oft zwingen sie die Patienten die Arbeit zu unterbrechen, da alle Bewegungen den Schmerz steigern. Daneben allgemeines Unwohlsein, manchmal Übelkeit und Erbrechen, fast immer gänzliche Appetitlosigkeit. Puls um 10—20 Schläge erhöht. Temperatur normal oder um 3—6 Zehntelgrad gesteigert. Stuhlgang in der Regel angehalten. Über diese subjektiven Beschwerden und leichten Allgemeinstörungen hinaus kann der Arzt in der Regel nur Druckempfindlichkeit des Mc Burneyschen Punktes (S. 82) feststellen. Die gesamten Erscheinungen klingen schon bis zum nächsten Tage ab und machen nach 2—3 Tagen völlig normalem Verhalten Platz. Alles in allem sind sie so leicht und so wenig beunruhigend, daß sehr oft — trotz der weitverbreiteten Appendizitisfurcht — der Arzt überhaupt nicht zu Rate gezogen wird, namentlich wenn dem Patienten solche Zustände schon vertraut geworden sind. Sorgfältige Anamnese nicht nur bei Magen-Darmkranken, sondern auch bei Kranken verschiedenster Art, lehrt, daß die meisten Erwachsenen von entsprechenden, kaum beachteten Zuständen zu berichten wissen.

Das Krankheitsbild des voll ausgeprägten Anfalls setzt sich im wesentlichen zusammen aus Fieber, Übelkeit, Erbrechen, Schmerz in der Ileozökalgegend, Druckempfindlichkeit und Muskelspannung daselbst und aus wesentlich ernsteren Störungen des Allgemeinbefindens als bei den Abortivformen. Man spricht, wenn nicht weitere Komplikationen hinzutreten, von Endappendizitis oder von Appendizitis simplex. Doch dürfte der seröse Überzug des Organs wohl immer mitbeteiligt sein. Im wesentlichen bleibt es aber bei den anatomischen Veränderungen I. und II. Stufe; hieran schließen sich unter Umständen Merkmale ernster Komplikationen an (Appendicitis destructiva; Stufe III und IV, S. 450).

Schmerz. Dem eigentlichen Kranksein gehen zwar manchmal leichtere Vorboten, wie sie oben geschildert sind, voraus; der Beginn der Krankheit wird aber meist doch als plötzlicher geschildert und mit dem Einsetzen von Schmerz verknüpft, dem sich Übelkeit, oft auch Erbrechen sofort hinzugesellt. Zum Kollaps führt der Schmerz bei einfacher Endappendizitis nicht, es sei denn, daß man es mit überaus empfindlichen Leuten und gleichzeitig mit Hypervagotonie der Gefäßnerven zu tun hat. Der Schmerz pflegt sich aus zwei Teilstücken zusammenzusetzen: mäßiger diffuser oder in der Nabelgegend einsetzender Bauchschmerz, der anfangs oft vorherrscht, dann aber allmählich hinter umschriebenen Schmerz, als zweites Teilstück, zurückweicht. Dieser letztere ist in überwiegender Mehrzahl der Fälle im rechten unteren Bauchquadranten lokalisiert, wird aber manchmal auch anderen Ortes empfunden, wahrscheinlich in Abhängigkeit von Heterotopie der Appendix (Situs inversus, abnorme Länge, Verlagerung und Fixation des Organs). Ausstrahlen des Schmerzes längs des Funiculus spermaticus dexter ist häufig (Ch. D. Aron), ebenso Ausstrahlen nach der rechten Flanke. Bei ruhiger Lage ist weder der allgemeine Bauchschmerz noch der lokalisierte Schmerz besonders heftig. Die Art der Lage hat auf beide, namentlich auf den Lokalschmerz Einfluß. Ungewöhnliche Lokalisation des Schmerzes, die immerhin bei etwa 15—20% der Kranken vorkommt, erschwert die Diagnose, und zwar meist in dem Sinne, daß sowohl die Schmerzen wie die übrigen Symptome fälschlich auf andere Organe bezogen werden. Viel seltener ist das Umgekehrte: fast nur Erkrankungen der rechtseitigen Adnexe und Typhlitis, gelegentlich auch Inkarzerationen und Cholezystitis werden öfters fälschlich für Appendizitis gehalten. Auch auf die sog. „Appendikopathia" sei hingewiesen, die in bezug auf Schmerzen sich ganz ähnlich verhalten kann wie Endappendizitis. Da der Schmerz für die Diagnsoe „Appendizitis" eine hervorragende Rolle spielt, sind einige besondere Merkmale wichtig, von denen zwar keines pathognomisch ist, deren diagnostischer Wert aber um so höher steht, je vollständiger sie vorhanden sind:

Schmerzen beim willkürlichen Erheben des gestreckten rechten Beines, ein aus der Typhlitis- und Paratyphlitissymptomatologie altbekanntes Zeichen. Auch gerade Haltung des rechten Beines verursacht oft Schmerz, so daß die Patienten dasselbe leicht gebeugt halten („Verteidigungsstellung"; L. Minervini). Dies Symptom setzt bereits peritoneale Reizung voraus.

Schmerzen bei Druck auf den McBurneyschen Punkt (S. 82). Dies wichtige und selten fehlende Merkmal wird jetzt nicht mehr für so beweiskräftig gehalten wie früher, da es auch öfters bei entzündlichen Erkrankungen des rechten unteren Bauchabschnittes ohne Beteiligung der Appendix gefunden wird, ferner auch bei chronischer, nicht entzündlicher Appendikopathia.

Schmerzen bei Druck auf den Lanzschen Punkt zwischen mittlerem und rechtem Drittel der Linea interspinalis superior.

Schmerzen bei jeglichem Druck auf die Ileozökalgegend, besonders lebhaft werdend, wenn nach langsam gesteigertem Druck letzterer plötzlich durch Wegnehmen der Hand nachläßt: Blumbergsches Zeichen.

Auch bei plötzlichem Nachlassen eines auf andere Bauchstellen ausgeübten Druckes tritt in der Appendixgegend kurzer Schmerz auf: Rovsingsches Zeichen. Nach Th. Hausmann kommt dies Symptom auch anderen entzündlichen Krankheiten der Ileozökalgegend zu.

Schmerzen bei rektaler und vaginaler Untersuchung, wenn der Finger gegen die Appendix vordringt.

Hyperästhesie der Haut beim Erheben einer Hautfalte der Ileozökalgegend (Headsche Zone, S. 69).

Sichtbare Zeichen. Hierhin gehört die schon erwähnte eigenartige Haltung des rechten Beines, ferner manchmal leichte örtliche, die Schmerzzone umspannende meteoristische Auftreibung oder auch mäßige allgemeine Auftreibung des Bauches. In der Mehrzahl der Fälle macht sich aber bei unkomplizierter Endappendizitis keinerlei Auftreibung bemerkbar. Recht oft ist schon frühzeitig, d. h. schon am I. Krankheitstage die inspiratorische Hebung der Ileozökalgegend abgeschwächt (Küstersches Zeichen). Dies erst bei Mitbeteiligung der Serosa stärker hervortretende Zeichen weist den Arzt oft sofort, beim Betrachten des entblößten Bauchs, auf die Appendix hin. Sogar die ganze Zwerchfelltätigkeit erscheint flacher, rechts deutlicher als links; auch dies Zeichen muß den Verdacht peritonealer Reizung erwecken.

Palpatorische Zeichen. Von den durch Palpation auslösbaren Schmerzen war schon die Rede. Von anderen palpatorischen Merkzeichen ist vor allem

die reflektorische Muskelspannung bei kurzem, oberflächlichem Druck auf die
die Ileozökalgrube deckenden Muskeln zu erwähnen (défense musculaire,
S. 81). Dies Symptom fehlt nur in ganz leichten Fällen einfacher Endappen-
dizitis; kaum jemals sobald der Reizzustand bis zur Serosa vorgedrungen ist.
Allmähliche Zunahme der reflektorischen Muskelspannung zeigt in der Regel
Zunahme des entzündlichen Reizzustandes der Serosa an. Bei oberflächlicher
Lage gelingt es manchmal, die entzündete und verdickte Appendix abzutasten,
namentlich wenn man die Kranken das gestreckte rechte Bein im Hüftgelenk
beugen läßt, wobei der M. ileopsoas die Appendix emporhebt (Th. Hausmann).
Um die Appendix als solche zu erkennen, muß man auch ihre Insertion am
Zökum nachweisen, was selten gelingen dürfte. Im allgemeinen verzichte man
lieber bei akuten Entzündungen auf das palpatorische Aufsuchen der Appendix;
es ist ein zu bedenkliches Unternehmen. — Mangels periappendizitischer Prozesse
entspricht ein etwaiger wurstförmiger, in der Ileozökalgegend fühlbarer Tumor
meist entweder dem Zökum oder der untersten Ileumschlinge. — Sobald periappendizitische Prozesse (Verklebungen, Infiltration der parietalen Serosa
und Subserosa, Abszesse) hinzukommen, wird ein Tumor immer zu fühlen sein,
dessen Grenzen zunächst unscharf sind und erst nach längerem Bestande sich
scharf gegen die Umgebung absetzen. Man hat es dann mit Konglomeraten
verklebter, teilweise kotgefüllter Darmstücke, mit abgesackten peritonitischen
oder paratyphlitischen Exsudaten bzw. Abszessen zu tun. — Die rektale bzw.
vaginale Palpation sollte niemals versäumt werden; sie ist namentlich wichtig
zur Abgrenzung von Appendizitis von entzündlichen und anderen Adnexerkrankungen. Sehr oft wird die Appendix sowohl bei Perimetritis wie bei
Adnexerkrankungen durch periappendizitische Adhäsionen in das Krankheitsbild verwickelt; es entstehen pseudoappendizitische Beschwerden oder infolge
von Stauungsgelegenheit auch echte Appendizitiden (O. Gerich). Wenn bei
gynäkologischen Operationen die Appendix nicht vollkommen frei befunden
wird, sollte sie lieber sofort mitextirpiert werden, weil die Wahrscheinlichkeit
späterer, durch Adhäsionen verursachter Appendiziditen sehr groß ist. Um
den Zustand der Appendix zu kontrollieren und um sie erforderlichen Falles
exstirpieren zu können, sollen nach O. Gerich rechtsseitige Adnextumoren
lieber durch Laparotomie als von der Vagina aus chirurgisch angegangen werden.

Magen und Darm. Erbrechen als frühes Symptom ist auch bei unkomplizierter Appendizitis häufig; es kommt mindestens in der Hälfte der Fälle
vor. Bei manchen, die überhaupt zum Erbrechen stark neigen, kann es sich
mehrfach wiederholen und jeder über kleinste Mengen hinausgreifenden
Nahrungsaufnahme folgen. Viel ernster zu beurteilen ist das nach anfäng-
lichem Wiederverschwinden von Übelkeit und Erbrechen neu einsetzende
„Späterbrechen". Es bedeutet fast immer Übergreifen der entzündlichen
Prozesse auf die Serosa (Durchwanderungsperitonitis oder drohende Perforation oder wirkliche Perforation). Das Erbrechen wird als reflektorisches
gedeutet. Einige Male wurde blutiges Erbrechen gesehen (S. Dobrucki),
was aber kaum mit der örtlichen Krankheit: Appendizitis im Zusammenhang
stehen kann; eher dürfte es sich dann wohl um die seltenen Fälle embolischer,
hämatogener Appendizitis handeln, wo die Appendizitis nur Teilstück von
allgemeiner Sepsis ist. — Sonstige ernstere Magensymptome fehlen; manchmal
leidet sogar nicht einmal der Appetit, so daß man die Patienten vom Essen
zurückhalten muß. — Der Stuhl pflegt in weitaus den meisten Fällen angehalten
zu sein (reflektorische Sympathikusreizung?). Dies trifft oft auch für Patienten
zu, die vorher an Durchfallskrankheiten gelitten haben (Kolitis, Dysenterie,
Typhus, Dyspepsien). Nach F. Selberg sind vorausgehende Durchfälle häufig.
Auch A. Thies erwähnte sie schon als Ausdruck einer reflektorischen Steigerung

des Vagustonus. Daß auch weiterhin Fälle primärer reiner Appendizitis leichter und schwerer Art mit Durchfällen einhergehen, ist geradezu selten. Diarrhöen weisen fast immer auf komplizierende Erkrankung des Hauptdarms hin (Gärungs- oder Fäulnisdyspepsien, Enteritis, Dysenterie, Kolitis) oder auf septische Erkrankung. Sie sind dann manchmal bluthaltig (H. Riese, C. A. Ewald, eigene Beobachtungen). In späteren Stadien, nach Abklingen stürmischer Erscheinungen, sind Durchfälle häufiger. Verschleppen infektiösen Materials aus der Appendix in das Zökum und daraus entstehende Kolitis kommen sicher vor (F. Bode). Appendizitiden, welche von vornherein mit Durchfällen einhergehen, sind durchschnittlich von ernster Prognose. Um so bedauerlicher ist, daß alle Formen von Appendizitis bei gleichzeitig bestehenden anderen entzündlichen und geschwürigen Darmkrankheiten oftmals nicht oder erst in vorgerücktem Stadium erkannt werden; sie verstecken sich gleichsam hinter den anderen Leiden. Ganz gewöhnlich ist dies bei Appendicitis typhosa. Bei Typhus beteiligt sich der lymphatische Apparat der Appendix an der Infiltration und am geschwürigen Zerfall der Darmfollikel und der Peyerschen Plaques; die anatomischen Vorgänge verlaufen ebenso wie am übrigen Darm. Ohne vorherige Warnung kann es zur Perforation kommen, die meist in die freie Bauchhöhle erfolgt, da gerade bei typhösen Geschwüren schützende Verklebungen gewöhnlich ausbleiben. Der überraschende und fast immer tödliche Durchbruch typhöser Darmgeschwüre vollzieht sich in mindestens $^1/_3$ der Fälle gerade an der Appendix. Anderseits bringt Typhus, sowohl in frühen wie in späteren Abschnitten der Krankheit, öfters leichte spontane Schmerzhaftigkeit und Druckempfindlichkeit in der Ileozökalgegend (leichte und unwichtige peritoneale Reizung? M. Matthes), die unnötigerweise zu einer unter diesen Umständen immerhin gefährlichen Laparotomie und Appendektomie Anlaß geben.

Fieber, Puls.. Fieber setzt zumeist schon frühzeitig ein, gewöhnlich ohne Schüttelfrost und nur mäßige Grade erreichend; in einfachen Fällen kann es schon nach 1—2 Tagen wieder abgeklungen sein. Wiederanstieg des Fiebers nach erfolgtem Abfall ist immer ein übles Zeichen und deutet auf Fortschreiten des Prozesses hin. Manchmal fehlt Fieber während des ganzen Verlaufs, selbst bei schwerer destruktiver Wanderkrankung mit Beteiligung des Peritoneum. Perforation bringt oft Untertemperatur. Nach einer Statistik von E. Sonnenburg-Kothe betrug bei 120 Fällen von Appendizitis simplex die Körperwärme im Durchsnitt 37,5°, der Puls 92, die Leukozytenzahl des Blutes 15 000; bei 101 Fällen destruktiver Appendizitis waren die entsprechenden Zahlen: 38,2°, 112 und 22 500. Für Beurteilung des Einzelfalles sind solche Mittelwerte unbrauchbar; die Körperwärme ist durchaus kein Maßstab für die Schwere der Krankheit und die Größe der Gefahr; das wird leider allzu oft und zum großen Nachteil für die Kranken übersehen. Besseres Urteil gestattet genaue Beachtung der Pulsfrequenz; es ist weniger die zunächst erreichte absolute Höhe der Pulszahl, die wichtig ist, denn diese hängt nicht nur vom lokalen Prozeß, sondern auch weitgehend von der persönlichen Reaktion des Nerv-Herzmuskelapparates ab. Wichtiger ist fortdauerndes, wenn auch langsames Ansteigen der Pulsfrequenz, worin sich einerseits besondere Toxizität der bakteriellen Prozesse, anderseits auch entzündliche Reizung des Peritoneum kundgibt.

Das **Allgemeinbefinden** ist je nach der individuellen Reaktionsfähigkeit verschieden stark beeinträchtigt; oft auffallend wenig, so daß die Euphorie den Patienten und den Arzt trotz der leichten Schmerzen und des leichten Fiebers über die Größe der Gefahr täuscht. Die Fälle sind gar nicht selten, wo die Euphorie bis zu plötzlicher Perforation andauert. Andere Male befinden sich die Patienten von vornherein in einem Zustand, der zwar nicht gerade als Kollaps zu bezeichnen ist, aber doch an der Grenze desselben steht, und in diesem Zustand verharren sie, bis alle akut entzündlichen Reizerscheinungen abgeklungen sind. Wenn eine so starke Reaktion des Allgemeinbefindens auch manchmal mehr von Überempfindlichkeit des parasympathischen Gefäßnervensystems als von Art und Schwere des lokalen Prozesses abhängt, wird man trotz möglichen Irrtums hin gut tun, darin ein Zeichen großer lokaler Gefahr zu erblicken. — Sehr wichtig ist die jetzt allgemein anerkannte Erscheinung, daß selbst kleine Opiumgaben sowohl den örtlichen Schmerz, die Druckempfindlichkeit wie das Allgemeinbefinden überraschend günstig beeinflussen, während sie den krankhaften Prozeß nicht aufhalten. Opium schaltet also gerade die Symptome aus, welche für Beurteilung der Lage und insbesondere der Notwendigkeit eines chirurgischen Eingriffs weitaus am wichtigsten sind. Daher ist das Verlangen der Chirurgen vollberechtigt, man solle das Krankheitsbild nicht durch Opiumgaben verwischen.

Blut. Seit den Arbeiten von H. Curschmann und E. Sonnenburg ist der bei Appendizitis und ihren Folgezuständen auftretenden **Hyperleukozytose** eine Flut von Arbeiten gewidmet. Man glaubte in ihr einen Führer zu finden für Indikation chirurgischen Eingriffs. Das hat sich nicht erfüllt, da die Verhältnisse doch sehr verwickelt liegen und gleichmäßige Reaktion auf gleichartige Vorgänge nur in beschränktem Maße vorkommen. Die Hyperleukozytose gehört zu den Abwehrmaßnahmen des Organismus gegenüber dem Eintritt von Bakterientoxinen, insbesondere von Toxinen eiterungerregender Bakterien. Wahrscheinlich wegen besonders günstiger Bedingungen für Resorption der Toxine ist bei allen das Peritoneum in Mitleidenschaft ziehenden Infektionen die Leukozytose verhältnismäßig stark. Man weiß aber auch, wie verschieden der Leukozytenapparat auf die Toxine der einzelnen Mikroben reagiert (z. B. starke Hyperleukozytose bei Pneumokokkeninfektion, Leukopenie und Zunahme der Lymphozyten bei Typhus). Auch bei Appendizitis, periappendizitischen Eiterungen und Abszessen spielt die Art der Bakterien eine maßgebende Rolle. Nach E. Sonnenburg und O. Nägeli läßt sich, immerhin mit Vorbehalten, etwa folgendes aus den bisherigen Erfahrungen herausschälen:

Die Hyperleukozytose kann völlig fehlen bei leichten und oberflächlichen Entzündungen der Appendix, die klinisch meist unter dem Namen „entzündliche Reizung der Appendix" gehen. Wenn doch vorhanden, bleibt sie in mäßigen Grenzen (etwa 10 000 Leukozyten).

Mäßige Hyperleukozytose (etwa 10 000—15 000 Leukozyten) findet sich sehr häufig bei den die Wand durchsetzenden, aber auch die Serosa schon erreichenden Prozessen (anatomische Stufe II und III, S. 450). Bei Rückbildung des Prozesses sinken die Leukozyten schnell ab, während Lymphozyten und eosinophile Zellen zunehmen.

Starke Hyperleukozytose (15 000—25 000 und mehr) kann eintreten, wenn das Peritoneum in den Eiterungsprozeß mit hineinbezogen wird und ist namentlich bei frischen abgekapselten Eiterungen ein ganz gewöhnlicher Befund. Es liegt also immer ein schwerer Krankheitszustand vor, wenn auch die Gefahr wegen lokaler Beschränkung der Eiterung nicht unmittelbar lebensbedrohend zu sein braucht. Bei längerem Bestande der Eiterung (Abszeß) bleibt auch die Hyperleukozytose zunächst bestehen, während die eosinophilen Zellen zurückgedrängt werden. Allmählich sinken dann die neutrophilen Leukozyten, während Lymphozyten und eosinophile Zellen wieder zunehmen.

Starke Hyperleukozytose kann auch im Beginn nicht abgekapselter Peritonitis auftreten.

Abfall der Leukozyten auf normale oder gar subnormale Werte ohne gleichzeitige unzweifelhafte Besserung des Gesamtkrankheitsbildes ist immer ein sehr übles Zeichen. Es bedeutet das Überwiegen lähmender toxischer Einflüsse auf den Leukozytenapparat über die reizenden Einflüsse bzw. Erlahmen der Reaktionsfähigkeit des Knochenmarks. Besonders ungünstig soll nach R. Kothe das Vorherrschen einkerniger neutrophiler Leukozyten sein.

Anstieg der Eosinophilen und Lymphozyten über das Normale ist nach O. Nägeli ein günstiges Zeichen und bedeutet Rückgang der wirksamen Toxine.

Besonders wichtig ist, daß Fehlen der Hyperleukozytose sowohl einen sehr leichten wie einen sehr schweren Zustand anzeigen kann. Welche Tragweite man dem jeweiligen Befund beimessen darf, ergibt sich zumeist nur aus Vergleich mit dem allgemeinen Krankheitsbild und aus Kenntnis des Verlaufs der Leukozytenkurve. Unmittelbar brauchbar ist als Beweisstück für Beteiligung des Peritoneum an eitrigem Prozeß nur starke Hyperleukozytose.

C. Verlauf, Komplikationen.

Wie bemerkt (S. 454), kann das klinische Krankheitsbild der Appendizitis binnen 2—3 Tagen sich wieder zurückbilden. Wir erwähnten aber auch, daß Appendizitiden manchmal völlig symptomlos verlaufen, bis plötzliche Perforation unmittelbare Lebensgefahr bringt. Damit ist schon gesagt, daß der erste anatomische Krankheitstag durchaus nicht schon der erste klinische Krankheitstag zu sein braucht. Mit Recht bezeichnet es F. Pels-Leusden als verhängnisvollen Grundirrtum anzunehmen, am ersten und zweiten klinischen Krankheitstage sei die Entzündung immer nur auf den Wurm und seine unmittelbare Umgebung beschränkt. · Es kann vielmehr der erste klinische Krankheitstag schon höchste Gefahr bedeuten.

Der weitere Verlauf gestaltet sich verschieden je nach Art der lokalen Ereignisse. Von seltenen Vorkommnissen abgesehen bestehen vier Möglichkeiten:

1. Frühzeitige Rückbildung der Entzündung, bevor die Serosa wesentlich beteiligt ist und ohne daß Adhäsionen entstehen. Wenige Tage nach den ersten Krankheitszeichen ist völliges Wohlbefinden zurückgekehrt. Wir besprachen, daß dann zwar durch Narben und Stenosen das Entstehen neuer Anfälle begünstigt wird; es braucht aber niemals dazu zu kommen. Es sei aber ausdrücklich erwähnt, daß man aus günstigem Verlaufe in den ersten Tagen und aus offenkundigen Zeichen der Rückbildung nicht mit Sicherheit auf ungestörte Rekonvaleszenz schließen darf. Nicht ganz selten entwickelt sich während der Rückbildung des entzündlichen Prozesses an anderer benachbarter Stelle ein neuer Herd, der einen neuen, unter Umständen viel gefährlicheren Anfall bringt.

2. Rückbildung des entzündlichen Prozesses unter gleichzeitigem Entstehen mehr oder weniger umfangreicher Verwachsungen des Wurms mit Becken- und Bauchwand, mit anderen Darmschlingen, mit der Blase, mit Uterus und seinen Adnexen, mit dem Omentum majus. Die Appendix wird dabei oft merkwürdig verzogen und verlagert, z. B. stark nach der linken Fossa iliaca, nach Duodenum und Gallenblase hin. Solche Adhäsionen und Heterotopien können oft, aber keineswegs immer röntgenoskopisch erkannt werden (außer den Lehrbüchern der Röntgendiagnostik vgl. F. Helm, A. Henßelmann). Hier dürfte sich die Röntgenoskopie nach Sauerstoffblähung der Bauchhöhle (S. 87) am besten bewähren. Die Palpation ergibt nur selten befriedigenden Aufschluß. Wir müssen die strittige Frage unentschieden lassen, ob beim Entstehen periappendizitischer Adhäsionen stets ein Durchwandern von Bakterien bis zur Oberfläche der Serosa stattgefunden haben muß, wobei die verhältnismäßig spärlichen Bakterien der keimtötenden Kraft der Endothelien und der Peritoneallymphe erlegen sind, oder ob schon der Reiz chemischer Produkte zur adhäsiven Entzündung führt. Adhäsionen begünstigen natürlich das Zustandekommen neuer Stauungsappendizitis (S. 451); anderseits vermindern sie die Gefahr etwaiger späterer Appendicitis ulcerosa et perforativa, indem sie das Entstehen sog. „gedeckter Perforationen" erleichtern. Doch ist hierauf kein Verlaß. Sehr häufig bringen umfangreiche Adhäsionen gerade dieses Darmabschnittes spätere quälende Beschwerden: Schmerzen, vorzugsweise in der Ileozökalgegend, abhängig von Bewegung und Füllung der Darm-

schlingen, von körperlicher Bewegung und Lageveränderung; gelegentlich hinkendes Gehen (G. Zesas); reflektorische Spasmen des Darms mit Schmerzen und Schleimproduktion; Behinderung des Kotlaufs durch den Darm, vorzugsweise mangelhafte Entleerung des Zökum mit daraus entspringender Kolitis, Druck und Schweregefühl in der Ileozökalgrube. Alle diese Beschwerden gehen, wenn richtig erkannt, meist unter dem Namen „chronische Appendizitis". Es ist auch durchaus möglich, daß Zerrungen, an denen die Appendix unmittelbar beteiligt ist, die Beschwerden auslösen. Man sollte lieber von „Appendikopathia chronica" sprechen, oder ganz allgemein von Adhäsionsbeschwerden; denn mangels Fiebers und trotz fortbestehender Druckempfindlichkeit des Mc Burneyschen Punktes spielt bei diesen Zuständen wahre chronische Entzündung der Appendix wahrscheinlich nur eine ganz untergeordnete Rolle (L. Aschoff); um so häufiger sind leichte oder schwere Attacken von Appendicitis recidiva, von denen eine jede die gleiche Aufmerksamkeit wie der erste Anfall verlangt. — Die an Appendizitis sich anschließenden peritonealen Adhäsionen können je nach Lokalisation der Appendix und der Adhäsionen ganz verschiedene Krankheitsbilder verursachen: Stenosen des Darms, Inkarzerationen, Blasenbeschwerden, besonders häufig Schmerzen, welche ihres Sitzes wegen für Duodenalgeschwür oder Cholezystitis gehalten werden. Auch sei daran erinnert, wie oft sich bei neuropathisch veranlagten Personen auf Grund unbedeutender, von Adhäsionen abhängiger Beschwerden allmählich das Bild einer vollausgeprägten Darmneurose entwickelt, wozu wir u. a. auch krankhafte Einstellung des peristaltischen Apparates und die Myxoneurosis rechnen (S. 327, 349). Die Neurosen, einmal entstanden, machen sich häufig ganz unabhängig von der auslösenden Ursache und verschwinden auch nach operativer Beseitigung der Appendix und der Adhäsionen nicht (S. 346). Das Entwirren von Krankheitsbildern, welche mittelbar oder unmittelbar aus adhäsiver Periappendizitis und Perityphlitis hervorgehen, gehört zu den schwierigsten Aufgaben der Abdominaldiagnostik und setzt die Zuhilfenahme des gesamten diagnostischen Apparates voraus.

3. Umschriebene eitrige Peritonitis mit Abszeßbildung. Hierzu kommt es, wenn vor Eintritt der Perforation oder des Überwanderns reichlicher Bakterienmengen durch die makroskopisch nichtperforierte Serosa in die Bauchhöhle genügend widerstandsfähige Verklebungen sich gebildet haben. Klinisch ist das Entstehen eines solchen Abszesses stets mit höherem Fieber, unter Umständen mit Schüttelfrösten, mit Auftreten eines anfangs unscharf, später schärfer abgesetzten druckempfindlichen Tumors, mit Anstieg der Hyperleukozytose verbunden. Der Tumor lehnt sich meist der rechten Beckenschaufel und dem äußeren Drittel des Poupartschen Bandes unmittelbar an, kann aber von vornherein sich mehr nach der rechten Flanke hin erstrecken oder nach dem kleinen Becken zu sich entwickeln. In letzterem Falle ist er nur bimanuell zwischen Bauchdecken und Rektum bzw. Vagina abtastbar. Bei fast allen, nicht ganz frühzeitig vorgenommenen Appendizitisoperationen findet sich im Douglasraum bereits Exsudat, das alle Übergänge vom serösen zum eitrigen aufweisen kann. Es ist Ursache späterer Perimetritis und Adnexerkrankung (A. Müller). Manchmal entsteht gleichzeitig, ohne sonstige Beteiligung des Peritoneum, ein rechtsseitiger subphrenischer Abszeß, häufiger auch ohne einen solchen, rechtsseitiges pleuritisches, meist nicht eitriges Exsudat (C. Wolbrecht). Von bemerkenswerten klinischen Zeichen sind zu erwähnen Zunahme der reflektorischen Muskelspannung (défense musculaire), welche das Palpieren erschwert; länger anhaltende Darmtätigkeit, Schmerzen beim Urinieren, lokale Auftreibung der Ileozökalgegend, manchmal geringes Ödem der Bauchwand vorne rechts unten oder in der Flanke, Abschwächung der

Zwerchfellatmung, dumpfer Perkussionsschall über dem Tumor, höhere Puls-frequenz. Ein Teil dieser Symptome gehört schon zum Bilde der nicht mit eitriger Peritonitis verknüpften Appendizitis; aber es ist diagnostisch und prognostisch bedeutsam, wenn sie sich nach mehrtägigem Bestande der Appen-dizitis steigern. Sind sie von vornherein stark ausgeprägt, so darf man mit ziemlicher Sicherheit annehmen, daß die Krankheit sich erst zu erkennen gab, als sie die Stufe einfacher Endappendizitis überschritten und auf das Peri-toneum übergegriffen hatte.

Das Entstehen eines abgesackten Abszesses ist ein verhältnismäßig gün-stiges Ereignis. Noch freilich ist die Gefahr groß, da die Verklebungen nur locker sind und Durchbruch jeder Zeit erfolgen kann. Sobald lokale eitrige Peritonitis entstanden, fällt die oben ausgesprochene Warnung vor Opium weg. Die Sachlage ist jetzt klar. Es kommt alles darauf an, den Verwachsungen Zeit zu lassen, damit sie zuverlässiger dicht halten. Deshalb muß die Darm-motilität einstweilen ruhen. Dazu dient Opium. Man operiert nicht gern in diesem Frühstadium des Abszesses; die Gefahr, bei der Operation schützende Verklebungen zu lösen und die ganze Bauchhöhle zu infizieren ist zu groß. Bei vollkommenster Ruhe des Gesamtkörpers und des Darms verringert sich die unmittelbare Gefahr von Tag zu Tag. Der Abszeß kann später spontan durchbrechen zur Appendix, zu anderen Darmteilen, zur Vagina, zur Blase, selten durch die Haut. Die Entleerung kann Ausheilung und völliges Zusammen-schrumpfen der Höhle veranlassen. Es bleiben dann derbe Verwachsungen und Narbenzüge zurück, von denen noch vielerlei Beschwerden drohen. Sie bleiben samt den hineingezogenen Darmschlingen als Tumor dauernd fühlbar. Früher wartete man gern Wochen und Monate auf solche Spontanheilung peri-appendizitischer Abszesse. Jetzt greift man lieber früher operativ ein, weil man niemals vor unerwünschter Richtung des Durchbruchs und dauernden Nachteilen bei Durchbruch in den Darm, in die Blase usw. sicher ist. In der Regel ist nach 2—3 Wochen die Abgrenzung eines periappendizitischen Ab-szesses so derb geworden, daß man ihn gefahrlos operativ angehen kann. Immer-hin droht von solchem Abszeß jederzeit die Gefahr allgemeiner septischer Infektion, und wenn solche Zeichen auftreten (Schüttelfröste, jähe Temperatur-schwankungen, septischer Allgemeinzustand) darf man mit Beseitigung der Infektionsquelle nicht zögern.

Besonderer Erwähnung bedarf der sog. paratyphlitische Abszeß, der sowohl in Begleitung periappendizitischer bzw. perityphlitischer, zwischen den Bauchorganen sich abspielenden Eiterung, wie auch ohne solche entstehen kann. Die Eiterung vollzieht sich beim paratyphlitischen Abszeß hinter dem parietalen Blatte des Peritoneum, wohin Eitererreger durch etwaige Adhäsion der Appendix an die seitliche oder hintere Bauchwand oder durch das Mesen-teriolum des Wurms gelangen können. Bei diesem immerhin seltenen Ereignis besteht immer die große Gefahr ausgedehnter Phlegmone und weiten Fort-kriechens der Zellgewebsentzündung. Ein großer Teil der rechtsseitigen para-nephritischen und rechtsseitigen subphrenischen Abszesse ist hierauf zurück-zuführen. Auch eitrige rechtsseitige Pleuritis kann entstehen. Die Entzündung des retroperitonealen Gewebes verrät sich durch hohes, oft intermittierend septisches Fieber, durch Schmerzhaftigkeit der Flanke und fast immer auch durch ödematöse Schwellung daselbst. Andere Male senkt sich der Eiter längs des Musculus ileopsoas und erzeugt dann, nach Durchtritt unter dem Poupart-schen Bande, an der Innenseite des Oberschenkels eine fluktuierende Vorwölbung. Wegen der aggressiven Eigenschaften der eitererregenden Mikroben sind aber auch beliebige andere Wege möglich. Die Gefahr schwerer septischer Intoxi-kation ist beim paratyphlitischen Abszeß größer als beim gut abgekapselten perityphlitischen Abszeß. Die Eröffnung des Abszesses fördert stinkenden Eiter zutage.

4. **Perforative allgemeine Peritonitis** entsteht, wenn ein makroskopisch sichtbarer Durchbruch vor Eintritt abschließender örtlicher Verklebungen erfolgt, oder wenn die Verklebungen nachträglich zerreißen. Sie kann aber auch ohne eigentliche Perforation, infolge einfachen Durchwanderns von Bakterien auf die Serosa entstehen. Die Reaktion des Organismus auf den Eintritt der Gifte in die mit breiter Resorptionsfläche ausgestattete Bauchhöhle ist um so stärker, je größer die Virulenz der beteiligten Bakterien, je plötzlicher und reichlicher die Überschwemmung mit Gift erfolgt (also besonders bei wahren Perforationen!), je geringer die Widerstandskraft des Organismus selbst. Bei Kindern, deren Schutzkräfte gegen bakterielle Gifte noch schwach entwickelt sind, pflegt die Allgemeinreaktion besonders stark, die Gefahr schnellen tödlichen Kollapses am größten zu sein. — Zu dem typischen Bilde der akuten Perforationsperitonitis mit plötzlichem diffusen Bauchschmerz und plötzlichem Shock kommt es verhältnismäßig selten. Die Schmerzen verstärken und verbreiten sich, die reflektorische Muskelspannung dehnt sich über den ganzen Leib aus, der Bauch wird aufgetrieben infolge reflektorischer oder toxischer Darmlähmung, das Zwerchfell tritt höher, die Zwerchfellatmung hört fast ganz auf.

E. **Melchior** unterscheidet drei Stadien der Bauchspannung bzw. des Bauchdruckes bei Peritonitis: 1. Erhöhung infolge von Muskelspannung der Bauchdecken; 2. Stadium der Toxämie mit paralytischer Erschlaffung der Bauchdecken; gleichzeitig Überfüllung der Gefäße im Splanchnicusgebiet (Plethora abdominalis; Sinken des allgemeinen Blutdruckes); 3. Stadium: Gärungsmeteorismus mit enormer Spannung der Bauchdecken und auch der Darmwände.

Bei etwaigem Luftaustritt aus dem Darm verschwindet die Leberdämpfung; bei der oft sehr schnell einsetzenden Exsudatbildung erscheinen Dämpfungen in den abhängigen seitlichen Bauchteilen, vor allem und meist zuerst rechts. Besonders an diesen Stellen, aber auch sonst ist jeder leise Druck und vor allem Stoß schmerzhaft (Empfindlichkeit des parietalen Peritoneum im Gegensatz zum viszeralen Blatte). Neben diesen Bauchsymptomen und oft ihnen vorauseilend, beherrschen beunruhigende Erscheinungen an den Kreislauforganen das Krankheitsbild: der Puls wird frequenter (110, 120 und mehr) klein, weich, fadenförmig; die peripherischen Teile werden kühl, die Lippen blaß-zyanotisch. Das Gesicht nimmt verfallenen Ausdruck an; auf der Haut perlt kalter Schweiß. Das mit allen typischen Merkmalen einsetzende und vollentwickelte Bild der akuten diffusen Peritonitis ist nicht zu verkennen. Es muß aber ausdrücklich hervorgehoben werden, daß sich das Bild bei Appendizitis oft mehr schleichend entwickelt, namentlich in jenen Fällen, wo die Peritonitis zunächst eine abgegrenzte war und dann erst zwischen den Darmschlingen weiterkriecht. Manche akute, diffuse Bauchfellentzündungen werden Stunden oder halbe Tage lang übersehen, weil der Beobachter plötzlichen oder auch nur gesteigerten Schmerz vermißt und weil die Temperatur nicht steigt; letztere sinkt sogar häufig; dies Sinken der Temperatur bei gleichzeitig steigender Pulsfrequenz ist immer ein höchst verdächtiges Zeichen, auch wenn zunächst am Bauch sich nichts verändert zu haben scheint. Sich selbst überlassen, führt die akute diffuse Perforationsperitonitis unrettbar zum Tode, nachdem vorher meist eine gewisse toxische Umnebelung der Sinne und damit eine gewisse täuschende Euphorie eingetreten ist. Auch die Aussichten chirurgischen Erfolges sind gering; jede Stunde Zuwartens verschlechtert sie, weil zwar die Bauchhöhle gereinigt und durch Drainage vor Ansammlung neuen toxischen Materials geschützt werden kann, weil aber nur zu oft das bereits resorbierte Gift das Zentralnervensystem und insbesondere das Gefäßzentrum tödlich lähmend getroffen hat.

D. Diagnose (Appendikopathia; Typhlitis).

Die Diagnostik und wie wir sehen werden auch Prognostik und Therapie haben damit zu rechnen, daß von den ganz leichten Fällen, welche die ungeheure Mehrzahl bilden, die meisten symptomlos oder mit so geringen klinischen Symptomen verlaufen, daß sie dem Arzte kaum zur Kenntnis kommen oder nicht mit voller Sicherheit als Appendizitis gedeutet werden können (S. 454). Von solchen Fällen müssen wir hier absehen.

Für die diagnostizierbare frische Appendizitis (erstmalige oder rückfällige) sind die wichtigsten Zeichen:

Schmerz verschiedenen Grades, anfangs diffus oder in der Nabelgegend, später im Gebiet des rechten unteren Bauchquadranten.

Druckschmerz am Mc Burneyschen oder Lanzschen Punkte.

Hyperästhesie der Haut in der Ileozökalgegend.

Reflektorische Muskelspannung.

Geringere inspiratorische Vorwölbung des rechten unteren Bauchquadranten, verglichen mit linker Seite.

Mäßige Temperatursteigerung mit entsprechend erhöhter Pulsfrequenz. Übelkeit und Erbrechen.

Wenn dieser Symptomenkomplex einigermaßen vollständig vorhanden und wenn andere Ursachen sicher auszuschließen sind, besteht an der Diagnose kaum ein Zweifel. Zur Verwechslung geben am häufigsten akute Adnexerkrankungen Anlaß, unter Umständen auch tiefsitzende Ureterenkonkremente; letztere weil der Urin nicht immer sogleich bluthaltig ist, und weil Fieber öfters bei Appendizitis fehlt, anderseits bei Ureterensteinen vorkommen kann (gleichzeitige Pyelitis!).

Wenn die Beschränkung auf die genannten Symptome auch stärkere Beteiligung des Peritoneum mit einiger Sicherheit auszuschließen erlaubt, gestattet er doch nicht anzunehmen, daß sich der Prozeß noch völlig auf die Mukosa und auf die Muskularis des Wurms beschränkt (S. 459). Diese anatomischen Stufen können bereits überschritten und die Serosa kann bereits mitbeteiligt sein. Es ist dies bei voller Entwicklung des charakteristischen Symptomenkomplexes wahrscheinlich sogar meistens der Fall. Einzelne Stücke können fehlen, namentlich jegliche Rückwirkung auf den Gesamtorganismus (Fieber, beschleunigter Puls, Erbrechen); J. Dubs wies kürzlich darauf hin, daß dies bei Appendizitis in vorgerücktem Lebensalter sogar das häufigere sei, nicht nur bei leichter, sondern auch bei gefahrdrohender destruktiver Erkrankung des Wurms.

Ernste Beteiligung des benachbarten Peritoneum (zunächst lokale eitrige Peritonitis mit Neigung zu Abszeßbildung) erschließen wir vorzugsweise aus folgenden Symptomen:

Weitere Verbreitung der Schmerzempfindlichkeit.

Schmerzhaftigkeit bei Druck oberhalb der Crista ilei oder bei Druck des Fingers vom Rektum oder von der Vagina aus.

Palpatorischer Nachweis eines zunächst unscharf begrenzten Tumors, der sich teils aus Exsudat, teils aus verklebten Darmschlingen zusammensetzt: manchmal Dämpfung des Perkussionsschalles über dem Tumor.

Zunahme des inspiratorischen Nachschleppens des rechten unteren Bauchteils.

Schmerzen beim Heben des gestreckten rechten Beines; spontane Halbbeugestellung des rechten Beines. Dies beides namentlich bei Entzündung des den Musculus ileopsoas deckenden Peritoneum.

Starke Hyperleukozytose.

Allgemeinbefinden sich verschlechternd (höheres Fieber, schnellerer Puls, toxischseptischer Allgemeineindruck); aber dies alles doch so häufig fehlend, daß sein Ausbleiben angesichts der Lokalsymptome nicht entscheidend ins Gewicht fällt.

Gar nicht selten fällt die Entwicklung dieses Symptomenkomplexes mit dem ersten Auftreten des Krankheitsgefühls zusammen, und wenn

nun der Arzt unter solchen Umständen oder ohne genaue Kenntnis etwaiger
Vorboten den Kranken zum ersten Male sieht — was recht häufig vorkommt —,
so kann er zwar mit größter Sicherheit einen lokalen eitrig-peritonitischen Prozeß diagnostizieren, er wird aber über dessen Ursache um so eher im ungewissen
bleiben, je mehr die augenblickliche bedrohliche Lage (Gefahr einer diffusen
Peritonitis!) genauere Untersuchung verbietet. Vorzugsweise kommen hier
in Betracht: andere ulzeröse Darmkrankheiten wie Tuberkulose, Karzinom,
Aktinomykose, ulzerierte Divertikel, Coecum mobile mit Achsendrehung, ferner
Adnexkrankheiten wie Salpingitis, Tubenschwangerschaft, kleine Ovarial-
tumoren mit Stieldrehung, Parametritis; manchmal auch Inkarzerationen.
Auch auf eitrige Cholezystitis und Pericholezystitis (namentlich bei Hepatoptose)
und auf Fettgewebsnekrose sei verwiesen. Da meist Laparotomie notwendig
oder doch in steter Bereitschaft gehalten werden muß, darf zunächst die Diagnose:
gefahrdrohende umschriebene eitrige Peritonitis genügen.

Diffuse eitrige Peritonitis, deren Eintritt manchmal vorbotenlos
erfolgt (S. 454, 457), diagnostizieren wir aus folgenden Symptomen:

Weite Verbreitung der Schmerzhaftigkeit des Bauchs bei leichtem Beklopfen, namentlich der Flanken und bei Digitaluntersuchung vom Rektum oder von der Vagina aus.

Kollapserscheinungen, die allerdings sehr ungleich stark entwickelt sein können.

Verbreitete Spannung der Bauchmuskeln bei anfangs mäßiger, später schnell zunehmender Dehnung des Bauchs.

Aufhören der Darmperistaltik (Auskultation!).

Starke Verflachung oder gänzliches Aufhören der Zwerchfellatmung.

Verschwinden der Leberdämpfung bei Luftaustritt in die Bauchhöhle.

Anstieg der Pulsfrequenz und Kleinwerden des Pulses.

Kollapserscheinungen: blaß-zyanotische Farbe der Schleimhäute und der Nase;
eingefallene Augen; trockene Zunge; auffallende niedrige Temperatur der Achselhöhle
im Vergleich zur Temperatur des Mastdarms.

Anfangs vielleicht noch Zunahme, oft aber schnelle Abnahme der Leukozytose.

Akuter Perforationsschmerz mit schnell einsetzender Shockwirkung (bei Kindern
häufiger als bei Erwachsenen); vgl. S. 462.

Bei etwaigem Mangel von Vorboten und bei Unkenntnis des bisherigen
Krankheitsverlaufs wird der Arzt zwar leicht akute diffuse Peritonitis bzw.
Perforationsperitonitis diagnostizieren, ihren Ausgangspunkt aber oft nicht
sicher erkennen können. Alle Bauchorgane kommen in Betracht. Oft bringt
erst die Laparotomie, wenn sie überhaupt noch ausführbar ist, Klarheit. Wie
wenig sichere Anhaltspunkte man aus dem Verhalten des Schmerzes erhält,
zeigt die Zusammenstellung über Ursachen und Eigenschaften des Bauchschmerzes von N. v. Ortner (S. 69).

Über periappendizitische und paratyphlitische Abszesse sei auf früher
Gesagtes verwiesen (S. 460 und 461).

Alles in allem ist die Diagnose wohl ausgebildeter appendizitischer Anfälle und ihrer unmittelbaren Folgezustände nicht schwer; ihre Abgrenzung
gegenüber anderen entzündlichen Prozessen in der Bauchhöhle gelingt meist,
wenn genau beobachtet und untersucht wird, und wenn man die den Einzel-
erkrankungen eigentümlichen Lokalmarken genügend beachtet bzw. nicht antrifft. Wie bemerkt, muß man immer mit möglicher Verlagerung der Appendix
rechnen. Aus ihr entspringen die meisten Irrtümer, namentlich bei den rezidivierenden Formen. Leichte appendizitiforme Schmerzen und leichte Fieberanstiege sind, wenn keine andere Ursache auffindbar, immer appendizitis-
verdächtig, auch wenn der Schmerz nicht gerade in der Ileozökalgrube
lokalisiert ist.

Auf einige Krankheitszustände ist noch kurz einzugehen:

Appendikopathia. Mit diesem Wort (S. 447) wird sehr Verschiedenes zusammengefaßt. Man versteht darunter Schmerzen und Druckempfindlichkeit,

welche ihrem Sitz und ihrer Art nach denen bei Appendizitis entsprechen, und an deren Zustandekommen die Appendix auch tatsächlich beteiligt ist, ohne daß sie oder benachbarte Organe entzündlich erkrankt wären. Man findet sie häufig bei Adhäsionen, also Überbleibseln früherer Anfälle von Appendizitis. Fieber fehlt natürlich. Da aber Fieber auch bei echter Appendizitis fehlen kann, ist die Entscheidung, ob leichter appendizitischer Rückfall oder Adhäsionsbeschwerden, meist schwer, oft unmöglich. Wie bemerkt, gehen solche Zustände gewöhnlich unter dem Namen „chronische Appendizitis". — Im Krankheitsbild der Myxoneurosis intestinalis (bzw. Colica mucosa), ferner bei allen mit starkem spastischem Einschlag verbundenen Krankheiten des Darms (dyskinetische Obstipation, hypervagotonische Darmneurosen, Bleikolik, Nikotinismus, Dysenterie u. a.) begegnet man ähnlichen Zuständen; bei etwaiger Operation erweist sich die Appendix entzündungsfrei. Es mag wohl sein, daß hier Spasmen der Wurmmuskulatur die Schmerzhaftigkeit vermitteln (S. 453); völlige Klarheit besteht darüber nicht. Jedenfalls ist es diagnostisch kaum möglich, die Appendix für gesund zu erklären, wenn sich auch gefahrdrohende Zustände mit einiger Sicherheit ausschließen lassen. — Auch Neurasthenie und Hysterie greifen störend in die Diagnostik ein. Die verbreitete Appendizitisfurcht und die aus populären Schriften erlangte Kenntnis der Symptome erzeugen gar nicht selten psychogen bedingte Krankheitsbilder (Klagen über Schmerz, richtig lokalisierte Druckempfindlichkeit, Hyperästhesie der Haut, Schmerzen im rechten Bein bei bestimmten Stellungen und Bewegungen, Schmerzen im Funiculus spermaticus u. a.), welche den Arzt irreführen und zur Operation drängen. Auch absichtliche Simulation kommt vor.

Z. B. sah C. von Noorden ein junges Mädchen aus Chicago wegen einer anderen Krankheit. Als sie auf Grund der charakteristischen Operationsnarbe befragt wurde, wann sie Appendizitis durchgemacht habe, erklärte sie, sie habe sich wegen „Appendix" und nicht wegen „Appendizitis" operieren lassen. Sie habe sich vor etwaiger Erkrankung an Appendizitis während der Reise gefürchtet, und nachdem sie sich gründlich über die Symptome unterrichtet, habe sie die Ärzte zu täuschen gewußt und die operative Entfernung der Appendix durchgesetzt. Der sehr erfahrene Chirurg, welcher die Operation ausführte, bestätigte später die Wahrheit der Erzählung.

Als Appendikopathia darf man wohl auch die an Appendizitis erinnernden Beschwerden bezeichnen, welche gelegentlich bei Infektionskrankheiten verschiedenster Art auftreten, wohl am häufigsten bei Angina (F. Selberg), Influenza und Abdominaltyphus (S. 452). Man macht dafür Schwellung des lymphatischen Apparates der Appendix verantwortlich. Vor Verwechslung mit Typhus schützt die bei letzterem meist schon frühzeitig ausgebildete Hypoleukozytose und Zunahme der Lymphozyten. Wenn es sich bei der die Infektionskrankheiten begleitenden Appendikopathia auch meist um ganz unbedenkliche Zustände handelt, ist doch kein Verlaß darauf, und die Symptome bedürfen jedenfalls der sorgsamsten Überwachung, da immerhin auch wahre Appendizitis entstehen kann, und da nur allzu leicht die Appendizitissymptome sich im allgemeinen Krankheitsbilde verwischen.

Pseudoappendizitis, Typhlitis. Von Pseudoappendizitis spricht man, wenn entzündliche Zustände an Nachbarorganen bestehen. Sie können natürlich verschiedenster Art sein, worauf früher schon Bezug genommen wurde (S. 464). Heterotopie der Appendix begünstigt die Täuschung (S. 455). Vorzugsweise wird in der Literatur der Name „Pseudoappendizitis" für Krankheitszustände gebraucht, welche sich am Zökum und dessen Umgebung abspielen; sie gehen in der Praxis auch sehr häufig unter dem Namen „chronische Appendizitis" (Hj. v. Bonsdorff). Das Zökum beteiligt sich natürlich an allen Entzündungen des Gesamtkolon (Kolitis mit ihren verschiedenen Unterarten) und des Gesamtdarms (Enterokolitis). Auch bei Dünndarmkrankheiten (Enteritis) wird es häufig mitbetroffen, ohne daß sich der Prozeß in distaler gelegene Abschnitte fortpflanzt. Jede infektiöse Darmkrankheit, wie es scheint besonders oft Paratyphus, kann zum Durchwandern von Mikroben auf die äußere Darmwand Anlaß geben und dann Krankheitsbilder erzeugen, die wegen des entzündlichen Reizzustandes der Serosa Appendizitisähnlichkeit gewinnen (C. Hammesfahr). Der Lieblingssitz dieser lokalen Durchwanderungsperitonitiden ist Zökum und proximales Kolon. Bei jeder entzündlichen Krankheit des Zökum kann die Appendix infiziert werden, und wenn auch bei oberflächlichem Prozeß die hiervon abhängigen Symptome im Gesamtkrankheitsbild untertauchen, mag dadurch doch häufig die Grundlage für spätere appendizitische Anfälle gelegt werden. Außer jenen Zuständen, wo Typhlitis nur Teilstück verbreiteter Darmentzündung ist, kommen Fälle vor, in denen sich die Erkrankung vollständig oder doch ganz überwiegend auf das Zökum beschränkt. Th. Fahr fand in solchen Fällen kleine Schleimhautgeschwüre, bindegewebige Verödung der Submukosa, Durchsetzung der Muskulatur mit Bindegewebe, Verdickung der Serosa. Er betrachtet den Krankheitsprozess als einen der Appendizitis gleichartigen (koordiniert, nicht subordiniert). Das Zökum ist zu Infekten besonders disponiert, weil hier ein wasserreicher, mit den verschiedensten Keimen und wahrscheinlich auch mit chemisch reizenden Stoffen beladener Inhalt verhältnismäßig lange stagniert bzw. lange Zeit hin und her geschoben wird. Streng pathogene Keime wie Tuberkelbazillus und Aktinomycespilz befallen mit Vorliebe gerade das Zökum. Wenn das Zökum und das ganze proximale Kolon träger arbeiten (Aszendenstypus der Obstipation, S. 98), so wächst die Gefahr der Wandinfektion. Die Verweildauer des Kots im Zökum kann durch perityphlitische Adhäsionen, welche vorausgegangener Appendizitis entstammen, begünstigt werden. Auch erworbene oder konstitutionelle Koloptose scheint in diesem Sinne wirken zu können (vgl. Referat von H. Strauß). Außerdem lernte man in abnorm langem und abnorm beweglichem Kolon (mit freiem Mesenterium, Mesenterium ileocoeci commune) eine anatomische Ursache für verlängerte Typhlostase des Kots kennen: Coecum mobile (vgl. die Referate von H. Burckhardt, F. de Quervain, H. Strauß und J. Leva, H. Strauß und S. 97, Abb. 28). Mit besonderer Schärfe umriß H. Klose auf Grund reicher Erfahrung an der L. Rehnschen Klinik ein typisches Krankheitbild, welches durch „habituelle Torsion des angeborenen Coecum mobile" zustande kommen kann (S. 395):

Koliken mit wechselnder Zökalblähung, Palpationsgeräusche am Zökum, vermehrte Peristaltik, Stuhlverstopfung mit nachfolgenden Diarrhöen, wirkungsarme oder unvollständige Zökumperistaltik am Röntgenschirm, dauernde periodisch anschwellende Zerrungsschmerzen mit partiellen Darmsteifungen, Blut- und Schleimgehalt des Kotes. Kohlenhydratgärung desselben, unter Umständen vollkommener Darmverschluß.

Wie H. Klose selbst betont, erkrankt nur ein kleiner Bruchteil der Menschen mit kongenital hypermobilem und zu Torsion befähigtem Zökum wirklich an Torsionserscheinungen. Begünstigt wird das Entstehen des Coecum mobile und der Typhlitis durch Kotstauung an der Flexura coli dextra, wie sie z. B. unter Umständen bei hochgradiger Koloptose vorkommt (S. 741).

Anderseits deckt das von Klose entworfene und allgemein anerkannte Krankheitsbild nur eine einzige Sonderform der Typhlitis (E. Sonnenburg). Gleiches oder ähnliches ward unter verschiedenen Namen beschrieben: Coecum mobile (M. Wilms, E. Stierlin, N. Straschesco); Colica intestini coeci (A. A. Christomanos); Distensio coeci (Obrastzow, G. Singer); Typhlatonie (F. Fischler); Typhlitis stercoralis (ältere Autoren, W. Russel, Fr. Stricker). Das unter diesen Namen beschriebene entspricht teils dem Aszendenstypus der Obstipation (S. 369), teils wahren Entzündungen des Zökum, welche ebenso wie Appendizitis lokal entstanden und geblieben sind (Th. Fahr) oder als „Residualtyphlitis" (H. Strauß) eine allgemeine Kolitis überdauern.

Die Symptome der Typhlitis haben große Ähnlichkeit mit denen der rezidivierenden Appendizitis und der postappendizitischen Adhäsionen und daher wird Typhlitis nicht selten für Appendizitis gehalten, wie umgekehrt früher Appendizitis meist unter der Diagnose Typhlitis ging. Schmerzen, leichter Form, sind oft dauernd vorhanden (unbehagliche Druck- und Spannungsgefühle), steigern sich bei stärkeren Bewegungen und in Abhängigkeit von Darmfüllung auch zu bestimmten Tageszeiten und erheben sich zeitweise zu starken kolikartigen Attacken (Spasmen?), mit Sitz in der rechten Unterbauchgegend und von dort nach oben oder nach der Bauchmitte ausstrahlend. Die Druckempfindlichkeit pflegt nicht so ausgesprochen zu sein, die Sonderempfindlichkeit des Mc Burneyschen Punktes tritt nicht so deutlich hervor und auch die reflektorische Muskelspannung (défense musculaire) ist nicht so stark ausgeprägt wie bei Appendizitis. Die Druckempfindlichkeit ist, solange das Peritoneum frei bleibt, mehr diffus über die Ileozökalgegend verbreitet, überschreitet dieselbe aber nicht. Bei vorsichtiger Gleitpalpation (nach Th. Hausmann, S. 80) fühlt man meist an Stelle des Zökum einen elastischen wurstförmigen Tumor, der nach unten, gegen das Poupartsche Band hin, ziemlich scharf abgegrenzt ist und sich nach oben in das weniger deutlich fühlbare Colon ascendens verliert; beim Streichen entstehen dann gurrende Geräusche, da Luft und breiige Masse den Inhalt bilden. Wenn dabei größere Luftmengen ins Kolon entweichen, entschwindet der elastische Tumor unter den Fingern, gleichzeitig nehmen spontaner Schmerz und Druckempfindlichkeit ab. Das völlig entleerte Zökum fühlt sich wie ein etwa daumendicker, harter, glatter Strang an (A. A. Christomanos). Wahre Scybala werden im Zökum selten getastet. Der Kot kann bei reiner Typhlitis von völlig normaler Konsistenz sein, läßt aber bei öfterer sorgsamer Untersuchung geringen Schleimgehalt und kleine Mengen okkultes Blut nicht vermissen; die Zökumschleimhaut neigt sowohl zu hämorrhagischer Entzündung wie zur Geschwürsbildung. Zur genügenden Eindickung des Kots reichen die tieferen Abschnitte des Kolons völlig aus. In der Regel ist der Stuhlgang träge. Dazwischen schieben sich aber bei den meisten Kranken auch Perioden durchfälligen Stuhls, offenbar von gelegentlichem Übergreifen der abnormen chemischen Umsetzungen im Zökum und wohl auch der Entzündung auf abwärts gelegene Darmabschnitte herrührend. Wenn dies in stärkerem Maße geschieht, geht das Krankheitsbild der Typhlitis in das der Kolitis über und die Typhlitissymptome können sich verwischen, wahrscheinlich weil die nunmehr beschleunigte Peristaltik des Gesamtkolon das Typhlon entlastet. — Röntgenologisch ergibt sich längere Verweildauer des Kontrastbreies im Zökum, daneben unter Umständen Form- und Größenveränderung. — Bei akuter Erkrankung oder bei akuten Nachschüben chronischer Typhlitis steigt die Temperatur, aber selten höher als auf 38,0—38,2⁰, dauert aber, wenn keine phlegmonöse Wandeiterung, Perityphlitis oder Paratyphlitis hinzutreten, selten länger als 2—3 Tage. Dagegen schieben sich gern ganz kurze ein- oder halbtägige kleine Temperaturanstiege in einen sonst völlig fieberfreien Verlauf ein. Fr. Stricker fand normale Leukozytose oder höchstens leichte Hyperleukozytose (bis 15 000 Leukozyten). Falls nicht gerade schmerzhafte Koliken oder Fieber vorhanden, leidet das Allgemeinbefinden wenig, so daß manche Patienten trotz der dauernd leichten Beschwerden die Krankheit wenig beachten, während andere wegen dauernder Furcht vor Appendizitis die Nahrungsaufnahme stark einschränken und sowohl seelisch wie körperlich arg herunterkommen.

Die bedenklichen Komplikationen bestehen im Übergreifen der Entzündung auf das gesamte Kolon, im Hinzutreten einer Appendizitis, in destruktiven Wanderkrankungen, welche ebenso und unter gleichem Bilde wie bei Appendizitis (S. 459 ff.) zu umschriebener oder allgemeiner Peritonitis, zu ausgedehnten Verwachsungen, zu paratyphlitischer Phlegmone führen können. Es sei auf früher Gesagtes verwiesen.

Das beschriebene Krankheitsbild entspricht der chronischen, von Zeit zu Zeit stärker aufflammenden Typhlitis. Gestaltet es sich zu dem Kloseschen Symptomenkomplex der Torsio coeci, so ist es nicht allzu schwer diagnostizierbar. Aber auch hier, noch weit mehr in anderen Fällen ist es doch recht schwer und oft unmöglich, Typhlitis gegen Appendizitis abzugrenzen oder gar zu erkennen, daß der Prozeß sich unter Freibleiben der Appendix auf das Zökum beschränkt. Meist lassen sich nur aus Palpation und Röntgenbild zökale Kotstauung und zökale Formanomalie, ferner etwaige Verwachsungen zweifellos feststellen, nicht aber der entzündliche Zustand der Schleimhaut; und es läßt sich nicht entscheiden, ob eine sicher vorhandene Entzündung auf die Appendix oder das Zökum zu beziehen ist. Nach einigen Angaben soll genauere histologische Untersuchung dartun, daß das Zökum viel häufiger als man früher annahm Sitz von Entzündungen ist, die ihre Merkmale zurücklassen (O. Kukula). Wenn dies richtig, spielen sich die Vorgänge offenbar meist unbemerkt und unerkannt ab; denn vom klinischen Standpunkt aus betrachtet, ist Typhlitis keine häufige Krankheit.

Noch schwerer als die chronischen Formen ist die akute Typhlitis diagnostizierbar. Die leichten, schnell wieder abklingenden Typhlitiden werden durchgehends als Appendizitis oder „appendizitische Reizung" gedeutet. Man kann sie in der Tat auch nicht voneinander abgrenzen. Unter den schweren Formen akuter Typhlitis erweckten namentlich solche die Aufmerksamkeit, die im Anschluß an akute Infektionskrankheiten auftreten. O. Leichtenstern beschrieb eine Typhlitis gripposa (Literatur bei G. Sticker); sie wird neuerdings auch von K. Grasmann und V. Schmieden erwähnt; K. Paschis beschrieb einige typische Fälle. Es handelte sich dabei um hämorrhagische Entzündung und Infarzierung des Zökum, mit größter Gefahr der Perforation verbunden und daher unbedingt zur Operation auffordernd. Auch im Verlauf von Pneumonien und Anginen ist Ähnliches beschrieben. Ob diese schweren Formen auf spezifisch-toxische Wandschädigung oder auf embolische Vorgänge zurückzuführen sind, ist noch unentschieden.

Als Pseudoappendizitis müssen auch jene Fälle gelten, bei denen Tuberkulose der Lymphdrüsen im ileo-zökalen Mesenterium vollständig das Bild einer Appendizitis von mehr oder weniger chronischem Verlauf vortäuschen (H. Mächtle, J. Thiemann, E. Franke, P. Zander, J. Dubs). Vermutlich infolge spastischer Zustände im Ileo-Coecum treten dabei häufig anfallsweise Schmerzen auf. Umschriebene Entzündung in der Umgebung der gelegentlich erweichenden Drüsen bringt sowohl Fieber wie reflektorische Bauchdeckenspannung. Verwechslung mit Appendizitis liegt nahe. Im verkalkten Zustande lassen sich die Drüsen röntgenologisch nachweisen. V. Schmieden berichtete jüngst über das klinische Symptomenbild dieser Tuberkuloseform und seine Verwandschaft mit dem klinischen Bilde der Appendizitis.

E. Prognose.

Wer die anatomisch erwiesene Tatsache berücksichtigt, daß bei mehr als $^3/_4$ aller älteren Personen unzweifelhafte Merkmale früher durchgemachter Appendizitis zu finden sind, muß Appendizitis als Ganzes genommen, für eine Krankheit mit äußerst geringer Gefahr und Mortalität erklären. Ganz anders, wenn wir — was zweifellos richtiger ist — von den Fällen ausgehen, die sich klinisch deutlich als Appendizitis kundgeben. Dann ist Appendizitis unter allen Umständen als eine gefährliche Krankheit zu bezeichnen. Freilich ist die unmittelbare Gefahr verschwindend gering, solange der krankhafte Prozeß auf der I. und II. Stufe der anatomischen Veränderungen verharrt (S. 450). Es sind dann höchstens Rückfälle und Adhäsionsbeschwerden zu befürchten. Aber wir wissen nur allzu gut, daß jede primäre und jede rückfällige Appendizitis, ohne daß wir irgend etwas dagegen zu tun vermöchten, jeder Zeit zu der hochgefährlichen III. und IV. Stufe ausarten kann. Wir wissen ferner, daß sehr oft beim Beginn des klinischen Krankheitsbildes: akute Appendizitis der anatomische Prozeß sich durchaus nicht mehr in den ersten Anfängen befindet, sondern schon destruktiven Charakter angenommen und das Peritoneum in Mitleidenschaft gezogen haben kann. Bis der klinische Verlauf einwandsfrei Rückbildung oder zum mindesten Stillstand der entzündlichen Vorgänge erkennen läßt, was manchmal recht schwer zu beurteilen ist, kann die Lage immer nur für den jeweiligen Augenblick als günstig bezeichnet werden; aber selbst der erfahrenste und vorsichtigste Diagnostiker wird niemals mit Sicherheit vorauszusagen wagen, daß die Lage auch ferner günstig bleibt. Alle Statistiken über günstigen und ungünstigen Ausgang nützen uns für die Beurteilung des Einzelfalles nicht das geringste.

Unter den Komplikationen der Appendizitis liefert nur der gut abgekapselte peritonitische Abszeß eine verhältnismäßig günstige Prognose, während paratyphlitische Phlegmone und ungedeckte Perforation immer höchste Gefahr bringen. Auch das Entstehen verbreiteter und dichter Verwachsungen ist zwar für den Augenblick günstig, macht aber das Auftreten von Dauerbeschwerden und von entzündlichen Rückfällen wahrscheinlich, ohne die Gewähr zu bieten, daß der nächste Anfall keine Perforation und diffuse Peritonitis nach sich zieht.

Die Prognose einfacher und leichter Typhlitis, sowohl akuter wie chronischer Form ist günstig. Freilich ist der Übergang in die viel ernstere und hartnäckigere allgemeine Kolitis jeder Zeit vorhanden. Die Torsionstyphlitis (Klosesches Krankheitsbild, S. 466) bedeutet stets große Gefahr, ebenso die schweren Formen akuter hämorrhagischer Typhlitis, wie sie gelegentlich im Verlauf akuter Infektionskrankheiten entstehen (S. 468). Die Prognose der vom Zökum ausgehenden Peri- und Paratyphlitis ist die gleiche wie die der entsprechenden Vorgänge bei Appendizitis.

F. Therapie.

1. Interne Behandlung. Gibt es überhaupt eine rationelle interne Behandlung der Appendizitis? Nein! Denn was wir interne Therapie nennen, ist bei akuter Appendizitis in Wirklichkeit nichts anderes als abwarten und sorgfältig aufpassen, ob eine Operation notwendig wird oder nicht. Wir verordnen strengste Bettruhe; wir kühlen die r. Regio ileocoeliaca mittels Eisblase oder wir machen feuchtwarme Umschläge; die Ansichten sind geteilt, was das bessere sei, wahrscheinlich ist weder das eine noch das andere von ausschlaggebendem Belang, und wir dürfen zu dem greifen, was sich zur Erleichterung der subjektiven Beschwerden im Einzelfalle am besten bewährt; wir untersagen zunächst für 1—2 Tage jede Nahrungszufuhr (A. J. Ochsner, H. Sahli) und befriedigen den Wasserbedarf durch öftere, ganz kleine Gaben leeren Getränks (Wasser, Tee), das schon im Dünndarm vollständig resorbiert wird, ohne die Peristaltik des Dickdarms zu erregen; höchstens erlauben wir dünne Schleimsuppen, gleichfalls auf kleinste Portionen verteilt, oder wir gehen noch weiter und decken den Wasserbedarf des Körpers mittels intravenöser Zuckerinfusion (S. 189). Wir vermeiden Opiate (S. 458), da Opium oft schon in sehr kleinen Mengen das Schmerzgefühl unterdrückt und damit ein wichtiges Warnungssignal auslöscht. Wir suchen aber den Schlaf zu begünstigen durch 0,5 g Veronalnatrium oder Adalin. Wir hüten uns in Übereinstimmung mit den Chirurgen und trotz gegenteiliger Ansicht mancher Internisten (Ch. Talamon, Lucas-Championnière, Fr. Stricker, Th. Rumpf, J. Boas, A. Albu, L. Krehl, Ad. Schmidt) vor Abführmitteln, da wir deren Wirkung auf die Darm- und insbesondere auf die Zökumperistaltik niemals abschätzen können. Selbst frühere Erfahrung über den Einfluß dieses oder jenes Abführmittels, zumal des meist begünstigten Rizinusöles auf den Darm eines bestimmten Kranken sichert uns nicht; denn sowohl bei allgemeinen wie bei lokalen Darmkrankheiten reagiert der Darm oft ganz anders auf Abführmittel wie beim Gesunden. Wären wir völlig sicher — aber das sind wir nie (S. 454) —, daß nur die oberflächlichen Innenschichten der Appendix erkrankt sind, so wären wir gleichfalls sicher, durch Auslösen stärkerer Peristaltik nicht zu schaden, vielleicht zu nützen, da die auf den Wurm übergreifende Peristaltik zu seiner Entleerung beitragen kann (E. Sonnenburg). Freilich ist auch damit zu rechnen, daß am entzündeten Darmstück Abführmittel statt fördernder Peristaltik hemmende Spasmen bringen. Jedenfalls setzt Rizinustherapie und ähnliches unmittelbare Bereitschaft zur Operation voraus (J. Strasburger), um etwaiger Sprengung frischer, drohende Perforation in die freie Bauchhöhle abwehrender Verklebungen therapeutisch gewachsen zu sein.

Nach Abklingen des Anfalls ist noch weitere mehrtägige Bettruhe erforderlich. Die Nahrung wird nach Zurückgehen stürmischer entzündlicher Erscheinungen langsam vermehrt, beschränkt sich aber zunächst auf durchgeschlagene Zerealiensuppen und -breie, auf Kartoffelbrei, durchgeschlagenes Äpfelmus, feines Weizengebäck mit Butter, weich gekochte Eier, Milch. Von dieser Grundlage aus wird sie allmählich erweitert. Der Stuhlgang darf durch kleine Klistiere ($\frac{1}{2}$ Liter) physiologischer Kochsalzlösung gefördert werden. Sehr nützlich erweisen sich daneben zur Lösung etwaiger reflektorischer Spasmen kleinste Gaben von Atropin (etwa dreimal täglich 0,25 mg subkutan). Für die spätere Nachbehandlung sollte vor allem auf Erwirken regelmäßigen, breiigpomadigen Kotes hingezielt werden. Erforderlichenfalls kommen hierfür die Kostvorschriften in Betracht, welche im Kapitel Obstipation besprochen sind (S. 380). Klistierbehandlung genügt nicht; man ist nicht sicher, damit auch das Zökum und den proximalen Dickdarm zu entleeren. Dringend zu empfehlen ist, einige Zeit nach Ablauf des appendizitischen Anfalls den Darm röntgenologisch zu untersuchen, um festzustellen, ob eine Obstipation vom Aszendenstypus vorliegt. Wenn dieselbe nicht durch interne Mittel sicher behoben werden kann, ist es immer ratsam, die erkrankte Appendix nachträglich zu entfernen. Denn die Gefahr des Rezidivs liegt dann immer nahe.

Zur Nachbehandlung, namentlich mit Rücksicht auf etwaige periappendizitische Adhäsionen werden häufig heiße Umschläge (Sol-, Fango-, Moorumschläge, Homburger Tonschlamm; W. von Noorden), ferner auch Solbäder herangezogen. Sie tragen zur Linderung nachhinkender Beschwerden oft wesentlich bei; man nimmt günstigen Einfluß auf Lockerung von Adhäsionen. Den günstigen Einfluß planmäßiger Kuren, wie sie zur Nachbehandlung der Appendizitis in Kurorten (namentlich Kurorten mit Solquellen) seit alters her eine bedeutsame Rolle spielen, haben wir immer in Anregung der Peristaltik und Sorge für regelmäßigen Stuhlgang gesucht und gefunden. Über den Nutzen der Massage lauten die Urteile verschieden. J. Boas widerrät, Ad. Schmidt empfiehlt sie als wichtiges Stück der Nachbehandlung. Wir konnten uns nicht

davon überzeugen, daß Ausüben oder Unterlassen der Massage (Ileozökalgegend) den Gang der Dinge wesentlich beeinflußt, stimmen aber Ad. Schmidt
darin bei, daß offenkundige Nachteile uns nicht bekannt wurden. Auch Fibrolysin ward früher empfohlen, wird jetzt aber nur noch wenig benützt.

2. Operative Behandlung der Appendizitis. Ausgehend vom gleichen Ge
dankengang, den wir im Abschnitt Prognose entwickelten, könnte man auf
Grund pathologisch-anatomischer Befunde zu dem Ergebnis kommen, daß
operative Behandlung der Appendizitis nur ausnahmsweise angezeigt sei. Sobald wir uns aber auf den einzig richtigen klinischen Standpunkt stellen, wird
dieser Schluß hinfällig. Jede klinisch sichergestellte Appendizitis
mag sie zunächst noch so leicht erscheinen, kann zur lebensgefährlichen Krankheit werden und rückt sofort die Frage der Operation
in den Vordergrund. Die beiden extremen Standpunkte sind: 1. Im Hinblick auf die Möglichkeit großer Gefahr von seiten des augenblicklichen Anfalls
und im Hinblick auf die große Wahrscheinlichkeit von Rückfällen soll jede
Appendizitis operativ angegangen werden, oder es soll nach Ablauf der Appendizitis der Wurm entfernt werden. 2. Es soll nur operiert werden, wenn es
unbedingt nötig ist. Beide extremen Meinungen schießen offenbar über das
Ziel hinaus; bei Wahl zwischen beiden möchten wir uns aber doch lieber auf
den ersteren stellen und den zweiten unbedingt ablehnen, weil er zahlreiche
Patienten in allzu große Gefahr bringt. Die interne Medizin muß sich restlos
damit bescheiden, daß sie der ausgebrochenen Appendizitis machtlos, dem
Wiederauftreten von Rückfällen nahezu machtlos gegenübersteht. Mit einer
einmal erkrankten Appendix trägt der Patient dauernd gleichsam einen Vulkan
im Bauche, dessen Ausbrechen stets zu gewärtigen ist. Auch wenn spätere
Anfälle ohne große, unmittelbare Gefahr verlaufen, verkümmern ihre Wiederholung und die ewige Bedrohung mit Rückfällen das Leben; mit jedem neuen
Anfall wächst die Gefahr, daß auch außerhalb der eigentlichen Anfälle Beschwerden fortbestehen (sog. „Appendikopathia" S. 447, 464) und daß eine endlich ausgeführte Appendektomie mit Lösung von Adhäsionen diese Beschwerden
auch nicht beseitigt, weil ja die Adhäsionen sich häufig, sogar oft im verstärkten
Maße, wieder neubilden. Unter diesen Umständen halten wir es nur dann für
gerechtfertigt, von Appendektomie abzusehen, wenn es sich um
einen ersten, wirklich leichten Anfall handelt, wenn der Anfall
im klinischen Sinne restlos abheilt und wenn im Laufe der nächsten
Jahre kein Rückfall eintritt. Schon der erste Rückfall, ob früh oder spät
eintretend, würde uns veranlassen, auf Exstirpation der Appendix zu dringen.
Dazu kommt, daß etwaige begleitende Darmkrankheiten verschiedenster Art
mit viel größerer Energie und damit auch mit viel sichererem Erfolge angegangen
werden können, wenn wir auf die Appendix keine Rücksicht mehr nehmen
müssen. Das trifft z. B. für chronische Obstipation, für Myxoneurosis intestinalis, für alle nervösen Darmkrankheiten, für Kolitis und für vieles andere zu
(S. 346, 396).

Die Chirurgie scheidet die Operationen in folgende Formen:

1. **Frühoperation** innerhalb des 1. oder 2. Krankheitstages. Es kommt
aber in Wirklichkeit weniger auf Fixierung dieses Zeitpunktes an; gemeint ist
mit dem Begriff Frühoperation, daß die Entzündung das Peritoneum noch nicht
oder nur in unbedeutender und ungefährlicher Weise ergriffen hat, und daß man
mit der Operation der Peritonitis zuvorkommen will. Es gibt ja Fälle, wo schon
in den ersten Krankheitsstunden ernstliche Mitbeteiligung des Peritoneum
(sogar Perforation) offenkundig ist; dann steht man schon vor einer Not-
operation. Über die Frühoperation vgl. unten. Vgl. Referat von R. Mühsam.

2. **Intermediäroperation**, im allgemeinen zwischen dem 3. und 8. Krankheitstage. Man hat damit ein Stadium im Auge, in welchem der Prozeß zwar auf das Peritoneum übergegriffen hat, die Bauchhöhle als Ganzes aber durch frische Verklebungen zunächst vor allgemeiner Infektion geschützt ist. Sich selbst überlassen könnte es doch noch zu Sepsis oder zum Durchbruch kommen, oder es entsteht ein Abszeß, oder es entstehen derbe Verwachsungen (S. 459 ff.). Diesen Gefahren will man vorbeugen. Im allgemeinen sind die Chirurgen mit der sog. Intermediäroperation zurückhaltend und warten lieber ab, bis auf größere Dichte und Derbheit der Adhäsionen zu rechnen und damit die Gefahr des Einreißens frischer Verklebungen und weiterer Infektion der Bauchhöhle gelegentlich der Operation gemindert ist. Mit dem Zuwarten wird allerdings oft die spätere Operation technisch erschwert und es vermindert sich auch die Aussicht, daß nach Exstirpation der Appendix, nach Ablassen und Ausheilen eines Abszesses, nach Lösung von Adhäsionen der Patient späterhin beschwerdefrei bleibt. Allgemeine Grundsätze für Berechtigung und Notwendigkeit gerade der Intermediäroperation lassen sich nicht aufstellen; die Lage des Einzelfalles muß entscheiden.

3. **Spätoperation.** Dahin rechnet man das operative Angehen periappendizitischer Abszesse nach vollendeter Abkapselung und die operative Behandlung phlegmonöser Paratyphlitis (S. 461). Man neigt heute zu möglichst früher Operation des periappendizitischen Abszesses (E. Wolff, A. Krecke), da man vor bösen Wendungen nie sicher ist (Sepsis, Durchbruch in die freie Bauchhöhle oder Harnblase, eitrige Phlebitis, Bildung neuer Abszesse u. a., A. Krecke). Auf die Frage, ob einzeitige Radikaloperation des Abszesses mit Appendektomie oder zunächst Angehen des Abszesses und erst später Appendektomie, wollen wir hier als auf eine rein chirurgisch-technische Frage nicht eingehen. Das erstere Verfahren erscheint rationeller, setzt aber große technische Gewandtheit voraus.

4. **Intervalloperation** (Opération à froid). Hier handelt es sich um Appendektomie nach völligem Ablauf der Entzündung, in der Absicht spätere Anfälle zu verhüten. Wie oben bemerkt, halten wir dies nach einem zweiten Appendizitisanfall für dringend geboten, möchten aber auch nach glücklicher Überwindung eines ersten, schwereren Anfalls dazu raten. Die Operation gestaltet sich manchmal sehr einfach, andere Male aber wegen der Notwendigkeit zahlreiche ältere Verwachsungen zu lösen, technisch mühsam, wenn auch ungefährlich. Im Gegensatz zur Intermediär- und Spätoperation ist Infektion der Bauchhöhle nicht zu befürchten. Ob die Lösung der Adhäsionen nicht von späteren neuen Adhäsionen gefolgt wird, bleibt immer offene Frage. Gleiches gilt natürlich, wenn weniger mit Rücksicht auf spätere Rückfälle, sondern wegen Adhäsionsbeschwerden operiert wird. Manchmal ist der Erfolg trefflich und nachhaltig; andere Male bleibt er aus, oder es bilden sich gar neue Verwachsungen, die lästigere Beschwerden bringen als der frühere Zustand, und die auch viel weiter sich ausbreiten als die ursprünglichen Adhäsionen.

Da die sämtlichen späteren Operationen zwar sicher appendizitische Rückfälle, aber nur höchst unsicher postappendizitische Beschwerden verhüten, muß unseres Erachtens und in Übereinstimmung mit fast allen Chirurgen die Frühoperation bevorzugt werden.

Über Frühoperation bei perforativer Peritonitis brauchen wir nicht zu sprechen. Wir wissen, daß hier Operation die einzige Hilfe ist, und daß nicht die geringste Zeit verloren werden darf. Auf jede Viertelstunde kann es ankommen. Wenn nach den ersten bedrohlichen Symptomen wie Aufhören der Bauchatmung, allgemeine Bauchdeckenspannung, Aufhören peristaltischer Geräusche usw. schon starker Trommelbauch, kleiner hochfrequenter Puls, Sinken der peripherischen Temperatur, Zyanose hinzugetreten sind, ist es meist zu spät.

Für Frühoperation im engeren Sinne stellt neuerdings A. Krecke folgende Indikationen auf:

1. Ausgesprochene Bauchdeckenspannung (défense musculaire).
2. Pulszahl über 100 (beim Erwachsenen).
3. Wiederholtes Erbrechen.
4. Temperatur am zweiten Tage noch über 38° im Rektum.
5. Schmerz andauernd heftig.
6. Leukozytenzahl über 15 000.

Dies erweitert A. Hagen durch:

7. Erneutes Ansteigen der Temperatur nach erfolgtem Abfall.
8. Blitzartig einsetzender heftiger Schmerzanfall mit einmaligem Erbrechen (bevorstehende oder erfolgte Perforation!)

Die hier aufgestellten Indikationen entsprechen Maximalforderungen. Häufig wird schon bei geringer Ausprägung der einzelnen Symptome oder bei Unvollständigkeit derselben die Operation nötig, mindestens dringend erwünscht sein. Zugunsten der Frühoperation sei auch das Vorkommen der sich auf den abklingenden Anfall aufpfropfenden neuen Erkrankungen in der Umgebung der zuerst befallenen Stelle angeführt (S. 459). Alles in allem wird der Arzt, der die Frühoperation bevorzugt, mit seinen Erfolgen am zufriedensten sein. Auf die chirurgische Technik können wir natürlich hier nicht eingehen.

Behandlung der Typhlitis. Wir besprachen, daß nur unter bestimmten Umständen eine Typhlitis sicher zu diagnostizieren und von der Appendizitis abgrenzbar ist. Dementsprechend gelangen öfters Fälle zur Appendektomie, bei welchen sich nachträglich die Appendix als völlig oder nahezu gesund erweist und Beschwerden nach ihrer Entfernung nicht weichen. Anderseits auch Fälle, wo man sofort nach Eröffnen des Bauches Erkrankung des Zökum, insbesondere Coecum mobile et longum, Klosesche Torsion mit entzündlichem Reizzustand des Peritoneum erkennt und mittels entsprechender Operation Abhilfe schaffen kann. Aber selbst dann bleibt noch Arbeit für die interne Therapie übrig.

Ad. Schmidt verlangt mit Recht, daß vor allem auf etwaige Dyspepsien Rücksicht zu nehmen sei. Dies ist Voraussetzung aller entzündlichen Reizzustände des Darms, zumal eines Abschnittes, wo der Darminhalt besonders lange verweilt. Dementsprechend kann Untersuchung des Kotes nach Probekost, aber auch Beachtung der Magen-, Pankreas-, Leber- und Dünndarmfunktionen wertvolle Fingerzeige geben. Im einzelnen vgl. die betreffenden Abschnitte (pathologische Physiologie, allgemeine Therapie, Darmdyspepsien).

Im übrigen stimmen alle Autoren darin überein, daß jede abnorme Kotstauung im Coecum und Colon ascendens verhütet werden müsse. Die Therapie fällt in dieser Hinsicht durchaus mit dem über Behandlung der chronischen Obstipation vom Aszendenstypus gesagten zusammen (S. 390). Es ward dort schon erwähnt, daß gerade hier schlackenreiche Kost (Grobkost) nicht immer am Platze sei. Dies gilt in weit höherem Maße bei Gegenwart entzündlicher Reizzustände des Zökum, weil schlacken- bzw. zellulosereiches Material an keinen anderen Darmabschnitt höhere Ansprüche stellt als an Zökum und proximales Kolon; das sind die Zellulose-, Hemizellulose- und Pentosangärkessel (S. 24, 30). Es ist also eine Art topischer Schonungstherapie, wenn wir gerade diese Stoffe fernhalten. In der Kost sollen Milch und Gerichte aus feinem Amylaceenmehl vorherrschen (süße und nicht gesüßte

Milch, Ya-Urt, Kefir; Gebäcke, Suppen, Breie, Mehlspeisen aus feinen Mehlen); Butter ist erlaubt; gegen Obstsäfte, sehr fein durchgeschlagenes Obst, fein durchgetriebenen Kartoffelbrei, völlig entschälten weich gekochten Reis, Kakao, Zucker ist nichts einzuwenden. Daneben leichte Eierspeisen und kleinere Mengen von zartem Fleisch und von Fisch. Mit Gemüsen sei man zurückhaltend. Wenn die Kotbeschaffenheit auf Dyspepsie vom Gärungs- oder Fäulnischarakter hinweist, ist die Kost zunächst nach früher beschriebenen Grundsätzen zu ordnen (S. 299, 304), bis die Dyspepsie weicht. Diese Art diätetischer Behandlung bedingt manchmal Stuhlträgheit. Man braucht sich nicht zu scheuen, sie arzneilich zu überwinden. Hierzu dienen am besten die spezifischen Dickdarmerreger (S. 224, besonders die Rhabarber-, Senna- und Jalapapräparate); daneben macht man stets von Atropin Gebrauch (S. 227), unter Umständen auch vom Neohormonal (S. 228). Solange Verdacht auf Fortdauer entzündlicher Zustände besteht, gehört der Kranke ins Bett. Man muß bei wahrer Typhlitis auf die Möglichkeit komplizierender Peri- und Paratyphlitis immer gefaßt sein, wenn auch nicht in gleichem Maße wie bei Appendizitis. Wärmespendende Umschläge werden der Eisblase meist vorgezogen.

Massage ist jedenfalls nicht am Platze, solange man noch mit entzündlichen Veränderungen zu rechnen hat. Später bewährt sich Massage, auf deren Nutzen Ad. Schmidt nachdrücklich hinweist, zur Behandlung der auf Zökum und Colon ascendens beschränkten Stuhlträgheit immerhin besser als bei jeder anderen Form der Obstipation. Milde Trinkkuren (Homburg, Karlsbad, Kissingen, Marienbad, Vichy) sind zur Nachkur beliebt. Über ihren Wert gilt das im Abschnitt Obstipation Gesagte (S. 390).

Für Behandlung der Peri- und Paratyphlitis sind die Grundsätze die gleichen wie bei entsprechenden Zuständen nach Appendizitis (S. 472).

V. Kolitis und Perikolitis (Sigmoiditis).

A. Allgemeines und Ätiologie.

Kolitis stellt sich häufig nur als Teilstück der bereits besprochenen allgemeinen Enterokolitis dar (S. 410). Dies gilt namentlich für die akuten infektiös-toxischen Formen. Im allgemeinen pflanzt sich eine Entzündung im Darm viel leichter von oben nach unten fort, weil abnorm zusammengesetzter Chymus bzw. Kot immer ein Reizmittel für die durchlaufenen Strecken bildet und meist auch die schädlichen Keime und Gifte, welche den Dünndarm erkranken ließen, in die tieferen Abschnitte mitverschleppt. Umgekehrt tritt den primär im Dickdarm lokalisierten Prozessen in der Bauhin'schen Klappe ein natürliches Hindernis beim Übergreifen zum Dünndarm entgegen, das zwar überwunden werden kann, häufig aber genügenden Widerstand leistet. Man kann also ganz allgemein sagen: Der Dickdarm ist in hohem Maße durch Enteritis, der Dünndarm aber nur in beschränktem Maße durch Kolitis gefährdet. Sehr häufig klingen bei allgemeiner Enterokolitis die entzündlichen Prozesse am Dünndarm schnell wieder ab, bestehen aber am Dickdarm noch längere Zeit fort und können hier zur chronischen Krankheit auswachsen, während isolierte chronische Enteritis geradezu zu den Seltenheiten gehört und die sog. chronische Enterokolitis wohl auch meist, der Hauptsache nach, eine chronische Kolitis ist. Wir sehen ferner, daß im großen und ganzen die entzündlichen Vorgänge am Dünndarm geneigt sind, an der Oberfläche haften zu bleiben (Mukosa) und, von gewissen Ausnahmen abgesehen (vor allem Ulcus duodeni, Ulcus jejuni, Typhus abdominalis und einiges andere), keinen geschwürigdestruktiven Charakter anzunehmen. Am gesamten Kolon, einschließlich des Sigma und des Mastdarms, ist dies anders. Hier finden sich selbst bei Entzündungen, welche vom klinischen Standpunkt aus als leicht bezeichnet werden müssen und auch schnell wieder abklingen, sehr häufig oberflächliche Geschwüre; bei schwereren Zuständen ist es sogar die Regel. Dies unterschiedliche Verhalten erklärt sich u. a. aus der kurzen Verweildauer des Chymus im Dünndarm (3—6 Stunden) und aus der langen Verweildauer des Kots in dem 5- bis 6mal kürzeren Dickdarm (20—36 Stunden und länger). Es erklärt sich auch aus der natürlichen Bakterienarmut des Dünndarminhaltes und aus der keimtötenden Kraft seines Epithels (S. 29), während der Dickdarm willig einer Unzahl von heimatberechtigten und zufällig eingeschleppten, aggressiv veranlagten Keimen Brutgelegenheit darbietet. Es erklärt sich auch daraus, daß wir durch Umstellen der Kost auf die Bakterienflora des Dünndarms und auf die Art der dort entstehenden Abbauprodukte der Ingesta nachdrücklichen Einfluß gewinnen können, auf die entsprechenden Vorgänge im Dickdarm aber nur wenig und jedenfalls ungleich langsamer. Durch geschickte Auswahl und Verteilung können wir die Kost so einstellen, daß sie den erkrankten Dünndarm kaum reizt und namentlich seine unteren Teile nahezu völlig entlastet; den schädlichen Reiz des Dickdarminhaltes auf die Wand auszuschalten, ist aber sehr viel schwerer und oft ganz unmöglich. — Viel häufiger als beim Dünndarm beschränkt sich der entzündliche Prozeß am Kolon nur auf bestimmte Abschnitte; sei es, daß von vornherein nur diese erkrankten, sei es, daß nach vorausgegangener allgemeiner Kolitis die Entzündung nur an bestimmten Stellen haften blieb (lokalisierte Residualkolitis). Solche Lieblingsstellen sind das Typhlon, wovon schon die Rede war (S. 465), die Flexura dextra und noch mehr die Flexura sinistra (S. 478), ferner Sigma und Rektum, also gerade Stellen langer Verweildauer und unter Umständen erschwerter Passage. — Wo auch immer der Sitz, und was auch immer die Ursache der Kolitis ist, in der Regel sind die entzündlichen Vorgänge im Kolon am stärksten auf der Faltenhöhe ausgeprägt, während sie im Dünndarm mehr diffus Falten und Furchen betreffen und im Wurmfortsatz die Furchen unbedingt bevorzugen. — Häufiger als Enteritis, aber doch ungleich seltener als Appendizitis, hat Kolitis Reizzustand des Peritoneum oder gar ausgesprochene Peritonitis zur Folge. Wenn es auch nicht zu der nach Kolitis immerhin seltenen akuten diffusen Durchwanderungs- oder Perforationsperitonitis kommt, so entstehen doch recht häufig Verklebungen und derbe Verwachsungen (Pericolitis adhaesiva), teils zwischen Darmschlingen, teils zwischen Darm und anderen Organen. Besonders hervorgehoben wurden an anderer Stelle Perityphlitis (S. 459) und die spitzwinklige Verwachsung des Colon transversum mit dem Colon descendens (Payr'sche „Doppelflinte", S. 106; Kothe, Ed. Allard, K. H. von Noorden u. a.). Die vielleicht bedeutsamste Rolle spielen sie im kleinen Becken durch ihre örtlichen Beziehungen teils zum weiblichen Genitale, teils zur Blase (Verwachsungen von Sigmaschlingen oder Rektum mit Uterus, Ovarien, Tuben, Harnblase). Im kleinen Becken kommt es, abgesehen von umschriebenen Abszessen, verhältnismäßig oft zum Überwandern von Bakterien (Salpingitis und namentlich Bacterium coli-Infektion der Harnblase), dagegen sind sekundäre Allgemeininfektionen vom Colon transversum, Sigma und Rektum aus verhältnismäßig selten, wahrscheinlich wegen mangelhafter Entwicklung der Lymphgefäße (H. Klose).

Einigen Infektionen und Intoxikationen ist das Kolon in bevorzugtem Maße ausgesetzt, während der Dünndarm nur wenig oder erst in höheren Graden des Leidens geschädigt wird. In erster Stelle ist Dysenterie zu nennen; sowohl die Bakterien- wie die Amöbendysenterie sind ausgesprochene Dickdarmkrankheiten, und gleiches gilt für dysenterieähnliche Krankheiten, welche durch die große Gruppe der sog. Pseudodysenterie- oder Kolitisbakterien (H. Braun und W. Ließ) erzeugt werden. Sie sind klinisch, ohne bakteriologische Untersuchung, von echter Bakteriendysenterie (Shiga-Kruse) kaum abgrenzbar. Außer der Dysenterieamöbe haften auch andere Protozoen mit Vorliebe im Dickdarm, ebenso Tuberkelbazillus und Aktinomyzespilz (enterogene Infektion), ferner Typhusbazillus und Syphilisspirille (wohl meist hämatogene Infektion). — Von Giften sind als praktisch wichtigste die Schwermetalle zu nennen, Quecksilber (Sublimat!) an der Spitze, die nicht nur wegen der langen Verweildauer im Kolon, sondern auch wegen Ausscheidung des weiter oben resorbierten Giftes durch die Dickdarmschleimhaut (S. 36) hier ihren hauptsächlichsten Angriffspunkt haben. Ferner sei an die urämischen Darmgeschwüre erinnert (S. 610).

Eine nie genug beachtete Ursache für Kolitis, zunächst lokalen Charakters, ist Kotstauung, teils durch mechanische Ursache (Stenosen, Knickungen), teils durch funktionelle Untüchtigkeit des neuromuskulären Apparates bedingt. Wir begegneten ihnen schon im Kapitel Obstipation (S. 373) und Myxoneurosis intestinalis (S. 330). Bei letzterer täuscht der Schleimgehalt oft das Bestehen wahrer Kolitis vor, und andererseits ist man auch in Gefahr, im Hinblick auf das selbstverständliche Vorkommen von Schleim bei Myxoneurosis eine etwa gleichzeitig bestehende Kolitis zu übersehen. Auf dieser Schwierigkeit fußt das Gewirr von Meinungen, die über das Wesen der Myxoneurosis im Umlauf sind. Gewöhnlich beschränkt sich die aus Kotstauung hervorgegangene Kolitis auf oberflächliche Schichten und auf die nächste Umgebung der Ursprungsstelle; sie heilt dementsprechend auch nach Wegfall der Ursache bald wieder ab. Es hängt schließlich aber doch nur vom Zufall ab (z. B. von der aggressiven Kraft eingedrungener Mikroben), ob nicht tiefere und weitergreifende Zerstörung der Wand sich anschließt (u. a. Sigmoiditis! S. 499). Maßgebend ist weniger der Druck des Kotes auf die Darmwand als Zersetzung gestauten Darminhaltes (vgl. Stauungsgeschwüre, S. 373, 483, 608, 671).

Wie eingangs erwähnt, ist Kolitis ursprünglich oft nur Teilstück allgemeiner Enterokolitis, und ihr Fortbestehen wird auch weiterhin zweifellos begünstigt durch Fortbestehen eines abnormen Chemismus in oberen Darmabschnitten, mag derselbe bakteriell oder sonstwie bedingt sein. Auch der erste Anstoß kann hierdurch gegeben sein. Dies hatten R. Schütz und W. Stepp im Sinne, als sie von einer Colitis ex dyspepsia gastrica et enterica sprachen und darauf hinwiesen, daß manchmal die Kolitis heile, wenn die Dyspepsie der oberen Abschnitte beseitigt werde.

Der wahre Ursprung der Kolitis, namentlich der schwereren Formen, bleibt oft rätselhaft. A. Schmidt, der dies ebenso wie andere Redner auf der Homburger Tagung über Verdauungs- und Stoffwechselkrankheiten (1914) betont, machte den Versuch, Kolitis bekannter Ätiologie (Dysenterie, Pseudodysenterie, Paratyphus, Tuberkulose, Gonorrhoe Syphilis u. a.) scharf von Kolitis unbekannter Ätiologie abzusondern und das Fehlen entsprechender Mikroben geradezu als „Voraussetzung für einwandfreie Diagnose: Kolitis" zu bezeichnen. Soweit darf man aber doch nicht gehen. Es ist freilich wahr, daß Kolitiden bestimmter Ätiologie (wie Amöben, Balantidien, Tuberkulose, Syphilis) gewisse Eigenarten des klinischen Bildes darbieten, welche ihre Diagnose gestatten und daß der verhältnismäßig leichte Nachweis der Krankheitserreger die ätiologische Diagnose sichert. Aber schon bei Gonokokken-Kolitis, noch weit mehr bei Dysenterie und dysenterieähnlichen Krankheiten (sog. „Pseudodysenterie") stoßen wir auf die größten Schwierigkeiten indem die ursprünglichen Krankheitserreger meist nur im Anfang des Leidens nachweisbar sind, während die tiefergreifenden und namentlich die nachschleppenden Entzündungen und Wandzerstörungen durch Sekundärinfektion, und zwar bald durch diese, bald durch jene Mikroben, ausgelöst und unterhalten werden. Im späteren Verlauf werden die ursprünglichen Krankheitserreger oft gar nicht mehr gefunden. Es hat daher zwar einen gewissen praktisch-diagnostischen und praktisch-therapeutischen Wert, wenn wir

Kolitis bekannten und unbekannten Ursprungs voneinander trennen; im übrigen hat es aber mehr erkenntnis-theoretische als, wie Ad. Schmidt meinte, grundsätzliche Bedeutung; (vgl. Kapitel Dysenterie S. 537).

Vielleicht größeren Belangs, als wir bis heute erkennen, sind für die Ätiologie der Kolitis, namentlich ihrer akuten Formen, anaphylaktische Vorgänge. Daß im Symptomenkomplex der Anaphylaxie akute und manchmal recht stürmische, mit hämorrhagischem Einschlag verbundene Reizzustände vorkommen, ward erwähnt (S. 315); sie beschränken sich oft auf das Kolon, klinisch unter dem Bilde akuter hämorrhagischer Kolitis verlaufend. Ob auch chronische Kolitiden daraus entstehen, wissen wir nicht. Dagegen ist noch einer anderen Fernwirkung von Infektionskrankheiten zu gedenken, nämlich der Embolien. Von diesen war bei Gelegenheit der „phlegmonösen Enteritis“ die Rede (S. 411, 445). Einzelfälle dieser Art sind bekannt. Umfangreichere Bedeutung für die Ätiologie der ulzerösen und namentlich auch der phlegmonösen (infiltrativen) Kolitis läßt sich nur vermuten, nicht behaupten (schwere Anginen u. a., R. Schorlemmer).

B. Pathologische Anatomie und Einteilung der Kolitiden.

Ad. Schmidt (Homburger Tagung 1914) teilte die Kolitiden nach folgendem Schema ein:

Colitis mucosa (simplex, membranacea).
    Sitz: diffus oder segmentär (Flexuren!).
    Verlauf: akut, chronisch, intermittierend.
    Komplikationen: Obstipation, Spasmen.
Colitis suppurativa (exulcerans, gravis, granulosa).
    Sitz: diffus, distal.
    Verlauf: akut, rezidivierend, chronisch.
    Komplikationen: Anämie, Abmagerung, Dünndarmbeteiligung, Metastasenbildung, Sepsis, Peritonitis.
Colitis infiltrativa (Perikolitis, Sigmoiditis).
    Sitz: segmentär, vorwiegend Sigma.
    Verlauf: akut, chronisch.
    Komplikationen: Stenose, Perikolitis, Adhäsionen, Strikturen.
Colitis specifica (Dysenterien, Colitis mercurialis).

Ad. Schmidt mußte noch verschiedene Nebenformen aufstellen, um der Mannigfaltigkeit der klinischen und anatomischen Bilder gerecht zu werden. Mit Recht wurde in der Aussprache hervorgehoben, Ad. Schmidt habe die einzelnen Formen allzu sehr als klinische Einheiten geschildert und die verschiedenen Formen ließen sich doch nicht so scharf von einander abgrenzen. Im großen und ganzen bietet aber das vorgebrachte Schema eine gute Unterlage für das Verständnis der anatomischen Vorgänge und der klinischen Bilder.

1. Colitis superficialis (C. levis; C. mucosa nach Ad. Schmidt). Wir verstehen hierunter entzündliche Veränderungen, welche sich nur auf die oberflächliche, epitheliale bzw. Drüsenschicht der Schleimhaut beschränken, ohne Neigung, die Submukosa, die Muskularis und das Peritoneum in Mitleidenschaft zu ziehen. Dem entspricht auch die Abbildung, auf welche Ad. Schmidt verweist (S. 329). In reinster Form haben wir Colitis superficialis vor uns, wenn sie als Teilstück leichter und mittelschwerer akuter Enterokolitis auftritt. Sie kommt, wenn die auslösenden Schädlichkeiten sich wiederholen, auch in rezidivierender und chronischer Form vor. Die entsprechenden histologischen Veränderungen wurden im Abschnitt Enterokolitis beschrieben. Bei den gewöhnlichen dyspeptischen, infektiösen, toxischen Kolitiden (Teilstücke der Enterokolitis) pflegt sich der Prozeß über den ganzen Dickdarm zu erstrecken, aber gewöhnlich doch die proximalen Teile stärker als die distalen zu betreffen. Auch Gifte (Sublimat) und Dysenterie brauchen nicht immer zu schwerer, destruktiver Kolitis zu führen, sondern wirken sich manchmal in ganz oberflächlicher Kolitis aus; dann sind vorzugsweise die distalen Abschnitte ergriffen (Rektum, Sigma, Colon ascendens). Die von vornherein umschriebenen Formen superfizieller Kolitis stehen zumeist in innigem Zusammenhang mit Kotstauung, sowohl am Typhlon, an den Flexuren, am Sigma, wie an jeder anderen beliebigen Stelle des Dickdarms. Die entzündlichen Erscheinungen beschränken sich durchaus nicht immer auf Hyperämie, mäßige leukozytäre Infiltration des interglandulären Gewebes, vermehrte Schleimproduktion, sondern der Prozeß fällt auch dann noch in den Rahmen eines superfiziellen, wenn es zu kleinen Ekchymosen, zu Auswanderung von Leukozyten auf die freie Oberfläche, zu Epithelverlusten, also oberflächlichen Geschwüren, zu Beimischung von etwas Blut zum Darminhalt kommt. Derartige, teils diffuse, teils eng umschriebene Krankheitszustände der Schleimhaut, ohne jede Beteiligung tieferer Schichten, lassen sich mittels Rekto-Romanoskopie häufig erkennen. Im Symptomenbild haben wir es dann mit Übergang von schleimiger zu eitriger oder eitrig-hämorrhagischer oberflächlicher Entzündung des Dickdarms zu tun. Wir dürfen wohl annehmen, daß auch die meisten Formen der schwereren Kolitiden mit solcher oberflächlichen Entzündung beginnen; doch fehlen darüber anatomische Nachweise. Natürlich ist Colitis superficialis nicht als ein einheitliches, in sich abgeschlossenes Krankheitsbild zu betrachten. Denn höheren Grades als an jeder anderen Stelle des Körpers ist wegen der Nachbarschaft des mikrobenreichen Kotes die einmal erkrankte, in ihrer Widerstandskraft geschwächte Schleimhaut dem Einwandern aggressiver, gewebezerstörender Bakterien ausgesetzt, so daß an dieser oder jener Stelle tiefergreifende Geschwüre, entzündliche Infiltration der Darmwand, entzündlicher Reizzustand des Peritoneum (Adhäsionen, Abszesse, diffuse Peritonitis) ebenso wie von der Appendix aus (S. 459) entstehen können (Pseudosigmoiditis infiltrativa, S. 499). Wahrscheinlich wegen mangelhafter Entwicklung des Lymphgefäßapparates treten solche Komplikationen doch nur ausnahmsweise auf. Aber die Gefahr besteht immer; das sollte man nicht vergessen.

    2. **Colitis gravis** (auch Colitis suppurativa et ulcerosa genannt). Von dieser Form sprechen wir, wenn der in oberflächlichen Schichten begonnene Krankheitsprozeß sich auf tiefere Wandschichten fortsetzt. Dies kommt ganz diffus, kommt herdweise, kommt aber auch auf ganz umschriebene Einzelabschnitte beschränkt vor. Dann entstehen entzündliche Infiltrationen, welche die ganze Dicke der Schleimhaut durchsetzen und noch tiefer greifen. Teile der Schleimhaut können nekrotisch werden; es entstehen Geschwüre mit glatten oder zerfetzten oder unterminierten Rändern, welche die Muscularis mucosae oder gar die Außenmuskulatur freilegen. Die Ulzeration kann zu Blutungen aus arrodierten und nicht rechtzeitig thrombosierten Gefäßen führen. Das Peritoneum wird in Mitleidenschaft gezogen; manchmal ohne klinisch auffällige Symptome und nur aus später nachgewiesenen Adhäsionen (Pericolitis adhaesiva) erkennbar; andere Male stehen, wie bei destruktiver Appendizitis, die peritonitischen Symptome von vornherein im Vordergrund (A. Bittorf, C. A. Ewald, E. Haim, d'Arcy-Power u. a.) und erst genaueres Nachforschen läßt erkennen, daß sie von einer Kolitis ausgingen (besonders häufig am Typhlon; s. Typhlitis, S. 465). Sowohl Rekto-Romanoskopie wie pathologische Anatomie lehren, daß nachweisbare Nekrosen und Geschwüre nicht unbedingte Voraussetzung für die Diagnose „eitrige Kolitis" sind. In leichteren Fällen können sie fehlen. Zwischen den Geschwüren finden sich immer entzündlich infiltrierte, aber noch mit Schleimhaut und Epithel bedeckte Wandabschnitte (anatomische Befunde bei E. Stierlin, A. Ohly, Müller, Riese, Rotter, H. Strauß, R. Schütz u. a.). Regionäre Schwellung der mesenterialen Lymphdrüsen fehlen nie. Dazu gesellen sich unter Umständen die pathologisch-anatomischen Merkmale der Septikopyämie: metastatische

Herde, Abszesse und toxische Parenchymschädigungen von Drüsen und Muskulatur.

Dies aus diffuser oder örtlich begrenzter Darmwandinfiltration, aus Nekrose, Geschwüren und Perikolitis zusammengesetzte Bild wiederholt sich bei allen Formen destruktiver Kolitis, wobei aber nicht zu übersehen ist, daß manche Formen sowohl in bezug auf klinisches Bild wie auf Verhalten der geschwürigen Prozesse und der Komplikationen eine Sonderstellung einnehmen. Dahin gehören die Protozoen- und echten Bazillendysenterien, die syphilitischen und tuberkulösen Formen, die Colitis uraemica und Colitis mercurialis. Diese beiden letzteren greifen in noch viel ausgesprochenerer Weise als die übrigen Kolitiden vorzugsweise die Kämme der Falten an, während in den Furchen die Schleimhaut makroskopisch und mikroskopisch noch ganz normal erscheinen kann.

Im übrigen ist die Bakteriologie der destruktiven Kolitis noch keineswegs geklärt. Alles, was als Pseudodysenterie beschrieben ist, bildet klinisch den Übergang zu den echten Dysenterien (Bac. Shiga-Kruse und Amoeba histolytica), wenn es auch für Epidemiologie und Bakteriologie weit von ihnen. absteht. Die Kolitis klinisch von den Dysenteroiden scharf zu trennen, wie Ad. Schmidt verlangte, ist unmöglich und daher einstweilen unzweckmäßig. Jedenfalls gibt es eine ganz große Gruppe von Bakterien, die ebenso wie der Bazillus Shiga-Kruse (echte Bazillendysenterie) eine besondere Aggressionskraft gerade für die Dickdarmschleimhaut haben und die man neuerdings unter dem Namen Kolitisbazillen (H. Braun und W. Ließ) zusammenfaßt. Ob damit die Ätiologie der diffusen Colitis gravis erschöpft ist, steht dahin. Sicher nicht erschöpft ist damit die Ätiologie der umschriebenen Kolitiden, welche mit Kotstauung innig verknüpft sind, und welche nicht nur zu oberflächlichem Reizzustand der Schleimhaut, sondern ebenso wie an der Appendix zu schweren destruktiven Veränderungen und zu Perikolitis führen können (namentlich am Typhlon und an der Flexura sigmoidea).

Auf dem Boden chronischer Kolitis entstehen öfters polypöse Wucherungen. Im weiteren Verlauf können die nach tiefen Geschwüren zurückbleibenden Narben und ebenso perikolitische Adhäsionen zu Stenosen führen. Im ganzen sind Stenosen aber seltene Folgen der ulzerösen Kolitis. Es ist erstaunlich, wie große Defekte der Schleimhaut wieder ausheilen und gedeckt werden können.

3. **Colitis infiltrativa** (Syn. C. profunda, C. sclerotica, C. hyperplastica). Dies Krankheitsbild ist erst seit etwa 20 Jahren genauer abgegrenzt worden (Dolega, F. Windscheid). In typischen Fällen handelt es sich um eine starke, größtenteils durch entzündliche Wandinfiltration bedingte Verdickung der Muskelschicht, während die darüber gespannte Schleimhaut nur wenig verändert ist. In dieser Hinsicht stimmt der Befund mit dem bei Enteritis phlegmonosa überein (S. 445), und manche Fälle sind auch geradezu als Colitis phlegmonosa anzusprechen.

Man hat die Colitis infiltrativa fast ausschließlich am Sigma gefunden, so daß sowohl klinisch wie anatomisch die Begriffe „Sigmoiditis infiltrativa" und „Colitis infiltrativa" für die gleiche Krankheit benützt werden. Die akute, nach Art einer Phlegmone verlaufende Sigmoiditis bringt stets unmittelbare Gefahr für das Peritoneum (umschriebene oder diffuse Peritonitis, besten Falles derbe Verwachsungen); sie unterscheidet sich darin nicht von phlegmonösen Prozessen an der Appendix. Eigentümlicher ist das Geschehen bei Sigmoiditis infiltrativa chronica. Zwar wird auch hier so gut wie immer das Peritoneum beteiligt, aber verhältnismäßig oft nicht in Form von Eiterung, sondern in Form von Peritonitis adhaesiva (Perikolitis, Perisigmoiditis). Die entzündliche Infiltration der tiefen Schichten kann sich nach verschieden langer Zeit wieder zurückbilden; es kommt dann aber häufig zur narbigen Schrumpfung mit Stenosengefahr.

Nach E. Graser ist das häufige Vorkommen sog. falscher Divertikel, d. h. hernienartige Ausstülpungen der Schleimhaut durch die Muscularis hindurch bis zur Serosa („Graser'sche Divertikel") Ursache für die Bevorzugung des Sigma. Andernorts sind diese Divertikel viel seltener; ihre Häufigkeit nimmt mit dem Alter zu, was sie als „erworbene Divertikel" im Gegensatz zu den angeborenen kennzeichnet. Wenn sie über den Dickdarm weit verbreitet sind (S. 759), spricht man von Diverticulosis intestini. Mit ihrer Entstehung und Anatomie beschäftigen sich viele Arbeiten (D. v. Hansemann, K. Sudsuki, L. Schreiber, W. H. M. Telling, F. Franke, E. Neupert u. a.). Ob vermehrter Innendruck (Obstipation) sie erzeugt, wie vielfach gelehrt wurde, ist doch noch zweifel-

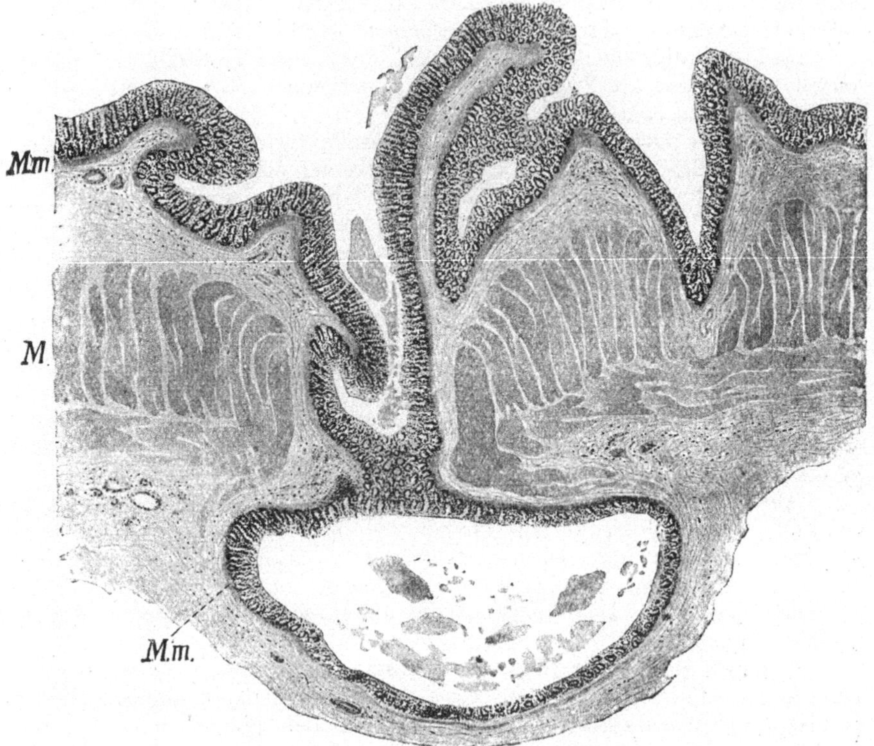

Fig. 115.   Schleimhautdivertikel der Flexura sigmoidea (nach Aschoff).
Mm. = Musc. mucosae, M. = Muscularis.

haft; jedenfalls ist eine gewisse, umschriebene Nachgiebigkeit der Wand Vorbedingung, worauf D. v. Hansemann schon hinwies. M. Kohn versucht, ihr Entstehen aus Wirkung der Bauchpresse zu erklären. Auf dieses und anderes noch nicht geklärte wollen wir nicht weiter eingehen. Ihre pathogenetische Bedeutung aber ist klar. Unter Umständen halten sie eingedrungene Teilchen fest, und ähnlich wie in der Appendix kommt es dann zu einer durch Stauung bedingten Entzündung, die sich dann weiterhin durch Lymphbahnen in der Darmwand fortpflanzt. Wegen der innigen Beziehungen der Sigmoiditis zu den Divertikeln belegte E. Graser die ganze Krankheit mit dem Namen „Diverticulitis". Auch Ad. Schmidt und mit ihm wohl die meisten Pathologen anerkennen den pathogenetischen Zusammenhang, ohne freilich andere Ursachen für die örtlich begrenzte infiltrative Entzündung auszuschließen. Immerhin herrscht vollkommene Übereinstimmung, daß das in klinischer und anatomischer Hinsicht typische Krankheitsbild nicht auf irgendwelche, ihm spezifisch zugehörige Krankheitserreger zurückgeführt, sondern durch das Hineingelangen verschiedener Krankheitskeime in die tieferen Wandschichten verursacht werden kann. Der Mechanismus gleicht dem bei Appendizitis (W. H. M. Telling, P. Sudeck);

aber auch embolische Vorgänge sind möglich S. 411). Ad. Schmidt versuchte, die Sigmoiditis bzw. Colitis infiltrativa scharf von der „Colitis suppurativa" abzugrenzen, worin ihm A. Albu folgt. Wie aber auf der Homburger Tagung und später von H. Strauß mit Recht entgegengehalten wurde, ist dies doch nicht vollkommen haltbar. Freilich kommen beide, Colitis suppurativa und Colitis infiltrativa, nur selten zusammen vor. Wenn es aber doch geschieht, wenn doch zur flächenhaft ausgebreiteten, geschwürigen Kolitis intramuskuläre und subseröse Phlegmonen oder Abszesse hinzutreten — derartige Fälle wurden vorgebracht und auch von Ad. Schmidt selbst erwähnt —, so liegt kein Grund vor, sie anders zu bewerten und im Krankheitssystem anders unterzubringen als Fälle anscheinend „primärer Colitis infiltrativa".

C. Akute Kolitis.

Krankheitsbild. Die akute Kolitis gleicht in vielen wesentlichen Punkten der früher beschriebenen akuten Enterokolitis. Sie setzt gewöhnlich mit all-

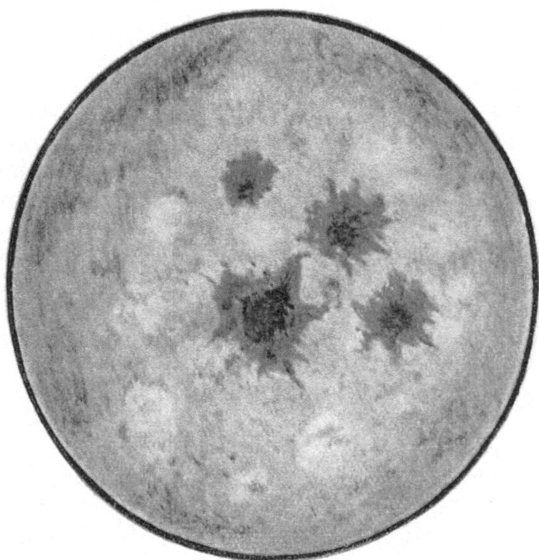

Fig. 116. Stuhl von akuter Kolitis (Schleimflocken, teilweise stark blutig tingiert).

gemeinem Übelbefinden, Magendruck, manchmal auch Erbrechen ein; doch treten diese Zeichen alsbald hinter kolikartigen Leibschmerzen, Stuhldrang, dünnen Stuhlgängen zurück. Nachdem die ersten Entleerungen im wesentlichen noch breiigen oder dünnflüssigen Kot förderten, mischen sich den späteren in steigendem Maße Schleim und Blut bei, in leichteren Fällen derart, daß die Schleimflocken mehr oder weniger blutig durchtränkt sind (Fig. 116). Im Schleim finden sich verhältnismäßig oft Charcot-Leyden'sche Kristalle (frische Fälle!). In schwereren Fällen verlieren die Exkremente ihren kotigen Charakter; es erscheint nur Schleim, Blut, unter Umständen auch Eiter; oft ist der Eitergehalt aber nur mikroskopisch zu erkennen. Eiter kommt auch ohne Ulzerationen vor (Th. Rosenheim), wie bei Bronchitis. Blut kann durchaus vorherrschen (Colitis acuta haemorrhagica). Quälender Stuhlzwang begleitet diese Symptome.

Der Bauch behält normale Form oder erscheint etwas aufgetrieben. Spontane Schmerzen werden am häufigsten im linken unteren Quadranten geklagt, manchmal auch in der Gegend der Gallenblase (N. v. Ortner). Die spontanen Schmerzen tragen oft ausgesprochenen Kolikcharakter. Dies sowohl, wie das gehäufte Absetzen des Kots in kleinen Schüben, der Widerstand beim Einführen des Fingers oder des Rektoskops in den Mastdarm, das Nachlassen der Schmerzen unter Wirkung antispasmodischer Mittel (Atropin, Suprarenin) weisen auf starken spastischen Einschlag im Krankheitsbild der akuten Kolitis hin. Druckempfindlichkeit beschränkt sich auf den Verlauf des Kolon oder ist dort am stärksten; auch dann pflegt der linke untere Quadrant am empfindlichsten zu sein. Die Milz wird fast niemals fühlbar. Fieber fehlt nur in leichtesten Fällen gänzlich; in allen etwas schwereren ist wenigstens 1—2 Tage lang die Temperatur um 1—2° erhöht. Die Leukozytenzahl kann auf 10 000—15 000 steigen (E. Sonnenburg). Der Urin enthält oft etwas Eiweiß und fast immer viel Indikan. Wir haben also in den schwereren Fällen ein Krankheitsbild vor uns, dessen Bauch- und Allgemeinsymptome in allen wesentlichen Zügen dem der akuten echten Bazillenruhr entspricht. Wir verweisen auf den entsprechenden Abschnitt (S. 543).

Das Allgemeinbefinden leidet erheblich, namentlich bei älteren Leuten, bei Kindern und bei vorher schon geschwächten Personen. Bei ihnen kann sich binnen 2—3 Tagen bedenklicher Kräfteverfall entwickeln.

Nach Ad. Schmidt fehlen Magensymptome oft gänzlich, und wenn doch vorhanden, ergibt die Magenuntersuchung nichts Abnormes. Nach den bei Kriegsteilnehmern gemachten Erfahrungen trifft dies aber doch wohl nur für leichte Fälle zu. In schwereren Fällen vermißten wir starke bis zum Widerwillen gesteigerte Appetitlosigkeit auf der Höhe der Krankheit niemals; aber auch uns fiel auf, wie schnell nach Abklingen der stürmischen Erscheinungen die Eßlust zurückkehrt. Ob der Dünndarm miterkrankt ist, entscheidet nach Ad. Schmidt die Stuhluntersuchung bei Probekost; das Fehlen entsprechender Nahrungsmittelreste (S. 125) beweist normale peptische Kraft der oberen Abschnitte (Magen, Dünndarm); umgekehrt läßt sich aber aus dem Erscheinen solcher Reste im Kot nicht auf Mitergriffensein des oberen Darms schließen, da solche Reste ja schon bei beschleunigter Dünndarmperistaltik gefunden werden. In der Frühzeit akuter Kolitis gelangt man kaum je zu solchen Untersuchungen und sie hätten auch wenig Wert. Dagegen tun sie im späteren Verlauf gute Dienste, weil sie brauchbare Fingerzeige für Kostvorschriften an die Hand geben.

Die Reaktion des an Schleim, Leukozyten (Eiter) und Blut reichen Kotes ist in der Regel schwach alkalisch, der Geruch fade und nur angedeutet faulig, wenn der Darminhalt sich schnell und häufig entleert; bei längerem Verweilen im Darm bilden sich infolge der Zersetzungen des eiweißreichen Materials widerlich stinkende Massen.

Die bakteriologische Untersuchung der Stühle hat bei akuter Kolitis ebensowenig wie bei chronischer Kolitis einheitliche Resultate gefördert. Häufig findet man, wie Ad. Schmidt hervorhebt und wie sich auch weiterhin bestätigte, nur die gewöhnlichen Darmbewohner, vor allem Proteusarten und Kolibazillus mit seinen Abarten („hämatolytische Arten", koliähnliche Bazillen). Ad. Schmidt schließt daraus, daß man es gewöhnlich nicht mit „besonderer Infektion" zu tun habe, sondern mit „außerordentlicher Empfindlichkeit der Dickdarmschleimhaut gegen die gewöhnlichen katarrherzeugenden Schädlichkeiten". Ob sich dies aufrecht erhalten läßt, steht dahin. In den Kriegsjahren bestätigte sich die alte Erfahrung, daß während Ruhrepidemien echte Ruhrfälle vorkommen, welche durchaus unter dem Bilde leichter akuter Kolitiden verlaufen, und umgekehrt lernte man, gleichfalls in Bestätigung des früher Bekannten, zahlreiche vereinzelte oder zu kleinen Epidemien und Endemien gehäufte Fälle kennen, welche klinisch unter dem Bilde leichter oder mittelschwerer Ruhr verliefen (H. Leschke u. a.), während sie nach Maßgabe bakteriologischer und serologischer Untersuchung nichts damit zu tun hatten. Teils gab auch hier die Bakteriologie gar keinen Aufschluß, teils fand man verschiedene Mikroben, die mit dem Sammelnamen „Pseudodysenteriebazillen" belegt sind (vgl. Abschnitt Dysenterie, S. 537). Unter ihnen sonderten H. Braun und W. Ließ die Gruppe der „Kolitisbazillen" ab, deren gemeinschaftliche konstante Eigenschaften sind: gramnegative unbewegliche Stäbchen, auf Agar üppig gedeihend, auf Löffler-Serum keinerlei Verflüssigung und Farbstoffbildung verursachend, Milch nicht koagulierend, in Lackmusmolke zunächst Säure, später Alkali bildend, Dextrose und Laktose nicht unter Gasbildung vergärend, Gelatine nicht verflüssigend, Mannit unter Säureabspaltung vergärend, Saccharose nicht verändernd u. a. Gemeinsame agglutinierende Eigenschaften besitzen sie nicht. Bei einheitlicher Epidemie kann das Verhalten der Agglutination (nach Gruber-Widal'schem Verfahren) diagnostisch wichtige Dienste tun. Fehlen der Agglutination erlaubt aber nicht, Infektion mit Kolitisbazillen auszuschließen. Bei dem heutigen Stand der Frage läßt sich die oben mitgeteilte Ansicht Ad. Schmidt's kaum noch aufrechterhalten. Jedenfalls gibt es zahlreiche darmfremde Mikoben, für welche der Dickdarm besonders empfindlich ist, und damit rückt die Kolitis immer mehr in die Stellung einer zwar nicht einheitlichen, aber doch echten Infektionskrankheit.

Der **Verlauf** der nichtdysenterischen Kolitis gestaltet sich höchst verschieden. Schon nach wenigen Tagen kann der Anfall restlos überwunden sein, schleppt sich aber gern mit wechselreichem An- und Abschwellen über 1—3 Wochen hin. Man wird dann bei rekto-romanoskopischer Untersuchung Ulzerationen, wenn auch oberflächlicher Art, niemals vermissen. Im Beginn des Leidens sollte man aber lieber von solcher Untersuchung absehen. Sie ist schmerzhaft, und trotz aller Vorsicht droht die Gefahr der Schleimhautverletzung, und dies kann zu tiefergreifender Wandinfektion führen. Perikolitis kann sich jeder akuten Kolitis anschließen und auch nach Abklingen der eigentlichen Kolitis noch spätere Beschwerden bringen. Nur selten kommt es zu perikolitischer Eiterung, zu Thrombose benachbarter Gefäßabschnitte und zu metastatischen Abszessen. Als Komplikation wurden öfters toxische Rheumatoide gesehen (A. Mayer), die ähnlich den Rheumatoiden bei Sepsis und Ruhr in den betroffenen Gelenken fester haften wie bei gewöhnlicher Polyarthritis. Wenn auch die nicht echt-dysenterischen Kolitiden im allgemeinen günstig verlaufen, ist doch der Übergang in schwere chronische Kolitis nicht ausgeschlossen.

Abseits von der allgemeinen akuten Kolitis zu rücken sind die örtlich umschriebenen Formen. Soviel man heute übersehen kann, stehen sie alle mit örtlich einwirkenden Schädlichkeiten in Zusammenhang, und zwar ganz überwiegend mit Kotstauung; sei es, daß der stagnierende Kot die Schleimhaut mechanisch und chemisch reizt, sei es, daß hinter dem gestauten Kot der Darminhalt abnormen Zersetzungen anheimfällt und daß diese Zersetzungsprodukte des Darminhalts (Nahrungsreste, Sekrete) die Schleimhaut schädigen. Diese letztere Entstehungsart ist offenbar die wichtigere (vgl. „Dehnungs"- bzw. „Stauungs"geschwüre S. 476). Lieblingssitze solcher lokaler akuter Kolitiden sind Typhlon, Colon transversum, Flexura sinistra, Sigma. Unter Umständen können sie zu umschriebener Perikolitis führen (Verwachsungen). Der frische Krankheitsprozeß ist nur am Sigma unmittelbarer Beobachtung zugänglich (Romanoskopie), und hier ist er nach unserer eigenen Erfahrung bei hartnäckiger Stauung verhärteter Kotmassen (s. Abschnitt Obstipation) recht häufig. Man findet dann im oberen Rektum und im unteren Abschnitt des Sigma entzündliche Schwellung und Hyperämie, Schleimbelag und vor allem zerstreute oberflächliche, leicht blutende Epitheldefekte (oberflächliche Geschwüre) von Linsen- bis Pfenniggröße, manchmal auch umschriebene Infiltrate mit Ödem der Schleimhaut (S. 500). Oft bilden Geschwürchen den einzigen Befund und die zwischenliegende Schleimhaut ist ganz normal. Auch unterhalb und oberhalb des erkrankten Bezirks ist die Schleimhaut in normalem Zustand. Das Einführen des Rektoskops begegnet spastischem Widerstand und ist schmerzhaft. Klinisch stellt sich für den Patienten das Bild vorzugsweise als Wechsel zwischen hartnäckiger Verstopfung und Diarrhöen dar. Oft werden die letzteren für das Grundleiden gehalten, so daß man sie bekämpft und damit die Ursache verstärkt. Auch abseits der Diarrhöen enthalten die äußeren Schichten oder die Oberfläche des Kots Schleim und etwas Blut (unter Umständen nur mikroskopisch oder chemisch erkennbar), selten Eiter. Schmerzhaftigkeit, oft in Form von leichten Koliken, findet sich meist, bei tiefem Sitze lästiger, oft ganz plötzlicher Stuhlzwang. Bei schwerer chronischer Obstipation kehren solche Anfälle oft monate- oder jahrelang immer aufs neue wieder. Ob es sich jedesmal um frische Anfälle akuter lokaler Kolitis handelt oder ob man dem Krankheitsbild den Namen chronischer lokaler Kolitis geben muß, läßt sich meist schwer entscheiden. Wie sehr die entzündlichen Zustände aber von der Kotstauung abhängen, lehrt ihr rasches Verschwinden nach Erzielen eines regelmäßigen, weichen Kotes. Wir sahen oft entzündliche Reizzustände des Sigma mitsamt den oberflächlichen Geschwüren innerhalb 6—8 Tagen restlos verschwinden.

Diagnose. Die Diagnose typischer Fälle von akuter Kolitis ist einfach und ergibt sich ohne weiteres aus dem geschilderten Bilde. Ob zunächst nur Kolitis oder ob Entzündung des Gesamtdarms vorliegt (Enterokolitis), bleibt allerdings meist offen und ist auch unwesentlich. Später erlaubt Untersuchung des Kotes nach Probekost die Abgrenzung (S. 429). In jedem Falle akuter Kolitis lehrt das klinische Bild zunächst auch nichts über ihren wahren Charakter, d. h. über ihre bakteriologische Ursache. Das muß Spezialuntersuchungen vorbehalten bleiben (Ruhrbazillen, Kolitisbazillen usw.?). Nur bei herrschender Epidemie läßt sich von vornherein eine bestimmte Mikrobenart als wahrscheinliche Ursache annehmen. Ob die Kolitis eine allgemeine oder örtlich umgrenzte und welche Abschnitte dann betroffen sind, ist gleichfalls nicht immer klar erkennbar, da die diagnostisch wichtigsten Merkmale: Schleim, Eiter, Blut sich bei jeder Form von Kolitis finden können und da der Sitz etwaiger Schmerzen und Druckempfindlichkeit kein sicherer Führer ist.

Als besonders wichtig sei erwähnt, daß recht oft tiefsitzende Stenosen und namentlich Karzinome, manchmal auch polypöse Wucherungen sich klinisch unter dem Bilde akuter kolitischer Symptome verstecken. D. h. es wird einige Tage lang Schleim, Eiter, Blut entleert; dazu gesellen sich kleine Temperaturanstiege und Schmerzen. Dann tritt wieder Ruhe ein. Mit dieser Form rechne man vor allem, wenn kolitoide Symptome mit Obstipation abwechseln.

Therapie. Die Behandlung der akuten Kolitis beginnen viele Ärzte mit Darreichung eines Abführmittels, um den Darm von etwa angestautem Kot zu säubern. Rizinusöl wird bevorzugt. Es nützt wahrscheinlich nicht viel, weil der erregte Darm den Inhalt auch ohne diese Hilfe herausbefördert. Jedenfalls sind Abführmittel nur im Beginn der Krankheit am Platze; später würden sie den zu Spasmen ohnehin geneigten entzündeten Darm ungebührlich reizen; sie verursachen dann kolikartige Schmerzen und oft unerträglichen Tenesmus.

Andererseits sei man auch mit Opiaten zurückhaltend. Sie sind in kleinen Mengen erlaubt und nützlich; in größerer Menge würden sie das Hinauswerfen der leicht zersetzlichen, zu übler Fäulnis geneigten Absonderungen verhindern. Wo die Grenze des Erlaubten liegt, läßt sich zahlenmäßig nicht allgemeingültig angeben. Die zentralberuhigende Wirkung des Opiums ist willkommen. Von anderen Medikamenten haben Uzarapräparate manchmal guten Erfolg, indem sie einerseits die Erregbarkeit des Dickdarms und den begleitenden spastischen Einschlag, andererseits auch die Sekretion zu mindern scheinen (S. 242). Sie überstopfen niemals. Etelen (Trigallolazetol), täglich 3 g, tut oft gute Dienste (L. Jehle). Unbedingt empfehlenswert ist Belladonna bzw. Atropin, gleichfalls wegen seiner antispasmodischen und gleich zeitig sekretvermindernden Wirkung. Opiate sollten stets von Atropin begleitet sein. Wir ziehen subkutane Injektion von 0,25 mg Atropin mehrmals täglich anderen Formen vor. Gegen Gabe per os ist aber auch nichts Grundsätzliches einzuwenden. Atropin oder Belladonna in Form von Suppositorien oder Mikroklysma ist gerade bei Kolitis weniger empfehlenswert; man weiß nicht, ob das Fett bzw. Wasser gehalten und wieviel resorbiert wird. Die von J. Strasburger bei Ruhr empfohlenen Suprareninklistiere (S. 259) bewähren sich gut und können die Wirkung des Atropins unterstützen.

Besonders günstig schnitten nach neueren Erfahrungen im Kriege energische Bolus alba- und namentlich Blutkohletherapie ab (Näheres darüber S. 234). Ebenso wie andere hatten wir selbst den Eindruck, daß 1—2tägiger Verzicht auf jegliche Nahrung und gleichzeitig 4—5 Gaben von 20—25 g feinster Blutkohle (an 2 Tagen zusammen 160—200 g) frische Kolitiden äußerst günstig beeinflussen und oft sogar im Keime ersticken. In späterer Zeit ist von dieser Behandlungsform viel weniger Günstiges zu erwarten. Die Kohle kann, statt in reinem, gekochtem Wasser, in 0,25%iger Salzsäurelösung aufgeschwemmt werden. Das geschilderte Verfahren zusammen mit Atropin und Suprarenin, scheint uns allen anderen voranzustehen.

Mit Darmspülungen erreicht man bei frischer akuter Kolitis nicht viel Gutes, wohl aber nach Abklingen der stürmischen Erscheinungen. Dann kommt es, nach der vorausgegangenen Übererregung, leicht zu einer gewissen Trägheit des Darms. Kotstauung muß aber unter allen Umständen vermieden werden. Da die Wirkung von Abführmitteln auf den erkrankten Darm unberechenbar ist (S. 470), müssen Einläufe nachhelfen. Ad. Schmidt empfiehlt vor allem Zusatz von Dermatol (2 g auf 250 ccm dünner Gummi arabicum-Lösung). Vielleicht noch ratsamer sind Einläufe von dünner Chlorkalziumlösung (H. Leo, S. 257). Die von Ad. Schmidt gleichfalls empfohlenen Jodoformeinläufe sind nicht unbedenklich; C. von Noorden sah einmal danach unzweifelhafte Jodoformvergiftung (Delirien, die nach 2 Tagen wieder abklangen). Segel und Ad. Schmidt empfehlen auch Einblasen von Sauerstoff in den Dickdarm (S. 235, 261).

Sehr zweckmäßig sind Einläufe größeren Umfangs bei den akuten lokalen Kolitiden, die im Anschluß an schwere Obstipation entstehen. Auch hier ist Reinhalten des Darms die erste Sorge. Geeignet ist physiologische Kochsalz- oder 1—2%ige Chlorkalziumlösung (s. oben). Namentlich die lokalen Entzündungen im oberen Rektum und im Sigma sollte man sofort mit reinigenden Spülungen angehen. Einmal am Tage, am besten etwa 1 Stunde nach vorausgeschicktem Reinigungsklistier, werden die erkrankten Teile mit Dermatol, Egestogen u. dgl. (S. 261) bepudert oder nach dem Skaller'schen Vorschlag (S. 261) benebelt.

Bezüglich der Kost wurde schon berichtet, daß im ersten Beginn völliges Fasten am ratsamsten ist. Neben der Aufschwemmung von Kohle beschränkt man sich auf Tee und Rotwein in kleinen Einzelgaben. Dann geht man zu fein durchgeschlagenen Schleimsuppen und zu Gebäck aus feinstem Weizenmehl (Zwieback, geröstete Weißbrotscheiben) über. Bei Nichtbeteiligung von Magen und Dünndarm kehrt meist der anfangs stark gelähmte Appetit schnell zurück und man hat oft Mühe, die Patienten von diätetischen Übergriffen abzuhalten. Von Milch und ihren Präparaten bewährte sich uns dreitägiger Kefir stets am besten; Milch selbst wird meist erst viel später gut vertragen. Im allgemeinen halte man sich an solche Stoffe, die schon im Dünndarm gut resorbiert werden und möglichst wenig Rückstände ins Kolon liefern („Eigenkotbildner", S. 178), also im Anschluß an die vorerwähnten Nahrungsmittel: lockere Mehlspeisen, denen auch etwas Butter beigefügt werden darf, ebenso anfangs wenig, später etwas mehr Zucker; weich gekochte Eier und lockere Eierspeisen, gut gar gekochter Reis, fein durchgeschlagenes Kartoffelmus, sehr zartes, vollkommen gares Fleisch; Fisch, wenn vollkommen frisch erhältlich. Mit diesen Hilfsmitteln wird die Kost langsam und vorsichtig vervollständigt. Eine gewisse Empfindlichkeit des Darms gegenüber bestimmten Nahrungsmitteln bleibt oft lange zurück; darüber belehrt nur Erfahrung am Einzelfalle. Mit gekochtem Gemüse und Obst (anfangs durchgeschlagen und in kleinen Gaben) beginne man erst etwa 2 Wochen nach Abklingen des kolitischen Anfalles, mit vegetabilen Rohstoffen erst viel später.

D. Colitis chronica mucosa.

In der I. Auflage dieses Buches schcb Ad. Schmidt zwischen den Abschnitt „Colitis acuta" und „Colitis chronica suppurativa et ulcerosa" den Abschnitt „Colitis chronica mucosa et membranacea" ein. Es ist aber klar, daß das dort von ihm beschriebene Krankheitsbild sich in allen wesentlichen Stücken mit demjenigen deckt, welches wir als „Myxoneurosis intestinalis" bereits vorweggenommen haben (S. 329 ff. Fig. 105). Dort wurde ausgeführt, daß weder die klinische Erscheinungsform noch die anatomischen Befunde es rechtfertigen, von „chronischer Kolitis" als anatomischer Grundlage der Krankheit zu sprechen und daß vielmehr hypervagotonischer Einschlag (Spasmus und Hypersekretion) das Geschehen beherrscht. Zeichen oberflächlicher Kolitis können sich einschieben, teils abhängig von gleichen Ursachen wie andere Formen der Enterokolitis und Kolitis, teils abhängig von dem gestörten Mechanismus des Kotlaufs. Ob ihr Auftreten chronische Kolitis bedeutet oder Einzelattacken umschriebener akuter Reizzustände, steht dahin; dies ist wohl von Fall zu Fall verschieden. Jedenfalls sehen wir, daß nach Ausschalten des hypervagotonischen Einschlags und der Obstipation — dies ist bei planmäßigem Vorgehen so gut wie immer möglich — kein wirklicher Krankheitszustand übrigbleibt. Verstärkte Schleimproduktion mag noch eine Zeitlang fortdauern (S. 334); aber von diesem unwesentlichen, keinerlei Krankheitsgefühl bedingenden und offenbar für den Ablauf der Dickdarmaufgaben gleichgültigen Vorgang abgesehen, besteht völliges Wohlbefinden, solange nicht der neuropathische Einschlag (krankhafte Einstellung des neuromuskulären Apparates mit Spasmen) die Lage aufs neue verschärft. Wenn wiederum kolitische Symptome sich melden (dann neben Schleim fast immer etwas Blut im Kote), werden Anamnese und Befund immer aufdecken, daß abermals schädliche Kotstauung vorausging. Wir hoben deshalb hervor, wie wichtig es ist, für regelmäßige und vollständige Kotentleerung zu sorgen (S. 341). — Was im übrigen, teils im Anschluß an Myxoneurosis intestinalis, teils unabhängig davon als Colitis mucosa chronica sich uns vorstellt, verläuft fast ausnahmslos unter dem Bilde der Enterocolitis chronica (S. 423), d. h. als eine den Dünndarm beteiligende Krankheit oder wie eine durch ungeeignetes diätetisches Verhalten hingeschleppte Gärungs- bzw. Fäulnisdyspepsie mit zeitweilig geringen, zeitweilig stärkeren Reizzuständen der Schleimhaut. Genaue Abgrenzung dieser Zustände ist, wie wir in den einschlägigen Kapiteln besprachen, nicht immer möglich. Sie stehen aber alle weit ab vom Krankheitsbilde der Myxoneurosis intestinalis, wenn sich auch — wie bei dieser — spastische Einschläge zeitweise hinzugesellen können.

Im übrigen sei, um Wiederholungen zu vermeiden, auf das Krankheitsbild der Enterokolitis und auf die einleitenden Bemerkungen über Colica mucosa (S. 327) verwiesen.

E. Colitis gravis (purulenta et ulcerosa).

1. Allgemeines.

Die bisher erwähnten pathologischen Vorgänge sind ihrer ganzen Natur nach aber auch befähigt, in schwerere Zustände auszuarten. Zunächst kann überall am Darm örtliche und namentlich oft sich wiederholende Kotstauung das Übergreifen etwaiger Entzündung auf tiefere Schichten veranlassen, so daß örtlich begrenzte Geschwüre und auch Perikolitis entstehen, und diese Vorgänge können chronischen Verlauf nehmen. Mehrfach schon wurden Typhlon, Flexura sinistra und Sigma als bevorzugte Stellen erwähnt. Von Typhlitis war ausführlich die Rede (S. 465); die Entzündung der Flexura sinistra führt mit Vorliebe zu adhäsiver Perikolitis, welche neue Hemmnisse für den Kotlauf bringen kann (S. 348); die örtlich begrenzte Wandschädigung des Sigma wird noch ausführlicher zu besprechen sein. — Aber auch diffuse, wenn auch nicht an jeder Stelle des Kolon gleich stark entwickelte, schwerere, zu Eiterung und Ulzeration führende Kolitiden können entstehen. Es wurden Fälle beschrieben, wo zweifellos langdauernde chronische gastro-intestinale Dyspepsie der Colitis gravis vorausgegangen war (R. Schütz, Th. Rosenheim, W. Stepp u. a.). Teils war es Gärungsdyspepsie, teils und zwar vorwiegend Fäulnisdyspepsie (sog. „gastrogene Dyspepsie"). Sowohl R. Schütz wie W. Stepp äußern sich dahin, daß den Dyspepsien als einem Darminhalt und Darmflora abänderndem Zustande doch wohl eine allgemeinere Bedeutung für das Entstehen der Colitis gravis zukomme. Dies wird man ohne weiteres zulassen, um so mehr, als in manchen Fällen die Behandlung der Dyspepsie heilenden Einfluß auf die Kolitis gewann. Im übrigen besteht aber immer die Gefahr, daß eine einmal vorhandene Colitis gravis unabhängig von Fortbestehen oder Verschwinden etwaiger veranlassender Magen- und Dünndarmerkrankungen sich fortschleppt und verschärft. Dies hängt offenbar damit zusammen, daß wir auf das Verhalten der Dickdarmflora weder durch Auswahl der Nahrung, noch durch Eingriffe vom Rektum aus, noch durch Medikamente durchgreifenden Einfluß ausüben können (S. 208, 232).

Im übrigen kam in dem Vortrag Ad. Schmidt's auf der Homburger Tagung und in der sich anschließenden Debatte mehrfach zum Ausdruck, daß man es bei eitrig-geschwüriger chronischer Kolitis mit einem „eigenartigen Krankheitsvorgang" zu tun habe, dessen Ursache noch unbekannt sei. Sobald streng pathogene, darmfremde Keime gefunden werden (Dysenterie, Pseudodysenterie, Paratyphus u. a.), fordert Ad. Schmidt strenge Absonderung von „Colitis gravis". Dies läßt sich unseres Erachtens ebensowenig für Colitis chronica wie für Colitis acuta (S. 476) aufrecht erhalten. Wir kennen jetzt schon neben den Protozoen und Dysenteriebazillen eine große Zahl anderer Mikroben, welche mit besonderer aggressiver Kraft in bezug auf das Kolon ausgestattet sind und welche unter dem Namen Pseudodysenteriebazillen und Kolitisbazillen zusammengefaßt werden. Ihre Erkennung ist schwer, ihre Identifizierung durch Agglutinationsprobe unsicher (S. 483). Wenn auch in frischen Fällen ihr Auffinden oftmals gelingt, in den verschleppten Fällen, womit man es bei Colitis gravis chronica meist zu tun hat, darf man ihrer Abwesenheit keine allzu große Bedeutung beilegen. Die ursprünglichen Krankheitserreger können längst wieder zugrunde gegangen sein, während der eitrige und ulzeröse Prozeß durch sekundär angesiedelte Keime aufrecht erhalten wird (Streptokokken, Staphylokokken, Bacterium coli, Pneumokokken u. a.). Ist doch das Gewebe der Darmwand, nachdem es durch die ursprünglichen Krankheitserreger geschädigt ist, den Angriffen der Darmbewohner schutzlos preisgegeben. Nicht vom ursprünglichen Infekt, sondern von der Sekundärinfektion hängen sicher zum großen Teil Fortbestehen und Weiterschreiten von Eiterung und Ulzeration ab. Damit können sich dann auf das Peritoneum übergreifende akute und chronische Entzündungen und das Entstehen metastatischer Herde verknüpfen.

2. Pathologische Anatomie.

Die anatomischen Befunde sind teils durch Sektionen, teils durch Autopsien in vivo, teils durch das rektoskopische Bild gewonnen. Fehlen Geschwüre, so erscheint die Schleimhaut stark gerötet, gewulstet, körnig, wie eine granulierende Wundfläche, und mit Eiter, eiterigem Schleim und Blut bedeckt. Sie ist mit Leukozyten infiltriert, und diese Infiltration durchsetzt eventuell auch die übrigen Wandschichten. Bei geschwürigem Zerfall ist das Bild nicht

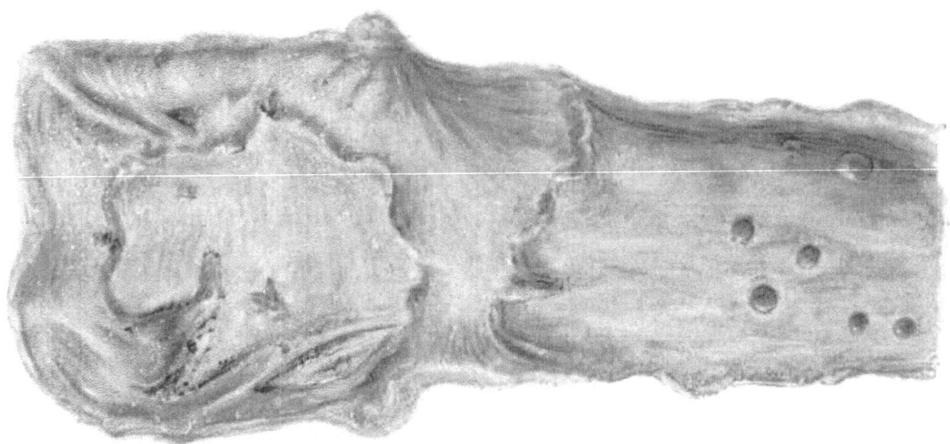

Fig. 117. Colitis ulcerosa.

wesentlich verschieden von der Dysenterie (s. d.), nur greifen die Geschwüre meist nicht so weit in die Tiefe wie in einem besonders schweren, von Ad. Schmidt beobachteten Falle (Fig. 117); sie bleiben oberflächlich und die Ränder sind nicht unterminiert. Abstoßung nekrotischer Gewebsfetzen soll nach Ad. Schmidt bei nichtdysenterischer Kolitis nicht vorkommen. Es ist freilich richtig, daß bei schwerer Dysenterie die Ulzerationen besonders tief sind und daß gerade hier das Abstoßen kleiner, im Kot erscheinender Gewebsfetzen häufiger vorkommt. Aber auch bei nichtdysenterischer schwerer, ulzeröser Kolitis muß man damit rechnen. Eine strenge anatomische Scheidung in suppurative und ulzeröse Kolitis ist nicht möglich, erst recht nicht vom klinischen Standpunkt. Denn wenn wir rekto-romanoskopisch keine Ulzerationen finden, können weiter oben doch solche da sein. Selbst mittels Rektoskops sind kleine zerstreute Ulzerationen nicht immer leicht zu erkennen (Ad. Schmidt, A. Albu). Die Übergänge zwischen purulenter und ulzeröser Kolitis sind fließend. Die zwischen den Ulzerationen ausgesparten Schleimhautinseln können polypös hypertrophieren.

3. Krankheitsbild.

Ad. Schmidt (1914) charakterisiert die Krankheit mit folgenden kurzen Zügen: Schwere, häufig mit geschwürigem Zerfall einhergehende Entzündung der Dickdarmschleimhaut, welche entweder akut einsetzt und dann mit hohem Fieber einhergeht oder chronisch sich entwickelt. Sie erstreckt sich bald auf das ganze Organ, bald nur auf die distalen Abschnitte. Durch beständige Absonderung von Eiter und Blut kommt es zu fortschreitender Abmagerung und Anämie. Gefährlich wird die Krankheit weniger durch Übergreifen auf die tieferen Schichten der Darmwand und auf das Peritoneum als durch Blutinfektion. Die Prognose ist immer ernst. Wir halten uns im folgenden wesentlich an die Beschreibung der Symptomatologie Ad. Schmidt's auf der Homburger Tagung.

Alter und Geschlecht. Die Mehrzahl der Fälle betrifft jugendliche Personen im 2. und 3. Dezennium. Das weibliche Geschlecht ist ein wenig bevorzugt (etwa 100 : 80); während des Krieges freilich verschob sich das Verhältnis stark wegen der zahlreichen Erkrankungen von Kriegsteilnehmern.

Beginn und Verlauf. Akuter Beginn ist in etwa $^1/_4$ der Fälle sicher nachweisbar. Wahrscheinlich begann auch ein sehr großer Teil der übrigen Fälle akut, wenn auch zunächst mit leichteren und nicht beobachteten Erscheinungen. In leichteren Fällen immer, in schweren gleichfalls sehr oft, wechseln Perioden besseren und schlechteren Befindens miteinander ab. Intervalle mit völlig normalem Befinden sind in schwereren Fällen äußerst selten. Heilung erfolgt nur in leichteren Fällen anscheinend schnell (Fälle von A. Albu und C. A. Ohly), in schwereren Fällen — wenn überhaupt — sehr langsam.

Stuhlentleerungen. Auf dünne und häufige Stuhlentleerungen beziehen sich die hauptsächlichen Klagen der Patienten. Ihre Häufigkeit (2 bis 10 und mehr am Tage) hängt im wesentlichen davon ab, ob auch die unteren Abschnitte des Darms mitgegriffen sind. In diesem Falle kommt es auch zu quälendem, schmerzhaften Tenesmus, der bei Freibleiben von Rektum und unterem Sigma völlig fehlen kann. In wirklich schweren Fällen sind diese Teile aber fast immer mitbetroffen (H. Strauß, A. Albu). Wenn sich der krankhafte Prozeß nur auf die unteren Darmabschnitte beschränkt (Sigma), kann der Kot normal geformt sein und läßt sich von den ihn umhüllenden Entzündungsprodukten trennen; andererseits werden dazwischen reine Entzündungsprodukte (Schleim, Eiter, Blut) ausgestoßen. Beim Mitergriffensein höherer Kolonabschnitte pflegt der Kot flüssig oder dünnbreiig zu sein und ist mit Entzündungsprodukten innig gemischt. Es schieben sich aber auch dann Entleerungen ein, die makroskopisch aus reinem Eiter oder Blut zu bestehen scheinen. Aus je höheren Abschnitten die Entzündungsprodukte entstammen, desto zersetzter und übelriechender sind sie. Die Reaktion des Entleerten ist gewöhnlich schwach alkalisch, gelegentlich aber auch sauer. Letzteres tritt ein, wenn beschleunigte Dünndarmperistaltik gärungsfähiges Material in den Dickdarm befördert (R. Baumstark); Miterkrankung des Dünndarms wird dadurch noch nicht bewiesen. Im allgemeinen gehen die Eiter- und Blutmengen dem subjektiven Befinden einigermaßen parallel, aber als Maßstab für die Schwere der Krankheit darf man sie doch nicht betrachten. Manchmal herrschen blutige Stühle, teils während der ganzen Krankheit, teils zu gewissen Zeiten stark vor (Goisson und Nordmann), und dies ist immer sehr bedenklich für den Kräftezustand. In anderen Fällen und zu anderen Zeiten überwiegt die eitrige Beschaffenheit des Entleerten. Im mikroskopischen Präparat finden sich oft auffallend reichliche eosinophile Zellen (A. Albu); auch Charcot-Leyden'sche Kristalle wurden gesehen. Von diagnostischer Tragweite ist dies nicht (Ad. Schmidt). Auf der Höhe der Krankheit tritt eigentlicher Schleim ganz zurück. Übergang anfänglich eitriger in mehr schleimige Entzündungsprodukte darf als günstiges Zeichen gelten.

Schmerzen können bei eitrig-geschwüriger chronischer Kolitis ganz fehlen; eine gewisse Empfindlichkeit des Kolon gegen Druck liegt aber meist vor, am ausgeprägtesten am Sigma. Etwaige spontane Schmerzen treten unter verschiedenen Umständen und unter verschiedener Form auf: als Kolikschmerz, auf Spasmen des überempfindlichen Darms hinweisend; als quälender Stuhldrang; als ein den Entleerungen folgender, teils im Mastdarm, teils höher im Bauch lokalisierter Schmerz, beides namentlich bei stärkerem Reizzustand der untersten Abschnitte; als diffuser oder vom linken unteren Bauchteil ausstrahlender Schmerz bei Mitbeteiligung des Peritoneum.

Rektoskopisch findet man die Schleimhaut stark hyperämisch, gewulstet und mit eitrig-blutigem Sekret bedeckt. Nach Abwischen desselben werden etwaige Ulzerationen sichtbar. Sie fehlen höchst selten (S 488). Bei unvorsichtigem Druck tritt sowohl an den Geschwüren wie an der erhaltenen Schleimhaut Blut aus. Das Einführen des Rektoskops ist um so schmerzhafter, je mehr der Enddarm am Entzündungsprozeß beteiligt ist.

Abdomen (Schmerzhaftigkeit s. oben). Die allgemeine Bauchform kann völlig normal sein. Mäßige Auftreibung kommt vor, andererseits und zwar häufiger auch eingesunkenes Abdomen. Ebenso verschieden ist der Spannungsgrad. Manchmal setzen links unten die Bauchmuskeln der Palpation reflektorischen Widerstand entgegen. Tumorartige Verdickungen, wie bei Sigmoiditis infiltrativa (S. 499) werden nicht gefühlt. Die Milz ist nicht oder nur wenig vergrößert. Im Röntgenbild fand E. Stierlin die erkrankten Abschnitte bis auf eine feine, schleierartige resp. marmorierte Schattenzeichnung inhaltfrei (spastisch kontrahiert?); ebenso Ad. Schmidt. (Fig. 41, S. 108).

Allgemeinsymptome. Beim akuten Beginn ist die Temperatur erhöht, von wenigen Zehntelgrad bis zu mehreren Graden. Die Höhe der Anfangstemperatur erlaubt keinen Schluß auf die weitere Entwicklung der Krankheit. Nur in ganz leichten, wenn auch manchmal langwierigen Fällen, stellt sich im späteren Verlauf die Temperatur dauernd normal ein. In allen schwereren Fällen spielt Fieber eine wesentliche Rolle im Krankheitsbild, aber in sehr verschiedener Weise, sowohl von Fall zu Fall, wie im Einzelfalle von Periode zu Periode wechselnd. Bald sind es nur vereinzelte Temperaturanstiege, bald Dauerfieber ähnlich wie bei Typhus abdominalis, bald ist es intermittierendes, stark schwankendes Fieber von septischem Charakter und sogar mit leichtem Schüttelfrost verbunden. Dies letztere ist am gefürchtetsten, weil es Ausdruck septischer Allgemeininfektion sein kann; doch kommt es auch ohne solche Komplikation vor (ähnlich wie bei putrider Bronchitis). — Der Kräftezustand leidet meist bedenklich; bei langdauernder chronischer Kolitis gravis hat man immer stark abgemagerte und muskelschwache Patienten vor sich. Auch das Herz ist an dem allgemeinen Schwächezustand beteiligt, was sich durch Anstieg der Pulsfrequenz, durch Kleiner- und Weicherwerden des Pulses, durch weitere Beschleunigung der Herzaktion bei jeder Anstrengung und Erregung kundgibt.

Der Urin enthält meist viel Indikan und etwas Eiweiß; es kommen auch echte infektiös-toxische Nephritiden vor.

Blut. In leichteren Fällen kann die Zusammensetzung des Blutes normal bleiben, in schwereren kommt es gewöhnlich zu erheblicher Abnahme von Hämoglobin und Erythrozyten. Werte von 50 und 40°/₀ Hämoglobin sind nicht selten; O. C. Jolasse fand einmal nur 20°/₀ Hämoglobin. Die Leukozyten sind gewöhnlich nicht oder wenig vermehrt (E. Stierlin, Ad. Schmidt); doch manchmal bringt purulente Kolitis starke Hyperleukozytose (eigene

Beobachtung: 15 000—20 000 in zwei Fällen). A. Albu meldet auch Zunahme der eosinophilen Zellen.

Der Magen arbeitet nach Ad. Schmidt gewöhnlich ganz normal, sowohl in motorischer wie in sekretorischer Hinsicht. Das kann sich aber höchstens auf fieberfreie Fälle beziehen. Andere Autoren berichten über häufiges Vorkommen von Anazidität oder gar Achylia gastrica (R. Schütz, W. Stepp, A. Günzburg) und bringen sogar diese Magenstörung in ätiologischen Zusammenhang mit dem Entstehen der Kolitis, sei es, daß der Darminhalt abgeändert wird und entzündungserregende Eigenschaften bekommt (S. 487), sei es, daß die Verschleppung bestimmter Krankheitserreger mit der Nahrung in den Darm erleichtert wird (Nahrungsmittelinfektion, A. Albu; S. 427).

Der Dünndarm ist nach Maßgabe anatomischer Befunde bei Dysenterie und anderen schweren Kolitiden in der Regel nicht oder nur wenig beteiligt. Immerhin kann es vorkommen, da Colitis chronica manchmal nur Teilstück einer allgemeinen chronischen Enterokolitis mit besonders schwerer Beteiligung des Dickdarms ist. Es bleibt aber nur bei oberflächlichen Störungen am Dünndarm; hier haften die Mikroben nicht so leicht in der Wand wie im Dickdarm, teils infolge der schnellen Passage des Inhalts, teils wegen der bakteriziden Kraft des Epithels und teils wegen der Möglichkeit, durch entsprechende Auswahl der Kost den Nährboden willkürlich zu ändern. Beteiligung des Dünndarms wäre zu vermuten, wenn bei Probekost leicht resorbierbares Material, wie Stärke, Fleischstückchen, Fett reichlich im Kot erscheinen. Derartige Befunde melden R. Baumstark und Ad. Schmidt. Immerhin könnte auch allzu schnelle Dünndarmperistaltik, wie sie bei Reizzuständen des Kolon häufig vorkommt, den gleichen Befund bringen. Sichere Erkennungsmittel für gleichzeitige Enteritis fehlen.

Von Komplikationen ist vor allem Peritonitis zu erwähnen, die sowohl in Form adhäsiver Perikolitis wie in Form von perikolitischen Abszessen und ganz selten auch in Form diffuser Perforationsperitonitis vorkommt. Ferner Thrombophlebitis der linken oder beider Schenkelvenen. Rheumatoide (Th. Rosenheim, W. Zweig, mehrere eigene Beobachtungen; vgl. S. 422), Septikämie mit metastatischen Herden, die weitaus gefährlichste Komplikation. Es muß eigentlich wundernehmen, daß der langdauernden schweren, eitrig-geschwürigen Kolitis nicht häufiger Septikopyämie folgt. Es hängt dies wohl mit der mangelhaften Entwicklung des Lymphgefäßsystems im Dickdarm zusammen (H. Klose). Übergreifen der Entzündung auf benachbarte Organe, namentlich auf Blase und auf Adnexe der weiblichen Genitalien (Durch- und Überwanderungsinfektion, S. 423). Auch perniziöse Anämie ist zu erwähnen (S. 425); die häufigen Blutverluste können das Knochenmark völlig erschöpfen, so daß dessen Minderwertigkeit als ein selbständig gewordenes Leiden (aplastische Form der Anämie) die Kolitis begleitet.

4. Diagnose.

Die Diagnose ergibt sich aus der Beschaffenheit des Stuhls (Eiter und Blut) und aus dem rektoskopischen Befund. Obwohl die Rektoskopie schmerzhaft ist und obwohl vor öfterer Wiederholung ausdrücklich gewarnt werden muß (C. Wegele), sollte man doch niemals unterlassen, sie mindestens einmal gründlich, aber mit größter Vorsicht auszuführen. Nur dies schützt vor Übersehen von Karzinomen und Polyposis, die ganz ähnliche Symptome bringen können. Die Rektoskopie, begleitet von Exzision kleiner Schleimhautstückchen, wird auch öfters über besondere Art des krankhaften Prozesses Aufschluß geben (Syphilis, Gonorrhoe, Tuberkulose, Protozoendysenterie u. a.). Besonderer Aufmerksamkeit bedarf die Frage, ob Blut und Eiter nicht vom Durchbruch irgend eines Abszesses in das Kolon oder in den Enddarm herrührt.

Eine weitere Aufgabe ist womöglich zu erkennen, ob sich die Kolitis nur auf untere Abschnitte des Darms beschränkt oder das ganze Kolon umfaßt. Dies kann von erheblichem therapeutischen Belang sein (etwaige Operation!). Einen gewissen, aber nicht ganz zuverlässigen Anhaltspunkt für die Beschränkung auf tiefe Abschnitte gibt normale Form und sonstige Beschaffenheit des Kotes' und seine Trennbarkeit von Entzündungsprodukten (S. 489, 507). Das Bestehen etwaiger Komplikationen ist nach den für dieselben maßgebenden Anhaltspunkten zu diagnostizieren.

Im übrigen hängt die Zulässigkeit der Diagnose „chronische eitrig-geschwürige Kolitis" ab von dem Inhalt, den man diesem Begriffe einräumt. Wenn man mit Ad. Schmidt, M. Matthes u. a. alle Kolitiden bekannter mikrobieller Ätiologie ausschließt (Dysenterie Shiga-Kruse, Protozoen, Erkrankung durch Kolitisbazillen H. Braun und W. Ließ, durch Paratyphusbazillen usw.) und nur die „kryptogenetischen" Formen, eventuell auch noch die dyspeptogenen Formen (R. Schütz) mit diesem Namen decken will, bleibt äußerst wenig übrig, und mit fortschreitender Erkenntnis wird das Grüppchen noch mehr zusammenschrumpfen. Schon auf der Homburger Tagung wurde dies Ad. Schmidt von verschiedenen Rednern entgegengehalten, namentlich von H. Strauß, ferner von E. Singer, Kn. Faber, O. Wandel, A. Alexander; später auch von R. Hamburger, R. Ehrmann u. a. Vor allem auf die Schwierigkeit der klinischen Trennung von Dysenterie und Dysenteroiden wurde hingewiesen. Nachdrücklich sagt R. Ehrmann, der Begriff der Colitis suppurativa et ulcerosa als selbständiger Krankheit müsse fallen; es seien die verschiedensten Krankheitserreger daran beteiligt (Dysenterie, Protozoen und andere darmfremde Mikroben). Wie früher bemerkt (S. 476, 487), schließen wir uns dem an. „Colitis suppurativa et ulcerosa" ist zunächst nur ein klinisch-diagnostischer und ein pathologisch-anatomischer Begriff, aber ein weit umfassender. Die Ätiologie ist immer zu suchen, aber leider nicht immer zu finden.

5. Prognose.

Die Prognose ist unter allen Umständen ernst. Ad. Schmidt berechnet aus vorliegenden Veröffentlichungen: Mortalität = etwa 20%, Heilung = ca. 39%; der Rest ungeheilt oder nur gebessert. Er meint aber, die Zahlen für tödlichen Ausgang lägen in Wahrheit höher. Unbedingt gilt dies für wirklich schwere Fälle. Wenn eine schwere Kolitis nicht innerhalb der ersten 1 bis 2 Monate abklingt oder wenigstens der Heilung zustrebt, ist die Gefahr tödlichen Ausgangs durch Erschöpfung oder noch häufiger durch Sepsis oder Toxämie ungeheuer groß. Zahlen lassen sich nicht aufstellen. Chirurgische Behandlung bessert die Aussichten, wenn sie nicht zu spät einsetzt (A. Günzburg). Leichtere Fälle sind günstiger zu beurteilen. Es kommt verhältnismäßig selten vor, daß eine leichtere Form, auch wenn sie lange bestanden hat und lange, vielleicht sogar dauernd fortbesteht, sich bösartig wendet. Verlaß ist darauf natürlich nicht. Andererseits wurden aber auch Fälle mitgeteilt (Ad. Schmidt, Th. Rosenheim u. a.), wo trotz monatelangem Bestehen schwerer und hochfebriler Kolitis schließlich doch noch Heilung eintrat. Das sind seltene Ausnahmen.

6. Behandlung der chronischen Kolitis.

a) **Diät.** Im allgemeinen schätzt die ärztliche Praxis bei chronischer Kolitis den therapeutischen Wert strengster Kostordnung nicht so hoch ein wie bei Mitbeteiligung des Dünndarms (chronische Enterokolitis) und wie bei allen akuten Darmleiden. Dies hat eine gewisse Berechtigung. Hat man es doch mit äußerst langwierigem Leiden zu tun, und bei freier Kostwahl mangelt es den Patienten häufig nicht an Appetit, wenn sich auch Perioden der Appetitlosigkeit einschieben. Längeres Durchführen eintöniger und strenger Kost legt große Entbehrung auf, stößt auf Widerstand und erzeugt bei folgsamen Kranken leicht künstlich Unlustgefühle und Appetitlosigkeit. Auch darüber hinaus kann es schaden, weil die Kost, welche man nach üblichem Schema Darmkranken vorsetzt, nicht nur einfach und einförmig, sondern oft auch wirklich einseitig und allzu arm an diesen oder jenen wichtigen Ergänzungsstoffen ist. Wir schicken diese Bemerkung voraus, weil tatsächlich oft teils durch allzu große Nachgiebigkeit, teils durch allzu strenge und gleichzeitig einseitige Kost die Ernährungstherapie der Kolitiskranken in falsche Bahnen gerät.

Z. B. behandelte C. von Noorden einen Kranken mit Colitis purulenta ulcerosa, der 18 Monate hindurch nur von Milch, Breien aus feinstem Mais- und Reismehl, Zwieback oder Albertkeks mit etwas Butter, täglich 1—2 Glas Rotwein gelebt hatte. Kalorisch war die Kost ausreichend, und trotz der zeitweise heftigen Beschwerden konnte der Kranke seine Tätigkeit als Haupt eines großen kaufmännischen Unternehmens fortsetzen. Aber schließlich wurde er äußerst schwach und blutarm (chlorotoides Blutbild, Hämoglobin = 40%, Erythrozyten = 3,5 Millionen). Aus diesem Schwächezustand retteten ihn anscheinend unbedeutende Koständerungen, nämlich Zulage von täglich 2—3 Eiern und daneben arzneiliche Gabe von Ferratin (3 mal täglich 0,25 g). C. von Noorden ging dabei von dem Gesichtspunkt aus, daß die Kost unter allen Umständen viel zu eisenarm war (Eisen ist in bezug auf Milch ein Ergänzungsstoff = Vitamin, C. von Noorden und H. Salomon), und wahrscheinlich auch durch andere Atome und Atomgruppen, wie sie der Eidotter enthält, verbessert werden konnte. In bezug auf Kräftezustand und Blutarmut bewährte sich dies gut; in bezug auf die Kolitis führten weder die ursprüngliche Kost, noch die erwähnten Zulagen, noch spätere mannigfache Abänderungen zum Ziel. Daher wurde dem Patienten chirurgische Behandlung (Appendikostomie) vorgeschlagen und diese brachte in der Tat restlichen Erfolg.

Scheinbare Berechtigung etwas größerer Freiheit bei der Kostwahl gibt auch die Tatsache, daß der chemische Ab- und Umbau der Nahrungsmittel sich wesentlich im Dünndarm abspielt und daß wir durch besondere Kostform die chemischen und bakteriellen Vorgänge um so weniger beeinflussen, auf je distalere Abschnitte des Kolon wir hinzielen. Gerade hier liegt aber auch der Angelpunkt der ganzen diätetischen Kolitisbehandlung. Die Nahrung soll nur Stoffe enthalten, welche schon im Dünndarm vollkommen verdaut und möglichst vollständig resorbiert werden, so daß möglichst wenig zersetzliche Nahrungsreste in das Kolon gelangen (S. 485). Sie soll ferner keine starken Lockmittel für Darmsaft enthalten. Nahrungsmittel sollen also schlackenarm, durch Hitze gut aufgeschlossen sein und gut zerkleinert werden. Unter den Vegetabilien greift man dementsprechend zu feinen Mehlen verschiedenster Art (für Getränke, Breie, lockere Puddings, Gebäcke); auch Reis, frisch bereitete Nudeln, gekochte und gut durchgekaute Kartoffeln sind erlaubt. Zucker wird fast immer gut vertragen. Unter den tierischen Nahrungsmitteln stehen zartes Fleisch, zartfaserige Fische, gekochte Eier und lockere Eierspeisen, Milch und einige Abarten (Ya-Urt, dreitägiger Kefir), milder und weicher Käse, Butter zur Auswahl. Rohes Fleisch und geräuchertes, nicht gekochtes Fleisch wird besser vermieden, da gute Salzsäureeinwirkung auf ihr Bindegewebe (S. 126) nicht immer erfolgt, teils wegen gleichzeitiger Hypochylia gastrica, teils wegen zu schneller Magenentleerung. Aus den erwähnten Nahrungsmitteln läßt sich bei hinreichendem Verständnis der Küche um so leichter eine abwechslungsreiche und auf die Dauer schmackhafte Kost bereiten, als man einfache Gewürze durchaus nicht grundsätzlich auszuschalten braucht. Als Getränk: dünner Tee, gekochtes Wasser mit Zusatz von Rum oder Kognak, säurearmer Rotwein (die alkoholischen Getränke natürlich nur in ärztlich vorgeschriebener Menge). Eine rein flüssig-breiige Kost bewährt sich bei chronischer Kolitis durchaus nicht; sie vermehrt in der Regel die Durchfälle, wahrscheinlich weil die Wasserresorption — eine der wichtigsten Aufgaben des Dickdarms — darniederliegt. Diese klinische Erfahrung stimmt gut überein mit klinisch-experimentellen Beobachtungen D. Gerhardt's. Ungekochtes Wasser, ebenso wie alle ungekochten Rohstoffe schalte man völlig aus.

In leichteren Fällen (Colitis mucosa superficialis) genügt die erwähnte Schonungskost in der Regel, alle Merkmale entzündlicher Reizung innerhalb 2—4 Wochen zum Verschwinden zu bringen. Dann erst kommen fein durchgetriebene, durch völliges Garkochen gut aufgeschlossene Obst- und Gemüsestoffe an die Reihe (Apfelmus, Mus von jungen Karotten, Artischocken, Schwarzwurz, Spinat, Kochsalat u. dgl.). Man beginne aber immer nur mit sehr kleinen Mengen, allmählich vortastend.

Wir raten dringend der einfachen, dünndarmverdaulichen Mischkost, wie sie hier beschrieben wurde, stets zwei Fasttage vorauszuschicken. Dies ist für chronische Fälle ebenso wichtig wie für akute Kolitis (S. 485). Man erleichtert sich die weitere Diätbehandlung damit sehr; der günstige Erfolg tritt in leichten Fällen deutlich und unmittelbar zutage, in schweren Fällen natürlich weniger deutlich. Weiterhin ist aber bei Auswahl der Speisen auch darauf Rücksicht zu nehmen, ob neben dem entzündlichen Reizzustand des Kolon auch wahre Dyspepsie, also abnorme Zersetzungsvorgänge im oberen Abschnitt des Kolon und vielleicht auf den Dünndarm übergreifend vorhanden sind. Wenn sich bei Untersuchung des Kotes (eventuell nach Probekost) ausgesprochene Dyspepsie vom Gärungs- oder Fäulnischarakter ergibt, so stelle man nach dem Rat von R. Baumstark, Th. Rosenheim, Ad. Schmidt die Kost zunächst vollständig nach den hierfür festgelegten Grundsätzen ein (S. 298ff.) und gehe erst später zu der oben vorgeschlagenen, auf den Durchschnitt abgestimmten Mischkost über. Feste Diätvorschriften, nach welchen alle Fälle von chronischer Kolitis zu behandeln wären, lassen sich überhaupt nicht geben; nur dem eingangs erwähnten Grundsatz müssen sie sich alle unterordnen. Wir müssen uns, mit Rücksicht auf die schweren Fälle aber darüber klar sein, daß die Entlastungskost keine positiven Heilwirkungen entfaltet, sondern nur Schädlichkeiten fernhalten soll und kann. Dies gilt auch für Sonderkostformen, z. B. für langdauernde Milch- oder Kefirkuren.

Eine Ausnahme von den festgelegten Grundsätzen bedingen nur jene Fälle, welche im Gefolge chronischer Stuhlverhärtung und -trägheit sich entwickeln und von welchen in den Abschnitten „Myxoneurosis intestinalis" (S. 336) und „Obstipation" (S. 373) die Rede war. Das sind fast immer nur örtlich umschriebene Reizzustände des Kolon. Daß man auch hier mit Schonungskost beginnen kann und unter Umständen beginnen soll, ward erwähnt. Im übrigen fährt man aber nach Beseitigung zweifelloser entzündlicher Reizzustände mit baldigem Übergang zu kotvermehrender und gleichzeitig koterweichender Kost weit besser.

b) **Sorge für gründliche Kotentleerung.** Das möglichste Reinhalten von Kot ist eine der wichtigsten und leider oft übersehenen Aufgaben der Kolitistherapie. Ebensowenig wie bei Dysenterie (S. 545) zeigen die häufigen und alles in allem massenhaften Entleerungen mit Sicherheit an, daß die oberen Kolonabschnitte kotfrei geworden sind. Denn auch bei chronischer Kolitis halten örtliche Spasmen recht oft Kot zurück. Das gefährdet den wunden Darm. Das einfachste und gebräuchlichste Hilfsmittel sind Darmspülungen. Sie sollen mit Vorsicht unter geringem Druck gemacht werden (etwa 1 m Druck, einmal täglich). Der Erfahrene weiß, daß er in wirklich schweren Fällen, wo es ihm auf ausgiebige Spülung besonders ankommt, anfangs nicht über 1 l hinausgreifen und daß er diese Menge nur langsam steigern darf. Das beste Spülmittel ist physiologische Kochsalzlösung. Manche fügen gern unlösliche, deckende oder adstringierende Substanzen zu, z. B. auf 1 l 30—50 g Bolus alba oder 10 g Bismutum subgallicum oder 10 g Bismutum carbonicum, 20 bis 30 g Bolusal; A. Kühn empfiehlt mit besonderem Nachdruck Eskalin (5—12 g). Ob diese und andere Zusätze wirklich viel nützen, steht dahin (s. unten); sie schaden jedenfalls nicht; auch Bolus alba ist in dieser Form unbedenklich, da aus Einläufen sich niemals Bolussteine niederschlagen und festsetzen werden. — Eine andere Frage ist, ob man die rektalen Einläufe nicht durch „Darmspülungen per os" (L. Brauer, R. v. Lippmann) ersetzen oder ergänzen soll: Morgens nüchtern $^1/_2$ l körperwarmer 3—5 $^0/_0$ iger Lösung von Karlsbader Salz, was nach 1—2 Stunden zu einigen dünnbreiigen Entleerungen führt. Wir benützten zu solchem Zweck 1—2 $^0/_0$ ige Lösung von Magnesia sulfurica. Wie uns scheint, ist die Bekömmlichkeit dieses Verfahrens sehr verschieden: bei manchen kommt der Darm während der nächsten Stunden gar nicht zur Ruhe. Andere sind sehr damit zufrieden.

Von Spülungen abgesehen, wirkt Atropin als stuhlförderndes Mittel, offenbar deshalb, weil das Zurückhalten von Kot in dem erregten Darm wesentlich auf Spasmen beruht und diese durch Atropin verhütet werden. Auch Papaverin bewährt sich, ebenso die Kombination dieser beiden Medikamente (etwa abends 1 mg Atropin subkutan, morgens nüchtern 0,06 g Papaverin innerlich, subkutan oder Mikroklysma). Andere Abführmittel sind kaum nötig.

c) **Stopfmittel.** Von eigentlich stopfender Behandlung darf bei chronischer Kolitis keine Rede sein (s. oben). Hin und wieder eingeschobene Opiumgaben lassen sich aber nur selten ganz entbehren; man verbinde sie dann aber stets mit Atropin, um Überwirkung des Opiums zu verhindern. Übrigens erweist sich lang fortgesetzter Gebrauch kleiner Opiummengen (z. B. morgens und abends je 8 Tropfen Opiumtinktur) bei manchen Kolitiskranken gar nicht stopfend und nur der wohltätig beruhigende, die Erregbarkeit des Enddarms mildernde Einfluß kommt zur Geltung. Dann ist gegen Opium nichts einzuwenden. Dem Opium gleichsinnig wirkt bei manchen (aber keineswegs immer!) Suprarenin (1 ccm der 1 $^0/_{00}$ igen Lösung auf 20 ccm Wasser als Mikroklysma, S. 259). Mit Tannin- und Bismutpräparaten (S. 245) hat man oft vorübergehenden Erfolg, d. h. man vermindert auf einige Tage die eitrigen Abgänge und den quälenden Stuhldrang. Aber alle diese Mittel erschöpfen sich bald, auch — soweit wir selbst sahen — das von A. Kühn gerühmte Eskalin. Über feinpulverige Kohle ist gleiches zu berichten. Mit Bolus alba sei man sehr zurückhaltend (S. 235). Kupferpräparate wurden empfohlen in Form von Lecutyl (zimtsaures Kupferlezithin) und Urocarb (Kupferkohle); größere Erfahrung steht noch aus (v. Linden). Uzara nützt manchmal recht gut.

d) **Lokale Behandlung.** Da die Colitis ulcerosa suppurativa am stärksten den Enddarm beteiligt, liegt der Gedanke lokaler Behandlung nahe. Über ihren Erfolg wird verschieden geurteilt. Die oben erwähnten Spülungen mit adstringierenden Zutaten gehören in diese Reihe. Stärker antiseptischen Charakter tragen Spülungen mit Argentum nitricum (1 : 3000 bis 1 : 2000); es erscheint uns sehr zweifelhaft, ob irgend eine Lösung der vielen neuempfohlenen Medikamente dies altbewährte Verfahren an Wirksamkeit übertrifft. Soll nur der Mastdarm in Behandlung genommen werden, so wird das Medikament nach ausgiebiger Spülung und erfolgter Wiederentleerung des Darms und nach Beruhigung desselben durch ein kleines Opium-Atropin- oder Suprareninklistier eingebracht, z. B. nach Ad. Schmidt: 2,0 g Dermatol oder

0,2 g Jodoform mit 50 g Mucilago Gummi arabici und 200 g Wasser. Bei Blutungen greift Moszkowski zu viel höherer Jodoform-Konzentration; er rühmt Eingießung folgender Emulsion: Jodoform 80,0; Gummi arab. 100,0; Aq. dest. 180,0; davon 40—45 ccm einzuspritzen. Diese Empfehlung bezieht sich zunächst auf Dysenterie. Im übrigen verwendet man bei Blutungen Injektionen von Gelatine (3%ig) und Zusätze von Clauden, Koagulen, Suprarenin zu den Einläufen. — Manche ziehen Bepudern des Mastdarms vor, wofür A. Albu vor allem Dermatol, Bolusal, Silberlenizet (Alluminiumsilberazetat), Lenirenin (frisch gefälltes Tonerdehydrat mit Lenizet und Suprarenin) empfiehlt; A. Kühn bevorzugt Eskalin. Daß derartige Puderbehandlung selbst bei schwerer ulzerös-purulenter Proktitis Nutzen bringen kann, steht außer Frage. Aber es ist größte Vorsicht am Platze. Mit Recht betont H. Klose, dies stark, hervorhebend, daß die Behandlung durch Rektoskop schon oft zu tödlicher Perforationsperitonitis Anlaß gab! Wenn man sich für die unteren Abschnitte des Rektum auch einigen Nutzen versprechen darf, so ist das Verfahren für wahre Kolitis, die auch höhere Abschnitte miterfaßt, gänzlich unzureichend. Die Erfolge stehen dann in gar keinem Verhältnis zu den Gefahren und vor allem auch nicht zu der starken Belästigung des Kranken.

e) **Bakteriotherapie.** Wir rechnen hierzu die von E. Metschnikoff angestrebte Umprägung der Darmflora durch Milchsäurebazillen (Ya-Urt; Laktobazilline). Anfänglich reine Ya-Urt-Kur, später Ya Urt mit ergänzenden Zulagen feiner Zerealiengerichte und -Gebäcke fällt durchaus in den Rahmen zweckmäßiger Kolitisdiät (s. oben). Wieviel bei etwaiger Besserung und Heilung der Kampf streitlustiger Milchsäurebazillen gegen schädliche Mikroben mithilft, bleibe dahingestellt (S. 208). Über greifbaren Erfolg von Laktobazilline bei Colitis gravis fanden wir keine Berichte. — Ob medikamentöse Zufuhr starkwüchsiger und viel Säure bildender Kolistämme (A. Nißle's Mutaflor, S. 209) den theoretischen und durch vereinzelte Erfolge scheinbar gestützten Erwartungen entsprechen wird, muß die Zukunft lehren. Vielleicht ist es aussichtsvoll, den Dickdarm unmittelbar und immer aufs neue durch eine Appendiko- oder Zökostomie mit derartigen Bazillen zu beimpfen.

f) **Röntgenbestrahlung.** Neuerdings ward auch die Röntgentiefentherapie in den Dienst der Colitis gravis gestellt (K. W. Eunike, A. Foges). Die Strahlenfelder werden entsprechend dem Verlauf des Kolon und der Flexur angelegt. Die spärlichen Berichte lauten ermunternd, gestatten aber noch kein abschließendes Urteil.

g) **Aussichten interner Therapie.** Sowohl in der umfassenden Aussprache über Colitis gravis auf der Homburger Tagung für Stoffwechsel- und Verdauungskrankheiten (1914), wie in späteren Arbeiten (W. Stepp, H. Strauß und J. Leva, C. Wegele, A. Albu) und zusammenfassenden Berichten (H. Klose, R. v. Lippmann, G. Klemperer und L. Dünner, J. Strasburger), tritt uns die feste Zuversicht entgegen, interne Therapie könne bei Colitis gravis befriedigende und sogar vollständige Heilerfolge bringen. Auch eigener Erfahrung nach ist daran nicht zu zweifeln. Von allen Seiten aber wird mit Recht betont, daß hierzu unerschöpfliche Geduld gehört. Mit vielen Monaten hat man immer zu rechnen. Geduld und die Möglichkeit des Erfolges dürfen aber nicht dazu verleiten, das Herannahen und die Entwicklung bedrohlicher Komplikationen zu übersehen: perikolitische Entzündungen und vor allem das Zurückgehen der Kräfte und des Ernährungszustandes und die durch Fieber, Kreislaufschwäche und Anämie sich verratende chronische Toxämie. Man braucht sich nur an die Schwerheilbarkeit und äußerste Schonungsbedürftigkeit chronischer, geschwürig-eitriger Erkrankungen der Haut zu erinnern (z. B. Ulcus cruris und alle eiternden Wunden), um zu verstehen, welcher Widerstand sich der Heilung der Colitis purulenta ulcerosa entgegenstemmt. Das Fernhalten neuer Infektionskeime und chemisch reizender Substanzen, das sofortige Entfernen zersetzungsfähigen Sekrets, das Reinhalten der Wundflächen, das Ruhigstellen des erkrankten Organs, alles dies wird hier zum Ding der Unmöglichkeit. Die erkrankten Darmteile bleiben dauernd unter Bedingungen, welche wir bei äußeren Wunden als heilwidrige Schädlinge erkannten und mit allen verfügbaren Mitteln auszuschalten bestrebt sind. Auch die höchstens zweimal am Tage anwendbaren, meist sehr anstrengenden und, verglichen mit äußerer wundtherapeutischer Technik, höchst unvollkommenen Darmspülungen ändern daran nicht viel. So lebhaft das Heilbestreben des Darms bei akuten Verwundungen und Geschwüren auch ist (operative Eingriffe, experimentelle Erfahrungen, akute Ruhr, Typhus abdominalis u. a.), die chronisch-ulzerös-eitrigen Dickdarmkrankheiten tragen durchweg einen Charakter, den die allgemeine Pathologie der Hautkrankheiten und der Weichteilwunden mit dem Ausdruck „torpid“ bezeichnet. Dies kennzeichnet schon die Schwerheilbarkeit und beruht darauf, daß die Unterlage, d. h. das schleimhautferne Darmgewebe, miterkrankt ist und abnorme Stromverhältnisse für Blut und Lymphe darbietet und daß zumeist die Regenerationskraft des Gesamtorganismus durch Anämie, Toxämie und schlechten Ernährungszustand gelitten hat.

g) Chirurgische Behandlung. In Anbetracht der geschilderten Verhältnisse ist es voll berechtigt, daß die Chirurgie versuchte, für den erkrankten Darm ähnlich günstige Vorbedingungen zu schaffen, wie sie es bei äußeren eitrigen und geschwürigen Prozessen zu tun gewohnt ist. Es bleibt allerdings nur bei einer Nachahmung; ebenbürtig der äußeren Wundbehandlung kann die Schonungs- und Reinigungstherapie des Dickdarms niemals werden und daher ist der Erfolg auch erheblich ungewisser. Als zuständige Operation kommen vor allem in Betracht Appendikostomie und Zökostomie (O. Witzel'-sche Zökal-Schrägfistel, eine Verbesserung der ursprünglich von Gibson angegebenen Methode). Erstere (Weir'sche Methode) dient nur zum Ableiten von Gasen und zum Spülen des Dickdarms; die Witzel'sche Operation gestattet neben ausgiebigerer Spülung bei Einlegen eines weiten Gummirohrs auch teilweise Entleerung des Darminhalts und damit teilweise Entlastung des Dickdarms. Deswegen und weil die Operation in technischer Hinsicht Vorteile bietet und weil die Fistel nach Heilung der Kolitis leicht und sicher geschlossen werden kann, scheint sie die Appendikostomie immer mehr zu verdrängen. Erfahrungsgemäß genügen diese Operationen oft; die Operationen (sowohl Appendikostomie wie namentlich Witzel'sche Zökal-Schrägfistel) sind ganz geringfügige Eingriffe. Bei der weiteren Nachbehandlung liegt der Schwerpunkt. Sie besteht in regelmäßigen Spülungen (zweimal täglich), vorzugsweise von oben nach unten, daneben auch aufsteigende Spülungen vom Rektum aus. Als Spülmittel dienen physiologische Kochsalzlösung, Kamillenaufguß, Olivenöl, schwach antiseptische Lösungen von Borsäure ($2^0/_0$), Wasserstoffsuperoxyd ($1—3^0/_0$), Zinksulfat ($0,2—0,8^0/_0$), Salizylsäure ($0,3—0,5^0/_0$), Dermatolaufschwemmungen ($1^0/_0$) usw. Im Grunde genommen also gleiches Verfahren wie bei gewöhnlicher Einlaufbehandlung (S. 257), aber die Erfahrung lehrt, daß man mit den von oben nach unten gerichteten Spülungen praktisch doch sehr viel mehr leistet als mit ausschließlichen Spülungen vom Rektum aus. — Daneben rückt natürlich auch die Ernährungsfrage in den Vordergrund. Wir haben dem oben Gesagten (S. 485) nichts Neues hinzuzufügen. Man muß eine Kost wählen, mit deren Einzelstoffen der Dünndarm allein fertig wird. Man sorge aber, daß sie nicht zu wässerig ist. Der Wasserbedarf läßt sich unter Umständen durch tägliche intravenöse Injektion von Ringer- oder Dextroselösung decken (S. 189); das kann man wochenlang durchführen, bis der Dickdarm wieder toleranter und resorptionsfähig geworden ist und auch Tropfklistier verträgt. Die ganze Behandlung ist schwierig, ermüdend für Patienten und Arzt und läßt sich kaum in häuslicher Pflege durchführen. In der Regel fällt sie, sobald glattes Funktionieren der Fistel gewährleistet, der internen Klinik zu.

Nur im Notfall, d. h. bei schwerster ulzeröser Erkrankung und bei drohender Perforationsgefahr tritt zökaler Kunstafter an die Stelle der Appendikostomie oder der zökalen Schrägfistel. Theoretisch erscheint ja der zökale Kunstafter als Idealoperation, indem er den gesamten, vom Dünndarm zuströmenden Inhalt nach außen abführt, den Dickdarm völlig entlastet und ihn nur für therapeutische Wundspülung beansprucht. Praktisch haften ihm große Nachteile an. H. Klose schreibt darüber:

„Der zökale Kunstafter birgt die Gefahr, daß er ein dauernder bleiben kann. Die Totalausschaltung mit Lahmlegen der Funktion führt zum Kollapsdarm. Die sich aneinanderlegenden Wände verwachsen unter totaler Obliteration der Darmlichtung und mit hochgradig stenosierender Narbenschrumpfung der Darmwand und des umgebenden Fettgewebes. Der operative Verschluß eines künstlichen Afters geschieht darum erst nach sorgfältiger Prüfung auf hinlängliche Durchgängigkeit des absteigenden Schenkels. Trotzdem sind die Aussichten auf operative Heilung des Kunstafters oft unerfreulich.“

Es müssen also schon schwerwiegende Gründe vorliegen, um diese dritte Form der operativen Kolitisbehandlung zu rechtfertigen. Man vergesse auch nicht, daß die Ernährungsfrage sich auf die Dauer recht schwierig gestaltet, da der Operierte ganz auf Dünndarmfunktion angewiesen ist, bis der Dickdarm wieder in Dienst gestellt werden kann. Das geht bei äußerst sorgfältiger Kostwahl gut, solange der Dünndarm völlig gesund ist. Wenn aber irgendeine Störung kommt (Nahrungsmittelinfektion u. dgl.), so verfallen die Fistelträger in kurzer Zeit. Jeder leichte Magen- und Dünndarmkatarrh, jede Dyspepsie bringt sie in Lebensgefahr. — Die schwere Belästigung der Operierten durch flüssige Beschaffenheit der vom Ileum zuströmenden Massen gab Anlaß, den künstlichen After an tieferer Stelle anzulegen (Gegend der Flexura sinistra) und von dort nach oben und unten zu spülen (Methode A. Nehrkorn). Daß dies schonendere Verfahren manchmal genügt, steht nach Nehrkorn's Berichten fest.

Über die therapeutische Tragweite partieller oder totaler Dickdarmexstirpation läßt sich Allgemeingültiges nicht sagen. Das sind immer schwerste Eingriffe, die nur durch ganz besondere Lage der Dinge im Einzelfalle Rechtfertigung erlangen. Der partiellen Resektion steht entgegen, daß auch bei Besichtigung und Betastung des Dickdarms sich niemals mit Bestimmtheit erkennen läßt, ob die zurückgelassenen Teile gesund sind oder nicht.

Vergleiche über operative Kolitisbehandlung die entsprechenden Ausführungen über Operationen bei chronischer Dysenterie (S. 559). Auf Einzelheiten der chirurgischen Behandlung können wir hier nicht eingehen. Aus neuerer Zeit sind zu erwähnen die Ergebnisberichte von H. Klose und R. v. Lippmann, ferner die Arbeiten von F. A. Schaly, G. Doberauer, J. Widerös.

Wir treten nicht in eine Kritik der verschiedenen Methoden ein. Ihre Wahl richtet sich stets nach Lage des Einzelfalles. Welche Methode auch immer schließlich zur Anwendung kommt, jedenfalls zögere man nicht zu lange. Wenn die Kranken erst durch Toxämie, durch Eiter- und Blutverluste usw. schwer heruntergekommen und widerstandslos geworden sind, ist auch von chirurgischen Eingriffen nicht mehr viel zu hoffen. Die beiden zuerst erwähnten Operationen (Appendikostomie und Witzel'sche Zökal-Schrägfistel) sind so einfach, die Nachbehandlung mit so geringer Belästigung für den Operierten verbunden, daß man ihren günstigen Einfluß auf Krankheitsdauer und -heilung schon frühzeitig ausnützen sollte.

F. Colitis (Sigmoiditis) infiltrativa.

Über Wesen, Ätiologie und Pathogenese ist früher Gesagtem (S. 479) nichts mehr hinzuzufügen. Das keineswegs einheitliche Krankheitsbild charakterisiert Ad. Schmidt in folgender Weise: „Bald handelt es sich um langsam sich entwickelnde tumorartige Anschwellungen umschriebener Abschnitte des Darms, welche klinisch vornehmlich die Erscheinungen zunehmender Stenose machen, bald um akute fieberhafte und mit heftigen Schmerzen verbundene entzündliche Verdickungen, welche von verschiedenen Darmstörungen, wie Verstopfung, Durchfall, Spasmus, Tenesmen begleitet werden, bald um umschriebene mehr oder weniger peritonitische Symptome (Perikolitis) unter Zurücktreten von Symptomen, welche sich auf das zugrunde liegende Leiden beziehen."

Wie früher bemerkt, ist das Sigma bei weitem am häufigsten Sitz der Erkrankung, und nur hier kommt das typische Bild vor. Da immerhin manchmal auch andere Teile des Kolon in ähnlicher Weise befallen werden, gliedern wir die Beschreibung dem Abschnitt „Kolitis" ein, während über andere entzündliche Krankheiten des Sigma im Abschnitt „entzündliche Krankheiten des Unterdarms" die Rede sein wird.

Die akute Form ist häufiger als die chronische. Die Mehrzahl der Fälle betrifft Leute jenseits des 30. Jahres, Frauen etwas häufiger als Männer. Bei akuter Erkrankung stehen Schmerzen im Vordergrund der subjektiven Beschwerden; sie haben in der Gegend des erkrankten Darmteils ihren Hauptsitz, also bei der überwiegenden Bevorzugung des Sigma meist links unten, und strahlen von dort zur Blase, zum Mastdarm, zur Nierengegend aus. Sie schwellen oft kolikartig an. Fieber und schwere Beeinträchtigung des Allgemeinbefindens begleiten die Schmerzen. A. Bittorf fand Albuminurie und geringen Milztumor. Im Blute kommt es zu Hyperleukozytosis. Der wichtigste objektive Befund ist das Auftreten eines bei Druckschmerzhaften wurstförmigen Tumors, der sich bald wie ein dickwandiger Gummischlauch, bald wie ein solides Gebilde anfühlt. Infolge von Kotstauung, die teils durch die entzündliche Infiltration des Darmstücks, teils durch begleitende Spasmen des erkrankten Teils und seiner Umgebung bedingt ist, erscheint der Tumor oft größer, als der Ausdehnung des krankhaften Prozesses entspricht. Oberhalb des Tumors kommt es zu mehr oder weniger starker Darmblähung und unter Umständen zu Darmsteifungen. Der Stuhlgang wird niemals in normaler Weise entleert. Entweder versagt er vollständig, und dies kann sich bis zum Okklusionsileus steigern, oder es erscheinen nur dünne, bleistiftähnliche Gebilde oder er wird flüssig. Schleim und Blut sind häufig, Eiter selten beigemengt. Die Beschaffenheit des Kotes ist in ein und demselben Falle nicht immer die gleiche; sie hängt wesentlich von der Durchgängigkeit des erkrankten Darmstücks ab, ferner davon, ob oberhalb des Hindernisses sekundärer, durch Kotstauung bedingter Reizzustand der Schleimhaut hinzutritt. Die Schleimhaut des erkrankten Stücks ist nach Ad. Schmidt gewöhnlich nicht die Quelle etwaiger Entzündungsprodukte, da sie selbst meist nur oberflächlich verändert ist; doch ist eine Vergesellschaftung von Colitis suppurativa et ulcerosa mit Colitis infiltrativa ja nicht grundsätzlich ausgeschlossen (S. 481). Rektoskopisch dringt man meist nur bis zum Hauptsitz des Leidens vor, weil dann die Infiltration der Wand, Schmerzen und Spasmen das Höherschieben des Apparates verhindern. In dem erreichbaren Abschnitt ist die Schleimhaut hyperämisch, geschwollen und neigt zu Blutung. Nach Ad. Schmidt wurden öfters Polypen gefunden, und es besteht dann der Verdacht, daß die Entzündungserreger durch das polypöse Gewebe in die Tiefe gedrungen sind.

In den chronisch verlaufenden Fällen sind, solange das Peritoneum nicht mitbeteiligt ist, die oben beschriebenen Anomalien des Stuhls zusammen mit dem druckempfindlichen Tumor die wichtigsten Symptome. Spontane Schmerzen treten zurück; doch fehlen zeitweilige kolikartige Empfindungen gewöhnlich nicht und ihnen kann — objektiv bemerkbar — Darmsteifung entsprechen. Fieber ist manchmal vorhanden, kann kommen und gehen, kann aber auch gänzlich fehlen.

Unter den Komplikationen droht zunächst die Gefahr des Darmverschlusses (Rotter u. a.), ferner die Gefahr des Übergreifens auf das Peritoneum, die um so näher liegt, als sich der entzündliche Prozeß großenteils im subserösen Bindegewebe abspielt (L. Arnsperger). Hier liegen alle Möglichkeiten vor: Diffuse Peritonitis infolge ungedeckter Perforation; abgesackte perikolitische Exsudate, die später in benachbarte Hohlräume durchbrechen können; perikolitische Verwachsungen, deren Lymphbahnen auch das Durchwandern von Krankheitserregern zur Blase und zu den Adnexen gestatten. Ferner retroperitoneale Phlegmonen (der Paratyphlitis entsprechend). Etwaige Komplikationen, namentlich Darmverschluß und Peritonitis, schieben sich von vornherein in den Vordergrund des ganzen Krankheitsbildes.

Die Diagnose der akuten, typisch auftretenden Sigmoiditis infiltrativa ist aus den geschilderten Symptomen meist mit einiger Wahrscheinlichkeit, selten mit voller Sicherheit zu stellen, da sowohl hochsitzende Karzinome des Enddarms wie auch Invaginationen von Makrosigma (dies freilich häufiger bei Kindern als bei Erwachsenen, Goebell) ähnliche Symptome bringen können. Die Rektoskopie klärt manchmal, aber nicht immer, den Sachverhalt auf. Erheblich schwieriger ist die Diagnose bei den langsam sich entwickelnden Formen. Der fühlbare Tumor, das Verhalten des Stuhlgangs, die peritonitischen Reizzustände erwecken stets den Verdacht auf Karzinom und wegen der oft nicht vollständig durchführbaren Rekto-Romanoskopie sichert auch der Augenschein die Diagnose nicht immer. Es wurden Fälle beschrieben, wo erst die mikroskopische Untersuchung des Gewebes nach Operation den Aufschluß gab (J. Strasburger, R. P. Rowlands). Sehr oft muß sich also die Diagnose auf Feststellung einer Wandinfiltration des Darms mit stenosierenden Folgen und mit perikolitischen Reizzuständen beschränken.

Wesentlich gefördert wurde die Diagnostik der Krankheit, als es gelang, die Divertikulosis röntgenoskopisch nachzuweisen (F. de Quervain, J. T. Case, R. D. Carman). Namentlich E. Wolff bereicherte kürzlich das röntgendiagnostische Können (hier gesamte Literatur): nach Entleerung eines Kontrasteinlaufs zeigt das Skiagramm noch dichte Schattenreste in den Divertikeln, oft mit einer kleinen Luftblase an der Spitze, während das eigentliche Darmrohr leer ist.

Nicht nur diagnostisch, sondern vor allem therapeutisch wichtig (s. unten) ist die Frage, ob nicht ein leichterer und ungefährlicherer Krankheitszustand vorliegt als die typische, diffuse, entzündliche Infiltration der Darmwand, ein Zustand, den wir mit dem Namen Pseudosigmoiditis (bzw. -colitis) infiltrativa bezeichnen wollen. Infolge von Kotverhärtung, Kotstauung und sekundären Wandgeschwüren entwickeln sich manchmal von der geschädigten Wandstelle aus kleine, umschriebene, phlegmonöse, zur Abszeßbildung neigende Infiltrate mit kollateralem Ödem, und diese kleinen, umschriebenen Abszesse neigen zum Durchbruch in den Darm und dann heilen sie gewöhnlich restlos aus. Am Rektum ist das ein häufiger Vorgang. Nicht wegen der kleinen Wandinfiltration, sondern wegen der nie fehlenden Spasmen und Kotstauung kommt es dann auch zu fühlbarem Tumor, der aber nach völliger Entleerung des Darms verschwindet. Zum Unterschied von der typischen Sigmoiditis infiltrativa, wie sie in den Einzelarbeiten und namentlich von Ad. Schmidt geschildert wird, stellt man mittels Rekto-Romanoskopie dann keine zirkulären, sondern nur auf einen Teil der Wand beschränkte Wandverdickung fest. Natürlich ist auch hier die Prognose nicht unbedingt gut, da man immer auf entzündliche Beteiligung des Peritoneum gefaßt sein muß. In den von uns rektoskopisch beobachteten 3 Fällen war aber von irgendwelcher peritonitischer Reizung keine Rede.

Prognose.

Nach Ad. Schmidt ist die Prognose nicht schlecht; fast alle akut entstandenen Fälle seien zur Heilung gelangt, und auch für die chronischen Fälle läge die Prognose nicht ungünstig, falls nicht hochgradige Stenose, Abszesse, Fistelbildung, Peritonitis hinzuträten. Dem gegenüber muß aber doch bezweifelt werden, ob alle — meist der Literatur entnommenen — Fälle, auf welche sich Ad. Schmidt's Urteil stützt, wirklich Colitis bzw. Sigmoiditis infiltrativa gewesen sind. Bei leichteren Krankheitsbildern, welche als Sigmoiditis infiltrativa diagnostiziert wurden, und wo dann baldige Heilung eintrat, ist die exakte Diagnose des anatomischen Geschehens überaus heikel, und es ist zweifellos, daß sie nicht immer genügend begründet wurde. Verhältnismäßig günstig liegen die Dinge nur bei partieller, nicht allzu tief dringender Infiltration (Pseudosigmoiditis, s. oben). Bei diffuser, bazillärer Invasion, die auch nach Ad. Schmidt dem typischen Krankheitsbild zukommt, liegen die Dinge aber doch sehr übel. Die zusammenfassende Arbeit von K. Eisenberg zeigt, wie sehr man darauf gefaßt sein muß, bei etwaiger Operation viel umfassendere und viel bedenklichere Zustände anzutreffen, als man nach Maßgabe der Untersuchung vermutete. Nach Eisenberg's Bericht sind zwar die Resultate der operativen Behandlung nicht erfreulich, aber man gewinnt durchaus den Eindruck, daß dies nur durch zu langes Hinausschieben der Operation bedingt ist (P. Clairmont). R. Dahl, der sich ausführlich mit den Folgezuständen der Sigmoiditis infiltrativa befaßt, bezeichnet die aus Entzündung des submukösen, intermuskulären und namentlich des subserösen Bindegewebes hervorgehende ansehnliche Verdickung der Darmwand, spätere Schrumpfung und Stenosenbildung als häufige Vorkommnisse.

Therapie.

Unseres Erachtens darf bei akuter Erkrankung von zuwartender interner Therapie nur in Fällen die Rede sein, welche wir oben als Pseudocolitis infiltrativa bezeichneten. Ad. Schmidt empfiehlt: Bettruhe; Eisbeutel oder hydropathische Umschläge oder heiße Kompressen auf den erkrankten Bauchteil; knappe, flüssige Kost; Abführmittel oder darmreinigende Einläufe mit oder ohne medikamentöse Zusätze (Höllenstein 1 : 5000 u. a.), Öleinläufe oder nach Vorschlag Th. Rosenheim's Lokalbehandlung der erkrankten Darmschlinge mit Höllensteinlösung oder Aufpulvern von Dermatol u. a. durch das Rektoskop (G. Singer, E. Rosenberg); Opium und Atropin nach Bedarf. Näheres vgl. Abschnitt: Erkrankungen des Enddarms (S. 510).

Wenn aber die Diagnose echte Sigmoiditis infiltrativa acuta gesichert ist oder wenn ähnliche, dieselbe vortäuschende Zustände vorliegen (Karzinomverdacht!), so gehört doch schon ein nicht beneidenswerter Mut dazu, den Patienten durch zuwartendes Verhalten den großen, von Stunde zu Stunde drohenden, nie voraus zu berechnenden gefährlichen Komplikationen auszusetzen. In frühem Stadium verspricht die von verschiedenen Chirurgen erfolgreich ausgeführte Totalexstirpation des erkrankten Darmteils (Gussenbauer, W. J. Mayo, W. Körte, F. Franke, K. Eisenberg, P. Clairmont u. a.)

die besten Resultate. Später ist teils wegen zu weitgreifender Erkrankung des Darms (aufsteigende Stauungskolitis), teils wegen Beteiligung des Peritoneum (Abszesse, Adhäsionen u. a.) diese günstigste Operation entweder gar nicht mehr oder nur unter erschwerenden Umständen ausführbar. Man muß dann zum Anlegen einer Anastomose schreiten, was den erkrankten Darmteil allerdings nicht unbedingt ausschaltet und Komplikationen nicht sicher verhütet (Peritonitis!) oder zum Notbehelf einer Kolostomie, gleichfalls ohne Gewähr, die Infektion des Peritoneum von dem infizierten subserösen Gewebe aus zu verhüten. Welche Form der Operation, ob einzeitige oder — bei schon vorhandener Abszeßbildung — zweizeitige, entscheidet die Sachlage des Einzelfalles.

Die chronischen Formen gestatten dagegen abwartendes Verhalten. Überraschende Verschlimmerungen sind hier weniger wahrscheinlich. Die Aufmerksamkeit muß aber stets auf Komplikationen mit perikolitischem Abszeß und auf Darmokklusion gerichtet sein. Auch wenn der entzündlich-infiltrative Zustand überwunden wird, drohen noch Hemmnisse des Kotlaufs, teils durch Schrumpfung der Darmwand, teils durch perikolitische Adhäsionen. Es mag dann doch noch gelingen, durch Sorge für weichen Stuhlgang und durch kotfördernde Einläufe mit Wasser oder Öl einen erträglichen Zustand aufrecht zu erhalten. Bei Hemmnissen höheren Grades kommt man aber kaum an Kolostomie vorbei, und es bleibt sehr unsicher, ob man die oberhalb des Sigma angelegte Kolonfistel später wieder schließen kann. Angesichts etwaiger Dauerfistel wird man sich dann die Frage vorlegen müssen, ob es nicht mehr im Interesse des Patienten gewesen wäre, wenn man das erkrankte Darmstück frühzeitig exstirpiert hätte.

VI. Die entzündlichen Erkrankungen des Enddarms.

A. Ätiologie.

In diesem Abschnitte haben wir Krankheiten sehr verschiedener Art und sehr verschiedenen Ursprungs zusammenzufassen. Es trägt aber zur Übersichtlichkeit bei, wenn wir sie hier vereinen.

In gewissem Umfang sind entzündliche Reizzustände des Mastdarms nur Teilstücke der Enterokolitis und der Kolitis. Es ist bekannt, wie häufig bei akuten Krankheiten dieser Art auch ohne ernstere Beteiligung des Mastdarms die Defäkation schmerzhaft ist, weil die aus höheren Abschnitten stammenden Zersetzungsprodukte Mastdarm- und Afterschleimhaut reizen. Der Schmerz wird meist als „Brennen" empfunden: der Schließmuskel zieht sich unter dem Reiz krampfhaft zusammen. Dies alles bessert sich meist schnell, wenn die Durchfälle nachlassen, und oft auch, sobald die Entzündung der oberen Abschnitte chronischen Charakter annimmt. Öfters heilt die ursprüngliche, höher im Darm lokalisierte Krankheit aus und im Enddarm bleibt eine sich länger hinziehende Entzündung zurück („Residual-Prokto-Sigmoiditis"), namentlich dann, wenn durch angeborene oder erworbene Überempfindlichkeit der Mastdarmschleimhaut, durch Hämorrhoiden, Polyposis, mangelhafte Schließfähigkeit des Aftermuskels infolge alter Dammrisse oder nervöser Störungen eine gewisse Krankheitsbereitschaft des Enddarms besteht. Nur wenn der ganze Krankheitsverlauf bekannt ist, lassen sich dann die Überbleibsel mit Bestimmtheit auf das vorausgegangene Gesamtdarmleiden zurückführen. In anderen Fällen bleiben bei Übergang in chronischen Verlauf die entzündlichen Zustände der oberen und der tieferen Abschnitte gemeinsam bestehen.

z. B. bei chronischer purulent-ulzeröser Kolitis (S. 492). Für die Entzündungen im engeren Sinne ist nur teilweise scharfe Trennung von Proktitis und Sigmoiditis durchführbar. Beide greifen vielfach ineinander über. Als besonderes Krankheitsbild schälten wir schon die Sigmoiditis infiltrativa heraus (S. 499), die ebenso gut auch hier hätte besprochen werden können, die man aber ihrer Lokalisation wegen meist den Kolitiden zurechnet. Auch Ulcus chronicum recti zählt hierher. Darüber S. 608.

Soweit die Krankheiten des Enddarms nicht in unmittelbarer Abhängigkeit von Krankheiten höherer Abschnitte stehen, sind meist örtlich angreifende Schädlichkeiten ihre Ursache; sie können mechanischer, chemischer und infektiöser Art sein.

Als mechanische Schädlichkeiten dienen harte Kotballen, die in der Ampulla recti lange verweilen (Prokto-Sigmoiditis stercoralis), wobei aber chemische und bakterielle Schädlinge mitwirken, ebenso wie bei Dehnungs- oder Stauungsgeschwüren (S. 608); Druck von aussen, z. B. durch verlagerten Uterus oder durch Tumoren; eingekeilte Fremdkörper wie Obstkerne, Knochen- und Holzsplitter, Gräten u. dgl. aus der Nahrung; Verletzungen durch harte und ungeschickt eingeführte Klistierrohre; Verletzungen des Afters beim Durchdrücken harter und umfangreicher Kotmassen; Kratzwunden am After bei Juckreiz, z. B. infolge von Oxyuriasis oder perianalem Ekzem; Prolapsus ani, wodurch die Schleimhaut äußeren Reizen stark ausgesetzt ist. Begünstigend wirken für die meisten dieser Schädlichkeiten Polyposis recti, ferner innere und äußere Hämarrhoidalknoten, weil sich die mechanisch reizenden Kotballen und Fremdkörper hier leicht verfangen. Zunächst aber führt die mechanische Schädlichkeit immer nur zu einer Wunde, die mehr oder weniger tief in die Darmwand eindringt. Zur Entzündung bedarf es aber hinzutretenden chemischen oder meist bakteriellen Reizes. Ohne solchen heilen die Schleimhautwunden sehr schnell ab.

Chemische Reize können von Kotballen ausgehen; doch dürfte es kaum möglich sein, hier chemische und bakterielle Schädigung zu trennen. Zersetzung gestauten Materials (Kot, Darmsekrete) gibt den Anstoß. Ob Oxyuren, deren Weibchen sich im Rektum aufhalten, um in der Umgebung des Afters Eier abzulegen, mittels chemischer Ausscheidungsprodukte die Schleimhaut unmittelbar erkranken machen, steht dahin. Der von ihnen am After ausgelöste Juckreiz ist vielleicht nicht nur mechanisch, sondern auch chemisch bedingt. Verhältnismäßig oft wirken Klistiere als chemisches Reizmittel, wenn teils aus Unverstand, teils aus Versehen entzündungserregende Stoffe dem Klistier zugesetzt wurden. Auch hier käme es wohl meist zum schnellen Abheilen des angerichteten Schadens, wenn nicht die entzündete Schleimhaut in erhöhtem Maße zum Eintritt von Mikroben befähigt wäre.

Die Infektion spielt also schon bei mechanischen und chemischen Schädlichkeiten stark hinein; sie macht hier aus dem einmaligen, seiner Natur nach zur schnellen Heilung strebenden Schaden einen länger währenden, unter Umständen sogar dauernden. Daneben kommt aber den Infektionen eine selbständige Bedeutung zu. Die Infektionskeime können dem Enddarm sowohl vom After aus wie durch den oberen Darm und ferner auf dem Lymph- oder Blutwege zugetragen werden. Alle vier Möglichkeiten kommen vor. Der Afterring bildet zwar einen kräftigen natürlichen, aber doch nicht unbedingt sicheren Schutzwall gegen das Eindringen von Krankheitserregern. Bei versagender Kraft des Schließmuskels, bei Fissuren, bei Prolapsus ani, bei größeren Hämorrhoidalknoten ist der Schutz erheblich verringert. Kratzende Finger, unreine Instrumente können infektiöse Keime einbringen und der Schleimhaut einimpfen. Verhältnismäßig oft gelangen Gonokokken in den Mastdarm, bei

Frauen häufig durch Benetzen des Afters mit infektiösem Scheiden- und Urethralsekret, bei Männern teils durch verunreinigte Finger oder durch Päderastie (Proctitis gonorrhoica, S. 512). Da Mastdarmsyphilis überwiegend häufiger bei Frauen als bei Männern vorkommt, dürfen wir wohl annehmen, daß auch die Spirochaeta pallida aus keimhaltigem benetzendem Material durch den After in den Mastdarm eindringen kann. Dazu bietet die Mechanik des Afters Gelegenheit. Wenn er außen mit infektiösem Material beschmutzt ist, wird dasselbe nach erfolgtem Kotaustritt oder nach wirkungslosem Pressen geradezu angesaugt. Päderastie vermag ebenso wie primäre Gonorrhoe auch syphilitischen Primärinfekt auf den Mastdarm zu übertragen. Daß beides durch Gebrauch unreiner, keimbeladener Klistierrohre bedingt wurde (namentlich bei kleinen Kindern), belegt die ältere Literatur mit mehreren Beispielen. Auf dem Darmwege empfängt der Enddarm vor allem die dysenterieauslösenden Protozoen (Amoeba histolytica, Balantidium coli u. a.). Den Dysenteriebazillen und Pseudodysenteriebazillen gegenüber ist der Enddarm bei weitem empfindlicher als höhere Abschnitte, und es ist geradezu Regel, daß die von ihnen erzeugte Krankheit zunächst als örtliches Leiden des Unterdarms, sei es des Rektum, sei es der Flexura sigmoidea, einsetzt (S. 539). Auch manche Formen von Tuberkulose des Enddarms scheinen durch Keime zu entstehen, die der Darminhalt zuträgt. — Andererseits können Tuberkelbazillen auch auf dem Blutweg zum Rektum gelangen; dies ist wahrscheinlich bei den so häufigen tuberkulösen, periproktitischen Abszessen der Fall. Ebenso beruht sicher ein Teil der Fälle rektaler Syphilis (Spätformen gummösen Charakters) auf hämatogener Infektion. — Durch Lymphbahnen können aus infektiös erkrankten Nachbarorganen Keime zum Rektum überwandern, z. B. von der Blase, von osteomyelitisch erkranktem Becken, häufiger von der Prostata und vom Uterus und seinen Adnexen aus. Immerhin spielen diese Lymphbahninfektionen in der Ätiologie rektaler Entzündungen keine umfangreiche Rolle. — Schließlich ist noch zu erwähnen, daß auch Tumoren des Enddarms sekundäre Proktitis bedingen (Gewebszerfall, Kotstauung, Zersetzung des gestauten Darminhalts).

B. Pathologische Anatomie.

Der anatomische Befund hängt von Sitz, Umfang, Dauer und Schwere der Entzündungsvorgänge ab, während die Ätiologie ihm nur in geringerem Maße einen charakteristischen Stempel aufprägt. Freilich verraten gewisse Formen der Proktitis, z. B. die protozoische und die bazilläre Dysenterie, ferner die Mastdarmsyphilis in voll ausgeprägten Fällen durch besondere Eigentümlichkeiten ihren Ursprung; in weniger ausgeprägten Fällen fehlen aber eindeutige Kennzeichen, so daß aus dem Rektalbefund zunächst nur Proktitis diagnostiziert werden kann, ihre Sonderart aber aus begleitenden Umständen erschlossen werden muß.

Die Entzündung kann sich auf umschriebene Stellen des Enddarms beschränken oder ihn ganz umfassen; in ersterem Falle ist gewöhnlich auch die Umgebung des hauptsächlichen Herdes in entzündlichem Reizzustand, und andererseits pflegt bei allgemeiner Proktitis nicht jeder einzelne Teil des Mastdarms gleich stark betroffen zu sein.

Die einfache akute Proktitis liefert ein Bild, das in allen wesentlichen Zügen mit dem übereinstimmt, das wir auch bei oberflächlichen Entzündungen anderer Darmabschnitte sehen: Hyperämie, Schwellung und Wulstbildung der Schleimhaut. In stärkerem Maße als weiter oben neigt aber schon bei leichter Entzündung die Schleimhaut des Mastdarms und der Flexura sigmoidea zu Blutung, zu Epithelverlust und oberflächlicher Geschwürsbildung. An der Oberfläche haftet bald mehr, bald weniger Schleim. Auch beim Übergang in chronische Form bleibt der Befund der gleiche, falls nicht weitere Komplikationen eintreten. Von solchen sind zu nennen:

Umfangreiche, die ganze Schleimhaut, selbst tiefere Schichten durchdringende Geschwüre, teils auf einzelne Stellen beschränkt, teils weit zerstreut und durch Inseln erhaltener Schleimhaut voneinander getrennt. Auf dem Geschwürsgrund und auf den Schleimhautinseln findet sich Eiter mit schleimigen und namentlich blutigen Beimengseln. Sowohl die oberflächlichen wie die tieferen Geschwüre können aber auch mit diphtherischen Pseudomembranen bedeckt sein, ein Zustand, der zwar bei Prokto-Sigmoiditis jeglichen Ursprungs vorkommt, sich aber bei weitem am häufigsten und am stärksten ausgesprochen bei bazillärer Dysenterie findet.

Umschriebene Infiltrationen der Darmwand, teils akut-phlegmonösen, teils chronisch-entzündlichen Charakters. Eine Sonderform dieser Art wurde als Sigmoiditis infiltrativa früher besprochen (S. 499).

Übergreifen der Entzündung auf das Peritoneum, teils in akuter, teils in chronischer Form (umschriebene Abszesse, Adhäsionen).

Übergreifen der Entzündung auf das Beckenbindegewebe mit Abszeßbildung. Dies kommt besonders häufig in dem lockeren periproktalen Bindegewebe vor, das oberhalb des Perineum den Mastdarm umgibt (periproktale Abszesse, Mastdarmfisteln).

Schwellung und unter Umständen auch Vereiterung der zuständigen Lymphdrüsen.

Metastatische Entzündungs- und Eiterherde bei etwaiger Verschleppung von Keimen durch die Blutbahn (Leberabszesse bei Protozoendysenterie, allgemeine Sepsis bei bazillärer Dysenterie und bei anderen Formen schwerer Prokto-Sigmoiditis).

Beim Übergang in chronisches Leiden: Stenosen, teils durch Entstehen schrumpfender Narben (besonders bei bazillärer Dysenterie und bei Syphilis), teils durch peritonitische Verwachsungen und Knickungen des Darmrohrs. Ferner Neigung der Schleimhaut zu Polyposis und zur sog. Prokto-Sigmoiditis granulosa, wobei hyperplastische Schleimhautinselchen und glatte, weißschimmernde, schleimhautfreie und nur von Epithel dünnbedeckte Narbenzüge miteinander abwechseln. Schöne Abbildungen eines solchen Zustandes, Fälle aus C. von Noorden's Wiener Klinik stammend, finden sich in dem Atlas von A. Foges.

C. Krankheitsbilder.

1. Bei der **akuten Proktitis** werden die Kranken von einem Gefühl unangenehmer Spannung im Mastdarm belästigt, welches bei höheren Graden der Entzündung zu periodisch sich steigerndem quälenden Druck und weiterhin zu unerträglichen dauernden Schmerzen anwächst. Die Schmerzen strahlen vom Enddarm gegen den Damm, die Blase und die Genitalien, auch zur linken Unterbauchgegend aus. Das Sitzen wird dadurch oft ganz unmöglich gemacht, Stehen und Gehen ist erschwert, und so sehen sich manche Kranke genötigt, wider Willen für einige Zeit das Bett aufzusuchen. Mit den Schmerzen verbindet sich Stuhldrang, anfangs in der Form wiederholten Defäkationsbedürfnisses, später als dauernder, höchst unangenehmer Tenesmus. Aller Augenblicke suchen die Patienten den Abort auf, obwohl sie dort keine Befriedigung finden. Unter Koliken und heftigem Pressen öffnet sich der krampfhaft zusammengezogene Aftermuskel; es entleert sich vielleicht ein wenig Stuhl, oft aber nur etwas Darmsekret; der Durchtritt der Massen durch den After erzeugt lebhaftes Brennen; alsbald entsteht wieder spastischer Verschluß des Sphinkters, und der Drang beginnt von neuem. Auch auf Blase und Genitalien kann sich der Reiz fortpflanzen, so daß beständiger Harndrang (seltener Harnretention) und Erektionen sich hinzugesellen. Kommt es gar während der zahlreichen Defäkationsakte zu einem Hinausdrängen der Mastdarmschleimhaut aus der Analöffnung, so darf man ohne Übertreibung von einem höchst qualvollen und erschöpfenden Zustande sprechen.

Bei voller Entwicklung solcher Beschwerden leidet das Allgemeinbefinden stark; die Kranken fühlen sich äußerst elend; der Appetit sinkt und, wenn er auch da ist, fürchten sich die Patienten vor Nahrungsaufnahme, weil sehr oft danach die am oberen Darmabschnitte einsetzende Erregung auf den überreizbaren Enddarm fortgeleitet wird und den Stuhldrang vermehrt. Der häufige Stuhldrang läßt die Kranken gar nicht zur Ruhe kommen und hindert sie am Einschlafen. Häufig gesellt sich Fieber hinzu, dessen Höhe, Verlauf und Dauer sowohl von der Schwere des örtlichen Prozesses wie von seiner Ursache abhängen. Bei oberflächlicher Proktitis klingt es meist nach 1—3 Tagen wieder ab, bei tiefergreifenden Prozessen und insbesondere beim Übergreifen der Entzündung auf die Umgebung des Darms dauert das Fieber natürlich länger an. Am After erzeugen die mit Reizkörpern beladenen Exkrete oft rubiginöses Ekzem. Etwaige Hämorrhoidalknoten und kleine wunde Stellen (Rhagaden) werden häufig in den Entzündungsprozeß mit hineinbezogen, was Anlaß zu neuen quälenden Beschwerden gibt.

Der Digitaluntersuchung des Mastdarms setzt der krampfhaft geschlossene Sphinkter starken Widerstand entgegen, und schon der Versuch, ihn zu überwinden, bringt Schmerzen, so daß man mit lokalem Anästhetikum sich gleichsam den Weg bahnen muß (am besten Betupfen erst der äußersten, dann der etwas höher gelegenen Afterschleimhaut mit $3^0/_0$iger Kokainlösung unter Zusatz einiger Tropfen Suprareninlösung). Man fühlt die Schleimhaut des Mastdarms gelockert, heiß, schmerzempfindlich gegen Berührung und Druck; der Finger befördert blutig-schleimiges oder blutig-eitriges Sekret mit heraus.

Die Rektoskopie, die aus diagnostischen und therapeutischen Gründen immer erstrebenswert ist, stößt wegen der großen Schmerzhaftigkeit auf noch größere Schwierigkeiten (S. 491). Vorausgeschicktes Anästhesieren der Afterschleimhaut und nachfolgendes Mikroklysma von 3—4 ccm $1^0/_0$iger Kokainlösung mit Zusatz von 1 ccm $1^0/_{00}$iger Suprareninlösung erleichtert das Verfahren für Patienten und Arzt. Größte Vorsicht bleibt geboten, und es muß durchaus verlangt werden, daß nur ein in Rektoskopie vollkommen Geübter die Untersuchung vornimmt. Je nach Schwere des Zustandes findet man Röte der gewulsteten Schleimhaut, schleimigen, eitrigen, blutigen Belag derselben, Blutflecken in der Schleimhaut, oberflächliche oder tiefergreifende Geschwüre mit eitrigem, blutigem oder diphtherischem Belag, mehr oder weniger umschriebene, derbere Infiltraten der Wand und unter Umständen eingekeilte Fremdkörper, welch letztere der Ausgangspunkt für die akute Entzündung sein können. Gelingt es, das Rekto-Romanoskop über die pelviko-rektale Falte hinaufzuschieben, so findet man bei reiner Proktitis oberhalb der Falte nur gering ausgesprochene Entzündungserscheinungen, die sich weiter hinauf gänzlich verlieren; dafür erscheinen gestaute Kotmassen. Andererseits kann das Vordringen über die Falte hinaus auch lehren, daß das Sigma in gleichem oder gar noch höherem Maße als das Rektum mitergriffen ist.

Die Stuhlentleerungen sind, wie schon erwähnt, an Menge meist sehr gering. Die eigentliche Fäkalmasse kann völlig normal sein, ist aber dann doch meist durch die krampfhaften Zusammenziehungen des Schließmuskels und des Enddarmes im Kaliber verringert resp. plattgedrückt (Bleistiftkot). Oft ist sie infolge langer Zurückhaltung im Sigma verhärtet, in Scybala umgeformt, deren Austritt durch den After empfindlich schmerzt. In wieder anderen Fällen findet durch die nach oben zu sich fortpflanzende Schleimhautsekretion ein Abschmelzen härterer Kotteile statt oder auch eine Verdünnung des an sich nicht festen Kotes. Endlich können auch richtige Durchfallstühle vorkommen, wenn der Reizzustand größere Abschnitte des Kolons beteiligt. Die Entzündungsprodukte der Mastdarmschleimhaut: Schleim, Blut, Eiter, in der verschiedensten Kombination gemischt, sind bei reiner Proktitis niemals innig

mit der Stuhlmasse vermengt, sie werden neben ihr abgesetzt, umgeben harte
Kotteile, oder kommen auch allein zutage (s. Fig. 118).

Aus der Beschaffenheit der Entzündungsprodukte läßt sich bis zu einem
gewissen Grade ein Urteil über die Schwere des lokalen Krankheitsprozesses
bilden. Rein schleimige Abgänge mit wenig Blutbeimengseln — letztere fehlen
kaum je — lassen annehmen, daß sich die Entzündung auf oberflächliche Schleim-
hautschichten beschränkt. Je mehr Eiter und Blut beigemengt, desto schwerer
ist der Entzündungsprozeß. Bei höheren Graden des Leidens bestehen einzelne Dejektionen nur aus Eiter oder Blut oder einem Gemisch beider. Aus
geringem Eiterabgang darf man aber doch nicht unbedingt auf Harmlosigkeit
des Prozesses schließen; es können sich trotzdem tiefe Wandabszesse vorbereiten, die später in den Mastdarm, zur Bauchhöhle oder ins periproktale Gewebe durchbrechen und auch septischer Allgemeininfektion zum Ausgang

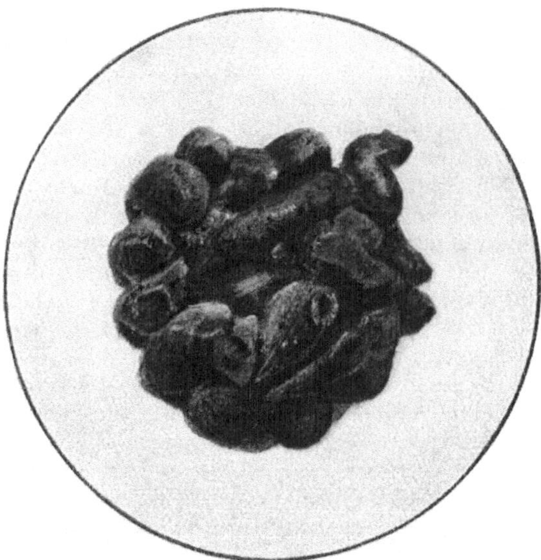

Fig. 118. Stuhl bei akuter Proktitis.

dienen. Vorherrschen von Blut rückt bei akuter Proktitis immer den Verdacht auf dysenterischen Charakter der Krankheit nahe. Mikroskopisch findet
man oft im eitrig-schleimigen Sekret — und zwar vorwiegend in den schleimigen
Bestandteilen — reichliche eosinophile Zellen (H. J. Wiener). Über eosinophile Proktitis S. 511.

Als besondere Aufgabe schließt sich die Untersuchung auf spezifische Mikroorganismen an. Angesichts der verschiedenen Ätiologie wird
man häufig spezifische Keime nicht finden, sondern nur die gewöhnlichen Darmbewohner und Eitererreger nachweisen können (Fremdkörperproktitis, Proctitis
stercoralis). Unter Umständen gibt schon das Mikroskop wichtige Aufschlüsse:
Amoeba histolytica, Balantidium coli, andere Protozoen, Gonokokken, vielleicht auch manchmal Spirochaeta pallida (s. unten). Meist bedarf es sachgemäßer bakteriologischer Untersuchung, der sich auch serologische Prüfung
an die Seite stellen muß.

Der Übergang aus oberflächlicher zu **purulent-ulzeröser Proktitis** vollzieht sich manchmal in sehr kurzer Zeit; das hängt von der Natur der Krank-

heitserreger ab; besonders schnell, d. h. in 1—2 Tagen, kann sich dies bei echter bazillärer Ruhr abspielen. Dann steigern sich die beschriebenen Merkmale, ohne aber ihren Charakter zu ändern. Beim Übergang der Entzündung auf das periproktale Gewebe steigern sich Schmerzen und Fieber; auch Schüttelfröste können auftreten. Der eingeführte Finger stößt auf derb infiltriertes Gewebe, das sehr schmerzhaft ist und sich gegen das Darmlumen vorwölbt, bei reiner Proktitis am häufigsten dicht oberhalb des Sphincter internus. Stärkere Wölbung oder gar Fluktuation weist auf Abszeßbildung hin. Immerhin bilden sich die Infiltrationen, wenn sie nicht allzu stürmisch einsetzen, manchmal wieder zurück, ohne daß es zu Gewebseinschmelzung, Abszeß und Durchbruch kommt, ähnlich wie dies im Abschnitt Sigmoiditis infiltrativa beschrieben wurde (S. 499). Gar nicht selten klingen aber auch die akuten und stürmischen Erscheinungen der Proktitis zunächst völlig ab; die Stühle werden wieder normal, das Fieber verschwindet, nur eine gewisse, manchmal nur geringe und kaum belästigende Schmerzhaftigkeit beim Stuhlgang bleibt zurück; und erst viel später, nach Wochen oder Monaten wird das Bestehen eines periproktitischen Abszesses bemerkt, der nach dieser oder jener Richtung zum Durchbruch strebt.

Was wir im vorstehenden schilderten, waren schwerere Formen von Proktitis; es kommen aber auch **leichtere Fälle** vor, in welchen dann dieses oder jenes Teilstück fehlt und andere Stücke des Syndromenkomplexes nur wenig ausgeprägt sind. Es können sogar eigentliche Beschwerden völlig fehlen, wenn sich die Erkrankung auf umschriebene, höhere Abschnitte des Mastdarms beschränkt (z. B. bei umschriebener Proctitis stercoralis), und nur die Gegenwart von Entzündungsprodukten, welche dem Kot anhängen, weist darauf hin. Da sie nicht bei jeder Entleerung erscheinen, da sie nicht immer dem Laien deutlich erkennbar sind oder dem Kranken überhaupt nicht zu Gesicht kommen, verläuft die Krankheit anscheinend symptomlos. Gelegentliche Durchfälle werden auf Diätfehler bezogen, und erst ein stärkeres, irgendwie bedingtes Aufflammen des Entzündungsvorgangs bringt das charakteristische Bild zur Entwicklung. Wenn man Patienten mit chronischer Stuhlträgheit (insbesondere vom Dysc21ietypus) rektoskopiert, findet man öfters umschriebene Entzündungen und sogar kleine Infiltrate und Geschwüre, für deren Vorhandensein das Klagenregister keinen Anhalt gab.

2. Das soeben Gesagte leitet schon zur **chronischen Proktitis** über. Von den erwähnten symptomlos verlaufenden Fällen abgesehen, bringen die leichteren, vielfach nach vernachlässigten akuten Anfällen zurückbleibenden Formen chronischer Proktitis zwar gleichgerichtete, aber doch erheblich abgeschwächte Beschwerden und Symptomen: mäßiges Spannungs- und Druckgefühl, besonders nach dem Stuhlgang, geringer Tenesmus; die Zahl der Entleerungen kann annähernd normal bleiben, ist aber meist doch etwas erhöht. Die Entzündungsprodukte sind auch hier dem Kot nur angelagert; erst wenn aus anderen Gründen Diarrhöen entstehen, vermischen sie sich mit dem Kot. Manchmal belästigt unbequemer Juckreiz die Kranken, was seinen Grund in Analekzem hat. Zwischen den ekzematös erkrankten Afterfalten bilden sich häufig Rhagaden, die beim Durchtritt des Kotes um so mehr Schmerzen bereiten, je härter und je großklumpiger er ist. Anales Ekzem und Rhagaden sollten immer Anlaß geben, nicht nur auf Wurmeier, sondern auch auf chronische Proktitis zu fahnden. Lange bestehende und bis zum Sphinkter hinabreichende Proktitiden führen nicht selten zur Erschlaffung des Schließmuskels; dann sickern mit den Flatus kleine Sekretmengen heraus und diese sind es, die das Ekzem bedingen und unterhalten. Als Ursache für das Fortbestehen der Proktitis ergibt die Rektoskopie häufig das Vorhandensein einer

Fistel, die oberhalb des Sphinkters mündet und in einen übersehenen alten periproktitischen Herd führt. Die Schleimhaut des Mastdarms ist oft granuliert oder trägt Polypen (S. 505).

Viel übler sind die chronischen Formen schwerer chronischer Proktitis, die in ihrem anatomischen Verhalten der Colitis purulenta ulcerosa entsprechen. Sie können Teilstücke der letzteren, aber auch von vornherein nur auf den Enddarm beschränkt gewesen sein. Überwiegend häufig sind sie Folgen der Infektion mit pathogenen Mikroben. (Protozoen, Dysenteriebazillen, Kolitisbazillen, Spirochaëta pallida, Gonokokken) und späterer Sekundärinfektion mit anderen Keimen (Bacterium coli, Strepto-, Staphylo-, Pneumokokken usw.). Eiterabgang, Blutabgang, gehäufte Entleerungen mit oder ohne Tenesmus, unregelmäßige Temperaturanstiege beherrschen dann das Krankheitsbild. Zeichen septischer Allgemeininfektion gesellen sich häufig hinzu. Gefahr peritonitischer Komplikation und periproktitischer Phlegmone droht fortwährend. Der eigentliche Kot kann ganz normal sein, ist aber häufig infolge von Spasmen verzögert und verhärtet; andererseits begegnet man Fällen, wo der Kot allmählich oder plötzlich diarrhoischen Charakter annimmt und beibehält; dies, wenn der krankhafte Prozeß aufwärts steigt und wenn zur Proktitis bzw. Prokto-Sigmoiditis eine Colitis gravis (S. 487) hinzutritt oder Ulcus chronicum recti (S. 608).

D. Diagnose und Prognose.

Von den leichten, völlig oder nahezu symptomlos verlaufenden Fällen abgesehen (S. 508), ergibt sich die Diagnose oder wenigstens der Verdacht auf Proktitis ohne weiteres aus dem geschilderten Krankheitsbilde. Damit ist aber noch nicht viel geleistet. Vor allem darf man sich den Vorteil nicht entgehen lassen, durch Augenschein von dem Zustand des erkrankten Darmstücks genaue Kenntnis zu nehmen. Man wird und soll davon nur in leichten, schnell abklingenden Fällen absehen (S. 510) und vorsichtigerweise auch in frischen Fällen, die durch klinisches und epidemiologisches Verhalten akuter Bazillenruhr dringend verdächtig sind; denn während des ersten Reizzustandes eines dysenterisch erkrankten Mastdarms frischer Ruhr könnte die Rektoskopie schaden. Die Rektoskopie belehrt über etwaiges Vorhandensein von eingespießten Fremdkörpern, von Geschwüren, von Wandinfiltrationen, von Abszessen. Über diese diagnostisch, prognostisch und therapeutisch wichtigen Fragen geben Beschaffenheit der Dejektionen und klinisches Gesamtbild zwar Anhaltspunkte, aber keinen sicheren Aufschluß. Nicht allzu große Hoffnung darf man darauf setzen, durch Rektoskopie die Ursache der Proktitis aufzuklären. Manchmal gelingt es (Fremdkörper; charakteristisches Bild bei Protozoenproktitis; ausgedehnte diphtherische Beläge bei Dysenterie; Polyposis recti; frühzeitige und grobzügige Narbenbildung bei Syphilis; charakteristische Form tuberkulöser Geschwüre). Im übrigen aber ist daran festzuhalten, daß die verschiedensten Ursachen sowohl leichte und oberflächliche wie schwere und schwerste proktitische, durch Rektoskop nachweisbare Wandschädigungen bringen können. Weiter führt manchmal Exzision kleiner Schleimhautstückchen mit nachfolgender mikroskopischer Untersuchung. Vor allem aber soll die Rektoskopie davor schützen, Tumoren (Polypen und namentlich Karzinome) zu übersehen, die häufig schon in früher, für operativen Eingriff günstigster Zeit sekundäre Entzündungen auslösen (Einfluß jauchiger Zersetzungsprodukte der zerfallenden Oberfläche oder Einfluß gestauten und faulenden Kotes).

E. Therapie.

Während der stürmischen Erscheinungen der akuten Mastdarmentzündung und bei periproktitischen Eiterungen müssen die Kranken im Bette bleiben. H. Nothnagel empfiehlt zur Linderung der Schmerzen Bauchlage, die aber natürlich immer nur für kurze Zeit eingehalten werden kann. In erster Linie verlangen die Kranken Beseitigung ihres Tenesmus. Zu dem Zwecke eignet sich am meisten das Opium, mehrmals 15—20 Tropfen per os oder in Suppositorien (Extr. Opii 0,05, Extr. Belladonnae 0,03). Auch Papaverin bewährt sich (Suppositorium mit 0,05 Papaver. hydrochlor). Wesentlich unterstützt wird dies alterprobte Verfahren durch Suprareninklistiere (1 ccm $1\,^0/_{00}$iger Lösung auf 200 ccm Wasser), die man von Zeit zu Zeit verabfolgt. Dem Wunsche mancher Patienten, ihren quälenden Stuhldrang durch ausgiebige Evakuation zu beheben, soll man nicht zu bereitwillig entgegenkommen; ehe nicht der Sphinkterkrampf gemildert ist, wird dadurch der Reizzustand nur noch verschlimmert. Warme Kompressen auf das Perineum und laue Sitzbäder können die Opiumwirkung unterstützen, auch Blutegel ad anum werden empfohlen. Haben die Schmerzen durch diese beruhigenden Mittel in 1—2 Tagen nachgelassen, so kann man jetzt versuchen, durch möglichst reizlose, kleine Klysmata (von Kamillentee, physiologischer Kochsalzlösung, Leinsamenabkochung mit Zusatz von einigen Tropfen Opiumtinktur) ev. auch durch Paraffin- oder Öleinläufe die in der Flexur angesammelten Kotmassen herauszubefördern. Gelingt das, so wiederholt man das Verfahren aller 2—3 Tage. Gelingt es nicht, so bleibt schließlich nichts übrig, als mit einem milden Abführmittel (Rizinusöl, Bitterwasser, Kurellasches Brustpulver) nachzuhelfen. Die Nahrungszufuhr soll auf reizlose, möglichst wenig kotbildende Speisen beschränkt werden.

Unter den erwähnten beruhigenden Maßnahmen bessern sich leichte Fälle von Proktitis verschiedensten Ursprungs oft sehr schnell, und in wenigen Tagen kann die Krankheit überwunden sein. Wenn dies nicht der Fall, darf mit Rektoskopie nicht länger gezögert werden, da es wichtig ist, etwa eingekeilte Fremdkörper zu entfernen (eventuell in Narkose), etwaige Wandabszesse zu entdecken und frühzeitig zu öffnen usw. Auch bedenke man, daß manchmal rektales Karzinom und rektale Syphilis sich zuerst unter dem Krankheitsbild akuter Proktitis äußern. Die Rektoskopie wird also unter Umständen der Therapie den richtigen Weg weisen.

Wenn nicht besondere, zu operativem Vorgehen nötigende Befunde sich ergeben, sollte man aber bei akuter Proktitis von weiterer Behandlung durch Rektoskop Abstand nehmen. Die Gefahr, damit die Schleimhaut mechanisch zu schädigen, ist groß; jede Wunde kann Eintrittspforte für Bakterien sein. Die Hauptsache ist jetzt, den Mastdarm von Kot frei zu halten. Dies erreichen manchmal milde Abführmittel, wie Rhabarber in auszuprobenden Mengen. Der Kot soll dadurch nur weich, aber nicht flüssig werden; sonst wird das Rektum fortdauernd durch nachfließende Massen beschmutzt. Wichtig ist dabei, den Mastdarm durch Bekämpfen von Spasmen wegsam zu halten (Atropin, Papaverin, Suprarenin). Jeder Stuhlentleerung folge ein den unteren Darm reinigender, mäßig großer Einlauf. Wenn der Kot nicht spontan entleert wird oder wenn man mit richtiger Einstellung des Abführmittels nicht zum Ziel kommt, muß der Einlauf nicht nur zur Beseitigung von Kotresten, sondern auch zum Erzielen von Stuhlgang dienen. Zu adstringierenden Einläufen (Aluminium acetico-tartaricum $0,2\,^0/_0$, Zincum sulfuricum $0,1\,^0/_0$ u. a., S. 244) oder zur Behandlung mittels trockener Pulver durch Rektoskop (Wismutpräparate, Bolus alba usw., S. 261) oder zu medikamentösem Nebelspray

(M. Skaller, S. 261) durch Rektoskop, liegt zunächst noch kein Grund vor. Dagegen tritt diese Behandlung in ihr Recht, wenn sich die akute Proktitis noch länger hinzieht, d. h. über 8—10 Tage. Wir schließen uns M. Skaller und E. Rosenberg an, die das Bepudern des vorher gereinigten Mastdarms sehr loben.

Unbedingt gute Dienste tuen adstringierende Mittel, insbesondere trockene Pulverbehandlung (Dermatol, Bolusal, Xeroform, Orphol u. a.) bei leichteren Formen chronischer Proktitis (im wesentlichen katarrhalische Form mit oberflächlichen Geschwüren). Hier bewährt sich auch trefflich die Nebeltherapie M. Skaller's, ferner öftere Spülung mit Argentum nitricum (1 : 5000 bis 1 : 2500) mittels doppelläufigen Katheters (J. Citron). Vor allem ist aber auch hier auf Weichheit des Kots und Reinhalten des Rektum außerhalb der eigentlichen Defäkationszeit zu sehen. Wenn der Oberdarm nicht beteiligt, kann man unbedenklich zu einer stuhlfördernden schlackenreichen, pomadigen Kot liefernden Kost übergehen. Tägliche kühle Sitzbäder tragen manches zur Erleichterung von Beschwerden bei. — Selbstverständlich fordern etwaige Komplikationen wie Hämorrhoiden, Fissuren, periprok-titische Phlegmonen und Abszesse, Prolapsus ani, Helminthen, die alle auch beim Entstehen akuter und chronischer Proktitis mitwirken können, gesonderte Behandlung (S. 515 ff.).

Sehr viel schwieriger und ermüdender gestaltet sich die Behandlung der schweren, eitrig-geschwürigen chronischen Proktitis. Um Wieder-holungen zu vermeiden, sei auf den Abschnitt: Dysenterie verwiesen (S. 554 ff.); dies ist berechtigt, weil Dysenterie eine ihrer wichtigsten und häufigsten Ur-sachen ist (E. Miloslavich). Auch in den Abschnitten Proctitis gonorrhoica und Proctitis syphilitica finden sich Anhaltspunkte (S. 512).

Über Mastdarmstrikturen, welche aus jeder Art schwererer Proktitis entstehen können, vgl. Abschnitt: Stenosen des Darmes (S. 644). Zur Behandlung von Mastdarm-strikturen wurden neuerdings Injektionen von Pepsin-Salzsäure in den einschnürenden bindegewebigen Ring empfohlen (W. Patzschke: Pepsin 10,0, Az. mur. 1,0, Az. carbol 1,0, Aq. dest. 100,0). Vielleicht dürfte Papayotin diesem Zweck besser dienen, da seine Wir-kung weniger abhängig von der chemischen Reaktion ist (S. 216).

F. Besondere Formen der Proktitis.

Von Sonderformen der Proktitis werden die dysenterischen und dys-enteroiden an anderer Stelle besprochen, und gleiches gilt für die mit Tuber-kulose zusammenhängenden entzündlichen und geschwürigen Krankheiten des Mastdarms (S. 516, 618).

1. Eosinophile Proktitis.

O. Neubauer und C. Stäubli, später E. Fricker und J. Koma-rowsky schälten unter den Krankheitsbildern der akuten Proktitis eine Sonder-form heraus, die zwar stürmisch mit Durchfällen und schleimig-blutigen Ab-gängen einsetzt, aber dann ohne Hinzutreten von Fieber und ohne schwere Beeinträchtigung des Allgemeinbefindens in wenigen Tagen oder in einigen Wochen bald schnell, wie sie gekommen, bald mehr allmählich wieder abklingt. Charakteristisch sind nach E. Fricker „die der Mastdarmschleimhaut leicht anhaftenden, gelblich-weißen, zahlreiche eosinophile Leukozyten und Granula-haufen, bisweilen auch Charcot-Leydensche Kristalle enthaltenden Schleim-auflagerungen". In den Entzündungsprodukten, welche entleert werden, überwiegen die eosinophilen Gebilde durchaus. In einzelnen Fällen konnte man an Beziehungen zu Asthma bronchiale, in anderen zu Darmparasiten denken; doch fanden sich in anderen Fällen solche Anhaltspunkte nicht. Das Blut scheint sich gewöhnlich nicht mit Hypereosinophilie an den Vorgängen im Darm zu beteiligen; es kommt aber vor (D. Klinkert eigene Befunde). Daß hier eine Konstitutionsanomalie (Neubauer-Stäubli) und hypervagotonischer Einschlag hineinspielen, ist wahrscheinlich. Befriedigende Deutung hat das Krankheitsbild aber noch nicht gefunden. Obwohl Eosinophilie des Darmschleims auch unter anderen Umständen vorkommt (A. Albu und A. Werzberg: Amöbendysenterie, H. J. Wiener), scheint das hier beschriebene Krankheitsbild doch eine Sonderstellung zu verdienen. Bettruhe, blande Kost, Mastdarmbespülungen mit Wismutpräparaten schienen zu nützen, doch heilten einige Fälle auch unbehandelt ab. Das antivagotonische Atropin bewährte sich mir in einem Falle (4 mal täglich $\frac{1}{2}$ mgr). Vgl. S. 141, 562.

2. Proktitis gonorrhoica.

Über ihre Ätiologie ward schon gesprochen (S. 503). Proktitis, die im Verlauf von Gonorrhoe vorkommt, ist immer gonorrhoischen Ursprungs verdächtig, namentlich bei Frauen, ferner bei Kindern (L. Kaumheimer). Die Keime können nicht nur durch den After, sondern auch bei Durchbruch periurethritischer, prostatitischer, Bartholinitischer gonorrhoischer Abszesse in den Mastdarm gelangen (W. Karo). Im allgemeinen unterscheidet sich die gonorrhoische Proktitis nicht von anderen Formen; doch ist bemerkenswert, wie oft nicht nur die chronischen (König, Wagner), sondern auch die akuteren Formen mit höchst geringen Beschwerden oder sogar nahezu symptomlos verlaufen (B. Harlsse). Gewöhnlich beschränken sich die Beschwerden auf Jucken und Brennen im Mastdarm; erst bei höheren Graden entzündlichen Zustandes erscheinen schleimig-eitrige Auflagerungen am Kot; verhältnismäßig selten werden Schmerzen beim Stuhlgang und Tenesmen geklagt. Im weiteren Verlauf aber können, wie bei jeder Proktitis, Geschwüre, perirektale Infiltrationen und Abszesse und rektale Strikturen entstehen (L. Jullien, Th. Baer, P. Nickel, R. Poelchen, V. Mucha, B. Harlsse u. a.). Th. Baer beschreibt eigentümlich angeordnete Ulzera: von der vorderen oder hinteren Rektalwand erhebt sich eine 1—2 cm lange und ebenso hohe Falte, in deren Tiefe nach Ausspreizen das von L. Jullien zuerst beschriebene gonorrhoische Geschwür sichtbar wird. Doch wird der spezifisch-gonorrhoische Charakter solcher Ulzera bestritten (neuerdings von B. Harlsse im Einklang mit mehreren früheren Autoren). Sowohl wegen Gefährlichkeit ihrer Komplikationen wie wegen der Gefahr einer Reinfektion der Genitalien vom After aus bedarf die Rektalgonorrhoe erhöhter Aufmerksamkeit, die ihr leider nicht immer zuteil wird. Die Angaben über Mitbeteiligung des Rektum am gonorrhoischen Prozeß bei Frauen schwanken zwischen 10,8 und 38,8%. Der Nachweis von Gonokokken (gramnegative, intrazelluläre Diplokokken) gelingt nicht immer. Zur Behandlung empfiehlt B. Harlsse Einläufe mit Argentum nitricum 1 : 5000 oder mit Kollargol (2%ig).

3. Proktitis syphilitica.

Wir scheiden die Rektalsyphilis von anderen syphilitischen Erkrankungen des Darms, weil sie eine praktisch alle anderen Formen syphilitischer Darmerkrankungen überragende Bedeutung hat, und weil sie sehr oft gerade an dieser Stelle isoliert vorkommt; wenigstens tritt Anteilnahme anderer Darmabschnitte im klinischen Krankheitsbild oft nicht hervor. Zu unterscheiden sind die Früh- und die Spätformen. (Vergl. S. 626.)

Primärsklerosen, im ganzen selten, haben mit Vorliebe ihren Sitz am Eingang zum After, dicht oberhalb des Sphinkters und in der Ampulle;

sie verdanken ihr Entstehen wohl immer passiver Päderastie. Wichtiger für die Pathologie der Darmkrankheiten sind schon die sekundären Eruptionen. Außen treten sie in Form von Papeln und kondylomatösen Geschwülsten auf, im Mastdarm selbst als Erythem und Katarrh, als Papel mit oder ohne geschwürigen Zerfall. Sie aus dem proktitischen Krankheitsbild und aus rektoskopischem Befund richtig zu diagnostizieren, ist nicht leicht und setzt spezielle Erfahrung voraus (eingehende Beschreibung der primären und sekundären Rektalsyphilis bei F. A. v. Esmarch, J. Neumann, G. Herxheimer und J. Citron). Der Verdacht ergibt sich aber aus gleichzeitigem Vorhandensein anderer luetischer Sekundärsymptome; volle Sicherheit bietet natürlich, sowohl bei primären wie bei sekundären Infiltrationen, Papeln und Geschwüren der Nachweis von Spirochaeta pallida in exzidiertem Gewebe. J. Neumann beschrieb als eigentümliche Sekundäraffektion eine Myositis des Sphinkters (Infiltration des Muskels, tiefe, starr infiltrierte Rhagaden, die bis in das muskuläre Gewebe hineinreichen, grosse Schmerzhaftigkeit bei der Defäkation, Tenesmus). Gelegentlich bilden sich von Sekundär-Ulzerationen am After Phlegmonen aus, die Fisteln zurücklassen. Die Sekundärsyphilide des Afters und des Mastdarms heilen gewöhnlich unter Quecksilber oder Salvarsan glatt; hier und da findet man kleine narbige Strikturen als Überbleibsel, die aber keine Krankheitssymptome nach sich ziehen (J. Citron).

Weitaus am wichtigsten sind die Tertiärsyphilide des Mastdarms, welche sowohl bei Kindern auf Grund hereditärer Lues wie bei Erwachsenen als Spätform erworbener Syphilis vorkommen. Ihre anatomische Grundlage sind diffus-gummöse Infiltrate der Mastdarmwand und umschriebene Gummata. Durch Zerfall entstehen dann Geschwüre. Sowohl die gummösen Infiltrate wie die am Geschwürsgrund einsetzenden Eiterungen (meist Sekundärinfektionen!) können auf das perirektale Gewebe übergreifen. In hochgradigen Fällen ist vom Sphinkter an aufwärts der ganze Mastdarm verschwärt. Vom Karzinom abgesehen, gibt es keine Erkrankung, die derart zerstörend auf den Mastdarm wirkt; er wird mit seinen infiltrierten Wänden zu einem starren Geschwürsrohr (J. v. Hochenegg). Bei schlaffen Bauchdecken läßt sich das starre Rohr manchmal durchtasten (J. C. Hemmeter). Im Beginn, wenn nur Gummata oder auch zum Mastdarm durchgebrochene Gummata (gummöse Geschwüre) vorhanden sind, pflegen die Beschwerden auffallend gering zu sein und fehlen oft vollständig. Erst wenn das Geschwür von eitererregenden Mikroben sekundär infiziert wird und wenn von dort aus purulente und nekrotisierende Entzündung weiter um sich greift, häufen sich in schneller Folge die Klagen. Im Stuhl findet man dann dauernd Eiter und Blut; Schmerzen und Tenesmus quälen die Kranken. Fieber ist fast immer vorhanden, manchmal mit steilen Anstiegen und Schüttelfrösten (sekundär-septische Infektion, wie bei Colitis purulenta ulcerosa und bei Dysenterie). Das Allgemeinbefinden pflegt auf das schwerste zu leiden. Bei weitverbreiteter Verschwärung ist die Prognose sehr übel; am günstigsten ist sie noch, wenn sich die gummösen Infiltrationen mit nachfolgender Ulzeration auf ihren Lieblingssitz im untersten Mastdarm beschränken; auch der etwa entstehenden periproktitischen Abszesse und Fisteln kann man Herr werden. Aber wo auch immer der Sitz, eine weitere Gefahr droht aus der starken Neigung zu narbigen Stenosen, welche der syphilitischen Proktitis in höherem Maße als allen anderen Formen zukommt. Oft sind mehrere Engpässe hintereinander geschaltet und dann wird das Krankheitsbild noch mehr durch die Stenosen als durch den lokal entzündlichen Prozeß beherrscht. Es kommt zu tastbaren Steifungen (E. Rosenberg), zu bald stärkerer, bald geringerer Kotstauung, zu sekundärer Entzündung der angrenzenden, oberhalb gelegenen und mit gestautem Kot gefüllten Darmteile, sogar zu Ileus (C. A. Ewald, E. Rosenberg). Aus alleiniger Berücksichtigung der sich am Rektum abspielenden Vorgänge läßt sich auch unter Zuhilfenahme der Rektoskopie die syphilitische Natur des Leidens nicht immer mit voller Sicherheit erkennen. Die frühzeitige und starke Narben- und Stenosenbildung erweckt freilich immer den Verdacht auf Syphilis, namentlich wenn die Stenose tief, d. h. dicht über dem Sphinkter beginnt; er verstärkt sich, wenn es sich um eine Frau handelt; denn bei Frauen ist auch die Spätsyphilis des Rektum ungleich häufiger als bei Männern. Im übrigen müßten vor allem Dysenterie und seltene, diffuse Formen des rektalen Karzinoms in Betracht gezogen werden. Der Verdacht verdichtet sich noch mehr, wenn das Bestehen syphilitischer Erkrankung bekannt ist oder wenn die charakteristische Blutreaktion positiv ausfällt. Doch ist natürlich auch Doppelerkrankung möglich (Syphilis und Dysenterie oder Karzinom usw.). Die Entscheidung würde natürlich der Nachweis von Spirochaeta pallida im Inhalt eines noch nicht durchgebrochenen Gumma liefern. An verschwärten Abschnitten der Schleimhaut ist kaum auf positiven Befund zu rechnen. Da von frühzeitiger Erkennung und Behandlung vieles abhängt, sollte der Arzt, der seiner Sache nicht ganz sicher ist, einen mit rektalen oder venerischen Krankheiten vollkommen vertrauten Spezialisten hinzuziehen.

Die **Therapie** wird sich natürlich vorzugsweise der spezifischen Heilmittel bedienen. Doch lehrt alte Erfahrung, daß gerade die tertiäre Mastdarmsyphilis auf Quecksilber unbefriedigend anspricht und mit Salvarsan scheint es ähnlich zu sein. Das ist verständlich; nur in frischen Fällen (Gumma, frisch entstandene gummöse Geschwüre) ist Spirochaeta pallida der einzige oder vorwiegende Schädling; später haben wir es, wie bei Colitis purulenta ulcerosa, großen und vielleicht überwiegenden Teils mit eitererregenden Mikroben verschiedener Art zu tun, die die von Spirochäten eingeleitete Zerstörung selbständig fortsetzen. Alter Erfahrung treu, beginne man die Behandlung mit dem nichtspezifisch wirkenden Jod (sowohl innerlich wie in Form von Spülung mit 100fach verdünnter Jodtinktur). Erst dieser vorbereitenden Kur folgt Quecksilber oder Salvarsan nach. Nach völliger Ausscheidung des Jods aus dem Körper (Speichelreaktion auf Jod!) darf auch ein Versuch mit Aufpudern von Kalomel auf die geschwürige Mastdarmschleimhaut gemacht werden. Im übrigen gleicht die lokale Behandlung durchaus der bei anderen Formen von Proctitis purulenta ulcerosa chronica (S. 510). Leider führen die verfügbaren Mittel doch recht oft nicht zum Ziel. Selbst wenn man der Geschwüre und der Entzündung Herr wird, bleiben Stenosen übrig und drohen sich durch weitere Schrumpfung sogar noch zu verstärken. Man kann den Versuch machen, sie durch Bougieren zu erweitern, und manchmal gelingt dies zu dauernder Zufriedenheit. Dann heilen sekundäre Entzündungen, durch Kotstauung bedingt, von selbst aus. Aber gar nicht selten, namentlich bei drohendem Verschluß, muß chirurgische Hilfe beansprucht werden. In Betracht kommen die gleichen Verfahren wie bei Carcinoma recti (S. 723); doch gestaltet sich die funktionell günstigste Operation (Resectio recti, Amputatio recti, Schulze-Tigges) bei Syphilis oft schwieriger als bei Karzinom, teils wegen starker Beteiligung des Peritoneum, teils wegen der weiten, bis zum Sphinkter herabreichenden Ausdehnung des Prozesses, der Zerreißlichkeit des Rektum und der Brüchigkeit der Gefäßwandungen. Wir halten es bei dem heutigen Stand der chirurgischen Technik nicht für richtig, mit Ad. Schmidt die Operation als „ultima ratio" zu bezeichnen, sondern möchten nachdrücklich betonen, daß im Interesse eines guten funktionellen Dauerresultates (Erhaltenbleiben des Sphinkters nach Resectio recti) zur Operation geschritten werden soll, sobald man sieht, daß spezifische und lokale Behandlung der Proctitis purulenta ulcerosa und der Stenosengefahr nicht Herr werden. Das entscheidet sich schon nach wenigen Wochen. Monatelanges Zögern erhöht die unmittelbaren Gefahren und verschlechtert das operative Dauerresultat.

G. Periproktitis.

Ätiologie. Periproktitis kann von jeder Form rektaler Entzündung ihren Ausgang nehmen, am häufigsten von solcher, wo durch Wunden (Fremdkörper!) und Geschwüre den Infektionskeimen der Eintritt in die Mastdarmwand und weiterhin in deren Umgebung erleichtert ist (s. Proktitis, S. 502ff.). Manchmal ist der entzündliche Vorgang im Mastdarm selbst schon lange abgeheilt, bevor sich Periproktitis als Komplikation bzw. Nachkrankheit in Form eines Abszesses zu erkennen gibt (S. 508). Es kommen aber auch periproktitische Abszesse vor, die gar nichts mit vorausgegangener Mastdarmkrankheit zu tun haben, sondern von Nachbarorganen ihren Ursprung nehmen, z. B. vom weiblichen Genitale, von der Blase oder Prostata des Mannes, von osteomyelitisch erkrankten Beckenknochen. Bei Zuckerkranken sah C. von Noorden öfters periproktitische Abszesse, die sich von Furunkeln aus im ischiorektalen Zellgewebe entwickelt hatten. Eine besondere Form ist der tuberkulöse periproktitische Abszeß (sog. kalter Abszeß), der zwar von tuberkulösen Mastdarmgeschwüren ausgehen kann, gewöhnlich aber — wie es scheint — auf Grund hämatogener Infektion des ischio-rektalen Raumes entsteht, dann zum untersten Rektum sich den Weg bahnt und hier durchbricht; am rektalen Fistelende bildet sich dann ein Geschwür von charakteristischem Aussehen (unterminierte Ränder, reichliche weiche Granulationen).

Krankheitsbild. Entzündliche Infiltrationen des perirektalen Gewebes bilden sich unter Umständen zurück, ohne daß es zur Eiterung kommt. Das setzt aber Infektion mit Mikroben schwach-aggressiver Kraft voraus. Solche Infiltrate bleiben manchmal symptomlos, können aber auch die proktitischen Beschwerden erhöhen (namentlich stärkere Schmerzhaftigkeit bei der Defäkation); man entdeckt sie bei einer wegen Proktitis vorgenommenen digitalen oder rektoskopischen Untersuchung. Im allgemeinen ist das perirektale lockere Bindegewebe der Phlegmonen- und Abszeßbildung sehr günstig; auch die Art der Infektionskeime bringt dies mit sich. Bei gleichzeitiger Proktitis verwischen sich oft die Symptome der hinzutretenden Komplikation. Verstärkte Schmerzen beim Stuhlgang und verstärkter Tenesmus können bei jeder Proktitis auch ohne Beteiligung des perirektalen Gewebes von Zeit zu Zeit auftreten. Sehr charakteristisch aber ist, wenn mit derartigen stärkeren Beschwerden zugleich die Körpertemperatur, nach vorausgegangenem Abfall, wieder zu steigen beginnt; dann wird meistens ein periproktitischer Abszeß die Ursache sein. Schwerer zu deuten sind oft die Symptome, welche von periproktitischen Phlegmonen und Abszessen nichtrektalen Ursprungs ausgehen (s. oben). Lokale Symptome, insbesondere auf den entzündlichen Herd hinweisende Schmerzen, können zunächst fehlen. Die Kranken fiebern, fühlen sich elend und machen im ganzen einen septischen Eindruck. Sobald sich aber der einschmelzende Vorgang dem Mastdarmrohr nähert, kommt es zu proktitischen Symptomen: schleimige oder schleimig-blutige Abgänge, vermehrter Stuhldrang, Schmerzen. Die Rektaluntersuchung deckt eine, manchmal lokal umschriebene, starke Hyperämie der Wand, Infiltration derselben und vor allem eine auf Druck schmerzhafte Vorwölbung auf. Die Beschwerden sind aber manchmal so gering, daß sie von dem bettlägerigen, fiebernden Kranken kaum beachtet werden. Das erste alarmierende Symptom ist dann die Entleerung reichlicher Mengen blutdurchsetzten, stinkenden Eiters, und mit dessen

Durchbruch in den Mastdarm können Fieber und Schmerzen sofort verschwinden. Es drohen aber weitere Gefahren aus neuer Infektion des Eiterherdes mit nachfolgender umfangreicher Verjauchung. Andererseits schafft der spontane Durchbruch auch manchmal die Grundlage für schnelle Heilung oder für Fistelbildung (s. unten).

Die tuberkulösen kalten Abszesse verhalten sich anders. Sie entwickeln sich fast immer nahezu symptomlos; kaum daß sie Fieber bringen. Erst kurz vor dem Durchbruch, der mit Vorliebe dicht oberhalb des Sphinkters, selten nach außen erfolgt, treten manchmal leichte Reizzustände des Rektum auf (Druck- und Spannungsgefühle, hier und da auch Spasmus des Sphinkters, Schmerz beim Sitzen). So kommt es, daß die Träger gar nichts von krankhaftem Zustand dieser Körpergegend wissen. Auch der Abgang von Eiter, nach etwaigem Durchbruch, wird oft übersehen. Sowohl die kalten Abszesse wie die nach Durchbruch übrig bleibenden Fisteln (s. unten) werden manchmal bei gelegentlicher Untersuchung zufällig entdeckt.

Die **Diagnose** der periproktitischen Infiltrationen und Abszesse macht keine Schwierigkeit, wenn die Aufmerksamkeit sich auf sie richtet. Bei bestehender und nach vorausgegangener Proktitis dieser oder jener Art werden auch über ihren Ursprung kaum Zweifel herrschen. Ausgangspunkt und Natur anderer Abszesse sind nicht immer leicht zu erkennen. Mikroskopische Untersuchung des Abszeßinhalts kann Aufschluß bringen (Tuberkelbazillen, Aktinomykose u. a.), ebenso sorgfältige Untersuchung aller in Betracht kommenden Nachbarorgane.

Therapie. Nur im Beginn, solange es sich um Infiltration ohne Eiterbildung handelt, darf man auf Rückbildung hoffen. Das Einlegen eines Arzberger-Winternitzschen Mastdarmkühlers trägt vielleicht einiges zum Rückgang der Infiltrationen, jedenfalls aber vieles zur Linderung von Schmerzen und anderen Beschwerden bei (S. 261). Stärkeren Schmerzen und Spasmen ist mit Belladonnazäpfchen und Suprarenineinläufen zu begegnen. Mit Opiaten halte man möglichst zurück, um Stuhlträgheit und das Ansammeln größerer und härterer Kotmassen im Sigma und Colon descendens zu verhüten. Der Kot muß in weicher Form bequem den Mastdarm passieren; unter Umständen sind dazu milde Abführmittel und Einläufe erforderlich.

Der ausgebildete Abszeß bedarf chirurgischen Eingriffs. Man warte den spontanen Durchbruch lieber nicht ab, weil die Aussicht auf gründliches Ausheilen bei einer den jeweiligen Umständen angepaßten künstlichen Öffnung günstiger sind. Man vermeidet dadurch das Entstehen unberechenbarer Fistelgänge. Ob einfache Inzision, ob gründliches Ausspülen der Höhle mit nachfolgender Tamponade (Dermatol-, Jodoformgaze und ähnliches), ob operatives Angehen des Abszesses vom Mastdarm oder von außen her zweckmäßig ist, muß die Lage des Einzelfalles entscheiden. Im allgemeinen suche man den Abszeß lieber von außen her zu erreichen, weil dann Sekundärinfektion mit aggressiven Darmbewohnern sicherer verhütet wird.

H. Mastdarmfisteln.

Alle Mastdarmfisteln leiten sich von nicht ausgeheilten periproktitischen Abszessen her. Ihre letzte Ursache kann also ebenso wie bei diesen proktogen oder hämatogen sein oder auf entzündlichen Zuständen benachbarter Körperteile beruhen. Man unterscheidet „vollständige Fisteln", bei denen mindestens je ein Gang in den Mastdarm und auf die äußere Umgebung des Afters mündet, und „unvollständige innere Fistel" mit Mündung nur im Mastdarm und „unvollständige äußere Fistel" mit Mündung nur auf der Haut. Statt je eines können auch mehrfache Gänge und Löcher bestehen. Nicht selten schließt sich zeitweise die Fistel; dann häuft sich wieder Eiter an und die Symptome eines Abszesses kehren zurück (Anschwellung, unter Umständen Schmerz und Fieber). Bei offener Fistel liefern die inneren Hohlräume stets mehr oder weniger Sekret, das bei chronisch-tuberkulösen Fisteln besonders reichlich und dünnflüssig zu sein pflegt. Im Sekret finden sich Eiterzellen, oft auch vereinzelte oder etwas reichlichere rote Blutzellen, daneben gewöhnliche Eiterkokken, Saprophyten und gegebenen Falles spezifische Mikroben (Tuberkelbazillen, Aktinomyzespilze, Gonokokken u. a.). Die Fisteln verursachen dem Träger manchmal gar keine Beschwerden oder nur so geringe, daß Jahre vergehen, bis er ärztliche Hilfe in Anspruch nimmt. Meist bringen sie aber doch sehr lästige Symptome. Bei äußerer Fistel wird die Umgebung des Afters fortwährend benetzt; von dieser Beschmutzung abgesehen, reizt das Sekret die Haut; es entstehen nässende Ekzeme mit Jucken und Schmerzhaftigkeit, von Zeit zu Zeit auch tiefer greifende Dermatitiden. Bei innerer Fistel sammelt sich das Sekret oberhalb des Sphinkters, fließt oft unversehens aus dem After ab oder wird mit Winden oft beim Husten ausgestoßen. Am After und seiner Umgebung führt das Sekret gleichfalls zu Ekzem, zu Rhagaden und die letzteren wiederum zu Sphinkterkrampf und Schmerzen bei der Defäkation. Oberhalb der Aftermündung, an der Schleimhaut des Sphincter internus und darüber entstehen entzündliche Reizzustände (Hyperämie, auch Geschwüre), und diese auf die untersten Abschnitte des Mastdarms lokalisierte Proktitis verursacht die ihr zukommenden Symptome (S. 505). Die Möglichkeit, daß die Fistelräume mit Keimen schlimmer Art (z. B. Tuberkelbazillus, Gasbrandbazillen u. a.) sekundär infiziert werden, besteht; es kommt aber doch selten vor. — Bei der Untersuchung fallen äußere Fistelmündungen meist sofort in die Augen, sie können aber auch zwischen den Falten des Aftereingangs sich verstecken. Die Mündungen der inneren Fisteln liegen gleichfalls oft versteckt, z. B. hinter Hämorrhoidalknoten. Im übrigen ergibt sich die Diagnose ohne weiteres aus Beschwerden und Befund.

Therapie. Nur ausnahmsweise kommt man an chirurgischer Behandlung vorbei. Meist wird mit Einspritzungen (Höllensteinlösung, Wismutaufschwemmung), Kauterisation u. a. nur Zeit verschwendet; es sind immer nur vereinzelte Fälle, in welchen solche Behandlung Dauererfolg bringt. Leider haften der Operation Haken an. Wahrer Dauererfolg wird nur erzielt, wenn man das ganze fistulös durchsetzte Gewebe exstirpiert und alle in den Fistelwänden sitzenden Keime mitentfernt. An und für sich ist dies technisch nicht allzu schwer. Ohne Durchtrennung des Sphincter ani ist es aber nur in einem Teil der Fälle möglich. Bei unvollständiger Exstirpation droht Rückfall, bei Sphinkterdurchtrennung Incontinentia alvi. Es kommt alles darauf an, nach sorgfältigem Wiedervernähen des durchtrennten Sphinkters prima intentio zu erreichen. Es wurden auch mehrere Verfahren angegeben, das Durchtrennen des Sphinkters zu umgehen (Methode W. Stemmler; ferner „Saugbehandlung‘, nach A. Willrich und C. Ritter). Doch sind diese schonenden Methoden nicht immer anwendbar. Nach E. Götz ist bei heutiger Technik das Verheilen des Sphinkters und das Verhüten der dauernden Incontinentia alvi die Regel; erst mehrmaliges Durchtrennen des Sphinkters bringe Inkontinenz und daher solle die erste Operation eine radikale, Rückfälle sicher verhütende sein. Dies ist namentlich bei tuberkulösen Fisteln wichtig ($40—50\,^0/_0$ aller Fälle!). Bei hoffnungsloser Tuberkulose anderer Körperteile verzichtet man natürlich auf die Operation. Die Urteile über die Tragweite der Sphinkterdurchtrennung sind aber geteilt. W. Stemmler hält daran fest, daß sie unter allen Umständen die Schließkraft des Sphinkters auf das schwerste bedrohe.

I. Fissura ani.

Ein anscheinend kleines, aber höchst quälendes Leiden! Die gelegentlichen oberflächlichen Einrisse, welche beim Durchtritt besonders harter und großer Kotballen die gesunde Afterschleimhaut betreffen, werden klinisch nicht mit dem Namen Fissura ani belegt. Sie verursachen einige Tage mäßigen Schmerz beim Stuhlgang, heilen aber bei gehörigem Reinhalten des Afters (S. 262) schnell und restlos. Das klinische Bild „Fissura ani" entwickelt sich nur auf dem Boden vorher erkrankter Schleimhaut; sei es, daß Proktitis mit ihren reizenden Sekreten, Pruritus (Kratzen!), Ekzem (Oxyuren!), sei es, daß venöse Stauung (Ektasien im submukösen Venenplexus, Hämorrhoiden) den Boden vorbereiteten. Erst diese und ähnliche Vorbedingungen machen aus der Wunde ein Geschwür mit chronisch entzündlich-infiltriertem Grund. Sie erschweren das Abheilen, wozu noch wesentlich beiträgt, daß das erkrankte Gewebe immer aufs neue beim Durchtritt von Kot mechanisch gezerrt und gereizt, chemisch und bakteriell beschmutzt wird. Da allen anderen Schädlichkeiten voran hämorrhoidale Venektasien das Fortbestehen einmal vorhandener Fissuren begünstigen, vergleicht J. v. Hochenegg ihre Schwerheilbarkeit mit der des Ulcus cruris. — Die Fissuren liegen als lineare, bis in die Submucosa dringende Geschwüre senkrecht zum Analring in den Tiefen der Falten. Sie werden erst beim Auseinanderspreizen der Falten deutlich sichtbar. Da sich bei diesem Vorgehen der Sphinkter krampfhaft zusammenzieht, ist lokale (Kokain, S. 506) oder Lumbalanästhesie nötig. Die Beschwerden sind sehr verschieden stark, was offenbar davon abhängt, ob das Geschwür sensible, meist wohl entzündete und überempfindliche Nerven freilegt. Außerhalb des Defäkationsaktes fehlen die Schmerzen meist ganz oder treten nur bei unbequemem Sitzen in leichter Form auf; manchmal besteht aber dauernd ein gewisses Spannungsgefühl, von reflektorischem Krampf des Sphinkters herrührend. Zum eigentlichen Schmerz kommt es nur beim Durchtritt von Kot, besonders wenn dieser hart und großknollig ist. Schon das Andrängen der Kotsäule gegen den After löst ihn aus, und mit ihm setzt Sphinkterkrampf ein. Es kommt gewissermaßen zu einem Kampf zwischen den austreibenden tonischen Wellen und dem sich wehrenden Sphinkter. Dabei steigern sich die Schmerzen paroxysmal, erreichen ihren Höhepunkt zur Zeit des Kotdurchtritts, überdauern denselben aber oft viertel und halbe Stunden lang. Schweißgebadet und ganz erschöpft ziehen sich die Kranken vom Klosett zurück. Häufig wird der Darm nur von einem kleinen Teil des fälligen Kotes entbunden, weil der Sphinkterkrampf den Durchtritt der ganzen Kotsäule verwehrt. Dann meldet sich bald wieder Stuhldrang und der gefürchtete Defäkationsakt wiederholt sich mehrmals am Tage. Das Zurückbleiben von Kot bringt neue Gefahren, begünstigt das Entstehen von Proctitis stercoralis und stärkere Ausbildung hämorrhoidaler Blutstase, also ein böser Circulus vitiosus. Fissuren werden auch häufig Ausgangspunkt tiefer greifender Entzündungen (Thrombophlebitis der Hämorrhoidalknoten, periproktitische Abszesse).

Therapie. Nur in leichteren Fällen kommt man mit einfachen Maßregeln aus: Sorge für weichen Kot, sei es durch entsprechende Kost, sei es durch milde Laxantien; peinlichste Sauberkeit: (Waschen des Afters nach jeder Kotentleerung, nachfolgendes Ausspülen des Mastdarms (S. 262), dann Besalben des Afters mit Dermatolsalbe (Dermatol 5,0, Ung. Paraffini 95), Einbringen eines dünnen Dermatol-Anästhesin-Extr. Belladonnae-Suppositoriums vor der Nachtruhe. — J. Boas empfiehlt Wechselbehandlung: zunächst stopfende Diät (Suppenkost) und gleichzeitige Gabe von Opium in solcher Menge, daß mehrtägige Obstipation folgt. Dann wird durch Rizinusöl der Kot verflüssigt und der Darm entleert. Bei Bedarf mehrfache Wiederholung solcher Perioden.

Während der Behandlung Bettruhe und lokales Bestreuen der Fissuren mit trockenen Wundpulvern, wie Airol, Xeroform, Jodoform, Orthoform, Kalomel u. a. oder Bepinseln mit reinem Ichthyol (v. d. Willigen, L. Conitzer). Diese, wie auch wir bestätigen, zweifellos nützliche Kur empfiehlt sich, wenn die vorher erwähnten Maßnahmen nicht ausreichen. Ehe man sich zur Operation entschließt, sollte man auch das von F. Schilling angegebene Verfahren versuchen: Zunächst Einspritzungen von Novokain- oder Eukainkochsalzlösung unter das Geschwür bis in die Muskulatur. Während dieser mehrtägigen Kur tägliches Entfernen der Kotmassen durch Einläufe von $^{1}/_{2}$ l Seifenwasser oder Sodaemulsion mittels weichen, mehrfensterigen Mastdarmrohrs. Täglich ein- bis zweimaliges Einspritzen von 150 ccm einer schwachen Tanninlösung oder 1 ccm Ratanhatinktur in 200 ccm Wasser in das untere Rektum; das Eingespritzte soll alsbald wieder herausgepreßt werden. Später Bestreichen der Wundfläche mit Perubalsam oder 10—25%iger Ichthyollösung. — Ichthyol wird auch von G. Klemperer und L. Dünner sehr gerühmt: Sorgfältiges Reinigen der Fissur mit 0,5%iger Sublimatlösung; Auftragen von 10%iger Kokainlösung mittels Watte, die 3—5 Minuten in dem klaffend gespreizten Riß liegen bleibt. Dann Bestreichen des gespreizten Risses mit reinem Ichthyol mittels Glasstäbchens. Abends Pulv. Liquir. compos. als Abführmittel. Morgens nach Stuhlgang sorgsames Reinigen des Afters und Erneuerung der Ichthyolbehandlung etwa 5—6 Tage lang, später aller zwei Tage. Heilung ist nach etwa zwei Wochen zu erwarten.

In schwereren Fällen, namentlich bei derber Infiltration des Gewebes und nach langem Bestehen der Fissuren, sind energischere Maßnahmen nötig. Das schonendste Verfahren ist stumpfe Dehnung des Sphinkters in Narkose oder unter Lumbalanästhesie bis zum gründlichen Einreißen des Geschwürsgrundes. Wenn sich, wie es oft der Fall ist (F. A. v. Esmarch), am oberen Ende der Fissur eine kleine polypöse Wucherung der Schleimhaut entwickelt hat, muß dieselbe mittels Thermokauterschlinge abgetragen werden. Der überdehnte Sphinkter bleibt einige Zeit hindurch paretisch, der Stuhlgang erfolgt schmerzlos. Nachbehandlung mit subkutaner Injektion von Atropin (mehrmals täglich 0,5 mg). Anfangs daneben Opiumtinktur, um den Darm ruhig zu stellen; später Sorge für weichen Kot. Leider bleibt manchmal der überdehnte Sphinkter auf die Dauer mehr oder weniger paretisch. — Daher ziehen viele Chirurgen das blutige Verfahren vor: Spaltung des Geschwürsgrundes der Länge nach und des oberhalb und unterhalb der Fissur gelegenen Gewebes der Quere nach bis auf den Sphinktermuskel; Verschorfung der Wundflächen mittels Thermokauters, wodurch eine gegen Infektion schützende Decke hergestellt wird; oder statt dessen Jodoformbestäubung. Nach J. v. Hochenegg zieht sich die durchtrennte elastische Tunica submucosa zurück und die so bedingte Entspannung begünstigt schnelles Abheilen.

K. Pruritus ani und Ekzema ani.

Bei alten Leuten, ferner bei Zucker- und Gichtkranken entwickelt sich Pruritus und dann, infolge Kratzens, auch Ekzem manchmal auf rein neurogener (neuritischer) Grundlage. Im übrigen entsteht das Leiden fast immer auf dem Boden lokaler Reizwirkung. Unsauberkeit und das Benetzen mit abfließendem Sekret (Scheidensekret; Rektumsekret bei Rektalfisteln (S. 517) und bei Proktitis), starkes Schwitzen und gleichzeitiges Gegeneinanderreiben der Afterbacken (Ekzema intertrigo, „Wolf") erzeugen auch ohne vorausgegangenen Pruritus primäre Dermatitis (bzw. Ekzem). Hämorrhoiden und Oxyuren verursachen in der Regel zuerst Juckreiz und führen dann durch

Kratzen und Verunreinigung der Kratzwunden zur Entzündung. Kotstauung in der Ampulla recti und längeres Sitzen pflegen den Juckreiz zu steigern.

Die Therapie muß vor allem die jeweilige Ursache des Leidens beseitigen; sonst bleibt es ein Kampf gegen Windmühlen. Dementsprechend richtet sich die Therapie oft in der Hauptsache gegen Gonorrhoe, gegen Hämorrhoiden, Mastdarmfisteln, gegen Proktitis und Kolitis, gegen Oxyuren. Daneben soll aber die unmittelbare Behandlung der Aftergegend nicht vernachlässigt werden. Meist genügt es, zwischen die Afterbacken Gaze einzuschieben, welche beiderseits mit adstringierender und gleichzeitig anästhesierender Salbe dick bestrichen ist (etwa Zinci oxydati 8, Amyli 8, Anästhesin 5, Adipis lanae et Ung. Paraffini āā 60; oder Unguentum diachyli Hebra). Dabei Bettruhe, die das Abheilen wesentlich beschleunigt. Sehr zweckmäßig scheint es zu sein, zwischen die Salbenstreifen Leitersche Röhren zwecks Dauerkühlung einzulegen. Namentlich bei frisch entzündlichen Reizzuständen bewährt sich dies gut. Für peinlichste Sauberkeit muß gesorgt werden (zweimal tägliches Waschen mit einem aus Bergerscher Teerseife bereiteten Schaum; dann Abspülen mit lauem Wasser und sofortiges sorgsames Trocknen, am besten mittels warmen Luftstroms, z. B. „Föhnapparat"). In hartnäckigen Fällen, sowohl von primärem Pruritus wie von chronischem Ekzem sahen wir treffliche und rasche Erfolge von Röntgenstrahlen, aber auch von Quarzlampe. T. Sjögren ließ einen besonderen Stuhl konstruieren, der die Technik der Afterbestrahlung wesentlich erleichtern soll.

L. Prolapsus ani.

Mastdarmvorfall setzt unter allen Umständen Erschlaffung des den Mastdarm fixierenden Apparates voraus: Beckenbindegewebe, Mesorektum, Musculus levator recti. Gewebsschwund (Abmagerung), gewohnheitsmäßig starkes Pressen beim Stuhlgang, aber auch akute und namentlich chronische Proktitis tragen zur Erschlaffung bei; Proktitis lockert zunächst nur die Schleimhaut und das submuköse Gewebe und veranlaßt die als „Prolapsus mucosae ani" bezeichnete Form. Wenn die ganze Wand am Prolaps beteiligt ist, spricht man von „Prolapsus ani bzw. Prolapsus ani et recti". Wenn nur ein Teil des eigentlichen Mastdarms vorgefallen, das untere Analstück aber unverrückt geblieben ist (Prolapsus recti), so handelt es sich um wahre Invagination, die allerdings meist zu weniger stürmischen Erscheinungen führt als bei höherem Sitz im Darm. Erschlaffung des Sphinkters begünstigt das Entstehen von Prolaps; wirklich starke Prolapse sind sogar ohne gleichzeitiges Erschlaffen des Sphinkters undenkbar. Kleinere Prolapse kommen aber sogar trotz Sphinkterkrampfes vor.

Am häufigsten betroffen ist das frühe Kindesalter. Offenbar ist zu dieser Zeit der Mastdarm noch nicht so fest verankert wie später. Selbst kurzdauernde Darmkatarrhe mit häufigen Stuhlgängen können bei kleinen Kindern während des Pressens das Austreten der untersten Schleimhautabschnitte veranlassen, die infolge seröser Durchtränkung des Gewebes gelockert sind; und wenn es einmal dazu gekommen, überdauern die abnorme Verschieblichkeit und das Prolapsleiden oft den Darmkatarrh. Umgekehrt gleicht sich das Übel aber auch bei Kindern am leichtesten wieder aus. Bei Erwachsenen bringt akute Proktitis irgendwelcher Art ähnliche Zustände, aber doch viel seltener. Viel häufiger sind hier die sog. Hämorrhoidalprolapse, wobei „innere Hämorrhoidalknoten" durch starkes Pressen oder anrückenden Kot herausgedrängt und dann durch den krampfhaft sich schließenden Sphinkter abgefangen werden. Für alle anderen Formen des Prolapsus ani, welcher dann allmählich auch höhere Abschnitte des Mastdarms in seinen Bereich zieht, ist mangelnde Schlußkraft des Sphinkters von wesentlichem Belang. Die Parese kann Folge heftiger akuter, aber auch weniger heftiger chronischer Proktitiden sein; Dammrisse, Operationen am After (S. 517, 519), Überdehnung des Sphinkters durch allzu harten und großklumpigen Kot oder durch Päderastie, Krankheiten des Nervensystems, Altersschwäche sind weitere Ursachen. Bei abmagernden Greisen begünstigen Schwund des periproktalen Fettgewebes und Schwäche des Levator ani im Verein mit größerer Nachgiebigkeit des Schließmuskels das verhältnismäßig häufige Entstehen von Prolaps.

Dies alles sind aber nur Vorbedingungen. Sie führen nur dann zum Prolaps, wenn aus irgendwelchen Gründen starkes Pressen hinzukommt (erschwerter Stuhlgang, namentlich Obstipation vom Dyschezietypus; Keuchhusten; anders bedingtes starkes Husten; Strangurie; bei Frauen häufig Geburtswehen usw.).

Falls nicht Sphinkterkrampf es hindert (besonders häufig bei Hämorrhoidalprolaps), zieht sich anfangs das ausgepreßte Darmende nach vollendeter Defäkation von selbst oder unter leichtem Druck wieder zurück und dann fehlen weitere Beschwerden. Geschieht dies nicht und bleibt das Darmstück draußen liegen, so verursacht es lästige Beschwerden beim Sitzen und Gehen; es entleert sich auch gelegentlich beim Abgang von Winden und beim Husten etwas flüssiger Darminhalt (Sekret oder Kot); das Darmstück neigt zur Entzündung, wodurch große Schmerzen entstehen; Schwellung und Stauung führen zu einer Art Strangulation, der auch Gangrän folgen kann. Bei manchen Personen erweist sich die Schleimhaut aber auffallend widerstandsfähig; sie wird derber und nimmt eine kutisähnliche Beschaffenheit an und man ist erstaunt, wie wenig die Patienten dadurch belästigt werden. Bei höheren Graden und nach längerem Bestand des Leidens stülpen sich manchmal auch andere Darmteile hernienartig in das erschlaffte perianale Gewebe vor.

Diagnostisch ergeben sich kaum ernstliche Schwierigkeiten. Immerhin bedarf es doch genauer Feststellung, was prolabiert ist: einfache Schleimhaut oder — was von größerer Tragweite — die gesamte Darmwand; oder ob es sich um innere Hämorrhoidalknoten handelt oder um einen Mastdarmpolypen. Auch sei daran erinnert, daß sowohl tuberkulöse Granulationen, wie maligne Tumoren des Afters ähnliches Aussehen wie ulzerierte Mastdarmvorfälle haben können.

Therapie. In frischen Fällen soll der vorgefallene Darm sofort nach dem Heraustreten, also namentlich nach jeder Defäkation wieder zurückgeschoben werden. Bei Kindern, manchmal auch bei Erwachsenen, ist es zweckmäßig, im Anschluß daran die Afterbacken durch Heftpflasterstreifen zusammenzuziehen. Der Stuhlgang muß immer in weicher Form austreten, so daß Pressen unnötig ist; je nach Umständen wird der Kot mittels Einläufe erweicht und geholt. Auch abendliche kleine Öl- oder Paraffinklistiere (S. 258) bewähren sich zu diesem Zwecke. Sehr nützlich erschien uns, vor dem Defäkationsakt einen kleinen Einlauf mit Suprarenin zu machen (1 ccm $1^0/_{00}$iger Lösung auf 100 bis 200 ccm Wasser). Mehrmals tägliche kalte Waschungen des Afters und des Gesäßes werden gelobt. Adstringierende Einläufe, subkutane Injektionen von Ergotin oder Strychnin, früher viel empfohlen, versprechen kaum wirklichen Vorteil. Solange der Vorfall leicht und sicher reponierbar und solange der Sphinkter kräftig ist, genügt das geschilderte Verfahren, dem Übergang in chronische Form vorzubeugen. Namentlich bei Kindern hat man damit fast ausnahmslos vollen Erfolg. Aber auch bei Erwachsenen wird meist Gutes erreicht, wenn es gelingt, die auslösende Ursache des Prolapses rechtzeitig zu beseitigen, z. B. den Hustenreiz zu mildern oder andere Anlässe für angestrengte Arbeit der Bauchpresse hinwegzuräumen (Kotverhärtung, Darmspasmen, Strangurie u. a.), und wenn man dem Patienten einleitend etwa 2wöchige Liegekur verordnet. Beim Liegen ist die Gefahr des Vorfallens viel geringer als beim Stehen und Gehen.

Die Schwierigkeiten beginnen erst, wenn man veralteten Fällen gegenüber steht und namentlich, wenn der Sphinkter aus diesem oder jenem Grunde versagt (S. 521). Falls konservatives Verhalten notwendig ist oder ausbedungen wird, erweist sich bei kleinen Prolapsen manchmal das Anlegen des bisher noch nicht übertroffenen v. Esmarchschen Mastdarmträgers als nützlich. Im übrigen beschränkt sich konservative Therapie auf Sorge für weichen Kot, auf möglichstes Ausschalten aller die Bauchpresse beanspruchender Umstände, auf peinlichstes Sauberhalten des vorgefallenen Darmstücks und seiner Umgebung (Schutzverband!), auf sachgemäße Behandlung etwaiger Proktitis und anderer Mastdarmkrankheiten, auf Massage und Elektrisieren der den After umgebenden Teile. Auch intrarektales Elektrisieren wird empfohlen. J. v. Hochenegg rühmt, allerdings nur unter Bezugnahme auf vereinzelte Fälle, Thure-Brandtsche Gymnastik:

„Knieteilung unter Kreuzbeinhebung" im Liegen; „Kreuzbeinklopfen", wodurch die zuständigen Rückenmarksnerven erregt werden sollen; „Sigma-Hebung" durch Massage; Druckreize am After, wodurch Kontraktionen angeregt werden sollen u. a. — C. von Noorden ließ einige Patienten in dieser Weise durch einen mit dem Verfahren wohlvertrauten schwedischen Masseur behandeln, aber leider ohne bemerkenswerten Erfolg.

In der Regel muß mit der Zeit doch chirurgische Hilfe in Anspruch genommen werden. Geschieht dies früh und vor allem bevor sekundäre Entzündungen am vorgefallenen Stück oder in seiner Umgebung den Heilungsvorgang erschweren, so gibt die Operation befriedigende, oft sogar ausgezeichnete und dauerhafte Resultate. Über die Technik sei auf chirurgische Lehr- und Handbücher verwiesen. Nur einige Arbeiten aus jüngster Zeit seien genannt: R. Tölken, Roux, A. Ach, D. Drew, H. Matti, H. Pozenel, H. Kümmel, C. Heinemann. Über Sphinkterplastik vgl. F. Erkes.

M. Hämorrhoiden.

Wir handeln die hämorrhoidalen Leiden an dieser Stelle ab, obwohl es theoretisch richtiger wäre, sie beim Abschnitt „Gefäßkrankheiten des Darms" zu besprechen. Unser Vorgehen entspringt aus praktischen Gründen, da das Bestehen von Hämorrhoiden an sich kaum als Krankheit bezeichnet werden kann, und da fast alle — jedenfalls die wichtigsten Folgezustände, welche den Hämorrhoidenträger zum Arzt führen, in unmittelbarer oder mittelbarer Weise mit Entzündungsvorgängen zusammenhängen.

1. Ätiologie, Pathogenese, pathologische Anatomie.

Bekanntlich hat das Hämorrhoidalleiden lange Zeit hindurch als eine Dyskrasie oder Diathese, als ein den ganzen Körper oder wenigstens eine größere Anzahl von Organen beteiligender Zustand gegolten, dessen örtlicher Ausdruck der zeitweise Abgang von Blut aus den erweiterten Venen des Afters sei. Heute verstehen wir unter Hämorrhoiden lediglich die lokalen Veränderungen nebst ihren Folgezuständen und fassen etwaige damit verbundene Symptome anderer Organe als Begleiterscheinungen resp. als Komplikationen auf. Dennoch existiert in der Benennung und in der Auffassung der lokalen Störungen auch heute noch eine gewisse Verwirrung, insofern nicht scharf genug der Grundzustand, die varikös erweiterten und deshalb leicht blutenden Mastdarmvenen, die eigentlichen Hämorrhoiden, von den allerdings sehr häufig daraus sich entwickelnden entzündlichen Veränderungen, der Thrombophlebitis haemorrhoidalis, getrennt werden.

Das Vorkommen von Venenerweiterungen in der Umgebung des Afters ist ungemein häufig. Nach Gunkel soll etwa $^1/_3$ aller erwachsenen Menschen damit behaftet sein, und zwar bemerkenswerterweise die Männer mehr als die Frauen. Bei Kindern ist es sehr viel seltener, doch sind sie von Burwinkel, Hensel, G. Reinbach u. a. auch bei jugendlichen Personen angetroffen worden. Sie sind sogar beim Neugeborenen nachgewiesen (H. Harttung, s. unten).

Der Plexus haemorrhoidalis, welcher den untersten Teil des Mastdarms und den After umgibt und besonders in der Submucosa Sitz der genannten

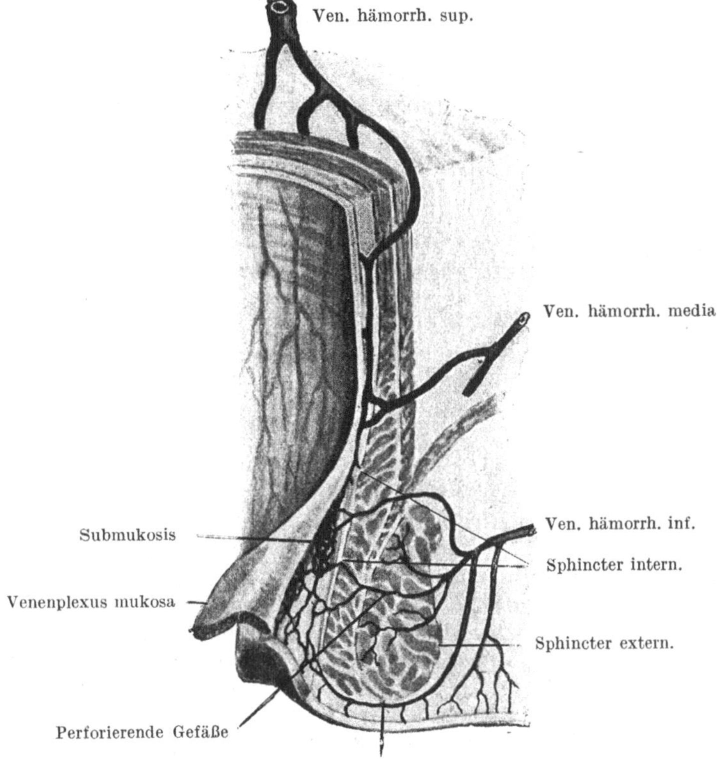

Fig. 119. Plexus haemorrhoidalis (nach Testut-Jakob).

Erweiterungen wird, bildet die venöse Anastomose zwischen den unteren und den mittleren Hämorrhoidalvenen, von denen die letztgenannten direkt, die ersteren durch Vermittelung der Vena pudenda communis in die Vena hypogastrica und damit in die Vena cava münden (vgl. Fig. 119). Kollateralverbindungen bestehen außerdem mit den Venae haemorrhoidales superiores, deren Blut in die Pfortader abfließt.

Je nach der Lage zum Schließmuskel unterscheidet man als Hauptgruppen äußere und innere Hämorrhoiden. Die äußeren entstehen aus dem unter den Afterfalten gelegenen subkutanen, die inneren aus dem über der Schleimhaut oberhalb des Sphinkters gelegenen submukösen Venenplexus. Die dazwischen in der Pars sphincterica recti entspringenden Hämorrhoiden werden als intermediäre bezeichnet. Die äußeren Hämorrhoiden sind der Besichtigung sofort zugänglich, die intermediären nach Entfalten des Afters, die inneren erst nach Einführen des Mastdarmspiegels. Auch innere Hämorrhoiden sitzen in der nächsten Umgebung des Afters, höchstens wenige Zentimeter vom Sphinkter entfernt. Sie nehmen keineswegs immer die ganze Zirkumferenz des Afters ein, sondern bilden oft umschriebene, allerdings meist multiple Varizen, welche außen als bläuliche, innen als rotbläuliche Erhabenheiten durch Haut bzw. Schleimhaut hindurch schimmern, auch wohl um einige Millimeter über die Oberfläche hervorragen. Im ursprünglichen Zustande fühlen sie sich, ganz wie die varikösen Venenerweiterungen anderer Teile des Körpers (Skrotum, Beine), vollständig weich an. Die Bezeichnung „Knoten" für die ursprünglichen Varizen ist deshalb falsch. Erst wenn sie durch entzündliche Veränderung der Venenwand und durch Thrombenbildungen im Innern verändert werden, werden sie hart; sie prominieren dann als rundliche, stark schmerzempfindliche Gebilde von manchmal erheblicher Größe. Wir kommen darauf gleich noch zurück. Durch wiederholte leichte Entzündungen wird die Venenwand verhärtet, so daß man dann in der Tat die zum Teil obliterierten Venen als knotige Gebilde betasten kann. Ausgesprochene Thrombophlebitis führt schließlich zur bindegewebigen Umwandlung der Varizen, die oft als polypöse, aber nicht mehr schwellungsfähige Gebilde die Aftermündung umgeben (Haemorrhoides pendulae). Hin und wieder finden sich Phlebolithen in den Varizen.

Die mikroskopische Struktur der Hämorrhoiden hat zu lebhafter Kontroverse Veranlassung gegeben. Mainzer, Raschkow und mit besonderem Nachdruck G. Reinbach u. a. verfochten die Ansicht, es handle sich nicht um einfache Venektasien, sondern um Neubildung von Gefäßen, um eine kavernöse Geschwulst, ein Angioma venosum. Angiome kommen sicher in der Analgegend gelegentlich vor (E. Payr), haben aber ebensowenig wie arterielle Teleangiektasien etwas mit Hämorrhoiden zu tun. Auch das Vorkommen von Angiomen der Hämorrhoidalplexus bei Neugeborenen ist erwiesen (G. Reinbach, H. Harttung), und daß diese dann zu fortschreitender Erweiterung neigen, ist verständlich (Hämorrhoiden im frühen Kindesalter!). Im übrigen ist man sich aber jetzt vollkommen klar darüber, daß im wesentlichen venöse Stauung wahre Hämorrhoiden erzeugt und daß es eines Angioms als Grundlage nicht bedarf (S. Federn, R. Torikata, E. Payr und vor allem A. R. v. Ruediger-Rydygier, O. Silberberg, St. Szuman). Die geschwulstige Unterlage ist wahrscheinlich seltene Ausnahme.

Was sind nun die Ursachen der Hämorrhoiden? Verschiedentlich wird behauptet, daß eine vererbte Anlage im Spiele sei, und das mag für einzelne Fälle tatsächlich zutreffen. Nur ist es verfehlt, wenn man die „allgemeine Plethora", die „Vollsaftigkeit", einen etwas unbestimmten Begriff, der stark an die Dyskrasien früherer Jahrhunderte erinnert, als einen wichtigen Faktor in der Pathogenese der Hämorrhoiden hinstellen will (H. Nothnagel). Sicher ist, daß Störungen der Zirkulation im Venensystem der Analgegend die mächtigste und häufigste Veranlassung abgeben: allerdings sind es nicht die Leberzirrhose und überhaupt nicht Stauungen im Pfortadersystem, welche hier zunächst in Betracht kommen — schon Th. Frerichs und nach ihm zahlreiche Forscher haben mit der alten Überlieferung aufgeräumt —, selbst die allgemeine venöse Stauung im Gefolge von Herz- und Lungenkrankheiten, die sich naturgemäß auch im Gebiete der Vena cava inferior und ihrer Zuflüsse bemerkbar machen muß, ist höchstens eine Gelegenheitsmacherin (H. Nothnagel). Vielmehr sind es in erster Linie lokale Behinderungen des venösen Blutstromes, welche für die Entwickelung der Analvarizen verantwortlich sind. Die allgemein verbreitete Ansicht, daß vorwiegend sitzende

Lebensweise, also mangelhafte Bewegung, ferner reichliches Essen und Trinken Hämorrhoiden verursachen, haben insofern Berechtigung, als dadurch die Energie der Blutbewegung in den tiefer gelegenen Teilen des Rumpfes verringert wird (F. v. Recklinghausen). Fettleibigkeit, vor allem reich entwickeltes intraabdominales Fettgewebe, begünstigt das Entstehen von Hämorrhoiden, eine alte Erfahrung (C. v. Noorden). Nimmt man hinzu, daß schon rein hydrostatisch das Blut in den Hämorrhoidalvenen bei jeder Körperhaltung gegen die Schwere emporfließen muß und daß auffallenderweise die Hämorrhoidalvenen keine Klappen besitzen, so versteht man, um mit den Worten v. Recklinghausen's zu reden, daß „die Flüssigkeit in einem hängenden Beutel mit schlaffen Wandungen sich nach unten senkt, so daß hier eine Dilatation, gleichzeitig eine Verlängerung des ganzen Beutels durch das Gewicht der Flüssigkeit zustandekommt". Inwieweit neben diesen rein mechanischen Verhältnissen eine allzu starke Belastung einzelner Unterleibsorgane, speziell der Leber und des Darmes, mit chemischer Arbeit (durch zu reichliches Essen, Genuß von Alkohol usw.) die venöse Blutüberfüllung begünstigt, muß dahingestellt bleiben. O. Rosenbach, von dem diese Auffassung herrührt, will damit die Brücke schlagen zu der auch heute noch in manchen Köpfen spukenden plethorisch-hämorrhoidalen Diathese.

Der Gravidität können wir keinen so beträchtlichen Einfluß auf das Entstehen von Hämorrhoiden beimessen, wie es häufig geschieht. Freilich beteiligen sich die Hämorrhoidalvenen ebenso wie andere Beckenvenen an stärkerer Füllung; sie treten auch deutlicher hervor, d. h. man sieht die Venennetze durchschimmern. Budin berechnet daraus Auftreten von Hämorrhoiden bei 35% der Schwangeren. Wie der gleiche Autor hervorhebt, bildet sich die stärkere Venenfüllung später wieder zurück. Man kann daher nicht von wahren Hämorrhoiden reden. Wenn Schwangerschaft als solche Hämorrhoiden entstehen ließe, müßten letztere bei Frauen viel häufiger sein als bei Männern, was den Tatsachen widerspricht (J. Boas). Wir dürfen aber wohl annehmen, daß bei vorhandener Anlage und beim Hinzutreten anderer Schädlichkeiten Schwangerschaft das Entstehen von Hämorrhoiden unterstützt. Vorhandene Hämorrhoiden neigen in der Schwangerschaft in erhöhtem Maße zu Blutungen (G. A. Wagner).

Eine beträchtliche Rolle spielt jedenfalls die Obstipation. Eine so ausschließliche Bedeutung, wie J. Boas, können wir ihr aber doch nicht beimessen. Es kommt im wesentlichen die rektale Form der Obstipation (Dyschezie) in Betracht (Ad. Schmidt), während ein unmittelbarer Einfluß der viel häufigeren, in oberen Abschnitten sich abspielenden Stuhlträgheit weder theoretisch einleuchtend noch empirisch erhärtet ist. Das lange Verweilen harter und großer Kotmassen in der Ampulle wirkt aber jedenfalls auf die Blutzirkulation der Mastdarmwand ungünstig ein. Hierbei kann es zu einem Circulus vitiosus kommen: die Dyschezie wird erzeugt durch Schmerzen beim Stuhlgang, einer häufigen Begleiterscheinung von Hämorrhoiden (Proctitis sphincterica, H. Strauß) und begünstigt dann venöse Stauung (Ad. Schmidt). Man trifft auch verhältnismäßig oft Hämorrhoiden bei Leuten, die niemals an Obstipation litten. M. v. Lenhossek beschuldigt das Klebenbleiben von Kotteilchen in den Buchten zwischen den inneren und äußeren längsgerichteten Afterfalten; der von hier ausgehende chemische Reiz soll chronische Phlebitis an den submukösen und subkutanen Hämorrhoidalvenen erzeugen; man könne dem vorbeugen durch regelmäßiges Ausspülen des unteren Mastdarms nach jeder Defäkation (S. 262). Er nähert sich damit der Lehre E. Quénu's, der die Entzündung der Hämorrhoidalvenen als das Primäre, die Erweiterung als das Sekundäre auffaßt. A. R. v. Rydygier und A. Schmincke weisen mit Recht darauf hin, Erweiterung der Hämorrhoidalvenen sei ein schon in früher Kindheit beginnender und mit den Jahren fortschreitender physiologischer Vorgang. „Er wird bedingt durch die Mechanik der Defäkation, indem die herabsteigende Kotsäule das Blut in die kleinen Venenverzweigungen des Hämorrhoidalbezirks hineinpreßt, aus denen er infolge des gleichzeitig einsetzenden Bauchpressedrucks nicht schnell genug abfließen kann." Verstärkung des Drucks (unzweckmäßige Kotbeschaffenheit, häufigeres und stärkeres Pressen) einerseits, angeborene oder irgendwie erworbene Minderwertigkeit der venösen Wände andererseits, dazu mechanischer, von außen wirkender Druck (viel Sitzen, Beckentumoren) und kollaterale Hyperämie bei entzündlichen Zuständen der Nachbarorgane (Prostata, Blase, weibliches Genitale usw.) kommen dem physiologischen Geschehen entgegen und erhöhen die intravenöse Spannung. „Entzündungen sind sekundäre Prozesse, welche infolge von Bakterieninvasion in das geschädigte Gewebe der Hämorrhoidalzone besonders leicht zustande kommt." Die von A. Schmincke gegebene Deutung, im Verein mit den Darlegungen F. v. Recklinghausen's entspricht den bisher bekannten Tatsachen am besten.

Blutungen, von welchen die Krankheit ihren Namen hat, („goldene Ader") kommen ungleich häufiger bei inneren und intermediären als bei nur äußeren Hämorrhoiden vor. Das Passieren harter Kotmassen und starkes Pressen begünstigen ihr Zustandekommen; auch Hustenstöße können sie veranlassen. Nur zum Teil hängt das Bluten von Platzen der Venen und der bedeckenden Haut bzw. Schleimhaut ab (stärkere Blutungen!). Ad. Schmidt nimmt auch Bluten per diapedesin an. L. v. Aldor wies nach, daß ungemein häufig eine hämorrhagische Proktitis dahintersteckt.

Entzündungen kommen als Komplikation sowohl im unteren Teil des Mastdarms wie an den Hämorrhoidalgebilden selbst vor. Bei inneren und intermediären Hämorrhoiden läßt sich beides nicht voneinander trennen, bei nur äußeren Hämorrhoiden ist aber die eigentliche Mastdarmschleimhaut zunächst gar nicht beteiligt, wenn sie auch später erfaßt werden kann. Die Entzündung der Hämorrhoiden tritt in Form von Thrombophlebitis auf, und erst dies macht die Hämorrhoiden zu einem wirklichen Leiden. Sie bleibt fast bei keinem Träger der Varizen ganz aus, wiederholt sich unter Umständen in kurzen Abständen und betrifft meist nicht die sämtlichen erweiterten Gefäßgebiete auf einmal, sondern nur einzelne Abschnitte derselben. Sie beruht ganz auf Infektion der Venenwand durch eingedrungene Keime. Bei äußeren Hämorrhoiden geben kleine Verletzungen durch Kratzen, Reiben, Stoß, Abwischen des Afters mit rauhem und unreinem Papier, perianale Ekzeme und dergleichen Anlaß zur Infektion; vor allem auch Unreinlichkeit, Haftenbleiben von Kotteilen, die mechanisch oder bei hinlänglicher Feuchtigkeit (Schweiß!) auch chemisch die Epidermis reizen. Entstehen dann auf Grund von Dermatitis Fissuren, so wird die Gelegenheit zum Eintritt von Mikroben zu einer dauernden. Bei inneren und intermediären Hämorrhoiden sind es mehr harte und große Kotballen, harte Nahrungsreste (Kerne von Früchten, Knochenstückchen u. a.), zufällig verschluckte Fremdkörper, unvorsichtig eingeführte Mastdarmspritzen u. ähnl., welche das Epithel verletzen und ersten Anlaß zur Entzündung geben. Im allgemeinen kommen Entzündungen viel häufiger an den äußeren als an den inneren Knoten vor. Die entzündeten Hämorrhoiden schwellen an, werden hart und schmerzhaft und bilden erbsen- bis nußgroße, halbkugelförmige Geschwülste. Erst jetzt darf man von Hämorrhoidalknoten sprechen. Sie legen sich vor den Afterring, den Eingang mehr oder weniger vollständig umgebend und die Kotentleerung hindernd. In den Furchen zwischen den einzelnen Knoten, wo sich das entzündliche Sekret staut, kommt es häufig zu Geschwüren (Fissuren, S. 518), welche die Entzündung der Knoten überdauern. Die Knoten bestehen aus den entzündlich verdickten Venenwänden und den im Innern sich bildenden Thromben, die sich allmählich organisieren und in Bindegewebe verwandeln. In dem Maße, wie das geschieht, geht die Entzündung zurück und es bleibt ein fibröses, anfangs noch längere Zeit verhärtetes Gewebe zurück, welches über die Oberfläche der Schleimhaut hervorragt und manchmal zu polypösen oder kammförmigen Exkreszenzen sich umbildet (H. pendulae). Sie sehen dann prolabierten, allmählich indurierten und hypertrophischen Schleimhautfalten ganz ähnlich. Zu solchen prolapsähnlichen Gebilden kommt es gerade im Verlauf von Hämorrhoidalleiden sehr oft, namentlich bei älteren Leuten. Man bezeichnet sie auch als „Mariscae" oder „Ficus in ano". Die inneren und intermediären Hämorrhoiden werden oftmals durch andrängenden Kot und Bauchpresse zum After herausgedrückt. Wenn sie dann nicht sofort zurückkehren, klemmt der sich schließende Sphinkter sie ab und hindert das Zurücktreten um so mehr, als der mechanische Reiz ihn zu stärkerem reflektorischen Spasmus anregt. Sowohl nichtentzündete wie namentlich entzündete Knoten schwellen dann wegen Behinderung des venösen Rückflusses stärker an, neigen zum Bluten, werden prall und schmerzhaft und können der Gangrän verfallen (Prolapsus haemorrhoidalis). Niemals bei intermediären und inneren Hämorrhoiden, nur selten bei äußeren Hämorrhoiden wird man Entzündung der unteren Mastdarmschleimhaut vermissen. Proktitis entsteht teils durch mittelbaren Übergang der Entzündung auf die Nachbarschaft, teils aus Proctitis stercoralis infolge von Kotstauung. Denn verfrühtes Abbrechen der Defäkation, Zurückbleiben von Kot im Mastdarm, mechanische und chemische Reizwirkungen sind häufige Folgen aller Hämorrhoiden. — Während Mastdarmgeschwüre, periproktitische Abszesse, Mastdarmfisteln, Analfissuren, Ekzema perianale sich häufig entwickeln, gehen Sepsis und Embolien doch überraschend selten von Hämorrhoiden und deren Folgezuständen aus.

2. Krankheitsbilder.

Einfache Varizen der Hämorrhoidalplexus, also unkomplizierte Hämorrhoiden machen in der Regel gar keine Beschwerden und bestehen oft lange, ohne daß der Träger sie ahnt. Es handelt sich dann aber meist um Venektasien mäßigen Grades. Den Übergang zur Hämorrhoidalkrankheit vermitteln vorübergehende Beschwerden leichteren Grades, die von oberflächlicher mechanischer oder chemischer Reizung der Varizendecke herrühren, ohne daß die Entzündung in die Tiefe greift und die Venenwand in ihren Bereich zieht. Es kommt hin und wieder zu Jucken am After, leichtem Druck- und Spannungsgefühl, Beimischung von etwas glasigem Schleim oder Blut zum Kot; auch zu Ekzem, abhängig teils von Kratzen, teils von Befeuchtung des Anus durch aussickerndes Sekret. Anatomisch entsprechen diesen Beschwerden bereits sichtbare Varizen außen oder innen. Aber die leichten entzündlichen und nur oberflächlichen Reizzustände gehen bald zurück; es kann Monate, es kann Jahre dauern, bis sie sich in gleicher oder schwererer Form wiederholen. Die Varizen werden vom Arzt bei gelegentlicher Untersuchung entdeckt; auf Befragen erzählt der Patient von den früheren Beschwerden, aber nur selten wird ihretwegen der Arzt befragt. Von Psychasthenikern freilich werden oft schon die geringfügigsten hämorrhoidalen Symptome in ihren Phobienkreis hineinbezogen und — jetzt vielleicht seltener als früher — sogar in deren Mittelpunkt gerückt; ein buntes Heer von Beschwerden wird dann den Hämorrhoiden zur Last gelegt.

Blutung ist natürlich immer ein alarmierendes Symptom. Es ist aber selbst bei Varizen von Größe kleiner Kirschen und auch bei Entzündung der Varizen kein regelmäßiges Symptom. Es kann völlig fehlen. Wir kennen manchen Hämorrhoidenträger, der seit Jahrzehnten von seinem Leiden weiß, der immer sorgsam auf Erscheinen von Blut achtete, aber niemals Blutung bemerkte. Bei anderen erscheint Blut von Zeit zu Zeit am Kot oder beim Abwischen des Afters am Papier, teils mit, teils ohne beigemengten Schleim. Oder es tritt auch unabhängig vom Stuhlgang in kleinen und kleinsten Schüben aus, die Unterwäsche netzend und beschmutzend. Wenn das Blut aus inneren Hämorrhoiden stammt, so werden auch vermehrter Stuhlgang und Tenesmen nicht ganz fehlen. Sehr oft bleiben Varizen, die häufig bluten, von entzündlichen, schmerzhaften Schwellungen dauernd oder doch sehr lange frei. Nachdem die Patienten, vielleicht ein- oder zweimal den Arzt befragt haben und über die Natur des Leidens aufgeklärt sind, sorgen sie sich nicht mehr darum und gewöhnen sich an die Unannehmlichkeiten. Damit droht eine neue Gefahr; gar nicht selten führen die kleinen, täglichen Blutverluste zu fortschreitender Anämie, die sehr hohe Grade annehmen kann und deren Blutbild der aplastischen perniziösen Anämie entspricht (Erschöpfung des Knochenmarks; Poikilozytose; Fehlen von Erythroblasten; starke Abnahme der neutrophilen und eosinophilen Leukozyten). Wenn die Quelle der Blutung verstopft ist, kann die Anämie völlig ausheilen; aber manchmal kommt die Hilfe zu spät; die Regenerationskraft des Knochenmarks ist erschöpft. Für den Augenblick alarmierender, aber doch weniger gefährlich sind stärkere Blutungen, teils zunächst in die Ampulla recti, teils sofort nach außen gerichtet; meist aus geplatzten Varizen stammend. Sie können bis zur Ohnmacht führen, aber Verblutungstod kommt kaum vor. Der Wiederholung starker Hämatorrhoe wird meist operativ vorgebeugt. Starke Blutungen erfolgen fast nur aus nichtentzündeten Varizen.

Was am häufigsten quälende Beschwerden auslöst, sind die **Entzündungen,** über deren Ursache bereits gesprochen wurde (S. 526). Sie treten gewöhnlich schubweise in Form **akuter Thrombophlebitis** auf, vorzugsweise an äußeren und intermediären Varizen und erreichen verschieden hohe Grade. In leichteren Fällen treten Jucken, Spannung, Fremdkörpergefühl, Schmerzen am After auf. Letztere Schmerzen steigern sich beim Stuhlgang; leichte Schleimsekretion mit oder ohne Blut, leichter Tenesmus gesellen sich hinzu. Beim Betasten des Afters bemerken die Kranken selbst eine härtere Stelle, die auf Druck empfindlich ist. Bei der Untersuchung findet man eine flache oder halbkugelige, mehr oder weniger hart infiltrierte Erhabenheit von rotbläulichem Aussehen. Nach einigen Tagen bildet sich bei geeignetem Verhalten die entzündliche Geschwulst wieder zurück. Kleine, wenn auch nicht mehr schmerzhafte Verhärtungen im Varizengebiet überdauern in der Regel die Entzündung (Thromben). In zahlreichen, sogar in weitaus den meisten Fällen bleibt es beim gelegentlichen Auftreten solcher kurzdauernder, leichter, das Allgemeinbefinden störender Anfälle. In der Zwischenzeit sind die Patienten beschwerdefrei.

Bei **schwereren Formen der Thrombophlebitis** werden die Schmerzen äußerst stark, namentlich beim Passieren von Luft oder Kot durch den After. Willkürlich und durch reflektorischen Sphinkterkrampf wird die Kotentleerung aufgehalten, aber das beständige Fremdkörpergefühl erweckt immer von neuem wieder den Wunsch nach einer Defäkation. Auch die Harnentleerung ist erschwert und das Sitzen sehr unangenehm, gelegentlich ganz unmöglich. Nicht selten besteht auch etwas Fieber. Empfindliche Kranke legen sich ins Bett. Die Besichtigung ergibt jetzt einen prominenten, harten, erbsen- bis wallnußgroßen Tumor von meist blaurotem Aussehen und glatter Oberfläche, die

etwas Schleim oder seröse Flüssigkeit abscheidet. Bald sitzt er gänzlich außerhalb, bald halb oder vollständig innerhalb des Sphinkterringes. Faltet man
den Anus auseinander, so sieht man nicht selten die Schleimhaut etwas ödematös
in der Umgebung der Ansatzstelle, und von dem Knoten aus ziehen ev. verhärtete Venenstränge weiter nach oben hinauf. Fast immer besteht Proktitis.
Der Schließmuskel ist krampfhaft zusammengezogen. Dadurch und durch
das häufige Pressen der Kranken kommt es bei solchen Knoten, welche innerhalb der intermediären Zone sitzen, nicht selten zur Einklemmung: die
Knoten werden vor den After gedrängt, während die Basis durch den spastisch
kontrahierten Schließmuskel umschnürt wird. Dann schwellen die Knoten
ödematös an, die dunkelrote Farbe wird schmutzig, mißfarben, die Oberfläche
wird teilweise ulzeriert; die aussickernde Flüssigkeit ist leicht blutig gefärbt,
und es kann zur ausgesprochenen Gangrän kommen. Dabei entleeren sich
manchmal große Klumpen nekrotisierten und thrombosierten Plexusgewebes.
Meistens allerdings schrumpfen die Knoten allmählich ein, indem der Thrombus
sich bindegewebig organisiert.

Einklemmung der Knoten erhöht natürlich alle Beschwerden, so daß
man unter Umständen von einem wirklich schweren Krankheitsbilde sprechen
kann. Vereitert der Knoten, was übrigens ziemlich selten ist, so halten sich
die Fieberbewegungen einige Zeit, es entsteht ein perianaler oder periproktitischer Abszeß, der ziemlich oberflächlich sitzt und spontan nach außen durchbricht, wenn er nicht vorher eröffnet wird. Häufig bleiben Fissuren als lästiges
Übel zurück. Blutungen lassen oft während der Entzündung nach, was offenbar
mit dem Verschluß von Venen durch Thromben zusammenhängt. Die kleinen
Blutbeimengungen zum schleimigen oder eitrigen Sekret entstammen der die
Varizen deckenden Mucosa oder einer hämorrhagischen Proktitis (L. v. Aldor).
Hier und da kommen im Verlauf aber doch etwas größere Blutungen aus varikösen, noch nicht thrombosierten Venen vor. Das wirkt in der Regel „anti-
phlogistisch"; die Knoten schwellen ab, werden schlaffer; wenn vorgefallen,
rutschen sie manchmal von selbst wieder durch den Sphinkterring zurück
oder lassen sich jetzt leicht reponieren.

In den meisten Fällen läuft die Entzündung der Hämorrhoiden in ca.
acht Tagen ab, aber sie wiederholt sich, wenn die Kranken nicht sehr sorgfältig auf sich achten, innerhalb mehr oder minder kurzer Zeit. Jedesmal ist
es ein anderer Varix, denn der einmal entzündet gewesene ist obliteriert und
besteht nur noch aus einem prominenten Schleimhautläppchen. Häufen sich
die Entzündungen, so kann man von einem infektiösen Status haemorrhoidalis sprechen. Dieser Zustand, der sich mit geringeren oder größeren
Pausen über Monate und Jahre erstrecken kann, ist das, was man im großen Publikum unter Hämorrhoidalleiden versteht. Bei ihm fehlt niemals begleitende,
oft sogar recht schwere Proktitis. Auch Mastdarmvorfall kann auftreten.

In diesen chronischen Fällen gibt es oft periodischen Wechsel zwischen
Entzündung und Blutung. Blutabgang erleichtert sofort die Beschwerden
und daher stammt wohl die Lehre von dem „blutreinigenden Einfluß der Hämorrhoidalblutungen".

Nach Ablauf der Entzündung bilden sich die Knoten in gewulstete und
gefaltete, manchmal polypenartige Schleimhautwucherungen um (S. 527).
Ihr Inneres besteht aus derbem Bindegewebe; sie neigen an sich weder zu Entzündung, noch zu Blutung; aber dennoch sind sie nicht harmlose Gebilde.
Denn zwischen ihnen und in ihren Furchen bleiben mit Vorliebe Kot und proktitische Sekretreste hängen, und dies gibt dann Anlaß zu Ekzem, Fissuren
und selbst zu tiefer greifender infektiöser Entzündung. Neben den verödeten
Hämorrhoidalknoten bestehen andere nicht verödete variköse Herde fort

3. Diagnose und Prognose.

Bei sorgsamer Untersuchung, auf die man nie verzichten soll, macht die **Diagnose** kaum Schwierigkeiten. Man hüte sich vor Verwechslung mit Polypen, Mastdarmvorfall, analem Karzinom, Kondylomen. Die Untersuchung wird am besten in sog. Voelckerscher Stellung vorgenommen (O. Nordmann), wobei der Patient am Rande eines mit Kissen belegten Tisches steht und den Rumpf flach auf den Tisch legt. Man unterlasse niemals eine Digitaluntersuchung des Mastdarms, darf dieselbe bei entzündeten Knoten, bei Fissuren, bei eingeklemmten inneren Knoten aber nur nach völliger Erschlaffung des Sphinkters in der Narkose vornehmen (Chloräthylrausch, O. Nordmann).

Obwohl Hämorrhoiden sehr bedrohliche Folgen zeitigen können, muß für die weitaus überwiegende Mehrzahl der Fälle die **Prognose** doch als günstig bezeichnet werden. Denn bei vielen bleiben sie das ganze Leben hindurch nur „Schönheitsfehler" oder machen nur vorübergehend leichte Beschwerden, die als Krankheit kaum empfunden werden. Selbst leichte und mittlere Grade von Thrombophlebitis trüben die allgemeine Prognose nicht. Auf völliges Wiederverschwinden einmal vorhandener Hämorrhoiden darf man nicht rechnen. Es kommt vor, ist aber selten. Öfters schreitet ihre Entwicklung nur bis zu gewissem Grade fort und führt dann zu einem gleichbleibenden, beschwerdefreien Zustand. Nicht minder häufig aber ist langsame Zunahme und Ausdehnung der Varizen. Schwere Formen von Thrombophlebitis, Vorfall, Abklemmung und Gangrän, schwere Blutungen und vor allem täglich wiederholte kleine Blutungen sind immer gefährlich. Dazu kommt die Möglichkeit anderer quälender Komplikationen: Fissuren, Abszesse, Fisteln, Mastdarmvorfall, Ekzeme, Proktitis, zum mindesten aber häufige Rückkehr von Schmerzanfällen und spastischer Obstipation (Dyschezie). Auch an schädlichen Einfluß des Hämorrhoidalleidens auf das Nervensystem sei erinnert. Bei psychopathischem Einschlag kann es sehr leicht dazu kommen, daß dessen Bedeutung die Tragweite lokaler Folgezustände bei weitem überwiegt.

4. Behandlung.

a) Allgemeine Behandlung und Prophylaxe der Blutung und der Entzündung. Wenn die ersten Anzeichen der Hämorrhoidalbildung sich bemerkbar machen (subjektive Empfindungen, leichte Blutungen), muß der Patient, wenn er vor weiteren Beschwerden bewahrt bleiben will, eine Reihe von Vorsichtsmaßregeln gebrauchen, die sich in die Forderungen zusammenfassen lassen: die Blutzirkulation in den Bauchorganen soll gefördert werden; alles ist zu meiden, was die Blutstauung in den Analvenen steigert; Entzündung der Varizen werde verhütet. Leider beachten die Träger von Hämorrhoiden die Anfangssymptome zu wenig und lassen die Dinge gehen, bis die hier in Betracht kommenden Maßnahmen nicht mehr den vollen Nutzen bringen können.

Anregung der Blutzirkulation. Mit Recht wird körperliche Bewegung verschiedenster Art den Kranken empfohlen, und dies ist namentlich bei sitzender Lebensweise von Belang. Daß berufs- oder gewohnheitsmäßiges Vielsitzen das Entstehen von Hämorrhoiden begünstigt, lehrt die Erfahrung. Bureauangestellte, die zu Hämorrhoiden neigen, sollten wenigstens einige Stunden des Tages am Stehpult arbeiten. Beim Sitzen sind luftdurchlässige Strohstühle den gepolsterten Tuch- und Ledersesseln vorzuziehen; letztere hindern das Abdünsten des perspirierten Wasserdampfes und wirken damit indirekt gefäßerweiternd. Reiten und Radfahren sind schädlich. Neben einfachem Gehen auf Ebene oder im Gebirge kommen alle sportlichen Spiele und planmäßiges Turnen in Betracht. Wenn irgend möglich, bevorzuge der Arzt diese

Art körperlicher Übung vor Mediko-Gymnastik und -Mechanik und vor Massage. Denn dies beides ist nur künstlicher Ersatz, leistet in Wahrheit nicht mehr als Gehen, Bergsteigen, Schwimmen, Turnen, sportliches Spiel, entlastet dagegen die eigene Verantwortlichkeit und untergräbt das Selbstvertrauen. Zum mindesten besteht die Möglichkeit solch üblen Einflusses auf die Psyche. Dem ist gerade bei Hämorrhoidenträgern vorzubeugen. — Kalte Bäder oder Halbbäder mit nachfolgender Wechseldusche, kühle Sitzbäder sind dringend anzuraten.

Verhütung von Blutandrang zu den Analvenen. Etwaiger Fettleibigkeit ist mit entsprechenden Kostvorschriften zu begegnen. Bei Nicht-Fettleibigen verbietet man das Einnehmen überreichlicher Mahlzeiten; die Tageskost soll möglichst gleichmäßig auf die Einzelmahlzeiten verteilt werden. Gleiches gilt für Flüssigkeit. Manche Nahrungs- und Genußmittel stehen im Rufe, das Entstehen von Hämorrhoiden zu begünstigen und bestehende zu „reizen". Der Mechanismus des Geschehens ist nicht klar; es sind auch nicht immer dieselben Stoffe, von denen „Reizwirkung" ausgeht (Juckreiz, stärkere Sekretion, Blutung, Schwellung). Auf individuelle Erfahrung ist Rücksicht zu nehmen. Fast allgemein gültig ist schädlicher Einfluß von Alkoholika, namentlich von Bier in größerer Menge, aber auch von sauren Weißweinen, tanninhaltigen Rotweinen, bukettreichen Edelweinen. Oft werden auch Essig, Pfeffer, Ingwer, Kaffee, Tabak von den Patienten als schädliche Reize genannt. Wahrscheinlich kommen hier Gefäßwirkungen in Betracht. Einzelheiten bei C. v. Noorden und H. Salomon.

Überlastung des Mastdarms, besonders der Ampulle mit gestautem Kot (proktogene Obstipation, Dyschezie, S. 50, 102, 391) muß unbedingt verhütet werden, weil dies die Blutzirkulation beeinträchtigt und sicher eine der Ursachen — wenn auch nicht die einzige — für das Entstehen von Hämorrhoiden ist (S. 525). Wir kommen hierauf ausführlicher zurück.

Auch überreichliche Füllung der Blase ist von Übel und daher fällt manchmal ein wesentliches Stück der Hämorrhoidaltherapie mit sachgemäßer Behandlung von Blasen-, Prostata- und Urethralkrankheiten zusammen. Man beachte, ob der Bauch durch Kleider nicht zu stark eingeschnürt wird (Korsett, Schnüre, Bauchgurte u. dgl.). Unter Umständen wird erfolgreiche Behandlung anderer Krankheitszustände günstig auf die Hämorrhoiden zurückwirken: große Hernien, Bauchtumoren, Aszites, Leberkrankheiten, Bronchitis und Emphysem, Keuchhusten, Herzkrankheiten.

Verhütung von Entzündungen. Hier steht die Sorge für regelmäßigen Stuhlgang und weiche Beschaffenheit des Kots weitaus im Vordergrund. Wenn dies erreicht und wenn gleichzeitig für peinliche Sauberkeit des Afters gesorgt wird, ist die Wahrscheinlichkeit entzündlicher Vorkommnisse an den Hämorrhoiden nur gering. An und für sich stellen die Hämorrhoiden, wenn sie von Stuhlträgheit und Kotverhärtung begleitet sind, keine anderen Ansprüche an die Therapie als die entsprechenden Formen einfacher Obstipation und es kann daher — um Wiederholung zu vermeiden — ohne weiteres auf die betreffenden Abschnitte verwiesen werden (S. 380ff.). Dies gilt insonderheit auch für die Diät. Doch wird man aus ihr alle Substanzen ausschalten, welche gröbere, spitzige und harte Bestandteile in den Kot liefern (grobe Spelzen, Kerne, Kerngehäuse u. dgl.). Rohfaserreiche Kost ist durchaus nicht kontraindiziert, wohl aber wird man statt grobgeschroteten, Spelzstücke enthaltenden Brotes lieber Brot aus feinvermahlenem Vollkorn wählen. Wenn das Schlackenmaterial in feinverteilte und weiche Form gebracht ist, bewährt sich schlackenreiche Kost sogar vortrefflich, indem es den Kot lockert. Recht gute Erfahrungen machten wir mit Beigabe hemizellulose- und pentosanreicher,

34*

leicht quellbarer Samenkörner (Semen Lini, Semen Psylli, S. 232). Auch Traubenkuren werden gelobt; doch sollen dann Kerne und Schalen nicht mitverzehrt werden. Überhaupt sei man mit Rohobst etwas vorsichtig und treffe sorgsame Auswahl. Weichfleischige geschälte Äpfel, glattfleischige geschälte Birnen (ohne Steinzellen!), weichschalige und saftreiche Kirschen, Pflaumen, Pfirsiche, Aprikosen, ferner Orangen ohne das Zwischengewebe, Datteln, Bananen sind empfehlenswert. Das kleine Kernobst (Stachel- und Johannisbeeren, Himbeeren, Erdbeeren u. ähnl.), auch Feigen sind bedenklich, ebenso steinzellenhaltiges Birnenfleisch; die kleinen harten Gebilde dieser Früchte setzen sich ebenso wie Schalenstücke usw. allzu gern in Falten des Afters fest; da sie sich im Dickdarm mit Bakterien beladen haben, erregen sie dann leicht örtliche Entzündung, die auf dem vorbereitetn Boden sich schnell in die Tiefe fortsetzen kann. Wenn es Schwierigkeit macht, mit der Kost allein schlanken Stuhlgang zu erzielen, so versteife man sich bei Hämorrhoidalleiden nicht auf ausschließlich diätetisches Verfahren und scheue vor milden Abführmitteln nicht zurück. Nach früher Gesagtem bedarf es doch eines gewissen Ausprobens, mit welchem Abführmittel man im Einzelfalle am besten fährt. Im allgemeinen hatten wir mit einfachen und altbewährten Mitteln wie Rhabarber und Pulv. Liquir. compos. die besten Erfolge. Doch bewähren sich manchmal kleine Mengen salinischer Abführmittel ebenso gut. Mit allen Vorbehalten (S. 390) kommen auch planmäßige Trinkkuren mit abführenden Mineral-

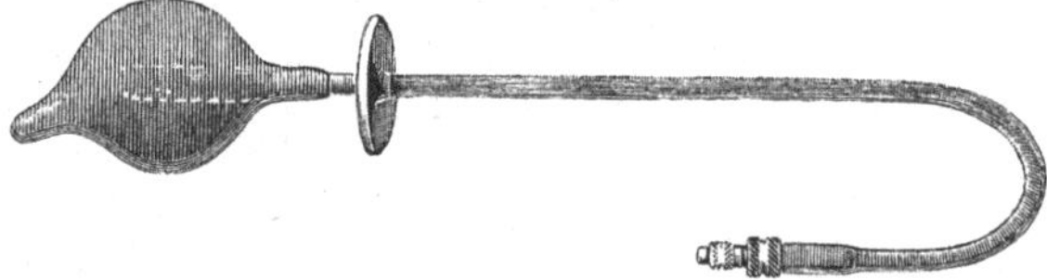

Fig. 120. Pneumopessar zur Behandlung der Hämorrhoiden (nach E. Schlesinger).

wässern in Betracht. Es sei auch an den alten Ruhm der Molkenkuren bei Hämorrhoidalleiden erinnert; zu Hause findet sie vollwertigen Ersatz in morgendlichem Genuß von Milchzucker (S. 222), dem wesentlichen Bestandteil der Molken.

Unter Umständen sind besondere Maßnahmen gegen die Dyschezie erforderlich, auf welche Diätkur nicht immer zuverlässig einwirkt. Neben Hinweis auf früher Gesagtes (S. 391) seien hier die mittels weichen und dünnen Kautschukrohrs am Abend einzubringenden kleinen Klistiere von Öl oder flüssigem Paraffin erwähnt. Vor allem ist etwaigem Sphinkterspasmus vorzubeugen (Atropin-, Papaverin- oder Suprareninsuppositorien oder Paraffitoria (S. 260), bzw. Mikroklysma). Seifen-, Glyzerin- und Gallensäuresuppositorien und gleichartige Klistiere sind zu meiden; sie reizen die Schleimhaut. Begleitende Proktitis fordert entsprechende Behandlung (S. 510).

G. Oeder hat empfohlen, den Steiß nachts durch ein untergelegtes Keilkissen hochzulagern, um so den Blutabfluß aus dem Analgebiet zu fördern. Trotz der rühmenden Erwähnung seitens verschiedener Autoren scheint die an sich gewiß zweckmäßige Methode keine weitere Verbreitung gefunden zu haben. Dagegen sind die Hämorrhoidalpessare, welche tagsüber oder auch nachts im After getragen werden und durch leichten Druck die Blutstauung in den Varizen verhindern sollen, viel im Gebrauch. Ihre ursprüngliche Form ist ein birnenförmiger, etwa haselnußgroßer Knopf, der durch einen dünnen Stiel mit einer in der Rima ani ruhenden länglichen Platte verbunden ist. Neuerdings sind verschiedene Modifikationen empfohlen worden: trichterförmige (Ratkowski), keulenförmige (W. Scheffer) und Pneumopessare (E. Schlesinger,) letztere aus einem aufblasbaren Gummiballon bestehend (vgl. Fig. 120). Ad. Schmidt warnt vor den Pessaren; wir schließen uns an. Die Gefahr der Reizung (durch Druck oder Kotreste) ist größer als der Nutzen.

Außerordentlich wichtig ist weiterhin die Beachtung einer sorgfältigen Anustoilette. Es ist bekannt, wie oft beim Stuhlgang die Rektalschleimhaut nicht vollständig gesäubert wird (S. 262), sondern daß kleinere Kotteilchen zurückbleiben, die namentlich in den Falten oberhalb und unterhalb des Schließmuskels liegen und zur unmittelbaren Ursache der Infektionen der Varizen werden. Durch Abwischen mit Papier werden sie nicht ordentlich entfernt. Das Klosettpapier ist überhaupt, selbst wenn es genügend weich ist, für den Hämorrhoidarier unzweckmäßig; er verschmiert damit die Kotreste auf der Oberfläche und reibt sie womöglich in die Schleimhaut hinein. Besser sind Wattebäusche oder ein sehr weicher Schwamm. Proebsting und M. v. Lenhossék empfehlen dringend, jedesmal nach der Defäkation ein kleines Wasserklystier (S. 262) folgen zu lassen. Dadurch werden die hängen gebliebenen Teilchen aus dem Anus geschafft. Nach vorsichtigem Trocknen mit einem kleinen Leinenlappen wird der Anus mit Borlanolin oder Nohäsa-Salbe (Campher, Menthol, Chloralhydrat enthaltend) eingesalbt.

Behandlung von Blutungen. Kleine, seltene Blutungen bedürfen meist keiner Behandlung. Stuhlzäpfchen mit 0,01 g Kokain. muriat. und 1—2 mg Suprarenin wirken unmittelbar blutstillend. Bei öfterer Wiederkehr erweisen sich oft adstringierende Anusol-, Bismolan- oder Escalinsuppositorien als nützlich (Anusol im wesentlichen Jodresorzinsulfonsaures Wismut mit Beigabe von Zincum oxydatum; — Bismolanzäpfchen, von Jüngerich und von Trebing empfohlen = Bism. oxychlorati 0,1; Zinc. oxyd. 0,15; Solut. suprarenini 0,05; Eucain hydrochl. 0,05; Mentholi 0,05; Lanolin 2,0; Vaselin 2,0 — Eskalin = kolloidales Aluminium metallicum). Für Rezeptur eignet sich: Bismut. subgall. 0,3; Cocaini mur. 0,02; Suprarenini 0,1; Adipis lanae 2,0; Vaselin 2,0. Bei öfterer Wiederkehr empfiehlt J. Boas mehrwöchigen Gebrauch von Hamamelis virginica (dreimal täglich 1 Teelöffel des Fluidextrakts innerlich; auch in Tablettenform käuflich). Kommt man auch damit nicht zum Ziel, so muß man zur örtlichen Therapie schreiten. J. Boas und Schloß sahen die besten Erfolge von Chlorkalziuminjektionen (Calc. chlorat. puriss. cryst. 20, Aqua 200; davon 20 ccm morgens nach der Defäkation und ev. noch einmal abends mit einer kleinen Spritze in den After einzuführen). Andere Autoren (Klewzow, H. Naegeli-Ackerblom) empfehlen Kalomel in Form von Suppositorien (0,3) oder Salbe. — Stärkere Blutungen verlangen unbedingt sofortiges lokales Eingreifen. Bequem und sicher wirkt Einführen eines mit Jodoformgaze umwickelten, etwa kleinfingerdicken Gummirohres (O. Nordmann); es bleibt, etwa 10 cm tief, 24—36 Stunden lang liegen; dabei muß aber durch Opiate für peristaltische Ruhe gesorgt werden. Wir hatten auch guten Erfolg, wenn wir die Gaze statt mit Jodoform, mit möglichst konzentrierter Lösung von Koagulen oder Klauden beschickten. Eisenchloridwatte und -gaze sollte man vermeiden; sie verschorft die Schleimhaut in unberechenbarem Grade. Klistiere mit verdünnter Eisenchloridlösung helfen nicht. Bei wirklich starken Blutungen ist Aufsuchen der blutenden Stelle mittels Rektoskops, Kauterisieren oder Vernähen vorzuziehen (in Narkose!).

Behandlung entzündeter Hämorrhoiden (Thrombophlebitis). Leichtere Formen der Entzündungen bilden sich, wie erwähnt, S. 527), oft bei Sorge für weichen Stuhl und peinlichster Sauberkeit ohne weitere Behandlung zu kleinen, schmerzlosen Knoten zurück. Ruhiges Verhalten ist dabei Voraussetzung. Beim Gehen, beim Scheuern der Afterbacken oder der Unterkleider gegen die entzündeten Knoten steigern sich Reizzustand und Schmerzen. Gute Dienste tuen feuchtwarme Umschläge, öfters wiederholte warme Sitzbäder (dreimal täglich je 20—30 Minuten bei 40⁰ C, E. Payr, Ad. Schmidt), Dampf- sitzbäder (O. Nordmann). Bei äußeren Knoten bewährt sich dies besser als Kälte. Sehr erleichternd auf Schmerz und Spannungsgefühl, ebenso auf etwaigen Tenesmus wirken adstringierende Salben mit Kokain, Suprarenin und Anästhesin, die man dick auf Gaze streicht und dem Knoten auflegt (Ko- kain 0,3, Suprarenin 0,05, Anästhesin 1,0, Eskalin 2,5, Ungt. Paraff. 20,0). Eine ganz zweckmäßige, fertige Mischung ist die sog. Bismolan-Gleitsalbe. — Bei Entzündung innerer Hämorrhoiden bringt man die gleichen Substanzen in Form von dünnen Suppositorien vorsichtig in den Mastdarm, nachdem vor- her der Sphinkter mittels Kokain oberflächlich anästhesiert worden ist (S. 506). Hier bewährt sich Kälte besser als Wärme. Man kann sich des Arzberger- Winternitzschen Mastdarmkühlers bedienen (S. 261). Freilich setzt auch dies voraus, daß man ohne schroffes Verfahren den Widerstand des Sphinkters überwindet. Wenn das Kühlrohr einmal im Mastdarm liegt, lassen Schmerzen und Sphinkterkrampf gewöhnlich bald nach. Bei Entzündung innerer Hämor- rhoiden sollte man lieber den Stuhlgang einige Tage lang mittels Opium zurück- halten (Opium-Belladonnaklistier).

Bei schwereren Entzündungen beschreitet man den gleichen Weg. Öfteres Bepinseln mit Jodtinktur reizt anfangs, beschleunigt aber den Gesamt- verlauf. Mit Rücksicht auf die längere Dauer gestaltet sich die Stuhlgangfrage oft recht schwierig. Wenn Kot im Rektum liegt, muß er unbedingt entfernt werden und dies ist oft nur durch ausgiebige Mastdarmspülung in Lumbal- anästhesie möglich. Erst wenn der Mastdarm leer ist, tritt Opium in sein Recht. Verschwärende äußere Knoten werden mit Wundstreupulvern gedeckt (Jodo- form u. a.). E. Payr eröffnet die Knoten unter Lokalanästhesie mit dem Messer, exstirpiert den Thrombus mit der Schere und tamponiert mit Jodoformgaze oder (bei kleinen Defekten) mit Streupulvern. Nach 1—2 Tagen läßt er die Kranken schon wieder aufstehen und will dabei niemals unangenehme Er- fahrungen gemacht haben. Man ersieht daraus, daß die Schonungstherapie der entzündeten Hämorrhoidalknoten kein unbedingtes Erfordernis ist.

Hämorrhoidalprolaps kommt natürlich nur bei inneren und intermediären Knoten vor. Er soll möglichst sofort reponiert werden, ehe stärkere Schwellung dies erschwert. Manche Kranke, bei welchen das Prolabieren sich oft wieder- holt, erlangen im Reponieren große Geschicklichkeit. Wenn man nicht sofort zum Ziel kommt, muß versucht werden, den Knoten durch Bestreichen mit Kokain- (5⁰/₀ig) und Suprareninlösung zum Abschwellen zu bringen, was oft genügt. Unter Umständen ist Narkose oder Lumbalanästhesie nötig. Gangränes- zierende Knoten dürfen aber nicht reponiert werden; es ist besser, das Aus- stoßen nekrotisierter Teile oder das Abstoßen des ganzen Knotens abzuwarten. Der Patient bedarf dann aber sorgsamster Überwachung. Meist verläuft unter teilweiser Nekrose und späterer Schrumpfung der ganze Prozeß so günstig, daß J. Boas geradezu eine unblutige Radikalbehandlung innerer Hämor- rhoidalknoten darauf baute: Die Knoten sollen unter Druck der Bauchpresse oder unter Zuhilfenahme Bierscher Saugnäpfe nach außen gebracht werden; der Sphinkter klemmt sie dann ab; sie selbst und oft die ganze Analgegend werden ödematös; die thrombosierten Knoten werden bindegewebig umgewandelt und schrumpfen. Auch S. Kofmann, J. Maybaumm, Müller äußern sich günstig über dies Verfahren. Neuerdings wird es von J. Boas unter Beifügung vieler Einzelheiten genauer beschrieben und wieder angelegentlich empfohlen.

b) Radikalbehandlung. Bei chronischen Reiz- und Entzündungszuständen der Hämorrhoiden, häufig sich wiederholenden Blutungen, auch bei lediglich subjektiven Beschwerden infolge ausgebreiteter Varizenbildung und bei unangenehmen Pendelhämorrhagien kommt die radikale Entfernung in Frage, zumal wenn sich bereits chronische Proktitis, Anusfissuren oder gar Prolapsus ani hinzugesellt haben. Man kann sie auf unblutigem und blutigem Wege durchführen.

Ein unblutiges Verfahren, von J. Boas angegeben, ward soeben besprochen. Es ist aber nur bei inneren Knoten und, wie Ad. Schmidt meint, vornehmlich bei größeren inneren Einzelknoten anwendbar. Lange empfiehlt das Einspritzen von einigen Tropfen Karbolsäure-Glyzerin in der Konzentration von 1 : 2 mittels einer kleinen Pravazspritze unmittelbar in die, ev. ebenfalls durch Ansaugen ans Licht gebrachten Knoten. Es entsteht eine künstliche Thrombose mit denselben, wenn auch vielleicht etwas schwächeren Symptomen wie bei der natürlichen Thrombophlebitis. In kurzen Abständen werden so die einzelnen Varizes nach und nach zur Verödung gebracht. Das Verfahren wird von verschiedenen Seiten (Roux, E. Braats, B. N. Henderson, F. S. Edwards) als zweckmäßig und verhältnismäßig schmerzlos empfohlen. Ad. Schmidt schließt sich dem an, sah aber häufiger Rezidive auftreten als bei den blutigen Verfahren.

H. Krukenberg spritzt während allmählichen Vorschiebens der Nadel $\frac{1}{2}$ ccm 1 $^0/_{00}$iger Suprareninlösung in die Knoten. Nach einmaliger Injektion sah er Knoten von Haselnußgröße binnen 1 Woche ganz zusammenschrumpfen und verschwinden. Größere Knoten bedürfen mehrmaliger Injektion, bald an dieser, bald an jener Stelle. Das ist ein sehr einfaches Verfahren, das jedenfalls ohne Bedenken eingreifenderen Maßnahmen vorausgeschickt werden kann. G. Klemperer und L. Dünner suchen durch Aufpinseln von Jodtinktur oder durch Chrysarobinsalbe (Chrysarobin 0,8; Jodoform 0,3; Extr. Bellad. 0,6; Vaselin 15,0) die Gefäßwände entzündlich zu reizen und intravaskuläre Gerinnung zu bewirken; später schrumpfen die Knoten. Bei inneren Hämorrhoiden treten Zäpfchen an die Stelle (Chrysarobin 0,08; Jodoform 0,02; Extr. Bellad. 0,01; Butyr. Cacao 2,0; zwei- bis dreimal täglich ein Zäpfchen). J. Philippowicz kommt auf die alte Ligaturbehandlung zurück, welche seiner Zeit v. Dittel einführte. Sie ist zwar einfach und ungefährlich, bereitet dem Patienten aber oft größere Schmerzen als nötig (J. v. Hochenegg). J. Boas gab kürzlich ein neues Verfahren an, das sich wie sein früheres gegen innere Knoten richtet: Herausziehen der varikösen Knoten mittels Bierscher Saugglocke, Einspritzen von 2—5 ccm 95 $^0/_0$igen Alkohols in die Knoten; dann Reponieren der Knoten. Einige Tage Opiumbehandlung; dann Anregung der Peristaltik durch Abführmittel; meist ist der erste Stuhlgang schon schmerzlos. (Über Einzelheiten vgl. Originalarbeit.) Trotz ihrer Einfachheit sollte diese Behandlungsform nicht ambulant durchgeführt werden. — Erfolge mittels hochgespannter oszillatorischer Ströme als Palliativmittel gegen Blutungen und Entzündungen rühmte T. J. Bokenham. — Vor einigen Jahren empfahlen C. von Noorden und A. Caan Behandlung mit Radium bzw. Mesothorium. Die das Präparat enthaltenden Kapseln blieben je 2 Stunden liegen und dies wurde 2—3 Wochen lang jeden zweiten Tag wiederholt. Anfangs tritt manchmal leichte entzündliche Reizung auf, alsbald aber beginnen die Knoten zu schrumpfen. Um stärkeren Reizzustand zu verhüten, erwies sich gelegentliches Einschieben von d'Aronvalisation nützlich. Im ganzen waren bei leichteren Fällen etwa 600, bei schwereren etwa 1000—1200 Milligrammstunden für die Behandlung erforderlich. Das seit der ersten Mitteilung in etwa 25 weiteren Fällen durchgeführte Verfahren bewährte sich gut. Irgendwelche schädliche Folgen der Strahlentherapie traten nicht hervor.

Zur blutigen Operation ist eine gewisse Vorbereitung nötig: drei Tage lang morgens Rizinusöl und abends ein Klistier; dabei schlackenarme,

breiige Kost. Der Darm wird hierdurch gründlich gereinigt, so daß man Nachrücken von Kot nicht zu befürchten braucht. Kurz vor der Operation gibt
man 20 Tropfen Opiumtinktur (O. Nordmann) und auch noch weitere 5
bis 6 Tage wird der Kot durch Opium zurückgehalten. Die Operation führt
man in Narkose oder unter Lumbalanästhesie aus. Außerdem wird der Schließmuskel mit den Fingern gedehnt, so daß ein bequemes Hantieren möglich ist.

Das älteste und auch heute wohl noch am meisten gebrauchte Verfahren
ist die Kauterisation mit dem Paquelin nach B. v. Langenbeck. Die einzelnen
Varizen und Knoten werden mittels breiter Zange abgeklemmt und verbrannt.
Nach Abnahme der Zange übernäht man zweckmäßig die verschorfte Stelle
mit Jodkatgut. Schließlich wird ein mit Tampon umgebener Schlauch eingeführt und mehrere Tage liegen gelassen. Whitehead, Mikulicz u. a.
ziehen die Exzision der Knoten vor. Während dabei früher der Schnitt direkt
über die Knoten geführt wurde, bringt ihn Dreesmann weiter außerhalb an,
weil dadurch die Gefahr der Infektion verringert und eine sichere prima intentio
gewährleistet wird. Er unterminiert von dem Hautschnitt aus das Gewebe
und entfernt so die Knoten gewissermaßen von unten. Noch eine Anzahl
anderer Modifikationen sind angegeben worden (J. Landström, E. Braats,
W. v. Brunn, O. Nordmann u. a.). Im übrigen sei bezüglich chirurgisch-
technischer Einzelheiten auf die Lehrbücher der operativen Chirurgie verwiesen.

Alles in allem hat sich ergeben, daß in schwereren Fällen die blutige Operation die besten Dauerresultate gibt. Auch Ad. Schmidt, der operativem Eingreifen nicht zuneigte, erkannte dies an. Doch ist es ungemein schwer, diese
Frage mit statistischen Methoden anzugehen und daraus dann Schlüsse zu
ziehen. Dafür liegen die Einzelfälle doch zu verschieden. Es kommt doch
ziemlich oft vor, daß unter ganz einfachen Behandlungsmethoden, wie wir
sie unter Prophylaxis schilderten (S. 531), quälende Hämorrhoidalleiden in
ein völlig beschwerdefreies Stadium treten (ohne Schmerzen, ohne Blutungen,
ohne neue Entzündungen usw.) und sich nicht nur Jahre, sondern Jahrzehnte
lang in diesem erfreulichen Zustand halten. Und ebenso bringen recht oft
unblutige Methoden (Injektionsverfahren verschiedener Art, Radiumbestrah-
lung) so treffliche Erfolge, daß blutige Nachoperation gar nicht mehr in Frage
kommt. Damit soll nicht in Abrede gestellt werden, daß in anderen Fällen
die chirurgische Operation der einzige richtige Weg ist. Wir können aber
O. Nordmann nicht Recht geben, wenn er seinen lehrreichen Aufsatz mit den
Worten schließt: ,,Hoffentlich setzt sich bei den Kranken wie bei den Ärzten
die Ansicht immer mehr durch, daß das Hämorrhoidalleiden mit allen seinen
Komplikationen zur Domäne des Chirurgen gehört.''

Für alle ernsteren Komplikationen freilich trifft dies zu; insbesondere
für schwere akute Blutungen, fortdauernde kleine Blutungen, etwaige Fissuren, Abszesse, zurückbleibende Fisteln und meist auch für Mastdarmprolaps.

VII. Die Bazillendysenterien.

A. Über den Ruhrbegriff.

Wir überschreiben diesen Abschnitt ,,Dysenterien'' und nicht ,,Dysenterie'',
weil dem klinischen Begriff ,,Ruhr'' eine große Reihe ätiologisch verschiedener
Krankheiten unterstehen. Es gibt natürlich nur eine wahre Bazillendysenterie,
die einheitlich und mit voller Übereinstimmung dem Bacillus dysenteriae
Shiga-Kruse zur Last gelegt wird. Dieser Krankheit kommt epidemiologisch
besondere Bedeutung zu, weil sie durch größere Infektiosität und durch weitere

Verbreitung über den Erdkreis vor ähnlichen Formen hervorsticht; und auch klinisch beansprucht sie höhere Wertung, weil die durch genannten Bazillus bedingten Krankheiten durchschnittlich schwerer und bösartiger verlaufen als andere. Aber es gibt auch zahlreiche Fälle von Shiga-Kruse-Dysenterie leichteren Verlaufs, und diese stimmen im klinischen Bilde durchaus mit dem durchschnittlichen Bilde der Dysenteroide (Pseudodysenterie) überein. Andererseits verlaufen auch Dysenteroide manchmal so schlimm, wie man es gewöhnlich nur bei wahrer Dysenterie antrifft. Wir können einstweilen das am Einzelfalle beobachtete klinische Bild nicht mit einer ganz bestimmten Bakterienart verknüpfen; bei einheitlichen Epidemien ist dies eher möglich und erlaubt. Im einzelnen Falle aber bleibt die ätiologische Diagnose unsicher, bis Bakteriologie oder Serologie gesprochen haben. Unter diesen Umständen ist es gerechtfertigt, wenn wir uns zunächst mit dem Grundtypus, der Shiga-Kruse-Dysenterie (echte „epidemische Ruhr" der Autoren) beschäftigen und dann ergänzend auf die Dysenteroide eingehen.

Bemerkungen zum Begriffe: „Bazillenruhr". Für den Kliniker ist Ruhr eine primäre infektiöse Dickdarmentzündung, die in typischen Fällen akut auftritt, mit Fieber, schmerzhaftem Stuhldrang und blutig-schleimigen Entleerungen einhergeht. Für die pathologische Anatomie ist es eine Darmentzündung, welche ihren ursprünglichen und hauptsächlichen Sitz im Rektum hat, von dort aufsteigend sich durch den Dickdarm verbreitet, in besonders schweren Fällen auch höher hinauf, dann aber in allmählich abnehmender Stärke. Am Ort schwerster Erkrankung nimmt die Entzündung ulzerös-diphtherischen Charakter an. Für den pathologischen Anatomen stellt sich der Zustand des Darms zunächst nur als schwere Kolitis dar: er kann aber auf Grund der Erfahrung meist aus Art und Verteilung der entzündlichen Veränderungen ersehen, daß diese Kolitis ihr Dasein einer Krankheit verdankt, welche durch den klinischen Begriff „Ruhr" gedeckt wird, d. h. einer akuten Infektionskrankheit (R. Adelheim). Er schaltet mit der Diagnose Ruhr andersartige geschwürige Prozesse aus: Tuberkulose, Syphilis, Aktinomykosis, Amöben-Ruhr, Quecksilberintoxikation, Urämie, sterkorale Dekubitalgeschwüre u. a. Eine weitere Eigenschaft, auf die der Kliniker mehr als der pathologische Anatom bei der Definition Rücksicht nehmen muß, ist der epidemische Charakter der Krankheitsfälle. Doch ist dies kein unbedingtes Erfordernis, da es einerseits von Art der Mikroben, anderseits von den antiepidemischen Maßnahmen abhängt, ob eine wahre Epidemie entsteht oder nicht. Wir lösen, ebenso wie Redner auf der Aussprache über Ruhr im Berliner Verein für innere Medizin (22. Oktober 1917) und F. Umber, mit dem Gesagten den klinischen Begriff Bazillenruhr von einer bakteriologisch-einheitlichen Unterlage und halten dies solange für gerechtfertigt, bis sich herausgestellt hat, daß den (Shiga-Kruse-) Dysenteriebazillen und den verschiedenen Dysenteroidbazillen gesonderte Krankheitsbilder zukommen. Wir befürchten nicht, wie U. Friedemann, damit einen diagnostisch-chaotischen Zustand zu schaffen. Leitend ist vielmehr der hervorragend praktische Gesichtspunkt, daß jede ruhrähnliche Krankheit zunächst als schwer ruhrverdächtig betrachtet werden muß, und daß hieraus die notwendigen Folgerungen für Epidemie-Prophylaxis gezogen werden müssen, bis Bakteriologie und Serologie das Nicht-Vorhandensein einer Epidemiegefahr dargetan haben. Dieser Zusatz verlangt, daß nicht nur aus diagnostischem, sondern aus allgemein-hygienischem Interesse möglichst bald die besondere Art der Krankheitserreger festgestellt werde. Denn sowohl für die Prognose des Einzelfalles wie für das Allgemeinwohl ist es von ganz anderer Tragweite, ob Bacillus dysenteriae Shiga-Kruse oder ob ein anderer Dysenteroidbazillus dahintersteht. Nur der erstere veranlaßt wahre Seuchen („epidemische Ruhr" im engeren Sinne des Wortes); alle anderen erzeugen vorwiegend örtlich beschränkte Epidemien oder nur Gruppenerkrankungen ohne Streben, sich weit zu verbreiten. Die Dinge liegen beim klinischen Krankheitsbilde „Ruhr" ähnlich wie bei Sepsis. Zunächst diagnostizieren wir „Sepsis" und wissen noch nicht, welche Bazillen ihre Ursache sind. Dann finden wir im Blut oder in eröffneten Eiterherden Streptokokken oder Pneumokokken oder Staphylokokken usw. Dann erst begnügen wir uns nicht mehr mit dem Namen „Sepsis", sondern sprechen von „Streptokokkensepsis" usw. So sprechen wir auch zunächst ganz allgemein von „Ruhr" und erst, wenn wir auf bakteriologische und epidemiologische Feststellungen, vielleicht auch auf weitere Entwicklung des klinischen Verlaufs gestützt, Näheres wissen, sprechen wir von Shiga-Kruse-Ruhr, von Flexner-Ruhr, von Y-Ruhr usw.

Die wichtigsten Bezeichnungen für Dysenteroidbazillen (syn. Pseudodysenterie- oder auch Paradysenteriebazillen) führen wir hier an. Man ging bei der Ordnung der gefundenen Formen teils von serologischen, teils von kulturellen Einteilungsprinzipien aus. Man kam dadurch zu verschiedenen Bezeichnungen für ein und dieselbe Art. Es gibt also weniger Arten als Bezeichnungen: Bazillenart 17 ist identisch mit Bazillus I der Gruppe 13—14; Bazillen 1 und 2 sind nur Sonderarten der Kolitisbazillen Nr. 16.

1. Flexner-Bazillen (S. Flexner).
2. Y-Bazillen (Ph. H. Hiß und T. F. Russel).
3. Strong-Bazillen (R. Strong und E. Musgrave).
4.—12. Pseudodysenterie-Bazillen, Rasse A—H (W. Kruse, Ritterhaus, Kemp, Metz).
13.—14. Pseudodysenterie-Bazillen, Rasse I und J (W. Kruse, C. Sonne).
15. Paradysenteriebazillen (Deycke und Reschad, R. Rieder, Kemp).
16. Kolitisbazillen (H. Braun und W. Ließ).
17. Schmitz-Bazillen (K. E. F. Schmitz).

Wollten wir die gesamte Ruhr-Literatur besprechen, welche gerade während des Krieges zu ungeheurem Umfang anschwoll, so müßten wir diesem Abschnitt einen Raum widmen, welcher den für das ganze Buch vorgesehenen überflügelt. Eine zusammenfassende Bearbeitung hat die Kriegsliteratur über Bazillenruhr noch nicht gefunden. Es sei aber verwiesen auf die größeren Arbeiten von L. Brauer, G. Jürgens, M. Matthes und W. Kruse nebst Diskussion und auf die Aussprache über Ruhr im Verein für innere Medizin, Berlin 1917, ferner auf die Übersicht bei W. Kolle und H. Hetsch.

B. Ätiologie und Pathogenese.

Der Erreger epidemischer Ruhr wurde von K. Shiga zuerst in Japan gefunden (1898); aber erst den planmäßigen Forschungen W. Kruse's und seiner Schüler (1900 usw.) gelang der Nachweis, daß dieser Bazillus nicht nur lokale Bedeutung habe (Japan), sondern überall, wo bazilläre Ruhr als Volksepidemie auftritt, den Krankheitserreger darstellt.

Die Shiga-Bazillen (Fig. 121) sind kurze, plumpe, koliähnliche Stäbchen mit leicht zugespitzten oder abgerundeten Enden, im Ausstrichpräparat der Dejektionen meist paarweise liegend, ohne Geißeln und ohne Eigenbewegung. Sie färben sich gut mit allen Anilinfarben, besonders mit Fuchsin und Methylenblau, entfärben sich nach Gram. Auf Traubenzuckeragar bilden sie kein Gas. Gelatine wird nicht verflüssigt. Agarkulturen haben oft eigentümlichen Geruch, der an Sperma erinnert. Um die Shiga-Bazillen von ähnlichen zu unterscheiden, legt man nach O. Lentz am besten Parallelkulturen auf Lackmus-Mannit-, Lackmus-Maltose- und Lackmus-Saccharose-Agar an. Der Shiga-Bazillus wächst auf allen diesen Nährböden blau, d. h. er verändert die

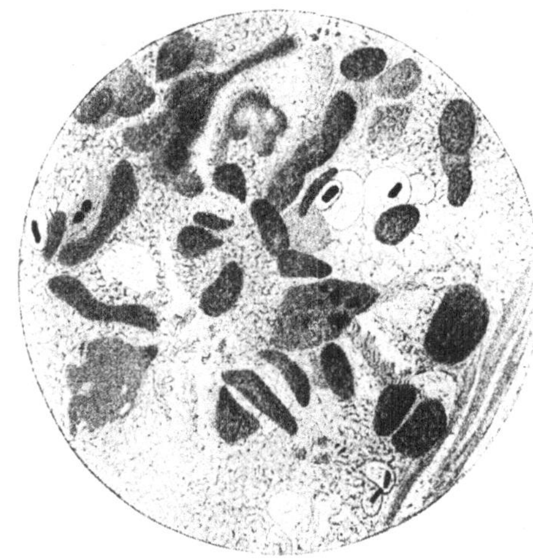

Fig. 121. Dysenteriebazillen (nach Schmidt-Straßburger).

leicht alkalische Reaktion des Nährbodens nicht. Neben einigen anderen kulturellen Spezialverfahren wird zur Sicherstellung die Gruber-Widal'sche Agglutinationsprobe herangezogen. Nur grobflockige Agglutination der Shiga-Bazillen durch das Serum des Kranken gilt als beweiskräftig, aber trotz echter Shiga-Bazillenruhr bleibt der Ausschlag manchmal negativ (U. Friedemann). Ein anderes Verfahren besteht darin, die aus Dejekten gezüchteten Bakterien mittels eines von hochimmunisierten (Shiga-Bazillen) Kaninchen stammenden Serum auf Agglutination zu prüfen. Dies bietet den Vorteil, sofort nach Reinzüchtung der Bazillen aus den Dejekten anwendbar zu sein, während die Agglutination von Shiga-Bazillen durch das Serum des Kranken erst nach 10 bis 14 Krankheitstagen zu erwarten ist (Th. Brugsch und A. Schittenhelm). Immerhin gestattet Kombination von Kultur- und Agglutinationsverfahren, jetzt schon frühzeitig die Shiga-Dysenteriebazillen mit Sicherheit von allen anderen Bazillen zu unterscheiden. Nach F. Jacoby sind Ruhrstühle oft sauer, was rasches Absterben der Ruhrbazillen bedingt.

Die Shiga-Bazillen sind starke **Giftbildner**; sowohl Endotoxine wie Exotoxine kommen zur Wirkung; die ersteren scheinen im Krankheitsbilde zu überwiegen. Die einzelnen Stämme erwiesen sich als verschieden giftstark. Trotz dieser Verschiedenheiten übertrifft die Toxizität der Shiga-Bazillen im Durchschnitt bei weitem diejenige ähnlicher Mikroben (Dysenteroidbazillen Flexner, Strong, Y u. a.). Wenn auch unter den inzwischen bekannt gewordenen Dysenteroidbazillen gelegentlich sehr giftige Stämme gefunden wurden, bleibt doch die überragende Giftigkeit der Shiga-Bazillen unangetastet. O. Lentz teilte, was der praktischen Erfahrung Rechnung trägt, die Ruhrbazillen in giftstarke und giftschwache ein, und hierauf gründet sich ein weiteres Verfahren, die Shiga-Bazillen von anderen zu unterscheiden. Die Injektion lebender oder abgetöteter Ruhrbazillen erzeugt bei Versuchstieren pathologische Veränderungen am Darm und Nervensystem, die denen bei genuiner Ruhr sehr ähnlich sind: Durchfälle mit und ohne Blut, Paresen der Extremitäten, Temperatursturz; der ganze Darmtraktus wird hyperämisch, am Dickdarm werden Epithelnekrosen gefunden (Einzelheiten bei R. Dörr, O. Lentz, W. Kolle und H. Hetsch).

Zweifellos spielen die Ruhrgifte im klinischen Bild eine sehr große Rolle; erst sie stempeln das Leiden zur Allgemeinerkrankung, dessen Tragweite über den örtlichen Prozeß hinausgreift; ähnlich wie es bei Cholera der Fall ist. Sie heben die Ruhr aus der Gruppe anderer Formen schwerer Enterokolitis und Kolitis heraus, die auch zu Ulzerationen des Darms führen; und viel mehr wegen der größeren Toxizität als wegen Sonderart und Schwere der pathologisch-anatomischen Veränderungen ragt unter den eigentlichen Ruhrkrankheiten die Shiga-Kruse-Dysenterie hervor.

Wie führt nun der Infekt mit Shiga-Bazillen zur Infektion bzw. zur Krankheit? Es darf wohl als sicher gelten, daß die Mikroben in der Regel durch die oberen Wege, vor allem mit Speise und Trank in den Körper dringen. Nur selten ist dies so unmittelbar nachweisbar, wie bei einer von R. Abel und F. Löffler beobachteten Explosivepidemie im Anschluß an mikrobenhaltigen Kartoffelsalat. Obwohl experimentelle Erfahrungen dem entgegenstehen (L. Ruge), kommt R. Beneke neuerdings auf Eintritt der Mikroben durch den Mastdarm zurück; er stützt sich im wesentlichen auf den anatomischen Befund, d. h. auf das Aufsteigen des entzündlichen Prozesses vom Rektum nach aufwärts; die älteren Herde finden sich stets unterhalb der frischeren. Vom epidemiologischen Standpunkt wird man aber doch wohl schwere Bedenken gegen allgemeinere Bedeutung dieses Infektionsweges haben müssen, obwohl die Möglichkeit für Einzelfälle vielleicht zugelassen werden kann. Eintritt durch die oberen Wege als das natürlichste vorausgesetzt, ergibt sich als weitere Frage, wie die Mikroben keimkräftig die Magensperre durchbrechen. Die Ruhrbakterien sind alle sehr säureempfindlich, der Shiga-Bazillus insbesondere. Diese schwierige Frage kehrt bei allen Darminfektionen wieder, z. B. auch bei Cholera. Salzsäuremangel (S. 427) und Magenverstimmungen erleichtern das Durchschlüpfen. Man nahm auch an, daß der Schleimhaut des Unterdarms (insbesondere des Mastdarms) besondere positive oder negative Eigenschaften (Mangel an Alexinen?, S. 37) zukämen, welche das Haften und Nisten von Ruhrbazillen (Dysenterie- und Dysenteroidbazillen) im Gegensatz zu vielen anderen pathogenen Mikroben begünstigen. In dieser Allgemeinheit ist der Satz auch unbedingt richtig; er drückt nur eine Erfahrungstatsache aus und wir nahmen schon mehrfach Bezug auf ihn (S. 475 u. a. O.). D. v. Hansemann hält es für möglich und wahrscheinlich, daß sich die Ruhrbazillen erst dann im Darm ansiedeln, wenn derselbe durch andere Ursachen (unzweckmäßige Nahrung, andere Mikroben) geschädigt ist. Epidemiologische Erfahrungen sprechen dafür. In der Aussprache über die Vorträge von M. Matthes und C. Hirsch trat die gleiche Ansicht mehrfach zutage. Auch die Tatsache, daß es in großer Zahl Ruhrbazillenträger gibt, die nicht ruhrkrank sind (Infekt ohne Infektion), läßt sich in diesem Sinne verwerten. Einen bemerkenswerten Standpunkt vertritt L. Brauer. Nach ihm ist der Unterdarm nicht der primäre Angriffspunkt, vielmehr besteht die Allgemeinintoxikation schon vorher. Schon im Dünndarm würden die Dysenteriegifte resorbiert, gelangen ins Blut und werden nun — ebenso wie manche andere Gifte (Schwermetalle!) — im Unterdarm ausgeschieden. Sie reizen dort die Schleimhaut; sie verursachen Nekrose des Epithels; es entstehen die ersten stürmischen Durchfälle. In abortiven Fällen bleibt es bei diesem Intoxikations-Shock; die Bazillen gehen zugrunde. Halten aber Bazillen den keimtötenden Kräften stand, so lassen sie sich auf der geschädigten Darmschleimhaut nieder und vollenden dort ihr Zerstörungswerk (Nekrose, Diphtherie, Ulzeration) durch unmittelbare Wirkung ihrer Gifte auf das Gewebe. „Die Ruhrbazillen haben sich gewissermaßen durch ihre Toxine und Endotoxine den Acker selbst vorbereitet." Wir stehen hier wie bei so vielen anderen Infektionskrankheiten noch vor offenen Fragen.

Der Shiga-Bazillus ist in der Regel ausschließlich Darmbewohner. Man findet ihn in Leichen von Ruhrkranken im Dickdarm, selten und auch dann nur spärlich auch im Dünndarm; gelegentlich steigt er durch den Gallengang zur Gallenblase auf (R. Adelheim). Dagegen dringt er nur schwer in die Tiefe der Gewebe; er haftet an Oberflächen und schädigt sie durch seine Toxine. Im erkrankten Gewebe selbst, in benachbarten Abszessen, in metastatischen Herden findet man fast stets andere Keime als Zeugen einer Sekundärinfektion mit Bacterium coli, Streptokokken, Pneumokokken, Paratyphus B u. a. Diese Eigentümlichkeit kommt im großen und ganzen auch den Dysenteroidbazillen zu, aber doch nicht mit gleicher Strenge. Bazillen der giftschwachen Gruppen werden häufiger in Lymphgefäße, Lymphdrüsen, Leber, Milz verschleppt und können sich dort halten (W. Groß). Die Beschränkung auf die Oberfläche unterscheidet die Ruhrbazillen von den Erregern der Amöbendysenterie. Immerhin erfolgt das Verschleppen von Ruhrbazillen in das Blut häufiger, als früher angenommen wurde (S. 543, Metastasen).

C. Epidemiologisches.

Bazillenruhr ist über den ganzen Erdkreis verbreitet, aber doch mit sehr verschiedener Dichte. Bevorzugt sind räumlich die wärmeren Breiten gemäßigter Zonen und zeitlich die späteren Sommermonate; fast alle größeren Epidemien fallen in diese Jahreszeit. Offenbar begünstigt u. a. die dieser Jahreszeit eigentümliche Ernährungsweise das Zustandekommen der Infektion. Namentlich das rohe Obst wird verdächtigt; auch an besondere Beschaffenheit der Flora und des Planktons der Gewässer, welche das Gedeihen der Bazillen begünstigt, ist zu denken. Von einschneidendem Belang für Entstehung und Verbreitung von Epidemien ist gewohnheitsmäßige Unsauberkeit. Das Feilhalten von Eßwaren auf der Straße, wie es im Orient üblich ist und wie es sich skandalöserweise auch bei uns wieder einzubürgern beginnt, ist sicher ein Förderer der Ruhr; freilich stehen die höhlenartigen Grünkramläden unserer Großstädte in hygienischer Hinsicht auch kaum auf höherer Stufe. Manchmal ist offenbar der gemeinschaftliche Genuß bestimmter, verunreinigter Nahrungsmittel Ursache zusammenfallender Erkrankungen (Explosiv-Epidemien, S. 539); des weiteren aber pflanzt sich die Krankheit auch von Fall zu Fall fort durch Hände, Wäsche und andere Gegenstände, welche mit bazillenhaltigen Dejekten beschmutzt sind. Dabei bilden gesunde „Bazillenträger" und „Dauerausscheider" mit chronischer Ruhr vielleicht eine größere Rolle als Schwerkranke. Selbst unter primitiven Verhältnissen geht man mit den Dejekten der letzteren vorsichtiger um; jedenfalls kann der Arzt besser und erfolgreicher darauf hinwirken. Auch der eingetrocknete und dann verstäubte Kot spielt als Bazillenverbreiter eine große Rolle. Der Kot wird nach dem Stuhlgang meist nicht bis auf letzte Reste vom After und seiner Umgebung entfernt. Sowohl bei hosenlosen Frauen wie in gemeinsamen Schlafräumen ist die Gefahr der Kotverstäubung groß. Beim Verschleppen von Bazillen auf weitere Entfernung sind zweifellos Fliegen beteiligt, denen die Bazillen nicht nur äußerlich anhaften, die sie vielmehr auch fressen und mit ihrem Kote noch keimfähig irgendwo absetzen. Im einzelnen sei auf die bedeutsame Arbeit B. Heymann's über die Verbreitungsweise der pathogenen Darmmikroben verwiesen. Nach Kolle-Hetsch entfielen bei einer Ruhrepidemie in Hagenau (Truppenübungsplatz) auf 171 Ruhrkranke 139 gesunde Bazillenträger! Angesichts solcher Zahlenverhältnisse bei einer einheitlich beköstigten und verpflegten Menschengruppe ist es klar, daß neben der aggressiven Kraft der Bakterien und ihrer Gifte die persönliche Empfänglichkeit für die Infektion bzw. Intoxikation höchst verschieden sein muß. Im Hinblick auf Dauerausscheider mit chronischer Ruhr, auf gesunde Bazillenträger, auf den Verkehr zwischen verseuchten und nicht verseuchten Bezirken, auf den Versand von Lebensmitteln von Ort zu Ort kann man sich das Entstehen einer Epidemie nicht allzu schwer erklären, ebenso ihr Aufflammen zu beträchtlicher Höhe in geometrischer Progression. Aber warum verschwindet die Krankheit wieder? Vielleicht deshalb, weil alle von den Bazillen erreichbaren empfänglichen Personen befallen und teils gestorben, teils immunisiert worden sind? Das sind Fragen, die bei Ruhr ebenso wie bei allen anderen Volksseuchen wiederkehren und auf die die Bakteriologie noch keine Antwort gibt (G. Jürgens).

Grundsätzlich unterscheidet sich in ihrem epidemiologischen Verhalten die Shiga-Dysenterie durchaus nicht von den Dysenteroiden. Insbesondere kommt dem Bazillentypus Y und Flexner auch die Eigenschaft zu, volksseuchenartige Epidemien, wenn auch mit geringerer Mortalität, zu verursachen. Sie treten sowohl als alleiniger Beherrscher von Epidemien auf wie auch merkwürdigerweise fast immer als Begleiter und Nebenbuhler des Shiga-Bazillus; d. h. wenn man bei einer Epidemie Shiga-Bazillen gefunden hat, kann man fast sicher darauf rechnen, auch Fällen mit Flexner-Bazillen zu begegnen. Ähnlich, aber doch nicht mit gleicher Aufdringlichkeit, verhält sich der Y-Bazillus. Alle anderen Dysenteroidbazillen sind in viel geringerem Grade Begleiter und Nachzügler des Shiga-Bazillus; sie treten meist isoliert auf, verursachen eine kleine, lokal beschränkte Epidemie und verschwinden dann wieder. Manche Dysenteroidbazillen wurden nur bei einer bestimmten Gruppe von Ruhrkranken gefunden, später niemals und nirgends wieder (Pseudodysenterie Rasse E Krause, Bazillus Schmitz).

D. Pathologische Anatomie.

Pathologisch-anatomisch stellt sich die unkomplizierte Ruhr als Prokto-Sigmoiditis und Kolitis dar. Das Rektum wird zuerst ergriffen, und von hier aus steigt der Entzündungsprozeß aufwärts; er kann dabei die Bauhinsche Klappe überschreiten und sich 1—2 Meter in den Dünndarm fortpflanzen. Wenn auch bei schnellem Fortschreiten, in perakuten Fällen rasch tödlichen Verlaufs, der ganze Dickdarm annähernd gleichmäßig befallen ist (M. Löhlein), erkennt man gewöhnlich doch deutlich, daß die unteren Abschnitte die älteren, die oberen die jüngeren Krankheitssitze sind. Dies ist ein wesent-

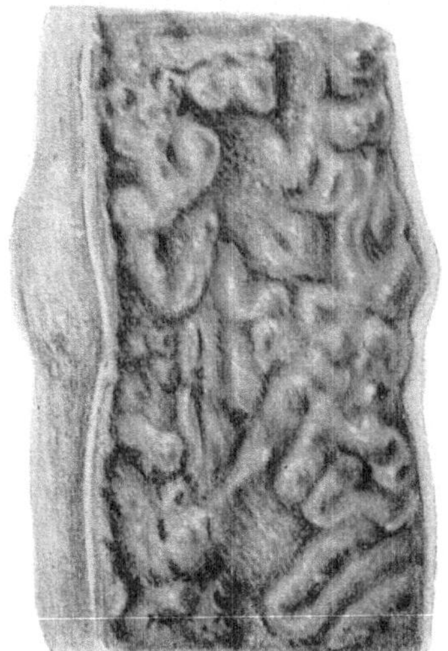

liches Merkmal, woraus der Anatom die Diagnose Ruhr stellt (R. Beneke, R. Adelheim u. a.). In chronischen Fällen ist dies freilich nicht mehr deutlich.

Die entzündete Schleimhaut ist sehr stark hyperämisch, neigt zu Blutung, zunächst per diapedesin; das Epithel ist getrübt (Art von Koagulationsnekrose), sieht „wie gekocht" aus und stößt sich ab. Die ganze Schleimhaut ist ödematös und schwammig gelockert. Entweder zugleich mit dieser katarrhalisch-hämorrhagischen Entzündung oder im Anschluß an dieselbe kommt es zur Abscheidung fibrinösen Gerinnsels auf die Oberfläche, in die Schleimhaut und in die Submucosa (diphtherische Form der Dysenterie), so daß die erkrankte Schleimhaut zunächst geschwollen, bläulich-rot injiziert und flächen- oder streifenförmig mit kleienförmigem Belag bedeckt sich darstellt (Fig. 122 a). Die Follikel der Darmwand sind geschwollen und ebenso die regionären Lymphdrüsen. Der Schleimhautbelag

Fig. 122 a. Frische Dysenterie.

stößt sich ab und jetzt erscheinen Geschwüre mit unregelmäßig gezackten, aber nicht unterminierten Rändern; wo Follikel vereitert und ausgestoßen

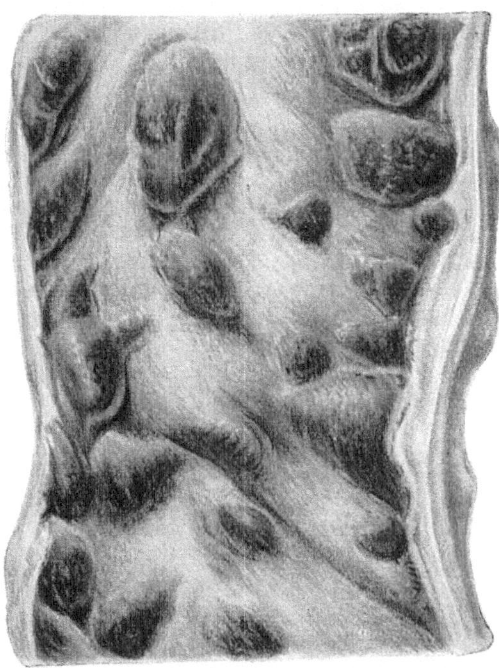

sind, sieht die Schleimhaut wie mit Locheisen ausgestanzt aus. In schwereren Fällen geht die geschwürige Zerstörung so weit, daß der größere Teil der Schleimhaut vernichtet wird und die erhaltenen Teile wie Inseln hervorragen (Fig. 122 b). Die Geschwüre greifen in der Regel nicht über Mucosa und Submucosa in die Muscularis hinein; doch kommt dies gelegentlich vor und dann droht Gefahr lokaler Peritonitis oder gar der Perforation. Die stärksten Veränderungen trifft man gewöhnlich in der Ampulla recti, an den Flexuren und an der Bauhin'schen Klappe und ganz durchgängig auf der Höhe der Falten, so daß die Geschwüre dem Verlauf der Dickdarmfalten entsprechend quergestellt sind, bis diese Anordnung durch weiter ausgreifende Zerstörung undeutlich wird.

Fig. 122 b. Alte Dysenterie (stehen gebliebene Schleimhautinseln).

Sowohl auf katarrhalisch-hämorrhagischer wie auf oberflächlich-diphtherischer wie auch auf geschwüriger Stufe kann die Entzündung Halt machen und der Heilung zustreben. Wo nur die Mucosa ergriffen war, brauchen keine erkennbaren Reste zurückzubleiben, da die Schleimhaut von den Geschwürsrändern her wieder nachwächst. Größere Flächen werden aber nicht mehr von Schleimhaut gedeckt, namentlich wenn auch die Submucosa zerstört war. Dann entstehen flache, epithelbedeckte, aber schleimhautfreie Narben mit schiefrig-pigmentiertem Grunde. Die umgebende Schleimhaut neigt zur Hypertrophie, es entstehen polypenartige Wulste, stellenweise sogar ausgesprochene Polyposis. War auch die Muskelwand ergriffen, so kommt es später zu schrumpfenden Narben, die den Darm mehr oder weniger verengen. Immerhin ist dies im Anschluß an akut verlaufende Ruhr doch nur ausnahmsweise der Fall.

Chronischen Verlauf kann sowohl die oberflächliche wie auch die geschwürige Form nehmen. Der entzündliche Prozeß verliert dann aber allmählich das eigenartige Gesamtgepräge und deckt sich mit dem anatomischen Bilde der chronischen Prokto-Sigmoiditis bzw. Kolitis leichterer oder schwerer Art. Hier kommt es viel häufiger als bei akut verlaufender Ruhr zu tiefgreifender Ulzeration, zu narbigen Stenosen und zu Beteiligung des Peritoneum. Daß suppurativ-ulzeröse Proktitis und Kolitis viel häufiger als früher angenommen aus Dysenterie sich entwickelt, ward neuerdings verschiedentlich bestätigt (G. Singer, R. Ehrmann, E. Miloslavich, A. Foges u. a.).

Metastatische Abszesse entstehen nach akuter Bazillenruhr (im Gegensatz zur Amöbenruhr) selten, bei postdysenterischer Kolitis häufiger. Wie schon erwähnt (S. 540), findet man darin fast niemals Shiga-Bazillen, wohl aber manchmal giftarme Stämme, gewöhnlich andere Bakterien (Sekundärinfektion der Geschwüre). Die Annahme, daß Shiga-Bazillen überhaupt nicht ins Blut gelangen können, läßt sich nicht mehr aufrecht erhalten (S. T. Darling und L. B. Bates, C. M. A. Maer, S. R. Brünauer u. a.). Es sind offenbar seltene Befunde. Die Möglichkeit, selbständig metastatische Herde und Abszesse zu bilden, geht aus dem bisher Bekannten noch nicht hervor, da in den beschriebenen Fällen die Ruhrbazillen auch als Begleiter anderer Eiterungserreger dorthin verschleppt sein können (Fälle von M. Mühlmann). Dagegen ist der Übertritt der in das Blut gelangten Shiga-Bazillen in den Harn jetzt sicher erwiesen (A. Ghon und B. Roman, W. Nowicki, hier Literatur). Häufiger kommt dies bei giftarmen Stämmen vor, namentlich bei Y-Bazillus (E. Fraenkel, A. Ghon und B. Roman, A. Förster u. a.) und dann kann Zysto-Pyelitis entstehen.

Ausdrücklich muß wiederholt werden (S. 537), daß die sämtlichen pathologisch-anatomischen Veränderungen nichts für eine bestimmte Art der Ruhrbazillen Charakteristisches haben. Sie können in gleicher Weise bei Shiga-Kruse-Dysenterie und bei Dysenteroiden sich abspielen. Jedoch kommen die wirklich schweren Veränderungen überwiegend häufig nur der Shiga-Kruse-Ruhr zu. Anschließend sei erwähnt, daß auch Doppelinfektion mit Dysenteriebazillen und mit Dysenterieamöben gelegentlich beobachtet wurden.

E. Krankheitsbild.

Die Inkubationszeit wird auf 2—10 Tage angegeben (H. Lüdke). Dem Ausbruch der eigentlichen Krankheit gehen häufig leichte Beschwerden voraus: allgemeines Unbehagen, Abgeschlagenheit, Gliederschmerzen, Appetitmangel, nicht selten leichte Diarrhöe, zeitweise etwas Leibkneifen, hier und da geringer

Temperaturanstieg. Diese Vorboten werden häufig nicht beachtet. Mit Recht mahnt L. Brauer, ihnen zur Zeit von Ruhrepidemien starke Aufmerksamkeit zu widmen. Der eigentliche Ruhranfall setzt dann gewöhnlich plötzlich ein mit heftigen kolikartigen Leibschmerzen, Durchfällen und Stuhlzwang. Diese drei Merkmale steigern sich von Stunde zu Stunde und schwellen zu immer größerer, quälender Höhe an. Die Temperatur steigt in der Regel zu mäßiger Höhe, manchmal unter Schüttelfrost, überschreitet aber selten 39,0 bis 39,5°. Der Puls verhält sich verschieden; manchmal, namentlich in Fällen schwerster Toxämie, wird er sofort beschleunigt und klein; andere Male steigt die Frequenz nur wenig und ist im Verhältnis zum Fieber oder sogar absolut verringert (initiale Bradykardie, A. Bittorf, R. Cobet). Die

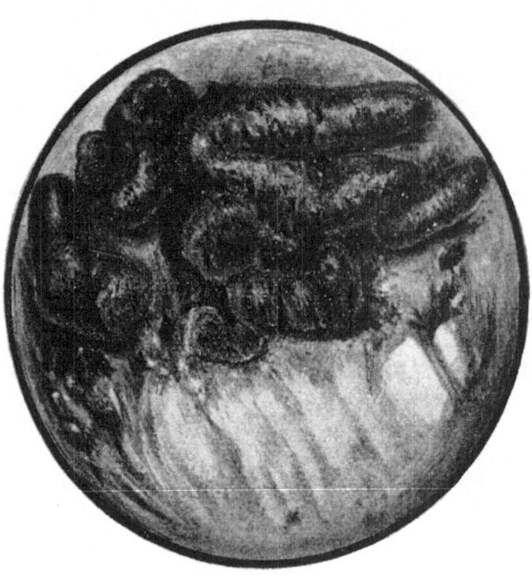

Fig. 123a. Fester Dysenteriestuhl (in blutig-eitrigem Exsudat).

Zunge wird trocken, der Durst ist groß. Das Allgemeinbefinden leidet schwer; die Kranken fühlen sich äußerst elend und hinfällig. Dieser Kräfteverfall, eine Folge von Toxämie, kann bis zu bedrohlichem Kollaps und zu schnellem Tode führen.

Ehe wir Verlauf und Ausgänge schildern, mögen die Einzelsymptome besprochen werden.

Die **Durchfälle** häufen sich rasch; auf der Höhe des Leidens sind 100 Entleerungen am Tage keine Seltenheit Es besteht eigentlich fortwährend quälender Stuhldrang, aber gleichzeitig Sphinkterkrampf; der Schließmuskel öffnet sich dem andrängenden Stuhl nicht willig, wie bei Cholera, wo der Darminhalt wie aus offener Röhre abfließt. Es entsteht gewissermaßen ein Kampf zwischen dem widerstrebenden Sphinkter und den mit stärksten Kräften einsetzenden Kontraktionen des Darms. Die Krämpfe des Darms und des Sphinkters bringen heftigste Schmerzen; der Kranke windet sich

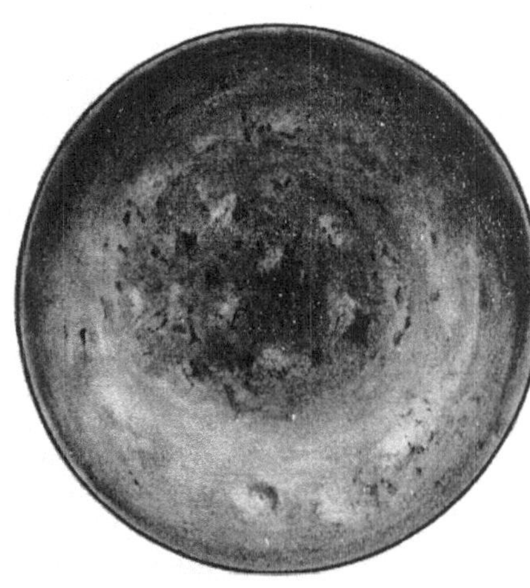

Fig. 123b. Flüssiger Dysenteriestuhl (schleimig-eitrige Grundmasse mit Blutflocken und Kotbröckel).

unter ihnen mit angstvoll verzerrten Zügen. Später erlahmt der Sphinkter, der Tenesmus läßt nach, der Darminhalt fließt frei ab, aber die schmerzhaften Darmkoliken hören erst auf, wenn der Kranke völlig erschöpft mit umnebelten Sinnen und drohender Gefahr tödlichen Kollapses daliegt oder wenn sich der Zustand zum Besseren wendet.

Nur die ersten Entleerungen sind noch deutlich kotig. Wenn der Anfall ohne vorausgegangene einfache Diarrhöe (S. 543) beginnt, so erscheinen die im Darm angesammelten Kotknollen umgeben von flüssigen Entzündungsprodukten (Fig. 123 a). War der Kot schon vorher diarrhoisch, so sind feine Kotbröckelchen mit den Sekreten innig gemischt (Fig. 123 b) und die Masse verbreitet aashaften Gestank. Die Entzündungsprodukte bestehen anfangs oft nur aus reichlichem Schleim, dem sich nach und nach Blut und spärliche Eiterflocken zumischen (sog. „weiße Ruhr" der Laien); später tritt Schleim immer mehr zurück zugunsten von Blut bzw. Blut und Eiter. Oder schon von vornherein sind die Dejektionen stark blutig (die sehr gefürchtete sog. „rote Ruhr" der Laien). Bei einigermaßen starkem Anfall verschwinden schon nach wenigen Entleerungen eigentliche Kotteile völlig; Schleim, seröse Flüssigkeit, Eiter, Blut in verschiedenem Mischungsverhältnis setzen die Dejekte zusammen. Im allgemeinen gehört reichliches und das Stuhlbild beherrschendes Vorkommen von Eiter erst späteren Abschnitten des Leidens an.

Genauere Untersuchung des **Kotes** (mikroskopisch) läßt häufig deutliche Nahrungsreste erkennen, falls überhaupt wirkliche Nahrung genommen wurde. Auch Material, das schon im Dünndarm hätte verdaut und resorbiert werden sollen, erscheint. Das kann auf entzündliche Beteiligung des Dünndarms und des Magens hinweisen, erklärt sich aber auch bei schnellerer Passage der Ingesta durch die oberen Abschnitte des Verdauungskanals (S. 283), einem bei Reizzuständen des Dickdarms häufigen Ereignisse. Besondere Beachtung fanden schon lange die „sagoartigen Klümpchen", die R. Virchow wegen jodophilen Verhaltens (Bläuung) für Stärkereste, H. Bamberger für Schleimgebilde hielt. Ad. Schmidt steht ganz auf dem Standpunkt Virchow's. Neuerdings erkannte B. Ullmann in ihnen ein Gemisch von Schleim und Stärke (in seinen Fällen Kartoffelzellen), und M. Löhlein hebt ebenso wie J. Orth hervor, daß tatsächlich bei Ruhr zystische Erweiterungen der Lieberkühn'schen Drüsenschläuche vorkommen, woraus sich eingedickte Schleimklümpchen entleeren. Daß sie sich mit etwa vorhandener Stärke beladen (B. Ullmann) und dann mit Jod bläuen, sei nicht überraschend. Immerhin findet man die Schleimzysten vorzugsweise bei „chronischer Ruhr" (S. 547); wenn die bekannten froschlaich- oder sagoähnlichen Klümpchen bei frischer Ruhr auftreten, dürften es doch wohl immer Stärkereste sein. — Als weiterer Zeuge schnell beschleunigter Darmpassage ist häufig Bilirubin chemisch (S. 137) oder mikroskopisch (S. 141) im Schleim nachweisbar. — Solange die Dejekte deutlich Schleim enthalten, sind demselben auch eosinophile Zellen beigemischt, während Charcot-Leyden'sche Kristalle — abweichend von Amöbendysenterie — doch wohl nur ausnahmsweise gefunden werden. — Eiterkörperchen deckt das Mikroskop schon frühzeitig auf; ebenso kleine, aus Eiterzellen bestehende Klümpchen. Ausgesprochen eitrige Beschaffenheit nehmen die Dejekte aber erst mit beginnender Heilung an, wenn die hämorrhagische Exsudation nachläßt und geschwürige Sekretion das Stuhlbild beherrscht oder wenn chronisch-eitrige Prokto-Sigmoiditis bzw. Kolitis dem Ruhranfall sich anschließen. Es kann dies also ein gutes und ein schlechtes Zeichen sein. — Von den Geschwürsrändern stoßen sich manchmal nekrotische Gewebsfetzchen ab, deren Schleimhautnatur mikroskopisch noch erkennbar ist. Auch abgestoßene Pseudomembranen (diphtherisch-fibrinöser Schleimhaut- und Geschwürsbelag) erscheinen gelegentlich im Stuhl.

Trotz der starken Durchfälle besteht oft in höheren Abschnitten des Dickdarms Verstopfung (L. Borchardt), nicht einmal die kleinen Mengen normalen Hungerkotes werden infolge der Spasmen durchgelassen. Eingegebene Tierkohle erscheint oft erst nach 24—48 Stunden in den Dejekten, obwohl inzwischen viele Dutzend schleimig-blutiger Stühle ausgestoßen werden (H. K. Barrenscheen). G. Zülzer spricht deshalb mit Recht von Colitis spastica acutissima.

Beim Übergang in Heilung kehrt die Beschaffenheit des Kotes manchmal überraschend schnell zu annähernd normalem Verhalten zurück. D. h. es erscheint wieder wahrer Kot in breiiger oder sogar fester Form, daneben noch einige Tage Blut und Eiter, später nur Schleim in rasch abnehmenden Mengen. Der Schleimgehalt verschwindet in der Regel nur ganz allmählich. Mit Besserung des Stuhlbildes treten auch Kolikschmerzen und Tenesmus zurück. Unbedingten Verlaß auf rasche Heilung gewährt das Zurückweichen der genannten Symptome nicht; nach vorübergehender, anscheinend wesentlicher Besserung sind Rückfälle möglich. — Zumeist, und namentlich in allen schwereren Fällen, die sich nicht schon zwischen dem 3. und 5. Krankheitstage zum Guten wenden, vollzieht sich der Übergang von pathologischen zu normalen Stuhlverhältnissen allmählich, so daß man vom ersten Beginn einer Besserung bis zum Auftreten annähernd normalen und beschwerdefreien Stuhls mit 1—2 Wochen rechnen muß. — Über Verhalten des Stuhls bei „chronischer Ruhr" S. 548.

Andere Störungen der Verdauungsorgane. Die Zunge ist trocken und häufig stark belegt. Der Appetit liegt gänzlich darnieder, dagegen besteht starker Durst. Über Übelkeit wird geklagt, auch Erbrechen kann vorkommen. Mit Abnahme, vielleicht völligem Versiegen der Salzsäuresekretion wird man auf der Höhe der Krankheit wohl immer rechnen müssen. Das ist nichts Charakteristisches, sondern kommt allen schwereren Infektionskrankheiten zu. Daß nach überwundener Ruhr öfters langwährende Anazidität des Magensaftes die Krankheit überdauert, wird mehrfach angegeben. Auch wir sahen einige solcher Fälle. Als Regel kann man dies aber nicht bezeichnen (G. Büllmann, A. Schröder, A. Alexander u. a.).

Andere Bauchorgane. Der Bauch pflegt flach, sogar etwas eingesunken zu sein; er ist an verschiedenen Stellen, entsprechend den entzündeten Darmabschnitten druckempfindlich; dies beschränkt sich oft auf den linken unteren Bauchquadranten, wo oft dauernde spontane Schmerzhaftigkeit besteht, die bei Druck anschwillt. Die früher erwähnten Kolikschmerzen sind diffus; eine bestimmte Stelle als Zentrum des Schmerzes kann der Patient nicht angeben. Gleichmäßiger Druck auf den Bauch, wozu der Kranke oft ganz von selbst kommt, lindert den Schmerz etwas. — Die Milz ist gar nicht oder nur wenig vergrößert.

Der **Urin** wird um so spärlicher, je stärker der Wasserverlust durch den Darm ist. Blasenzwang ist häufig, namentlich bei Männern. Der Harn enthält gewöhnlich kleine Eiweißmengen und im Zentrifugat auch hyaline Zylinder. Zu eigentlicher Nephritis kommt es aber selten auf der Höhe des Leidens, vielleicht etwas häufiger als Nachkrankheit. Der Indikangehalt ist meistens beträchlich erhöht, Diazoreaktion vorhanden (M. Matthes).

Die **Temperatur** zeigt kein charakteristisches Verhalten. Zwei- bis dreitägiges mäßiges Fieber, später noch vereinzelte Fieberzacken, im übrigen annähernd normale Werte trifft man am häufigsten. In schweren Fällen mit ausgesprochener Toxämie sinkt die Temperatur unter die Norm, ein gefürchtetes und bedrohliches Zeichen. Von diesem Kollapssymptom zu unterscheiden sind die vorübergehenden Untertemperaturen, welche — ebenso wie nach anderen akuten Infektionskrankheiten — mit Beginn der Rekonvaleszenz auftreten. Ob man aus dem Gang der Temperatur diagnostischen Anhalt zur Unterscheidung von Shiga-Ruhr und Y-Ruhr gewinnen kann (E. Becker), scheint uns doch recht fraglich zu sein.

Das häufige Auftreten von mehrtägigem Nachfieber gegen Ende der zweiten Krankheitswoche (C. Kittsteiner, L. F. Meyer) oder erst gegen Ende der dritten Woche (L. Jacob, E. Lyon) lernte man erst während der Kriegsepidemien kennen. L. Brauer hält diese „Rückfälle" für den Ausdruck von Sekundärinfektion der sich reinigenden Ruhrgeschwüre mit Bacterium coli u. dgl. Hierfür spricht, daß nur ausnahmsweise noch Ruhrbazillen gefunden wurden und meist auch Darmreizzustände fehlen. Jacob und Lyon erklären das Nachfieber aus anaphylaktischer Überempfindlichkeit, wobei Lyon ebenso wie Brauer nicht nur die zurückgebliebenen Dysenteriebazillen, sondern auch andere Mikroben (Sekundärinfektion) als unmittelbare Fiebererreger in Betracht zieht.

Die **Kreislaufverhältnisse** hängen durchaus von dem toxämischen Einschlag ab. Demgemäß finden sich alle Übergänge von kaum merkbarer Beeinflussung bis zur schwerster Lähmung der Vasomotoren mit kleinem, fadenförmigem und hochfrequentem Puls; letzteres dann stets auch mit Temperatursturz verbunden. Dazwischen Fälle von Bradykardie (lähmende Wirkung auf den Sympathikus?, R. Cobet; vgl. S. 544). Die üble Wirkung des Ruhrgiftes auf den Kreislauf ergibt sich auch aus dem toxikologischen Tierexperiment (A. Ellinger und L. Adler).

Das **Blutbild** zeigt auf der Höhe des Fiebers mäßige Leukozytose. Werte von mehr als 15 000 weißen Zellen trifft man bei stärkerer Eiterung. Nach M. Matthes sind die eosinophilen Zellen nicht vermindert, während M. Labor und R. Wagner in schweren Fällen vollkommene Aneosinophilie des Blutes antrafen.

Chronische Ruhr. Unter diesem Begriff wird Verschiedenes zusammengefaßt. Was man klinisch als solche bezeichnet, beruht vielleicht nicht immer auf fortgesetzter Einwirkung von Ruhrbazillen und Ruhrgift auf den Körper, sondern es sind zum Teil krankhafte Zustände des Darms, die auf dem Boden einer durch vorausgegangene Dysenterie erworbenen größeren Empfindlichkeit der Schleimhaut entstanden. Der Kausalzusammenhang ergibt sich aus dem klinischen Verlauf, d. h. aus dem unmittelbaren Anschluß des chronischen Leidens an sicher nachgewiesene Ruhr, weniger aus dem Charakter des chronischen Leidens selbst. Bedeutsame Anhaltspunkte für das Bestehen chronischer Ruhr liefern der sichere Nachweis spezifischer Agglutinationskraft des Serums und das Vorhandensein von Ruhrbazillen im Stuhl. Mittels neuerer Technik gelang es viel häufiger als früher, in chronischen Fällen die Bazillen zu finden. Z. B. verzeichnen J. Schürer und G. Wolff unter 27 Fällen nur 9 Fehlschläge und können letztere aus technischen Schwierigkeiten und ungünstigen äußeren Verhältnissen erklären. Man darf wohl annehmen, daß bei Gegenwart der Ruhrbazillen diese letzteren tatsächlich die Ursache für Fortbestehen krankhaften Darmzustandes sind (J. Schürer). Immerhin ist der Möglichkeit zu gedenken, daß andere Mikroben den Krankheitsprozeß unterhalten (Sekundärinfektionen), während die Dysenteriebazillen gleichsam als Saprophyten im Darme hausen und wegen erfolgter Immunität der Gewebe ihre aggressive Kraft verloren haben. Für manche Fälle trifft dies wohl zu und wir hätten dann anzunehmen, daß die Ruhr den Boden vorbereitete und auf diesem vorbereiteten Boden (geschädigte Darmwand) eine neue Krankheit entstand. In dieser Weise faßt auch F. Loewenthal die „postdysenterische Kolitis" auf, bei welcher er zumeist Dysenteriebazillen vermißte. Er spricht ihr, abweichend von gewöhnlicher Colitis gravis und von chronischer Ruhr einen zwar schleppenden, aber doch im allgemeinen günstigen und komplikationsfreien Verlauf zu. Das Stuhlbild trug meist gärungs-dyspeptische Eigenschaft, und E. Loewenthal bezeichnet hartnäckige Formen der Gärungsdyspepsie geradezu als etwas Charakteristisches unter den Nach-krankheiten der Ruhr. Das Allgemeinbefinden war nur wenig beeinträchtigt. Fieber fehlte.

Ad. Schmidt und M. Kauffmann, die sich am eingehendsten mit chronischer Ruhr beschäftigten, unterscheiden folgende Typen:

1. Chronisch-ulzeröse Form. Sie gleicht klinisch durchaus der Prokto-Sigmoiditis und Colitis purulenta ulcerosa. Wir verweisen auf den betreffenden Abschnitt (S. 474). Nur eine Sonderform derselben sind die auf den Mastdarm beschränkt bleibenden purulent-ulzerösen, postdysenterischen Entzündungen (S. 475, 550).

2. Perikolitisch-spastische Form. Hierunter versteht Ad. Schmidt chronisch-peritonitische Zustände, die sich an tiefgreifende Geschwüre, oft-mals an vielfache punktförmige Perforationen der Darmwand anschließen (perikolitische Eiterungen, Verwachsungen, Darmstenosen). Diese gefähr-lichen Folgen sind im allgemeinen selten. Vom vorgenannten Typus lassen sie sich nur in symptomatologischer Hinsicht, nicht aber als selbständiges Krankheitsbild sondern, da die gleichen Vorgänge sich bei jeder Colitis gravis wiederholen können. Ebenso sind auch Spasmen nichts für diese Form Cha-rakteristisches, da auch sie jegliche Kolitis begleiten. Man faßt daher besser die beiden ersten, von Ad. Schmidt aufgestellten Typen zu einer Einheit zusammen: Colitis gravis mit allen ihren Möglichkeiten, darunter auch phlegmo-nöse, der Colitis infiltrativa (S. 499) ähnelnde Formen.

3. Dyspeptische Form der chronischen Ruhr. Hierunter versteht Ad. Schmidt das Zurückbleiben von chronisch-dyspeptischen Zuständen teils mit Gärungs-, teils mit Fäulnischarakter, aber ohne nachweisbaren ent-zündlichen Einschlag (kein Fieber, keine Entzündungdprodukte im Kot); im übrigen gleiche Symptome und gleicher Verlauf wie bei nichtdysenterischen Darmdyspepsien (S. 266ff.). Manchmal wird dabei Anazidität des Magen-safts gefunden (Roubitschek und Laufberger, Ad. Schmidt und M. Kauffmann). Diese Dyspepsien schleppen sich oft noch recht lange hin, namentlich wenn die Ruhr-Rekonvaleszenten ihren Darm nicht schonen. Wie schon früher oftmals, sah man im Kriege zahlreiche Patienten, welche früher völlig darmgesund waren, nach überstandener Ruhr aber monate- und jahre-lang über höchst empfindlichen, zu Durchfällen neigenden Darm klagten. Wir müssen annehmen, daß der Darm von der Ruhr eine größere Empfindlich-keit gegenüber chemischen und bakteriellen Reizen zurückbehielt. Darüber hinaus möchten wir aber doch behaupten, daß sich hinter diesen Dyspepsien häufig wahre, wenn auch leichtere, chronisch-entzündliche Zustände verstecken (Enterokolitis, Kolitis, Proktitis superficialis), welche von Zeit zu Zeit stärker aufflammen. Schleimgehalt, mikroskopisch oder mit feinen chemischen Proben nachweisbares Blut, von Zeit zu Zeit auftretend, spricht dafür. Die rektoskopische Untersuchung deckt auch fast immer noch Reiz-zustände im Mastdarm auf, u. a. oberflächliche, anscheinend frische Geschwüre. Scharfe Trennung von Dyspepsie und Schleimhautentzündung ist nicht immer möglich (S. 295, 432). Auch in diesen Fällen können überdauernde Ruhrbazillen den Reizzustand des Darms unterhalten (J. Schürer); es braucht also bei deren Fortleben und -wirken im Darm nicht immer zu den schweren Formen chronischer Ruhr zu kommen (Schmidt's Gruppe 1 und 2). Andere Male fehlen Ruhrbazillen auch bei wiederholter Untersuchung, und dann ist es eine

nichtdysenterische Kolitis, welche auf dem durch Ruhr vorbereiteten Boden fortbesteht.

Nicht erwähnt wurden von Ad. Schmidt und M. Kauffmann jene Fälle, welche man als chronisch-rezidivierende Ruhr bezeichnen kann. Dabei kommt es noch monatelang nach Ablauf des ersten Ruhranfalls periodisch zu neuen Attacken, die zwar mit nur geringen Beschwerden und ohne toxämischen Einschlag verlaufen, aber sowohl klinisch wie bakteriologisch durchaus den Charakter leichter Ruhranfälle tragen.

Wenn Ad. Schmidt die Mortalität der chronischen Ruhr auf etwa 40—50% berechnet, gegenüber 2—10% bei der akuten Form, so können dabei nur die Typen 1 und 2 gemeint sein. Von der dritten Form sah Schmidt keinen Fall tödlich enden, allerdings auch keinen völlig ausheilen. Dies brachten wohl die äußerst ungünstigen Ernährungsverhältnisse der Jahre 1916/17 mit sich; denn inzwischen sind zahlreiche vollkommene Heilungen der postdysenterischen Intestinal-Dyspepsie zu verzeichnen. Alles in allem geht nur ein sehr geringer Teil der Ruhrfälle in „chronische Ruhr" über; am häufigsten scheinen uns die nichtdysenterische Kolitis und chronische Dyspepsie zu sein. Auf ihre Häufigkeit hat das diätetische Verhalten in der Rekonvaleszenz starken Einfluß.

Über **Komplikationen** und **Nachkrankheiten** brachte die Kriegsruhr eine Fülle neuer Kenntnisse (Arbeiten von L. Brauer, K. Sick, E. Lyon, M. Labor und R. Wagner, H. Schlesinger, E. Stettner, A. Schittenhelm, H. Schlecht, P. Prym, J. Rauch, W. Schemenski, A. Bittorf, Howell u. a.). Davon war manches freilich schon früher bekannt (vgl. H. v. Bamberger), aber in Vergessenheit geraten. K. Sick gruppiert die Nachkrankheiten in drei Gruppen: 1. Entzündung seröser Häute (am häufigsten Gelenkentzündungen, seltener Erkrankungen des Endokards, noch seltener solche der Pleura und des Peritoneum); 2. Schleimhautentzündungen (häufig Konjunktivitis, seltener Urethritis); 3. Erkrankungen von Drüsen (Speicheldrüsen, Tränendrüsen, Meibom'sche Drüsen, Hoden, Schwellung und Schmerzhaftigkeit der männlichen Brustdrüsen). Von den aufgeführten Nachkrankheiten stechen Gelenkrheumatoide und Konjunktivitis durch ihre Häufigkeit hervor; ersteren widmeten A. Schittenhelm und H. Schlecht, ebenso O. Stach von Goltzheim (S. 422) eine ausführliche Studie. Erschöpfend ist die Aufstellung Sick's keineswegs. Man sah u. a. auch Neuritis verschiedener Nerven, Ödem nach Art der Ödemkrankheit (ebenso wie nach nichtdysenterischer Enterokolitis, M. Bürger), schwere Formen der Anämie, in seltenen Fällen Periostitis, Nephritis, Meningitis (H. Herschmann). Im Nierenepithel fand M. B. Schmidt Kalkinkrustate, was aus Störung der Kalkausscheidung in den Darm und Ableitung des Kalkes zur Niere erklärt wird. Myokarditis ist teils als Nachkrankheit, teils als Komplikation zu erwähnen. In der Hauptsache scheint es sich um toxische Schädigung der entfernten Organe zu handeln; unter Umständen auch um metastatische Herde, bedingt durch verschleppte Dysenterie-, Dysenteroid- oder — wahrscheinlich häufiger — durch sekundär in die Gewebe eingedrungene andere Keime. Parallelismus zwischen Schwere der Ruhr und Häufigkeit der Komplikationen und Nachkrankheiten ließ sich nicht mit Sicherheit erkennen.

F. Verlauf und Prognose.

Nur wenige akute Infektionskrankheiten nehmen so verschiedenartigen Verlauf wie bazilläre Dysenterie: auf der einen Seite Fälle mit uncharakteristischen leichten Diarrhöen und kaum nennenswertem Krankheitsgefühl, auf der anderen Seite schon 1—2 Tage nach Beginn volle Entwicklung schwerster, erschöpfender, blutiger Abgänge, quälendster Schmerzen, bedrohlicher Schwäche. Nur von der Cholera wird dies wechselvolle Bild der Ruhr übertroffen. Über die Gefahr im Einzelfalle läßt sich meist schon früh ein Urteil gewinnen, indem schwere und bedrohliche Krankheit gewöhnlich von vornherein mit voller Wucht einsetzt und binnen längstens 3—4 Tagen den Höhepunkt des akuten Stadiums erreicht. Von günstig endenden Fällen pflegen die leichten nach durchschnittlich 5—6 Tagen, die mittleren nach etwa 8—10 Tagen, die schwereren nach etwa 10—14 Tagen derartig abzuklingen, daß man von beginnender Rekonvaleszenz sprechen darf. Es äußert sich dies im Nachlassen blutiger Abgänge, in allmählicher Abnahme eitriger Beimengsel, im Rückgang des Tenesmus, der Darmkoliken, der Temperatur, der Pulsfrequenz, in Rückkehr des Appetits, im Wiedererscheinen breiigen oder geformten Stuhls wahrhaft kotiger Beschaffenheit. Zeitweilige spontane, leichtere Schmerzen im Epi- oder Mesogastrium oder in linker Bauchseite, Empfindlichkeit des Colon descendens und der Flexura sigmoidea gegen Druck bleiben oft noch längere Zeit zurück; ebenso Neigung zu Durchfällen, und genauere Untersuchung weist bald Gärungs-, bald Fäulnischarakter derselben nach. Sowohl auf das Bestehenbleiben postdysenterischer Diarrhöen wie auf ihren Charakter hat unzweifelhaft die Ernährung großen Einfluß. Mit größerer Empfindlichkeit des Darms muß man noch wochenlang rechnen, auch nach leichten Ruhrattacken. Falls dies nicht beachtet wird, behalten die Rekonvaleszenten noch wochen- und monatelang dyspeptische oder gar enterokolitische Nachwehen und erholen sich nicht. Schwere Ruhrfälle können zu jeder Zeit durch Toxämie oder Erschöpfung tödlich enden. Dazu kommt noch die Gefahr der Komplikationen (Peritonitis, Pneumonie, Sepsis, Myokarditis u. a.) und des Übergangs der ursprünglich dysenterischen Kolitis und Proktitis in chronische, eitrig-geschwürige Form mit ihrer recht üblen Prognose (S. 548).

Vor Nachkrankheiten, insbesondere den häufigen Gelenkrheumatoiden und der peripherischen Neuritis sind auch die leichtesten Fälle nicht geschützt.

Von persönlicher Toxin-Empfindlichkeit und von individuell verschiedener allgemeiner Widerstandskraft abgesehen, hängt die durchschnittliche Schwere des Verlaufs stark von Art des Krankheitserregers ab. Bei Epidemien, in welchen der Shiga-Bazillus überwiegt oder gar Alleinherrscher ist, hat man stets mit durchschnittlich schwereren Fällen und mit höherer Mortalität zu rechnen. Letztere kann dann auf $10^0/_0$ und mehr anwachsen und auch die Komplikationen und Nachkrankheiten häufen sich, namentlich der Übergang der lokalen Entzündung in schwere chronische Proktitis und Kolitis. Bei Dysenteroiden übersteigt die Mortalität $2—5^0/_0$ kaum jemals.

G. Diagnose.

Wie früher bemerkt (S. 537), dürfen wir — streng genommen — beim Auftreten des beschriebenen, charakteristischen, akuten Krankheitsbildes zunächst nur einen „ruhrartigen" Vorgang diagnostizieren. Das Bestehen einer Ruhrepidemie wird unserer Annahme, es liege Ruhr vor, überaus große Wahrscheinlichkeit verleihen. Es bleibt dann noch übrig, die Art des Krankheitserregers festzustellen, was prognostisch wichtig ist und auch bei bestehender Epidemie sich nicht erübrigt, da an größeren Epidemien zumeist mehrere Mikrobenarten beteiligt sind (S. 541). Volle Sicherheit gibt nur der bakteriologische Nachweis in den Dejekten (S. 538). Wenn dieselben im Beginn der Krankheit (1.—2. Tag) ganz frisch untersucht werden, steigt in Fällen, die sich gemäß des klinischen Verlaufs als Ruhr entpuppen, der positive Ausschlag auf 60—80%. Schon nach 3—4 Tagen ist der Nachweis viel schwerer (C. J. Martin und F. E. Williams). Die Agglutinationsprobe erlangt erst in späterer Zeit der Krankheit größere Bedeutung, und zwar vorwiegend bei Shiga-Kruse-Ruhr. Sie ist aber nur beweiskräftig, wenn sie noch bei höherem Titer (Verdünnung 1 : 100 und mehr, A. Schittenhelm) positiv ausfällt und wenn die Fällung in großflockiger Form erfolgt (S. 538). Während des Kriegs gewann die Methode immer mehr an Wertschätzung (A. Schittenhelm, U. Friedemann, V. Kretzer, K. Cafasso und J. Löw, G. Simon, vor allem auch R. Hamburger). Zum Erkennen anderer Stämme ist die Methode viel weniger brauchbar, weil das Serum sowohl bei Shiga-Ruhr wie bei Dysenteroiden andere Ruhrbazillen stark mitagglutiniert. Der hauptsächliche Wert der bakteriologischen und serologischen Diagnose bezieht sich auf das Erkennen von abortiven Fällen, von Dauerausscheidern und Bazillenträgern (E. Veiel); der positive Ausfall der bakteriologischen Stuhluntersuchung rechtfertigt prophylaktische Maßnahmen im Interesse der Volksgesundheit.

Man darf nicht übersehen, daß sowohl die initialen, uncharakteristischen Durchfälle wie die hämorrhagische Proktitis mit ihren quälenden Folgeerscheinungen auch bei nichtdysenterischen Kolitiden und Proktitiden, selbst bei Tuberkulose und Karzinomen des Mastdarms akut einsetzen und damit ein ruhrähnliches Krankheitsbild erzeugen können. Am voll ausgebildeten Symptomenkomplex der Ruhr werden freilich immer einige Züge fehlen, was aber bei echter Ruhr auch manchmal zutrifft. Daß ein tiefsitzendes verschwärtes Mastdarmkarzinom etwa 1 Woche lang unter der Diagnose „Ruhr" ging, haben wir während des Krieges einmal selbst erlebt. In jedem nur irgendwie zweifelhaften Falle soll daher die Rektoskopie nicht versäumt werden. Sie setzt freilich vollstes Beherrschen der Technik voraus; denn man muß sich hüten, die Schleimhaut mechanisch zu verletzen. Den Widerstand des Sphinkters überwindet meist sorgsames Kokainisieren (S. 506), und damit bleiben auch die Schmerzen erträglich. Unter Umständen ist Lumbalanästhesie oder kurze Narkose erforderlich. M. Matthes beschreibt den Befund folgendermaßen: In frischen Fällen ist die Schleimhaut glasig geschwellt, eher blaß als rot, augenscheinlich stark ödematös; später ist sie samtartig, gerötet, mit blutig gestreiftem Schleim bedeckt und zeigt blutig unterlaufene Stellen. Bei starkem Flüssigkeitsverlust des Körpers sieht sie trockener, hochrot und granuliert aus. Eigentliche Geschwüre sieht man erst nach Ablauf der ersten Woche, dann aber oft in großer Ausdehnung; sie sind flach und haben meist keine unterminierten Ränder. In schwer toxischen Fällen ist die Schleimhaut ganz dunkel, sieht wie morscher Zunder aus, blutet bei leiser Berührung. Im späteren Verlauf heilen die Geschwüre von oben nach unten ab, was man romanoskopisch gut verfolgen kann. Den sehr charakteristisch aussehenden diphtherischen Belag der Geschwüre zu erwähnen, hat M. Matthes offenbar übersehen. Er ist auch wichtig zur Unterscheidung von Amöbenruhr, wo diphtherische Beläge viel seltener sind und im wesentlichen nur dann vorkommen, wenn sich Bazillenruhr mit Amöbenruhr verbindet, ein freilich häufiges Ereignis (S. 560). Auch andere Protozoen (Balantidien, Lamblien u. a., S. 566) können ruhrartige Krankheitsbilder erzeugen. Selbst von Paratyphus B ist Derartiges beschrieben worden (P. Neukirch). Gerade in solchen Fällen ist die Rektoskopie neben bakteriologischer und serologischer Untersuchung sehr wichtig: Die Paratyphus-Enterokolitis ist anatomisch stets an den oberen Dickdarmabschnitten stärker ausgeprägt als an den unteren (R. Adelheim), also gerade umgekehrt wie bei Ruhr.

H. Behandlung.

1. Prophylaxis. Ein großer Teil prophylaktischer Maßnahmen fällt in das Gebiet der amtlichen Hygiene und soll hier nicht besprochen werden. Der einzelne schützt sich zur Zeit von Epidemien am besten durch äußerste Sauberkeit und durch das Vermeiden aller Rohstoffe, denen Bakterien anhängen können (namentlich Salat und andere rohe Gemüse, ungeschältes Obst). Frisch gekochte und heiß angerichtete Speisen und Getränke sind unverdächtig, vorausgesetzt, daß alle Eßgeschirre und Trinkgläser mit heißem Wasser gespült und dann nicht nachträglich durch schmutzige Tücher und infizierte Hände oder Fliegen wieder mit Keimen beladen wurden. Trinkwasser ist abzukochen, falls es nicht aus unverdächtigen Quellen und Leitungen stammt. Brot läßt man am besten in Scheiben schneiden und unmittelbar vor dem Gebrauch im Backofen rösten. Alle Dauerwaren, wie Käse, Wurst, Schinken usw. müssen nach dem Anschneiden vor Fliegen geschützt werden. Die Fliegen vermitteln den Verkehr zwischen Abort, beschmutzter Wäsche, zerstäubtem Kot usw. und Küche, Speisezimmer, Eßgeschirr, Nahrungsmitteln (S. 541). Nach dem Stuhlgang bediene man sich einwandfreien Papiers, nicht beliebig zusammengelesener Zeitungsfetzen, die durch viele Hände gingen.

Das Erkennen und Absondern von Bazillen-Dauerausscheidern erwies sich als höchst wirksame Maßnahme gegen Ausbreitung von Epidemien.

Mit Schutzimpfungen sind befriedigende, aber doch nicht durchschlagend überzeugende Erfahrungen gemacht worden, so daß man zu einheitlichem Urteil noch nicht gelangte. Frühere Versuche mit dem polyvalenten Impfstoff des Wiener serotherapeutischen Instituts brachten einige beachtenswerte Erfolge (z. B. K. Hever und F. Lucksch). Die weitaus größten Erfahrungen beziehen sich auf K. Boehncke's Impfstoff „Dysbakta" (zusammengesetzt aus abgetöteten Dysenterie- und Dysenteroidbazillen, aus Dysenterietoxin und Dysenterieantitoxin). Es sollen hiervon zunächst 0,5, am 5. Tage 1,0, am 10. Tage 1,5 ccm subkutan in die Brusthaut eingespritzt werden. Nähere Anweisungen sind dem Präparate beigegeben. Die Allgemeinreaktion ist gering und stört kaum die Arbeitsfähigkeit der Geimpften. Sicheren Schutz gewährt die Impfung nicht, aber zumeist wird doch über Eindämmen der Epidemie und vor allem über leichteren Verlauf etwaiger Erkrankung berichtet (Steuernagel, K. Boehncke, Hamburger, C. Schelenz, A. Schittenhelm, L. Brauer, K. Boye, H. Bischoff, Bürgers, B. Paetsch). Starke Zweifel äußert letzthin K. Scheer-Obé. J. Petruschky empfiehlt, in weiterem Ausbau seiner perkutanen Tuberkulosebehandlung, prophylaktische perkutane Einreibungen von Linimentum antidysentericum in die Haut. Dasselbe enthält Antigene gegen Dysenterie- und Dysenteroidbazillen.

Die Umgebung von Ruhrkranken, also die zumeist Gefährdeten, mit Dysbakta prophylaktisch zu impfen, erscheint sicher ratsam.

Bei schon vorhandener Ruhr ist Dysbakta wertlos (A. Schittenhelm); es wird sogar davor gewarnt (L. Brauer).

2. Spezifische Behandlung mit Ruhrheilserum. Nach wichtigen Vorarbeiten von K. Shiga, Ch. Todd, L. Rosenthal, R. Kraus und R. Dörr ward das Anti-Shiga-Ruhrserum planmäßig zuerst unter R. Paltauf's Leitung vom Wiener sero-therapeutischen Institut hergestellt. Die Erfolge während der Balkankriege vor etwa einem Dezennium waren ermunternd, aber nicht überzeugend. Später gab man dem Heilserum polyvalente Eigenschaften, indem man die serumspendenden Tiere nicht nur mit Shiga-Dysenterie, sondern auch mit Dysenteroidmaterial behandelte.

In dieser polyvalenten Form werden jetzt die meisten Dysenterie-Heilsera u. dgl. von zahlreichen Serumwerken gewonnen; daneben auch reine Shiga-Dysenterie-Heilsera. Als Vorbild dient das Verfahren zur Gewinnung von Diphtherie-Heilserum. Die Pferde werden teils nur mit Dysenterietoxinen („antitoxische Sera"), teils mit abgetöteten Bazillen (antitoxisch-bakterizide Sera) behandelt, bis ihr Serum stark mit Antitoxin beladen ist. Als Übelstand erwies sich, daß ein genaues Austitrieren des Antitoxingehalts viel schwerer und unsicherer ist als bei entsprechendem Vorgehen mit Diphtherie- oder Tetanusbazillen. Die für Dysenterie-Heilserum ebenso wie für Diphtherie-Heilserum aufgestellte Behauptung, Serum nicht vorbehandelter Pferde sei ebenso wirksam wie das der geimpften, trifft nach A. Schittenhelm und L. Brauer nicht zu; immerhin werden auch einige günstige Erfolge durch nichtspezifische paraenterale Proteinkörpertherapie berichtet (R. v. d. Velden). Inzwischen stellte K. Boehncke nach Art seiner Dysbakta einen aus multivalenter Ruhrbazillenvakzine und Shiga-Ruhr-Immunserum bereiteten „Ruhrheilstoff" her (Serumwerke von Dr. Ruete und Dr. Enoch in Hamburg), über dessen günstige Wirkung auch C. Schelenz und Groß berichteten, während O. Rostoski ihn ablehnt. Er darf nicht mit Dysbakta verwechselt werden (s. oben).

Das Urteil über den Wert der Serumbehandlung bzw. Serum-Vakzinebehandlung wird dadurch erschwert, daß kein einheitlicher Impfstoff zur Verfügung stand. Im allgemeinen aber lauten die Urteile günstig (J. Beyer, K. Boehncke, L. Brauer, Dufourt und Devic, G. A. Finlayson, J. Görner, Groß, L. Jacob, E. Kleinschmidt, A. Klesk, Pfeiffer, O. Rostoski, C. Schelenz, A. Schittenhelm, A. Offrem, W. A. Kuenen u. a.).

Die meisten Autoren treten sehr energisch für Serumbehandlung ein. Voraussetzung guten Erfolges ist frühzeitiger Beginn; je früher, desto besser, genau wie bei Diphtherie. Schon vom 4. Krankheitstage an wird der Erfolg sehr zweifelhaft und verschlechtert sich bei längerem Zuwarten immer mehr. Bei chronischer Ruhr versagt das Heilserum völlig (Ad. Schmidt und M. Kauffmann, A. Bittorf); ebenso erwies es sich machtlos bei der höchst gefährlichen Ruhr kleiner Kinder (A. Notzen). Die Serumbehandlung setzt ferner den Gebrauch hoher Gaben voraus. Wegen Ungleichmäßigkeit der Valenz ist die erforderliche Serummenge bei den einzelnen Präparaten verschieden. A. Schittenhelm, auf dessen Arbeit (Therapeutische Monatshefte 1918) zur Orientierung besonders hingewiesen sei, fordert vom Höchster Serum Gaben zwischen 60 und 100 ccm; er wiederholte die Injektion mehrere Tage hintereinander ohne nachteilige Nebenwirkung (Anaphylaxie-Symptome usw.). In frischen Fällen macht sich günstiger Erfolg schon innerhalb weniger Stunden bemerkbar. Die Wirkung scheint vorwiegend antitoxisch zu sein, während über bakterizide Kraft des Serums Abschließendes noch nicht zu sagen ist. Da wegen der erforderlichen Eile die Injektionen schon vor bakteriologischem Nachweis der Sonderart beginnen müssen, wird man polyvalente Sera vor den einseitig eingestellten bevorzugen. Es fehlt übrigens auch nicht an ablehnenden Urteilen über den Wert der Serumbehandlung (z. B. M. Matthes).

Kritisches zur Serumtherapie der Ruhr.

Die theoretisch-experimentellen Unterlagen für spezifische Antidysenterie-Sera sind nicht von der wünschenswerten Festigkeit und Tragfähigkeit.

Ihre Schwäche beruht:

1. in der Unsicherheit, ob das Toxin oder Endotoxin oder beide Gifte das pathogenetische Agens der Ruhrbazillen beim Menschen darstellen,

2. in der Kompliziertheit der ätiologischen Faktoren der Dysenterien und

3. in der Tatsache, daß die Prüfung der Heilsera an kleinen Laboratoriumstieren erfolgt, bei denen wohl eine vergiftende Injektionskrankheit, aber keine echte, übertragbare Ruhr-Infektionskrankheit bewirkt werden kann. Deshalb ist die Frage unbeantwortet, ob die Antidysenteriesera den Infektionsprozeß im Menschendarm überhaupt beeinflussen oder nur die Vergiftung verhindern oder mildern können.

ad 1. Sowohl beim Shiga-Kruse-Bazillus als auch bei einzelnen Rassen der Kolitisbazillen sind in alten Bazillenkulturen und in den Extrakten und Autolysaten frischer Agarkulturen stark wirksame Gifte für Kaninchen, Mäuse usw. nachweisbar. Diese wirken auf das Zentralnervensystem, Gefäßsystem und bei Kaninchen auch auf den Blinddarm. Das Gift zeigt die Eigenschaft eines echten Toxins, da sich mit demselben Antikörper von Antitoxincharakter erzeugen lassen, die dem Gesetz der Multiple folgen. Sie wirken aber nur, wenn sie parenteral eingeführt werden, nicht per os. Viele Autoren nehmen an, daß es sich um Sekrete handelt und daß diese Gifte auch beim Menschen wirken. Beides ist unerwiesen.

Was die „Sekretion" der Toxine (Exotoxine) betrifft, so nehmen manche seit P. Ehrlich diesen Ursprung für alle echten bakteriellen Toxine an, ohne daß dafür ein zwingender Grund und Beweis vorhanden wäre. Für Dysenteriebazillen ist es sogar wahrscheinlicher, daß es sich um kein Sekretionsprodukt, sondern um einen Leibesbestandteil handelt, also um ein lösliches Endotoxin von Toxincharakter. Dieses „Kaninchengift" oder „paretisches" Gift ist für Meerschweinchen nicht giftig. Diese Tiere können aber sowohl mit lebenden wie toten Bazillen getötet werden. Das „Meerschweinchengift" oder „marantische" Gift zeigt die Eigenschaften eines echten Endotoxins, ist nicht löslich, haftet am Bazillenleib und ist durch Antitoxin nicht nach dem Gesetz der Multiple neutralisierbar.

W. Kruse unterscheidet außerdem noch ein „Hundegift", Selter zwei Meerschweinchengifte. Dies beweist ebenfalls die Unsicherheit in der Frage der Giftigkeit der Ruhrbazillen für verschiedene Säugetiere.

Und wie steht es mit der Frage der Giftigkeit für den Menschen?

Zweifellos sind die Dysenteriebakterien bei subkutaner Injektion für den Menschen sehr giftig: sowohl lokale wie allgemeine Krankheitserscheinungen treten auf. Es ist aber unbekannt, ob die Symptome durch das „Kaninchen"- oder „Meerschweinchen"- oder ein besonderes „Menschen"gift hervorgerufen werden. Von vielen Autoren werden allerdings ohne genügende Beweise bestimmte Angaben in der einen oder anderen Richtung gemacht.

ad 2. Die Ruhrepidemien sind häufig nicht einheitlich, sondern sowohl durch den Shiga-Kruse-Bazillus wie durch die Kolitisbazillen verursacht. Die letztere Gruppe zeichnet sich durch eine Vielheit serologisch-differenter Rassen aus. Es ist bisher nicht bekannt, wieviel verschiedene Rassen es gibt. Für die Herstellung der sog. polyvalenten Sera wird eine willkürliche Zahl von Stämmen gewählt. Das ist natürlich eine sehr unsichere und unwissenschaftliche Art der Bezeichnung polyvalenter Sera und Impfstoffe, die aber leider bis jetzt allen „polyvalenten Heilstoffen" anhaftet.

ad 3. Meistens wird die Wertigkeit des Heilserums an seinem Antitoxingehalt gegenüber dem „paretischen" Gift an Kaninchen oder Mäusen gemessen. Ob damit der Heilwert für den Menschen bestimmt wird, ist nach dem oben Gesagten nicht sicher. Selbst dann, wenn das „Kaninchentoxin" eine pathogenetische Bedeutung für den Menschen hätte, wäre der Beweis nicht erbracht, daß damit der Infektionsprozeß im Darm beeinflußt werden könnte, wie unter Bezugnahme auf Diphtherieantitoxin meist ohne weiteres angenommen wird (Analogieschluß!) Das gleiche gilt von der Prüfung der autoinfektiösen Eigenschaften der Heilsera bei intraperitonealer Infektion der Versuchstiere mit lebenden Ruhrbazillen. An Affen, die vom Darm aus mit Dysenteriebazillen infiziert werden können und an Ruhr erkranken sollen, sind Heilversuche noch nicht bekannt geworden. Dies wäre dringend nötig.

Wir haben zur Rechtfertigung der Empfehlung der Antidysenteriesera für Heilzwecke als zuverlässigste Unterlage eigentlich nur die sorgfältige Prüfung in der Klinik zur Verfügung.

Die diesbezüglichen Angaben sind, wenn auch im ganzen ermunternd, widerspruchsvoll und nicht eindeutig.

3. Allgemeinbehandlung. Der Ruhrkranke gehört sofort ins Bett. Mit Bettruhe, Warmhalten des Bauchs (heiße Umschläge, Thermophore usw.), Tee, Rotwein, Zuckerwasser (s. unten) als einziger Kost reicht man in leichten Fällen oft vollkommen aus und sieht nach 3—4 Tagen schon wesentliche Wendung zum Besseren, namentlich in Verbindung mit Seruminjektion. Sehr wichtig ist die Frage, ob man zu Abführmitteln greifen soll. Erwünscht ist es natürlich, den Darm von gestautem Kot zu reinigen und künstliche Hilfsmittel kommen hier um so mehr in Betracht, als ja von vornherein Kolospasmus trotz der Erregung des Enddarms dem Kotlauf entgegenwirkt (S. 546). Im ersten Beginn steht abführenden Maßnahmen nichts im Wege, vorausgesetzt daß nicht sofort Kollapszustände (schwere Toxämie) den Anfall begleiten. Als bestes Mittel wird Rizinusöl bezeichnet (A. Bittorf, L. Brauer u. a., eigene Erfahrungen); statt dessen auch einmalige Gabe von $^3/_4$ bis 1 l physiologische Kochsalzlösung in den nüchternen Magen (O. Cohnheim), wonach binnen $^1/_2$ bis $1^1/_2$ Stunden mehrere flüssige Stühle erfolgen. Gleiches bewirkt entsprechende Menge $2^1/_2 \%$iger Magnesiasulfatlösung (F. Best, S. 221). Wir

möchten aber dringend raten, dem Abführmittel ein Antispasmodikum vorauszuschicken (1 bis $^5/_4$ mg Atropin subkutan oder Einlauf von 2 ccm 1$^0/_{00}$iger
Suprareninlösung in 100—150 g Wasser, S. 259). Man sichert damit hemmungs-
loseren Kotlauf und beugt stärkerem Stuhlzwang vor, der sich nach Abführmitteln (auch nach Rizinusöl!) doch manchmal in überaus quälender Weise
verstärkt. Über weitere abführende Maßnahmen s. unten.

4. **Ernährung.** Wir stimmen L. Meyer, O. Rostoski, L. Brauer u. a.
völlig bei, die in frischen Fällen zunächst 1—2 Hungertage anordnen, wie wir
sie auch bei anderen akuten Darmkrankheiten und als Vorläufer planmäßiger
Diätbehandlung chronischer Dyspepsien und Enterokolitiden empfohlen haben
(S. 300, 436). An diesen Tagen wird nur für Wasserersatz gesorgt (Tee, Rotwein oder Branntwein mit gekochtem Wasser); im Bedarfsfall greife man zu
intravenöser Traubenzuckerinjektion 6$^0/_0$ig (C. von Noorden und H. Salomon). Statt physiologischer Kochsalzlösung und der etwas schwierig an-
zufertigenden Ringerlösung (S. 189) empfahl W. Straub kürzlich ein der
Ringerlösung nahestehendes Salzgemisch, das in sterilen Ampullen unter dem
Namen „Normosal" von den Sächsischen Serumwerken in den Handel gebracht
wurde. Der Inhalt der verschieden großen Ampullen dient zum Anfertigen
von 1—10 Liter Injektionsflüssigkeit. Nach Fertigstellen der notwendigen
Wassermenge (sterilisiert, abgekühlt) wird der ganze Inhalt der Ampulle in
dieselbe entleert. Es geht aber durchaus nicht an, den Ruhrkranken längere
Zeit auf Diaeta parca oder minima zu setzen; er kommt dadurch ganz unnötig
herunter (A. Schittenhelm, v. Hampeln). Man ist bei Ruhr in der vorteil-
haften Lage, mit einem einigermaßen leistungsfähigen Dünndarm rechnen zu
dürfen, obwohl die schädlichen toxischen Einflüsse sich auch auf ihn erstrecken.
Man soll aber Stoffe wählen, die möglichst schnell und möglichst weit oben im
Dünndarm verdaut und resorbiert werden und den Dickdarm nicht belasten.
Die auf von Noorden's Wiener Klinik von H. Salomon und G. Wallace
ausgearbeitete Methode reiner Zuckerkost (200—300 g Rohrzucker am Tage in
gekochtem Wasser, in Tee oder in Wein, S. 190) bewährt sich auch bei frischer
Ruhr im Anschluß an die Hungertage und sichert zwar nicht ausreichende,
aber doch ansehnliche Kalorienzufuhr. Sie ist viel ratsamer als die übliche
Schleimsuppenkost, welche nur allzu leicht gärungsfähiges Material in den
Dickdarm liefert. Erst nach 2—3 Zuckertagen folgt andere Kost. Hier trennen
sich die Wege. Früher bevorzugte man bei frischer Ruhr — von den Zuckertagen war noch keine Rede — durchaus Milch und Schleimsuppenkost unter
allmählicher Ergänzung durch Zwieback, geröstetes Weizenbrot, Kartoffelbrei,
durchgetriebenen Reis, Nudeln; erst später Fleisch und Eier in feiner Verteilung. Auch Ad. Schmidt empfiehlt dies in der I. Auflage des Buches (S. 436).
Daß dies sich oftmals gut bewährt, steht außer Frage. Neuerdings wird gänzliches Zurückdrängen mehlhaltiger Speisen und auch des Milchzuckers warm
befürwortet; es wird fein verteiltes Fleisch, vor allem aber frischer Topfenkäse
in größeren Mengen empfohlen (H. Rosenhaupt, K. Behm). Dazu gehören
auch die Finkelstein-Meyer'sche „Eiweißmilch", die verschiedenen Arten
„Diabetikermilch" und dreitägiger Kefir; dagegen nicht Ya-Urt, den W. Kulka
empfiehlt, obwohl er gleichfalls auf den Standpunkt möglichster Kohlenhydrat-
armut der Kost sich stellt. Die eigenen geringen Erfahrungen über kohlenhydratarme Kost fielen günstig aus. A. Schittenhelm begrüßt zwar das Heranziehen
der genannten Eiweißträger, möchte sie aber mit leicht assimilierbaren Kohlen-
hydratträgern (s. oben) vereinen. Die Erfahrung scheint darzutun, daß man
sich nicht an ein unumstößliches Kostprogramm zu halten braucht, wenn nur
der Grundsatz, leicht und schnell, d. h. schon im Dünndarm verdauliche Nahrung zu reichen, aufrecht erhalten wird. Wie man auch immer die Übergangs-

kost einstellt (auf Kohlenhydrat- oder Eiweißträger), nach kurzem wird man
unbedingt zu leicht verdaulicher Mischkost gelangen (schlackenarme Kohlenhydratträger wie dextrinisierte und feinste nichtdextrinisierte Mehle zu Suppen,
Breien, Gebäcken; fein durchgeschlagener Kartoffelbrei; weichgekochte Eier
und lockere Eierspeisen; lockere Süßspeisen; fein verteiltes, vollkommen gares
und sehr zartes Fleisch, gekochte Milch, Milchspeisen, Ya-Urt, Kefir; Zucker;
gekochte Obstsäfte; frischer Käse; auch Butter). An solcher Kost, deren Be-
wältigung fast ausschließlich dem Dünndarm obliegt, halte man noch lange
fest, bis der Darm völlig normal arbeitet und der Rest entzündlicher Zustände
beseitigt ist. Der in der Rekonvaleszenz auferlegte diätetische Zwang macht
sich reichlich bezahlt. Er kann monatelangem Siechtum vorbeugen (S. 550).
Natürlich hat man unter solcher Kost oftmals mit Stuhlträgheit zu kämpfen;
sie darf unter keinen Umständen geduldet werden. Es steht aber auch gar
nichts im Wege, in der Rekonvaleszenz mit milden Abführmitteln ihr entgegenzutreten (am besten Magnesia usta und Dickdarmerreger aus der Oxyanthrachinongruppe, S. 224). Auch für chronische Ruhr (Colitis gravis postdysen-
terica usw., S. 547) gilt dies; nur muß hier gleichzeitig für Hintanhalten hemmender Spasmen gesorgt werden (Atropin!).

    5. **Medikamentöse Maßnahmen.** Wir müssen hier nochmals auf darman-
regende und darmberuhigende Mittel zurückkommen, nachdem wir schon
einleitendes Abführen mittels Rizinusöl oder isotonischer Salzlösungen
empfohlen haben (S. 554). Von fortgesetzter abführender Behandlung sollte
man aber absehen (Ad. Schmidt, H. Salomon u. a.). Wenn davon Günstiges
berichtet wird, kann es sich nur um leichtere Fälle gehandelt haben. Insbesondere sei man mit Kalomel vorsichtig, das nur allzu leicht der Ruhr eine
quälende Stomatitis hinzufügt (O. Ziemann, A. Schittenhelm). Dies
kommt freilich nur selten vor, wie aus A. Plehn's und A. Schneider's Mitteilungen hervorgeht; aber es kommt vor und ein einziger solcher böser Fall
wiegt viele günstig verlaufende auf. Sehr befürworten möchten wir periodisch-
darmreinigendes Abführen. Zu diesem Zwecke wird nach einleitender
Rizinus- bzw. Salzwirkung der Darm ruhig gestellt, entweder durch abendliche
Opiumgaben (20—25 Tropfen Opiumtinktur, A. Schittenhelm) oder
besser durch Morphium-Kodeingemisch (Morph. muriat. 0,1, Cod. phosphor. 0,1,
Aquae ad 10,0; davon dreimal täglich 10 Tropfen; O. Cohnheim). Dies trägt
wesentlich zum Nachlassen der Schmerzen, wenn auch wenig zur Stillung der
Mastdarmerregung und des Tenesmus bei; hierfür muß auf andere Weise ge-
sorgt werden. Aller 3—4 Tage wird nach vorausgeschickter Atropininjektion
(subkutan zweimal 0,75 mg) oder nach Suprareninklysma (s. oben), welche
die Opiumsperre lösen, wiederum mit Rizinusöl oder isotonischen Salzlösungen
(Kochsalz, Magnesia sulfurica oder Natrium sulfuricum) der Darm gereinigt.
Dies schonende Verfahren läßt sich mehrfach wiederholen. Wir können also,
falls nicht ganz besondere Indikationen dazu zwingen, weder planmäßiges
Abführen noch planmäßiges Ruhigstellen des Darms empfehlen. Das wechsel-
weise Stopfen und Abführen bewährt sich auch bei chronischer Ruhr; nur
wird man hier die abführenden Maßnahmen näher aneinander rücken (etwa
zweitäglich). Unter allen Umständen aber muß der schmerzhafte, äußerst
quälende Sphinkterkrampf möglichst dauernd beseitigt werden. Hierfür ist
Atropin das souveräne Mittel (W. Usener); falls der Darm es hält, in Form
von Suppositorien, sonst subkutan; dazwischen von Zeit zu Zeit Suprarenin-
Mikroklistiere, auf deren lindernde Kraft bei Ruhr F. v. Groer zuerst
und bald darauf J. Strasburger hinwiesen. Loeb] fügt dem Suprarenin
noch etwas Kokain hinzu (1 ccm 1$^o/_{oo}$iger Suprareninlösung + 0,02 Kokain
in 200 ccm Wasser). Über Suprarenin vgl. S. 259. — G. Zülzer gibt an, sein

Neohormonal (S. 228) beseitige einerseits die Darmspasmen und fördere gleichzeitig den Kotlauf. Mangels eigener Erfahrung sei auf A. Schittenhelm's Urteil verwiesen, der Atropin dem Hormonal doch vorzieht.

Von anderen Medikamenten sei vor allem Salzsäure erwähnt, deren Verabfolgung zwar nicht an den ersten stürmischen Tagen, aber sofort nach Weichen der heftigsten Beschwerden von den Patienten sehr angenehm empfunden wird und den Appetit anregt. Über Adstringentia, wie Wismut-, Aluminium- und Gerbsäurepräparate verschiedener Art, ebenso über Carminativa muß, soweit akute Ruhr in Frage steht, das Lob sehr zurückhaltend lauten. Von durchschlagender Bedeutung sind sie zweifelsohne nicht. Besseres leisten sie in chronischen Fällen leichterer Art (Bismutum subgallicum, Thioform, Gelonida Aluminii subacetici, Etelen und das von W. Lutsch und Ad. Schmidt empfohlene 10%ige Dekokt von Cortex Simarubae, dreimal täglich 1 Eßlöffel usw.). Uzara (S. 242) wird zwar überall — meist lobend — erwähnt, ohne daß man zu abschließendem Urteil gelangte; vgl. Referat von A. Gürber über Uzara. Eine ausführliche Besprechung über verschiedene Präparate findet sich bei C. Hirsch und L. Brauer.

Weiterhin sind desinfizierende Medikamente in Betracht gezogen worden. Nachdem man von ihnen als unwirksam zurückgekommen, empfahlen A. Ellinger und L. Adler Thymolpalmitinsäureester (Thymolpalmitat Merck; S. 233). Das Urteil von L. Thimm lautete sehr günstig, während A. Schittenhelm sich zweifelnd, L. Brauer sich geradezu ablehnend äußern. Breitere Versuchsreihen liegen nicht vor; ebensowenig über das von E. Marcovici empfohlene Allphen (aus Knoblauch gewonnen, S. 234). Die anfängliche Begeisterung für das Verabfolgen großer Mengen feinverteilter Tierkohle (S. 234) oder sog. kolloidaler Kohle wie Carcolid (W. Walther) scheint beträchtlich abgeklungen zu sein; in der Literatur tritt dies nur hier und da zutage (A. Schittenhelm, L. Brauer); die mündlichen Berichte von Feldärzten, die größeren Epidemien von Ruhr gegenüberstanden, lauten aber durchweg skeptisch. Noch ungünstiger wird jetzt über Bolus alba geurteilt, die den oberen Abschnitt des Dickdarms nur allzu oft mit harten Kotmassen belastet und dann zu schmerzhaftem Kolospasmus und selbst zur Bildung von Kotsteinen Anlaß gibt (L. Thimm, S. 235). Das planmäßige Füttern mit großen Bolusmengen ist wieder völlig aufgegeben. Andererseits steht gelegentlicher und periodisch wiederholter Gabe dieser sog. Adsorbentia, entweder von Kohle (etwa 50 g) oder von Bolus alba (nüchtern 80—100 g) nichts im Wege, wenn man nur durch nachfolgendes Abführmittel (etwa $^3/_4$ l physiologische Kochsalzlösung) für schnellen Abgang sorgt. Sowohl bei akuter wie namentlich bei chronischer Ruhr sahen wir davon doch öfters bemerkenswerten, unmittelbaren, günstigen Einfluß auf die Beschaffenheit der Ausleerungen, während wir, ebenso wie viele andere, von planmäßiger, längere Zeit fortgesetzter Kohle- und Bolustherapie ganz zurückgekommen sind. Zur desinfizierenden Therapie gehört auch die Behandlung mit Mutaflor (S. 210), von A. Nißle angelegentlichst empfohlen; H. Hermel sah keinen Vorteil davon. Weitere Mitteilungen darüber stehen aus.

6. **Rektale Therapie.** Bei akuter Ruhr ist lokale Behandlung mit Einläufen u. dgl., wenn überhaupt, nur unter größter Vorsicht erlaubt. Da die Krankheit im Enddarm beginnt, hoffte man den schädlichen Keimen verhältnismäßig leicht beikommen zu können. Die Erfolge sind aber so wenig ermutigend, daß die meisten auf derartige Behandlung verzichten oder sie nur mit Vorbehalt empfehlen. A. Schittenhelm äußert sich ebenso wie C. Hirsch u. a. günstig über Adsorbentia in Form von Klistieren (1 gehäufter Eßlöffel Tierkohle oder 200 g Bolus alba auf 1 l physiologische Kochsalzlösung mit 15 bis

20 Tropfen Opiumtinktur, in Knieellenbogenlage zu verabreichen, bei Schwerkranken aber wohl kaum durchführbar!); Ad. Schmidt empfiehlt Bismutum subgallicum in verdünnter Mucilago Gummi arabici als Dauereinlauf, O. Zimmermann essigsaure Lösungen von Carragheen oder Agar-Agar, wodurch die Toxine ausgeflockt werden sollen. Andere ziehen bakterizide Substanzen vor (E. Schiff: 300 ccm $1\,^0/_0$iger Formalinlösung zweimal täglich; Th. G. Rakus und E. H. Brill $1-2\,^0/_0$ige Argentum nitricum-Lösung; Moszkowski Aufschwemmung von Jodoform in dünner Gummilösung; O. Geißler 15 Tropfen $10\,^0/_0$iger Jodtinktur und 1 l Kamillentee; W. Lutsch $2\,^0/_0$iges Natriumsalizylat usw.). Viel Nachahmung fand die Empfehlung dieser immerhin stark reizenden Desinfizientia nicht. Von Tannineinläufen berichtet Ad. Schmidt Ungünstiges, sie reizen oft ganz erheblich. Auch die von H. Leo empfohlenen Chlorkalziumklistiere (S. 257) scheinen bei akuten dysenterischen Reizzuständen des Darms mehr zu schaden als zu nützen; nach deren Abklingen sind sie recht brauchbar. Über Suprarenin s. oben (S. 556). M. Henius lobt als schmerzlindernd, krampf- und entzündungswidrig Suppositorien mit $2\,^0/_0$ Eukupin (Isoamylhydrokuprein).

Besseres versprechen Einläufe bei chronischer Ruhr. Wir bedienen uns mit Vorliebe $2\,^0/_0$iger Borsäure; A. Alexander empfiehlt Aufschwemmung unlöslicher Silberpräparate (Kollargol, Argatoxyl), A. Bittorf Spülung mit $0{,}2-0{,}3\,^0/_0$igem Wasserstoffsuperoxyd; im übrigen sei auf Behandlung der Colitis gravis und der Proktitis verwiesen.

7. **Behandlung von Komplikationen.** Auf Behandlung der mannigfachen Komplikationen kann hier nicht eingegangen werden; sie richtet sich nach deren Art und Schwere. Besonderer Aufsicht bedarf das Verhalten des Kreislaufs, der durch Schwäche sowohl des Herzens wie der Vasomotoren bedroht sein kann; beides viel mehr Folge der Toxämie als der Wasserverluste. A. Ellinger und L. Adler empfehlen auf Grund ihrer toxikologischen Studien über Ruhrgift Strychnininjektionen (0,001 als Dosis) bei drohendem Kollaps; ebenso E. Neißer. Im übrigen greift man zu den bekannten Herzmitteln: intramuskuläre Injektion von 0,1 Digipuratum oder von 1 ccm Digalen 1 bis 2 mal täglich oder intravenöse Injektion von 0,3—0,5 mg Strophantin, Kampferöl, Koffeindoppelsalzen, sehr zweckmäßig auch von Sparteinum sulfuricum (0,02 subkutan mehrmals täglich, C. von Noorden). Mit Nachdruck verweisen wir, ebenso wie A. Schittenhelm, auch auf die günstige Wirkung von Suprarenin (1 ccm der $1\,^0/_{00}$igen Lösung intramuskulär, 1—2 mal täglich). Sowohl bei Vasomotorenschwäche wie bei starken Wasserverlusten sind von intravenösen Kochsalz- oder noch besser Traubenzuckereinläufen Vorteile zu erwarten (S. 212, 555). Wegen schwacher Gefäßfüllung wird man die Vene meist freilegen müssen (Injektionsmenge 1000—1200 ccm).

Eine wichtige Aufgabe ist Sorge für Schlaf. Linderung der Darmkrämpfe und des Tenesmus trägt schon vieles dazu bei. Man scheue aber auch vor Narkotika nicht zurück (Eukodal 0,02 g; Morphium 0,015 mit Zusatz von $^3/_{10}$ mg Skopolamin subkutan oder innerlich Veronalnatrium und ähnliches).

Stärkere Darmblutungen beruhen bei frischer Ruhr fast immer auf Diapedesis und sind immer bedrohlich. Injektion von Kalzine Merck (Gelatine mit $10\,^0/_0$ adsorbiertem Chlorkalzium, steril in Ampullen); intravenöse und intramuskuläre Injektion frisch sterilisierter Lösung von Koagulen ($10\,^0/_0$ig); Einläufe von Suprarenin (1—2 ccm des $1\,^0/_{00}$igen Präparats auf 200 ccm Wasser). Spätblutungen sind meist durch Gefäßusur tiefsitzender Geschwüre bedingt: Tamponade mit koagulengetränkten Bäuschen oder chirurgischer Eingriff (vgl. S. 533).

8. Chirurgische Eingriffe. Wenn auch gelegentlich bereits für frische, nicht schnell abheilende Fälle empfohlen (Appendikostomie durch R. Paulus), kommen chirurgische Eingriffe in der Regel nur für chronische Ruhr (W. Thierry), vorzugsweise bei postdysenterischer purulent-ulzeröser Kolitis in Betracht. Deren Aussichten sind so ungünstig (S. 550), daß man nicht allzu lange warten sollte; sonst hat man es mit hochgradig erschöpften Kranken zu tun, denen auch die Operation kaum noch Rettung verspricht. Zur Wahl stehen:

Appendikostomie, deren wesentlicher Zweck gründliches und täglich 1—3 mal zu wiederholendes Reinspülen des Dickdarms ist, sei es mit physiologischer Kochsalzlösung, sei es mit unschädlichen Antiseptika. R. Paulus empfiehlt vor allem 0,5 %iges Moronal (formaldehydschwefelsaures Aluminium). Die Appendikostomie ist jedenfalls das schonendste chirurgische Verfahren, wenn auch üble Zufälle (Dekubitalgangrän der Appendixwand, E. Miloslavich) gelegentlich einmal vorkommen. Günstige Berichte und Literatur über Appendikostomie bei R. Paulus.

Zökostomie ist der Appendikostomie nahe verwandt, falls man sich auf Einnähen eines Drainrohrs beschränkt, das Spülung, Vorbeigleiten des Chymus, aber keinen Austritt von Darminhalt gestattet. Neuerdings von Leveuf und Heuyer und auch von R. Paulus angelegentlichst empfohlen.

Zökostomie mit Kotfistel zur Entleerung des gesamten, im Zökum ankommenden Chymus durch die Fistel, während dessen Übertritt in den Dickdarm verhindert und dieser gleichzeitig gespült werden kann. Auch hier ist ebenso wie bei den schon erwähnten Operationen nur an temporäre Fistel gedacht, die nach Heilung des inzwischen geschonten Dickdarms wieder geschlossen wird. Natürlich bereitet dies Verfahren der Ernährung gewisse Schwierigkeiten; sie sind aber überwindbar, wenn man sich an Nahrungsgemische hält, mit denen der Dünndarm allein fertig wird. Es steht auch nichts im Wege, den Dickdarm mit leicht resorbierbarer Dextroselösung zu beschicken, was immerhin die Menge der im Dünndarm resorbierten Nährstoffe ergänzt.

Exstirpation ulzerös erkrankter oder stenosierter Darmabschnitte. Es kommen vornehmlich Flexura sigmoidea und die oberen zwei Drittel des Mastdarms in Betracht. Zu dieser weitaus eingreifendsten Operation entschließt man sich natürlich nur im Notfalle.

Im übrigen vgl. chirurgische Behandlung der Colitis gravis (S. 497) und Ergebnisbericht von R. v. Lippmann, der zu ablehnendem Urteil kommt.

VIII. Die Protozoen-Dysenterien.

Wie bei der Bazillenruhr müssen wir hier von einer Krankheitsgruppe sprechen, wenn auch noch weit mehr als bei jener ein bestimmter Krankheitserreger, die **Entamoeba histolytica** in den Vordergrund tritt Die übrigen Krankheitserreger der Protozoenruhr haben weit geringere, meist nur lokale Bedeutung. Wir besprechen das Wichtigste darüber anhangsweise (S. 566) und beschäftigen uns zunächst mit der vorherrschenden Form.

A. Epidemiologie und Pathogenese.

Die Amöbendysenterie ist im wesentlichen eine Krankheit der Tropen und Subtropen (Afrika, das südwestliche, südliche und südöstliche Asien, die tropischen Gebiete Amerikas), aber auch in Kleinasien, auf der Balkanhalbinsel und in anderen Mittelmeerküstenstrichen Europas ist sie, allerdings nicht in weiter Ausdehnung, heimisch geworden. Anderen Ortes kommt sie nur sporadisch vor, meist bei Leuten, die in den Tropen infiziert wurden; es können dann kleine Gruppenerkrankungen entstehen, namentlich in Ländern, die dauernd starken Verkehr mit Ruhrgebieten haben (England, Holland u. a.). Niemals aber zeigt die Amöbenruhr Neigung zu fortschreitend epidemischer Verbreitung. Sie wird daher zum Unterschied von der Bazillen- oder epidemi-

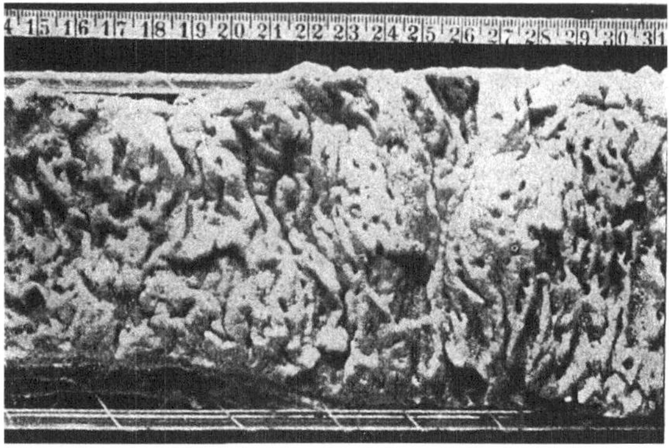

Fig. 124. Amöbendysenterie [Kolon] (nach Hemmeter). Verkleinerung $^1/_4$.

schen Ruhr auch endemische Ruhr genannt. Ob der Weltkrieg, der viele Amöbenruhrkranke nach Mitteleuropa brachte, die Krankheit hier stärker einbürgert, steht noch dahin; nach früheren Erfahrungen ist dies nicht wahrscheinlich. Immerhin werden wir wohl noch einige Zeit mit Fällen exotischer Amöbiasis verschiedentlicher Form zu rechnen haben (W. Fischer).

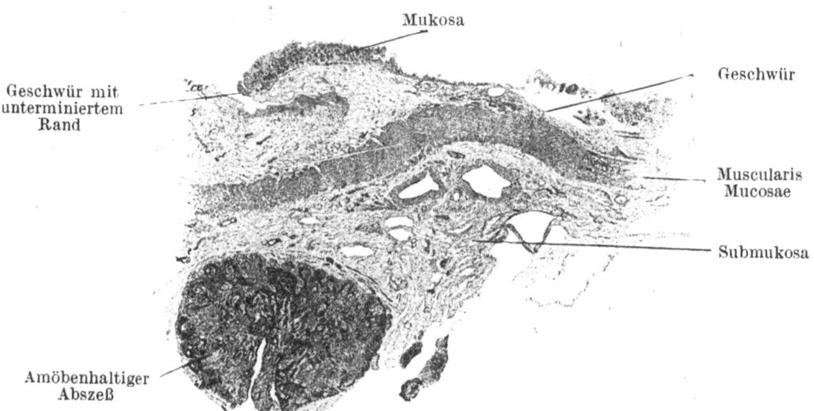

Fig. 125. Amöbendysenterie [Zökum] (nach Hemmeter).

Die Verbreitungsgebiete der Bazillen- und der Amöbenruhr fallen großenteils zusammen, und dies prägt sich auch darin aus, daß nicht nur gelegentlich, sondern sogar recht oft beide, ätiologisch vollkommen verschiedene, in ihren klinischen Symptomen aber nahe verwandte Krankheiten denselben Menschen befallen. Es entstehen die sog. „Mischfälle". Diese erst spät erkannte Tatsache brachte früher einige Verwirrung in die Schilderung der Krankheitsbilder.

Die **Entamoeba histolytica** war schon früher gesehen, aber erst R. Koch und G. Gaffky, Kartulis erkannten ihre ätiologische Bedeutung. Den jetzigen Namen erhielt sie durch Schaudinn. Genauere Angaben über ihre Morphologie, ihre Entwicklung und sonstige Eigenschaften finden sich bei G. Jürgens, F. Schaudinn, St. Kartulis, Hartmann, W. Kolle und H. Hetsch.

Die Ruhramöbe (s. Fig. 82, S. 155) kommt ebenso wie verwandte Arten in zwei Formen vor, der beweglichen vegetativen Form von 20—30 μ Durchmesser und einer daraus unter Mitnahme des Kerns sich abschnürenden Dauerform von 3—7 μ Durchmesser. Nur die erstere hat aggressive Eigenschaften; es ist die Form, in welcher die Amöbe im Darme haust, in die Gewebe eindringt und sie zerstört. Sie ist höchst empfindlich gegen saure Reaktion und stirbt, mit dem Kote entleert, bald ab, wenn Temperatur, Feuchtigkeitsgehalt und andere Umstände für sie ungünstig sind. Die mit derberer Kapsel umgebene Dauerform ist dagegen sehr widerstandsfähig. Sie bildet sich anscheinend nicht im Darm, wohl aber unter bestimmten, noch nicht klar erkannten Umständen in den Geweben. Mit abgestoßenen, nekrotisch gewordenen Gewebsteilen gelangt sie in den Kot, und es ist wahrscheinlich diese Form, welche dann mit Nahrungsmitteln und namentlich mit Wasser die Infektion weiterträgt. Neuerdings wird wieder mehr als früher auf die Verschleppung der Amöben bzw. der Dauerformen durch Fliegen hingewiesen (W. A. Kuenen, Woodcock u. a.). Ob die Parasiten nicht nur durch den Mund, sondern auch durch den After in den Körper gelangen, steht dahin.

B. Pathologische Anatomie.

Angriffsort der Amöben ist der Dickdarm; bevorzugt sind Enddarm (Sigma und Rektum) und Zökum, aber auch der übrige Dickdarm kann mehr oder weniger stark befallen werden. Der krankhafte Prozeß beginnt nicht wie bei der Bazillenruhr mit Schädigung der Oberfläche, sondern die Amöben dringen durch die Lieberkühn'schen Drüsen in die Tiefe, durchbrechen auf dem Lymphwege die Muscularis mucosae. Es kommt zunächst zu diffuser entzündlicher Infiltration, dann zu kleinen Abszessen, die zum Teil miteinander konfluieren und gelatinösen Eiter enthalten; erst später erfolgt Durchbruch durch die Schleimhaut und jetzt entstehen Geschwüre mit ganz unregelmäßig geformten, unterminierten Rändern (Fig. 124 und 125). Von diesem Verhalten kommen insofern Abweichungen vor, als bei irgendwie bedingter Oberflächenerkrankung der Schleimhaut die Amöben unmittelbar in das erkrankte Gewebe, namentlich in den Boden etwaiger Geschwüre einwandern können. Sowohl in bezug auf Tiefe der Ulzerationen, Zahl, Größe und Ausbreitung der Geschwüre trifft man größte Verschiedenheiten an. In fast noch höherem Grade als bei bazillärer Ruhr kann der ganze Darm damit besät sein, so daß zwischen den Geschwüren nur spärliche Schleimhautinseln übrig bleiben. Aber auch diese sind bei dichterem Stand der Geschwüre gewöhnlich nicht gesund, sondern entzündlich infiltriert, so daß die Schleimhaut bald streckenweise, bald in ihrer ganzen Ausdehnung wesentlich verdickt ist. Geschwürsränder und Geschwürsgrund sehen wie zerfetzt aus. Die Zerstörungen dringen häufig bis in die Muscularis, sogar bis zur Subserosa vor. Perikolitische Verlötungen sind häufig; Perforationen in die freie Bauchhöhle dagegen selten, am häufigsten vom Wurmfortsatz aus. Dagegen findet man öfters Abszesse und auch Durchbruch zur Harnblase. An dem Zerstörungswerk sind nicht nur die Amöben beteiligt, sondern auch sekundär eingedrungene Keime irgendwelcher Art (Eiterungserreger). Im großen und ganzen entsteht also ein Bild, das dem jeder schweren Kolitis, besonders aber dem schwerer ulzerös-diphtherischer Bazillen-

Dysenterie ähnlich sieht. Als unterscheidende, aber doch nicht immer deutlich ausgeprägte Merkmale lassen sich angeben: Bei bazillärer Ruhr erfolgt
die geschwürige Zerstörung schnelleren Schrittes; diphtherische Beläge sind
ungleich häufiger; die Geschwürsränder sind weniger zerfetzt und weniger unterminiert; das Ablösen und Abstoßen von Gewebsteilchen erfolgt seltener; das
Zökum ist bei bazillärer Ruhr nur dann stark beteiligt, wenn auch der zwischen
Sigma und Zökum liegende Darm schwer erkrankt ist, während bei reiner
Amöbenruhr das erkrankte Zökum durch lange gesunde Strecken vom erkrankten Unterdarm geschieden sein kann. Aber, wie gesagt, voll beweisend
sind diese Unterschiede nicht und sie verwischen sich völlig in den häufigen
Mischformen von Amöben- und Bazillendysenterie.

Die erkrankten Darmabschnitte können scheinbar, aber auch völlig ausheilen. Völlige Heilung ist nur möglich, wenn die Amöben absterben; dann
haben die verletzten Gewebe die gleichen Heilaussichten wie bei jeder anderen
ulzerösen Kolitis. Scheinbar ist die Heilung, wenn zwar die vegetativen Formen
der Amöben verschwinden, aber Dauerformen in den Geweben liegen bleiben.
Aus ihnen können jederzeit wieder aggressive, vegetative Formen entstehen
und dann flammt der Prozeß von neuem auf. Dieser Wechsel zwischen den
Lebensphasen der Protozoen ist manchmal auf kleine Bezirke beschränkt,
andere Male auf weite Strecken ausgedehnt und daraus erklären sich Verschiebungen des anatomischen und des klinischen Bildes.

Selbst bei geringem Umfang der örtlichen Erkrankung und bei völligem
Ausheilen derselben droht eine weitere Gefahr in dem Verschleppen der Amöben
durch die Lymph- und Blutbahn, und da ist es nun überwiegend häufig die
Leber, welche darunter leidet. Der amöbogene Leberabszeß ist ein selten
fehlender, höchst charakteristischer Nebenbefund bei den Obduktionen der
an Amöben-Dysenterie Verstorbenen. In leichteren und frischeren Fällen
ist er weniger häufig. Immerhin kommen auf je 100 klinisch festgelegte Fälle
von Amöben-Dysenterie mindestens 20—25 Fälle von Leberabszeß. Abszesse
in anderen Organen, z. B. in Lunge und Gehirn, sind seltener.

C. Krankheitsbild.

Die Amöbiasis des Darms besteht, ehe klinische Merkmale sie verraten.
In dieser Zeit hausen die Amöben im Darm, sind auch wohl bereits durch Drüsenschläuche ins Gewebe eingedrungen; aber es ist noch nicht zu Geschwüren
gekommen. J. C. Hemmeter beschreibt das häufige Vorkommen von Prodromen, wie Gefühl von Spannung, Druck und Vollsein in der Unterbauchgegend, Kopfschmerz, allgemeines Unbehagen, Appetitlosigkeit, Salzsäuremangel bei Magenprüfung. Diese Vorzeichen können aber vollkommen fehlen,
und das Kranksein verrät sich zuerst durch proktitische Reizzustände. Man
befindet sich dann schon in der Zeit beginnender Geschwürsbildung. Wie
die charakteristischen Symptome einsetzen, ist höchst verschieden. Es kann
schleichend erfolgen, so daß die Anfänge kaum beachtet werden; es kann aber
auch ganz plötzlich zu heftigen Diarrhöen mit starkem Tenesmus und mit
heftigen Kolikschmerzen kommen, ganz wie bei schweren Fällen von Bazillenruhr; dazwischen alle Übergangsstufen. Nachdem der im Unterdarm vorhandene Kot ausgestoßen, nehmen die Entleerungen in typischen Fällen fleischwasserähnliche bzw. himbeergeleeartige Beschaffenheit an, d. h. seröse Flüssigkeit und Schleim sind mit dem Blut innig gemischt (L. Brauer), während
im Anfang der Bazillenruhr das Blut dem Schleim mehr als Spritzer oder in
Streifenform beigemengt ist. Fast immer finden sich in diesen Entleerungen
reichliche eosinophile Zellen und oft auch Charcot-Leyden'sche Kristalle.

Die Unterschiede verwischen sich bald und der Stuhl nimmt weiterhin in bezug auf Häufigkeit, allgemeines Aussehen, Eiter- und Blutgehalt durchaus den Charakter des Bazillenruhr-Stuhls an. Man entdeckt darin aber häufiger als bei Bazillenruhr abgestoßene Gewebsfetzen. Auch in bezug auf andere Darmreizsymptome dürfen wir auf dort Geschildertes verweisen. Das Blutbild zeigt nichts Charakteristisches: in reinen Fällen mäßige Hyperleukozytose, vorwiegend durch Vermehrung der neutrophilen Zellen. Die eosinophilen Zellen sind eher vermindert (W. Fischer; hier Literatur). Wesentlich abweichend von der Bazillenruhr treten die toxämischen Symptome ganz zurück. Freilich kommt es infolge örtlicher Entzündung zu Fieber, aber auch dies nicht immer; sein Verlauf ist ganz unberechenbar; das Fieber hängt wohl weniger von Stoffwechselprodukten der Amöben als von Sekundärinfektion der Geschwüre ab. Auch mit schwerem Kräfteverfall, mit hochgradiger Abmagerung, mit schwerer Anämie, mit Herz- und Gefäßlähmung hat man zu rechnen; aber alles dies nur auf Grund der Ernährungsschwierigkeiten, der oft enormen Wasser- und Eiterabgänge, der Blutverluste, der Resorption von Toxinen aus Sekundärinfekten und etwaiger Komplikationen am Peritoneum, an Nachbarorganen und auf Grund der Abszesse in fernen Organen. Mancherlei Nachkrankheiten sind beschrieben, wie Lähmungen myelitischer und neuritischer Natur (Damaschino, v. Hoffmann, Laveran, J. F. J. A. Delioux, de Sagignac), ferner Gelenkrheumatoide (T. G. Moorhead). Da dies und anderes auch nach nichtdysenterischer Kolitis als Ausdruck von Septikämie vorkommt, läßt sich schwer sagen, ob Amöben oder Sekundärinfektionen die Ursache sind.

Gesamtbild und -verlauf gestalten sich nach dem soeben Berichteten oft überaus bedrohlich, so daß eine vollentwickelte, schwere Amöbendysenterie zu den gefährlichsten Krankheiten zählt. Namentlich das Auftreten von sekundären Amöbenabszessen in der Leber usw. drückt die Aussichten auf Überwindung der Krankheit tief herab. Andererseits gibt es auch zahlreiche leichte Fälle, in welchen der Befall des Darms mit Amöben nur ein mehr oder weniger schlimmes akutes Ruhrbild zustande bringt, das nach 2—3 Wochen wieder abheilt. Diese Heilung kann aber auch eine nur scheinbare sein. Über kurz oder lang kommt es zu neuen Attacken, sei es wegen Zurückbleibens von Dauerformen im Gewebe, sei es wegen neuer Infektion. Immunität wird nicht erworben. Auch wenn der eigentliche Ruhranfall in leichter Form sich abspielt, kann Leberabszeß entstehen. Es gibt sogar Fälle, wo der Zustand des Darms kaum nennenswerte Beschwerden brachte und den Kranken nicht zum Arzt führte, und wo dann der Leberabszeß das erste krankhafte und zugleich höchst bedrohliche Zeichen der Krankheit ist.

Komplikation der Amöbenruhr mit Bazillenruhr verschlechtert die Prognose erheblich, da die Bazillenruhr-Geschwüre den Eintritt von Amöben ins Blut erleichtern, und da die Gefahr dysenterischer Toxämie hinzutritt. Ausführliches über Amoebiasis in W. Fischer's Ergebnisreferat.

D. Diagnose.

Die Diagnose der Ruhr stützt sich auf das klinische Bild. Ebenso wie bei Bazillenruhr gilt es, andere Ursachen für entzündlichen Reizzustand des Mastdarms auszuschließen (S. 502). In zweifelhaften Fällen kann dies nur mittels Rektoskopie geschehen. Des weiteren ist der Nachweis zu führen, daß es sich wirklich um Amöbiasis handelt und daß die etwa gefundenen Amöben nicht der Gruppe harmloser Darmparasiten, sondern pathogenen Rassen (vor allem Entamoeba histolytica) angehören (S. 561). Der spontan entleerte Stuhl enthält manchmal keine Amöben, und es wird deshalb der Rat erteilt, ein salinisches Abführmittel (etwa Magnesia sulfurica) zu verabfolgen, wodurch die in oberen Abschnitten des Dickdarms befindlichen Amöben herausgespült werden. Dem Abführmittel sollte man immer eine Gabe Atropin vorausschicken, um Spasmen vorzubeugen. Auch Rektoskopie kann der Diagnose dienen. Sie deckt zunächst den entzündlichen und geschwürigen Zustand der Mastdarmschleimhaut auf, und das Fehlen ausgedehnter diphtherischer Beläge lenkt den Verdacht von Bazillenruhr ab und auf Amöbenruhr hin. In abgeknipsten Stückchen der Geschwürsränder findet man manchmal auch dann Amöben, wenn die Untersuchung der Dejekte versagte (P. Calame).

Zum Nachweis der Amöben in den Dejekten empfehlen W. Kolle und H. Hetsch: Untersuchung von frisch entleertem Schleim oder Eiter im hängenden Tropfen. Bis zur Untersuchung muß das Material warm gehalten werden (37°); heizbarer Objekttisch ist erwünscht, aber nicht unbedingt nötig. Die Amöben fallen durch ihr Lichtbrechungsvermögen, ihre grünliche Färbung, durch Zell- und Bakterieneinschlüsse und durch ihre Größe auf. Charakteristisch für die Entaemoba histolytica sind Fehlen der Keimmembran und Sonderung von Ektoplasma und Entoplasma im Ruhezustand. Im frischen Zustand sind die Protozoen leichter zu identifizieren und von Entamoeba coli (S. 155) zu unterscheiden als im gefärbten Präparat. Färbung am besten nach Beräucherung der auf Deckglas dünn ausgestrichenen Dejekte durch Osmiumsäuredämpfe (in feuchter Kammer 10—20 Minuten lang); dann Fixieren mit Alhokol; dann Färbung mit Hämalaun - Hämatoxylin - Eosingemisch, Methylenblau oder nach Romanowsky. — Eine andere Färbetechnik empfiehlt W. Riegel: 1 ccm Manson-Lösung (100 ccm kochend heißes destilliertes Wasser, darin gelöst zuerst 5 g Borax, dann 2 g reines Methylenblau) wird im Reagensglas mit 10 ccm Chloroform 1 Minute lang kräftig geschüttelt. Das am Boden sich sammelnde, gefärbte Chloroform wird abpipettiert und durch ein Filter vom Wasser völlig getrennt und dann in ein Färbeschälchen gegossen. Das noch feuchte, mit dem zu untersuchenden Material beschickte Deckgläschen wird, die feuchte Schicht nach oben gekehrt, in die Chloroformfarbstofflösung versenkt und verweilt dort 20—40 Sekunden. Amöben und Amöbenzysten färben sich rotviolett. Untersuchung am besten nicht bei Tages-, sondern bei elektrischem Glühlicht.

Mit Nachweis der Amöben darf sich die Stuhluntersuchung nicht zufrieden geben; sie muß sich unbedingt auch auf etwaige Dysenterie- oder Dysenteroidbazillen erstrecken. Die Krankheitsbilder gestatten die Abgrenzung zwischen Amoeben- und Bazillenruhr oft nicht (H. Siebert).

E. Behandlung.

Die **Prophylaxis,** deren oberster Grundsatz Reinlichkeit ist, fällt zusammen mit derjenigen der Bazillendysenterie. Abweichend von dieser verfügen wir über keine Möglichkeit prophylaktischer Impfung und über kein spezifisches Heilserum.

Dagegen scheint es, als ob wir in der **Ipecacuanha** bzw. ihrem Alkaloid Emetin ein, wenn auch nicht unbedingt zuverlässiges, so doch recht brauchbares und wirksames spezifisches Medikament besitzen. Infuse und Pulver der Wurzel sind in Brasilien und Indien seit Jahrhunderten im Gebrauch und die Wurzel erhielt daher schon vor langer Zeit den Namen: Radix antidysenterica. (Nach F. Pentzoldt: 2,0—8,0 g Rad. Ipecac. werden mit 200—500 ccm heißem Wasser übergossen. Nach 12stündigem Stehen wird das Infus abgegossen; es wird an einem Tage genommen, erzeugt Erbrechen und vermehrt zunächst den Durchfall. Der Rückstand wird zum zweiten und zum dritten Male infundiert; das zweite Infus am zweiten, das dritte am dritten Behandlungstage verabfolgt. Diese späteren Infuse bewirken kein Erbrechen mehr.) Neuerdings wird auf L. Roger's Untersuchungen hin das Emetin bevorzugt; es tötet Dysenterieamöben in Verdünnung von 1 : 100 000 schnell ab. H. H. Meyer und R. Gottlieb vergleichen seine Wirkung mit derjenigen des Chinins auf Malariaplasmodien. Für den Menschen ist Emetin (S. 239) ein Sympathikuslähmer, mit elektiv vorherrschender Wirkung auf das Splanchnikusgebiet (gefäßerweiternd und entzündungserregend). Man verwendet das Emetinum hydrochloricum teils subkutan, teils intravenös, meist entsprechend dem Vorschlag von G. Baermann und H. Heinemann in folgender Art: Zunächst an 1—2 Tagen entweder 150—200 mg in 100 ccm physiologischer Kochsalzlösung subkutan oder besser 60—200 mgr in 30—100 ccm Kochsalzlösung intravenös. Daran anschließend in 2—3tägigen Intervallen noch 4—5 subkutane Gaben von je 100—120 mg. Aller 3—4 Wochen werden noch einige Injektionen nachgeschickt, bis die Amöben endgültig verschwunden sind. A. C. Lambert u. a. empfehlen die Injektionen durch innerliche Gaben von Emetinwismutjodid (s. unten) zu unterstützen. H. G. Beck rühmt das Einbringen von Ipecacuanhapulver (Dosis 4—8 g) ins Duodenum mittels Duodenalsonde. Im allgemeinen lauten die Angaben über Emetinbehandlung günstig (E. B. Vedder, H. Siebert, G. W. Jonge, M. Mayer, H. Werner, Ruge, L. Brauer u. a.), wenn auch nicht verkannt wird, daß verhältnismäßig oft Rezidive vorkommen, was mit der geringen Wirkung des Emetins auf Amöben-Dauerformen zusammenhängen dürfte (W. B. Wherry, O. Müller u. a.). Es wurde auch fraglich, ob die Injektionsbehandlung das beste Verfahren ist. Das schon erwähnte Emetinwismutjodid (0,2 g täglich in keratinierten Pillen; jede Kur 8—10 Tage lang; am besten abends zu verabfolgen) wird von manchen höher geschätzt (G. C. Low, H. H. Dale, Cl. Dobell, W. A. Kuenen, W. Wadell, C. Banks, H. Watson, W. O. R. King u. a.). Aus ihm wird im Darm das Emetin abgespalten. Nach dem bisher vorliegenden Material wird man gut tun, entweder Emetininjektionen mit Emetinwismutjodid zu verbinden oder abwechselnd das eine oder das andere Verfahren zu benützen. Unter allen Umständen sind wiederholte Kuren notwendig. Zweifellos ward durch diese Methoden die Prognose der Amöbendysenterie gebessert und die Aussichten sind um so günstiger, je früher man jene Hilfsmittel heranzieht. W. Fischer nennt Emetin das Chinin der Ruhr.

Von anderen Medikamenten ist vor allem noch des **Kalomels** zu gedenken, das früher gleichfalls als Spezifikum gegen Amöbenruhr galt. Das war zweifellos falsch. Neuerdings widmet ihm L. Brauer anerkennende Worte und hält es bei Amöbenruhr für unbedenklicher als bei Bazillenruhr. Es steht wohl außer Frage, daß man bei gebührender Sorge für schnelle Wiederausfuhr des Kalomels schädliche Quecksilberwirkungen verhüten kann. Die Spasmen des Dickdarms, welche auch bei Amöbenruhr Kotretention in den oberen Abschnitten trotz Übererregung des Enddarms bewirken (S. 546), stellen dies aber in Frage. Jedenfalls umschifft die Praxis die Quecksilbergefahren nicht immer glücklich. Als C. von Noorden in Kairo ein arabisches, unter guter Leitung stehendes Hospital besuchte, wo Kalomel planmäßig in frischen Fällen von Amöbenruhr verordnet wurde, sah er mehrere Fälle sehr übler merkurialer Stomatitis und konnte weder aus den Berichten über Krankheitsverlauf noch aus dem persönlichen Eindruck die Überzeugung gewinnen, daß unzweideutiger Vorteil für den Gesamtverlauf die zweifellosen Gefahren aufwiege. Ad. Schmidt nennt die von B. Scheube, St. Kartulis, A. Plehn u. a. empfohlene Kalomelkur mit Recht eine „heroische" (0,3—0,5 aller 4—6 Stunden oder 0,05 zehn- bis zwölfmal täglich, im ganzen bis zu 5 g und mehr; dazu unter Umständen, bei ungenügendem Stuhlabgang, noch täglich 1—2 Eßlöffel Rizinusöl).

Die jetzt offizinelle **Cortex Simarubae** gilt gleichfalls als Spezifikum gegen Amöbenruhr (20 g mit 300 ccm Wasser angesetzt und auf 100 ccm eingedampft, aller 2 Stunden 1 Eßlöffel nach Nägeli oder je 10 g Granatwurzel und Simarubarinde mit 750 ccm Wein 20 Stunden lang ausgezogen, davon 6—8 Eßlöffel täglich nach St. Kartulis). Ad. Schmidt erwähnt auch das von Bertrand aus den Samenkörnern isolierte Kossamine. Er lobt ebenso, wie früher E. Axisa, die Kossamtabletten (à 0,02 g, täglich 8—12 Stück in frischen Fällen).

Nach F. Pentzoldt hat man während der Kriegsepidemien nichts Beweisendes über Heilerfolge der Simaruba gehört. L. Brauer äußert sich etwas günstiger. Besonders gerühmt wird Simaruba von S. Shepheard und D. G. Lillie. Sie weisen auch auf das mexikanische Dysenteriemittel: Chaporro amargosa hin (10%ige Infuse, mehrmals täglich etwa 50 ccm), worüber auch P. J. Nixon Günstiges berichtet. Ausgedehntere Erfahrungen stehen noch aus.

Aus neuerer Zeit stammen einige ermunternde Berichte über Salvarsan- und Neosalvarsanbehandlung der Amöbiasis (F. Heim, P. Calame, S. L. Brieg). Kupfersalvarsan hatte sich nicht bewährt (G. Baermann).

Von diesen sog. spezifischen Behandlungsmethoden abgesehen, erfordert die Amöbenruhr die gleichen medikamentösen und diätetischen Maßnahmen wie die Bazillenruhr. Wir verweisen auf das dort Gesagte (S. 552ff.).

Für Leberabszesse stand früher nur die chirurgische Behandlung zur Verfügung. Sie gibt aber nur in einem Teil der Fälle günstigen Gesamterfolg, da es meist nicht gelingt, die in den Abszeßwänden sitzenden Amöben abzutöten. Es scheint, daß Zuhilfenahme von Emetinpräparaten (wie bei Darmruhr) den Erfolg der chirurgischen Behandlung wesentlich fördert und daß damit auch ohne chirurgischen Eingriff die Rückbildung der Abszesse bewirkt werden kann (G. C. Low, Brocq und Angé, G. J. van Thienen). Breitere Erfahrung steht noch aus. Röntgentiefentherapie wäre zu versuchen.

F. Anhang: andere Protozoen.

Zweifellos ist die Zahl der Protozoen, welche ruhrartige Erkrankung bedingen, recht groß; doch sind bisher nur wenige Formen sichergestellt. Auf die wichtigsten sei hier kurz eingegangen.

1. **Entamoeba dysenteriae europaeae.** Unter diesem Namen beschrieb H. Popper eine Amöbe als Erreger der sog. galizischen Ruhr. Sie unterscheidet sich morphologisch von den bisher bekannten Formen. Die in Galizien auftretenden Endemien verlaufen milder als die durch Entamoeba histolytica bedingten; doch kommen auch schwere tödliche Fälle vor. Charakter der ganzen Krankheit wie derjenige der tropischen Amöbenruhr.

2. **Balantidium coli.** Das Wirtstier dieses Protozoen (S. 154) ist das Schwein, und daher kommen Infektionen am häufigsten bei Menschen vor, die mit Schweinezucht und Schweinemetzgerei beschäftigt sind. Das Schwein wird durch Balantidium nicht wesentlich geschädigt. Die enzystierten Formen gelangen aus dem Schweinekot durch verunreinigte Getränke, Nahrungsmittel oder Hände in den Verdauungskanal des Menschen. Sie siedeln sich ebenso wie Dysenterieamöben im Kolon an, den Enddarm und das Zökum bevorzugend; ihr Weg führt sie vorzugsweise in die Submucosa, wo sie sich in Haufen finden (M. Askanazy, W. Klimenko, R. Strong und E. Musgrave, N. Solowjew). Ebenso wie bei Befall mit A. histolytica kommt es zu entzündlichen Reizzuständen, starken Infiltrationen, Nekrosen und Geschwüren. Wenn auch der Prozeß im ganzen träger verläuft als bei tropischer Ruhr, können die lokalen Zerstörungen doch sehr erheblich werden. Entsprechend den ähnlichen anatomischen Verhältnissen gestaltet sich auch das ganze Krankheitsbild ruhrartig. Es beginnt in der Regel mit hartnäckigen Durchfällen, und bald früher, bald später entwickelt sich daraus das eigentliche Ruhrbild: dünnflüssige, serös-wässerige und schleimige Abgänge mit beigemengtem Blut, schmerzhafter Tenesmus; später Eiterabgänge. Auch schmerzhafte Koliken fehlen nicht, indem auf den örtlichen Reiz hin Spasmen des Dickdarms ausgelöst werden. Ebenso wie bei Amöbenruhr gibt es leichte Fälle, die bald wieder abklingen. Nach den ausgedehnten Untersuchungen E. L. Walker's auf den

Philippinen sind die klinischen Erscheinungen oft so gering, daß ihrer kaum geachtet wird, und erst gelegentliche Stuhluntersuchung das Bestehen der Krankheit aufdeckt. Andererseits wächst sich das Leiden doch recht oft zu einer höchst bedrohlichen Krankheit aus; unter den quälenden Schmerzen, den heftigen Durchfällen, den Eiterverlusten, den Ernährungsschwierigkeiten und unter Hinzutreten fiebererregender Sekundärinfektionen, Sepsis sehen die Patienten in schweren Fällen langsam dem Marasmus und dem Tode entgegen.

Die Krankheit, in Schweden, Finnland, Rußland wohlbekannt, galt früher in anderen Ländern Europas und in anderen Erdteilen für überaus selten. Dies trifft offenbar nicht ganz zu; jedenfalls stammen aus den letzten Jahren zahlreiche Mitteilungen über weitere Verbreitung, so daß man überall auf ihr gelegentliches Vorkommen rechnen muß.

Zoologisches bei F. Doflein. — Zusammenfassende klinische Darstellung bei C. Schilling und bei E. Peiper. — Einzelarbeiten von Ardin-Delteil, R. Axter-Haberfeld, E. Behrenroth, A. Böhme, Brenner, R. Jaffé, J. Kabelik, P. Krause.

Die Diagnose ist einfach, da die großen und charakteristischen Protozoen beim Mikroskopieren des Stuhls sofort in die Augen fallen. Bei anfänglich negativem Befund wird man sich in parasitenverdächtigen Fällen nicht auf einmalige Untersuchung beschränken. Dieselbe muß mit ganz frischen oder bei 37° warm gehaltenen Dejekten erfolgen, wie beim Aufsuchen von Entamoeba histolytica.

Zur Behandlung benützte man früher fast ausschließlich Chinineinläufe (1:1000), wie sie von K. Ortmann aus H. Quincke's Klinik empfohlen wurden. Auch A. Böhme kam neuerdings darauf zurück. Inzwischen übertrug man aber auch die Ipecacuanha- bzw. Emetinbehandlung der tropischen Ruhr auf die Balantidiasis, und zwar mit gutem Erfolg (E. Behrenroth: Ipecacuanha innerlich; R. Axter-Haberfeld und Brenner: Emetininjektionen). Brenner beschreibt folgendes Verfahren:

Morgens nüchtern Pantopon 0,015 subkutan; nach 15 Minuten Pulv. Rad. Ipecac. 1,0 innerlich; dann 5—7 Stunden ruhige Rückenlage ohne Speise und Trank; mittags nur eine Suppe, abends feste Mahlzeit. Meist bleiben Übelkeit und Erbrechen aus. Diese Kur wird 8 Tage lang hintereinander wiederholt. Meist ist der Stuhl schon nach 2—3 Tagen fest. Wenn man hiermit nicht zum Ziele kommt (Erbrechen!), gibt man innerlich Pulv. Rad. Ipec. desemetinisatus und subkutan 0,03 Emetin hydrochlor. als Tagesdosis.

Umfangreichere Erfahrungen über Emetinbehandlung liegen noch nicht vor; auch keine Angaben über das bei tropischer Dysenterie gerühmte Emetinwismutjodid. Wahrscheinlich ist es zweckmäßig, der Hauptkur von Zeit zu Zeit kleinere Nachkuren mit Emetin folgen zu lassen. Daneben sollte man jedenfalls an den Chinineinläufen festhalten (1 per Mille). Die übrige Lokal- und Allgemeinbehandlung deckt sich mit derjenigen bei Colitis gravis und bei bazillärer Dysenterie.

3. **Lamblia intestinalis** und andere **Flagellaten.** Flagellaten verschiedener Art kommen als harmlose Darmparasiten recht oft vor. Manchmal, entweder infolge besonders starker Häufung oder infolge anderer noch unbekannter Umstände, erlangen sie aber pathogene Bedeutung und führen zu hartnäckigen Durchfällen, die in Form von Enterokolitis — sogar choleraähnlichen Charakters oder in ruhrähnlicher Weise auftreten. In südlichen Abschnitten der gemäßigten Zonen, in den Subtropen und Tropen sind sie häufiger als in kühlen Ländern. In Deutschland wurde Lamblia-Enteritis von F. Moritz und H. Hölzl (hier ausführliche ältere Literatur), von H. Salomon u. a. beschrieben. Neuere Mitteilungen über Lamblia-Enteritis an verschiedenen Orten stammen von B. W. Rhamy und F. A. Metts, W. Roche, M. W. Jepps, Aßmy,

M. Mayer, A. Luger, E. C. van Leersum, R. Müller, V. Schilling, H. B. Santham und A. Porter, A. M. Smith und J. R. Matthews, L. Detre, R. Latzel u. a. Ziemlich oft wurden Lamblien in Begleitung von Dysenterieamöben gefunden. Ihre große Widerstandskraft gegen verschiedenste Formen der Therapie wird immer aufs neue betont. Einige günstige Berichte über Erfolge mit Emetin liegen vor (Rhamy und Metts, M. Mayer); doch wird dies von anderen bestritten (Aßmy, M. W. Jepps). Mit Kalomel und Extr. Filicis hatten Moritz und Hölzl nur vorübergehenden Erfolg. In einem Falle, den C. von Noorden behandelte, bewährte sich eine 3monatige Kur mit zehntäglich wiederholten Kalomelgaben (0,3 g) und zweitäglich wiederholter Darmspülung mit physiologischer Kochsalzlösung insofern gut, als die Durchfälle und sonstigen Darmbeschwerden bereits nach 2 Wochen aufgehört hatten. Die Lamblien verschwanden aber niemals vollständig. Als die Kur nach 3 Monaten abgebrochen wurde, waren immer noch Lamblien da und ebenso bei gelegentlicher Stuhluntersuchung 15 Monate später. Es waren aber niemals wieder Darmbeschwerden aufgetreten und auch die letzte rektoskopische Untersuchung ergab reizlosen Zustand des Rektum.

4. **Spirochäten** sind, ebenso wie in der Mundhöhle, öfters im Kot gefunden worden. Sie wurden meist für harmlose Parasiten erklärt, da ihre Träger gewöhnlich an keinerlei Darmstörungen leiden. Doch scheinen sie unter Umständen pathogene Bedeutung erlangen und Reizzustände mit diarrhoischen Stühlen auslösen zu können (J. W. Sc. Magfie, W. Perony, A. Luger, H. B. Fautham u. a.). Die englischen Autoren weisen insbesondere auf Spirochaeta eurygyrata Werner als möglichen Krankheitserreger hin. Wenn Krankheitserscheinungen auftraten, hatten sie dysenterischen Charakter.

Geschwüre des Darms.

I. Duodenalgeschwür.

Das schon lange bekannte Duodenalgeschwür fand erst spät die ihm gebührende Wertung von seiten der Klinik. Eine den damaligen Kenntnissen voll entsprechende Schilderung gab F. Chvostek sen. (1883). Viel inhaltsreicher und alles Wesentliche erschöpfend ist die Arbeit von J. Bucquoy; aber erst das Eingreifen der Chirurgie (A. W. Mayo-Robson, B. Moynihan, W. J. Mayo) schob die Krankheit derart in den Vordergrund des Interesses, daß ihre Ursachen, Diagnostik, Prognose und Therapie seit zwei Jahrzehnten zu den meist erörterten Fragen der inneren Medizin und der Chirurgie gehören. Wollten wir auf alle Einzelheiten eingehen, so müßten wir weit über den hier verfügbaren Raum hinausgreifen. Die letzten Jahre brachten einige zusammenfassende Darstellungen mit reichen Literaturangaben. Wir müssen auf diese verweisen (B. Moynihan, J. Schrijver, E. Melchior).

A. Ätiologie.

Häufigkeit. Über die Häufigkeit des Duodenalgeschwürs wird so verschieden geurteilt, daß einheitliche Zahlen überhaupt noch nicht zu gewinnen sind. Das ist eine natürliche Folge der höchst mangelhaften statistischen Methodik, welche sich in der Medizin eingebürgert hat; es fehlt an einheitlichen Gesichtspunkten und jeder hält die selbst konstruierte Methode für die richtige.

Ad. Schmidt zitiert die anatomischen Statistiken von G. B. Gruber, E. C. Perry und L. E. Shaw, O. Rosenbach, H. A. Dietrich, N. Paus, woraus sich ergab, daß in Europa bei 0,3—1,0% der Leichen Duodenalgeschwüre oder Reste derselben gefunden werden; im Durchschnitt aller Angaben = 0,7%; Verhältnis zu Magengeschwüren = 1 : 3,5 bis 4. Nach J. Schrijver waren die Zahlen vor 1900 = 0,59%, nach 1900 = 0,78%; Verhältnis zu Magengeschwür = 1 : 13,45 bzw. 1 : 5,2. Aus Amerika sind höhere Zahlen gemeldet. W. Reinhard berichtet über 228 Magengeschwüre und 65 (= 0,65%) Duodenalgeschwüre bei 10 000 Obduktionen. Die weitaus größte Zahl für Duodenalgeschwüre gibt C. Hart neuerdings an: 3,8% bei allen Obduktionen, 4,66% bei Obduktionen der Menschen jenseits des 15. Lebensjahres. Die Mehrzahl der positiven Befunde bezieht sich auf Narben. Nach H. Zuntz nahm die Häufigkeit sowohl des Magen- wie des Zwölffingerdarmgeschwürs während der Kriegszeit bei der heimischen Bevölkerung beträchtlich zu, was auf unzweckmäßige Kost zurückgeführt wird. Beachtenswert ist eine klinische Statistik E. Rosenthal's aus R. Bálint's Budapester Klinik. Von 3500 Kranken, die während der letzten 3½ Jahre die Klinik wegen Magenbeschwerden aufsuchten, litten 326 an Geschwüren. Davon:

  105 an Ulcus ventriculi im engeren Sinne,
   57 „ Ulcus pylori,
   21 „ Ulcus juxtapyloricum (also Sitz nicht genau erkennbar),
  116 „ Ulcus duodeni,
    3 „ multiplen Geschwüren,
   24 „ Ulcus postoperativum.

Über das Zahlenverhältnis zwischen Magen- und Duodenalgeschwür lauten die Angaben höchst verschieden; sie beziehen sich zum Teil auf Operationsbefunde. Nach Mayo und B. Moynihan überwiegen die Duodenalgeschwüre (Verhältnis 3 : 2 bzw. 5 : 1), während andere Chirurgen das Umgekehrte fanden (E. Melchior etwa 1 : 4). Nach C. A. Ewald schwanken die meisten Angaben aus europäischen Ländern zwischen 1 : 4 und 1 : 12. Wie H. Strauß und J. Leva mit Recht hervorheben, beruht die Verschiedenheit der Zahlen zum Teil darauf, daß die Grenze zwischen Magen und Duodenum durch die Vena pylorica nicht immer klar bezeichnet ist, und daß eine gewisse Willkür die an der Grenze von Magen und Darm befindlichen Geschwüre (Ulcus ad pylorum H. Soupault, s. Ulcus juxtapyloricum K. Faber, s. Ulcus parapyloricum H. Strauß) bald zu den Magen-, bald zu den Duodenalgeschwüren rechnen läßt. Klinisch gehören diese Ulzera mehr zu den Magengeschwüren, während die pylorusfernen Duodenalgeschwüre dem Magenulcus gegenüber eine Sonderstellung beanspruchen. Häufig freilich, aber doch nicht so regelmäßig wie E. Schütz meint, prägt auch das Ulcus juxtapyloricum, sobald es die Vena pylorica (S. 1) überschreitet, dem Krankheitsbild den Charakter des Ulcus duodeni auf.

Alter und Geschlecht. Die klinischen Erscheinungen des Duodenalgeschwürs beginnen am häufigsten im Anfang des 4. Dezenniums. Dies stimmt auch mit den anatomischen Befunden C. Hart's überein. Es kommt aber schon im frühesten Kindesalter vor. Z. B. fand W. Schmidt unter 1109 Sektionen von Kindern im 1. Lebensjahr 20 mal Ulcus duodeni (1,8%), für das spätere Kindesalter war die Zahl 0,6%. L. E. Holt hat 91 Fälle von Duodenalulkus im Säuglingsalter aus der Literatur gesammelt; davon entfielen 70% auf das Alter zwischen 6 Wochen und 5 Monaten. Nach dem Ergebnisreferat von P. Theile untersteht es keinem Zweifel, daß mancher Fall von Melaena neonatorum als Blutung aus Duodenalgeschwür zu deuten ist. Nach allen älteren und neueren Angaben ist, im Gegensatz zum Magengeschwür, das männliche Geschlecht viel häufiger betroffen (Verhältnis 2 : 1 bis 4 : 1); nach B. Moynihan: 80% Männer, 20% Frauen; nach E. Schütz: 87% Männer, 13% Frauen).

B. Pathogenese.

Die Pathogenese ist ebenso umstritten wie die des runden Magengeschwürs es war und noch immer ist. Nach tierexperimentellen und klinischen Erfahrungen ist Magen- und Duodenalwand leicht verletzbar, aber Schleimhautwunden arten sicher nur selten in chronische Geschwüre aus, eine alte und oft ausgesprochene Tatsache. Schlagende Beweise dafür brachte die Chirurgie. Operative Eingriffe am Magen, bei denen sehr bedeutende Verletzung der Schleimhaut stattfindet, wobei auch durch Ligaturen usw. die lokale Blutzirkulation zeitweise erheblich gestört ist und umschriebene Nekrosen unvermeidbar sind, hinterlassen nur unter besonders ungünstigen Umständen (Netznekrosen, A. v. Eiselsberg) Dauergeschwüre, trotz Salzsäure-Pepsin und trotz Soda-Trypsin. Wir stehen mit L. Krehl durchaus auf dem Standpunkt, daß wir zwar eine ganze Reihe von Einflüssen kennen, welche die Schleimhaut schädigen und Schleimhautdefekte bewirken, daß für manche Fälle auch Anhaltspunkte vorliegen, warum die Schleimhautwunde zum chronischen Geschwür wird (Gefäßkrankheiten!), daß aber für die überwiegende Mehrzahl der Fälle dieser Übergang vollkommen ungeklärt bleibt, obwohl wir über die histologischen Vorgänge bei Umwandlung eines akuten in ein chronisches Geschwür gut unterrichtet sind (C. Boltan). Das hier Anzuführende hat also teils nur theoretische teils eine nur beschränkte, d. h. für gewisse Fälle zutreffende praktische Bedeutung.

Nahrung. Da die Magengeschwüre an dem Organ sitzen, das die Speisen und Getränke aus erster Hand empfängt und sie lange behält, lag es nahe, ungeeignete, d. h. mechanisch, thermisch oder chemisch allzu stark reizende Beschaffenheit derselben für das Entstehen des Magengeschwürs verantwortlich zu machen. Wir wissen auch, daß solche Eigenschaft der Ingesta die Heilung der Geschwüre hindert. Bei Duodenalgeschwüren liegt die Sache schon schwieriger. Hier rechnet die Verweildauer der Ingesta nur nach Sekunden; am längsten ist sie im Bulbus duodeni (S. 16), ganz kurz jenseits desselben. Jedenfalls ist es bisher noch niemandem gelungen, eine bestimmte Kostform für das Entstehen von Ulcus ventriculi oder gar Ulcus duodeni als ausschlaggebende Ursache nachzuweisen und wir wissen sogar bestimmt, daß selbst bei sog. „leichtester Kost", sogar bei flüssiger Kost Duodenalulzera entstehen können. Es sei an ihr Vorkommen im frühen Kindesalter erinnert.

Hyperpepsie und **Hypertrypsie.** Man muß hierbei nicht nur an übergroße Säurewerte des Magensafts und des Magenchymus denken, sondern auch daran, daß durch irgendwelche Störungen des Pylorusreflexes zu reichliche und zu schnell sich folgende Mengen sauren Speisebreies in das Duodenum gelangen oder daß die Schleimdrüsen des proximalen Duodenum den ankommenden Chymus nicht genügend entsäuern. An und für sich ist das obere Drittel des Duodenum auf saure Reaktion physiologisch eingestellt, aber ein Übermaß könnte vielleicht schaden. Dem entsprechend ist auch das Duodenalgeschwür schon frühzeitig als Ulcus pepticum gedeutet worden. Es sitzt tatsächlich überwiegend häufig, nach B. Moynihan in 95% der Fälle im obersten Duodenalabschnitt, also suprapapillär, oberhalb des Zustroms stark alkalischen Pankreassaftes. Wir finden ferner sehr oft, wenn auch keineswegs immer, Superazidität des Magensaftes als klinisches Teilstück duodenaler Ulcuskrankheit. Ad. Schmidt sagt (I. Auflage, S. 393): „Es ist wohl sicher, daß bei fehlender peptischer Wirkung des Magensafts, also bei Achylia gastrica, Duodenalgeschwüre nicht entstehen können." So sicher ist dies aber nicht. Vielleicht handelt es sich manchmal gar nicht um Ulcus pepticum suprapapillare, sondern um Ulcus trypticum. B. Stuber wies vor einigen Jahren experimentell nach, daß bei Rückfluß trypsinhaltigen alkalischen Duodenalinhalts in den Magen Ulcus ventriculi entstehen kann; dies ist theoretisch sehr einleuchtend, da die Magenschleimhaut darauf nicht eingestellt ist und durch die hämorrhagieerzeugenden Tryptasen und Peptasen des Pankreassaftes bedroht wird (G. v. Bergmann). Wie B. Stuber bemerkt, hat diese Theorie des Ulcus trypticum ventriculi noch manche Schwierigkeit zu überwinden und ebenso verhält es sich, wenn wir die im Anfangsteile des Duodenum entstehenden Geschwüre als tryptische deuten wollen. Dieser Darmabschnitt steht normalerweise noch unter Säurewirkung; der Rücktransport von wirksamem, d. h. auf Höhe der Eiweißverdauung abgesondertem Pankreassaft setzt ihn gefährlichen Fermenten aus. Man hätte in Zukunft wohl auch darauf zu achten, ob bei Menschen mit Ulcus duodeni sich abnorme, hochmündende Abflußkanäle des Pankreas finden. Die bei Ulcus duodeni so häufige Superazidität könnte man mit B. Stuber als Schutzreflex deuten, der um so wichtiger ist, als Ulcus duodeni gleichzeitig den Pylorusreflex abschwächt und damit den Rückfluß von Pankreassaft erleichtert (S. 21). Freilich gelangt dann das Ulcus duodeni unter starke Pepsin-Salzsäurewirkung, also ein bedenklicher, aber die Chronizität des Leidens vielleicht erklärender Circulus vitiosus. V. Schmieden erinnert daran, daß ein einmal vorhandenes Ulcus die Motilität des Duodenum beeinträchtigt und dessen Selbstreinigung erschwere; das Ulcus bliebe daher abnorm lange unter dem Einfluß der Magensäure. Auch etwaigen Mangels an Antipepsin in den Geweben ist hier zu gedenken, mag ein solcher nun konstitutionell oder durch lokale Einflüsse, z. B. Zirkulationsstörungen, bedingt sein. Das knüpft an alte Theorien über den Schutz der Magenwand gegen Selbstverdauung an, müßte aber wohl auch auf den Anfangsteil des Duodenum übertragen werden, da man hiermit die Hartnäckigkeit eines im proximalen Duodenum einmal entstandenen Geschwürs erklären könnte. Die Arbeiten von P. Fiori, K. Kuwamura und namentlich von M. Katzenstein lassen die Schutzkraft des geweblichen Antipepsins doch als recht bedeutsam erkennen.

Lokale Zirkulationsstörungen. Hierhin gehören vor allem die durch Lageanomalien, z. B. durch Gastroptose bedingten Zerrungen (V. Schmieden, M. v. Krempelhuber), Druck von außen durch ungeeignete Kleidung (außer älteren Autoren neuerdings G. Schwarz, R. Ehrmann), Arbeiten in gebückter Stellung (O. Burwinkel, R. Ehrmann); ferner Arteriosklerosis, worauf G. B. Gruber und namentlich C. Hart neuerdings mit Nachdruck hinweisen (bestritten von E. Melchior). Den genannten Schädlichkeiten ist Dauerwirkung gemeinsam, und daher haben sie angesichts der Hartnäckigkeit des Geschwürs immer etwas Bestechendes gehabt; immerhin können sie doch nur für einen geringen Teil der Fälle bestimmende Ursache sein. Zu dieser Gruppe gehören auch embolische Infarkte (P. L. Friedrich).

Infektionskrankheiten. Es liegen zahlreiche Mitteilungen über Duodenalulkus nach Infektionskrankheiten vor, wobei teils auf embolische Vorgänge, teils auf toxische Schädigung des Gewebes als vermittelndes Glied hingewiesen wurde. Der Beweis des Zusammenhangs ist natürlich schwer zu bringen. Unzweifelhaft nachgewiesen ist gelegentliche akute Geschwürsbildung bei Typhus abdominalis (E. C. Perry und L. E. Shaw, B. Moynihan u. a.) und bei Milzbrand (A. Jenckel), ferner verhältnismäßig oft bei Sepsis verschiedenen Ausgangspunktes. Hierauf baut sich die noch zu erwähnende Theorie R. Rößle's auf. Über Tuberkulose und Syphilis s. unten.

Appendizitis. Duodenalgeschwür wurde neuerdings oft als Nachkrankheit der Appendizitis gedeutet, wobei man teils an infektiös-toxische Beeinflussung, teils an reflektorische Übertragung gefäßverengernder und die gewebliche Ernährung beeinträchtigender Reize dachte (H. J. Paterson, B. Moynihan, Mc Carthy und Mc Grath, R. Rößle). Moynihan entfernt daher fast immer bei operativem Angehen eines Duodenalgeschwürs zugleich die Appendix und fand sie in $80\,^0/_0$ aller Fälle erkrankt. Wenn wir berücksichtigen, wie oft bei Menschen in der zweiten Lebenshälfte irgendwelche anatomische Hinweise auf frühere Appendizitis bei Obduktionen gefunden werden, muß man der

Beweiskraft dieser Zahlen mißtrauen (S. 447). G. B. Gruber fand nur bei 3 unter 140 Leichen mit Duodenalgeschwür Anhalt für Appendizitis und E. Melchior warnt mit Recht, aus dem bisher Vorgebrachten weittragende Schlüsse zu ziehen. Daß postappendizitische Adhäsionen, welche sich recht oft bis in die Gegend des Duodenum erstrecken, durch Zerrung am Duodenum zum mindesten geschwürsähnliche Beschwerden (verzögerte Duodenalpassage) bringen können, muß unseres Erachtens zugegeben werden; vielleicht auch auf Grundlage solcher Störungen Krankheitsbereitschaft für wahres Ulcus.

Verbrennungen. Das schon frühzeitig beschriebene gehäufte Auftreten von Duodenalgeschwüren nach Verbrennungen (Curling, 1842) wird neuerdings bestritten (L. Kuttner, D. v. Hansemann), während H. Chiari aus neuerer Zeit wiederum Belege beibrachte. Zunächst kann es sich nur um akute Geschwüre handeln und unter dieser Gruppe handelt auch E. Melchior dieselben ab. Über die Pathogenese der Verbrennungsgeschwüre S. 609. Ob ein Ulcus duodeni chronicum entsteht, ist eine weitere Frage, die sich viel schwerer und heute wohl sicher noch nicht zuverlässig entscheiden läßt. Umfangreicher Belang kommt dieser Ätiologie nicht zu.

Nervöse Einflüsse. Neuerdings haben G. v. Bergmann mit seinen Schülern und R. Rößle, ihnen folgend dann andere, sich für neurogene Entstehung der Ulcera rotunda ventriculi et duodeni eingesetzt. G. v. Bergmann, der weiter ausgreift als R. Rößle, erblickt eine dauernde Krankheitsbereitschaft in dysharmonischer Einstellung der beiden vegetativen Nervensysteme, des sympathischen und des parasympathischen (S. 15), wodurch die Gefäße der Schleimhaut an Stellen, die starken Reizen ausgesetzt sind — und dazu gehören zweifellos Magen und Duodenum —, zu abnormer Gefäßverengerung oder namentlich auch -erweiterung (Vaguswirkung) mit Blutaustritten angeregt werden. Dies wurde auch pharmakologisch belegt (Pilokarpin und Physostigminwirkung); es gelang sogar bei Kaninchen regelmäßig, durch kombinierte Pilokarpin- und Physostigmininjektionen, hämorrhagische Erosionen am Magen, seltener am Duodenum, einmal ein Ulcus perforans zu erzeugen (K. Westphal). Im Experiment bemerkt man als

1. Stadium: krampfhaft gesteigerte Peristaltik des Magens.

2. Stadium: Nachlassen der Peristaltik; Zyanose und Blässe des Magens; Abblassen der Schleimhaut im Bezirk bestimmter Mucosa-Endarterien.

3. Stadium: Hämorrhagie und bald darauf auch schon Erosion in diesem Bezirk.

In engem Zusammenhang mit den Gefäßerscheinungen geht abnormes Verhalten der Muscularis, sowohl in Form tonischen Krampfes wie disharmonischen Spiels des Pylorus. Es sind durch diese Versuche trophische Störungen, vermittelt durch toxische Umstellung des vegetativen Nervensystems, Hämorrhagien und Geschwürsbildung als weitere Folge mit Bestimmtheit nachgewiesen. Daß ein neurotisch entstandenes Ulcus ventriculi oder duodeni — für Duodenum gilt gleiches wie für den Magen — chronisch wird, erklärt die v. Bergmann'sche Schule durch andauernde Übererregbarkeit des neurotischen Organs, dessen Reizempfänglichkeit beim Bestehen eines Ulcus noch gesteigert wird (H. Eppinger und L. Heß) und die sich in abnormem Krampf der überliegenden Muscularis und in dem lokal anämisierenden Einfluß solcher Kontraktionen auswirkt. Von G. v. Bergmann, K. Westphal, G. Katsch ist dies im einzelnen dargelegt worden, und es wurde versucht, den neurotischen Ursprung und die neurotische Mitwirkung beim Fortbestehen des Ulcus auch aus den Anamnesen, aus der allgemeinen Konstitution und aus dem Krankheitsbilde der Ulcusträger zu erhärten. Auf das gehäufte Vorkommen von

Ulcus duodeni bei chronischer Bleiintoxikation (J. W. Th. Lichtenbelt, O. A. Rösler u. a.) werfen die neuen Tatsachen jedenfalls ein klärendes Licht.

Wie bei jeder neuen Theorie erfolgten Zustimmungen und Ablehnungen. Rückhaltlose Zustimmung zum Vorherrschen des neurogenen Einschlags fanden wir allerdings nur bei M. Haudek, der wohl als erster von „spastischer Disposition" der Ulcuskranken gesprochen hat (1911), ferner bei J. Bauer, E. Adler, Rink und freilich ohne näheres Eingehen auf die Fragen bei H. Chaoul und E. Stierlin. Andere vermissen bei der Mehrzahl der Ulcuskranken zumeist jedes andere Zeichen sympathischer oder parasympathischer Neurose oder Hinweise auf psychische Beeinflussung des vegetativen Nervensystems (L. Krehl, G. Lehmann); oder sie führen psychische Anomalien in der Hauptsache auf die dauernden quälenden Beschwerden zurück und betonen auch die Möglichkeit des unabhängigen Nebeneinanderbestehens von Psychoneurosen und Ulcus ventriculi et duodeni (Ad. Schmidt, L. Krehl). Auch die nicht bestrittenen Spasmen des Magens und das abnorme Verhalten des Pylorus bei Ulcus duodeni werden von manchen nur als Folge, nicht als Ursache des Ulcus aufgefaßt (E. Schlesinger, G. Schwarz, W. Fleiner u. a.). Ganz ablehnend äußert sich neuerdings A. Albu. Wiederum andere anerkennen zwar die ätiologische Tragweite für gewisse Fälle, möchten aber der Theorie noch keine Allgemeingültigkeit beimessen (E. Melchior, G. B. Gruber, W. Reinhard u. a.). Neuerdings wird die experimentelle Grundlage der G. v. Bergmann-K. Westphal'schen Untersuchungen von S. J. Haeller stark angegriffen. Wie schon früher P. Clairmont bezeichnet er auf Grund seiner Nachprüfungen den spasmogenen Ursprung der experimentell erzeugten Geschwüre nicht nur für nicht bewiesen, sondern sogar für höchst unwahrscheinlich. Zweifellos werden sich die Arbeiten der nächsten Zeit mit den einmal aufgeworfenen Fragen stark beschäftigen. Ein abschließendes Urteil möchten wir nicht fällen, aber betonen, daß wir mit G. von Bergmann das Zusammentreffen starken neurotischen bzw. psycho-neurotischen Einschlags mit Ulcus ventriculi et duodeni doch für ein ungemein häufiges klinisches Ereignis halten, und daß viele Züge ihres Krankheitsbildes durch die neue Theorie dem Verständnis näher gerückt werden, vor allem die Säureverhältnisse und — was vielleicht noch wichtiger ist — die Anomalien der Magenmotilität. Nicht so einfach ist freilich die Frage, wie man vorübergehenden, durch das vegetative Nervensystem vermittelten Innervationsstörungen der Darm- und Gefäßmuskulatur einen so entscheidenden Einfluß auf das Entstehen von Geschwüren beimessen darf, wie sie ihn unter starker Giftwirkung im Tierexperiment offenbar erlangen. Der Theorie kommt freilich zugute, daß solche Störungen am Magendarmkanal sicher weit verbreitet sind, daß wir ihnen auch am Dickdarm begegnen, z. B. bei Colica mucosa und bei Obstipation, daß sie aber gerade an Magen und Duodenum besonders üble Folgen haben müssen, weil hier die geschädigten, anämisierten Gewebe unter Wirkung zerstörender Säfte geraten. Wie T. Suzuki zitiert, sind auch durch Eingriffe am N. sympathicus experimentell Geschwüre erzeugt worden. Eine gute Übersicht über neurogenen Einschlag bei Ulcus, sich im wesentlichen an die Arbeiten G. v. Bergmann's und seiner Schüler anlehnend, gab jüngst Fr. W. Strauch.

Wir haben hier noch kurz der Ausführungen R. Rößle's zu gedenken, die in ihren Grundzügen schon vieles enthielten, was später G. v. Bergmann experimentell und klinisch weiter ausführte. Er ging von der Tatsache aus, daß sich Magen- und Duodenalgeschwüre mit besonderer Häufigkeit bei Menschen finden, die vorher entzündliche Krankheiten anderer Organe durchgemacht haben. Von ihnen aus als „Quellkrankheit" entstehen nach Rößle die Ulzera als „zweite Krankheit", nicht durch Metastasen, retrograde Venenembolien usw., sondern durch reflektorisch ausgelöste Reize, welche über das vegetative Nervensystem (Vagusgebiet) fortgeleitet, zu Krämpfen der Muscularis mucosae, dadurch dann zu Ischämien der Schleimhaut, hämorrhagischem Infarkt und Erosionen führen. Rößle konnte sich dabei schon auf J. W. Th. Lichtenbelt's Vorarbeiten stützen.

C. Pathologische Anatomie.

Das Duodenalgeschwür sitzt zumeist in unmittelbarer Nähe des Pylorus, diesen selbst noch beteiligend (Schostak, H. v. Haberer u. a.). Selbst bei Obduktionen kann es schwer fallen, den Ausgangspunkt richtig zu erkennen und zu bestimmen, ob man es mit einem Duodenal- und nicht mit einem Magengeschwür zu tun habe (vgl. S. 569); noch schwerer ist dies bei Autopsia in vivo (Operationen). Die Chirurgen halten sich jetzt immer mehr an Mayo's Vorschlag, die Vena pylorica als maßgebende Grenze zu betrachten, obwohl D. v. Hansemann dagegen Einspruch erhob, weil diese Vene keinen ganz gesetzmäßigen Verlauf nähme. Je mehr man sich auf die erwähnte Grenzbestimmung einigt, desto stärker wird das umstrittene Zahlenverhältnis zwischen Magen- und Duodenalgeschwür zugunsten des letzteren verschoben (S. 569). Hierauf sind wohl auch die bemerkenswerten statistischen Angaben K. Kümmel's zurückzuführen, der aus den Jahren 1910—1912 über 201 klinisch chirurgisch behandelte Fälle von

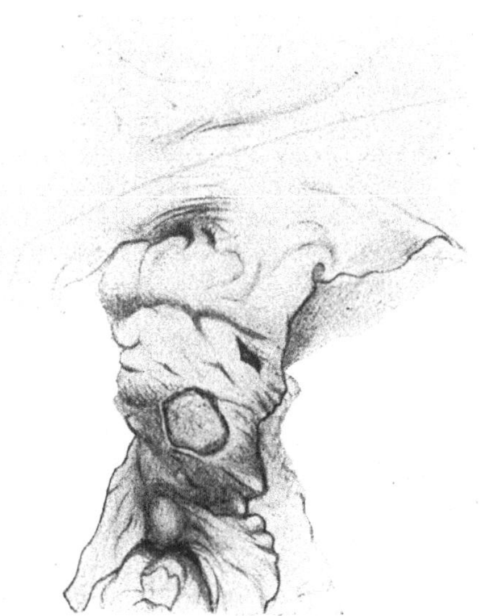

Fig. 126. Ulcera duodeni (Kinderdarm).

Magengeschwür und nur über 22 Duodenalgeschwürsfälle berichtet; in den Jahren 1913—14 war das Verhältnis 11 und 42!

In der Regel tritt das Geschwür einzeln auf, doch kommen auch zwei oder drei Geschwüre nebeneinander vor. Gleichzeitiges Bestehen von Magengeschwüren ist selten (H. A. Dietrich). Eine besondere Bevorzugung der Vorder- oder der Rückwand der Pars horizontalis superior duodeni läßt sich nicht feststellen (E. Melchior, H. v. Haberer, C. Hart). Unterhalb der Papilla Vateri sind Duodenalgeschwüre selten, in der Pars horizontalis inferior sehr selten. Die Form ist rund oder oval, die Größe zwischen einigen Millimetern und einigen Zentimetern schwankend (Linsen- bis Fünfmarkstückgröße). Die Ränder sind bei frischen Geschwüren glatt und der Grund gereinigt (Fig. 126). Ältere Geschwüre weisen dagegen vielfach wallartig infiltrierte, übergeworfene Ränder auf. In ähnlicher Weise wie das Magengeschwür geht auch das Duodenalgeschwür oft trichterartig gerade oder schräg in die Tiefe. Dabei kommt es dann, wenn die Serosa mitbeteiligt wird, leicht zu Verwachsungen mit den Nachbarorganen, deren Gewebe ev. in die Geschwürsbildung hineingezogen wird. Durch

Arrosion von Gefäßen der Duodenalwand oder der Nachbarschaft entstehen die gefürchteten Blutungen. Sie gehen fast immer von Geschwüren der Rückwand aus. Weitaus am häufigsten beteiligt ist daran die Arteria pancreatico-duodenalis superior, seltener andere Äste der A. pancreatico-duodenalis, die A. gastro-duodenalis, A. gastro-epiploica dextra, A. hepatica, A. lienalis. Hier und da wurde von tief sitzenden Geschwüren auch die Aorta ergriffen (E. Melchior, Monographie 1917). Sehr selten erfolgen Blutungen aus arrodierten Venen.

Wie Magen- und Appendixgeschwür neigt das Duodenalulcus zur Perforation. Während bei den Geschwüren an der Hinterwand des oberen horizontalen Schenkels das Pankreasgewebe freigelegt wird und es weiterhin zu umschriebenen Abszessen kommt (subhepatisch, subperitoneal, retroperitoneal), steht bei den Geschwüren der Vorderwand und bei denen in tieferen Abschnitten des Duodenum die Gefahr eines Durchbruchs zur Bauchhöhle im Vordergrund. Sie kann akut oder nach vorheriger Deckung durch exsudativen Belag oder durch Nachbarorgane („sog. gedeckte Perforation", J. Schnitzler, J. Finsterer) subakut erfolgen, oder es können sich abgesackte Exsudate bilden, während die Bauchhöhle als Ganzes nicht beteiligt wird.

Sehr oft findet man an den Geschwürsstellen und ihrer Umgebung Verdickung der Serosa, flächenförmige oder strangförmige Verwachsungen (z. B. mit anderen Darmschlingen, vor allem dem Colon transversum oder mit der Gallenblase, „Periduodenitis adhaesiva"). Denselben entsprechen klinisch schwer deutbare Beschwerdekomplexe, welche auch die völlige Heilung des Geschwürs überdauern. Erst die Röntgenologie gestattete, sie diagnostisch zu erfassen. Die Verwachsungen werden oft zu Passagehindernissen, teils am Duodenum selbst, teils in anderen Darmabschnitten.

Geschwürige Narbenstriktur kommt am häufigsten bei den unmittelbar am Pylorus sitzenden Geschwüren vor; je weiter nach abwärts, desto seltener.

Viel häufiger, als früher angenommen, trifft man bei Obduktionen Narben die früheres Bestehen eines Ulcus nachweisen. Natürlich hinterlassen nur tiefgreifende Geschwüre erkennbare Narben (Ad. Schmidt); dieselben pflegen mit Plattenepithel gedeckt zu sein (H. F. J. Helmholz). Einfache Schleimhautgeschwüre sind nach Heilung kaum noch erkennbar. In der aus Obduktionen abgeleiteten Statistik von C. Hart (S. 569) bezieht sich die Hälfte der Zahlen auf Narben. Dies ist von grundsätzlichem Belang, da man bisher gerade wegen seltenen Narbenbefunds die Heilungsaussichten des Ulcus duodeni für überaus gering einschätzte.

D. Krankheitsbild und Symptomatologie.

Es ist kaum möglich, ein zutreffendes Krankheitsbild des Ulcus duodeni zu entwerfen, da gewöhnlich nur einzelne Stücke aus der Mannigfaltigkeit möglicher Symptome vorliegen. Verhältnismäßig oft herrschen vor: Schmerzen bei leerem Magen (sog. „Hungerschmerz", B. Moynihan), periodisches Auftreten desselben, monate- und jahrelanges Bestehen dieser Periodizität; dabei im übrigen völliges Wohlbefinden. Es muß aber durchaus daran festgehalten werden, daß Duodenalgeschwüre — vielleicht wesentlich häufiger als Magengeschwüre — auch lange Zeit, vielleicht dauernd beschwerdelos verlaufen können. Nicht ganz selten ist plötzliche Perforation oder schwere Blutung das erste Symptom, welches die Erkrankung verrät. C. von Noorden sah 9 solcher Fälle, die scharf beobachtende und urteilsfähige Männer betrafen, die teils einmal, teils öfters von starken, zweifellos auf das Duodenum zu beziehenden Darmblutungen betroffen wurden und wo nicht ein einziges anderes Symptom auf Krankheit des Magen-Darmkanals hinwies. Bei Hinzurechnen anderer Fälle, wo verschiedene unbestimmte, aber keineswegs charakteristische Angaben über Magen-Darmbeschwerden gemacht wurden, wäre die Zahl noch viel größer. In anderen Fällen beherrscht die Klage über schmerzhafte Gefühle in der rechten oberen Bauchgegend die Anamnese. Kurz, es versteckt sich häufig die Krankheit unter subjektiven Beschwerden verschiedener Art, und wir übersähen manchen Fall, wenn wir uns nur auf die freilich oftmals zutreffende, aber nicht immer vorhandene Moynihan'sche Anamnese verließen. Das Ulcus duodeni gehört zu jenen Krankheiten, die gesucht sein wollen und sich auch dem scharfsinnigsten Diagnostiker nicht ohne sorgfältige Analyse aller Einzelsymptome und ohne eingehende Untersuchung kundgeben.

Es gilt die Einzelsymptome zu schildern und zu werten.

1. **Schmerzen.** Übereinstimmend wird von älteren und neueren Autoren angegeben, daß bei Ulcus duodeni Schmerzen — wenn überhaupt vorhanden — später nach Nahrungsaufnahme einsetzen als bei Magengeschwüren. Dies gilt nicht nur für das eigentliche Ulcus duodeni, sondern für die ganze Gruppe der Ulcera juxtapylorica. Als Zeitpunkt wird die Spanne von 2—6 Stunden nach Mahlzeit genannt; also ein weiter Spielraum, aber — worin wir B. Moynihan vollkommen zustimmen — im Einzelfalle hält der „Spätschmerz" doch ziemlich genau bestimmte Zeiten ein, nach kleinen Mahlzeiten in der Regel früher, nach größeren etwas später beginnend. Sein Sitz ist in der Regel das Epigastrium oder im Oberbauch rechts von der Mittellinie. Die Körperstellung hat gewissen Einfluß darauf; z. B. bringt vielen Patienten ruhige Rückenlage oder noch häufiger linke Seitenlage vorübergehende Erleichterung. Während der Schmerz bei manchen Kranken täglich ein oder mehrere Male wiederkehrt, offenbart sich bei anderen eine gewisse Periodizität und es wird u. a. angegeben, in kälterer Jahreszeit und auch bei peripherischer Abkühlung (Hände, Füße usw.) verstärkten und häuften sich die Schmerzen (C. A. Ewald, E. Schütz, R. Ehrmann u. a.). Die Dauer des Schmerzes rechnet nach Minuten oder Viertelstunden, manchmal auch länger. Es ist erstaunlich, wie sehr sich viele Ulcusträger mit ihm abfinden und jahrelang sich mit den Attacken herumschleppen. Der Schmerz läßt bei dem einen plötzlich, beim anderen allmählich wieder nach. Viele helfen sich durch Genuß von 2—3 g Natron bicarbonicum, das dieser Schmerzart gegenüber recht wirksam ist. Hierauf gründet sich die alte Lehre, daß der Schmerz dem Zeitpunkt entspreche, wo die Azidität des Magenchymus den Hochstand erreiche, und daß es sich um Säurereiz handle, was J. T. Pilcher auch experimentell zu beweisen suchte. Das zeitliche Zusammenfallen von Schmerz und höchsten Säurewerten stimmt; ob aber der Mechanismus jener alten Vorstellung entspricht, ist zweifelhaft. Nach Vorgang von S. Kreuzfuchs neigt man jetzt mehr der Annahme zu, daß Pyloruskrampf den Schmerz verursache (A. F. Hertz, B. Moynihan, L. Meunier). Auch in diesem Fall kann natürlich hoher Säurewert mittelbare Ursache sein, da ja Eintritt starker Säure ins Duodenum die Ringmuskulatur des Pylorus zur Kontraktion zwingt (S. 21). Auch das zeitweilige Nachlassen des Schmerzes nach Abstumpfen der Säure, ebenso wie nach Atropingaben (K. Westphal und G. Katsch u. a.) ist mit der Krampftheorie vereinbar. Die Aufnahme kleiner Mengen fester Nahrung, z. B. von etwas Schokolade oder einigen Biskuits, 1—2 Eßlöffel Öl, weniger von wässeriger Flüssigkeit wie Wasser oder Tee haben gleichen Einfluß. Bei nahem Aneinanderrücken der Mahlzeiten kommt es nicht so typisch zum Spätschmerz und dies mag die Ursache sein, warum in Deutschland und Österreich viel seltener über diese Schmerzart

berichtet und viel weniger Gewicht darauf gelegt wird als in Amerika und England, wo die Einzelmahlzeiten des Magens durchschnittlich weiter auseinandergerückt sind (wenigstens bei Männern!).

Mit besonderem Nachdruck vertritt L. R. Müller die Lehre, daß der Schmerz nicht durch unmittelbare Einwirkung der Säure auf sensible Nerven ausgelöst werde, sondern durch Reizung des im Geschwürsgrunde frei liegenden motorischen Plexus myentericus; von hier aus entstände heftige Kontraktion des zugehörigen Magensegmentes, und diese erst erzeuge die Schmerzen. Die Zuleitung der Schmerzreize vom Magen zum Zentralorgan erfolge durch sympathische Bahnen des N. splanchnicus.

Viel charakteristischer ist daher der nächtliche Schmerz, den B. Moynihan nicht ganz glücklich als „Hungerschmerz" bezeichnet; von Hungergefühl ist nämlich keine Rede. Aber der bohrende, nagende, brennende Schmerz fällt doch zusammen mit Leerwerden des Magens und die Patienten kommen oft ganz von selbst darauf, daß ein kleiner nächtlicher Imbiß (s. oben) den Schmerz dämpft oder sogar völlig zum Schweigen bringt. Nur dies rechtfertigt in gewissem Grade das Wort „Hungerschmerz". Gegen seine symptomatische Tragweite sind viele Stimmen laut geworden. Es kann keine Rede davon sein, daß der Nachtschmerz ein einigermaßen konstantes Symptom des Ulcus duodeni sei; dafür liegen jetzt zahlreiche Belege vor (z. B. J. Boas, Fr. Ehrlich, H. Strauß und J. Leva, E. Schütz, K. Gläßner, H. v. Bonsdorff, V. Schmieden, R. Ehrmann und M. Ehrenreich, Sk. Kemp, Ch. Wolpe, E. Melchior). Auch N. v. Ortner schätzt seinen diagnostischen Wert gering ein, da er einerseits sehr oft fehle, wie auch bei Neurotikern vorkomme. Sk. Kemp begegnete ihm, im Gegensatz zu M. Faulhaber, oft auch bei pylorusfernen Magengeschwüren. Sowohl das Fehlen wie das gelegentliche Auftreten bei anderen Krankheiten (Neurosen, akute Magendyspepsien, pylorusfernes Magengeschwür) muß man in Rechnung stellen. Aber mit V. Schmieden, R. Ehrmann und M. Ehrenreich, Soupault, A. Mathieu, M. Pewsner, J. P. Zumbusch, A. Sommerfeld u. a. stimmen wir auf Grund eigener Erfahrung doch B. Moynihan zu, daß dem typischen Auftreten des Schmerzes der Wert eines wichtigen positiven Merkmals zukommt. Das Typische besteht darin, daß er nicht nur hier und da und auch nicht immer auftritt, sondern — genau der Angabe von B. Moynihan, Mayo u. a. entsprechend — periodisch, dann aber innerhalb der Einzelperiode fast allnächtlich wiederkehrt, und daß dies jahrelang so fortgeht. Die Beschränkung der Abendmahlzeit auf weich gekochte Eier, andere einfache Eierspeisen, leichte Zerealienspeisen, geröstetes Weißbrot mit Butter schien uns den Schmerzen vorbeugen zu können. Fleischgerichte, Gemüse, Ost begünstigen sie dagegen, ebenso Alkoholika. Im Gegensatz zum früher erwähnten „Spätschmerz" am Tage hat Natron bicarbonicum auf den Nachtschmerz zwar gewissen vorübergehenden, aber keinen nachhaltigen und starken Einfluß; zum mindesten bedarf es viel größerer Gaben. Andererseits beugt abendliches Einnehmen von einigen Gramm Natr. bicarb. dem Nachtschmerz vor, freilich nicht immer. Manche geben an, Hungerschmerz komme nur Geschwüren mit periduodenitischen Adhäsionen zu.

Wenn wir auch, dem Vorausgehenden gemäß, der Periodizität positiv-diagnostische Bedeutung zuerkennen, gehen wir doch nicht mit B. Moynihan so weit, die Periodizität als beweisend für Ulcus duodeni und als Gegenbeweis für Ulcus ventriculi und andere Magenkrankheiten anzuerkennen. Daß Periodizität auch bei Ulcus ventriculi vorkomme, betonen u. a. E. Rosenthal, ferner F. Brunn, K. Hitzenberger und P. Saxl. Bei Magenneurosen, vor allem bei Nikotinneurose des Magens ist Periodizität des Schmerzes gar nicht selten.

Andere Formen spontanen Schmerzes, z. B. das Dauergefühl als ob auf einem wunden Punkt, entsprechend der Lage des horizontalen Duodenalastes, ein Druck laste, kommen zwar auch vor, sind aber nicht charakteristisch. Von Gallensteinkranken hört man oft die gleichen Klagen. Ebensowenig charakteristisch sind alle Schmerzen, welche aus Komplikationen, z. B. aus adhäsiver Periduodenitis und aus Abszessen in der Umgebung des Duodenum entspringen. Entsprechende Vorgänge, welche von anderen Nachbarorganen ihren Ursprung nehmen, bringen gleiche oder ähnliche Beschwerden.

2. **Schmerzempfindlichkeit auf Druck.** Die Bemühungen, einen typischen schmerzempfindlichen Druckpunkt an der Vorderseite des Duodenum aufzufinden, sind alt und wurden immer aufs neue aufgenommen (O. Rosenbach, A. Bier, Seyffarth, J. Boas, F. Mendel, H. Westphalen, Fr. Ehrlich, K. Westphal und G. Katsch u. a.). Er soll annähernd 3—4 cm rechts von der Mittellinie auf mittlerer Höhe zwischen Nabel und Proc. xiphoideus liegen. Doch weichen die Ortsbestimmungen der verschiedenen Autoren untereinander ab; öfters wurde er auch in der Mittellinie selbst gefunden (A. Bier, A. Blad). Ein typischer Druckschmerzpunkt ist unseres Erachtens nicht anzuerkennen, wie auch E. Melchior hervorhebt. Sehr oft freilich findet man zwischen Mittel- und r. Parasternallinie einen solchen Punkt, namentlich bei tiefem Eingehen, aber sowohl seine Höhen- wie seine Seitenlage ist bei den einzelnen Kranken verschieden. Oft findet man überhaupt keinen solchen Schmerzpunkt (B. Moynihan). Manchmal läßt kurzer Schlag mit dem Perkussionshammer ihn deutlicher erkennen als gleichmäßiger Fingerdruck (F. Mendel). Im allgemeinen ist das Symptom von untergeordneter Bedeutung; seine Ursachen sind zu mannigfaltig. Wichtiger ist Schmerz bei einem unter Kontrolle des Röntgenschirms gegen die verdächtige Stelle gerichteten Druck. Schmerz bei oberflächlichem Druck ist wohl immer auf entzündlichen Reizzustand der Serosa zu beziehen. R. Uhlmann hebt als diagnostisch wichtig hervor: Hauthyperästhesie und Klopfempfindlichkeit in der Parasternallinie; Beklopfen gäbe zuverlässigeren Befund als Druck.

Wenn ein schmerzhafter Druckpunkt vorhanden, erzeugt der Druck auch manchmal reflektorische Anspannung im oberen Abschnitt des Musc. rectus (Défense musculaire). Bei entzündlicher Beteiligung der Serosa fehlt dies Zeichen selten; mangels derselben ist das Symptom aber ganz inkonstant und ist in seiner diagnostischen Tragweite lange nicht so hoch zu werten wie die entsprechende Erscheinung bei Appendizitis. Sein Auftreten hängt auch stark von individueller Reflexerregbarkeit ab. Man kann es bei empfindlichen und ängstlichen Leuten durch öftere Untersuchung gleichsam heranzüchten.

Auf einen früher von J. Boas beschriebenen dorsalen Schmerzdruckpunkt dicht unter der rechten XII. Rippe legt der gleiche Autor neuerdings selbst weniger Wert (in Übereinstimmung mit F. Riegel, K. Westphal und G. Katsch u. a.). Viel bezeichnender ist dieser Druckpunkt für Cholelithiasis (R. Gaultier, Ad. Schmidt).

3. **Magenchemismus.** Die früheren Angaben über das fast regelmäßige Vorkommen von Hyperchlorhydrie bei Ulcus duodeni (A. W. Mayo, Robson, H. F. Waterhouse, C. A. Ewald, J. v. Miculicz und W. Kausch, J. Schrijver u. a.) lassen sich in dieser Form sicher nicht aufrecht erhalten; für etwa die Hälfte der Fälle treffen sie allerdings sicher zu; die einzelnen kleineren Statistiken weichen naturgemäß stark voneinander ab (B. Moynihan, H. Küttner, W. Reinhard, Fr. Ehrlich, K. Gläßner, Ch. Wolpe u. a.). E. Rosenthal fand in $^1/_4$ seiner Fälle Subazidität, niemals Anazidität. Man wird der Hyperchlorhydrie, wenn vorhanden, immerhin eine gewisse diagnostische Bedeutung beilegen, ohne so weit zu gehen wie B. Moynihan, der sagte: „Rückfällige heftige Hyperchlorhydrie ist Ulcus duodeni." Andererseits darf aus ihrem Fehlen niemals ein diagnostisches Rüstzeug gegen die Diagnose Duodenalgeschwür geschmiedet werden. Eigenen Erfahrungen zufolge

sollte man sich nicht auf Prüfung des Mageninhalts nach Probefrühstück beschränken. Wie bei manchen Neurosen fanden wir bei Duodenalgeschwür öfters morgens ganz normale oder sogar subnormale Säurewerte, bei spätabendlichem Ausheben dagegen ausgesprochene Hyperchlorhydrie mit Werten über 3,6 p. M. Salzsäure. Es dürfte hierfür wohl die Ruhe während der Nacht, die mannigfache Erregung unter Tag verantwortlich sein. Wenn man diese Erfahrung berücksichtigt, steigt unseres Ermessens die Zahl der Hyperchlorhydrien auf reichlich 75% der Fälle.

4. **Hypersekretion** im Anschluß an Mahlzeiten (digestive Hypersekretion, H. Strauß) ist jedenfalls seltener als Hyperchlorhydrie (Zusammenstellung von Ch. Wolpe und E. Melchior). Dagegen liegt bei „kontinuierlichem Magensaftfluß" (Typus N. Reichmann) der Verdacht auf Ulcus juxtapyloricum und insbesondere auf Ulcus duodeni immer nahe (H. Soupault, E. Melchior). Hypersekretion scheint intermittierend vorzukommen. Manchmal sind die nächtlichen Schmerzen ganz offenkundig mit Hypersekretion verbunden. Wenn es dabei zum Erbrechen kommt — eine Erscheinung, die mehr von individueller Reizempfindlichkeit und Brechneigung als von der Hypersekretion selbst abhängt —, so besteht das Erbrochene in der Regel aus speisefreiem Magensekret von ungemein hohen Säuregraden (Beobachtungen von Noorden's). Hebert man dann den Magen morgens nüchtern aus, so findet man nur wenig Inhalt mit ganz geringer Azidität.

5. **Magenmotilität.** Über die Beobachtungen am Röntgenschirm s. unten (S. 581). Falls keine Pylorusstenose vorhanden, ist die Entleerung des Magens bei Ulcus duodeni in der Regel beschleunigt, oft in solchem Maße, daß schon 20—25 Minuten nach Normal-Probefrühstück der Magen inhaltsfrei geworden ist. Die beschleunigte Entleerung bei gleichzeitiger Hyperchlorhydrie ist ein wichtiges Merkmal; wir finden es allerdings manchmal auch bei Cholezystitis. Bei Hypochylie und Achylie könnte Hypermotilität nicht überraschen, und in solchen Fällen verliert sie auch jegliche Beweiskraft für das Bestehen eines Ulcus duodeni. Von dem beschriebenen Verhalten gibt es Abweichungen. Es schieben sich manchmal Zeiten mit verlängerter Verweildauer des Mageninhalts ein, und zwar hauptsächlich in Perioden akuter Reizzustände und erhöhter Schmerzhaftigkeit. Diese intermittierende motorische Mageninsuffizienz, von Sk. Kemp beschrieben und mehrfach bestätigt (A. Albu, H. Westphalen, A. Blad, eigene Beobachtungen) ist offenbar Folge zeitweiligen Pylorospasmus. Einmaliges Ausheben genügt daher nicht, das Verhalten der Motilität klarzustellen. Natürlich gibt es auch Fälle mit dauernder motorischer Insuffizienz, auf stenosierenden Narben am Pylorus oder Duodenum, auf Verzerrungen usw. beruhend. Dann kann sich ebenso wie bei stenosierendem Ulcus callosum ventriculi Magenektasie mit den üblichen Folgezuständen, u. a. auch starke Hypersekretion entwickeln.

6. **Appetit** und **Ernährungszustand** sind meist gut, manchmal sogar recht gut. Dies steht wohl in gewissem Zusammenhang mit Hypermotilität und Hyperchlorhydrie des Magens. Es kommt zwar vor, daß Patienten aus Furcht vor Schmerzen oder aus psychogener Phobie zu wenig essen und dann abmagern; aber dies ist doch viel seltener als bei Ulcus ventriculi und bei verschiedensten Formen der Magen- und Darmneurosen. Die Patienten geben zumeist an, das Essen mache ihnen keine Beschwerden; unter Umständen lindert es dieselben sogar (S. 577).

7. **Blutungen.** Die starken Blutungen wurden schon erwähnt (S. 575). Wenn sie nur in Form von Melaena auftreten, ohne gleichzeitiges Blutbrechen, sind sie ein überaus wichtiges, oft das erste alarmierende Symptom eines Duodenalgeschwürs; natürlich mit dem Vorbehalt, daß andere Quellen der Darm-

blutung außer Frage stehen; die Entscheidung ist meist nicht schwer, wenn auch nicht immer sofort zu treffen (Darminfarkt, fieberloses Abdominaltyphoid, Polyposis u. a.!). Aber auch erbrochenes Blut kann aus dem Duodenum stammen (retrograder Transport), so daß Blutbrechen nicht unbedingt zugunsten eines Magengeschwürs und gegen Duodenalgeschwür spricht. Wie häufig bei bestehendem Ulcus duodeni Blutung zum Tode führt, wird sehr verschieden angegeben. In der Zusammenstellung von E. Melchior liegen die Zahlen zwischen 3,8 und 24$^0/_0$ der Fälle. Natürlich wird frühzeitige Operation die Zahl tödlicher Blutungen stark herabdrücken. Von klinisch sichergestellten Fällen sind, gleichfalls nach Zusammenstellung von E. Melchior, 35—50$^0/_0$ mit stärkeren Darmblutungen kompliziert. Die Duodenalblutungen sind im Durchschnitt stärker und gefährlicher als Magengeschwürsblutungen. Sie verraten sich oft früher durch anämischen Kollaps (Ohnmachtsanwandlung) als durch das Abgehen von Blut, das zunächst als dünne, schwarzrote bis teerartige Masse, später in zäh-teerartiger Form erscheint.

Stärkste Beachtung verdienen die okkulten Blutungen. Bei häufig wiederholter, lange Zeit fortgesetzter sachgemäßer Untersuchung (S. 147) wird man wohl immer das eine oder andere Mal auf okkultes Blut stoßen (C. A. Ewald, J. Boas, A. Blad, eigene Erfahrung). Gelegentlicher negativer Ausschlag der Proben rechtfertigt durchaus nicht die Ablehnung einer Ulcuskrankheit, unter welchem Namen wir auch Fälle mit zeitweiliger Überhäutung bzw. Vernarbung verstehen, sondern kommt auch bei offenen Geschwüren vor. Kürzere Untersuchungsreihen (einige Tage) geben sehr oft negativen Ausschlag (vgl. Literatur bei E. Rosenthal). Von sehr langen Untersuchungsreihen abgesehen und unter Berücksichtigung, daß es auch andere Quellen für okkultes Kotblut gibt, sind nur positive Ausschläge diagnostisch brauchbar. Man soll, wie A. Blad hervorhebt und wie wir selbst es auch stets taten, keine Schonungsdiät (flüssig-breiige Kost), sondern etwas gröbere Kost, z. B. Schrotbrot während der Probetage geben. Nach eigenen Erfahrungen sind Fälle gar nicht selten, wo der Kot dauernd reichlich okkultes Blut enthält, ähnlich wie bei Magen- und Darmkarzinomen (natürlich bei hämoglobinfreier Kost!). Und unter diesen Fällen trafen wir mehrere mit schwerer Anämie (Typus der Perniziosa mit Erschöpfung des Knochenmarks, aplastisches Blutbild). Diese Fälle sind prognostisch so ungünstig, daß man mit radikaler Operation niemals zögern sollte. Bei dem letzten dieser Fälle, den C. von Noorden in konsultativer Praxis sah, lagen die Dinge diagnostisch vollkommen klar; die dringend empfohlene Operation scheiterte aber an dem unbegreiflichen Widerstand des Hausarztes, und einige Wochen später erlag der schwer Anämische einer akuten Perforations-Peritonitis.

Nach J. Sklodovski und F. Seidl kann auch die Duodenalsonde (S. 166) dazu dienen, Blut im Duodenalinhalt nachzuweisen, während die Stuhlprobe versagt oder wegen Gegenwart anderer Blutquellen unbrauchbar ist. Jedenfalls verdient die weiche, mit perforiertem Kautschukkopf endende Sonde (Typus O. David) dann den Vorzug. Nach F. Seidl soll man auf diese Weise sicher entscheiden können, ob das Kotblut aus dem Magen oder dem Darm stammt. Gegen dies Verfahren brachten G. Singer u. a. in der Aussprache über Seidl's Vortrag Bedenken vor. Wir betrachten die Frage der Zulässigkeit und der Beweiskraft dieser Methode noch nicht als erledigt (C. von Noorden und H. Salomon).

8. **Pankreassekretion.** Gesteigerte Pankreassekretion wurde — zunächst theoretisch — von K. Gläßner und S. Kreuzfuchs angenommen, und J. Matko brachte mittels „Ölfrühstücks" (S. 163) gewisse Belege für gesteigerte Lipaseproduktion. C. von Noorden ermittelte in zwei Fällen durch Duodenal-

sonde ungewöhnlich starke tryptische Kraft des ausfließenden Duodenalsaftes; doch erwies sich dies nicht als regelmäßiger Befund. Auch K. Gläßner
erwähnt (Monographie 1916), er habe mittels Duodenalsonde Zeichen gesteigerter Pankreassekretion gefunden. Man wird, schon mit Rücksicht auf Klärung
der Ätiologie (S. 570) diesen Fragen weitere Aufmerksamkeit widmen müssen.

9. **Stuhlgang.** Als häufiger Begleiter von Magen- und Darmgeschwür findet
sich schon in alten Lehrbüchern Stuhlträgheit angegeben. Neuerdings
wurde dies stärker betont (G. v. Bergmann, K. Westphal und G. Katsch,
V. Plitek u. a.). G. v. Bergmann spricht von spastischer Obstipation mit
Schafkotform und bringt dies in Zusammenhang mit seiner Theorie vom spasmogenen Ulcus (koordinierte Folgen der Spasmophilie). Wir verhalten uns hinsichtlich der Stuhlträgheit, als einem gewissermaßen zwangsmäßig mit Ulcus
verbundenen Leiden, gegenüber etwas skeptisch. Fast immer konnte sie in
unseren Fällen auf stuhlverhärtende Kost (schlackenarme Schonungskost)
zurückgeführt werden und erwies sich damit als „Pseudo- oder alimentäre
Obstipation" (S. 361), die bei entsprechender Umstellung der Kost sofort
wich (zellulosereiche, wenn auch fein verteilte Nahrungsmittel, Fruchtsäfte,
Milchzucker u. a.). Damit soll natürlich nicht bestritten werden, daß Ulcus
duodeni und Störungen des neuromuskulären, peristaltischen Apparates nebeneinander und vielleicht auf gemeinsamer Grundlage vorkommen. Ebenso wie
L. Bouveret und L. R. Müller weist E. v. Redwitz auch auf Reizung
sensibler Magennerven (Schmerz) als Ursache reflektorischer Darmträgheit
hin. Wir kennen zwar ähnliches aus den Krankheitsbildern der Appendizitis
und der Peritonitis, möchten diese Deutung aber doch nur für akute Reizzustände bzw. akute Lahmlegung des Darms anerkennen. Die Bemerkungen
der zitierten Autoren fassen zunächst Ulcus ventriculi ins Auge, sind aber
natürlich auf Ulcus duodeni übertragbar.

10. **Röntgenologie des Ulcus duodeni.** Nebst dem Auftreten größerer Blutungen oder dem Nachweis okkulten Blutes im Kot ergibt die Röntgenoskopie
weitestgehende Aufschlüsse. Vorauszuschicken ist freilich, daß sie auch häufig
völlig versagt und daß aus normalem Magen- und Duodenalbefund am Röntgenschirm niemals Abwesenheit eines Duodenalgeschwürs gefolgert werden darf.
Auf Einzelheiten, insbesondere auf die breiten Diskussionen über Röntgendiagnostik des Duodenalgeschwürs, können wir hier nicht eingehen. Eine
treffliche Übersicht gab E. Melchior in seiner Monographie; im übrigen sei
auf die röntgenologischen Handbücher verwiesen. Unter den folgenden Merkmalen bezeichnet G. Schwarz die drei ersten als sichere, die folgenden als
unsichere Zeichen des Duodenalgeschwürs und wir schließen uns darin ihm
vollkommen an. Vgl. hierzu S. 93.

a) Nischenbildung, am eingehendsten von M. Haudek gewürdigt,
entsprechend der Haudek'schen Nische bei Magengeschwür. Sie kommt
fast nur dem penetrierenden Ulcus zu, aber auch diesem nicht immer. Die
Deutung der sog. Nischenbilder ist schwierig, setzt reiche Erfahrung und vorsichtigste Kritik voraus. Vgl. darüber die sehr vorsichtigen Äußerungen Haudek's auf dem Chirurgenkongreß 1913. Die Nicht-Nachweisbarkeit einer „Nische"
zeugt nicht gegen Ulcus duodeni, selbst nicht gegen perforierendes Ulcus.

b) Sanduhrform des sonst sehr geräumigen Bulbus duodeni, wobei
letzterer zu einem dünnen Rohr umgestaltet ist; besonders charakteristisch,
wenn das übrige Duodenum sich massig anfüllt. Dies Bild kommt sowohl
durch Dauerspasmus wie auch durch narbige oder periduodenitische und peri-
gastritische Veränderungen zustande. Über Abarten dieses Spasmus vgl. A.
Akerlund.

c) **Erweiterung des Duodenum** am Übergang des Bulbus in den absteigenden Teil als Folge einer Stenose, die sowohl durch Spasmen wie durch Narben bedingt sein kann. A. Bier bezeichnet den zapfenförmig endenden Ausguß des Duodenum als besonders charakteristisch.

Eine gewisse Erweiterung kommt bei subpapillärem Sitz des Geschwürs (S. 574) auch an tieferen Abschnitten des Duodenum vor, sei es, daß wahre narbige Verengerung, sei es, daß Spasmus die Stenose bedingt. Man sieht dann den Kontrastbrei bis etwa zur Mitte des absteigenden Schenkels hinabgleiten, dort kurzen Halt machen unter gleichzeitiger Überfüllung der ganzen oberen Hälfte des Duodenum; darauf — offenbar unter verstärkter Kontraktion — schnelles Weiterschieben des Breies. Dabei kommt es vor, daß sich der obere Teil des Duodenum nicht völlig entleert und daß ein Teil des Duodenalinhalts in den Magen zurückströmt (Pylorusinsuffizienz, S. unten). Ein solches Bild erhielten wir jüngst in einem Falle, wo zwar kein Ulcus duodeni bestand, wohl aber bei der Operation ein kleinfingerdicker, durch Pericholezystitis entstandener Strang das Duodenum fixierte und zeitweilig — je nach augenblicklicher Lage der Darmschlingen — den Durchtritt des Kontrastbreies erschwerte.

d) **Duodenale Magenmotilität**, schon früher in ihren Grundzügen gesehen, aber erst von S. Kreuzfuchs voll gewürdigt. Sie ist gekennzeichnet durch stark **beschleunigte Entleerung** der in nüchternen Magen gebrachten Kontrastmahlzeit, trotz etwa vorhandener Hyperazidität und Hypersekretion (S. 93), mit gußweiser Anfüllung des ganzen Duodenum. Schon nach $\frac{1}{2}$ Stunde kann der Magen den Kontrastbrei fast völlig verlassen haben, während er normalerweise mindestens 2—3 Stunden dazu bedarf. Man sieht dabei wahre Hypertonie des Magens, tiefe Antrum- und Korpusperistaltik, so daß der ganze Kontrastbrei im Magen dauernd wellig begrenzt erscheint. Dies darf nicht verwechselt werden mit der sog. Zähnelung des Kontrastbreies an der großen Kurvatur, an welcher sich wohl die Muscularis mucosae, aber nicht die Wandmuskulatur beteiligt (vgl. Kontroverse zwischen J. Schütze und Fr. Groedel). In Verbindung mit der teils als reflektorischer Reizerfolg, teils als selbständige vagotonische Reizerscheinung gedeuteten Hypermotilität des Magens begünstigt **mangelhafter Pylorusverschluß** die schnelle Entleerung (S. Kreuzfuchs, G. Holzknecht u. a.). Die Pylorusinsuffizienz erklärt S. Kreuzfuchs aus Störung des duodenalen Säurereflexes (neurogene „Dysharmonie des Pylorus" nach G. v. Bergmann, S. 572). Kontrastbrei im Antrum pylori und im Bulbus duodeni werden nicht periodisch durch scharfe Kontraktion des Schließmuskels völlig getrennt, sondern bleiben längere Zeit durch mehr oder weniger dicke Kontrastbreifäden miteinander verbunden. Die beschriebene Entleerungsform behält nun der Magen sehr oft nicht dauernd bei, sondern nach einiger Zeit verlangsamt sich die Abgabe von Kontrastbrei, obwohl Hyperperistaltik zunächst noch fortbestehen kann, später freilich erlahmt. Dann ist das Gesamtergebnis: **Verzögerung der Magenentleerung**, d. h. man findet nach abnorm langer Zeit noch Kontrastbrei („Sechsstundenrest"). Dies wird auf Verstärkung des duodenalen Säurereflexes durch zunehmenden Säuregehalt des Chymus zurückgeführt.

Wenn auch im Rahmen anderer Merkmale sehr beachtenswert, wird die Trias „duodenale Magenmotilität" (anfangs schnelle Hyperperistaltik und Entleerung; Pylorusinsuffizienz; später verzögerte Entleerung) hinsichtlich ihrer diagnostischen Tragweite verschieden bewertet. Als alleiniges Symptom ist die Beweiskraft gering. Insbesondere kommt die eigenartige Hypermotilität des Magens auch bei neuropathischem Einschlag vor, z. B. bei Neurasthenikern und bezeichnenderweise gab ihr E. Schlesinger den Namen „Exzitationsneurose des Magens". Bei etwaiger Sub- oder Anazidität des Magensafts ist sie erst recht mit Vorsicht zu beurteilen (S. 52, 93). Auch bei anderen Reizzuständen am Darm und in dessen Umgebung traf man gelegentlich die „duodenale Magenmotilität" an, z. B. bei Cholezystitis, bei Pankreatitis, bei Enteritis und sogar bei Appendizitis (S. Kreuzfuchs). Das Röntgenbild des „nervösen Magens" soll nach A. Albu von dem bei Ulcus duodeni vorkommenden in manchen Einzelzügen abweichen.

e) **Schmerzhafter Druckpunkt**, dem Bulbus duodeni entsprechend und sich beim Einziehen des Bauchs mit Lage des Bulbus verschiebend. Dies von G. v. Bergmann besonders hoch gewertete Symptom ist zweifellos — auch nach unseren Erfahrungen — sehr häufig, scheint aber auch ohne Ulcus duodeni vorzukommen (M. Haudek, G. Schwarz). M. Immelmann und E. Melchior schränken die Beweiskraft des Symptoms neuerdings beträchtlich ein.

f) **Gastrospasmus totalis** (G. Schwarz), ein immerhin seltener Befund, radiologisch sich darstellend als tetanischer Zustand des ganzen Magens ohne jede Peristaltik bei Klaffen des Pylorus (G. Schwarz). Man fand den totalen Spasmus des Magens auch bei Nikotinismus (R. Waldvogel, G. Schwarz) und bei Cholezystitis (E. Schlesinger).

g) **Rechtsfixation des Pylorus**, meist beruhend auf Adhäsionen und dementsprechend auch bei entzündlichen Vorgängen verschiedener Art vorkommend (Perigastritis, Pericholezystitis u. a.); nach A. Baron und Th. Barsóny wird Rechtsverschiebung auch durch gastrischen Hypertonus bedingt und kann Rechtsfixation vortäuschen.

h) **Dauerbulbus** während der Austreibungszeit des Kontrastbreies ist ein höchst unsicheres Merkmal, da die Abgrenzung gegenüber normalen Schattenbildern äußerst schwer ist. Erst recht unsicher wird es bei etwaiger Pyloroptose, wobei der Bulbus mit dem Pylorus tiefer steht und gegen das übrige Duodenum abgeknickt erscheint. Beweisender sind Bulbusschatten stets gleicher Form und Größe, münzenförmig und unregelmäßig begrenzt, bei wiederholter Untersuchung immer wieder erscheinend (M. Haudek). Dies erweckt den Verdacht auf taschenförmiges Ulcus (B. Moynihan). Überdauert der Schatten die Austreibungszeit des Magens länger als $1\,^1/_2$ Stunden, so kann er gleiche Beweiskraft wie die Haudek'sche Nische erlangen.

i) **Beschleunigte Darmpassage** des Kontrastbreies, entsprechend der vom Magen auf den Dünndarm übertragenen Hypermotilität (S. Jonas). Man hat dann manchmal den auffallenden Befund, daß die Spitze der Kontrastbreisäule nach etwa 6 Stunden schon die Flexura lienalis erreicht hat (entsprechend dem ersten beschleunigten Abschub), während der Magen gleichfalls noch Brei enthält (Sechsstundenrest, s. oben). Pathognomisch ist das Zeichen durchaus nicht. Wir haben bei verschiedensten Reizzuständen des Darms, sowohl des Dünndarms wie der Appendix und des Dickdarms mit ähnlich beschleunigtem Durchlauf des Kontrastbreies zu rechnen; immerhin verstärkt gleichzeitige Hyperchlorhydrie seine Beweiskraft für Ulcus duodeni, während Hypochlorhydrie sie entsprechend abschwächt.

E. Komplikationen.

a) **Blutungen.** Nur größere Blutungen werden als Komplikation aufgefaßt. Unmerkliche kleine Blutabgänge, in Form okkulten Blutes, rechnet man gewöhnlich zu den selbstverständlichen Symptomen der Krankheit (S. 147, 580). Dies hat aber doch seine Grenzen, da sie unter Umständen

b) **Schwere Anämie** bringen, und dies ist eine sehr bedenkliche Komplikation. Ob es hierzu kommt, hängt zunächst von Grad und Dauer der kleinen Blutverluste ab, aber gleichfalls von der konstitutionellen Leistungsfähigkeit des Knochenmarks. Auch nach akuten schweren Duodenalgeschwürsblutungen kann bei minderwertigem Knochenmark die selbstverständliche posthämorrhagische Anämie in bedrohliche chronische Anämie übergehen (Devic und Roux). Leichtere Anämien mit Hämoglobinwerten von 60—70% sind verhältnismäßig häufig (V. Plitek). Hyperlymphocytose ist häufig (S. 172).

c) **Perforationen** wurden schon früher erwähnt (S. 575). Ebenso wie Magenperforationen (E. Mühlmann) nahmen sie während des Krieges erheblich zu, vielleicht infolge von Nährschäden. Sie beginnen nicht selten als sog. „gedeckte Perforation", wobei die Bauchhöhle als Ganzes durch Gegenlagerung anderer Organe (Leber, Magen, Darm) vor Einbruch des Duodenalinhalts geschützt ist; daraus entwickeln sich dann entweder umschriebene Peritonitiden oder es kommt doch noch zum Durchbruch in die freie Bauchhöhle. Sie frühzeitig zu erkennen, ist ebenso wie bei Appendizitis therapeutisch wichtig (J. Finsterer). Hier sei insbesondere des Durchbruchs der hinteren Wand zum Pankreas gedacht, wobei es oft zu geschwüriger Anätzung der Bauchspeicheldrüse kommt. Sie bleibt aber meist umschrieben und das übrige Pankreasgewebe wird nicht ergriffen und auch nicht in seiner Leistung beschränkt. Fälle von Diabetes, die auf solche Weise entstanden wären, sind jedenfalls äußerst selten; in dem umfassenden Buche von K. A. Heiberg wird nichts davon erwähnt. Nur ausnahmsweise kommt es vom Geschwür aus zu Pankreasabszeß; um so größer ist die Gefahr starker Blutung durch Arrosion eines größeren Gefäßes.

d) **Narbenstenosen,** teils vom Geschwürsgrund selbst, teils von Periduodenitis ausgehend, sind nach Einsetzen operativer Behandlung der Duodenalgeschwüre seltener als früher geworden. Auf eine Rundfrage E. Melchior's ergab sich, daß man bei 716 operierten Duodenalgeschwüren 182 mal (25,5%) auch Duodenalstenosen antraf. B. Moynihan fand früher in 23%, später nur noch in 13% der Fälle Stenosen. Leichtere Stenosen bringen kaum klinische Symptome, können aber radiologisch oft erkannt werden (S. 582). Stärkere Stenosen verursachen gleiche Beschwerden wie Pylorusstenosen (M. Wilms); im wesentlichen also Gastroektasie, Magensteifungen, Erbrechen. Bei peripapillärem Sitze der Geschwüre bzw. der Narben droht Verschluß des Ductus choledochus und des Ductus Wirsungianus. In letzterem Falle kann es zu allmählicher Verödung des Pankreas mit nachfolgendem schweren Diabetes kommen (Pancreatitis chronica, C. Heiberg). C. von Noorden sah einer Fall mit intermittierender pankreatischer Steatorrhoe („Butterstühle", S. 130) ohne gleichzeitigen Ikterus. Der Kranke hatte schon früher zweimal schwere Melaena gehabt und ist später einer solchen erlegen. Es war noch in der vorradiologischen Zeit; keine Obduktion; doch bestand an Diagnose Ulcus duodeni kein Zweifel. Wahrscheinlich verlegten entzündliche Schwellungen zeitweise den pankreatischen Gang. Vergl. zu Stenosen S. 641.

F. Verlauf und Prognose.

Nach den geschilderten Symptomen gestaltet sich das Gesamtkrankheitsbild des Ulcus duodeni höchst verschieden. Wir kennen nicht ein einziges subjektives oder objektives Symptom, welches zwangsmäßig mit dem Bestehen eines Ulcus duodeni verbunden wäre. Es kann vollkommen symptomlos verlaufen und wir müssen dann mit A. Plaut von „Ulcusträgern" im Gegensatz zu Ulcuskranken sprechen. Nach den Narbenbefunden (S. 569) dürfen wir — abweichend von früherer Lehre — jetzt wohl als sicher annehmen, daß Duodenalgeschwüre, wenn sie nicht einen gewissen Grad der Entwicklung erreicht haben, verheilen können, vielleicht ohne daß ein krankhafter Zustand des Duodenum jemals zur Kenntnis des Arztes gekommen ist. Über die Häufigkeit der Heilung lassen sich Zahlen nicht aufstellen. Wir müssen Äußerungen,

dahin lautend, daß die Prognose des Duodenalgeschwürs doch viel günstiger
sei, als man im allgemeinen annehme und daß die Geschwüre oftmals heilen
(Sk. Kemp, A. Albu, G. Klemperer, J. Boas, F. Mendel, Krönlein,
O. Witzel, P. J. de Bruine Ploos van Amstel u. a.) zunächst nur als subjektive Werturteile bezeichnen. Die verfeinerte Diagnostik wird erst die rechte
Grundlage für solche Urteile schaffen. Erst seit wenigen Jahren ist die Diagnostik auf dem richtigen Wege und auch wir anerkennen, daß es zahlreiche
Fälle gibt, wo klinisch verdächtige oder sogar voll beweisende Symptome auf
interne Behandlung hin oder auch ohne unsere Mithilfe auf Jahre hinaus verschwinden (E. Rosenthal, C. von Noorden). Das ist aber gar nichts Neues;
darüber berichten schon alte Lehr- und Handbücher. Ist aber mit dem Zurückweichen der Beschwerden und mit Verschwinden objektiver Symptome die
Krankheit sicher geheilt? Das wissen wir nicht. Nicht nur für den Ulcuskranken, sondern auch für den Ulcusträger gilt: „Latet anguis in herba.“
Die wesentlichen Gefahren sind: Blutung, Perforation, Duodenalstenose.

G. Diagnose.

Es wurde oben gesagt (S. 576), Ulcus duodeni wolle gesucht werden.
Dies gilt natürlich nicht für alle Fälle; oft drängt sich die Diagnose unmittel-
bar auf, z. B. in Fällen starker Blutung. Wir haben aber die Aufgabe, das
Ulcus schon vor etwaigem Eintritt gefährlicher Blutung oder gar Perforation
zu diagnostizieren. B. Moynihan, unbestritten der Führer in der modernen
Lehre vom Ulcus duodeni, legt das entscheidende Gewicht auf die Anamnese:
Spät- bzw. Nachtschmerz, Periodizität und Chronizität dieser und aller anderen
Beschwerden, wogegen er die Beweiskraft der objektiven Befunde nicht allzu
hoch einschätzt. Am weitesten folgt ihm darin J. Schrijver. Wir stimmen
der diagnostischen Tragweite charakteristischer Anamnese vollkommen zu.
C. von Noorden vertrat in seinen klinischen Vorträgen immer, daß in chronischen Krankheiten es der Geschicklichkeit des Arztes in weitaus den meisten
Fällen gelingen müsse, sich mittels Anamnese die Diagnose in die Hand zu
spielen, während über Grad der Störung und über etwaige Komplikationen
die Untersuchung belehren müsse. Dies trifft für Ulcus duodeni zweifellos in
besonderem Maße zu. Aber die Anamnese ist hier doch nicht alles;
denn die Beschwerden, welche den Patienten zum Arzt führen, sind oft ganz
uncharakteristisch. Statt vieler anderen sei nur A. Bier genannt, der den
Hungerschmerz unter 23 Fällen von operativ nachgewiesenem Duodenalgeschwür nur 13mal antraf (S. 577).
Inwieweit die Moynihan'sche Anamnese durch andere Krankheiten
vorgetäuscht werden kann, läßt sich noch nicht übersehen. Daß es bei chronischer Cholelithiasis und Cholezystitis gelegentlich vorkommt, lehrte uns eigene
Erfahrung in zwei zur Operation gelangten Fällen. Das sind immerhin nur
Ausnahmen. Wir glauben auch, daß man auf anamnestische Trugbilder gefaßt sein muß, welche krankhaftes Verhalten des Nervensystems uns vorspiegelt.
Wenn es sich bestätigt, daß Dysharmonie der vegetativen Nervensysteme Ulcus
erzeugen und unterhalten kann (G. v. Bergmann, S. 572), so müssen wir
auch mit der viel einfacheren Möglichkeit rechnen, daß die neurogen bedingten
Spasmen und Sekretionsanomalien bei Überempfindlichen Beschwerden auslösen, welche typischen Ulcusbeschwerden ähneln. Wir deuten dies einstweilen nur an. Wir warnen aber gleichzeitig, uncharakteristische Klagen ohne
weiteres mit den Worten „Nervosität, Neurasthenie, Hysterie, nervöse Dyspepsie“ usw. abzutun. Hinter solchen Diagnosen versteckt sich sehr oft ein
Geschwür des Magens oder des Duodenum. In bezug auf Magengeschwür

hob W. v. Leube dies schon bei Aufstellung seiner „Dyspepsia nervosa gastrica" hervor; in bezug auf Duodenalgeschwür begeht die ärztliche Praxis
noch viel häufiger diese Verwechslung. C. von Noorden konnte im Lauf
der letzten Jahre eine große Reihe von Fällen als Duodenalgeschwür entlarven,
die jahrelang als dyspeptische Neurose gegolten hatten, und so wird es jedem
ergangen sein, der über größere Erfahrung auf diesem Gebiete verfügt. Wir
sind also sehr oft gezwungen, durch objektive Untersuchung nach Duodenalgeschwür zu fahnden. Hier sind am wichtigsten: Nachweis okkulten Blutes
im Kot; die unter a—c beschriebenen radiologischen Zeichen (S. 581); der
Symptomenkomplex der „duodenalen Magenmotilität"; charakteristisches
Verhalten schmerzhaften Druckpunktes; Hyperchlorhydrie; Rechtsfixation
des Pylorus. Über die Beweiskraft der Einzelsymptome ist schon das Nötige
gesagt. A. Thies erwähnt Ptyalismus als vagotonisches Frühsymptom.

Differentialdiagnostisch kommt vor allem das Magengeschwür in
Betracht. Soweit es sich um Pylorusgeschwüre handelt, wird die Entscheidung
oft überhaupt nicht zu treffen sein; sie ist praktisch auch ohne großen Belang
und man spricht daher in zweifelhaften Fällen von Ulcus juxtapyloricum (S. 569).
Vor Verwechslung mit pylorusfernen Magengeschwüren schützt am besten die
radiologische Untersuchung; auch pflegt die Anamnese in wesentlichen Stücken
abzuweichen: die Schmerzen treten früher auf, werden durch Essen nicht verdrängt; kein Nachtschmerz. — Weiterhin Cholelithiasis und Cholezystitis.
Bei voller Entwicklung ihrer eigenartigen Symptome und überhaupt in unkomplizierten Fällen sind Ulcus duodeni und diese Krankheiten natürlich
nicht zu verwechseln. Anders bei undeutlicher Ausbildung der Symptome
und in komplizierten Fällen (adhäsive Peritonitis, namentlich straffe Adhäsionen
zwischen Duodenum und Gallenblase). Die Radiologie kann hier versagen.
Die Schmerzen pflegen bei Cholezystitis heftiger zu sein und lassen sich durch
Nahrungsaufnahme nicht stillen; selten fehlt Fieber, wenn auch nur hier und
da auftretend; Blut fehlt im Kot der Gallenblasenkranken. Bei ausgedehnten
periduodenitischen bzw. pericholezystitischen Verwachsungen ergeben sich
manchmal ganz unentwirrbare Krankheitsbilder; wenn hier nicht ganz bestimmte anamnestische Anhaltspunkte vorliegen, ist es fast Zufall, ob die
Diagnose das Richtige trifft (Ulcus duodeni oder Cholezystitis). — Vor Verwechslung mit Neurosen schützt nur sorgfältige Untersuchung; sie leistet
hier mehr als die Anamnese (S. 585). — An tabische Krisen, als Erreger
verwandter Krankheitsbilder, sei erinnert. — Akute appendizitische Anfälle bzw. öftere Rezidive haben gelegentlich Duodenalgeschwüre vorgetäuscht,
wenn die Appendix nach oben geschlagen und dort fixiert war. Bei sorgfältigem Eingehen auf die Beschwerden und bei erschöpfender Untersuchung
kommen solche Verwechslungen nicht vor (A. Bier, C. von Noorden).

H. Behandlung.

1. **Interne oder chirurgische Behandlung?** Beim Ulcus duodeni hat sich
der gleiche Vorgang wie bei Appendizitis wiederholt. Während man früher
nur ausnahmsweise, d. h. angesichts bestimmter Komplikationen, an chirurgischen Eingriff dachte, wird das Duodenalgeschwür jetzt unter Vortritt
der neueren amerikanischen und englischen Schule wegen Aussichtslosigkeit
interner Therapie als Gegenstand ausschließlich chirurgischer Behandlung
eingefordert (A. W. Mayo-Robson, B. Moynihan, W. J. Mayo u. a.). Auch
die Chirurgen aller anderen Länder sind dem, wenn auch nicht mit gleichem
Nachdruck, gefolgt. Trotz des lebhaften, durch den Weltkrieg freilich unter-
brochenen Meinungsaustausches ist Einigkeit noch nicht erzielt.

Bei dieser Frage sind natürlich von maßgebendem Belang: Gefährlichkeit des Leidens einerseits, Aussichten der verschiedenen Behandlungsmethoden andererseits. Wenn wir nur solche Duodenalgeschwüre in Rechnung stellen, die bedeutsame klinische Erscheinungen machen — und das waren früher zweifellos alle Fälle, die überhaupt als Ulcus duodeni richtig erkannt wurden —, so sind in der Tat die Aussichten der internen Behandlung als äußerst gering einzuschätzen, und demgemäß galt das Duodenalgeschwür früher für fast unheilbar, ein Standpunkt, den D. v. Hansemann auch jetzt noch vertritt. Gleichzeitig waren die Gefahren dieser Art von Ulzera sehr bedeutend. Es ist wohl nicht zuviel gesagt, wenn wir rechnen, daß an $60-70\%$ dieser Ulzera sich bedrohliche oder mindestens sehr quälende Zustände anschlossen: Perforation, starke Blutung, Dauerblutung mit Anämie, narbige Duodenalstenose, adhäsive Peritonitis mit den hieraus entspringenden Beschwerden und Gefahren, häufige Wiederkehr von Schmerzperioden mit verkümmerndem Einfluß auf Lebensgenuß und Leistungsfähigkeit. Für ausgeprägte Fälle von Ulcuskrankheit ist im Hinblick auf die nicht nur möglichen, sondern sehr wahrscheinlichen bedrohlichen Folgen des Leidens der chirurgische Eingriff voll und ganz gerechtfertigt und man soll um so weniger damit zögern, als die Aussichten desselben um so bessere sind, je früher er erfolgt und je weniger weit die anatomischen Veränderungen vorgeschritten sind. Es wird aber neuerdings auch die Heilbarkeit ausgeprägter Fälle (mit röntgenologisch nachgewiesener Nische) behauptet (H. Oehnell, E. Rosenthal, W. Zweig, J. Brunn, K. Hitzenberger und P. Saxl), und ebenso ist es altbekannte Tatsache, daß manche Menschen zwar eine einmalige Duodenalblutung, sonst aber niemals wieder Ulcusbeschwerden gehabt haben.

Inzwischen wurde die Diagnose verfeinert und wir lernten Duodenalgeschwüre erkennen, die nur sehr unbedeutende und nur gelegentlich auftretende Beschwerden bringen. Dadurch hat sich die Zahl der klinisch diagnostizierten Duodenalgeschwüre beträchtlich vermehrt und sie wird noch viel stärker anwachsen, wenn erst eine jüngere, die diagnostische Technik voll beherrschende Ärztegeneration ihren Einfluß geltend macht. Einstweilen ist ja die feinere Ulcusdiagnostik nur im Belang verhältnismäßig kleiner Ärztegruppen. Der rasch anwachsenden Zahl klinisch diagnostizierter Duodenalgeschwüre entspricht die Zahl bedrohlicher Krankheitszustände durchaus nicht mehr. Vor allem steht die Zahl der bei Autopsien angetroffenen tödlichen oder bedrohlichen Folgezustände des Ulcus duodeni nicht mehr im Einklang mit der jetzt offenkundigen klinischen Häufigkeit des Leidens. Die Statistiken von G. B. Gruber, C. Hart, W. Reinhard weisen dies überzeugend nach. In Zukunft wird man das anatomisch-statistische Material noch zu vervollständigen haben, namentlich von dem Gesichtspunkt aus, wie häufig ernste, wenn auch nicht zur Todesursache gewordene Folgen bestehender oder früherer Ulzera anatomisch nachweisbar sind. Festgelegt ist bereits, daß Ulzera häufig ausheilen (Narbenbefunde von C. Hart u. a.), womit freilich nicht bewiesen ist, daß bei längerem Fortbestehen des Lebens keine neuen Ulzerationen auf dem Boden der alten Narben entstanden wären. Das zunehmende Mißverhältnis zwischen Zahl der diagnostizierten Duodenalgeschwüre einerseits, gefährlicher klinischer Wendungen und tödlicher oder schwerer anatomischer Veränderungen andererseits, vor allem auch die sich häufenden anatomischen Befunde geheilter Duodenalgeschwüre eröffnen natürlich der internen Therapie neue Aussichten und machen es fraglich, ob auch für Geschwüre mit leichteren klinischen Erscheinungen und für zufällig entdeckte Geschwüre ohne Beschwerden, also für die Gesamtheit der Duodenalgeschwüre das Verlangen chirurgischer Therapie gerechtfertigt ist. Wir müssen die Frage

auf Grund des oben Vorgebrachten verneinen, können uns aber noch nicht
auf statistisches Material berufen. Es liegt zwar schon aus neuerer Zeit eine
größere Zahl kleiner statistischer Berichte über die Aussichten interner Behandlung vor; aber die Grundlage der Statistik, der Häufigkeitsnach-
weis des Ulcus duodeni, ist noch fortwährend im Fluß. Es werden Zahlen
wie 50 oder gar 70% und mehr Heilungen durch interne Therapie angegeben.
Angesichts der schwankenden Grundlage und angesichts der relativen Klein-
heit der Zahlenreihen halten wir solche Angaben aber nur für subjektive Werturteile. Die Entscheidung muß die Zukunft bringen. Einstweilen ist es unsere
Aufgabe, festzulegen, wann nach Maßgabe klinischer Erfahrung und nicht nur
auf Grund theoretischer Vorstellung über die „Unheilbarkeit" des Ulcus duodeni
chirurgischer Eingriff notwendig oder ratsam ist. Folgendes kommt hier in
Betracht:

a) **Perforation.** Akute Perforationen in die freie Bauchhöhle sind
natürlich sofort operativ anzugehen. Jede Stunde Zögern steigert die Gefahr.
Ob an Versorgung der Bauchhöhle sich Radikaloperation des Ulcus (s. unten)
sofort anschließen soll, entscheidet der Chirurg je nach Befund. Auch bei ge-
deckten und subakuten Perforationen wird frühzeitiger Eingriff jetzt bevorzugt; er entspricht der sog. Intermediäroperation bei Appendizitis (S. 472).
Auch bei intraperitonealen und den seltenen retroduodenalen Abszessen soll
nicht lange gewartet werden, da die Kranken meist fortschreitend herunterkommen.

b) **Schwere Blutung.** Wenn man bei schwerster Blutung das Ver-
bluten fürchtet und gleichsam vor Augen sieht, ist man natürlich geneigt, durch
operativen Eingriff zu Hilfe zu kommen. Leider sind aber die Erfolge nicht
ermunternd. Die meisten Chirurgen empfehlen abwartendes Verhalten, da
die Aussichten auf selbsttätiges Nachlassen der Blutung immerhin noch günstiger
seien als die der eingreifenden Operation unter solch üblen Umständen (vgl.
Besprechung der Frage bei E. Melchior, B. Ploos van Amstel, G. Singer).
Neuerdings mehren sich aber doch günstigere Berichte (ein Fall von P. Clairmont operiert, worüber G. Singer berichtet; mehrere Fälle von H. Finsterer). Ob aber glücklicher Ausgang einzelner Fälle das bisherige durchaus
ablehnende Urteil umstoßen wird, muß die Zukunft entscheiden.

H. Finsterer fordert unbedingt Lokalanästhesie, verbunden mit kleinen Äther-
mengen, als Conditio sine qua non bei einem akut ausgebluteten Menschen. „In Ligatur des
Pylorus mit nachfolgender Gastroenterostomie und Tamponade des Duodenum besitzen
wir eine sichere Methode zum Stillen auch der schwersten Arrosionsblutungen. Die Resektion
des Duodenum — wenn ausführbar — hat vor dieser Methode noch den Vorteil, daß sie
neben sicherer Blutstillung gute Dauererfolge mit sich bringt."

Beim Verzicht auf Operation wird man versuchen, mittels intramuskulärer Injektion von Kalzine-Merck (= kalzinierte Gelatine; sterile Ampullen
von 40 ccm), durch intravenöse Injektion von Koagulen-Fonio (100 ccm,
5%ig, frisch sterilisiert), durch innerliche Gabe 10%iger Claudenaufschwem-
mung die Gerinnungsfähigkeit des Blutes zu erhöhen. Man darf freilich nicht
viel davon erwarten, noch weniger von Gelatinegerichten (S. 247). Auf
parenchymatöse Blutung wirkt dies alles viel besser ein. Von hypertonischen
Kochsalzlösungen (intravenös 5 ccm, 5%ig, häufig am Tage wiederholt,
R. v. d. Velden) und von hypertonischer Dextroselösung (intravenös, 200 ccm,
10—20%ig, E. Schreiber) werden Erfolge gerühmt. Noch wichtiger aber
sind dauernde Eiskühlung des Bauches und äußerste Ruhe.

Nach Wiedergenesung von der schweren Blutung wird Radikaloperation
immer stark zu erwägen sein. Es gibt zwar nicht wenige Fälle, wo nach einmaliger schwerer Blutung sich dieselbe niemals wiederholt, und wo sogar alle
Ulcusbeschwerden dauerhaft zurücktreten. Aber natürlich ist kein Verlaß

darauf. Mehrfache Wiederholung starker Blutung sollte uns immer das Messer in die Hand drücken.

c) Dauerblutung, wobei es sich nicht nur um Spuren, sondern um steten Verlust handelt, teils wirklich ununterbrochen, teils schubweise auftretend, und zur chronischen Anämie hinüberleitend, sollte stets Anlaß zur Operation geben. Wenn das Knochenmark bereits erschöpft ist, kommt die Operation zu spät (S. 580, 583).

d) Narbige Stenosen des Duodenum, welche Gastroektasie bewirken, zwingen zur Operation (mindestens zur Gastroenterostomie). Bei Stenosen geringeren Grades fällt das Gesamtkrankheitsbild in die Wagschale.

e) Dauerbeschwerden, welche interner Behandlung trotzen (vor allem stetes Wiederauftreten der typischen Schmerzen), liefern gleichfalls vollberechtigte Indikation für Operation. Mit Recht wird jetzt allseitig gemahnt, in solchen Fällen mit immer neuen internen Kuren nicht viel Zeit zu verlieren. Die Indikation ist um so dringender, je stärker das Leiden auch den Allgemeinzustand beeinträchtigt.

f) Adhäsive Periduodenitis, falls sie Beschwerden bringt, mahnt dringend zur Operation; von interner Therapie ist hier gar nichts zu erwarten. Wie früher bemerkt, handelt es sich oft um Fälle, wo die Entscheidung schwer fällt, ob Duodenalgeschwür, Cholezystitis oder selbst Entzündung entfernterer Organe (z. B. der Appendix) Ausgangspunkt für die Peritonitis adhaesiva waren.

Wir hoben hier die dringendsten Indikationen für chirurgischen Eingriff hervor. Unter denselben ist das bei Punkt e) Ausgeführte am dehnbarsten. Grundsätzlich freilich ist wohl ein jeder damit einverstanden, aber in der Praxis ist die Auslegung bei operationsfreudigen und bei operationsscheuen Ärzten oder Patienten höchst verschieden. Es fallen in diese Gruppe Fälle mit ernsten und langdauernden Beschwerden (Schmerzen, Störung des Schlafes, der Arbeitsfähigkeit, der Ernährung) und andererseits auch Fälle, wo man die auftretenden Beschwerden nur als leichte „Mahnungen" bezeichnen kann. Mit fließenden Übergängen grenzen sie an eine weitere Gruppe, an die sog.

Prophylaktische Operation, welche — vergleichbar dem Abschluß einer Unfallsversicherung — im Hinblick auf mögliche zukünftige Gefahr anempfohlen und vorgenommen wird, und wofür unabhängig von der Sonderlage des Falles [Punkt a—f] die sichergestellte Diagnose: Ulcus duodeni als zureichender Grund gilt. Ein recht schwieriges Problem, das natürlich nicht durch die scharfe Forderung mancher Chirurgen als gelöst betrachtet werden kann. Wie beim Abschluß von Versicherungen ist hier die Risikofrage ausschlaggebend. Wir kennen — statistisch — die Aussichten der Operation und wissen, daß bei unkomplizierten Fällen unter der Hand eines erfahrenen Chirurgen ihre Gefahren gering sind; aber als restlos ungefährlich wagt doch kein Chirurg den Eingriff zu bezeichnen. Auf der anderen Seite kennen wir die Gefahrsgröße der Ulzera nicht, weil die diagnostisch sichergestellten nur einen Teil der Gesamtzahl ausmachen (S. 569). Wir vergleichen also bei Berechnung des ausschlaggebenden Risikos zwei inkommensurable Größen, eine bekannte und eine unbekannte, miteinander! Alles, was bisher für und wider die prophylaktische Operation vorgebracht ist, hat keine beweisende Kraft; es sind alles subjektive Werturteile. Bei solcher Sachlage ist es durchaus billig und gerecht, wenn nicht nur der Arzt, sondern auch der Patient einen Teil der Verantwortlichkeit bei der Entscheidung: Abwarten oder prophylaktische Operation übernimmt.

Wir finden bei H. Strauß den anscheinend einleuchtenden Grundsatz vertreten, man solle beim „Ulcus superficiale s. leve" abwarten, beim „Ulcus profundum s. grave" operieren. Nach E. Melchior machte schon Russel einen ähnlichen Unterschied zwischen frischem und altem Ulcus. Mit Recht wird aber hervorgehoben (E. Melchior u. a.), daß die Entscheidung nicht immer im Bereich unseres diagnostischen Könnens liege. Die Anamnese beweist uns zwar oft langes Bestehen der Ulcuskrankheit, aber aus neuerdings erst aufgetretenen Beschwerden dürfen wir niemals schließen, daß auch das Ulcus erst frischen Ursprungs sei; und ebenso lehrt uns die Radiologie zwar oft, daß ein Ulcus sicher alt ist, aber niemals, daß es sicher frisch ist.

Wir selbst stehen einstweilen auf dem Standpunkt, bei Abwesenheit von Sonderindikationen [Punkt a—f], zunächst mit interner Behandlung vorzugehen und dehnen dies auch auf Fälle mit leichteren Beschwerden aus. Wenn wir damit innerhalb 1—2 Monaten alle Beschwerden zurückdrängen und wenn bei sehr häufigen Kotuntersuchungen (hämoglobinfreie Kost!) niemals wieder okkultes Blut erscheint (vgl. unten, S. 591), geben wir den Rat, weiter abzuwarten. Andernfalls raten wir zur Operation. Auf immer neu wiederholte Versuche, Duodenalgeschwüre durch lange interne Kuren zu heilen, verzichten wir.

2. Die **interne Therapie** folgt durchaus den für Magengeschwür geltenden Regeln. Es ist zwar mehrfach ausgesprochen (auch von Ad. Schmidt), man brauche nicht ganz so vorsichtig sein, weil bei Duodenalgeschwür die Ingesta das Geschwür in bereits vorverdautem und daher auch weniger reizendem Zustand berühren; aber mindestens für die ersten 1—2 Wochen sollte man keinen Unterschied machen. Das strenge Festhalten an allen Vorsichtsmaßregeln während der ersten 1—2 Wochen ist ausschlaggebend für den Gesamterfolg.

a) Körperliche Ruhe wie beim Magengeschwür, d. h. Bettliegen mit möglichst ruhigem Verhalten im Bett. Auf das Absetzen von Kot im Bett ist nur im Anschluß an Blutungen Gewicht zu legen. Urin wird dagegen besser im Bett entleert, namentlich bei größerer Häufigkeit des Urindrangs. — Heiße Bauchumschläge wie bei Magengeschwür. Die Liegekur dauert mindestens 4 Wochen (F. Mendel).

b) Ernährung. Wie C. von Noorden schon vor längerer Zeit (1906) für Magengeschwür forderte und wie es auch H. Strauß nachdrücklich vertritt, leitet man die diätetische Behandlung am besten mit mehrtägiger Hungerkur ein. „Hungerschmerzen" treten dabei nicht auf, höchstens im Anfang vorübergehend und werden mit Atropin unschwer beseitigt. Auf rektale Nahrungs- und selbst Flüssigkeitszufuhr verzichten wir, da sie reflektorisch auch Motilität und Sekretion oberer Abschnitte erregen könnte. Durch Mundspülen und Zuleiten von Dampfnebel wird der Mund feucht gehalten, der Flüssigkeitsbedarf im Notfall durch subkutane oder intravenöse Injektion von Ringerlösung oder besser von $5^0/_0$iger Dextroselösung gedeckt (C. von Noorden und H. Salomon). Oder man bedient sich des von W. Straub neuerdings empfohlenen Normosal zur Infusion (S. 555). Im Anschluß an Blutung versagen wir auch dies, da die beim Dürsten eintretende Konzentrierung des Blutes erwünscht ist (H. Salomon und C. von Noorden, 1905). Dann folgt nach 2—3 Tagen langsame Wiederzufuhr von Nahrung, aber nur in flüssiger Form, weitaus am bequemsten und für die meisten auch am willkommensten in Form von Milch oder auch der anscheinend noch weniger reizenden Pflanzenmilch (A. Fischer, C. von Noorden); die Einzelgaben steigen langsam, mit 50 ccm beginnend. Die Milchkost wird so lange fortgesetzt, bis kein okkultes Blut mehr im Kot erscheint, mindestens aber 1 Woche lang. Theoretisch steht nichts im Wege, die Milch durch reizarme, mit Butter angerichtete Suppen aus dextrinierten Mehlen oder aus feinem Gersten- und Hafermehl zu ersetzen oder zu ergänzen (H. Strauß); auch Zuckerwasser, das weder die Motilität noch die Sekretion des Magens und Duodenum stark erregt, gaben wir oft. Im allgemeinen erwies sich uns aber doch die reine Milchkost als die geeignetste für die ersten 8—10 Tage. Natürlich leidet anfangs der Ernährungszustand; das ist aber belanglos und wird bald wieder eingeholt. Denn nach der genannten Zeit beginnen Zulagen von Eidotter und von fein durchgeschlagenen Suppen, die reich mit Butter beschickt sind, und man kann darauf rechnen, schon gegen Ende der zweiten Behandlungswoche zur völligen Deckung des Kalorienbedarfs zu gelangen und ihn — nach Wunsch — bald darauf zu überschreiten (H. Lenhartz, C. von Noorden, K. Kißling). Von einer Ernährung, die nach Lenhartz'schen Grundsätzen sofort mit reichlicher, wenn auch schonender Kost einsetzt, ist C. von Noorden bei Ulcus ventriculi, aber ganz besonders bei Ulcus duodeni nach häufig wiederholten Versuchen völlig zurückgekommen. Bei kalorisch ausreichender, qualitativ (mechanisch, chemisch, thermisch) sich aber völlig im Rahmen flüssig-breiiger Schonungskost haltenden Ernährung müssen die Kranken noch mehrere Wochen bleiben und erst nach etwa einem Monat wird mit sorgsamer Auswahl Kaubares gereicht. Ebenso wie H. Lüthje und J. Boas lassen wir die nur aus Milch, Rahm, fettreichen, durchgeschlagenen Zerealiensuppen, lockeren Mehl-Eierspeisen (sog. Flammeris), feinem Gebäck mit reichlich Butter bestehende Kost mehrere Monate hindurch fortsetzen, also weit über die Zeit der Ruhekur und klinischen Behandlung hinaus. Neben der wichtigen säuremindernden Eigenschaft solcher Kost empfiehlt sich dies, um auch weiterhin jeder Zeit den Kot des in gewohnte Tätigkeit zurückgekehrten Patienten auf okkultes Blut prüfen zu können. Dies ist diagnostisch, prognostisch und therapeutisch gleich wichtig (S. 580, 590). Aus der erwähnten Kost läßt sich leicht eine breitere und abwechslungsreichere entwickeln; aber einige Vorsichtsmaßregeln sollen noch lange beachtet werden: langsames Essen, gutes Kauen, kein grobstückiges Material in den Magen, keine rohen Vegetabilien (Obst und Gemüse), keine sauren und stark gewürzten Speisen (Pfeffer, Senf u. dgl.), keine abnorm heißen und keine abnorm kalten Speisen und Getränke, keine starken Alkoholika. Man halte sich an schwache Sekretionserreger (A. Bickel, S. 186). Praktisch genommen steht jedenfalls die Bekämpfung der Superazidität im Vordergrund der internen Therapie; und dazu muß die Diät mithelfen.

Über Olivenöl, Sesamöl u. a. als Nahrungsmittel s. unten (bei Medikamenten).

Duodenalsonden-Ernährung empfahl M. Einhorn, soweit wir aus der Literatur ersehen ohne größere Gefolgschaft. Die Sonde muß entweder immer aufs neue eingeführt werden oder sie bleibt längere Zeit (viele Tage lang) ruhig liegen. Trotz der beachtenswerten Empfehlung Einhorn's ist es doch wohl zweifelhaft, ob dies immer ohne schädlichen Reiz abläuft. Die Sonde muß ziemlich weit in das Duodenum eindringen. Bei Einspritzen dicken Wismutbreies (s. unten) sahen wir selbst niemals Nachteile. Als wir zu diagnostischen Zwecken die Sonde längere Zeit im leeren Duodenum liegen ließen, erfolgte neben vielen glatt verlaufenden Untersuchungen einmal Blutung (C. von Noorden und H. Salomon); auch G. Singer sah unter gleichen Umständen zweimal Hämatemesis. Wir haben auf Grund der erwähnten Erfahrungen von Duodenalsonden-Ernährung bei Zwölffingerdarmgeschwür bisher abgesehen.

Mit „Darmschlauch" arbeitet J. Buckstein. Es ist dies ein der Duodenalsonde nachgebildeter, aber viel längerer Schlauch, den der Darm bis zu 150 cm von der Zahnreihe verschlucken kann. Die dadurch eingeflößte Nahrung umgeht Magen-, Duodenal- und Jejunalgeschwüre.

Medikamente, welche das Duodenalgeschwür unmittelbar beeinflussen könnten und von denen u. a. Bismutpräparate und Eskalin empfohlen wurden, gelangen kaum in wirksamer Konzentration und Form durch den Magen ins Duodenum. Das tägliche Einbringen von Bismutaufschwemmung durch Duodenalsonde ins Duodenum hatte auf die Beschwerden unmittelbar günstigen Einfluß (C. von Noorden).

Bei den 5 Kranken, über welche von Noorden vor 4 Jahren berichtete, sind auch später neue Beschwerden nicht wieder aufgetreten (25%ige Aufschwemmung von Bismutum carbonicum; zunächst wurden 30 ccm langsam eingespritzt, dann aller 3—4 Minuten weitere 3 ccm; im ganzen etwa 60—100 ccm). Bei diesem Verfahren kam es niemals zu einer Blutung. Über seinen therapeutischen Wert, hinsichtlich Geschwürsheilung, kann auch heute noch kein endgültiges Urteil abgegeben werden.

Gegen Alkalien verhalten wir uns nicht so ablehnend wie J. Boas, wenn wir auch die von ihm gerügte Form gleichfalls verurteilen: größere Gaben Natr. bicarb. vor den Mahlzeiten und andauernden Gebrauch von Alkalien nach Heilung, weil dies Hypersekretion des Magens geradezu hervorlockt. Dagegen erwies sich uns Natron bicarbonicum, unmittelbar vor der Nachtruhe genommen (2—4 g), als sehr nützlich. Es hindert, wenn auch nicht immer, so doch meist das Aufkommen nächtlichen Schmerzes. Das ist sicher nicht bloß symptomatische Therapie, sondern schaltet eine zweifellose Schädlichkeit aus (Überschwemmung des Duodenum mit stark saurem Safte und Krampf). F. Mendel empfiehlt als säurewidrig: Natr. sulf. pulv. sicc. 30,0; Natr. phosphor. pulv. sicc. 30,0; Natr. bicarb. pur. 40; viermal 1 Teelöffel in 1 Weinglas Heißwasser, vor dem Essen. — Im übrigen stehen krampflindernde Mittel im Vordergrund, vor allem das Atropin. F. Riegel hatte dasselbe seiner krampfwidrigen und sekretionshemmenden Eigenschaften wegen in die Therapie des Magengeschwürs, der Hyperchlorhydrie und Hypersekretion eingeführt (D. v. Tabora). G. v. Bergmann übernahm es auf Grund seiner Theorie und praktischen Erfahrung als Anti-Vagotonikum. Wir verstehen nicht, warum sich J. Boas durchaus ablehnend dagegen verhält. Man kann gegen die Theorie des „spasmogenen Ulcus" (S. 572) Bedenken haben und auch die Dauerwirkung des Atropins auf Hyperchlorhydrie bezweifeln, aber der unmittelbar günstige Einfluß auf Spasmen und Schmerzen bei Ulcus duodeni ist unbestreitbar. Er ist noch viel deutlicher als bei Magengeschwür! Unsere Normalgabe ist abends 1 mg, morgens 0,5 mg subkutan; daneben verwenden wir jetzt fast immer Papaverinum hydrochloricum (je 0,06 g abends und morgens innerlich, gleichzeitig mit der Atropininjektion und manchmal noch eine Extragabe im Laufe des Tages). Wenn man abends Natr. bicarbon. gibt, muß das Papaverinum etwa ½ Stunde vorausgehen. Häufig schicken wir den Medikamenten eine spätabendliche Magenspülung voraus, was sich trefflich bewährt. — Das Atropin hilft gleichzeitig die Stuhlträgheit bekämpfen, die unter keinen Umständen geduldet werden darf, weil sie oft reflektorisch Hyperchlorhydrie nach sich zieht (C. von Noorden, 1904). An den ersten Behandlungstagen läßt man den Darm am besten ganz in Ruhe; dann hilft man sich nötigenfalls mit Einläufen. Innerlich greifen wir in etwas späterer Zeit zu Magnesium-Perhydrol. 2 bis 3 Gaben von je 1 g oder abends 2—3 g an Stelle des früher erwähnten Natr. bicarb. leisten in Verbindung mit den Atropininjektionen fast immer vollkommene Dienste. Sobald man in späterer Zeit fein durchgeschlagenes Gemüse und Kochobst in die Kost einstellen kann (etwa von der 5. Behandlungswoche an), pflegt sich der Kotlauf auch ohne diese Hilfsmittel zu regeln (S. 581). — Hier ist auch noch des Olivenöls zu gedenken. Von P. Cohnheim als säurevermindernd und krampfwidrig empfohlen, führte es sich in die ärztliche Praxis bei Geschwürskrankheiten sehr schnell ein (Bericht bei K. Petrén, K. Lewenhagen und J. Thorling). Auf C. von Noorden's klinischen Abteilungen wurden Gaben von je 50 ccm Olivenöl, Sesamöl, Lebertran, Lipanin schon lange vor P. Cohnheim's Mitteilung bei Hyperazidität und Geschwürskrankheit ausgiebig verwendet (vgl. Publikation seines früheren Assistenten G. Stüve, 1896). Bevorzugt wurde reines Sesamöl (morgens nüchtern 50 g; je nach Umständen im Laufe des Tages noch 1—2 gleich große Gaben). Der krampfstillende Einfluß macht sich auch bei etwaigem Nachtschmerz überraschend geltend. ¡So sehr wir diese Eigenschaft schätzen und benützen, gaben wir das Öl doch hauptsächlich seines hohen Nährwertes halber. Sobald man über die einleitenden Fasttage hinaus ist, unter Umständen bereits an diesen, darf man mit Öl beginnen. Man gebe es aber immer in reinem Zustand, nicht mit anderen Speisen vermengt. Als willkommene Nebenwirkung ergibt sich begünstigender Einfluß auf den Stuhlgang; dies aber nur, wenn das Öl in den leeren Magen gelangt! Daß manchmal verfilzte Fettsäure- und Seifenkristalle in Form weicher, grauer Kotmassen abgehen, ist ohne Belang.

Die hier beschriebene Behandlung stimmt in allen wesentlichen Punkten mit dem üblichen Verfahren überein und führt nur einiges genauer und vielleicht auch mit schärferer Betonung aus. Wer in solcher Weise vorgeht, wird zwar nicht immer, aber doch sehr oft die Kranken von ihren Beschwerden befreien. Das wird nicht bestritten, auch nicht von unbedingten Anhängern chirurgischer Operation. Man wird aber darüber hinaus auch häufig den Nachweis liefern können, daß während sehr langer Zeit — sagen wir zunächst einmal während vieler Monate — der Kot blutfrei bleibt. Und jeder erfahrene Hausarzt weiß Fälle zu berichten, wo die Beschwerden sich später nicht wiederholten und wo auch keine sonstigen bedrohlichen Erscheinungen später auftraten. Wir begnügen uns mit dem beschriebenen Verfahren aber nicht. C. von Noorden forderte wiederholt (1908 und 1916), Ulcuskranke selbst nach voll befriedigender Ruhe- und Diätkur, also trotz anscheinend völliger Gesundheit, während der nachfolgenden 2—3 Jahre in höchstens halbjährlichen Zwischenräumen derartige Schonungskuren (Diät- und Ruhekur) von mindestens zwei- bis dreiwöchiger Dauer wiederholen zu lassen; und er betonte, wie sehr dies den Dauererfolg gewährleistet. Das Gesagte bezog sich zunächst auf Ulcus ventriculi, bezieht sich aber in gleicher Weise auf Ulcus duodeni. Beim Festhalten an interner Therapie sei dringend geraten, auf der Forderung solcher zeitweiligen prophylaktischen Nachkuren mit gleichzeitiger planmäßiger Untersuchung des Kots auf Blut zu bestehen. Es kommt natürlich nur dann in Betracht, wenn nicht die anatomischen Verhältnisse und gewisse Komplikationen (s. oben) operatives Einschreiten unbedingt verlangen. Wenn nun das Ulcus unter solcher Behandlung keinerlei Beschwerden mehr bringt, haben wir doch wohl das Recht, in klinischem Sinne von Heilung zu sprechen. Daß es anatomisch restlos geheilt ist, können wir nur vermuten. Denn bei Fehlen von Blut im Kot und von Beschwerden verfügen wir über keine sicheren Beweisstücke für Bestehen oder Nichtbestehen eines nichtperforierenden und nichtstenosierenden Duodenalgeschwürs. Der beste Diagnostiker und Therapeut ist daher mangels autopsia in vivo oder post mortem wehrlos gegen die Beschuldigung, die von ihm behandelte Krankheit sei gar kein Ulcus duodeni gewesen oder es bestehe noch fort. Er darf aber auf Heilbarkeit von Duodenalgeschwüren als anatomisch erhärtete Tatsache verweisen (S. 569).

Im Rahmen der medikamentösen Therapie ist auch des Antipepsins zu gedenken. Nachdem E. Weinland das Antipepsin entdeckt und auch schon zur Frage gestellt hatte, ob sein Fehlen etwa beim Entstehen von Magengeschwür eine Rolle spielen könne und nachdem von L. Blum und E. Fuld weitere Anhaltspunkte über die Rolle des Antipepsins bei der Magenverdauung gewonnen waren, schlugen M. Katzenstein und E. C. Hort etwa gleichzeitig vor, bei Ulcus ventriculi Antipepsin therapeutisch zu benützen; letzterer verabfolgte antipepsinhaltiges Normalserum an Geschwürskranke, Erfolge rühmend. Wie M. Katzenstein nachwies, ist Magen- und Duodenalwand erheblich reicher an Antipepsin als andere Gebilde des Körpers und dies weist auf seine Aufgabe hin, die Schleimhaut zu schützen. Neuerdings empfehlen E. Fuld und M. Katzenstein ein von ihnen angegebenes, mit Neutralon (staubfeines

Aluminiumsilikat = gereinigte Bolus alba) gemischtes Trockenpräparat aus Pferdeserum unter der Marke „Amynin". Sie rühmen Erfolge. Das bisher veröffentlichte kann man nur als Vorarbeit bezeichnen; aber daß hier ein physiologisch
richtiger Gedanke zugrunde liegt, ist klar. Über den Prioritätsstreit mit V. L.
Neumayer und Ed. Müller vgl. die Arbeit von E. Fuld und M. Katzenstein.

3. Methoden des chirurgischen Eingriffs. Welche operative Methode er
wählen soll, entscheidet der Chirurg erst, nachdem ihm Eröffnung der Bauchhöhle klare Einsicht in die anatomischen Verhältnisse des Einzelfalles verschafft hat.

Direkte Methoden, darauf ausgehend, das oder die Geschwüre zu
beseitigen. Theoretisch erscheinen diese Methoden am zweckmäßigsten. Sowohl am Magen wie an tieferen Abschnitten des Darms werden sie bevorzugt. Am Duodenum stoßen sie aber angesichts der Lage und Ausdehnung
des Geschwürs und bestehender Verwachsungen oft auf technische Schwierigkeit. Die sog. direkten Operationsmethoden haben, auch wenn sie technisch
vollkommen gelingen, den Nachteil, die Ursachen für Geschwürsbildung nicht
zu beseitigen; sowohl peptische und tryptische wie neurogene und konstitutionelle Einflüsse bestehen fort und bringen die Gefahr neuer Ulzeration
an anderer Stelle. Vielleicht ist sogar die Gefahr infolge der neuen anatomischen
Verhältnisse und ihres Abweichens von der Norm verschärft. Im allgemeinen
beschränkt man sich daher nicht auf die „direkten Methoden", wohl aber fügt
man sie öfters ergänzend den „indirekten Methoden" hinzu, wenn nach Lage
des Befunds Perforation, schwere Blutung oder andere Gefahren vom Bestehenlassen des Geschwürs zu fürchten sind. Immerhin ist beachtenswert, daß die
Duodenalresektion neuerdings wieder angelegentlichst empfohlen wird und
immer mehr als Operation der Wahl in den Vordergrund zu rücken scheint
(H. Finsterer, A. Krogius, E. Heymann u. a.).

a) Querresektion des Duodenum. Der das Geschwür tragende Teil des Duodenalrohrs wird entfernt, das proximale und distale Stück wieder miteinander vereint.

Besser jedoch verschließt man beide Enden im Sinne der Methode Billroth II
und fügt dann die Gastroenterostomie an.

b) Exzision des Geschwürs und Vernähung der Wundränder. Dies Verfahren
ist nur bei kleineren Geschwüren der vorderen Wand ausführbar. Man wirft ihm vor, daß
später am Ort der Exzision narbige Stenose entstehen könne.

c) Einfaltung des Geschwürs nach M. Wilms, wobei die benachbarte Zwölffingerdarmwand über das Geschwür gezogen und vernäht wird, während man den übernähten, das Geschwür tragenden Teil der Nekrose überläßt.

Bei den Operationen b und namentlich c wird das Rohr absichtlich stark
stenosiert; dann wird Gastroenterostomie ausgeschlossen.

Indirekte Methoden. Den indirekten Methoden gemeinsam ist die
Gastrojejunostomie zum Zweck der Entlastung des Duodenum. Man erwartet selbsttätige Heilung, zum mindesten Stillstand des ulzerativen Prozesses, wenn der pepsin-salzsaure Magenchymus den Geschwürsgrund nicht
mehr reizt, sondern zur Gänze oder doch größtenteils ins Jejunum abfließt.
Nach den vorliegenden statistischen Berichten der chirurgischen Kliniken
erfüllt sich diese Erwartung in der überwiegenden Mehrzahl der Fälle. Die
Operation wird unter Umständen ergänzt durch direktes Angehen des Geschwürs
(s. oben). Daß trotz alledem, und zwar bei jeder Form der indirekten Methoden,
Rückfälle von Duodenalgeschwür vorkommen, wird nicht bestritten, ist aber
selten. Beachtenswerter ist die Gefahr eines peptischen Jejunalgeschwürs
(S. 595). Um es zu vermeiden, greift man jetzt fast ausnahmslos zur sog.
„hinteren Gastrojejunostomie" und verbindet einen pylorusfernen Teil der
großen Kurvatur des Magens (etwa gegenüber der Kardia, W. J. Mayo) mit

einer möglichst proximalen Schlinge des Jejunum Die oberen Jejunalschlingen sind weniger empfindlich für Magensäure als die weiter distal gelegenen. Manche Chirurgen begnügen sich grundsätzlich mit dem ersten der nachfolgend erwähnten Verfahren und unter gewissen Umständen ist dies technisch auch gar nicht anders möglich. Anderen Chirurgen aber gilt das zweite Verfahren als die Methode der Wahl.

a) Einfache Gastrojejunostomie, zweifellos das am wenigsten eingreifende Verfahren, das technisch zu großer Vollendung durchgebildet ist und als eine nahezu ungefährliche Operation bezeichnet werden darf. Bei etwaiger starker Stenose des Pylorus oder des Duodenum, welche Eintritt von Magenchymus in den Zwölffingerdarm verwehrt, beschränken sich fast alle Chirurgen auf einfache Gastrojejunostomie.

b) Gastrojejunostomie mit Durchtrennung des Magens am Pylorus. Blinder Verschluß der proximalen und distalen Höhle (A. v. Eiselsberg). Mehrfache Modifikationen dieses Verfahrens wurden beschrieben.

c) Gastrojejunostomie mit operativer Verengerung des Pylorus (mehrfache Verfahren).

Im einzelnen gehen wir auf die chirurgische Technik, auf die Wahl dieser oder jener Methode unter besonderen Umständen, auf die noch umstrittene Frage der besten Methode nicht ein. Es sei verwiesen auf die erschöpfenden Werke von B. Moynihan, J. Schrijver und namentlich von E. Melchior. Reiche Literaturangaben über die operativen Verfahren finden sich bei Br. Ploos van Amstel. Von neueren wichtigen chirurgischen Arbeiten seien erwähnt diejenigen von H. v. Haberer, A. Horwitz, W. Denk, W. Bausch, E. Schütz, F. Doederlein, H. Kloiber, H. Finsterer. Schließlich sei verwiesen auf die bisher nur aus Referaten bekannt gewordene Aussprache über chirurgische Behandlung des Magen- und Duodenalgeschwürs auf der 44. Versammlung deutscher Chirurgen (Berlin, 7.—10. April 1920). Es scheint, daß dort die Bedenken gegen ausschließliche Gastroenterostomie verstärkt zum Ausdruck kamen und der Resektion der Vorzug gegeben wurde. J. Hohlbaum bevorzugt auf Grund der großen Erfahrungen an E. Payr's Klinik zwar gleichfalls die Resektion, befürwortet aber dringend, daß vor etwaiger Operation alle Hilfsmittel der internen Therapie versucht werden sollen. In gleichem Sinne äußert sich W. Zweig.

Kurz erwähnt sei noch anhangsweise der Vorschlag H. Finsterer's, einen ansehnlichen Teil des salzsäureabsondernden Corpus ventriculi zu resezieren; damit werde die Salzsäure und weiterhin die Gefährdung des Duodenum vermindert; W. Zweig bestätigt dies. Über den Nutzen dieser Operation läßt sich noch nicht endgültig urteilen (vgl. Diskussion zwischen H. Finsterer und H. v. Haberer). — Schon vor längerer Zeit führte Alvarez Resektion der beiderseitigen VIII. Interkostalnervenwurzeln aus und versprach sich davon günstigen Einfluß auf die schmerzhaften Folgeerscheinungen der Ulzera. Weitere Mitteilungen darüber fanden wir nicht. Im Hinblick auf Beziehungen zwischen Ulcus duodeni und vegetativem Nervensystem (Theorie G. v. Bergmann) sei auch an die guten Erfolge erinnert, welche man bei gastrischen Krisen mit Trennung der spinalen Verbindungen der Grenzstrangganglien erzielte (H. Holfelder). — A. Mentzer konnte Pylorospasmus durch Röntgenstrahlen günstig beeinflussen. Ob dies für Ulcus duodeni fruchtbar gemacht werden kann, steht noch dahin.

II. Peptisches Geschwür des Jejunum und diätetische Nachbehandlung nach Gastroenterostomie.

Obwohl auf anderer bekannter Grundlage (Tuberkulose, Syphilis, Embolien, Fremdkörpereinspießung, Hautverbrennung u. a.) und auch aus unbekannten Gründen (R. Jaffé, N. Leotta) gelegentlich nekrotisierende Entzündungen und Geschwüre im Jejunum ebenso wie an anderen Stellen des Dünndarms vorkommen, treten sie alle an klinischer Bedeutung hinter dem Ulcus pepticum jejuni zurück, das erst genauer bekannt wurde (H. Braun), nachdem

die Chirurgie die Gastrojejunostomie in die Behandlung der Magen- und Darmkrankheiten eingeführt hatte. Es ist sehr fraglich, ob man bei etwaigen
Jejunalgeschwüren Nicht-Gastroenterostomierter von Ulcus pepticum jejuni
reden darf, mag auch anatomisch ein ähnliches Bild vorliegen.

Man führt, wohl sicher mit Recht, das postoperative Jejunalulcus auf
Überschwemmung des auf Säure und Pepsin nicht eingestellten Dünndarms
zurück. Seit der ersten Mitteilung von H. Braun sind zahlreiche Fälle bekannt
geworden. Wir verweisen auf die Darstellungen bei B. Moynihan, E. Melchior, G. Kelling und namentlich auf die Arbeiten H. v. Haberer's, der
sich am eingehendsten mit dem peptischen Jejunalulcus beschäftigte. Die
peptische Kraft des Magensafts, also Salzsäure- und Pepsingehalt, aber auch
seine Menge sind sicher maßgebend für die Häufigkeit des Vorkommens. Daneben aber auch die Art der Operation. Es muß dafür Sorge getragen werden,
daß durch die Operation keinerlei Zerrung und dadurch bedingte Zirkulationsstörung am Jejunum entsteht, da dies jedenfalls die Widerstandsfähigkeit
des Gewebes beeinträchtigt. Die Fistel darf nicht aus dem pylorusnahen Teile
des Magens in das Jejunum führen, weil jener Teil die stärksten Bewegungen
und Formänderungen ausführt und dies auf das Jejunum übertragen würde
(W. J. Mayo). Die Anastomose muß eine möglichst proximale Jejunalschlinge
erfassen; je tiefer, desto wehrloser ist das Gewebe den Angriffen der Pepsin-
salzsäure gegenüber. Von mancher Seite, z. B. aus E. Payr's Klinik, kommen
jetzt Warnungen vor Pylorusausschaltung, da sie das Entstehen des Jejunalgeschwürs nach Gastrojejunostomie begünstige (J. Hohlbaum); die Häufigkeit des Ulcus jejuni postoperativum (10°/₀ der Fälle) spräche dafür, nicht
die Gastroenterostomie, sondern die Resektion zur Methode der Wahl zu
erheben.

Über Beziehungen der Ringweite und des Entleerungsmechanismus zur
Häufigkeit des Ulcus jejuni geben die vorliegenden Arbeiten keinen befriedigenden Aufschluß. Man könnte daran denken, allzu raschen Übertritt des
Mageninhalts treffe Mitschuld. Vom physiologischen Standpunkt möchten wir
dies aber bezweifeln. Wenn bei leicht durchgängiger und günstig gelegener
Anastomose der Speisenbrei bald nach Eintritt in den Magen aus diesem in
das Jejunum abfließt, so hat er weder sehr saure noch peptisch wirksame
Kraft; im Gegenteil erweist sich der Mageninhalt in der ersten Verdauungsphase, selbst bei starker Hypersekretion und Hyperchlorhydrie, Fibrinflocken,
Muskelstückchen und gekochten Eierklarscheiben gegenüber als völlig unwirksam; und es ist kaum anzunehmen, daß sich dies der lebenden Jejunalschleimhaut gegenüber anders verhält. Das schnelle Überfließen bringt andere Gefahren:
dyspeptische Störungen des Dünn- und Dickdarms durch unzulänglich vorbereitetes Material und Einschleppen schädlicher Mikroorganismen in tiefere
Abschnitte. Die Gefahr peptischer Wandschädigung ist sicher viel größer,
wenn bei unregelmäßigem Funktionieren der Anastomose zunächst ein ansehnlicher Teil der Ingesta längere Zeit im Magen zurückbleibt und dann, stark mit
Säure und Pepsin durchtränkt, ins Jejunum fällt. Den Beziehungen zwischen
Entleerungsmechanismus und Ulcus jejuni wird sorgfältige Beachtung zu
schenken sein. Aufschluß ist von Röntgenuntersuchungen zu erwarten, die
aber nicht nur gelegentlich mit der üblichen Kontrastmahlzeit, sondern planmäßig mit verschiedenen, flüssigen, breiigen und festen Nahrungsmitteln auszuführen wären. Schon aus den ersten aufklärenden radiologischen Untersuchungen von S. Jonas ergab sich sehr verschiedenes Verhalten der einzelnen
Fälle. Bei ungünstiger Lage der Anastomose und bei Unwegsamkeit derselben
sammeln sich Massen im kaudalen Sacke des Magens an; daraus können neue
Beschwerden entspringen.

Nach H. v. Haberer tritt das Geschwür meist nicht am Gastroentero-
stomiering auf, sondern unterhalb desselben, zumeist an der dem Mesenterialansatz benachbarten Schleimhautfläche derjenigen Jejunalschlinge, die zur
Gastroenterostomie verwendet wurde. Einmal entstanden, hat es ebenso wie
Magen- und Duodenalulcus die Neigung zu chronischem Verlauf und dauerndem
Fortbestehen. Nach dem gleichen Autor ist das Jejunalulcus häufiger bei
Gastroenterostomie mit Dauerverschluß des Pylorus, als nach einfacher Gastrojejunostomie. Die Häufigkeit schätzt v. Haberer auf $2\,^0/_0$ der Gastroentero-
stomien ein. Vergl. J. Hohlbaum, S. 596.

Die Symptome des postoperativen Ulcus jejuni bestehen im Wiederaufflammen alter, wohlbekannter Beschwerden: Sodbrennen, Druck- und
Schmerzgefühl, oftmals „Hungerschmerz" wie bei typischer Duodenalgeschwürs-
Anamnese. Sitz des Schmerzes ist entweder Epigastrium oder Mesogastrium,
d. h. Umgebung des Nabels. N. v. Ortner traf einzelne Male auch Schmerzen
links unterhalb des Nabels an. H. v. Haberer bezeichnet als besonders charakteristisch Ausstrahlen des Schmerzes in den Rücken. Umschriebene Druckempfindlichkeit besteht selten; sie beschränkt sich zunächst auf die Nachbarschaft der Anastomose (gegebenenfalls durch Kontrolle am Röntgenschirm
festzustellen). Der Ablauf der Gesamtverdauung ist in der Regel ungestört;
doch kommen diarrhoische Zustände vor, wahrscheinlich dadurch bedingt,
daß unter Reizwirkung des Ulcus die gesamte Darmperistaltik beschleunigt
wird. Äußerst wichtig als diagnostisches Zeichen ist das Wiedererscheinen okkulten Blutes im Kot. Alle diese Symptome melden sich entweder in baldigem
Anschluß an die Operation, sobald der Gastroenterostomierte wieder zu etwas
reichlicherer Kost übergeht, oder sie entwickeln sich erst allmählich innerhalb
der nächsten Wochen und Monate, selten später. Immerhin können ungeeignete
Lebens- und Ernährungsweise auch nach Jahren noch Jejunalgeschwür entstehen lassen, z. B. in drei Fällen, über die L. Zollschan berichtet (Einfluß
von Kriegsdienst und rücksichtsloser Ernährung). Zollschan fand folgende
Merkmale: Typische Ulcusbeschwerden ohne entsprechenden radiologischen
Befund an Magen und Duodenum; okkulte Blutung; Sechsstundenrest im Magen;
umschriebenen Druckpunkt extraventrikulär im Gebiet der ersten Jejunalschlinge hinter der Anastomose; mangelhafte Peristaltik, Fehlen der Plicae
Kerkringi, ampullenartige Erweiterung des verdächtigen Darmstücks; peri-
jejunitische Adhäsionen. Mit H. v. Haberer bezeichnen wir es nach eigenen
Erfahrungen als sehr ungewöhnlich, daß ohne Vorboten subakute oder akute
Perforation unerwartet einsetzt (M. Tiegel). Die Neigung des Jejunalgeschwürs
zu Komplikationen ist beträchtlich. Letztere bestehen günstigstenfalls in peri-
jejunalen, zu tumorähnlichen Gebilden führenden Adhäsionen, wodurch der
Gefahr einer Perforation in die freie Bauchhöhle vorgebeugt wird. Bei Verlötung
mit anderen Darmschlingen erfolgt Durchbruch vorzugsweise in das Colon transversum, und dann kommt es wegen unmittelbaren Übertritts von Mageninhalt in den Dickdarm zu heftigen, erschöpfenden Durchfällen. Auch schwere
Blutungen infolge Anätzens einer Mesenterialarterie sind beobachtet.

Die interne Therapie des postoperativen Jejunalgeschwürs ist vollkommen wertlos. Man soll sofort nach Sicherung der Diagnose operieren. Wenn
nicht ungewöhnliche Verhältnisse angetroffen werden, besteht die Operation
in Resektion des das Geschwür tragenden Darmstücks und Anlegen einer
neuen Anastomose. Auch kommt in Frage, einen Teil des Corpus ventriculi
mitzuresezieren (H. Finsterer), um die salzsäureabscheidende Fläche zu verkleinern.

Wahrscheinlich läßt sich durch geeignete Nachbehandlung nach Gastrojejunostomie manches tun, um das Auftreten von Ulcus jejuni pepticum zu

verhüten. Die meisten Chirurgen äußern sich in diesem Sinne. Doch dürfte
der statistische Nachweis schwer zu führen sein; wir können auch aus den teilweise sehr ausführlich mitgeteilten Krankengeschichten (z. B. H. v. Haberer)
nicht ersehen, daß in den betreffenden Fällen Versäumnisse bei der Nachbehandlung vorgekommen und für das Ulcus postoperativum verantwortlich waren.
Immerhin gibt uns diese Frage Veranlassung auf die äußerst wichtige und nicht
immer gebührend eingeschätzte

Nachbehandlung bei Gastroenterostomie

hier näher einzugehen. Wir halten dies für um so wichtiger, als uns wie wahrscheinlich auch vielen Spezialärzten für Magen- und Darmkrankheiten, im Lauf
der letzten Jahrzehnte und bis in die jüngste Zeit hinein zahlreiche Kranke
zugingen, die ernste Darmdyspepsien nach Gastroenterostomie davongetragen
hatten. Ulcus jejuni postoperativum begegnete C. von Noorden im ganzen
nur fünfmal; die Fälle von postoperativer Dyspepsie zählen aber nach vielen
Dutzenden. Leider können wir nicht allen Chirurgen gleichmäßig den Vorwurf ersparen, im Bewußtsein des zweifellos großen und wichtigen unmittelbaren Erfolges (Entlastung von Magen bzw. Duodenum) den Operierten allzu
früh für völlig gesund und nicht weiter schonungsbedürftig erklärt zu haben.
Der chrirurgischen Nachbehandlung eine sorgsame diätetische Schulung folgen
zu lassen, wurde versäumt. Daß dies unerfreuliche Ausnahmen sind, wissen
wir. Sind doch gerade von chirurgischer Seite entsprechende Warnungen
erfolgt (z. B. von H. Küttner und anderen Rednern auf dem 42. Chirurgenkongreß in Berlin 1913, von H. v. Haberer, J. Hohlbaum u. a.). Aber
ebenso sicher ist, daß diese Warnungen nicht von allen Chirurgen beachtet
werden, und es ist daher Pflicht der Hausärzte, welche den Chirurgen die
Kranken zur Operation überweisen, der geeigneten Nachbehandlung, welche
nicht chirurgischer Art ist, zu gedenken. C. von Noorden hat in jedem
Semester in seinen klinischen Vorträgen (1. Medizinische Klinik, Wien) diese
Fragen ausführlich erörtert. In der Literatur findet sich nur wenig darüber,
u. a. eine kürzlich erschienene Arbeit von H. Oehnell, ferner ein kurzer Abschnitt in dem kürzlich erschienenen Buche von J. Boas.

   1. Rücksicht auf das zurückgebliebene Magen- oder Duodenalgeschwür.
Zunächst ist natürlich darauf Bedacht zu nehmen, für das zurückgebliebene
Ulcus möglichst günstige Heilbedingungen zu schaffen.

   Je nach Art der Operation ist die Lage verschieden. Wenn der Pylorus
auf diese oder jene Weise undurchgängig gemacht worden ist, hat die Ernährungsform kaum nennenswerten Einfluß auf die Vorgänge im blinden, geschwür-
tragenden Duodenalabschnitt. Wir werden dafür sorgen, etwaigen kümmerlichen Ernährungszustand zu bessern, und erwarten davon günstigen Einfluß
auf den Heilprozeß. Anders, wenn der Pylorus ganz oder teilweise durchgängig
geblieben ist, das Duodenum also nur teilweise entlastet wurde. Dann soll
sich der chirurgischen Nachbehandlung eine interne Ulcuskur
anschließen, welche durchaus nach Art und Grundsätzen geleitet werden
muß, wie die früher beschriebene (S. 590). Wir dürfen erwarten, daß sie nunmehr, also nach weitgehender Entlastung des Duodenum, besseren und sichereren
Erfolg zeitigt, als vor der Operation. Diesen Kuren soll der Arzt ebensoviel
Sorgfalt, ebensoviel Geduld, ebenso scharfe Kontrolle (fortlaufende Kotuntersuchung auf Blut!) widmen, wie wenn nicht operiert worden wäre. Dies ist
eine selbstverständliche Forderung, und es ist unbegreiflich, daß sie so oft
unbeachtet bleibt. Es ist wahrscheinlich, daß mit ihrer Erfüllung die Dauerresultate der operativen Ulcustherapie wesentlich bessere werden, und daß

es in den Berichten nicht mehr so oft heißt „gebessert“ oder „wesentlich gebessert“, sondern diese elastischen Worte viel häufiger durch das glatte und eindeutige „geheilt“ ersetzt werden können. C. von Noorden hat, vom ersten
Aufkommen der Gastroenterostomie als Entlastungsoperation an, allen seinen
Magen- und Duodenalgeschwürkranken derartige Nachkuren anempfohlen,
wurde aber leider nicht immer von chirurgischer Seite entsprechend unterstützt;
ja es muß sogar hier festgenagelt werden, daß die Nachkur von chirurgischer
Seite, vor allem von dünkelbesessenen chirurgischen Assistenten dem Patienten
als vollkommen überflüssig bezeichnet wurde.

2. **Sorge für den Darm.** Den Darm setzt die Gastroenterostomose unter
ganz abnorme, unphysiologische Verhältnisse.

Die Pepsin-Salzsäureverdauung wird aufgehoben oder abgekürzt und unvollständig gemacht. Damit fällt nicht nur chemische Vorarbeit, sondern auch vorbereitende
Quellung und die Lockerung gröberer Brocken fort (Einfluß der Salzsäure auf Bindegewebe und auf pflanzliche interzelluläre Lamellen). Gleichzeitig wird der desinfizierende
Einfluß der Salzsäure verkürzt und abgeschwächt.

Die Austeilung der Ingesta an den Darm erfolgt nicht mehr nach gesteuertem
Rhythmus, sondern nach mehr zufälligen mechanischen Verhältnissen, die vom Innendruck des Magens, von Weite des Anastomosenrings, von Körperlage usw. abhängen. Je
nach Zugänglichkeit und Durchgängigkeit der Anastomose wird der Übertritt langsam
oder schnell erfolgen, werden nur breiig-flüssige oder auch gröbere Brocken durchgelassen.

Die Durchmischung der Ingesta mit Galle und mit dem stark alkalischen,
fermentreichen Pankreassafte ist erschwert, weil nicht einzelne, rhythmisch eintretende
Schübe diesen Sekreten ausgesetzt werden, sondern der von oben aus dem Duodenum
fließende Saft sich erst in tieferen Abschnitten mit größeren Mengen der Ingesta mischen muß.

Alles in allem entstehen ähnliche Verhältnisse wie bei Hypochylia und
Achylia gastrica, wo auch die Salzsäurewirkung ausfällt, und der Magen wegen
abgeschwächten Säure-Pylorusreflexes sich abnorm schnell entleert. Die Verhältnisse sind aber noch ungünstiger, weil bei letztgenannten Zuständen immerhin bessere Mischung der Ingesta mit Galle und Bauchspeichel möglich ist.
Doch lassen sich die Nachteile, welche der eine und welche der andere Zustand
bringt, nicht leicht gegeneinander auswerten, und sie mögen auch in den einzelnen Fällen verschieden liegen.

Nun ist ja durch Magenheberungen und durch Röntgenbilder bekannt,
daß der Magen sich nicht immer überstürzt ins Jejunum entleert. Man hat
daraufhin sogar angenommen, es entwickle sich eine vikariierende Steuerung
des Abschubs. Dies ist aber doch recht zweifelhaft. Wir gehen auf die Frage
um so weniger ein, als sie für das wirkliche Geschehen unwesentlich ist. Tatsächlich haben wir manchmal mit höchst beschleunigter, andere Male mit sehr
langsamer Entleerung, wieder andere Male innerhalb ein und desselben Ver-
dauungsaktes mit periodischem Wechsel schnellen und langsamen Abschubs zu
rechnen. Durch planmäßige, an ein und denselben Fällen im Laufe der Jahre
öfters wiederholte Untersuchungen stellte C. von Noorden fest, daß die gleiche
Probemahlzeit zu verschiedenen Zeiten mit sehr verschiedener Geschwindigkeit den Magen verlassen kann. Es bestehen offenbar keine Gesetze, sondern
mehr Zufälligkeiten.

Angesichts der ungünstigen Verhältnisse, denen die Ingesta bei Gastroenterostomierten im Magen und obersten Darmabschnitt unterstehen, muß es
geradezu wundernehmen, mit welcher Vollkommenheit sich der Darm mit dem
Gewaltakt abfindet, falls er gesund bleibt. In zwei Fällen, die C. von Noorden
durch Fr. Heinsheimer bearbeiten ließ, stellte sich die Gesamtleistung des
Darms (Einfuhr verglichen mit Ausfuhr) folgendermaßen:

Die Nahrung bestand aus Milch, Weißbrot, Fleisch, Siedwurst, Butter, Ei, Kartoffeln, Fleischbrühe, Wein, Tee.

Fall I. Von täglich 21,42 g N und 170,9 g Fett erschienen im Kot wieder = 2,27 g
oder 10,6% N und 6,0 g oder 3,5% Fett.

Fall II. Von täglich 17,26 g N und 155,9 g Fett erschienen im Kot wieder = 1,47 g oder 8,6°/₀ N und 19,5 g oder 12,4°/₀ Fett.

Im ersteren Fall war die Ausnützung vortrefflich, im zweiten Fall blieb die Ausnützung des Fettes hinter dem Normalen stark zurück. Es wurde angenommen, in diesem Falle sei die Anastomose mit einer allzu distalwärts gelegenen Jejunalschlinge hergestellt. Nachweis war darüber nicht zu erhalten. Die Annahme gewinnt an Wahrscheinlichkeit, da C. von Noorden später in einem Falle, wo bestehender Adhäsionen halber eine tiefere Schlinge benützt wurde, gleichfalls unbefriedigende Fettausnützung fand (10,8°/₀ Verlust auf täglich 160 g Fett). Jedenfalls zeigt der erste Fall, daß der Darm des Gastroenterostomierten ebenso gut resorbieren kann wie der Darm des Gesunden.

Es kommt alles darauf an, den Darm gesund zu halten. Zwei Klippen müssen vermieden werden: das Entstehen eines Ulcus jejuni pepticum und das Entstehen von Dyspepsie mit ihren Folgen durch die unphysiologische Überlastung des Darms. Ersteres fällt größtenteils zusammen mit Niederhalten der Hypersekretion des Magens.

3. Prophylaxe des Ulcus jejuni. Zur Verhütung des postoperativen Ulcus jejuni scheint die Wahl eines oberhalb der Pars pylorica gelegenen Teils der großen Kurvatur (gerade der Kardia gegenüber, W. J. Mayo) und die Wahl einer möglichst proximalen Jejunalschlinge Wesentliches beizutragen (S. 594). Da das Ulcus pepticum jejuni so gut wie immer entweder sogleich oder doch während der ersten paar Monate, sehr selten später nach Gastroenterostomie entsteht, so ist gerade in der ersten Zeit vorbeugende Behandlung am wichtigsten. Aus den veröffentlichten Krankengeschichten läßt sich beim besten Willen nicht ersehen, ob diese oder jene Ernährungsart, dieses oder jenes diätetische Versäumnis das Entstehen des Ulcus begünstigt. Wir sind tatsächlich nur auf Theorie angewiesen, und diese verlangt die Ernährung mit schwachen Säurelockern. Hierbei ist auch die psycho-reflektorische Saftproduktion zu berücksichtigen („Appetitsaft", J. Pawlow). Dieser letztere Gesichtspunkt verlangt Fernhalten solcher Gerichte, die im Einzelfalle den Appetit besonders reizen, also — leider — gerade die sog. „Lieblingsspeisen", die dem Patienten das Wasser im Munde, die Salzsäure im Magen zusammenlaufen machen. Wir können aber den Rekonvaleszenten, der dieselben meist auch vor der Operation nicht genießen durfte, damit trösten, daß bei einiger Geduld er später auch diese sich erlauben darf. Eine weitere, aus Pawlow's Lehren über „Appetitsaft" abgeleitete Forderung ist, dem Rekonvaleszenten lieber recht häufige kleine Mahlzeiten zu geben, so daß ein eigentliches Hungergefühl, ein wirklich starker Appetit gar nicht aufkommt. Wir ordnen die Kost im wesentlichen ebenso wie in allen Fällen von Superazidität. Es sei auf A. Bickel's Liste der schwachen Sekretionserreger verwiesen (S. 186). Weiterhin läßt sich von der Erfahrung Gebrauch machen, daß bestimmte Nahrungsmittel besonders starke Säurebinder sind. Als solches erkannte K. Brandenburg das Kasein, und dies ist sowohl in Form von Milch, frischem Topfenkäse, wie auch in Form von Nutrose, Plasmon, Sanatogen usw. verwendbar. Im gleichen Sinne wirkt reichlicher Zusatz von Fett (abgesehen von überhitztem, Röstprodukte enthaltenden Fett); am besten sind Suppenfleischfett, frische und zerlassene Butter, noch wirksamer Pflanzenöl (1—2 Eßlöffel nach der Mahlzeit, je nach Größe derselben). In dieser letztgenannten Form, also als leichtflüssiges Fett, dem Mageninhalt aufgeschichtet und nicht mit diesem oder jenem Gericht innig vermengt, muß Fett als vortrefflichstes Anti-Azidum gelten und dient gleichzeitig als kalorienreichster Nährstoff. — Wenn wir zunächst die Kost aus gekochter Milch, frischem Topfenkäse, 1—3 Eiern, feinem Weizenbrot, Butter, einfach zubereiteten Suppen aus feinen Zerealienmehlen, einfachen Reisspeisen zusammensetzen und diese Kost auf häufige kleine Mahlzeiten verteilen, so fordern wir allerdings gewisse Entsagung von seiten des Patienten, ernähren ihn aber kalorisch auskömmlich oder sogar mästend und schrauben die Beanspruchung des Magens auf Saftsekretion auf das geringste Maß zurück. Daneben nach Bedarf Speiseöl. Ob und wie weit man von Zucker Gebrauch machen darf, liegt in den einzelnen Fällen verschieden. Meist wird er gut vertragen (mit Kakao, mit lockeren Mehl-Eier-Milchaufläufen oder mit Reis). Bedenklich in jeder Form ist Alkohol. Selbst vom Mastdarm aus erregt er, im Gegensatz zu anderen Nährstoffen, saure Saftsekretion des Magens (offenbar auf dem Blutwege. Man verzichte daher lieber auf Alkohol, so lange Entwicklung von Ulcus jejuni zu fürchten ist. — Sehr langsam, frühestens nach etwa 3 Wochen, wird aus der geschilderten Kost eine etwas abwechslungsreichere Diät entwickelt: Zulage von anderen Sorten Käse, Kartoffelbrei, durchgeschlagenem Gemüse und gekochtem Obst; alles dies nur nach und nach. Damit beginnt der Übergang in wasserärmere und gleichzeitig kaubare Kost, welche unter allen Umständen den Magen stärker auf Salzsäure beansprucht. Man verharre 2—3 Monate bei laktovegetabiler Kost (S. 604).

Der Zweck dieses Verfahrens ist, das Jejunum langsam an unmittelbare Aufnahme pepsin-salzsäurehaltigen Mageninhalts zu gewöhnen. Die Möglichkeit der Abhärtung läßt sich aus der oben berichteten Tatsache entnehmen, daß Jejunalgeschwüre trotz fortbestehender Hyperchlorhydrie höchst selten als späte Nachkrankheit der Gastroenterostomie folgen. Worin besteht die Gewöhnung und Abhärtung? Wir wissen es nicht genau. Vielleicht in vikariierend verstärkter Bildung von Antipepsin. An ihm ist normalerweise die Jejunalschleimhaut viel ärmer als Magen und Duodenum; einen wie wirksamen Schutz es gegen die Andauung lebender Gewebe bildet, ist bekannt (M. Katzenstein u. a.). Vielleicht läßt sich in der Übergangszeit das Antipepsin medikamentös nutzbar verwenden (Amynin 3 mal täglich 1 Teelöffel, 3 St. nach den Mahlzeiten; S. 594). Entsprechende Erfahrungen stehen noch aus. Gegen zweckmäßigen Aufbau der Kost steht die Macht medikamentöser Therapie zur Bekämpfung der Superazidität zwar zurück, kann aber doch mithelfen. Es sei an den hemmenden Einfluß des Atropins auf die Salzsäuresekretion erinnert (F. Riegel, vgl. S. 243). Abends 1 mg, morgens nüchtern $^1/_2$ mg, subkutan oder innerlich, sind die gewöhnlichen Gaben; sie lassen sich ohne Nachteil viele Wochen lang darreichen. Mit Alkalien sei man vorsichtig. Es steht nichts im Wege, den Speisebrei des Magens in erster, gefährlichster Zeit durch Natron bicarb., je nach Zustand des Darms auch mit Magnesia usta oder Calcium carbonicum, säureärmer zu machen. Bei fortgesetztem Gebrauch größerer Menge zöge man aber die Supersekretion damit künstlich groß. — Für regelmäßigen Kotlauf ist zu sorgen; die Kost ist anfangs nichts weniger als stuhlfördernd. Das Atropin leistet wirksame Hilfe. Wir unterstützen dasselbe durch abendliche Gabe von 1 g Magnesium-Perhydrol und morgendliches Trinken von 250—300 ccm isotonischer Magnesiumsulfatlösung (entsprechend einem Fläschchen „Magnison stark", S. 221). Auch gegen einfache Rhabarbermischungen bestehen keine Einwände, z. B. Pulv. Magn. c. Rheo.

Das bisher Gesagte berücksichtigte im wesentlichen Fälle, wo wir mit postoperativem Fortbestehen der Superazidität und Hyperchlorhydrie zu rechnen haben, und dies ist der stets Fall, wenn jene Sekretionsanomalien schon vorher zugegen waren. Daß hieran ausgiebige Resektion des Säure und Pepsin abscheidenden Fundus ventriculi (nach Vorschlag H. Finsterer's) Wesentliches ändern wird, dürfen wir hoffen; die bisherigen Erfahrungen (W. Zweig) sind ermunternd. W. Zweig fand bei den nach Finsterer's Methode operierten Fällen stets Achylia gastrica; er sucht die Ursache im Ausfall des Pyloruswandenzyms, dessen Resorption auf dem Blutwege die Drüsen des Magenfundus zur Sekretion veranlaßt. Die Gastroenterostomie wird aber auch bei Kranken ohne Hypersekretion ausgeführt. Dazu gehören eine Minderzahl von Fällen mit Ulcus duodeni, etwas häufigere Fälle von Ulcus ventriculi und natürlich Fälle von inoperablem stenosierendem Karzinom. Dann scheiden natürlich Maßnahmen gegen die Säure- und Pepsinangriffe auf das Gewebe aus. Diätetische Vorsicht ist aber gleichfalls, sogar in erhöhtem Maße geboten, wie sich aus folgendem ergibt.

4. Vorsorge gegen Darmdyspepsie. Ungleich häufiger als Ulcus jejuni postoperativum sind Darmdyspepsien, welche sich teils schon frühzeitig, häufiger aber erst in späteren Monaten und Jahren einstellen, wenn die Gastroenterostomierten ohne weitere Rücksicht auf die abnormen anatomischen und funktionellen Verhältnisse zur Kost des Darmgesunden zurückgekehrt sind. Es sei an die oben beschriebene Umstellung der vorbereitenden Verdauungsarbeit in Magen und Duodenum erinnert. Der Darm empfängt mangelhaft vorbereitetes Material. Er muß sich hieran erst allmählich gewöhnen. Die Möglichkeit der Gewöhnung ist vorhanden; dafür zeugt reichlichste Erfahrung. Die Schnelligkeit des Abflusses aus dem Magen ins Jejunum scheint ohne großen Belang zu sein. Wir kennen Fälle, wo der Abfluß mit äußerster Schnelligkeit erfolgt, so daß vom Probefrühstück schon nach 10 Minuten, von reichlicher Mahlzeit schon nach $1/2$ Stunde im Magen nichts mehr zurückgeblieben ist; wo also von nennenswerter spezifischer Salzsäurewirkung keine Rede sein kann, und wo doch trotz rücksichtslosen Verzehrs jeder beliebigen Normalkost niemals Darmstörungen aufgetreten sind. Worin die Gewöhnung besteht, wissen wir nicht. In Betracht kommen vermehrte bakterizide Schutzkraft der Dünndarmepithelien (S. 29), Entwicklung gut angepaßter mikrobieller Flora im Zökum usw., verstärkte Fermentproduktion der gewöhnlich zwar sehr mannigfaltige, aber der Menge und Wirksamkeit nach unbeträchtliche Verdauungsfermente liefernden Darmwand. Keine dieser Fragen ist bisher untersucht. Wenn derartige ausgleichende Kräfte in Betracht kommen, bedürfen sie sicher einiger Zeit zur Entwicklung, und wir müssen damit rechnen, daß der Ausgleich je nach konstitutioneller Veranlagung vollkommener oder weniger vollkommen erfolgt. Dem entspricht auch die Erfahrung. C. von Noorden behandelte im Laufe der Jahre viele Dutzende Gastroenterostomierter, die man geradezu als Darmkrüppel bezeichnen mußte; d. h. der Darm war leichter Schonungskost völlig gewachsen; aber geringes Abweichen von derselben brachte ihn auf Tage oder Wochen in Unordnung. Die Fälle stellten sich klinisch durchaus als funktionelle Dyspepsie im Sinne Ad. Schmidt's mit Durchfällen vom Fäulnis- oder vom Gärungscharakter dar (S. 268ff.), zum Teil auch mit chronisch entzündlichem Einschlag (Enterocolitis chronica superficialis). Teils nach Aufzeichnung, teils nach Erinnerung ergab die Anamnese zumeist, daß die Kranken schon frühzeitig nach der Operation, oft unmittelbar nach Entlassung aus der chirurgischen Klinik zu freier Kost zurückgekehrt waren und bald jede Rücksicht auf Schonungsbedürftigkeit vergessen hatten; teilweise aus eigener Schuld, teilweise waren ihnen gar keine oder nur höchst oberflächliche diätetische Ratschläge mitgegeben worden.

Bei richtigem Vorgehen wird man den Darm auf die neue Lage geradezu einschulen. Man wird ihm zunächst nur solche Ingesta anbieten, welche er kraft der ihm eigenen Fähigkeiten vollkommen durchverdauen kann. Die oben zur Verhütung von Ulcus jejuni empfohlene Kost entspricht dem; aber auch vieles, was darüber hinausgreift, gehört dazu. Dem auf Achylia gastrica abgestimmten Rat Ad. Schmidt's gemäß, muß von animalischen Stoffen rohes und geräuchertes Bindegewebe ausscheiden, weil es von den Fermenten des Darms nur angegriffen wird, wenn es vorher der Pepsin-Salzsäureandauung unterstand und andernfalls das Aufkommen abnormer Fäulnisvorgänge im Darm begünstigt. Vorausgesetzt, daß das Material durch Küche und Kauen genügend zerkleinert ist, sind im übrigen die **Eiweißkörper** gar gekochten oder gebratenen Säugetier-, Geflügel- und Fischfleisches, ebenso wie die Eiweißkörper der Milch, des Käses, gekochter Eier im Darm auch ohne vorbereitende Magenarbeit leicht verdaulich (C. von Noorden). Natürlich ist nur zartes, bindegewebsarmes und richtig abgelagertes Fleisch zu wählen, namentlich in den ersten Wochen. Auch mit **Fetten** wird der Darm allein fertig, namentlich mit Milch- und Pflanzenfett, mit Knochenmark, ausgelassenem Rinder-, Schweine- und Gänseschmalz. Vorsichtig sei man anfangs, bis volle Gewöhnung an reichere Kost erfolgt ist, mit überhitztem gebratenem Fett (Bratenkrusten und Bratentunken). Die **Röstprodukte** reizen den Darm der Gastroenterostomierten manchmal zu Durchfall. Auch die Bekömmlichkeit des Specks bedarf sorgsamer Überwachung; weich gekocht ist er wohl meistens harmlos; geräucherter und nichtgekochter Speck bietet wegen seines Bindegewebes aber abnormen Widerstand. Ähnlich wie im 2. Falle **Fr. Heinsheimer's** (S. 600) begegneten wir noch verschiedenen Fällen, wo die Fettverdauung im ganzen zu wünschen übrig ließ, und wo der Kot nach reichlichem Fettgenuß makroskopisch und mikroskopisch sogar das Aussehen von richtigem Fettstuhl annahm. Ob hier das Pankreas unzulänglich arbeitete, oder ob die Anastomose eine zu tiefe Jejunalschlinge erfaßt hatte, ließ sich nicht entscheiden. Jedenfalls muß die Fettzufuhr da eine Grenze finden, wo die Fettverdauung mangelhaft wird. Sonst sind Reizzustände des Darms zu gewärtigen. Besondere Vorsicht heischt das **vegetabile Material**, obwohl für dessen Verdauung der Magen nur beschränkt zuständig ist. Versagen der Magenarbeit macht sich vor allem bei rohen Pflanzenstoffen geltend (rohe Gemüse, wie Salat und ähnliches, rohes Obst), indem die vorbereitende Andauung und Lockerung der pflanzlichen Zwischenlamellen (S. 20, 286) ausfällt; und dann gelangen in den Darm zu derbe und zu widerstandsfähige Brocken, in welchen der Darmsaft die Nährstoffe (N-Substanzen und namentlich Stärke und andere Kohlenhydrate) nicht vollständig erfassen und verdauen kann. Es bleiben abnorm große Mengen unverdaut zurück, verfallen mikrobieller Gärung und dies leitet dann zur „**Gärungsdyspepsie**" über, der weitaus häufigsten Dyspepsieform, welche man bei Gastroenterostomierten antrifft. Für Brot gilt gleiches, und es wiederholt sich in abgeschwächter Form auch bei allen Speisen aus Getreide, Leguminosen, Kartoffeln, gekochtem Wurzel- und Grüngemüse, gekochtem Obst. Wir sagen: in abgeschwächter Form, weil für gut gar gekochtes Material der Einfluß der Pepsinsalzsäure auf die eiweißhaltigen Kittsubstanzen weniger wichtig ist als für Rohstoffe. Bei erhitztem und durch Hitze aufgeschlossenem vegetabilem Material kommt es vor allem darauf an, daß es mechanisch gut zerkleinert ist. Dann reichen die Darmkräfte völlig dafür aus. Da die Austeilung des Materials an den Darm nicht mehr gesetzmäßig in kleinen Schüben, sondern dem Zufall gehorchend bald in kleinen Mengen, bald in breitem Strom erfolgt, muß der Gastroenterostomierte zu **sorgfältigstem Kauen** erzogen werden.

Nun gesellt sich zu der ungenügenden Einwirkung des Magensaftes auf pflanzliche Kittsubstanz noch eine weitere Gefahr, welche gleichfalls bei Rohstoffen viel größer als bei zubereiteten Speisen ist, welche sich aber auch auf tierische Nahrungsmittel, vor allem auf rohe Milch erstreckt. Es ist die Gefahr der **Verschleppung anhängender Keime in den Darm** (Nahrungsmittelinfektion), z. T. infolge mangelhafter Salzsäuredesinfektion (S. 427). Bei bakteriell nicht ganz einwandfreiem Material, gleichgültig ob roh oder gekocht, laufen die Gastroenterostomierten stets erhöhte Gefahr und diese Krankheitsbereitschaft prägt sich unserer Erfahrung nach auch tatsächlich in erhöhter Dyspepsie und Enterokolitis-Morbidität aus. Man muß die Operierten hierauf nachdrücklich und immer aufs neue hinweisen. Wir kennen eine ganze Anzahl

Operierter, die jeden Sommer zur Zeit frischen rohen Gemüses (Salat, Radies, Rettig, Gurken, Sellerie usw.) und rohen Obstes fortwährend mit dyspeptischen und entzündlichen Erkrankungen des Darms zu tun haben, woran teils die chemisch-mechanische Beschaffenheit des Rohstoffes, teils anhängende Keime schuld sind. Das ist verständlich, und wir müssen eher erstaunt sein, daß dies bei beschleunigter Magenentleerung nicht viel öfters vorkommt. Zucker wird im allgemeinen von Gastroenterostomierten gut vertragen, und zwar meist schon sehr frühzeitig. Ausnahmen kommen vor. Auch für Milchzucker gilt dies. Das Einnehmen von etwa 30—40 g Milchzucker morgens nüchtern erweist sich bei Gastroenterostomierten als sehr bequemes Abführmittel, sicherer wirkend als bei intaktem Magen. C. von Noorden fand bei einem Gastroenterostomierten, der jene Menge zur Bekämpfung von Obstipation erhielt, anfangs starke Laktosurie, die schon nach etwa zwei Wochen völlig verschwand; auch größere Mengen brachten jetzt keine Laktosurie mehr. Dies entspricht der bekannten Erfahrung, daß bei reichlichem Milch- bzw. Milchzuckergenuß der Darm sich auf größere Laktaseproduktion einstellt (S. 24), so daß der Milchzucker hinlänglich gespalten werden kann. — Sehr verschieden empfindlich ist der Darm der Gastroenterostomierten gegen Pflanzensäuren. Wir begegneten einigen Fällen, wo Essig, Zitronensaft, Obstsäfte mit ihren verschiedenartigen Säuren (Weinsäure, Apfelsäure, Zitronensäure u. a.), gleichgültig ob roh oder gekocht, und versuchsweise auch als chemisch reine Körper in wässeriger Lösung die Darmperistaltik unmittelbar erregten und starke, freilich schnell wieder abklingende Durchfälle brachten. Man muß diese immerhin seltene Eigentümlichkeit kennen. — Wein und andere Alkoholika werden gut vertragen, sind aber anfangs nicht empfehlenswert (vgl. oben). Gekochte Milch ist meist gut bekömmlich, ebenso Abarten der Milch, welche keine wilden Keime enthalten (Ya-Urt, Kefir, sterilisierte Buttermilch), ebenso vegetabile Milch, das Sojabohnenpräparat Soyama an der Spitze. Rohe Milch ist gefährlich (S. 603).

Auf Grund des Besprochenen läßt sich der Gesamtplan für die diätetische Schulung des Gastroenterostomierten aufbauen:

Bei zurückgebliebenem und vom Magensaft erreichbaren Ulcus: strengste Ulcuskur, wochenlang durchgeführt, bis okkultes Blut dauernd aus dem Kot verschwindet. Wochenlange Bettruhe. Häufige Kontrolle des Stuhlgangs in den nächsten Monaten.

Bei zurückgebliebenem und vom Magensaft nicht erreichbaren Ulcus braucht zwar die Schonungskost nicht ganz so streng durchgeführt zu werden, soll aber doch an den Darm zunächst möglichst geringe Ansprüche stellen. Geeignet ist die zur Verhütung von Ulcus jejuni angegebene Kost. Dabei unbedingt völlige Bettruhe, bis okkultes Blut aus dem Kot verschwunden ist.

Bei allen Fällen von Gastroenterostomie mit Supersekretion von Magensaft viele Wochen lang eine Kost, welche möglichst geringe Saftmengen in den Magen lockt. Sie soll sehr einfach und reizlos sein und in häufigen kleinen Portionen verteilt werden (prophylaktische Ulcusdiät, vgl. oben). Die Kost bleibt am besten monatelang lakto-vegetabil, weil wir kein anderes Nahrungsgemisch kennen, das wirksamer der Hyperchlorhydrie entgegentritt (H. Lüthje). Eier, in einfacher Zubereitung (weich gekocht, lockeres Rührei, Schaumomelette), beeinträchtigen den therapeutischen Wert dieser Kost nur wenig. Milch, frischer Topfenkäse, Eier, feines Weizenbrot, Zwieback, Butter, Milchreis, lockere einfach zubereitete Gerichte aus anderen feinen Zerealienmehlen, frische Nudeln, Kartoffelmus, Zucker müssen für lange Zeit genügen. Der Rekonvaleszent bedarf während der ersten 3—4 Wochen scharfer Aufsicht, am besten in Krankenanstalten.

Erst nach zwei bis drei Monaten langsame Erweiterung der Kost durch Zulage derberer Mehlspeisen (Makkaroni, Stückkartoffeln, Mus von Gemüsen und gekochtem Obst, zartes Fleisch, gekochter Schinken, gekochte Wurstwaren, Käse verschiedener Art). Dagegen bleiben grobes Brot, ungares Fleisch, ungekochte Räucherwaren, grobstückige Gemüse, alle rohen Gemüse und Früchte einstweilen noch weg. Grobes Brot (Schrotbrot), sogar gröbstes Roggenschrotbrot und Pumpernickel, vertragen die meisten später recht gut und finden darin wesentliche Hilfe zum Erzielen regelmäßigen Stuhlgangs. Auch von Fleisch, welches ungekochtes Bindegewebe enthält (roher Schinken, Wurstwaren u. dgl.), sahen wir bei entsprechend abgehärtetem Darm keine Nachteile, obwohl das Bindegewebe nach Maßgabe der Kotuntersuchung großenteils unverdaut blieb. Überhaupt ist trotz Ausfalls ordentlicher Magenarbeit und trotz mangelhafter Bindegewebsverdauung „Fäulnisdyspepsie" (= gastrogene Dyspepsie im Sinne Ad. Schmidt's) bei Gastroenterostomierten geradezu selten. Dagegen bedeuten rohes Gemüse und rohes Obst für den Gastroenterostomierten dauernd eine gewisse Gefahr (Gärungsdyspepsie mit entzündlichen Folgen, Nahrungsmittelinfektion). Selbst jahrelange gute Bekömmlichkeit schützt nicht vor gelegentlichen heftigen und manchmal sehr hartnäckigen Attacken. Ferner wird sich die Aufmerksamkeit darauf zu richten haben, ob nicht ganz bestimmte Nahrungsmittel, von denen man es theoretisch vielleicht gar nicht erwartet, im Einzelfalle schlecht vertragen werden, wie es z. B. von Fruchtsäuren erwähnt wurde, wie es aber auch mit anderem Material vorkommt.

Bei hypazidem und anazidem Magen braucht die völlig reizlose Kost nicht so lange durchgeführt zu werden wie bei Superazidität, und die Kost kann schnelleren Schrittes erweitert werden, falls nicht zurückgebliebene Geschwüre Rücksicht verlangen. Sorgfältiges Kauen und größte Vorsicht mit Zufuhr von ungekochtem Bindegewebe, rohem Gemüse, rohen Früchten und allem bakterienverdächtigen Material (rohe Milch eingeschlossen!) ist hier aber auf alle Zeiten noch wichtiger als bei etwa fortbestehender Hyperchlorhydrie.

III. Darmgeschwüre verschiedener Art.

Von den peptischen Geschwüren des obersten Darmabschnittes (Duodenum und Jejunum), ferner von geschwürigen Prozessen des Enddarms abgesehen, verursachen Darmgeschwüre keine typischen Krankheitsbilder. Am ehesten trifft man hinweisende Symptome bei Tuberkulose des Darms, dagegen nicht beim Typhus abdominalis, wo die Geschwüre gewöhnlich im Krankheitsbild ganz zurücktreten, und wo sie erst im Falle einer Perforation oder schweren Blutung selbständige klinische Bedeutung erlangen. Auf Typhus gehen wir nicht weiter ein, ebensowenig auf Cholera, da sie ganz allgemein in den Werken über Infektionskrankheiten und nicht in denen über Darmkrankheiten besprochen zu werden pflegen.

Die Ätiologie geschwüriger Prozesse im Darmkanal ist sehr mannigfaltig; sie ist keineswegs für alle Formen vollkommen klargelegt. Immerhin lassen sich einige Gruppen aufstellen, und häufig wird es auch gelingen die Zugehörigkeit von Darmgeschwüren zu dieser oder jener Gruppe klinisch zu erkennen, meist freilich nicht aus den klinischen Geschwürssymptomen, sondern aus dem Gesamtkrankheitsbild. Dies setzt natürlich voraus, daß zunächst einmal die Gegenwart eines geschwürigen Prozesses und sein wahrscheinlicher Sitz erkannt ist.

Darmgeschwüre verlaufen oft beschwerdelos; ihre diagnostischen Merkmale müssen dann gesucht werden. Kein Symptom ist pathognomisch; ein jedes kann auch durch andere Krankheiten bedingt sein, und umgekehrt fehlt unter den Merkmalen bald dieses bald jenes Stück.

A. Allgemeine Symptomatologie.

Schmerzen sind, nur wenn örtlich umschrieben, differentialdiagnostisch im Sinne von Darmgeschwür verwendbar. Sie sind verschiedener Art. Spontaner umschriebener Schmerz ist selten, häufiger Druckschmerzhaftigkeit einer bestimmten Stelle. Das Auftreten solcher Schmerzen scheint immer Beteiligung der Serosa vorauszusetzen. Bei den umfangreichen tuberkulösen Darmgeschwüren z. B. fehlen schmerzhafte Druckpunkte oft völlig. Hier ist aber auch der Kolikschmerzen zu gedenken, die entschieden häufiger als Druckschmerzhaftigkeit sind. Wir müssen sie auf Spasmen zurückführen, teils durch reflektorische Erregung, teils durch Störung der Wegsamkeit des erkrankten Darmteils bedingt (Darmsteifung, Zerrung des Mesenterium, S. 635).

Durchfälle. In der Regel verursachen nur Geschwüre des Enddarms Durchfälle (geschwürige Proktitis, Colitis ulcerosa; vgl. die betreffenden Abschnitte). Vereinzelte Geschwüre des Enddarms, bei gesundem Verhalten der übrigen Schleimhaut, bringen zwar dünnflüssige Abgänge (Eiter, Blut, seröse Flüssigkeit); aber dieselben erscheinen neben dem Kot, der ganz normale Beschaffenheit haben kann (vgl. Proktitis). Das Auftreten von Durchfällen hängt weniger von den Darmgeschwüren selbst, als von dem Zustand der dazwischenliegenden Schleimhaut ab; ist diese gesund, so braucht es selbst bei ausgedehnten Verschwärungen des oberen Dickdarms und des Dünndarms keineswegs zu Durchfällen zu kommen (Ad. Schmidt). Man erkennt dies deutlich bei Darmtuberkulose; starke Durchfälle erwecken hier immer den Verdacht begleitender Amyloidosis. Der auf die Geschwüre vom Darminhalt ausgehende Reiz dürfte wohl mehr zu örtlichen oder verbreiteten Spasmen als zu Hyperperistaltik führen. Stark sezernierende Geschwüre freilich liefern größere Mengen leicht zersetzlichen Materials, geben damit Anlaß zu sekundären Reizzuständen der Schleimhaut und damit indirekt auch zu Durchfällen. Häufig sind Durchfälle und Geschwüre gemeinsame Folgen von Infektion und Intoxikation, z. B. bei Sepsis, Typhus, Dysenterie, Cholera u. a. (S. 619).

Blutungen, weitaus am häufigsten in Form okkulter Blutung, gehören zu den regelmäßigsten Geschwürssymptomen. Natürlich braucht nicht jede Kotprobe Blut zu enthalten; man muß planmäßig nach Blut suchen (vgl. Ausführungen bei Duodenalgeschwür, S. 580). Andererseits führen sehr zahlreiche Krankheiten Blut in den Darm, so daß das Symptom nicht eindeutig auf gutartige oder bösartige Geschwüre hinweist. Dahin gehören hämorrhagische Entzündungen, erschwerter Abfluß des Blutes durch die Pfortader mit sekundären Kapillar- und Venektasien im Gefäßsystem des Magendarmkanals, Invaginationen, hämorrhagische Diathesen vorübergehender oder chronischer Art, Polyposis, Enthelminthen, hämorrhagische Mund-, Rachen- und Nasenkrankheiten usw. Wenn aber solche Zustände ausgeschlossen werden können, und wenn immer aufs neue okkultes oder sogar reichliches Blut im Kot erscheint, so ist die Annahme eines geschwürigen Prozesses doch meist gerechtfertigt. Über Art und Ort muß das übrige Krankheitsbild Aufschluß geben.

Eiter erscheint fast nur bei geschwürigen Prozessen des Dickdarms im Kot. Er ist aber sowohl makroskopisch wie mikroskopisch nur gut erkennbar, wenn die unteren Dickdarmabschnitte seine Quelle sind (etwa von Flexura sinistra ab; hauptsächlich aber von der Flexura sigmoidea ab). Aus höheren Dickdarmabschnitten oder gar aus dem Dünndarm gelangt erkennbarer Eiter nur dann in den Kot, wenn die Darmpassage stark beschleunigt ist, was selbst bei Colitis gravis nicht immer der Fall ist. Größere Eitermengen pflegen Geschwüre meist nicht abzusondern. Findet man solche, so stammt der Eiter entweder von schwer entzündeten umgebenden Darmteilen (z. B. bei Colitis gravis s. purulenta ulcerosa) oder aus Abszessen, welche sich in der Umgebung der Geschwüre gebildet haben und in offener Verbindung mit dem Darm stehen (am häufigsten aus periproktitischen Abszessen). Schleim begleitet sehr häufig den Eiter, ist aber kein Geschwürsprodukt, da bei einigermaßen tiefgreifenden Geschwüren die Schleimdrüsenschicht der ulzerierten Teile zerstört ist. Der Schleim stammt aus benachbarten Teilen, die teils entzündlich, teils reflektorisch, teils chemisch (Ulzerationsprodukte) gereizt sind.

Seröses Exsudat, in dem die Eiweißkörper des Blutes chemisch nachweisbar sind, erscheint nur bei geschwürigen Prozessen des Mastdarms sichtbar neben dem Kot, oder wird auch unabhängig von diesem ausgestoßen. Aus höheren Abschnitten stammendes seröses Exsudat ist mit dem Kot innig vermengt und als solches nicht mehr erkennbar. Der chemische Nachweis der Serumproteine im leicht angesäuerten wässerigen Kotauszug kann unter Umständen für Geschwürsdiagnose wichtig sein (S. 129).

Gewebsfetzen werden bei Darmgeschwüren selten abgestoßen. Wenn es vorkommt, kann die mikroskopische Untersuchung für die Diagnose ausschlaggebend werden (z. B. bei Amöbendysenterie, bei Tuberkulose, bei Aktinomykose, bei malignen Neubildungen).

Wenn auch im **Verlauf** häufig lange Zeit und vielleicht auf die Dauer beschwerdelos, bedeutet doch jedes Darmgeschwür für seinen Träger eine große Gefahr. Die offene Wunde in unmittelbarer Nachbarschaft des bakterienhaltigen Darminhalts kann stets zur Eintrittspforte infektiöser Keime in Lymph- und Blutbahn werden. Daß dies verhältnismäßig selten vorkommt, ist wohl darauf zurückzuführen, daß der Dünndarm, dessen Wand überaus reich an Lymphgefäßen ist, nur wenig Bakterien enthält, und daß andererseits in dem bakterienreichen Dickdarm das Lymphgefäßnetz nur schwach entwickelt ist (H. Klose). Dringlicher ist die Gefahr der Perforationen, die teils zu umschriebener, teils zu allgemeiner Peritonitis führt. Weiterhin besteht die Gefahr starker Blutung. Theoretisch kann natürlich jedes Darmgeschwür zu schwerer Blutung Anlaß geben, praktisch genommen sind es aber fast nur Duodenal-, Jejunal- und Typhusgeschwüre. Eine weitere Gefahr bilden Stenosen, die schon während des Bestehens der Geschwüre auftreten und nach ihrem Abheilen auch noch später auftreten können (am häufigsten am Mastdarm). Wenn Reizung des Geschwürsgrundes lokale Spasmen auslöst, kann es zu spastischem Ileus oder Subileus kommen (S. 662, 668).

Im Harn sind einige Male bei Darmgeschwüren Albumosen gefunden worden (E. Maixner, F. Chovstek und Stromayr); man bezog dies auf Resorption unvollständig abgebauter Proteine durch freiliegende Lymphbahnen und Kapillaren. Das Vorkommen solcher enterogener Albumosurie ist so selten, daß es diagnostische Bedeutung nicht erlangte.

Röntgenologisch geben sich geschwürige Zerstörungen des Dickdarms manchmal durch marmoriertes Aussehen der erkrankten Teile zu erkennen (Fig. 41, S. 108).

B. Dekubital- (Sterkoral-) und Dehnungsgeschwüre.

Die bei Stauung großer und harter Kotmassen gefundenen Darmgeschwüre erklärte man früher im wesentlichen als Folge mechanischen Drucks. Daher stammt ihr Name „Dekubitalgeschwür" (P. A. Grawitz). Ihr häufigster Sitz sind Rektum, Sigma, die linke und rechte Kolonflexur (H. Nothnagel). Weniger der Druck als der schädliche Einfluß gestauten und sich zersetzenden Darminhalts auf die Schleimhaut ist auslösende Ursache; demgemäß finden sich die Geschwüre nicht so häufig an der Druckstelle als oberhalb derselben. Man begegnet ihnen gleichfalls bei Darmstenosen verschiedenster Art. Begünstigt wird ihr Entstehen durch Zirkulations- und Ernährungsstörungen, und diese wiederum durch Dehnung der Darmwand oberhalb des Passagehindernisses. Geschwüre solcher Art erhielten daher durch Th. Kocher den Namen „Dehnungsgeschwüre", gleichgültig ob Kotballen, Fremdkörper, Tumoren, Invagination usw. Ursache der Stauung sind. Vom Geschwürsgrund aus kann es zu Durchwanderungs- oder Perforationsperitonitis oder auch zu septischer Allgemeininfektion kommen. Im allgemeinen gleicht der Mechanismus durchaus dem bei akuter Appendizitis beschriebenen. Wahrscheinlich sind Temperaturanstiege, welche bei Darmstenosen jeglichen Ursprungs häufig vorkommen, durch das Eindringen von Giftstoffen in die offenen Lymphbahnen der Geschwüre mitbedingt. Es war im Abschnitt Obstipation schon davon die Rede (S. 373). Bei Passagehindernissen ernsten Grades treten die Geschwürssymptome hinter den übrigen Äußerungen des schweren Krankheitszustandes ganz in den Hintergrund. Auch nach Beseitigung des Hindernisses können noch üble Zustände folgen, wenn das Geschwür über die Schleimhaut hinaus in die Tiefe gedrungen ist, und nunmehr Narbenstenose sich entwickelt; am häufigsten ist dies nach Invaginationen und Inkarzerationen. Über Dehnungs- bezw. Stauungsgeschwüre vgl. S. 44, 373, 631.

In diesem Zusammenhang sei auch einer eigenartigen seltenen Geschwürsbildung gedacht, die seit Cl. E. Ponfick's treffender Darstellung unter dem Namen **„Ulcus chronicum recti"** stärkere Beachtung fand. Das Geschwür beginnt scharf begrenzt erst mehrere Zentimeter oberhalb des Afters, ist meist zirkulär, hat die Neigung sich nach oben langsam auszudehnen, manchmal hinauf zur Bauhinschen Klappe, während es unten verheilt. Da es gewöhnlich sehr tief greift, führt das Geschwür meist an dieser oder jener Stelle, manchmal an verschiedenen Stellen zu stenosierenden Narben. Die bisher bekannt gewordenen Fälle führten unaufhaltsam zum Tode (L. Dünner). Die Ätiologie ist strittig. Nur soviel scheint festzustehen, daß das Ulcus chronicum recti (eigentlich besser serpiginöses Geschwür des Mastdarms und Dickdarms) meist auf dem Boden früherer schwerer infektiöser Darmkrankheiten entsteht (Syphilis recti, Gonorrhoea recti, Dysenterie, Tuberkulose). Der Grund, warum wir es hier erwähnen, ist, daß es nach G. Klemperer und L. Dünner auch nach Koprostase, also als chronisch gewordenes Dehnungsgeschwür, beobachtet worden ist. Den beschriebenen klinischen Bildern nach spricht vieles dafür, daß überhaupt Koprostase, d. h. eine im Verlauf von Kolitis, Dysenterie usw. aufkommende und geduldete chronische Obstipation, die wir schon an anderer Stelle als sehr bedenklich bezeichneten (S. 494, 556), und die hieran sich anschließenden Sekundärinfektionen in der Pathogenese der Krankheit eine maßgebende Rolle spielen.

Über Ulcus chronicum recti vgl. die Arbeiten von N. Nakamura (mit Literaturangaben), L. Dünner, G. Klemperer und L. Dünner.

C. Geschwüre nach Verbrühungen und Verbrennungen.

Das gehäufte Vorkommen von Duodenalgeschwüren nach Hautverbrennungen größeren Umfangs ist seit etwa 80 Jahren bekannt und inzwischen oftmals erörtert worden (vgl. Abschnitt Duodenalgeschwür, S. 572). Die Geschwüre beschränken sich keineswegs immer auf das Duodenum, wenn sie dort auch — wahrscheinlich unter dem Einfluß der starkwirkenden Verdauungssäfte — am leichtesten zu schweren perforativen Formen ausarten. Man muß diese Geschwürsbildung durchaus im Zusammenhang mit anderen Zuständen betrachten, welche man nach Verbrennung am Darm findet. Das sind ausgedehnte Schwellungen und Hyperämien sowohl der Schleimhaut wie auch der zuständigen Lymphdrüsen, ferner Blutaustritte (Dupuytren, Cl. E. Ponfick, E. Sonnenburg, H. Pfeiffer u. a.). Klinisch stellt sich dies manchmal unter dem Bilde einer akuten hämorrhagischen Enteritis dar (S. 442), die nach wenigen Tagen wieder abklingt (u. a. zwei eigene Beobachtungen dieser Art, C. von Noorden). An dem anatomischen Geschehen mögen thrombotische Prozesse in den Darmvenen beteiligt sein (M. Simmonds). Mit Recht wies man aber schon frühzeitig auf Resorption und Fernwirkung toxischer, aus den verbrannten Geweben stammender Toxine als vermittelnde Ursache hin (W. Hunter, Bardeen); insbesondere beschuldigte man auch „giftige Eiweißkörper" (J. Kijanitzin, E. Vogt), was letzten Endes auf parenterale Proteinzufuhr und auf anaphylaktische Vorgänge hinauskommt. Die experimentellen Tatsachen und mannigfachen Theorien wurden jüngst von E. Melchior kurz und treffend geschildert; insbesondere sei auch auf die umfassende Monographie H. Pfeiffer's hingewiesen. H. Pfeiffer, der die Theorie der „Eiweißzerfallstoxikose" wieder aufnimmt, weist in seinen letzten Arbeiten auf verschiedene Veränderungen im Blutchemismus hin (Abnahme der Gerinnungsfähigkeit, des Ferment- und Lipoidgehaltes), ferner auf Verarmung der Nebenniere an chromaffiner Substanz, auf Erscheinungen verbreiteter Gefäßlähmung und erhöhter Durchgängigkeit der Kapillaren. Wie nun im einzelnen die Dinge auch liegen mögen, der starke und, wie aus H. Pfeiffer's Darstellung ebenso wie aus klinischen Erfahrungen hervorgeht, auch langdauernde Einfluß der Verbrennungsprodukte auf Chemismus des Blutes, auf Blutgefäße und auf Wärmeregulation (Spättod nach Verbrennungen!), in Verbindung mit experimentellen Beobachtungen über Darmhyperämie, Enteritis und sogar Geschwüre nach Verbrennungen, läßt uns die Fernwirkung nicht mehr seltsam und unverständlich erscheinen.

Die nach Verbrennungen auftretenden akuten Duodenalgeschwüre nehmen oft einen sehr schnellen und gefährlichen Verlauf; tödliche Perforationen wurden schon nach 1—2 Tagen gesehen, zumeist zwischen dem 7. und 14. Tage (H. Nothnagel). Klinische Symptome, welche auf Geschwür hinweisen, fehlen fast immer, so daß Perforation oder schwere Blutung meist das erste sichere Merkmal, aber auch der Anfang vom Ende ist. Ob das akute Verbrennungsgeschwür in chronisches Ulcus duodeni übergehen kann, steht noch zur Diskussion. B. Moynihan vermißte Verbrennungen in der Anamnese seiner Geschwürskranken durchaus. Auch E. Melchior kommt zu dem Schluß, daß die Verbrennungsgeschwüre des Duodenum — und dies gilt noch mehr für Geschwüre anderer Darmabschnitte — im Falle des Überlebens später in der Regel symptomlos ausheilen. Vielleicht vermag regelmäßige Untersuchung des Kotes auf Blut nach Verbrennungen auf die Diagnose Ulcus duodeni hinzuleiten. Zu operativem Eingriff wird man sich allerdings schwer entschließen, da das Allgemeinbefinden meist sehr schlecht und die Gefahr des Kollapses sehr groß ist. Bei etwaiger Perforation müßte die Operation aber dennoch gewagt werden. — Vgl. Sammelreferat v. H. Flörcken über Hitzeschäden.

D. Urämische Darmgeschwüre.

Bei schwerer chronischer, seltener bei akuter Nephritis kommen gelegentlich heftige und schwer stillbare Durchfälle vor; sie häufen sich im Stadium der Präurämie und der Urämie Anatomisch entsprechen ihnen enteritische Veränderungen (S. 414). Daneben werden auch Geschwüre gefunden, hauptsächlich im Bereich der Follikel und Peyerschen Plaques, aber auch darüber hinausgreifend, und mit diphtherischen Belägen versehen. Sie können die Darmwand bis zur Perforation zerstören; das ist immerhin sehr selten. Hauptsitz sind unteres Ileum und oberer Dickdarm (P. Grawitz); doch bleiben auch Rektum und Duodenum nicht verschont (E. Barié und P. Delanay, Literatur über Duodenalgeschwüre bei B. Moynihan). Bei vorgeschrittener Verschwärung pflegt der Kamm der Kerkringschen Falten besonders stark betroffen zu sein.

Ob die alte Annahme richtig ist, daß die urämischen Geschwüre durch vikariierende Ausscheidung von Harnstoff in den Darm und den Reiz des aus Harnstoff entstehenden, stark reizenden kohlensauren Ammoniaks verursacht werden (Literatur bei C. von Noorden), steht dahin. Andere retinierte normale Harnbestandteile kommen nicht in Betracht. Irgendwelcher schädigende Einfluß des giftbeladenen Blutes ist möglich. Da wir das eigentliche Urämiegift noch nicht kennen, stehen wir auch bezüglich der urämischen Darmgeschwüre noch vor offenen Fragen. Man erinnere sich der Nephrolysintheorie G. Ascoli's.

Praktische Bedeutung haben die urämischen Darmgeschwüre nicht. Zur Zeit wo sie entstehen, dürfte das Leben immer schon verspielt sein (S. 317, 442).

E. Darmgeschwüre bei Infektionskrankheiten.

Bei schweren Infektionskrankheiten aller Art, vor allem bei Septikopyämie, in schweren Fällen von Masern, Scharlach, Variola, Influenza u. a. können einfache oder hämorrhagische Durchfälle sich dem klinischen Krankheitsbilde zugesellen (anaphylaktische Diarrhöen. anaphylaktische Enteritis. S. 315, 442). Anatomisch findet man Enteritis, punktförmige oder großfleckige Hämorrhagien und an dieser oder jener Stelle auch Geschwüre. Sowohl toxische Gewebsschädigung, wie kapilläre Embolien kommen als Ursache der Hämorrhagien in Betracht. Ein Teil der Darmgeschwüre unbekannten Ursprungs sind auf frühere Infektionskrankheiten zurückzuführen (R. Jaffé). In der Regel erlangen etwaige Geschwüre keine selbständige Bedeutung, da die Kranken meist der schweren Infektion alsbald erliegen. Immerhin kann die Infektionskrankheit auch heilen und ein Geschwür als gefährliche Komplikation zurücklassen. Nach dem zusammenfassenden Bericht E. Melchior's spielen Geschwüre dieser Art schon seit langem in der Literatur über Ätiologie des akuten Duodenalgeschwürs eine bedeutsame Rolle, und es ergab sich weiterhin ihre üble Prognose; sie neigen stark zu Perforation und schwerer Blutung. Wir sehen in ihnen ein Beispiel für Darmgeschwüre als „zweite Krankheit", wenn auch R. Rößle, von dem dieser Name stammt, mehr reflektorisch, d. h. durch Nervenbahnen ausgelöste Zirkulations- und Ernährungsstörungen ins Auge faßte (S. 573).

Unter den Infektionskrankheiten, welche Darmgeschwüre bringen können, sei vor allem noch der primäre Darm-Milzbrand erwähnt. Keimträger pflegt das Fleisch milzbrandkranker Tiere zu sein. Die Bazillen gehen im Magen zugrunde, die Sporen widerstehen der Salzsäure. Es entsteht fieberhafte, schwere hämorrhagische Enteritis, die in schweren Fällen schon nach 2—3 Tagen zu

choleraähnlichem schwerem und tödlichem Kollaps führt (M. Rothschild).
Bei schleppenderem Verlauf entstehen Geschwüre (Pustula maligna intestini),
die ihrerseits zur Perforation mit akuter Peritonitis, andererseits durch Sekundärinfektion und zu allgemeiner Septikopyämie führen können. Nach N. v. Ortner
sind meist lebhafte Schmerzen vorhanden, teils in Form von Koliken, teils
umschriebene Schmerzen im Epigastrium, in der Nabel- oder Ileozökalgegend.
Gelegentlich kommt es zu tastbaren, tumorartigen Gebilden durch Entwicklung mächtiger Karbunkel der Zökalschleimhaut und ausgedehntes blutig-
seröses Ödem der Submucosa, im weiteren Verlauf auch zu Flankendämpfung
durch seröses oder blutig-seröses Peritonealexsudat (v. Ortner). Zumeist wird
die wahre Natur des in akuter hämorrhagischer Enteritis, hochgradiger Kreislaufschwäche, septischem Gesamtverhalten, peritonealen Reizerscheinungen sich
kundgebenden Krankheitsbildes nur erkannt, wenn äußere Umstände auf Milzbrand hindeuten (Nachweis von Infektionsgelegenheit). Die Diagnose kann
durch Auffinden der Keime im Kot oder im Blut gesichert werden (W. Kolle
und H. Hetsch, W. Einecker). Einzelne leichtere Fälle sollen spontan aus-
geheilt sein (H. Hetsch). Einige neuere Erfahrungen lassen die Behandlung
mit Salvarsan als aussichtsvoll erscheinen (G. Becker, S. Bettmann und
K. Laubenheimer, W. Kolle und H. Hetsch).

F. Darmgeschwüre bei Blutkrankheiten.

Alle schweren Blutkrankheiten sind gelegentlich von schweren Diarrhöen
und Darmblutungen begleitet. Wenn die letzteren auch meist hämorrhagischer
Diathese ihren Ursprung verdanken, können sich doch auf dem Boden der
Schleimhautblutungen Geschwüre entwickeln, die freilich nur äußerst selten
sich durch charakteristische Symptome klinisch zu erkennen geben. Sie tauchen
gewöhnlich in dem schweren allgemeinen Krankheitsbilde unter, erlangen keine
selbständige klinische Bedeutung und werden erst bei der Autopsie entdeckt.
Die Literatur erwähnt sie daher auch fast nur als Leichenbefunde. Zu erwähnen
sind Morbus maculosus Werlhofii, perniziöse Anämie und vor allem schwerer
Skorbut, ferner Leukämien und Aleukämien. Bei Leukämien, insbesondere
bei der lymphatischen Form, schwellen auch die Darmfollikel mit an, können
ulzerieren, und dann entstehen Geschwüre mit wallartig aufgeworfenen Rändern. Sowohl Darmblutungen wie Darmgeschwüre sind bei akuten Leukämien
viel häufiger als bei chronischen. Über Einzelheiten und Kasuistik vgl. H. Herz.

G. Darmgeschwüre bei Amyloidosis.

Bei Amyloidose des Darmes kommen nicht nur schwere Durchfälle vor,
von denen wir bereits S. 321, 606 sprachen, sondern — allerdings wesentlich
seltener — auch Geschwüre. Ihre Lage, Größe und Gestalt wechselt, doch wird
der scharfe, wenig gewulstete Rand und der auffallend blasse glatte Grund als
charakteristisch hervorgehoben, Alter Erfahrung gemäß muß man bei Darmamyloid immer an die Komplikation mit Darmtuberkulose denken, mit der
vereint es am häufigsten gefunden wird. Während W. Leube die erschwerte
Blutzirkulation in den amyloidentarteten kleinen Darmarterien für ihre Entstehung verantwortlich macht, legt Colberg größeres Gewicht auf die
mechanische Schädigung des Epithels und der starr gewordenen Zotten durch
den Chymus. Tatsächlich fanden sowohl C. J. Eberth wie E. Kyber bei
Amyloidgeschwüren den Epithelbelag weiter Darmstrecken fehlend. Besondere
klinische Symptome verursachen die Geschwüre neben den bestehenden Durchfällen nicht, namentlich führen sie nicht zu Blutungen.

H. Darmgeschwüre bei Vergiftungen.

Verschiedene Gifte, die in so großer Menge genommen werden, daß sich ihre unmittelbare Ätzwirkung über Speiseröhre und Magen hinaus in den Darm erstreckt, können hier geschwürige Zerstörung hervorrufen, z. B. ätzende Laugen, starke Säuren, Kreosot, Lysol, Arsenik. — Kolchizin, Antimon und Arsen sind vorzugsweise Gefäßerweiterer und Kapillargifte und mit besonders starker Wirkung auf die Darmgefäße ausgestattet (H. H. Meyer und R. Gottlieb). Sie bringen schwere, oft hämorrhagische Enteritis, auf deren Boden dann Geschwüre entstehen können. — Phosphorvergiftung, bei welcher man gleichfalls manchmal Geschwüre im Darm antrifft, verursacht anfangs gleichfalls schwere, manchmal hämorrhagische Gastroenteritis; später gesellt sich noch hämorrhagische Diathese hinzu. Zur Entwicklung größerer Geschwüre kommt es kaum, da der Tod die Geschwürsbildung unterbricht. Auch die mit ätzenden Eigenschaften ausgestatteten Salze der Schwermetalle können die Schleimhaut des Darms unmittelbar schädigen und zur Ulzeration bringen. Daneben spielt sich aber ein anderer Vorgang ab, dessen praktische Tragweite nirgends größer ist als bei den Quecksilbersalzen. Nachdem sie resorbiert worden (S. 36), schädigt das Quecksilber bei der Wiederabgabe die Ausscheidungsorgane, vorzugsweise Nieren und Dickdarm. Durch elektive Anhäufung in den ausscheidenden Zellen gehen dieselben nekrotisch zugrunde (H. H. Meyer und R. Gottlieb). Klinisch äußert sich dies in den Merkmalen schwerer ulzeröser Kolitis mit heftigen Bauchschmerzen (Druckempfindlichkeit des ganzen Kolon, Kolikschmerzen), hämorrhagischen Durchfällen, Tenesmus, Abgang nekrotischer Schleimhautelemente und kleiner Schleimhautfetzen. Die Rektoskopie, die man freilich besser unterläßt, würde diphtherischen Belag der Schleimhaut aufdecken. Bei der Autopsie findet man umfangreiche Verschwärung des Dickdarms mit Bevorzugung der Faltenkämme. Das Krankheitsbild gleicht am meisten dem der bazillären Dysenterie. Über die Art der Quecksilberausscheidung durch den Darm und die histologischen Vorgänge bei der Gewebsschädigung wurden zahlreiche Untersuchungen angestellt. Neuere Arbeiten von J. Almkvist zeigen, daß außer drüsiger Sekretion auch einfache Transsudation daran beteiligt ist. In der Regel erlangen die merkuriellen Darmgeschwüre, welche ungleich häufiger bei akuter — selbst medikamentöser —, als bei chronischer Quecksilbervergiftung vorkommen, keine selbständige klinische Bedeutung. Leichtere Formen der Entzündung heilen restlos ab, schwerere führen nach 1—2 Wochen zum Tode. Immerhin sind vereinzelte Fälle beschrieben, in welchen nach glücklichem Überstehen der Intoxikation stenosierende Narben entstanden.

Über Einzelheiten der histologischen sekretorischen und transsudativen Vorgänge bei Quecksilbervergiftung vgl. J. Almkvist (hier ausführliche Literatur); über Kasuistik der Quecksilbervergiftung W. Erben.

I. Behandlung der Darmgeschwüre.

Bei den vorstehend besprochenen Formen von Darmgeschwüren tritt fast immer die Grundkrankheit völlig in den Vordergrund, und deren Charakter beherrscht auch die Therapie. Die Geschwüre selbst verursachen in der Regel keine Sonderbeschwerden; man kann ihre Gegenwart aus der Art des Leidens meist mehr erraten als diagnostizieren.

Die Natur des Grundleidens schreibt in der Regel ohne weiteres eine einfache, flüssig-breiige, reizlose Kost vor, so daß damit auch schon die diätetische Schonung der Geschwüre gewährleistet ist. Bei Verdacht auf Geschwüre wird man natürlich besonders vorsichtig sein und sich im wesentlichen auf Milch, Eier, fein durchgeschlagene Suppen und einfach zubereitete Amylazeenspeisen beschränken, also auf Stoffe, deren schon die oberen Abschnitte des Verdauungskanals Herr werden.

Daß man durch Medikamente auf Darmgeschwüre, welche jenseits des Duodenum sitzen, irgend einen Einfluß ausüben kann, ist sehr unwahrscheinlich. Dagegen können sie sich mit Erfolg gegen besondere Beschwerden richten. Wir werden bei den heftigen Schmerzen, die Milzbrand- und Intoxikationsgeschwüre (Quecksilber!) mit sich bringen, Narkotika nicht versagen und Morphium kaum umgehen können. Man füge der subkutanen Injektion aber stets Atropin zu, damit keine Verstopfung eintritt. Vom Magen und Darm aus ist die Wirkung unsicher. Auch Papaverin kommt bei Spasmen in Betracht (0,05 g subkutan). Kleine Suprarenin-Kokain-Klysmata können gegen schmerzhaften Tenesmus versucht werden (1 ccm der $1^0/_{00}$ igen Suprareninlösung und 0,06 g Kokain auf 10 g Wasser). Verstopfung sollte nicht geduldet werden; sie ist, namentlich bei akuter Quecksilbervergiftung, ebenso schädlich wie bei Kolitis und Dysenterie. Man vergleiche die dort empfohlenen Maßnahmen.

Ob heiße Umschläge oder Eisblase etwaige Schmerzen lindern, muß ausgeprobt werden.

Am dringlichsten erscheinen natürlich Maßnahmen bei drohender oder vollendeter Perforation und bei Blutungen. In Anbetracht des Grundleidens ist meist der Zustand der Kranken derart, daß man sich vom operativen Eingriff kaum Rettung versprechen darf. Die Frage ist nach Lage des Einzelfalles zu beantworten. Meist bedeutet bei den hier in Betracht kommenden Geschwüren Perforation oder Blutung den Anfang des Endes. Geringerer, nicht unmittelbar lebensgefährlicher Blutungen sucht man Herr zu werden durch Ruhigstellen des Darms mittels Opiums (einmalige Gabe von 20 Tropfen Opiumtinktur; später zweistündlich 3—5 Tropfen), durch völliges Entziehen der Nahrung und des Getränks, durch intravenöse Injektion von Kochsalzlösung (mehrmals täglich 10 ccm einer $5^0/_0$igen Lösung, durch intravenöse Injektion von Koagulen (1 : 20), durch intramuskuläre Injektion von Kalzine (Kalzium-Gelatine Merck, S. 247). Manchmal bewährt sich Eiskühlung des Bauchs.

K. Tuberkulose des Darms.

Wir besprechen die Tuberkulose des Darms an dieser Stelle, weil unter den Erscheinungsformen der Darmtuberkulose das Geschwür bei weitem vorherrscht.

1. Ätiologie und Pathogenese.

Neben Typhus und Dysenterie ist Tuberkulose die häufigste Ursache geschwüriger Prozesse im Darm. Man spricht von primärer Darmtuberkulose, wenn der Darm das einzige oder nachweislich erstbefallene Organ ist, während man Erkrankung durch Verschleppung von Tuberkelbazillen aus anderen Organen zum Darm als sekundäre Darmtuberkulose bezeichnet, gleichgültig ob sie durch den Darminhalt oder auf dem Blutwege dorthin geführt wurden.

Primäre Darmtuberkulose ist selten. In der Darmschleimhaut des gesunden Menschen siedeln sich Tuberkelbazillen schwer an. Man sieht dies aus dem Verhalten kindlicher Bauchorgane (E. v. Behring). Die Darmwand bleibt gesund, und erst die Mesenterialdrüsen halten die Bazillen fest (primäre Mesenterialdrüsentuberkulose), oder die Bazillen überschreiten sogar die zu-

ständigen Lymphdrüsen und bleiben an anderer Stelle haften, zu späterem Auskeimen bereit. Das sind v. Behring's Fälle von primärer Bazilleninvasion
durch den Darm ohne Primärerkrankung desselben. Im ganzen ist primäre
Darmtuberkulose, mit deren Annahme auch der pathologische Anatom sehr
vorsichtig sein muß (A. Ghon und G. Pototschnig), doch wohl häufiger
als man früher annahm (Bollinger, P. Baumgarten, Eisenhart, O. Wyß
u. a.). Nachdem durch R. Koch und seine Schüler der bovine Typus des
Tuberkelbazillus als Sonderart erkannt worden ist, ergab sich weiterhin, daß
primäre Darmtuberkulose verhältnismäßig oft durch Typus bovinus erzeugt
wird, was auf Nahrungsmittelinfektion hinweist (Milch!). Bei W. Kolle und
H. Hetsch findet sich eine vom Gesundheitsamte aufgestellte Tabelle, wonach
Tuberkulose der Abdominalorgane bei Kindern in 51%, bei Erwachsenen in
12% der Fälle durch Typus bovinus bedingt war; für Lungentuberkulose stellen
sich die betreffenden Zahlen auf 0 und $0{,}66\%$ der Fälle. Über die Häufigkeit
primärer Darmtuberkulose im Vergleich zu sekundärer weichen die Einzel-
angaben stark ab: z. B. A. Heller und O. Wagener zählten — bezogen auf
Darmtuberkulose überhaupt — im Jahre 1903 nur 4—5% Fälle primärer
Darmtuberkulose, H. Beitzke im Jahre 1908 bei Kindern 25%, W. C. A.
Arbeiter im Jahre 1912 bei Kindern 26%, bei Erwachsenen 15%. R. Engelsmann bezeichnet neuerdings die sekundäre Darmtuberkulose als durchschnittlich $3\frac{1}{2}$ mal so häufig wie die primäre Form.

Die sekundäre Darmtuberkulose wird nach älteren Angaben bei
50—60% der Fälle von Lungentuberkulose gefunden (Sektionsberichte);
Engelsmann gibt neuerdings 93% an. Wahrscheinlich spielt die hämatogene
Infektion (Verschleppung der Bazillen durch das Blut) gerade bei Darmtuberkulose keine so große Rolle wie bei Metastasen in anderen Organen. Zumeist
dürfte wohl die Infektion durch verschlucktes, bazillenhaltiges Sputum erfolgen.
Die Darmschleimhaut des Tuberkulösen ist vielleicht geneigter, die Ansiedlung
der Bazillen zuzulassen, als die Darmschleimhaut des Gesunden.

Genauer können wir hier auf Ätiologie und Pathogenese der Darmtuberkulose nicht eingehen. Wir müßten sonst die ganze allgemeine Pathologie
der Tuberkulose aufrollen. Es sei verwiesen auf die Werke von G. Cornet,
W. Kolle und H. Hetsch, H. Herz, G. Cornet und H. Kossel.

2. Pathologische Anatomie.

Die Knötchenbildung beginnt fast immer im follikulären Apparat der
Schleimhaut (Orth, Gottsacker, K. Herxheimer, V. Dobroklonski,
B. Fischer u. a.), und zwar nach H. Toyusumi in der Peripherie der Lymphknoten. Die Follikel schwellen und verkäsen. So entsteht das primitive krater
förmige Geschwür von Rokitansky. Die größeren Plaques erkranken nicht
sofort in toto wie beim Typhus, sondern herdweise. Entsprechend der Ausbreitung der lymphatischen Follikel findet sich bei weitem am häufigsten das
untere Ileum betroffen, allein oder in Verbindung mit dem Zökum und Colon
ascendens. Selten ist das Kolon oder das Rektum allein Sitz der Geschwüre,
Weiterhin breitet sich der Prozeß aber auch auf die höher gelegenen Abschnitte
aus: er kann bis ins Jejunum und sogar ins Duodenum hinauf steigen. Isolierte
Affektionen dieser Teile sind allerdings seltene Ausnahmen, und dann handelt
es sich gewöhnlich um einzelne Geschwüre (Claude). Zahl und Ausbreitung
der Geschwüre wechseln im übrigen außerordentlich. In schweren Fällen bleiben
von der Schleimhaut größerer Strecken nur inselförmige Reste übrig.

Vermutlich spielt in der Bevorzugung der Ileozökalgegend als Ansiedlungs-
ort der Bazillen neben dem Follikelreichtum die Stagnation des Darminhaltes

unterhalb der Klappe eine Rolle. Hier ist außerdem der Ort, wo die saure Reaktion des Chymus in die alkalische umschlägt, was die Lebenstätigkeit der Baz...

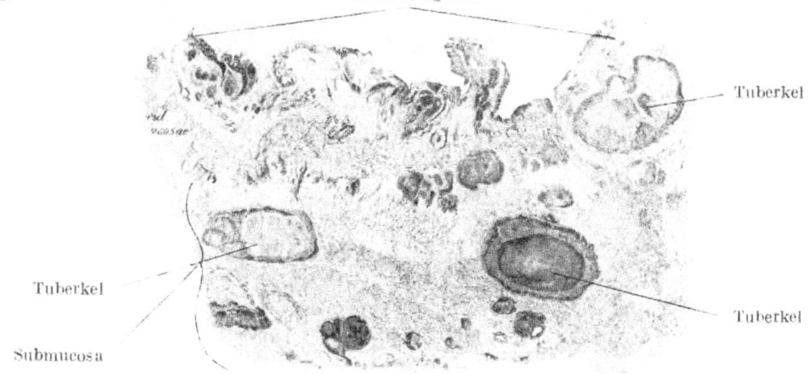

Fig. 127. Tuberkulöses Darmgeschwür (nach Hemmeter).

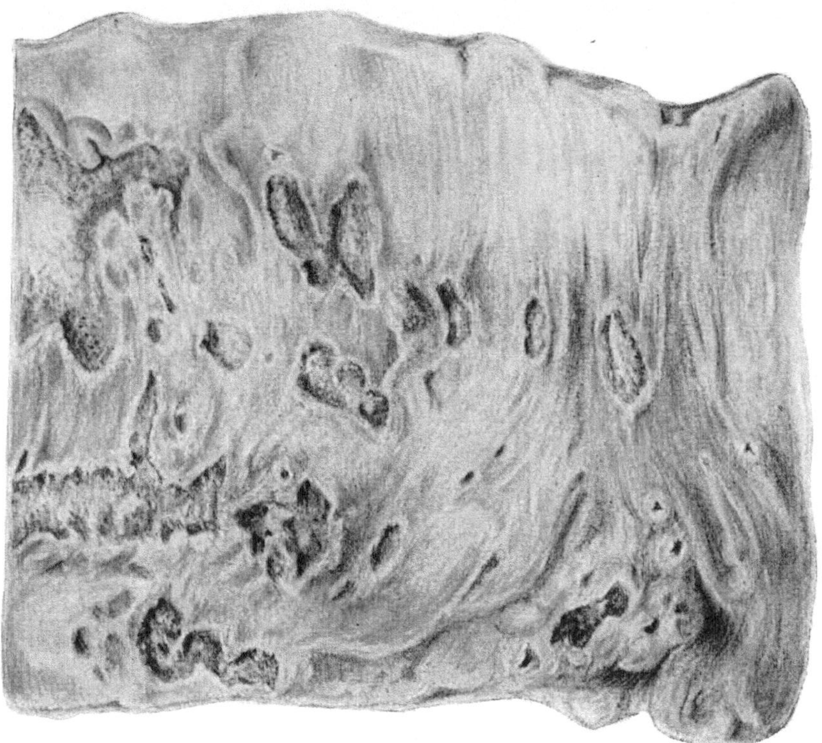

Fig. 128a. Darmtuberkulose.

Das weitere Fortschreiten der Geschwürsbildung vom primitiven Kratergeschwür aus geschieht durch Eruption neuer submukös gelegener Knötchen in der Umgebung (Fig. 127) und Zerfall derselben. Dabei besteht eine auffallende

Neigung zur Ausbreitung in der Querachse des Darms, die Rindfleisch mit
der Richtung der Gefäßverbreitung erklärt. Im Dünndarm wirkt wohl auch
die Querrichtung der Kerkringschen Falten dabei mit. So resultieren die bekannten Ringgeschwüre der Tuberkulose, welche oft den größten Teil der Zirkumferenz des Darmes einnehmen (Fig. 128b). Durch Zusammenfließen benachbarter Geschwüre kommt es schließlich zu unregelmäßigen Formationen (vgl.
Fig. 128a). Der Grund dieser Geschwüre ist schmierig, die Ränder bald gewulstet
und unterminiert, bald glatt.   Die Schleimhaut zwischen den Geschwüren kann
durchaus normal sein, meist aber befindet sie sich im Zustande leichter Ent-

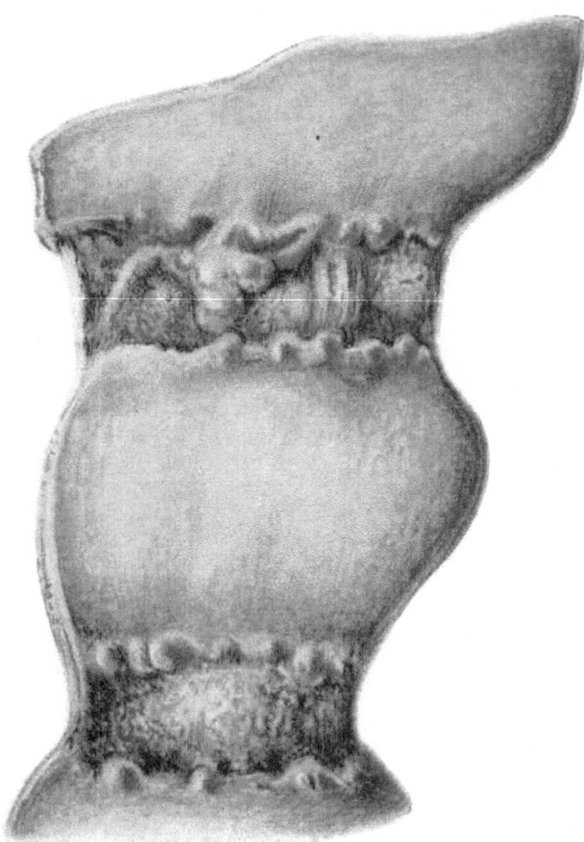

Fig. **128**b.   Tuberkulöse Ringgeschwüre.

zündung. Die Ausdehnung in die Tiefe geht langsamer vor sich als in die Breite.
Die Muscularis mucosae wird zwar leicht zerstört, schwieriger die Ring- und
Längsmuskelschicht.   Immerhin durchbricht der Prozeß auch diese oft genug
und gelangt an die Serosa, die dann anfangs durch Gefäßinjektion gerötet
erscheint, späterhin sich entzündet und mit Fibrin bedeckt. Schließlich entstehen auf ihr ebenfalls Knötchen, also eine lokale Peritonealinfektion. Bei
diesem langsam sich vollziehenden Vorgang kommt es naturgemäß sehr häufig
zur Verklebung des betreffenden Darmabschnitts mit anderen Darmteilen, mit
dem Netz oder mit der vorderen Bauchwand. Verhältnismäßig selten erfolgt
die Perforation tuberkulöser Geschwüre in die freie Bauchhöhle. Fast stets

finden sich neben tuberkulösen Darmgeschwüren Schwellungen und Verkäsungen
der regionären Mesenterialdrüsen. Ausheilung und Vernarbung der Darmgeschwüre kommt vor, wenn auch nicht gerade oft. Da die zerstörte Muskulatur
nicht neu gebildet wird (O. Busse, R. Ameromiya), kommt es dabei sehr
leicht zur Verengerung des Darmlumens im Querdurchmesser, zu ringförmigen
Stenosen, von denen sich gelegentlich mehrere hintereinander finden (Borchgrevink, K. G. Lennander, P. Carlsson).

Eine besondere Besprechung verdient die isolierte hyperplastische
Ileozökaltuberkulose, welche nicht bloß ihrer klinischen, sondern auch ihrer

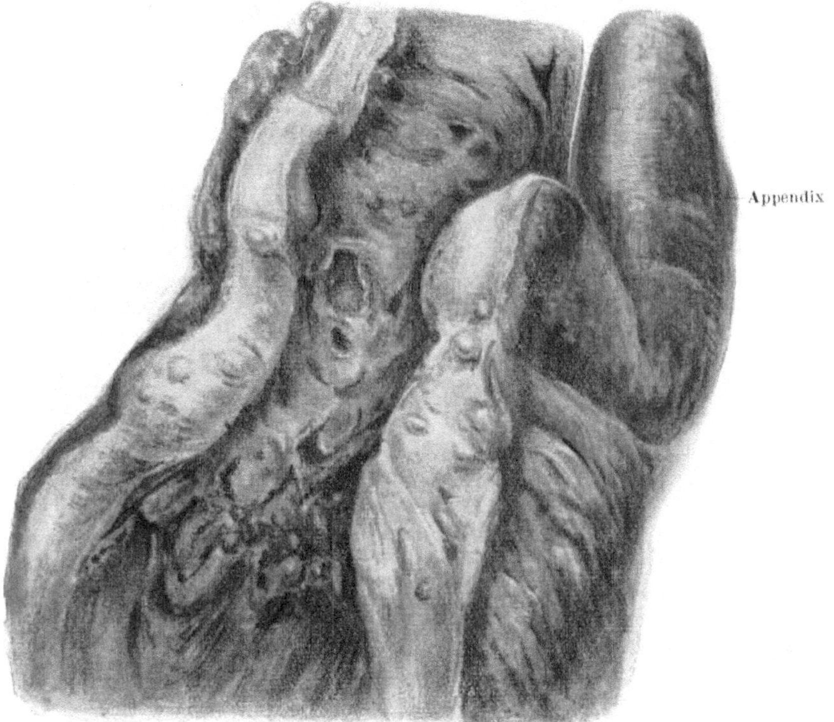

Fig. 130. Tumorartige Ileozökaltuberkulose.

anatomischen Erscheinung nach dem Karzinom ähnelt. Sie wurde zuerst von
Chirurgen (Durante, T. Billroth, H. Hartmann, V. Conrath) näher
studiert. Es handelt sich um tumorartige Verdickungen der Wand des Typhlon
und der angrenzenden Teile (J. Richter), manchmal auch des Colon ascendens
(Küttner) und der Flexura sigmoidea, die spindelförmig in die angrenzenden
normalen Abschnitte übergehen und teils mit, teils ohne Geschwürsbildung der
Schleimhaut verlaufen. Im Inneren sind sie gelegentlich zerklüftet, doch tritt
die Tendenz zur Einschmelzung in ihnen erheblich zurück gegenüber der Neu-
bildung fibrösen Gewebes (s. Fig. 130). Immerhin findet man bei mikroskopischer
Untersuchung leicht die charakteristischen Knötchen mit Riesenzellen und
Bazillen. Daneben diffuse kleinzellige Infiltrationen. Sie verwachsen unter
Umständen mit der Nachbarschaft. Die regionären Drüsen schwellen an. Das
Darmlumen wird durch sie häufig stark verengt. Nach W. Hülse stellt sich

der tuberkulöse Ileozökaltumor als eine abgeschwächte echte Tuberkulose des lockeren Lymphgefäßplexus der Darmwand dar, mit sehr reichlicher Entwicklung von Granulationsgewebe und geringer Neigung zu käsigem Zerfall desselben. Vgl. S. 622.

Die **Rektaltuberkulose** verläuft als geschwürige, seltener infiltrierende, stenosierende Form (**Sourdille, Fränkel, Daniel**). Die Geschwüre führen häufiger zu Durchbrüchen der Wand, aus denen dann periproktitische Abszesse und Fistelbildungen (Anusfisteln, Rektovesikalfisteln, Rektovaginalfisteln) entstehen. Kommt es zur Heilung, so bilden sich zylindrische Stenosen. Andererseits kann auch der periproktitische tuberkulöse Abszeß das Primäre, Durchbruch und Mastdarmgeschwür das Sekundäre sein (S. 515).

3. Symptomatologie.

Das klinische Bild der Darmtuberkulose ist verschieden je nach Sitz und Form des anatomischen Prozesses. Auch die Schilderung muß daher die **gewöhnliche ulzeröse Darmtuberkulose**, den **tuberkulösen Ileozökaltumor** und die **Tuberkulose des Rektum** voneinander trennen,

a) Die **gewöhnliche ulzeröse Darmtuberkulose** verrät sich klinisch oft durch keinerlei Beschwerden; man kann nicht sagen, sie sei symptomlos, denn bei fleißigem Suchen nach Symptomen würde man solche finden, und zwar in Form von okkultem Blut und von Tuberkelbazillen im Kot. Manchmal überraschen uns in Fällen, die klinisch ohne jegliche Darmbeschwerden (Durchfälle, Schmerzen usw.) verliefen, als Obduktionsbefund sehr ausgedehnte Verschwärungen der Darmfläche. Daß wenig umfangreiche und spärliche tuberkulöse Darmgeschwüre der klinischen Diagnose entgehen, ist etwas ganz Gewöhnliches.

Durchfälle sind bei weitem das häufigste Symptom. Die Schwere der Durchfallserscheinungen gehen der Schwere der anatomischen Erkrankung nicht parallel. Daraus ergibt sich, daß man Durchfälle nicht ohne weiteres als unmittelbare Folge der Geschwüre auffassen darf (S. 606). Maßgebend ist, wie Ad. **Schmidt** hervorhebt, mehr der Zustand der erhalten gebliebenen Schleimhaut. Dieselbe ist freilich durch die Zersetzungsprodukte der Geschwürssekrete stark gefährdet, und deshalb mischen sich enteritische bzw. enterokolitische Symptome dem Krankheitsbilde häufig bei, in erster Stelle also Durchfälle. Es sei ferner daran erinnert, daß Lungentuberkulose auch oftmals ohne anatomische Erkrankung des Darms hartnäckige Durchfälle bringt, manchmal schon in sehr frühen Zeiten des Krankheitsverlaufs. Man deutet sie als anaphylaktische oder toxische (S. 610). Als Gifte bezeichnet O. **Weber** ein vom lebenden Bazillus abgeschiedenes exogenes Toxalbumin und ein beim Absterben der Bazillen freiwerdendes hitzebeständiges endogenes Toxoproteid. Die tuberkulo-toxischen Durchfälle tragen überwiegend häufig den Charakter der Fäulnisdyspepsie und gehen zumeist auch mit Anazidität des Magens einher (O. **Porges** und S. **Blümel**); Enterokolitis kann natürlich hinzutreten, wie bei jeder Dyspepsie. O. **Weber** rühmt bei anaphylaktischer, tuberkulo-toxischer Diarrhöe vorsichtige Tuberkulinbehandlung. C. **von Noorden** pflichtet ihm darin bei auf Grund sehr ausgiebiger Erfahrung. Oftmals aber sind Diarrhöen auf unzweckmäßige Ernährung, z. B. auf das gedankenlose Überfüttern der Lungenkranken zurückzuführen. Ferner kann amyloide Erkrankung der Darmschleimhaut ihre Ursache sein (S. 611). Es wäre daher sehr verkehrt, aus der einfachen Tatsache der Durchfälle auf Darmgeschwüre als deren Ursache zu schließen. Die außerordentliche Häufigkeit der sekundären Darmtuberkulose bei vorgeschrittener Lungentuberkulose wird zwar der Diagnose: Darmgeschwüre meist recht geben; aber dennoch kann es ein Fehlschluß sein, wenn man diese richtige Diagnose auf das Bestehen von Durchfällen gestützt hat. Es handelt sich mehr um ein Erraten nach dem Gesetz der Wahrscheinlichkeit, als um wahre Diagnose. Hartnäckige Diarrhöen als unmittelbare Folge von Geschwüren findet man stets bei ausgedehnter Beteiligung des Dickdarms. Bei ausschließlichem Befall des Ileum und des proximalen Kolon kann der mittlere und untere Teil des Dickdarms völlig ausreichen, die Kotmassen bis zur normalen Konsistenz einzudicken. Trotz aller dieser Vorbehalte ist doch im allgemeinen Durchfall ein sehr häufiges und auch das gewöhnlichste Merkmal tuberkulöser Darmgeschwüre.

Die Durchfälle treten teils in gruppenförmiger Anordnung auf, so daß sie einige Tage oder Wochen bestehen, teils dauern sie — einmal entstanden — fortlaufend an, weichen nur strengsten Maßnahmen und werden schließlich fast unstillbar. Sie erfolgen gewöhnlich schmerzlos, ohne vorausgehende Koliken, manchmal mit, manchmal ohne polternde Geräusche im Bauch.

Die Stühle sind in der Regel dunkelbraun und fettglänzend, der Geruch faulig, die Reaktion alkalisch. Einstellung auf Probekost lehrt, daß man es meist mit „Fäulnisdyspepsie", seltener mit „Gärungsdyspepsie" zu tun hat (S. 266 ff.). Man findet fast immer Nahrungsreste aus der Probekost, oft auch kleine und kleinste glasige Schleimgebilde, die mit Bilirubin gefärbt oder mit Bilirubinkristallen und mit Erytrozytenschatten beladen sein können (Fig. 65, S. 141). Dies alles weist auf beschleunigte Dünndarmpassage und auf Mitbeteiligung des Dünndarms am entzündlichen Prozeß hin. Im gleichen Sinne spricht vermehrter Fettgehalt des Kotes. Ist Fett stets sehr reichlich vorhanden, was man durch einfaches Betrachten des Kotes nicht immer mit Sicherheit erkennen kann, so darf man auf Amyloidosis des Darms schließen (S. 321); gelegentliches Auftreten von Fettstuhl rechtfertigt den Schluß aber nicht.

Da bei schwereren Durchfällen der Tuberkulösen der Ernährungszustand immer stark leidet, kommt alles darauf an, eine Ernährungsform zu finden, welche die Durchfälle beschränkt oder aufhebt. Leider gelingt dies sehr oft nicht, und dies erklärt sich daraus, daß meistens die Ursache, d. h. die reichliche Sekretion eines sehr fäulnisfähigen und entzündungserregende Produkte liefernden Sekrets fortdauernd weiterwirkt. Aber manchmal gelingt es doch, und wenn wir planloses und zeitraubendes Herumprobieren vermeiden wollen, müssen wir die Richtlinien auf gleichem Wege wie bei allen anderen Formen der Dyspepsie zu gewinnen suchen, d. h. durch planmäßige Untersuchung des Stuhls nach Probekost. Wir verweisen auf früheres (S. 119) und auf die späteren Bemerkungen über Therapie (S. 624).

Blut in sichtbarer Menge enthält der Stuhlgang bei Darmtuberkulose fast niemals. Stärkere Blutungen sind geradezu Seltenheiten. Dies hängt mit dem langsamen Fortschreiten der Zerstörung und der geringen Neigung zur Tiefenausbreitung zusammen. Die Gefäße werden fest thrombosiert, ehe ihre Wand zerfällt. Auch okkultes Blut soll nach Antanova und Hornstein, Ad. Schmidt, H. Herz nur selten zu finden sein. Wir können dies nur insoweit bestätigen, als Blut nicht in jedem Stuhl zu finden ist. Bei länger fortgesetzter Untersuchung einer jeden Stuhlprobe (hämoglobinfreie Kost!) stießen wir immer auf okkultes Blut, das manchmal einige Tage lang erschien und dann wieder verschwand. Natürlich ist dies nicht beweiskräftig, wenn gleichzeitig Hämoptyse besteht oder wenn andere Blutquellen in Frage kommen.

Eiterklümpchen finden sich hier und da (H. Nothnagel, H. Herz). Man darf sie nur erwarten, wenn die Ulzerationen ziemlich weit in den Dickdarm herabreichen.

Tuberkelbazillen sind bei fleißigem Suchen ein fast regelmäßiger Befund, allerdings nicht zu allen Zeiten. Sie treten manchmal schubweise in größerer Menge auf und können dann wieder ganz verschwinden; dies hängt offenbar mit dem Gang des nekrotischen Verfalls zusammen. Bei gleichzeitiger Lungentuberkulose darf man die Bazillen nicht im Inneren des Kotes suchen, weil auch verschlucktes Sputum sie dorthin liefert. Beweisend für Darmtuberkulose ist nur ihr Nachweis in wohl erkennbaren Schleim- oder Eiterflocken; diese Gebilde können selbst bei hochgradig beschleunigter Darmpassage nicht aus verschlucktem Sputum in den Kot gelangen (J. Strasburger).

Zum Auffinden der Tuberkelbazillen gibt J. Strasburger folgende Methode an: Enthalten die Fäzes Schleim, so versucht man zunächst in diesen den Nachweis von Tuberkelbazillen. Anderenfalls verreibt man eine kleine Menge Kot mit Wasser, zentrifugiert, gießt die Flüssigkeit ab, versetzt dieselbe mit der doppelten Menge Alkohol, zentrifugiert abermals und untersucht nunmehr den Bodensatz auf Tuberkelbazillen. Man erleichtert sich die Untersuchung, wenn man den zu untersuchenden Bodensatz vor Anfertigung der Präparate in üblicher Weise mit Antiformin behandelt. Man hüte sich vor Verwechslung mit Smegmabazillen, die vom After stammen können, und entfärbe dementsprechend ausgiebig mit Alkohol. Auch andere säurefeste Bazillen kommen in den Fäzes vor, sind aber meist an plumperer Form zu erkennen. Mit eiförmigen Sporen, die sich säurefest färben, ist Verwechslung kaum möglich.

Schmerzen stärkeren Grades fehlen fast immer bei einfachen tuberkulösen Darmgeschwüren, lassen sich jedoch ziemlich oft durch Druck an bestimmten Stellen auslösen, ohne daß aber anatomisch der Sitz von Geschwüren dem Ort des Schmerzes zu entsprechen braucht. Über lästige Empfindungen, auch hier und da leichtes kolikartiges Ziehen wird schon öfters geklagt. Dies alles ändert sich bei schnell einsetzender entzündlicher Reizung des Peritoneum. Solche Vorgänge sind namentlich bei Geschwüren in der Ileozökalgegend des Darms nicht ungewöhnlich, bei Mitbeteiligung der Appendix an tuberkulöser Erkrankung sogar recht häufig. Es entstehen dann Krankheitsbilder, welche durchaus in den Rahmen der gewöhnlichen Appendizitis fallen und, wenn sonstiger Verdacht auf Darmtuberkulose nicht vorliegt, meist auch so gedeutet werden. Die Diagnose ergibt sich dann bei der Operation; in anderen Fällen spitzt sich wegen chronischen Verlaufs und anderer Hinweise der Verdacht auf Tuberkulose allmählich immer schärfer zu. Tuberkulose der mesenterialen Lymphdrüsen (S. 468) und andere retroperitoneale Eiterungen (Senkungsabszeß von Wirbeltuberkulose ausgehend (W. Goldschmidt) bringen ähnliche Schmerzen. — Zu Schmerzen kommt es gleichfalls, wenn durch Narbenschrumpfung (S. 617) Stenosen entstehen (vgl. Abschnitt Darmstenosen und Ileus).

Der Bauch ist meist etwas aufgetrieben, etwa wie bei Typhus; manchmal entsteht allmählich fortschreitend starke Tympanie. Darmbewegungen sind bei Abwesenheit von Stenosen nicht sichtbar. Die Palpation bringt, selbst bei leichter Schmerzhaftigkeit, in der Regel keine reflektorische Anspannung der Bauchmuskeln; wohl aber ist dies bei tuberkulöser Periappendizitis meist der Fall. Darmabschnitte sind nicht palpabel, ein Zeichen, daß die Wände schlaff und gedehnt sind; man führt dies auf streckenweises Ergriffensein der Serosa zurück. Bei Verklebung von Darmschlingen und chronisch peritonitischer Schwielenbildung, bei abgesackten Ergüssen zwischen den Schlingen werden natürlich tumorartige Gebilde tastbar.

Das Allgemeinbefinden leidet unter der Darmtuberkulose sehr erheblich. Die Abmagerung schreitet schnell fort, die Kranken werden durch den nächtlichen Stuhldrang im Schlafe gestört und sie fürchten sich vor der Nahrungsaufnahme, weil sie davon eine Zunahme ihrer Durchfälle erwarten. Manchmal ist auch der Appetit schlecht, in anderen Fällen freilich bleibt er bis zuletzt gut. Sonstige Magenbeschwerden (Aufstoßen, Druck) fehlen in der Regel ganz. Fieber kommt bei der Darmtuberkulose sehr gewöhnlich vor. Bei sekundären Fällen wird es zunächst auf die Lungen bezogen werden müssen. Sicher sind aber auch die primären Formen nicht frei davon. H. Päßler hat Fälle von Darmtuberkulose unter dem Bilde einer schweren fieberhaften allgemeinen Infektion verlaufen sehen und festgestellt, daß eine Sekundärinfektion des Blutes mit Eitererregern dabei im Spiele war. Sehr oft findet sich Blutarmut, von leichten bis zu den höchsten Graden fortschreitend; sie kann sogar den Charakter der perniziösen Anämie annehmen (A. Bretschneider). Hervorgehoben zu werden verdient, daß derartige schwere Anämien auch nach Ausheilung des Prozesses beobachtet werden, wenn strikturierende Narben zurückgeblieben sind (Kn. Faber).

Im Urin findet man hin und wieder etwas Eiweiß, meist reichlich Indikan. J. Gnezda sah einmal Melanurie, ein Befund, der insofern interessant ist, als bei Sektionen von Darmtuberkulose Zottenmelanose des Dickdarms (vgl. S. 42) öfters in die Augen fällt.

Von Komplikationen seien die schon erwähnten überaus seltenen schweren Blutungen, die gleichfalls seltenen Perforationen in die freie Bauchhöhle mit septischer Peritonitis, die häufigen Formen umschriebener adhäsiver Peritonitis, die im späteren Verlauf verhältnismäßig häufige Amyloidosis nur kurz nochmals aufgeführt. — Von anderen Komplikationen ist vor allem der Stenosen zu gedenken. Sie können einerseits durch chronisch-adhäsive Peritonitis bedingt sein, andererseits aus narbiger Schrumpfung des entzündlich infiltrierten Geschwürsgrundes hervorgehen. Bei etwaigem Abheilen der Geschwüre kommt es fast immer zu einer gewissen Schrumpfung des Gewebes. Manchmal sind mehrere Stenosen hintereinander geschaltet (Tuffier, S. Erdheim). Die klinischen Stenosenerscheinungen hängen nicht nur von organischer Verengerung ab; auch reflektorische Spasmen greifen ein (H. Strehl). Es kann dann ganz plötzlich zu Okklusionssymptomen, wie Ileus usw., kommen (T. S. Cullen). Es wurden auch Fälle bekannt, wo akuter Ileus (S. 668) ohne Vorzeichen als erstes klinisches Symptom der Darmtuberkulose in die Erscheinung trat (F. Brüning). — Allgemeine tuberkulöse Peritonitis mit miliarer Aussaat und mit freiem Aszites kann zwar neben tuberkulösen Darmgeschwüren vorkommen, nimmt aber höchst selten von ihnen aus den Ursprung.

Verlauf und Prognose. Das einzelne Darmgeschwür kann heilen. Darüber läßt die pathologische Anatomie keinen Zweifel zu. Eine andere Frage ist, ob Darmtuberkulose als ganzes, wenn sie erst einmal zum typischen klinischen Krankheitsbild sich entwickelt hat, noch heilbar ist. In solchen Fällen sind die Aussichten sehr schlecht, falls die klinischen Symptome, insbesondere die starken und erschöpfenden Durchfälle, wirklich Geschwürsfolgen sind. Dies ist nicht immer der Fall (S. 618) und dann wird die Prognose günstiger. Sowohl die erwähnte anatomische Tatsache der Heilbarkeit, wie entsprechende klinische Erfahrung gibt uns den Mut zu hoffen, daß wir in gewissen Fällen die Heilung erzwingen können. Das sind fast immer Mischformen, wo zwar ein Teil der klinischen Symptome von den Ulzerationen abhängt, ein anderer Teil aber von sekundären Entzündungen der Schleimhaut und vielleicht auch nur von unzweckmäßiger Ernährung (S. 624).

Diagnose. Das diagnostisch Wichtige erhellt aus den einleitenden allgemeinen Bemerkungen über Darmgeschwüre und aus der geschilderten Symptomatologie. Nachzutragen sind hier nur noch Angaben über Röntgenbefunde. Dieselben sind bei der geschilderten Form der Darmtuberkulose wenig ausgiebig. Immerhin gelingt es mit ihrer Hilfe manchmal, Sitz und Umfang von Geschwüren des Dickdarms zu erkennen, besser nach Kontrastbreieinlauf als nach Kontrastbreimahlzeit. Es können dann nach Wiederablaufen des Kontrastbreies in den Buchten des Geschwürsgrundes Teilchen hängen bleiben, welche umschriebene, marmorierte Schatten werfen. Am Ileum sind solche Schatten nicht beweiskräftig, da man ähnliche Bilder unter normalen Verhältnissen sieht. Ausgiebiger ist das Röntgenverfahren zum Auffinden von Stenosen (S. 105, 617) und namentlich von Adhäsionen. Um letztere deutlich zu erkennen, bedarf es aber der Sauerstoffeinblasung in die Bauchhöhle. Nur dann erhält man klare Bilder (S. 87 und Arbeit von H. Gelpke und P. Rupprecht).

b) **Tuberkulöse Ileozökaltumoren.** Ulzerös-käsige Ileozökaltuberkulose kommt als Teilstück der verbreiteten Darmtuberkulose vor, und es kann letztere gerade in der Zökalgegend zum Maximum der Entwicklung gelangen. Diese Formen weichen in ihren wesentlichen Zügen nicht von den schon beschriebenen ab. Sie neigen an dieser Stelle aber mehr als andernorts zu chronisch-peritonitischen Prozessen, und auch die entstehenden Schwielen und Infiltrate werden von Tuberkelbazillen befallen. Es können Konglomerate infiltrierter und miteinander verwachsener Darmschlingen entstehen, die sich der Palpation als Tumoren darstellen. Daß im Beginne ihr Krankheitsbild dem der Appendizitis ähnelt und daß auch wahre tuberkulöse Appendizitis vorkommt, ward schon erwähnt.

Ein eigenartiges und auch vom therapeutischen Gesichtspunkt aus abzusonderndes Krankheitsbild liefern die isolierten tuberkulösen Zökaltumoren, von denen schon früher die Rede war (S. 618). Sie beginnen schleichend, symptomlos. Ganz allmählich stellen sich unbestimmte Beschwerden ein: Aufstoßen, Appetitlosigkeit, volles Gefühl im Leib, Verstopfung, abwechselnd mit dünnem Stuhl, dabei Druckgefühl in der rechten unteren Bauchgegend, hin und wieder kolikartige Schmerzen, Abmagerung, Blässe. Nach und nach prägen sich deutlicher die Symptome einer Darmstenose aus. Der Bauch treibt sich in der Mitte etwas auf, gurgelnde und plätschernde Geräusche werden hörbar; sie beendigen eine schmerzhafte Steifung des Darmes, die sich auch für das Gesicht auf der Oberfläche des Bauches abzeichnet. Fast immer fühlt man in diesem Stadium, häufig aber schon früher (Claude), in der rechten Unterbauchgegend einen deutlichen harten, länglichen Tumor, der Gegend der Bauhin'schen Klappe entsprechend. Der Tumor ist bei der Palpation nur wenig empfindlich, er fühlt sich als der verdickte, infiltrierte Darm selbst an (W. P. Obrastzow) und verliert sich allmählich nach den Enden zu. Seine Oberfläche kann glatt oder auch höckerig sein. Bei der Perkussion erscheint der Schall daselbst leicht gedämpft. Der Tumor breitet sich allmählich aus, namentlich in der Längsrichtung nach dem Colon ascendens hin, aber auch in die Breite, indem die untersten Ileumschlingen der Infiltration verfallen. Fieberbewegungen sind wiederholt beobachtet worden, können aber fehlen. Der Stuhl wechselt in der Konsistenz, enthält bei vorsichtiger Kost keine pathologischen Nahrungsreste, gelegentlich Schleimflocken, nur sehr selten Blut und Eiter. Tuberkelbazillen sind bei sorgfältiger Untersuchung im Stuhl relativ leicht zu finden (Obrastzow). Im Urin findet man außer vermehrter Indikanmenge gelegentlich die Ehrlichsche Diazoreaktion. Im ganzen wird das Krankheitsbild einerseits durch das Vorhandensein eines tastbaren Tumors, andererseits durch Stenosenerscheinungen beherrscht.

Diagnostisch kommen in Frage alte perityphlitische Infiltrate, Aktinomykose, Invaginationen, namentlich aber Geschwülste (Sarkome und Karzinome). Gegenüber dem Karzinom der Ileozökalklappe kann die Differentialdiagnose ganz unmöglich werden, was nicht wundernimmt, da gelegentlich sogar auf dem Sektionstisch die Entscheidung auf Schwierigkeiten stößt. Auf radiologischem Wege erkennt man zwar Lage und Ausdehnung der Verengerung, aber über die Natur des Prozesses erfahren wir nichts Sicheres. So-

lange das infiltrierte Darmstück durchgängig ist, kommt es zu einem ganz
eigenartigen Bilde, das unter dem Namen „Stierlin'sches Symptom" bekannt
ist. Der Kontrastbrei durcheilt das erkrankte Darmstück, so daß man die
übliche Schattenbildung im Zökum vermißt, während auf der einen Seite der
andrängende Kontrastbrei sich im unteren Ileum klumpenartig staut und
auf der anderen Seite, jenseits des erkrankten Darmstücks, das Kolon gefüllt
erscheint. Eine schematische Abbildung, die wir dem Buche G. Schwarz's
entnehmen, zeigt die Schattenverteilung (Fig. 130). Man erklärt dies Phänomen
mit Überempfindlichkeit der gereizten Darmwand, welche bleibende Kotansamm-
lung nicht verträgt, sondern sich durch kräftige Kontraktionen sofort davon
befreit (G. Schwarz). Dies trifft aber nur solange zu, als die Muskeln kon-
traktionsfähig sind. Wenn das Zökum in ein starres Rohr verwandelt ist, findet
man röntgenologisch zwar das gleiche; die Leerheit wird jetzt aber dadurch
bedingt, daß der Kontrastbrei das starre Rohr ohne Widerstand durchläuft
(F. de Quervain, M. Faulhaber). Das Stierlin'sche Symptom kommt
auch bei anderen Erkrankungen
des Zökum vor, z. B. bei ulzerierten Karzinomen, überwiegend
häufig aber bei Tuberkulose, und
daher hat es zwar eine gewisse,
aber doch nicht durchschlagende
diagnostische Bedeutung.

Gegenüber Karzinom fällt
neben größerer Ausdehnung und
weniger scharfer Begrenzung des
fühlbaren Tumors die äußerst
langsame Entwicklung des Tumors
und der Stenose in die Wagschale
(W. P. Obrastzow), ferner das
Vorkommen in jüngeren Jahren,
etwa begleitende Lungentuberkulose, das Auftreten von Fieber,
die Seltenheit von Blut- und Eiterabgängen im Stuhl. Bei ulze-
rierendem Karzinom findet sich

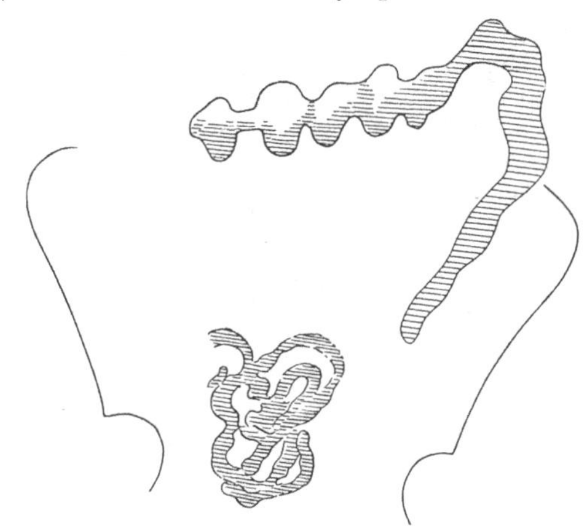

Fig. 130. Stuhlschattenverteilung bei Ileocoecal-
tuberkulose (nach G. Schwarz).

okkultes Blut fast täglich im Kot, bei primärem tuberkulösem Ileozökaltumor
selten, weil der ganze Prozeß mehr ein infiltrierender als ein ulzerierender ist,
die Schleimhaut sogar ziemlich gut erhalten sein kann. Sobald aber Ulzerationen
entstehen, kann auch Blut im Kot erscheinen, und fleißiges Suchen wird auch
Tuberkelbazillen finden lassen.

Sich selbst überlassen, gestaltet sich der Verlauf immer sehr ungünstig,
indem es einerseits zu perikolitischen tuberkulösen Abszessen, andererseits
zu fortschreitender Stenose und schließlich zum völligen Darmverschluß kommen
würde, wenn nicht Erschöpfung das Ende früher herbeiführt.

c) Die **Rektumtuberkulose** verändert, wenn sie in der geschwürigen Form
auftritt, das Krankheitsbild der Darmtuberkulose, von der sie dann meist
nur einen Teil ausmacht, lediglich durch das Hinzutreten von Tenesmus. Der
Stuhlgang wird häufiger, in kleinen Portionen abgesetzt und enthält einzeln
große Fetzen von eitrigem oder blutigem Schleim, Produkte der begleitenden
Proktitis. Isolierte Rektalgeschwüre machen oft überhaupt keine Erscheinung,
es sei denn, daß sie die Wand durchbrechen und zur Fistelbildung Veranlassung
geben. Dem gegenüber zeigen die infiltrierenden Formen das klinische Bild
der stenosierenden Sigmoiditis (vgl. S. 499), nur daß die Infiltration unter

Umständen weiter hinabreicht, bis in die Nähe des Sphincter internus. Vgl. im übrigen über Rektaltuberkulose und tuberkulöse periproktitische Abszesse den Abschnitt Proktitis S. 515.

4. Behandlung der Darmtuberkulose.

Prophylaxis. Vor allem ist zu verhüten, daß Tuberkelbazillen in den Darm gelangen. Dazu dient die Milchhygiene. Nicht nur Kinder, sondern auch Erwachsene sollten ungekochte Milch nur trinken, wenn sie unzweifelhaft einwandfrei ist. Auch Butter kann Tuberkelbazillen enthalten; bei Käse ist dies schon überaus selten. Richtige Milchhygiene wird zum mindesten den Typus bovinus vom Darme fernhalten. Im übrigen deckt sich die prophylaktische Fürsorge primärer tuberkulöser Darmgeschwüre mit der allgemeinen Prophylaxis gegen Tuberkulose, worauf wir hier natürlich nicht genauer eingehen können. Praktisch noch viel wichtiger ist es, die Patienten dahin zu erziehen, daß sie tuberkulöses Sputum nicht verschlucken. Bei intelligenten Kranken erreicht man dies bis zu gewissem Grade unter Tags. Bei versehentlichem Verschlucken rät F. Pentzoldt, der Kranke solle sogleich etwas essen, um Abscheidung von Salzsäure anzuregen, die den Bazillen schädlich ist. Gänzlich wird man das Verschlucken bazillenhaltigen Sputums und Speichels nie verhüten können. Der häufige Salzsäuremangel bei fiebernden Lungenkranken erleichtert den Durchtritt der Keime durch den Magen. J. C. Hemmeter gedenkt des unbewußten Verschluckens von Sputum während der Nacht und rät, morgens den Magen mit Salzsäure ($0,6\%$) auszuwaschen, ein recht angreifendes und dennoch unvollkommenes Verfahren. Was während der Nacht in den Darm hinüberrutschte, wird damit nicht erfaßt.

Spezifische Behandlung. Das R. Koch'sche Alt- und Neutuberkulin brachte bei Darmtuberkulose keine überzeugenden Erfolge, kann aber, in vorsichtigster Weise dargereicht, doch manches zur Besserung des Allgemeinzustandes beitragen und damit indirekt auf die Geschwüre günstig einwirken. Partialantigene erwiesen sich zwar nicht nachteilig, doch rät G. Deycke davon abzusehen, da alle bisherigen Versuche ergebnislos ausschlugen.

Von der **Ernährungstherapie** darf man nicht viel, aber doch einiges erwarten. Weit vorgeschrittene Fälle ulzeröser Darmtuberkulose trotzen erfahrungsgemäß jeder Therapie und auch die sorgfältigste Auswahl der Kost übt nur sehr geringen Einfluß auf die Durchfälle und den ganzen Verlauf aus. Man ist auf Ausprobieren angewiesen und findet dann meist doch ein Nahrungsgemisch, bei welchem die Durchfälle zwar nicht aufhören, aber sich doch einigermaßen beruhigen. Meist ist das ein sehr einfaches Speisengemisch. Durchschnittlich am besten schneidet man ab mit Milch in dieser oder jener Form (gekochte Milch mit Tee oder Eichelkakao, dreitägiger Kefir, Ya-Urt); dazu feinstes Weizengebäck, wenig Butter, etwas frischer Käse, dicke Hafer-, Gersten- oder Reisschleimsuppen, lockere Gerichte aus feinsten Mehlen, Milch, Ei und Zucker; säurearmer Rotwein. — Auf rationellere Basis läßt sich die Diät bei leichteren Erkrankungsformen stellen. Man bedenke, daß tuberkulöse Darmgeschwüre heilbar sind (S. 617, 621). Von unmittelbarer Wirkung einer bestimmten Kost auf die Geschwüre kann aber keine Rede sein. Der Angriff ist, ebenso wie bei Lungentuberkulose, ein indirekter, indem wir mittels Ernährungstherapie den Gesamtorganismus zu kräftigen suchen. Dies muß auch bei Lungentuberkulose mit größter Vorsicht geschehen; das schematische Überfüttern ohne sorgsame Beachtung der individuellen Leistungsfähigkeit des Magens und des Darms heischt ernste Rüge. Schon viele Lungenkranke wurden dadurch zu Magen- und namentlich zu Darmdyspeptikern. Es kommt dann zu Durchfällen, und als deren Ursache werden manchmal mit Unrecht Darmgeschwüre angenommen (S. 618). Gleichgültig, ob alimentäre Dyspepsie oder entzündlicher, von wirklichen Darmgeschwüren abhängiger Reizzustand der Schleimhaut besteht (S. 606), man muß in den immerhin aussichtsvollen leichteren Fällen durchaus nach den gleichen Grundsätzen verfahren wie bei jeder chronischen Dyspepsie und wie bei jeder Enteritis und Enterokolitis. Bei alimentärer Darmschädigung kann man ebenso häufig — wie es uns scheint, sogar noch viel häufiger — auf Gärungsdyspepsie als auf Fäulnisdyspepsie stoßen; bei Durchfällen, die von den Geschwüren aus entstanden sind und unterhalten werden, kommt fast nur Dyspepsie vom Fäulnischarakter vor (S. 278). Auf die Gestaltung der Kost, welche sich aus den Kotbefunden ableitet, gehen wir an dieser Stelle nicht nochmals ein; wir müßten früher Gesagtes wiederholen (S. 205ff., 298ff.). Daß man bei anscheinend sicherer Diagnose — vollkommen sicher ist ja in weniger schweren Fällen die Diagnose Darmtuberkulose niemals — durch sorgsames Eingehen auf die Lage des Einzelfalles mittels diätetischer Therapie sehr Befriedigendes erreicht, steht außer Frage. Leider wird weder in der Privatpraxis noch in vielen Tuberkulose-Heilanstalten den individuellen Darmverhältnissen immer das eindringende Studium gewidmet, welches die moderne Diättherapie der Darmkrankheiten verlangt, und nur allzu oft hört mit der unglückverheißenden Diagnose Darmtuberkulose die betreuende diätetische Sorgfalt auf, während sie gerade dann erst recht beginnen sollte.

Medikamente. Die medikamentöse Therapie ist eine rein symptomatische, gegen die Durchfälle gerichtete und besteht in Darreichung sog. Adstringentia (S. 244) und die Peristaltik beruhigender Mittel. Neben natürlichen gerbsäurehaltigen Drogen (Colombodekokt 10 : 150; Dec. Ligni Campechiani 5 : 150; Pulv. Catechu 0,5 mehrmals täglich usw.) werden die verschiedenen Tannin- und Wismutpräparate mit Vorliebe herangezogen; daneben Aluminiumpräparate, Calcium carbonicum, Uzara u. a. Daß dieses oder jenes besonderen Vorteil bietet, läßt sich nicht behaupten; von Uzara sahen wir aber einige ermunternde Erfolge. Oft sieht man von einem bestimmten Präparate eine Zeitlang Günstiges; dann aber erschöpft sich die Wirkung und man muß zu anderen greifen. Trotz dieser Unsicherheit sind die Adstringentia brauchbare Palliativmittel bei Darmtuberkulose. — Weiter kommt man in der Regel mit Opiaten und es ist erstaunlich, wie hohe Gaben die Patienten lange Zeit hindurch gut vertragen (frisch bereitete Pillen von Extr. Opii 0,01; am Tage 8—20 Pillen, möglichst gleichmäßig über den Tag verteilt; Tinct. Opii 15—40 Tropfen täglich). Um Spasmen und damit unerwünschte lokale Kotstauung zu verhüten, scheint sich Anreicherung des Opiums mit Papaverin zu bewähren (auf 2—3 Teile Opium 1 Teil Papaverinum hydrochloricum); dies wirkt oft besser als Atropinzusatz. — Medikamentöse Einläufe, auch von Stärkeabkochungen mit Opium, bieten keine Vorteile.

In weit vorgeschrittenen Fällen scheue man sich nicht vor Morphiuminjektionen, selbst auf die Gefahr des Morphinismus hin. Eine zweckmäßige, den Darm stärker als Morphium beruhigende Mischung ist: Morph. hydrochlor. 0,2; Codeini phosphorici 0,2; Papaverini hydrochlorici 0,2; Aq. dest. ad 10,0; Einzeldosis $^1/_2$—1 ccm subkutan.

Physikalische Maßnahmen können zur Unterstützung herangezogen werden. Gegen Schmerzen verordnet man nach alter Überlieferung heiße Kompressen (Thermophor, Elektrotherm oder feuchte Breiumschläge) und läßt sie tagsüber einige Stunden liegen. Nachts werden sie durch einen Prießnitz'schen Umschlag (mit oder ohne Alkoholzusatz) ersetzt.

Ob Röntgentiefentherapie, welche neuerdings bei Peritoneal- und Mesenterialdrüsentuberkulose gerühmt wird, bei Darmgeschwüren nützen wird, läßt sich noch nicht beurteilen. Ebenso ist das Urteil über natürliche und künstliche Heliotherapie noch in der Schwebe.

Behandlung des tuberkulösen Ileozökaltumors. Während die tuberkulösen Darmgeschwüre fast immer an verschiedenen Darmabschnitten gleichzeitig auftreten und demgemäß zur chirurgischen Behandlung sich wenig eignen, ist der isolierte tuberkulöse Ileozökaltumor ein sehr dankbares Objekt dafür. Operation der Wahl ist nur Totalexstirpation. Mit Recht dringen die Chirurgen darauf, daß möglichst früh operiert wird. Die Erfolge sind dann ausgezeichnet, da die Technik einfach ist, solange die tuberkulöse Infiltration, sich auf den Darm selbst beschränkt und noch nicht zu perizökalen Verwachsungen und Abszessen geführt hat. Bei langem Zuwarten verschlechtern sich die Aussichten auf gründliche Beseitigung der tuberkulösen Herde bedeutend.

Bei **Rektaltuberkulose** sind diätetische Maßnahmen von geringem Belang. Häufig zwingt die Lage zu chirurgischen Eingriffen (Auskratzungen, Spaltung von Abszessen und Fisteln, mechanische Dehnung verengter Stellen, ev. Exstirpation des untersten Darmendes). Eine beachtenswerte Rolle spielt die lokale Behandlung mit Medikamenten. Sie besteht in Pinselungen und Einblasungen im Rektoskop (E. Rosenberg) oder in medikamentösen Einläufen. Dabei kommen dieselben Mittel in Betracht, die bei hochgelegenen Geschwüren per os gegeben werden. Zur Stillung des Stuhldranges und der Schmerzen bei der Defäkation gibt man Opium und Belladonna in Zäpfchenform.

L. Syphilis des Darms.

Wir sehen hier von Mastdarmsyphilis ab, da dieselbe schon andernorts besprochen wurde (S. 512). Die Syphilis der übrigen Darmabschnitte ist besser anatomisch als klinisch bekannt; aber gerade über ihre wichtigen Frühstadien weiß auch die pathologische Anatomie nicht viel zu berichten. Die sehr reichhaltige Kasuistik der pathologischen Anatomen findet sich in dem ausführlichen Referat G. Herxheimer's verarbeitet. Im allgemeinen spielt Darmsyphilis (von Rektalsyphilis abgesehen) bei hereditärer und im Säuglingsalter erworbener Lues eine größere Rolle als beim Erwachsenen.

Wiederholt sind Durchfälle beobachtet (E. Fränkel, C. Gutmann), welche aber noch nicht das Vorhandensein von Geschwüren beweisen, vielmehr auf einfacher Enteritis beruhen können (Ad. Schmidt). Akute Enteritis ist, ebenso wie bei anderen Infektionskrankheiten, auch bei Syphilis anatomisch nachgewiesen (anaphylaktische Enteritis?), ist aber anatomisch in keiner Weise als syphilitische gekennzeichnet (G. Herxheimer).

Über das Vorkommen von Infiltraten im Sekundärstadium, die den Eruptionen an Haut, Mund- und Afterschleimhaut entsprächen, ist nichts Zuverlässiges bekannt. Auch J. Citron, der sehr ausführlich auf die Symptome der viszeralen Frühlues eingeht, weiß nichts darüber zu berichten.

Das am meisten charakteristische Merkmal sind die spätsyphilitischen gummösen Plaques, nach Th. Hausmann vorwiegend in beetförmigen, meist quergestellten Infiltraten vorkommend; manchmal auch längsgestellt, über mehrere Kerkring'sche Falten sich hinziehend (J. Fibiger). Sie liegen meist außerhalb der Peyer'schen Haufen, doch können auch diese mitgegriffen sein. Fast immer treten sie in größerer Zahl auf, u. a. auch im Duodenum (über luetische Duodenalgeschwüre vgl. E. Melchior), vor allem im Jejunum, spärlicher im Ileum, noch spärlicher im Kolon. Die Gummata neigen zu geschwürigem Zerfall. Hin und wieder führen sie zu starken Blutungen. Perforationen kommen auch ohne Geschwürsbildung vor, indem die widerstandsunfähige, gummös erkrankte Wandstelle einfach durchbricht (E. Fränkel). Beim Abheilen der Gummata bilden sich schrumpfende Narben, und daraus können mehr oder weniger hochgradige Stenosen mit entsprechendem Krankheitsbild entstehen. Nach Th. Hausmann gibt es aber noch andere Möglichkeiten für das Zustandekommen von Darmstenosen auf syphilitischer Grundlage, nämlich die Entwicklung größerer gummöser Mesenterialgeschwülste, die dem Darmrohr dicht anliegen und durch Druck oder Narbenzug den Darm knicken, und ferner eine eigenartige Form fibröser Hyperplasie der zelligen Bindegewebselemente, zur Wandverdickung und Konsistenzvermehrung führend, später dann in stenosierende Schrumpfung übergehend. Diese Form ist häufiger am Magen (zirrhusähnliche Magenschrumpfung, Mikrogastrie). Außerdem sind syphilitische Erkrankungen der Darmgefäße zu erwähnen, sowohl an Arterien wie an Venen; unter Umständen führen dieselben zum Gefäßverschluß, woraus die Gefahr regionärer Darmnekrose entstehen würde (s. Abschnitt Gefäßkrankheiten des Darms, S. 768).

Wahrscheinlich hat R. Lenzmann darin recht, daß sowohl im sekundären wie im tertiären Stadium syphilitische Miterkrankung des Darms viel häufiger vorkommt, als gemeinhin angenommen wird. Klinisch verrät sich aber der syphilitische Ursprung etwaiger Darmbeschwerden (Durchfälle, Schmerzen) und etwaiger ernster Vorkommnisse (Stenosen, Perforation, Blutung) durch nichts für Syphilis Charakteristisches. Auf Spirochätenbefund im Kot darf man nicht rechnen; und so führen uns die klinischen Bilder immer nur zur Diagnose Enteritis, Geschwür, Perforation, Stenose usw., während die syphilitische Natur des Leidens angesichts anderer Syphiliszeichen und positiver Blutreaktion nur vermutungsweise angenommen werden kann. Verhältnismäßig oft wird man den syphilitischen Ursprung von Darmbeschwerden daraus erkennen, daß sie einer ihretwegen oder aus anderen Gründen eingeleiteten spezifischen Behandlung weichen.

Günstiger schneidet in diagnostischer Hinsicht die rektale Syphilis ab, da uns hier die rektoskopische Untersuchung unterstützt (S. 514).

Hier ist weiter daran zu erinnern, daß tabische Krisen (Magen-, Darmund Rektalkrisen), also gleichfalls Abkömmlinge der Syphilis, Darmkrankheiten vortäuschen können (vgl. nervöse Störungen des Darms).

Die **Behandlung** kann nur eine spezifische sein. Es liegen aber sehr wenig Nachweise über deren Wirkung vor. Rosenfeld berichtet über Besserung eines auf Lues verdächtigen chronischen Durchfalls, J. C. Hemmeter über Heilung eines luetischen Tumors des Querkolon. Aussichtsvoll ist spezifische Behandlung bei syphilitischer Enteritis, bei Gummata, bei fibröser Hyperplasie, bei gummösen Tumoren des Mesenterium, bei tabischen Krisen; dagegen darf man günstigen Einfluß auf narbige Stenosen nicht erwarten (F. Rosenfeld). Diese unterstehen gleicher Behandlung wie narbige Stenosen anderen Ursprungs, bei höherem Grad also unbedingt dem chirurgischen Eingriff.

Literatur über Darmsyphilis bei J. Neumann, G. Herxheimer, Th. Hausmann, H. Herz.

M. Die Aktinomykosis des Darms.

Aktinomykose ist in der Regel weniger eine Krankheit des Darms selbst als seiner Umgebung; wenigstens überwiegen die entzündlichen Wucherungen des aktinomykotischen Tumors und die Zerstörung anliegender Gewebe (Peritoneum, Mesenterium, Bauchwand) zumeist die Veränderung der Darmwand, so daß der Tumor dem Darm wie angelagert erscheint, auch wenn er die äußeren Schichten der Darmwand in seinen Bereich gezogen hat. Die Schleimhaut kann völlig oder nahezu völlig erhalten bleiben. Obwohl also die Schleimhaut des Darms offenbar eine gewisse besondere Widerstandskraft gegen den anaerob wachsenden Pilz besitzt, erfolgt doch wahrscheinlich, die Infektion fast immer vom Darm aus (H. Shiota). Anlaß dazu kann das Einbohren pilzbeladener Getreidegrannen in die Schleimhaut geben; der eingeimpfte Pilz wächst dann in der Tiefe weiter. Wo ihn nicht Grannen oder andere Fremdkörper der Darmwand einimpften, ist er offenbar durch vorhandene Schleimhautwunden eingetreten; denn die intakte Darmwand läßt sich beim Menschen wahrscheinlich ebensowenig durch Aktinomyzes infizieren, wie diejenige der Tiere (Fütterungsversuche von Cl. E. Ponfick). Aber auch Verschleppung

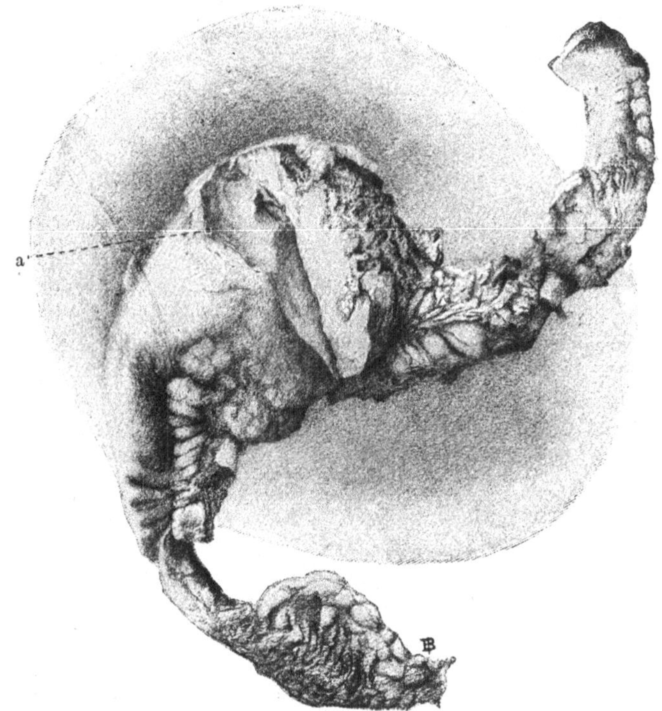

Fig. 131. Dünndarmaktinomykom, im Mesenterium entwickelt. Der Tumor ist durch einen Schnitt gespalten. Bei a fistulöser Gang (nach König).

auf dem Blutwege ist möglich (Fr. König), etwa von den Tonsillen aus. — W. Chiari beschreibt einen vereinzelten Fall, in welchem die Schleimhaut des Darmes fleckweise mit einem dicken weißen Myzelbelag bedeckt war, dessen Fäden sich teilweise in die Mukosa hinein erstreckten, aber nicht zu Nekrose und Bindegewebsproliferation geführt hatten. In allen übrigen Beobachtungen fanden sich höchstens kleine submuköse Abszesse in der Darmwand, während der eigentliche aktinomykotische Tumor dem Darm von außen angelagert war. Dieser Tumor besteht aus derbem fibrösem Bindegewebe mit eingelagerten Erweichungsherden und Fistelgängen. Er verwächst, ohne sich an die Organgrenzen zu halten, frühzeitig mit der Umgebung. Fig. 131 gibt das Bild eines Dünndarmaktinomykoms nach F. König. Die erwähnten Abszeßhöhlen bergen die charakteristischen, manchmal nur sehr spärlichen, gelblich-grünen hirsekornartigen Körner, welche die Pilzdrusen enthalten. Kompressionsstenosen des Darmes kommen vor (E. Payr), sind aber selten.

Die Neigung zur Bildung von Fistelgängen ist dem aktinomykotischen Tumor in hohem Maße eigentümlich; oft sind zahlreiche vorhanden. Sie münden entweder in Hohlorgane der Bauchhöhle, z. B. an mehrfachen Stellen in den Darm oder nach außen durch die Bauchhaut. Aus ihnen entleeren sich dann, dem Eiter beigemengt, die charakteristischen Pilzdrusen.

Sitz der aktinomykotischen Tumoren ist zumeist das Zökum. Unter 71 sicher zu bestimmenden Fällen ermittelte A. Grill als Ausgangsstelle (und wahrscheinlich auch Eintrittspforte der Pilze) 45 mal Zökum bzw. Appendix, 12 mal das Rektum, 8 mal Colon ascendens oder transversum, einige Male den Dünndarm (dies im ganzen sicher sehr selten, C. Brunner).

Klinisch verrät sich die Krankheit zunächst nur durch den allmählich wachsenden Tumor. Manchmal geben bei Zökalaktinomykose neuralgiforme Schmerzen im rechten Bein ersten Anlaß zum Abtasten des Bauches und zum Auffinden des Tumors. Der Tumor ist meist wenig oder nicht verschieblich und zeichnet sich durch Bretthärte aus. Im allgemeinen fehlen Darmstörungen, bis es zu langsam sich steigernden Stenosenerscheinungen kommt (Kompression des Darms). Wenn dies eintritt, melden sich auch Kolikschmerzen. Sonst ist sowohl spontane wie Druckempfindlichkeit der Tumoren gering. Bei Zökalaktinomykose freilich wird häufig die Appendix mitergriffen und bei Verlegung des Lumens kommt es dann sowohl zu Schmerzen wie zu anderen peritonitischen Reizerscheinungen. Auch sie geben manchmal den ersten Hinweis auf Bestehen des Leidens. Lange kann das Allgemeinbefinden trügerisch gut bleiben. Schließlich kommt es zu Fieber (Sekundärinfektion), das ganz nach Art des septischen mit Schüttelfrösten sich abspielen kann und gewöhnlich starke Anämie im Gefolge hat (E. Lick). Dann haben sich immer schon kleine oder größere Abszesse in und um den Tumor gebildet, die nach anderen Hohlorganen oder durch die gleichfalls ergriffenen Bauchdecken nach außen durchbrechen. Die Erkrankung ist durchaus bösartig, da sie unaufhaltsam fortkriecht.

Diagnose. Wenn nicht etwa durch einen besonderen Zufall Aktinomyzesdrusen im Kote gefunden werden, schwankt die Diagnose anfangs zwischen Tumoren verschiedener Art, bei zökalem Sitz insbesondere zwischen tuberkulösem Ileozökaltumor, Periappendizitis und malignen Neubildungen. Bei Erkrankung des Enddarms kommen vor allem Sigmoiditis infiltrativa (S. 499) und tuberkulöse Periproktitis in Betracht. Verdächtig sind immer Bretthärte des Tumors und multiple Fistelgänge. In der Regel ergibt sich bei aktinomykotischen Tumoren, welche noch keine Fisteln gebildet haben, die Diagnose erst bei der Operation. Bei bestehenden Fisteln spielt Nachweis der charakteristischen Pilzkörner die Diagnose in die Hand.

Therapie. Alter Erfahrung gemäß hat Jodkali in großen Gaben (1 bis 6 g täglich, längere Zeit hindurch) einen gewissen verzögernden Einfluß auf das Wachsen aktinomykotischer Tumoren. Manchmal bringt es völlige Heilung; der Erfolg ist aber unsicher. Jedenfalls bedient man sich des Medikamentes zur Unterstützung radikalerer Therapie. — Bis vor kurzem bestand dieselbe ausschließlich in operativem Eingriff, der darauf ausging, das gesamte erkrankte Gewebe mit den darin wuchernden Pilzen zu entfernen. Der Umfang dieser Operation hängt von dem jeweiligen Befunde ab. Wenn Radikalexstirpation unmöglich, wird durch Exzision und Exkochleation so viel wie möglich entfernt und das Zurückbleibende mit Injektionen von Sublimat (1 : 1000) behandelt; daneben innerlich Jodkali. Im ganzen sind die Resultate der chirurgischen Behandlung abdominaler Aktinomykose recht günstig (C. Brunner,

E. Melchior). — Neuerdings fand man in den Röntgenstrahlen ein kräftiges und erfolgreiches Hilfsmittel (A. D. Bevan). Sie bewährten sich in Verbindung mit Jodkali ganz vortrefflich bei zerviko-fazialer Aktinomykosis (E. Melchior), so daß O. Jüngling dies Verfahren geradezu für die Methode der Wahl erklärt. In welchem Umfang die Röntgentiefentherapie bei Darmaktinomykose als Ersatz für chirurgischen Eingriff eintreten oder dieselbe ergänzen kann, läßt sich noch nicht übersehen.

Darmverengerung und Darmunwegsamkeit (Ileus).

Wir schließen uns im folgenden der Nomenklatur H. Nothnagel's und Ad. Schmidt's an und sprechen von

Stenosis intestini bei unvollständiger Verlegung des Darmrohrs, gleichgültig wie entstanden. Praktisch spielt dies vorwiegend bei allmählich entstandenen mechanischen Passagehindernissen eine Rolle. Sie kann allmählich oder plötzlich übergehen in

Occlusio intestini = vollständige Verlegung des Darmrohrs. Die Okklusion kann aber auch ohne vorausgegangene allmähliche Verengerung plötzlich eintreten.

Strictura = Verengerung durch zirkuläre Wanderkrankung, z. B. durch Geschwürnarben.

Constrictio = Verengerung durch äußere Umschnürung, z. B. durch chronisch-peritonitische Stränge.

Obturatio = Verlegung durch Hindernisse im Darmlumen, z. B. durch große, in den Darm durchgebrochene Gallensteine.

Compressio = Verengerung durch Druck von außen, z. B. durch Tumoren anderer Bauchorgane.

Incarceratio = Einklemmung eines Darmstücks in Bruchpforten, ferner bruchähnliche Einklemmungen.

Strangulatio = Verschließung mit gleichzeitiger heftiger Reizung der Mesenterialnerven, Störung der Blutbewegung in der Darmwand und im Mesenterium derart, daß starke venöse Hyperämie entsteht.

Ileus bezeichnet ursprünglich das klinische Bild, welches bei Occlusio intestini acuta entsteht. Es ist aber voll gerechtfertigt, auch von chronischem Ileus zu sprechen, da die Pathogenese der bei unvollständigem Verschluß auftretenden klinischen Erscheinungen die gleiche ist wie beim akuten Ileus. Sie stehen im gleichen Verhältnis zueinander wie chronische und akute Urämie. Während das klassische Bild des Ileus sich auf mechanische Verschließung des Darmrohrs bezog, lernte man später auch Darmspasmen und Darmlähmung als Ursache völliger Darmunwegsamkeit und des Ileus kennen und unterscheidet demgemäß: mechanischen, spastischen und paralytischen Ileus; letztere beiden Formen faßt man auch unter dem Namen: dynamischer Ileus zusammen. Für Krankheitszustände mit unvollständig entwickelten Ileus-Symptomen werden wir das Wort Subileus gebrauchen.

I. Allgemeine Pathologie und Symptomatologie der Verengerungen und Verschließungen des Darmes.

A. Chronische Verengerung des Darmes (Stenosis intestini).

1. Anatomische und funktionelle Vorgänge am Darm.

Bereits bei Besprechung der pathologischen Physiologie (S. 45) wurde bemerkt, daß bei Verengerung des Darmlumens an einer umschriebenen Stelle die peristaltische Tätigkeit des Darmes oberhalb des Hindernisses sich in automatischer Weise verstärkt. Entsteht die Verengerung akut, so genügt diese Verstärkung unter Umständen, um die Störung zu beseitigen, zumal wenn das Hindernis funktioneller Natur war. Bleibt sie aber bestehen oder entwickelt sie sich in langsam zunehmender Weise, wie das für die Mehrzahl der hier in Betracht kommenden Zustände gilt, so führt die dauernd verstärkte Arbeit des Darmes zu einer Hypertrophie der Muskelschicht, die in einer manchmal recht erheblichen Wandverdickung zum Ausdruck kommt. Anatomisch betrachtet handelt es sich nach H. Nothnagel vornehmlich um Verbreiterung, vielleicht auch um Verlängerung der glatten Muskelfasern (Hypertrophie), nicht aber um Vermehrung derselben (Hyperplasie). E. Herczel fand im Tierexperiment die ersten Anfänge der Hypertrophie schon wenige Tage nach der gesetzten Verengerung; am neunten Tage war sie stets deutlich ausgeprägt. Gleichzeitig wird das Darmrohr oberhalb der Verengerung verlängert, es erscheint deshalb windungsreicher als normal.

Stets ist die Hypertrophie unmittelbar über dem Hindernis am stärksten und nimmt oralwärts allmählich an Stärke ab. Je länger die Krankheitsdauer war, um so stärker ist im allgemeinen die Hypertrophie, und um so weiter nach rückwärts läßt sie sich verfolgen. Allerdings existiert hinsichtlich des letzten Punktes keine Gesetzmäßigkeit, es kommt hier sehr auf die Lage der Bauhinschen Klappe zum Hindernis an. Liegt die Verengerung im Kolon, so wird die Klappe, welche ja den Inhalt nach rückwärts nicht durchläßt, zunächst auch eine Grenze für die Hypertrophie bedeuten, die verstärkte Peristaltik wird hier solange Halt machen, als die Klappe suffizient bleibt, und das ist bei tiefsitzenden Dickdarmstenosen (Rektum, Flexur) oft bis in die letzten Stadien des Prozesses der Fall. Bei hochsitzenden Dickdarmverengerungen (etwa von der Flexura lienalis aufwärts) wird sie aber doch häufig mit der Zeit undicht, und dann wird auch der unterste Dünndarm in die verstärkte Arbeit hineingezogen und hypertrophiert. Offenbar ist die Klappe, da sie mit Muskelbündeln ausgestattet ist, kein rein mechanisches Ventil; der Grad ihrer Schlußfähigkeit unterliegt individuellen Schwankungen (M. Wilms). Bei Dünndarmstenosen, wo keine Klappe im Wege ist, kann die Hypertrophie sich auf weite Strecken nach rückwärts bemerkbar machen, doch kommt es kaum je vor, daß ihre Spuren bei Hindernissen an der Klappe über mehr als $^1/_3$ der Dünndarmlänge verfolgt werden können.

Mit der Verdickung der Muskelwand verbindet sich eine Erweiterung des Darmlumens, die aber solange innerhalb mäßiger Grenzen bleibt, als die verstärkte Arbeitsleistung des Darmes imstande ist, das Hindernis zu überwinden. Erst wenn das nicht mehr der Fall ist, sei es nun, daß die überanstrengte Muskulatur erlahmt oder daß das Hindernis den Darm völlig unwegsam macht, tritt die Dehnung in den Vordergrund. Im allgemeinen ist die Erweiterung des Lumens um so größer, je länger die Stenose bestand, und in der Nähe des Hindernisses am deutlichsten ausgesprochen.

Besteht die Verengerung längere Zeit, so treten weiterhin oberhalb derselben entzündliche und geschwürige Veränderungen an der Schleimhaut und der Submucosa auf. Zusammen mit den erweiterten Gefäßen der Muskelschicht bewirkt die Schleimhautentzündung eine mehr oder minder ausgesprochene Rotfärbung der gesamten hypertrophischen Darmstrecke. Die Entzündung ist eine Folge der von dem gestauten Darminhalt ausgehenden Reize, und zwar mehr von chemischen und bakteriellen als von mechanischen Reizen. Bei länger dauernden Stenosen bleibt es nicht bei einfacher Entzündung; es entstehen auch Geschwüre in dem meist deutlich erweiterten Darmabschnitt. Selten sind sie vereinzelt, meist handelt es sich um gruppenweises Auftreten. Sie sind unabhängig von den lymphatischen Follikeln, von Stecknadelkopfgröße bis zur Größe eines Fünfmarkstückes und darüber, rundlich oder unregelmäßig

gestaltet, mit steil abfallenden oder unterminierten Rändern versehen. In der
Regel reichen sie nur bis zur Submukosa, doch können sie auch in die Tiefe
fortschreiten und zur Perforation der Darmwand führen. Sie kommen nicht
nur in dem der Verengerung nächst gelegenen Darmabschnitte, sondern auch
weiter oben vor. Obwohl die durch Dehnung bedingte Kreislaufstörung der
Geschwürsbildung starken Vorschub leistet, ist zweifellos der Angriff der
gestauten Zersetzungsprodukte und Mikroben auf das Darmepithel
die ausschlaggebende Ursache für Nekrose und weiterhin Ulzeration (sog. endogene Invasion). Es ist daher nur bedingt richtig, wenn man die Geschwüre
mit Th. Kocher Dehnungsgeschwüre nennt (S. 608). Man kann sie auch
Stauungsgeschwüre nennen, mit welchem Ausdruck man etwas größeren
Spielraum für die Pathogenese gewinnt. Die Ursache der Stenose ist für das
Entstehen dieser Geschwüre nebensächlich; daß wir auch die sog. Sterkoral-
oder Dekubitalgeschwüre des Darms den Stenosengeschwüren zurechnen müssen,
ward früher erwähnt (S. 369). Der von Th. Kocher betonte Einfluß der
Dehnung ist scheinbar am Dickdarm am deutlichsten; denn selbst bei tiefsitzenden Stenosen ist meist das muskelschwache und stärkstgedehnte Zökum der
Lieblingssitz von Geschwüren (W. v. Greyerz, Y. Shimodaira). Man übersehe aber nicht, daß das Zökum den wasserreichsten Kot enthält und der Haupttummelplatz für Mikroben ist.

Außer Entzündungen und Geschwüren sollen nach J. Sklodowsky bei
Dünndarmstenosen hin und wieder narbige Streifen in dem Mesenterium höher
gelegener Schlingen vorkommen, welche er ebenfalls als Folgeerscheinungen
der Verengerung ansieht.

Auf die Veränderungen, welche der Darminhalt oberhalb der
Stenosen erleidet, soll hier nur mit einigen allgemeinen Bemerkungen eingegangen werden, weil sie bei der Verschließung des Darmes ausführlicher abgehandelt werden müssen (S. 647). Sie sind, solange die Passage unter der erhöhten Arbeit des hypertrophischen Darmes noch leidlich vor sich geht, unbedeutend oder fehlen zuweilen auch vollständig. Das gilt in erster Linie für
Stenosen in den mittleren Abschnitten des Dickdarms. Denn zwischen Klappe
und der Mitte des Querkolon ist der Kot noch flüssig oder dünnbreiig, er kann
also selbst beträchtliche Verengerungen noch gut passieren, und eine mäßige
Stauung oberhalb des Hindernisses ändert an der Beschaffenheit des zur Entleerung kommenden Kotes nichts Wesentliches, wenn auch sein Chemismus
etwas verändert sein mag, und Entzündungsprodukte beigemischt sein können.
Bei Stenosen im Rektum und an der Flexur dickt sich dagegen der Kot zunächst
in verstärktem Maße ein, es können sich harte Skybala bilden, welche den Weg
noch stärker verlegen, und in deren Bereich es zur Reizung der Darmwand mit
Transsudation und entzündlicher Exsudation kommt. Die Entzündungsprodukte
vermischen sich mit den Kotballen und schmelzen sie vom Rand her ein. Klinisch
äußert sich dieser Prozeß als Verstopfung abwechselnd mit Durchfällen. Bei
Klappen- und Dünndarmstenosen endlich führt jede nennenswerte Verzögerung
der Kotpassage sofort zur Zersetzung, denn wesentlich der Schnelligkeit seiner
Wanderung verdankt der Dünndarminhalt seinen geringen Keimgehalt. Nicht
mit Unrecht betont deshalb M. Wilms, daß für das Zustandekommen der
Dehnungsgeschwüre im Dünndarm der Einfluß der Darmbakterien und ihrer
Toxine vermutlich von größerer Bedeutung sei als das mechanische Moment
der Dehnung. Sehen wir doch auch hier Entzündung der Schleimhaut schon
oberhalb geringfügiger Hindernisse; Hypertrophie der Darmwand dagegen
erst, wenn die Verengerung schon eine recht erhebliche geworden ist, so daß die
Öffnung etwa einer dicken Sonde oder einem dünnen Urethralkatheter entspricht (J. Sklodowsky).

2. Allgemeine klinische Symptome.

Die allgemeinen Krankheitserscheinungen der Darmverengerung kann man in Störungen der Stuhlentleerung, kolikartige Schmerzen, sichtbare oder durch die physikalische Untersuchung nachweisbare Veränderungen im Abdomen als Ausdruck der gesteigerten Peristaltik und der Dehnung der Därme, und endlich in Schädigungen entfernter Organe sondern. Nicht immer folgen sich diese Symptome in einer bestimmten Reihenfolge; es tritt bald das eine, bald das andere früher auf, es können auch einzelne überhaupt fehlen. Im ganzen pflegen zwar mit der allmählichen Zunahme der Verengerung die klinischen Erscheinungen ebenfalls sich langsam zu entwickeln und an Stärke zuzunehmen. Wir erleben aber nicht selten, daß die Funktionsstörung längere Zeit sowohl dem Patienten selbst wie dem Arzte verborgen bleibt, um eines Tages ziemlich plötzlich in die Erscheinung zu treten. Es ist dann gewöhnlich durch irgend ein hinzutretendes Hindernis, sei es ein dem Darminhalt beigemischter gröberer Bestandteil, z. B. ein sich vor die Stenose legender Kotballen oder Gallenstein, sei es ein Spasmus des Darmes in der Gegend der Stenose, sei es Erschlaffung des hypertrophischen Darmabschnittes vor derselben, die Passage so erschwert worden, daß nun plötzlich die Stenosenfolgen sich deutlich und oft sogleich in voller Schwere zeigen.

a) Die Störungen der Stuhlentleerung werden häufig, sehr mit Unrecht, unter dem Sammelbegriff der Verstopfung subsummiert. Verstopfung und zwar sowohl verlangsamte Fortbewegung des Kotes im Dickdarm wie erschwerte Absetzung (Dyschezie) kann, unter Umständen schon sehr frühzeitig, als erstes Symptom vorhanden sein, es kann aber auch ebensogut während der ganzen Dauer des Leidens Durchfall bestehen, beide können miteinander abwechseln, und es kann endlich trotz hochgradiger Stenose überhaupt keinerlei Abnormität der Stuhlentleerung bemerkbar werden, kurz es gibt keine allgemeine Formel für diese Störung. Am ehesten gelangt man zu einer richtigen Vorstellung über diese Verhältnisse, wenn man von dem Ort der Verengerung ausgeht.

Stenosen im Dünndarm machen niemals Obstipation aus dem einfachen Grunde, weil die Eindickung des Kotes überhaupt erst im Dickdarm geschieht und der flüssige Chymus, wenn auch unter erschwerter Arbeitsleistung des Darmes, schließlich die Enge passiert. Wohl aber sieht man öfters Durchfälle auftreten, dünne übelriechende Stühle oder dünnbreiige Entleerungen, zunächst in Perioden, später eventuell dauernd. F. König fand sie besonders bei tuberkulösen Darmstenosen größerer Ausdehnung. M. Wilms führte sie auf Gewebszerfall an der Stelle der Verengerung selbst zurück. Wenn dies auch für einen Teil der Fälle zutreffen mag, so erklären sich die Durchfälle doch schon zur Genüge aus frühzeitig eintretender Zersetzung des Darminhalts oberhalb der Stenose mit nachfolgender Entzündung der Schleimhaut. Das Exsudat der Darmwand steigert den Zersetzungsprozeß, und der faulende Darminhalt reizt auch nach Überwindung des Engpasses die analwärts gelegenen Darmabschnitte zu beschleunigter Peristaltik. Nach theoretischer Erwägung Ad. Schmidt's (I. Aufl. S. 489) würde man dann unverdaute Nahrungsreste ohne entzündliche Produkte im Kot finden („dyspeptischer Darminhalt"); er gibt aber zu, daß entsprechende Kotbefunde bei Dünndarmstenose noch ausstehen. Bedenklicher ist, daß der gestaute und zersetzte Dünndarminhalt auch die Dünndarmabschnitte unterhalb der Stenose in entzündlichen Zustand versetzen kann, und dann entsteht zunächst das Krankheitsbild der Enteritis bzw. Enterokolitis, während die Dünndarmstenose als deren Ursache oft ganz übersehen wird und auch tatsächlich schwer zu erkennen ist. Dies ist um so bedenklicher, als vorzugsweise jauchig ulzerierende Neoplasmen Ursache der sekundären Stenosen-Enterokolitis sind.

Sitzt die Verengerung an der Klappe oder in den oberen Abschnitten des Kolon, etwa bis zur Flexura hepatica, so gestalten sich die Verhältnisse ganz ähnlich: normaler Stuhlgang oder Neigung zu Durchfällen, letztere aus gleichen Gründen wie bei Dünndarmstenose. Immerhin kommt es hier schon häufiger zu wirklichen Kotretentionen mit verzögerter Kotentleerung.

Bei Verengerung im Querkolon und in den tieferen Abschnitten tritt die Verstopfung in den Vordergrund. Die Art, wie sie sich bemerkbar macht, ist allerdings eine sehr verschiedene. Der einfachste Fall ist der, daß der bereits geformte Stuhl zum Teil vor der Enge liegen bleibt, so daß darunter nur wenig Kot vorhanden ist und dementsprechend die Entleerungen selten und ungenügend werden. Auf das ungenügende Quantum ist das größere Gewicht zu legen, denn die Gewöhnung und der beständig vorhandene Drang regen die Ausstoßung oft auch dann noch an, wenn nur sehr wenig Material vorhanden ist, so daß also etwa täglich die Entleerung eines kleinen Fäzesquantums erfolgt, das abnorme Form und Konsistenz haben kann, aber nicht haben muß. Über die Art, wie der schon fertig gebildete Kot dabei die Enge passiert, hat A. Brosch interessante Beobachtungen angestellt: es kann die weichere (frischere) Kotmasse sowohl zentral durch die peripher gelegenen harten Massen wie auch umgekehrt außen an ihnen vorbeigleiten. Hin und wieder kommt es auch zu der bereits erwähnten peripheren Abschmelzung und Erweichung der verhärteten Skybala durch die von ihnen angeregte Exsudation der Wand. Dies führt zu interkurrenten Diarrhöen mit oder ohne Entzündungsprodukte. Der zutage tretende Kot ist aber auch während der Perioden der Verstopfung niemals hart und trocken; er muß ja, um die Enge passieren zu können, noch knetbar sein. Nicht selten zeigt er eine eigentümliche Formation, die man früher fälschlicherweise als ein Charakteristikum der Dickdarmstenosen überhaupt ansah, nämlich die kleinkalibrige oder Bleistiftform. Kann doch diese Form auch bei spastischen Zuständen des Enddarms und im Hungerzustande auftreten, so daß sie diagnostisch mit größter Vorsicht verwertet werden muß. Tatsächlich fehlt sie auch nicht selten bei tiefsitzenden Stenosen: der durch die Enge hindurchgezwängte Kot bleibt liegen und wird erst entleert, wenn er durch Apposition das normale Kaliber erlangt hat.

Bei Verengerung im Querkolon und im Colon descendens hört eigentlich jede Regelmäßigkeit auf. Verträgt die Darmwand die Kotretention — Zurückhaltung ist bei geformter Stuhlmasse natürlich zu erwarten — ohne Reaktion, so ist auch hier die Verstopfung das hervorstechendste. Es häufen sich mit der Zeit oft erstaunliche Massen Kot oberhalb der Stenose an. Was durchtritt, kann in kleinkalibriger Form zutage treten; dies ist aber nicht immer der Fall.

Die Patienten haben dauernd das Gefühl der Völle und ungenügender Entleerung des Bauches. Wenn auch noch leidlich große Mengen Kot austreten, suchen die Kranken doch öfters am Tage den Abort auf und suchen unter anstrengendem Pressen nochmals Kot herauszubefördern, meist vergeblich. Wenn die Darmwand sich entzündet, und dies ist sehr häufig der Fall, so erscheinen anfangs periodisch, später dauernd massenhafte, stinkende, breiige oder flüssige Entleerungen, denen sich bei etwaigen Ulzerationen auch Blut und Eiter beimengen.

Zusammenfassend läßt sich also über die Störungen der Stuhlentleerung bei Darmstenosen sagen, daß sowohl Durchfall wie Verstopfung vorhanden sein kann, ersterer häufiger bei Verengerungen des Dünndarms, letztere besonders bei tiefsitzenden Dickdarmstenosen. Oft, namentlich bei Verengerungen in den höher gelegenen Abschnitten des Kolon, wird die Verstopfung durch interkurrente Durchfälle unterbrochen. Wenn Verstopfung vorhanden, äußert sie sich mehr in ungenügender Fäzesmasse als in zu seltener Absetzung. Der harte, großkalibrige Stuhl der funktionellen Obstipation (vgl. S. 378, Fig. 108) kommt nicht vor, eher die kleinkalibrige Bleistiftform, die aber nicht für Stenosen charakteristisch ist. Im einzelnen Falle erweist sich eine genaue Analyse der Stuhlentleerung (nach Menge, Farbe, Zusammensetzung, Häufigkeit etc.) als notwendig; die Angaben der Patienten gerade über diesen Punkt sind sehr unzuverlässig.

b) Kolikschmerzen sind es, welche noch mehr als Veränderung der Stuhlentleerung den Kranken selbst auf sein Leiden aufmerksam machen. Sie bilden sich je nach Umständen entweder langsam aus oder sie treten plötzlich in die Erscheinung, wenn durch irgend ein hinzutretendes Hindernis der Durchtritt des Darminhalts durch die Enge noch stärker notleidet. Die Kolikschmerzen treten anfallsweise auf, sich binnen weniger Sekunden zu voller Höhe entwickelnd. Ihre Intensität ist verschieden, von unbehaglichen Empfindungen in den Gedärmen bis zum schwersten Paroxysmus, welcher die Kranken aufschreien und sich mit angstverzerrtem Gesicht im Bett winden läßt. Häufig ziehen sie dabei die Beine an den Leib, oder sie bücken sich wenn sie stehen. Sie pressen auch wohl bei angehaltenem Atem, wie eine Frau bei den Geburtswehen. Wenn sie sich nicht mit den Händen am Bettrande festklammern, so halten sie sich den Leib fest oder sie drücken mit der flachen Hand auf den Bauch. Offenbar gibt der hierdurch erzeugte Gegendruck und die willkürliche Spannung der Bauchmuskulatur ihnen ein wenig Erleichterung. Dies erklärt sich vielleicht durch Entspannung des Mesenterium; müssen wir doch das Zerren der Darmschlingen an diesem als mitbeteiligt an den Kolikbewegungen betrachten (s. unten). Ebenso schnell, wie er gekommen, läßt der Anfall wieder nach. In $^1/_4$ oder $^1/_2$ Minute ist alles vorüber, manchmal unter lauten, weithin hörbaren Geräuschen im Bauche. Aber der Kranke erfreut sich seiner Ruhe nicht lange. Manchmal bleibt zwischen den einzelnen Paroxysmen ein dumpfer Schmerz bestehen.

Die einzelnen Attacken verteilen sich nicht gleichmäßig über den ganzen Tag, sondern gruppieren sich periodenweise. Derartiger Schmerzperioden von verschieden langer Dauer kommen mehrere am Tage. Dazwischen verhält sich stundenlang der Leib ganz ruhig, oder nur leichte Empfindungen erinnern den Patienten an seinen Zustand. Die Schmerzperioden stehen nicht selten in deutlichem zeitlichen Zusammenhang mit der Nahrungsaufnahme, meist so, daß sie einige Stunden nach dem Essen beginnen. Aber sie können auch durch Körperbewegung, psychische Erregung, kühlen Luftzug am Bauch etc. ausgelöst werden. Reizende Nahrungsmittel, welche die Peristaltik anregen, und Abführmittel rufen sie in verstärktem Maße hervor. Wenn es nach einigen Kolikanfällen zu Entleerung von Stuhl und Gasen kommt, so lassen die Schmerzen nach, und es tritt fürs erste Ruhe ein. Während der eigentlichen Koliken wird kein Kot entleert; der Enddarm ruht; die ganze motorische Erregung konzentriert sich im Kolikanfall auf den Bezirk oberhalb der Stenose.

Je enger die Stenose, um so kürzer im allgemeinen die Pausen zwischen den Schmerzperioden, um so heftiger auch die einzelne Attacke. Aber diese Regel hat Ausnahmen. Denn die Intensität der Peristaltik ist nicht immer proportional dem Grad der Stenose, und die Schmerzempfindlichkeit ist nicht bei allen Menschen gleich groß. Bei sehr heftigen Schmerzen kommt es manchmal auf der Höhe des Anfalles zum Erbrechen, wobei etwas Mageninhalt oder galliger Schleim entleert wird. Mit dem Kotbrechen des Ileus hat dieses Brechen nichts zu tun; es wird allgemein als Reflex vom Bauchfell aufgefaßt.

Der Sitz der Schmerzen oder wenigstens ihr Ausgangspunkt entspricht oft der Stelle der Stenose. Namentlich bei Dickdarmverengerung kann man das beobachten: linksseitiger Schmerz, wenn das Hindernis am Mastdarm oder an der Flexura sigmoidea gelegen ist, rechtsseitiger, wenn die Flexura hepatica betroffen ist, Schmerzen in der Oberbauchgegend bei Stenosen an der Flexura lienalis. Allerdings strahlt auf der Höhe des Paroxysmus der Schmerz meist über den ganzen Bauch bis in die Brust aus. Bei Verengerungen am Dünndarm pflegen die Schmerzen in der Mitte des Leibes, um den Nabel herum lokalisiert zu werden.

Daß vollkommene Einsicht in den Mechanismus des Kolikschmerzes noch nicht gewonnen, ward früher erwähnt. Sie stehen sicher mit den Darmsteifungen in engem Zusammenhang. Während man die Kolikschmerzen früher auf Vorgänge in der Darmwand bezog, ist man jetzt immer mehr geneigt, die beim Aufbäumen des Darms entstehenden Zerrungen am Mesenterium dafür verantwortlich zu machen (S. 67 und Abschnitt Darmneurosen, S. 782).

c) Darmsteifungen. Als sichtbarer Ausdruck für die Vorgänge, welche zum Kolikschmerz führen, zeichnet sich die Peristaltik der hypertrophischen Darmabschnitte auf der Oberfläche des Bauches ab. Diese eindrucksvolle Erscheinung kann zwar im Beginn des Leidens fehlen, aber dann sind in der Regel auch die Kolikschmerzen noch nicht vorhanden. Bei fortschreitender Verengerung bleiben sie nur ausnahmsweise noch eine Zeitlang undeutlich, nämlich wenn es sich um Leute mit fettreichen Bauchdecken handelt. Von der bei Frauen mit schlaffen Bauchdecken hin und wieder sichtbaren physiologischen Peristaltik der Därme, bei der in beständiger Abwechslung umschriebene Darmabschnitte geräuschlos ohne Energie und ohne Schmerzen, wie in einem mit Kartoffeln gefülltem Sack, ganz wenig über die Oberfläche hervortreten (Fig. 18, S. 77), unterscheiden sie sich auf den ersten Blick. Als ob in einen schlaffen Schlauch Wasser unter Druck eingepreßt würde, so treten die Darmschlingen plastisch in großer Ausdehnung hervor, manchmal so deutlich, daß man sie direkt umgreifen kann, und geraten in starre Kontraktion. H. Nothnagel prägte dafür den zutreffenden Ausdruck „Darmsteifung". Im Beginn des Anfalles sieht man wohl noch eine leichte Wellenbewegung in den sich steifenden Schlingen, auf der Höhe beharren sie dagegen meist eine gewisse Zeit unverändert in ihrer Lage, wobei allerdings, wenn der eine Wulst zusammensinkt, neben ihm ein anderer wieder deutlich werden kann. Schon nach dieser Erscheinungsweise ist nicht anzunehmen, daß die Peristaltik dieser hypertrophischen Schlingen sich in den normalen Formen (Roll- und Pendelbewegungen) abspielt. Aus dem langsamen Auf- und Abwogen der hervortretenden Schlingen kann man keine bestimmte Wellenrichtung erkennen. Im wesentlichen handelt es sich um eine tetanische Kontraktion der Schlingen. Solche tetanische Zusammenziehungen kommen zwar auch bei entzündlichen und nervösen Darmleiden als lokale Spasmen nicht selten vor. Die in Rede stehende Erscheinung unterscheidet sich aber dadurch grundsätzlich von jenen Formen, daß die Dauerkontraktion nicht zum Verschluß des Rohres führt, sondern um einen aus Gas und flüssiger Kotmasse bestehenden Inhalt geschieht und überdies in hypertrophischen Darmabschnitten vor sich geht. Nur so ist es möglich, daß es zur Steifung kommt, zur sichtbaren Hervorwölbung hartgespannter Schläuche selbst durch kontrahierte Bauchdecken hindurch. Mit Zusammensinken der Darmschlingen läßt auch der Kolikschmerz nach.

Der einzelne Schmerz- und Steifungsanfall dauert immer nur wenige Minuten. Die Anfälle häufen sich aber zu Anfallsperioden, die bei langsam zunehmender Verengerung anfangs spärlich und kurzer Dauer sind und später sich länger hinziehen (F. Treves). Nahrungsaufnahme und vor allem darmerregende Abführmittel lösen Anfälle aus, ebenso — ein diagnostisch wichtiges Zeichen — äußere, die vordere Bauchwand treffende Reize. Schon das Fortziehen der Bettdecke genügt oft, zumal in einem etwas kalten Zimmer, um die Steifung hervortreten zu lassen. Sicherer wirkt leichtes Beklatschen mit den Fingern oder mit einem in feuchtes Wasser getauchten Tuch.

Mit dem Nachlassen des Anfalles, wenn die Spannung der Därme aufhört, treten sehr gewöhnlich laute gurrende und glucksende Geräusche auf, die manchmal weithin hörbar sind und sich ausnehmen, als wenn man Flüssigkeit aus einer Flasche ausgießt. Sie setzen die Anwesenheit größerer Mengen von Flüssigkeit und Luft im Lumen voraus, und es ist kein Zweifel, daß sie aus der Mischung beider während der Passage aus einem gefüllten in einen leeren Darmabschnitt entstehen. Damit ist aber noch nicht gesagt, daß dieser leere Abschnitt stets das unterhalb der Stenose gelegene Darmstück ist, mit anderen Worten, daß sie den Durchtritt des Darminhaltes durch die Enge bedeuten. Sie sind nämlich keineswegs immer über der Stelle der Stenose am deutlichsten, sondern in höher gelegenen Darmabschnitten (J. Sklodowski). Man muß deshalb auch damit rechnen, daß der Inhalt aus den unter starkem Druck stehenden dicht oberhalb der Stenose gelegenen Schlingen in höher gelegene leere, in denen die Wandspannung früher nachläßt, zurückläuft bzw. geschleudert wird. Dafür spricht auch die Beobachtung vor dem Röntgenschirm

(J. E. Schmidt). Beschränkt man sich nicht auf das grobe Poltern, sondern auskultiert mit dem Stethoskop, so hört man allerdings schon manchmal vor Eintritt des Polterns, auf der Höhe der Steifung, ein wirkliches Durchspritzgeräusch, welches so klingt, als wenn ein Wasserstrahl aus einer Spritze ausgetrieben wird (F. König). In anderen Fällen ist das Geräusch weicher, blasend und rührt dann vermutlich von dem Durchtritt der Gase durch die Stenose her. Beide Geräusche sind übrigens, wie ausdrücklich noch einmal betont werden soll, durchaus inkonstant. Vielfach tritt am Ende einer Periode von Darmsteifungen Stuhldrang auf, der aber keineswegs jedesmal befriedigt werden kann (Goldhuis).

Der Ort, wo die Steifungen im Abdomen zutage treten, entspricht der Lage der hypertrophischen Darmschlingen. Bei Stenosen im Dünndarm und an der Bauhinschen Klappe nehmen die sich vorwölbenden Darmabschnitte die Gegend um den Nabel herum, überhaupt die mittleren Teile des Leibes ein, wobei die einzelnen Schlingen häufig parallel in horizontaler oder vertikaler Richtung nebeneinander gelagert sind (vgl. Fig. 17, S. 76). Im Gegensatz dazu nehmen sie bei Dickdarmverengerungen mehr die seitlichen Abschnitte des Bauches ein, allerdings nur selten (bei tiefsitzenden Hindernissen) so vollständig, daß eine hufeisenförmige Einfassung des Bauches entsprechend dem Verlaufe des Kolon resultiert. Häufiger sind die Steifungen auf die einzelnen Teile des Dickdarms beschränkt, also z. B. auf das Colon ascendens und das Querkolon bei Verengerungen der Flexura lienalis (Fig. 16, S. 76), auf die Sigmaschlinge bei Verengerungen am Mastdarm etc. Neben der Lokalisation fällt dabei die viel größere Weite der gesteiften Darmteile im Vergleich zum Dünndarm auf. Isolierte Steifungen des Querkolon können eine gewisse Ähnlichkeit mit Magensteifungen (bei Pylorusstenosen) zeigen, doch fehlt das Weiterlaufen der peristaltischen Welle von links nach rechts, welches für den Magen charakteristisch ist. Größer ist die Gefahr einer solchen Täuschung, wenn es sich um Verengerungen an der Grenze zwischen Duodenum und Jejunum handelt (Chr. Bäumler). Bei den vielen Lageanomalien des Kolon und ganz besonders der Flexur entstehen natürlich leicht Täuschungen über den Sitz der Dickdarmstenosen. Hinzu kommt noch, daß bei etwaiger Insuffizienz der Bauhinschen Klappe die Steifung über den Bereich des Dickdarms hinaus in den Dünndarm fortschreiten kann.

Das Zustandekommen der Steifungen ist nicht so leicht erklärt, wie es zunächst den Anschein hat. Damit eine gesteifte Darmschlinge in der plastischen Stellung, wie sie uns erscheint, überhaupt eine gewisse Zeit erhalten werden kann, muß sie nach beiden Seiten völlig oder doch annähernd völlig geschlossen sein. Oralwärts kann man sich das nur so vorstellen, daß die nächst höhere, wahrscheinlich auch noch in den Bereich der Hypertrophie fallende Schlinge, nachdem sie ihren Inhalt ausgetrieben hat, noch eine Zeitlang in völlig kontrahiertem Zustande verharrt. Folgt jetzt die tetanische Kontraktion des gefüllten Abschnittes, so kann der Inhalt nach oben zunächst nicht ausweichen. Aber auch aboral, im Bereich der Stenose, wird wahrscheinlich sehr oft zeitweise eine vollständige Aufhebung der an sich engen Öffnung statthaben, sei es durch einen Spasmus des Darmes an der Stelle der Verengerung selbst (M. Wilms), sei es durch Überkragung infolge der Dehnung des zuführenden Abschnittes (J. Sklodowski) oder wie immer. Unbedingt notwendig zur Erklärung der Steifung ist diese Annahme übrigens nicht, vorausgesetzt daß die Stenose so eng ist, daß der Inhalt der Schlinge längere Zeit gebraucht, um sie zu passieren. Dann haben wir eine langsam sich entleerende Spritze vor uns, und in diesem Falle würde man das Königsche Geräusch hören können. Daß der Darm nicht dauernd tetanisch kontrahiert bleiben kann, ist verständlich. Offenbar

tritt von Zeit zu Zeit eine Ermüdung ein, woraus die Intervalle zwischen den
Schmerzperioden sich erklären.

Die Steifungen sind Versuche des Darms, das Weghindernis durch kompensatorische Mehrarbeit zu überwinden, haben also eine zunächst nützliche Aufgabe. Dies schließt nicht aus, daß sie im Einzelfalle mehr schaden als nützen;
z. B. kann durch die Steifung die Lage des gesteiften Darmstücks zur Stenose
so verschoben werden, daß es sich geradezu gegen die Stenose abknickt und
dadurch das Hindernis verstärkt.

Über die Vorgänge in der Muskulatur brachten die schönen Untersuchungen
P. Trendelenburg's neue Aufschlüsse. Durch lang anhaltende Dehnung verliert die
Darmmuskulatur ihren Tonus, längere Ruhepause stellt den Tonus wieder her. Der Tonus
steigt magenwärts auf. Durch Abfließen des Tonus nach oben macht jedes Darmstück die nächsthöheren empfindlicher und zum Zustandekommen peristaltischer Kontraktionen geneigter. Indem sich in den magenwärts gelegenen,
stenosenfernen Abschnitten das Maximum der Erregbarkeit aufstapelt und
infolgedessen hier die Peristaltik beginnt, wird die absteigende Richtung
der Welle gesichert.

d) Meteorismus. Wenn die Darmsteifung vorüber ist, sinken die
soeben noch deutlich vorgewölbten Schlingen häufig so vollkommen
zurück, daß eine Niveauver-änderung am Abdomen überhaupt nicht mehr erkennbar ist. Manchmal bleibt aber auch in der
Ruhe eine Blähung der zuführenden Schlingen in Gestalt eines partiellen,
in seltenen Fällen auch eines all-gemeinen Meteorismus intestinalis
erkennbar. Naturgemäß trifft dies besonders für hochgradige Verengerungen, das Endstadium vieler langsamer Prozesse, zu. Da aber
die Passage von Luft selbst in sehr engen Kanälen kein ernstes
Hindernis findet, so muß man sich das Zustandekommen der Gas-
retention, die in erster Linie für

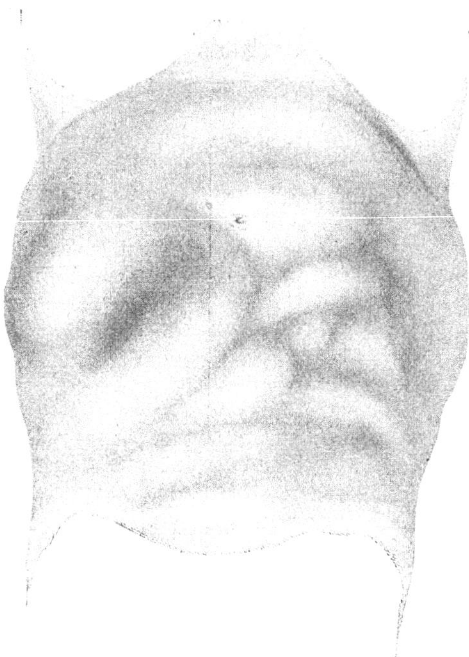

Fig. 132. Stenose im S romanum mit meteoristi-
scher Auftreibung des Dick- und Dünndarms
(nach Nothnagel).

die meteoristische Dehnung verantwortlich ist, so vorstellen, daß zeitweise die
flüssigen Kotmassen sich vor der Stenose stauen und die Gase nicht durch-
lassen. Vielleicht ist auch Verschlechterung der Gasresorption in den hypertrophischen Darmabschnitten im Spiele (H. Nothnagel) oder Überproduktion
von Gas aus dem zersetzten Darminhalt. In geringem Grade finden sich Gas-
verhaltungen von Anfang an neben der Kotstauung; sind doch die hypertrophischen Darmabschnitte meist schon frühzeitig etwas erweitert. Hochgradig wird aber der Meteorismus bei chronischer Enterostenose nur verhältnismäßig selten, es sei denn, daß sie mit periodischem völligen Verschluß verläuft, wie beispielsweise in der Hirschsprungschen Krankheit (S. 749.).

Die Lokalisation der geblähten Schlingen ist wie die der Steifungen
je nach dem Sitz der Enge verschieden: vorwiegende Beteiligung der Flanken

bei Dickdarmstenosen, Auftreibung in der Mitte des Bauches bei Dünndarm-
und Klappenstenosen. Beide können sich aber miteinander mischen, wenn
bei hochgradiger Dickdarmstenose die Klappe insuffizient wird. Auch kann
eine isoliert geblähte Sigmaschlinge die Mitte des Leibes einnehmen und die
Flanken frei lassen. Fig. 132 und 133 (aus dem Nothnagelschen Werke)
mögen diese Fälle illustrieren und zusammen mit den Figg. 151 bis 154 (s. u.)
einen Überblick über die verschiedenen Erscheinungsweisen des lokalen Meteorismus geben. Man darf sich aber niemals zu eng an das Schema halten: die
großen Verschiedenheiten der Darmtopographie bedingen oft ganz eigenartige
Verhältnisse, so daß beispielsweise auch einmal Dünndarmschlingen einen
ausgesprochenen Flankenmeteorismus erzeugen während bei Dickdarmstenosen
die Auftreibung nur wenig auf der Vorderseite, dagegen besonders deutlich im

Rücken, unterhalb der zwölften
Rippe, hervortreten kann. Ferner
kommt es infolge hochgradiger
Verengerung tieferer Abschnitte
unter Umständen zu einer isolierten Blähung des dünnwandigen
Zökum (A. W. Anschütz).

**e) Perkussion und Auskul-
tation.** Bei Perkussion geben die
geblähten Schlingen meist lauten
tympanitischen Schall, der bei
Spannung der Wand einen metallischen Beiklang erhält. Liegen
die Schlingen tief (bei Seitenlage-
rung), so können sie auch ge-
dämpften Schall geben, indem
die flüssige Kotmasse das Gas aus
ihnen verdrängt. Bei Lagewechsel
hellt der Schall sich auf, so daß
dieselben Perkussionsverhältnisse
wie beim Ascites herrschen. Vor
Verwechselung schützen die lauten
Plätschergeräusche, welche in den
erweiterten Schlingen durch stoß-
weißes Eindrücken der Finger entsteht. Diese Plätschergeräusche

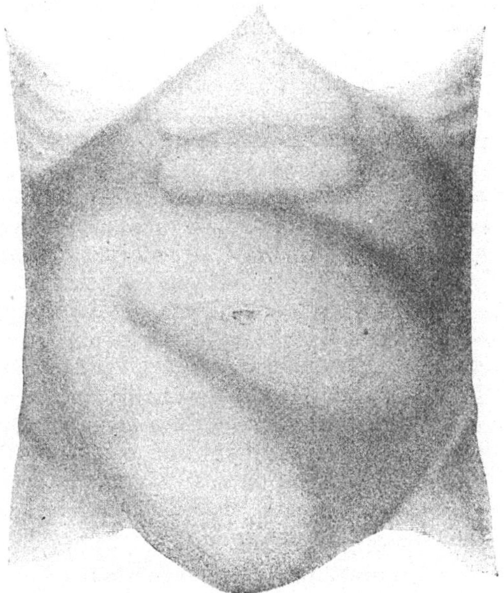

Fig. 133. Meteoristische Auftreibung der Sigmaschlinge bei Stenose am Ausgang derselben nach
Nothnagel).

gewinnen dadurch diagnostische Bedeutung, daß sie unter Umständen schon frühzeitig, ehe es zu ausgesprochenen Koliken und Steifungen kommt, immer an derselben Stelle auslösbar sind (A. Mathieu). M. Wilms auskultiert bei Verdacht
Stenose die in Betracht kommenden Darmabschnitte mittels des Stethoskopes auf
und legt Wert auf spontane, klingende Rasselgeräusche, wenn sie sich an derselben Stelle regelmäßig wiederfinden lassen. Auch bei der Stäbchen-Plessimeter-
perkussion fand er oft schon im Beginn eine Zone umschriebenen Metallklanges,
welche den erweiterten und gespannten Darmschlingen entsprach. Es scheint
aber doch, als ob diese Symptome, wie überhaupt der partielle Meteorismus,
weniger für die beginnenden Stenosen als für die intermittierend verlaufenden
oder dauernden Verschlüsse des Darmes charakteristisch sind (J. Schnitzler).

f) Das Allgemeinbefinden wird bei chronischer Verengerung des Darmes,
solange es nicht zu periodischem oder völligem Verschluß kommt, in der Regel
nur in geringem Grade gestört. Allerdings magern die Kranken langsam ab,
weil die Nahrungsaufnahme notleidet, und durch die beständigen Schmerzen

und die sich hinzugesellenden Entzündungen des Darmes kommen sie herunter und werden schließlich bettlägerig. Sehr bemerkenswert und in theoretischer, sowohl wie in praktischer Hinsicht bedeutungsvoll ist das zuerst von Kn. Faber beschriebene, später von Borchgrevink u. a. bestätigte Vorkommen hochgradiger Anämie vom Charakter der perniziösen Form bei chronischen Dünndarmstenosen, namentlich bei tuberkulösen Narbenstrikturen. Es liegt nahe, die oberhalb der Stenose einsetzende Abänderung des Chemismus und Giftresorption für sie verantwortlich zu machen. Da Stenosen des Dünndarms auch Proteine zur Stauung bringen, müssen wir in erster Linie an deren Abbauprodukte denken (S. 63) und erinnern uns dabei der Versuche Seyderhelm's (S. 60) über enterogene Anämien. Gelegenheit zur Resorption giftiger Proteosen und anderer Abbauprodukte geben der entzündliche Zustand der Schleimhaut und etwaige Geschwüre oberhalb der Stenose. Bei Stenosen des Dünndarms, namentlich des Ileum, enthält der Harn stets reichlich Indikan und Ätherschwefelsäuren; bei tieferen Dickdarmstenosen pflegt die Indikanurie in mäßigen Grenzen zu bleiben, weil die Tryptophangruppe der Nahrungseiweiße großenteils schon im Dünndarm resorbiert wird. Die Indikanurie steigt erst beträchtlich, wenn die Ileozökalklappe schlußunfähig wird. Das Darniederliegen des Appetits, gelegentliche vasomotorische Reizerscheinungen der Haut (Urtikaria u. a.), motorische Unruhe, unruhiger Schlaf, die sich anfangs im klinischen Bilde der chronischen Stenose sogar in den Vordergrund drängen können, sind doch wohl auch als enterogene Toxinwirkungen zu deuten. Fieber ist gar nicht selten, was nicht überraschen kann, da von Darmgeschwüren aus jederzeit pyrogenem Material (Bakterien, Bakteriotoxinen, unvollständig abgebauten Eiweiß usw.) der Weg in die Lymph- und Blutbahn offen steht. Von den Geschwüren aus und wahrscheinlich auch ohne dieselben ist Durchwandern von Bakterien zum Bauchfell oder sogar Perforation möglich, und es gibt Fälle, wo die Stenosenbeschwerden kaum nennenswert waren und den Patienten noch nicht zum Arzt führten, und eine akute Perforationsperitonitis das erste alarmierende Symptom ist. Wenn aus irgend einem Grunde die hypertrophischen Darmmuskeln paretisch werden, hat dies die gleichen Folgen wie völliger Verschluß des Engpasses.

g) **Die radiologischen Befunde** sind für Erkennung der Stenosen, ihres Sitzes und ihrer Ursache von außerordentlicher Bedeutung geworden. Wir verweisen auf früheres (S. 105) und gehen auch in den folgenden Abschnitten, zunächst bei den diagnostischen Ausführungen über Sitz der Stenosen, genauer darauf ein. Im übrigen sei verwiesen auf die zusammenfassenden Schriften von E. Stierlin, G. Schwarz, F. Groedel, G. v. Bergmann, M. Faulhaber-L. Katz, N. Dohan.

3. Sitz der Stenose.

Die Gruppierung der Einzelsymptome ist in hohem Maße abhängig vom Sitz der Stenose. Den Sitz genau zu erkennen ist mit Rücksicht auf bevorstehenden operativen Eingriff wichtig; seine Kenntnis gibt unter Umständen auch Hinweise auf die Ursache der Stenose, da manche Passagehindernisse sich an bestimmten Stellen des Darms mit Vorliebe entwickeln. Am klarsten erkennbar pflegt der Sitz der Stenose zu sein, wenn sie den obersten oder den untersten Teil des Darms betrifft. Wie namentlich H. Nothnagel hervorhob, wird oft durch Blähung dieser und durch Kontraktion jener Darmschlingen, ferner durch Verwachsungen u. a. Form und gegenseitige Lage der Darmschlingen so stark verändert, daß es schwer oder gar unmöglich ist, Schmerzen, Blähung, Steifung auf bestimmte Abschnitte des Darms zu beziehen. Bestimmteren Hinweis geben manchmal Funktionsanomalien (s. unten); vor allem aber half die Radiologie, den Sitz der Darmstenosen besser zu erkennen.

a) **Suprapapilläre Duodenalstenose** erzeugt klinisch das gleiche Bild wie Pylorusstenose, also vor allem Druck und Völlegefühl in der Magengegend, Magenerweiterung, Vorwölbung des Epigastrium, Magensteifungen, Stauung des Magenchymus mit Aufstoßen, Brechneigung und manchmal massigem Erbrechen, abnorme Gärungen im Magen (Milchsäure-, Essigsäure-, Buttersäure-, Alkoholgärung), reichliche Gasentwickelung; Verhalten der Salzsäure verschieden, mehr von Nebenumständen als von Grad der Stenose abhängig. Der Stuhlgang ist angehalten; Durchfälle kommen nur selten vor. Der Urin

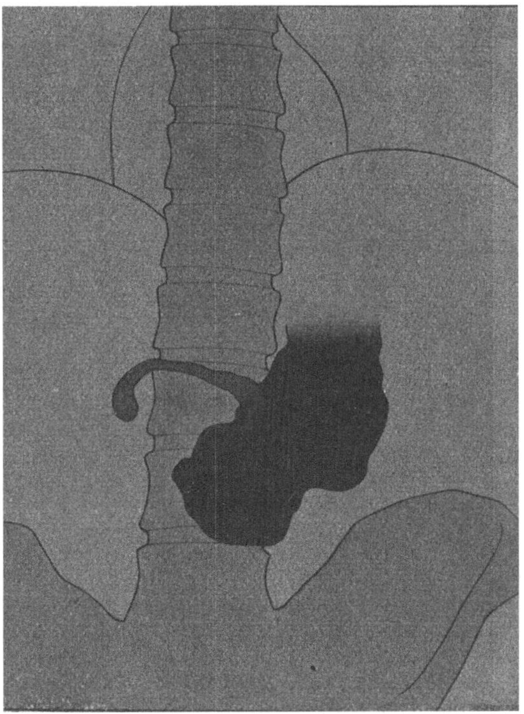

Fig. 134. Ulcus duodeni mit Duodenalstenose. Zapfenförmiger Ausguß des Duodenum (nach Bier).

wird wegen schlechter Flüssigkeitsresorption spärlich; sein Gehalt an Indikan steigt gewöhnlich nicht. Das Erbrochene wird nie fäkulent. Schnelle und starke Abmagerung wegen ungenügender Nahrungsaufnahme, schlechter Resorption in Magen und Duodenum, Erbrechen usw. ist die Regel. Über den Sitz der Stenose belehrt manchmal die Palpation (z. B. Tumor am Pylorus bzw. mehr rechts gelegener, das Duodenum komprimierender Tumor); vor allem aber das Röntgenbild. Der Kontrastbrei dringt in den prästenotischen Abschnitt des Duodenum ein, füllt und dehnt ihn, ragt unter Umständen zapfenförmig in die Stenose hinein (A. Bier, S. 582). Wirkungsschwache Peristaltik am Duodenum wird sichtbar, das Duodenum bleibt stundenlang gefüllt; es kommt zu Pylorusinsuffizienz, so daß Duodenalinhalt reichlich in den Magen zurückgestoßen wird. Man darf aber nicht übersehen, daß funktionelle Stenosen des Duodenum

(Spasmen) ganz ähnliche Bilder erzeugen können (G. v. Bergmann). Sie weichen aber unter dem Einfluß antispasmodischer Medikamente (Papaverin, Atropin) und werden bei wiederholter Röntgenuntersuchung das eine oder andere Mal vermißt. Über Röntgenbilder bei Duodenalstenose vgl. vor allen G. Holzknecht, M. Haudek, E. Melchior, G. v. Bergmann und S. 93.

b) **Infrapapilläre Duodenalstenose** bringt zunächst ein gleiches klinisches Allgemeinbild wie höher gelegene Stenose, und auch der radiologische Befund ist in allen wesentlichen Zügen der gleiche. Während aber bei Pylorus- und oberen Duodenalstenosen das Erbrochene nur ausnahmsweise gallig gefärbt ist, ist das hier konstant der Fall, und zwar ist der Farbenton je nach der Reaktion des Inhaltes bald mehr ein goldgelber, von unverändertem Bilirubin herrührend, bald mehr ein grüner, durch Biliverdin bedingter. Niemals, auch nicht beim Übergang in völligen Verschluß, wird das Erbrechen fäkulent und hydrobilirubinhaltig. Besonders wichtig ist, daß auch der mit der Sonde ausgeheberte Mageninhalt, selbst wenn eine abendliche Reinspülung vorausging, stets gallehaltig gefunden wird (Redwidzoff). Mit der Galle tritt zugleich Pankreassekret in den Magen zurück, vorausgesetzt daß nicht durch den zugrunde liegenden Prozeß die Absonderung resp. die Entleerung eines dieser Sekrete oder beider in den Darm aufgehoben wurde, z. B. bei Tumoren der Vaterschen Papille, die einerseits Gallen- und Bauchspeichelzufluß verhindern, anderseits das Darmrohr verengern können. Der Mageninhalt zeigt wechselnden Säuregehalt, bald freie HCl, bald nicht, aber doch kaum je alkalische Reaktion (J. Boas). Die peptische Verdauung wird, wenn noch überschüssige Säure vorhanden ist, nicht aufgehoben; andererseits kann man nach Eingabe eines Öl- oder Sahnenfrühstückes (vgl. S. 163) unschwer die Pankreasfermente in dem ausgeheberten Inhalt nachweisen. Kommt es zur Zersetzung des Mageninhaltes, so tritt frühzeitig Abmagerung auf. Geht die Verengerung in völligen Verschluß über, so entfärben sich die Fäzes völlig, derart, daß auch durch die Sublimatprobe keinerlei Farbenveränderung mehr hervorgerufen wird (vgl. S. 137).

c) **Hohe Jejunalstenosen**, etwa die erste bis zweite Schlinge betreffend, können ganz ähnliche klinische Bilder wie infrapapilläre Duodenalstenose geben, doch ist gewöhnlich die Auftreibung des Oberbauches ausgedehnter und überschreitet die Grenzen des Magens. Im Röntgenbilde setzt sich die pralle Füllung deutlich erkennbar bis in die obersten Jejunalschlingen fort, während der übrige Dünndarm nur spärliche Schatten zeigt (Fig. 24, S. 94).

d) **Jejunal- und Ileumstenosen.** Sobald die Stenose jenseits der ersten oder zweiten Jejunalschlinge an irgend einer Stelle des Dünndarms bis herab zur Bauhinschen Klappe sitzt, entsteht ein ziemlich gleichförmiges Krankheitsbild. Es hat daher immer für schwer oder gar unmöglich gegolten, den Sitz des Leidens genau zu erkennen und festzustellen, ob es sich um einfache oder mehrfache Stenose des Dünndarms handle. Dies ist darin begründet, daß schon die Auftreibung weniger Darmschlingen genügt, um die geblähten Schlingen an die Vorderwand des Bauches zu drängen und die leeren Schlingen untastbar zu machen. Erst die Radiologie erlaubte genauere topische Diagnostik.

Das hervorstechendste Zeichen der Dünndarmstenose sind **Steifungen der Darmschlingen,** welche meist auch außerhalb der Steifungsperioden mäßig meteoristisch gebläht erscheinen. Bei hochgelegenem Hindernis erscheinen sie lediglich in der Oberbauchgegend, sonst füllen sie mehr oder minder die Mitte des Leibes aus, während die Flanken gewöhnlich frei bleiben. Die hervortretenden Schlingen sind meist nicht so weit wie gesteifte Dickdarmschlingen, sie unterscheiden sich ferner von ihnen durch zahlreichere, nicht selten parallel gestellte Windungen, deren Lage bei den einzelnen Fällen gelegentlich wechselt, durch

häufigeres Auf- und Niedersinken infolge lebhafter Peristaltik und durch spontane
und palpatorische Plätschergeräusche. Sehr charakteristisch für Stenosen an
der Bauhinschen Klappe ist ein von links oben nach rechts unten fortschreitendes
und dort endendes Auf- und Abwogen der sicht- und tastbaren Schlingen.
Gewisse Formen von Dünndarmstenosen, speziell die durch Tuberkulose und
Lues verursachten Narbenstrikturen, kommen nicht selten multipel vor, und
dann können sich die Steifungen an zwei verschiedenen Stellen des Leibes
lokalisieren (K. G. Lennander, H. Schlesinger, H. Finsterer). Die Kolikschmerzen, welche die Steifung begleiten, sind meist sehr stark und quälend;
auf Höhe des Anfalls besteht Brechneigung. Der Stuhlgang bleibt entweder
nor mal oder er wird dauernd durchfällig. Hin und wieder entwickelt sich
schwere Anämie. Fast immer ist der Indolgehalt des Urines stark erhöht. Die
Anfangsstadien bleiben oft lange latent, selbst sehr hochgradige Verengerungen
hat man ohne greifbare Erscheinungen verlaufen sehen, was mit der flüssigen
Beschaffenheit des Darminhalts zusammenhängt (S. 633). Die klinischen Erscheinungen verstärken sich entweder allmählich oder schubweise im Anschluß
an vorübergehende Okklusionen. Bei Eintritt von Okklusion setzt sofort gehäuftes Erbrechen ein. Das Erbrochene wird schließlich leicht übelriechend
und gibt mit Sublimat rote Hydrobilirubinfärbung. Dabei überwiegt der Meteorismus über die Steifung. Sehr eindrucksvoll ist das radiologische Bild.
Man findet zunächst lange Verweildauer der Kontrastmasse im Dünndarm
(24—60 Stunden und mehr, S. 94); vor allem aber die zuerst von G. Schwarz
aus C. v. Noorden's Wiener Klinik, später auch von anderen (J. Kretschmer
u. a.) beschriebenen multiplen, ampullenartigen Hohlräume, auf deren Grund
Kontrastbrei ruht, während sich über dessen horizontalen Spiegel ein luft-
gefüllter Raum wölbt (S. 95, Fig. 26 und Fig. 135, S. 645). Wie früher berichtet (S. 105), ist ein solches Bild meist auch ohne Kontrastspeise deutlich
erkennbar, was um so wichtiger ist, als man bei Dünndarmstenose oder gar
Ileus Bedenken tragen muß, Kontrastbrei zu verabfolgen. Manchmal, namentlich bei sehr lang bestehenden Verengerungen deckt die Radioskopie außerordentlich starke Dilatation des dicht oberhalb der Stenose gelegenen Darmabschnittes auf (bis zu Armdicke!), gleichfalls mit horizontalem Flüssigkeits-
niveau und aufliegender Gasansammlung, das ganze oft kindskopfgroß, von
kreis- oder ellipsenartiger Form (G. Schwarz). Im Bereich der dilatierten
Schlingen sieht man fortwährende lebhafte Bewegung, wodurch auch die
stenosierte Stelle verschoben wird und der Übergang von erweiterten Schlingen
zur Stenose sich in wechselnder Form darstellt.

e) Hochsitzende Dickdarmstenosen, etwa bis zur Mitte des Querdarmes bedingen im Anfang einen wohlausgeprägten, rechtseitigen Flankenmeteorismus, sowohl dem Auge wie dem Getast (Gleitpalpation! S. 80) und bei
Perkussion dem Ohre erkennbar. In dem erweiterten Stück sind oft plätschernde
Geräusche auslösbar, worauf aber nicht viel Gewicht gelegt werden darf. Die
unter der Leber gelegene Flexura dextra bleibt unsichtbar. Die Steifungen
schreiten oft ganz deutlich bis zu einem bestimmten Punkte fort (Sitz der
Stenose) und machen dort Halt. Dies alles verwischt sich, wenn die Bauhinsche
Klappe insuffizient wird, was bei hochsitzender Dickdarmstenose verhältnis-
mäßig früh geschieht. Dann breiten sich Dehnung und Steifung auch über die
Leibmitte aus, den Dünndarm beteiligend. Die Dünndarmschlingen verschieben
sich manchmal so weit nach links, daß auch die linke Flanke stark ausgefüllt
erscheint und man zunächst den Eindruck hat, als ob es sich um eine tiefsitzende
Stenose handle.

Der Stuhlgang kann trotz der Stenose normal geformt sein und regelmäßig
entleert werden. Was erscheint, ist aber überfälliger Kot, während der normal

fällige Kot noch hinter der Stenose steckt. Wenn der Kot distalwärts der Stenose noch entwässert und geformt wird, erfolgt die Stuhlentleerung selten oder gar nur nach Klistier. Mit der Zeit kommt es zu Durchfällen, teils periodisch, teils dauernd als Folge entzündlicher Darmreizung mit oder ohne Fieber (S. 373). Im Harn ist der Indikangehalt deutlich, manchmal sehr beträchtlich vermehrt. Radiologie vgl. unten.

f) Bei tiefsitzenden Dickdarmstenosen, einschließlich der Stenosen des S romanum und des Mastdarms erstreckt sich die Dehnung über noch größere Abschnitte des Kolon, als bei den hochsitzenden; charakteristisch ist das Bild des doppelseitigen Flankenmeteorismus bei Stenosen des Enddarms, während das Colon transversum sich zunächst weniger daran beteiligt, später aber auch in die Dehnung einbezogen wird. Die Bauhin'sche Klappe wird spät oder gar nicht insuffizient. Trotzdem kann auch bei tiefsitzender Stenose der ganze Leib meteoristisch aufgetrieben sein, wozu hauptsächlich die Flexura sigmoidea beiträgt. Bei ihrer wechselnden Lage und Form und bei der verschiedenen Entwicklung ihres Mesenterium (S. 7) ist es oft ganz unmöglich, die sichtbaren Vorwölbungen des Bauchs auf bestimmte Darmabschnitte zu beziehen. Z. B. kann eine durch Überdehnung des Colon descendens bedingte, ventilartig wirkende Knickung an der Flexura lienalis zur Folge haben, daß bei Stenose des oberen Mastdarms nur Flexura sigmoidea und Colon ascendens gedehnt werden, die Flexur aber in mächtigen Windungen sich durch den Bauchraum ausbreitet und allgemeinen Meteorismus des Darmes vortäuscht.

Bei stärkeren Stenosen werden Steifungen und entsprechende Koliken niemals ganz fehlen; die Steifungen erfolgen aber viel seltener als bei Dünndarmstenosen und sind auch für Auge und tastende Hand nicht immer leicht erkennbar. Im Schmerzanfall hört man oft mittels Stethoskops plätschernde und polternde Geräusche, ohne deutliche Steifung zu sehen. Andere Male sind die Steifungen von imponierender Stärke; man könnte geradezu von Sichaufbäumen des Dickdarms sprechen.

Über genaueren Sitz der Stenose belehren Mastdarmuntersuchung (Digitaluntersuchung und Rekto-Romanoskopie, S. 111) und Radiologie. Letztere pflegt man in allen zweifelhaften Fällen durch Füllung von oben (Kontrastmahlzeit) und Füllung von unten (Kontrasteinlauf, Hänisch-Schwarzsche Methode der direkten Irrigoskopie, S. 91) vorzunehmen. Dies ist wichtig, weil die Stenosen manchmal ventilartig sperren, d. h. in der einen Richtung bequem, in der anderen Richtung schwer oder gar nicht den Durchtritt gestatten. Manchmal muß man auf Kontrastmahlzeit verzichten, weil man bei hochgradiger Stenose den Darm oberhalb derselben nicht mit Wismut oder Barium belasten darf. Beim Einlauf muß man sich vor Verwechslung von Spasmen mit organischen Stenosen hüten; Atropin schaltet den spastischen Widerstand aus (S. 106). Die wesentlichen radiologischen Merkmale der Dickdarmstenose sind: 1. übermäßiges, oft tagelanges Verweilen des von oben kommenden Kontrastbreies in dem prästenotischen Darmabschnitt und starke Dehnung desselben; 2. häufig an dieser Stelle und auch noch an 1—2 anderen höheren Darmabschnitten Bildung breiter Kontrastbrei-Seen mit überdachender Gasansammlung; der Flüssigkeitsspiegel schlägt bei Erschütterung Wellen; 3. Schattenaussparung an stenosierten Abschnitten, so daß der Darm oberhalb und unterhalb der Stenose Kontrastbrei enthält, der stenosierte Abschnitt aber frei bleibt oder spärlichen Kontrastbelag zeigt; aus diesem Bilde, kann man wegen charakteristischer Eigentümlichkeiten der Form manchmal auf Natur der Stenose schließen (z. B. oft bei Karzinomen). 4. Stauung des Kontrasteinlaufes in dem distal vom Hindernis gelegenen Darmabschnitt; Dehnung des letzteren; bei stärkerer Dehnung unter höherem Druck heftiger Schmerz und unüberwindlicher Stuhldrang. Betreffs Einzelheiten der Röntgenbefunde vgl. Spezialwerke über Röntgendiagnostik und Figg. 36—40 auf S. 105—107.

Der Stuhlgang ist bei tiefsitzenden Stenosen überwiegend verstopft, und der Kot kann Band- oder Bleistiftform annehmen. Da der tiefere Dickdarm gegen Kotstauung unempfindlicher ist, als der obere Dickdarm und gar der Dünndarm, so kommt es oft erst spät, manchmal zunächst nur vorübergehend zu entzündlichen Reizfolgen, woraus dann Durchfälle hervorgehen (S. 373). Bei sehr tiefem Sitz führt die Entzündung, distalwärts fortschreitend, oft zu Tenesmus und anderen proktitischen Symptomen (S. 505). Karzinomatöse Ulzerationen usw. begünstigen das Entstehen von Entzündung und Durchfällen; doch ist es erstaunlich, wie oft selbst bei stark ulzerierenden und stenosierenden Karzinomen der Flexur und des oberen Mastdarms Durchfälle ausbleiben. Wenn der Kot oberhalb der Stenose geformt ist und bleibt, so entwickelt sich Meteorismus spät oder gar nicht, weil die Gase neben festem Kot besser nach abwärts streichen können als bei flüssig-breiiger Beschaffenheit desselben. Der Indikangehalt des Urins steigt nur bei Stauung flüssiger Kotmassen beträchtlich an.

g) **Mehrfache Stenosen des Darms** sind häufig; namentlich bei tuberkulösen, syphilitischen, dysenterischen Prozessen hat man damit zu rechnen, manchmal auch bei verbreiteter adhäsiver Peritonitis. In einzelnen Fällen verraten sie sich durch Blähung und Steifung an verschiedenen aber stets gleichbleibenden Darmabschnitten (J. v. Hochenegg). Sie geben aber keine typischen Krankheitsbilder. Sichere Diagnosen sind nur mittels Radioskopie zu gewinnen.

h) **Verlauf und Ausgang der Darmstenosen** sind natürlich sehr verschieden. Maßgebend dafür ist viel mehr die Ursache als der Sitz des Hindernisses. Bei jugendlichem Alter und langsamem

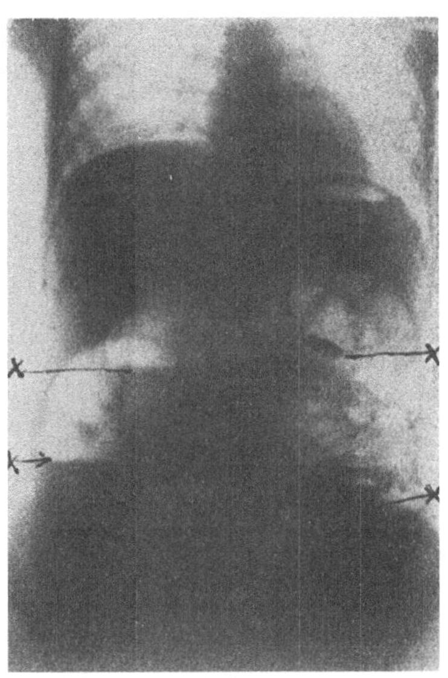

Fig. 135. Dünndarmstenosen.
Wismutschatten z. T. mit Niveau in den geblähten Dünndärmen [bei ×].

Fortschreiten der Störung werden oft kolossale Verengerungen von hypertrophischen Darmschlingen noch überwunden. Dann beobachtet man gewaltige Steifungen, zumal an dem muskelkräftigeren Dickdarm. Wie lange die Muskulatur aushält, ist verschieden; bei alten Leuten tritt schon früher Insuffizienz ein, doch können auch sie lange aushalten, wenn nur das Hindernis ohne Zwischenfall ganz allmählich zunimmt. Kommt es aus irgend einem Grunde (Verlegung des Lumens durch Nahrungsreste, Spasmus, plötzliche Steigerung des Hindernisses) zum Verschluß, so entwickeln sich die Symptome des Ileus. Die Zeit, innerhalb derer das geschieht, hängt sowohl vom Sitz als ganz besonders auch von dem Verhalten der hypertrophischen Muskulatur ab. Daß der Ileus das erste Zeichen einer bis dahin latent verlaufenen Stenose sein kann, wurde schon erwähnt. Manchmal verlaufen Stenosen, namentlich Dünndarmstenosen, unter dem Bilde des intermittierenden Ileus (H. Eichhorst, Permann). Spontaner Rückgang einer Stenose kann vorkommen, ist aber selten, häufiger ist langdauerndes Stationärbleiben. Die Mehrzahl der Fälle verläuft schneller oder langsamer fortschreitend bis zu völligem Verschluß.

B. Darmunwegsamkeit (Ileus).

Begriff. Darmunwegsamkeit, gleichgültig wie bedingt, ist die Unterlage für den Ileus. Mit letzterem Worte bezeichnen wir das klinische Krankheitsbild der Darmunwegsamkeit. Die Unwegsamkeit kann an einem vorher gesunden oder mit nur mäßiger Stenose behafteten Darm akut, d. h. innerhalb Minuten, Stunden oder weniger Tage entstehen. Dann haben wir das klassische Bild des akuten Ileus im engeren Sinne des Wortes vor uns. Bei Gegenwart von Stenosen ist dies ein häufiges Vorkommnis, das u. a. auf plötzliches Verlegen der Stenose durch Nahrungsreste, Kotballen oder auf Erlahmen der kompensatorisch überanstrengten Darmmuskulatur sich zurückführt. In anderen Fällen entsteht der völlige Darmverschluß durch langsame Zunahme eines stenosierenden Leidens. Dann ändert sich das klinische Bild des Ileus. Für die meisten Fälle zutreffender könnte man sagen, es mischen sich dem Krankheitsbild des chronischen unvollständigen Darmverschlusses (Stenose) allmählich Züge aus dem Bilde des akuten völligen Darmverschlusses oder mit anderen Worten des Ileus bei, obwohl die Unwegsamkeit noch nicht zur vollständigen geworden ist. Die Übergänge sind fließend, und man wird niemand verwehren können, in solchen Fällen von chronischem Ileus zu sprechen (S. 630).

Chronische Darmstenosen sind ausnahmslos mechanisch bedingt durch Krankheiten der Darmwand, des Peritoneum oder anliegender Organe; Unwegsamkeit des Darms mit dem Krankheitsbild des Ileus ist gleichfalls zumeist völlig oder vorwiegend mechanisch bedingt. Man spricht in diesem Falle von Okklusionsileus. Wenn dazu noch eine mehr oder weniger vollständige, die Darmwand schädigende Unterbrechung des Kreislaufs im zugehörigen Mesenterialabschnitt sich gesellt, so spricht man von Strangulationsileus.

Von dynamischem Ileus spricht man, wenn die ausschließliche Ursache oder der Schwerpunkt bei Störung der Darmmotilität liegt. Man unterscheidet die spastische und die paralytische Form. Der spastische Ileus, bedingt durch irgendwie ausgelösten langdauernden Krampf eines kleineren oder größeren Darmabschnitts, entspricht in seinem klinischen Bilde durchaus dem akuten Okklusionsileus, nimmt aber in therapeutischer Hinsicht eine Sonderstellung ein. Der paralytische Ileus kann bei völlig offenem Darmrohr durch Schwäche oder Lähmung des neuromuskulären Apparates erzeugt werden; die auslösenden Ursachen sind sehr verschieden (darüber S. 656). Sehr oft aber verbindet sich Darmparalyse mit Okklusion, d. h. anfangs überwindet die Darmmuskulatur durch verstärkte Arbeit und Hypertrophie noch ein bestehendes Hindernis; später aber erlahmt sie, ein Vorgang, den man mit Dekompensation des Klappenfehlerherzens vergleichen kann. In späteren Stadien allmählich fortschreitender Stenosierung („chronischer Ileus", vgl. oben) und auch des akuten Okklusionsileus pflegt Darmparalyse als abschließendes Signum mali ominis niemals auszubleiben. Diese sekundären Formen der Darmparalyse sondert man aber von dem Begriff „paralytischer Ileus" ab. Immerhin gibt es Mischformen von Okklusions- und paralytischem Ileus, in denen die Entscheidung schwer fällt, ob mehr das Hindernis oder mehr die Muskelschwäche den Ausbruch des Ileus veranlaßte.

Das allgemeine Krankheitsbild des Ileus setzt sich zusammen aus schwerem Krankheitsgefühl, Aufhören der Kotentleerung und des Windabgangs, Erbrechen von Darminhalt, Aufblähung des Bauchs (Meteorismus), Kolikschmerzen. Im weiteren Verlauf kommt es zu schwerer Kreislaufschwäche, der die Kranken erliegen. Dieses Bild ist nicht immer typisch entwickelt; anderseits treten, je nach Sitz der Unwegsamkeit und je nach Art des Hindernisses noch weitere Symptome hinzu. Wir besprechen zunächst die Hauptformen des Ileus mit ihren bezeichnenden Merkmalen und schließen eine Übersicht der bedingenden Ursachen und einzelner wichtiger Krankheitsformen an.

1. Okklusionsileus.

a) Anatomisches.

Unterhalb des Hindernisses ist der Darm kontrahiert und leer, oberhalb erweitert und mit reichlichen Mengen flüssigen Darminhaltes und Gasen gefüllt. Dicht oberhalb des Hindernisses pflegt, zum mindesten bei Dünndarmverschluß, die Erweiterung am stärksten zu sein. Bei hohem Sitz (Jejunum, Duodenum) ist auch der Magen erweitert. Bei Dickdarmverschluß kann sich die Dehnung auf das Kolon beschränken (Dichthalten der Bauhinschen Klappe! S. 5.) Auch bei tiefem Sitz ist oft das Zökum stärker erweitert, als die übrigen Abschnitte. Entsprechend dem Grade der Dehnung erscheint die Darmwand verdünnt. Oberhalb des Hindernisses, findet man Darmwand und Schleimhaut stark hyperämisch; sog. „Dehnungsgeschwüre" (S. 608, 632) kommen vor, beim akuten Ileus freilich seltener als bei chronischen Stenosen. Die Gefäßerweiterung erstreckt sich mehr oder weniger auf das ganze Splanchnicusgebiet, welches den oberhalb des Hindernisses gelegenen Darmabschnitt versorgt. Bei schleppendem Verlauf findet man Entzündung der Darmwand, die bis zum Peritoneum durchdringen kann. Bei akuterem Verlauf fehlt meist eigentliche Entzündung der Schleimhaut, weil es zu ihrer Entwickelung an der nötigen Zeit mangelt. Bei mikroskopischer Untersuchung findet man die Epithelien eng zusammenstehend, deutlich granuliert und nur von wenigen Becherzellen unterbrochen, was für eine vermehrte sekretorische Tätigkeit sprechen soll (P. Reichel, M. Hofmann). Im abführenden Darmstück, das in der Regel weniger injiziert ist, sind statt dessen massenhafte Becherzellen im Zustande starker Verschleimung vorhanden.

Hat sich die Okklusion aus einer Stenose entwickelt, so ändern sich die hier geschilderten Verhältnisse in dem Sinne, daß Hypertrophie der Muskulatur und stets auch Entzündung der Schleimhaut am zuführenden Rohre hinzukommen. Gegenüber der einfachen Stenose ist aber der Darm weit mehr gedehnt.

b) Vorgänge am Darm.

Einfache Okklusion wirkt wie ein lokaler aber dauernder Bewegungsreiz auf die Darmwand (H. Roger, W. Braun und H. Boruttau, G. Hotz u. a.); d. h. sie erzeugt die von W. M. Bayliß und E. H. Starling und von R. Magnus beschriebenen gesetzmäßigen Veränderungen der Peristaltik: Erschlaffung unterhalb, und kräftig abwärts laufende Kontraktionswellen oberhalb. (Vgl. S. 637, namentlich Versuche von P. Trendelenburg). Diese Kontraktionsgänge entsprechen nicht dem Rhythmus der natürlichen Pendelbewegungen oder der gewöhnlichen peristaltischen Wellen, es sind außergewöhnlich heftige, unregelmäßig sich folgende Preßbewegungen, welche allmählich immer höher beginnen und den Inhalt in die unmittelbar oberhalb des Verschlusses befindlichen Abschnitte hineindrücken. Sie werden durch die automatischen Zentren der Darmwand selbst vermittelt und sind unabhängig vom Einfluß des Vagus und Sympathikus. Allmählich, bei akutem Ileus meist erst kurz vor dem Tode, kommt es zu Erlahmen der Muskulatur in den unmittelbar über dem Hindernis gelegenen Teilen, während die höher gelegenen Schlingen ihre Erregbarkeit bis zuletzt behalten können. Die Dehnung wird dann unter dem Einfluß der Lähmung und des weiteren Andrangs von oben zur maximalen. Bei schwächlichen Personen und bei krankhaften, insbesondere entzündlichen Zuständen des Darms macht sich der paralytische Einschlag schon verhältnismäßig früh geltend.

Mit Steigerung der Peristaltik geht erhebliche Steigerung der Sekretion in den zuführenden Darmabschnitten einher. Daß es sich hierbei um Beteiligung sämtlicher Verdauungsdrüsen (W. Braun und H. Boruttau) oder auch nur um einseitige Darmdrüsensekretion handle (P. Reichel), bezweifelt Ad. Schmidt mit Recht. Er hält starke Exsudation seröser Flüssigkeit, bedingt durch den Reiz zersetzten Darminhaltes und durch die abnorme Blutfülle, für wahrscheinlicher. Die reichlich ergossene seröse Flüssigkeit schmilzt etwa vorhandene feste Kotteile allmählich ein.

Die Resorptionsfähigkeit der gestauten Schlinge und darüber hinaus auch der höher gelegenen Abschnitte leidet nach Ausschlag tierexperimenteller Versuche meist schon frühzeitig sehr stark (W. Braun und H. Boruttau,

E. Enderlen und G. Hotz). Dies ist vielleicht nicht allgemein gültig; es scheint auch anfänglich gesteigerte und dann erst allmählich erlahmende Resorptionsfähigkeit vorzukommen (P. Clairmont und E. Ranzi). Übrigens beziehen sich alle diese Versuche nur auf wenige Einzelsubstanzen; sie lassen keine Schlüsse zu auf Resorption toxischer Substanzen. Die außerordentlich großen Mengen von Indikan und aromatischen Oxysäuren, welche man bei Dünndarmverschluß im Urin findet, und welche nur aus dem Darm stammen können, beweisen zur Genüge, daß man die experimentellen Tierversuche (Unterbindung des Darms usw.) nicht auf das klinische Krankheitsbild Ileus übertragen darf.

Die **abnormen Zersetzungen** erstrecken sich zunächst wohl vorzugsweise auf etwa vorhandene Kohlenhydrate (Gärung mit Bildung niederer Fettsäuren, Kohlensäure, Wasserstoff, Methan), alsbald aber auch auf Proteinsubstanzen, die teils aus der Nahrung, teils und vor allem aus Darmsekret und -exsudat stammen (faulige Zersetzung mit Bildung von Indol, Skatol, aromatische Oxysäuren, Ammoniak, Schwefelwasserstoff u. a.). Über toxische Folgen vgl. unten.

Die **Darmgase**, welche weit mehr als gestaute Flüssigkeit die Darmauftreibung bedingen (Meteorismus), entstammen z. T. verschluckter Luft. Das Luftschlucken spielt bei Ileuskranken eine viel größere Rolle als aus Darstellung der Lehrbücher hervorgeht. Gasanalysen gestauter Darmluft würden sicher ansehnliche Mengen freien Stickstoffs nachweisen. Im übrigen liefern die geschilderten gärigen und fauligen Vorgänge das Gas. Es befördert den Meteorismus um so mehr, als bei allen Zirkulationsstörungen des Darmes — und solche finden sich in gewissen Grade bei jeder Art Verschluß, nicht nur bei Strangulation — die Gasresorption notleidet (K. Kato).

c) Klinische Okklusionssymptome.

Das **Aufhören der Kotentleerungen** ist das wichtigste Symptom. Nur bei hochsitzendem Verschluß können Kotmassen und Gase, die unterhalb desselben im Darm lagern, noch ausgestoßen werden, da die Bewegungen des Dickdarms gegenüber denen des Dünndarms eine gewisse Selbständigkeit behaupten. Der Verschluß kann also schon $^1/_2$—1 Tag vor der letzten Kotentleerung eingetreten sein. Später ruht jede Peristaltik in dem abführenden Darmteil; auch das Abgehen von Winden hört völlig auf. Dies beruht auf Resorption der angesammelten Gase; da der etwa vorhandene Kot gleichfalls durch Resorption stark ausgetrocknet wird, entstehen auch keine neuen Gase. Bei gewöhnlicher Obstipation, die oft viel länger dauert als das ganze Krankheitsbild des Ileus, fehlt Abgang von Winden niemals gänzlich. Das Aufhören von Windabgang steht in schroffem Gegensatz zu dem allmählich wachsenden Meteorismus. Nur unter ganz besonderen Umständen (S. 654) begleiten spärliche Diarrhöen den Ileus.

Der **Stauungsmeteorismus** betrifft zunächst und am deutlichsten die oberhalb des Verschlusses gelegenen Schlingen und kann deshalb, zumal wenn durch leichte peristaltische Bewegungen die Lage und Weite der Därme zum Ausdruck kommt, für die Lokalisation der Okklusion in derselben Weise verwertet werden, wie die ja auch mit mehr oder weniger hochgradiger Erweiterung des Lumens verbundenen Darmsteifungen. Wir verweisen auf die Ausführungen auf S. 637. Infolge der völligen Kotsperre schreitet der Stauungsmeteorismus bald nach rückwärts vor und nimmt, wenn er nicht durch die Ileozökalklappe eine Zeitlang aufgehalten wird, den ganzen Bereich des Abdomen (bei Dickdarmverschluß) oder wenigstens die gesamte Mitte (Dünndarmverschluß) ein.

Kollernde, gurrende und **plätschernde Geräusche** im Bereiche des Stauungsmeteorismus sind hörbar, solange die Peristaltik lebhaft ist. Sie entstehen durch das Hin- und Herschieben von Gasen und Flüssigkeit, wobei die Luft durch die Flüssigkeit aufsteigt, wenn sie in eine anders gelagerte Schlinge übertritt. Die starke Spannung der Wand begünstigt das Entstehen hoher Obertöne und damit metallischen Beiklang (J. Schnitzler). Im Gegensatz zum Okklusionsileus fehlen die Darmgeräusche beim paralytischen Ileus. Das Aufhören der Darmgeräusche beim Okklusionsileus ist ein übles Zeichen und deutet auf sekundäre Darmlähmung hin.

Sicht- und fühlbare Darmsteifungen setzen einen gewissen Grad von Hypertrophie der Muskulatur voraus. Wenn sie bei akut eintretendem Ileus sich stark bemerkbar machen, ist die Annahme berechtigt, daß der Okklusion eine längere Periode chronischer Stenose voraus ging. Andererseits kann gerade bei plötzlichem Verschluß einer chronischen Stenose Darmsteifung gänzlich fehlen, weil der mit maximaler Leistung arbeitende Darm dem verstärkten Hindernis gegenüber völlig versagt und rasch erlahmt. Eine gewisse Steifung ist immerhin, dünne Bauchdecken vorausgesetzt, auch beim akuten Okklusionsileus öfters zu finden. Daß hierbei Steifungen vorkommen und sich nur unseren Sinnen entziehen, weil die tetanische Anspannung der nicht-hypertrophischen Muskulatur im Verhältnis zum Widerstand der gespannten Bauchdecken zu gering ist, beweisen die Kolikschmerzen, welche gleichen Charakters sind wie bei Darmstenose (S. 634), bei Dünndarmokklusion in der Regel stärker als bei Dickdarmverschluß auftretend. Immerhin ist der Schmerz bei akutem Okklusionsileus kein sicherer Führer. Er ist oft im Anfang, manchmal sogar dauernd nur gering und unbestimmten Charakters; im großen und ganzen gehört er aber doch zum Krankheitsbilde des Okklusionsileus und scheint in Abhängigkeit von der Wucht der Peristaltik zu stehen. Mit dem Eintritt von Darmlähmung läßt er nach.

Erbrechen. Als Shockwirkung kommt es häufig im Beginn zu reflektorischem Erbrechen, gleichgültig auf welcher Höhe des Darms der Verschluß erfolgt; im allgemeinen häufiger bei hohem Sitze. Bei reizempfindlichen Personen setzt sich das Erbrechen auch weiterhin fort. — Etwas ganz anderes, viel bedeutsameres ist das Späterbrechen, das sog. Koterbrechen (= Miserere). Es setzt nie sofort mit dem Verschluß ein, sondern entwickelt sich erst allmählich im Verlauf von einigen Tagen. Es wird eingeleitet durch Schwinden des Appetits, Ruktus, Übelkeit und Erbrechen gewöhnlichen Mageninhaltes, welcher immer massiger, schließlich übelriechend und stinkend wird. Zwar kommt es bei hochsitzender, aus Stenose hervorgegangener Dünndarmokklusion, wenn der gestaute Inhalt schon vorher sich gesammelt hatte, in seltenen Fällen bereits innerhalb der ersten 24 Stunden so weit, im allgemeinen kann man aber frühestens nach zwei Tagen, hin und wieder (bei tiefsitzenden, langsam entstehenden Verschlüssen) auch wohl erst am fünften oder achten Tage damit rechnen. Die erbrochenen Massen sind flüssig, von schmutzig gelblichem bis bräunlichem Farbenton, oft so reichlich, daß sie sich stromweise durch Mund und Nase entleeren. Ihr kotartiger Charakter verrät sich leicht dem Geruchssinn; auch zwischen den einzelnen Brechakten ist der Atem übelriechend. Untersucht man das Erbrochene mittels der Sublimatprobe (S. 137), so entsteht schon frühzeitig ein schwach rötlicher Farbenton, welcher von der Umwandlung des Bilirubins in Hydrobilirubin durch die mikrobielle Zersetzung herrührt. Das ist in diagnostischer Hinsicht nicht unwichtig. Auch durch Aushebern kann man manchmal schon vor dem spontanen „Kotbrechen" die Anwesenheit fäkulenten Inhaltes im Magen feststellen (C. A. Ewald). Man sollte im allgemeinen den Vorgang lieber als „Erbrechen von Darminhalt" und nicht als wahres Koterbrechen bezeichnen. Erbrechen geformter Kotmassen kommt beim Darmverschluß nicht vor; Beobachtungen dieser Art, welche von H. Schloffer und Langmann gesammelt worden sind, betrafen fast stets schwer hysterische oder geisteskranke Personen; sicher muß man einen großen Teil der beschriebenen Fälle auf Betrug oder auf Koprophagie zurückführen. Daß aber geformte echte Kotmassen bei Ileus erbrochen werden können, scheint festzustehen und wird auch neuerdings durch einwandfreie Beobachtungen erhärtet (W. Kausch).

Die Frage hängt eng mit Ursprung und Mechanismus des Miserere zusammen. Daß der Darminhalt kotartige Beschaffenheit annimmt, auch wenn der Verschluß am Dünndarm sitzt, kann nicht befremden. Ist es doch gleichartiges Material, das zersetzt wird (Nahrungsreste und vor allem Darmwandprodukte), sind es doch gleichfalls Fäulnisbakterien, welche die Zersetzung bewirken, wie bei Bildung des normalen Kotes! Es entstehen daher auch gleiche oder ähnliche Zersetzungsprodukte. Der gesunde Dünndarm ist zwar praktisch genommen frei von Fäulniskeimen, d. h. sie kommen nicht zur Entwicklung, teils wegen bakterizider Kräfte des Darmepithels (S. 29), teils und vor allem wegen zu schnellen Durchlaufs des Chymus (S. 24, 63). Aber wirklich keimfrei ist der Dünndarm nie, und nach kurzer Stauung geht der Inhalt in kotartige Masse über.

Mag nun unter dem Einfluß paradoxer Nervenerregung Antiperistaltik, die am Kolon physiologisch zu sein scheint (S. 17), am Dünndarm vorkommen oder nicht, das Erbrechen von Darminhalt infolge von Darmverschluß beruht jedenfalls nicht auf Antiperistaltik. Hierfür muß vielmehr die zuerst von Haguenot (Montpellier 1713) gegebene Erklärung der hydraulischen Rückförderung des Darminhaltes durch Wirkung der Bauchpresse, welche von J. Henle als „Überlaufen" des gestauten Darminhaltes bezeichnet wird, als die den Tatsachen entsprechende angesehen werden. Es ist klar, daß bei Ansammlung von Darminhalt oberhalb des Verschlusses die unmittelbar vor dem Hindernis stattfindende Zusammenziehung der Darmwand den Inhalt nach rückwärts pressen muß, da hier der Widerstand, auch wenn die nächst höher gelegene Schlinge kontrahiert ist, doch noch geringer ist als am Verschluß. H. Nothnagel hat dafür das treffende Wort „Rückstoßkontraktion" gebildet. Zunehmende Menge des gestauten Inhalts und Rückstoßkontraktionen wirken zusammen, um die zersetzten Massen immer höher hinauf bis an den Magen gelangen zu lassen. Tritt jetzt eine Brechbewegung ein, so ziehen sich Zwerchfell und Bauchmuskeln zusammen, verkleinern den Bauchraum, drücken den flüssigen Darminhalt in den Magen hinein und befördern ihn zugleich nach außen. Daß auf diese Weise geformte Kotmassen aus dem Dickdarm durch eine insuffiziente Klappe gelegentlich in den Dünndarm und dann allmählich bis in den Magen geschleudert bzw. gespült werden können, ist verständlich, kommt aber höchst selten vor (s. oben).

Sehr hochsitzende Okklusionen (Duodenum, bisweilen auch erste Jejunalschlinge) bringen frühzeitiges, häufiges, starkes Erbrechen. Da hier dem Darminhalt ein bequemer und schnell gangbarer Weg nach aufwärts offen steht, kommt es nicht zu fäkulenter Umwandlung der gestauten Massen; das Erbrochene enthält Bilirubin oder Biliverdin, aber kein Hydrobilirubin. Bei Dünndarmverschlüssen tritt das Koterbrechen in der Regel frühzeitiger auf als bei Dickdarmverschlüssen. Dagegen ist der Meteorismus nicht so deutlich ausgeprägt; um so weniger je höher im Dünndarm der Verschluß sitzt. Umgekehrt treiben tiefgelegene Dickdarmverschlüsse zunächst den Bauch stark auf (zuerst Flankenmeteorismus); erst später erfolgt Erbrechen von Darminhalt (Juspis).

Allgemeinbefinden und Verlauf. Das Allgemeinbefinden leidet, falls nicht sogleich starke Schmerzen eintreten, anfänglich trotz der starken Spannung und Auftreibung des Bauches, auffallend wenig. Bei tiefsitzenden Verschlüssen bleibt sogar 1—2 Tage lang der Appetit noch erhalten. Dann aber beginnen ernstliche Leiden: jede Nahrung wird verweigert, übelriechendes Aufstoßen beginnt, die schmerzhaften Kolikanfälle, das wachsende Gefühl starker Völle und Spannung des Bauches, die Behinderung der Atmung durch Hochstand des Zwerchfelles quälen den Kranken immer mehr. Der Urin wird spärlich; er enthält bei Dünndarmverschluß schon frühzeitig reichlich Indikan, bei Dickdarmverschluß bald normale, bald ebenfalls gesteigerte Mengen (S. 640), je nachdem die Ileozökalklappe suffizient bleibt oder nicht. Auch Eiweiß kann auftreten.

M. Flesch-Thebesius fand als wichtige Reaktion das Auftreten eines oberen, unscharf begrenzten Ringes bei der Heller'schen Eiweißprobe (Schichtprobe mit Salpetersäure) und führt diese Fällung auf Albumosen zurück. Der Albumosecharakter ist noch nicht sichergestellt; Harnsäure gibt in Harnen mit hoher molekularer Konzentration ähnliche Reaktion. Jedenfalls erwies sich positiver Ausschlag der Reaktion auf der V. Schmieden'schen Klinik als ein differentialdiagnostisch brauchbares Merkmal bei Ileus.

Eine andere Schichtreaktion des Harns mit rauchender Salpetersäure beschrieb O. Sgambati: Auftreten eines oberen blaugrauen Ringes; nach einigen Stunden wird der ganze Harn blaugrau; beim Ausschütteln mit Chloroform färbt sich letzteres rubinrot. Die Reaktion soll pathognostisch für Peritonitis sein und bei Ileus anzeigen, daß akute Peritonitis hinzugetreten ist.

Sobald das Erbrechen von Darminhalt beginnt, verschlechtert sich der Allgemeinzustand jählings: der Turgor der Gewebe schwindet, die Gesichtszüge fallen ein, der Puls wird klein und beschleunigt, die Körpertemperatur sinkt, die Extremitäten werden blau und kühl und die Haut bedeckt sich mit kaltem Schweiß. Die Kranken leiden unter quälendem Durst, aber ihr Bewußtsein bleibt meist bis zum Ende frei. Nur selten treten Krämpfe und andere nervöse Symptome auf. Peritonitis kann sich hinzugesellen infolge Durchwanderns von Bakterien zur Serosa durch die geschädigte Darmwand. Sie geht fast immer von den Abschnitten unmittelbar oberhalb des Verschlusses aus. Mit oder ohne Peritonitis, zuletzt entsteht das Bild äußerster Kreislaufschwäche und im Kollaps gehen die Kranken zugrunde. Über die Ursachen dieser die Krankheit abschließenden Symptome vgl. Abschnitt: Strangulationsileus.

2. Strangulationsileus.

Wir sprechen von Strangulationsileus, wenn zu der Okklusion schwere Behinderung oder gar völlige Unterbrechung der Blutzirkulation in der unwegsam gewordenen Darmschlinge hinzukommt; das ist, wie namentlich H. Nothnagel begründete, stets mit starker Reizung der Nerven des entsprechenden Mesenterialabschnittes verbunden.

Obwohl die zuführenden Darmgefäße keine wahren Endarterien, sondern mit den Nachbararterien anastomotisch verbunden sind, genügen weder die arteriellen noch die venösen Anastomosen, um in einem Darmstück von mehr als 2—3 cm Länge den Kreislauf zu sichern, und auch vom Peritoneum aus erwächst dem gestörten Kreislauf keine entlastende Hilfe. Störung des Kreislaufs bedeutet daher entweder völliges Versiegen der Zirkulation oder Behinderung des venösen Abflusses mit starker Gefäßüberfüllung von den Arterien her (dies das häufigste!) oder Abschluß der arteriellen Zufuhr mit retrogradem Einströmen des Blutes von den Venen aus. Jede dieser Möglichkeiten kommt vor, und zwar von geringem Grade an bis zum vollständigen Versiegen jeder Blutströmung.

Von Art und Grad der Zirkulationsstörung hängt der Grad der Ernährungsstörung ab, welche unbedingt zum Begriff der Strangulation einer Darmschlinge hinzugehört.

Ursachen des Strangulationsileus sind Inkarzerationen, Achsendrehung und Verknotung des Darms (Volvulus), Intussusception (Invagination, Darmeinschiebung). Demgemäß liegen ihm sehr verschiedene anatomische Verhältnisse zugrunde (vgl. S. 666ff.). Die genannten Ursachen sind durch allerhand Übergangsformen verbunden, auf die wir nicht eingehen, da sie mehr operativ-technisches als klinisches Interesse darbieten.

a) Anatomische und funktionelle Vorgänge am Darm.

Bei der Strangulation handelt es sich stets um einen doppelten (bileptischen) Verschluß des Darmes, derart, daß eine mehr oder weniger große Schlinge oben und unten durch das gleiche Hindernis undurchgängig wird. Im Vordergrund der anatomischen Veränderung steht hier die strangulierte Schlinge selbst, und in dieser kommt es beim gewöhnlichen Verhalten, wo der arterielle Blutzufluß noch möglich, der venöse Abfluß dagegen aufgehoben ist, schon sehr frühzeitig zur venösen Stase mit Extravasation des Blutes in die Darmwand selbst, also zum hämorrhagischen Infarkt. In das Lumen und auch nach-außen in das Cavum peritoneale wird eine blutig-seröse Flüssigkeit abgeschieden. Die Darmwand selbst erscheint dunkel blaurot, durch den Blutgehalt verdickt. Mehr oder weniger schnell wird die abgeklemmte Schlinge durch Gasentwickelung im Inneren bei gleichzeitiger Lähmung der Muskulatur gedehnt, so daß sie sich prall aufbläht und das mehrfache ihres gewöhnlichen Umfanges erreicht; dies gibt sich klinisch als ein diagnostisch sehr wichtiges Symptom kund (S. 654). Allmählich verfärbt sich die Darmwand und wird schließlich bei längerem Bestehen der Störung gangränös. Die Gangrän führt zur Perforation der Wand, und zwar manchmal mit nur ganz kleinen kapillären Öffnungen (Br. Kader). Wenn durch derartige Öffnungen das in der Schlinge enthaltene Gas entweicht, so hört ihre Spannung auf. In seltenen Fällen innerer Brucheinklemmung bei alten Leuten läßt die hämorrhagische Infarzierung ziemlich lange auf sich warten, was M. Wilms auf unvollständige Abklemmung der Venen und schwachen Blutdruck zurückführt. Umgekehrt kann es bei sehr scharfer Strangulierung gleichzeitig zu einer Abklemmung der Arterien kommen, so daß statt der hämorrhagischen Infarzierung eine anämische Gangrän wie bei gewissen Formen von Thrombose der Mesenterialgefäße entsteht (Sprengel). Neben den geschilderten Veränderungen erleiden diejenigen Stellen des Darmes, welche von der Abklemmung direkt betroffen werden, also die Schnürstellen, noch eine besondere Schädigung durch den Druck des jeweiligen Hindernisses, so daß sie gewöhnlich am frühesten der Nekrose verfallen. Gerade an diesen geschwürig veränderten Druckstellen entstehen später, z. B. nach Reponieren einer Hernie, gern narbige Stenosen. Im übrigen finden sich die schwersten Veränderungen der Darmwand häufig in den oberen Partien der eingeklemmten Schlinge, und zwar, wie M. Wilms meint, weil sie bei dem Mechanismus der Strangulation am frühesten eingeklemmt werden. Am absteigenden Schenkel treten durch mechanischen Zug später noch frische Darmabschnitte in die Einklemmung ein (M. Wilms).

Schon vor Eintritt vollständiger Gangrän wird die schwer geschädigte Darmwand für die Mikroorganismen durchgängig (Th. Kocher, Borszéky und A. v. Genersich), am ehesten häufig an der Stelle der Strangulation selbst. Von der Widerstandskraft des Peritoneum hängt es ab, wie schnell sich dann Peritonitis entwickelt (V. Albeck). Auch bei einfachen Okklusionen kann es infolge hochgradiger Dehnung des Darmes oberhalb der Verschlußstelle zum Durchtritt von Mikroorganismen kommen, doch bedarf es dazu viel längerer Zeit.

Oberhalb der oberen Schnürstelle können sich bei der Strangulation dieselben Veränderungen ausbilden, wie bei der einfachen Okklusion, also meteoristische Blähungen mit Ansammlung flüssigen Inhaltes. Das ist aber nicht regelmäßig der Fall, am häufigsten wird es noch bei Strangulation kleiner Dünndarmschlingen beobachtet (M. Wilms). Bei Einklemmung größerer Abschnitte findet man den Darm meist sowohl oberhalb wie unterhalb der geblähten Schlinge leer und kontrahiert (S. 654).

In der strangulierten Schlinge entwickelt sich zunächst gesteigerte Peristaltik, wodurch das untere Ende mehr gedehnt wird, als das obere. Dadurch wird in manchen Fällen von dem abführenden Schenkel noch ein Stück durch den schnürenden Ring zurückgezogen, so daß die strangulierte Schlinge vergrößert und die Festigkeit der Abschnürung gesteigert wird. M. Wilms erläutert diesen von ihm auch experimentell verfolgten Mechanismus durch schematische

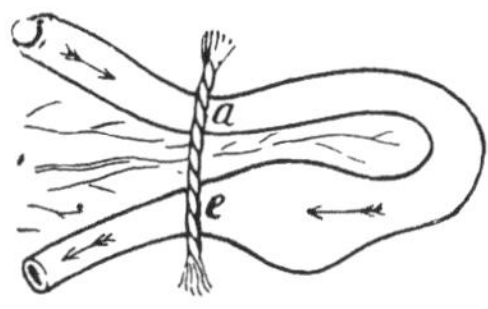

Fig. 136. Peristaltik im eingeklemmten Darmschenkel (nach Wilms).

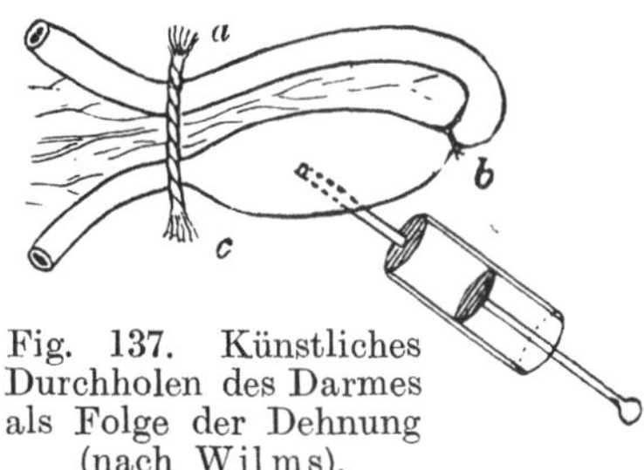

Fig. 137. Künstliches Durchholen des Darmes als Folge der Dehnung (nach Wilms).

Zeichnungen (s. Fig. 136 und 137). Die Periode erhöhter Tätigkeit (Erregung des intramuralen motorischen Automaten?) ist aber nur von kurzer Dauer; schon nach wenigen Stunden (vier bis acht, Br. Kader) wird sie von Lähmung abgelöst, und die geblähte Schlinge bleibt jetzt unbeweglich (Überwiegen eines Reizzustandes der sympathischen, von Strangulation mitbetroffenen mesenterialen Hemmungsnerven oder schwere Schädigung der Darmwand?). Abweichend von einfacher Okklusion bildet sich oberhalb der strangulierten Schlinge häufig ein reflektorischer Dauerspasmus der Darmmuskeln aus, so daß das Darmrohr dort leer bleibt und keine Peristaltik zeigt. Erst bei beginnender Peritonitis wird es gelähmt und gedehnt.

b) Klinische Strangulationssymptome.

Leibschmerzen. Mit überwältigender, vernichtender Heftigkeit pflegt bei Strangulation der Bauchschmerz plötzlich einzusetzen. Teils durch die Heftigkeit des Schmerzes, teils durch andere Reflexvorgänge (S. 656) folgt oft shockartiger Zustand dem Eintritt des Schmerzes. Einmal entstanden hält der Schmerz dauernd an, wenn auch nicht in gleicher Stärke, und schwindet erst, wenn ein kollapsartiger Zustand ihn nicht mehr ins Bewußtsein gelangen läßt. Er setzt sich meist deutlich aus zwei Stücken zusammen, dem dauernden Strangulationsschmerz und eigentlichen Kolikschmerz, der sich anfallsweise ersterem aufpfropft und auf heftige Darmperistaltik oder Darmkrampf zu beziehen ist. An ersterer ist vorzugsweise die strangulierte Schlinge, an letzterer der zuführende Darmschenkel beteiligt. Mit späterer Lähmung des Darms lassen die Kolikschmerzen nach. Der fortdauernde Strangulationsschmerz ist Folge einer Reizung der mesenterialen Nerven und Ganglien, die über die Nervengeflechte der ganzen Bauchhöhle ausstrahlt (H. Nothnagel). So entsteht also ein Dauerschmerz mit zeitweiser äußerst heftiger Verstärkung. Im allgemeinen ist der Schmerz bei Dünndarmstrangulation heftiger als bei Krankheitssitz im Dickdarm; doch manchmal gerade bei größeren Dickdarminvaginationen von besonders erschütternder Heftigkeit (N. v. Ortner). Der Schmerz wird meist von vornherein als diffus angegeben, selten gibt genauere Ortsangabe Hinweis auf seinen Ursprungssitz. Druck auf den Bauch verstärkt ihn nicht, mildert ihn manchmal; erst beim Hinzutreten von Peritonitis erzeugt Druck Schmerzen, während der bisherige Dauerschmerz dann öfters infolge von Perforation und Druckentlastung der strangulierten Schlinge nachläßt.

Den Strangulationsschmerz im engeren Sinne des Wortes führte schon H. Nothnagel auf Reizung sensibler, in ihrer Ernährung geschädigter Mesenterialnerven zurück. Über die noch strittige Frage der Kolikschmerzen vergl. S. 67 und Abschnitt: Neurosen des Darmes.

Erbrechen. Alsbald nach dem Beginn der Schmerzen stellt sich in der Mehrzahl der Fälle — fast konstant, wenn die Einklemmung den Dünndarm betrifft — Erbrechen ein, das Mageninhalt, manchmal auch etwas Galle fördert. Dieses initiale Erbrechen wiederholt sich vielleicht noch ein oder zweimal, gewöhnlich hört es aber schnell wieder auf. Es muß von dem Kotbrechen, welches bei der Strangulation wie bei einfacher Okklusion nach einigen Tagen sich entwickeln kann, völlig getrennt werden, wenn es auch unter Umständen ohne längere Unterbrechung in ihm aufgeht. Das initiale Erbrechen ist eine Folge der soeben erwähnten Reizung des gesamten Nervenapparates der Bauchhöhle. Es ist oft von Singultus begleitet, der es auch überdauern kann. Da der zuführende Darmschenkel bei der Strangulation durchaus nicht immer mit gestautem Inhalt gefüllt ist, ist auch das eigentliche Koterbrechen hier keine regelmäßige Früherscheinung; viele Kranke werden operiert oder gehen zugrunde, ehe es zu seiner Entwicklung kommt. In seltenen Fällen (A. Tietze, Treves, M. Wilms) sah man bald nach der Einklemmung Blutbrechen. Entweder erstreckte sich dann die Infarzierung noch ein Stück weit auf den zuführenden Schenkel über die obere Okklusionsstelle hinaus (A. Tietze), oder der Abschluß der strangulierten Schlinge nach oben war nicht ganz vollständig (M. Wilms).

Verhalten des Kotes. In der Regel tritt mit der Strangulation, ebenso wie bei einfacher Okklusion, sofort völliges Ausbleiben von Kot und Winden ein. Infolge der über den ganzen Darm ausstrahlenden Shockwirkung ist dies selbst bei sehr hochsitzender Strangulation noch häufiger der Fall, als bei Okklusion. Manchmal finden noch einzelne Abgänge statt, welche aus tieferen Darmabschnitten stammen. Anderseits kommen gerade bei Strangulationen gelegentlich Durchfälle vor, sogar sehr heftiger Art („Cholera herniaire", Malgnique), die als „paralytische Darmsaftsekretion" gedeutet werden, etwa in der Art, daß schwerste sympathische Hemmung dem sekretions- und transsudationsfördernden Parasympathikus das Übergewicht verleiht. Dann hört man auch gurrende und plätschernde Geräusche, die sonst über den tieferen Abschnitten wegen völliger Ruhe derselben völlig verstummen. Manchmal erscheint Blut in den Abgängen, seltener bei Achsendrehung als bei tiefer sitzenden Invaginationen, für deren Diagnose sie bedeutungsvoll sind. M. Wilms führt sie auf unvollständigen Abschluß der strangulierten Schlinge analwärts zurück. Bei Strangulationen des Sigma kommen Tenesmen vor.

An der Bauchoberfläche kann Strangulation sehr charakteristische Symptome bringen, die freilich nur bei dünneren Bauchdecken und so lange diese nicht stark gespannt sind, deutlich hervortreten. Dann zeichnet sich die gasgeblähte und blutigseröse Flüssigkeit enthaltende strangulierte Schlinge auf der Darmoberfläche ab; die Schlinge ist fixiert und zeigt keine Peristaltik (v. Wahlsches Symptom). Der Schall darüber ist gedämpft, wegen der Spannung meist nichttympanitisch, bei Stäbchenplessimeter-Perkussion aber oft metallisch. Erschütterung löst manchmal, im ganzen aber doch selten, Plätschern aus. Schallwechsel bei Lageänderung ward an größeren Schlingen gelegentlich festgestellt (Gangolphe, C. Bayer), ist aber sehr selten. Die Palpation der Schlinge begegnet elastischem Widerstand. Oberhalb der fixierten Schlinge bildet sich allmählich, wenn der reflektorisch ausgelöste Krampf (S. 652) nachgelassen hat, Peristaltik aus, die an der fixierten geblähten Schlinge endet (H. Schlangesches Symptom). Auf diese Symptome darf man nur rechnen, bevor fortschreitender Stauungsmeteorismus die Konturen verwischt. Wenn der Verschluß des strangulierten Abschnittes das Entweichen von Gasen gestattet, fehlt das v. Wahl'sche Symptom natürlich (O. Leichtenstern). Plötzliches Verschwinden der lokalen Blähung kann zwar ein günstiges Zeichen sein (Lösung der Strangulation); häufiger bedeutet es Perforation in die Peritonealhöhle.

Peritoneum. Die strangulierte Schlinge sondert nicht nur in das Lumen, sondern schon frühzeitig auch in den Bauchraum blutige Flüssigkeit ab. Zunächst handelt es sich dabei wohl nur um Transsudat, alsbald aber tritt — vielleicht vermittelt durch Hindurchtreten toxischer Substanzen (E. Payr) — eine Exsudation seitens des Peritoneum hinzu. Das anfangs sterile Exsudat wird aber alsbald infiziert, indem nunmehr auch Mikroorganismen die nekrotische Wand der Schlinge passieren (V. Albeck, Borszéky und A. v. Genersich). Gleichzeitig kommt es wohl in vielen Fällen zu einer Blutinfektion (H. Roger und M. Garnier). Der Zeitpunkt des Eintrittes der Peritonitis wechselt natürlich in den einzelnen Fällen; in typischen Fällen muß man schon am dritten oder vierten Tage mit ihr rechnen. Dann treiben sich auch die übrigen Därme auf, und es entstehen Dämpfungszonen in den abhängigen Partien des Leibes, welche das Gangolphe-Bayersche Phänomen (Schallwechsel über einer Schlinge bei Lagewechsel) vortäuschen können. Gleichzeitig breitet sich der spontane und der Druckschmerz über das gesamte Abdomen aus.

Allgemeinerscheinungen. Neben den Bauchsymptomen und, vom Schmerz abgesehen, noch mehr als diese beherrschen bei Strangulation schwere Allgemeinerscheinungen das Krankheitsbild. Fast gleichzeitig mit dem initialen Schmerz setzen die Zeichen des Shocks ein, der sich bis zum Kollaps steigern kann. Das Gesicht, das schon infolge der Schmerzen verzerrt ist, verliert seinen Turgor. Die Nase erscheint spitzer, die Augen sind haloniert und sinken ein, die Lippen färben sich leicht bläulich und die Haut bedeckt sich mit kaltem Schweiß. Dabei ist die Zunge trocken und die Kranken werden von beständigem Durst gequält. An den Extremitäten zeigt sich dasselbe: Hände und Füße werden kühl, blaß und zyanotisch. Der Puls ist klein, leicht zu unterdrücken; seine Frequenz, unter der ersten Shockwirkung manchmal verlangsamt (Strangulations-Bradykardie, N. v. Ortner), steigt alsbald auf 100, 120 und noch mehr Schläge in der Minute. Dabei ist die Körpertemperatur nicht erhöht, sie kann sogar um 1 bis 1 $\frac{1}{2}$° C fallen. Die Atmung geschieht oberflächlich und häufiger als normal. Die Kranken werden von einem Angstgefühl gepeinigt. Die Harnsekretion nimmt schnell ab, es kann zur völligen Anurie kommen. Schließlich wird auch die Stimme heiser, die gesamte Haut welk, der Puls fadenförmig; kurz es entwickelt sich ein Bild, welches (bis auf die Durchfälle) dem des schweren Choleraanfalles ähnlich sieht. Das Bewußtsein bleibt meist bis zuletzt erhalten, nur hin und wieder treten gegen das Ende Koma oder Delirien, in seltenen Fällen auch allgemeine Konvulsionen auf. Häufiger sind lokale Krämpfe in den Wadenmuskeln oder in den Armen.

Natürlich sind diese Erscheinungen nicht überall gleich stark ausgeprägt; manchmal entwickeln sie sich erst kurz vor dem Tode. Gewöhnlich aber beginnen sie sofort und dauern, sich allmählich verstärkend, bis zum Tode an. Hinzutretende Peritonitis läßt manchmal die Temperatur ansteigen; die Zirkulationsstörungen bleiben unbeeinflußt. Wenn nicht auf irgend eine Weise die Strangulation frühzeitig gelöst wird, läuft der ganze Zustand in kurzer Zeit ab, spätestens nach 4 bis 6 Tagen erfolgt der Exitus.

Untersucht man den spärlichen, oft nur mittels Katheters zu gewinnenden Harn, so findet man häufig neben dem meist stark vermehrten Indikan Eiweiß in nicht geringer Menge, ferner Zylinder verschiedener Art. Dementsprechend läßt die anatomische Untersuchung nekrotisierende Veränderungen an den

Nierenepithelien erkennen, welche von Ferrio und Bosio als toxische Schädigungen angesehen werden. Ähnliches fand Benini an der Leber. Im übrigen zeigt sich eine kolossale Blutfülle aller Abdominalorgane, ganz besonders des gesamten Darmes, während das Herz und der übrige Körper wenig gefüllt sind. Man hat dies geradezu „Verblutung" in das Splanchnikusgebiet genannt.

Die Erklärung der schweren Allgemeinerscheinungen hat seit langem lebhafte Aussprache hervorgerufen, die noch nicht abgeschlossen ist. Die Gründe, welche für diese oder jene Deutung angeführt wurden, zeigen, daß die Ursachen nicht einheitlich sind. Wir stellen die wesentlichen Theorien zusammen, ohne auf das Für und Wider einzugehen, da es ohne praktischen Belang ist und auch die gehofften therapeutischen Winke noch nicht gebracht hat. Jedenfalls muß man bei allen Erklärungen mit der Tatsache rechnen, daß man es — wenn auch nicht mit einheitlichen Ursachen — so doch mit einheitlichem Krankheitsbild zu tun hat, und dieses Krankheitsbild gibt sich im wesentlichen als schwere Gefäßlähmung kund. Diese gilt es zu erklären.

Shocktheorie, hauptsächlich sich an die Namen O. Leichtenstern's und H. Nothnagel's knüpfend. Sie nimmt Bezug auf den Goltz'schen Klopfversuch und auf die außerordentliche Blutüberfüllung des Splanchnikusgebiets, wodurch der übrige Körper, insbesondere das Gehirn, anämisiert werde. Daß damit für die erste Zeit der Strangulationsfolgen das Richtige getroffen wird (reflektorische Gefäßlähmung), ist kaum zu bestreiten. Eine andere Frage ist, ob auch der Dauerzustand der Gefäßlähmung daraus erklärt werden kann. Es ist mindestens möglich, sogar sehr wahrscheinlich, daß zu dem Andauern der reflektorisch ausgelösten Gefäßlähmung neue, zwangsmäßig mit dem Darmleiden verbundene Schädlichkeiten beitragen. Hier kommt die

Gifttheorie zu ihrem Rechte. Ad. Schmidt, der auf dem Gesamtgebiet der Darmkrankheiten der enterogenen Intoxikation allzu ablehnend gegenüberstand, hatte freilich Recht, wenn er die Versuche, bestimmte Eiweißzerfalls- und Bakterienprodukte als Vermittler nachzuweisen, als einstweilen mißlungen erklärt. Auch heute sind wir nicht so weit, bestimmte chemische Körper als Träger der Giftwirkung bezeichnen zu können. Daß aber Bakterien gefäßlähmende Gifte produzieren, wissen wir (Diphtherie, Cholera, Dysenterie!). Was alles in dem Brutkessel abgeschnürter Darmschlingen entstehen und in kleinsten Mengen giftig wirken kann, wissen wir noch nicht. Es sei aber u. a. an das mit starker Giftigkeit ausgestattete β-Imidazolyläthylamin erinnert, das dem Vasodilatin nahe steht (L. Popielski). Auch an das normale Hormon der Darmwand, das Cholin, mit seinen stark gefäßerweiternden Eigenschaften ist zu denken, ferner an giftige Lezithide. Doch sollen hieraus keine Theorien formuliert werden, sondern es sei nur betont, daß das ganze Krankheitsbild so verläuft, als ob enterogene Gifte die shockartig entstandene Gefäßlähmung unterhielten. Vgl. S. 63 (C. H. Whipple).

Infektionstheorie. Eine dritte Theorie schreibt der bei Strangulation des Darms oft schon sehr frühzeitig beginnenden infektiösen Peritonitis einen großen Anteil an der Erzeugung der Allgemeinsymptome zu. Richtig ist daran, daß mit dem Durchwandern von Bakterien durch die infarzierte und nekrotische Schlinge stets gerechnet werden muß, wenn auch in der Regel nicht innerhalb der ersten 24—48 Stunden, wo doch der Kollaps meist schon deutlich ausgesprochen ist. Richtig ist auch, daß die Symptome der septischen Peritonitis in sehr vielen Punkten sich mit denen des Strangulationsileus decken. Andererseits sind aber so häufig im Experiment sowohl wie beim Menschen Mikroorganismen in der Bauchhöhle und im Blut beim ausgesprochenen Ileus vermißt worden (A. v. Khautz, H. Buchbinder u. a.), daß man einen Kausalnexus höchstens für gewisse Spätsymptome anerkennen kann (F. Sauerbruch und M. Heyde).

3. Paralytischer Ileus.

a) Ätiologie.

Mechanische Hindernisse. Wie in den Abschnitten Darmstenose und Okklusionsileus bemerkt (S. 645 und 649), endet bei Stenosen der Kampf zwischen Darmmuskulatur und Hindernis häufig mit Schwächezuständen der ersteren und das gleiche sehen wir bei akutem oder nach vorausgegangener chronischer Stenose entstandenem Verschluß. Der Vergleich solchen Versagens mit dem Niederbruch eines kompensatorisch-hypertrophischen Herzens liegt nahe, und in der Tat ist das Geschehen ursprünglich nie anders gedeutet worden. Als vermittelnde Ursache wird langsam fortschreitende oder akut einsetzende Überdehnung des Darms angenommen, welche die Ernährung und damit auch die Erregbarkeit der Darmmuskeln und der nervösen Darmwandplexus schädigt. Die Erklärung erscheint annehmbar und wird durch P. Trendelenburg's Versuche neu gestützt. Es läßt sich dafür geltend machen, daß auch bei hysterischer Tympanie Erlahmen des Darms mit paralytischem Ileus im Gefolge gesehen wurde (H. Strauß, Sander, R. Dax, H. Illoway u. A.), und daß bei übermäßigem Genuß stark gärungsfähigen Materials gelegentlich gleiches vorkommt (s. unten). Bei hysterischer Tympanie ist vielleicht nicht Dehnungsparalyse, sondern spastischer Verschluß, verbunden mit Aërophagie, das primäre. Bei Autopsien und bei Laparotomien läßt sich dies nicht sicher entscheiden; denn nach dem Tode und in der Narkose — hier nicht immer — können die Merkmale spastischen Verschlusses völlig verwischt sein. Über den akuten Gärungsileus vgl. unten. Mit der Möglichkeit, daß die sekundäre Darmlähmung nach Stenosen und Okklusion teilweise toxischen Ursprungs ist, muß gerechnet werden. Das vorliegende Material erlaubt keine Entscheidung. Um so wichtiger ist die Tatsache, daß unter den geschilderten Verhältnissen das proximale Darmstück von Lähmung bedroht ist, und daß sich sub finem vitae Lähmung fast immer einstellt. Es verrät sich dies durch Aufhören sicht- und fühlbarer Kontraktionen, hörbarer Geräusche, kolikartiger Schmerzen.

Peritonitis. Akute diffuse Peritonitis, wie sie vor allem nach Perforationen des Darms und bei Durchwanderung von Bakterien auftritt, hat fast immer, chronische Peritonitis äußerst selten Darmlähmung im Gefolge. Bei örtlich beschränkter akuter Peritonitis (z. B. puerperale und gonorrhoische Pelvioperitonitis, Periappendizitis, Pericholecystitis u. a.) ist ausgesprochene Darmlähmung gleichfalls selten; der Darm weist zwar meist einige Tage lang stark verminderte Peristaltik auf; es kommt auch zu Tympanie, weil die entstehenden Gase nicht entleert und nicht schnell genug resorbiert werden, aber nach einigen Tagen stellt sich Peristaltik wieder ein. Bei akuter diffuser Peritonitis sehen wir oft das gleiche. Die ursprüngliche Darmruhe kann sogar von Durchfällen abgelöst werden. Anderseits kann auch die Darmlähmung, einmal entstanden, dauernd fortbestehen. Dann zeigt das klinische Bild Teilstücke des paralytischen Ileus: Kotentleerung und Abgang von Winden stocken, der Darm wird gebläht, wobei der Bauch nur wenig vorgewölbt zu sein braucht, weil starke Spannung der Bauchdecken dies verhindert; um so mehr wird das Zwerchfell in die Höhe getrieben; sichtbare Peristaltik, plätschernde und gurrende Geräusche fehlen. Die Schmerzen sind im wesentlichen peritonitischen Ursprungs, d. h. abhängig von Reizung des parietalen Blattes; aber auch Zerrung der geblähten Darmschlingen an den die mesenterialen Gefäße begleitenden sensiblen Nerven dürften daran beteiligt sein (C. Ritter, M. Kappis). Nur bei einem Teil der Fälle entwickelt sich das Krankheitsbild bis zum Erbrechen von Darminhalt, weil die akute diffuse Peritonitis tötet, bevor diese Stufe erreicht ist, oder weil ein rettender operativer Eingriff die Bauchhöhle entlastet, das entzündliche Exsudat mit seinen Mikroben und chemischen Reizkörpern entfernt und damit die drohenden Gefahren abwendet. Über Symptome und Diagnose peritonitischer Darmlähmung S. 661.

Am Zustandekommen der Darmlähmung bei Peritonitis sind wahrscheinlich mehrfache Ursachen beteiligt, von denen bald diese, bald jene überwiegt. Das Übergreifen der Entzündung von der Serosa auf die Darmwand mit unmittelbarer histologischer Schädigung des an der Serosa liegenden Vagusplexus, der zwischen Längs- und Ringmuskulatur ausgespannten Auerbach'schen Plexus und der Muskeln selbst dürfte wohl erst in späteren Stadien der Krankheit ausschlaggebend in Betracht kommen. Ein solcher Vorgang würde auch niemals den ganzen Darm gleichmäßig betreffen, sondern zunächst nur hier und dort, an begrenzten Abschnitten, wirksam werden. Er würde zunächst also kleinere Darmstücke von aktiver Beteiligung am Fortschieben des Inhaltes ausschalten. Durch kleinere gelähmte Stücke könnte der Inhalt dennoch fortgleiten, wenigstens am Dünndarm, wo der Inhalt noch flüssig ist; umfangreichere Lähmungen müßten

wie ein mechanisches Hindernis wirken, und dann würden höher gelegene, noch nichter-
krankte Darmteile mit verstärkter Arbeit einsetzen. Davon ist aber nach klinischem Verhalten keine Rede; vielmehr ergreift die Darmparalyse unter genannten Umständen
meist den ganzen Darm, zum mindesten den ganzen Dünndarm. So wichtig die entzünd-
ichen Veränderungen der Darmwand für spätere Krankheitsstadien sein und so sehr sie
lauch die Rückkehr normaler Peristaltik verhindern mögen, nicht erklären sie das überaus
schnelle, oft innerhalb weniger Stunden sich entwickelnde Auftreten völliger Darmlähmung
bei Perforationsperitonitis. Bei früher Lähmung kommt Shockwirkung in Betracht
(also reflektorische Reizung der sympathischen oder Lähmung der parasympathischen
Nerven) oder Giftwirkung; letztere ausgehend teils von den im Darm vorgebildeten
und nun in die Bauchhöhle sich ergießenden und dort resorbierten Giftkörpern, teils von
den in der Bauchhöhle selbst unter Einfluß der eingedrungenen Mikroben neu entstehenden Giften. Der Angriffspunkt der Gifte wurde hauptsächlich in den nervösen
Zentren der Darmwand gesucht, wohin sie durch die resorbierende Tätigkeit der Serosa
schnell gelangen können; der regulierende Vagusplexus liegt ja der Serosa an (Seite 9).
Neuerdings brachte G. A. Wagner gewichtige Gründe dafür vor, daß der Angriffspunkt
im Zentralnervensystem zu suchen sei. Wenn durch Lumbalanästhesie (Tropakokain
0,1—0,15 in 8—10 ccm Liquor gelöst) die in den Rami communicantes verlaufenden sympathischen Fasern gelähmt wurden, so hörte die Darmlähmung bei akuter eitriger diffuser
Peritonitis auf; schon wenige Minuten nach der Injektion erfolgten dünnflüssige Stühle,
starke Gasabgänge und Zusammenfallen des geblähten Darms. Auch sonst führt Lokalanästhesie zu stark vermehrter Peristaltik, wenn nicht vorher die Erregbarkeit des Auerbach'schen Plexus durch Opiate herabgesetzt war. Diese neuen Tatsachen zwingen allerdings zu der Erklärung, daß sympathische Hemmung wesentlich am Zustandekommen
der peritonitischen Darmparalyse mitbeteiligt ist. Ob die Hemmung Shock- oder Giftwirkung, bleibt freilich offen und dürfte wohl auch nicht für alle Fälle einheitlich zu
beantworten sein. Wie bei diffuser eitriger Peritonitis können auch bei anderen Formen
von Darmlähmung und paralytischem Ileus Herz und andere Gefäßgebiete so schwer geschädigt werden, daß es zum Kollaps kommt.

Reize verschiedener Art. Auch ganz unabhängig von infektiöser Erkrankung der Bauchhöhle entwickelt sich bei verschiedenartigsten, die Bauchorgane treffenden Schädlichkeiten Darmlähmung. Glücklicherweise ist dieselbe
meist eine vorübergehende und wird innerhalb weniger Tage überwunden.
Die Gefahr, daß sie sich bis zum vollendeten Krankheitsbild des paralytischen
Ileus auswächst, liegt aber immer vor, je nach Ursache der Lähmung in verschiedenem Grade. Teils handelt es sich um unmittelbare Schädigung des
Peritoneum, teils um schmerzhafte Vorgänge, welche starke Erregung des
Zentralnervensystems mit weitverbreitenden reflektorischen Wirkungen aus-
lösen. In Betracht kommen u. a.:

Langdauernde Bauchoperationen, wobei stärkeres Abkühlen der Darmschlingen sich als besonders nachteilig erwiesen hat. Der postoperative paralytische Ileus
ist ein nicht zu unterschätzender Gefahrpunkt bei Laparotomien.

Heftiger Stoß auf den Bauch ohne innere Verletzung. Man wird sich hierbei
des Goltz'schen Klopfversuchs erinnern.

Heftige Gallen- und Nierensteinkoliken, Beckenwandfrakturen, Blut-
ergüsse in die Bauchhöhle, retroperitoneale Blutungen, Nierenoperationen
(J. Israel), Entzündung eines im Leistenkanale liegengebliebenen Testikels, Hoden-
verletzungen, Stieldrehungen intraabdomineller Tumoren, unter Umständen
Entleerung eines Stauungsaszites durch Punktion (H. Nothnagel), Netz- und
Darmeinklemmungen (wobei wir von solchen Inkarzerationen absehen, welche gleichzeitig Darmokklusion bringen; vgl. Abschnitt Strangulation S. 651).

Embolie oder Thrombose der Mesenterialarterien, welche einerseits Darmlähmung, andererseits auch heftigste Schmerzen bringen (S. 768).

Akute Pankreatitis, Pankreasapoplexie, besonders in Form der Pankreasnekrose. Dieselbe äußert sich zunächst durch heftige Schmerzen und Spannung im
Oberbauch mit kollapsartigem Zustand und gleicht darin der Perforationsperitonitis.
Weiterhin verläuft sie im wesentlichen unter dem Krankheitsbild des paralytischen Ileus.
Bei der Sektion findet man weitverbreitete kleine Fettgewebsnekrosen am Bauchfell, die
durch Einwirkung des aktivierten Pankreasfermentes auf das subperitoneale Fettgewebe
zustande kommen. Eigentliche Peritonitis fehlt oftmals; andere Male kommt es zu Infektion der Bauchhöhle (Durchwanderungsperitonitis). Der Gedanke an toxische Einwirkungen auf das Darmnervensystem liegt nahe (Literatur über Pankreasnekrose bei
K. Heiberg).

Typhus abdominalis bringt manchmal sehr beunruhigende Grade von Meteorismus, vergesellschaftet mit anderen Zeichen der Darmlähmung und in einzelnen Fällen sich zum voll ausgebildeten paralytischen Ileus verschärfend. Inwieweit die spezifisch-typhöse Darmerkrankung dies veranlaßt, steht dahin. Der bei Typhus selten fehlende Meteorismus leistet der Lähmung vielleicht Vorschub. Immerhin kommen auch bei anderen Infektionskrankheiten vereinzelte Fälle von Darmparalyse und paralytischem Ileus vor, z. B. bei Influenza, Pneumonie, schwerem Erysipel. Wahrscheinlich sind toxische Einflüsse auf die nervösen Darmplexus oder auf höhere Abschnitte des Nervensystems bei diesen Lähmungsformen mitbeteiligt. Auch die Cholera verläuft manchmal unter Erscheinungen, welche sich dem Krankheitsbild des paralytischen Ileus unterordnen: massenhafte Sekretion in den Darm, aber wegen Darmlähmung keine Durchfälle, dagegen Erbrechen von Magen- und Darminhalt, rascher Verfall (Cholera sicca).

Die Pathogenese der Darmlähmung ist in den hier besprochenen Fällen sicher keine einheitliche, wie schon aus der Darstellung hervorgeht. Manches bleibt unklar. Es bleibt auch ungewiß, ob nicht bei manchen Formen des sog. paralytischen Ileus Spasmen, also Darmokklusion, mit hineinspielen, z. B. bei eingeklemmten Netzbrüchen, bei Stieldrehung von Adnextumoren usw. (Millner).

Einflüsse des Zentralnervensystems. Da der Nervmuskelapparat des Darms mittels hemmender sympathischer und fördernder parasympathischer Fasern vom Zentralnervensystem gesteuert wird (S. 9, 15), kann es nicht wundernehmen, daß wir trotz der weitgehenden Selbständigkeit des Darmnervensystems manchmal schweren, zentralbedingten Motilitätsstörungen begegnen. Sie wirken sich meist in unvollständiger und vorübergehender Lähmung (Paresen) aus, z. B. bei Apoplexien, bei Hirn- und Rückenmarksverletzungen, bei Myelitis, bei Tabes dorsalis, bei Psychoneurosen (Hysterie, Neurasthenie, Melancholie, Hypochondrie) und es läßt sich keineswegs leicht erkennen, ob verstärkte sympathische oder abgeschwächte parasympathische Erregung oder zentripetal ausgelöster (parasympathischer) Krampf die Motilitätsstörung bedingt. Daß die hier erwähnten Ursachen bis zum paralytischen Ileus führen, ist jedenfalls äußerst selten. Unklar liegen die Verhältnisse bei Hysterie, wo manchmal nach vorausgegangener langdauernder Obstipation und hochgradiger Tympanie Ileus beobachtet worden ist (H. Nothnagel; vgl. S. 664, 778). Es ist doch wohl das Wahrscheinlichste, daß in solchen Fällen die langdauernde Stauung des Darminhalts zur Resorption toxisch-lähmender Substanzen geführt hat (S. 656).

Die Bedeutung der zentralen Zentren für paralytischen Ileus wird durch die neuen Erfahrungen über Einfluß der Lumbalanästhesie auf die Darmperistaltik in helleres Licht gesetzt (S. 658, G. A. Wagner). Sie beweisen das Mitwirken zentraler Reizzustände, deren Einfluß auf den sympathischen Hemmungsapparat das Anästhetikum ausschaltet. Daß Gifte verschiedener Art, darunter vielleicht auch enterogene Gifte, an zentralen Teilen des sympathischen Systems Angriffspunkte finden, ist sehr wahrscheinlich und kommt vielleicht für Infektionskrankheiten, aber auch für Fälle der folgenden Gruppe in Frage. Von etwaiger Obturation durch gestauten Kot abgesehen, dürfte bei hysterischem Meteorismus und Ileus wohl hypervagotonischer Spasmus stets der primäre krankhafte Vorgang am Darme sein.

Alimentärer paralytischer Ileus. Schon seit langem sind immer aufs neue Fälle bekannt geworden, wo sich bei anscheinend gesunden Leuten schnellen Schrittes starke Tympanie und weiterhin unter Umständen das typische Krankheitsbild des paralytischen Ileus entwickelte. Im Volksmunde gilt es als gefährlich, sehr reichliche Mengen von rohem Obst und Salat zusammen mit viel Getränk zu genießen; „Darmverschlingung" soll die Folge sein. In der Veterinärmedizin ist ein ähnliches akutes Krankheitsbild bekannt, die äußerst gefährliche akute Kolik oder Tympanie der Pferde; sie entsteht namentlich beim

Verfüttern gemähten, aber noch nicht genügend abgelagerten, d. h. noch in Gärung befindlichen Heues. Neuerdings häuften sich Mitteilungen über entsprechende Krankheitsfälle bei Menschen (H. F. Brunzel, H. Walther, J. Winiwarter, F. v. Fink). Das gemeinsame in allen diesen, sorgfältig beobachteten Fällen war das Vorausgehen ungewohnt reichlicher vegetabiler Nahrungsstoffe, namentlich vegetabiler Rohstoffe. Die Autoren beschuldigen die Einfuhr stark gärungsfähigen Materials, die rasche Entwicklung großer Gasmengen und akute Gärungskatarrhe als Ursache. Nun ist der Genuß sehr reichlicher Mengen solcher Nahrungsmittel aber gar nichts Besonderes, weder bei Gewöhnten noch bei Ungewöhnten, und die gewöhnlichen Folgen sind akute Dyspepsien und Magen-Darmkatarrhe mit Diarrhöen. Auch mäßiger Meteorismus tritt dabei auf. Um Darmlähmung und Ileus zu bewirken, muß aber doch wohl noch anderes hinzukommen, und man wird wohl nicht fehlgehen, wenn man eine Nahrungsmittelintoxikation hinter dem Symptomenbild vermutet. In dieser Beziehung führten die Beobachtungen und Ausführungen Brunzel's am weitesten, der in seinen Fällen paralytischen Ileus mit Hämolyse verbunden sah (nach Genuß roher Bohnen bzw. Gurken). Die Hämolyse war sicher auf Wirkung der von R. Kobert genauer beschriebenen Phasine zurückzuführen, die sich in zahlreichen Vegetabilien finden, und deren Resorption offenbar durch Schädigung des Darmepithels begünstigt war. Man wird den Fällen von alimentärem paralytischem Ileus in Zukunft vom toxikologischen Standpunkt aus größte Aufmerksamkeit zu widmen haben. Einstweilen läßt sich noch gar nichts Bestimmtes sagen. Aber daß in diesen Fällen Gifte eingeführt oder im Darm gebildet werden, welche das sympathische System reizen oder das parasympathische System lähmen, ist doch höchst wahrscheinlich. Die enorme Gärung und Gasbildung, ebenso wie der anatomisch nachgewiesene „Gärungskatarrh" (F. v. Fink) wären dann Folgen, nicht Ursache der Lähmung und Stauung. J. J. Stutzin sucht die Ursache für Häufung des „essentiellen" paralytischen Ileus in der durch die Kriegsverhältnisse bedingten größeren „Neurolabilität".

b) Symptomatologie.

In seinen großen Zügen stimmt das Krankheitsbild mit dem des Okklusionsileus überein (Aufhören der Kotentleerung und des Windabganges, Meteorismus, Erbrechen von Darminhalt, Gefäßlähmung und Kreislaufschwäche, Kollaps). Doch weicht es in manchen Einzelzügen ab, und hierauf ist etwas näher einzugehen.

Der Meteorismus erstreckt sich in ausgesprochenen Fällen fast immer über den ganzen Dünn- und Dickdarm, und daher ist die Auftreibung des Bauches eine allgemeine. Immerhin kann sie sich im Anfang, aber meist nur kurze Zeit, auf kleinere Abschnitte beschränken. Wie stark die Vorwölbung des Bauches wird, richtet sich nach dem Tonus der Bauchmuskeln; namentlich bei gleichzeitiger Peritonitis wird sie durch deren reflektorische Anspannung beschränkt; dann tritt Hochstand des Zwerchfells mit Behinderung der Atmung um so mehr hervor. Auftreibung einzelner Schlingen kommt nicht vor, natürlich auch keine Steifung der geblähten Schlingen.

Spontane Geräusche fehlen (Untersuchung mittels Stethoskops). Das ist ein besonders wichtiges Merkmal zur Unterscheidung von mechanischem Ileus.

Schmerzen sind an und für sich kein dem paralytischen Ileus zukommendes Symptom. Manche Fälle verlaufen ganz schmerzlos, und nur über starke Spannung des Bauches wird als höchst quälend geklagt. Da aber die Darmparalyse häufig durch andere höchst schmerzhafte Krankheiten bedingt ist

(Peritonitis u. a., S. 657ff.), mischen sich die von ihnen abhängigen Schmerzen dem Krankheitsbilde zu.

Erbrechen und namentlich Erbrechen von Darminhalt treten durchschnittlich etwas später ein, als beim Okklusionsileus, und zwar fast immer erst nach Ausbildung sehr ansehnlicher Tympanie.

Kot- und Windverhaltung sind vollständig. Es liegt natürlich nahe, in solchen Fällen die Entleerung des Darms mittels eingelegter Darmrohre zu versuchen. Was sich entleert, ist aber höchst unbedeutend.

Allgemeinbefinden, Kreislauf, Körpertemperatur, Urin verhalten sich wie bei tief sitzender Dickdarmokklusion mit insuffizienter Ileozökalklappe. Wenn die Lähmung sich nicht von selbst oder durch unser therapeutisches Handeln zurückbildet, oder wenn rechtzeitige Operation keine Abhilfe bringt, gehen die Kranken im Kollaps zugrunde. Oft entsteht in späten Stadien noch Perforations- oder Durchwanderungsperitonitis.

c) Diagnose.

Die Diagnose der Darmlähmung ist einfach, wenn sie sich als Schlußstein einer Darmokklusion oder einer akuten Peritonitis oder als Teilstück akuter Inkarzerationen oder anderer Formen von Strangulation des Darmes entwickelt. Hinter akutem paralytischem Ileus verstecken sich aber manchmal andere schwere Bauchkrankheiten, die ihn reflektorisch bedingen, z. B. Stieldrehung von Adnextumoren, Tubarschwangerschaft, akute Pankreas- und Fettgewebsnekrose. Auf solche Dinge muß man achten, weil sie unmittelbares chirurgisches Handeln erfordern und das bei einfachem paralytischem Ileus meist zulässige Abwarten verbieten. Auch akute Perforationsperitonitis und Darminfarkt (Embolie einer größeren Darmarterie, S. 768) bringen manchmal, unter Zurücktreten sonstiger Symptome akuten paralytischen Ileus als hervorstechendstes Symptom.

Für den peritonealen und den Infarktileus stellt M. Matthes folgende diagnostische Richtlinien auf:

Peritonealer paralytischer Ileus: Shock und Kollaps: Shock nur bei Perforation. Bei diffuser Peritonitis allmählich zunehmender Kollaps, bei lokalen Formen und leichteren Reizzuständen (Peritonismen) kein Kollaps. Puls: Bei diffuser Peritonitis sehr bald weich, beschleunigt, unregelmäßig, oft schon vor Eintritt der Ileussymptome: leidlicher Puls bei lokalen Formen. Temperatur: gewöhnlich Fieber. Muskelspannung: fast regelmäßig stark ausgeprägt, bei diffusen Formen allgemein, bei lokalen lokal. Schmerz: Umschrieben nur bei Perforationen und bei lokalen Peritonitiden. Bei allgemeiner Peritonitis diffus, dabei Druckempfindlichkeit und Schmerz beim Nachlassen des Druckes. Meteorismus: diffus und hochgradig bei allgemeiner, nicht stark bei lokaler Peritonitis. Peristaltik: fehlt. Tumor: bei lokaler Peritonitis oft zu fühlen. Erguß im Abdomen: meist vorhanden; Früherguß aber physikalisch nicht nachzuweisen. Stuhl und Winde: fehlen; Flatus oft noch möglich; bei septischen Formen manchmal Diarrhöen. Erbrechen: bald eintretend; Koterbrechen erst spät. Indikanurie: stets stark vorhanden.

Paralytischer Darminfarktileus: Shock und Kollaps gewöhnlich sofort stark ausgeprägt. Puls: stets sehr beschleunigt (man achte auf Bestehen ursächlicher Kreislauferkrankungen!). Temperatur: anfangs oft subnormal. Muskelspannung: fehlt, kann aber lokal und später auch allgemein durch die sich rasch entwickelnde Sekundärperitonitis entstehen. Schmerz: kann sehr heftig und umschrieben sein, fehlt selten. Meteorismus: anfangs nicht vorhanden, später oft Blähung der infarzierten Schlinge. Peristaltik: fehlt im infarzierten Stück, kann im darüberliegenden vorhanden, und zwar deutlich erkennbar sein. Tumor: das infarzierte Stück ist anfangs als Tumor (kontrahiert) zu fühlen, später statt seiner die geblähte Schlinge. Erguß im Abdomen: fehlt, so lange noch keine sekundäre Peritonitis entstanden ist. Stuhl und Winde: meist blutiger Stuhl. Erbrechen: nicht regelmäßig, dann und wann blutig. Indikanurie: im Beginne oft fehlend, später vorhanden.

Die wichtigsten diagnostischen Merkmale des einfachen neuropathischen, toxischen und alimentären paralytischen Ileus sind: starker allgemeiner Meteorismus ohne Steifungen, ohne Darmgeräusche, ohne Kolik-schmerz bei verhältnismäßig gutem Allgemeinbefinden. Kein initialer Shock und Kollaps. Völliges Verhalten von Kot und Winden. Spätes Eintreten von gewöhnlichem und insbesondere von kotigem Erbrechen.

Über Therapie S. 702.

4. Spastischer Ileus.

a) Vorkommen: Spasmen des Darmes entstehen durch örtlichen inadäquaten Reiz. H. Nothnagel erzeugte ihn bei Tieren durch Auflegen eines Kochsalz-kristalls auf die Serosa, durch faradischen Strom, durch starke chemische oder mechanische Reizung der Schleimhaut. Solche Spasmen bleiben örtlich beschränkt und sind, wie es scheint, auch an die Reizdauer gebunden. Unter Umständen gewinnen sie aber doch Einfluß auf das Entstehen von Ileus (s. unten). Vielleicht schon hier, wahrscheinlich bei allen anderen Formen von Darmspasmus müssen wir überstarke Erregung des der Serosa angelager-ten Vagusplexus als unmittelbare Ursache annehmen (S. 15); jedoch mit der Einschränkung, daß nur diejenigen Abschnitte des Plexus übererregt sind, welche ihre Fasern unter Umgehung des Auerbach'schen Plexus, unmittelbar zu den Darmmuskeln, insbesondere den Ringmuskeln, entsenden (S. 9). Immer-hin entziehen sich einige Formen des Spasmus noch der einwandsfreien Deu-tung, z. B. die Spasmen bei Bleikolik und bei Nikotinismus; hier steht die Schädigung sensibler Nerven im Vordergrund; die motorischen Funktionen sind nur nebensächlich und nicht immer in gleicher Weise mitbetroffen (vgl. Abschnitt Darmneurosen, S. 784ff.). Die hypervagotonischen Formen können reflektorisch, toxisch (Physostigmin, Pilokarpin!) und von übergeordneten Zentren ausgelöst werden oder auch einer konstitutionell bedingten Über-erregbarkeit des Serosa-Vagusplexus ihre Entstehung verdanken. Davon war schon a. O. die Rede (S. 45, 75) und wir kommen später nochmals darauf zurück (Darmneurosen, S. 773ff.). Jedenfalls sind alle diese Formen des Spasmus patho-logisch, wenn er längeren Bestand hat. Vorübergehend sind sie physiologisch (W. Fleiner), indem sie das längere Verweilen des Darminhalts in wichtigen Ab-schnitten begünstigen (z. B. in dem für Eindickung des Kots so bedeutungs-vollen Zökum und Colon ascendens). Auch am Duodenum scheint ein physio-logisch-intermittierender Spasmus den Übertritt des Chymus aus dem Bulbus duodeni in tiefere Abschnitte zu regeln. Ebenso kann man die aktive Be-teiligung der Bauhinschen Klappe beim Übertritt von Chymus aus dem Dünndarm ins Zökum als physiologisch-intermittierenden Spasmus deuten (S. 5, 50). Im übrigen kennen wir am Dünndarm keinen physiologischen Spasmus.

Daß Spasmus ohne grob-anatomische Erkrankung des Darms zum Krank-heitsbilde der Okklusion und des Ileus führen könne, wurde erst spät anerkannt. Erst der Vortrag L. Heidenhain's auf dem 1897er Chirurgenkongreß und die sich anschließende Aussprache brachte die Frage in lebhaften Fluß. Jetzt wird das Vorkommen des rein spastischen Ileus nicht mehr bestritten. Immerhin ist es selten. A. Fromme konnte im Jahre 1914 nur einige zwanzig sichere Fälle aus der Literatur nachweisen. Wir erwähnen die Mitteilungen von Pankow, L. Heidenhain, J. Swain, O. Nordmann, R. Rinne, A. Fells, E. O. Ashe, R. Schütz, H. Schloffer, L. Freeman, wo über Fälle berichtet wird, die wegen spastischen Okklusionsileus zur Operation kamen (ältere Literatur bei M. Wilms). Einzelne Male schloß sich spastischer Ileus Darmoperationen an, die aus anderen Gründen vorgenommen waren (F. Franke, G. Morone,

Pankow). Andere Fälle sind nur klinisch beobachtet und nicht durch Autopsia in vivo bestätigt, lassen aber, wie Ad. Schmidt hervorhob, ihrem Verlauf und therapeutischer Beeinflußbarkeit nach, keinen Zweifel an der Diagnose aufkommen (R. Schütz, G. Singer und G. Holzknecht, K. H. v. Noorden).

b) **Pathogenese.** Wir dürfen uns nicht verhehlen, daß die Pathogenese des spastischen Ileus nur für gewisse Fälle durchsichtig ist. Dies gilt für solche, wo ein örtlicher Dauerreiz auf den Darm einwirkt. Dies ist z. B. bei Gegenwart von Fremdkörpern im Darm der Fall, bei Kotsteinen und ganz besonders häufig bei großen, aus Gallenblase oder Ductus choledochus in den Darm durchgebrochenen Gallensteinen. Seit langem ist bekannt, daß Gallensteine auch dann zu Okklusionsileus führen können, wenn ihre Größe keineswegs hinreicht, das Darmrohr zu verstopfen. Verschluß tritt erst ein, wenn der mechanische Reiz etwa durch Vermittlung örtlicher Entzündung zum Spasmus führt, welcher den Stein festhält und einkeilt. In welcher Weise harter Inhalt und Spasmus in Wechselwirkung sich gegenseitig beeinflussen, lehren die Verhältnisse bei Kotstauung im Enddarm und distalen Kolon (vgl. Abschnitte dyskinetische Obstipation S. 354,
Myxoneurosis intestini S. 333, Proktitis S. 505). Hierbei kommt es aber kaum jemals zu Ileus, weil die Zugänglichkeit des unteren Darms frühzeitig vorbeugende Maßnahmen gestattet. Je höher, desto empfindlicher ist der Darm größeren, mechanisch reizenden Fremdkörpern gegenüber; für den normalen Enddarm sind größere Massen keine inadäquaten Reize, und die Auslösung von Spasmen setzt hier besondere Komplikationen voraus (z. B. örtliche Entzündung, neurogene Spasmophilie des Darms). Wenn bei partieller Inkarzeration der Darmwand ohne völlige Unwegsamkeit des Rohrs hinzutretender Spasmus völligen Verschluß bringt (R. Rinne, Millner), so kann man dies als eine Art Schutzreflex deuten. Von den postoperativen schweren, bis zum

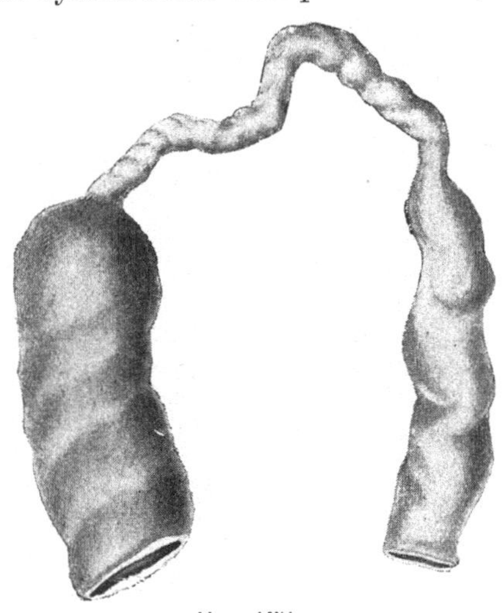

Fig. 138.

Ileus führenden Spasmen beruhen vielleicht manche auf Verletzung retroperitonealer Nervengeflechte (Pankow, A. Fromme). Einzelne Male wurden im Bereich des spastisch kontrahierten Abschnittes Enthelminthen angetroffen (Ascaris, Bandwurm) und als auslösender Reiz verdächtigt (Küster, Barth). Angesichts der großen Häufigkeit der Enthelminthen waren dies vielleicht nur Zufallsbefunde (S. 674).

Unklar sind die Ursachen, welche zu reinem, nicht mit anatomischer Schädigung des Darms verknüpften spastischen Ileus, also zu den sog. reflektorischen und neurotischen Formen führen. Nur ihr Mechanismus ist klar; ihm liegt jedenfalls eine im Vagusgebiet sich abspielende Erregung zugrunde. Eine Analogie finden sie in den Spasmen des Magens und des Duodenum, die G. v. Bergmann als Ursache des peptischen Geschwürs ansieht (vgl. Abschnitt Duodenalgeschwür, S. 572). Eine weitere Analogie finden sie in den Vorgängen bei dyskinetischer, teilweise durch Spasmen bedingter Obstipation (S. 368) und bei Colica mucosa (S. 333). Sowohl bei diesen Magen- und Duodenalspasmen wie bei denen des Dickdarms handelt es sich nicht nur um vorübergehende Einzelspasmen, sondern um spasmophilen Dauerzustand (dauernde

Krampfbereitschaft) auf Grund einer partiellen, d. h. bestimmte Nervenabschnitte elektiv schädigenden Hypervagotonie. Wahrscheinlich können die am Magen, Duodenum und Dickdarm sich abspielenden Vorgänge unter Umständen jeden beliebigen Abschnitt des Darms betreffen. Bemerkenswert ist, daß man spastischen Ileus verhältnismäßig oft bei Hysterischen antraf (Cherchevsky, Rosenstein, H. Schloffer, H. Strauß, S. Talma, Sander). Es kommt vor, daß nach etwaiger Laparotomie später neue Anfälle sich wiederholen. Aber auch andere Formen neuropathischer Veranlagung sind beteiligt, und mehrfach wird dabei auf chronische Krampfbereitschaft und wiederholtes, anfallsweises Auftreten von Ileus hingewiesen (J. Swain, R. Rinne, O. Heß, H. F. Brunzel). Bei der Laparatomie findet man dann meist größere Darmabschnitte tetanisch kontrahiert. Fig. 138 zeigt den Operationsbefund in einem Falle von hysterischem Darmspasmus, der zu Ileus führte. Das zuführende Darmstück ist erweitert. A. Schüle beschrieb einen Fall von spastischem Duodenalileus, offenbar hervorgerufen durch einen Tumor des IV. Ventrikels in unmittelbarer Nähe des Vaguskernes.

c) Symptomatologie und Verlauf. In ausgeprägten Fällen gleicht der spastische Ileus in seinen wesentlichen Zügen dem akuten Okklusionsileus, doch treten die Okklusionsmerkmale (S. 648) meist in abgeschwächter Form auf. Vor allem fehlt gewöhnlich der primäre Okklusionsshock. Des weiteren entwickeln sich Stauungsmeteorismus oberhalb der kontrahierten Schlingen; gelegentlich auch sicht- und tastbare Steifungen; Kolikschmerzen, die aber selbst bei Sitz des Spasmus im Dünndarm nicht so hochgradig zu sein pflegen wie beim mechanischen Okklusionsileus; Stocken des Kotes und der Flatus. Das Allgemeinbefinden bleibt auffallend lange gut und wird erst mit Eintritt von Kotbrechen schlecht. In der Regel löst sich der Krampf und der Darm wird wieder durchgängig (reichlicher Abgang von Winden und Kot), ehe es zu schlimmsten, kollapsartigen und unmittelbar lebenbedrohenden Zuständen kommt. Ad. Schmidt konnte nur zwei Todesfälle in der Literatur nachweisen (1913), und inzwischen ist kein weiterer gemeldet worden.

Einen nicht unwesentlichen Gefahrpunkt bedeutet die Komplikation mit Invagination; sie entsteht, wenn der spastisch kontrahierte Darmteil von dem normal beweglichen absteigenden Aste verschluckt wird (S. 686) H. Nothnagel, F. Hohmeyer, B. Riedel, A. Fromme beschrieben solche Fälle. Über den Mechanismus der Invagination bei Darmspasmus brachten die Untersuchungen von C. Propping genauere Aufschlüsse. Wir gehen hier darauf nicht näher ein (vgl. S. 686). Nach A. Fromme unterscheiden sich diese Invaginationen klinisch von den echten 1. durch ihre Multiplizität, die bei echter Invagination nur selten vorkommt; 2. durch das Fehlen von Blutabgang; 3. durch das Fehlen jeder Verklebung zwischen Intussuszeptum und Intussuszipiens, so daß die Lösung sehr leicht ist und wahrscheinlich häufig spontan vor sich geht. Analwärts kommt es aber doch gelegentlich zu wahrer Dauerinvagination (C. Propping). Vereinzelt kommt auch Volvulus im Anschluß an Darmspasmen vor (G. Neugebauer).

d) Diagnostisch bietet die Unterscheidung von mechanischem Okklusionsileus Schwierigkeiten. Ein sehr wichtiger Anhaltspunkt ist das Fühlbarsein derber, strangartig zusammengezogener Darmschlingen unterhalb der geblähten Abschnitte. Dies kommt bei anderen Krankheiten, die Darmverschluß bringen, nicht vor. Leider sind solche kontrahierte Schlingen nur selten tastbar. Bei Dickdarmspasmen lassen sie sich durch direkte Irrigoröntgenoskopie (S. 91) nachweisen. Von weiterem diagnostischem Belang sind neuropathische Konstitution (namentlich Hysterie), anamnestischer Nachweis früherer nervöser

Magen- und Darmstörungen, Vorhandensein anderer vagotonischer Merkmale, insbesondere andauernde Bradykardie und ein im Verhältnis zu den Bauchsymptomen auffallend gutes Allgemeinbefinden. Fälle mit öfters wiederkehrenden leichteren Anfällen (Subileus) sind immer spastischen Ursprungs verdächtig. Entscheidend fällt natürlich ins Gewicht, wenn es gelingt, den Spasmus durch Atropin zu lösen (1—2 mg subkutan). Da die Symptome selten so stürmisch sind, daß unmittelbare Gefahr droht, sollte bei Verdacht auf Ileus spasticus dieser Versuch immer gemacht werden. Bei Dickdarmspasmus dringt dann Kontrastbrei in die früher verschlossenen Abschnitte ein.

Möglichst frühzeitiges Erkennen der spastischen Natur des Leidens ist um so wichtiger, als man dann unnötiger Laparotomie vorbeugen kann. Denn die Behandlung des spastischen Ileus sollte eine interne sein. Anderseits fordert man bei mechanischem Ileus mit Recht, es solle mit der Operation nicht lange gezögert werden. Denn die Aussichten, daß ein mechanisch bedingter Ileus ohne Operation sich zurückbildet, sind äußerst gering, und das Abwarten schwerer Zustände verschlechtert die Aussicht operativer Hilfe ungemein. Gerade aus dem Bestreben heraus nicht zu spät zu kommen, hat man bei spastischem Ileus, in der Annahme, es sei ein mechanisch bedingter, häufig laparotomiert. Kontrahierte Darmschlingen (Fig. 138, S. 663) und darüber erweiterter Darm war in typischen Fällen der einzige Befund. Es ist sehr auffallend, daß der Spasmus trotz Narkose bestehen bleiben kann; auch bei Hysterischen, wo man doch immer psychogene Einflüsse auf das Darmnervensystem annimmt, ist dies festgestellt. Dies setzt voraus, daß neben der Psychose (Hysterie) eine selbständige, bzw. von psychogenem Einschlag unabhängig gewordene Neurose des vegetativen Nervensystems besteht (partielle Hypervagotonie). Ob vielleicht in Fällen von scheinbar rein neurogenem, zentrifugal bedingtem Dauerspasmus irgend welche toxische Einflüsse sich vermittelnd einschieben? Das Standhalten des Spasmus der Narkose gegenüber ist kein regelmäßiges Ereignis. Öfters löste sich der Krampf, nachdem der Darm sorgfältig abgetastet war, noch bevor oder kurz nachdem der Bauch wieder verschlossen ward. Z. B. in den Fällen A. Fromme's, die beide nicht als „hysterische", sondern eher als reflektorische Dünndarmspasmen zu deuten waren. Wir stehen diagnostisch und damit auch prognostisch und therapeutisch bei Verdacht auf Ileus spasticus immer vor einem Dilemma: wenn wir laparotomieren, so unternehmen wir im Falle, daß es sich wirklich um spastischen Ileus handelt, eine unnötige Operation, die in der Regel auch gar nicht bis zum Ende durchgeführt wird; d. h. man schließt den Bauch wieder. Operieren wir nicht, und es handelt sich doch um ein unerkannt gebliebenes mechanisches Hindernis, so verabsäumen wir mit längerem Zuwarten die günstigste Zeit und setzen uns der Gefahr aus, mit der Operation zu spät zu kommen. Bei voller Gewißheit des spastischen Charakters wird man in der Regel warten, bis wirklich bedrohliche Zeichen sich einstellen; dann freilich kann unter Umständen, wenn sich der Spasmus nicht sub operationem löst, das Anlegen eines temporären künstlichen Afters in Frage kommen. Genaueres über Therapie S. 705.

Was bisher besprochen wurde, bezieht sich auf Fälle des neurogenen Ileus. Wenn eine lokale Erkrankung, z. B. unvollständige Inkarzeration der Darmwand, Netzhernie, Gallenstein usw. (S. 673) lokalen, reflektorischen Spasmus bedingt, nähert sich von vorn herein das ganze Krankheitsbild, namentlich auch die Rückwirkung auf das Allgemeinbefinden, dem wahren mechanischen Okklusionsileus, und dann ist natürlich dem therapeutischen Handeln der Weg gewiesen und frühzeitiges chirurgisches Eingreifen gerechtfertigt.

II. Spezielle Pathologie und Symptomatologie der Verengerungen und Verschließungen des Darmes.

Im vorausgegangenen Abschnitt beschäftigten wir uns mit den Grundformen der Verengerungen und Verschließungen des Darmes, mit ihrer allgemeinen Pathogenese und Pathologie, mit ihren Unterscheidungsmerkmalen und mit Diagnostik des Krankheitssitzes. Im folgenden geben wir einen Überblick über Pathogenese und Pathologie bestimmter Krankheitsbilder, verweilen aber bei ihnen nur, soweit sie sich durch besondere klinische Merkmale auszeichnen, und soweit sie nicht an anderen Stellen des Buches besprochen werden. Auf vieles andernorts Gesagtes können wir kurz verweisen. Auf Krankheitszustände, welche in ihren diagnostischen und therapeutischen Einzelheiten so gut wie ausschließlich chirurgisches Interesse darbieten, gehen wir nur kurz ein.

A. Verengerungen und Verschluß des Darmes durch in der Darmwand selbst gelegene Prozesse (Strikturen).

Ihrer anatomischen Natur nach unterscheidet man folgende Formen: angeborene Verengerung, langdauernden Spasmus, Tumoren der Darmwand, entzündliche und infektiöse Erkrankungen des Darms, Narbenbildungen. Von diesen Formen scheiden wir den schon ausführlich besprochenen Spasmus aus (vgl. Ileus spasticus, S. 662) und ferner Darmtumoren, denen ein besonderes Kapitel gewidmet wird (S. 708). Strenge Trennung dieser Formen ist nur bedingt möglich, da entzündliche Zustände mit Narbenbildung und Spasmen, Tumoren mit Entzündungen und Spasmen klinisch eng verknüpft sind.

1. Angeborene Verengerungen und Verschließungen des Darmes.

Atresia ani, das vollständige Fehlen oder die unvollständige Entwicklung der analen Darmöffnung ist die häufigste und bekannteste Störung dieser Art. Sie entsteht dadurch, daß die Einstülpung des äußeren Keimblattes, welches der Darmanlage entgegenwächst und sich mit ihr im Rektum verbindet, nicht in normaler Weise zustandekommt. Man unterscheidet Atresia ani, wobei das blind endende Rektum bis dicht zu dem geschlossenen Anus herabführt, und Atresia recti, wobei ein blind endender After besteht, der durch eine mehr oder weniger dicke Gewebsbrücke von dem gleichfalls blind endenden Rektum getrennt ist (R. Fischl). Manchmal bestehen gleichzeitig Verengerungen und Verschlüsse höher gelegener Darmabschnitte (O. Heß, E. Fuhrmann). Handelt es sich nur um mäßige Verengerung an der dicht über dem Sphinkter gelegenen Vereinigungsstelle des äußeren und inneren Keimblattes, so macht dies keine bedeutsamen klinischen Symptome und gleicht sich meist bald aus, was man mit künstlicher Erweiterung durch Tubage zu unterstützen pflegt. Bei hochgradiger Stenose und völligem Verschluß fehlt Abgang von Mekonium. Die Inspektion ergibt Fehlen der analen Öffnung bzw. der eindringende Finger stellt fest, daß der untere Rektalschlauch nach kurzem Verlauf blind endet. Um Okklusionsileus vorzubeugen, muß sofort operiert werden; bei schmaler Brücke zwischen distalem und proximalem Ende ist die Vereinigung des rektalen Blindsacks mit dem normal angelegten After oder der stets deutlich erkennbaren normalen Afterstelle verhältnismäßig leicht und sicher zu erreichen. Breite Brücken verlangen schwierige und leider oft erfolglose plastische Operation.

Höher gelegene Darmstenosen und -verschlüsse. An ihrem Zustandekommen sind teils Entwicklungshemmungen und frühfötale Zellwucherungen mit Verklebung des normal angelegten Darmrohres beteiligt (E. Kreuter), teils sicher auch fötale ulzeröse und peritonitische Vorgänge (Syphilis, Tuberkulose an der Spitze). Klinisch gibt sich das Leiden durch bald auftretenden typischen Okklusionsileus kund, dem die Neugeborenen schnell erliegen. R. Fischl bezeichnet die Aussichten chirurgischer Hilfe für so überaus gering, daß er davon abrät. Nach J. Tandler entfielen unter 94 Fällen von Darmatresie auf das Kolon 6, auf den Dünndarm 55, auf das Duodenum 33. Auf die Längenverhältnisse des Darms bezogen ist die Disposition des Duodenum zur Atresiebildung 39,6mal so groß wie die des übrigen Dünndarms.

Entgegen der völligen Hoffnungslosigkeit der Atresien machten angeborene Stenosen des Duodenum manchmal lange Jahre und selbst Jahrzehnte keine beunruhigenden klinischen Symptome und zwangen erst verhältnismäßig spät zur Operation (Gastroenterostomie, z. B. bei einem 19jährigen Patienten E. Melchior's, wo die kongenitale Stenose durch Situs transversus partialis bedingt war). Als diagnostisch wichtig für Darmatresie hebt E. Melchior hervor: Fehlen von Lanugohärchen und Cholesterinkristallen im Mekonium, ferner steriles Mekonium bei gleichzeitigem Bakteriengehalt des Erbrochenen (K. Walz, M. O. Wyß).

2. Stenosierende Darmentzündungen.

Sowohl akute wie chronische entzündliche Vorgänge können die Darmwand derart verdicken, daß Stenosen entstehen. Die hiervon abhängigen Krankheitserscheinungen mischen sich dann dem entzündlichen Leiden hinzu und richten sich nach Grad, Ausdehnung und Sitz der Stenose. Zu vollständigem Verschluß kommt es auf dieser Grundlage höchst selten. Zu erwähnen sind vor allem:

Enteritis phlegmonosa (S. 445). Die an und für sich seltene Krankheit führt nur ausnahmsweise zu Stenose.

Tuberkulöser Ileozökaltumor (S. 622), in typischen Fällen fast immer Stenose bedingend.

Aktinomykotischer Tumor (S. 627), vorzugsweise am Zökum, je nach Ausdehnung Stenose bedingend. Manchmal ohne jede Stenose verlaufend.

Syphilitische Infiltrate der Darmwand (S. 626) ohne gleichzeitige Geschwüre. In seltenen Fällen verursachen sie Stenosen (N. Senn, Hanot, Forßmann u. a.).

Sigmoiditis infiltrativa (S. 499) in ihrer akuten und chronischen Form. Das Entstehen einer Darmverengerung ist häufig und gehört zu den charakteristischen Merkmalen der Krankheit. Als häufigste Ursache der Sigmoiditis wurde die Graser'sche Divertikulosis erwähnt.

Proktitische Wandabszesse und entzündete innere Hämorrhoidalknoten (S. 506, 526), seltener durch ihre Größe als durch begleitenden Spasmus zu Stenose führend.

Darmwandentzündungen jeder Art, insofern sie mit örtlichem Spasmus sich verbinden. Dies kommt hauptsächlich am Dickdarm vor, z. B. bei Bazillendysenterie, aber auch bei allen anderen Formen der Kolitis. Es wurde hervorgehoben, wie wichtig es ist, bei derartigen Krankheiten Kotstauung zu verhüten und dem Krampf durch Atropin u. a. vorzubeugen (S. 373, 389). Brüning beschrieb einen Fall von Darmverschluß durch Schleimhautwucherungen im oberen Rektum nach Ruhr.

Von den erwähnten Formen geben tuberkulöser Ileozökaltumor, aktinomykotischer Tumor, Sigmoiditis infiltrativa, entzündliche Infiltrate des Rektum charakteristische und meist leicht erkennbare Krankheitsbilder, so daß nicht nur die Stenose, sondern auch die Natur des Grundleidens richtig diagnostiziert werden kann. Auf den Ursprung anderer entzündlicher Darmwanderkrankungen mit spastischer Stenose weisen Anamnese und Gesamtverlauf hin. Enteritis phlegmonosa und syphilitische Wandinfiltrate sind nur unter besonders günstigen Umständen richtig zu deuten.

3. Narbenstenosen.

Das Entstehen narbiger Stenosen der Darmwand setzt voraus, daß ein entzündlicher bzw. geschwüriger Prozeß bis in die Muskelschicht des Darms vorgedrungen ist. Geschwüre der Mukosa hinterlassen niemals Narben; bei starker Mitbeteiligung der Subserosa können zwar Narben entstehen, welche nur mit mangelhaft entwickelter Schleimhaut oder nur mit Epithel überwachsen sind; aber zu wirksamer Stenose kommt es nicht. Die aus verheilenden und verheilten Geschwüren hervorgehenden Schrumpfungen bilden die weitaus häufigste Ursache für langsamzunehmende Darmstenose und für einfache Okklusion. Nicht alle Geschwürsarten führen mit gleicher Häufigkeit zu stenosierenden Narben.

Das allgemeine Krankheitsbild der narbigen Strikturen entspricht dem der chronischen Stenosen (S. 633ff.). Deutlichen klinischen Symptomen geht meist längere Zeit völliger Latenz voraus. Den hochsitzenden Stenosen (z. B. bei Duodenal- und Jejunalgeschwür) kommen eigenartige Symptome zu. Im übrigen bringen die Stenosen zunächst nur uncharakteristische Beschwerden, wie gelegentliches Leibkneifen und ungewohnte Stuhlträgheit. Aber schon lange bevor stärkere Schmerzen, Meteorismus, Darmsteifungen usw. an Stenose denken lassen, kann es auch zu intermittierenden oder gar andauernden Durchfällen kommen, eine Erscheinung, die sehr oft die Diagnose irreführt. Die Durchfälle entstehen unter dem Einfluß gestauten Inhaltes auf die Darmwand. Namentlich der Dünndarm reagiert darauf höchst empfindlich; jede Stockung bringt hier die Gefahr endogener Bakterieninvasion in die Schleimhaut (S. 63); der mit Bakterien angereicherte und auch abnorme Zersetzungsprodukte enthaltende Chymus reizt nach Überwindung des Engpasses auch die tieferen Darmabschnitte. Am Dickdarm bedarf es immerhin beträchtlicherer Stenose, um gleiches zu bewirken. Aber auch hier sind Durchfälle oft Frühsymptome, namentlich bei Strikturen des Enddarms. Das entzündliche Darmsekret erweicht dann den Kot, so daß er besser durch die Enge schlüpft. Die Gegenwart der Stenose wird dadurch verschleiert.

Im späteren Verlauf treten entweder allmählich die charakteristischen Merkmale der Stenose immer deutlicher hervor, oder es kommt, selbst bei noch relativ weiter Öffnung, zum plötzlichen Verschluß, ein gerade bei Narbenstriktur recht häufiges Geschehen. Daran ist hinzutretende Obturation wie Vorlagerung grober Speisereste, zufällig verschluckter Fremdkörper, eingedickten Kotes oder zufällige Lageänderung der Schlingen mit Abknickung schuld: gelegentlich auch Spasmen. Die Sachlage ist meist erst sub operatione sicher zu erkennen.

Häufigste Ursachen für Narbenstrikturen sind:

Ulcus pepticum duodeni (S. 568) et jejuni (S. 595). Ersteres eine sehr häufige, letzteres eine immerhin seltene Ursache der Stenose. Zu völligem Verschluß kommt es sehr selten. Krankheitsbilder solcher Stenosen S. 641.

Tuberkulöse Darmgeschwüre (S. 613). Daß tuberkulöse Darmgeschwüre ausheilen können, ist bekannt; mit welchem Prozentsatz ist nicht ermittelt. Nicht jedes verheilende Geschwür bringt Stenose. Eisenhart fand unter 35 verheilten tuberkulösen Geschwüren 9mal gleichzeitig Stenose. Das Bestreben dieser Geschwüre, sich der Quere nach auszubreiten, begünstigt das Entstehen von Stenose. Ihr Lieblingssitz ist der untere Teil des Ileum. Häufiger als alle anderen Formen bringt Tuberkulose multiple Strikturen. Unter 91 Fällen multipler Strikturbildung beruhten 42% auf Tuberkulose (Reach). Zwischen den einzelnen Strikturen finden sich manchmal sackartig erweiterte Darmstrecken. Röntgenologische Untersuchung förderte die Diagnostik der multiplen Stenosen ungemein; man findet multiple Seenbildung zwischen den Stenosen (S. 95). Über richtig erkannte und zum Teil erfolgreich operierte Fälle berichten u. a. F. Hofmeister, Borchgrevink, K. G. Lennander, H. Schlesinger, G. Lotheisen.

Die tuberkulösen Stenosen verlaufen oftmals symptomlos oder mit uncharakteristischen Beschwerden, wie zeitweiligen Durchfällen, Leibkneifen, Kollern. Sekundäre Durchfälle (s. oben) sind häufig (J. Sklodowski). Bei der flüssigen Beschaffenheit des Inhalts zwängt der Darm ihn trotz gelegentlicher Stockung noch durch den Engpaß. Tuberkulöse Dünndarmstenosen mit Durchfällen bringen verhältnismäßig oft schwere Formen der Anämie (Kn. Faber, Borchgrevink). Wenn es schließlich zu längerdauernden Kotstauungen kommt, so bleibt es doch meist bei leichteren und nach einiger Zeit wieder sich zurückbildenden Formen von Ileus. Intermittierende Attacken von Subileus, von denen schon früher die Rede war (S. 607) sollten vor allem an tuberkulöse Darmstenosen denken lassen (S. 621). Voll ausgebildeter Okklusionsileus ist bei Dickdarmtuberkulose verhältnismäßig häufiger als bei Tuberkulose des Dünndarms. Dort macht sich die Verlegung der Stenose durch eingedickte Kotmassen geltend. Namentlich bei tuberkulöser Proktitis ist die Gefahr groß; um so größer als neben stenosierenden Narben und härterer Beschaffenheit des Kotes die starke Neigung des entzündeten Enddarms zu Spasmen erschwerend hinzutritt. Im ganzen ist aber strikturierende Mastdarmtuberkulose sehr selten (E. Ruge).

Spontane Heilung tuberkulöser Narbenstrikturen ist natürlich ausgeschlossen; wohl aber kann sich das Leiden ohne wesentliche Gefährdung des Lebens (F. König) und sogar ohne wesentliche Beschwerden über viel Jahre hinziehen. Operativ kommen im Notfalle in Betracht: Exzision kleinerer oder größerer Darmabschnitte, Enteroanastomosen. Darmausschaltungen.

Syphilitische Narbenstrikturen (S. 512, 626). Nächst den tuberkulösen Narbenstrikturen folgen der Häufigkeit nach die luetischen. Unter den 91 Fällen von Reach hatten 12 diese Ätiologie. Unbedingt vorherrschend ist der luetische Ursprung bei Mastdarmstrikturen; aus den verschiedenen Berichten, die E. Ruge zusammengestellt, in mindestens 50% der Fälle. Die luetischen Darmstrikturen treten häufig multipel auf, namentlich am Dünndarm (Homen, R. Rieder). Dementsprechend gleicht das Krankheitsbild durchaus dem der tuberkulösen Narbenstrikturen; auch intermittierende Anfälle von Subileus wurden beobachtet (C. A. Ewald, F. Rosenfeld). Vollkommene Okklusion ist selten; I. M. Elder beschreibt einen akuten Darmverschluß durch ein Hämatom, das sich in der Submukosa unter luetischen Ulzerationen entwickelte. Nachweis luetischer Infektion läßt zwar an die Möglichkeit syphilitischen Ursprungs einer Narbenstenose denken, bietet aber natürlich keine Sicherheit dafür. Durch spezifische Therapie werden zwar Geschwüre und Gummata, kaum aber syphilitische Narben beeinflußt.

Postdysenterische Darmstrikturen (S. 543) sind selten, was bei den umfangreichen geschwürigen Prozessen auffallend erscheint. Woodward bestritt auf Grund einer großen Sammelstatistik (28,000 Ruhrfälle im amerikanischen Sezessionskriege) überhaupt ihr Vorkommen. Dies geht zweifellos zu weit. Sowohl bei J. C. Hemmeter wie bei E. Ruge finden sich sichere Fälle nachgewiesen. Sie betreffen stets den Enddarm. Näheres darüber im Abschnitt Dysenterie. Ebenso wie Dysenterie verhält sich ulzeröse Kolitis (vgl. betreffenden Abschnitt S. 487, 505).

Strikturen nach Stauungsgeschwüren (S. 608) kommen vor, wie aus den Darstellungen von H. Nothnagel, J. Sklodowski, P. Grawitz hervorgeht, sind aber zweifellos recht selten (M. Wilms).

Strikturen nach thrombotisch-embolischen Ulzerationen beschrieben H. Schloffer und Parenski.

Posttyphöse Strikturen (Riese, Nénon, Paratelle) sind ungewöhnliche Seltenheiten.

Strikturen nach Kontusionen des Bauches durch stumpfe Gewalt sind gleichfalls Seltenheiten. Sie entstehen nach H. Schloffer unter dem Einfluß stumpfer Gewalt durch Schleimhautquetschung. Es kommt zu örtlicher Nekrose, zu Geschwür und dann zu narbiger Schrumpfung. Sitz solcher Störungen pflegt regelmäßig der Dünndarm zu sein (H. Ponzet).

Postherniöse Strikturen. Bei Einklemmungen erzeugt der abschnürende Ring oft Nekrosen und daraus können, auch nach glücklicher Beseitigung der Inkarzeration durch Herniotomie, Geschwüre hervorgehen, welche zu strikturierenden Narben führen: die Wandschädigung nimmt bald von der Schleimhaut, bald von der Serosa ihren Ausgang. Die Stenoseerscheinungen treten meist etwa 3—4 Wochen nach der Herniotomie auf und werden durch Vorboten, wie gelegentliche Kolikschmerzen (Spasmen?), Durchfälle, Blutabgang eingeleitet. (Ältere Literatur bei M. Wilms, neuere Literatur bei E. Sonntag; ferner Mitteilungen von H. Kloiber, H. Thierry, O. A. Kleinschmidt). Diese nicht ganz seltenen Spätschädigungen sind u. a. der Grund, warum man bei Brucheinklemmung vor Taxis immer mehr warnt, sie nur auf ganz bestimmte, einfach liegende Fälle beschränken will und die Resektion des eingeklemmten Darmabschnittes als Normalverfahren fordert (E. Sonntag, K. Scheele). — Auch bei Invaginationen (S. 688) bilden sich manchmal nach spontaner Abstoßung des Invaginatum am Ort der früheren Schnürung später noch narbige Strikturen aus. — Gelegentlich sah man sogar nach Darmoperationen, am Ort der Naht, narbige Strikturen entstehen (F. Haasler), was immerhin abnormen Verlauf der Wundheilung voraussetzt. Im ganzen selten, wurden postoperative Strikturen am häufigsten am Mastdarm beobachtet, wahrscheinlich infolge Mitwirkens pelvioperitonitischer oder gefäßthrombotischer Prozesse (E. Ruge).

Postgonorrhoische Strikturen des Mastdarms sind jedenfalls sehr selten. Manche bestreiten ihr Vorkommen durchaus und führen etwaige Strikturen auf gleichzeitige Lues zurück. Die Möglichkeit, daß aus gonorrhoischer Proktitis einmal eine Narbenstriktur hervorgeht, läßt sich sicher nicht ableugnen. Kritische Besprechung der Literatur bei E. Ruge. Vgl. S. 512.

Wie schon aus vorstehender, keineswegs erschöpfenden Übersicht hervorgeht, sind die Ursachen der narbigen Darmstrikturen sehr mannigfaltig. Nur in einem Teil der Fälle gelingt es der klinischen Diagnostik, die Ursache sicherzustellen; oft erlauben Anamnese, Befund und Verlauf nur einen Wahrscheinlichkeitsschluß. Da der krankhafte Prozeß, welcher zur Narbenbildung führte, längst abgelaufen sein kann, ist man auch bei Autopsia in vivo und post mortem nicht immer in der Lage, die Ursache der Striktur festzulegen.

B. Verengerung und Verschluß des Darmes durch Verstopfung des Darmlumens (Obturation).

Wir verstehen unter Obturation die Verlegung des Darmlumens durch abnorme Inhaltmassen. Als solche kommen in Frage: verhärtete Kotmassen, Darmsteine, Fremdkörper, Würmer und Gallensteine. Diese Kontenta sind, auch wenn sie an einer bestimmten Stelle des Darmes fixiert werden, der Darmwand nicht adhärent. Vielfach ist deshalb die Fixation nur eine relative, bedingt durch erschwerte Passage an physiologisch engen resp. stark gebogenen Stellen (Bauhinsche Klappe, Flexuren des Dickdarms), oder durch Spasmus resp. Lähmung der Darmwand oder endlich durch Verlegung schon früher latent vorhandener Strikturen. Daher kommt es, daß klinisch oft nur die Zeichen einer Verengerung oder eines intermittierenden Verschlusses vorhanden sind. Löst sich die Fixation aus irgend einem Grunde, so wandert das Passagehindernis ev. weiter abwärts, um an irgend einer tieferen Stelle von neuem festgehalten zu werden. Es entsteht dann das klinische Bild des „wandernden Ileus". Vor allem pflegen es Spasmen zu sein, welche etwaige Fremdkörper bald an dieser bald an jener Stelle festhalten. Bedenklicher als Spasmen, die sich doch verhältnismäßig oft von selbst wieder lösen oder durch therapeutische Hilfsmittel gelöst werden können, ist Stockung an pathologisch verengten Stellen, weil derartige Stenosen nicht nachgiebig und nicht erweiterungsfähig sind, und weil hier die Darmmotilität in irgend einer Weise bereits Schaden erlitten hat. So kommt es, daß Stenosen, welche Monate und Jahre hindurch ohne größeren Nachteil ertragen wurden, verhältnismäßig oft durch sich vorlagernde Körper geringer Größe zum vollständigen Verschluß gebracht werden.

Der klinische Verlauf kann sich ganz nach dem Bilde der akuten Okklusion gestalten, wenn der obturierende Körper an irgend einer Stelle des vorher vollkommen oder doch genügend durchgängigen Darms festgekeilt wird und sofort den Verkehr zwischen dem zuführenden und abführenden Darmast völlig sperrt. Der Verlauf kann aber auch dem Bilde einer sich langsam entwickelnden Stenose entsprechen, wenn sich neben dem Hindernis Darminhalt noch durchzwängt, wie dies namentlich bei verhärteten Kottumoren (Koprolithen) die Regel ist.

Man hat immer bei Obturation höheren Grades damit zu rechnen, daß die Darmwand entzündlich erkrankt, teils durch entzündungserregende Eigenschaften des Fremdkörpers, teils durch mechanischen, die Blutversorgung und die Ernährung schädigenden Druck desselben, teils und vor allem durch entzündungserregende Eigenschaften des oberhalb gestauten und sich zersetzenden Darminhaltes. Es können dann Stauungsgeschwüre (S. 608) und Darmperforationen die Folge sein. Bei unvollständiger Obturation ist Darmperforation manchmal das erste alarmierende Symptom. Wenn an dem obturierenden Fremdkörper vorbei gestauter flüssiger oder verflüssigter Darminhalt nach unten abfließt, so führt der Kot oft Blut und bei tiefem Sitze auch Eiter mit sich, und auch die Wand des absteigenden Darmstückes gerät durch die Zersetzungsprodukte leicht in entzündlichen Zustand, so daß Durchfälle entstehen; daß diese zu diagnostischen Irrtümern führen können, ward schon mehrfach erwähnt (S. 116, 373, 483). Besonders häufig ist dies bei Kottumoren des Enddarms.

a) Obturation durch Kotmassen (S. 374, Kapitel Obstipation und S. 503, Kapitel Proktitis). In der Regel ist der Vorgang so, daß sich ein in einem Haustrum des Dickdarms zurückgebliebenes hartes Scybalum durch Apposition allmählich immer mehr vergrößert, bis sein Durchmesser den des Darmlumens überragt. Das Wachstum kann aber noch weiter gehen bis zur Kindskopfgröße und darüber. Der Kot passiert zunächst noch an dem Ballen seitlich vorbei oder, wenn er in der Mitte erweicht, durch ihn hindurch (A. Brosch), so daß deutliche Stenosenerscheinungen sich klinisch gar nicht ausprägen. Wenn später sich Wandentzündung und Durchfall hinzugesellen, wird das Bild der Stenose erst recht verwischt. Der Sitz der Kotgeschwülste ist stets nur der Dickdarm, und zwar vornehmlich die untersten Abschnitte: Ampulla recti, Flexura sigmoidea, seltener die übrigen Abschnitte des Kolon und nur ganz ausnahmsweise das Zökum. Sie können aber multipel vorkommen.

Der Mechanismus, durch welchen die Kotgeschwülste die Darmpassage behindern, ist übrigens nicht nur der der Obturation. Manchmal ist die Lähmung oder der Krampf der Darmwand wichtiger als die verhärtete Kotmasse, so daß, wenn die richtige Funktion der Peristaltik wieder hergestellt ist, die Kotmassen weiter geschoben und entleert werden können. In anderen Fällen kommt es zu einer Senkung, Knickung oder Schlingenbildung der inhaltsschweren Darmabschnitte, die ja bei chronischer Obstipation an sich schon oft verlängert und abnormal gelagert sind.

Großen Schwierigkeiten begegnet manchmal die richtige Erkennung dieser Zustände. Wenn auch die Anamnese auf das lange Bestehen eines Verstopfungszustandes hinweist, so täuschen doch oft die bis zuletzt erfolgende Entleerung kleiner Stuhlmassen oder die sekundären, durch Reizung der Darmwand erzeugten Durchfälle. Ist der Tumor durch die Bauchdecken hindurch fühlbar, was nach R. H. Fitz nur in der Hälfte der Fälle zutrifft, so kann er für eine Neubildung des Darmes selbst oder irgend eines anderen Bauchorganes gehalten werden. Kotgeschwülste sind keineswegs immer rundlich oder länglich, sondern gelegentlich auch eckig. Ihre Lage kann eine sehr verschiedene sein, ebenso ihre Verschieblichkeit und Härte. Einigermaßen charakteristisch ist manchmal ihre Knetbarkeit, dagegen ist das sog. Gersuny'sche Klebesymptom (S. 81) nach Hofmokl, J. C. Hemmeter und Ad. Schmidt ein völlig unzuverlässiges Merkmal. Wenn die Kottumoren durch hinzutretende Wandentzündung, Geschwüre, lokale peritonitische Reizzustände druckempfindlich werden, sind sie oft von anderen Leiden wie Perikolitis, abgesackten Exsudaten, Appendizitis, Adnextumoren usw. nur bei genauester Untersuchung zu unterscheiden. Kleine, zeitweilige Temperaturanstiege sind häufig bei Obstipation (S. 373), stärkeres Fieber tritt gewöhnlich erst bei entzündlicher Beteiligung des Peritoneum auf. Durch Verlagerung der mit Kot beschwerten Darmschlingen (S Romanum!) entsteht manchmal Volvulus.

Manche Patienten kommen infolge der dauernden Beschwerden und der ungenügenden Nahrungsaufnahme so herunter, daß ihr Allgemeinzustand an Karzinom denken läßt. Man versteht es also, wenn in der Literatur immer wieder kasuistische Mitteilungen auftauchen, welche die Täuschungsmöglichkeiten, die in bezug auf die Therapie von großer praktischer Bedeutung sind, hervorheben. Nie unterlasse man bei bestehendem Verdacht, per rectum zu palpieren und durch wiederholte Wasser-Öleinläufe und durch antispasmodische Medikamente Erweichung oder Mobilisation zu erzielen. Gelingt das und verschwinden jetzt die Symptome der Passagestörung, so muß immer noch mit der Möglichkeit gerechnet werden, daß sich hinter dem Kottumor eine latente anders geartete Stenose (beginnendes Karzinom) verbirgt.

Über sonstige Symptome vgl. die Abschnitte Obstipation S. 373, Proktitis S. 502, allgemeine Pathologie der Stenosen und Verschlüsse S. 630.

Die **Behandlung** des durch Kottumoren bedingten Obturationsileus lehnt sich eng an die Behandlung jeder schweren Form von einfacher Kotstauung an. Die Behandlung soll, wenn irgend möglich, von chirurgischem Eingriff absehen. Fälle, in denen ein solcher erforderlich ist, sind überaus selten. Ein Teil von ihnen gehört zur Hirschsprung'schen Krankheit (S. 749), ein anderer Teil beruht nicht allein auf dynamischer Grundlage (Spasmus oder Parese), sondern auf gleichzeitiger Gegenwart anatomischer Hindernisse, hinter welchen sich der Kot gestaut hat. Das operative Handeln wird dann vorzugsweise durch deren Sitz und Art bestimmt. Oft freilich muß man sich wegen bedenklichen Zustands des Kranken oder aus technischen Gründen zunächst auf eine Entlastungsoperation, z. B. auf Anlegen eines temporären Anus praeternaturalis beschränken und das operative Angehen des Hindernisses oder eine Umgehung desselben durch Entero-Enteroanastomie auf später vertagen.

Bei Obturation durch Kottumoren ohne gleichzeitiges anatomisches Hindernis führt interne Therapie fast immer zum Ziele, vorausgesetzt, daß man nicht den richtigen Zeitpunkt versäumte. Das Verfahren besteht in erweichenden Einläufen (Wasser, dünnes Seifenwasser, Öl). Es kommt vor allem darauf an, der untersten Kotballen Herr zu werden; sie sind die ältesten und härtesten, und teils durch ihre Größe teils durch ihre Form an der Darmwand am festesten verankert. Wenn es gelungen ist, eine Kotsäule von etwa 10—12 cm zu entfernen, ist meist das Spiel gewonnen, und die weitere Kotsäule rückt von selbst nach.

Wenn die Kotstauung schon tief unten beginnt, halte man sich mit Einläufen nicht lange auf, sondern entferne das greifbare mittelst gummibedeckten Fingers oder stumpfen Löffels (S. 392). Manchmal gelingt es, die untersten festen, obturierenden Ballen durch Ausstreichen von Vagina oder Damm her zu entfernen (S. 248). Das Nachrücken der Kotsäule wird durch Atropininjektionen wesentlich gefördert (1—2 mg; selten ist mehr nötig). Auch steht nichts im Wege, sobald man weiche Kotmassen freigelegt hat, die Atropinwirkung durch Dickdarmmittel zu unterstützen (Peristaltin-, Sennatin- oder Hormonalinjektion, S. 225, 228). Das Verabfolgen von Abführmitteln per os ist weniger ratsam. Die Kotobturation ist also die einzige Okklusionsform, bei welcher Abführmittel gestattet sind.

Wie erwähnt, setzt diese Behandlungsform voraus, daß noch Zeit zur Verfügung steht. Wir haben aber auch mit Fällen zu rechnen, wo schwere Kotstauung Tage und Wochen hindurch unbeanstandet und ohne wesentliche subjektive Beschwerden geduldet wurde, und wo dann mehr oder weniger plötzlich das vollausgebildete und mit ernster Schädigung des Allgemeinbefindens und des Kräftezustandes verbundene Bild des Okklusionsileus einsetzt. Da die mechanische und medikamentöse Therapie unter allen Umständen Zeit beansprucht, erstere auch eine nicht unbeträchtliche Widerstandsfähigkeit des Organismus voraussetzt, ist in solchen verschleppten Fällen Entlastungsoperation manchmal nicht zu umgehen, um schwere Gefahren (Darmgeschwüre, Perforation, Sepsis, Intoxikation, Kollaps usw.) auszuschalten.

b) Obturation durch Darmsteine. Über Darmsand und ähnliches, wie z. B. sog. „Gallengrieß" (meist Steinzellen aus Birnen!) vgl. S. 142. Die aus normalen Darmbestandteilen gebildeten Darmsteine bestehen größtenteils aus phosphorsaurer Ammoniak-Magnesia (O. Leichtenstern); die Substanz schlägt sich auf irgend einem Fremdkörper nieder, z. B. auf Gallensteinen, und das Gebilde wächst dann, ähnlich wie Kristalle, durch Apposition (Fr. Schuberg). Darmsteine, die nur aus phosphorsaurer Ammoniak-Magnesia bestehen, sind höchst selten. Meist ist dieses Salz, manchmal auch Kalkseifen, an dem Aufbau anderer Steine mitbeteiligt. —

Hafersteine (Avenolithen) fand man besonders unter der schottischen Arbeiterbevölkerung, welche viel Haferkleiebrot ißt. Über Kokosfasersteine ist aus Amerika berichtet worden (Dowen, Quain), über einen Leinsamenstein aus Frankreich (Bonnet). Am häufigsten sind Arzneimittel- und Chemikalienkonkremente, z. B. aus kohlensaurem Kalk (Bamberger, J. Schwalbe), Magnesia und Eisen (Hutchinson), Wismutsalzen (A. E Kiär, Nishiuchi), Salol (Leo), Gelatinekapseln mit Rizinusöl (J. Benderski), Bariumsulfat nach Kontrastmahlzeit (G. Schwarz), Bolus alba (S. 235). Eigentümlich ist das Vorkommen von Schellackkonkrementen (R. H. Fitz); man findet sie hauptsächlich bei Lackierern, welche wegen des Alkoholgehaltes „Politur" trinken (W. Bellmann, E. A. Hallas); sie haben mehrfach zu Ileus geführt.

Die größeren Steine sitzen fast immer im Dickdarm, namentlich im Zökum, wo sie Ursache rezidivierender Typhlitisattacken werden können. Seltene Ausnahmen sind Darmsteine im untersten Ileum (Dowen). Gelegentlich sind sie der Palpation durch die Bauchdecken zugängig, bei tiefem Sitz (in der Ampulla recti) auch dem per anum eingeführten Finger. Da die ursprüngliche Bildungsstätte wohl meist in den Haustris gelegen ist, so dauert es lange, bis die Passage des Kotes durch das Darmrohr in nennenswertem Grade beeinträchtigt wird, es sei denn, daß der Stein durch irgend ein Ereignis plötzlich in das Lumen gelangt.

Die klinischen Symptome der Darmsteine sind in der Mehrzahl der Fälle sehr unbestimmt: Stuhlverhaltung, welche sich periodisch verschlechtert, Verdauungsstörungen aller Art, Druck- und Schmerzempfindungen im Leibe. Sie entwickeln sich, ebenso wie die Steine selbst, ganz allmählich. Nur selten kommt es zu ausgesprochenen Verengerungs- und Verschlußerscheinungen. Zwei Fälle dieser Art, darunter ein durch Schellacksteine hervorgerufener, finden sich in der Zusammenstellung von R. H. Fitz. Häufig gehen trotz bedrohlicher Symptome die Steine doch noch auf natürlichem Wege ab (Paterson u. a.) In anderen Fällen wurden sie durch die Laparotomie erfolgreich entfernt (Brian, Langenbuch), in wieder anderen Fällen kam es zum frühzeitigen Exitus (Saritschew, Hahn). Entzündung der Darmwand (Phlegmone) und Ulzeration der Schleimhaut mit Perforation kann jederzeit die Krankheit komplizieren.

Die Diagnose, daß der obturierende Körper gerade ein Darmstein ist, kann bei röntgenstrahlendurchlässigem Material nur gestellt werden, wenn besondere anamnestische Hinweise dafür zeugen, z. B. bei Politurtrinkern. Strahlenundurchlässiges Material ist radiologisch leicht zu entdecken; auch hier kann die Anamnese darauf hinweisen, um welche besondere Art von Material es sich handelt.

c) Obturation durch verschluckte Fremdkörper. Es ist erstaunlich, wie gut der Darm unlösliche, harte Fremdkörper verschiedenster Art, Form und Größe ohne Schaden befördern und mit dem Kot abgeben kann. Dessen eingedenk gab man früher Mercurius regulus gegen Ileus! Das Durchschlüpfen von Münzen, Knöpfen, Nägeln, Knochenstücken,

Kirsch-, Pflaumen- Dattelkernen usw. ist etwas ganz Gewöhnliches. Selbst nadelspitze Gegenstände (Nadeln, spitze Nägel, Glassplitter usw.) können den Darm durchwandern, ohne ihn nachweisbar zu verletzen; sie werden durch den Exner'schen „Nadelreflex" (S. 16) der Längsachse der Darms parallel gerichtet. Größere Gegenstände bleiben natürlich leichter stecken, mit Vorliebe an physiologischen Engpässen, an scharfen Knickungen, an pathologischen Stenosen, z. B. am Eingang oder Ausgang von Bruchsäcken und in Darmabschnitten, deren Bewegungsfreiheit irgendwie, z. B. durch Adhäsionen, beeinträchtigt ist. Aber selbst auffallend große Gegenstände, wie künstliche Gebisse, Schlüssel, Schnallen, Taschenmesser usw. sah man über kurz oder lang, manchmal erst nach Monaten, wieder erscheinen. Das Verschlucken von Fremdkörpern kommt besonders oft vor bei Kindern, Hysterischen, Geisteskranken und sog. „Schluckkünstlein". Auf größere Passageschwierigkeit als harte Fremdkörper stoßen oft Gegenstände wie Schwämme, Wollstücke, Bindfaden- und Seilstücke, Haarbüschel usw. Unter ihnen sind die Haargeschwülste besonders merkwürdig. Sie kommen fast ausschließlich bei Frauen vor, die sich angewöhnt haben, die Haare abzubeißen und zu verschlucken. Die Haare ballen sich vorzugsweise im Magen zu einem Pseudotumor, der sich wie ein Ausguß des Magens darstellt und ins Duodenum, mit seinen Ausläufern sogar noch weit tiefer reichen kann. Es kommt mit der Zeit zu schwerer Störung der Nahrungsaufnahme und zu fortschreitendem Kräfteverfall, manchmal auch zu Wandschädigung, Geschwüren und perforativer Peritonitis. Eine charakteristische gastroduodenale Haargeschwulst (Trichobezoar), die operativ mit vollem Erfolge entfernt wurde, bildet E. Ranzi ab. Gelegentlich brachen Wundschwämme, Wattebäusche, Kompressen, Instrumente, welche bei Laparotomie aus Versehen in der Bauchhöhle zurückgeblieben, nach vorausgegangener einkapselnder örtlicher Peritonitis, in den Darm durch und verursachten dort, wenn sie nicht glatt weiterbefördert wurden, Obturation mit Ileus (L. Rehn).

So gut in den meisten Fällen beim Verschlucken von Fremdkörpern die Sache auch abläuft, Gefahr droht immer, teils von Geschwüren und Perforation, teils — bei größeren Fremdkörpern — von Obturation. Kleinere Gegenstände passieren am besten, wenn man stark kotbildende, schlackenreiche Nahrung gibt (Weizenschrotbrot, dicke Suppen und Breie von trockenen Linsen und Erbsen). Der schlackenreiche Darminhalt schützt die Wand, wickelt den Fremdkörper ein und befördert ihn in den Kot. Bei längerem Verzögern der Wiederabgabe und bei allen größeren Fremdkörpern unterrichte man sich unbedingt mittels Röntgenstrahlen über Lage, Form und etwaige Fortbewegung. Stellt mehrfache Durchleuchtung fest, daß der Fremdkörper abwärts wandert, so darf man zuwarten. Bleibt er dauernd festliegen, so ist die Gefahr mechanischer Wandschädigung beträchtlich, und der Fremdkörper muß operativ entfernt werden. Verhältnismäßig oft befördert der Darm Fremdkörper, selbst größeren Kalibers, bis in den Mastdarm, wo sie dann durch Spasmen zurückgehalten, aber mit dem Finger oder mittels geeigneter Instrumente nach Kokainisieren des Sphinkters leicht entfernt werden können. Mit eigentlichen stärkeren Abführmitteln sollte man bei Fremdkörpern nicht vorgehen; sie veranlassen allzu leicht Spasmen in der Umgebung des Fremdkörpers, wodurch die Gefahr mechanischer Wandschädigung wächst. Von Massage darf erst recht keine Rede sein.

Ein ausführliches und an interessanten Einzelheiten reiches Werk über Fremdkörper im Darm veröffentlichten A. Wölfler und V. Lieblein.

d) Obturation durch Gallensteine. Kleinere Gallensteine, welche per viam naturalem in das Duodenum gelangen, gehen fast ausnahmslos ohne Schädigung des Darms mit dem Kote ab. Verweilen sie länger im Darm, so können sie unter Umständen vielleicht dort gelöst oder zerstückelt werden (B. Naunyn), aber auch Anlaß zu Apposition von schwerlöslichen Mineralsalzen und zur Bildung größerer, obturierender Darmsteine geben (S. 672). Auch größere Gallensteine, welche nach vorausgegangener adhäsiver Peritonitis durch Fistelbildung aus Gallenblase oder Gallengang in den Darm gelangen, passieren den Darm meist anstandslos; dies um so leichter, als sehr oft der Durchbruch nicht in das Duodenum und in den Dünndarm, sondern in das weitere Querkolon erfolgt. Bei Gallensteinen, deren kleinster Durchmesser 3 cm überschreitet, ist die Gefahr des Steckenbleibens im Dünndarm immer sehr groß (B. Naunyn); es blieben aber auch kleinere Steine (größter Durchmesser ca. 2 cm, J. Israel, W. Körte) manchmal stecken und erzeugten Obturationsileus. Nach A. Wölfler und V. Lieblein wurden von 239 obturierenden Gallensteinen gefunden im Pylorus 10, im Duodenum 17, im Dünndarm 198, im Dickdarm 14. Über Entstehungsart des Gallensteileus ward viel diskutiert. Rein mechanisch können natürlich Steine obturieren, welche das weitere Duodenum und Jejunum, aber nicht mehr das viel engere untere Ileum überwinden. Beim vorübergehenden Festhalten von Steinen, die ihrer Größe nach noch passieren könnten, wirken wahrscheinlich Spasmen entscheidend mit (W. Körte, Karewski, H. Nothnagel, Ad. Schmidt u. a.), wobei mechanischer Reizung der Darmwand, vor allem aber Zersetzung des Inhalts hinter dem Stein die Vermittlerrolle zufällt. Wenn es aber darüber hinaus zum Ileus kommt — und dies ist nicht ganz selten — so ist als unmittelbare Ursache dafür wohl immer Darmlähmung anzunehmen, teils infolge tieferer Wandschädigung und umschriebener Peritonitis (L. Rehn), teils infolge übermüdender Arbeit und toxischer Einflüsse entsprechend den Vorgängen bei anderen Stenosen und Okklusionen (R. Lesk, K. Propping, hier Besprechung der verschiedenen älteren Theorien). Bei längerer Gallensteinobturation ist Perforations- oder Durchwanderungsperitonitis ein sehr häufiges Vorkommnis. Oftmals sah man sog. intermittierenden Ileus, entsprechend zeitweiliger Okklusion, der dann teils spontan teils infolge innerer Therapie ein Wiederflottwerden des Steins (Krampflösung!), Weiterrücken des Steins, neues Festklemmen folgte. Dies hört meist auf, wenn der Stein in den Dickdarm eintritt. K. Propping belegt die Erscheinung mit dem Namen „wandernder Ileus“. Die Prognose desselben ist zwar günstiger als die des einheitlichen Ileus, weil bei kürzerer Dauer der Okklusion die Darmwand weniger geschädigt wird, immerhin ernst genug. Ein solcher intermittierender Ileus kann durch den von H. Quincke und G. Hoppe-Seyler beschriebenen „Kugelventilmechanismus“ oder den O. Leichtenstern'schen „Trichtermechanismus“ bedingt werden (näheres darüber in den chirurgischen Handbüchern). Klinisch ist bemerkenswert, daß bei Anwesenheit eines Gallensteins im Darm manchmal der Genuß sehr reichlicher Mengen vegetabilen faserigen Materials den Okklusionsileus zum Ausbruch brachte (W. Körte: Sauerkraut; K. Propping: Spargel).

Die Diagnose der Gallenstein-Obturation gründet sich u. a. auf vorausgegangenes Gallensteinleiden. Vielleicht kann hier und da (bei Bilirubinkalksteinen!) die Radiologie zur Diagnose beitragen. Man wird aber kaum jemals mit voller Sicherheit sagen können, daß der festgehaltene Gallenstein die einzige Ursache eines Okklusionsileus ist. Vor allem ist immer mit der Möglichkeit schon früher vorhandener, bis dahin aber klinisch bedeutungsloser pathologischer Stenosen zu rechnen, die natürlich die Aussicht auf Rückgang der Einkeilung verkümmern würden.

Therapie. Ad. Schmidt meinte, daß angesichts der bisherigen ungünstigen Statistik über operative Behandlung des Gallensteinileus (Mortalität $= 46^0/_0$, R. Lesk) und der verhältnismäßig häufigen Spontanheilung durch Weiterwandern des Steins ($= 50^0/_0$, B. Naunyn) der inneren Therapie ein dankbares Feld offen stehe; auch H. Quincke und G. Hoppe-Seyler empfehlen zunächst innere Therapie: Tinctura Opii 20 Tropfen, dann stündlich 5—10 Tropfen oder statt Opium subkutane Injektion einiger mg Atropin. Kombinierte Behandlung mit Opium und Atropin dürfte zum Lösen etwaigen Krampfes sich wohl am meisten empfehlen. Es steht sicher nichts im Wege, diesen Weg zu beschreiten, falls der Allgemeinzustand und der Bauchbefund ein Zuwarten gestatten. Ohne Zweifel ist aber oft auf die Tatsache hin, daß sich der Gallensteinileus und insbesondere der wandernde Gallensteinileus durchschnittlich prognostisch günstiger stellt als andere Ileusformen, und in der Hoffnung, daß dies im Sonderfalle zutreffe, die für Operation günstigste Zeit verpaßt worden. Davor muß man sich hüten. K. Propping betont mit Recht, man dürfe die Indikation zum operativen Handeln bei Gallensteinileus keineswegs laxer stellen als bei jeder anderen Ileusform. Wenn man früh, d. h. zu einer Zeit, wo die Darmwand noch nicht schwer geschädigt ist, chirurgisch eingreift, liegen gerade bei Gallensteinen die Dinge technisch ungemein günstig.

e) Obturation durch Enthelminthen. Nur Askariden stehen praktisch in Frage. Das Vorkommen von Askaridenileus, noch von O. Leichtenstein stark angezweifelt, ist jetzt erwiesen. In der überwiegenden Mehrzahl der Fälle handelt es sich um Askaridenknäuel, welche ihrer Größe nach wie ein obturierender Fremdkörper wirken mußten. Daß daneben als Folge örtlichen Reizes Spasmen mitwirken, ward schon frühzeitig angenommen, und es finden sich einige Fälle in der Literatur, in welchen es schien, als habe der Spasmus als Ursache der Okklusion bei weitem vorgeherrscht (L. Heidenhain, H. Descoeudres, H. Schaal, H. Spieth, R. Bertelsmann u. a.; vergl. auch S. 401 u. 663). Die Aufmerksamkeit richtet sich, namentlich nach den Arbeiten von Flury und Seyderhelm (S. 60) auf etwaige lokale Giftwirkung. Hierzu brachte F. Rost neue Belege; er fand im Körper von Spulwürmern starke tonussteigernde Stoffe (vorwiegend im Darm und im Genitale der Würmer), während ihre Haut tonusmindernde Substanzen enthielt. Hieraus erklärt sich einerseits das Vorkommen von Spasmen bei übererregbarem Nervmuskelapparat, andererseits auch das Vorkommen von Parese, die bei knäuelartiger Häufung von Würmern eine gewisse Rolle zu spielen scheint (Hautwirkung der Askariden?) Ob bestimmte Zustandsänderungen der Helminthen (bestimmte Entwicklungsstufen, sexuelle Phasen, Krankheiten usw.) von Belang sind, läßt sich noch nicht überschauen. Ch. Huber beobachtete motorische Reizwirkung durch Askariden am lebenden Menschen.

Wenn überhaupt Gifte zur Wirkung gelangen, erklären sich auch zerebrale Reizerscheinungen, wie Delirien, Krämpfe, Apathie, Somnolenz („Meningismen“), die sich öfters — namentlich bei Kindern — den sonstigen Okklusionssymptomen beimengen.

Das Krankheitsbild entspricht in allen wesentlichen Zügen dem Okklusionsileus, und die besondere Diagnose „Askaridenileus“ läßt sich aus ihm meist nicht stellen. Einen Hinweis gibt natürlich die Bekanntschaft mit der Anwesenheit von Spulwürmern. Ferner ist diagnostisch von Belang das gelegentliche Fühlbarsein der Wurmtumoren, am häufigsten im rechten unteren Quadranten. Da sich oft viele Dutzende, manchmal 100 und mehr Askariden zum Knäuel vereinen, entstehen ganz ansehnliche Geschwülste, meist wurstförmig und bis zu 10—15 cm Länge. Einige Male wurden blutige Abgänge beobachtet, so daß auf Grund derselben und des Tumors Verdacht auf Invagination nahe lag. Peritonitis im Anschluß an örtliche Entzündung kommt vor (H. Schloeßmann, Ch. Huber). Einige Male veranaßten Askariden Darminvagination oder -volvulus (Literatur bei W. Hoffmann).

Schon nach der Zusammenstellung von A. Wölffler und V. Lieblein ergab sich, daß Darmverschluß durch Askariden nicht ganz selten ist. In größerem Maße bestätigt dies W. Hoffmann, auf dessen an literarischen Belegen reiche Arbeit verwiesen sei. Im ganzen wurde über 41 Fälle von Askaridenileus mit Angabe des Alters berichtet, wovon 26 Kinder zwischen dem 2. und 10. Lebensjahr betrafen.

Wahrscheinlich kommen öfters Fälle von Askariden-Subileus vor, die sich spontan wieder zurückbilden; namentlich für rein spastische, nicht durch Askaridenknäuel verursachte Formen dürfte dies zutreffen.

Therapie. In einigen Fällen gelang es noch nach Ausbruch von Okklusionssymptomen durch spezifische Wurmmittel Askariden bzw. Askaridenknäuel abzutreiben. Ob der Zustand des Kranken dies erlaubt, und ob noch Zeit bleibt, den Erfolg abzuwarten, muß nach Lage des Falles entschieden werden. W. Hoffmann berechnet, daß von den rein intern behandelten 34 Fällen 24 = 70,5%, von den 23 laparotomierten Fällen 4 = 17,5% starben. Die chirurgische Statistik dürfte besser gewesen sein, wenn nicht mit der Laparotomie zu lange gewartet worden wäre. Chirurgisch kommt als Methode der Wahl Enterotomie mit Herausholen der Würmer in Betracht. Sehr sorgsame Naht ist erforderlich, da es vorkam, daß Würmer durch kleine Nahtlücken in die Bauchhöhle wanderten und dort Peritonitis verursachten (H. Plew, Fr. v. Hofmeister). Einzelne Male konnte der Askaridenknäuel durch unmittelbare Darmmassage, nach Laparotomie ohne Eröffnung des Darmes, verteilt und dann durch Wurmmittel abgetrieben werden (H. Schloeßmann). Wenn die Darmwand bereits geschädigt ist (Entzündung, Geschwüre), so daß man um Dichthalten der Naht Sorge haben muß, wird Resektion der Enterotomie vorzuziehen sein. Alle übrigen Operationen am Darm kommen nur unter ganz besonderen Umständen in Frage. Der Operation hat später eine spezifische Wurmkur zu folgen (S. 402).

C. Verengerungen und Verschließungen des Darmes durch von außen einwirkende Ursachen (Konstriktion, Adhäsion, Kompression, Knickung).

In dieser Gruppe kommen Formen der Passagebehinderung zur Sprache, welche durch krankhafte Prozesse bedingt sind, die von außen an das Darmrohr herantreten, aber nicht zur Strangulation führen. Sehr oft, z. B. in den meisten Fällen von Peritonitis, liegt im Darm die erste Ursache der Erkrankung; die Behinderung der Darmpassage hängt aber nicht von der Erkrankung der Darmwand selbst, sondern von Folgezuständen ab, die von der auslösenden Ursache unabhängig geworden sind. Andere Male war der Darm gänzlich unbeteiligt, und die passagebehindernden Zustände sind unmittelbare oder mittelbare Folge von Erkrankung darmfremder Organe (z. B. bei Pelvioperitonitis nach Adnexerkrankung). Die Ursachen sind ungemein mannigfaltig und, von einzelnen Ausnahmen abgesehen, sollen sie hier nur kurz zusammengestellt werden, da wir bei genauerem Eingehen gezwungen wären, die gesamte Pathologie und Diagnostik der Bauchkrankheiten mitzubesprechen.

1. Vom Peritoneum ausgehende Verengerungen und Verschließungen des Darmrohres.

Die vom Peritoneum ausgehenden Passagehindernisse bestehen durchaus nicht immer in mechanischer Verengerung des Darmrohres. Bei akuter Peritonitis kommt dies sogar kaum vor. Um so stärker ist die Hemmung der motorischen Darmfunktion durch Shock- und Giftwirkung, was sich klinisch unter Form der Darmlähmung und des paralytischen Ileus, vielleicht auch hier und da in Form von Spasmen und spastischem Ileus äußert. Vgl. darüber S. 658 und 674. Bei akuter diffuser Peritonitis ganz gewöhnlich, spielen diese von peritonealer Reizung ausgehenden Hemmungen doch auch bei akuter örtlicher Peritonitis eine bedeutsame Rolle, z. B. bei Appendizitis, bei unvollständiger herniöser Darmwandeinklemmung, wahrscheinlich auch manchmal bei Obturation durch Gallensteine und andere Fremdkörper. Hierauf wurde schon andernorts eingegangen. Für mechanische Behinderung des Chymus- und Kotlaufes sind chronisch-peritonitische Prozesse bedeutsamer. Nur diese sind hier zu berücksichtigen.

Unmittelbare Ursachen können in frischeren Fällen größere entzündliche Exsudate sein, häufiger entwickelt sich das Passagehindernis erst allmählich nach Resorption der Entzündungsprodukte aus narbiger Schrumpfung des entzündet gewesenen Bauchfells und der aus dem Exsudat entstandenen Pseudomembranen, welche einerseits zu Darmverklebung und Verwachsung von Darmschlingen unter einander und zu Fixation einzelner Darmschlingen an die Bauchwand oder an andere Bauchorgane, anderseits zur Bildung von Strängen führen, die durch die Darmbewegungen mehr oder weniger lang ausgezogen werden und dann zu Knickungen, Verlagerungen und Umschnürungen Anlaß geben können, z. B. in einem Falle W. von Noorden's. Als häufigste Ursachen kommen in Betracht:

Appendizitis (S. 446), die verschiedenen Formen schwerer Kolitis, Entzündungen des Meckel'schen Divertikels (S. 758), Metritis und Adnexitis, Cholezystitis, zeitweilige

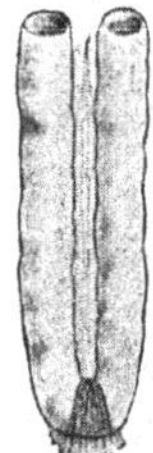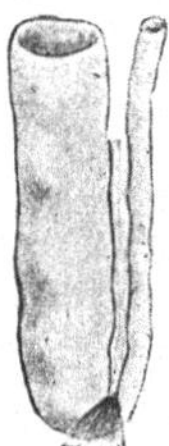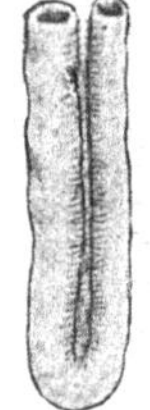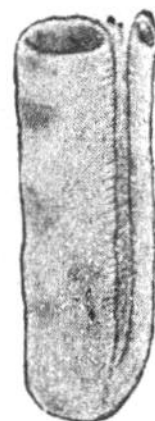

Fig. 139. Ventilverschluß bei Fixation und Knickung a. d. Spitze (nach Wilms).

Fig. 140. Ventilverschluß bei Adhäsionen zwischen 2 Schenkeln einer Darmschlinge (nach Wilms).

Einklemmung von Hernien, Darmgeschwüre. Eine sehr bedeutsame und unliebsame Rolle spielen die Adhäsionen, welche nach Bauchoperationen zurückbleiben, selten freilich nach kurzen und einfachen Operationen, wo Heilung per primam intentionem erfolgt, häufiger nach Operationen, die ihrer Art und Dauer wegen stärkere mechanische, thermische oder chemische Reizung des Peritoneum brachten, am häufigsten bei Krankheiten, wo die Wundheilung durch Tamponade, Drainage usw. zum Abschluß gebracht werden mußte. Nach Übergang von der Antisepsis zur Asepsis sind die postoperativen Adhäsionen bedeutend seltener geworden. Karzinose des Peritoneum bringt verhältnismäßig selten, Tuberkulose sowohl des Peritoneum wie des Mesenterium und der mesenterialen Lymphdrüsen sehr häufig Darmstenosen durch narbige Schrumpfung.

Die wichtigsten Formen, unter denen sich die Stenose darstellt, sind: 1. ring- und röhrenförmige Schwielenbildung, von der Serosa ausgehend und in gleicher Weise wirkend wie entsprechende Wandstrikturen. 2. Enge Verwachsung einzelner Darmschlingen, wodurch bei stärkerer Füllung der zuleitenden Schlinge durch Gase oder Kot die anliegende abführende Schlinge komprimiert wird („Ventilverschluß", Fig. 139 und 140). 3. Eine typische Form des Ventilverschlusses ist der E. Payr'sche Doppelflintenverschluß an der Flexura lienalis (S. 108). 3. Schlingenförmige Fixation eines Darmstücks an der Umbiegungsstelle, wodurch bei stärkerer Peristaltik oder Blähung des zuführenden Schenkels leicht der sog. „Drehungs- oder Wringverschluß" entsteht (Fig. 147). 4. Vielfache Adhäsionen der Därme untereinander oder mit dem parietalen Peritoneum, namentlich nach diffusen Peritonitiden; ferner nach pelvioperitonitischen und periappendizitischen Abszessen; die eitrige Entzündung blieb umschrieben, aber teils chemische Reizkörper, teils Bakterien geringer Virulenz („Subinfektion") wanderten in die Bauchhöhle und versetzten Abschnitte derselben in entzündlichen Reizzustand. Die so entstehenden Adhäsionen bedingen oft gar keine wahre Stenose, behindern aber die Bewegungsfreiheit des Darms und hemmen damit bald mehr bald weniger den Transport des Darminhaltes. Bei größerer Ausdehnung wirken solche Stellen, obwohl dauernd offen, ebenso wie Stenosen. 5. Umschnürungen und Abklemmungen des Darmrohres durch pathologische Strangbildung. Je nachdem ob der Strang nur den Darm selbst zudrückt oder die Mesenterialwurzel beteiligt, entsteht klinisch das Bild einfacher Okklusion oder das der Strangulation.

Im klinischen Bilde der peritonealen Darmverengerung gehen den eigentlichen Stenoseerscheinungen meist lange Zeit unbestimmte Beschwerden wie Spannungsgefühl und Schmerzen an bestimmten Stellen des Bauches voraus. Sie rühren von Zerrung des Darms, bzw. des mit schmerzempfindlichen Nerven ausgestatteten Mesenterium während der motorischen Tätigkeit des Darmes her. Es werden darüber oft ganz bestimmte Angaben gemacht, z. B. Auftreten des Schmerzes bei Einnahme gewisser Körperlage, bei stärkerer Füllung des Magens. und Darms, beim Einsetzen der großen kotaustreibenden Wellen des Dickdarms und des Enddarms. Vor, während und nach der Kotentleerung treten die Schmerzen nicht etwa im Mastdarm und am unteren linken Bauchquadranten, sondern oft an ganz bestimmten, weit entfernten Stellen des Bauches auf, was aus Verschiebung der gesamten Darmschlingen sich erklärt. Besonders oft werden Schmerzen geklagt bei Verwachsungen des Colon transversum mit Duodenum, mit Gallenblase, mit Jejunalschlingen; die Schmerzen ziehen sich manchmal über geraume Zeit des Tages hin und sind offenbar abhängig von den kräftigen peristaltischen und antiperistaltischen, walkenden Bewegungen des Colon transversum. Gerade an dieser Stelle können die Schmerzen durch ihre Lokalmarke und ihre regelmäßige Wiederkehr Anhalt geben für Sitz der Adhäsionen. Starke Peristaltik (Abführmittel!) und Gasblähung begünstigen das Auftreten vieler Adhäsionsschmerzen, Ruhigstellen des Darms (Opiate, Fasten, heiße Umschläge u. a.) mindern sie. Manchmal sind sie am quälendsten in der Nacht, auf die ja ein wesentlicher Teil der Dickdarmarbeit entfällt. Andere Beschwerden sind polternde Geräusche (Borborygmen) und zeitweise Stuhlverhaltung. Eine besondere klinische Bedeutung haben alle Adhäsionen, welche das Duodenum miterfassen, insofern sie große diagnostische Schwierigkeiten bereiten können. Sie gehen zumeist von der Gallenblase aus (Pericholezystitis), oft in Form eines Stranges, der Gallenblase mit Duodenum verbindet. Die eigentliche Cholezystitis kann längst abgelaufen sein, wenn Beschwerden auftreten; dieselben scheinen teils auf Gallensteine, Cholezystitis, teils auf Ulcus duodeni hinzuweisen. Die Differentialdiagnose ist um so schwieriger, als adhäsive Periduodenitis meist neben diesen Krankheiten vorkommt.

Zur richtigen Deutung von Adhäsionsbeschwerden dient vor allem die Anamnese, d. h. das Vorausgehen entzündlicher Krankheiten, welche chronische Peritonitis im Gefolge haben; vor allem auch die Radioskopie, und diese namentlich unter Anwendung der Sauerstoffaufblähung der Bauchhöhle (Pneumoperitoneum arteficiale, S. 87; R. Decker). Der so nahe liegende Gedanke, die Beschwerden durch operative Lösung der Adhäsionen zu beseitigen, ist — in die Praxis übertragen — leider zumeist kein glücklicher. Denn nur allzu oft bilden sich an alter Stelle wieder neue Verklebungen und oft genug kommen weitere neue hinzu. Bei den beschwerdereichen Adhäsionen des Duodenum mit der Gallenblase empfiehlt H. Kehr, nicht nur die Adhäsionen zu durchtrennen, sondern auch die Gallenblase zu exstirpieren; dies verhüte Rückfälle der Beschwerden, während die einfache Durchtrennung keine guten Dauerresultate gibt (G. Petrén). Im allgemeinen sucht man bei Adhäsionen möglichst mit sorgsamer, den Erfahrungen am Einzelfalle angepaßter Auswahl und Verteilung der Nahrung, durch Sorge für bequemen Stuhlgang, durch körperliche Ruhe in bestimmten Phasen der Verdauung, durch heiße Umschläge, durch beruhigende aber nicht stopfende Medikamente (Karminativa! S. 217), durch vorsichtige Massage usw. die Beschwerden zu mildern oder mindestens auf er-

träglichen Grad zurückzuführen. Zum operativen Eingriff entschließt man
sich in der Regel nur, wenn wahre Stenosenerscheinungen hinzutreten.

Beschwerden sind aber durchaus keine notwendige Folgeerscheinung von
Adhäsionen. Adhäsionen bestehen sehr oft, man kann sogar sagen
meistens, symptomlos. Bei gelegentlichem Nachweis (Röntgenoskopie,
Laparotomie, Autopsien) muß man sich oft wundern, daß die gefundenen Adhäsionen völlig beschwerdefrei ertragen wurden.

Stenosenerscheinungen entwickeln sich manchmal sehr langsam; sie
treten mit den früher geschilderten Symptomen auf, worauf verwiesen sei
(S. 633). Aber gar nicht selten kommt es, nach langem Zeitraum kaum beachteter
Beschwerden, ganz plötzlich zu völligem Darmverschluß, teils durch strikturierende, teils durch obturierende Prozesse. Die Ursachen sind sehr verschiedener Art: Lageveränderung der Darmschlingen, z. B. beim Wachsen des
schwangeren, bei Rückbildung des entbundenen Uterus, Wachsen bzw. Entfernung größerer Tumoren (Tubarschwangerschaft, Ovarialzysten, Echinokokken, Milz- und Nierentumoren usw.); bei stärkerer Füllung der zuführenden
Schlinge mit Ventil- oder Wringverschluß am unteren Ende (S. 653); beim Anlangen von größeren Mengen unverdaulicher Nahrungsreste, von größeren und
härteren Kotmassen, Fremdkörpern u. dgl. am Ort der erschwerten Darmpassage. Dann entsteht akuter Okklusionsileus, der natürlich stete operative
Bereitschaft verlangt. Manchmal genügen Durchschneiden und Resektion
eines strikturierenden Stranges; in anderen Fällen kommen Darmanastomosen
oder Resektion der beteiligten Darmabschnitte in Frage.

2. Durch Druck von anderen Organen der Bauchhöhle bedingte Verengerung und Verschließung des Darmes.

Im allgemeinen bringen raumbeengende Gebilde der Bauchhöhle, soweit
sie oberhalb des kleinen Beckens liegen und nicht zu entzündlichen Reizzuständen
des Bauchfells geführt haben, auffallend wenig Stenosen- oder gar Okklusionserscheinungen (Tumoren der Leber, des Pankreas, der Nieren, der Milz, der
Lymphdrüsen, der Ovarien, Aszites usw.). Der Darm weicht der andrängenden
Masse aus, und anderseits vergrößert sich dem Wachstum der Tumoren entsprechend allmählich durch Dehnung der Bauchdecken der Bauchraum, ohne
daß — von Extremen abgesehen — der intraabdominelle Druck zunimmt
(K. Hörmann, E. Melchior). Selbst Stuhlträgheit ist kein regelmäßiges und
nicht einmal ein besonders häufiges Symptom solcher Zustände. Dies ändert
sich, wenn entzündliche Vorgänge am Peritoneum den Darm an die Tumoren,
an die Bauchwand oder an andere Darmschlingen fixieren; dann wird sein Ausweichen erschwert oder gar unmöglich. Dementsprechend kommen bei den
genannten und ähnlichen raumbeengenden Krankheitsprozessen doch gelegentlich
wahre Kompressionen bestimmter Darmabschnitte mit den üblichen Folgen vor
(Stenosen- und Okklusionssymptome). Der Mechanismus bedarf keiner weiteren
Erläuterung. Häufiger sind Passagehindernisse durch Tumoren im kleinen
Becken, aus dem zwar Dünndarm- und Sigmaschlingen durch den wachsenden
Tumor emporgeschoben werden, wo aber das stark fixierte Rektum nur wenig
ausweichen kann. Hier kommen in der Hauptsache Uterusmyome, verbreitete
Karzinose des Uterus und seiner Umgebung, entzündliche und neoplasmatische
Adnextumoren, Beckenwandtumoren, selten beim Manne Blasen- und Prostata-
tumoren in Betracht. Wenn solche Gebilde mit schmaler Kante oder breiter
Fläche auf den Mastdarm drücken, so ist Stuhlträgheit fast sichere Folge, und es
muß teils durch geschickte Auswahl der Kost, teils durch Medikamente, teils
durch vorsichtige Einläufe stets für flüssige oder höchstens dickbreiige Kot-

beschaffenheit gesorgt werden. Zu bedrohlichen Stenosen- oder gar Okklusionserscheinungen kommt es immerhin recht selten, vorausgesetzt daß nicht das Rektum oder der Eingang zum Rektum durch lokalperitonitische Adhäsionen fixiert worden ist. Dann freilich rückt die Gefahr wahrer und bedenklicher Stenose sehr nahe; sie kann sich in Form chronischer Stenose langsam entwickeln; es kann aber auch ohne bedrohliche Vorzeichen plötzlich zum Verschluß kommen, ebenso wie bei Adhäsionsstrikturen beschrieben wurde (S. 675). Wenn die Natur des Leidens operative Entfernung des Tumors nicht gestattet, bleibt manchmal Anlegen eines Anus praeternaturalis der einzige gangbare Ausweg.

An früherer Stelle erwähnten wir, daß bei Verknüpfung von Tumoren der weiblichen Genitalien mit Stuhlträgheit oft allzu viel Gewicht auf die mechanische Behinderung des Kotlaufs oder auf reflektorische Spasmen gelegt wird (S. 357). Sicher trifft die Deutung zwar für manche Fälle das richtige; in sehr vielen anderen Fällen sind beide Krankheiten, Tumor und Obstipation, aber völlig unabhängig von einander. Letztere weicht restlos geeigneten Kostvorschriften, und damit mildern sich auch etwaige, vom Tumor abhängige Beschwerden. Auch der normale gravide Uterus bringt in der Regel kein mechanisches Hindernis für den Kotlauf. „Reflektorische Stuhlverhaltung" bei Schwangeren (Spasmen oder reflektorische Untererregbarkeit der Darmplexus) können wir nicht für etwas häufiges halten, nachdem uns die Erfahrung gelehrt hat, wie leicht durch geeignete Kostwahl fast immer völlig normale Tätigkeit des Enddarms während der ganzen Schwangerschaft gesichert werden kann. Hierzu genügt meist tägliche Aufnahme von 250—300 g Weizen- oder Roggenschrotbrotes und von 20—40 g Milchzucker in Wasser morgens nüchtern (C. v. Noorden und H. Salomon). Anders unter pathologischen Verhältnissen, namentlich bei Fixation des Uterus am Unterdarm. Das kann mit Größenzu- und abnahme des Uterus zu ganz wesentlichen Zerrungen und Knickungen des Darmes führen. Fälle, wo es auf solcher Grundlage bis zum Okklusionsileus kam, sind mehrfach beschrieben (C. A. Ewald); daß ein normaler schwangerer Uterus den Darm verschließt, ist äußerste Seltenheit (Füth) und setzt abnorme Lagerungsverhältnisse des Darms voraus.

D. Der duodeno-jejunale oder arterio-mesenteriale Darmverschluß.

Die Krankheit trägt zwar anatomisch und klinisch manche Züge wahrer Darmstenose, beansprucht aber ätiologisch, klinisch und therapeutisch eine Sonderstellung. Sie stellt sich dar als mächtige Erweiterung des Magens und des Duodenum, welche ihren Abschluß findet an der Flexura duodeno-jejunalis, wo das Duodenum unter dem gemeinsamen Mesenterium der Dünndärme sich hindurchwindet (S. 1, 4), und wo straffe Spannung des Mesenterium mit dem in seinem oberen Teile verlaufenden Gefäßstrang der Arteria et Vena mesenterica superior einen Druck auf das Duodenum auszuüben imstande ist. Daher die Bezeichnung: arterio-mesenterialer Darmverschluß. Anatomisch beschrieb ihn zuerst K. v. Rokitansky (1842), klinisch Nicaise (1885); doch knüpft sich erst an J. Schnitzler (1895) genauere Kenntnis des Zustandes.

1. Pathogenese. Nach übereinstimmender Angabe findet man das Leiden fast ausschließlich bei kraftlosen und abgemagerten Personen, und man nahm daher an, daß bei diesen die tief herabgesunkenen Dünndärme (Enteroptose) durch ihr Gewicht das mesenteriale Aufhängeband gegen die Wirbelsäule ziehen, das Duodenum komprimierend, wobei gleichzeitig Schlaffheit der Bauchdecken und vielleicht auch abnormer Verlauf des Duodenum begünstigend mitwirken (K. v. Rokitansky, J. Schnitzler, P. A. Albrecht, P. Müller, Ch. Bäumler, G. Kelling, Kundrat, L. Landau, F. Lichtenstein u. a.). Wennschon das Leiden öfters bei Bettlägerigen auftrat, die durch andere Krankheiten, z. B. durch Typhus, schwer heruntergekommen waren, so drängen sich doch Fälle bei weitem in den Vordergrund, die sich Operationen am Oberbauch und überhaupt längeren Chloroformnarkosen anschlossen (Literatur bei W. B. Laffer). Gegen die Annahme einer primären strikturierenden Kompression des Duodenum durch den Gefäßstrang des Mesenterium erhoben sich später ernste Bedenken. Nachdem schon vorher v. Herff, A. Stieda, E. Schlesinger, W. Braun und H. Seidel, A. Payer darauf hingewiesen hatten, daß das klinische Bild durchaus mit dem der akuten Magendehnung übereinstimme, und daß diese Magenatonie, welche in geringerem Maße allen Narkosen folgt (A. Payer, hier Literatur), und welche den Chirurgen lange bekannt war, wahrscheinlich das Primäre und Ausschlaggebende im Krankheitsbilde des arterio-mesenterialen Darmverschlusses sei, setzte sich vor allem E. Melchior in mehreren Arbeiten mit überzeugenden Gründen dafür ein und er nannte die Krankheit geradezu: Atonia gastroduodenalis acuta.

P. J. Ploos van Amstel schließt sich der Deutung E. Melchior's an und hält neurotische Lähmung des Magens für das Primäre; in geringeren Graden sei die akute gastro-duodenale neurotische Atonie nichts Seltenes. F. Ranzel dagegen will dem arterio-mesenterialen Darmverschluß die Bedeutung eines primären und selbständigen Leidens erhalten wissen und trennt ihn von dem sekundären Duodenalverschluß im Verlauf akuter Magendilatation. E. Melchior weist u. a. darauf hin, daß ein vom Gefäßstrang des Mesenterium ausgehender Druck, der das Duodenum abzuschließen vermöge, unbedingt als Wirkung des Gegendrucks auch eine Kompression der Vena mesenterica superior zur Folge haben und Strangulationserscheinungen bringen müsse, was beim sog. arterio-mesenterialen Darmverschluß niemals vorkomme. Auch den Druck- und Zugverhältnissen im Abdomen könne bestimmende Ursache nicht zugeschoben werden. Der Grund für das Abschließen der Blähung an der Flexura duodeno-jejunalis ist noch nicht klar gelegt. Wahrscheinlich erstreckt sich die durch toxische, bzw. nervöse Einflüsse bedingte Atonie primär auf Magen und Duodenum gleichzeitig, und es kommt dann durch die starke Blähung des Duodenum an der anatomisch dazu vorbestimmten Stelle zu einer mehr oder weniger vollständigen Knickung.

2. Symptomenbild. Das hervorstechendste Symptom ist das Erbrechen, welches von kleinen Anfängen beginnend sich bald schnell, bald langsam innerhalb weniger Stunden, bald innerhalb 1—2 Tagen in ungeheurem Maße steigert und gewaltige Mengen flüssiger Massen herausbefördert, die gallig tingiert und salzsäurefrei sind (R. Kirch, Ch. Bäumler, P. Müller). R. Birnbaum und F. Lichtenstein wiesen darin auch Pankreasfermente nach. Später mischt sich dem Erbrochenen etwas Blut bei, und die Farbe wird dann bräunlich. Fäkulenter Charakter des Erbrochenen fehlt. Die Patienten klagen über heftigen Durst und quälendes Spannungsgefühl im Oberbauch, später im ganzen Leib. Die Urinabsonderung versiegt raschen Schrittes. Die Menge des Erbrochenen übersteigt bei weitem die der genossenen Flüssigkeit. Ob mehr der Magen oder mehr das Duodenum an der paralytischen Sekretion schuld ist, steht dahin. — Zu eigentlichen Schmerzen kommt es selten, vor allem nicht zu Kolikschmerz wie bei wahrer Okklusion. Stuhl und Winde sind angehalten. Zunächst bläht sich der Oberbauch auf, während der Unterbauch daneben flach erscheint. Allmählich breitet sich die Auftreibung über weitere Abschnitte aus, entsprechend dem außerordentlichen Umfang, den der Magen annimmt; er reicht schließlich herab bis zum Os pubis und liegt fast der ganzen vorderen Bauchwand an. Von seltenen Ausnahmen abgesehen (Ch. Bäumler, Kayser), bemerkt man keine peristaltischen Eigenbewegungen oder gar Steifungen an dem gedehnten Organ (Lähmung!). Nachdem das Allgemeinbefinden zunächst wenig beeinträchtigt worden, kommt es bald allmählich, bald mit schneller Wendung zum Kollaps mit Absinken der Temperatur, hoher Pulszahl, Zyanose, Herzschwäche, und der Kollaps führt dann zum Tode. Bei solchem Ausgang scheint die mechanische Behinderung (s. oben, Knickung?) manchmal als wesentlichstes Stück mitzuwirken (H. v. Haberer, A. Wagner, E. Melchior); doch ist der Mechanismus nicht ganz klar (E. Melchior, 1919).

3. Die Diagnose stützt sich vor allem auf das oft wiederholte stürmische Erbrechen großer Massen und auf den Nachweis der Magendehnung. Auch nach reichlichem Erbrechen fördert die Magensonde noch große Mengen Flüssigkeit heraus, was diagnostisch wichtig ist (M. Borchardt); die muskelschwache Magenwand kann nicht alles herauswerfen. Man muß sich eines sehr langen

Magenschlauches bedienen, weil der Flüssigkeitsspiegel in dem enorm gedehnten
Magen meist sehr tief steht. Gegenüber wahrer Okklusion des oberen Darms
(S. 647) ist das Fehlen verstärkter, gegen den Verschluß ankämpfender Magen-
peristaltik wichtig. Es fehlt auch die reflektorische Muskelspannung (défense
musculaire), welche die zu wahrer Okklusion und Strangulation des oberen
Darmes führenden Krankheitsprozesse fast immer begleitet. Auch steigt die
Körperwärme nicht an.

4. Therapie. Prophylaktisch empfiehlt E. Melchior, nach Narkosen immer
nur kleine Nahrungs- und Flüssigkeitsmengen auf einmal einzuführen und
vor allem schäumende Getränke zu vermeiden. Sobald sich Zeichen von
Stauung im Magen und Magendehnung melden, soll der Magen mit der Sonde
entleert werden, was der Weiterentwicklung zum vollausgeprägten Krankheitsbild vorbeugen kann. Auf der Höhe desselben ist der therapeutische Erfolg der
Magenspülung unsicher. Besser bewährte sich die von J. Schnitzler vorgeschlagene Bauch- oder Knieellenbogenlagerung des Kranken, welche zwar nicht
stets, aber doch zumeist das Duodenum am Ort des Hindernisses entfaltet, den
Weg nach abwärts öffnet und das Erbrechen zum Schweigen bringt. Zur Nachbehandlung empfiehlt E. Melchior größte Zurückhaltung mit Nahrungs- und
Flüssigkeitszufuhr in den Magen; zunächst nur rektale oder intravenöse Ernährung (S. 212). Tinctura strychni (3 mal täglich 5 Tropfen) schien den Tonus
des Magens zu bessern. Hypophysin, das neuerdings bei Darmlähmung verschiedener Art Anerkennung fand (S. 704), ist des Versuches wert; ebenso
die bei paralytischem Ileus erprobte Lumbalanästhesie (S. 705). Von operativen Eingriffen rät E. Melchior in Anbetracht der überaus kläglichen Erfolge ab.

Es kommt auch eine chronisch intermittierende Form des arterio-
mesenterialen Darmverschlusses vor, die als Teilerscheinung starker Enteroptose
mit gleichzeitiger Magenatonie (Typus Glénard-Stiller) gedeutet wird und
auf gelegentlicher Abknickung des herabgesunkenen Jejuno-Ileum gegen das
Duodenum beruhen soll (W. A. Lane, A. C. Jordan).

Ausführliche Literatur über arterio-mesenterialen Darmverschluß bei
E. Melchior (1917).

E. Strangulierende Prozesse.

Bei den Strangulationen haben wir es mit Vorgängen zu tun, welche neben
dem Darmrohr auch das Mesenterium beteiligen und dem Passagehindernisse
die Folgen der Nervenreizung und der Kreislaufstörung hinzufügen. Invagination
und Volvulus bilden in ihren chronischen Formen eine Art Übergang von Okklusion zu Strangulation.

Während das klinische Bild der Strangulationen ziemlich einheitlich ist,
sind die anatomischen Veränderungen, durch die es hervorgerufen wird, sehr
verschiedenartig. Die spezielle Diagnose stößt deshalb auf große, fast unüber-
windliche Schwierigkeiten. Dieser Umstand und die vollständige Machtlosig-
keit der unblutigen Therapie erklären es, daß die Chirurgie, für deren operative Eingriffe die Aufklärung der oft verwickelten anatomischen Verhältnisse Vorbedingung ist, ein viel größeres Interesse an ihnen hat, als die innere
Medizin. Ihre Darstellung kann deshalb hier nur eine knappe sein, und wir
müssen hinsichtlich aller Details (auch der Literatur) auf die chirurgischen
Handbücher verweisen. Das allgemeine Krankheitsbild wurde schon früher
geschildert (S. 651).

1. Innere bruchähnliche Einklemmungen.

a) Mechanismus. Hier handelt es sich zum Teil um Einklemmung wirklicher Hernien, die sich von den äußeren Brüchen nur durch ihre Lage innerhalb der

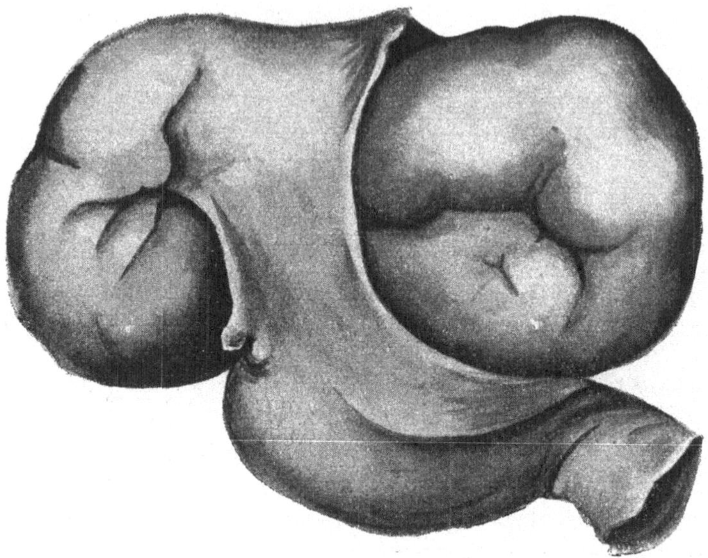

Fig. 141. Inkarzeration durch ein breites Peritonealband, das zwischen zwei Schlingen des Ileum verläuft (nach Treves).

Bauchhöhle unterscheiden, zum anderen Teil um einen der Brucheinklemmung analogen Mechanismus.

Der Eintritt einer Darmschlinge unter das strangulierende Band oder in die Bruchpforte vollzieht sich zwar häufig, aber doch keineswegs immer so plötzlich, wie es nach dem Einsetzen der klinischen Erscheinungen erwartet werden sollte. Es kann vorkommen, daß sich eine kleine oder größere Schlinge zunächst eine Zeitlang, ohne eingeklemmt zu sein, in gefährlicher Lage befindet, bis sie durch irgend ein hinzutretendes Ereignis abgeklemmt wird. Bei äußeren Hernien ist dies etwas ganz Gewöhnliches. Während hier aber Druckunterschiede die maßgebende Kraft sind, gibt für den Eintritt in innere Buchpforten die selbsttätige Lageverschiebung einzelner Darmabschnitte bei seiner motorischen Arbeit den Ausschlag. Sehr oft wird sie den Darm aus der Bruchpforte wieder herausziehen, ebenso wie sie ihn hineingeführt hat. Daß nun unter Umständen die verirrte Schlinge dem selbsttätigen Zuge des Darmes nicht folgt, kann eingetretener Verengung der Bruchpforte zur Last fallen; z. B. kann dieselbe durch starke Füllung benachbarter Darmabschnitte komprimiert werden, oder es können

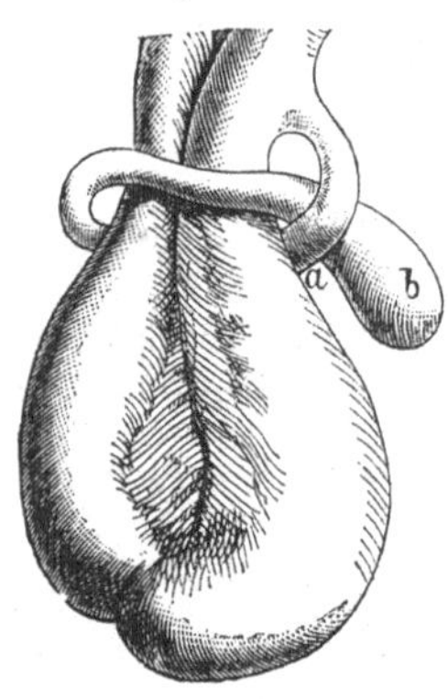

Fig. 142. Echter Divertikelknoten (nach Regnault-Béclard).

Lageveränderung des Darms bzw. anderer Organe sie verzerren. Bleibt die Schlinge in gleichem Zustand wie zur Zeit ihres Eintritts in die Bruchpforte, so wird ihr der Irrweg nichts schaden; bei nächster Gelegenheit rutscht sie wieder heraus. Anders wenn sie inzwischen durch eingetretenen Inhalt (Chymus, Nahrungsreste, Kot, Gase) stärker gefüllt und gedehnt wurde. Dann ist ihr die Bruchpforte zu eng geworden, sie bleibt stecken. Indem der sich

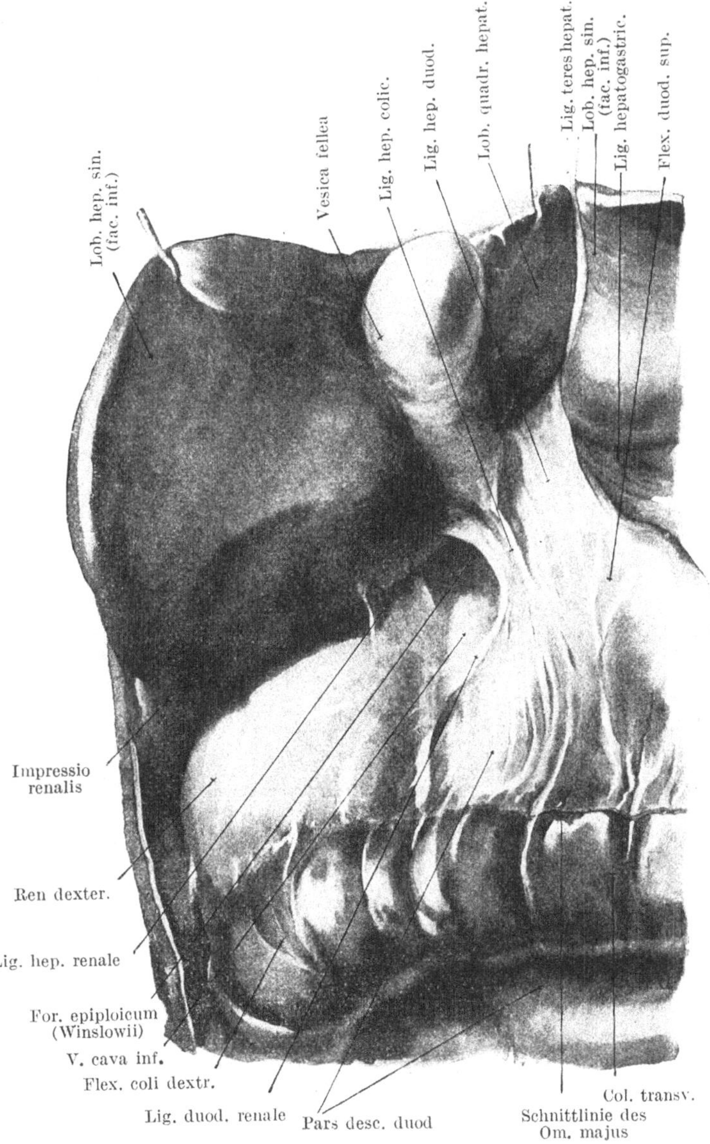

Fig. 143. Foramen Winslowii (nach Spalteholz).

bewegende Darm daran zerrt, preßt er sie gegen den Bruchpfortenring, und damit ist die Möglichkeit und sogar Wahrscheinlichkeit gegeben, daß die zuführende Mesenterialvene undurchgängig wird. Hyperämie und Schwellung der Wand des verirrten Darmabschnittes sind unmittelbare Folgen; je weiter dieser Vorgang fortschreitet, desto fraglicher wird die Möglichkeit selbsttätiger Befreiung.

Teils selbsttätiges Zerren der noch muskelkräftigen Schlinge, teils und vor allem
ihre zunehmende Dehnung durch Zersetzungsgase (M. Wilms, S. 653) ziehen
weitere distale leere Darmabschnitte durch die Bruchpforte, und diese Größenzunahme des abgeschnürten Teiles bereitet neue Hindernisse für seine Rückkehr.
Die Strangulation ist fertig. Die gereizten und gezerrten Mesenterialnerven
lösen den Schmerzanfall und Shock aus; die Gase werden in der eingeklemmten

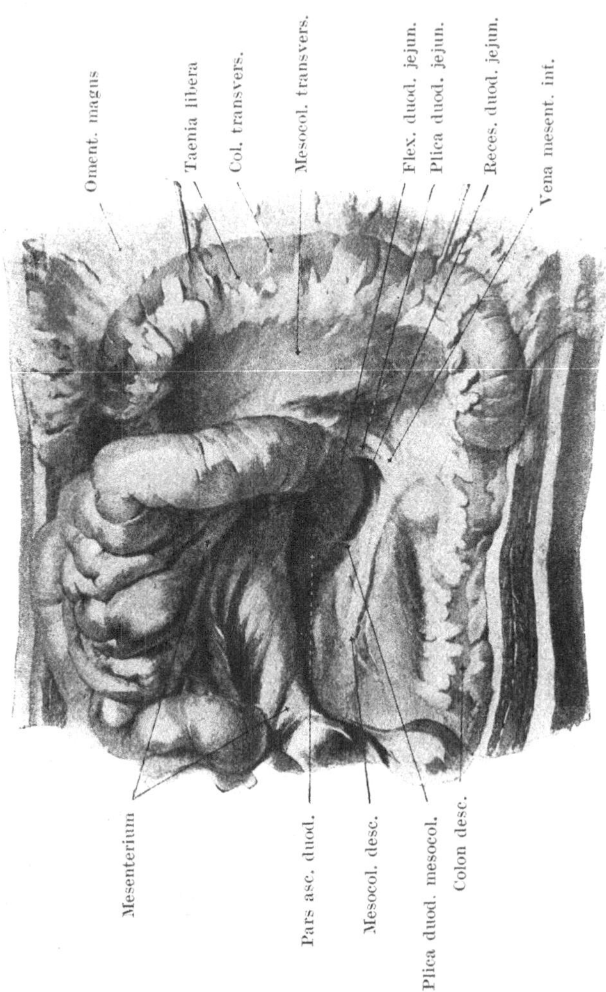

Fig. 144. Recessus duodeno-jejunalis (nach Spalteholz).

Schlinge nicht mehr resorbiert, so daß die Schlinge an Volum immer mehr
zunimmt und immer fester eingekeilt wird. Über die weiteren Folgen: Infarktbildung, Ileus, Gangrän, Peritonitis usw. vgl. S. 652.

b) Ätiologie. Nach F. Treves, O. Leichtenstern, H. Nothnagel
lassen sich folgende Unterarten innerer, bruchähnlicher Einklemmungen unterscheiden, die wir nur kurz anführen, da sie für die innere Medizin nur theoretisches, dagegen um so mehr praktisches Interesse für die operative Technik
darbieten.

Einklemmen von Darmschlingen durch Produkte abgelaufener peritonitischer Prozesse. Die Bruchpforte wird gebildet teils ausschließlich durch neugebildete Stränge, Bänder usw., teils durch solche Gebilde einerseits und irgend ein Organ anderseits.

Einklemmung durch ein Meckel'sches Divertikel. Wenn fixiert, wirkt es wie jeder andere Strang, wenn frei beweglich kann es bei genügender Länge sich zum Knoten winden (Fig. 142).

Einklemmung in Spalten und Löcher, z. B. in angeborene Spalten der Mesenterien, der breiten Mutterbänder. Auch durch vorausgegangene Entzündung und spätere Narbenschrumpfung können sie entstehen. Sehr gefährlich sind Schnitte durch das Omentum minus bei der Gastroenterostomia retrocolica, falls sie nicht wieder vernäht werden.

Inkarzeration innerer Hernien. Als natürliche Bruchpforte kann dienen das Foramen epiploicum sive Winslovii, (Fig. 143), die sog. Recessus duodeno-jejunales an der Umschlagstelle des Duodenum in das Jejunum („Treitz'sche Hernien, Fig. 144"), abnorme Bauchfelltaschen an verschiedenen Stellen durch Bildungsfehler vorkommend (H. Haberer, A. Mollmann, Koritschoner, A. Klein, J. Hohlbaum u. a.).

Eine eigenartige Stellung nimmt unter den inneren Hernien die Hernia diaphragmatica ein. Sie ist ziemlich häufig. Der Zwerchfellbruch ist fast ausnahmslos linksseitig gelegen; er kann angeboren sein (infolge fötaler Bildungsfehler) oder erworben werden. Wir unterscheiden ferner zwischen wahren und falschen Zwerchfellbrüchen. Erstere treten durch eine Muskellücke hindurch und werden demgemäß von einem aus Peritoneum und Pleura bestehenden Bruchsack umgeben; letztere, an Zahl bedeutend überwiegend, verdanken ihre Entstehung einer offenen Kommunikation zwischen Brust- und Bauchhöhle. Von den eigentlichen Hernien ist wieder die sog. Eventratio diaphragmatica zu unterscheiden, bei der die ganze linke Zwerchfellhälfte in den Brustraum hineingedrängt wird, so daß sie gewissermaßen in toto den Bruchsack bildet. Die häufigsten Durchtrittsstellen für die Hernia diaphragmatica sind das Foramen oesophageum und die Lücke zwischen den Lumbal- und Kostalansätzen des Diaphragma. Vom Darm schlüpft am leichtesten das Colon transversum durch die Bruchöffnung, häufiger noch ist der Magen disloziert. Solange die Zwerchfellhernien sich nicht einklemmen, machen sie verhältnismäßig wenig Erscheinungen. Die objektive Untersuchung stellt die Anwesenheit lufthaltiger Organe mit tympanitischem Perkussionsschall in der linken Brustseite fest, und wenn die Darmschlingen Flüssigkeit enthalten, hört man Succussio Hippocratis, so daß der Verdacht auf Seropneumothorax nahe liegt.

Die Analyse der komplizierten perkussorischen und auskultatorischen Phänomene, deren eingehende Erörterung uns zu weit führen würde, hat übrigens heute, wo das Röntgenverfahren den Sachverhalt leicht aufklärt, nur noch geringes Interesse. Ausführliches über Zwerchfellhernien bei H. Eppinger.

2. Invagination (Intussuszeption, Darmeinschiebung).

a) Begriff. Man versteht unter Darminvagination einen Zustand, bei welchem ein Darmabschnitt in einen benachbarten, tiefer gelegenen, einge-

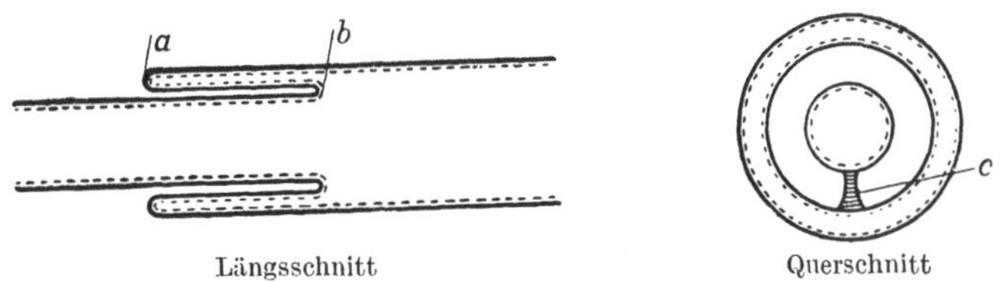

Fig. 145. Schema der Invagination nach Wilms.

stülpt ist, so daß dieser ihn wie eine Scheide umgibt. Topographisch gestalten sich die Verhältnisse wie in Fig. 145 schematisch dargestellt ist: der äußere Zylinder, Scheide oder Intussuscipiens genannt, schlägt sich am Hals (a) in das aus dem mittleren (austretenden) und dem inneren (eintretenden) Rohr bestehende Intussusceptum um, dessen Spitze (b) auch als Kopf bezeichnet wird. Zwischen innerem und mittlerem Zylinder, die sich mit ihren Serosaflächen berühren, liegt an einer Stelle das miteingestülpte Mesenterium (c), das auf dem Querschnitt erkennbar ist. Zwischem äußerem und mittlerem

Blatte liegt Schleimhaut gegen Schleimhaut, zwischen mittlerem und innerem Blatte Serosa gegen Serosa.

Invaginationen bilden sich häufig auch sub fine vitae und am überlebenden Darm noch post mortem aus, teils in absteigender, teils in aufsteigender Richtung und zwar nur am Dünndarm und nur auf kurze Strecken. Ein schwacher Zug genügt, die Zylinder zu trennen. Diese agonalen Invaginationen sind natürlich klinisch belanglos. H. Nothnagel nahm auf Grund gewisser Tierversuche an, es entständen auch intra vitam gelegentlich vorübergehende, klinisch bedeutungslose Invaginationen, die symptomlos kämen und gingen. Inwieweit dies zutrifft, steht dahin. Von derartigen Vorkommnissen dürfen wir hier absehen.

Während die agonalen Invaginationen oral- und aboralwärts vorkommen, ist bei der klinisch bedeutsamen Invagination die nach abwärts gerichtete Form die Regel. Am Dickdarm wäre, im Hinblick auf den Mechanismus des Invaginationsvorganges wegen der dort vorkommenden und unter pathologischen Verhältnissen steigerungsfähigen Antiperistaltik eine Invagination nach aufwärts denkbar; am Dünndarm aber nicht. Entgegenstehende Angaben bedürfen einer Revision, und man müßte in jedem Einfalle die besonderen Ursachen des abweichenden Verhaltens nachzuweisen suchen.

b) Pathogenese der Invagination. Man nahm an, unter Umständen wären Lähmungen bestimmter Darmabschnitte auslösende Ursache für Invaginationen (Invaginatio paralytica, O. Leichtenstern). Die Theorie solcher Entstehungsart stand früher im Vordergrund, ward aber verlassen, nachdem H. Noth-

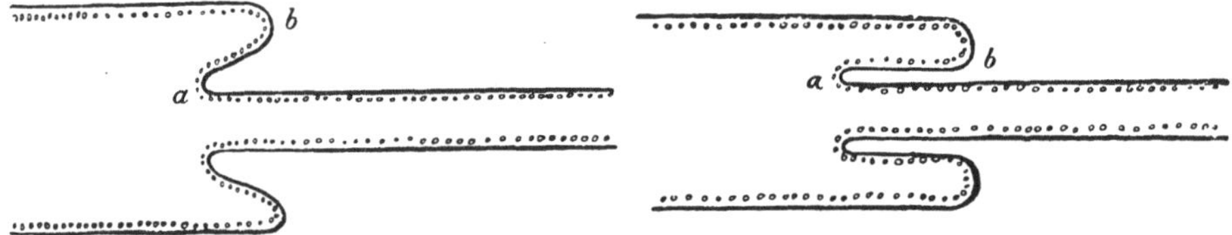

Fig. 146 a und b. Bildung der Invagination (nach Propping).

nagel gezeigt hat, daß stets das Mitwirken lokalen Darmkrampfes erforderlich sei (Invaginatio spasmodica).

Nach der jetzt herrschenden Annahme gibt eine tetanisch und ringförmig zusammengezogene Darmstrecke ersten Anstoß und fixen Punkt ab. An ihrem unteren Ende bildet daran anschließend, der normale Darm zunächst eine schirmförmige Überdachung (Fig. 146a). Nach H. Nothnagel im wesentlichen Kontraktionen der Längsmuskulatur, nach den korrigierenden Untersuchungen K. Propping's im wesentlichen Kontraktion der Ringmuskulatur im überdachenden Darmstück, ziehen dann das untere weitere über das obere engere Rohr. Auf die Frage „Längsmuskulatur oder Ringmuskulatur" als treibende Kraft ist doch wohl zu viel Gewicht gelegt. Es ist mechanisch nicht recht verständlich, wie die Kontraktion nur einer Muskellage die Invagination bewirken soll. Wir haben es mit einem Schluckakt des Darmes zu tun, der ebenso wie an der Speiseröhre gemeinsame Arbeit beider Muskellagen voraussetzt, wobei allerdings den Ringmuskeln die weitaus größere Kraftleistung zufällt. Wenn auch anfangs selbständige Bewegungen des Intussusceptum an dem Vorgang sich beteiligen mögen — ganz aufgeklärt ist dies nicht —, so hört die Wirksamkeit derselben doch bald auf, da die Serosablätter des inneren und mittleren Zylinders sehr schnell miteinander verkleben, und die Lage des Kopfes (Fig. 146b) damit fixiert wird. Die mit Schleimhaut bedeckten Flächen des mittleren und äußeren Zylinders können dagegen aufeinander gleiten; allmählich verlängert sich so das Intussuscipiens und damit sekundär auch das Intussusceptum. Wahrscheinlich gibt das Invaginatum den Reiz ab für immer neuen „Abwehrreflex", der hier aber nicht zur Abwehr, sondern zur Verschärfung des Unheils ausschlägt. An dem Reiz, welcher auf die Muskulatur des Intussuscipiens einwirkt, dürfte vielleicht auch verstärkte Arbeit des benachbarten proximalen Darms beteiligt sein, welche an dem Invaginatum und damit auch an dem Intussuscipiens rüttelt.

Ob die geschilderten Vorgänge alle Invaginationsformen richtig erklären, steht dahin. Für die ileozökalen Invaginationen läßt M. Wilms rein mechanische Ursachen zu; es könne das letzte Ende des Ileum, wenn es durch Inhaltsmassen beschwert sei, durch sein Gewicht in das Zökum vorfallen. Bei Prolapsus ani et recti, der auch eine Art Invagination darstellt (S. 520) ist die Entstehungsart sicher eine andere. Hier haben wir es mit starkem Druck von oben und Fehlen jeden Widerstandes von unten zu tun.

c) Vorkommen und Ätiologie. Die Invagination bevorzugt in hohem Maße das Kindesalter; hier steht die Invaginatio ileo-coecalis an Häufigkeit voran. Das erste Lebensjahr ist am stärksten gefährdet. Nach Weiß entfielen von 322 Fällen auf das erste Lebensjahr $55^0/_0$, von da bis zur Pubertät $26^0/_0$, auf Erwachsene $19^0/_0$. Die noch mangelhafte Fixation des Zökum an der Darmbeingrube, die lebhaftere Peristaltik, die schwache Entwicklung der Muskulatur und des elastischen Gewebes der Darmwand begünstigen das Einschlüpfen einzelner Darmteile in benachbarte Schlingen (A. Fischl). Eine bedeutsame Disposition, gleichfalls vorzugsweise bei Kindern, schaffen Mega- und Makrosigmoideum (Invaginatio coli profunda, Goebell); ferner Darmpolypen und kleinere Fremdkörper, wahrscheinlich wegen örtlich gesteigerter Reizbarkeit der Darmwand. Darmpolypen und andere gutartige kleinere Tumoren der Darmwand (gestielte Lipome usw.) spielen auch bei Invaginationen der Erwachsenen sicher eine bedeutsame Rolle (nach N. v. Ortner in $50^0/_0$ der Fälle). Auch hier handelt es sich offenbar um einen wahren Schluckmechanismus, wodurch erst der Tumor, dann die Darmwand in das Intussuscipiens hineingezerrt und gewürgt wird. Bei malignen Tumoren, wo Wandinfiltration vorherrscht, kommt dies kaum vor. Nach R. H. Fitz belegen Invaginationen $34^0/_0$ der verschiedenen Formen akuten Darmverschlusses.

Der unmittelbare Anlaß für die Invagination bleibt meist dunkel; die in den Handbüchern aufgeführten „Ursachen" sind so mannigfaltig, daß man sich kein Bild über die Tragweite der einzelnen machen kann. Verhältnismäßig oft wird stärkere Erregung des Darms durch Durchfallkrankheiten und Laxantien angegeben. Ganz allgemein werden alle Zustände das Entstehen von Invagination begünstigen, welche einerseits örtliche Spasmen, anderseits örtliche Erschlaffung bringen.

d) Anatomisch unterscheidet man Invaginatio duodenalis bzw. duodeno-jejunalis (sehr selten, E. Melchior), Inv. enterica, Inv. ileo-coeliaca mit mehreren Unterformen (bei Kindern am häufigsten, bei Erwachsenen in etwa $50^0/_0$ der Fälle), Inv. colica bzw. colica rectalis. Von gedoppelter Einscheidung spricht man, wenn der Invaginationstumor als Ganzes wiederum in einen tieferen Darmabschnitt sich einstülpt; dann liegen fünf, bei nochmaliger Einstülpung dieses Gebildes sieben Darmzylinder übereinander. Diese Formen kommen fast nur am Ileo-Cöcum vor. Die Länge der Invagination findet eine Grenze durch Anspannung des Mesenterium, welche weitere Verschiebung der Rohre gegeneinander hindert. Der Zug des eingestülpten Mesenterium, der am Kopf des Invaginatum am stärksten ist, bedingt eine gewisse Krümmung des inneren Zylinders gegen den Gekröseansatz hin und damit auch eine Krümmung des ganzen Tumors. Durch das Hineinzerren des Mesenterium in die Invagination kommt es zu lokalen Zirkulationsstörungen: Kompression der Venen, Hyperämie, ödematöse Durchtränkung, Schwellung, hämorrhagische Infarzierung des Invaginatum; dadurch wird das anfänglich noch durchgängige Lumen des Invaginatum immer mehr verengt. Auf Grund dieser Strangulation droht Gangrän, die gewöhnlich von dem am meisten geschädigten mittleren Zylinder ihren Ausgang nimmt und bald schneller bald langsamer das ganze Intussusceptum ergreift.

Ist das ganze Intussusceptum abgestorben, so wird es abgestoßen und unter Umständen per anum entleert. Auf diesem Wege kommt es bei nicht wenigen Fällen zu spontaner Heilung, die natürlich nur dann möglich ist, wenn vor Abstoßung am Halse feste Verklebung zwischen der Scheide und dem eintretenden Darm stattgefunden hat. Begünstigt wird das Zustandekommen derartiger Verklebungen durch die sich schon frühzeitig entwickelnden peritonitischen Prozesse in und um die Invagination. Sie fehlen nur bei den leichtesten Fällen, variieren im übrigen außerordentlich hinsichtlich ihrer Intensität und ihrer Ausbreitung. Abgesehen von den genannten Verwachsungen am Halse führen sie schon frühzeitig zur Verklebung der einander zugekehrten Serosaflächen des äußeren und mittleren Zylinders (S. 686), was die spontane und artefizielle Desinvagination erschwert. Ist die Halsverklebung noch nicht vollständig zustande gekommen, wenn die Abstoßung des gangräneszierten Intussusceptum erfolgt, so entwickelt sich eine Durchwanderungs-

oder Perforationsperitonitis. Das gleiche tritt ein, wenn die Scheide selbst brandig wird. Das ist übrigens selten. Mit glücklicher Ausstoßung des Invaginatum ist die Gefahr nicht überwunden, da sich oft an der Abstoßungsstelle später strikturierende Narben bilden.

Außer der akuten Invagination, welche an Häufigkeit stark überwiegt, kommt eine **chronisch sich entwickelnde Form** vor, die Monate lang ohne schwere Nachteile bestehen kann, sich dann aber nur über kleinere Darmabschnitte erstreckt. Stets sind dabei die serösen Blätter miteinander verwachsen; aber infolge der langsamen Entstehung haben sich Intussusceptum und Intussuscipiens genügend erweitert, um den Darminhalt durchzulassen, und auch die versorgenden Gefäße haben sich der neuen Lage angepaßt. Oberhalb des Invaginationstumors kommt es dann meist zu verstärkter Peristaltik und Darmmuskelhypertrophie (Symptome chronischer Stenose, S. 630 ff.).

e) Krankheitsbild. Das erste klinische Symptom ist in der Regel S c h m e r z , meist plötzlich einsetzend, von überwältigender Heftigkeit und sehr oft mit Shock verbunden. Der Schmerz ist zunächst diffus und dauert gleichmäßig an, vorzugsweise offenbar abhängig von Zerrung der mesenterialen Nerven (S. 782). Später läßt diese Schmerzform etwas nach, es kommen dann aber intermittierende Kolikschmerzen hinzu. Beim Sitz am Ileo-Cöcum wird von Erwachsenen der Schmerz, sobald seine größte Wucht nachgelassen, meist am Sitz der Erkrankung, rechts unten im Bauche, angegeben. Demgegenüber ist der erkrankte Darmabschnitt zunächst wenig druckempfindlich; auch Muskelspannung fehlt. Beides ist in diesem Stadium für die Unterscheidung von akuter Appendizitis und anderen akuten peritonitischen Vorgängen wichtig (N. v. Ortner).

I n i t i a l e s E r b r e c h e n ist häufig, bei Kindern fast regelmäßig. Es befördert Mageninhalt, Schleim, Galle heraus. Entweder mit allmählichem Übergang oder durch ein freies Intervall getrennt, folgt dem ersten reflektorischen Erbrechen später, bei etwaigem Eintritt völligen Verschlusses, Erbrechen von Darminhalt wie bei anderen Okklusionen (S. 649). Blutiges Erbrechen ist äußerst selten (A. K o c k und H. P. T. O e r u m).

S i n g u l t u s kann das Erbrechen begleiten; in späteren Zeiten auftretend, ist er ein sehr übles Vorzeichen.

Ob und in welchem Grade M e t e o r i s m u s entsteht, hängt von der Durchgängigkeit des Invaginatum ab; gewöhnlich entwickelt er sich langsam.

Die S t u h l e n t l e e r u n g e n pflegen selten mit einem Schlage aufzuhören; meist erfolgen sie noch ein oder einige Male annähernd normal, d. h. es werden die unterhalb der Invagination lagernden Fäkalien noch entleert. Erst dann kommt es zu den charakteristischen b l u t i g - s c h l e i m i g e n E n t l e e r u n g e n , die als Absonderung des ödematös geschwollenen und hämorrhagisch infarzierten Intussusceptum anzusehen sind. Je nachdem die Passage aufgehoben oder nur erschwert ist, besteht die Stuhlmasse lediglich aus diesen Entzündungsprodukten oder sie ist mit flüssigen Fäkalien gemischt. Nach den verschiedensten Statistiken ist dieses wichtigste Kennzeichen der Krankheit bei Kindern unter einem Jahr in etwa $80—95^0/_0$ der Fälle vorhanden, bei älteren Kindern und bei Erwachsenen dagegen nur in $65—75^0/_0$ (Ch. T. B. C l u b b e , Weiß, A. K o c k und H. P. T. O e r u m). Sehr wichtig ist der Zeitpunkt, innerhalb dessen es auftritt, weil von ihm nicht selten der therapeutische Eingriff abhängt. Bei kleineren Kindern erscheint es in der Hälfte sämtlicher Fälle bereits innerhalb der ersten sechs Stunden, während es bei älteren Kindern und bei Erwachsenen oft länger auf sich warten läßt (bis zu 20 Stunden und darüber). Offenbar hängt die Schnelligkeit, mit der es erscheint, sehr wesentlich von dem Sitz der Einschiebung ab. Bei Dünndarmeinschiebungen fehlen blutige Abgänge häufiger und erscheinen meist später als bei ileozökalen und kolischen Formen. Schuld daran ist außer dem längeren Weg vermutlich auch eine vorübergehende Lähmung der Dünndarmperistaltik durch den Strangulationsreiz (M. Wilms). T e n e s m u s begleitet die blutig-schleimigen Entleerungen um so häufiger, je tiefer der Invaginationstumor sitzt. In anderen Fällen findet man den Sphinkter offenstehend und schlaff. Auch ein Hinaufziehen des Anus und des ganzen Rektum durch das sich straffende Mesenterium kommt vor (H. Hirschsprung).

Von diagnostisch hervorragender Bedeutung ist natürlich das Abgehen gangränöser Fetzen oder ganzer größerer Stücke gangränöser Darmwand.

Der Invaginationstumor läßt sich nach der umfassenden und trefflichen Statistik von A. Kock und H. P. T. Oerum bei Kindern in etwa 85 % der Fälle palpatorisch nachweisen, bei Erwachsenen etwas seltener (nach O. Leichtenstern in 50 %), oft besser vom Rektum oder der Vagina aus, als durch die Bauchdecken. Der Tumor ist wurstförmig, leicht gekrümmt und meist gut verschieblich. Er erscheint bald mehr bald weniger derb; dieser Wechsel hängt mit dem jeweiligen Kontraktionszustande der Darmabschnitte zusammen. Seine Betastung ist empfindlich, und dies steigert sich beim Hinzutreten von Peritonitis zum Schmerz. Sehr charakteristisch ist das bald schnelle bald langsame Wachsen des Tumors nach unten (Wandern der Invagination). Indem das Invaginat immer mehr von dem tieferen Intussuscipiens verschluckt wird (S. 686), verlängert sich die Geschwulst; beim Eintritt ins Rektum, was bei ileozökaler Invagination der Kinder sehr schnell erfolgt, fühlt man mit dem Finger den Kopf des Invaginates sehr deutlich, ähnlich dem Cervix uteri in der Scheide. Das Invaginat kann sogar als praller, bläulich-roter Tumor aus dem After hervortreten. Mit Wachsen des Invaginationstumors ändert sich meist auch seine Gesamtlage im Bauchraum, teils durch Schwere, teils durch mesenterialen Zug, teils durch Zug von seiten des verschluckenden Intussuscipiens.

f) Verlauf und **Diagnose.** Die akute Invagination verläuft zumeist unter dem Bilde des akuten Okklusionsileus (S. 647) mit baldigem Eintritt von Kotbrechen, Intoxikations- und Kollapserscheinungen, aber noch stürmischer als der einfache Okklusionsileus, weil die starken Reizerscheinungen der Strangulation hinzutreten (S. 651). Fieber fehlt zunächst, ist aber später bei Hinzukommen septischer und peritonitischer Vorgänge keine Seltenheit. Sich selbst überlassen kann die akute Invagination bei Kindern schon nach 2—3 Tagen, bei kräftigen Erwachsenen nach 5—6 Tagen zum Tode führen (Ileus, Kollaps). In anderen Fällen, wo die Schwellung des Invaginatum langsamer erfolgt, die Strangulationserscheinungen milder sind und der Verschluß erst allmählich ein vollständiger wird, zieht sich die Krankheit um das doppelte bis dreifache jener Zeit hin. Peritonitis, Sepsis, schwere Blutungen lauern als dauernde Gefahr, nach glücklicher Abstoßung des Invaginatum (S. 687) späterhin Narbenstenose. Bei voller Entwicklung der charakteristischen Symptome (Okklusionssymptome, blutig-schleimige Abgänge, Invaginationstumor), wegen der schnell eintretenden Verklebungen zwischen äußerem und mittlerem Zylinder sogar meist schon 1—2 Tage nach Beginn, sind die Aussichten auf freiwillige Desinvagination verschwindend gering (M. Flesch-Thebesius). Abstoßung des gangräneszierenden Intussusceptum unter Umgehung komplizierender Sepsis und Peritonitis (meist nach etwa drei Wochen), bleibt dann der einzige aber höchst unsichere Weg zur Selbstheilung.

Chronische Invagination (S. 688) bietet der Diagnose erhebliche Schwierigkeiten, wenn ein Tumor nicht tastbar ist. Man gelangt dann meist nur zur Diagnose einer chronischen Darmstenose auf Grund der Darmsteifungen und mäßiger Kolikschmerzen. Öfters gelingt es, im Bade (S. 79) oder in der Narkose den charakteristischen Tumor doch noch zu tasten. Wenn auch die Schmerzen fehlen und die Steifungen undeutlich sind, so stellt sich die chronische Invagination manchmal unter dem Bilde einer Enterokolitis dar; d. h. Durchfälle mit schleimigen und gelegentlich blutigen Beimengseln infolge des Stauungskatarrhs oberhalb der stenosierenden Invagination, daneben leichte kolikartige

Schmerzen, wie sie jeder Enterokolitis zukommen, beherrschen das Krankheitsbild; zeitweise treten geringe Temperaturanstiege auf (Resorption fiebererregender Stoffe oberhalb der Stenose). Gewöhnlich nimmt die Stenose allmählich oder plötzlich zu und dies leitet dann zum Bilde des Okklusionsileus über.

g) **Therapie.** Auf Erfolg innerer Behandlung ist höchstens im ersten Beginne zu rechnen. Hier und da hat sich die der Reponierung von Hernien nachgebildete Taxis in der Narkose bewährt. Nach Magenspülung und Blasenentleerung sucht die massierende Hand im heißen Bade auf den Kopf des Invaginatum einzuwirken und ihn nach oben zu schieben. Nach etwaigem Erfolg wird sofort in Beckenhochlage ein Wassereinlauf verabfolgt (bei Säuglingen $^1/_2$, bei Kindern 1, bei Erwachsenen $1^1/_2$ l), um die Durchgängigkeit des Darms zu prüfen und gestauten Darminhalt herauszuspülen. Nach gelungener mechanischer Taxis sind Rückfälle häufig. Wenn nach Maßgabe der Tumorgröße anzunehmen ist, daß vom Invaginatum mehr als einige ccm in das Intussuscipiens eingedrungen sind, sollte man von Taxisversuchen absehen. Durch Erregung des Darms würden sie mehr schaden als nützen. Nach längerem Bestehen der Invagination sind alle Taxisversuche wegen Brüchigkeit der Darmwand verboten. Im übrigen kann man nach Linderung des primären Schmerzes durch Morphium unter Beigabe krampfwidrigen Atropins (Verhältnis 10:1), versuchen, die Invagination durch Wassereinläufe oder Gaseinblasung zu lösen (Sauerstoff oder Kohlensäure aus Bomben, im Notfalle Luft aus einer Fahrradpumpe, D. M. Greig). Es ward öfters darauf hingewiesen, daß bei diesen Verfahren sich Wasser bzw. Gas zwischen die Darmzylinder pressen kann, wodurch der Tumor undeutlich fühlbar und das Gelingen der Taxis vorgetäuscht werde (Gibson). Theoretisch erscheint es ratsam, der Taxis von Hand, dem Wasser- und Gasverfahren das Verabfolgen antispasmodischer Medikamente vorauszuschicken (Atropin, Papaverin), um die Kraft und reflektorische Anspannung des Intussuscipiens zu brechen; die Narkose allein leistet dies nicht. Vor Abführmitteln sei dringend gewarnt. Die unblutige Behandlung hat am ehesten bei kleinen Kindern Erfolg, wo die richtige Deutung der stürmisch einsetzenden Symptome meist sofort gelingt. Man greift bei Kindern um so lieber dazu, da hier die Laparotomie stets ein gefährlicher Eingriff ist. Nach den Statistiken von H. Hirschsprung, J. V. Wichmann, A. Kock und H. P. T. Oerum sollen bei kleinen Kindern die unblutigen Methoden in etwa 50% frischer Fälle vollen Erfolg sichern. Bei Erwachsenen sind die Aussichten viel ungünstiger.

Operative Behandlung. Die Aussichten der operativen Behandlung sind um so günstiger, je früher der Eingriff erfolgt. Man darf sogar sagen, sie sind vor dem Eintritt peritonitischer oder septischer Komplikation unbedingt gute, wenn der Gesamtkräftezustand zum Überstehen der Operation hinreicht. Das ist bei Säuglingen häufig nicht der Fall. In Betracht kommt zunächst einfache Desinvagination. Dies war früher Operation der Wahl; jetzt beschränkt man sich hierauf in ganz frischen und völlig unkomplizierten Fällen. Die Gefahr rückfälliger Invagination besteht. Man zieht die Resektion des ganzen Invaginationstumors jetzt vor und hat damit den Vorteil, völlig gesunde Darmwände miteinander zu vernähen. Falls die Totalexstirpation des Tumors technisch unausführbar oder die Kräfte für die immerhin längere Zeit beanspruchende Operation nicht reichen, muß man sich auf Enterostomie beschränken, um zunächst den proximalen Darm zu entlasten und Ileusgefahr abzuwenden. Auch die Enteroanastomose mit Umgehung des Tumors kommt in Frage, sie bietet bei Dünndarminvaginationen bessere Ernährungsmöglichkeit. Diese Palliativoperationen überlassen den Invaginationstumor seinem Schicksal, und man muß auf selbsttätige Abstoßung des gangräneszierenden Invaginatum hoffen, die aus möglicher Peritonitis drohende Gefahr mit in den Kauf nehmend. Dem Praktiker sei ans Herz gelegt, Fälle von Invagination nicht so spät, sondern so früh wie möglich dem Chirurgen zuzuführen.

3. Achsendrehungen des Darms (Volvulus).

Unter Volvulus versteht man Drehung einer Darmschlinge samt ihrem Mesenterium um mindestens 180°, wobei das Mesenterium die Achse bildet. Eine Abart ist der Wringverschluß (S. 676) um die Längsachse des Darms.

Weitaus am häufigsten ist Volvulus der Flexura sigmoidea, wobei erhebliche Größe des S Romanum (Mesasigmoideum) und schmale Mesenterialwurzel eine stark begünstigende Rolle spielen. Schmale Wurzel (Fig. 150) kommt angeboren vor, kann aber auch durch chronisch-entzündliche Schrumpfungsprozesse erworben sein. Es kommen auch angeborene Drehungen um 180° vor, die unschädlich sind (Fig. 149), da die Mesenterialgefäße und die Lichtung des Darms dieser Anomalie angepaßt sind. Sie neigen aber zur Abdrehung (Fig. 148). Der Mechanismus, wie er bei anatomisch disponiertem Schlingenverlauf zur Abdrehung mit Darmverschluß und Strangulation der Mesen-

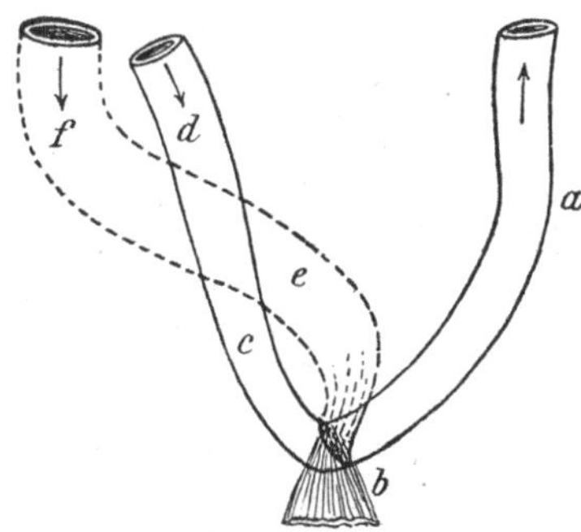

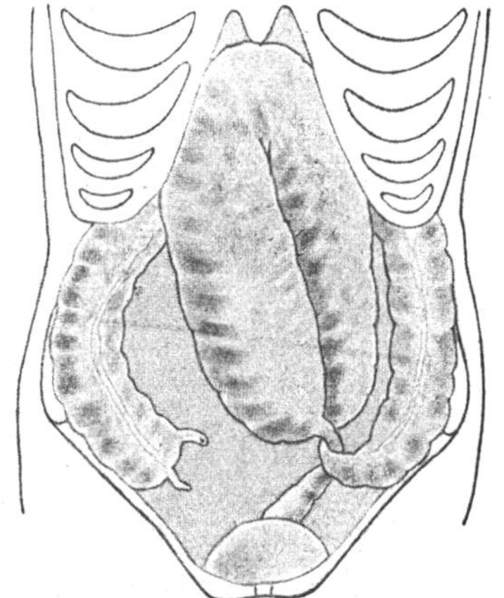

Fig. 147. Verschluß durch Drehung des Darmes (Wringverschluß) [nach Wilms].

Fig. 148. Große Flexur mit geschrumpftem Mesenterium an der Radix (nach Brehm).

terialgefäße kommt, liegt in den einzelnen Fällen verschieden. Starke Füllung der proximalen Schlinge bei völliger Leere der distalen, ein Hinüberfallen der ersteren über die letztere scheint öfters die Ursache zu sein; man sah dies bei plötzlichen starken Erschütterungen (Turnen, Springen usw.) eintreten. Auch Lageveränderungen benachbarter Organe (Schwangerschaft und Entbindung, Tumoren, Änderung der Bruchraumverhältnisse bei stärkerer Obstipation oder nach Bruchoperationen usw.) können die gegenseitige Stellung der gefährdeten Schlingen verschieben. Stark begünstigt wird das Entstehen von Volvulus durch mesenterialen Fettschwund; dies erleichtert die Drehbarkeit der Mesenterialwurzel (F. Bode).

S. Spasokukozky bezeichnet den Volvulus intestinorum geradezu als Krankheit hungernder Menschen, und dementsprechend häuften sich Volvulusfälle in den entbehrungsreichen Kriegsjahren (H. Reusch). — Der zökale Volvulus setzt ein abnorm großes und bewegliches Zökum voraus (Cöcum mobile, S. 466). Teils handelt es sich um Umschlagen nach oben, teils um Wringverschluß. Der Dünndarmvolvulus betrifft meist den gesamten Dünndarm, einschließlich des Zökum und des Anfangsteiles vom Kolon. Begünstigend wirkt die Abnormität eines gemeinsamen Mesenterium dieser Abschnitte (O. Leichtenstern). Ferner scheint auch hier abnormer Fettschwund, ebenso wie angeborene oder durch entzündliche Schrumpfung erworbene Schmalheit der Mesenterialwurzel von wesentlichem Belang zu sein. Mehrfach wurde Volvulus des Meckel'schen Divertikels gefunden (A. S. Monti).

Nach Küttner und Gruber, Frasier kommt Volvulus bei der russischen Landbevölkerung auffallend häufig vor; man führt dies darauf zurück, daß der Gesamtdarm infolge überwiegender pflanzlicher Grobkost durchschnittlich länger sei („langer Russendarm", D. v. Hansemann, S. 7).

44*

Knotenbildungen setzen sehr komplizierte Darmverschiebungen und -bewegungen voraus. Im ganzen selten, kommen sie am häufigsten am Sigma vor, indem sich Dünndarmschlingen um eine Sigmaschlinge einfach oder mehrfach herumlegen, besonders nach vorausgehendem Volvulus. Sehr merkwürdig sind die seltenen Knotenbildungen des Dünndarmes, wovon nach L. J. Lindström nur 7 Fälle beschrieben sind.

Klinisch muß man zwischen unvollständigem und vollständigem Volvulus unterscheiden. Ersterer bringt die Zeichen chronischer Stenose, letzterer die des akuten Strangulationsileus. Diagnostisch wichtig ist neben den für Stenose bzw. Strangulation bezeichnenden Symptomen (S. 633 und 651) der starke lokale Meteorismus. Bei dem häufigsten Volvulus des S Romanum bleibt gewöhnlich die linke Unterbauchgegend flach (H. Curschmann); die stark geblähte Schlinge ist unbeweglich und treibt die ganze vordere Bauchwand unregelmäßig vor. Beim Zökumvolvulus ist der lokale Meteorismus schärfer begrenzt und zwar vorwiegend am rechten unteren Quadranten; manchmal ist

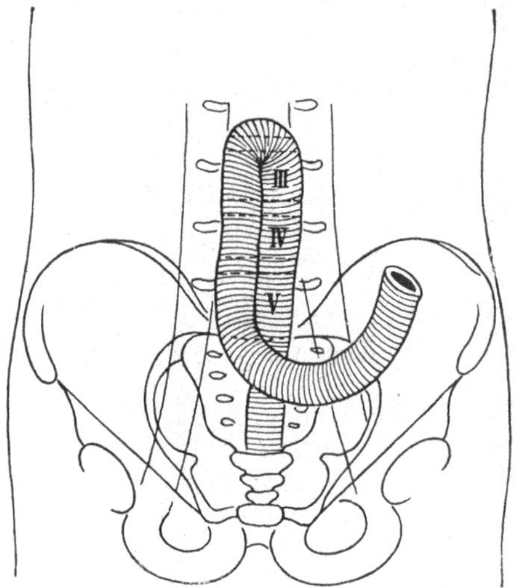

Fig. 149. Physiologische, unschädliche Drehung um 180° und senkrechte Stellung der Flexur (nach Wilms).

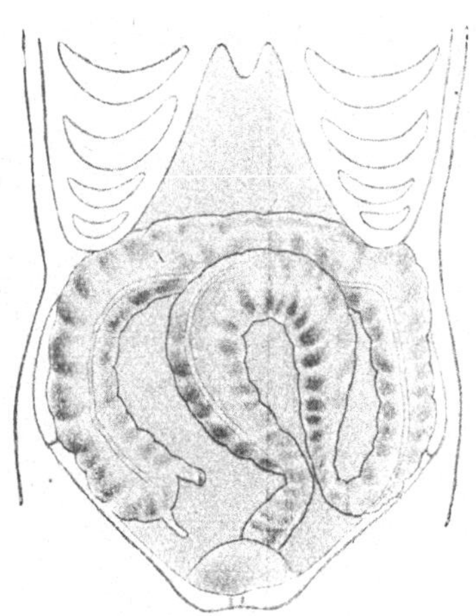

Fig. 150. Gedrehte Flexur in linksgewundener Schraube (nach Wilms).

isolierte Blähung des Zökum in Gestalt einer kugelförmigen, umschriebenen Vorwölbung vorhanden (Fig. 151). Dünndarmvolvulus bringt von vornherein diffuse Aufblähung des ganzen Bauches; nur bei Knotenbildung beschränkt sie sich — wenigstens zunächst — auf kleinere Abschnitte der jeweiligen Lage des verknoteten Knäuels entsprechend.

Der Schmerz ist beim Volvulus der Flexur im ganzen nicht so intensiv wie bei den Dünndarmstrangulationen. Anfangs ist er auch besser lokalisiert, so daß er der Diagnose den Weg weist. Initiales Erbrechen ist hier nicht so konstant wie bei den herniösen Einklemmungen, Kotbrechen sogar selten. Dagegen begegnet man oft noch einer Kotentleerung nach Beginn der Abklemmung, hin und wieder auch dem Abgang von etwas Blut per anum. Dazu gesellt sich öfters Tenesmus.

Der Verlauf des Leidens ist wie bei den anderen Formen der Strangulation in der Mehrzahl der Fälle ein akuter. Nur beim Volvulus der Flexur zieht er sich manchmal etwas mehr in die Länge, bis zu einer, zwei und selbst drei Wochen, wenn er als unvollständiger beginnt und erst allmählich zum vollständigen wird.

Man sah am S Romanum hier und da auch chronische resp. chronisch rezidivierende Formen von Achsendrehung, denen vielleicht eine kongenital bedingte halbe Drehung (um 180°) zugrunde liegt, die nur von Zeit zu Zeit, wenn durch irgend ein neues Ereignis die Drehung noch etwas weiter gesteigert wird, die Passage behindert.

Therapie. Vor Abführmitteln sei dringend gewarnt, auch im Beginne des Leidens. Atropin brachte keinen Vorteil. In einzelnen Fällen sollen Wassereinläufe eine Lösung der Achsendrehung bewirkt haben (W. Philipowicz). Man verschwende damit nicht viel Zeit. Je früher chirurgisch zugegriffen wird, um so günstiger sind die Aussichten. Unter Umständen kommt man mit Ent-

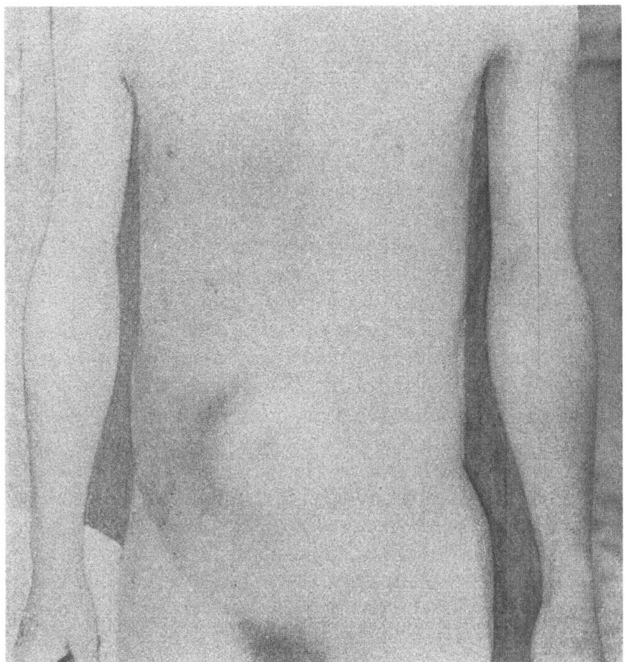

Fig. 151. Isolierte Zökumblähung, die der Auftreibung bei Zökumvolvulus entspricht (nach Wilms).

faltung der Schlingen aus, der man das Annähen des Sigma an der vorderen Bauchwand folgen läßt, um Rückfälle zu verhüten. Beim Zökumvolvulus wurde manchmal nach Entfaltung eine temporäre Fistel angelegt, die den gestauten Inhalt abführt. Im allgemeinen zieht man jetzt vor, den von Achsendrehung befallenen Darmteil zu resezieren.

4. Einklemmung äußerer Hernien.

Die Besprechung der Hernien liegt nicht im Rahmen dieses Buches und damit auch nicht die Besprechung ihrer Einklemmungen. Die Entstehung der letzteren entspricht z. T. dem bei Einklemmung innerer Hernien beschriebenen Vorgang; doch treten einige weitere Ursachen hinzu (Mitwirken äußerer Einflüsse wie z. B. Traumata; Druckunterschiede zwischen Bauchhöhle und Bruchsack).

Im Rahmen dieses Buches kommt es vor allem darauf an, nachdrücklichst zu mahnen, daß in jedem Falle, der auch nur entfernt an Darmstenose oder -verschluß erinnert, auf das sorgfältigste die Bruchpforten untersucht werden. Das Unterlassen wäre ein Kunstfehler.

Was jüngst K. Scheele in einem Referate über Behandlung eingeklemmter Brüche sagte, muß auch vom Standpunkte der inneren Medizin aus anerkannt werden: Die Methode der Wahl ist heute die radikale Frühoperation (Resektion des eingeklemmten Darmstückes). Taxis soll nicht später als höchstens 2 Stunden nach der Einklemmung in Betracht gezogen werden; wenn sie nicht leicht innerhalb weniger Minuten gelingt, soll man die Taxisversuche abbrechen. Auch der gelungenen Taxis hat die Operation zu folgen. Die Taxis bedeutet nicht mehr einen Ersatz, sondern bestenfalles einen Aufschub, durch den die Operation auf einen günstigeren Zeitpunkt verlegt werden kann.

Im übrigen sei auf die Lehr- und Handbücher der Chirurgie verwiesen.

III. Allgemeines über die Diagnose der Verengerungen und Verschließungen des Darmes.

In den vorausgehenden Abschnitten wurden die diagnostisch und differentialdiagnostischen Gesichtspunkte in die Besprechung der Krankheitsbilder eingeflochten. Sie sind von diesen gar nicht zu trennen, da nur selten das einzelne Symptom, meist das Gesamtbild für die genauere Diagnose entscheidet. Wir müßten uns unliebsam wiederholen, wenn wir hier die Diagnostik der Passagehindernisse nochmals zusammenstellen wollten.

H. Nothnagel empfiehlt dem Arzte folgenden Gang der Überlegung: 1. Liegt dem Krankheitsbilde überhaupt eine mechanische Verengerung oder Verschließung des Darmes zugrunde? Es scheint uns besser die Frage dahin zu erweitern: Liegt dem Krankheitsbilde überhaupt ein Passagehindernis zugrunde? Denn Darmspasmus und Darmparalyse kann man nicht als „mechanische Verengerung und Verschließung" bezeichnen, und doch wirken sie klinisch in gleichem Sinne wie jene. Die Entscheidung ist prognostisch und therapeutisch wichtig; die Frage fällt z. T. mit der dritten zusammen. 2. In welchem Abschnitte des Darmes hat das Hindernis seinen Sitz? 3. Welcher anatomische Zustand bedingt das Hindernis?

1. Liegt überhaupt ein Hindernis der Darmpassage vor?

Auf diese Frage gehen wir hier nicht von neuem ein, da sie mit Schilderung der chronischen Stenosen, des akuten Verschlusses, der Strangulation, des passagehemmenden Spasmus und der Darmlähmung ihre Erledigung fand. Auf diese Abschnitte sei verwiesen.

2. Diagnose des Sitzes der Verengerung und Verschließung.

Hier ist die Hauptfrage: Dünndarm oder Dickdarm?

Meteorismus. Entscheidend ist häufig die Art der Aufblähung des Bauches, meist freilich nur im Beginne des Leidens. Später verschwinden unter dem Einfluß stärkerer Tympanie die charakteristischen Niveauunterschiede immer mehr.

Ad. Schmidt übernahm aus dem Werke H. Nothnagel's einige typische Bilder, die als Führer dienen können. Fig. 152 zeigt die Blähung des Colon transversum und den rechtsseitigen Flankenmeteorismus bei Sitz des Verschlusses an der Flexura sinistra, bei flacher Beschaffenheit der linken Flanke und der Bauchmitte; der Dünndarm ist wegen Dichthaltens der Bauhin'schen Klappe noch nicht gebläht. Fig. 153 zeigt den zunächst auf die mächtig gebäumte und bis zum rechten Rippenbogen heraufragende Sigmaschlinge beschränkten Meteorismus bei tiefem Sitz der Stenose am untersten Teile des S Romanum. Man findet dies nicht bei jeder Form von Okklusion am Sigma; z. B. bringt

Volvulus des Sigma nur mäßige Auftreibung. Fig. 154 zeigt die Aufblähung bei Stenose vor der Flexura
hepatica. Colon ascendens und Zökum
sind gebläht, und — wie es bei diesem
Sitz gewöhnlich — ist die Bauhin'-
sche Klappe frühzeitig undicht geworden; die Blähung hat sich auf den
Dünndarm ausgedehnt, so daß die
Bauchmitte stark gewölbt erscheint.
Fig. 155 und 17 (S. 76) zeigen isolierte
Aufblähung der Dünndarmschlingen
bei Stenose am unteren Ileum. Mit
solcher Deutlichkeit treten die Schlingen nur bei langsam entstandenen
Stenosen und bei dünnen Bauchdecken
hervor. Man sieht dann — falls der
Darm nicht gelähmt ist — an ihnen
lebhafte Peristaltik und Steifungen.
Im allgemeinen bringen tiefsitzende
Dünndarmhindernisse (Ileum, Klappe)
vorzugsweise Auftreibung der Bauchmitte, so daß eine Art Spitzbauch mit
eingesunkenen Flanken entsteht. Dünndarmstenosen, selbst hohen Sitzes,
können aber auch schon früh den
ganzen Bauch gleichmäßig ausdehnen,
und dann wird die Unterscheidung
zwischen Dickdarm- und Dünndarm-
hindernis schwer. H. Nothnagel
legt deshalb besonderen Wert auf Besichtigung und Beklopfen der Lumbo-
dorsalgegenden (unterhalb der XII.
Rippen), deren Auftreibung zugunsten eines Dickdarmhinder-
nisses spricht. Erinnert sei an die
Einsenkung der Ileozökalgegend bei
Invaginatio ileocoecalis (Dance'-
sches Symptom) und an die charakteristische Blähung des Magens
bei arterio-mesenterialem Darmverschluß (S. 679).

Bewegungsvorgänge
an den geblähten Schlingen
erleichtern oft die Orientierung
wesentlich, namentlich wenn
man Peristaltik und Steifungen
immer bis zu einem gewissen
Punkte vorwärtsschreiten und
dort aufhören sieht und fühlt.
Ist das sich bewegende Rohr
sehr weit, so handelt es sich
meist um den Dickdarm; sehr
stark aufgetriebene Dünndarmschlingen, welche ihrer Größe
nach mit dem Dickdarm verwechselt werden könnten, sind
meist gelähmt und bewegen sich
nicht. Sehr lebhafte, schnell
wechselnde Peristaltik weist
auf Dünndarmschlingen hin.

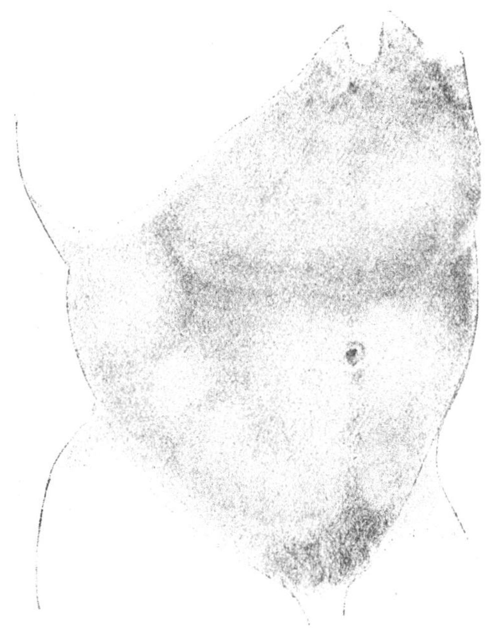

Fig. 152. Narbenverengerung in der Gegend der
linken Kolonflexur (Flankenmeteorismus). Nach
Nothnagel.

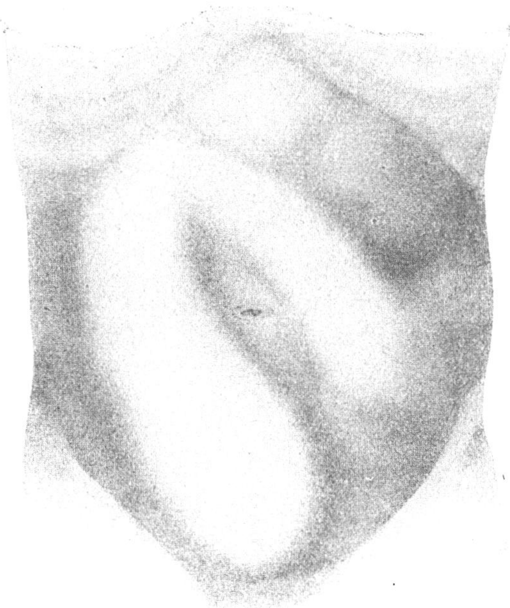

Fig. 153. Stenose im untersten Teil des S romanum
(nach Nothnagel).

Aus Auskultation und Perkussion lassen sich über Zugehörigkeit der Schlingen zu diesem oder jenem Abschnitt kaum sichere Anhaltspunkte gewinnen.

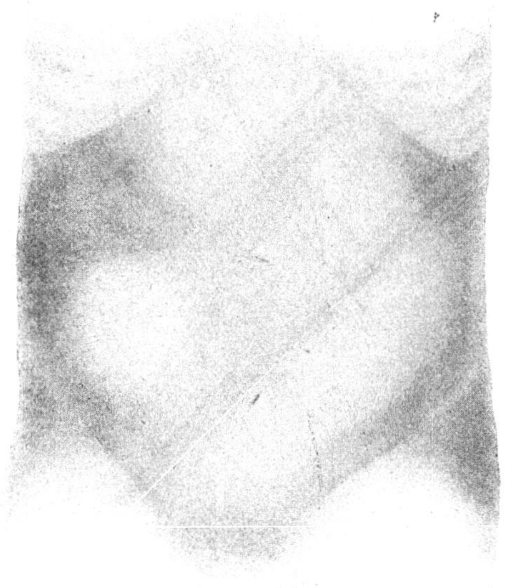

Fig. 154. Stenosis coli ascendentis in regione flexurae hepatica (nach Nothnagel).

Die Palpation gibt oft ganz entscheidenden Aufschluß, aber meist nur solange wie die Bauchspannung noch mäßig ist. Charakteristisch ist der gekrümmte wurstförmige Invaginationstumor. Sehr ergebnisreich ist die Mastdarmuntersuchung mit Finger oder Spekulum. Invaginationen (S. 689), Tumoren, Fremdkörper, Darm- und Gallensteine können von hier aus unter Umständen sicher nachgewiesen werden.

Die radiologische Untersuchungsmethode hat die Lokalisation der Stenosen und Okklusionen wesentlich gefördert. Wenn die Dinge nicht von vornherein klar liegen (Invaginationen, Hernien, Tumoren u. a.), wenn die sonstigen Umstände es gestatten und die nötige Zeit zur Verfügung, wird man niemals auf diese Methode verzichten, welche mit einem Schlage die Sachlage zu klären pflegt. Daß hierzu freilich große Erfahrung in Röntgendiagnostik gehört, ward mehrfach betont. Kontrastmahlzeit und Kontrasteinlauf sind nicht immer nötig, da man von dem mit Flüssigkeit und Luftblasen gefüllten Darm oft auch ohne solche Mittel bezeichnende Schattenbilder erhält (S. 105). Im einzelnen kommen wir hier nicht mehr auf die Röntgenbilder von Stenosen verschiedenen Sitzes zurück, da sie in den entsprechenden Abschnitten geschildert wurden.

Schmerzen sind bei plötzlichen Dünndarmverschlüssen im allgemeinen heftiger, vernichtender als bei Dickdarmverschlüssen. Aber weder hieraus noch aus den Angaben über Sitz des spontanen Schmerzes lassen sich zuverlässige Schlüsse auf Sitz des Hindernisses ableiten. Beweisender kann umschriebene Druckschmerzhaftigkeit sein bei frühzeitiger Beteiligung des Peritoneum.

Erbrechen von Darminhalt (Kotbrechen) tritt bei Dünndarmverschlüssen im allgemeinen früher

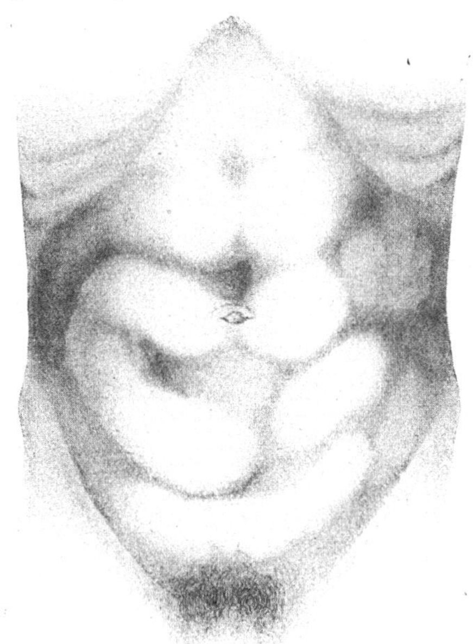

Fig. 155. Stenose des unteren Ileum infolge peritonitischer Adhäsionen (n. Nothnagel).

als bei solchen des Dickdarmes auf. Oft kann man Darminhalt im Magen mittels Ausspülung schon nachweisen, ehe es zu Erbrechen kommt (C. A. Ewald). Wenn das Ausgeheberte nach Zusatz konzentrierter Sublimatlösung rötliche Farbe annimmt (Hydrobilirubin), so ist zersetzter Darminhalt beigemengt, auch wenn der Geruch noch nicht fäkulent ist (Ad. Schmidt).

Stuhlgang. Dünndarmstenosen verlaufen oft ohne jede Störung der Kotentleerung; jedenfalls bringen sie eher Durchfälle als Obstipation (S. 633).

Urin. Fehlen von Hyperindikanurie während der ersten 2—3 Tage eines deutlich ausgesprochenen Darmverschlusses spricht für Sitz des Hindernisses im Dickdarm; derselbe enthält, wenn der Darm vorher gesund war, nur wenig fäulnisfähiges Material. Im Dünndarm finden sich stets noch unresorbierte, fäulnisfähige, eiweißhaltige Nahrungsreste, und daher kommt es rasch zu starker Indikanurie. Wenn aber die Bauhin'sche Klappe undicht wird, oder wenn sich oberhalb der Stenose eiweißhaltige Entzündungsprodukte sammeln, bringen auch Dickdarmstenosen Hyperindikanurie. Bei chronischen Stenosen ist dies etwas ganz Gewöhnliches. — Der Nachweis eines oberen Fällungsringes bei der Heller'schen Eiweißprobe scheint für alle Formen von Ileus diagnostisch wichtig zu sein (S. 651).

Allgemeinbefinden. Bei allen Strangulationen, gleichgültig welchen Sitzes, kann das Allgemeinbefinden sofort shock- und kollapsartig getroffen werden. Bei einfachen Okklusionen und Stenosen ist im allgemeinen Verfall der Kräfte und Kollaps um so früher zu erwarten, je höher das Hindernis sitzt.

3. Diagnose der anatomischen Art des Hindernisses.

Sowohl bei chronischen Stenosen wie bei akuten Okklusionen und Strangulationen ist die Sachlage oft vollkommen klar oder läßt sich durch genaue Untersuchung leicht klären. Am einfachsten liegen die Dinge bei tiefsitzenden Hindernissen im Rektum oder Anfangsteile des Sigma, wo uns Digital- und Rektoskopuntersuchung nicht nur über Sitz ,sondern auch über Art des Hindernisses leicht aufklärt (Tumor; kolitische, dysenterische, syphilitische Narben; Fremdkörper usw.). Klar liegen die Dinge meist auch bei äußeren Hernien, obwohl natürlich der Fall eintreten kann, daß einen harmlosen Bruch andere stenosierende Leiden begleiten. Auch Invagination, Volvulus, arterio-mesenterialer Darmverschluß geben eindeutige Bilder. Bei Obturation durch Gallensteine und Fremdkörper sind meist bezeichnende Züge in Anamnese und Krankheitsbild vorhanden. Die multiple tuberkulöse Stenose des Dünndarmes mit ihrem schleichenden Verlauf und der häufig hinzutretenden schweren Anämie bietet beim Heranziehen der Röntgenoskopie selten ernste diagnostische Schwierigkeit. Die allmählich zunehmenden Stenosen bei Darmtumoren, bei Geschwülsten benachbarter Organe, bei adhäsiver Peritonitis, bei entzündlichen Geschwülsten (Tuberkulose, Aktinomykose) sind meist aus Anamnese und Befund richtig zu deuten; der intermittierende Ileus weist auf Gallensteine und andere Fremdkörper, unter Umständen auch auf Enthelminthen hin. Plötzliche Strangulationserscheinungen bei kleinen Kindern sind fast immer durch Invaginationen bedingt; in mittleren Lebensjahren, namentlich bei Männern wird man vor allem an äußere und innere Hernien, bei Leuten in höheren Lebensjahren daneben auch an Volvulus der Sigmaschlinge denken; der Verdacht verstärkt sich, wenn langdauernde Unterernährung und Abmagerung vorausgegangen (S. 691).

Während chronische Stenosen bei hinlänglich genauer Untersuchung auf Grund von Anamnese, allgemeinem Krankheitsbilde, besonderen Lokalmarken, Röntgenuntersuchung usw. fast immer ihrem genaueren Sitz und ihrem Ursprung nach befriedigend aufgeklärt werden, ist dies bei stürmisch eintretender Okklusion und Strangulation viel seltener der Fall. Man kommt oft nur zur Entscheidung: das ist Okklusion oder das ist Strangulation, aber auch dies nicht immer. Sehr oft klärt erst die Laparotomie die Sachlage.

Sehr wichtig ist es aber doch, in jedem unklaren Falle sich die Frage vorzulegen, ob wirklich ein mechanisches Hindernis im engeren Sinne des Wortes vorliegt, oder ob die Darmpassage durch Spasmus bzw. primäre Darmparalyse gestört ist. Die Entscheidung ist nicht immer leicht, namentlich nicht beim spastischen Ileus. Die diagnostischen Behelfe wurden in den betreffenden Abschnitten geschildert (S. 661 und 664). Die Entscheidung ist wichtig, weil beim spastischen Ileus innere Behandlung Abhilfe bringen kann, bei paralytischem Ileus der operative Eingriff wenig nützt, unter Umständen (z. B. bei der Atonia gastroduodenalis sive Occlusio arterio-mesenterialis) sogar sehr bedenklich ist.

Auch der Obturation durch Kotstauung ist hier zu gedenken. Wir lernten, daß sie bis zum völligen Verschluß und bis zum Ileus sich entwickeln kann. Es dürften dann wohl meist sekundäre Spasmen mitbeteiligt sein. Die bösen Folgen lassen sich nicht übersehen. Den Zusammenhang zu erkennen ist wichtig, weil es fast immer gelingt, den Darm von unten her durch Einläufe zu entlasten und das Hindernis zu beseitigen, während die Aussichten auf erfolgreiche operative Behandlung nicht besonders günstig sind. Von größerer und verhängnisvollerer Tragweite, weil viel häufiger, ist es aber, wenn der Arzt Stuhlunregelmäßigkeiten nur als solche wertet und behandelt, während tatsächlich eine langsam sich entwickelnde Stenose, meist malignen Ursprungs, dahinter steckt. In jedem Falle, wo bei einem Menschen mit vorher regelmäßiger Kotentleerung Verstopfungsbeschwerden einsetzen, zumal bei älteren Leuten, sollte man auf Karzinom des Rektum, des Sigma und anderer Dickdarmteile fahnden; einmalige Untersuchung genügt durchaus nicht; man muß immer aufs neue suchen (S. 372, 716).

IV. Allgemeine Therapie der Verengerungen und Verschließungen des Darmes.

In den vorausgegangenen Abschnitten wurde z. T. schon die Therapie mitbesprochen. Es geschah dies dort, wo sie wegen der Natur des Leidens in ganz bestimmte Bahnen einlenken muß, und wo Gesichtspunkte in Frage kamen, die für andere Formen der Stenose und Okklusion nicht oder nur in beschränktem Maße zutreffen. Auf solche Ausführungen werden wir zurückverweisen. Schilderung der Stenosentherapie verschoben wir bis zu dieser Stelle, weil die Übergänge von Stenose zum Verschluß fließende sind.

A. Behandlung der chronischen Stenosen.

Nur chronisch sich entwickelnde Stenosen kommen hier in Betracht. Akute Stenosen geringeren Grades bringen überhaupt keine klinischen Erscheinungen, die Gegenstand einer auf Stenose eingestellten Therapie sein könnten; akute Stenosen höheren Grades, wie sie z. B. Gallensteine oder Fremdkörper bedingen können, fallen in therapeutischer Hinsicht unter die gleichen Gesichtspunkte wie Okklusionen.

1. Chirurgischer Eingriff. Man könnte sich auf den Standpunkt stellen, chronische Darmstenosen gehörten ohne weiteres zum Gebiete chirurgischer Therapie. Dies trifft aber nicht zu. Da oft keine Gefahr im Verzuge, liegt zwischen ersten Zeichen der Stenose und etwaigem operativem Eingriff meist eine gewisse Zeit, die zur Gewinnung genauester Diagnose benützt wird, und in der man zum mindesten dafür sorgen muß, einer Verlegung des stenosierten Lumens vorzubeugen. Es gibt andere Fälle, wo zwar sofortiger chirurgischer Eingriff erwünscht wäre, z. B. bei malignen Tumoren, wo aber die inzwischen ausgeführte genauere Untersuchung dartut, daß endgültige Hilfe davon nicht mehr zu erwarten ist. Man wird dann die in Betracht kommenden Palliativoperationen (z. B. Anus praeternaturalis oder Umgehungsanastomose) so lange hinausschieben, wie irgend möglich. Stenosen durch entzündliche Tumoren der Darmwand, wie sie vorzugsweise am Rektum und Sigma vorkommen, bilden sich manchmal mit Rückgang der entzündlichen Infiltration wieder zurück; es wird hier weniger von den Stenoseerscheinungen als von Art und Verlauf des örtlichen Entzündungsprozesses abhängen, ob und wann chirurgisches Handeln eingreifen soll. Bei den durch adhäsive Peritonitis bedingten Stenosen des Dünn- und Dickdarms, ferner bei den meist multiplen tuberkulösen Dünndarmstenosen wird man sich in erster Linie von dem Grad der Beschwerden leiten lassen, vor allem auch von dem Verlauf; d. h. es kommt darauf an, ob die Stenosenerscheinungen zunehmen oder nicht. Ist ein gewisser Stillstand und gleichzeitig ein erträglicher Zustand erreicht, so werden Arzt nnd Patient in der Regel sich für weiteres Zuwarten entschließen, und auch der Chirurg wird dem gerne zustimmen, da er bei Adhäsionsstenosen des Dünndarms nur ausnahmsweise Dauererfolge versprechen kann. Gibt es doch gar nicht seltene Fälle, wo dem erstmaligen wegen verhältnismäßig geringer Stenosebeschwerden unternommenen Eingriffe mehrfache neue Laparotomien folgen mußten, um die inzwischen neu aufgetretenen und verstärkte Beschwerden bringenden Adhäsionen wieder zu beseitigen. Bestimmte Formen der Adhäsionsstenosen freilich versprechen von vornherein guten Dauererfolg, z. B. am Zökum: Torsio coeci mobilis (S. 466), tuberkulöser und aktinomykotischer Ileozökaltumor (S. 622 bzw. 627), ferner Perikolitis flexurae sinistrae (Payr'sche Doppelflinte, S. 395). Zur Beseitigung der letzteren gab E. Payr jüngst eine neue einfache Operationsmethode an, bei welcher die ganze linke Flexur ohne Eröffnung des Darms gelöst, gesenkt und damit wegsamer gemacht wird. Bei multipler tuberkulöser Darmstenose spricht zwar grundsätzlich vieles für operativen Eingriff, vor allem die gänzliche Aussichtslosigkeit, durch Zuwarten etwaigem Verfall der Kräfte und fortschreitender Anämie vorbeugen zu können. Nicht immer kommt es zu so schweren Folgen (S. 347), und anderseits bedingt das Angehen multipler Stenosen meist sehr schwere und gefährliche Eingriffe. Deshalb entschließt man sich meist zum Abwarten; es ist ein Abwarten auf gut Glück; kommt es zum Verfall der Kräfte, so ist der Zeitpunkt möglicher Hilfe verpaßt.

Wir können hier nicht alle Möglichkeiten erschöpfen, die Spielraum für interne Behandlung der Darmstenose belassen. Es handelt sich um Fragen, für deren Lösung der einzelne Arzt nicht gern allein die Verantwortung übernimmt, und die am besten in gemeinsamer Beratung erfahrener Internisten und Chirurgen erledigt werden, wobei gegeneinander abzuwägen ist, was jeder mit den Methoden seines Sonderfaches unter den besonderen Umständen des Einzelfalles glaubt leisten zu können.

Im allgemeinen hat man sich folgende Fragen vorzulegen:

1. Ist die Natur des Hindernisses eine derartige, daß von seinem Fortbestehen Gefahr droht, während seine Beseitigung Hoffnung auf Heilung oder mindestens auf längere Lebensdauer verspricht? Dies trifft ohne weiteres für entfernbare maligne Neubildungen, für aktinomykotischen und für tuberkulösen Ileozökaltumor, meist auch für akute Sigmoiditis infiltrativa zu. In allen diesen Fällen würde man in gleicher Weise entscheiden, auch wenn das Grundleiden nicht zu nennenswerter Stenose geführt hätte. Etwaige Stenose kann den Entschluß zur Operation beschleunigen, aber die Stenose ist gewöhnlich nicht das ausschlaggebende. Methode der Wahl ist dann Resektion des erkrankten Darmstücks.

2. Wenn bösartig-neoplasmatischer oder -infektiöser Charakter des Grundleidens abgelehnt werden kann, entscheiden Grad, Fortschreiten und Folgen der Stenose, insbesondere die letzteren. Ist die Stenose derart, daß ihr weiteres Bestehenlassen Gefahren für den Zustand des Darms (Entzündung, Geschwüre, Perforation usw.), für den Kräfte- und Ernährungszustand (Anämie, Abmagerung, chronische Intoxikation, sekundäre Allgemeininfektion usw.) zu bringen droht, so soll man lieber frühzeitig operativ zugreifen, als warten, bis die lokalen Verhältnisse und der Kräftezustand des Kranken die Operation selbst zu einer lebensgefährlichen machen. Aber nicht nur die genannten Gefahren, sondern auch ernste Beschwerden des Kranken und schwere Störung seiner Arbeitsfähigkeit müssen in Betracht gezogen und als Indikation für operativen Eingriff betrachtet werden, wenn innere Mittel nicht helfen. Bei hochgradigen Stenosen wird es fast immer klüger und vorsichtiger sein, es nicht aufs äußerste ankommen zu lassen, sondern durch Operation weiterer Verschlimmerung vorzubeugen. Bei Stenosen mittleren und leichteren Grades entscheiden die Umstände des Einzelfalles. Wenn irgend möglich, soll zu einer Zeit operiert werden, in der noch die Methode der Wahl, die Resektion des erkrankten Darmteils, die Entfernung stenosierender Stränge, Tumoren usw. oder zum mindesten Herstellung wirksamer Darmanastomosen möglich ist, und wo man sich nicht auf Palliativmethoden, wie z. B. Anlegung einer temporären Fistel oder gar eines Kunstafters beschränken muß.

2. Interne Therapie. Wir setzen voraus, daß man mit guten Gründen sich entschlossen hat, zunächst bei interner Behandlung stehen zu bleiben, und daß das Zuwarten nicht, als unentschlossenes Zögern und frevelhafte Überschätzung der internen Hilfsmittel zu werten ist. Wir müssen uns darüber klar sein, daß wir auf die Stenose selbst mit inneren Hilfsmitteln kaum jemals einwirken können. Die Therapie beschränkt sich also auf das Verhüten störender Nebeneinflüsse.

Kostvorschriften stehen im Vordergrund. Nahrungsmittel, deren unverdauliche Reste sich zusammenballen und die verengten Stellen verlegen können, müssen wegbleiben. Dies bedingt zunächst den Ausschluß faserreicher vegetabiler Rohstoffe (rohes Obst und Gemüse); aber auch in gar gekochten, gut aufgeschlossenen Früchten und Gemüsen können ungeeignete Bestandteile enthalten sein, z. B. Fruchtkerne, Schalen, ältere und inkrustierte Zellwand- und Fasergebilde. Daß hierdurch Stenosen zum Verschluß gebracht wurden, wird durch zahlreiche Beispiele belegt (z. B. K. Propping's Fall von Gallensteinileus nach reichlichem Spargelgenuß, S. 674). Teils durch küchentechnische Vorarbeit (feine Siebe! usw.), teils durch sorgfältiges Kauen müssen solche Gebilde ausgeschaltet werden. Auch animalische Nahrungsmittel können Schädlinge enthalten (älteres Bindegewebe, Sehnen). Ungekochtes Fleisch (roher Schinken, rohes Rauchfleisch, geräucherte Fische u. dgl.) wird man meiden, da selbst bei guter peptischer Kraft des Magens manches davon der Verdauung und Resorption entgehen kann; erst recht bei Achylie oder Hypochylie des Magens (S. 161, 277). Was stärkere Gärung und Gasentwicklung im Darm veranlaßt, muß gleichfalls ausscheiden. Je nach Lage des Falles ist das nicht immer das gleiche Material; man ist auf Ausprobieren angewiesen. Z. B. bewährt sich Milch meist vortrefflich, in anderen Fällen aber gar nicht. Kohlensaure Getränke sind meist von Übel. Säuren (Essig, Zitronen-, Fruchtsäfte, saure Weine), auch Kaffee erregen bei vielen unmittelbar nach Genuß die Peristaltik zu stark und müssen dann ausscheiden (S. 222, 299). Bei Brot liegen die Dinge verschieden. Grobes Roggenbrot ist natürlich nicht am Platze, ebensowenig wie Speisen aus grobzerkleinerten Zerealien und Leguminosen. Sowohl bei allen Dünndarmstenosen wie bei hochsitzenden Dickdarmstenosen muß überhaupt jedes Gebäck aus grobgemahlenem Mehle gänzlich wegbleiben. Dagegen bewährt sich bei tiefer sitzenden Stenosen, etwa von der Flexura sinistra ab, Brot aus grobem Weizenmehl (Grahambrot) recht gut, da es den Kot locker und pomadig macht, so daß er gut durch den Engpaß schlüpfen kann. Im gleichen Sinne wirkt feines Mus von gut aufgeschlossenen Früchten und Gemüsen. Freilich hat man hier schon häufiger mit nachteiligen Gärungen zu rechnen. Es kommt auf den Versuch an. Fette niedrigen Schmelzpunktes werden gut vertragen und müssen einen wesentlichen Teil des Kalorienbedarfs decken (Butter, Knochenmark, Gänsefett, Schweineschmalz, Pflanzenbutter, Olivenöl usw.). Man hüte sich aber vor größeren Mengen auf einmal, da sich dann die Fettsäuren und Seifen gelegentlich zu Klumpen ballen, was aus der Öltherapie der Gallensteine und der Obstipation bekannt ist (S. 141, 230). Auch auf fettreiche Getränke sei hingewiesen wie Rahm, und vor allem vegetabile Milch (J. Boas); letztere wird oft besser als Kuhmilch vertragen. Unter den verschiedenen Arten vegetabiler Milch bewährte sich nach C. von Noorden am besten die aus Sojabohnen bereitete Soyamamilch (Frankfurter Soyamawerke). Im allgemeinen halte man sich bei hohen Dickdarmstenosen (oberhalb Flexura sinistra) an Nahrungsmittel, welche schon im Dünndarm vollständig verdaut und möglichst vollständig resorbiert werden (Ad. Schmidt, J. Strasburger, J. Boas und G. Kelling); es sei auf den Abschnitt Kolitis verwiesen, wo ähnliche Gesichtspunkte in Frage kommen. Bei Dünndarmstenosen, welche klinische Symptome bringen, bleibe man bei flüssig-feinbreiiger Kost. Die Nahrung verteile man auf häufige ($2^1/_2$—3stündliche) kleinere Einzelmahlzeiten.

Beim Einsetzen von Kolikanfällen, welche auf Zunahme des Hindernisses oder gar auf völligen Verschluß hindeuten, muß man sofort die Nahrungszufuhr abstoppen, weil sie den gestauten Darminhalt vermehren würde und in solchen Zeiten erfahrungsgemäß zu schädlichen Spasmen führt. Dann kommt zeitweilige Ernährung mit Dauerklistieren (S. 212) und intravenösen oder subkutanen Zuckerinjektionen (S. 189) in Frage. Der unterhalb der Stenose gelegene Darm verträgt Nährklistiere meist sehr gut.

Für **Stuhlgang** muß möglichst gesorgt werden. Praktisch beschränkt sich dies nur auf tiefsitzende Stenosen. Bei allen Stenosen oberhalb der Flexura sinistra ist der gestaute Darminhalt stets flüssig oder breiig, so daß es keinen Sinn hat auf seine Konsistenz einzuwirken. Ob wir durch Darmreizmittel die treibende Kraft wirksam steigern können, ist mehr als fraglich. Die verstärkte Darmarbeit leistet auch ohne solchen Einfluß das denkbar höchste. Es besteht sogar die Gefahr, durch Abführmittel Spasmen oberhalb der Stenose auszulösen. Daß Abführmittel auf diese Weise aus der Stenose eine Okklusion machen, ist gar nicht selten. Namentlich bei Darmwandtumoren, bei Adhäsions- und Invaginationsstenosen wurde es beobachtet. Mit antispasmodischen Mitteln kommt man meist weiter (s. unten). Anders bei Stenosen tiefen Sitzes. Hier kann der Kot in Form größerer und härterer Knollen anlangen. Oft läßt sich dies durch geeignete Kostwahl vermeiden (Weizen-Grahambrot, feindurchgetriebene Gemüse und Fruchtmuse). Ferner dienen dazu wasserbindende Stoffe wie feingepulverte Semen Lini oder Semen Psylli (S. 232), zweiprozentige Magnesiasulfatlösung (S. 221). Alle anderen Abführmittel sind bedenklich, weil sie eher den Darm zu Spasmen erregen als den Kot breiig und schlüpfrig an Ort der Stenose liefern. Sehr oft bringen regelmäßige Wasser- oder Öleinläufe gewünschten Erfolg, weil die von unten andrängende Flüssigkeit den Engpaß verhältnismäßig leicht überwindet (Ventilstenosen) und dann den überlagernden Kot erweichen hilft. Bei Narbenstenosen, die ihr Maximum erreicht haben und nicht weiter fortschreiten, gelingt es auf diese Weise manchmal Monate und Jahre hindurch die Kotmassen oberhalb des Engpasses befriedigend zu entleeren. Freilich ist es immer eine gewisse Quälerei, da sich der Abgang des verflüssigten Kotes meist in kleinen Schüben stundenlang hinzieht. A. Brosch, der mit besonderem Nachdruck auf die unheilvolle Wirkung eingedickter Kotmassen oberhalb tiefsitzender Stenosen hingewiesen hat, rühmt den guten Einfluß des subäqualen heißen Innenbades (Enterocleaner, S. 258). Ad. Schmidt rät — allerdings mit Vorbehalt — zu Versuchen mit Sauerstoffklistieren bei Invagination im Kindesalter und gelegentlich auch bei anderen tiefsitzenden Stenosen. — Sehr viel vollkommener ist natürlich die Behandlung, wenn die Stenose für ein Darmrohr erreichbar und durchgängig ist (E. Ruge). Dann läßt sich der Dickdarm spülen, und dies trägt wesentliches dazu bei, die entzündlichen Zustände, welche sich so gern unter Einfluß der zersetzlichen, gestauten Massen entwickeln, hintanzuhalten bzw. zu heilen. Erstrebenswert ist es natürlich, die gesamten gestauten und vorher mittels Wasser oder Öleinlauf erweichten Kotmassen durch das Darmrohr allmählich zu entleeren, eine zwar mühsame und zeitraubende aber therapeutisch wichtige Arbeit. Hierbei kann der Enterocleaner nützlich sein (A. Zimmer, A. Brosch). Medikamentöse Zusätze sind manchmal erwünscht, z. B. Bismutum subgallicum zum Spülwasser, oder nach völliger Reinspülung Einlaufenlassen dünner Höllenstein- oder Protargollösung (0,03 bzw. 0,25-prozentig). Stenosen, welche dieser Behandlung zugänglich sind, werden sich auch immer für erweiternde Bougierbehandlung eignen, was aber vollendete Technik voraussetzt, da die Gefahr der Wandverletzung und gar der Perforationsperitonitis nicht gering ist.

Antispasmodische Medikamente sind selten zu entbehren. Meist genügt Atropin. Wir gaben es in manchen Fällen monatelang in Mengen von 2—4mal täglich $^1/_2$ mg, je nach Umständen innerlich, als Mikroklysma oder subkutan. Natürlich sucht man mit den kleinstmöglichen Gaben auszukommen. Ob sich Zusatz von Opium empfiehlt, muß ausprobiert werden; bei Kolikschmerzen ist dieser Zusatz meist nützlich. Das Atropin durch Belladonna zu ersetzen, empfiehlt sich nicht; die Dosierung der wirksamen Substanz ist bei dieser Droge nicht scharf genug. Dagegen läßt sich Atropin durch Eumydrin ersetzen (Atropinmethylnitrat), dessen Wirkung auf das zentrale Nervensystem geringer ist als die des Atropins (gleiche Mengen wie beim Atropin). Das Atropin schwächt zwar als Antivagotonikum die motorischen Impulse, aber doch nicht in dem Maße, daß nützliche Peristaltik gestört oder aufgehoben würde. Bei richtiger Dosierung verhütet es nur parasympathische Übererregung und Spasmus.

Massage ist bei Darmstenosen immer ein bedenkliches Verfahren, wenigstens dann, wenn sie wirklichen Druck auf die zuführende Darmschlinge und auf den Ort der Stenose ausübt. Oberflächliches Streichen wird oft angenehm empfunden.

Fibrolysin gegen Narbenstrikturen des Darmes wird immer noch gelegentlich empfohlen (G. Klemperer und L. Dünner), soll auch hier und da gute Dienste getan haben, Verlaß ist aber nicht darauf.

B. Behandlung des paralytischen Ileus.

Mit paralytischem und spastischem Ileus nehmen wir Formen des Ileus völliger Darmunwegsamkeit vorweg, welche bis zu gewissem Grade innerer Behandlung zugänglich sind. Freilich kommen im wesentlichen hierfür nur solche Fälle in Betracht, wo nicht schwere anatomische Erkrankungen des Bauches Ausgangspunkt für Darmlähmung sind (Okklusionen, Strangulationen, akute Peritonitis, Tubarschwangerschaft, Pankreas- und Fettgewebsnekrose usw. S. 657 und 661), also im wesentlichen der einfache neuropathische, toxische und alimentäre paralytische Ileus.

Von **Ernährung** kann kaum die Rede sein. Der Appetit fehlt völlig; die Kranken klagen zwar über großen Durst und verlangen in einem fort kalte Getränke. Man darf ihnen aber höchstens schluckweise gekühlte Milch und das Lutschen von Eisstückchen gestatten. Jedes mehr führt zu baldigem Wiedererbrechen. Quantitativ fällt das auf natürlichem Wege aufgenommene gar nicht ins Gewicht. Man greift daher aushilfsweise zu Nährklistieren (Tropfen-Dauerklistier mit Dextrin, Albumosen, Alkohol, S. 213 und zu intravenöser oder subkutanen Zuckerinfusion, S. 189).

Magenspülungen bringen zum mindesten eine gewisse Erleichterung. Bei Gefahr des Erbrechens neben der Sonde und der Aspiration (Benommenheit der Kranken) wird die W. Kausch'sche Ballonsonde empfohlen, welche durch Aufblähen des Ballons festen Abschluß gegen die Kardia schafft (Fig. 156). Hin und wieder sah man nach mehrfacher Magenspülung Peristaltik zurückkehren. Von großem Belang sind frühzeitige Magenspülungen bei Atonia gastro-duodenalis (sog. arterio-mesenterialer Darmverschluß, S. 681). Wenn nach Bauchoperationen oder überhaupt nach Narkosen das übliche Erbrechen nicht bald nachläßt, sollte man stets prophylaktisch Magenspülungen vornehmen.

Darmspülungen bringen leider nur selten den Erfolg, welchem man angesichts völlig offenen Rohres eigentlich erwarten sollte (S. 656). Vor sehr großen Einläufen wird geradezu gewarnt (J. Schnitzler, Ad. Schmidt). Verhältnismäßig gut bewährte es sich, ein Darmrohr in den After einzulegen und von Zeit zu Zeit $^1/_2$—1 l kühles Wasser (etwa 20° C) mittels Trichter ein- und auslaufen zu lassen; vielleicht noch besser scheinen überkörperwarme Einläufe zu wirken. Auch „elektrische Wassereinläufe" sind empfohlen (F. Lejars, Thoullet, W. Pettenkofer). Den einen Pol bildet die in das wassergefüllte Rektum eingebrachte elektrische Mastdarmsonde (S. 253), den anderen Pol eine breite Plattenelektrode auf der Bauchwand. Man bedient sich des faradischen Stromes. Das Verfahren ist jedenfalls des Versuches wert.

Heiße Bäder sollten versucht werden. C. v. Noorden sah bei einem Kranken, der schon einen recht bedenklichen Eindruck machte, davon überraschenden Erfolg. Nach etwa 10 Minuten Aufent-

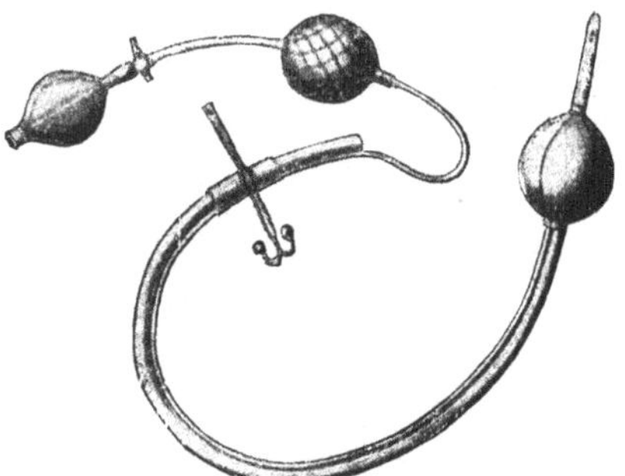

Fig. 156. Kausch'sche Magensonde.

halt im Bade (40° C) gingen reichlich Winde ab, denen bald der erste Kot folgte. Verlaß ist auf die Heilwirkung des heißen Bades natürlich nicht.

Medikamente. Über günstige Erfolge mit Physostigmin berichtete C. v. Noorden ($^1/_2$—$^3/_4$ mg Physostigminum salicylicum subkutan), später desgleichen A. Oppenheim, K. Vogel u. a. Die Einführung des Physostigmins in die Therapie der menschlichen Darmparalyse übernahm C. v. Noorden aus der Veterinärmedizin („Windkolik" der Pferde, S. 228). Das den Vagustonus steigernde Physostigmin wird von manchen Chirurgen auch prophylaktisch bei Darmoperationen angewandt. An der Nützlichkeit des Physostigmins ist nicht zu zweifeln, wenn es auch natürlich nicht in jedem Falle hilft. Ein ideales Medikament ist es sicher nicht, da es bei Überdosierung — falls das autonome Nervensystem überhaupt anspricht — leicht lokalen Krampf und ungeordnete Bewegung statt normaler Peristaltik auslöst (G. Katsch, S. 228). — Die alte Medizin benützte öfters Einläufe von Tabakinfus (E. Ebstein, G. Böhm). In der Tat trägt Nikotin in sehr kleinen Mengen Reizwirkung in die Auerbachschen Plexus; das gleiche gilt vom Strychnin. Da bei geringer Überdosierung der hemmende Einfluß auf die sympathischen Ganglien aber überwiegt, ist Nikotin eine zweischneidige Waffe. Theoretisch sind Vorteile vom Cholin zu erwarten, da es als physiologisches Reizmittel der die Peristaltik beherrschenden Auerbachschen Plexus erkannt wurde (Le Heux, S. 16, 228). Es scheint zwar nicht der einzige, aber vielleicht wichtigste Bestandteil des G. Zülzerschen Hormonals zu sein (E. Berlin). In der Tat wird von der Wirkung des Hormo-

nals bei paralytischem Ileus gutes gerühmt (W. Kausch, Groth, Fr. Uhlig,
G. Zülzer); es scheint ratsam, sich desselben zu bedienen, wobei allerdings
der nicht im voraus zu berechnende und zweifellos unerwünschte blutdruck-
senkende Einfluß mit in Rechnung zu stellen ist. Über Hormonal S. 228. Vielleicht gebührt dem Hypophysenextrakt (Hypophysin, Pituitrin) vor dem
Hormonal der Vorzug. Intravenöse Injektion steigert die normale Peristaltik
(G. Katsch, B. Zondek); der Blutdruck wird nicht vermindert, eher erhöht.
Die bisher am Menschen bei Darmparese gemachten Erfahrungen sind ermunternd (M. Cloetta, B. Zondek, C. von Noorden). Eigenartig verhält
sich das Atropin. Nach neuerer Forschung hat es nur unter bestimmten Umständen, nämlich bei Mangel an peristaltikerregendem Cholin (S. 16) fördernden Einfluß auf die Darmmotilität (H. H. Meyer und R. Gottlieb); sonst aber
beruhigt es dieselbe (P. Trendelenburg, hier Literatur; vgl. S. 227, 243).
Über das Verhalten des Cholins bei Darmlähmung wissen wir noch nichts; es
mag sein, daß hier die Cholinbildung stockt. Jedenfalls bewährte sich klinisch
Atropin in zahlreichen Fällen von dynamischem Ileus (Honigmann, Batsch,
Marcinowski, P. Ostermeyer, E. S. Holmgren, A. Lederer, A. Dietrich,
eigne Beobachtungen). Zweifellos handelte es sich in vielen dieser Fälle um die
spastische Form des dynamischen Ileus, aber auch sichere Fälle von paralytischem Ileus sind darunter. Die Atropinmenge darf nicht groß sein (1 mg,
subkutan, in mehrstündigen Intervallen gefolgt von 1—3 Injektionen von
0,5 mg). Höhere Gaben lähmen. Neuerdings rühmt E. Unger Asthmolysin
(Gemisch von Suprarenin und Hypophysenextrakt, 1—2 Ampullen subkutan)
zur Verhütung der postlaparotomischen Darmparese. Da Suprarenin den
motorischen Hemmungsnerv des Darms erregt und damit mehr lähmend als
fördernd auf die Peristaltik wirkt, kann der vorbeugende Erfolg nur auf
den Hypophysenextrakt bezogen werden (s. oben). B. Zondek bezeichnet
mit Recht die Komposition als unzweckmäßig. Mit eigentlichen Abführmitteln sind bei Darmparalyse durchweg schlechte Erfahrungen gemacht.
Alles in allem stehen also doch recht brauchbare Medikamente zur Verfügung.
Da die Pathogenese des paralytischen Ileus sicher sehr verschieden und keineswegs immer im Einzelfalle durchsichtig ist, kann es nicht wundernehmen, daß die
Erfolge nicht gleichmäßig ausfallen. Schweren Lähmungen gegenüber sind
voraussichtlich alle Medikamente machtlos.

Operative Behandlung. Der Entschluß, eine primäre allgemeine Darmparalyse operativ anzugehen, ist immer ein schwerer. Die Resultate sind sehr
entmutigend. Vielleicht daß man aber doch zu lange gewartet hat, und daß man
nach Versagen innerer Therapie bei früherer Operation besseres, d. h. eine
Erholung des gelähmten Nervmuskelapparates erzielt hätte. Die Erfahrungen
bei postlaparotomischer Darmparese sprechen in diesem Sinne. Für diese Fälle
empfahl L. Heidenhain sekundäre Enterostomie. Unter Zurückweisung
gegenteiliger Meinungen tritt neuerdings E. Melchior (hier Literatur) nachdrücklich für diese Entlastungsoperation bei postoperativer Darmparese ein
(Enterostomie mit Einnähen eines Gummirohres nach Art der Witzelschen
Schrägfistel). Obwohl kein mechanisches Hindernis die Blähung veranlaßt,
ist es wohl verständlich, daß schon teilweise Entleerung angesammelter Gase
und teilweise Entspannung des Darmes den Tonus wiederherstellt (P. Trendelenburg), zunächst in den unmittelbar entlasteten Schlingen, dann aber
auch darüber hinausgreifend. Voraussetzung ist aber immer, daß die Erregbarkeit des Nervmuskelapparates noch nicht unwiderruflich erloschen ist. Andere
Operationen am Darm als entlastende Enterostomie stehen nicht in Frage. Dagegen eröffnen die Mitteilungen G. A. Wagner's über den Einfluß der Lumbalanästhesie auf die Peristaltik paretischer Därme neue, vielversprechende Aus-

blicke, freilich zunächst nur für solche Fälle, wo toxische Angriffe oder nervöse Reize zentrale Abschnitte des sympathischen Hemmungsnerven erregt haben. Vielleicht ist dies öfters der Fall, als bisher angenommen wird (S. 660). Die Injektion von 0,1—0,15 Tropokokain in 8—10 ccm Liquor cerebrospinalis gelöst, wie sie G. A. Wagner empfiehlt, und von der er schnelle Entleerung reichlicher dünnflüssiger Stühle und gewaltiger Gasmengen bei paralytischem Ileus beschreibt, ist ein so harmloser Eingriff, daß sich bei weiterer Bestätigung der Wirksamkeit dies Verfahren bald als Methode der Wahl einbürgern wird.

C. Behandlung des spastischen Ileus.

Innerliche Behandlung. Es wurde erwähnt (S. 665), bei spastischem Ileus solle die Behandlung womöglich eine innere sein. Zunächst gilt dies für Fälle des **rein spastischen Ileus**, wozu man bis zu gewissem Grade auch noch den Enthelmintheileus (S. 674) rechnen kann. Insoweit sind sich alle einig. Die Schwierigkeit liegt aber darin, daß man nur ausnahmsweise mit voller Sicherheit entscheiden kann: das ist ein rein spastischer Ileus. Wir lernten, wie oft spastischer Einschlag sich anderen stenosierenden Darmkrankheiten hinzugesellt, am auffälligsten bei Fremdkörper- und Gallensteinverschluß, aber auch darüber hinaus bei anderen Leiden (S. 663). Nur unter besonderen Umständen, z. B. bei deutlich intermittierendem oder wanderndem Ileus (S. 674), läßt sich mit einiger Bestimmtheit sagen, daß an den Okklusionserscheinungen **Spasmen in beherrschendem Maße mitbeteiligt** seien. Meist bleibt es in den häufigen Mischfällen dunkel, in welchem Verhältnis Spasmus und mechanisches Hindernis am Verschlusse mitwirken, und ob nach Lösung des Spasmus die Gefahr beseitigt ist. Angesichts dieser Sachlage ist es eine vollberechtigte Forderung der Chirurgen, daß mit inneren Hilfsmitteln nicht zu viel Zeit verloren werde. Auch ohne Spasmus und auch nach Überwindung des Spasmus steigen die von einem Hindernis ausgehenden Gefahren nicht nur von Tag zu Tag, sondern von Stunde zu Stunde. Die Statistik über operative Entfernung obturierender Gallensteine (S. 674) wäre sicher nicht so schlecht, wenn man nicht im Hinblick auf viele günstig ausgegangene, nicht operierte Fälle sich angewöhnt hätte, allzu lange zu warten. Die Zulässigkeit interner Therapie wird in Mischfällen also immer von den Fragen abhängen: 1. ist vom chirurgischen Standpunkt aus längeres Zuwarten überhaupt angängig? und 2. welcher Art ist das mechanische Hindernis; ist es derart, daß nach befriedigender Lösung des Spasmus und nach Überwindung akuter Ileusgefahr von einer Operation abgesehen werden kann oder nicht? Also Fragen, die sich nur nach Lage des Einzelfalles beantworten lassen.

Von Hilfsmitteln der internen Therapie haben sich physikalische Maßnahmen, wie heiße Umschläge, heiße Bäder, elektrischer Strom, Magenheberungen und Darmspülungen nicht durchschlagend bewährt. Am meisten ist vielleicht noch von heißen Umschlägen und Bädern zu erwarten; in leichteren Fällen — aber auch nur in solchen — mögen sie vielleicht nützen. Am meisten Vertrauen verdient das **Atropin** oder wegen geringerer Wirkung auf das zentrale Nervensystem **Eumydrin** (S. 244, 702), da es den Einfluß des parasympathischen Serosaplexus auf die Darmmuskulatur dämpft bzw. ausschaltet (Dosis: 1 mg subkutan, dann in Pausen von je $2^1/_2$—3 Stunden weitere Injektionen von je 0,5 mg bis zum Maximum von 4 mg beim Erwachsenen). Sollten an Herz, Atmung oder nervösen Zentralorganen (Erregung, Delirien) bedenkliche Folgen eintreten, so hat man im Morphium ein sicheres Antidot (1—2 cg), für das Herz auch in der Digitalis (1—$1^1/_2$ ccm Digalen). Gewöhnlich genügen übrigens 2—$2^1/_2$ mg Atropin. Man muß aber zugeben, daß Atropin kein Universalmittel gegen Darmspasmus · ist. Es ist wahrscheinlich, daß Darmspasmus auch unter Umgehung des parasympathischen Systems durch einen auf die Ringmuskulatur des Darms unmittelbar ausstrahlenden Reiz von der inneren Darmwand aus erweckt und unterhalten werden kann. In solchen Fällen ist Atropin machtlos. Vielleicht ist dann vom Papaverin (0,06 g subkutan) besseres zu erwarten (J. Pal, S. 242). Bei zweifellos rein-spastischen Fällen verdienen auch zentralberuhigende Medikamente Beachtung, darunter auch Opium (20 Tropfen Tinctura Opii) oder subkutane Injektion von Pantopon und ähnlichem (S. 240). Da Opiate bei Ileusgefahr und Ileus größte Vorsicht im Gebrauche heischen (S. 707), so sind verteilte Gaben von Adalin, Veronalnatrium (letzteres auch subkutan) vielleicht vorzuziehen: etwa 3—4mal täglich 0,25 g (S. 244). Der entspannende Einfluß derselben kann sich durch Ausschaltung zentrifugaler Erregung auch am Darme geltend machen. Diese Medikamente beruhigen, schaffen aber keine trügerische Euphorie. Man darf den Erfolg etwaiger interner Therapie überhaupt nicht am subjektiven Befinden des Kranken ablesen, sondern nur am Wiederdurchgängigwerden des Darms.

Chirurgische Behandlung. Unter keinen Umständen darf mit interner Therapie die für chirurgischen Eingriff noch geeignete Zeit verpaßt werden, zumal nicht bei den Mischformen. Als Operation kommt zunächst das unmittelbare Angehen des spastisch kontrahierten Darmstückes in Betracht. Wenn der Spasmus nur Begleitstück einer anatomischen Erkrankung des Darms oder seiner Umgebung ist, wird nach Maßgabe des Befundes entschieden; z. B. kommt die Entfernung eines Fremdkörpers aus dem Darm in Frage. Oft wird die Darmwand schon derart verändert sein, daß man ihr eine Naht nicht zutrauen darf und lieber einen Darmabschnitt reseziert; dies außer bei Fremdkörpern und Gallensteinen namentlich bei Darmgeschwüren und Enthelminthen. Auch bei Spasmus rein neurogenen Ursprungs hat man kleinere oder größere Darmstücke reseziert. Manchmal freilich löste sich der Krampf in der Narkose (S. 665). Unter anderen Umständen beschränkt man sich auf eine Entlastungsoperation (Enterostomie mit Schrägfistel). Bei Mischformen darf eine zu richtiger Zeit und unter sonst günstigen Umständen vorgenommene Operation auf guten Dauererfolg rechnen. Bei rein nervösen Formen liegen die Dinge ungünstiger, da nur allzu leicht Rückfälle eintreten (S. 664).

D. Behandlung des Okklusions- und Strangulationsileus.

Nachdem wir im vorstehenden die Behandlung der chronischen Stenosen des paralytischen und des spastischen Ileus besprochen und in früheren Abschnitten auch der Sonderansprüche des arterio-mesenterialen Darmverschlusses (S. 679), der Kottumoren (S. 671), der Fremdkörper- und Gallensteinobturation (S. 672, 673), des Askaridenileus (S. 674), der Invagination (S. 690) und des Volvulus (S. 693) gedacht haben, bleibt hier nur noch wenig zu berichten übrig. Es bezieht sich auf die verschiedensten Formen und Ursachen der Okklusion und der Strangulation. Der Arzt steht hier meist einem schweren, unmittelbar lebensgefährlichen Zustand gegenüber und muß auf Grund desselben handeln, auch wenn — wie es ja sehr häufig der Fall — genauere Einsicht in Art und Beschaffenheit der Darmunwegsamkeit noch nicht zu gewinnen ist. Bei jeder Okklusion, vor allem aber bei jeder Strangulation muß sich der Arzt auf den Standpunkt stellen, einen chirurgisch anzugehenden Fall vor sich zu haben, und er muß gewichtige Gründe haben, wenn er von chirurgischer Hilfe Abstand nimmt. Von sämtlichen mechanisch bedingten Ileusformen bieten — besonders günstige Umstände vorausgesetzt — nur Obturationsileus (Fremdkörper, Gallensteine, Askaridenknäuel) und gelegentlich Invaginationen, in höherem Maße als diese beiden aber Obturation durch

Kottumoren für interne Behandlung einige Aussichten. Von Kottumoren abgesehen ist die Anzahl der für interne Behandlung geeigneten Fälle sehr gering.

1. Interne Behandlung. Nachdem die für interne Behandlung geeigneten Verschlußformen schon im einzelnen erörtert sind, bleibt hier vom allgemeineren Standpunkte aus nur die wichtige Frage der Opiumbehandlung zu besprechen übrig. Von seiten der Chirurgen wird immer aufs neue das dringende Ersuchen an den praktischen Arzt gerichtet, bei Okklusion, ja auch bei Okklusionsverdacht dem Kranken keine Opiate zu verabfolgen, weil hierdurch eine trügerische Euphorie geschaffen wird, welche das klare Urteil über den Zustand des Kranken und die augenblickliche Gefahr der Lage unmöglich macht (M. Wilms u. a.). Obwohl der Arzt, der die Leiden des Kranken unmittelbar vor Augen hat, weiß, daß er dieselben mittels Morphium usw. mildern kann, muß er sich im wesentlichen diesem Mahnwort fügen. Nur allzu oft schreitet unter der durch Opiate geschaffenen Euphorie der lokale Prozeß bis zu einem Grade weiter, der den Erfolg operativer Hilfe in Frage stellt. In sehr klarer Weise formuliert J. Strasburger die Opiumfrage[1]):

1. Opiate sollen nicht gegeben werden, bevor der Fall diagnostisch so weit geklärt ist, daß zu der Operationsfrage bestimmte und entscheidende Stellung vonseiten der Ärzte und des Patienten genommen werden kann. Inzwischen versuche man mit anderen Mitteln Linderung zu schaffen. Dies sind vor allem Umschläge auf den Leib mit heißen Tüchern und Magenspülung. Auch gegen letztere wenden freilich manche Chirurgen ein, sie führe öfters zu unbegründeter Euphorie und könne den Ernst der Lage verwischen.

2. In Fällen von Strangulation darf mit Opiumbehandlung nicht eine Stunde verloren werden. Nach Aufnahme des Befundes und Festsetzung des Operationstermins sind Opiate in der Zwischenzeit erlaubt, um die Leiden des Kranken zu mildern, den Transport in ein Krankenhaus zu erleichtern und durch Beseitigung des Initialshocks das Überstehen der Operation zu begünstigen.

3. Bei paralytischem Ileus sind Opiate nicht am Platze, da sie nur die Lähmung des Darms verstärken können.

4. Bei Okklusionsileus liegt die Möglichkeit vor, durch Opiate zu nützen, wenn das mechanische Hindernis kein absolutes ist und der Verschluß erst durch hinzutretenden Krampf zu einem vollständigen gemacht wird (Mischform von Okklusions- und spastischem Ileus, S. 705). Ein Versuch mit Opium ist unter allen Umständen gewagt, da man die Lage im Bauch nicht genau kennt. Gestattet nach gemeinsamem Ermessen des Internen und des Chirurgen der Zustand ein Abwarten und einen Versuch mit Opium, so darf sich dies doch nie länger als 36—48 Stunden hinziehen. Von der Operation darf nur abgesehen werden, wenn inzwischen der Darm wieder durchgängig geworden ist. Daß dies und nicht etwa opio-dynamisch erzwungene Euphorie das entscheidende Kriterium ist, sollte dem Kranken und den Angehörigen von vornherein klargestellt werden.

5. In hoffnungslosen Fällen ist vom Standpunkt der Euthanasie Opium natürlich gestattet. Man wird Opium auch nicht verweigern dürfen, wenn der Kranke erklärt, er wolle lieber sterben als sich operieren lassen, und wenn der Arzt überzeugt ist, daß er den Entschluß des Kranken nicht umstimmen kann.

Von diesen Lehrsätzen ist der vierte dehnbar, und es muß — wie schon an verschiedenen früheren Stellen des Buches — auf das dringendste gemahnt werden, lieber einen zu beschränkten als einen zu weitgehenden Gebrauch davon zu machen. Denn der Schaden, den zu langes Warten bringt, ist kaum wieder gutzumachen. Nur mit dem Messer in der Hand, in steter Operationsbereitschaft, also nicht vor, sondern nach Überführung des Kranken in eine chirurgische

---

[1]) (Anmerkung bei der Korrektur.) Für die noch strittige Frage der Opiumwirkung auf den Darm sind neue Arbeiten von F. Uhlmann in Verbindung mit J. Abelin und K. Zwick beachtenswert (vergl. S. 240). Die Opiumpräparate sollen nur in ganz schwachen und in ganz starken Dosen den Darm lähmen; in mittlerer Gabe den Darm erregen. Dies läßt sich bei Auftragen des Opiums auf die Serosa bzw. beim Einbringen in das Blut nachweisen und vielleicht therapeutisch ausnützen. Bei innerlicher Gabe wird das Opium nur langsam resorbiert, und es verharrt die Konzentration im Blute lange Zeit auf der für Hemmungswirkung notwendigen geringen Höhe. Bei lokalem Einbringen in eine Darmschlinge d. h. auf die Mucosa war eine hundertmal höhere Konzentration zur Erzielung des Erfolges nötig als beim Einbringen in die Blutbahn oder auf die Serosa.

45*

Klinik sollte man an den Opiumversuch herangehen. Dringend zu empfehlen ist in solchen Fällen die Beigabe von Atropin bzw. Eumydrin (Verhältnis Opium zu Atropin = 15 : 1; Morphium zu Atropin = 10 : 1). Man kommt dann mit weniger Opiat aus. Besser ist vielleicht noch, sich als krampfstillenden Mittels ausschließlich des Atropins bzw. Eumydrins (S. 244) zu bedienen und die Beruhigung des zentralen Nervensystems mit subkutaner oder intramuskulärer Injektion von Veronalnatrium in refracta dosi anzustreben.

Excitantien für Herz und Gefäßsystem sind oft notwendig. Abführmittel sind natürlich gänzlich verboten.

Bei abwartender Behandlung muß durch Nährklistiere und subkutane oder intravenöse Traubenzuckerinfusionen ein dürftiger Ersatz für die gänzlich ausfallende Nahrungszufuhr, zum mindesten für Versorgung des Körpers mit Flüssigkeit gesorgt werden (S. 189, 212). Den intravenösen Infusionen darf man, wenn das Herz nicht gar zu schwach ist, 1 ccm 1promilliger Suprareninlösung auf $^{1}/_{2}$—1 l Dextrose- oder Ringerlösung zusetzen. Namentlich kurz vor Operationen geschieht dies oft. Die üblichen intravenösen Infusionen „physiologischer Kochsalzlösung" werden besser durch Lösungen von „Normosal" (W. Straub S. 555) ersetzt.

2. Chirurgische Behandlung. Typische Operationen, bestimmten Krankheitszuständen angepaßt, gibt es nicht. Wenn irgend möglich wird das Hindernis vollkommen entfernt, z. B. durch Enterotomie und Entfernung eines Fremdkörpers (S. 672) oder durch Resektion des erkrankten Darmstücks oder durch Entfernung komprimierender Tumoren usw. Da die Ernährungsstörung der Darmwand nicht nur bei Strangulationen, sondern auch bei mechanischen und selbst bei spastischen Okklusionen oft weiter vorgeschritten ist, als das äußere Ansehen des Darms vermuten läßt, bevorzugt die Chirurgie immer mehr die Resektion. Wenn Radikaloperation überhaupt oder wegen bedenklichen Allgemeinzustandes einstweilen nicht möglich, müssen vorläufig Palliativoperationen aushelfen: Enterostomie mit Witzelscher Schrägfistel (S. 497), Anus praeternaturalis, Umgehung des Hindernisses durch Anastomosenbildung usw. Zu welchem Verfahren er greifen soll und kann, entscheidet der Chirurg gewöhnlich erst während der Operation. Auf Technik der Narkose und Operation, auf Vor- und Nachbehandlung kann hier nicht eingegangen werden.

Geschwülste des Darms.

I. Karzinome.

A. Ätiologie und Statistik.

Unter den bösartigen Tumoren des Darmes nehmen Karzinome die weitaus überragende Stelle ein. Neben Magen und Geschlechtsorganen gehört der Darm zu den vom Karzinom bevorzugten Organen. Über die Ursachen der Darmkrebse ist ebensowenig bekannt wie über diejenige aller bösartigen Geschwülste. Wie J. Orth jüngst in seinem trefflichen Referate darlegte, stehen wir zwar vor einer Fülle alter und neuer Fragen, aber noch an keiner Stelle sehen wir klar. Bemerkenswert ist, daß ein so nüchterner Kritiker wie

J. Orth den in jüngster Zeit sich häufenden epidemiologischen und parasitologischen Forschungen, die auf das Mitwirken von Parasiten bei der Entstehung von Karzinomen hinweisen, großes Gewicht beilegt. Daß es aber einen bestimmten pflanzlichen oder tierischen Krebsparasiten gibt, bezeichnet J. Orth als unwahrscheinlich, zum mindesten als nicht erwiesen. In tieferes Dunkel als bisher wird die Krebsätiologie gehüllt, wenn die alte, von H. Ribbert jetzt wieder aufgenommene und neu begründete Theorie Recht behält, daß die Geschwulstanlage (Bereitschaft) unter allen Umständen angeboren ist. H. Ribbert verlegt sie aber, abweichend von früherer Lehre, nicht nur in die Keimanlage des Einzelmenschen, sondern in die Stammesgeschichte des Menschen zurück, erklärt sie also nicht ontogenetisch, sondern phylogenetisch.

Alle Theorien lassen aber Spielraum für das Mitwirken bestimmter, auf das Einzelindividuum einwirkender Reize, die allerdings nur bei vorheriger Bereitschaft die Geschwulstbildung auslösen. Am Darm scheint sich dies dadurch Geltung zu verschaffen, daß krebsige Geschwülste mit Vorliebe an solchen Orten entstehen, denen wegen ihres anatomischen Baues oder wegen besonderer physiologischer Aufgaben längere Verweildauer des Darminhaltes oder besonders verwickelte Arbeit zukommt. Aber keine Stelle des Darmes ist vollkommen sicher vor Karzinom. Zu den auslösenden Reizen rechnet man auch Trauma. H. Lossen stellte einschlägige Fälle jüngst in einer gründlichen Arbeit zusammen und versucht daraus die Nutzanwendung für das Unfallversicherungswesen abzuleiten. Für Darmkarzinome kommt das wenig in Betracht.

Nach den von Ad. Schmidt zusammengefaßten statistischen Angaben entfallen von Karzinomen überhaupt etwa die Hälfte auf den Verdauungskanal und von diesen etwa der fünfte Teil auf den Darm. Über die Verteilung belehren folgende Angaben:

	H. Nothnagel 41 838 Sektionen 3585 Krebskranke	J. F. Geiser 11 314 Sektionen 909 Krebskranke
Duodenum	7 Fälle	7 Fälle
Ileum	10 ,,	2 ,,
Kolon und Sigma	164 ,,	64 ,,
Rektum	162 ,,	51 ,,

Manche beachtenswerte Einzelheiten, auf die wir aber hier nicht eingehen können, bringt eine neue statistische Arbeit von J. Sanders.

Am Kolon wird das Sigma an erster, das Zökum an zweiter Stelle vom Karzinom bevorzugt. Multiple primäre Karzinome am Darm kommen vor (J. L. Burckhardt), sind aber sehr selten. Multiple metastatische Darmkarzinome sind etwas häufiger; sie befallen den Darm in der Regel vom Peritoneum, nicht von der Schleimhaut aus.

Wie bei allen Karzinomen ist das Alter zwischen dem 40. und 65. Lebensjahre am gefährdetsten. Doch kommen gerade am Darm Karzinome nicht ganz selten schon bei weit jüngeren Leuten vor. Im ganzen sind Darmkarzinome bei Männern häufiger als bei Frauen; am stärksten tritt dies beim Rektumkarzinom hervor (Verhältnis etwa 2 : 1). — Auf das an klinischen Befunden reiche Werk von R. Schmidt über Geschwülste sei nachdrücklich verwiesen.

B. Pathologische Anatomie.

1. Mikroskopisches Verhalten. Ausgangspunkt des Darmkrebses ist das Zylinderepithel der Darmdrüsen. Ausnahmen finden sich von dieser Regel nur im Duodenum, wo teils die Brunner'schen Drüsen, teils verirrte Inseln von Pankreasgewebe an ihre Stelle treten (A. Pic), und am Anus, wo — allerdings sehr selten — Plattenepithelkrebse sich bilden können. Im übrigen handelt es sich demnach hinsichtlich der histologischen Struktur stets um Zylinderzellenkrebs (Carc. cylindroepitheliale adenomatosum). G. Hauser unterscheidet weiter: das Carc. adenomatosum simplex, die bei weitem häufigste Form, namentlich der Dickdarmkrebse; das Carc. aden. medullare, den sog. Markschwamm;

das Carc. aden. gelatinosum, den Gallertkrebs; endlich das Carc. aden. scirrhosum, den Scirrhus. Die letztgenannte Form ist als selbständiges Leiden ziemlich selten, dagegen sieht man häufig am Rande und im Grunde der einfachen adenomatösen Geschwulstbildungen Übergänge in scirrhöses Gewebe.

Von dem Fundus der Drüsen aus, wo die Wucherung der Epithelzellen beginnt, wächst die junge Geschwulst gewöhnlich zunächst in die Tiefe, indem sie die Muscularis mucosae durchbricht und sich im lockeren submukösen Gewebe ausbreitet. An der Muskelschicht findet sie dann oft einen Widerstand, so daß ihre weitere Ausbreitung nun in der Darmwand selbst oder nach dem Darmlumen zu vor sich geht. Mit der charakteristischen Wucherung der Epithelzapfen gehen Absonderungsvorgänge (Schleimbildung) und regressive Veränderungen einher, welche meist schon frühzeitig zur Ulzeration der Oberfläche führen. Bezüglich weiterer Einzelheiten müssen wir auf die pathologisch-anatomischen Werke verweisen.

Betreffs neuerer Forschungen über Mikroskopie und Mikrochemie der Krebszellen sei verwiesen auf die Arbeiten von F. Blumenthal und J. Orth.

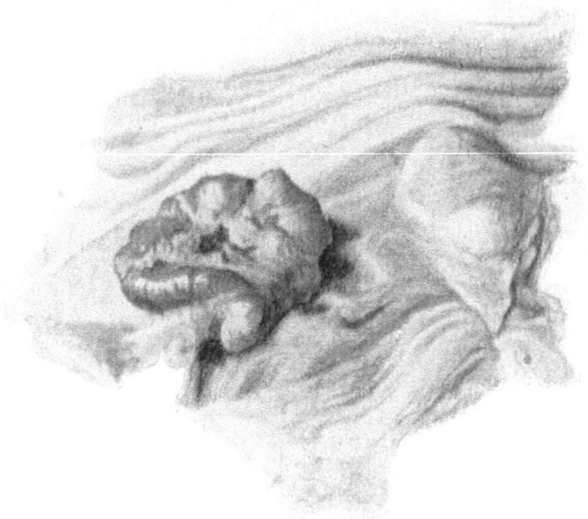

Fig. 157. Carcinoma coli incipiens.

2. Makroskopisches Verhalten. Dem Auge zeigt sich der Darmkrebs als ein sehr verschiedenartiges Gebilde. Bald sind es knotenförmige Wucherungen mit glatter Oberfläche, bald harte Infiltrationen der Darmwand, bald blumenkohlartig aus der Schleimhaut sprossende Gewächse. Figg .157 und 158 geben Beispiele. Im allgemeinen ist das Wachstumsbestreben um so größer, je zellenreicher der Krebs ist; scirrhöse Karzinome gehen manchmal mit so starker Schrumpfung des Gewebes einher, daß der Darm wie durch Narbengewebe eingeschnürt und sogar in seiner Längsachse verkürzt erscheint.

Auf der flächenhaften Ausbreitung des Krebsgewebes in der Submucosa beruht wahrscheinlich auch seine Neigung zur ringförmigen Entwicklung in der Querachse, die man bei den verschiedensten Formen antrifft, nicht bloß beim Scirrhus, wo sie allerdings am häufigsten ist. Teils dadurch, teils durch die in das Lumen vordringenden Wucherungen kommt es zur Verengerung des Darmrohres, die bis zu hohen Graden vorschreiten und das klinische Bild vollständig beherrschen kann. Gelegentlich sind mehrfache Stenosen, entsprechend der Bildung multipler (metastatischer) Krebsknoten beobachtet worden (H. Küttner u. a.). Oberhalb der Verengerungen entstehen die früher beschriebenen Veränderungen des Inhaltes und der Darmwand selbst (vgl. S. 632). Wegen Bevorzugung der tieferen Abschnitte des Kolon bei karzinomatöser Striktur sammeln sich hier oft harte Kotmassen, sekundäre Kotgeschwülste, welche zu schwerwiegenden diagnostischen Irrtümern verleiten. Wenn die Krebsgeschwulst polypenartig in das Darmrohr hineinwächst, kommt es gelegentlich zu Invaginationen, indem das Gebilde von dem distalen Darmstück gleichsam verschluckt wird (S. 687).

Ein weiterer, oft schon sehr früh eintretender Folgezustand ist Ulzeration der Innenfläche. Die beständige Berührung der Geschwülste mit zersetzungsfähigem resp. in Zersetzung begriffenem Material, ihre meist unebene, mit Nischen und Falten ausgestattete Oberfläche, welche zur Stagnation von Kotteilchen führt, erklären das zur Genüge. In der Regel handelt es sich um einen flachen Zerfall der oberflächlichsten Schichten, doch kommen auch Abszedierungen in der Tiefe des Geschwulstgewebes vor, mit Fistelbildungen und Perforat on der Darmwand. Wenn solche Abszesse in der Regio ileocoealis sitzen, erinnern sie an die Vorgänge bei Appendizitis destructiva oder Ileozökaltuberkulose. Der geschwürige Zerfall der Innenfläche erklärt es, daß Darmkrebse trotz starker Wucherung ohne jede Beeinträchtigung des Darmlumens verlaufen können, daß sogar manchmal eine anfängliche Verengerung im weiteren Verlaufe des Leidens verschwindet. Die klini-

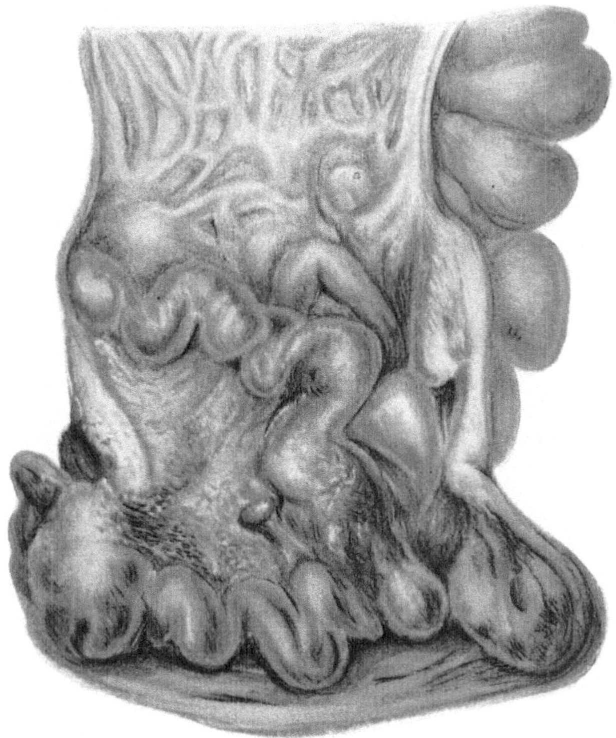

Fig. 158. Strikturierendes Dickdarmkarzinom (scirrhös).

schen Erscheinungen gleichen dann unter Umständen denen der Colitis gravis oder chronisch dysenterischer Zustände.

Diffuse eitrige Peritonitis im Anschluß an karzinomatöse Zerstörung der Darmwand ist selten. Häufiger ist die chronische, durch Übergreifen der Geschwulst auf das Peritoneum bedingte Entzündung, bei der das Exsudat manchmal chyliform oder bluthaltig gefunden wird. Per contiguitatem kann die Wucherung, wenn sie einmal bis an die Serosa vorgedrungen ist, auf die Nachbarorgane — benachbarte Darmschlingen, Magen, Blase, Vagina, Bauchdecken — übergehen, und dann entstehen mehr oder minder große Geschwulstkonglomerate und oftmals auch Durchbrüche mit Fistelbildung (z. B. Magenkolonfistel, selbst Darmbauchdeckenfistel).

3. **Metastasen** von primären Darmkrebsen aus sind nicht gerade häufig, bei Geschwülsten des Dünndarmes sind sie noch eher zu erwarten als bei Dickdarmgeschwülsten. Von Rektumkarzinomen aber bringt etwa die Hälfte der Fälle Metastasen, glücklicherweise nur selten in frühen Stadien. Am meisten betroffen sind naturgemäß die regionären Lymphdrüsen; doch geht auch in ihnen das Wachstum vielfach nur langsam vor sich, so daß für die radikale operative Entfernung die Aussichten lange günstig bleiben. Des

weiteren sind Leber, Peritoneum, Netz, Lungen, Nieren und die übrigen Organe gefährdet. Scirrhöse Krebse, deren primäre Herde klein bleiben, veranlassen öfters kolossale metastatische Tumoren in der Leber, während die Markschwämme sich meist auf Befall der regionären Lymphdrüsen beschränken. Gallertkrebse verursachen am wenigsten Metastasen.

C. Allgemeine Symptomatologie und Diagnostik der Darmkarzinome.

Den Darmkarzinomen kommt neben den allgemeinen Symptomen und Folgezuständen der Karzinose eine Anzahl gemeinsamer Zeichen zu. Dies alles fassen wir hier zusammen. Der besondere Sitz des Karzinoms fügt dem Krankheitsbilde bestimmte Lokalmarken hinzu.

a) **Abmagerung.** Nach C. von Noorden und Ad. Schmidt (I. bzw. II. Auflage der „Pathologie des Stoffwechsels") hängt das Abmagern der Krebskranken nur von ungenügender Nahrungsaufnahme ab. Von Erhöhung des Energieumsatzes als Ursache der Abmagerung war damals nichts bekannt (Fr. Kraus und Fr. Chovstek). C. von Noorden konnte aussprechen, theoretisch stände nichts im Wege, daß jeder Krebskranke bis zu hohem Grade auf Fett gemästet werde. Aber viele Krebskranke verlieren schon frühzeitig, die meisten in späteren Abschnitten des Leidens den Appetit; es macht deshalb Mühe, sie ausreichend zu ernähren. Wenn man darauf besteht, wird es oft zur Quälerei für den Kranken. An der, unabhängig vom Sitze des Karzinoms, bald früher bald später eintretenden Anorexie sind wahrscheinlich toxische Einschläge, die vom Karzinomgewebe selbst ausgehen, beteiligt. Doch weiß man darüber nichts Sicheres. Inzwischen fanden O. Cohnheim und E. von Dungern im Tierexperiment, E. Wallersteiner und E. Grafe beim Menschen, daß doch in einem Teil der Fälle — E. Wallersteiner schätzt ihn auf $10^0/_0$ — der Gesamtstoffwechsel (Energieumsatz) stark erhöht sei; man fand Anstiege bis zu $50^0/_0$ über die Norm, also ähnlich wie bei Hyperthyreosen und im Fieber. Dies bezog sich im wesentlichen auf schwerste Fälle mit Metastasen. Auch hier wird man an toxische Vorgänge denken (toxische Erregung der Schilddrüse?). Obwohl die neuen Befunde einen wesentlichen und wichtigen Beitrag zum Verständnis der karzinomatösen Spätkachexie liefern, stoßen sie doch nicht den Satz um, daß in der Regel die Abmagerung Folge von Anorexie und anderer Behinderung der Nahrungsaufnahme ist. Diese beiden Größen spielen natürlich bei Karzinomen der Verdauungsorgane eine besonders große Rolle, meist um so mehr, je höher der Sitz des Karzinoms ist. Besonders nachteilig wirken Stenosen, Entzündungen in Abhängigkeit von jauchigem Zerfall, Fieber bei Resorption jauchiger Zerfallsprodukte oder bei Eindringen von Mikroben durch die Wundflächen. Scheinbar unbegründete Abnahme des Appetits und Abmagerung sollten stets den Verdacht auf Karzinom des Verdauungsapparates hinlenken; umgekehrt darf Fortbestehen guten Ernährungszustandes niemals gegen die Diagnose Karzinom in die Wagschale geworfen werden. Bei Mastdarm- und Dickdarmkarzinomen ist manchmal das Neoplasma schon jenseits der Exstirpationsmöglichkeit, ehe es zu auffälliger Abmagerung kommt.

b) **Kräfteverfall, Eiweißumsatz.** Kräfteverfall ist nicht gleichbedeutend mit Abmagerung. Nach früheren Untersuchungen schien es, als ob bei Karzinomatösen zumeist ein fortschreitender toxogener Körpereiweißzerfall stattfinde, unabhängig von Ernährung und Gesamtstoffwechsel (Fr. Müller, H. Gärtig und C. von Noorden; ältere Literatur bei Ad. Schmidt, neuere bei E. Wallersteiner). Dies bot eine klinisch-experimentelle Unterlage zur Erklärung der großen Hinfälligkeit und Muskelschwäche der Krebskranken, eines wichtigen Teilstückes der „Krebskachexie". F. Blumenthal hält hieran unbedingt fest;

er erklärt es aus chemischer Abartung der Proteolyse in den Krebszellen und schädlicher Wirkung der abnormen Abbauprodukte auf andere Körperzellen. („Heterolyse"). Die von E. Blumenthal herangezogenen experimentellen Beweisstücke nicht sind ganz stichhaltig, wie schon von E. Wallersteiner und E. Grafe dargelegt wurde. Diese Autoren, denen sich L. Krehl anschließt, glauben durch gleichzeitige Untersuchung des Energie- und Stickstoffumsatzes den Beweis erbracht zu haben, daß erhöhter Eiweißzerfall nur als Teilstück erhöhten Gesamtstoffwechsels (s. oben) bei Krebskranken vorkomme; unabhängig hiervon wurde erhöhter Eiweißumsatz, den man als „toxogenen" hätte deuten müssen, von ihnen nicht gefunden. Der klare Ausschlag dieser einwandfreien Untersuchungen läßt Zweifel aufkommen, ob die hier angewandte und seit Alters überkommene Versuchsanordnung imstande ist, die Frage richtig zu lösen. Das experimentelle Ergebnis E. Grafe's widerspricht, wenn es verallgemeinert wird, der klinischen Tatsache fortschreitenden Kräfteverfalles, Muskelschwundes und meist auch Blutschwundes, die auch beste und kalorisch zureichende Ernährung der Krebskranken nicht abwendet. Man kann den Schwund zeitweilig aufhalten und sogar in trügerischen Wiederaufbau umwandeln, wenn es gelingt, die Unterernährungskomponente des Verfalles zu beseitigen und die Kranken wieder kalorisch ausreichend zu beköstigen. Wenn dies erreicht, schreitet der Verfall aber aufs neue voran, sogar trotz etwa erzwungenen und weitergehenden Fettansatzes. Die Theorie hat in diesen Fragen noch manches zu klären.

Der durch Sinken der muskulären Leistungsfähigkeit sich verratende Kräfteverfall macht sich bei Karzinomen des Darmkanales oft schon verhältnismäßig früh geltend und kann vor dem Erscheinen anderer Symptome den Verdacht auf Karzinom erwecken. Andererseits gibt es aber so viele Ausnahmen von dieser Regel, daß wohlerhaltener Kräftezustand andere positive Karzinomzeichen nicht entkräften darf.

c) **Anämie** gilt als Teilstück der Karzinomkachexie und kommt in mittleren Graden fast bei allen Krebskranken allmählich zur Entwicklung, keineswegs parallel dem Wachstum der Geschwulst. Es bleibt meist bei dem Blutbilde der sog. sekundären Anämie ohne Hyperchromie und mit Hyperleukozytose. Nach vielem Zweifeln wird aber nicht mehr bestritten, daß nicht nur das klinische Gesamtbild, sondern auch das Blutbild der perniziösen Anämie bei Krebskranken gelegentlich vorkomme (H. Hirschfeld, A. Pappenheim, A. Heinrichsdorff, F. Weinberg, L. Lichtwitz u. a.); vorzugsweise immer bei Neoplasmen des Magens und Darmes. Manche halten dies für zufälliges Zusammentreffen. Uns erscheint dies doch als gewagter Schluß. Da es immer wahrscheinlicher wird, daß die zu perniziöser Anämie führende Abartung des Erythroblastenapparates (Knochenmark und Milz) meist eine konstitutionelle Minderwertigkeit desselben voraussetzt, wird vielleicht die Brücke zu den verschiedenen Ansichten gefunden und wir können wohl sagen: die gewöhnliche Krebsanämie wird dann zur perniziösen, wenn entsprechende Krankheitsbereitschaft besteht. Die bisher beobachteten Fälle gehörten teils der hämolytischen Form an (primär vermehrter Erythrozytenabbau in der Milz), teils der aplastischen Form (primär mangelhafter Erythrozytenaufbau im Knochenmarke), teils Mischfällen. Also nach verschiedenen Richtungen hin scheint die vom Karzinom ausgehende Noxe den Erythrozytenapparat treffen zu können. An der toxogenen Natur der Anämie hat man immer festgehalten; von etwaiger Unterernährung aus ist sie klinisch nicht zu erklären. Ob nun Stoffwechselprodukte der Karzinomzellen oder Produkte bakterieller jauchiger Zersetzung das vermittelnde Gift darstellen, bleibe unentschieden. Auf die bezüglichen, weitausgesponnenen Erörterungen können wir nicht eingehen. L. Lichtwitz deutet mit Recht auf die Untersuchungen R. Seyderhelm's hin (S. 61), welche die anämisierende Kraft gewisser enterogener Gifte (Proteosen) dartaten. Diagnostisch ist die karzinomatöse Anämie äußerst wichtig, da sie oft schon frühzeitig entsteht. Das blasse Aussehen kann bei Darmkrebsen das erste dem Kranken und seiner Umgebung auffallende Symptom sein. Eine Anämie, die sich bei früher blühend aussehenden älteren Leuten ohne sofort erkennbaren Grund entwickelt, sollte den Verdacht auf Magen- oder Darmkarzinom stets wachrufen. Daß dies nicht immer genügend beachtet wird, ist um so bedauerlicher, als die Karzinome sich noch in sehr früher Entwicklung befinden und der Totalexstirpation noch leicht zugänglich sein können.

d) Fieber in ganz unregelmäßiger Form tritt bei Darmkrebs verhältnismäßig oft und manchmal schon recht früh auf. Obwohl mit der Möglichkeit zu rechnen ist, daß anaphylaktisches, durch Resorption unvollständig abgebauter Krebszelleneiweißes bedingtes Fieber vorkommt, hält man bisher an der Auffassung fest, daß solche Fieberanstiege der Resorption bakterieller Zersetzungsprodukte an der ulzerierenden Geschwulstoberfläche, dem Eindringen von Mikroben in das Gewebe oder der Einwirkung gestauten Darminhaltes den Ursprung verdanken. Das Fieber verleitet in manchem Falle, das Bestehen einer Darminfektionskrankheit anzunehmen und das gefährliche Grundleiden zu übersehen.

e) Blutungen. Das Erscheinen von Blut im Kote müssen wir in bezug auf Darmkarzinome gleichfalls als „Allgemeinsymptom" buchen. In strengerem Sinne des Wortes ein Lokalsymptom, kommt ihm doch umfassendere Bedeutung zu, weil es bei Darmkarzinomen niemals fehlt. Theoretisch ließe sich vielleicht sagen: es fehlt und muß fehlen, so lange die Oberfläche des Karzinoms noch nicht ulzeriert ist. Solche Karzinome werden nur bei gelegentlicher Untersuchung des Mastdarmes entdeckt. Im übrigen aber ist jedes Darmkarzinom, das klinische Erscheinungen macht und das der Diagnose zugänglich ist, bereits ulzeriert; dann findet sich auch Blut im Kote, unmittelbar sichtbar nur beim Sitz des Neoplasma im Rektum und Sigma oder bei den sehr seltenen größeren Blutungen höher sitzender Tumoren. Gewöhnlich finden wir nur „okkultes Blut". Es ist trotz hämoglobinfreier Kost meist in jeder Stuhlprobe zu finden. Dieser regelmäßige oder fast regelmäßige Befund ist — wenn nicht andere Umstände ihn erklären (Anchylostomum duodenale, Polyposis intestinalis u. a.) ein schwerwiegender Verdachtsgrund für Karzinom. Bei nichtneoplasmatischen Ulzerationen der verschiedensten Art findet man meist nur periodenweise, z. B. im Anschluß an größere Blutungen, regelmäßig in jeder Kotprobe Blut. Okkulte Dauerblutung kann natürlich auch sonst vorkommen, z. B. bei tuberkulösen Geschwüren, bei frischen Magen- und Duodenalgeschwüren, bei Darmpolypen u. a.; aber meist liegen in solchen und anderen Fällen weitere diagnostische Anhaltspunkte für die Natur des Leidens vor. Bei Karzinomen ist das regelmäßige Auftreten okkulten Blutes neben unbestimmten anderen Verdachtsgründen (z. B. auffallende Appetitlosigkeit, Abmagerung, allmählicher Kräfteschwund, ungewohnte Unregelmäßigkeit des Stuhlganges, hier und da Temperaturanstieg, karzinombevorzugtes Alter usw.) manchmal das einzige greifbare Symptom. Es ist hauptsächlich das Verdienst von J. Boas, die Tragweite der regelmäßigen okkulten Blutung für die Diagnose des Magen- und Darmkarzinoms zur Anerkennung gebracht zu haben. In bezug auf Magenkarzinom spricht B. Lutz aus, ein einmaliger negativer Befund spräche gegen Karzinom. Soweit möchten wir auf Grund vereinzelter eigener Beobachtungen nicht gehen. Man wird sich aber in zweifelhaften Fällen niemals auf eine einzige Kotuntersuchung beschränken.

f) Chemische Symptome. Über den Blutgehalt des Kotes ward oben berichtet. Der Indikangehalt des Urins ist häufig beträchtlich vermehrt infolge der reichlichen Absonderung fäulnisfähigen Materials und der Stauung leichtzersetzlichen Darminhaltes oberhalb etwaiger Stenose (S. 632). Während das Urobilinogen des Kotes — ein Maß für den Hämoglobinzerfall (H. Eppinger und D. Charnas) — bei Magenkarzinom meist vermindert ist, was H. Salomon und D. Charnas aus verkümmerter Hämoglobinneubildung erklären (aplastische Anämie), muß man bei Dickdarmkarzinomen gelegentlich mit vermehrter Ausscheidung rechnen (hämolytische Anämie). Häufiger als bei anderen Karzinomen findet man bei größeren Darmkarzinomen positiven Ausschlag der von H. Salomon und P. Saxl beschriebenen Schwefelpeptid-(Oxyproteinsäure-) Reaktion im Harn. Die bequem ausführbare Probe wurde uns einige Male zum willkommenen Führer.

g) Biochemische Reaktionen konnten sich einen gesicherten Platz in der Karzinomdiagnostik noch nicht erringen. Trotz schöner Anläufe befinden wir uns noch im Entwicklungsstadium dieser Methoden. Am günstigsten schnitten bisher ab die Antitrypsinreaktion von L. Brieger und J. Trebing, die Serumreaktion von E. Freund und G. Kaminer und die Abbaufermentreaktion von E. Abderhalden. Auf genauere Beschreibung, auf Kritik, auf zahlenmäßige Ergebnisse und auf die Literatur der biochemischen Reaktionen können wir hier nicht eingehen.

1. Das Kelling'sche Verfahren. Nach G. Kelling soll das Serum von tumorkranken Menschen stärkere hämolytische Eigenschaften gegenüber den roten Blutkörperchen des Huhnes besitzen, als das Serum von Gesunden oder von Patienten mit andersartigen Krankheiten. Die Kelling'schen Untersuchungen haben keinen Eingang in die Praxis gefunden und wurden stark angegriffen. Ihr positiver Ausfall wird bei Karzinomen des Magendarmkanales häufiger gefunden als bei Karzinomen anderer Organe. Danach scheint es, daß die Tumorbildung an sich nicht ausschlaggebende Ursache der Reaktion ist.

2. Die Meiostagminreaktion von M. Ascoli und G. Izar beruht darauf, daß die Mischung von Serum eines Tumorkranken mit Tumorextrakt eine stärkere Verminderung der Oberflächenspannung erkennen läßt, als die gleiche Mischung mit Serum eines Nichttumorkranken.

3. Die Antitrypsinreaktion von L. Brieger und Trebing beruht auf dem Nachweis eines die tryptische Verdauung hindernden Stoffes im Blute.

4. Die Freund-Kaminer'sche Reaktion besteht darin, daß das Serum von Krebskranken frische Krebszellen schlechter zu lösen vermag als das Serum Gesunder. Sie ist bei Nachprüfungen in einem hohen Prozentsatze richtig befunden worden, aber ebensowenig wie die anderen Methoden ganz zuverlässig.

5. Die E. v. Dungern'sche Methode der Komplementbindung verwendet dasselbe Prinzip, welches der Wassermann'schen Syphilisreaktion zugrunde liegt. Bringt man das Serum von Karzinomkranken mit geeigneten Extrakten von Karzinomgewebe zusammen und fügt weiterhin Komplement (Meerschweinchenserum) hinzu, so hindert diese Mischung die Hämolyse in einem sog. hämolytischen System, und zwar weil das dazu erforderliche Komplement durch Bindung an Karzinomantigen und Immunkörper gebunden und unwirksam gemacht wird.

6. Die Abderhalden'sche Methode des Nachweises spezifischer, Karzinomgewebe abbauender Fermente im Blutserum. Der Nachweis wird so geführt, daß das Serum der auf Karzinom verdächtigen Personen mit Karzinomgewebe, das durch sorgfältiges Kochen von allen Fermenten und von Blutfarbstoff befreit ist, zusammengebracht wird. Treten im Dialysat Eiweißabbauprodukte auf, die mit Ninhydrin oder mittels der Biuretreaktion nachweisbar sind, so sind blutfremde, von Karzinom stammende Eiweißkörper ins Blut gelangt.

D. Klinische Darmsymptome und ihre Diagnostik.

1. Stenosenerscheinungen sind zumeist das erste Symptom, welches auf krankhaften Zustand der Bauchorgane hinweist. Sie äußern sich in sehr verschiedenem Grade. Manchmal ist es zunächst nur ungewohnte Stuhlträgheit. Dies finden wir vor allem bei Karzinomen des Rektum, des Sigma und des Colon descendens. Es entsteht Aufenthalt des Kotes vor der Stenose; der Kot wird daselbst stärker eingedickt und in kleineren Brocken, bleistift- oder schafkotförmig, durchgepreßt. Diese Brocken vereinen sich unterhalb tiefsitzender Stenose nicht mehr zu normaler Kotsäule. Bei höherem Sitze des Karzinoms, inbesondere am Zökum, kommt es oft zunächst nur zu einfacher Stuhlträgheit oder unregelmäßiger Entleerung des Kotes, während die Kotform und ihr Wassergehalt nicht verändert zu sein brauchen. Jede Stuhlträgheit und jede Stuhlunregelmäßigkeit, die sich bei älteren Leuten entwickelt, ist karzinomverdächtig (S. 370, 698). Mit der Zeit treten auffallendere Stenosensymptome hinzu (Meteorismus oberhalb der Stenose, Steifungen, Kolikschmerzen). Wir verweisen auf die allgemeine Symptomatologie der Darmstenosen (S. 633). Daß es aber auch Karzinome ohne Stenosensymptome gibt (frühzeitiger Zerfall der in das Darmrohr ragenden Wucherungen!), ward erwähnt und darf bei der Differentialdiagnose nicht vergessen werden (S. 711).

Wie schon an anderer Stelle berichtet, ist häufiger als bei anderen Darmstenosen bei den durch Krebs verursachten der Kot diarrhoisch (S. 551, 645). Wir führten dies auf Darmentzündung zurück, die teils oberhalb, teils unterhalb des Tumors durch die Zersetzungsprodukte der ulzerierenden Fläche und durch Zersetzung gestauten Darminhaltes ausgelöst und unterhalten wird. In solchen Fällen verleiht manchmal das reichlich fließende entzündliche Darmsekret dem ganzen Darminhalt flüssige oder breiige Beschaffenheit. Wie es bei allen Dünndarmstenosen die Regel ist (S. 632), kann dann auch am Dickdarm die Stenose sehr hochgradig geworden sein, bevor es zu typischen Stenosenerscheinungen kommt, weil sie Flüssigkeit und Luft noch leidlich durchläßt. Wenn dann ein Tumor nicht tastbar ist, gehen solche Fälle häufig längere Zeit unter der Diagnose „chronische Enterokolitis", mit der in der Tat sowohl das allgemeine Krankheitsbild wie die Beschaffenheit des Kotes gut übereinstimmt (S. 428); Probekost ergibt zumeist den Charakter der Fäulnisdyspepsie (S. 277). In anderen Fällen, namentlich bei Karzinomen des Enddarmes, mischen sich entzündlich-diarrhoischem Kote bröckelige, härtere Kotteile bei, meist kleineren Kalibers (S. 371). — Im karzinomgefährdeten Alter sind diarrhoische Stühle mindestens ebenso karzinomverdächtig wie Stuhlträgheit.

Mit Zunahme der Stenose treten die von ihr abhängigen Symptome immer mehr in den Vordergrund des allgemeinen Krankheitsbildes. Aus der Stenose kann jederzeit eine Okklusion werden, wenn sich unverdauliche Reste von Nahrungsmitteln oder größere Kotballen am Ort des Hindernisses ansammeln (S. 646).

Über Röntgendiagnose der Stenosen S. 105; über andere diagnostische Merkmale der Stenosen S. 633.

2. Tumor. Als wichtigstes diagnostisches Merkmal des Darmkarzinoms gilt der palpatorische Nachweis der karzinomatösen Geschwulst. Man sagt vielleicht besser, dies galt als sicherstes Merkmal. Denn mit Verfeinerung der diagnostischen Behelfe gelingt es oft und muß es gelingen, das Darmkarzinom zu erkennen, bevor ein Tumor tastbar ist. Wenn der Tumor bereits gut durch die Bauchdecken zu fühlen ist, ist meist die günstigste Zeit für Totalexstirpation schon verstrichen. Im Anfange des Leidens muß man, durch andere Zeichen mißtrauisch geworden, den Tumor geradezu suchen.

Über den palpatorischen Nachweis der Tumoren sei auf Früheres verwiesen (S. 83, 86). Ihre Lage und Form und ihr Verhalten zu benachbarten Organen geben uns Hinweise auf die Zugehörigkeit zum Darm. Das Auffinden von Darmtumoren wird wesentlich erleichtert durch Untersuchung im Bade (S. 79) oder, falls dies nicht genügt, in der Narkose. Die Bemerkung G. Holzknecht's,

Magen und Darmtumoren seien manchmal im Stehen besser tastbar als im Liegen, ist beachtenswert.

Duodenalkarzinome, am häufigsten peripapillären, seltener suprapapillären und noch seltener präjejunalen Sitzes, sind nach E. Melchior, welcher sich auf sämtliche bisher beschriebenen Fälle stützt, kaum jemals palpabel, bevor sie in weitem Umfang die Umgebung in ihren Bereich gezogen haben. Sie bringen die Erscheinungen der Duodenalstenose (S. 641). Der karzinomatöse Ursprung der Stenose kann manchmal auf Grund des radiologischen Bildes vermutet werden; meist klärt sich die Sachlage erst nach Laparotomie auf.

Dünndarmkarzinome sind fast immer erst in vorgerücktem Stadium tastbar; daß Verwachsungen der Darmschlingen, Befall des Peritoneum und des Netzes, Infektion der Lymphdrüsen bereits bestehen, ist wahrscheinlich. Starke Verschieblichkeit bleibt lange erhalten. Verwechslung hauptsächlich mit Netz- und Mesenterialdrüsentuberkulose.

Blinddarm- und Aszendenskarzinome sind oft schon frühzeitig tastbar, sowohl wenn sie ringförmig sind (S. 710) und dann durch gestauten Kot größer erscheinen als sie sind, wie auch bei diffuser Wandinfiltration und -wucherung. Bei Blinddarmkarzinom bleibt gute Verschieblichkeit lange erhalten.

Verwechslung mit tuberkulösen und aktinomykotischen Ileozökaltumoren (S. 627 und 622), mit Invaginationen (S. 685), mit entzündlichen Tumoren (Periappendizitis und Perityphlitis) ist möglich.

Appendixkarzinome verhalten sich, soweit sie überhaupt sich klinisch bemerkbar machen, wie entzündliche Erkrankungen des Wurmfortsatzes. Sie von diesen diagnostisch zu trennen, ist kaum möglich. Es sind fast durchgängig Kankroide von Plattenepitheltypus, also verhältnismäßig gutartige Gebilde (J. M. Graham, A. E. Sitzen).

Querkolonkarzinome sind meist gut tastbar. Starke Verschieblichkeit. Verwechslung hauptsächlich mit Kottumoren, verhärteten Scybala (bei dyskinetischer Obstipation S. 354) und mit Netztumoren (Karzinom und Tuberkulose des Netzes).

Kolonkarzinome an den Flexuren (Flexura dextra et sinistra) sind der Palpation nur selten zugänglich und müssen aus anderen Symptomen diagnostiziert werden.

Sigmakarzinome sind als solche nur tastbar, wenn sie große Wandflächen in ihren Bereich ziehen. Die kleinen ringförmigen Karzinome des Sigma sind äußerst schwer durch die Bauchdecken zu tasten. Dagegen verursachen sie, wie überhaupt alle Karzinome und andere stenosierende Gebilde des Sigma meist sehr umfangreiche Tumoren durch sekundäre Kotstauung. Verwechslung vor allem mit Sigmoiditis infiltrativa (S. 499), Tuberkulose des Sigma, chronischer Invagination, ferner — und dies ist besonders wichtig — mit verhärteten Kotballen. Aber auch jede andere stenosierende Krankheit des Sigma (z. B. jede beliebige Narbenstriktur) veranlaßt wegen der Stauung eingedickter Kotmassen palpatorische Befunde, die denen des Sigmakarzinoms völlig gleichen. Wir gelangen am Sigma aber bereits in ein Gebiet, das rekto-romanoskopisch kontrollierbar ist.

Rektalkarzinome sind gewöhnlich durch die Bauchwand nicht tastbar. Wenn es der Fall ist, so hat die karzinomatöse Infiltration fast immer schon die Umgebung des Mastdarmes ergriffen. Dagegen fühlt man oft bei umschriebenem Mastdarmkarzinom im oberen Mastdarm und im Sigma große Kotballen, welche ein Hindernis im Rektum vermuten lassen. Entscheidend ist hier aber immer erst der Rektalbefund. Oft gibt schon die Digitaluntersuchung klaren Aufschluß, indem sie in erreichbarer Höhe eine harte Infiltration der Wand oder eine zapfenförmige Geschwulst oder ein unebenes blumenkohlartiges Gebilde oder einen von derben Rändern umwallten Engpaß erkennen läßt. Der Finger tastet aber höchstens 10 cm hoch. Mit negativem Ausschlag darf sich die Untersuchung nicht begnügen. Die Rekto-Romanoskopie muß folgen. Beim Verzicht darauf bleiben zahlreiche, noch gut operierbare Mastdarmkarzinome unentdeckt (S. 112). Es wäre aber ein Irrtum, zu glauben, daß die Endoskopie die Diagnose ohne weiteres klarstellt. Es gehört große Erfahrung dazu, um im Rektoskop sofort zu erkennen, daß die gefundene derbe Wandinfiltration oder in das Darmrohr ragende, meist rot und graugelblich gesprenkelte, mit kleinen hämorrhagischen Exsudaten durchsetzte und mit schmieriger Masse bedeckte Geschwulst wirklich ein Karzinom ist. Selbst der Geübte kann zweifelhaft sein. In Frage kommen Syphilis, Tuberkulose, chronische Dysenterie, Sigmoiditis ulzeröser und infiltrativer Form, Proktitis und Periproktitis, Invaginate, ulzerierte Polypen. Es sei auf die betreffenden Abschnitte verwiesen. Unter Umständen müssen Exzision und mikroskopische Untersuchung eines Gewebestückchens entscheiden. In prognostischer und therapeutischer Hinsicht wäre es natürlich erwünscht, sich genau über die Ausdehnung der karzinomatösen Darmerkrankung und über ihre Beziehungen zur Umgebung zu unterrichten. Doch gelingt dies nicht immer, da man — abgesehen von ganz kleinen und frischen karzinomatösen Wandinfiltrationen — gewöhnlich nur bis zum unteren Rande des Tumors vordringen kann und darf. Mittels Endoskops entdeckt man manchmal beginnende, noch nicht ulzerierte Karzinome des S Romanum. Nach J. Schreiber geben sie sich zu erkennen durch „umschriebene Anämie der Schleimhaut an der infiltrierten Stelle und ausgesprochen ödematöse Beschaffenheit derselben". Andere Male erscheint die Schleimhaut gespannt, faltenlos, blaßbläulich. An solchen Stellen gleitet das Rektoskop leicht vorbei; man entdeckt sie besser beim langsamen Zurückziehen des Apparates. Wenn an etwas größeren Geschwülsten das Rektoskop bequem vorbeizuführen ist, spricht dies gegen Karzinom, weil die karzinomatöse Infiltration das Colon pelvicum starr und für den Tubus von 15 bis 18 mm Durchmesser schwer passierbar macht (Th. Rosenheim). — Bei Rektumkarzinomen fand A. Thies öfters Lidspaltendifferenz.

Über rektoskopische Befunde bei Karzinomen des Mastdarmes und des S Romanum sei auf die lehrreichen Darstellungen von J. Schreiber, Th. Rosenheim, E. Ruge und auf den schönen Atlas von A. Foges verwiesen. Vgl. auch S. 110.

3. Kotbeschaffenheit. Über allgemeines Verhalten des Stuhlganges (Stuhlträgheit, Kotstauung, unter Umständen Diarrhöen) war schon die Rede (S. 716);

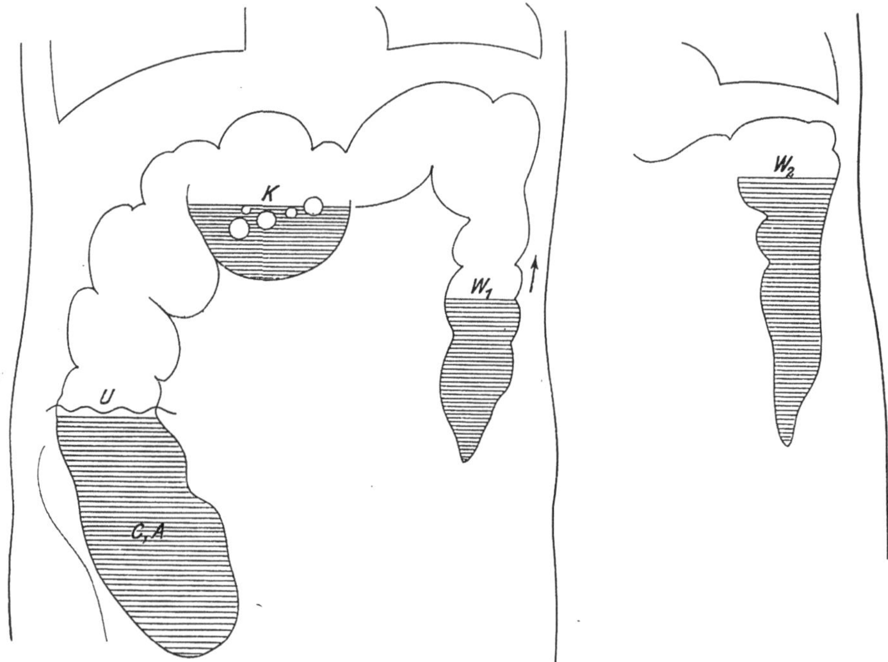

Fig. 159. Stenosierendes Karzinom am Kolon descendens, mit Dilatation des Dickdarms. C,A = Erweitertes Coecum-Ascendens, U = Undulierendes Kotniveau, K = aufsteigende Gasblasen beim „Darmkollern", W₁ und W₂ = wechselnder Stand des Kotniveaus im Colon descendens, infolge „Dickdarmsteifung"; „Wiegebewegung".

ebenso über Blutgehalt des Kotes (S. 714). Auch über die diagnostische Tragweite dieser Erscheinungen ward dort berichtet. Von dem Gehalte an okkultem Blute abgesehen, verleihen alle oberhalb der Bauhin'schen Klappe sitzenden Karzinome dem Kote keine bezeichnenden Eigenschaften. Auch für Karzinome des Zökum und des Colon ascendens trifft dies in der Regel zu. Bei ihnen hat man verhältnismäßig oft mit Diarrhöen und anderen entzündlichen Folgeerscheinungen zu rechnen, da teils das jauchige Produkt größerer ulzerierender Flächen, teils Zersetzung gestauten, noch wasserreichen und leicht zersetzlichen Darminhaltes starke Reizmittel für die Schleimhaut sind. Deutlich erkennbare Entzündungsprodukte, wie Schleim und Eiter, gelangen aber nur selten bis in den Kot. Das Erscheinen von Bröckeln abgestoßenen Karzinomgewebes ist ein sehr seltenes Ereignis. Stärker beeinflußt wird die Kotbeschaffenheit bei Karzinomen unterhalb der Flexura sinistra, namentlich bei solchen des S Romanum und des Mastdarmes. Neben ganz verschiedenem Verhalten der Kotentleerung (Regelmäßigkeit, einfache Stuhlträgheit, Stauung größerer Kotmassen, kleinkalibriger Kot, Diarrhöen, Wechsel von Diarrhöen mit Verstopfung) findet man schon frühzeitig Schleim und Blut, später serös-eitrige, stark zersetzte Beimengsel mit Blut. Bei fester Beschaffenheit des Kotes sind sie von diesem leicht trennbar. Sie erscheinen manchmal ganz unabhängig von Kot und treten gern in Form der sog. „Spritzer" auf (S. 114). Dabei kann Tenesmus bestehen; dies in der Regel aber nur dann, wenn das unter dem Karzinom gelegene Darmstück sekundär entzündlich gereizt ist oder wenn das Karzinom sehr tief sitzt und bis in die Nähe des Sphinkters reicht. Bei höherem Sitze und bei gesunder Mastdarmschleimhaut fehlt Tenesmus, und der Sphinkter selbst ist oft ungewöhnlich schlaff. Abgang von karzinomatösen Gewebsfetzen kommt bei den derberen

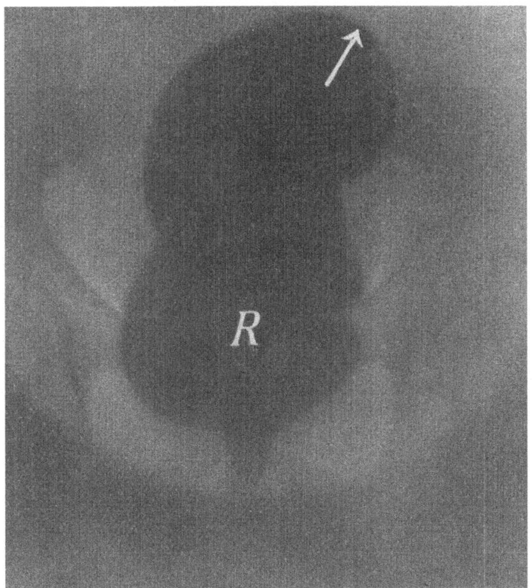

Fig. 160. Unüberwindliches Einlaufshindernis (Pfeil). R = Rectum.

Rektumkarzinomen kaum jemals, bei den mehr blumenkohlartigen Gewächsen des S Romanum hier und da vor. Falls die Karzinome des Enddarmes nicht frühzeitig erhebliche Stenose mit ihren charakteristischen Folgeerscheinungen bringen (S. 644), so stellen sie sich klinisch unter dem Bilde der Proktitis und Sigmoiditis nichtkarzinomatösen Ursprunges dar und werden leider häufig übersehen. Dies ist besonders oft der Fall, wenn der Kranke gleichzeitig an Hämorrhoiden leidet, die bei entzündlichem Zustand ganz ähnliche Beschwerden bringen und das Krankheitsbild befriedigend zu erklären scheinen.

4. Röntgenuntersuchung. Für die Frühdiagnose von Dünndarmkarzinomen erlangte die Röntgenuntersuchung noch keine wesentliche Bedeutung. Wenn eine beträchtliche, völligem Verschluß sich nähernde Stenose entstanden, so treffen wir Schattenbilder an, welche denen bei allen anderen Dünndarmstenosen gleichen (S. 105); etwas für Karzinom Charakteristisches haben sie nicht. Auch am Dickdarm weist die Radiologie in der Hauptsache nur das Vorhandensein und den Sitz einer Stenose nach, läßt aber darüber

hinaus auch manches Karzinom erkennen, welches schon recht großen Umfang
angenommen haben kann, aber noch nicht zu den klinischen Folgeerscheinungen
einer Stenose führte. Bei hochgradigen Stenosen des Sigma, die vom Endoskop
nicht mehr erreicht werden, entstehen nach Kontrastmahlzeit oft sehr charakteristische Bilder: die Kontrastmasse reicht zapfenförmig bis in die Tumor-
masse hinein. Darüber ist das Kolon stark gedehnt; in den tiefer hängenden
Teilen desselben steht kontrastartige Masse, die bei flüssig-breiiger Beschaffenheit des Darminhaltes von horizontalem Spiegel begrenzt ist; darüber steht
Luft (Fig. 160). Bei festerer Beschaffenheit des Darminhaltes rücken die
Kontrastschatten in breiter Ausdehnung bis zur Stenose vor, machen dort
Halt, und erst sehr verspätet und sehr allmählich treten kleine Teile der
Kontrastmsse in tiefere Abschnitte. — Wertvollere Auskunft gibt bei Dick-
darmkarzinomen gewöhnlich der Kontrasteinlauf (S. 87, 92). Am einfachsten

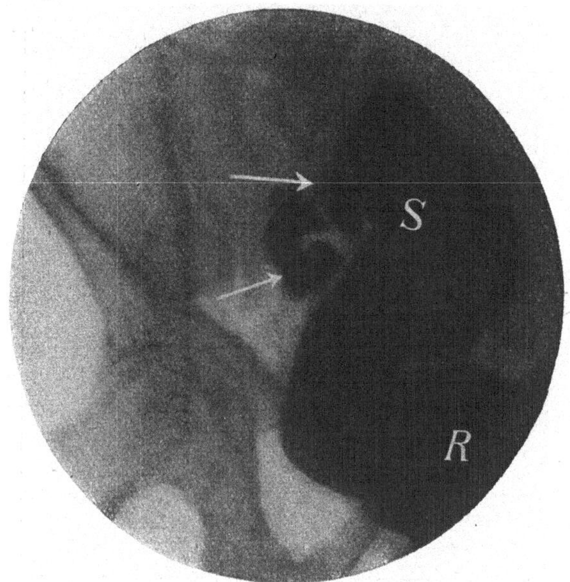

Fig. 161. Einlaufshindernis bei Karzinom (Pfeile) bei Linksdrehung des Patienten.
S = Sigma, R = Rectum.

liegen die Dinge, wenn der erkrankte Abschnitt für die von unten her andrängende
Masse nicht oder nur sehr schwer durchgängig ist. Wir beobachten dann am
Röntgenschirm 1. ein unüberwindliches Einlaufhindernis; 2. Überfüllung und
starke Dehnung der distal vom Hindernis gelegenen Darmabschnitte; 3. infolge
der zunehmenden Überdehnung umschriebenen Schmerz und ununterdrückbaren
Stuhlzwang (G. Schwarz, Fig. 160 und 161). Da manchmal bei Spasmen
ähnliche Bilder entstehen, muß in allen zweifelhaften Fällen die Irrigoskopie
wiederholt werden, am besten nach vorheriger Ausschaltung von Spasmen
durch Atropin (S. 106). Bilder der beschriebenen Art beweisen nur das Vorhandensein einer Stenose, nicht deren Charakter. — Wenn der karzinomatös
erkrankte Darmabschnitt für die Einlaufsmasse passierbar ist, so führt unter
Umständen die Irrigoskopie zu gar keinem Entscheid; die erkrankte Stelle
kann glatt überlaufen werden und zeigt gar nichts Charakteristisches. Gewöhnlich aber bemerkt man an ihr einen „Füllungsdefekt“ und bei jeder neuen
Untersuchung zeigt sich wiederum das gleiche Bild (Fig. 38 und 39). In den

Buchten der Geschwulst bleiben oft Teilchen der Kontrastmasse noch lange hängen, wenn das übrige Kolon schon wieder ganz leer geworden ist. Unbedingt beweisend für Karzinom sind auch solche Bilder nicht; Tuberkulose, Aktinomykose, Kolitis und Perikolitis können ähnliche Bilder geben. Aber Lage und Ausdehnung des Hindernisses sichern im Verein mit den übrigen klinischen Merkmalen fast immer die Diagnose. Es sind Fälle beschrieben und auch uns vorgekommen, wo der Darmtumor in keiner Weise tastbar war und erst irrigoskopisch entdeckt wurde. Gerade für die nicht zur Kotstagnation führenden und nicht tastbaren Darmkarzinome vom Sigma bis zum Zökum, über deren

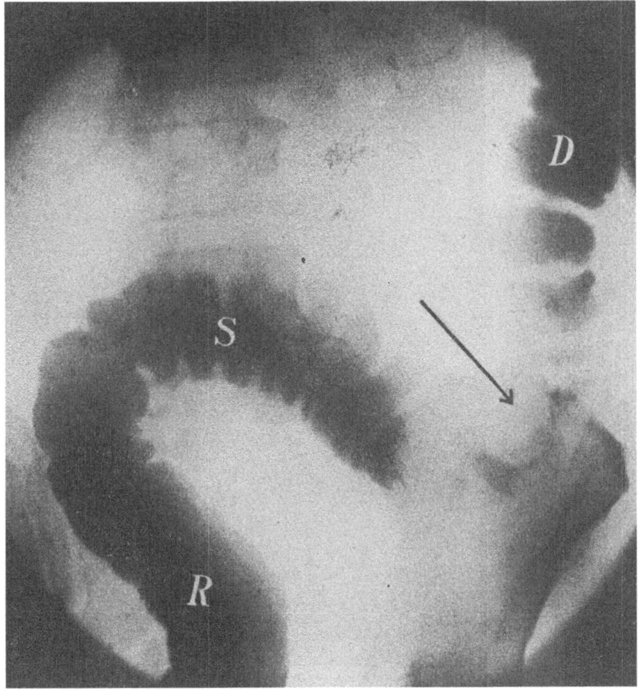

Fig. 162. R = Rectum, S = Sigma, Pfeil = Füllungsdefekt (Tumor) am Übergang des Sigmas ins Descendens, D = Descendens.

schwere Erkennbarkeit W. v. Leube noch klagte, bedeutet das irrigoskopische Röntgenverfahren einen wesentlichen diagnostischen Fortschritt.

5. Schmerzen. Die meisten Darmkarzinome verlaufen nahezu schmerzlos, bis es zu ansehnlicher Stenose mit Darmsteifungen und Koliken oder zu entzündlicher Beteiligung des Peritoneum kommt. Eine Ausnahme machen ziemlich oft die Mastdarmkarzinome; manche Patienten klagen schon sehr frühzeitig über Kreuzbeinschmerzen, andere über Schmerzen, die nach den Genitalien hin ausstrahlen. Diese Schmerzen können auftreten, bevor die Geschwulst über das Rektum selbst hinausgegriffen und andere Nachbarorgane oder das nervenreiche periproktale Gewebe erfaßt hat. Bei weiterer Ausdehnung der Geschwulst im kleinen Becken sind Schmerzen verschiedener Art und Sitzes häufig und quälend (Blasenschmerz und -Krampf, Rückenschmerzen, Hodenschmerz, Beinschmerzen). Neben dem Rektum ziehen zahlreiche sensible

Nerven vorbei, die von dem Tumor gereizt und gedrückt werden können. —
Über ein gewisses Gefühl des Unbehagens und der Schwere an bestimmten
Stellen des Bauches wird oft schon frühzeitig bei Karzinomen verschiedensten
Sitzes geklagt; manchmal ist dies das früheste und einzige Krankheitssymptom,
das die Patienten anzugeben wissen. Es sollte stets, namentlich bei älteren
Leuten, zu genauester Untersuchung Anlaß geben.

   6. Komplikationen. Das Weiterwuchern des Karzinoms über die
Grenzen des Darmes hinaus auf Peritoneum und Nachbarorgane ist ebenso
wie das Entstehen von Metastasen (S. 711) eine dem Karzinom so selbstverständlich zukommende Eigentümlichkeit, daß sie nicht als Komplikation
gebucht werden kann. Daß es hierzu bereits gekommen, läßt sich oft durch

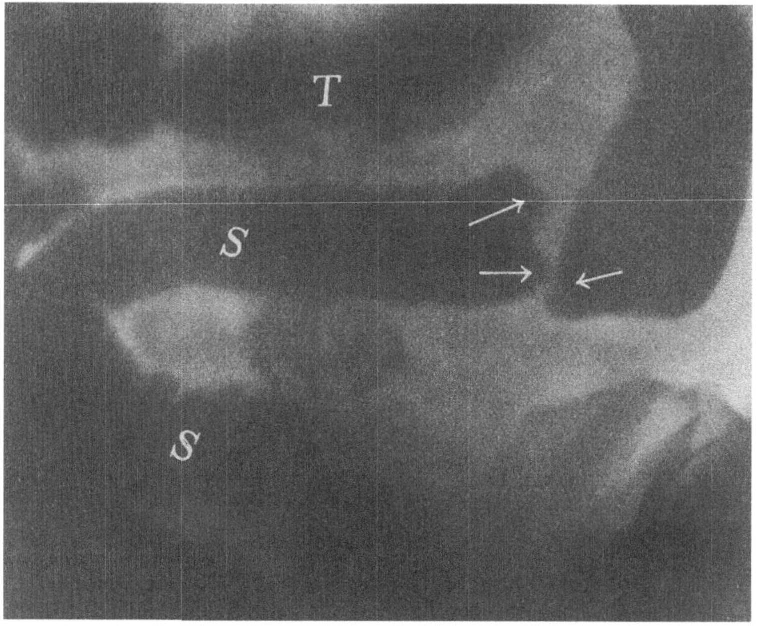

Fig. 163. SS = Per Einlauf gefülltes Sigma bis zu dem von den Pfeilen eingefaßten
hellen Spalt (Tumor). Jenseits des Spaltes Kontrastfüllung per os, T = Transversum.

genaue Untersuchung des Bauches erkennen; daß es noch nicht dazu gekommen,
kann man aber niemals vor der Operation, manchmal sogar nicht bei der Operation mit Sicherheit feststellen. — Darmentzündung stellt sich in der
Umgebung eines ulzerierenden oder stenosierenden Karzinoms fast immer ein
(S. 711) und beherrscht manchmal die Lage derart, daß die verursachende
Geschwulst übersehen wird (S. 484, 509, 551). — Peritonitis umschriebener
Art fehlt bei älteren Geschwülsten der von der Serosa bekleideten Darmabschnitte fast nie. Auch allgemeine Peritonitis karzinomatöser und septischer Art kommt vor. Infektiöse Keime dringen teils durch die Geschwulst,
teils durch die entzündlich erkrankten Darmteile oberhalb der Geschwulst in
das Gewebe ein. — Diese Vorgänge können auch septische Allgemeininfektion veranlassen; dies aber doch nur selten. Häufiger sind abgekapselte
Abszesse, namentlich bei verjauchten Zökal- und Rektalkarzinomen. — Perforation in andere Darmabschnitte nach vorausgegangener Verlötung

durch peritonitische Adhäsionen sind öfter beobachtet. Besonders zu erwähnen ist der Durchbruch des Querkolonkarzinoms zum Magen. Durch die entstehende Magen-Dickdarmfistel entleert sich dann ein großer Teil des Genossenen und geht ganz unverdaut mit dem Kote ab (Lienterie); die Patienten kommen rasch auf das ärgste von Kräften, weil die hauptsächlichste Resorptionsfläche, der Dünndarm, ausgeschaltet ist. Über das Bestehen von Anastomosen zwischen verschiedenen Darmabschnitten klären die Röntgenbilder auf.

7. Probelaparotomie. Verfeinerte Diagnostik, insbesondere das planmäßige Suchen nach okkultem Blute im Kot, die Radiologie und Rekto-Romanoskopie, vor allem auch die gewichtige Mahnung klinischer Lehrer an ihre Schüler, bei jedem nicht ganz klaren Falle von Darmleiden mit der Möglichkeit eines Karzinoms zu rechnen, haben bewirkt, daß Darmkarzinome viel häufiger und vor allem auch viel früher richtig erkannt werden als früher. Es bleiben aber doch zweifelhafte „karzinomverdächtige" Fälle übrig, die trotz aller Hilfsmittel der Diagnostik im gegebenen Augenblicke nicht klarzustellen sind. Mit der Zeit würde ja die Entscheidung leichter und sicherer. Aber bei wirklichem Karzinom ist Zeit kostbar. Man steht daher in zweifelhaften Fällen vor der Frage der Probelaparotomie. Die mit ihr verbundene Gefahr ist im Verhältnis zu dem Vorteil, den sie im Falle wirklichen Karzinoms bietet, äußerst gering. Mit A. W. Anschütz, Ad. Schmidt und den meisten Klinikern raten auch wir in ungeklärten Fällen bei starkem Verdacht auf Karzinom dem Patienten die diagnostische Probelaparotomie zu empfehlen.

E. Behandlung.

1. Operative Behandlung.

Als wünschenswerte Therapie gilt nur der operative Eingriff mit dem Bestreben, die karzinomatöse Geschwulst restlos zu exstirpieren. Die Aussicht, dies zu erreichen, ist natürlich um so größer, je früher operiert wird. Daher verbessert sich mit den Fortschritten diagnostischer Kunst und mit ihrer kunstgerechteren Anwendung die Statistik der Chirurgen. Ad. Schmidt berichtete in der ersten Auflage über etwa 10% Dauerheilungen bei Dickdarmkarzinom und über etwa 15—20% bei Mastdarmkarzinom als Gesamtergebnis. H. Küttner's neue Statistik ist nicht viel günstiger. Von 800 Fällen konnten nur 32% radikal operiert werden. Von denen, über welche Nachricht einlief, lebten länger als 3 Jahre $32,5\%$, länger als 5 Jahre $21,6\%$, länger als 8 Jahre $16,4\%$, länger als 10 Jahre $12,8\%$.

Die Radikaloperation besteht in Resektion des erkrankten Darmstückes einschließlich des zugehörigen Mesenterium und der zugehörigen Lymphdrüsen. Nur wenn sich die krebsige Infiltration auf diese Teile beschränkt, ist mit einiger Wahrscheinlichkeit Dauerheilung von der Operation zu erwarten. Ob die Operation einzeitig oder unter Vorausschicken einer entlastenden Enterostomie zweizeitig ausgeführt wird, hängt von Lage des Falles ab. Wenn stärkere Stenose oder gar Okklusion vorliegt und wenn infolge der Stauung die Darmwand geschädigt ist, kommt nur zweizeitige Operation in Frage. Die Kolon- und Sigmakarzinome werden zwecks Resektion natürlich alle durch Laparotomie angegangen, die Mastdarmkarzinome entweder vom Perineum aus oder mittels des P. Kraske'schen Verfahrens nach Sakrotomie von hinten her. Natürlich strebt man immer an, das obere und untere Ende wieder zu vereinen und die Schließkraft des Sphinkters zu erhalten. Dies ist nicht immer möglich und manchmal muß sich der Chirurg damit zufrieden geben, das Karzinom radikal exstirpiert zu haben, dafür aber auf die Dauer einen Anus praeternaturalis in den Kauf zu nehmen. Einen wesentlichen technischen Fortschritt zur Verhütung der Incontinentia alvi nach Mastdarmexstirpation scheint eine neue Methode von H. Kümmel anzubahnen. — Die Resektion karzinomatös erkrankter Zwölffinger- und Dünndarmteile gibt überaus schlechte Resultate. Längeres Freibleiben von Rezidiven und erst recht Dauerheilung sind seltene Ausnahmen (C. Propping). Dies ist teils durch die schwere Zugänglichkeit der Karzinome am Duodenum (meist peripapillär, S. 717), teils durch das späte Erkennbarwerden der Dünndarmkrebse bedingt.

Wenn aus technischen Gründen oder wegen allzu großer Schwäche des Kranken die Totalexstirpation nicht mehr möglich ist, pflegt man etwaige Palliativoperationen möglichst lange hinauszuschieben. Nur zu einer Umgehungsanastomose, welche tumorferne, oberhalb und unterhalb des Neoplasma gelegene Schlingen miteinander vereint, darf man sich verhältnismäßig früh entschließen; man wird unter Umständen eine Laparotomie dazu benützen, bei der man sich von dem „zu spät für Radikaloperation" überzeugte. Zum Anlegen eines Kunstafters raten wir — wohl im Einklang mit den meisten Ärzten — nur, wenn bei undurchgängigem Enddarm der allgemeine Kräftezustand gut geblieben ist und noch längere Lebensdauer verspricht, oder wenn Aussicht besteht, nach Entlastung des erkrankten Darmstückes mittels Strahlentherapie günstigen Einfluß auf den inoperablen Tumor zu gewinnen.

2. Strahlentherapie.

Die Gynäkologen haben, unter Vermeidung jedes operativen Eingriffes, mit der Tiefenbestrahlung der Uteruskarzinome so gute Erfahrungen gemacht, daß dieses Verfahren für manche bereits zur Methode der Wahl geworden ist. Die anatomischen Verhältnisse bei Mastdarmkarzinom liegen ähnlich, und das Bestreben, hier ähnlich Gutes zu erreichen, ist gerechtfertigt. Es wurde bisher aber noch keine Stimme laut, die bei radikal entfernbaren Mastdarm- und anderen Darmkarzinomen auf die Operation zu verzichten wagt. Dagegen scheint die Röntgentiefenbestrahlung sowohl zur Nachbehandlung (Verhütung von Rezidiven) wie zu wesentlicher Besserung und wesentlicher Lebensverlängerung in nicht-operierbaren Fällen Erfreuliches beitragen zu können. Das Unterlassen der postoperativen Röntgentherapie bezeichnet H. Hirsch geradezu als Kunstfehler. Bei nichtoperablen Mastdarmkarzinomen erzielte H. Chaoul bedeutende Besserung der Beschwerden und jahrelange Arbeitsfähigkeit. Diese beiden besonders hervorstechenden Urteile hervorhebend, verzichten wir auf die Erwähnung der zahlreichen Einzelarbeiten um so mehr, als wir in technischer Hinsicht erst am Anfang der aussichtsvollen Tiefenbestrahlung stehen und auch über das bisher Erreichte ein abschließendes Urteil noch nicht möglich ist. Einen trefflichen Überblick über den Stand der Frage gab jüngst O. Strauß. Jedenfalls läßt sich schon jetzt sagen, daß über die Operation hinaus den Darmkranken in der Röntgentiefenbestrahlung eine wesentliche Hilfe erwachsen ist. Sehr wichtig ist es, vor Beginn der Behandlung den karzinomatös erkrankten Darmteil durch Entlastungsoperation (Umgehungsanastomose oder Kunstafter) funktionell auszuschalten (H. Wintz). — Bei Karzinomen höherer Darmabschnitte liegen die Aussichten für Röntgentiefentherapie viel ungünstiger. Hier tritt auch die große Empfindlichkeit des Darmes gegen Röntgenstrahlen hindernd in den Weg (Enteritis, sogar hämorrhagischen Charakters). Doch soll vorsichtige Dosierung den üblen Folgen vorbeugen können (H. Eymer, H. E. Schmidt). Auf Technik und Dosierung, auf die Vorsichtsmaßregeln, auf die Bedeutung des Blutbildes für Dosierung und Dauer der Behandlung gehen wir nicht ein, da dies den Spezialwerken über Röntgentherapie vorbehalten bleiben muß.

Über die Brauchbarkeit radioaktiver Substanzen (Radium und Mesothorium) äußert sich E. Schlesinger günstig, wenigstens in bezug auf das Mastdarmkarzinom. Er berichtet hier ähnliche Erfolge wie H. Chaoul über Röntgenstrahlen. Die bisher vorliegenden Erfahrungen gestatten noch kein abschließendes Urteil darüber, wann Röntgenstrahlen und wann radioaktive Therapie den Vorzug verdienen. Interne radioaktive Therapie, einschließlich intravenöser Injektionen, bezeichnet W. Falta bei Karzinomen als aussichtslos. Über den jetzigen Stand der radioaktiven Therapie vgl. die Werke von W. Falta und Fr. Gudzent.

3. Interne Therapie.

Die Aussichten interner Therapie sind natürlich ganz gering, unbeschadet der Tatsache, daß einzelne Spontanheilungen von Karzinomen der Verdauungsorgane beschrieben sind (G. E. Konjetzny u. a.). Immerhin leistet sie gegen Beschwerden und als postoperative Nachbehandlung einiges. Die schon erwähnte Behandlung mit Röntgentiefenstrahlen und mit radioaktiven Substanzen fällt in dieses Gebiet. Sie wird häufig mit den jetzt zu erwähnenden Verfahren vereint.

Arsenbehandlung steht noch immer im Vordergrund, namentlich in Form des Atoxyls und ähnlicher Stoffe oder Atoxyl und arsenige Säure nebeneinander. F. Blumenthal empfiehlt 2—3mal wöchentlich intravenöse Injektion von 0,1 Atoxyl in Verbindung mit arseniger Säure, letztere von 1—7 mg allmählich steigend; das Arsen arbeite entschieden der Resorptionskachexie entgegen, welche die erfolgreiche Röntgentherapie manchmal mit sich bringt. Ähnliches wird gemeldet von Alival (Jod-dihydrooxypropan; 1,0 g in möglichst wenig Wasser gelöst intramuskulär, täglich). Enzytol (Bor-Cholin) begünstigt die Einschmelzung des Tumorgewebes.

Eucupinum basicum (Isoamylhydrokuprein), in Salbenform auf den Tumor gebracht (Rektumkarzinom) beschränkt Eiterung und Jauchung und wirkt gleichzeitig schmerzlindernd. Auch innerlicher Gebrauch (dreimal täglich 0,5—0,8) wird empfohlen.

Andere Verfahren, wie Behandlung mit Selen-, Kadmium-, Gold- und Silberpräparaten, mit Farbstoffen, mit aktiver und passiver Immunisierung, befinden sich, wie F. Blumenthal neuerdings ausführt (1920), noch im Versuchsstadium und haben zum mindesten für die besonderen Verhältnisse der Darmkrebse noch gar keine Bedeutung erlangt.

Im übrigen ist man nur auf symptomatische Therapie angewiesen, die darauf ausgeht, dem Kranken jede nur mögliche Erleichterung zu verschaffen.

Die **Kost** richtet sich nach Aufnahmefähigkeit des Darmes und seiner Verdauungskraft. Bei nicht stenosierenden Karzinomen ist es hauptsächlich die Appetitlosigkeit, die voller Ernährung im Wege steht (S. 712). Geschickte Auswahl nahrhafter Speisen und genaues Anschmiegen der Zubereitung an den Geschmack des Kranken können bis zu gewissem Grade diese Schwierigkeit überwinden und lassen dann den Ernährungszustand sich etwas bessern. Man soll aber die Kranken bei inoperablem Karzinom nicht mit gewaltsamem Überfüttern quälen. Gegen Fleisch besteht oft beträchtlicher Widerwille, wenn auch nicht so auffallend wie bei Magenkrebs. Schlackenreiche Kost wird besser vermieden, da jede unnötige Belastung des Darmes

von Übel ist. Saftige rohe Früchte sollte man aber gestatten, ebenso wie weichgekochtes Obst (am besten durch ein grobes Sieb getrieben). Gerade diese
Nahrungsmittel nehmen die Kranken gern. Für regelmäßigen Stuhlgang ist
zu sorgen, je nach Umständen mittels leichter Abführmittel (aus der Gruppe
der Oxyanthrachinone, S. 225) oder mittels Einläufe. Etwaige Diarrhöen,
abhängig von jauchiger Ulzeration, sind fast durchgängig vom Fäulnischarakter,
so daß der Schwerpunkt der Kost auf leichtverdauliche Amylazeen, Milch,
Süßspeisen und Butter gelegt werden muß, wie bei „Fäulnisdyspepsie" (S. 179,
207, 299). Die rigorösen Maßnahmen, welche wir bei heilbaren Dyspepsien
forderten, lohnen sich hier aber nicht, weil die Quelle der Dyspepsie nicht ver-
stopfbar ist. Vielen Kranken, namentlich solchen mit hochsitzendem Darmkarzinom, bringen öftere Magenspülungen wesentliche Erleichterung und vor allem
Besserung des Appetits; nach einiger Zeit aber erklären die Kranken die
Spülungen für zu angreifend und lehnen sie ab; man muß sich nach Erfolg und
Kräftezustand richten. — Bei stenosierenden Karzinomen halte man sich
an die Vorschriften, welche für allgemeine Therapie der Stenosen gegeben wurden (S. 700). — Sowohl bei allen tiefsitzenden Karzinomen wie nach etwaiger
Kolostomie (entlastender Kunstafter) werden Nahrungsmittel ausgewählt,
die möglichst schon im Dünndarm voll verdaut und ausgenützt werden (S. 179,
191, 205; Stufe II und III). — Unmittelbar nach Operationen muß die
Nahrungszufuhr natürlich zunächst auf die Wundheilung Rücksicht nehmen.
Oft ist mehrtägiges Einschieben intravenöser Zuckerinfusionen (S. 189) erforderlich; das Rektum ist nur ausnahmsweise nach Exstirpation von Dickdarm-
und Rektaltumoren für Nährklistiere sofort wieder aufnahmefähig. Mit welchen
Nahrungsmitteln man bei temporärem oder permanentem Kunstafter das
Höchstmaß von Nährwerten einverleiben und trotzdem Dyspepsien vermeiden
kann, muß für den Einzelfall ausgeprobt werden; eine schwierige Aufgabe
postoperativer Krankenpflege, der leider nicht immer die nötige Sorgfalt und
Einsicht gewidmet wird. — Wenn die erste Zeit der Wundheilung verstrichen
und wenn nach Resektion des karzinomatösen Abschnittes der Darm
wieder durchgängig geworden ist, macht die Ernährung kaum noch ernste
Schwierigkeit; die Kranken sind auch dann gut erholungsfähig, wenn unglück-
licherweise das Krebsgewebe nicht restlos entfernt werden konnte, so daß Rückfälle oder Metastasen in weiterer Zukunft drohen. Man darf hoffen, sie durch
Strahlentherapie zu verhüten oder doch wesentlich zu verzögern (s. oben). So
wünschenswert es ist, die Erholung möglichst zu beschleunigen, möchten wir
doch ausdrücklich vor überhastetem Vorgehen warnen. Im Laufe der Jahre
sahen wir manchen Fall, wo durch übereilte Mastkur nach Exstirpation eines
Darmkrebses hartnäckige Dyspepsien entstanden, welche die weitere Erholung
stark verzögerten und sogar in Frage stellten. Es gehört die volle Beherrschung
diätetischer Kunst dazu, den richtigen Mittelweg zu finden; schematisches Vorgehen ist von Übel.

Auf weitere symptomatische Behandlung gehen wir nicht ein, da sie sich
nur nach den Umständen des Einzelfalles richtet. Hierzu gehört vor allem
Einflußnahme auf Jauchung, was aber nur bei Karzinomen des Enddarmes bis zu einem gewissen Grade gelingt. Es scheint, daß das Eukupin
(S. 725) die Aufgabe wesentlich erleichtert. Für Reinhalten des Enddarmes
von Kot und für regelmäßigen Stuhlgang ist nach Möglichkeit zu sorgen,
auch nach glücklich gelungener Radikaloperation. In hoffnungslosen Fällen
scheue man vor dreisten Morphiumgaben nicht zurück. Ob man damit
Morphinismus großzüchtet oder nicht, ist gleichgültig.

II. Sarkome und Lymphosarkome des Darmes.

Sarkome des Darmes sind ungleich seltener als Karzinome (Verhältnis 1 : 80 bis 1 : 100). Sie befallen vorwiegend den Dünndarm, darunter auch das Duodenum und andererseits auch das Rektum, während der Dickdarm seltener betroffen ist. Die Sarkome des Rektum sind auffallend oft melanotisch (J. Strasburger). Die Rektalsarkome kommen zumeist im höheren Lebensalter vor, die übrigen Sarkome am häufigsten im dritten und vierten Dezennium. Von den Geschlechtern überwiegt das männliche. Ausgangspunkt ist Submucosa, Muscularis oder subseröses Gewebe, seltener die Mucosa (Rundzellen-, Spindelzellen-, Riesenzellensarkome). Das Wachstum der Sarkome ist ungemein schnell; mit der Zeit entstehen gewaltige Tumoren. Infektion der Lymphdrüsen und Metastasen sind häufig.

Lymphosarkome sind etwa dreimal so häufig wie die Sarkome. Sie gehen von den lymphatischen Apparaten, den Solitärfollikeln und den Peyer'schen Haufen aus. Ihr Sitz ist hauptsächlich der Dünndarm, darunter auch das Duodenum. Von ihrem Ursprung aus verbreiten sie sich nach aufwärts. vor allem aber nach abwärts über den lymphatischen Apparat, so daß der Darm bis in den Dickdarm herab mit zahlreichen Tumoren übersät sein kann, die allmählich in das umliegende Gewebe vorbrechen.

Während also das eigentliche Sarkom, ähnlich dem Karzinom, als einheitlicher Tumor mit dem jedem malignen Neoplasma zukommenden aggressiven Verhalten wächst, tritt das Lymphosarkom entweder von vornherein multipel auf oder nimmt diese Eigenschaft allmählich an. Ganz gesetzmäßig ist dies nicht, da Lymphosarkomtumoren sich auch ebenso wie andere Sarkome verhalten können.

Klinisch zeichnet sich der sarkomatöse Einzeltumor durch schnelles Wachstum aus; aber noch ehe er eine ansehnliche Größe erreicht, pflegt die Rückwirkung auf das Allgemeinbefinden sehr stark zu sein; es kommt zu frühzeitiger Anämie, Kraftlosigkeit, Abmagerung. R. Schmidt berichtet, daß als Zeichen solchen Verfalles (Kachexie) auch frühzeitig Ödeme auftreten. F. Reiche u. a. erwähnen dies gleichfalls. Andererseits können Ödeme der unteren Extremitäten auch durch Druck des schnell wachsenden Tumors und der retroperitonealen Lymphdrüsen auf die Vena cava bedingt sein (Ad. Schmidt). Trotz der Größe des Tumors kommt es entweder gar nicht oder erst spät zu Darmstenose (M. Baltzer, H. Nothnagel u. a.). Man erklärt dies damit, daß das in Submucosa und Muscularis wuchernde Sarkom frühzeitig die Muskulatur lähmt und die paretische Darmwand dann nach außen ausweicht; es entstehen auf diese Art zylindrische, spindelförmige oder aneurysmatische Hohlräume im Tumor, also im Gegensatz zu Karzinomen eher Erweiterung als Verengerung des Darmrohres am Orte des Tumors. Mit zunehmendem Wachstum desselben kann es später freilich auch zu Stenose und Okklusion kommen. Da der Darm zunächst durchgängig bleibt, fehlt die wesentliche Ursache für Darmbeschwerden und daher kommt es, daß das Sarkom verhältnismäßig länger unentdeckt bleibt als das Karzinom. Im gleichen Sinne wirkt das Ausbleiben geschwürigen Zerfalles; die Schleimhaut kann lange Zeit gut erhalten bleiben. Es kann sich zwar durch kleine Schleimhauthämorrhagien dem Darminhalt hin und wieder Blut beimischen, aber von so regelmäßigem Befunde okkulten Blutes wie beim Karzinom ist in frühen Stadien des sarkomatösen Tumors keine Rede. Gewöhnlich wird die Innenfläche des Darmes erst nach ansehnlichem Wachstum des Tumors ulzeriert; dann sah man auch schwere Blutungen. Die Größe der Darmgeschwulst einerseits, ihre Durchgängigkeit, die Anwesenheit eines beträchtlichen Hohlraumes in derselben (Röntgenbild!) sind diagnostisch wichtige Zeichen (J. Strasburger, F. Reiche). Im Gegensatz zu anderen Sarkomen verursachen die Melanosarkome des Mastdarmes öfters wahre Stenosen, ebenso wie Karzinome (J. Strasburger).

Die multiplen Sarkome (meist Lymphosarkome, vgl. oben) bringen gleichfalls frühzeitige Kachexie. Sie können zunächst unter dem Bilde einer Enterokolitis verlaufen, ohne tastbaren und röntgenologisch erkennbaren Tumor.

Später werden multiple Tumoren fühlbar, falls stärkerer Aszites nicht das genaue Abtasten des Bauches erschwert. Infolge Übergreifens auf das Peritoneum kommt es oft zu Verwachsungen der Darmschlingen, aber wie es scheint doch nur selten zu Stenosen. F. Reiche fand im Röntgenbilde die erkrankten Darmstrecken erweitert, ihre Wandungen schlaff und atonisch, entsprechend der Beschreibung H. Nothnagel's, der die Dehnung der infiltrierten Darmwand als fast regelmäßiges Vorkommnis bezeichnet. Bei einer im unteren Dickdarme lokalisierten Sarkomatose (F. Reiche) erinnerten die wulstigen Windungen der infiltrierten Schleimhaut an die Gyri eines Kinderhirnes; die Mukosa war tief dunkel und leicht verletzlich.

Differentialdiagnostisch werden vor allem Karzinome und verbreitete Darmtuberkulose in Betracht kommen. Es scheint, daß der radiologische Nachweis größerer Hohlräume in der Geschwulst neben der frühzeitigen Kachexie und dem schnellen Wachsen der Tumoren für die Diagnose bedeutungsvoll ist.

Therapie. Die Radikalexstirpation von Darmsarkomen ist einige Male geglückt (Michel, E. Hahn, O. Engström, H. Gilford u. a.). Im allgemeinen sind die Aussichten sehr ungünstig. F. Reiche erwähnt einen Fall von Lymphosarkomatose des Darmes, wo Arsentherapie in Verbindung mit Röntgenbestrahlung Anstieg des Körpergewichtes von 33 auf 56 kg, Wiedereintritt der Arbeitsfähigkeit, restloses Verschwinden palpabler Tumoren brachte und wo erst nach zwei Jahren sich der Zustand wieder zum schlimmen wandte.

III. Darmpolypen (Adenome, Fibrome).

Obwohl die Bezeichnung „Polyp" sich nur auf die äußere Form der Neubildung bezieht, nämlich auf eine stielförmige Verbindung mit der Innenfläche

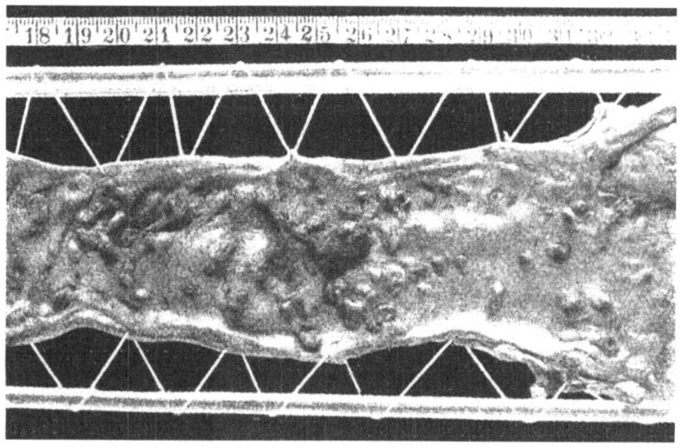

Fig. 164. Polyposis coli (nach Hemmeter). Verkleinerung $^1/_4$.

des Darmes, und diese Eigentümlichkeit bei verschiedenen Geschwülsten (Adenomen, Lipomen, Fibromen) vorkommen kann, versteht man doch herkömmlicherweise unter Darmpolypen im engeren Sinne die Form der adenomatösen Geschwülste, die zwar keineswegs regelmäßig, aber doch oft die genannte Eigentümlichkeit des Wachstums aufweisen.

A. Die adenomatösen Polypen nehmen ihren Ausgang von dem zwischen den Lieberkühn'schen Drüsen gelegenen Epithel, im Duodenum auch von den Brunner'schen Drüsen

(G. Scagliosi). Sie zeigen azinösen Bau und ein hohes, oft mehrreihiges Zylinderepithel. Gelegentlich sitzen sie breitbasig der Schleimhaut auf, häufiger aber sind sie durch einen mehr oder minder langen bindegewebigen Stiel mit der Schleimhaut verbunden. Sie kommen vereinzelt oder multipel und dann oft in großer Anzahl vor, so daß große Strecken des Darmes, z. B. der ganze Dickdarm, ja sogar der gesamte Dünn- und Dickdarm (G. Hauser) davon eingenommen werden (Polyposis intestini). Die einzelnen Exkreszenzen können dabei kleiner (erbsen- bis kirschgroß) oder auch größer (birnenförmig oder blumenkohlartig) gestaltet sein (vgl. Fig. 164). Am häufigsten finden sie sich im Rektum, wo sie manchmal den Sphinkter kranzförmig umgeben (s. Fig. 165). Mit dem Rektum zusammen ist oft auch das S Romanum befallen, während der übrige Darm frei bleibt. Demnächst ist der Dickdarm bevorzugt. In einem Falle von H. Döring war das Duodenum und das Kolon befallen, in einem anderen von Sorge nur der Dünndarm.

Gelegentlich hat man eine hereditäre resp. familiäre Disposition feststellen können (K. Port, H. Döring). Damit hängt es wohl zusammen, daß sich die Geschwülste oft schon in jugendlichem Alter — innerhalb der ersten zehn Lebensjahre — entwickeln. Als weitere Ursachen werden chronische venöse Hyperämie und Katarrhe des Darmes angeführt.

Sicher sind Katarrhe und schwerere Entzündungen oft Folge der Polyposis (s. unten); andererseits kommt es doch ziemlich oft vor, daß Polypen auf dem Boden ausheilender schwerer Entzündung gleichsam unter unseren Augen entstehen (Proktitis S. 505, Kolitis S. 479, Dysenterie S. 543) und auf diese Abschnitte beschränkt bleiben. Das verbindende Glied ist vielleicht angeborene Veranlagung (Adenom-Bereitschaft). Nach J. Esser behält die Schleimhaut der Dickdarmpolypen ihre spezifische sekretorische Funktion bei, und es gelang Esser an einem besonders günstig liegenden Falle der grundsätzlich wichtige Nachweis, daß die Drüsenzellen wahres amylolytisches Ferment absondern, während man früher die Amylase des Dickdarmes vom Pankreas und Dünndarm ableitete.

Zwar nicht vom pathologischen Anatomen, wohl aber von der Klinik ist früher die Häufigkeit der Polypen unterschätzt worden. Die verbreitete Polyposis ging vielfach unter der Diagnose Colitis ulcerosa, die Polyposis des Mastdarmes

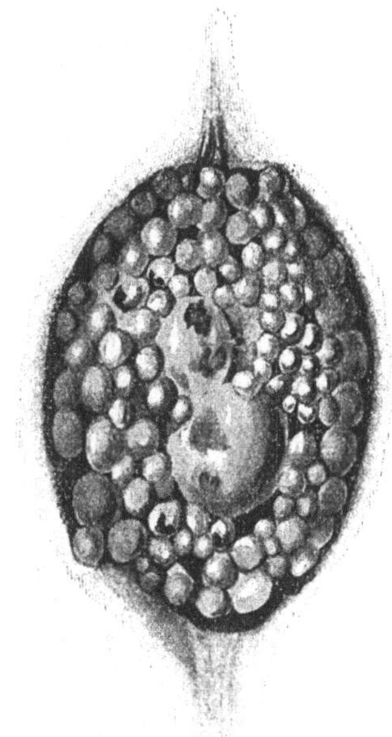

Fig. 165. Polyposis recti (nach Boas).

und des S Romanum wurde nur allzu oft wegen der Blutstühle für ein Hämorrhoidalleiden gehalten.

Bemerkenswert und praktisch wichtig sind Beziehungen des Polypen zur Karzinombildung. Mit G. Hauser deutete man dies als Folge chronischer Reizwirkung, der die im Darmrohr flottierenden Polypen ausgesetzt sind. Nach H. Döring's Statistik sollen 46% aller Fälle von Polyposis, namentlich Rektalpolypen, karzinomatöser Entartung verdächtig sein. Fig. 166 zeigt ein Karzinom, das auf dem Boden von Polyposis entstanden ist. Auch tuberkulöse Infektion der Polypen kommt vor (S. Prochownick).

Klinisch können die polypösen Adenome völlig folgen- und symptomlos bleiben, und nur als zufällige Nebenbefunde werden sie bei Autopsien entdeckt. Bei kleineren, vereinzelten Polypen des Dünndarmes und oberen Dickdarmes kommt dies gar nicht selten vor. Eine wesentliche Gefahr bedeutet ihre Neigung zur Invagination („Verschlucktwerden“, S. 687). Im übrigen

gefährden sie den Darm durch die leichte Verletzbarkeit ihrer Schleimhautoberfläche. Der Polyp ist ein Spielball der Darmbewegungen und des sich
verschiebenden Darminhaltes; daher ist er mechanischen Schädigungen stark
ausgesetzt, am meisten natürlich in Abschnitten, wo der Kot schon eingedickt
und hart geworden ist. Die Oberflächenverletzung führt zu Blutungen des
stark vaskularisierten Gewebes. Sie sind klinisch das bedeutsamste Symptom
der Polyposis. Bei Sigma- und Mastdarmpolypen mischt sich oft jedem Stuhlgang äußerlich anhaftendes, leicht erkennbares Blut bei. Es sind dies die

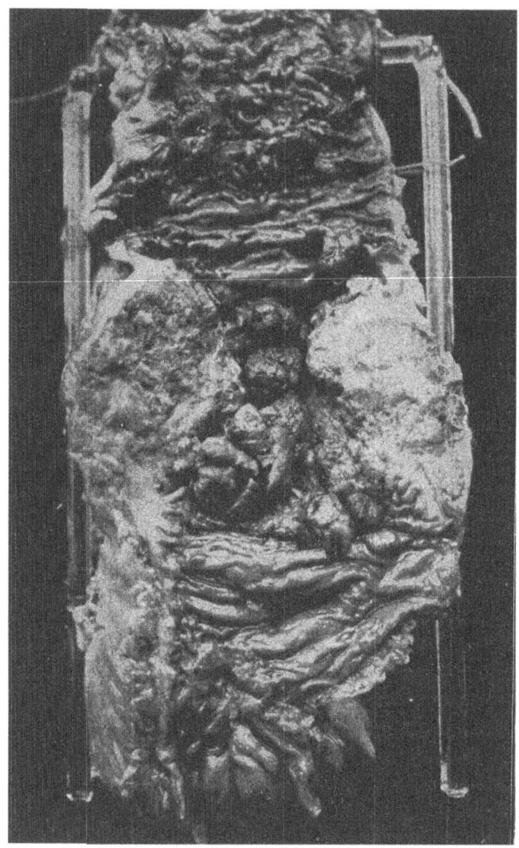

Fig. 166. Polyposis coli mit Karzinom (nach Döring).

Fälle, welche dem Laien und oberflächlichen Untersucher als „innere Hämorrhoiden" (S. 523) gelten. Wenn tatsächlich — und dies ist häufig der Fall —
neben der Polyposis recti Hämorrhoiden vorhanden sind, werden die Polypen
noch leichter übersehen. Bei höherem Sitze der Polypen (oberer Dickdarm,
Dünndarm) ist das Blut meist nur durch chemische Proben zu entdecken (okkultes
Blut). Bei verbreiteter Darmpolyposis sind die täglichen Blutverluste (teils
sichtbar, teils okkult) oft sehr beträchtlich, und die hieraus entspringende
Anämie beherrscht das ganze Krankheitsbild. J. Strasburger erwähnt einen
Fall, wo der Hämoglobingehalt auf 24%, die Erythrozytenzahl auf 2,8 Millionen
absank. C. von Noorden sah zwei Kranke mit weitverbreiteter Polyposis

intestinalis adenomatosa unter dem Bilde erschöpfender Anaemia gravis zugrunde gehen. — Eine weitere Gefahr droht von geschwürigem Zerfall der Polypen, gleichfalls einer Folge der mechanischen Schädigung. Dies kann einerseits Anlaß zum Eindringen von Krankheitskeimen geben (Enteritis phlegmonosa S. 445; Colitis bzw. Sigmoiditis infiltrativa S. 499; Peritonitis; Sepsis), andererseits, und zwar häufiger, zu Darmentzündungen, welche von den Zerfallsprodukten des ulzerierenden und unter Umständen verjauchenden Gewebes ausgelöst und unterhalten werden. Eine Anzahl von Fällen chronischer Enterokolitis, Colitis ulzerosa-purulenta und namentlich Proktitis chronica verdanken dieser Ursache ihre Entstehung und Unheilbarkeit.

Die **Diagnose** der rektalen und sigmoidalen Polypen wird durch digitale oder rekto-romanoskopische Untersuchung gesichert. Da diese Polypen bei ihrer Entdeckung fast immer schon ulzeriert und zum mindesten entzündlich infiltriert sind, läßt sich meist nicht ohne weiteres entscheiden, ob karzinomatöse Degeneration Platz gegriffen hat. Da dies die Wahl der Operationsmethode bestimmt, ist meist die Exzision eines Gewebestückchens zwecks histologischer Untersuchung dringend zu empfehlen. Auch diese gibt nicht immer eindeutige Resultate (H. Friedrich). Höher sitzende, vom Endoskop nicht erreichbare Polypen sind schwer zu diagnostizieren. Eine unter dem Bilde chronischer Enterokolitis verlaufende und gleichzeitig mit stetem Blutabgang (vorwiegend okkultes Blut!) verlaufende Krankheit ist immer tumor- und darunter auch polyposeverdächtig. Stärkere Eosinophilie des Blutes spricht im Sinne der Polyposis und gegen Karzinom.

Therapie. Es kommt vor, daß gestielte Adenome abreißen und im Kot erscheinen; auf solche Seltenheiten ist nicht zu rechnen. Im allgemeinen soll man operativ faßbare Polypen chirurgisch angehen. Bei rektalem und oft auch bei sigmoidalem Sitze ist dies durch die Rektoskopröhre hindurch möglich (kalte Schlinge, elektr. Galvanokauterisation des Stumpfes, Paquelin und ähnliches, J. Decker). Höher sitzende Polypen setzen natürlich Laparotomie und Enterotomie voraus. Vereinzelte Polypen können auf diese Weise restlos exstirpiert werden. Auch mit multiplen Polypen gelang dies einige Male. (E. v. Karajan: 10 Polypen im Jejunum und Ileum). Im übrigen wird davor gewarnt, bei multipler Polyposis einzelne größere Polypen zu entfernen, wenn man andere nicht exstirpieren kann (Ad. Schmidt). Dies befördert das Wachstum der übrig bleibenden. J. Borelius und E. Sjövall, die von dem Standpunkt ausgehen, daß die Polypen sich nur auf entzündlich verändertem Boden entwickeln, befürworten schwerere Formen von Colitis prophylaktisch möglichst energisch zu behandeln, d. h. von einer Appendiko- oder Kolostomie aus (S. 559); man beuge dann der Polyposis der distalen Darmabschnitte vor. Wenn man auf diese Weise nichts erreiche, müsse Resektion größerer Darmstücke in Betracht gezogen werden. Der Ernst dieser Eingriffe wird nicht verkannt; sie werden aber als berechtigt bezeichnet, da die Prognose einer Polyposis immer bedenklich ist (Blutungen, Enterocolitis, maligne Degeneration usw., s. oben). Nach Ch. Aubertin und E. Beaujard sollen Röntgenserienbestrahlungen gute Erfolge bringen, was einen wesentlichen Fortschritt bedeuten würde.

B. Die **Fibrome** gehen vom Bindegewebe der Submukosa aus und sind meistens nur von normaler Schleimhaut bekleidet. Sie bilden sich manchmal im Gefolge von chronischen Katarrhen in den zurückgebliebenen Schleimhautinseln bei geschwürigen Prozessen (chronische Dysenterie). Auch auf dem Boden normaler Schleimhaut wachsen sie gelegentlich, wobei wiederum das Rektum und der Dickdarm bevorzugte Plätze sind. Sie kommen einzeln oder in Gruppen vor, nicht multipel wie die Adenome. Ihre Oberfläche pflegt glatt zu sein; dies kommt auch bei Adenomen vor und daher lassen sich Fibrome nicht ohne weiteres sicher von Adenomen unterscheiden. Isolierte Polypen sind mit größerer Wahrscheinlichkeit Fibrome als Adenome. Die kleinsten Fibrome stellen warzenförmige Exkreszenzen dar, die, wenn sie im Sphinkterring gelegen sind, Juckreiz und schmerzhafte Defäkation veranlassen. Höher gelegene, größere Exemplare führen meist zu Blutungen bei der Defäkation. Oder sie veranlassen Invaginationen (H. A. Royster). Auch Einklemmungen langgestielter Polypen in den Sphinkterring kommen vor. Ihre Diagnose ist nur zu stellen, wenn sie der Digitaluntersuchung oder der Okularinspektion im Rektoskop zugänglich sind. Ihre Entfernung geschieht durch Abtragung mit der Schere, der kalten Schlinge oder mit dem Thermokauter unter Zuhilfenahme des Rektoskops (J. Decker). Die Furcht vor schweren Nachblutungen ist unbegründet.

Da die Fibrome nur vereinzelt oder nur in spärlicher Zahl vorkommen, da sie wegen derberen Gewebes widerstandsfähiger sind und da sie weniger zu karzinomatöser Entartung neigen, ist ihre Prognose günstiger als die der polypösen Adenome.

IV. Lipome.

Auch die seltenen Lipome des Darmes sind manchmal gestielt und dann gewöhnlich stark mit Bindegewebe durchsetzt (Fibrolipome). Sie gehen von der Submucosa oder Subserosa aus und entwickeln sich im ersteren Falle nach der Schleimhaut, im letzteren nach der Bauchhöhle zu. Danach unterscheidet man innere und äußere Lipome. Vereinzelt entstehen sie in den Appendices epiploicae und ragen dann gestielt in das Cavum peritoneale hinein. Ihre Größe ist verschieden, sie kann bis zu der eines Apfels und selbst einer Mannesfaust anwachsen. Sie wachsen offenbar sehr langsam. F. Tromp fand bis zum Jahre 1915 im ganzen 55 Fälle von inneren Darmlipomen beschrieben, wovon 26 den Dickdarm, 11 Ileum, 6 Jejunum und Duodenum betrafen (ältere Statistiken bei H. Hiller und Ehrlich). Manchmal treten sie in großer Zahl auf; so fand J. Schneller an einem 120 cm langen Dünndarmstück 90 fettreiche submuköse Lipome.

Klinische Symptome fehlen oft völlig; ein Teil der Befunde ward zufällig bei Sektionen erhoben. Gelegentlich kam es zum Abreißen der Stieles und spontanem Abgang des Lipoms (nach K. Kothny in 8 Fällen); es handelte sich immer um sehr große Lipome. Das von K. Kothny beschriebene, im Stuhl aufgefundene Lipom hatte die Größe von 14 : 8 : 9 cm. Größere Lipome bringen in der Regel Beschwerden, namentlich kolikartige Anfälle, die man wohl auf intermittierende Erschwerung der Darmpassage zurückführen darf. Auch blutige Abgänge (F. Landauer) und Zeichen von Darmentzündung wurden beschrieben; beides wohl gleichfalls Folge von Kotstauung. Größere Lipome sind zuweilen als Tumoren durch die Bauchwand tastbar. Daß es sich aber um Lipom handelt, läßt sich höchstens vermuten. Röntgenologisch wird man unter Umständen Zeichen der Stenose finden, das Lipom selbst aber kaum entdecken. Eine beträchtliche Gefahr droht von der Neigung der Lipome zur Invagination. Nach F. Tromp brachten von 37 klinisch beobachteten Fällen $21 = 56,7\%$ Invagination (9mal am Kolon, 3mal am Jejunum, 4mal am Ileum, 4mal in der Regio ileo-colica, 1mal unbekannt).

Bei frühzeitiger Operation dürfte die Aussicht auf glückliche Entfernung des Tumors und völlige Heilung sehr günstig sein (Resektion des betroffenen Darmstückes mit oder ohne Vorausschicken temporärer Enterostomie oder Umgehungsanastomose). Da aber die meisten Lipome erst erkannt werden, wenn sie stürmische Erscheinungen machen (Okklusion, Invagination), und da man es dann schon mit gefährlichen Erkrankungen der Darmwand zu tun hat, sind die bisherigen operativen Resultate ungünstig (nach F. Tromp 6 Todesfälle bei 17 Operationen).

V. Myome (Fibromyome, Adenomyome).

Auch die Darmmyome sind selten. R. Steiner konnte bis 1898 nur 35 Fälle zusammentragen, denen 23 Magenmyome gegenüberstehen. Seitdem sind noch weitere kasuistische Mitteilungen hinzugekommen; namentlich über Myome des Duodenum, worüber E. Melchior berichtet. Ihr Ausgangspunkt ist die Muscularis mucosae oder die äußere Muskelwand. Das macht sich wie bei den Lipomen in der Wachstumsrichtung geltend, so daß man auch hier zwischen inneren und äußeren Myomen unterscheiden kann. Während die ersteren (häufigeren!) manchmal gestielt sind, liegen die letzteren entweder als Knoten in der Darmwand selbst, oder sie machen eine Hyperplasie lokaler Art, oder endlich sie sitzen als derbe Geschwülste (bis zur Faustgröße) der Darmwand auf. Abb. 167 gibt ein Bild von intramuraler Entwicklung. Für die im Duodenum und obersten Jejunum gelegenen Adenomyome ist der Ursprung aus versprengten Pankreasinseln angenommen worden.

Im übrigen verteilen sie sich ziemlich gleichmäßig auf Dünn- und Dickdarm. Auch das Rektum kann befallen werden. Jüngere Individuen bleiben verschont; fast alle Fälle betrafen höhere Lebensalter. — Die subserösen Adenomyome sind nach C. Hueter entzündlichen Charakters und sollen von versprengten Drüsenkeimen im Peritoneum ausgehen. Demgegenüber hält R. de Josselin de Jong an dem geschwulstigen Charakter fest.

Klinische Symptome sind: anfallsweise auftretende Koliken mit Verstopfung, Flatulenz, auch wohl Erbrechen, hin und wieder schnell sich entwickelnder Ileus (R. de Josselin de Jong). Auch langsam sich steigernde Stenose wird beobachtet. Wichtig sind ferner Blutabgänge per anum, die aus kleinen Substanzverlusten der Oberfläche hervorgehen und zu Verwechslungen mit Ulcus duodeni Veranlassung geben können (G. Rosenow). Nach M. Hacke sind derartige Blutungen in 16 % der Fälle notiert worden.

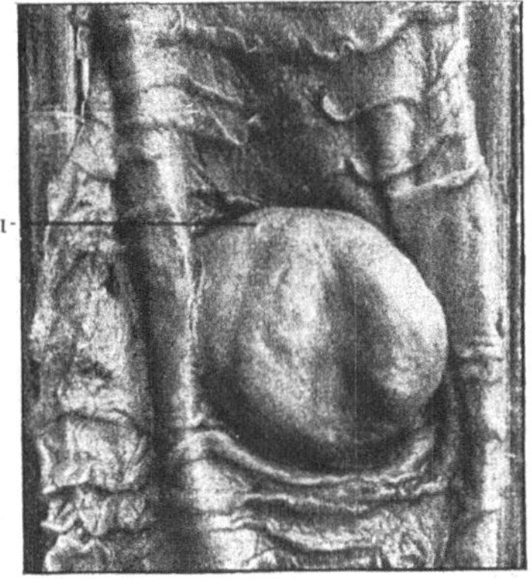

Fig. 167. Myom des Darmes (bei u flacher Substanzverlust) [nach Rosenow].

Sodann kommt es auch hier oft zur sekundären Invagination, speziell natürlich bei inneren Myomen. Steiner zählte unter 18 Fällen 7 mit Invagination komplizierte.

Diagnostisch kommt man über das Auffinden eines Tumors und etwaiger Stenose nicht hinaus. Bei eintretenden Beschwerden (Okklusion usw.) kann die Behandlung nur eine operative sein.

VI. Verschiedene seltenere Geschwulstformen.

Von anderen Geschwülsten kommen im Darm noch vor:

Zysten der Darmwand. Sie sind meist angeboren, wachsen langsam, erreichen aber manchmal gewaltige Dimensionen. So berichtet Caro über einen kindskopfgroßen Tumor, welcher zu Ileuserscheinungen geführt hatte. A. Krogius, Lönnqvist u. a. haben ähnliches erlebt. Gewöhnlich sitzen die Zysten an der äußeren Darmwand, mit der sie durch einen Stiel verbunden sein können. Sie werden wohl mit Recht in Beziehung gebracht zu Resten des fötalen Ductus omphalo-entericus (Gfeller). Dementsprechend findet man sie am unteren Ende des Ileum. Wenn sie Ileuserscheinungen auslösen, so sind meist Knickungen und Kompressionen des Darmes daran schuld. Die Diagnose ist wohl immer erst bei der Operation zu stellen.

Angiome sind sehr selten und dann oft die Ursache schwerer Darmblutungen.

Lymphangiome haben fast nur anatomisches Interesse. v. Hopfgarten sah einen Fall als Nebenbefund bei einer Bruchoperation. Einige neue Fälle und die Entstehungsart der angeborenen und erworbenen Phlebektasien bespricht P. Möller, kavernöses Mastdarmangiom W. Kausch.

Dermoidzysten sind gleichfalls außerordentlich selten. F. Honigmann berichtet über spontanen Abgang eines Teratoms durch den After.

Endlich sind Echinokokkuszysten zu erwähnen. Der Fall G. Tarozzi's, in dem eine derartige Zyste in den Darm durchbrach, dürfte einzig dastehen.

VII. Pseudotumoren.

Obwohl das hier in Betracht kommende im einzelnen an anderen Stellen des Buches erwähnt wurde, ist es doch zweckmäßig, im Anschluß an die „Geschwülste des Darmes" im Zusammenhang kurz der Gebilde zu gedenken, welche Tumoren vortäuschen können. Eine breite Darstellung dieser Verhältnisse findet sich bei G. L. Sacconaghi, dessen scharfe Trennung von „scheinbaren Tumoren" und „Phantomtumoren" wir allerdings vom praktischen Standpunkt aus nicht für berechtigt anerkennen. Kürzere Übersichten gaben P. Cohnheim und M. Klein..

1. Verschiedenes. Fettläppchen im Fettpolster der Bauchwand. — Kontraktur der Bauchmuskeln, bei überreizbaren Leuten, besonders an den Mm. recti. — Übermäßige Entwicklung einzelner umschriebener Muskelbezirke der Bauchwand (besonders an den Mm. recti). — Palpable Aorta (bei eingezogener dünner Bauchwand und bei spärlicher Füllung des Darmes), von Anfängern manchmal fälschlich für Aneurysma gehalten. Empfindliche Personen empfinden unter solchen Umständen oft belästigendes Klopfen des Gefäßes, namentlich in Rückenlage (Aortismus abdominalis). — Palpabler Pylorus (unter ähnlichen Umständen wie palpable Aorta; W. P. Obrastzow, P. Cohnheim, Th. Hausmann); es wird angegeben, daß unter Umständen auch der nichtkontrahierte Pylorus tastbar sei und als „Tumor" sich darstelle (Th. Hausmann, G. L. Sacconaghi). Harte Kotballen und Kottumoren (S. 374, 671) und Fremdkörper (S. 672).

2. Entzündliche Geschwülste. Gegenüber bösartigen und gutartigen Neoplasmata sind auch alle entzündlichen Geschwülste (Infiltrate, Abszesse, bindegewebige Stränge u. dgl.) als Pseudotumoren anzusprechen; sie können von jeder Stelle des Magendarmkanales den Ursprung nehmen, ebenso von anderen Organen der Bauchhöhle. Darauf ward bei den entzündlichen und geschwürigen Krankheiten hingewiesen. Am häufigsten kommen in Betracht: Periduodenitis, Periappendizitis und Perityphlitis, tuberkulöser und aktinomykotischer Ileozökaltumor, Sigmoiditis infiltrativa, Hernien, Invaginationen, Lymphdrüsentumoren. Die nicht vom Darm ausgehenden entzündlichen Tumoren sind so mannigfacher Art, daß wir sie hier nicht aufzählen können.

3. Der tympanitische Tumor bedarf besonderer Erwähnung. Wir begegneten der Tympanie als Teilerscheinung der Darmstenosen und des Darmverschlusses (S. 638); aus ihrer Form und Lage konnten wichtige diagnostische Anhaltspunkte abgeleitet werden (z. B. aus dem Verhalten der sog. Wahlschen Schlinge bei Strangulation S. 654). Wir begegneten der Tympanie ferner als wichtigem Zeichen der Darmlähmung (paralytischer Ileus S. 640, Peritonitis, arterio-mesenterialer Darmverschluß S. 679 u. a.). Tympanie kommt aber auch ohne Lähmungserscheinungen vor infolge von abnorm starker Gärung nach reichlichem Genusse stark gärungsfähiger Vegetabilien; dies leitet unter Umständen zu paralytischem Ileus hinüber, wenn auch manches dafür spricht, daß neben der Überdehnung toxische Einflüsse eine praktisch wichtige Rolle spielen (S. 660). Für gelegentliches Mitwirken nervöser Faktoren zeugt, daß wir manchmal ganz gewaltige Tympanie längeren Bestandes antreffen, ohne daß die geringsten Zeichen von Darmlähmung und Ileus hervortreten. Solche Fälle sind bekannt aus dem Krankheitsbilde der Hysterie.. In der älteren Literatur wird mehr darüber berichtet als in der neueren. Wenn auch andere Deutungen mit unterliefen, hat man diese Anfälle, soweit sie nicht von Darmspasmen abhängen (spastischer Ileus S. 662), doch schon seit langem richtig als Folge von Luftschlucken gedeutet, einer auf abnormer Einstellung der pharyngo-ösophagealen Innervation beruhenden Erscheinung. O. Binswanger schreibt über die Folgen der hysterischen Aërophagie: „Der Magen ist trommelartig aufgetrieben; es werden Erscheinungen gezeitigt, welche die älteren Autoren als Trommelsucht (Pneumatose) oder wegen der damit verknüpften Zeichen von Atemnot und Präkordialangst als Asthma dyspepticum bezeichneten. Der Symptomenkomplex (Dyspnoe, Herzklopfen, Kongestionen zum Kopfe u. a.) gleicht vollständig demjenigen, welchen wir beim intestinalen Meteorismus vorfinden. Die äußerst qualvollen Zustände werden durch Entweichen der Luft nach oben und unten beendigt.“ Wie gesagt, kommt dies jetzt seltener als früher vor, eine nicht überraschende Tatsache, wenn wir berücksichtigen, daß die klinischen Erscheinungsformen der Hysterie überhaupt zeitlichem und örtlichem Wandel unterstehen und in gewissem Maße von der „Mode“ (Contagio psychica) beherrscht werden. E. Jürgensen, der auf die Häufigkeit des abnormen Luftschluckens nachdrücklich hinweist, fand bei Tympanie und Zwerchfellhochstand ansehnliche Blutdrucksteigerungen. Er konnte auf von Noorden's Wiener Klinik den Zusammenhang experimentell bestätigen. Auch H. Eppinger hebt die klinische Tragweite der Blutdrucksteigerung hervor. Vgl. S. 776.

C. von Noorden sah neben anderen Fällen leichteren Grades zwei Kranke mit äußerst hochgradig entwickeltem Krankheitsbilde der hysterischen Pneumatose. Davon betraf der erste ein junges Mädchen, das von Noorden als Assistent der Riegel'schen Klinik in Gießen behandelte. Der quälende Zustand dauerte etwa eine Woche lang und konnte weder durch Medikamente, noch durch physikalische Hilfsmittel (Magenspülungen, Einführen von Darmrohren, Massage, Elektrizität) beeinflußt werden. Dabei waren Appetit und Kotentleerung kaum gestört. Durchgreifenden Erfolg brachte Suggestion in der Hypnose. Es bedurfte mehrerer Sitzungen, bis vollkommene Hypnose erzielt wurde. Etwa eine Stunde nach der letzten Hypnose fing die Luft an zu entweichen, teils durch Ruktus, teils durch Flatus, und nach etwa zwei weiteren Stunden hatte der Bauch normale Form und Weichheit. Derartige Anfälle wiederholten sich im Laufe der nächsten Monate noch öfters. Das Mädchen ,welches in einem benachbarten Dorfe wohnte, kam gewöhnlich erst nach mehrtägigem Bestehen der Pneumatose in die poliklinische Sprechstunde; erneute Hypnose brachte jedesmal schnellen Erfolg. — Der zweite Fall war ähnlich; doch wiederholten sich hier die Anfälle nach suggestiver Heilung des ersten nicht wieder.

Aërophagie kommt nicht nur bei Hysterischen vor. Man findet sie auch bei psychisch normalen Menschen, z. B. oftmals als Begleiterscheinung hastigen Essens, ferner bei Leuten, die die schlechte und häßliche Gewohnheit haben, mit vollem Munde zu schwätzen; auch bei Reizzuständen im Pharynx (Pharyngitis fumatoria!) und des Kehlkopfeinganges; bei Ptyalismus. Manche Menschen können im Liegen, bei leicht erhöhtem Kopfe, nicht trinken und namentlich nicht kauen und schlucken, ohne ansehnliche Mengen von Luft zu schlucken, während bei aufrechter Stellung des Rumpfes dies nicht vorkommt. Unter allen Umständen sind abnorme Innervations- und Reflexvorgänge im pharyngo-ösophagealen Vagusgebiet unmittelbare Ursache der Aërophagie. Gewöhnlich kommt es nicht zu den aufdringlichen Symptomen der hochgradigen hysterischen Pneumatose, aber doch zu lästigen Druck- und Spannungsgefühlen. Diese Zustände werden nicht immer richtig gedeutet und häufig mit Gärungstympanie, also mit krankhaften chemisch-bakteriellen Vorgängen im Darm verwechselt. Es werden dann oft ganz unnötige und auch unwirksame Kostvorschriften erteilt, während Beeinflussung des Nervensystems und selbsterzieherische Umstellung übler Gewohnheiten oder erfolgreiche Behandlung etwaiger Reizzustände im Rachen Abhilfe bringen. Diagnostisch ist wichtig, daß die aërophagische Pneumatose schon frühzeitig ($^1/_2$—2 Stunden nach dem Essen), die Gärungspneumatose frühestens 3—4 Stunden nach dem Essen Beschwerden bringt. Die Gärungspneumatose läßt sich durch einen einzigen Fasttag beseitigen und kehrt nicht wieder, wenn man sich an die für Gärungsdyspepsie erteilten

Vorschriften hält (S. 205; vgl. auch Abschnitt: venöse Hyperämie S. 761). Die aërophagische Pneumatose ist weitestgehend unabhängig von der Kostwahl; das Fasten verstärkt sie oft, indem die Hungerempfindung Leerschlucken auslöst. Da die Angaben der Patienten über zeitliches Auftreten und scheinbare Anlässe oft sehr unbestimmt sind, und da es nur auf Grund genauer und manchmal längerer Beobachtung möglich ist, die wahre Ursache der Pneumatose richtig zu deuten, ist es sehr zu begrüßen, daß H. Rieder den mechanischen Vorgang beim Luftschlucken röntgenologisch verfolgte und auf die leichte Erkennbarkeit des Geschehens am Röntgenschirm hinwies. Er gab genaue Anleitungen dafür, die sich auch in einem Falle J. Kubczak's bewährten. In seinen Fällen beobachtete H. Rieder als Teilstück des gesamten Krankheitsbildes auch abnorme Vorgänge am Magen, wie Kardiospasmus, abnorme Spasmen der Pars media ventriculi, Pylorusinsuffizienz. Sie dürften wohl mehr Folge als Ursache des Luftschluckens sein, weisen aber immerhin auf abnorme Vorgänge im parasympathischen Nervensystem hin, so daß sie auch als koordinierte Folgen vagotonischer Störung gedeutet werden können.

Scheinbare Pneumatose wird in sehr seltenen Fällen vorgetäuscht durch Dauertiefstand des Zwerchfelles (tonischer Zwerchfellkrampf). Mit Recht warnt aber H. Eppinger, diese Diagnose ohne zwingende Beweise zu stellen. Die Röntgenoskopie gibt über Tiefstand des Zwerchfelles und tonischen Krampf desselben sicheren Aufschluß.

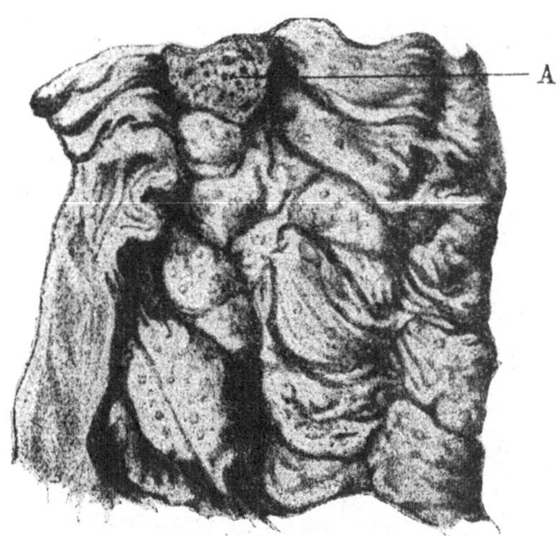

Fig. 168. Darmbläschenemphysem. A = abgeschnittene Schleimhauterhebung mit Gasbläschen durchsetzt. $^1/_3$ verkleinert. (Nach Nowicki).

4. Pneumotosis cystoides intestini. Man versteht darunter die streckenweise Ansammlung von Gas in den Lymphräumen und subserösen Gewebe, von wo aus Gewebsspalten des Darmes, speziell in dem sie sich in das Mesenterium hinein erstrecken kann. Die einzelnen Blasen sind verschieden groß, das ganze macht den Eindruck eines chronischen Emphysems. Ähnliche Veränderungen kommen an der Scheide, dem Magen und in der Harnblase vor. Im Darm sind sie zuerst von Duvernoy beschrieben worden, später von Jakobs, W. Nowicki, E. Hahn u. a. genauer studiert. Das Gas selbst ist wahrscheinlich ein der Luft ähnliches Gemisch; genauere Analysen stehen noch aus, doch konnte Hahn bei seinem Patienten wenigstens feststellen, daß es nicht brennt. Wie die mikroskopische Untersuchung ergibt, ist die Struktur des Gewebes in keiner Weise verändert, vor allem fehlen Zeichen von Entzündung. Die gashaltigen Räume sind, soweit sie erweiterten Lymphräumen entsprechen, mit typischem Endothel ausgekleidet. Bestehen sie länger, so bilden sich am Rande Riesenzellen, die in den freien Raum abgestoßen werden können (vgl. Fig. 168, 169 und 170). Durch Bersten der gasgefüllten Spalten oder auch durch Resorption des Gases können die Spalträume sich wieder schließen und vernarben.

Obwohl die Krankheit selten ist, sind doch jetzt eine nicht geringe Anzahl von Einzelbeobachtungen vorhanden. H. Kuder konnte in seiner Dissertation

(1915) 62 Fälle aus der Literatur sammeln. Die Autoren erörtern natürlich die Frage nach dem Ursprung und dem Hineingelangen des Gases in das Gewebe. Drei Ansichten stehen sich hier gegenüber. Die älteste, von Jakobs aufgebrachte, aber sofort wieder verlassene, läßt das Gas aus den Blutgefäßen entweichen, die oft erweitert gefunden werden. — Eine zweite Theorie, für welche sich u. a. H. Miyake, St. Ciechanowsky, W. Nowicki einsetzten, greift auf rein mechanische Ursachen zurück und faßt den Zustand als traumatisches Emphysem auf, das durch Eindringen von Gasen in die Lymphspalten der irgendwie geschädigten und gasdurchlässig gewordenen Darmwand entsteht. Starker Innendruck, z. B. beim Brechakt, sei die treibende Kraft. In diesem Sinne spricht die klinische Erfahrung, daß man Pneumatosis cystoides nirgends häufiger als bei Pylorusstenose und Gastroektasie und häufigem Erbrechen

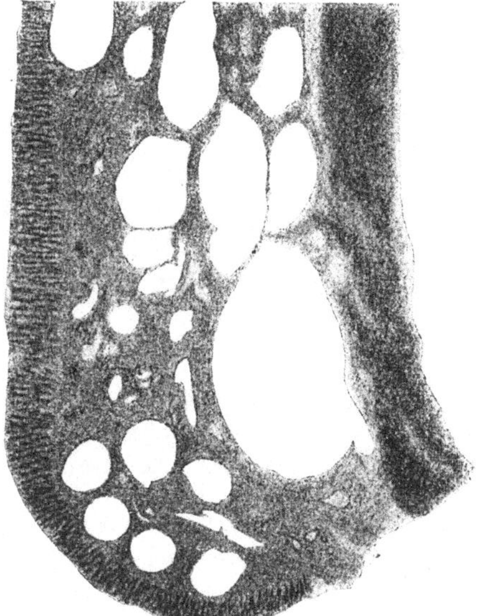

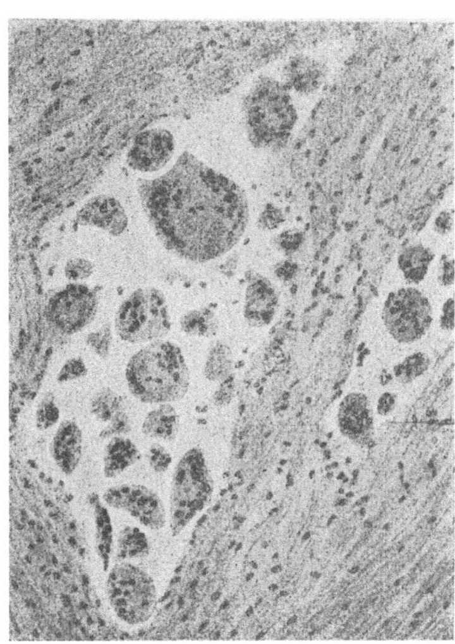

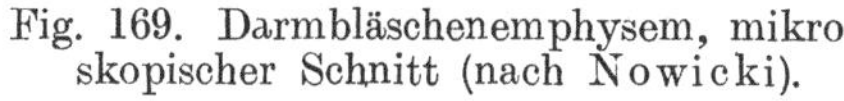

Fig. 169. Darmbläschenemphysem, mikroskopischer Schnitt (nach Nowicki).

Fig. 170. Wachsendes Bläschen mit zahlreichen, im ganzen Lumen zerstreute Riesenzellen (nach Nowicki).

beobachtet hat. — Eine dritte Theorie führt die Pneumatose der Darmwand auf das Eindringen gaserzeugender Mikroben zurück. Es sind auch von verschiedenen Forschern aus der erkrankten Darmwand (Leichenbefunde!) Mikroben bald dieser bald jener Art gezüchtet worden (E. Klebs, W. Eisenlohr, Orlandi, K. Schnyder, Lenormant u. a.). Sehr beweisend sind solche Befunde nicht, wenn auch das Eindringen des im Darm vorkommenden Gasphlegmonebazillen entsprechende Infektion als möglich erscheinen läßt. Man kann an dem gelegentlichen Vorkommen solchen Geschehens auch gar nicht zweifeln (Fischer). Aber bei dem typischen Bilde der Pneumatosis cystoides fehlen alle entzündlichen Vorgänge, ganz im Gegensatz zu den Erscheinungen beim Eindringen gaserzeugender Bakterien in die Gewebe. H. Kuder beschrieb neuerdings einen Fall, wo man bei der Laparotomie die Subserosa des Magens, das kleine Netz und das Lig. gastrocolicum mit Gasbläschen durchsetzt fand. Weder aerobiotisch noch anaerobiotisch konnten Mikroben gezüchtet werden. Diese Beobachtung spricht dafür, daß man es bei der gewöhnlichen Pneumatosis cystoides in der Tat mit mechanisch bedingtem Emphysem zu tun hat.

Von klinischen Symptomen sind Durchfälle und Verstopfung, ferner Auftreibung des Bauches, hin und wieder auch Stenoseerscheinungen gemeldet worden. Zumeist wurde die Pneumatosis cystoides erst bei Autopsien zufällig entdeckt, ohne daß man ihr Beteiligung an dem ungünstigen Ausgange der Krankheit beimessen konnte. Wie H. Kuder sah auch Jaboulay Pneumatosis des Darmes als Nebenbefund bei einer Magenoperation; der Kranke genas. E. Hahn schritt wegen des palpatorisch festgestellten, eigentümlich elastischen Tumors zur Operation, zerdrückte einen Teil der Blasen und exstirpierte andere; auch dieser Kranke genas. Derartige Beobachtungen sprechen gleichfalls gegen die Infektionstheorie.

Ausführliche Literaturnachweise über Pneumatosis cystoides bei Schnyder.

Durch angeborene und erworbene Lage- und Gestaltsveränderungen des Darmes bedingte Krankheitsbilder.

Von den durch Lage- und Gestaltveränderungen des Darmes bedingten Krankheitsbildern greifen wir nur einzelne heraus, welchen größere klinische Tragweite zukommt: die Enteroptose, die Hirschsprung'sche Krankheit und die Darmdivertikel. Manches wurde schon an anderen Orten berücksichtigt, z. B. abnorme Lagerung der Appendix (Appendizitis S. 455) und abnorme Länge des Darmes (S. 7), abnorme Bildungen des Mesenterium (S. 691).

I. Die Enteroptose (Gastrokoloptose).

Schon seit langem bekannt, fand die Enteroptose als Krankheitsbild erst stärkere Beachtung, als F. Glénard eine Reihe funktioneller Störungen der Magendarmtätigkeit und allgemeiner nervöser Erscheinungen auf die Senkung der Baucheingeweide zurückführte (1885). In Betracht kommen Dünndarmschlingen, Querkolon, Magen, Leber, Nieren, Milz. Der Schwerpunkt der sich anschließenden breiten Erörterungen liegt bei der Gastroptose; denn die Magenpathologie war an der ganzen Frage am meisten interessiert. Aber auch die Darmpathologie steht hiermit in engem Zusammenhang, weil Gastroptose immer gleichzeitig Koloptose bedeutet, so daß man diese wichtigste Form der Enteroptose unter dem Begriff der Gastrokoloptose zusammenfassen muß. Daneben gibt es auch eine vom Magen unabhängige isolierte Ptose des Kolon und der Flexuren desselben.

A. Pathogenese und pathologische Anatomie.

F. Glénard nahm als Ursache der Enteroptose zuerst eine allgemeine Ernährungsstörung an (Diathèse hépatique), die eine Atrophie des Dünndarmes, ein Tieferrücken der gesamten Dünndarmschlingen, ein Leerwerden der tieferen

Bauchabschnitte und infolge des Wegfalls dieses stützenden Polsters ein Nachrücken höher gelegener Organe verursache. Später legte er den Schwerpunkt auf primäre Erschlaffung der Aufhängebänder, die teils durch Unterernährung, teils durch erschöpfende Krankheiten, teils durch kongenitale Umstände bedingt sei. Es käme zunächst zur Senkung der rechten Dickdarmflexur und diese ziehe rechte Niere, Duodenum und weiterhin andere Organe in ihren Bereich. Für L. Landau, H. Quincke u. a. standen welke Bauchdecken als Ursache der Senkung im Vordergrund (Hängebauch nach Schwangerschaften u. a., angeborene oder erworbene Schwäche der Muskulatur). P. Mathes wies auf die Bedeutung mangelhafter Weite der unteren Brustkorbapertur hin (Habitus enteroptoticus gleichwertig mit Habitus phthisicus). Andere, vor allem L. Meinert, heben den nachteiligen Einfluß des Schnürens hervor. Während für F. Glénard Magen- und Darmbeschwerden der Enteroptotiker unmittelbare Folgen der Enteroptose bzw. der Zerrung sind, faßt B. Stiller Enteroptose und nervöse Beschwerden als koordinierte Degenerationsphänomene auf (Asthenia universalis congenita). Als anatomisches Merkmal dieser Degeneration (Stigma enteroptoticum) bezeichnet er freie Beweglichkeit der 10. Rippen (Costa decima fluctuans). Obgleich B. Stiller in allen Teilen seiner Lehre viel zu weit ging und einen zweifellos vorkommenden Symptomenkomplex allzu einseitig zu einer geschlossenen und immer wiederkehrenden Krankheitseinheit zusammenfaßte, sind seine Verdienste um die ganze Lehre von der Enteroptose (insbesondere Gastrokoloptose) doch sehr beträchtlich. Mehr als seine Vorläufer trug er dazu bei, daß nicht mehr die anatomische Lageveränderung als unbedingte Quelle der verschiedenartigsten nervös-dyspeptischen Beschwerden aufgefaßt wurde. Dies wurde therapeutisch fruchtbar. Man gewann eine feste Unterlage für therapeutisches Vorgehen gegen die neuropathischen Einschläge im Krankheitsbilde und konnte damit wesentliches nützen, ohne den therapeutischen Angriff auf die schwer zu beseitigende Ptose richten zu müssen. Damit soll nicht abgelehnt werden, daß bei hochgradiger Ptose auch beträchtliche und schwerwiegende Folgen aus Zerrung und Knickung entspringen, welchen nur Beseitigung der Ptose, vor allem operativer Eingriff, wirksam entgegentreten kann, ein Standpunkt, den namentlich Th. Rovsing vertritt.

In seinem vortrefflichen Referate über Splanchnoptose stellt H. Burckhardt als mechanische Grundbedingungen für das Entstehen von Splanchnoptose hin:

1. Defekte oder Insuffizienz des Muskel-Faszienmantels, der die Organe der Bauchhöhle umgibt (Typus: „Hängebauch" nach Schwangerschaften).

2. Verringerung des Volums des Bauchinhaltes im Vergleich zur Kapazität der Bauchhöhle (Typus: Fettschwund im Gekröse).

3. Ungenügende Raumverhältnisse in den oberen Abschnitten der Bauchhöhle (Typen: Enge der unteren Brustapertur; Schnürwirkung; Tiefstand des Zwerchfells). Über den Atmungstypus bei Tiefstand des Zwerchfells vgl. H. Eppinger.

Hiernach gipfeln die mechanischen Vorbedingungen einerseits in Ausweichen der Organe des unteren Bauchabschnittes oder in einer geringeren Völle der Organe (im wesentlichen Dünndarm und retroperitoneales Fettpolster), welche diesen Abschnitt füllen und den höher gelegenen Organen als stützende Unterlage dienen sollen. Von dem Versagen dieser Stütze werden vorzugsweise Querkolon und Magen in Mitleidenschaft gezogen, deren Füllung und Gewicht fortdauernd wechselt, und auf die bei starker Füllung der Zug nach unten und das eigene Gewicht am meisten einwirken müssen. Andererseits bedeuten die unter 3. erwähnten Verhältnisse einen Druck von oben, der durch den anatomischen Bau des Brustkorbes konstitutionell vorbedingt und durch Kleiderdruck zur vollen Auswirkung gelangen kann. Daß letzterer praktisch von größter Tragweite ist, namentlich bei Frauen (Korsett und Kleiderschnüre), steht außer Frage (Typus: sog. „virginelle Splanchnoptose"). Nichts steht im Wege, anzunehmen, und es geht aus der umfassenden Darstellung B. Stiller's sogar mit Bestimmtheit hervor, daß herabgesetzte Widerstandsfähigkeit gegen den Einfluß der vorerwähnten mechanischen Einflüsse das Entstehen der Splanchnoptose wesentlich begünstigt. Die Gewebsschwäche ist sicher häufig angeboren und ist ein Teilstück der Krankheitsbereitschaft für Enteroptose (Stiller's „Habitus enteroptoticus"). Sie kommt aber als Folge kümmerlichen Ernährungszustandes (Fettarmut!), Zurückbleibens der muskulären Widerstandskraft und Leistungsfähigkeit hinter dem erreichbaren Optimum, erschöpfender Krankheiten u. a. auch als erworbene Minderwertigkeit vor; man ist neuerdings geneigt, den Versäumnissen bei Ernährung (fettarme Kost!) und muskulärer Schulung des heranwachsenden Körpers eine viel größere Bedeutung beim Zustandekommen der Enteroptosebereitschaft zuzuerkennen, als man unter dem Einfluß der temperamentvollen Darstellung B. Stiller's eine Zeitlang annahm (C. von Noorden und H. Salomon). Wir nehmen, worauf noch zurückzukommen ist, chronische Obstipation (langdauernde Füllung und erhöhtes Gewicht des Colon transversum) als ein wichtiges Zwischenglied bei Entwicklung der Gastrokoloptose an. Man könnte einwenden, bei weitem nicht alle Obstipierte leiden an Ptose. Anders aber, wenn chronische Unterernährung und abnorme Magerkeit hinzukommen (s. unten). Dann leidet u. a. die Widerstandskraft des Magens; seine Muskulatur erschlafft (Atonie s. unten), und aus der größeren Dehnbarkeit wird allmählich Ptose. Einmal entstanden beeinflussen sich Ptose und Atonie wechselseitig in ungünstigem Sinne.

H. Eppinger, ebenso wie P. Mathes, heben hervor, wie sehr bei enger unterer Brustapertur (Thorax pyriformis) der Atmungsmechanismus das Entstehen von Enteroptose begünstige: die Rippen verlaufen in sehr geneigter Richtung von der Wirbelsäule her nach abwärts. Dies ändert der Wirkungsmechanismus des Zwerchfells; die kostalen Fasern arbeiten dann synergisch mit dem spinalen Anteile und drängen dabei die Viszera mehr nach abwärts (S. 41).

Verglichen mit dem Zug nach unten (Punkt 1 und 2, S. 739) und dem Druck von oben (Punkt 3) bleibt für primäre Schwäche der Aufhängebänder, welche bei F. Glénard u. a. eine so große Rolle spielte, kaum Raum übrig. Die Auffassung, daß die Mesenterien und Bandapparate beim Gesunden auf Zug beansprucht werden, ist längst gefallen (O. Wiedhopf); sie versorgen den Magen und Darm mit Nerven und Blutgefäßen, also mit Gebilden, die starken Zug überhaupt nicht vertragen, und sie dienen als Zügel, welche das ordnungsmäßige Nebeneinanderliegen der Organe sichern (H. Quincke). Elastisches Gewebe und eingesprengte Muskelbündel unterstützen sie dabei. Auf Zug werden die Bänder erst beansprucht, wenn die mechanischen Vorbedingungen für das Entstehen der Enteroptose erfüllt sind (S. 739). Wir haben die etwaige Dehnung der Bänder also mehr als Folge denn als Ursache der Ptose anzusehen. Dehnung der Mesenterien und der Bänder und weiterhin das Sinken der Organe werden aber zweifellos begünstigt, wenn die gewebliche Widerstandskraft gering ist (s. oben). Hierzu tragen vor allem auch konstitutionelle Magerkeit und erworbene Fettarmut bei; die geringe Füllung des Gekröses mit Fettgewebe schwächt nicht nur die Tragkraft des Polsters, sondern erleichtert auch die Längsdehnung.

Von den verschiedenen anatomischen Formen der Enteroptose sind für die Darmpathologie am wichtigsten:

1. Die **Gastrokoloptose,** bei welcher der Magen nebst dem mit ihm durch das Ligamentum gastrocolicum eng verbundenen Querkolon gesunken

ist. Letzteres bildet dann eine tief, unter Umständen bis zur Symphyse herabhängende Schlinge, deren Schenkel seitlich entweder bis in die Gegend der normal gelegenen Flexuren hinaufsteigen oder — was häufiger ist — nur eine kurze Strecke weit nach aufwärts verlaufen, weil auch die Flexuren (überwiegend häufig die rechte) tiefer stehen (Fig. 43, S. 109). Der Magen ragt dann mit seinem unteren Pol annähernd ebensoweit hinab wie die Schlinge des Querdarms. Das Ligamentum gastrophrenicum, das Omentum minus, oft auch das Ligamentum hepatico-duodenale sind sekundär abnorm gedehnt; die herabgesunkenen Teile des Kolon sind abnorm beweglich, ihr Mesenterium durch sekundäre Dehnung entsprechend verlängert. Von dem Tiefstand der Pars pylorica ventriculi wird auch das Duodenum in Mitleidenschaft gezogen, indem sein erster Teil (Pars horizontalis superior) dann von unten nach oben verläuft und mit abnorm spitzem Winkel in die Pars media s. horizontalis umbiegt (D. Chilaiditi, E. Schlesinger, E. Melchior). Diese, freilich auch als physiologische Varietät vorkommende Formänderung soll nach E. Schlesinger den Rückfluß von Galle und Pankreassaft in den Magen

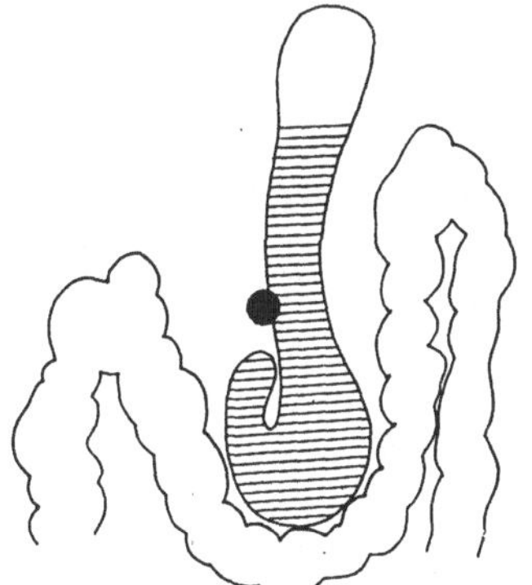 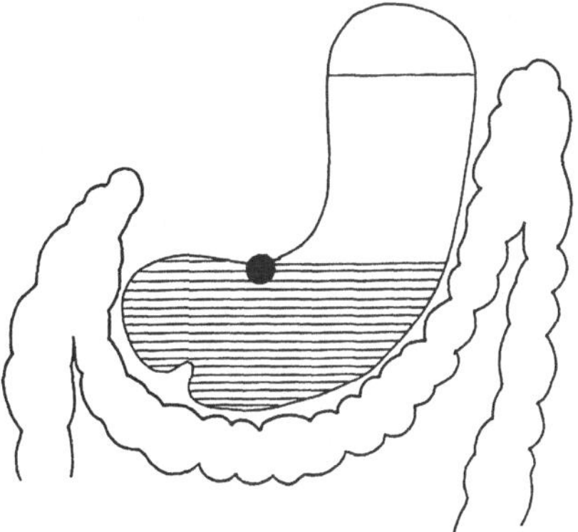

Fig. 171 a. Querkolon bei enteroptotischer Elongation des Magens. (Nach G. Schwarz).

Fig. 171 b. Querkolon bei Stenosendilatation des Magens. (Nach G. Schwarz).

begünstigen. Zu wahrer Stenose mit rückwirkendem Einfluß auf die Entleerung des Magens kann es gelegentlich kommen (Th. Rovsing); dies ist aber offenbar sehr selten (E. Melchior).

Von der Gastroptose zu unterscheiden ist die Atonie des Magens, welche bei vollständig normalem Stand der kleinen Kurvatur zu zeitweiligem Tiefstand der Pars pylorica und der unteren Kurvatur führt, dies als Folge verringerten Widerstandes der Magenwand gegen dehnende Belastung, teils wegen Schwäche der Muskeln, teils wegen Anomalie des neurogenen Tonus. Die pylorusnahen Teile werden hiervon am meisten betroffen, weil sie normalerweise am tiefsten stehen und den stärksten hydrostatischen Druck zu ertragen haben. Natürlich sinkt mit Tiefstand dieses Magenabschnittes gleichzeitig auch das von Lage und Form des Magens abhängige Querkolon (Fig. 43 und 171). So lange es sich nur um Atonie handelt, ist diese Gestaltveränderung des Magens eine vorübergehende und bildet sich bei leerem Magen oder bei geringer Belastung sofort zurück. Weiterhin kann aus der Atonie aber auch echte Gastroptose entstehen (Dauereinfluß der Schwere), zunächst in Form der „Pyloroptose" (F. M. Grödel), ebenso wie dies bei wahrer Gastroektasie der Fall ist. Zwischen „Atonie", „gastroptischer Elongation" und wahrer „Gastroektasie" sind die Übergänge fließend, und es kann nicht wundernehmen, daß über die Abgrenzung dieser Begriffe Meinungsverschiedenheiten bestehen. Mit scharfer und großenteils berechtigter Kritik führt Th. Rovsing aus, man habe unter der Fahne Atonie und gastroptischer Elongation allzu vieles von dem anatomischen Krankheitszustand Gastroptose loszulösen versucht.

2. Koloptose. Seltener als Gastrokoloptose ist reine Koloptose, bei welcher sich der Magen in normaler Lage befindet, das Querkolon aber bogenförmig gesenkt ist. Dies setzt natürlich allmähliche (sekundäre) Dehnung des normalerweise kurzen gastrokolischen Bandes voraus. Einen solchen Fall bildet Th. Rovsing auf S. 93 seines Buches ab. Die Länge seines Mesenterium gestattet dem Querkolon beträchtliche Senkung ohne wesentliche Dehnung des Gekröses. Ebenso wie bei Gastrokoloptose beteiligt sich häufig die Flexura hepatica an dem Tiefstand, namentlich bei gleichzeitiger Nephroptose. Es kann dann an dieser Stelle zu erschwerter Darmpassage kommen mit nachfolgender Kotstauung im Colon ascendens (E. Stierlin, F. de Quervain u. a.), was wiederum in Beziehung steht zur Entwicklung einer Typhlostase (S. 466, H. Klose). Auf derartige Folgen, welche sich durchaus decken mit den früher besprochenen Stenosen (S. 683) gehen wir an dieser Stelle nicht wieder ein. Falls Stenose ausbleibt, ist die praktische Bedeutung isolierter Ptose des Querkolon gering. Klinisch pflegt im Vordergrund die Obstipation zu stehen, und es scheint, daß eine mit Magerkeit sich verbindende Dauerbelastung des Colon transversum mit schweren Kotballen die wesentliche, vielleicht die alleinige Ursache der isolierten Querkoloptosis ist (siehe unten S. 744).

B. Symptomatologie.

Wir besprachen kurz, daß die Gastro- und Koloptose verschiedenen Ursachen ihre Entstehung verdankt. Manchmal sind die Ursachen an und für sich schon geeignet, Beschwerden zu bringen, z. B. verzögerte Entleerung des Magens bei gastroptotischer Elongation und bei Stenose des Pylorus mit sekundärer Gastroektasie, ferner hartnäckige Stuhlträgheit, welche sowohl isolierte Koloptose wie durch Nachziehen des mit dem Kolon verbundenen Magens Gastrokoloptose bringen kann. Wir müssen dann auf die von diesen und anderen Grundleiden unmittelbar abhängigen Beschwerden gefaßt sein. Des weiteren darf es nicht mehr überraschen, bei vielen Enteroptotikern ein Heer nervöser Beschwerden anzutreffen, die sich bei näherer Analyse teils als psychogen, teils als Wahrzeichen hypervagotonischen Einschlags entpuppen. Es sind das, wie B. Stiller richtig erkannte, koordinierte Degenerationsmerkmale (Neurasthenie einerseits, andererseits anatomische Minderwertigkeit des Körperbaues oder unzweckmäßige Ernährung und Körperpflege in der Wachstumsperiode). Wir betonen das häufige gleichzeitige Vorkommen dieser beiden Koordinate um so schärfer, als wir durchaus nicht mit B. Stiller darin übereinstimmen, daß enteroptischer Habitus zwangsläufig mit Neurasthenie verbunden sei. Noch weniger können wir freilich Th. Rovsing darin beipflichten, daß „alle krankhaften Erscheinungen, die wir als typisch bei Patientinnen mit Enteroptose antreffen — gemeint sind vor allem Obstipation, Kardialgie, Erbrechen, Abmagerung und ein Heer von nervösen Symptomen — auf ganz natürlichem Wege und zwanglos sich als eine Folge der Ptose erklären lassen" (vgl. unten).

1. Magen. Es gibt freilich auch Beschwerden, welche von Enteroptose, aber doch meist nur von solcher höheren Grades, unmittelbar abhängen oder wenigstens abhängen können. Zunächst magendyspeptische Beschwerden. Manche derselben mögen durch Sekretionsanomalien bedingt sein; doch bestehen keine gesetzmäßigen Beziehungen. Man findet bei Enteroptotikern oft ganz normale Sekretion, andere Male Superazidität oder Subazidität und dann natürlich auch die entsprechenden Folgen der Sekretionsanomalien. Schwerwiegend sind etwaige Motilitätsstörungen mit verzögertem Abschub des Chymus in das Duodenum (Atonie, gastroptotische Elongation, Pylorusstenose mit Gastroektasie). Man darf aber doch nur sagen, Gastrokoloptose stört wegen größerer Hubhöhe zwischen tiefstem Punkte des Magens und Lage des Pylorus manchmal die Magenentleerung; im allgemeinen muß es eher auffallen, wie verhältnismäßig selten dies in ausgesprochenem Maße der Fall ist. Wir überzeugten uns davon sehr oft am Röntgenschirm, sowohl bei Hängebauch wie bei sog. virgineller Gastrokoloptose. Viel häufiger sind es rein subjektive Magenbeschwerden, welche uns bei Enteroptose entgegentreten, vor allem das Gefühl frühzeitiger Sättigung. Die Patienten können nicht viel auf einmal essen; Druck- und Spannungsempfindungen, unter Umständen sogar Schmerz hindert sie daran. Sie beköstigen sich deshalb unzureichend und magern ab. Häufigere kleine Mahlzeiten oder auch Auswahl konzentrierterer, kalorienreicherer Nahrungsmittel könnten dem abhelfen; aber nur allzu oft wird dies vernachläßigt. Sowohl das Druck- und Spannungsgefühl wie namentlich der Schmerz kann als Belastungsfolge gedeutet werden, d. h. als verursacht durch stärkeren Zug des belasteten Magens an dem nerven- und gefäßtragenden Mesogastrium (Nervenreizung oder venöse Stauung, ähnlich wie bei Darmsteifung S. 782). Daß die erwähnten Beschwerden oft nur bei aufrechter Stellung (im Sitzen) auftreten, bei Rückenlage, manchmal schon nach Lockern des Schnürleibchens, abflauen oder schwinden, spricht in diesem Sinne. Andererseits darf nicht übersehen werden, daß wir vollkommen gleiches auch bei verschiedensten Formen der Magenhyperästhesie finden. Man vergleiche das von W. Leube entworfene Bild der „Dyspepsia gastrica nervosa". Unter anderem sahen wir vollkommen gleiches recht oft bei chronisch-diabetischer Intoxikation (Status chronicus subcomatosus), ohne daß bei der Autopsie sich eine Spur von Gastroptose nachweisen ließ. Wir finden das gleiche bei den meisten akuten und bei vielen chronischen Infektionskrankheiten, bei chronischer Präurämie und überhaupt bei den verschiedensten Krankheiten. Etwaiges Erbrechen ist ebenso zu beurteilen; es kann Belastungs- und Zerrungsfolge sein, aber auch in Begleitung der subjektiven Beschwerden ganz unabhängig von mechanischen Verhältnissen im Sinne B. Stiller's als Merkmal gleichzeitigen neuropathischen Einschlages auftreten. Natürlich ist es für Prognose und Therapie wichtig, die Ursache der Beschwerden diagnostisch zu erfassen. Es ist aber ganz ungerechtfertigt, mit vorgefaßter Theorie an den Einzelfall heranzutreten. Man kommt sonst zu solchen Extremen wie B. Stiller, für den alle Beschwerden nur neurasthenische Stigmata sind, und wie Th. Rovsing, für den alle Beschwerden nur Folgen mechanischer Verhältnisse sind. In Wirklichkeit ist die Entscheidung gar nicht einfach und muß mehr aus dem richtigen Erfassen der Gesamtlage (Anamnese mit besonderer Berücksichtigung der individuellen Ernährungsgeschichte, Verhalten des zentralen und vegetativen Nervensystems, Bauchbefund), als aus einzelnen Symptomen abgeleitet werden. Selbst positiver Nachweis von Magenstörungen beweist nichts. Wir sahen öfter Enteroptotiker mit ausgeprägter Verzögerung der Magenentleerung (nachgewiesen durch Aushebung und durch Röntgenbilder) ohne wesentliche Magenbeschwerden und andererseits auch Enteroptotiker ohne verzögerte Entleerung mit starken Beschwerden. Es gelang in Fällen ersterer Art meist schon binnen weniger Tage, durch geeignete therapeutische Maßnahmen die Gesamtheit der Beschwerden zu bannen, während von einer Beeinflussung der anatomischen Verhältnisse natürlich noch keine Rede sein konnte. Die von Th. Rovsing herangezogenen Erfolge operativen Eingriffs (Gastropexie) beweisen gar nichts für den Einzelfall. Auch die Gastropexie hat oft nur die Tragweite einer etwas gewaltsamen Psychotherapie (vgl. S. 749).

2. **Darm.** Von seiten des Darms sind unter Umständen wahre Stenosensymptome zu befürchten (vgl. oben). Im ganzen selten, hängen sie am häufigsten von abnormer Knickung an der Flexura coli ab. Obwohl die Flexura

dextra weitaus am häufigsten in den enteroptotischen Prozeß hereinbezogen wird, kommt es hier doch nur selten zur Stenose, weil in der Regel die Flexur als Ganzes sich senkt und dann das Colon ascendens mit flachem Bogen in das Colon transversum übergeht. Leichter entstehen Stenosen an der Flexura sinistra, weil ihre Kuppe an normaler Stelle bleibt und das aus der Tiefe des Bauchraumes aufsteigende Querkolon einen spitzen Winkel mit dem Colon descendens bilden muß. Wenn etwaige Kotstauung dann zu lokal-entzündlichen Vorgängen und zu adhäsiver Peritonitis führt, entsteht die Payr'sche „Doppelflinte" (S. 108). Bei starker Enteroptose, an welcher sich auch der Dünndarm beteiligt, ist Abknickung an der Flexura duodeno-jejunalis möglich (Lane's „Duodenal kink"). Stenosen müssen natürlich nach den dafür geltenden Regeln (S. 630 ff.) diagnostiziert und behandelt werden. Ohne ihren Nachweis darf man Stuhlträgheit nicht als Folge von Stenose ansehen.

3. **Obstipation** ist die weitaus häufigste Begleiterscheinung der Koloptose; wir sagen ausdrücklich „Begleit"- und nicht „Folgeerscheinung". Denn es ist durchaus fraglich, ob eine nicht stenosierende Koloptose jemals Stuhlträgheit zur Folge hat. Wir befinden uns mit diesem Zweifel in geradem Gegensatz zu der von manchen Autoren, vor allem aber von Th. Rovsing vertretenen Lehre, welche mit chronischer Obstipation als selbstverständlicher und leicht erklärlicher Folge der Gastro-Koloptose rechnet. Genau das Gegenteil ist richtig. Wenn Folge der Ptose, könnte die Obstipation nur eine solche Form annehmen, wie sie uns bei mechanischen Hindernissen (Darmstenose) entgegentritt. Davon ist aber gar keine Rede. Die Obstipation der Enteroptotiker verhält sich vielmehr, von den seltenen Fällen wahrer Stenose abgesehen (s. oben), klinisch genau wie jede andre auf Versagen des neuro-muskulären Apparates beruhende Stuhlträgheit. Die Obstipation ist daher auch mit den gleichen Mitteln zu bekämpfen wie jede andere durch Versagen des neuromuskulären Apparates bedingte, und sie gehorcht diesen Mitteln.

Wir müssen ganz entschieden Stellung nehmen gegen die Beweisführung Th. Rovsing's, die darauf fußt, daß in der Mehrzahl seiner Fälle interne Behandlung vergeblich gegen die schwere Obstipation angekämpft habe, und daß erst eine Operation (Gastropexie u. ähnl.) dieselbe mit samt einer Fülle subjektiver Beschwerden beseitigte. An der Tatsache ist natürlich nicht zu zweifeln. Es wird durch sie aber nicht bewiesen, daß die Obstipation für interne Behandlung keine Abhilfe hätte bringen können, sondern nur, daß die Obstipation in diesen Fällen mit unzulänglichen internen Mitteln angefaßt worden war. Den Fall einfacher enteroptotischer, nicht stenotischer Obstipation, der durch Hilfsmittel interner Medizin nicht geheilt werden könnte, erwarte ich immer noch zu sehen (C. von Noorden); bis jetzt sah ich trotz großer Erfahrung auf diesem Gebiete noch keinen!

Bei der schweren enteroptotischen Obstipation, welche sich in nichtstenotischen Fällen fast immer im Colon transversum und im Colon descendens, einschließlich der Flexura sigmoidea abspielt, liegt der Angelpunkt der Beschwerden. Die Schwere des dauernd belasteten Querdarmes zerrt am Magen und an den Bändern. Nicht nur die leichteren subjektiven Beschwerden, welche sich aus dem objektiven Magenbefund oft nicht befriedigend erklären lassen, sondern auch die Schmerzen werden verständlich. Was als enteroptotische Kardialgie beschrieben wird, mag zum Teil von Hyperästhesie oder von Dehnung des Magens abhängen (s. oben); großenteils ist es aber ein von dem belasteten Kolon ausgelöster Zerrungsschmerz, zum Teil sind es auch Spasmen des Kolon selbst, wie wir sie bei Colica mucosa finden. Gleichzeitiges Vorkommen von Gastrokoloptose und von Colica mucosa (S. 327) ist gar nicht selten. Von unseren Kranken mit Colica mucosa hatten mehr als die Hälfte auch Splanchnoptose. Wir möchten als wahrscheinlich hinstellen, daß die Obstipation hauptsächliche Ursache der Gastroenteroptose in allen Fällen ist, wo letztere nicht durch andere grobmechanische Verhältnisse bedingt ist (Typus: Hängebauch bei der maternellen Gastrokoloptose; Typus: Schnürwirkung bei der sog. virginellen Gastrokoloptose). Zum mindesten erachten wir sie bei der sog. virginellen Gastrokoloptose als beherrschende Ursache aller Beschwerden, welche von der Ptose selbst ausgehen und nicht auf begleitender Neuropathie (im Stiller'schen Sinne) beruhen.

Wir sehen hier davon ab, daß unter Umständen gleichzeitige Ptose anderer Bauchorgane (Leber, Niere, Milz) Sonderbeschwerden bringen können. Wir berücksichtigen dieselben nicht, da wir es in dem vorliegenden Werke nur mit den Verdauungswerkzeugen zu tun haben. Diese Beschränkung ist auch klinisch gerechtfertigt, da die isolierte Gastrokoloptose wegen ihrer Häufigkeit eine Sonderstellung beanspruchen darf. Dementsprechend wurde sie auch in den meisten bedeutsamen Schriften über Splanchnoptose von der Ptose anderer Bauchorgane gesondert abgehandelt.

4. **Allgemeinbefinden.** Bei der maternellen Gastrokoloptose und überhaupt bei allen Hängebauchptosen ist das Allgemeinbefinden meist auffallend wenig beeinträchtigt. Insbesondere pflegt der Ernährungszustand wenig zu leiden. Wir finden sogar viele Frauen, unter Umständen auch Männer (große Hernien mit weiter Bruchpforte!) mit Hängebauch, welche unter überreichlichem Fettbestande leiden. Die Beschwerden sind vorwiegend lokaler Art und gipfeln vorwiegend in Unbequemlichkeiten, die das lästige Gefühl der Schwere und die Notwendigkeit, eine stützende Binde zu tragen, mit sich bringen. Auch Schmerzen treten manchmal auf. Bei maternellem Hängebauch sind es hauptsächlich Rücken- und Kreuzschmerzen. Bei Hängebauch infolge von großen Hernien, von früherer Fettleibigkeit oder nach Entleerung eines Aszites sind es häufiger Bauchschmerzen verschiedenen Sitzes; sie lassen sich oft auf chronisch adhäsive Peritonitis zurückführen, können aber natürlich auch Zerrung am Mesenterium und an anderen Bändern ihr Dasein verdanken. Dazu kommt oft quälendes Ekzema intertrigo an den druckbelasteten Hautfalten. Eine gewisse Stuhlträgheit ist häufig. Dieses Leiden kann natürlich ganz unabhängig von der Ptose entstehen, wie bei Nicht-Enteroptotikern auch. Da aber bei Hängebauch die Bauchpresse versagt, bleibt die Entleerung des Enddarms oft unvollständig, und aus der Dauerbelastung des Enddarms entwickelt sich nur gar zu leicht die Dyschezieform der Obstipation (S. 359) mit Abstumpfung der Empfindlichkeit für den natürlichen reflexauslösenden Reiz des Kotes. Erst auf dieser Grundlage greift die Untererregbarkeit des Darms auch auf höhere Abschnitte über und stellt sich schließlich als Hypoperistaltik (S. 353) des ganzen Colon transversum und Colon descendens dar, die dauernd mit starken Abführmitteln oder Einläufen bekämpft wird. Dies alles kann geschehen und langen Bestand haben, ohne daß ernstere Beschwerden oder gar Gefahren kommen. Andererseits schlummern aber doch immer Gefahren im Hintergrund, da es wegen der Gestalt- und Lageanomalie der Gedärme leichter als bei Nicht-Enteroptotikern zu schwerer Kotstauung, zu Kottumoren (S. 671), zu entzündlichen Reizzuständen hinter den gestauten Kotmassen (S. 373), zu ileusartigen Symptomen, zu Volvulus kommen kann. Derartige Komplikationen sind verhältnismäßig selten. Sie gehören teils zum Krankheitsbilde der schweren hypoperistaltischen Obstipation, teils ganz allgemein zu den Folgezuständen von Lage- und Gestaltänderungen des Darmes. Das Hinzutreten der genannten Komplikationen wird durch die anatomischen Sonderverhältnisse des Hängebauches nur begünstigt. Aus dem gelegentlichen Vorkommen der erwähnten Komplikationen ein besonderes enteroptotisches Krankheitsbild zu konstruieren, geht nicht an.

Ganz abgesehen von bedrohlichen Komplikationen können die Hängebauchbeschwerden das Nervensystem schädigen und insbesondere auf das psychische Verhalten Einfluß gewinnen. Die dauernden Unbequemlichkeiten, unter Umständen Schmerzen, der tägliche Kampf mit dem trägen Darm, die

Behinderung der Beweglichkeit, das Tragen unbequemer Binden usw. liefern dauernde Reize und fügen je nach Anlage und Umständen hysterische, neurasthenische, hypochondrische Züge dem Krankheitsbilde hinzu.

Bei der sog. virginellen Gastrokoloptose stoßen wir viel häufiger auf schwere Störungen des Allgemeinzustandes. Wir geben B. Stiller darin recht, daß sie zum Teil der Ausdruck konstitutioneller neuropathischer Veranlagung sind und nicht unmittelbar durch die Ptose und deren Folgen bedingt sind. Als verbindendes Glied zwischen neuropathischer Konstitution und Enteroptose betrachten wir die Obstipation (S. 357). Selbst in Fällen von Schnürwirkung ist dies wohl meistens der Fall. Auch hier kommt es erst auf Grund von Obstipation — in solchen Fällen meist dyskinetischen Charakters (S. 100, 354) und oft mit Colica mucosa gesellt (S. 327) — zu wahrer Gastrokoloptose und vor allem erst durch sie zu Beschwerden. Mädchen und junge Frauen, die sich so stark schnüren, daß ein Teil des Bauchinhaltes aus der unteren Brustapertur nach abwärts rückt, sind fast alle Neuropathen, teils von Geburt an, teils durch falsche Erziehung. Die Obstipation, insbesondere gerade die dyskinetische Form, bezeichneten wir als neurogen (S. 351). Teils abhängig von der psychopathischen Veranlagung, teils abhängig von dem mit Obstipation verbundenen Schwere- und Druckgefühl, teils auch abhängig von Schmerzen (Zerrungsschmerz und Darmspasmen, S. 782) sinkt nur allzu leicht allmählich die Nahrungsaufnahme und es kommt bei den meist schon von Haus aus mageren Personen zu beunruhigender, ja geradezu erschreckender Abmagerung. Gleichzeitig sinken die Kräfte und es kann nicht wundernehmen, daß beim reifenden Körper auch Entwicklungshemmungen der Genitalien sich hinzugesellen. Beim weiblichen Geschlecht wenigstens ist dies oft der Fall und äußert sich in unregelmäßiger, meist verminderter Menstruation. Bei jungen Männern findet man dagegen oft krankhaft gesteigerte Sexualität, deren Betätigung freilich von starker Erschlaffung gefolgt ist. Durch rechtzeitiges Eingreifen kann man dem Verfall des Körpers vorbeugen und die Patienten zu vollkommen verdauungskräftigen, blühenden und leistungsfähigen Menschen auffüttern und erziehen. Je weiter die Kräfte gesunken sind, und vor allem, je stärker die psychopathische Reizempfindlichkeit und Stimmung zur Gewohnheit geworden ist, desto größeren Schwierigkeiten begegnet der Arzt. Solche Menschen irren oft als ständige Gäste von Anstalt zu Anstalt (Magen-, Darm- und Stoffwechselsanatorien, Nervenheilanstalten, hydrotherapeutische Anstalten usw.), erholen sich dort meist recht befriedigend. Aber nach Rückkehr ins Alltagsleben melden sich alsbald Rückfälle. Wir haben es durchweg mit Neuropathen zu tun, bei denen als körperliches Leiden neben der allgemeinen Schwäche und Widerstandsunfähigkeit schwere Obstipation mit sekundären Beschwerden im Vordergrund steht. Es handelt sich um eine dem Internisten und dem Psychiater wohlvertraute, auf chronischer Unterernährung beruhende Ernährungsstörung. Sie ist nicht enteroptotischen Ursprungs und man darf sie daher nicht mit Th. Rovsing als Gastroptosekachexie bezeichnen. Eher ist umgekehrt die Gastrokoloptose eine Folge der von langer Hand sich vorbereitenden Kachexie.

C. Behandlung.

1. **Hängebauch.** Zur Verhütung des Hängebauches stehen wirksame Mittel zur Verfügung. Hierhin gehört vor allem sachgemäße Fürsorge in Schwangerschaft und Wochenbett. Selbst nach fünf bis sechs normalen Schwangerschaften darf es nicht zu Hängebauch kommen. Wenn es doch geschieht, ist irgend etwas verpfuscht worden. Bei abnormen Schwangerschaften mit übermäßigem Größenwachstum des Uterus (Zwillinge, Hydramnion

u. a.), bei ungewöhnlich zahlreichen Schwangerschaften, bei Schwangerschaften in verhältnismäßig spätem Alter, bei Frauen, denen die soziale Lage bis in späte Schwangerschaftsmonate und schon bald nach der Entbindung angestrengte körperliche Arbeit aufzwingt, läßt sich der Hängebauch freilich schwer verhüten. Rechtzeitige sachgemäße Behandlung von Hernien, rechtzeitiges Vorgehen bei Fettsucht und rechtzeitige Entfernung etwaiger Abdominaltumoren kommen sowohl bei Frauen wie bei Männern gleichfalls als Prophylaktikum in Betracht. Die bei ausgeprägtem Hängebauch auftretenden lokalen Bauchbeschwerden (S. 745) können gutsitzende Leibbinden (S. 255) wesentlich mildern, unter Umständen völlig beseitigen. Der sich ausbildenden Obstipation ist von vornherein mit allen Kräften entgegenzuarbeiten. Man scheue nicht vor koterweichenden und peristaltikanregenden Abführmitteln zurück. Wenn man frühzeitig damit beginnt und sowohl Auswahl wie Menge nicht den Patienten überläßt, sondern planmäßig regelt, kommt man fast immer mit kleinen Mitteln aus. Besonderes Augenmerk verlangt die Dyschezie, weil sie Ausgangsunkt für Trägheit oberer Dickdarmabschnitte ist. Auf ihre Behandlung sei verwiesen (S. 391), aber es möge hier die dringende Warnung wiederholt werden, die Selbstbehandlung mit großen Wassereinläufen nicht zur Gewohnheit werden zu lassen; sie würden das Übel langsam aber sicher verschlimmern (S. 256, 390). Wenn es weder durch Leibbinden oder andere wenig beschwerliche Stützapparate noch durch Bekämpfung der Obstipation gelingt, die Beschwerden zu beseitigen, so halten wir gerade bei Hängebauch operativen Eingriff für gerechtfertigt. Es kommt hier vorzugsweise die Gastropexie in Betracht (Th. Rovsing), daneben unter Umständen Nephropexie. Wenn irgend möglich sollte auch eine plastischel Operation der Bauchwand in Frage gezogen werden (sowohl bei großen Hernien wie bei Diastase der Recti). Zur Entlastung der Bauchhöhle muß dann manchma eine Entfettungskur vorausgehen. Umgekehrt wird in jenen nicht allzu häufigen Fällen, wo maternelle Gastrokoloptose sich mit Magerkeit verbindet, dem Entschluß zum operativen Eingriff ein planmäßiges Aufmästen mit gleichzeitiger Bekämpfung der Stuhlträgheit vorauszuschicken sein; dies hat oft vollen Erfolg, und dann wird die Operation unnötig.

2. Sog. **virginelle Gastrokoloptose.** Da diese Form vorzugsweise bei Mädchen und Frauen, die nicht geboren haben, vorkommt — Jungfernschaft hat natürlich gar nichts damit zu tun — mag der Name beibehalten werden, obwohl sie auch bei Männern nicht selten ist. Es läßt sich nicht mehr bestreiten, daß mittels gut sitzender Stützapparate die gesunkenen Organe (Magen + Kolon bzw. Kolon allein, S. 741) wirksam gehoben werden können (E. Stierlin, W. Arnoldi, A. Borgbjärg und J. F. Fischer, Th. Rovsing u. a.; vgl. S. 255); doch haben wir uns von einem wirklichen Nutzen der Binden bei mageren Personen mit Gastrokoloptose niemals überzeugen können; d. h. ein bemerkenswerter Dauererfolg blieb aus, wenn man sich auf dieLeibbinde und ähnliches beschränkte und nicht gleichzeitig andere Schritte zur Bekämpfung der Obstipation und zur Besserung des Ernährungszustandes unternahm. Wohl wurden manchmal subjektive Beschwerden gemildert, wie C. von Noorden schon früher in einer die Leibbandagen bekämpfenden Arbeit anerkannte, und wie auch andere vielfach bestätigen (z. B. Borgbjärg und Fischer, A. von Rothe und K. Pollack). Damit ist uns aber wenig genützt; der Erfolg ist nicht dauerhaft, und die Patienten werden zu Sklaven der Binde. Die Bandage mag kurz nach dem Anlegen, wie das Röntgenbild zeigt, noch so schön sitzen und die gesunkenen Organe auch tatsächlich heben, wenn man nach einigen Stunden aufs neue untersucht, sieht man oft, daß das Kolon und sogar der untere Magenpol hinter der Pelotte herabgerutscht ist. Trotzdem kann uns die Binde gute Dienste tun, wenn sie wirklich Beschwerden beseitigt und dadurch

andere Maßnahmen, namentlich das Durchführen einer diätetischen Kur, erleichtert. Das ist von Fall zu Fall verschieden.

Th. Rovsing verlangt von einer guten und wirksamen Binde: 1. Der Druck muß breit auf das Hypogastrium einwirken — und zwar nur auf dieses — mittels einer großen und kräftigen Pelotte; 2. der Druck muß ausgiebig und konstant sein; 3. die Binde muß so gebaut sein, daß die Kranken sie am Morgen, noch bevor sie aufgestanden sind, d. h. so lange die Organe noch an ihrer richtigen Stelle ruhen, anlegen können. — Er empfiehlt am meisten den Vermehren'schen Unterleibsgürtel und einen von Walton und Curtis nach Angabe von W. A. Lane konstruierten Stahlfedergürtel.

Im Vordergrund der Therapie müssen Überwindung der Obstipation und Besserung des Ernährungszustandes stehen. Nur in einer Minderzahl von Fällen fällt eine der beiden Indikationen weg; meist wird man beides zwangsläufig mit einander verbinden. Daß dies nicht immer geschieht, und daß oft nur Masterfolge angestrebt werden, bedingt manchen Mißerfolg interner Therapie. Nur die beiden Stichworte: Behandlung der Obstipation (im wesentlichen nach den für Colica mucosa und für dyskinetische Obstipation aufgestellten diätetischen Gesichtspunkten; unter Umständen unter Zuhilfenahme von Atropin) und Mastkur können hier genannt werden. Wie man diese Ziele erreicht, richtet sich nach der Sonderlage des Einzelfalles. Dringt man zum genannten Ziele durch, so schwinden die Beschwerden und mit ihnen die Gastrokoloptose als Krankheit. Doch beweist dies nicht, daß die Ptose auch vom anatomischen Standpunkt aus geheilt sei; im Bereich der Möglichkeit liegt es (C. von Noorden). Aber auch wenn es nicht zutrifft, eine Gastrokoloptose ohne Beschwerden ist keine Krankheit mehr, sondern nur ein innerer Schönheitsfehler. Bei einer als ideal gesund geltenden Fußballmannschaft fand sich zumeist starke Koloptose, so daß die Mitte des Querkolon im Becken lag (A. C. Jordan).

Um mit der diätetischen Therapie ungestört vorwärts zu kommen, sind unterstützende Maßnahmen von Belang. Es empfiehlt sich für die Mehrzahl der Fälle, die Behandlung mit einer etwa einwöchigen Liegekur zu eröffnen. Es soll die Obstipation beseitigt und es soll ein gewisser, schon psychisch bedeutungsvoller Masterfolg erreicht sein, ehe man Sitzen, Stehen und Gehen gestattet. Einerseits sind beim Liegen die Beschwerden geringer und dies begünstigt die Nahrungsaufnahme, andererseits trägt die Ruhe außerordentlich viel zur Heilung der Obstipation und der Darmspasmen bei (S. 381 und 386). Die Kost wird besser auf häufige kleine als auf wenige große Mahlzeiten verteilt. — Eine brauchbare Hilfe zur Linderung der Beschwerden und zu besserer Durchführung diätetischer Maßnahmen kann regelmäßiges Aushebern des Magens leisten (am besten etwa eine Stunde vor der letzten Mahlzeit oder kurz vor der Nachtruhe). Der Magen wird bei dieser Gelegenheit oberflächlich ausgespült. Etwaigen Anomalien der Salzsäuresekretion muß bei Auswahl der Kost und Darreichung von Medikamenten Rechnung getragen werden.

Auf Massage des Bauches verzichten wir bei diesen Kuren vollständig; wir fanden sie eher störend als nützlich. Von milden Hilfsmitteln der Hydrotherapie wird je nach Lage des Falles Gebrauch gemacht.

Die planmäßige diätetische Behandlung der Gastrokoloptose würde selbst bei prächtigem Augenblickserfolge ein vergebliches Bemühen bleiben, wenn sie sich nicht mit erzieherischer Psychotherapie verbände. Wir vermeiden das Wort Suggestion. Denn das Wesentliche ist planmäßiges Einschulen des früher falsch ernährten, falsch erzogenen, falsch gewöhnten Menschen für die Aufgaben und Ansprüche des Alltaglebens (S. 265). Dies erstreckt sich nicht nur auf Art, Menge und Verteilung der Nahrung, sondern auch auf Umfang und Art übender Muskeltätigkeit und sonstige Lebensgewohnheiten. Der Patient soll lernen, was ihm frommt und soll unterwiesen werden, wie er das Gelernte anzuwenden hat, verständiger Einsicht in die Tragweite der Maßnahmen folgend, nicht fremdem Willen. Von Suggestion darf nur soviel die Rede sein, wie sie etwa der Lehrer in der Schule dem Schüler gegenüber gebraucht. Nur wenn alles dieses berücksichtigt wird, bleiben Rückfälle aus, und nur dann hat die Kur in geschlossener Anstalt ihre Aufgabe erfüllt (C. von Noorden und H. Salomon).

Von operativem Eingriff reden wir nicht. Wenn nicht wahre Stenosen (S. 744) oder andere Komplikationen vorliegen, die um ihrer selbst willen chirurgischen Eingriff erfordern, ist der chirurgische Eingriff (Gastropexie) bei dieser Form der Gastrokoloptose — von seltenen Ausnahmen abgesehen — unnötig. B. Stiller bezeichnete ihn sogar als „Vandalismus".

II. Hirschsprung'sche Krankheit.

A. **Begriffsbestimmung.** In der begrifflichen Abgrenzung der Hirschsprung'schen Krankheit herrschte, seitdem H. Hirschsprung das klinische Bild entwarf (1888), große Verwirrung. So ist es in der ganzen Literatur, weit mehr noch in der Diagnostik des praktischen Arztes. Ein anschauliches Bild davon gibt das vortreffliche Referat H. Kleinschmidt's und der gleichfalls vortreffliche kürzere Bericht O. Meyer's, der der geschichtlichen Entwicklung des Begriffes, seiner allmählichen Erweiterung und Wiedereinengung nachgeht und daneben eine vollständige Übersicht über die gesamte Literatur gewährt. Auf dieses an leicht zugänglicher Stelle veröffentlichte Referat sei verwiesen, und wir brauchen daher nicht auf jede Einzelarbeit einzugehen.

1. In weitester Fassung versteht man unter Hirschsprung'scher Krankheit ein chronisches Leiden, welches sich äußert in schwerer Stuhlträgheit, in Ansammlung großer Kotmassen im S Romanum und im Colon descendens, hauptsächlich aber in ersterem, in mächtiger räumlicher Ausdehnung der kotgefüllten Darmschlingen und in Gasauftreibung des Darmes oberhalb der gestauten Massen. Dazu kommen bald früher bald später weitere schädliche Folgen dieser Stauung. Ausgeschlossen von dem Begriff „Hirschsprung'sche Krankheit" werden aber solche Fälle, in welchen die Ursache der Stauung ein erworbenes mechanisches Hindernis, etwa eine Narbenstriktur u. dgl. ist.

2. Im engeren Sinne des Wortes wird der Krankheitsname gebraucht, wenn ein kongenitales mechanisches Hindernis sich freiem Kotlauf durch den Enddarm entgegenstellt, sei es in Form angeborener Stenose oder einer Form- und Lageanomalie des S Romanum, welche den Austritt des Kotes aus dem Sigma in das Rektum erschwert, oder wenn die unter 3 zu erwähnenden anatomischen Vorbedingungen für mangelhaften Kotlauf bestehen. Hier werden also alle nichtkongenitalen, sondern erst später erworbenen Hemmungen ausgeschaltet, andererseits aber mechanische Hindernisse — soweit sie angeboren sind — als Krankheitsursachen aufgenommen. Im Falle eines mechanischen Hindernisses wären Kotstauung und Dehnung des Sigma sekundäre Erscheinungen; mangels mechanischen Hindernisses wäre die Ursache in funktionellen Störungen der motorischen Sigmafunktion zu suchen.

3. Im engsten Sinne des Wortes „Hirschsprung'sche Krankheit" scheiden auch die mechanischen angeborenen Hindernisse — welcher Art auch immer — aus und der Begriff bleibt beschränkt auf Fälle angeborener, abnorm langer Schlingenbildung des Kolon, insbesondere des Sigma (Megasigmoideum congenitum nach H. Hirschsprung und G. Mya; S. 103; angeborener Riesenwuchs des Darmes nach L. Kredel).

Nach dem Referate O. Meyer's scheinen Fälle, letzterer Art, d. h. idiopathisches angeborenes Megasigmoideum mit funktionellen Störungen der Kotentleerung äußerst selten zu sein. Andererseits ist angeborenes Megasigmoideum ohne wesentliche Störungen der Kotentleerung etwas ungemein häufiges, vielleicht sogar die häufigste aller kongenitaler Formveränderungen des Dickdarms. Es müssen also unter allen Umständen über die angeborene Formanomalie hinaus noch weitere funktionelle oder anatomische Störungen hinzutreten, welche auf der kongenitalen anatomischen Unterlage das eigenartige Krankheitsbild erwachsen lassen. Ad. Schmidt erwähnt als solche mitwirkende Kräfte: Ernährungswechsel, Koprostase, Schwäche der Bauchmuskeln, Gasblähungen, Sphinkterkrampf, Überkragung oder Abknickung durch Kotstauung,

peritonitische Verwachsungen. Dies alles kann sich schon während der Fötal-
periode vorbereitet und entwickelt haben, wie vor allem aus den bedeutsamen
anatomischen Untersuchungen E. Konjetzny's hervorgeht; er wies bei einem
drei Tage alten Neugeborenen eine auf abnormer Lage der Flexur beruhende
Abknickung des Darmes mit sekundärer Dilatation und Hypertrophie der
proximal benachbarten Schlingen nach. Es fällt noch vollkommen in den
Begriff kongenitaler Veranlagung, wenn die Folgen eines etwaigen Hindernisses
sich nicht alsbald nach der Geburt, auch nicht in den ersten Lebensmonaten
und -jahren, sondern erst später bemerkbar machen; ähnlich wie Kinder mit
leichteren Formen angeborenen Herzfehlers in den eigentlichen Kinderjahren
sich annähernd normal entwickeln und verhalten können und erst später, wenn
der Kreislauf durch höhere Ansprüche an körperliche Leistung stärker belastet
wird, „herzkrank" werden. Bei Erwachsenen, welche uns mit den Symptomen
der Hirschsprung'schen Krankheit entgegentreten, läßt sich klinisch nur
selten sicher entscheiden, ob die grundlegende erste Ursache des Leidens an-

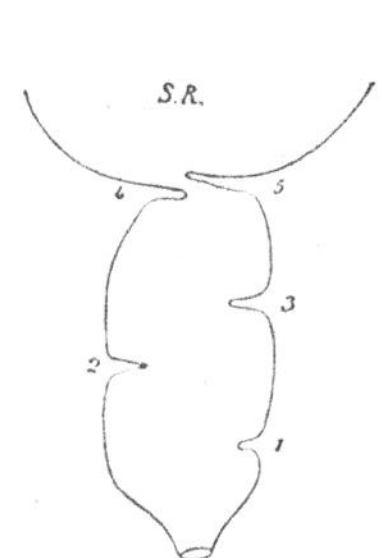

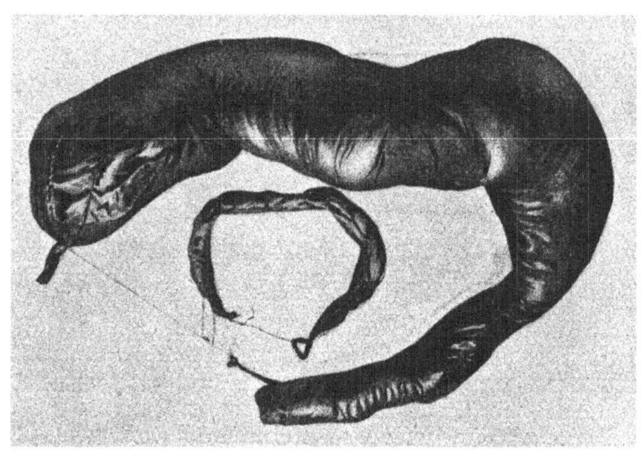

Fig. 172. (Nach Josselin
de Jong und Muskens.)

Fig. 173. Vergleich des Kolon des „balloon man"
(Formad) mit einem normalen (nach Hemmeter).

geboren war, und selbst die Autopsie in vivo oder gar post mortem gibt darüber
nicht immer befriedigenden Aufschluß.

    Unter den geschilderten Umständen liegt kein stichhaltiger Grund vor,
bei Erwachsenen von der Bezeichnung „Hirschsprung'sche Krankheit"
abzusehen, wenn der charakteristische Symptomenkomplex sich langsam und
unabhängig von einem erworbenen mechanischen Hindernis (Striktur, peri-
sigmoidale Adhäsionen, extrasigmoidaler Tumor usw.) entwickelte. Wir müssen
dann auch solche Fälle hinzurechnen, die auf Grundlage von Störungen des
neuromuskulären Apparates beruhen und wir gelangen damit schon in
den Bereich der chronischen funktionellen Obstipation, welche — wie wir sahen
(S. 357, 369) — nicht selten auf funktionell-motorischer Anomalie einzelner
Darmabschnitte beruht. Wir haben um so mehr recht, diese Zustände einzu-
beziehen, als Bereitschaft dafür sicher größtenteils angeboren ist (Minderwertigkeit des neuro-muskulären Apparates, insbesondere auch der sympathischen und
parasympathischen Steuerung der eigentlichen nervösen Darmplexus). Daß
Minderwertigkeit des sigmoidalen neuromuskulären Apparates mit anatomischen,
kongenitalen Form- und Größenanomalien öfters zusammentrifft, ist eine annehmbare Hypothese; der Beweis ist aber schwer zu führen und steht noch aus.
Man wird in erster Linie wohl an spastische, den Kotlauf hemmende Einschläge
denken müssen (also Hypervagotonus), weniger an motorische Schwäche. Dem

letzteren steht die schon von H. Hirschsprung betonte und immer aufs neue erhärtete Tatsache entgegen, daß wir im Stauungsgebiet nicht nur Dilatation, sondern auch muskuläre Hypertrophie finden. Dies ist überhaupt der schwache Punkt aller Theorien, welche bei Erklärung der Hirschsprung'schen Krankheit von mechanischen Hindernissen absehen wollen; denn Hypertrophie setzt mechanische Hindernisse voraus, sei es spastische (J. Schreiber), sei es anatomische. Megasigma disponiert durch abnorme Länge und Gestalt der Schlingen zu Knickungen und damit zu anatomischen Hindernissen. Eine besonders wichtige Rolle scheint Faltenventilverschluß am Übergang des unteren Sigmaschenkels in das Rektum an der pelviko-rektalen Falte zu spielen. Zum Beispiel entwerfen de Josselin de Jong und Muskens eine Skizze der von ihnen und auch von anderen Autoren angetroffenen anatomischen Verhältnisse; es war an dem derben, der Dehnung Widerstand leistenden, abnorm stark entwickelten Faltenring zu Überkragung der unteren durch die obere Falte gekommen (Fig. 172). Dies führte zu einem Ventilverschluß. In solchen Fällen gelang es J. Ibrahim, F. Göppert, H. Eisenhart u. a. durch Einführen des Fingers oder eines Schlauches in den von unten her leicht durchgängigen Ventilverschluß die sofortige Entleerung massenhaften Kotes zu bewirken. Im L. Kredel'schen Falle genügte nach Laparotomie das Emporheben des Sigma aus dem kleinen Becken, den Ventilverschluß zu öffnen und den Abgang von Kot zu erzielen. Wenn derartige kongenitale Anomalien den Boden vorbereitet haben (abnorme Länge der Sigmaschlingen, abnorme Lagerung derselben zueinander, abnorme Breite der Plicae pelvicorectales oder der tiefer stehenden Houston'schen Klappen u. a.), werden Gelegenheitsursachen verschiedener Art, z. B. abnorme Härte des Kotes, ungewöhnlich große Masse und Schwere desselben, ungewöhnliche Dehnung und Zerrung der Sigmawand durch Darmgase u. a. etwaige Knicke oder Ventilschlüsse verstärken. Damit ist dann der erste Grund gelegt zu einer Stauung, die sich allmählich steigert, und weiterhin der Grund für das Entstehen der gewaltigen Hirschsprungschen sigmoidalen Kottumoren. Daß in der Regel die einmalige Entleerung des Sackes auf die Dauer nichts nützt, sondern daß der weite, gegen den Kotreiz abgestumpfte Sack Kot längere Zeit zurückbehält und damit immer aufs neue Anlaß zu abermaliger Stauung und zur Rückkehr der früheren mechanischen Lage schafft, ist wohl verständlich. In der schon früher gewürdigten Arbeit von E. Lenz über die Bedeutung des retrograden Transportes (S. 17 und 354), findet sich der beachtenswerte Hinweis, daß das Symptomenbild der Hirschsprung'schen Krankheit auch ohne mechanisches Hindernis infolge einer myodynamischen Grundstörung zustande kommen könne, d. h. durch pathologische Steigerung der physiologischen Retention und des physiologischen retrograden Transportes (retrograde Dyskinese). Die tieferen Ursachen dieser unzweckmäßigen neuro-muskulären Einstellung seien aber noch unbekannt. Obwohl Beweisstücke noch fehlen, sei doch auf diese Theorie hingewiesen, welche im Lichte der neueren Forschung über Darminnervation sich vielleicht als fruchtbar bewähren wird.

Zusammenfassung. In der überwiegenden Mehrzahl der Fälle Hirschsprung'schen Symptomenkomplexes, sowohl bei Kindern wie bei Erwachsenen, scheinen diese oder jene vorgebildeten, entwicklungsgeschichtlich begründeten anatomischen Anomalien späterer mechanisch bedingter Darmstenose den Boden vorbereitet zu haben. Wenn die anatomische Anomalie hochgradig ist, kommt es schon frühzeitig, unter Umständen schon vor der Geburt oder bald nachher zum ausgeprägten Krankheitsbilde. Wenn aber erst später aus der Krankheitsbereitschaft die Krankheit entsteht, dürfte wohl gröblich vernachlässigte Stuhlträgheit in der überwiegenden Mehrzahl der Fälle die auslösende Ursache sein. Hätte man sie nicht aufkommen lassen, so wäre die entwicklungsgeschicht-lich begründete anatomische Anomalie nicht zum mechanischen Hindernis geworden.

B. Auf die **pathologische Anatomie** der Krankheit wurde schon im Vor-stehenden Rücksicht genommen. Über Form- und Lageanomalien des S Romanum vgl. auch S. 7 und 103. Wir sahen, daß die pathologisch-anatomischen Grund-lagen der Hirschsprung'schen Krankheit keine einheitlichen sind. Einheit-licher sind die Folgen. Sie bestehen in Vergrößerung der beteiligten Darm-abschnitte, in abnormer Längenausdehnung und Erweiterung, gleichzeitig in übermäßiger Beweglichkeit; letzteres teils infolge angeborener stärkerer Ent-wicklung des Mesosigma, teils infolge erworbener Dehnung desselben. Die Muskulatur des Stauungsbezirkes ist hypertrophiert. Nur in einzelnen Fällen wurde die Hypertrophie vermißt (V. Schmieden, O. Minkowski, A. Tietze u. a.; Literatur bei O. Meyer). Dies darf nicht wundernehmen, da man sowohl am Darm wie an anderen Hohlorganen (Herz!) Hypertrophie trotz bestehender Austreibungshindernisse manchmal vermißt; Hypertrophie setzt neben den lokalen Bedingungen günstige Verhältnisse des Ernährungs- und Kräftezustandes voraus. Der Querumfang der erweiterten Darmteile kann die normalen Maße um das doppelte, dreifache und vierfache übersteigen. Wie die Größenverhält-nisse liegen können, zeigt Fig 173, welche sich auf den häufig zitierten Fall des „balloon man" von Formad bezieht. Trotz der gewaltigen Belastung wurde die Schleimhaut häufig normal oder nur im Zustande leichter, ober-flächlicher Entzündung angetroffen. Es kommen aber auch Geschwüre vor („Dehnungs- bzw. Stauungsgeschwüre" wie bei allen Stenosen des Darmes, S. 632). L. Kredel schätzt die Häufigkeit der Geschwürsbildung auf $33\,^0/_0$. Unter Umständen perforieren die Geschwüre (M. Versé, A. Bing, H. Köppe u. a.). Das prall gefüllte Sigma reicht in ausgesprochenen, hochgradig entwickelten Fällen bis zum Rippenbogen hinauf. Der Dickdarm ist erweitert und beteiligt sich, wenigstens in den benachbarten Abschnitten, auch an der muskulären Hypertrophie.

Das männliche Geschlecht wird von dem Leiden sehr viel häufiger als das weibliche betroffen (J. P. Cr. Griffith).

C. **Symptomatologie.** Die auffallendsten Merkmale der Krankheit sind hochgradige Verstopfung und Auftreibung des Bauches.

Verstopfung. Wenn die Kotstauung von der Geburt an besteht, kann der Tod eintreten, ohne daß es jemals zu einer Entleerung gekommen ist. In der Regel macht sich die Stauung erst später bemerkbar, entweder schon einige Tage oder Wochen nach der Geburt oder erst in späterem Kindesalter. Auch bei Menschen, welche erst nach vollem Ausbau des Körpers oder gar erst in reifen Jahren wegen ihrer Bauchbeschwerden ärztlichen Rat einholen und bei denen dann die Untersuchung das Bestehen der Hirschsprung'schen Krank-heit ergibt, erfährt man meist aus der Anamnese, daß in Kindheit und Jugend schon öfter langdauernde Perioden völliger Stuhlverhaltung vorausgegangen sind. Bei vollentwickelter Krankheit wird der Kot nur selten entleert, oft in Abständen von vielen Tagen und gar von mehreren Wochen. Dann aber erfolgt der Kotabgang nicht wie bei gewöhnlicher Obstipation in Form kleiner und größerer Scybala, sondern mehr explosionsartig werden große weiche, breiige oder gar flüssige Massen auf einmal ausgestoßen. Zum Beispiel berichtet G. Schwarz von Entleerungen, welche mehrere Stunden lang andauerten und 6—8 gestrichene Nachtgeschirre füllten. Manchmal schieben sich zwischen die einzelnen größeren Entleerungen kleine diarrhoische Kotabgänge ein. Von diesem gewöhnlichen Verhalten gibt es auch Abweichungen. Zum Beispiel sah C. von Noorden einen russischen Studenten mit einem gewaltigen, bis über den Nabel sich erhebenden Hirschsprung'schen Tumor; er klagte kaum nennenswerte Beschwerden und entleerte aller 1—2 Tage kleine dünnbreiige Kotmengen (etwa 100—150 g) Wegen dieser „Durchfälle" holte er ärztlichen Rat ein (vgl. S. 370). Der Kranke wurde später in seiner Heimat mit Erfolg operiert (Darmresektion). Das Bedürfnis nach Stuhlentleerung verhält sich sehr verschieden. Viele Kranke werden häufig, oft mehrmals täglich, von Stuhldrang gequält; dies wird ihnen fast zur Gewohnheit; sie achten kaum mehr darauf und suchen auch das Kloset gar nicht auf, weil sie keinen Erfolg davon erwarten. Eigentliche Kolikschmerzen, wie bei sonstigen Stenosen und wie bei Okklusion des Darmes sind selten, können sich aber in späterem Verlauf hinzugesellen. Es sind Warnungssignale, die auf drohenden Ausbruch von Ileus hinweisen (s. unten).

Auftreibung. Nicht nur der Kot, sondern auch der Windabgang ist bei Hirschsprung'scher Krankheit gestört, freilich trotz bestehenden Kottumors nicht immer vollständig. Es werden manchmal unter dem Drucke verstärkter Peristaltik und der Bauchpresse Gase, ebenso wie flüssiger Inhalt zwischen dem gestauten Kot und der Darmwand durchgepreßt und gelangen ins Freie (S. 756). Je stärker die Gasproduktion und je bedeutsamer das Hindernis für Gasabgang, desto gewaltiger wird die Blähung des Bauches. Beim Formadschen „Balloon man" betrug der Leibesumfang 220 cm. Die Aufblähung ist nicht gleichmäßig; die erweiterten Dickdarmschlingen zeichnen sich auf der Oberfläche ab, besonders deutlich bei Kindern und bei mageren Erwachsenen (Fig. 174). Bei dem Ibrahim'schen Kinde ließ sich deutlich erkennen, daß die sichtbaren Schlingen dem S Romanum angehörten (Fig. 175). Ausnahmsweise fehlt die Gasblähung des Darmes (A. Mühlberger) trotz stärkster Kotverhaltung. Vielleicht ist Störung der Gasresorption an der starken Gasblähung mitbeteiligt (J. C. Hemmeter).

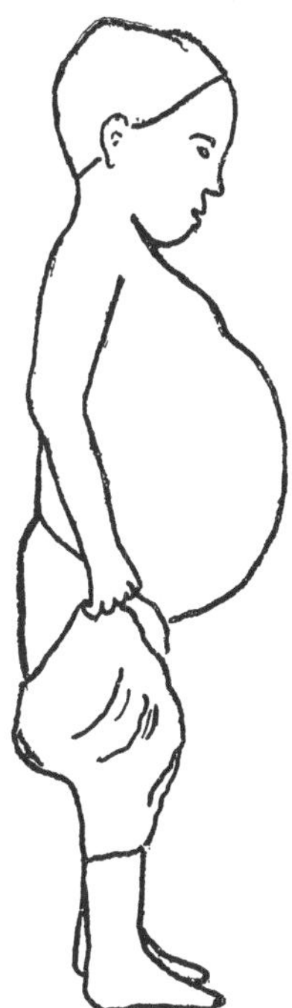

Fig. 174. Hirschsprung'scheKrankheit (nach Walker und Griffith).

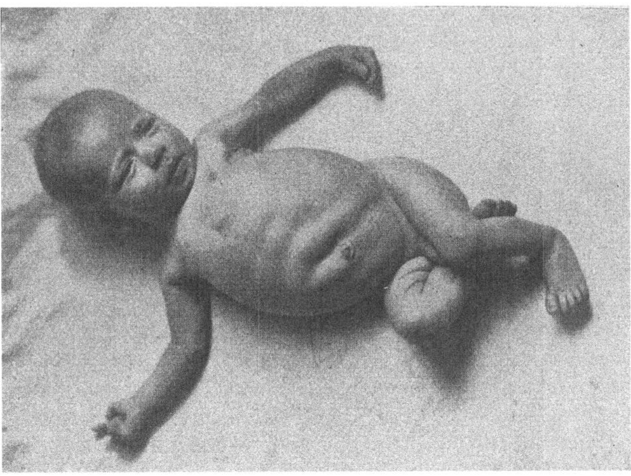

Fig. 175. Steifung im S Romanum bei Hirschsprung'scher Krankheit (nach Ibrahim).

Die sichtbaren geblähten Schlingen zeigen meist periodische Steifung, wie bei anderen Störungen der Wegsamkeit des Darmes; sie sind aber nicht immer stark ausgeprägt (J. C. Hemmeter). Polternde und gurrende Geräusche fehlen.

Tumor. In ausgesprochenen Fällen wird ein Tumor fast immer zu tasten sein, sei es bei einfacher Palpation des Bauches, sei es mittels bimanuellen Verfahrens (vom Mastdarm und von der Bauchwand her). Der Tumor steigt — wenigstens beim Erwachsenen — vom kleinen Becken aus gerade nach aufwärts, wenn nicht Verwachsungen ihn zu anderem Verhalten zwingen. Er ist von teigig weicher Beschaffenheit und meist von ellipsoider Form. Einzelne Schlingen lassen sich gewöhnlich nicht voneinander abgrenzen. Mit seiner Kuppe kann der Tumor den unteren Rippenbogenrand erreichen. Er pflegt nicht druckempfindlich zu sein; Abwärtsdrücken des Tumors löst manchmal Stuhldrang aus. Steifungen sind am Tumor selbst gewöhnlich nicht zu fühlen, wohl aber an angelagerten geblähten Schlingen, die höheren Abschnitten des Dickdarmes entsprechen.

Erbrechen und andere Ileuserscheinungen kommen vor; z. B. teilt S. Brandenstein einen solchen Fall mit. Es sind aber seltene Ereignisse.

Allgemeinbefinden. Kinder mit Hirschsprung'scher Krankheit bleiben meist auffallend in der Entwicklung zurück, was teils auf schlechte Nahrungsaufnahme, teils wohl auch auf Resorption toxischer Zersetzungsprodukte zurückgeführt werden muß. Der Hochstand des Zwerchfells bedingt meist das Entstehen von Bronchitis und lobulärer Pneumonie. Dies ist die häufigste Todesursache in Fällen, die nicht schon wenige Tage nach der Geburt tödlich enden. Bei Erwachsenen ist es aber geradezu auffallend, wie lange das Leiden ohne schwere Beeinträchtigung des Allgemeinbefindens vertragen wird. Das lästige Druck- und Schweregefühl im Bauch, der häufige vergebliche Stuhldrang, zeitweise Störung des Appetits und zeitweilige Übelkeit, nicht selten Attacken von Kopfweh in Form von Migränen u. a. werden zur Gewohnheit, werden monate- und jahrelang ertragen und brauchen die Arbeitsfähigkeit nicht wesentlich zu stören. Schließlich leidet das Allgemeinbefinden aber doch stark; namentlich sinkt mit der Zeit die Nahrungszufuhr, die Kranken magern ab und melden sich oft in sehr elendem Zustande beim Arzt. Es gehört natürlich eine unerhörte Gleichgültigkeit und Mißachtung ärztlicher Hilfe dazu, daß solche vernachläßigten Fälle überhaupt vorkommen.

Im Urin wurde hin und wieder Hyperindikanurie gefunden (R. Luria); auch geringe Albuminurie soll vorkommen.

Komplikationen. Hier sind zunächst als mögliche Folgen sämtliche Zustände zu erwähnen, welche wir in den Abschnitten Darmstenose und Darmokklusion schilderten. Wir sagen ausdrücklich als „mögliche" Folgen, denn zu wahrem Ileus kommt es selten. In dem S. Brandenstein'schen Falle (allerdings kein reiner „Hirschsprung") war Ileus das erste Krankheitssymptom (Mann von 39 Jahren). Aber prämonitorische Ileussymptome, wie heftige Koliken und Erbrechen, wurden doch in mehreren Fällen gesehen (O. Meyer). Als weitere Komplikationen sind Perforation und umschriebene Peritonitis zu nennen. Sie entstehen entweder aus den früher erwähnten Geschwüren oder auf Grundlage einer verbreiteten aufsteigenden Enterokolitis, die mit Fieberanstiegen zu verlaufen pflegt.

D. Die **Prognose** ist unter allen Umständen ernst. Auch die operative Behandlung des Leidens ändert daran nicht viel, wenn man es mit sehr heruntergekommenen Kranken zu tun hat, die den operativen Eingriff nur schwer überstehen (namentlich Säuglinge). Wenn sich das Leiden schon in frühester Kindheit entwickelt und seine Heilung nicht gelingt, so ist auf kümmerliche Entwicklung des Körpers und Widerstandsunfähigkeit des Körpers zu rechnen, was auch die Prognose aller etwaigen sonstigen Erkrankungen trübt. Nach dem Berichte O. Meyer's kommt Selbstheilung bei Kindern vor, indem mit allmählicher Erweiterung des Beckens, mit dem Heraufsteigen und relativen Kleinerwerden der Flexur die Bedingungen für Entstehen, Fortbestehen und Neuentwicklung der sigmoidalen Kotstauung sich mindern. Er erwähnt auch Fälle, wo es im frühen Säuglingsalter gelang, durch Einführen des Fingers die eine Abknickung zu beheben und den Kotlauf wieder herzustellen, ohne daß es zu Rückfällen kam; die körperliche Entwicklung schritt dann normal voran. Bei Erwachsenen ist die Prognose ungünstig, wenn man den Dingen freien Lauf

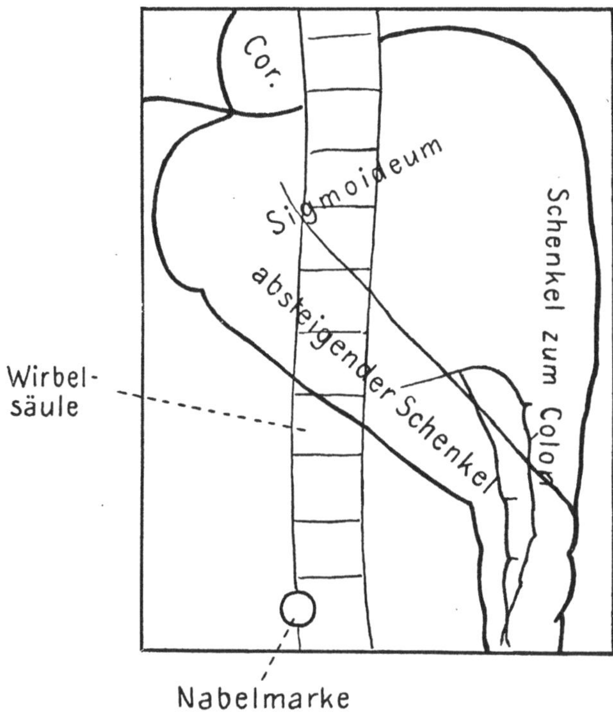

Fig. 176. Skizze eines Röntgenbildes von Hirschsprung'scher Krankheit (nach Hoffmann).

läßt. Gelingt es aber, vor Eintritt von Komplikationen durch innere Behandlung die Kotstauung zu beseitigen und ihre Wiederkehr zu verhüten oder einen erfolgreichen operativen Eingriff durchzuführen, so bessert sich die Prognose wesentlich (s. unten).

E. **Diagnose.** Wenn vollständige oder annähernd vollständige Verhaltung von Kot und Darmgasen mit der charakteristischen Auftreibung des Leibes zusammentrifft und beides von der Geburt oder wenigstens von der frühesten Jugend an besteht, so ist die Diagnose gegeben. Schwieriger liegen die Verhältnisse, wenn die Erscheinungen erst in späteren Lebensjahren auftreten. Meist haben die betreffenden Patienten schon von der Kindheit an wenigstens einen aufgetriebenen Bauch gehabt oder sie haben zeitweise an Kotverhaltungen gelitten, ohne daß die Störung ernsteren Charakter annahm. Die Erfahrung hat manche bereits gelehrt, daß die Abführmittel versagen. Die lokale Untersuchung des Rektum ergibt unter Umständen als wertvollen Anhaltspunkt das Fehlen von Kot in der Ampulle trotz langdauernder Retention. Beim Eingießen von Wasser dringen größere Mengen ein, kehren aber nicht wieder zurück; dies namentlich bei Ventilverschluß (S. 750). In günstigen Fällen gehen nach hoher Einführung des Schlauches große Kot- und Gasmengen ab (Eröffnung des Ventilverschlusses oder Entfaltung eines Knickes). Gelingt es, nach vorausgegangener Kotentleerung die pelviko-rektale Falte zu überwinden, so tritt das Instrument in einen Hohlraum mit schlaffen Wänden ein; bei Kotfüllung des Sigma stürzen Kotmassen in das Rohr.

Von diagnostischer Bedeutung ist weiterhin der Nachweis des aus dem kleinen Becken aufsteigenden Tumors (Beschreibung S. 754) und von Darmsteifungen. Auf die Angaben über Stuhlgang ist kein unbedingter Verlaß. Oft wird freilich wochenlanges Ausbleiben von Kot mit glaubwürdiger Sicherheit angegeben. Es kommen aber auch Fälle täglichen, wenn auch ungenügenden Kotabganges vor. Dahin gehört der oben berichtete Fall C. von Noorden's, und auch G. Schwarz berichtet aus der von Noorden'schen Wiener Klinik einen weiteren Fall (24jähriger Mann), wo langwährendes Versagen der Kotentleerung mit Perioden täglicher Defäkation abwechselte. Er macht darauf aufmerksam, daß in solchen Fällen neben dem enormen sigmoidalen Kottumor ein zeitweise gangbarer Weg, etwa eine Rinne, bestehen müsse, der entlang sich Kot nach abwärts und außen schiebt. Gestützt wird dies durch die Tatsache, daß bei solchen Fällen auch Gase entweichen.

Da einzelne und oft sogar mehrere Stücke aus dem typischen Krankheitsbilde fehlen können, ist die Diagnose nicht immer einfach. Namentlich erworbene Passagehindernisse, u. a. auch Strikturen, chronischer Volvulus, Tumoren benachbarter Organe sind in Betracht zu ziehen. Selbst erfahrenen Diagnostikern sind Irrtümer untergelaufen; manchmal klärte erst Laparotomie die Lage. Im einzelnen können wir auf die Differentialdiagnose nicht eingehen, da sich die Fragen in jedem Falle verschieden gestalten. Wertvolle Hinweise enthält das ausführliche Referat von H. Kleinschmidt.

Als sehr ergebnisreich für die Differentialdiagnose hat sich die Röntgenuntersuchung bewährt. Man kommt aber nicht immer mit einer einzigen Methode zum Ziel. Unter Umständen gibt das gewöhnliche Verfahren (Kontrastmahlzeit) überzeugende Bilder. Der Kontrastbrei rutscht zwischen Darmwand und Kotmasse vorbei, schlägt sich auf letzterem schalenförmig nieder und läßt dann den Kottumor in seiner ganzen Größe erkennen (G. Schwarz). Die Abbildung eines solchen Falles findet sich auf S. 103 (Fig. 34). Andere Male gibt der Kontrastbreieinlauf bessere Bilder, namentlich wenn vorher der gestaute Kot entleert werden konnte. L. Frank schlug vor, ohne Anwendung von Kontrastmitteln den Darm von unten her mit Luft aufzublasen, was in der Regel leicht gelingt; es heben sich dann die ausgedehnten, gewundenen und verlängerten Schlingen als strahlendurchlässige Schläuche deutlich ab. Die Skizze einer solchen Aufnahme versinnbildlicht Fig. 176.

F. Therapie. Grundsätzliche Entscheidung für oder gegen interne, gegen oder für chirurgische Behandlung trifft nicht die Kernfrage. Die Wahl muß sich nach Lage des Falles richten. Man soll auch nicht sagen, zunächst solle immer interne Behandlung versucht werden. Man steht manchmal bedrohlichen Zuständen gegenüber, die jedes Abwarten zum Kunstfehler stempeln.

Die interne Therapie ist in vielen Fällen der Lage gewachsen. Wir lernten, daß manchmal bei Kindern durch die natürlichen Vorgänge des Wachstums die Lage sich bessert (S. 755), und daß kleine Eingriffe (Entfaltung der sigmo-rektalen Klappe oder eines Knickes mittels Fingers oder Darmrohres) die Stauung beheben. Daraus hat sich die Methode herausgebildet, ein Darmrohr in das S Romanum einzuführen und dort längere Zeit, unter Umständen wochenlang, liegen zu lassen oder es längere Zeit hindurch jeden Tag neu einzulegen; letzteres ist vorzuziehen, weil bei langdauerndem Liegen des Rohres leicht Dekubitalgeschwüre entstehen. Das Darmrohr dient nicht nur zum Offenhalten des Sigma, sondern unter Heben und Senken des Trichters auch zu vorsichtigem Spülen. Das Sigma wird auf diese Weise von Kot freigehalten und entlastet. Diese Methode eignet sich auch für Erwachsene; natürlich muß bei ihnen das Darmrohr unter Führung des Rektoskops eingelegt werden.

Was eigentlich auch für jedes gesunde Kind und für jeden gesunden Erwachsenen selbstverständlich ist, gilt bei hirschsprungverdächtigen Fällen in besonderem Maße: es muß für regelmäßige und ausgiebige Kotentleerung gesorgt werden. Obstipation darf nicht aufkommen. Man darf hier aber nicht zu Grobkost als stuhlförderndem Mittel greifen, weil man dadurch die auf der Sigmawand ruhende Last zu groß machen würde.

L. Concetti und B. Oppler raten freilich zu reizender Kost. Dies kann und darf sich aber doch wohl nur auf spätere Zeiten gesicherter Rekonvaleszenz beziehen. Eigene Erfahrung fehlt uns darüber.

Auch vor fortwährender Klistierbehandlung ist zu warnen: sie stumpft die Reizempfindlichkeit des Unterdarmes ab (S. 256, 390). Vorübergehend darf man zu ihr greifen; die oben erwähnten Spülungen sind etwas ganz anderes und dienen auch ganz anderem Zweck. Bei der hier gemeinten prophylaktischen Behandlung scheue man vor Abführmitteln nicht zurück, welche den Durchlauf des Kotes durch den Dickdarm beschleunigen und den Kot in weicher Beschaffenheit in das S Romanum liefern. Hierzu genügt oft morgendliche Gabe von Milchzucker oder von Fruchtsäften (S. 222, 383); etwas kräftiger wirken Magnesia usta, Magnesium Perhydrol, isotonische Lösungen von Magnesia sulfurica; noch kräftiger die Arzneimittel aus der Oxyanthrachinongruppe (S. 225). Eine wesentliche Unterstützung leisten auch kleine Gaben von Atropin oder Eumydrin, die man monatelang darreichen kann, die man allerdings bei Kindern unter fünf Jahren besser vermeidet (Tagesgaben bei Kindern von 5—10 Jahren 0,2—0,5 mg, bei Erwachsenen 1,0—1,5 mg). Wir heben die Abführmittel als geeignet für den vorliegenden Zweck um so stärker hervor, als wir durchaus mit dem oft erteilten Rate übereinstimmen, auf der Höhe der Krankheit, d. h. bei gefülltem S Romanum, auf Abführmittel zu verzichten. Sobald aber das Sigma durch Überwindung des spastischen oder mechanischen Verschlusses und nachfolgendes Reinspülen entlastet ist (s. oben), treten Abführmittel in ihr Recht und können wesentliches zur Aufrechterhaltung guten Zustandes und zum Verhüten rückfälliger Stauung beitragen. Die erwähnte Atropinkur wird natürlich da am meisten Erfolg bringen, wo Spasmen an der sigmo-rektalen Grenze (J. Schreiber) dem Leiden zugrunde liegen. Von dem Einführen einer Elektrode in das Sigma und faradischer Behandlung meinen Hirschsprung und K. G. Lennander Erfolge gesehen zu haben.

Die chirurgische Behandlung hat unbedingt einzugreifen, wenn Gefahr im Verzuge, z. B. bei komplizierender Peritonitis oder bei drohendem Ileus. Die operativen Resultate werden dann aber sehr schlecht sein, weil die Operation zu spät kommt. Man beschränkt sich unter solchen Umständen zunächst, um die Operation angesichts des schlechten Allgemeinzustandes möglichst abzukürzen und möglichst gefahrlos zu machen, meist auf entlastende Kolostomie und verschiebt radikalere Eingriffe. Man sollte nicht warten, bis einem das Messer in die Hand gezwungen wird. Sowohl wenn die Entleerung des Sigma durch die geschilderten Maßnahmen nicht gelingt, wie auch in Fällen, wo sich trotz der erwähnten prophylaktischen Verfahren das Sigma immer

aufs neue füllt, sollte man mit der Operation nicht zögern; man ließe sonst
die günstigste Zeit verstreichen.

Operation der Wahl ist nur Resektion des erkrankten Darmabschnittes (Fr. Neugebauer, H. Kleinschmidt, F. Bode). Nach Neugebauer ward diese Operation im ganzen 43 mal vorgenommen. Einzeitige
Operation ergab 56 % Heilungen, mehrzeitige 90 % (I. Operation = Kolostomie,
Entleerung der gestauten Massen; II. Operation, nach Erholung des Kranken,
Resektion). Alle anderen Operationen sind Notbehelfe und können nur bei
besonderer Lage der anatomischen Verhältnisse in Frage kommen. Wir verweisen darüber auf die chirurgischen Handbücher und heben nur die sinnreiche,
in einem hirschsprungähnlichen Falle von V. Schmieden empfohlene Doppel-
enteroanastomose hervor (S. 397).

III. Die Darmdivertikel.

Man versteht unter Divertikeln Ausbuchtungen einer Stelle der Darmwand, welche aber gelegentlich bis zur wohl ausgebildeten seitlichen Abzweigung
entwickelt sein können. Das gilt namentlich für das Meckel'sche Divertikel,
welches auf einer Persistenz oder unvollkommenen Obliteration des fötalen
Ductus omphalo-mesentericus beruht und deshalb als angeborenes Divertikel den im späteren Leben auftretenden, erworbenen gegenüber gestellt wird.
Da an seiner Bildung alle Schichten der Darmwand teilnehmen, auch die Muskelschicht, bezeichnet man das Meckel'sche Divertikel häufig auch als wahres,
die erworbenen dagegen als falsche, insofern hier (mit seltenen Ausnahmen)
eine Lücke in der Muskelschicht besteht, durch welche die Schleimhaut wie
eine Hernie in die als Bruchsack dienende Serosa vorgestülpt ist. Vgl. S. 41.

Das Meckel'sche Divertikel kommt recht häufig vor, nach K. Doëpfner unter
130 Menschen einmal, nach älteren Statistiken (M. Wilms) noch häufiger, nämlich bei
2 % aller Leichen. Das männliche Geschlecht ist ein wenig bevorzugt. Das Divertikel
sitzt im Ileum, meist $1/_2$ bis 1 m oberhalb der Bauhin'schen Klappe, ausnahmsweise aber
auch näher oder entfernter. Es entspringt stets von der konvexen, dem Mesenterialansatz
gegenüberliegenden Seite des Darmes in einem großen, dem rechten sich nähernden Winkel.
Seine Länge schwankt zwischen 3—10 cm, doch sind einerseits Gebilde von 25 cm gesehen
worden, andererseits ganz kleine warzenförmige Vorwölbungen der Darmwand als An-
deutungen seiner Existenz. Wenn es größer ist, kann es ein eigenes Mesenteriolum besitzen.
Am freien Rande dieses Mesenteriolum verläuft gewöhnlich ein Gefäßstrang, der Rest
der ursprünglichen Dottergefäße, der auch nicht selten allein als ein mehr oder minder ob-
literiertes, von der Spitze des Divertikels zum Mesenterium verlaufendes Gebilde übrig
bleibt. Gegen das Ende ist das Divertikel häufig verjüngt, es kann sich aber auch hinter
der Verjüngung noch eine kolbige Anschwellung finden, eine herniöse Ausstülpung der
Innenwand durch die an dieser Stelle atrophische Muscularis, die auch wohl als zystische
Erweiterung bezeichnet wird. Das Ende selbst liegt entweder frei in der Bauchhöhle oder
es steht in strangförmiger Verbindung mit dem Nabel. In sehr seltenen Fällen ist dort
das Lumen nicht völlig obliteriert, so daß sich eine geringe Menge des kotähnlichen Inhaltes
aus einer Öffnung am Nabel entleert (offenes Meckel'sches Divertikel, Morian). Die
Wand des Divertikels zeigt denselben histologischen Bau, wie die Darmwand selbst, die
Schleimhaut enthält Lieberkühn'sche Drüsen und Peyer'sche Plaques.

Das Meckel'sche Divertikel spielt in der Darmpathologie eine nicht
unwichtige Rolle, indem es zu einer Reihe von schweren Erkrankungszuständen
Veranlassung geben kann. Die am Nabel fixierten Divertikel sind in dieser
Beziehung noch bedenklicher als die frei in die Bauchhöhle endigenden. Bei
den letzteren tritt Gefahr gewöhnlich erst dann ein, wenn das freie Ende infolge irgend eines Entzündungsprozesses in der Bauchhöhle festwächst. Das
geschieht vorzugsweise am Mesenterium. Der so geschaffene bzw. schon bei
der Geburt vorhandene Strang wird häufig die Ursache von Darmverschluß
(Divertikelileus), indem bald eine Darmschlinge von ihm eingeklemmt wird

(innere bruchähnliche Einklemmung, S. 682), bald eine quere Abschnürung infolge straffer Anspannung erfolgt, bald durch irgendeinen anderen komplizierten Mechanismus eine Behinderung der Passage ausgelöst wird, die zum Ileus führt. Darüber finden sich in der chirurgischen Literatur zahlreiche Mitteilungen aus alter und neuerer Zeit. Auch in Bruchsäcke treten abnorm lange Meckel'sche Divertikel gerne ein (W. Budde). Gelegentlich stülpt sich das Divertikel in den Darm ein und führt auf diesem Wege zur Obturation oder Invagination (Schmidt, R. Kothe). Ganz dieselben Vorgänge können natürlich auch eintreten bei persistierendem Dottergefäßstrang. In bemerkenswerter Weise bilden sich in dem Divertikel manchmal Geschwülste, z. B. Myome, Sarkome, die ihrerseits wiederum die Ursache von Verschlüssen werden können (L. Tschiknawerow, E. Höpfner). Die anatomischen Verhältnisse liegen in manchen ähnlich wie bei der Appendix, und dementsprechend führen Entzündungen oder eingedrungene Fremdkörper (Enthelminthen) zu ähnlichen Folgen, d. h. zu einer durch Zersetzung gestauten Inhaltes bedingten ent-

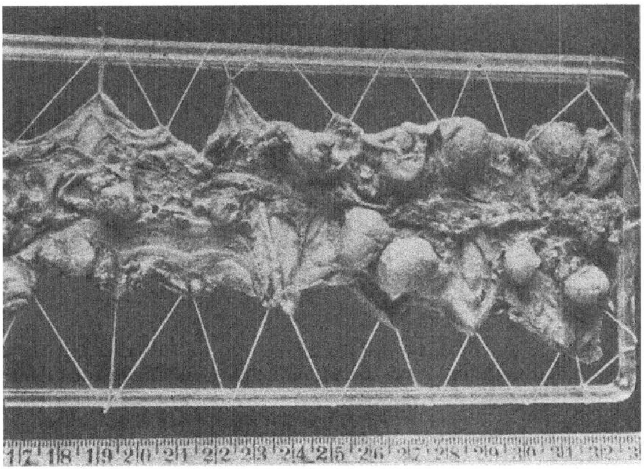

Fig. 177. Multiple Divertikel des Colon (nach Hemmeter). Verkleinerung ¹/₄ (von der Peritonealseite gesehen).

zündlichen Wandinfiltration mit Gefahr perforativer Peritonitis. Fälle dieser Art kommen gelegentlich vor. Doch ist für die Geschwüre in Meckel'schen Divertikeln noch eine andere Entstehungsart in Betracht zu ziehen. Am blinden Ende finden sich oft versprengte Magenzellflecke mit spezifischer Sekretionskraft der Magendrüsen. An der Grenze zwischen Darmschleimhaut und diesen Magenzellflecken entstehen mit Vorliebe die Geschwüre und man hat letztere dementsprechend dem Ulcus pepticum gleichgesetzt (R. Dahl).

Die erworbenen Divertikel sind in der Regel multipel vorhanden. In einem Falle D. Hansemann's waren es ungefähr 400. Ihr Umfang wechselt von Erbsen- bis zu Apfelgröße, sie sind halbkugelig oder fingerförmig und können an allen Stellen des Darmes vorkommen (vgl. Fig. 177). Bevorzugt sind aber entschieden das Rektum und die Flexura sigmoidea, überhaupt der Dickdarm. Im Dünndarm ist ein bemerkenswerter Ort ihrer Bildung das Duodenum, und zwar die Pars descendens in der Gegend der Einmündungsstelle des Pankreasganges. Das gleichzeitige Vorkommen anderer Mißbildungen an dieser Stelle deutet darauf hin, daß doch vielleicht irgend eine Anlage bei ihrer Entstehung im Spiele ist (M. Letulle, G. Buschi), daß sie also vielleicht richtiger den angeborenen Divertikeln zuzurechnen sind. Auch im Proc. ver-

miformis sind sie beobachtet worden (F. Lejars). Ihr Ansatzpunkt am Darm
ist stets die konkave Seite, die Gegend des Mesenterialansatzes. Sie stülpen
sich hier zwischen die Blätter des Mesenterium hinein, besonders an den Stellen,
wo die Mesenterialgefäße an den Darm herantreten (E. Klebs, R. Graßberger,
E. Graser u. a.). Es scheint, daß die Venenscheiden selbst die eigentlichen
Austrittsstellen bilden. Experimente haben gelehrt, daß an diesen Stellen,
namentlich bei alten Leuten (vielleicht infolge länger dauernder venöser Blutstauung), ein Locus minoris resistentiae entsteht; durch Druckwirkung vom
Darmlumen aus können hier kleine Ausstülpungen künstlich hervorgerufen
werden, welche den erworbenen Divertikeln entsprechen. Wie schon erwähnt,
besteht die Wand erworbener Divertikel lediglich aus Schleimhaut und Serosa;
die Muskelschicht fehlt, wenigstens in den meisten Fällen.

Über die Entstehung der falschen Divertikel läßt sich nach Analogie
der Ösophagusdivertikel vermuten, daß sie sowohl durch Druck von innen
(Pulsion), als durch Zug von außen (Traktion) erfolgen kann. Im Sinne der
Pulsion wirkt die Kot- und Gasstauung in den tieferen Abschnitten des Kolon,
speziell in der Flexura sigmoidea und dem Mastdarm, den meist befallenen Orten.
Voraussetzung ist dabei aber wohl stets eine verminderte Resistenz der Darmwand, wie sie durch chronische venöse Hyperämie und durch Involutions-
vorgänge im höheren Alter (z. B. Fettschwund im Mesenterium) erzeugt wird.
Hinsichtlich der Traktionswirkungen wird darauf hingewiesen, daß F. V. Birch-
Hirschfeld wiederholt bandartig geschrumpfte Züge im Mesenterium gefunden
hat, welche den Spitzen der Divertikel entsprechen. Für die Duodenaldivertikel
kommen weiterhin noch Schrumpfungen des Pankreas nach chronischen Entzündungen und Narbenbildungen im Gefolge von Duodenalgeschwüren in
Betracht.

Die klinischen Erscheinungen, welche durch die falschen Divertikel
hervorgerufen werden können, sind mannigfacher Art. Die praktisch bedeu-
tungsvollste ist die, in letzter Linie vermutlich durch Stagnation kleiner Kotpartikel ausgelöste Entzündung, Diverticulitis, die als die Grundlage der
Sigmoiditis und Perisigmoiditis, resp. der Perikolitis angesehen wird. Wir
verweisen auf die bezüglichen Kapitel (S. 416, 479). In anderer Form kommt
diese Krankheit auch in höheren Darmabschnitten vor und stellt sich dann als
Enteritis phlegmonosa dar (S. 445). Namentlich Duodenitis phlegmonosa scheint
vorzugsweise aus Entzündung von Divertikeln zu entstehen (E. Melchior).
Auch Verschwärungen mit Perforation in die Bauchhöhle (V. E. Mertens) oder
in andere Organe (F. Treves), Abszeßbildungen, chronisch indurierende Peritonitis, rezidivierende Appendizitis bei Divertikeln des Proc. vermiformis
(V. E. Mertens), endlich Störungen des Gallenabflusses bei Duodenaldiver-
tikeln (Th. Rosenthal) sind beobachtet worden.

Literatur über Darmdivertikel bei H. Nothnagel, M. Wilms, E. Melchior.

Früher galten Divertikel als klinisch nicht diagnostizierbar. Die Radioskopie ermöglicht aber unter Umständen die Diagnose (S. 500. Diverticulitis
S Romani); Forsell und Key erkannten mit Röntgenstrahlen ein Divertikel
der Pars desc. duodeni, das dann erfolgreich operiert wurde.

Erkrankungen der Darmgefäße.

I. Venöse Hyperämie des Darmes.

Blutstauung in den Venen des Darmes kann sowohl durch lokale Behinderung der Zirkulation in der Pfortader (Leberzirrhose), als auch durch allgemeine Verschlechterung des Kreislaufes (bei Herz- und Lungenkranken) zustande kommen, wenn sich die Störung von der Vena cava inferior rückwärts durch das Kapillarsystem der Leber hindurch erstreckt. Bestimmte Verhältnisse, z. B. Concretio pericardii, begünstigen dies. Reine Pfortaderstauungen sollten, theoretisch betrachtet, das Abflußgebiet der untersten Darmabschnitte, die Venae haemorrhoidales inferior und media, welche direkt in die Vena hypogastrica, einen Zweig der Vena cava inferior, münden, unbeeinflußt lassen; praktisch staut sich aber auch in ihnen das Blut, da sie als Kollateralbahnen zum Ausgleich benutzt werden. Eine weitere, wenn auch nicht konstante Ursache der Darmhyperämie ist Lähmung des Darmes.

Nicht immer findet man an der Leiche die während des Lebens sicher vorhandene Hyperämie noch deutlich ausgesprochen, weil durch die Kontraktionen der glatten Muskulatur nach dem Tode das Blut aus der Schleimhaut herausgepreßt werden kann (J. C. Hemmeter). Wo sie bestehen geblieben ist, ist die Schleimhaut intensiv blaurot gefärbt, geschwollen, auch leicht ödematös. Die Erweiterung der Venen betrifft sowohl die Mucosa wie die Submucosa und die Serosa. Diese Veränderungen sind keineswegs immer über den ganzen Darm gleichmäßig ausgedehnt, vielmehr ist bald der Dünndarm, bald der Dickdarm stärker beteiligt, unter Umständen sind einzelne Abschnitte des einen oder anderen ziemlich frei. Variköse Erweiterungen der gestauten Venen sind außerordentlich selten. Über die Beteiligung der Hämorrhoidalvenen an der allgemeinen Hyperämie des Darmes vergleiche frühere Abschnitte (S. 524).

Die Frage, ob die venöse Hyperämie des Darmes einen Katarrh der Schleimhaut im Gefolge hat, wird von H. Nothnagel dahin beantwortet, daß das zwar der Fall sein kann, aber keineswegs sein muß. Die Blutstauung wirke nur begünstigend. Diese Ansicht wird jetzt allgemein geteilt (L. Krehl). Zu wahren Katarrhen kommt es nach F. Falk und P. Saxl bei allgemeinen Kreislaufstörungen nur auf Grund anderer Ursachen (begleitender chronischer Magenkatarrh, Potatorenkatarrh usw.); für Störungen des Pfortaderkreislaufes gilt das gleiche.

Die **klinischen Erscheinungen bei venöser Hyperämie** gehen der Schwere der allgemeinen Zirkulationsstörungen durchaus nicht parallel. Manchmal fehlen sie bis in weitvorgerückte Stadien der Krankheit vollständig. Andere Male melden sie sich außerordentlich früh, so daß sie das erste sind, worüber die Kranken klagen. Dies führt nicht selten zu diagnostischen Irrtümern, indem es die Aufmerksamkeit des oberflächlichen Untersuchers von dem wahren Sitz des Leidens ablenkt. Viele Herzkranke (Myopathien und Klappenfehler) werden wochen- und monatelang als Magen- oder Darmkranke behandelt. Zwischen den beiden Extremen kommen alle Übergänge vor. Offenbar ist die persönliche Reaktion auf die abnormen Stromverhältnisse in den Verdauungsorganen sehr verschieden. Fast immer werden Magen- und Darmbeschwerden geklagt, wenn sich frühzeitig Induratio hepatis cyanotica entwickelt, wie es namentlich bei Concretio cordis und bei jugendlicher Aorteninsuffizienz vorkommt. Die Beschwerden selbst sind verschieden. Meist äußern sie sich in Appetitmangel, Völle- und Spannungsgefühl nach dem Essen. Dann kann es zu ungenügender Ernährung kommen. Man hat in solchen Fällen geradezu von „kardialer Kachexie" gesprochen. Eigenart der Stoffwechselverhältnisse erklärt den Verfall nicht; es handelt sich um chronische Unterernährung. Anfangs kann die Abmagerung willkommen sein (z. B. bei Fettleibigen); später erweckt sie schwere Befürchtung.

Eine sehr häufige Klage ist **Stuhlträgheit.** Im akuten Tierexperiment regt mangelhafte O_2-Versorgung des Darmes die Peristaltik an; bei chronischer Entwicklung der Stromverlangsamung scheint aber die Erregbarkeit des Nervmuskelapparates zu leiden (H. Nothnagel). So weit wir nach Maßgabe der Radioskopie und der therapeutischen Erfolge urteilen können, handelt es sich zumeist um einfache Hypoperistaltik des Dickdarmes; Spasmen, die natürlich aus anderen Ursachen hinzutreten können, gehören nicht zum gewöhnlichen Krankheitsbilde. Meist gelingt es, durch geeignete Kostwahl die Obstipation zu bekämpfen, namentlich durch Einstellen reichlicher Mengen von rohem und gekochtem Obst, was auch aus anderen Gründen für Herzkranke vorteilhaft ist (Salzarmut!). Immerhin macht es öfter Schwierigkeit, mit eigentlicher Obstipationsdiät (S. 380) durchzudringen, weil sie doch immer den Gesamtdarm und den ganzen Bauch stärker belastet. Man scheue dann nicht vor Abführmitteln zurück; man kommt fast immer mit milden Mitteln aus (Pulv. Liquir. comp., Rhabarbermischungen, Jalapapillen u. dgl.). Auch auf salinische Abführmittel (Bitterwässer, Magn. sulfur., Magn. perhydrol, Natr. sulfur u. dgl.) reagiert der Darm bei Stauungshyperämie recht gut, im Durchschnitt sogar viel besser und nachhaltiger als bei anderen Formen der Stuhlträgheit. Daher sind solche Kranke oft dankbare Kurgäste Homburgs, Karlbads, Kissingens, Marienbads usw. Vor Behandlung mit größeren Klistieren sei gewarnt; sie stumpfen die Erregbarkeit des Nervmuskelapparates noch weiter ab (S. 256, 390).

Recht häufig wird **Gasaufblähung** geklagt, eine der häufigsten Darmbeschwerden bei Respirations- und Zirkulationsstörungen. Nach Ad. Schmidt und seines Schülers K. Kato Untersuchungen soll dies auf verminderter Gasresorption beruhen. Völlig ˙beweisend sind die Untersuchungen nicht; zum mindesten darf man die Lehre nicht verallgemeinern und primäre Störung der Gasresorption nicht als alleinige Ursache der Tympanie Herzkranker hinstellen. Die Tympanie wirkt natürlich schädlich zurück auf Atmung und Kreislauf, da sie die Bewegungen des Zwerchfells hemmt. Sie wächst sich manchmal zur Hauptbeschwerde der Kranken aus. Wenn Tympanie vorhanden, besteht meist auch Stuhlträgheit. Wenn auch Vorbedingung für ihr Verschwinden, beseitigt das Erzielen guten Stuhlgangs die Tympanie nicht immer. Sehr nützlich erweisen sich oft einige Karell-Milchtage (800—1000 ccm Milch am Tage als einzige Kost). Noch besser bewährt sich dreitägiger Kefir, der fast milchzuckerfrei ist und daher kein gärungsfähiges Material enthält (S. 198, 305); nur muß durch vorsichtiges Erwärmen und gleichzeitiges Schlagen mit einem Schlagbesen die CO_2 vorher ausgetrieben werden. Denn alle CO_2-haltigen Getränke sind bei Tympanie schädlich. Öfters sahen wir sehr guten Erfolg bei knapper, den Erfordernissen der Antigärungskost (S. 205, 304) angepaßter Ernährung (also vorzugsweise animalische Eiweißträger!). Wenn nach einigen Tagen knapper Milch-, Kefir- oder Antigärungsdiät der Meteorismus beseitigt ist, kehrt er oft auf die Dauer oder doch wenigstens lange Zeit nicht zurück. Massage erweist sich manchmal nützlich, kann jedenfalls die übrigen Maßnahmen unterstützen; Verlaß ist nicht darauf. Des Versuches wert ist das

von F. Kirchberg und Ch. Wehmer angegebene Saugverfahren: große
Glastrichter (bis zu 30 cm Durchmesser, am besten elliptisch geformt = ca.
24 : 30 cm) werden nach Art der Bier'schen Stauungsglocken der vorderen Bauchwand aufgesetzt; nach etwa einviertelstündiger abwechselnder Druck- und
Saugwirkung werden die Glocken so stark wie es der Patient verträgt, evakuiert;
die Patienten bleiben dann noch etwa 15 Minuten mit hochangesogener Bauchwand ruhig liegen. Kirchberg und Wehmer empfahlen dies vorzugsweise
bei arterieller Hypertonie. Das Verfahren scheint aber auch bei Tympanie gut
zu wirken. Natürlich ist die Wirkung auf das Herz zu beobachten, da man den
Einfluß auf die allgemeine Zirkulation nicht von vornherein ermessen kann. Sehr
nützlich ist planmäßige Atemgymnastik; sie hilft meist besser als Massage.
Ihr zuzurechnen ist vorsichtiges Steigen („Terrainkur", J. Oertel). Medikamentöse Hilfe leisten Spir. camphor. (S. 234), noch besser scheint
Ol. menth. piper. zu wirken, etwa in Form der „Cholaktol-Tabletten" von
R. Heinz (täglich 4—6 Tabletten, je 0,0125 g Ol. menth. pip. enthaltend). Weiter-
hin ist kleiner Gaben von Atropin zu gedenken (etwa zweimal täglich 0,5 mg).
Auf Erfolg des Atropins ist nicht zuverlässig zu rechnen; manchmal leistet es
aber überraschend gute Dienste. Die Wirkung tritt erst nach 3—4 Tagen ein.

In anderen Fällen bewährt sich Physostigmin ähnlich gut wie bei
Darmparese (S. 703). Doch heischen Schwächezustände des Herzens größte
Vorsicht bei seinem Gebrauche.

Von objektiven Störungen ist **Verschlechterung der Fettresorption** gemeldet (Graßmann, B. Schneider). Da in anderen Fällen aber die Fettresorption ganz gut war (Th. Husche, B. Schneider), ist es fraglich, ob die
schlechte Resorption unmittelbare Folge der venösen Hyperämie und nicht durch
andere, zufällige Nebenumstände bedingt war.

Hämorrhagien aus der venös-hyperämischen Darmschleimhaut erfolgen
bei allgemeinen Zirkulationsstörungen nur selten, häufiger bei isolierter Stauung
im Pfortaderkreislauf. Sowohl Ad. Schmidt wie E. Romberg erwähnen ihr
gelegentliches Vorkommen, ohne daß in den betreffenden Fällen Hämorrhoiden
oder errosiver Katarrh der Schleimhaut bestanden. Okkultes Blut wird nach
eigenen Erfahrungen bei schwerer Kompensationsstörung des Herzens nicht ganz
selten im Kote gefunden. Ungleich häufiger sind kleinste und auch größere,
bis zur Melaena sich steigernde Blutabgänge bei Erythrämie. Wir sahen
einen Fall, wo sie lebensgefährlichen Charakter annahmen, und wo man sich
wegen der verzweifelten Lage zur Laparotomie entschloß. Man erwartete ein
Ulcus duodeni zu finden, was aber nicht zutraf. Der Kranke überlebte die
Operation nur einen Tag. Die Autopsie bestätigte das Fehlen jeder Ulzeration;
es waren Blutungen per diapedesin. Bei Erythrämie, und zwar vorzugsweise bei
Kranken mit Darmblutungen, begegnet man öfters starken Bauchschmerzen,
namentlich im linken oberen Bauchquadranten oder im Mesogastrium. Ihre
Ursache ist noch dunkel. Angesichts der völlig negativen grob-anatomischen
Befunde dürfte es sich wohl um neuritische Prozesse in den Mesenterialnerven
handeln.

Darmvarizen sind, abgesehen von den Varizen der Hämorrhoidalvenen
selten. Am ehesten kommen sie noch bei atrophischer Leberzirrhose vor.

Über Hämorrhoiden vgl. S. 522 ff. Über venöse Stauung bei Strangulationen u. dgl. S. 652.

II. Sklerose und Angiospasmus der Darmarterien.

Dyspragia intestinalis intermittens angiosclerotica (Ortner); Angina abdominis (Bacelli).

Potain und J. Teissier haben gezeigt, daß es klinische Symptome gibt, die von der Sklerose der Bauchaorta herrühren; daß aber auch die Sklerose der Mesenterialarterien mit ausgesprochenen, zu ihrer Diagnose ausreichenden Erscheinungen einhergeht, haben zuerst die sorgfältigen Beobachtungen von J. Schnitzler und N. Ortner gelehrt. Durch zahlreiche Einzelbeobachtungen ist es möglich geworden, ein eigenes Krankheitsbild der Arteriosklerose der Darmarterien abzugrenzen.

A. Ätiologie, Anatomie, Pathogenese.

Das Leiden befällt meist ältere Personen, jenseits vom 40.—50. Lebensjahre, Männer mehr als Frauen. Auch bei jüngeren Leuten kann es aber vorkommen; insbesondere hat J. Pal darauf hingewiesen, daß die dem Krankheitsbilde der Dyspragia abdominalis sehr nahestehenden abdominellen Gefäßkrisen der Tabiker nicht an ein bestimmtes Alter gebunden sind. Außer der Lues, die wahrscheinlich die überwiegende Mehrzahl der Fälle nach sich zieht, spielt der Mißbrauch von Alkohol und noch mehr derjenige von Nikotin in der Ätiologie eine Rolle. Auch chronische Bleivergiftung wird beschuldigt.

Nach R. Thoma und seinen Schülern beteiligt sich die Bauchaorta zu 75 % an der Verbreitung der Arteriosklerose im Körper; nach R. Kümmell ist die Sklerose der Bauchgefäße ebenso häufig wie die anderen Gefäßgebiete. Sicher nachzuweisen ist die verhältnismäßig große Unabhängigkeit der Sklerose der Bauchaorta von derjenigen der Aorta thoracica: das Zwerchfell bildet hier eine auffallende Grenzscheide. Die sklerosierte Aorta wird nicht nur in die Breite, sondern auch in die Länge vergrößert; sie wird dadurch abnorm beweglich und disloziert. Nach A. Hasenfeld kommt Sklerose der Bauchaorta auch ohne Beteiligung der Mesenterialgefäße vor, aber umgekehrt ist, wenn die letzteren ergriffen sind, die Aorta stets mitbeteiligt. Relativ oft finden sich die ausgesprochensten Veränderungen an der Abgangsstelle der Mesenterialarterien aus der Aorta. Nach der Peripherie zu nehmen die Veränderungen bedeutend ab. Die Arteria mes. sup. scheint häufiger betroffen zu sein als die inferior.

Die anatomischen Veränderungen sind dieselben wie an anderen Gefäßen. Wir verzichten deshalb auf ihre Schilderung. Keineswegs immer handelt es sich um eine diffuse Erkrankung der Wand, eine Aortitis abdominalis oder Arteriitis mesenterialis mit zunehmender Starrheit des Rohres und Erweiterung der größeren resp. Verengerung der kleineren Gefäße. Auch zirkumskripte aneurysmatische Erweiterungen kommen vor. Das Aneurysma der Bauchaorta, das hier unberücksichtigt bleibt, ist ja eine bekannte Erscheinung. Neben den durch die Wanderkrankung an sich bedingten Veränderungen sind langsam entstehende Thromben an den Stellen, wo die Intima besonders stark verändert ist, für die Erklärung der Krankheitssymptome von Belang; sie tragen durch Verengerung des Rohres zum Entstehen des klinischen Bildes bei.

Im übrigen sind, worauf N. Ortner sofort hinwies, auch angiospastische Zustände am Zustandekommen der Dyspragia intestinalis beteiligt. Ebenso wie bei Angina pectoris gibt es zweifellos Fälle, wo neurotischer oder toxischer Angiospasmus allein, ohne anatomische Sklerose, das Krankheitsbild erzeugt oder auch in der Hauptsache dasselbe beherrscht. Sehr eingehende Würdigung der Pathogenese und Symptomatologie des Krankheitsbildes findet sich bei J. Pal (Gefäßkrisen).

B. Symptomatologie.

Bauchschmerzen. Das hervorstechendste Symptom sind Anfälle diffusen Bauchschmerzes von bohrendem, stechendem, drückendem Charakter, die sich bald innerhalb $1/_2$—1 Minute, bald erst in etwas längerer Zeit zum Höhepunkt steigern, und deren Dauer sich gewöhnlich auf etwa 10—15 Minuten erstreckt, die aber auch stundenlang sich hinziehen können. Die Heftigkeit des Schmerzes ist verschieden, sowohl bei verschiedenen Fällen wie auch beim einzelnen Kranken. Bei großer Wucht des Schmerzes verbindet sich Vernichtungs- und Ohnmachtsgefühl damit. Dies kommt namentlich in Fällen vor, wo der Schmerz weniger diffus als hauptsächlich in der Oberbauchgegend empfunden wird. Die Paroxysmen wiederholen sich bei manchen sehr oft, alle Tage oder sogar mehrmals täglich; bei anderen sind sie durch lange anfallsfreie Zwischenräume getrennt. Als auslösende Ursachen werden häufig stärkere körperliche Bewegung, seltener psychische Erregung, manchmal stärkere Mahlzeiten, namentlich der Genuß „blähender Speisen" angegeben; andererseits treten die Schmerzen bei manchen Kranken vorzugsweise oder gar ausschließlich nachts bei horizontaler Lage auf, und die Patienten geben an, sie könnten dem Schmerz nur durch Schlafen in halbsitzender Stellung vorbeugen.

In ausgeprägten Fällen wird der Bauch aufgetrieben, stark gebläht, hart, gespannt; das Zwerchfell steigt in die Höhe, der Kranke klagt Atembeklemmung, Herzstechen, Herzklopfen, Pulsbeschleunigung (N. v. Ortner).

Andere Bauchsymptome. Als besonders wichtiges Merkmal gilt auffällige Ruhe über den geblähten Darmschlingen („toter Meteorismus"), wenn auch nach Maßgabe der Auskultation die Peristaltik nicht völlig zu stocken braucht (N. v. Ortner). Wenn wieder Kollern und Gurren oder gar Kotentleerung auftreten, fühlen sich die Kranken erleichtert, und bald darauf ist der Anfall überwunden. Nicht selten sind, namentlich bei heftigen und langdauernden Anfälle kleine Blutabgänge mit dem Kot (okkultes Blut oder gar leichte Melaena; G. Singer). Sie rühren her von retrograder venöser Blutanschoppung. Während der Anfälle besteht häufig Strangurie. Erbrechen kommt vor, ist aber selten. Der Meteorismus betrifft vornehmlich Colon ascendens et transversum. Ad. Schmidt will „mangelhafte Gasresorption infolge ungenügender Blutversorgung der betroffenen Darmabschnitte" für den Meteorismus verantwortlich machen. Doch wandte S. Kreuzfuchs mit Recht dagegen ein, daß sich dafür in typischen Fällen der Meteorismus viel zu schnell entwickelte (s. unten).

Intermittierendes Hinken. In manchen Fällen wurde als Begleiterscheinung der paroxysmalen Dyspragia intestinalis Dysbasia arteriosclerotica beobachtet, oder es trat bei einunddemselben Kranken bald die eine bald die andere Form des Leidens auf (G. A. Friedmann). Die schnelle Ermüdbarkeit der Beine beim Gehen, nebst Eintritt von Parästhesien und Schmerz in den unteren Extremitäten, kommt nicht nur bei Sklerose der Art. iliacae oder femorales vor, sondern gilt auch als Zeichen der Aortitis abdominalis und des Aneurysma der Bauchaorta (J. Teissier, Weitz, G. Hubert, M. Matthes, N. v. Ortner u. a.). Wir werden bei Kombination von Dyspragia intestinalis und von Dysbasia Erb annehmen dürfen, daß die Aorta mitbeteiligt ist. Es brauchen die Mesenterialarterien selbst gar nicht erkrankt zu sein; die anatomische Veränderung kann sich auf eine durch Aortitis bedingte Stenose der Abgangsstellen beschränken.

Über die **Entstehungsweise der Schmerzen** sind die Ansichten noch nicht völlig geklärt. H. Nothnagel und mit ihm Roßbach, J. Pick u. a. deuten sie als Gefäßnervenschmerzen, bedingt durch Dehnung und Zerrung der sympathischen Geflechte, welche die Gefäße umgeben. M. Buch nimmt eine Neuralgie der lumbalen Geflechte des Sympathikus außerhalb der Gefäße an. An Beteiligung des Sympathikus am Gesamtkrankheitsbilde müssen wir wohl unbedingt festhalten. Die Darmblähung bei gleichzeitiger Darmruhe, ein wesentliches Stück des ganzen Symptomenkomplexes, weist hierauf hin (Reizzustand der motorisch hemmenden Fasern). Auch bei Darmparalyse kommt dies vor (paralytischer Ileus, S. 656), hier aber zunächst ohne Schmerz. Bei Dyspragia intestinalis aber ist teils durch anatomische Verhältnisse, teils durch Krampf kleiner Gefäße auch die Ernährung sensibler Nerven des Mesenterium geschädigt. Sie verlaufen nach L. R. Müller zusammen mit den sympathischen Nervenfasern. Ob sie dem System des Sympathikus zugehören, ist eine andere Frage. Die neuen Untersuchungen über das Auftreten sensibler, auch zu den Eingeweiden hinziehender Nerven aus den Vorderhörnern des Rückenmarkes (W. Lehmann) wirft in dieser Hinsicht neue Fragen auf. Den Mesenterialnerven wies schon H. Nothnagel große Bedeutung für das Zustandekommen von Bauchschmerzen zu, z. B. bei allen Formen von Strangulation (S. 653), und nach dem Vorgang C. Ritter's ist man jetzt geneigt, dies noch in höherem Maße zu tun. Jedenfalls steht heute nichts mehr im Wege, die Schmerzen bei Dyspragia intestinalis ebenso wie die wichtigen Nervensymptome der Darmblähung und der Darmruhe aus ischämischer Reizung der im Mesenterium verlaufenden zentripetalen und zentrifugalen Nerven zu erklären.

C. Diagnose und Prognose.

Die **Diagnose** der Dyspragia intestinalis wird dadurch erschwert, daß ähnliche, auf anderer Grundlage stehende Symptomenbilder gar nicht selten sind. Namentlich wird ein erster heftiger Anfall der Deutung immer Schwierigkeiten bereiten. Man denke an die mannigfachen Erscheinungsformen der Schmerzen und sonstigen Bauchsymptome bei Appendizitis, bei Cholezystitis, bei Nephrolithiasis, bei inneren Inkarzerationen, bei Pankreasapoplexie, bei Stieldrehungen von Adnextumoren, bei schwerer Obstipation mit starkem spastischem Einschlag, bei perforativer Peritonitis. Wesentlich erleichtert wird die Diagnose bei wiederholten Anfällen, nachdem man sich in der Zwischenzeit davon überzeugt hat, daß von den erwähnten und anderen ähnlichen Ursachen des Schmerzes nichts vorliegt.

Sorgfältiges Abwägen bedarf das Krankheitsbild gegenüber Bleikolik und tabischen Krisen (S. 785, 786).

Erschwert wird die Diagnose weiterhin durch die bekannte Tatsache, daß auch die bei Sklerose oder Krampf der Koronararterien auftretenden Anfälle nicht immer in Form typischer Angina pectoris, sondern manchmal mit Schmerzen verlaufen, die im wesentlichen auf Epigastrium und Hypogastrium lokalisiert sind (H. Huchard's Angine de poitrine pseudogastralgique, eine der vielen Stenokardielarven). Allerdings gibt das Hervortreten der Darmsymptome (Auftreibung, Verstopfung, Darmruhe, Blutabgang) gewisse positive Anhaltspunkte für Dyspragia. Aber es ist ja eine alltägliche, besonders von Ad. Schmidt starke betonte Tatsache, daß umgekehrt auch Störungen des Magens und Darms, vor allem auch Verstopfung und Gasblähung, bei etwaiger Krankheitsbereitschaft sehr oft Stenokardieanfälle auslösen. Der Nachweis von

Arteriosklerose an leicht zugänglichen Gefäßen wird natürlich die Diagnose stützen, ist aber gerade der Angina pectoris gegenüber differentialdiagnostisch nicht verwendbar. Wertvoller ist sicherer Nachweis von Aneurysma und Verkalkungsvorgängen an der Bauchaorta (röntgenologisch manchmal zu erbringen; A. Böttner). Ebenso können aus alter Syphilis und vor allem aus Nikotinmißbrauch wichtige diagnostische Anhaltspunkte geschöpft werden.

Die **Prognose** ist selbst bei unzweifelhafter Sklerose der Mesenterialgefäße oder der Bauchaorta keine unbedingt schlechte. Freilich wird man unter solchen Umständen auf völliges Verschwinden der Anfälle nicht sicher rechnen dürfen. Bei syphilitischem Ursprung der Sklerose ist aber ebenso wie bei Sklerose und Aneurysma der Bauchaorta (Weitz) von antisyphilitischer Behandlung günstiges zu hoffen. Immerhin droht, wie bei allen Formen von Endarteriitis die Gefahr allmählichen Gefäßverschlusses durch Thromben (S. 768).

Erheblich günstiger als bei ausgeprägter Arteriosklerose liegen die Dinge natürlich, wenn neben geringfügigen anatomischen Veränderungen der Gefäßwand oder gar ohne anatomische Gefäßkrankheit Angiospasmus die Lage beherrscht. Dies kommt sicher auch an den Koronararterien des Herzens vor; hier kann schon kurzdauernder Krampf gefährlich werden. Am Darm aber bringt kurzdauernder, wenn auch weitverbreiterter Gefäßkrampf zwar Beschwerden, unter Umständen sogar sehr erhebliche, jedoch birgt er keine schwere Gefahr für das Leben der Gewebe. Wir sind zwar mit M. Matthes der Ansicht, daß man eine Zeitlang mit der Diagnose Dyspragia intestinalis allzu freigebig war, halten aber das Vorkommen leichterer, abortiver und auch schwererer Anfälle auf rein gefäßspastischer Unterlage doch nicht für selten. Mit überwiegender Häufigkeit sind sie an übertriebenen Tabakgenuß gebunden. Sie verschwinden restlos unter geeigneter Therapie, für deren Wirksamkeit freilich das Loslösen vom Tabak Voraussetzung ist.

D. Therapie.

Auf die Allgemeinbehandlung der Arteriosklerose können wir hier natürlich nicht eingehen. Bei Erkrankung der Darmarterien ist vor allem auf regelmäßigen Ablauf aller Darmfunktionen zu achten, namentlich auf Beseitigung etwaiger Stuhlträgheit. Da man den gefäßkranken Darm nicht mit schlackenreicher Kost überlasten darf, sind Abführmittel nicht immer vermeidbar. Je milder dieselben, desto besser. Es empfiehlt sich, die nächtliche Darmarbeit durch abendliche Gaben von Rhabarber- oder Sennapräparaten unter Zugabe von Magnesia usta anzuregen und für rechtzeitiges Entleeren des Kotes durch morgendliche Gabe salinischer Abführmittel (Magn. sulfur. oder Bitterwasser) den letzten Anstoß zu geben. Die Nahrung soll lieber in Form gehäufter kleiner als in Form seltener größerer Mahlzeiten genommen werden. Gashaltige Getränke sind zu meiden, ebenso alle Speisen, welche sich im Einzelfalle als stark gasbildend erweisen; man hat dieselben meist unter den Gemüsen und Früchten zu suchen.

Auf zweckmäßige Blutverteilung wirken hydrotherapeutische Maßnahmen hin, unter denen Halbbäder und Frottierung der Haut die erste Stelle einnehmen, weil sie sich zu täglichem Gebrauche eignen. Im Anfalle selbst bewähren sich heiße Kompressen auf den Bauch. Von kohlensauren Bädern (Nauheim u. ä.) wird Gutes berichtet. Leichte Massage des Bauches (S. Kreuzfuchs) und vorsichtiges Faradisieren (J. Pal) werden gleichfalls empfohlen. Das Maß körperlicher Bewegung richtet sich nach dem Zustand der Gesamtkreislaufverhältnisse.

Unter den Medikamenten stehen die Theobrominpräparate obenan. Die ursprünglich empfohlenen und auch noch von Ad. Schmidt aufrechterhaltenen großen Gaben (3—4 g Diuretin oder 1,5—2 g Theobromin) erachten wir nach eigenen Erfahrungen für viel zu hoch. Nur im Anfall selbst oder bei gruppenweiser starker Häufung von Anfällen darf man so hoch greifen. Viel wichtiger ist langfortgesetzter Gebrauch kleiner Gaben (etwa dreimal täglich 0,5 g Diuretin, monatelang). Das gefäßentspannende Diuretin wirkt auf die Gefäße des Splanchnikusgebietes elektiv stark. Geradezu wunderbar ist der Erfolg bei nikotinogenen Spasmen; hier hat es die Tragweite eines Antidots. Der Erfolg von Natr. nitros. (0,05—0,1 g zwei- bis dreimal täglich) und von Nitroglyzerin (0,5—1,0 mg mehrmals am Tage) steht gegen das bei Stenokardie Erreichbare weit zurück. Gleiches gilt von Amylnitrit. Vielfach gerühmt wird Jodkali (0,25—0,5 g zwei- bis dreimal am Tage), dem R. Hirsch neuerdings wieder warm das Wort redet. Nach C. von Noorden's Erfahrung ist auf Diuretin aber weit größerer Verlaß. Das Tabakrauchen ist stets strengstens zu verbieten. — Im Schmerzanfalle selbst ist Morphium (0,015 g subkutan) manchmal unentbehrlich. Ob eigentliche Herzmittel am Platze sind, hängt vom Zustande des Herzens ab.

Die therapeutischen Erfolge der hier geschilderten Therapie sind natürlich bei funktionellen, spasmodischen Zuständen ungleich bedeutsamer als bei ausgeprägter Arteriosklerose. Bei Nachweis von Syphilis greife man zu Salvarsan und zu größeren Gaben von Jodkali.

III. Embolie und Thrombose der Mesenterialgefäße.

A. Ätiologie, Anatomie und Pathogenese.

Der Verschluß der Arteriae mesentericae kommt viel häufiger durch Embolie als durch Thrombose zustande.

Die Ursache der Embolie ist in der Regel eine Endokarditis mit Thrombenbildung; auch Atheromatose der Aorta und selbst Gerinnselbildung in den Lungenvenen können Ausgangspunkte des Embolus bilden. Manchmal werden beide Arteriae mesentericae zugleich durch Gerinnsel verschlossen, gewöhnlich aber nur entweder die superior oder die inferior, und zwar die superior wesentlich öfter.

Sitzt der verstopfende Embolus im Hauptstamm der Arterie fest, so wird das gesamte Stromgebiet derselben — bei der superior der gesamte Dünndarm, einschließlich der Pars horizontalis inferior des Duodenum und das Zökum, Colon ascendens und transversum; bei der inferior Colon descendens und Flexura sigmoidea — in der Blutversorgung geschädigt. Es entsteht ein totaler Infarkt, der in der Regel ein hämorrhagischer ist. Teils durch Rückstauung von den Venen, teils durch Zufluß von den kommunizierenden arteriellen Gefäßbezirken (Art. pancreatico-duodenalis, Anastomosen zwischen beiden Art. mes., Art. pudendalis im Mastdarm) kommt es zu Blutüberfüllung und Stase in den Kapillaren mit zahlreichen kleinen Blutaustritten in das Gewebe selbst und auf die Oberfläche der Schleimhaut. Im Darm sammelt sich das Blut zu größeren Lachen. Auch im Gekröse können ausgedehnte Blutinfiltrate auftreten. Dadurch und durch gleichzeitige ödematöse Durchtränkung schwellen die Gewebe an und werden hart. Stellt sich nicht alsbald die Zirkulation wieder her, so folgt Nekrose. Die ersten Erscheinungen derselben zeigen sich gewöhnlich am peritonealen Überzug des Darmes: er wird mißfarben, bekommt einen fibrinösen Belag, und es sammelt sich im Bauchsack eine blutigseröse Flüssigkeit an. Weiterhin kann der gesamte betroffene Darmabschnitt der Gangrän verfallen. Nur höchst selten entgeht er diesem Schicksal (unvollständiger Verschluß; abnorm günstige Entwicklung anastomisierender Arterien).

Das Zustandekommen des hämorrhagischen Infarktes bereitet dem Verständnis insofern eine gewisse Schwierigkeit, als die Mesenterialarterien wegen ihrer reichlichen Anastomosen untereinander und mit den Nachbargefäßen nicht als Endarterien im anatomischen Sinne des Wortes angesehen werden können. Wohl aber sind sie es im funktionellen Sinne, da der Zufluß aus den Nachbargefäßen nicht genügt, die Zirkulation in dem gewaltigen Stromgebiet aufrecht zu erhalten.

Die arteriellen Anastomosen reichen nicht einmal zur Füllung eines größeren, durch Embolie ausgeschalteten Gefäßabschnittes aus, so daß das Zuströmen von Blut rückläufig von den Venen aus erfolgt (M. Litten). Ist dieser Rückstrom aus irgend einem Grunde behindert, z. B. wegen gleichzeitiger Thrombose der Venen, so kommt es nicht zum hämorrhagischen, sondern zum anämischen Infarkt (Sprengel); auch von diesem aus droht Gangrän. Der anämische Infarkt des Darmes ist selten (W. R. Meyer).

Verlegt der Embolus nicht den Hauptstamm der Mesenterialarterie, sondern (wie meistens) nur einen einzelnen Zweig, so treten dieselben Veränderungen im Stromgebiet dieses Astes auf, es werden verschieden große Strecken infarziert. Entsprechend dem häufigeren Befall der Art. mes. sup. handelt es sich gewöhnlich um das Jejunum und das Ileum.

Sind die Emboli noch kleiner, so gelangen sie bis in die Schlingen, ja unter Umständen bis in die Kapillaren der Darmwand. Auf diese Weise entstehen umschriebene Infarkte der Darmwand. Auch sie sind durch Nekrose bzw. Gangrän mit anschließender septischer Peritonitis gefährdet. Je kleiner der embolisch befallene Bezirk, desto günstiger sind die Aussichten, daß die anastomosierenden Gefäße gleichsam eine vita minima des Gewebes aufrecht erhalten. Ohne Wandschädigung geht es allerdings kaum ab, und im weiteren Verlaufe kann dieselbe durch Narbenschrumpfung zur Darmstenose führen (H. Schloffer, A. Neumann). Kapillare Embolien sind in der Regel multipel. Sie führen zu umschriebenen kleinen Nekrosen der Schleimhaut, aus denen die bereits erwähnten (S. 610) Geschwüre hervorgehen, die sich manchmal in großer Anzahl in dem betroffenen Darme vorfinden.

Thrombose der Darmarterien setzt lokale Veränderungen der Darmwand arteriosklerotischer Art voraus, die sehr häufig luetischen Ursprungs sind. In der Mehrzahl der Fälle ist der Hauptstamm der Arteria mes. sup. betroffen. Wird der Blutzufluß durch den Thrombus völlig aufgehoben, so entstehen dieselben Erscheinungen wie bei Embolie des Gefäßes. Da aber der Verschluß des Gefäßlumens dabei meist langsamer erfolgt, so gehen häufig klinische Symptome mehr oder minder längere Zeit voraus, die denen der Dyspragia intestinalis entsprechen (S. 764).

Thrombose der Mesenterialvenen ist häufiger als die der Arterien. Sie kann sich sekundär an den arteriellen Infarkt anschließen (P. Deckart) und beeinflußt dann dessen anatomisches und klinisches Bild. Tritt sie frühzeitig auf, so bleibt ev. die hämorrhagische Anschoppung aus, und es kommt lediglich zum anämischen Infarkt (S. oben). Primär geht sie entweder von der Pfortader aus (bei Leber-, Gallenblase- und Duodenalentzündungen etc.) und schreitet nach rückwärts gegen die kleineren Darmvenen zu fort, oder sie entsteht in den kleinen Venen selbst, und dann ist die Ursache meist in einer infektiösen Darmerkrankung zu suchen.

Die Veränderungen, welche die Mesenterialvenenthrombose im Darm zur Folge hat, sind dieselben wie die der arteriellen Verschlüsse, doch scheint die Möglichkeit des Strömungsausgleiches bei der Thrombose einzelner Zweige der Mesenterialvenen erheblich größer zu sein (R. Josselin de Jong). Die

blutige Infarzierung, die hier niemals ausbleibt, erfolgt durch den arteriellen Zufluß. Die Nekrose beginnt in der Regel an der Schleimhaut, auf der Höhe der
Valvulae conniventes.

B. Symptomatologie.

C. Gerhardt und A. Kußmaul haben zuerst versucht, die klinischen
Symptome des Verschlusses der Mesenterialgefäße zu erfassen, und die von ihnen
geschaffenen Grundzüge sind später durch H. Nothnagel, Sprengel, A. Neumann, M. Matthes, N. v. Ortner u. a. soweit vervollständigt worden, daß
es heute unter günstigen Verhältnissen wohl möglich ist, die Diagnose zu stellen.
Der Beginn ist immer ein akuter. Plötzlich oder doch innerhalb verhältnismäßig kurzer Zeit entwickelt sich das Krankheitsbild; nur in den seltenen Fällen
autochthoner Thrombose der Mesenterialarterien können den schweren Erscheinungen monate- und selbst jahrelange Perioden vorausgehen, welche mit
unbestimmten Leibschmerzen oder mit ausgesprochenen Anfällen von Angina
abdominalis ausgefüllt sind (s. oben).

Der voll ausgebildete Zustand zeigt als hervorstechendste Symptome
Darmblutungen und Ileuserscheinungen. H. Nothnagel unterschied
sogar zwischen zwei Typen, dem Blutungs- und dem Ileustypus, welche in ihren
Extremen so wenig Berührung miteinander haben, daß man beinahe von zwei
völlig verschiedenen Krankheiten sprechen kann. In der Regel vereinen sich
aber beide Typen zu Mischformen.

Gemeinsam sind beiden Typen die plötzlich einsetzenden, sich schnell zu
großer Heftigkeit steigernden Leibschmerzen, die anfänglich besonders das
Epigastrium, später aber den ganzen Leib einnehmen. Mit ihnen verbinden
sich gewöhnlich Erbrechen, kleiner frequenter Puls bei kühlen Extremitäten
und herabgesetzter Körpertemperatur, kurz die Erscheinungen des Kollapses.

Die Schmerzen tragen meistens den Charakter schwerer Darmkolik. Es
kommt vor, daß zunächst eine einmalige oder mehrmalige heftige Bauchkolik
einsetzt, dann mehrere Tage lang die Schmerzen gering sind und dann aufs neue
als Kolik oder brennender Schmerz wiederbeginnen (N. v. Ortner). Bei Embolie
der Art. mesent. sup. ist manchmal die obere Bauchgegend umschrieben druckempfindlich, entsprechend den infarzierten Darmabschnitten.

Bei dem ersten, durch Blutungen ausgezeichneten Typus setzen
zwar in der Regel die Schmerzen heftig ein, lassen aber, wie soeben beschrieben,
nach, wenn der erste Shock überstanden ist. Die zurückbleibenden oder neu
auftretenden Schmerzen nehmen den Charakter der peritonealen Schmerzen
an, wobei gleichzeitig das Abdomen gespannt und gleichmäßig druckempfindlich wird (défense musculaire). Durchfälle treten auf, die entweder sofort oder
nach kurzer Zeit teerartiges stinkendes Blut entführen. Manchmal bleibt es
bei einem vereinzelten Blutstuhl; hie und da bleibt Melaena aus. Auch Blutbrechen kann vorkommen (A. Lohr), ist aber selten. Mit der Darmblutung
sinkt die Körpertemperatur weiter. Wenn nicht unter zunehmendem Kollaps
inzwischen der Exitus erfolgt, entwickeln sich jetzt in mehr oder minder deutlicher Weise die Erscheinungen diffuser exsudativer Peritonitis mit blutig
serösem Erguß.

Bei dem zweiten, vom Ileus beherrschten Typus bleiben die
Schmerzen in der ursprünglichen Höhe bestehen. Das Erbrechen wiederholt
sich und wird schließlich fäkulent. Der Leib treibt sich auf, nicht immer diffus,
manchmal auch nur in einzelnen Regionen. Man sieht keine Bewegung der

Därme; die Betastung ist hochgradig empfindlich. Von Anfang an besteht vollständige Obstipation, auch Winde passieren nicht. Übersteht der Patient diesen, auf Strangulationsileus deutenden Zustand, so kann sich auch hier später ein peritoneales Exsudat entwickeln. Immerhin ist das selten. Es ist kein Zweifel, daß die Lähmung der betroffenen Darmschlingen das Bild bedingt. Über die Unterschiede zwischen gewöhnlichem paralytischem Ileus und Ileus bei Verschluß der Mesenterialarterien, S. 611 (M. Matthes).

In seltenen Fällen lassen sich die infarzierten Darmschlingen und das strotzend gefüllte Gekröse als druckempfindlicher, unregelmäßig begrenzter Tumor tasten.

Von Thrombose der Venae mesent. läßt sich das Krankheitsbild der Embolie kaum sicher abgrenzen (N. v. Ortner). Auch dort: plötzliche Blutung, manchmal Hämatemesis, heftiger Kolikschmerz mit Kollaps, Erbrechen, starke Darmblähung, starke Druckempfindlichkeit des Abdomen, Stuhlträgheit oder profuse Diarrhöen. Wenn Gründe für Phlebitis und Pylephlebitis vorliegen, stützt dies den Verdacht auf Thrombose.

Der Versuch, den hämorrhagischen und anämischen Infarkt differentialdiagnostisch gegeneinander abzugrenzen (Sprengel, F. Niederstein) führte zu keinem Resultat (A. Neumann, M. Matthes, Ad. Schmidt).

C. Diagnose und Prognose.

C. Gerhardt und H. Nothnagel verlangten zur Sicherung der Diagnose folgende Merkmale: 1. Nachweis einer Quelle für die Embolie oder einer Disposition für die Thrombose. 2. Heftige kolikartige Leibschmerzen. 3. Funktionsstörungen seitens des Magendarmkanales, bald unter dem Bilde von Erbrechen und Durchfällen mit oder ohne Blutbeimengungen, bald in der Form des Ileus. 4. Spannung und Auftreibung des Leibes, oft mit den Zeichen eines peritonealen Ergusses. 5. Fühlbarwerden von Blutsäcken zwischen den Platten des Mesenterium. Dieses letztgenannte Symptom wurde unter den klinischen Erscheinungen nicht ausdrücklich aufgeführt; im Gegensatz zu dem charakteristischen anatomischen Befund tritt es klinisch nur selten hervor, da durch die schmerzhafte Auftreibung des Leibes die Tiefenpalpation beeinträchtigt wird.

A. Neumann hat aus der Literatur 96 klinisch beobachtete Fälle zusammengestellt, von denen nur fünf sämtliche diagnostische Merkmale zusammen darboten und 13 die ersten vier. Am häufigsten, nämlich in $86\,^0/_0$ der Fälle, bestanden die unter 3. verlangten Funktionsstörungen, beinahe ebenso häufig die kolikartigen Schmerzen. Blutabgänge mit dem Stuhl wurden nur in der Hälfte aller Fälle beschrieben. Das Bild des dynamischen Ileus war bei Verlegung der Mesenterialarterien verhältnismäßig selten ($14\,^0/_0$), bei Thrombose der Mesenterialvenen dagegen häufig ($56\,^0/_0$). Nur in 18 unter den 96 Fällen war die Diagnose intra vitam gestellt worden.

Es geht daraus hervor, daß die Symptomatologie doch eine sehr wechselnde ist, und daß die Differentialdiagnose gegenüber den zahlreichen anderen, zu Ileus führenden Affektionen, wenn die Darmblutung fehlt, fast unmöglich ist. Auch bei Darmblutung sind Zweifel möglich, insbesondere auch Verwechslung mit Invagination.

M. Matthes legt mit Recht besonderen Wert auf eine sehr sorgfältige Anamnese und betont das plötzliche Ansteigen der Pulsfrequenz zu höheren Werten, bevor die Erscheinungen des Ileus oder der Peritonitis deutlich ausgesprochen sind. K. Radonicic macht auf die Eigentümlichkeit des „toten" Meteorismus aufmerksam, der schon bei der Dyspragia intestinalis erwähnt wurde. Im übrigen vgl. S. 611 (M. Matthes).

In den meisten Fällen endet das Leiden tödlich. Schon innerhalb 24 bis 48 Stunden tritt häufig unter den Erscheinungen des Kollapses der Tod ein. In anderen Fällen zieht sich das Leben hin bis zur Ausbildung einer diffusen Durchwanderungs- oder Perforationsperitonitis oder eines paralytischen Ileus. Vereinzelte Fälle verliefen trotz schwerer initialer Erscheinungen günstig. Offenbar können auch die unter günstigen Verhältnissen ausgleichbaren Embolien und Thrombosen kleinerer Gefäßbezirke und unvollständig abfließende Gerinnsel ein stürmisches und bedrohliches Krankheitsbild hervorbringen.

D. Therapie.

Für die Therapie liegen die Dinge bei dem oben beschriebenen Blutungstypus insofern am ungünstigsten, als reine Formen desselben nur ausnahmsweise frühzeitig richtig erkannt werden. Da die Blutung die Lage beherrscht und die übrigen Symptome ebenso wie die Blutung vielfacher Deutung unterstehen (u. a. Blutung aus Magen- oder Duodenalgeschwür), entschließt man sich meist nicht zu sofortigem chirurgischem Eingriff, von dem allein radikale Hilfe erwartet werden kann. Es besteht die Gefahr, daß der Eingriff zu spät kommt, daß das Darmstück bereits in großem Umfang gangränös geworden und die Bauchhöhle septisch infiziert ist. Günstiger als bei arterieller Embolie liegen die Dinge bei thrombotischem Verschlusse von Arterien und Venen, weil hier die Gangrän sich in der Regel nicht so stürmisch entwickelt. Ein geringes Zögern gefährdet daher nicht in gleichem Maße den chirurgischen Erfolg. Nach der erschöpfenden Darstellung von A. Reich, dem sich S. Weil anschließt, bringt nur bei der vom Darm zur Pfortader absteigenden Mesenterialvenenthrombose die Resektion durchgreifenden Erfolg; bei den von der Pfortader zum Darm aufsteigenden Thrombosen greift die Operation nur ein Symptom an und läßt das Grundleiden unbeeinflußt. Der stürmisch einsetzende und verlaufende Ileustypus der Embolie und Thrombose fordert gebieterisch sofortiges chirurgisches Handeln, und man wird, wenn man pflichtgemäß diesem Gebote folgt, die Darmwand zwar verhältnismäßig schwer geschädigt und einer Erholung nicht mehr fähig, aber oft noch bakteriendicht antreffen, so daß die Operation aseptisch verläuft.

In den meisten Fällen wird die Diagnose, ob Embolie oder Thrombose, ja sogar ob überhaupt eines von beiden und nicht irgend ein anderes Leiden das schwere Krankheitsbild hervorgerufen hat, noch in der Schwebe sein, wenn die Gesamtlage des Falles dringend zur Laparotomie ruft. Die Operation selbst besteht in Resektion des infarzierten Darmabschnittes und des zugehörigen Mesenterium. Bei keiner anderen Krankheit sind die zu opfernden Darmabschnitte so groß, wie bei Mesenterialgefäßembolien und -thrombosen. Z. B. berichtet H. Smidt über glückliche Heilung durch frühzeitige Resektion des ganzen, 330 cm langen, von der Art. mesent. sup. versorgten Darmgebietes.

Erschöpfende Darstellung über Embolie und Thrombose der Mesenterialgefäße und ihre Behandlung mit Berücksichtigung der Literatur findet sich in dem Berichte A. Reich's.

Nervöse Erkrankungen des Darmes.

Auf die Beteiligung des Nervensystems an Krankheiten des Darmes gingen wir in den früheren Abschnitten viel genauer und ausführlicher ein, als Ad. Schmidt es in der I. Auflage tat. Wir konnten fast bei jedem einzelnen Krankheitsbilde neuropathische Einschläge und Wechselwirkungen zwischen Nervensystem und Verdauungsapparat festlegen. Die bei Ad. Schmidt den größten Teil des Abschnittes „Nervöse Erkrankungen" belegenden Kapitel über paralytischen und spastischen Ileus nahmen wir bereits vorweg (S. 656, 662). Wir beschränken uns hier im wesentlichen auf eine Zusammenstellung der neurogenen Krankheitsäußerungen und verweisen im übrigen auf früheres.

Natürlich kann es hier nicht unsere Aufgabe sein, alle einzelnen, möglichen nervösen Störungen der Darmtätigkeit aufzuzählen, sondern nur diejenigen zusammenzufassen, welche den Krankheitsbildern ihren charakteristischen Stempel aufprägen.

I. Motorische Neurosen.

Soweit nervöse Einflüsse, welche störend in die Darmmotilität eingreifen, dem Darme vom Zentralnervensystem aus zugehen, geschieht dies durch Vermittlung erregender parasympathischer oder hemmender sympathischer Fasern. Sympathische Hemmung bringt einerseits Nachlassen bzw. Aufhören der Peristaltik, anderseits Erschlaffung und größere Dehnbarkeit der Darmmuskeln. Parasympathische Erregung bringt entweder verstärkte Peristaltik mit schnellerer Förderung des Darminhaltes oder lokalen Spasmus, der das Fortschreiten des Darminhaltes hindert; ersteres bei Übertritt der Erregung in den Auerbachschen Plexus, letzteres bei unmittelbarem Eintritt der Erregung von dem Serosa-Vagusplexus in die Muskulatur (vgl. hierzu S. 9). Ähnliche Folgen wie verstärkte Erregung des sympathischen bzw. parasympathischen Darmnervensystems müssen entstehen, wenn sich der Tonus in den betreffenden Antagonisten krankhaft vermindert. Wir können aber nur in einem Teil der Fälle mit Bestimmtheit nachweisen, wie die zu abnormem motorischem Verhalten führenden Erregungsänderungen des Darmnervenapparates sich auf das sympathische und parasympathische System verteilen.

1. **Obstipation.** Als motorische Neurose des Darmes bezeichneten wir alle Formen chronischer funktioneller Obstipation, welche nicht rein alimentären Ursprungs sind (S. 351, 361). Ein Teil von ihnen ist jedenfalls durch zentrifugale Einflüsse bedingt und geradezu als psychogen zu betrachten. Der unbestrittene Heilerfolg von Suggestion, Ablenkung u. a., unter Umständen Hypnose in solchen Fällen läßt sich nicht anders erklären. Vielleicht gehört auch die nicht selten bei Melancholie und anderen depressiven Psychosen vorkommende Stuhlträgheit hierher (R. Allers). Immerhin tragen fast alle Psychopathen gleichzeitig Stigmata, welche auf abnormes Spiel des vegetativen Nervensystems hinweisen, und das krankhafte Verhalten des letzteren dürfte sowohl bei wahren Psychosen, wie bei Hysterie und Neurasthenie mehr etwas der Psychopathie Koordiniertes als Subordiniertes sein. Der Nachweis der Abhängigkeit oder Nichtabhängigkeit ist schwer zu erbringen. Auch bei Nichtpsychopathen finden wir oft isolierte Minderwertigkeit des vegetativen Nervensystems, bald mehr in seinem sympathischen, bald mehr im para-

sympathischen Teile, bald mehr in diesem, bald mehr in jenem Organsystem (Kreislauforgane oder Verdauungsorgane). Vgl. S. 350.

Obwohl die motorische Arbeit des Darms von den in ihm gelegenen Nervenplexus selbsttätig gesteuert werden kann, bildet der Bewegungsapparat als ganzes ein weitverzweigtes System, dessen obere Wurzeln bis in die Regio subthalamica cerebri zu verfolgen sind. Das gilt sowohl für den Parasympathikus wie namentlich für den Sympathikus (R. Höber). Dort ist auch die Verbindung mit höher geordneten Zentren hergestellt. Auf ihrem ganzen Verlaufe, bis zu den Erfolgsorganen hin, können beide Systeme mittels eingeschalteter Ganglien Erregungen von anderen Stellen des Nervensystems aufnehmen, insbesondere auch reflektorisch übertragene, d. h. von sensiblen Nerven ausgehende Reizwellen. Dies erklärt uns die als Reflexdiarrhöen und Reflexobstipation beschriebenen Zustände (S. 324, 357). Den Angriffspunkt aller Reizwellen bilden die nervösen Darmplexus. Wie diese selbst reagieren, hängt nicht nur von Stärke der Reizwellen, sondern auch von der eignen Erregbarkeit ab, die, wie es scheint, u. a. von Hormonen wie Cholin (S. 16, H. H. Meyer und R. Gottlieb) und zufällig anwesenden Giften wie Atropin, Nikotin u. a. beherrscht wird. Von den tonisierenden und hemmenden zentrifugalen Erregungen abgesehen, wirken auf die Plexus auch Reizwellen, welche vom Darminhalt bzw. der inneren Darmwand ausgehen. Natürlich müßte eine vollkommene Diagnostik in jedem Falle von Motilitätsstörung des Darms zu erfassen suchen, von wo der störende Reiz ausgeht, vermittels welcher Bahn er an die Darmplexus gelangt und an welcher Stelle der intramuralen nervösen Darmzentren er angreift. Diese Aufgabe können wir noch nicht lösen. Sie ist um so verwickelter, als der Endeffekt wahrscheinlich meist die Resultante verschiedener, einander entgegenarbeitender Erregungen ist.

Soweit dies alles Bezug hat auf die klinischen Erscheinungsformen der Stuhlträgheit, muß auf das einschlägige Kapitel verwiesen werden. Wir lernten dort, welche klinische Bilder den Grundtypen der Hypoperistaltik, dem Spasmus, der als Mischform sich darstellenden Dyskinese entsprechen.

Eine gar nicht seltene Form ist die psychogene Hemmung der Darmmotilität, d. h. das Versagen des sonst regelmäßigen Stuhlgangs unter dem Einfluß von Affekten („Emotionelle Obstipation"; O. Rosenbach). Ob hierbei sympathische Hemmung oder Herabsetzung des parasympathischen Tonus den Ausschlag gibt, bleibt dahingestellt. Klinisch stellt sich die emotionelle Obstipation unter den seltsamsten Formen dar. Zum Teil dürfte wohl die Stuhlträgheit Geisteskranker diesem Gebiete angehören. Manchmal beschränkt sich die emotionelle Obstipation auf den Defäkationsakt.

Ein bezeichnendes Beispiel sah C. von Noorden bei einem jungen Mädchen, das er längere Zeit wegen hartnäckiger Chlorose behandelte, das sich aber später zu einer psychisch und körperlich völlig gesunden Frau entwickelte. Das Mädchen hatte allmorgendlich normalen Stuhlgang, wenn es ihr gelang, unbemerkt den Abort zu erreichen. Wußte sie sich beim Gange zum Klosett beobachtet, so kam es trotz allen Bemühens und langen Wartens nicht zur Defäkation, und bis zum nächsten Morgen wiederholte sich der Drang nicht. Diese Eigentümlichkeit bestand vom 15. Lebensjahre an und verschwand erst, als die Dame sich mit 20 Jahren verheiratete. Hier war krankhaft übertriebenes Schamgefühl die auslösende Ursache der Hemmung. Der sofortige Verdacht, daß Masturbation eine mitbestimmende Rolle spiele, bestätigte sich.

Verschiedene Hinweise deuten an, daß auch von endokrinen Drüsen aus die Darmmotilität beeinflußt wird. Sp. G. Strauß spricht von „thyreogener Obstipation" und beschreibt sie als Teilstück des Hypothyreoidismus; Darreichung von Thyreoidin bewähre sich dabei. Auf Grund sehr breiter Erfahrung über Hypothyreosen und Thyreoidintherapie kann C. von Noorden zwar bestätigen, daß günstiger Einfluß auf die Darmtätigkeit sich manchmal als Nebenwirkung der letzteren ergibt; aber es sind doch nur Ausnahmen. Ob die Hormonzufuhr direkt oder ob indirekt Ursache für die Umstimmung des viszeralen Nervmuskelapparates ist, muß einstweilen offen bleiben.

2. Die **Tormina intestinorum nervosa** (S. 44) wurden von A. Kußmaul, der sich zuerst eingehender mit ihnen beschäftigte, als Ausdruck einer motorischen Neurose beschrieben, und mit Recht haben alle Autoren daran festgehalten. Die Patienten klagen über gurrende, polternde, bald leise, bald laute und von

weitem hörbare Geräusche, daneben über das Gefühl lebhafter Unruhe in den Eingeweiden, selten über leichten und kurzdauernden Kolikschmerz. Sicht- und tastbar sind die Bewegungen des Darmes nur bei dünnen und schlaffen Bauchdecken. Nicht nur Pendelbewegungen des Dünndarms (S. 16) ver- ursachen das klinische Bild der Tormina intestinorum; auch im Colon ascendens können sie durch Hin- und Herschieben des noch flüssigen oder breiigen Kotes bei Anwesenheit von Darmgasen entstehen, was schon A. Kußmaul erwähnt und neuerdings W. Fleiner ausführlicher bespricht. Die Borborygmen dauern manchmal nur Bruchteile einer Minute an, können sich aber mit kurzen Unter- brechungen über Stunden hinziehen. Sie kommen zwar auch bei neuropathisch Nichtbelasteten vor, und dann hauptsächlich im Anschluß an reichliche Auf- nahme von Gemüse und Obst, von kohlensäurereichen oder kalten Getränken. Dann ist ein lokaler Reiz ihre Ursache, und man darf nicht von Neurose sprechen. Ungleich häufiger leiden Neuropathen unter Tormina intestinorum. Bei diesen läßt sich ihre Abhängigkeit von seelischen Erregungen oft überzeugend fest- stellen. In solchen Fällen muß man sie als besondere Erscheinungsform der „psychogenen Darmdyspepsie" bezeichnen (W. Vorkastner). Daß sie aber auch unabhängig von der Psyche, infolge abnormer Einstellung des vegetativen Darmnervensystems, auftreten können, beweist ihr gelegentliches Vorkommen während des Schlafes, worüber uns zuverlässige Angaben von Pflegeschwestern vorliegen. Manche Patienten berichten auch, sie würden gelegentlich durch die Geräusche geweckt, und teils die Geräusche teils die Bewegungsgefühle hinderten sie am Wiedereinschlafen. Nächtliche Tormina intestinorum betreffen nur Leute, die auch andere Zeichen von Übererregbarkeit des vegetativen Nervensystems darbieten. Vor allem leiden Neuropathen mit Tormina intesti- norum manchmal an dieser oder jener Form nervöser Diarrhöen.

Die Diagnose ist leicht und ergibt sich aus den tatsächlichen Beschwerden bei gleichzeitigem Fehlen jeder ernsteren Verdauungsstörung. Doch darf nicht übersehen werden, daß sich Stenosen manchmal zunächst durch völlig gleiche oder doch zum wenigsten sehr ähnliche Beschwerden kundgeben. Namentlich sollte man der Diagnose Tormina intestinorum nervosa immer mißtrauen, wenn es sich um ältere Leute handelt, die bis dahin frei von nervösen oder sonstigen funktionellen Darmstörungen gewesen sind. In solchen Fällen muß stets mit allen Hilfsmitteln nach Karzinom gefahndet werden.

Therapie. Obwohl die Tormina intestinorum sich mehr als harmlose Beschwerden, denn als Krankheit darstellen, muß man doch alles aufbieten, sie zu überwinden, wenn sie nicht nur bei seltenen Gelegenheiten, sondern gleichsam gewohnheitsmäßig als „Neurose" auftreten. Denn im Verkehr mit anderen Menschen bringen die Tormina den Patienten oft in große Verlegenheit; manche leben in steter Furcht, die Geräusche könnten beim Eintritt in eine Gesellschaft, beim Essen oder bei lebhafter Unterhaltung wiederkehren und sie lächerlich machen. Das wirkt natürlich ungünstig zurück auf die psychische Verfassung und verleiht ihr einen phobischen Einschlag. Die Behandlung muß sich im wesentlichen gegen die allgemeine Neurose (Neurasthenie, Hysterie, Hypervagotonie usw.) richten und psychotherapeutisch die Aufmerksamkeit vom Darme abzulenken suchen. Es ist aber verkehrt, den Patienten ein Darm- leiden auszureden. Man soll im Gegenteil die Behandlung auf den Darm ein- stellen, was um so berechtigter ist, als ja fast immer diese oder jene andere leichte Darmstörung, z. B. Stuhlträgheit oder nervöse Diarrhöe, das Leiden begleitet. Insbesondere empfiehlt sich eine gegen Gasbildung gerichtete Kost (S. 762), also zeitweiliges Fernhalten von Obst und sonstigen vegetabilen Roh- stoffen. Auch öftere Magenspülungen sind empfehlenswert. Als unterstützendes Medikament empfiehlt Ad. Schmidt kleine Gaben von Magn. usta (0,3 g) mit Extr. Belladonnae (0,02 g). Noch günstiger scheinen sehr kleine Gaben von Skopolamin zu wirken (3—4 mal täglich 0,1 mg). Daneben 1—2 mal täglich heiße Kompressen auf den Bauch. Auch wechselwarme Bauchduschen, leichtes Massieren oder Faradisieren des Bauches sind nützlich. Das Bewußtsein, daß gegen den vermeintlich kranken Darm energisch vorgegangen wird, und die Hilfe, welche die genannten Maßnahmen tatsächlich bringen, beseitigen zum mindesten die psychogene Komponente im Krankheitsbilde und vertreiben manchmal auf die Dauer oder doch auf lange Zeit die lästigen Beschwerden. Mit Recht hebt Ad. Schmidt hervor, daß trotz der Geringfügigkeit des Leidens oft der Besuch von Badeorten oder noch besser klinische Behandlung angezeigt seien.

3. Die **nervösen Durchfälle** setzen, im Gegensatz zu den Tormina intestinorum nervosa, Darmbewegungen voraus, welche den Darminhalt nach abwärts treiben. Bei den Tormina ist vorwiegend der Dünndarm, bei den nervösen Durchfällen vorwiegend der Dickdarm beteiligt. Die motorische Erregung kann sich sogar auf den distalen Teil des Kolon beschränken, und dann wirkt sie sich in zwar unerwartetem, plötzlichem Stuhldrang und Stuhlgang aus, aber das Entleerte braucht nicht breiig oder flüssig zu sein. In ausgeprägten Fällen aber ist der Kot abnorm wasserreich, und eine Hypersekretion von Darmsaft, unter Umständen auch von Schleim ist dann mit Bestimmtheit anzunehmen. Obwohl es theoretisch möglich ist und in Wirklichkeit wohl auch vorkommt, daß höher gelegene Abschnitte des Nervensystems gar nicht mitbeteiligt sind, und daß nur Übererregbarkeit der Auerbach'schen Plexus Ursache nervöser Durchfälle werden, läßt sich doch sehr oft psychogener Einschlag nachweisen. Die „emotionellen Durchfälle" kommen sowohl bei schreckhaften Anlässen, wie bei überraschenden Affekten verschiedenster Art vor (O. Rosenbach, Th. Janowski u. a.). Auch freudige Erlebnisse können sie bringen. Man kann den psychogenen Einschlag mit zahlreichen Beispielen aus dem täglichen Leben beleuchten, z. T. mit ganz seltsamen (L. R. Müller). Wahrscheinlich ist stets eine parasympathisch zugeleitete Reizwelle der Vermittler zwischen Zentralorgan und Auerbach'schem Plexus. Auch die Hypersekretion spricht in diesem Sinne. Über „nervöse Durchfälle" und ihre Behandlung vgl. S. 322.

4. **Darmspasmen.** Als unmittelbare Ursache der Darmspasmen betrachten wir Reizwellen, die von dem parasympathischen Serosaplexus, unter Umgehung des Auerbach'schen Plexus zur Darmmuskulatur (Ringmuskeln) gelangen. Auch unmittelbare, toxische Erregung des parasympathischen Endapparates steht in Frage (Pilokarpin, Physostigmin). In welchem Umfange selbständige, von anderen Nerveneinflüssen unabhängige Übererregbarkeit des Serosaplexus vorkommt, bleibt offen; es scheint, daß sie bei Obstipation mit spastischem Einschlag eine gewisse Rolle spielt. Als entferntere Ursachen sind Reizwellen zu betrachten, welche dem Serosaplexus zuströmen. Ausgangspunkt kann die innere Darmfläche sein; z. T. sind Spasmen bei Obstipation (S. 367), bei Gallensteinen und anderen obturierenden Fremdkörpern (S. 672), bei Enthelminthen (S. 663), bei entzündlichen Zuständen verschiedenster Art (Kolitis, S. 482; Dysenterie, S. 546; Proktitis, S. 505; Hämorrhoiden, S. 528, u. a.) auf diese Weise zu erklären. Freilich kommen bei manchen dieser Krankheiten auch toxische Einflüsse in Frage (z. B. bei Askariden, S. 674). Anderseits empfängt der parasympathische Serosaplexus aber auch vom Zentralnervensystem her Reizwellen, die unmittelbar auf die Ringmuskulatur übertreten. Zum Teil sind sie psychogen; zum Teil sind es Erregungen, welchen die autonomen Fasern auf dem Wege von der Regio subthalamica bis zum Serosaplexus unterliegen. Überall wo nicht ein pathologischer Reiz von der inneren Darmfläche aus (s. oben) lokalen Spasmus bedingt, haben wir bei krankhaften Darmspasmen

wahrscheinlich mit Übererregbarkeit des autonomen Darmnervensystems zu rechnen und dürfen daher von Neurose dieses Systems sprechen. Sie ist ein Teilstück der Hypervagotonie, unter Umständen ihre einzige Kundgebung (territoriale Vagotonie, S. 350).

Über spastische Einschläge bei den verschiedensten Krankheitsbildern ward in den zuständigen Abschnitten ausführlich berichtet (s. oben, ferner die Abschnitte Obstipation, Myxoneurosis intestinalis bzw. Colica mucosa, Ileus, Enteroptose). Vor allem sei auch an G. v. Bergmann's Theorie, betreffend den Anteil von Spasmen bei der Entstehung des Ulcus duodeni erinnert (S. 572). Kn. Nicolaysen's neue Versuche scheinen sie zu stützen. Über therapeutische Gesichtspunkte, welche sich aus spastischem Einschlag ergeben, vgl. die betreffenden Stellen, über spastische Vorgänge bei Bleikolik und bei tabischen Krisen S. 785, 786.

Ihren Höhepunkt erreichen die durch spastische Vorgänge bedingten Darmstörungen im spastischen Ileus (S. 662), den wir gleichfalls auf hypervagotonische Erregung zurückführen mußten.

In Fällen, die sich länger hinziehen, zeitweilige Stauung bedingend, aber nicht zum Ileus führend, spricht R. Bálint mit Recht von „Tympanismus vagotonicus. Als Beleg für den Hypervagotonus fand man in solchen Fällen, bald mehr bald weniger ausgesprochene Hypereosinophilie des Blutes, Bradykardie, Hypersekretion des Magens (N. v. Jagic), in einem Falle C. von Noorden's auch Hyperhidrosis, in einem anderen Urticaria factitia. Röntgenologisch findet man lokale Spasmen in verschiedenen Abschnitten des Darmes und darüber Gasansammlungen. Vgl. S. 734.

Nur auf die Therapie des Tympanismus vagotonicus sei hier kurz eingegangen, da die Behandlung aller übrigen spastischen Zustände des Darms a. O. besprochen wurde. Die Therapie deckt sich im wesentlichen mit den schon früher gegen Tympanie empfohlenen Maßnahmen (S. 762). Der Schwerpunkt ist beim Tympanismus vagotonicus aber auf Beeinflussung des gesamten nervösen Zustandes zu legen, wobei eine der Lage angepaßte Ernährung, Hydrotherapie, Psychotherapie die wichtigsten Rollen übernehmen. Daneben aber erweist sich planmäßig durchgeführte Atropinkur als unentbehrlich. Man sollte nicht darauf verzichten, weil man im Atropin bzw. Eumydrin ein unmittelbar auf das autonome System einwirkendes Medikament besitzt. Man kommt überraschend schnell damit zu einem vorläufigen Ziel; wir sagen vorläufig, weil zunächst nur ein Symptom (der Spasmus und die Tympanie) ausgeschaltet wird, die Vagusneurose als solche aber bestehen bleibt. Auf dem vorläufig Erreichten läßt sich jedoch bequem die weitere Allgemeinbehandlung aufbauen. Verzicht auf Atropin zöge die Behandlung unnötig in die Länge. Gaben = 1,5 bis 2 mg Atropin oder Eumydrin auf drei- bis viermal am Tage verteilt.

5. **Darmlähmung.** Die bei Peritonitis (S. 657) und bei Strangulation (S. 651) vorkommende Darmlähmung, ebenso die Ermüdungs- bzw. Dehnungslähmung bei Darmstenosen und Darmverschluß (S. 647) beruhen letzten Endes natürlich auch auf Versagen des neuromuskulären Apparates; über ihre Ursachen ward an zuständiger Stelle berichtet. Man kann diese Vorgänge aber nicht als Neurose bezeichnen. Dagegen gibt es Darmlähmungen, welche aus zentrifugaler Erregung des sympathischen Hemmungsapparates entstehen. Ihren Gipfelpunkt erreichen sie im „paralytischen Ileus". Die Mitwirkung zentrifugaler Reizwellen wurde durch den therapeutischen Erfolg der Lumbalanästhesie dargetan (G. A. Wagner). Diese schöne Entdeckung wird sich auch theoretisch fruchtbar erweisen und gibt voraussichtlich Anlaß, die ganze,

bisher unzulänglich gestützte Lehre von dem Zustandekommen der Darm-
paresen und -paralysen neu zu bearbeiten, vor allem auch mit Rücksicht auf
Gifte und Hormone. Wir besprachen ja a. O. (S. 658), daß die Darmparalyse
vielleicht durch das Einwirken zentral angreifender Gifte entstehen könne.
Zur Gruppe der Paralysen gehört gleichfalls, wenn auch mit anderem, eigen-
artigem klinischem Gepräge die Atonia gastro-duodenalis (= arterio-
mesenterialer Darmschluß, S. 679). Es wäre jedenfalls des Versuches wert,
sie ebenso wie den paralytischen Ileus mit Lumbalanästhesie zu behandeln.
Auch die noch ganz unsichere Lehre von dem Vorkommen eines hysterischen,
also psychogen bedingten Ileus paralyticus (S. 659) könnten therapeutische Versuche mit der harmlosen Lumbalanästhesie fördern.

Über die Rolle der Darmlähmung bei Obstipation S. 773 und Kapitel
Obstipation. Bei hypoperistaltischen Formen ist eine funktionelle Minderwertigkeit des Auerbach'schen Plexus durchaus wahrscheinlich; ob autochthon
entstanden oder auf Grund sympathischer Hemmung steht freilich dahin.

6. Anatomisch begründete Innervationsstörungen der Darmmotilität. Bis-
her war nur von funktionellen Störungen der Darmmotilität die Rede, wozu
wir auch die toxisch bedingten rechneten. Wenn auch schon alte Reiz- und
Durchschneidungsversuche nachwiesen, daß von verschiedenen Stellen des
Zentralnervensystems, der von ihnen ausgehenden autonomen und sympathischen
Nerven, ferner der großen Bauchganglien hemmende und fördernde Reizwellen
den Darm erreichen und seine Motilität beeinflussen, haben doch weder diese
Versuche noch die pathologische Anatomie wesentliches zur Klärung der
klinischen Verhältnisse beigetragen. Die Ergebnisse stehen weit zurück hinter
dem, was uns die experimentelle Pharmakologie und Toxikologie lehrte. Die
Ursache des dürftigen Ergebnisses liegt darin, daß der im Darm selbst gelegene
automatische Apparat völlig genügt, eine geordnete Tätigkeit aufrecht zu halten.
Dementsprechend sehen wir selbst bei den schwersten Krankheiten des Gehirns
und Rückenmarks zwar gelegentliche akute Shockwirkungen, teils im Sinne
der Hemmung, teils im Sinne der Erregung; aber auch sie treten nicht gesetzmäßig ein. Erst recht vermißt man irgend welche Gesetzmäßigkeit bei chronischen Krankheiten der Zentralorgane. Nur mit einem gewissen Rechte kann
man sagen, daß chronische Krankheiten des Gehirns und Rückenmarks Stuhlträgheit begünstigen. Doch spielen bei deren Zustandekommen so viele Einflüsse mit hinein (Art und Menge der Nahrung, Beschränkung der körperlichen
Bewegung, Unlustaffekte, Abänderung der reflektorischen Erregbarkeit u. a.),
daß es noch gänzlich ungewiß ist, ob die Lokalisation des zentralen Leidens
von irgend welchem Belang für etwaige Stuhlträgheit ist.

Zuverlässiger sind Angaben über den Zusammenhang zwischen anatomischen Erkrankungen der großen Bauchganglien und motorischen Störungen
des Darmes. Z. B. erwähnt R. Allers in seinem Referate ältere Versuche, nach
denen Exstirpation der abdominalen Ganglien des Grenzstranges und auch
des Ganglion stellatum erschöpfende Durchfälle zur Folge hatten. Dies stimmt
mit der Erfahrung, daß eine die Sympathikusfasern mitbeteiligende Lumbalanästhesie jäh einsetzende Peristaltik und Durchfälle erregt (S. 658). In beiden
Fällen hat man Ausfall der sympathischen Hemmung des Auerbach'schen
Plexus anzunehmen. Rutherford beschreibt einen Fall von Ileus, bei welchem
Ganglioneurom des Sympathikus gefunden wurde. Trotz entgegenstehender
Befunde (H. Nothnagel) ist immerhin bemerkenswert, daß H. Emminghaus
in je einem Falle von Obstipation und von Diarrhöe im intrathorakalen Sympathikus Degenerationsmerkmale nachwies. Fälle, wie sie im vorstehenden
erwähnt sind, ließen sich bei Durchsicht der Gesamtliteratur wahrscheinlich

in größerer Zahl beibringen. Es ist aber klar, daß den überaus seltenen pathologisch-anatomischen Befunden zwar ein kasuistisches und ein sehr großes
theoretisches Interesse, aber gar keine praktische Tragweite für die allgemeine
Klinik der Darmmotilitätsstörungen innewohnt.

7. Motorische Störungen des Sphincter ani. Sichere Unterlagen hat man
nur für die Beziehungen der Incontinentia alvi zu pathologisch-anatomischen
Erkrankungen des Zentralnervensystems. Vgl. darüber S. 51.

Lähmungen des Sphincter ani sind, wenn nicht mechanisch (Durchtrennung oder Überdehnung, z. B. bei passiver Päderastie) oder durch Entzündungen bedingt, spinalen Ursprungs verdächtig (Myelitis, Tabes, Paralyse,
Tumoren). Aus welcher Ursache die nicht seltenen Lähmungen des Sphincter
ani bei schweren Infektionskrankheiten, vor allem bei Bazillendysenterie und
Cholera, entstehen, ist noch nicht klar gestellt. Neben Übermüdung kommen
toxische Einflüsse in Frage. Man wird hieran um so mehr denken, als auch
bei Infektionskrankheiten, die keine Diarrhöen bringen, gelegentlich Sphinkter-
parese vorkommt (Diphtherie, J. Boas; Influenza, C. von Noorden); wahrscheinlich ist Neuritis die Ursache. — Auch bei weit hinabreichender Invagination
sieht man gelegentlich Parese des Sphinkter (S. 688), offenbar ein Reflex-
vorgang; über dessen Zustandekommen ist nichts Näheres bekannt. Unfrei-
williger Kotabgang erfolgt auch bei Unterbrechung der zentripetalen Leitung;
dabei kann der Sphinkter völlig normal arbeiten (Typus: Myelitis dorsalis trans-
versa) (vgl. S. 19, 51).

Spasmus des Sphincter ani ist in der überwiegenden Mehrzahl der
Fälle durch lokale Reizzustände verursacht (Proktitis, Fissuren, Pruritus,
Hämorrhoiden, Dyschezie usw.; vgl. die betreffenden Abschnitte). Er kommt
auch ohne jegliche lokale entzündliche und schmerzhafte Störung bei Neurasthenikern vor, namentlich bei Sexualneurasthenikern (J. Boas). Wir selbst sahen
Fälle, die nach Charakter und Verlauf nicht anders zu deuten waren. Unter
allen Umständen fahnde man aber nicht nur bei Sphinkterlähmung, sondern
auch bei Sphinkterkrampf ohne erklärenden Lokalbefund auf beginnende
Krankheit des Rückenmarks, namentlich auf Tabes dorsalis. Bei Tabes gesellt
sich hie und da, im ganzen aber doch recht selten, heftiger analer und perianaler
Schmerz mit Krampf des Schließmuskels. Die Attacken („rektale Krisen
der Tabiker") stellen sich zugleich mit dem Stuhldrang ein. Dies wiederholt
sich manchmal tage- oder wochenlang und hört dann meist plötzlich auf.
C. von Noorden sah einen Fall von Tabes, wo der schmerzhafte Spasmus nach
zweiwöchigem Bestande unvermittelt in schnell fortschreitende Lähmung überging. Ähnliche Zustände wie bei tabischen Krisen stellen sich manchmal bei
entzündlichen Krankheiten der Nachbarorgane ein (reflektorischer Spasmus
bei Prostatitis und bei Entzündung der Adnexe).

Therapie bei Sphinkterlähmung. Ob die a. O. geschilderte lokale
Therapie (S. 521) Erfolg hat, hängt in erster Stelle davon ab, ob die Ursache
der Lähmung zu beseitigen ist. Dies ist bei Erkrankungen des Zentralnervensystems gewöhnlich nicht der Fall. Immerhin bieten akute Myelitis verschiedener
Ätiologie, vor allem syphilitische Meningomyelitis, ferner Myeloneuritis gripposa
für den Sphinkter Aussicht auf restitutio ad integrum. Die Behandlung fällt
mit der des Grundleidens zusammen. Bei Lähmung nach Durchtrennung und
Überdehnung des Sphinkter darf man nur in frischen Fällen auf Erfolg hoffen.
Nach längerem Bestande einer Durchtrennungslähmung (S. 517) und bei einer
langsam entstandenen Dehnungslähmung sind die Aussichten gering. Lähmungen nach Infektionskrankheiten gleichen sich fast immer von selbst wieder
aus und bedürfen kaum besonderer Behandlung. Für die Ernährung ist es von

wesentlichem Belang, ob Incontinentia alvi nur bei flüssig-breiiger Beschaffenheit oder auch bei festem Kote eintritt. Im ersteren Falle ist auf antidiarrhoische Kost Gewicht zu legen, und man wird wie in allen Fällen von Diarrhöe zunächst nach deren Ursachen forschen und dann erst die Kost regeln (vgl. Abschnitte: Darmdyspepsien, Kolitis, Proktitis usw.). Im zweiten Falle wird es wesentliche Aufgabe sein, die Anhäufung harter Kotmassen im Enddarm zu verhüten. Es steht in solchen Fällen nichts im Wege, eine koterweichende und -vermehrende Kost zu geben (S. 380), weil sich größere Kotmassen normaler Konsistenz leichter auf einen Sitz austreiben lassen als verhärtete Ballen. Bei guter Pflege wird meistens erreicht, daß der Kot in normaler Beschaffenheit nur einmal täglich abgesetzt wird, teils auf natürlichen Drang hin, teils unter Mithilfe kleiner Klistiere. Zu letzteren muß man fast immer greifen, wenn auch die Sensibilität gestört ist und ein Drang dem Patienten überhaupt nicht zum Bewußtsein kommt, oder wenn wegen Unterbrechung des Reflexbogens (S. 19, 50) der neuromuskuläre Defäkationsakt ausnahmsweise überhaupt nicht zustande kommt. Über Lokalbehandlung S. 253, 256, 391.

Therapie des Sphinkterkrampfes. Auch hier ist therapeutisch vor allem die Ursache anzugehen. Über die lokale Behandlung der den Krampf verursachenden Krankheiten des Enddarmes und seiner Umgebung vgl. S. 256 und die betreffenden Abschnitte. Sowohl bei reflektorischen Spasmen wie beim Sphinkterkrampf der Neurastheniker und der Tabiker ist neben der Allgemeinbehandlung vor allem auf weiche Beschaffenheit des Kotes Gewicht zu legen, teils durch diätetische, teils durch milde medikamentöse Maßnahmen. Von krampflösenden Mitteln bewähren sich am besten anästhesierende Zäpfchen, die man dem Defäkationsakt vorausschickt (Extr. Bellad. 0,02 oder Atropini sulf. 0,001; Extr. Opii 0,02; Cocaini mur. 0,01). Manchmal kommt man mit Anästhesin aus und braucht nicht zu dem bei öfterer Wiederholung immerhin bedenklichen Kokain zu greifen. Auch Frigidinsalbe (S. 533) bewährt sich vortrefflich. Kleine Ölklistiere (abends 50—100 g) erleichtern die morgendliche Entleerung oft wesentlich. Je mehr eine neurasthenische Komponente sich im Krankheitsbilde vorschiebt, desto mehr Gewicht lege man auf allgemein-tonisierende Maßnahmen unter gleichzeitigem Heranziehen von Sitzbädern und anderen hydrotherapeutischen Verfahren.

II. Sekretorische Neurosen.

Wir nahmen die Besprechung der sekretorischen Neurosen schon vorweg und verweisen auf die Abschnitte über die verschiedenen Formen der „nervösen Diarrhöen" (S. 322). Abweichend von Ad. Schmidt ordneten wir auch die typischen Fälle der Colica mucosa den Sekretionsneurosen unter (S. 327). Vollkommen reine Bilder der Sekretionsneurosen kommen nur ausnahmsweise vor. Meist sind motorische Störungen damit gesellt. Für Colica mucosa (= Myxoneurosis) trifft dies fast ausnahmslos zu (meist dyskinetische Obstipation); immerhin bleibt manchmal reine Sekretionsanomalie übrig, wenn die motorischen Störungen behoben sind. Auch bei den nervösen Diarrhöen („emotionelle Diarrhöe" u. a.) gehört eine gewisse, wenn auch vielleicht nur sekundär verursachte Hyperperistaltik zum Krankheitsbilde. Die Vergesellschaftung von Sekretions- und Motilitätsneurose ist verständlich. Die zutage tretenden Erscheinungen sind beide Folgen von Hypervagotonie.

III. Sensible Neurosen.

Vorausgeschickt muß werden, daß nur aus zwingenden Gründen und unter Ausschluß aller anderen Ursachen „sensible Neurose" des Darmes diagnostiziert werden darf. Das Vorkommen lästiger und sogar sehr schmerzhafter Empfindungen, deren Sitz dem eignen Gefühl des Patienten nach der Darm zu sein scheint, und für welche eine anatomische Erkrankung des Darms oder anderer Bauchorgane nicht verantwortlich ist, kommen unzweifelhaft gar nicht selten vor. Aber ebenso sicher ist, daß hinter diesen manchmal recht unbestimmten Beschwerden oft ernste Krankheiten stehen (Appendizitis, Cholezystitis, Ulcus duodeni, Abszesse, Adnexkrankheiten, Hernien, Tumoren u. a.), die entweder wirklich noch nicht diagnostizierbar sind oder wegen zu oberflächlicher Untersuchung nicht erkannt wurden.

Wir folgen der Einteilung H. Nothnagel's, an die sich auch Ad. Schmidt hielt.

A. Die Hyperästhesie des Darmes (Nervöse Enteralgie).

Man versteht darunter unangenehme bis leicht schmerzhafte Empfindungen, die entsprechend ihrem Sitze von dem Patienten auf den ganzen Darm oder auf einzelne Abschnitte desselben bezogen werden, denen aber keine klinisch oder anatomisch nachweisbaren Organveränderungen und auch keine sonstigen dyspeptischen Zustände zugrunde liegen. Vielmehr sind es entweder durchaus psychogene, auf den Darm projizierte Empfindungen, oder es senden völlig normale Vorgänge, z. B. Darmbewegungen, welche bei normaler Einstellung des Nervensystems unter der Reizschwelle liegen und nicht empfunden werden, wegen übergroßer Reizempfänglichkeit des peripherischen Apparates oder des zentralen Empfangsorganes Reizwellen bis in das Bewußtsein. In beiden Fällen ist dies an neuropathisches Verhalten geknüpft und wir begegnen dementsprechend der Enteralgia nervosa ausschließlich bei Hypochondern, Neurasthenikern, Hysterischen und anderen hypersensiblen Personen. Hieran muß festgehalten werden, wenn sich der Begriff „Hyperästhesie des Darms" nicht ins uferlose verlieren soll. Die Klagen lauten sehr verschieden: Druck, Vollsein, Brennen, Reißen, Stechen, sehr häufig Fremdkörpergefühl (namentlich bei Hysterischen). Bevorzugt ist die Ileozökalgegend, wobei Appendizitophobie oftmals eine gewisse Rolle spielen dürfte. Den spontanen Beschwerden gesellt sich öfters eine mäßige, hier und da auch recht erhebliche Druck- und Stoßempfindlichkeit des Bauches oder einzelner Bauchteile hinzu. Angesichts des neuropathischen Ursprungs kann es nicht wundernehmen, daß die erwähnten Symptome der Hyperaesthesia intestinalis nicht immer isoliert, in reiner Form auftreten, sondern sich öfters mit anderen neurogenen Zuständen verquicken, z. B. recht oft mit Darmspasmen und nachfolgendem Meteorismus. Dann entsteht ein Bild, das unter dem Namen „Pseudoperitonitis" beschrieben ist und der Diagnose ernste Schwierigkeiten bereiten kann. Andere Male sind neurogene Obstipation oder Myxorrhöe der Enteralgia zugesellt.

Die Enteralgie tritt bei manchen ganz regellos auf; bei anderen bindet sie sich an bestimmte Tageszeiten, Verdauungsphasen, Körperstellung, an Bewegungen oder an seelische Erregungen. Bei manchen ist die Schmerzbereitschaft eine ganz vorübergehende, bei anderen kehrt sie periodisch wieder (z. B. bei Frauen in der Prämenstruationszeit), bei wieder anderen ist sie dauernd vorhanden.

Die Therapie der Enteralgia muß vorwiegend beim Gesamtnervensystem ihren Angriffspunkt suchen. Daneben ist aber jeder, auch der kleinsten Abweichung der Verdauungsvorgänge vom Normalen sorgsamste Aufmerksamkeit zu widmen. Einfache und scharf geregelte Kost ist durchaus am Platze und läßt sehr häufig die Enteralgie verschwinden. Aus psychischen Gründen kann sie ebenso wie bei Tormina intestinorum nervosa und wie schließlich bei allen Neuropathen auch dann wesentlichen Nutzen bringen, wenn objektive Störungen der Verdauungstätigkeit nicht nachweisbar sind. Anstaltsbehandlung verdient unbedingt den Vorzug. Vgl. Tormina intestinorum, S. 774.

B. Neuralgia enterica.

1. **Allgemeines über Bauchschmerz.** Unter dem Begriff „Neuralgia enterica" wird sehr verschiedenes zusammengefaßt. Im engeren Sinne des Wortes versteht man darunter Reizzustände in den Geflechten des unteren Lendensympathikus, des Plexus aorticus, des Plexus hypogastricus superior, bzw. um die Grenzstränge des Sympathikus und das verbindende Netzwerk von Nervenfasern (J. Strasburger). Allgemein ausgedrückt, sollen es also Neuralgien sein, deren Ursprungsstelle die an der Wirbelsäule gelegenen mesenterialen Plexus sind (H. Nothnagel, M. Buch). Anatomisch ist dies nicht erhärtet. Dieses Schicksal teilt aber die Neuralgia enterica mit anderen Neuralgien. Für manche Neuralgie ist freilich echte Neuritis sensibler Äste nachgewiesen. Irgendwelche Ernährungsstörungen in den beteiligten Nervengebieten müssen wir sicher annehmen, ebenso wie es eine frühere Ärztegeneration schon tat. Daß die Mesenterialnerven bei bestimmten Gruppen der Neuralgia enterica beteiligt sind, scheint sicher zu stehen. Das Mesenterium verfügt zweifellos über schmerzleitende Nerven. Schon der Ansatz des Mesenterium am Darm ist schmerzempfindlich (D. Gerhardt, S. 20). Man ist jetzt sogar geneigt, bei allen schmerzhaften Darmkrankheiten einem Reizzustand der im Mesenterium selbst verlaufenden Nerven eine viel größere Rolle zuzuschreiben, als gereizten Nervenendigungen im Darm. Was K. G. Lennander mit scharfer Kritik H. Nothnagel entgegen gehalten hatte, wird immer mehr anerkannt: auf Pressung der Nerven des Darms allein, selbst durch tetanische Kontraktion, Ischämie usw., kann der Kolikschmerz nicht beruhen. Für den Schmerz bei Strangulation des Darmes hatte auch H. Nothnagel „Reizung der Mesenterialnerven" angenommen. Hier wird man ohne weiteres auf Ernährungsstörungen zurückgreifen dürfen (Unterbrechung der Blutzufuhr!). Für die mit Steifung und Aufbäumung der Darmschlingen verbundenen heftigen Koliken bei Darmverschluß darf man zwanglos Dehnung und Zerrung der Mesenterialnerven verantwortlich machen, wie es C. Ritter tat und worin ihm neuerdings andere folgten (M. Kappis, S. 657). Schwer deutbar durch die Mesenterialnervenreiztheorie bleiben freilich die gewöhnlichen Kolikschmerzen bei dyspeptischen Durchfällen, bei entzündlichen Darmkrankheiten (Enterokolitis, Ruhr, Cholera usw.), bei Darmspasmen (Spasmen bei Obstipation, Colica mucosa). Nur einen Teil derselben könnte man einstweilen ungezwungen von mechanischer Schädigung der Mesenterialnerven ableiten. Für einen anderen Teil kommen vielleicht toxische Resorptionsprodukte als Schädling in Betracht, derart, daß sie eine Überempfindlichkeit der Mesenterialnerven bedingen, und daß diese dann für kleine Bewegungs- und Zerrungsreize empfänglicher werden. Das ist einstweilen Hypothese. Günstiger sind wir gestellt bei Deutung der arteriosklerotischen und angiospastischen Schmerzen (S. 766), die klinisch der sog. Neuralgia enterica äußerst nahe stehen und sich vielleicht mit bestimmten Gruppen derselben vollkommen decken. Daß erschwerter Blutzufluß durch erkrankte Hauptstämme der Mesenterialarterien (Sklerose) und durch krampfhaft verengte kleine Mesenterialarterien die chemische Zusammensetzung der zu ver-

sorgenden Nerven abändert und damit die Nerven reizt, ist ohne weiteres
verständlich.

Ob es nun gerade Nerven sind, welche wir entwicklungsgeschichtlich
und funktionell dem sympathischen System zurechnen müssen, bleibt doch
wohl noch strittig. Daß die schmerzleitenden Fasern mit dem Sympathikus
anatomisch verknüpft sind, ist natürlich kein Beweis dafür. K. G. Lennander
hatte schon damit gebrochen, als er nur spinale Fasern des N. phrenicus, der
sechs unteren Interkostal-, der Lumbal- und Sakralnerven als Vermittler von
Schmerzempfindungen in der Bauchhöhle anerkannte. Neuerdings wurden wir
mit sensiblen Nerven bekannt, die von den Vorderhörnern des Rückenmarks
ausgehen und auch die Bauchhöhle versorgen (W. Lehmann). Vielleicht bringt
die schöne Entdeckung Lehmann's uns neuen Aufschluß über den Charakter
der schmerzleitenden Nerven der Bauchhöhle.

2. **Allgemeine Symptomatologie der Neuralgia enterica.** Auf Grund des
Schmerzcharakters gesonderte Krankheitsbilder aufzustellen, geht nicht an.
Auch über die Ätiologie belehrt die Art des Schmerzes nicht; ebenso ist der
Sitz des Schmerzes diagnostisch nur mit größter Vorsicht zu verwenden.
N. v. Ortner versuchte freilich bestimmte Schmerzbilder herauszuschälen.
Aber gerade in dieser Hinsicht wirken die Ausführungen seines trefflichen Buches
nicht überzeugend (S. 69). Die Ätiologie kann nur aus dem Gesamtkrankheitsbilde, einschließlich der Vorgeschichte erkannt werden. Die Schmerzen treten
wie alle Neuralgien anfallsweise auf, steigern sich schnell oder allmählich, verharren eine gewisse Zeit auf dem Höhepunkt und flauen dann bald schneller
bald langsamer wieder ab. Eine gewisse dumpfe Schmerzhaftigkeit, ein Weh-
gefühl, bleibt oft zwischen den Paroxysmen bestehen. Die Schmerzen werden
als stechend, schneidend, wühlend, zerrend usw. beschrieben, manchmal als
einschießend wie bei den sog. lanzinierenden Schmerzen der Tabiker. Lieblingssitz ist das Mesogastrium. Oberflächlicher Druck, der nur die Bauchdecken
und die Darmschlingen trifft, verstärkt die Schmerzen nicht, wird sogar oft
lindernd empfunden; tiefer gegen die Wirbelsäule gerichteter Druck steigert
sie aber gewöhnlich in hohem Maße. Auch außerhalb des Paroxysmus löst
solcher Druck bei vielen Kranken Schmerzattacken aus. Man führt dies auf
mechanische Reizung der Mesenterialnerven, insbesondere aber der Plexus
zurück (Plexus hypogastricus superior etwas links von der Mittellinie auf Höhe
des IV. Lendenwirbels; Plexus aorticus etwa 5 cm höher). Die Schmerzen sind
von höchst verschiedener Stärke. Unter Umständen arten sie zu vernichtender
Heftigkeit aus, so daß die Kranken wimmernd und stöhnend, mit verzerrtem
Gesicht, zusammengekrümmt im Bette liegen. Sehr heftige Schmerzen strahlen
gewöhnlich bis jenseits des Gebietes aus, welches sie bei milderen Anfällen
innehalten. Selbst Ausstrahlen der Schmerzen in die Arme und Beine, ganz
gewöhnlich in den Rücken wird geklagt. Wenn auch unempfindlich gegen
mäßigen Druck, erweist sich die Bauchhaut oft hyperästhetisch bei leiser
Berührung. Manchmal kommt es im Verlaufe des Leidens zu einer oder
mehreren Attacken von Herpes zoster.

In symptomatologischer Hinsicht nehmen die Mastdarmneuralgien
eine Sonderstellung ein, insofern die Schmerzen nicht im Bauche, sondern am
After, in dessen Umgebung und am unteren Ende des Kreuzbeins empfunden
werden. Sie verbinden sich meist mit perianaler Hyperästhesie und Parästhesie.

3. **Neuralgien unbekannten Ursprunges.** Nach Ausschalten der Fälle
bekannter Ätiologie bleiben manche übrig, deren Herkunft ganz dunkel bleibt.
Namentlich Mastdarmneuralgien dieser Art sind beschrieben (A. Albu, M.
Pickardt u. a.). Ad. Schmidt sah keine unerklärbaren Fälle von Neuralgia
enterica. Ihr Vorkommen ist nach den vorliegenden Mitteilungen aber doch

unbestreitbar (H. Nothnagel). Einen prinzipiell ablehenden Standpunkt darf man in dieser Frage nicht einnehmen; wir müßten sonst auch das Bestehen jeder anderen Neuralgie ableugnen, deren Ursache wir nicht erkennen. Manchmal wird sich eine Neuralgia enterica durch den späteren Verlauf als Frühsymptom einer Tabes entpuppen.

4. **Arteriosklerotische Neuralgien.** Man führt sie, wohl mit unbestrittenem Recht auf mangelhafte Blutversorgung der Mesenterialgefäße zurück (S. 766).

5. **Angiospastische Neuralgien.** Schon bei Besprechung der Dyspragia intestinalis arteriosclerotica (S. 764) wurde erwähnt, daß gar nicht selten leichtere und mittelschwere Attacken vorkommen, die nach Maßgabe des ganzen Verlaufes nicht auf bleibender Gefäßerkrankung beruhen können, sondern durch Angiospasmus bedingt sein müssen. Ob ein solcher auf neurotischer Grundlage vorkommt (Neurasthenie u. dgl.), muß unentschieden bleiben. Sympathischer Hypertonus, als Ausdruck einer Neurose und in lokalem Angiospasmus sich kundgebend, ist möglich; man denke an entsprechende Vorgänge in anderen, sichtbar vor Augen liegenden Gefäßgebieten (Angio- und Trophoneurosen). Wir kennen ihre Ursache in weitaus den meisten Fällen nicht, z. B. bei Raynaudscher Krankheit. Beim Angiospasmus der Mesenterialgefäße tritt ätiologisch das Nikotin weitaus in den Vordergrund. Nach eignen Erfahrungen ist es geradezu eine Ausnahme, daß man angiospastische Dyspragie — von Bleikolik abgesehen (s. unten) — auf andere Ursache als auf Nikotinismus zurückführen muß. Nikotin wirkt elektiv auf die Ganglien des gesamten vegetativen Nervensystems, d. h. sowohl auf die Ganglien des sympathischen wie auf die des parasympathischen Systems. Schwache Wirkung (im Experiment kleine Gaben) äußert sich in Erregung, starke Wirkung in Lähmung (H. H. Meyer und R. Gottlieb). Die Empfindlichkeit der eingeschalteten Ganglien ist aber äußerst verschieden, sowohl nach Tierart wie nach individueller Konstitution. Auch die Nikotinempfindlichkeit der einzelnen Ganglienarten ist verschieden. Ob vorzugsweise parasympathische oder — wie es beim Menschen meist zutrifft — vorzugsweise sympathische Ganglien unter Wirkung des Nikotins geraten, ob eine bestimmte Menge von Nikotin erregt oder lähmt, hängt von der jeweiligen Reizempfindlichkeit des sympathischen und parasympathischen Apparates ab. Aus diesen Gründen vermissen wir klinisch jeden durchstehenden, gesetzmäßigen Parallelismus zwischen Nikotingenuß und Nikotinwirkung. Dies kommt auch in der Klinik der Dyspragia angiospastica intestinalis zum Ausdruck. Bei elektiver Nikotinempfindlichkeit der sympathischen Mesenterialplexus kann mesenterialer Angiospasmus die einzige Folge des Nikotinismus sein, während wir an allen anderen Organen vergeblich nach dessen Merkmalen suchen. Am Darm kann sich der Nikotinismus auch in anderer Form äußern: in Verstopfung, bedingt durch sympathische Reizung oder parasympathische Lähmung oder durch direkte Lähmung des Auerbach'schen Plexus; ferner in Spasmen (parasympathische Reizung unter Umgehung des Auerbach'schen Plexus) und in Durchfällen, bedingt durch sympathische Lähmung oder durch parasympathische Reizung oder durch unmittelbare Reizung des Auerbach'schen Plexus. Also eine Fülle von Möglichkeiten, mit denen der Arzt bei der außerordentlichen Verbreitung des Nikotinismus auf Schritt und Tritt zu rechnen hat. Die eine oder andere begleitet sehr oft den Angiospasmus und die davon abhängige Neuralgia enterica. Der Kenner des Nikotinismus wird die Diagnose selten verfehlen. Wie vielen „Darmkranken" wurde nicht schon durch das einfache Rauchverbot dauerhaft geholfen!

Über die Therapie der bisher besprochenen Formen von Neuralgia enterica, welche sämtlich dem Angiospasmus unterzuordnen sind, vgl. Abschnitt: Dyspragia angiosclerotica (S. 767) und weiter unten: Bleikolik.

6. Neuralgia enterica saturnina. Die Bleikolik rechnet J. Pal zu den angiospastischen Gefäßkrisen. Soweit die Schmerzen in Frage stehen, dürfen wir ihm darin wohl unbedingt recht geben; auch H. Curschmann schließt sich ihm an. Der Angiospasmus erklärt uns die Schmerzen ohne weiteres (Erregung sympathisch innervierter Gefäßnerven; Ischämie; ischämische Reizung sensibler Mesenterialnerven). Eine bessere Erklärung für die Kolikanfälle ward jedenfalls noch nicht gefunden. Man könnte freilich auch an Neuritis denken (elektive Bleiwirkung auf die Gefäß- oder auf die sensiblen Nerven des Mesenterium). Der meist plötzliche Beginn und das oft plötzliche Verschwinden des Bleikolikanfalles spricht aber dagegen. Daß im Tierexperimente große Bleigaben anatomische Veränderungen in den großen Bauchganglien verursachen, scheint zuzutreffen (R Maier, M. Mosse). Ob diese Befunde für die Deutung des klinischen Bildes herangezogen werden dürfen, steht dahin. Entsprechende anatomische Befunde beim Menschen liegen nicht vor.

Größeren Schwierigkeiten begegnet die Deutung der Begleiterscheinungen. Die Bleikolik gipfelt zwar in den Schmerzen, die zu schrecklichen Paroxysmen anwachsen können. Die Bleikolik ist aber manchmal mit Tympanie, Verstopfung und Darmruhe gesellt (H. Nothnagel, J. Pal), ähnlich wie bei paralytischem Ileus und in den meisten Fällen von Dyspragia intestinalis angiosclerotica („toter Meteorismus", N. Ortner, S. 765). Dieser Symptomenkomplex fügt sich zwanglos in das typische Bild der Sympathikusreizung. In der Mehrzahl der Fälle aber ist der Leib flach und der Darm nicht meteoristisch gebläht. Der Darm ist auch nicht in seiner Gesamtheit spastisch kontrahiert; er ist vielmehr unruhig, man hört zahlreiche Geräusche mittels Stethoskops. Aber die Darmbewegungen fördern den Inhalt nicht ordnungsgemäß; zweifellos spielen örtlich-spastische Zustände hier mit hinein. Es besteht starke Verstopfung; der Kot wird hart und trocken. Das klinische Bild gleicht dem der „dyskinetischen Obstipation" (bzw. der „spastischen Obstipation", wie sie W. Fleiner vor langer Zeit und jetzt von neuem schildert). Das ist kein Reizzustand des sympathischen Apparates, verrät vielmehr starke Mitbeteiligung parasympathischer Hypertonie. In einzelnen Fällen von Bleikolik kommen Durchfälle vor, die gleichfalls eher mit parasympathischer als mit sympathischer Übererregung in Einklang zu bringen sind. Das Gesamtkrankheitsbild der Bleikolik läßt sich also nicht einheitlich aus Tonusänderungen im sympathischen oder im parasympathischen System erklären, worauf H. Curschmann schon hinwies. Es hängt wahrscheinlich von dem Grad der Intoxikation und sicher von der jeweiligen Erregbarkeit der betreffenden Ganglien und Nerven ab, ob neben mesenterialen Gefäßnerven auch andere Abschnitte des vegetativen Darmnervensystems gereizt oder gelähmt werden. Je nachdem ändert sich das klinische Bild.

Den Bauchsymptomen an die Seite stellt sich allgemeine arterielle Hypertonie (J. Pal, H. Curschmann, eigne Befunde C. von Noorden's). Auch wenn die Bleikranken, wie gewöhnlich, dauernd hypertonisch eingestellt sind, verschärft sich die Hypertonie im Kolikanfall. Sie geht der Schwere des Anfalls nicht parallel, sondern ist weitgehend unabhängig von ihm. Man kann Obstipation und Bauchschmerzen medikamentös beseitigen; die Hypertonie überdauert dieselben noch längere Zeit. Die allgemeine Hypertonie ist also nicht eine Folge der abdominellen Vorgänge, z. B. der Verengerung des Splanchnikus-Gefäßgebietes, sondern Ausdruck einer Sonderwirkung auf andere Gefäßabschnitte (Arteriolospasmus renalis u. a.).

Therapeutisch ist im akuten Anfalle Morphiuminjektion wegen der Gewalt des Schmerzes oft unerläßlich. Man behandelte früher die Kolikkranken fast ausschließlich mit Morphiuminjektionen und mit dreisten Gaben von Opiumtinktur, so daß sie in einer fortwährenden leichten Narkose waren. Man führte dies so lange fort, bis der Schmerzanfall überwunden war. Nach

Aussetzen der Opiate stellt sich binnen kurzem (1—3 Tage) der Stuhlgang
wieder ein; unter Umständen half man zu dieser Zeit mit Rizinusöl nach, während
auf der Höhe des Anfalles Abführmittel die Wucht der Schmerzen wesentlich
steigern, ohne Stuhlgang zu fördern. Eine andere Form der Behandlung war
das Verabfolgen starker Jodgaben (R. Thaußig, J. Pal). „Der Jodismus
ist das beste Gegenmittel der Bleikolik", schreibt J. Pal (Tagesdosis: Kal. jod.
et Natr. jod. je 2,5 bis 3 g). Auch C. von Noorden konnte sich in einigen Fällen
von dem überraschenden Erfolg der Jodkur überzeugen, hatte aber auch einige
völlige Versager, Fälle betreffend, wo neben den Schmerzen das Krankheitsbild
der dyskinetischen Obstipation stark ausgeprägt war. In diesen Fällen bewährt
sich Atropin neben schwachen Morphiuminjektionen als das sicherere Heilmittel. Mit dem Morphium bekämpft man den Schmerz und die psychische
Erregung, mit dem Atropin (2 bis 3 mal täglich 1 mg innerlich oder besser subkutan) bekämpft man den spastischen Einschlag am Darm. Gewöhnlich erfolgt
sehr bald Stuhlgang, und dann lassen die Schmerzen nach. Die gemischte
Morphium- und Atropinbehandlung ist die jetzt übliche. Dem Atropin kommen
auch gefäßerschlaffende Wirkungen zu; doch scheint das Splanchnikusgebiet
weniger atropinempfindlich zu sein, als die Hautnerven (H. H. Meyer und
R. Gottlieb). Das auf die Gefäßspannung stark einwirkende Vasotonin
(bzw. Yohimbin) eignet sich zum Bekämpfen des akuten Kolikanfalles nicht gut,
da größere, wirksame Einzelgaben doch zu bedenklich sind und für planmäßige
Vasotoninkur die Zeit mangelt (Franz Müller und Br. Fellner, R. Stähelin).
Dagegen wird Papaverin (3 mal täglich 0,05 g subkutan) mit seiner starken
entspannenden Wirkung auf die kleinen Blutgefäße vielleicht das Atropin verdrängen (J. Pal, M. Großmann); Abschließendes läßt sich darüber noch
nicht sagen. Günstiges berichtet H. Curschmann über (Alt-) Hormonal
(S. 228); es beseitige schnell die Obstipation, was nur auf unmittelbarer oder
wahrscheinlicher auf mittelbarer parasympathischer Erregung des Auerbachschen Plexus beruhen kann; allmählich wichen dann auch die übrigen Bauchbeschwerden, die Hypertonie aber werde nicht beseitigt (s. oben). Diuretin
wirkt bei Bleikolik seltsamerweise viel unsicherer als bei Sklerose und
namentlich bei Nikotinspasmus der Mesenterialgefäße. Neben medikamentöser Behandlung erweisen sich heiße Packungen des Bauches als schmerzlindernd.

7. **Tabische Krisen** ziehen neben den heftigen Schmerzen nicht nur den
Magen, sondern manchmal auch den Darm in Mitleidenschaft. J. Pal rechnet
sie auch zu den Gefäßkrisen, und es ist immerhin möglich, daß Angiospasmus
der Mesenterialgefäße daran beteiligt ist. Daß das vegetative Nervensystem
abnorm erregt ist, ergibt sich aus der Hypersekretion des Magens. Es werden
oft gewaltige Mengen Flüssigkeit in den Magen abgeschieden, manchmal stark
saurer, manchmal anazider Beschaffenheit (C. von Noorden). Sie werden
höchstens teilweise auf natürlichem Wege durch den Pylorus in den Darm entleert, was auf Pylorospasmus hindeutet; E. Stierlin wies dies auch radiologisch
nach. Der Darm ist unruhig. Manchmal besteht hartnäckige Verstopfung,
in anderen Fällen Diarrhöe. Sogar sehr profuse Diarrhöen kommen vor (Hypersekretion des Darms?). Also auch hier wie bei Bleikolik, Zeichen, die als Ausdruck sympathischer, und andere, die als Ausdruck parasympathischer Erregung
gedeutet werden müssen. Auf das Krankheitsbild im einzelnen gehen wir nicht
ein; nur sei erwähnt, daß G. Boehm und E. Schlesinger im Röntgenbilde
während enteraler tabischer Krisen schweren Kolospasmus beobachteten und
damit frühere Annahme von dem Vorkommen solcher Spasmen (Ad. Schmidt)
bestätigten. Ob auch in diarrhoischen Fällen Spasmen vorkommen, ist nicht
bekannt.

Den Ausgangspunkt der enteralen tabischen Krisen sucht man nicht in den mesenterialen Nervenplexus, sondern in den hinteren Wurzeln und den Endausbreitungen der sensiblen Neurone im Rückenmark, dort, wo sie die Ganglienzellen des zentralen Neurons umspinnen. Darauf gründet sich die Förster'sche chirurgische Behandlung der Krisen mittels Durchschneidung der hinteren Nervenwurzeln der 5. bis 10. Dorsalsegmente. Natürlich greift man zu dieser Operation nur dann, wenn die Krisen sich immer aufs neue wiederholen und wenn es nicht gelingt, durch andere Mittel die Wucht der Anfälle zu brechen. Manchmal haben Salvarsankuren einen sehr günstigen Einfluß; andere Male versagen sie. Man wird dann immer wieder auf Morphium zurückgeworfen, und das ist recht bedenklich, weil sich nur allzu oft schwerer Morphinismus daraus entwickelt. Über die Technik und über die im ganzen sehr befriedigenden Erfolge der Förster'schen Operation berichtete jüngst H. Holfelder.

Über rektale Krisen der Tabiker S. 799.

IV. Beziehungen zwischen allgemeinen Neurosen (Psychoneurosen) und Darmstörungen.

Wir prüften bei Schilderung der funktionellen und anatomischen Darmkrankheiten sowohl die Beeinflussung des von Darmstörungen bedingten klinischen Bildes durch neuropathische Einschläge wie auch die Rückwirkung der Darmstörungen auf das Nervensystem, insbesondere auf die Psyche. Namentlich die Beziehungen zum vegetativen Nervensystem, zur Neurasthenie, zur Hysterie, teilweise auch zu Psychosen wurden erörtert. Wir können hierauf nicht wieder zurückgreifen, ohne Gesagtes zu wiederholen. Nur auf einige Grundfragen sei hier eingegangen.

1. Psychogene Krankheitsbilder.

Es gibt Beschwerden und ganze Krankheitsbilder, die zunächst auf ein wahres Darmleiden hindeuten, die aber in Wirklichkeit auf krankhaftem Verhalten der Psyche beruhen: Projektion abnormer Vorstellungen und Erregungen der Psyche auf den Darm. Man findet dies am häufigsten bei Hysterie und Hypochondrie. Hier entsprechen den geklagten Beschwerden oft nicht die geringsten objektiven Störungen der Verdauungsorgane. Wir müssen dann von rein „psychogener Darmdyspepsie" sprechen. Auch bei Neurasthenikern kommt gleiches oft genug vor; doch werden hier öfters objektiv nachweisbare, wenn auch geringfügige Störungen von Phobien überlagert. Phobien treten uns auch bei Hypochondrie und anderen Psychosen entgegen und können unserem therapeutischen Handeln sehr hinderlich sein, insbesondere bei der Ernährung. Während sich in den bisher erwähnten Fällen das pathologische nur im Vorstellungskreis abspielt, gibt es aber auch andere Fälle, wo zentrifugale Reizung oder Hemmung Einfluß auf den Darm gewinnt, und wo der Darm völlig normal arbeiten würde, wenn diese Erregungen wegfielen. Wir lernten sie als motorische und sekretorische Darmneurosen kennen (S. 773). Die neuropathologischen Vorgänge können sich ausschließlich im vegetativen Nervensystem abspielen, während die Psyche nicht im geringsten daran beteiligt ist und die Patienten — wenn man nicht einen übertrieben strengen Maßstab anlegt — psychisch völlig normal erscheinen. Daß aus pathologischer Einstellung des vegetativen Nervensystems schwere Krankheitsbilder des Darms hervorgehen können, ward geschildert. Wir erinnern an Fälle schwerer Obstipation, an Colica mucosa, an andere Formen der motorischen und sekretorischen

Neurosen (S. 321), insbesondere an spastischen Ileus (S. 662), an Tympanismus vagotonicus, ferner an die G. v. Bergmann'sche Theorie über das Entstehen von Ulcus duodeni durch parasympathischen Spasmus. Wenn die Psyche mittels zentrifugaler Erregungen Einfluß auf den Darm gewinnen soll, führt der Weg allemal über das vegetative Nervensystem. Wenn sie den Einfluß wirklich gewinnt, wie es oft den Anschein hat („emotionelle Diarrhöen" S. 322, 776; „emotionelle Obstipation" S. 774; hysterischer Darmspasmus mit Tympanie und unter Umständen mit Ileus S. 665, 777), so setzt dies entweder eine krankhafte Übererregkarkeit des vegetativen Nervensystems oder krankhaft erleichterte Überleitung psychischer Erregung auf dieses System voraus. Beides kommt vor.

Die sympathisch- parasympathischen und unter Umständen psychischen Einschläge fügen den echten Darmkrankheiten viele Züge hinzu. Dieselben können die wesentlichen Züge der letzteren sogar verwischen und damit Diagnose und Therapie auf falsche Wege drängen. Insbesondere lasse man sich bei Neurasthenikern und Hysterischen durch den offenkundigen neuropathischen Einschlag nicht zur Unachtsamkeit und zum Verzicht auf gründlichste Untersuchung verleiten. Es sind schon oft die übelsten und folgenschwersten Fehler dadurch begangen worden, daß man sich nur auf die Diagnose „Neurose" beschränkte, welche alle Beschwerden und sonstigen Erscheinungen befriedigend zu erklären schien. Am häufigsten wird eine solche Unterlassungssünde wohl bei Ulcus duodeni begangen; aber auch bei Appendizitis, bei Stenosen, bei malignen Tumoren, selbst bei inkarzerierten Hernien kommt es vor.

2. Enterogene Neuropathien. — Toxikosen.

a) **Neurasthenie.** Daß Darmkrankheiten teils durch Schmerzen, teils durch Kräfteverfall, teils durch Störung der Erwerbstätigkeit oder des Lebensgenusses usw. das Allgemeinbefinden schädigen und damit Einfluß auf die Psyche gewinnen können, braucht nicht im einzelnen dargelegt zu werden. Der Grad, in welchem die Psyche berührt wird, hängt nicht nur von Art und Schwere des Leidens, sondern auch von der psychischen Reaktionsfähigkeit, vor allem von dem „Temperamente" ab. Hier muß uns kurz nur die Frage beschäftigen, inwiefern Darmstörungen einen Menschen neurasthenisch machen können. Die Psychiatrie lehnt dies ab und setzt zum mindesten „Neurastheniebereitschaft" voraus. Die ärztliche Praxis hält aber im großen und ganzen daran fest. Man darf abnorme Reizbarkeit, Mißmut, Verzweiflung, wie sie zu schweren und chronischen Darmleiden sich gesellen können (S. 357), natürlich nicht mit Neurasthenie oder Psychasthenie verwechseln. Dem Arzte erscheinen manche Krankheiten des Darms unbedeutend und harmlos, dem Laien bereiten auch diese schon Sorge. Wenn der Arzt sich in das Seelenleben des Kranken vertieft, wenn er dessen Lebens- und Familienverhältnisse genau kennt, wird er die Befürchtungen betreffs Erwerbsfähigkeit, die liebende Sorge um das Schicksal der Familie und den Einfluß solcher Vorstellungen auf die Psyche durchschauen und richtig werten. Das alles sind noch psychisch normale Reaktionen. Ihre Züge können freilich der wahren Neurasthenie sehr ähneln; man darf aber nur von Pseudoneurasthenie sprechen. Die gedrückte Stimmung verschwindet von selbst, wenn die Ursache der Sorge beseitigt ist.

Wenn wir wahre Neurasthenie und Darmkrankheiten zusammen antreffen, liegen die Dinge meistens so, daß das Darmleiden und die Neurasthenie bis zu einem gewissen Grade unabhängig voneinander bestehen. Objektive Störungen am Verdauungsapparat sind nachweisbar, bald leichte, bald schwere. Sie können neurogen, aber unabhängig von der Psyche, d. h. durch

Minderwertigkeit des vegetativen Nervensystems entstanden sein (s. oben); sie können aber auch gleicher Ursache entstammen, wie Darmleiden neuronormaler Menschen (Dyspepsien, Infektionen, Tumoren usw.). Auf Neurastheniker wirken die Beschwerden und das Bewußtsein, krank zu sein, natürlich viel stärker ein; es kommt zu einer pathologischen Reaktion der Psyche, die sich meistens in vergrößernden Vorstellungen über Tragweite des Leidens, in Grübeln, in Phobien äußert und entweder von vornherein oder erst später, nach Niederbruch der Kräfte, mit abnormer Reizbarkeit, abnormer Ermüdbarkeit und mit einem Heer anderer neurasthenischer Beschwerden sich verknüpft. Die Neurasthenie kann schon vor dem Darmleiden bestanden haben; ihr Ursprung läßt sich sogar meist bis in die Kindheit zurückverfolgen. Sie kann aber auch auf vorbereitetem, meist konstitutionellem Boden erst durch das Darmleiden von Neurastheniebereitschaft in Neurasthenie übergeführt worden sein. Vgl. S. 377.

Wir finden bei Neurasthenikern oft ein geradezu groteskes Mißverhältnis zwischen Tragweite der wirklich vorhandenen Darmstörungen und Stärke der psychischen Reaktion. Aber oft ist es auch anders. Ein Neurastheniker mit schwerer Obstipation, mit Colica mucosa usw. hat wirklich ernste Beschwerden und an seinem Darm spielen sich Vorgänge ab, die schwere Gefahren bergen. Ob nun leicht oder schwer, die Darmstörungen müssen unbedingt beseitigt werden, und dazu dienen alle die Hilfsmittel, namentlich die diätetischen, welche wir bei Beschreibung der einzelnen Krankheitsbilder kennen lernten. Einen Neurastheniker mit Verdauungs- und Ernährungsstörungen nur psychotherapeutisch oder sagen wir lieber gleich psychiatrisch anzugehen, hat gar keinen Sinn. Verständige Psychiater haben auch längst die Methoden der inneren Medizin zur Behandlung solcher Fälle von Neurasthenie übernommen. Was in den meisten guten Nervenheilanstalten hierbei geboten wird, ist im wesentlichen Diätotherapie, Hydrotherapie und geistige, unter Umständen auch körperliche Ruhekur. Was an „Psychotherapie" geleistet wird, ist nicht mehr, als was jedes gute Sanatorium unter Führung eines menschenkundigen Arztes auch bietet, oft sogar weniger. Der am Verdauungsapparat erreichte Erfolg selbst ist der beste Psychotherapeut. Wie oftmals in diesem Werke hervorgehoben (S. 255, 386 u. a. O.), ist der größte Wert darauf zu legen, daß die Patienten in bezug auf Ernährungs- und sonstige Lebensweise planmäßig eingeschult werden. Sie müssen wieder im festen Vertrauen auf gute Bekömmlichkeit essen und trinken lernen, d. h. vor allem müssen ihre Phobien gebrochen werden.

Man bilde sich aber nur ja nicht ein, durch Beseitigung von Darmbeschwerden und Wiederherstellen normaler Verdauungsvorgänge eine Neurasthenie heilen zu können. Was man beseitigte, waren Gefahrpunkte; es waren Zustände, die einerseits körperlichen Schaden bringen konnten oder schon gebracht hatten (Darmentzündungen, Ernährungsstörungen usw.), anderseits aber auch durch den von ihnen ausgehenden Reiz die Psyche schädigten. Die Neurasthenie aber bleibt bestehen. Das beste, was wir erzielen können, ist, aus der Neurasthenie wieder eine Neurastheniebereitschaft zu machen.

Mit Psychoanalyse nach S. Freud'schem Muster an darmkranke Neurastheniker heranzugehen, soll man sich hüten. Wir wollen uns von der Freudschen Lehre, die wohl schon eine nahe Zeit als verhängnisvolle Irrlehre kennzeichnen wird, wenigstens in der Darmpathologie und -therapie freihalten.

b) **Toxikosen.** Seit dem Erscheinen von Ch. Bouchard's Werk über Autointoxikationen ist die Frage über toxische Fernwirkungen enterogener, durch bakterielle Tätigkeit erzeugter Gifte in fortwährendem Flusse. Die Lehre fand ihre hauptsächlichsten Vertreter in E. Metschnikoff (S. 39, 208) und A. Combe (S. 59) und sie gipfelte praktisch in dem Vorschlag, das Kolon als anatomische

Quelle der Gifte zu exstirpieren, sobald sich Zeichen von Giftstauung und -Resorption bemerkbar machen. Am weitesten ging in dieser Hinsicht W. A. Lane (S. 397) mit seiner Lehre von der „chronical intestinal stasis" und der an Metschnikoff anknüpfenden Theorie, daß das Kolon überflüssig sei; sein Wahlspruch wurde gleichsam: „ceterum censeo colon esse delendum" (S. 397). Wir brauchen uns mit dieser Irrlehre, welche in vielen Stücken Ursache und Wirkung verwechselt und die neuropathische Komponente bei Obstipation u. a. vernachlässigt, nicht weiter zu beschäftigen (vgl. S. 346 und 397).

Solche Übertreibungen können der Lehre von enterogenen Toxikosen nur schaden und haben ihr geschadet; sie dürfen aber nicht hindern anzuerkennen, daß tatsächlich zahlreiche Gifte, welche das Nervensystem beeinflussen, aus dem Darme stammen. Wir verweisen auf die früher gegebene Übersicht (S. 58), auf die Nahrungsmittelvergiftungen (S. 36), auf die Produktion lähmender Gifte bei verschiedenen Infektionskrankheiten (Cholera, S. 38; Dysenterie S. 38 und 539), auf das wahrscheinliche Mitwirken enterogener Gifte bei dem terminalen Kollaps der Ileuskranken (S. 656). Die Grenzen zwischen pathogenen und darmberechtigten Keimen sind schwer zu ziehen (S. 38: Darmbakterien), ebenso die Grenze zwischen „giftigen" und „ungiftigen" Produkten (S. 58 ff.). Die Wirkung hängt nicht nur von der Eigenart des Materials, sondern auch von den Resorptionsverhältnissen, von Wirksamkeit der Schutzvorrichtungen (S. 62) und von der Reaktionsfähigkeit des Nervensystems ab.

Wenn wir nach enterotoxischen Krankheitsbildern suchen, dürfen wir nicht mit vorgefaßter Meinung und mit der so überaus menschlichen Sucht nach Verallgemeinerung an die Frage herantreten, sondern wir dürfen uns einerseits nur auf sorgfältig gesichtete klinische Erfahrungstatsachen und gleichmäßige Erfolge einer gegen die Darmstörungen gerichteten Therapie, anderseits auf toxikologische Forschung stützen. Bei einigen Infektionskrankheiten (Cholera, Botulismus, Dysenterie u. a.) ist dies vollkommen durchgeführt. Einige andere Zustände wurden früher erwähnt (S. 64). Erweiterte Erfahrungen haben das Vorkommen der von C. von Noorden beschriebenen, von A. Albu mit Unrecht bestrittenen sensiblen Polyneuritis mit gleichzeitigen Vagusreizsymptomen vollkommen erhärtet (S. 64). Dieser Symptomenkomplex wurde oft bei Leuten ohne den geringsten psychopathischen Einschlag gefunden und verschwand restlos nach Wiederherstellung normaler chemischer und motorischer Darmverhältnisse.

Der Nachweis des enterogenen Ursprungs mancher Reizstoffe, welche teils das parasympathische, teils das sympathische Nervensystem erregen bzw. lähmen, gab jenen klinischen Schlußfolgerungen C. von Noorden's eine toxikologisch-experimentelle Stütze. Erinnert sei an die fortwährende für den physiologischen Ablauf der Peristaltik äußerst wichtige Bildung von Cholin in der Darmwand (J. W. le Heux), an den Nachweis von Histamin (β-Imidazoläthylamin, S. 59), ein starkes Reizmittel für das parasympathische System, insbesondere für die Gefäßnerven derselben (L. Popielski, H. H. Dale), ferner an p-Hydroxyphenyläthylamin (phosphorsaures Salz als „Tyramin" im Handel) mit sympathikomimetischer, blutdrucksteigernder Eigenschaft (J. J. Gr. Brown), Phenyläthylamin und Tyramin auch mit der Fähigkeit den Gesamtstoffwechsel und den Eiweißumsatz zu steigern (J. Abelin).

Ob es gelingen wird, klinisch einheitliche Krankheitsbilder herauszuschälen, welche den toxikologischen Einheiten entsprechen, steht noch dahin. Wir dürfen die Schwierigkeiten nicht verkennen. Auch für altbekannte chemische Körper wie Atropin, Physostigmin, Pilokarpin, Nikotin, Blei u. a. stellte sich heraus, daß ihre Angriffsstelle im vegetativen Nervensystem keine einheitliche ist, und vor allem, daß die Wirkung sowohl mit Höhe der Gabe wie mit Reizempfänglichkeit der Angriffspunkte sehr stark wechselt. Bei ein und demselben chemischen Körper schieben sich die verschiedensten Wirkungen ineinander, und die Resultante dieser Wirkungen ist von Fall zu Fall verschieden. Nur durch sehr mühsame Verfahren gelang es bis zu einem gewissen, aber noch unvollkommenen Grade, die Resultante in ihre Einzelstücke zu zerlegen.

Wir dürfen also einstweilen unsere Erwartungen nicht zu hoch spannen und müssen zugeben, daß wir entgegen den durch Ch. Bouchard's geistvolle Monographie erweckten Hoffnungen jetzt, ein Menschenalter später, doch noch an der Schwelle der Erkenntnis stehen.

3. Beziehungen von Darmkrankheiten zu Epilepsie und Migräne.

a) **Epilepsie.** Was über ursächliche Beziehungen von Darmkrankheiten zu Epilepsie gelehrt wird, streicht so sehr an der Oberfläche hin, daß es sich kaum verlohnt, darauf näher einzugehen. Es scheint allerdings sicher, daß bei Epilepsiebereitschaft Darmstörungen der verschiedensten Art den Anfall auslösen können. Im übrigen sei auf neurologische Werke verwiesen.

b) **Migräne.** Bei Migräne, deren eigentliches Wesen noch völlig dunkel ist, finden wir oftmals Zeichen von Magen- und Darmstörungen: am häufigsten Erbrechen, das manchmal sehr reichliche flüssige Massen herausbefördert; dieselben können salzsäurereich bis salzsäurefrei sein. Auch Durchfälle sind nicht selten; in anderen Fällen geht dem Anfall Obstipation voraus, die während des Anfalls andauert; Eintritt von Stuhlgang bedeutet dann gewöhnlich Ende des Anfalls. Es gibt offenbar auch Migränelarven, wo der Kopfschmerz fehlt und nur stürmische Magen- und Darmerscheinungen der beschriebenen Art oder auch Bauchschmerzen nach Art der Neuralgia enterica während des Anfalls auftreten. Solche Larven können mit echten Migräneanfällen abwechseln. O. Cohnheim widmete diesen Zuständen eine ausführliche, die Literatur berücksichtende Besprechung. Darauf sei verwiesen. Klinische Erfahrung lehrt ferner, daß krankhafte Störungen der Verdauung auch umgekehrt bei Migränebereitschaft den Einzelanfall auslösen können. Es trifft dies aber doch seltener zu, als gemeinhin — namentlich in Laienkreisen — angenommen wird. Auf solche Erfahrungen gründete sich die Lehre von dem autotoxischen Charakter der Migräne. Therapeutisch ist es immerhin des Versuches wert, allen etwa wirklich vorhandenen und nicht nur eingebildeten Störungen des Magens und Darms sorgfältig nachzugehen und sie zu beseitigen. Von der Migränebereitschaft wird man den Patienten dadurch nicht befreien; aber bei gleichzeitigem Vorgehen gegen andere gesundheitsschädliche Lebensgewohnheiten gelingt es doch oft, die Zahl der Anfälle beträchtlich einzuschränken. In diesem Sinne äußerte sich auch M. Einhorn, der sich mit Recht scharf gegen das sinnlose Bestreben wendet, bei Migräne etwaige Obstipation durch Kolonexstirpation zu bekämpfen.

Literatur.

Anatomie.

Aschner, Über das Stoffwechsel- und Eingeweidezentrum im Zwischenhirn. Berl. klin. Wochenschr. **1916**. Nr. 28.

Brosch, Wien. med. Wochenschr. **1910**. Nr. 20 (Dickdarm, Lageanomalie).

Brosch, Wien. med. Wochenschr. **1912**. Nr. 36 (Dickdarmmasse).

Case, Journ. of the Amer. Med. Ass. **63**. 1194. 1914 (Valvula Bauhini).

Curschmann, Deutsch. Arch. f. klin. Med. **53**. 1. 1894 (Dickdarm, Lageanomalie).

Custor, zitiert nach K. G. Richter (Innenfläche des Dünndarms).

Gundermann, W., Bruns' Beitr. z. klin. Chir. **84**. 587. 1913 (Gefäße).

Gundermann, Über die Bedeutung des Netzes in physiologischer und pathologischer Beziehung. Beitr. z. klin. Chir. **84**. 587. 1912.

v. Hansemann, Med. Klin. **1917**. Nr. 36 (Russendarm).

Hertz, A. F., Journ. of Physiol. **47**. 54. 1913 (Valvula Bauhini).

Hertz, Abnormitäten in der Lage und Form der Bauchorgane usw. Berlin **1894**.

Kelling, Zeitschr. f. Biol. **44**. 161. 1903.

Klein, Die Bauchhöhle als Lymphraum und die Bedeutung des Netzes. Monatsschr. f. Geburtsh. u. Gyn. **50**. 117. 1919.

Meyer, Ernst, Anat. Beitr. zur Lehre v. d. Darmatrophie. Inaug.-Diss. Bonn **1900** (Lieberkühn'sche Drüsen).

Meyer-Gottlieb, Experim. Pharmakologie. Wien **1911**; IV. Aufl. **1920**.

Müller, R. L., Deutsch. Arch. f. klin. Med. **105**. 1. 1912 (Nerven).

Peter, Münch. med. Wochenschr. **1918**. Nr. 48 (Appendix).

Pfanner, W., Arch. f. Anat. (u. Physiol.) **1915**. 106 (Mesokolonlücken).

Richter, K. G., Untersuchungen über Länge, Gewicht und Flächenausdehnung des normalen menschlichen Magens und Darmes usw. Inaug.-Diss. Leipzig **1904** (Dünndarmfläche).

Robinson, Sur la physiologie de la appendice coecal. L' hormon du vermium. Compt. rend. Acad. des sciences. **157**. 790. 1913.

Rost, Arch. f. klin. Chir. **98**. 984. 1915 (glatte Muskelfasern).

v. Samson, Zur Kenntnis der Flexura sigmoidea coli. Inaug.-Diss. Dorpat 1890; Arch. f. klin. Chir. **44**. 146. 1892 (S Romanum).

Schiefferdecker, Arch. f. Anat. u. Physiol. **1886** u. **1887** (S Romanum).

Schwarz, G., Klinische Röntgendiagnostik des Dickdarms. Berlin **1914** (Nerven).

Singer, Med. Klin. **1912**. Nr. 48.

Williams, Boston Med.-Surg. Journ. **1915**. Nr. 1. S. 13 (Fixation der Bauchorgane).

Physiologie.

Abderhalden-Teruuchi, Studien über die proteolyt. Wirkung der Preßsäfte, sowie des Darmsaftes. Zentralbl. f. phys. Chem. **49**. 1. 1906.

Abderhalden und Rona, Zeitschr. f. phys. Chemie. **47**. 359. 1906.

Abderhalden-Schittenhelm, Abbau und Aufbau der Nukleinsäure. Zentralbl. f. physiol. Chem. **47**. 452. 1904.

Alexander, Kongr. f. inn. Med. **31**. 552. 1914 (Pentosurie).

Alvarez, Further studies on intestinal rhythm. Amer. Journ. of Physiol. **37**. 267. 1915.

Babkin, Äußere Sekretion der Verdauungsdrüsen. Berlin **1914**.

Bayliß und Starling, Journ. of Physiol. **24**. 99. 1899 u. **26**. 125. 1901 (Motilität).

v. Bergmann, Zum Studium der Darmbewegungen. Zeitschr. f. exp. Path. u. Ther. **12**. 221—294. 1913.

Bergmann-Katsch, Über Darmbewegung und Darmform. Deutsch. med. Wochenschr. **1913**. S. 1294.

Bergmann und Lenz, Deutsche med. Wochenschr. **1911**. Nr. 31 (Motilität).

Bertheau, Welchen Einfluß hat die Düngung, das Alter und die Frische des Gemüses auf seine Verdaulichkeit und den Zellulosegehalt? Arch. f. Verdkr. **19**. Erg.-Heft. 63. 1913.

Biegel, Beitrag zu den sogenannten Ausnützungsversuchen. Pflüger's Arch. **174**. 90. 1919.

Bloch, Med. Klin. **1911**. Nr. 6.

Boehm, Deutsch. Arch. f. klin. Med. **102**. 431. 1911.

Boldyreff, Die periodische Tätigkeit des Verdauungsapparates. Bickel's Beitr. **5**. 331. 1915.

Boldyreff, Einige neue Seiten der Tätigkeit des Pankreas. Ergebn. d. Physiol. **11**. 121. 1911.

Bürgi, Das Chlorophyll als blutbildendes und belebendes Agens. Therap. Monatsh. **1918**. 1 u. 33.

Cannon, Amer. Journ. of Physiol. **6**. 251. 1902 u. **12**. 387. 1904 (Motilität).

Cannon, Amer. Journ. of Physiol. **29**. 238. 1911 (Motilität).

Clementi, Arch. di Fisiol. **8**. 399. 1911.

Cohnheim, Zeitschr. f. phys. Chemie. **33**. 451. 1901; **35**. 134. 1902; **36**. 13. 1902; **47**. 296. 1906 (Sekretion).

Croner, Über Resorption von Fetten im Dünndarm. Biochem. Zeitschr. **23**. 97. 1910.

Dastré, Recherches sur la bile. Arch. de Phys. **1890**. 315.

Djenab, Bildungsart und Schicksal des Sekretins für das Pankreas. Berl. klin. Wochenschr. **1917**. Nr. 26.

Donnan, Theorie der Membrangleichgewichte. Zeitschr. f. Elektroch. **17**. 572. 1911.

Einhorn, Deutsch. med. Wochenschr. **1910**. Nr. 33.

Elliot, Journ. of Physiol. **31**. 157. 1904.

Ewald, Über das Verhalten des Fistelsekrets usw. Virchow's Arch. **75**. 409. 1879.

Exner, Pflügers Arch. **89**. 253. 1902 (Motilität).

Fischl und Porges, Münch. med. Wochenschr. **1911**. Nr. 39.

Fofanow, Verdauung und Resorption roher Stärke verschiedener Herkunft. Zeitschr. f. klin. Med. **72**. 257. 1911.

Friedberger, Anaphylaxie. Wien **1917**.

Friedrich, Verh. d. Deutsch. Ges. f. Chir. **31**. 1902.

Fröhlich-Meyer, Die sensible Innervation von Darm und Harnblase. Wien. klin. Wochenschr. **1912**. S. 29.

Gerhardt, Colitis chron. hämorrhag. Münch. med. Wochenschr. **1919**. 339.

Gläßner und Stauber, Bioch. Zeitschr. **25**. 204. 1910.

Goldmann, Münch. med. Wochenschr. **1912**. Nr. 12 (Motilität).

Großer-Husler, Über das Vorkommen einer Glyzerophosphatase im tierischen Organismus. Biochem. Zeitschr. **39**. 1. 1912.

Grützner, Pflüger's Arch. **71**. 492. 1898 (Motilität).

Hall, Ein Beitrag zur Kenntnis der Fettresorption nach Unterbindung von Chylusgefäßen. Zeitschr. f. Biol. **62**. 448. 1913.

Hamburger und Hekma, Journ. de Physiol. et de Path. génér. **4**. 805. 1902; **6**. 40. 1905 (Sekretion).

Heinz, Die gallentreibende Wirkung des Pfefferminzöles. Ther. Halbmonatschr. 1920. 356.

Helm, Die Dickdarmperistaltik im Schlaf. Med. Klin. **1917**. Nr. 50.

Hemmeter, Arch. f. Verdauungskrankh. **8**. 59. 1902 (Motilität).

Hemmeter, Arch. f. Verdauungskrankh. **17**. 136. 1911 (Motilität).

Hermann, Pflüger's Arch. **46**. 93. 1890.

Hertz, Constipation and allied intestinal disorders. London **1909**.

Hertz-Newton, The normal movements of the colon. Journ. of Phys. **47**. 57. 1913.

Hirata, Über die hämatogene Anregung der Darmsaftsekretion. Bickel's Beitr. **2**. 239. 1911.

Hirsch, P., Die Einwirkung von Mikroorganismen auf die Eiweißfäulnis. Berlin 1918 (Bornträger).

Höber, Physikal. Chemie der Zellen und Gewebe. IV. Aufl. **1914**.

Holzknecht, Münch. med. Wochenschr. **1909**. Nr. 47.

Honigmann, Zur Kenntnis der Aufsaugungs- und Ausscheidungsvorgänge im Darm. Boas' Arch. **2**. 296. 1896.

Ignatowsky-Monossohn, Untersuchungen über die Gallenabsonderung. Zeitschr. f. exper. Path. u. Ther. **16**. 237. 1914.

Kato, Intern. Beitr. zur Path. u. Ther. d. Ernährungsstörungen. 1. 315. 1910 (Sekretion).

Katsch-Borchers, Über physikal. Beeinflussung der Darmbewegung. Zeitschr. f. exp. Path. u. Ther. **12**. 237. 1913.

Kauchamps, L'antipéristaltisme du gros intestin. J. de Radiol. et d'Electr. **1915**. 504.

Kautsch, Psych. Beeinflussung der Darmmotilität. Zeitschr. f. exp. Path. u. Ther. **12.** 290. 1913.

Klein, A., Sitzungsber. d. kgl. Akad. d. Wiss. zu Amsterdam. 25. V. 1901 (Bakterien).

Klotz, Bedeutung der Getreidemehle für die Ernährung. Berlin **1912.**

Kóbert, und Koch, Deutsche med. Wochenschr. **1894.** Nr. 47.

Kugler, Beiträge zur Verdauung und Resorption des Eiweißes. Zeitschr. f. Biol. **69.** 437. 1919.

Langley-Magnus, Some observations of the movements of the intestine. Journ. of phys. **33. 34.** 1905.

Lebon-Aubourg, Contractions réflexes du gros intestin par excitation de l'estomac. Presse Méd. **1913.** Nr. 56.

Lenz, Der retrograde Transport im Dickdarm des Menschen, sein Wesen und klinische Bedeutung. Boas Arch. **25.** 54 u. **128.** 1919.

Le Heux, Cholin als Hormon der Darmbewegung. Pflügers Arch. **173.** 8. 1918.

London, Zeitschr. f. phys. Chemie. **60.** 191. 1909.

London, Schittenhelm und Wiener, Zeitschr. f. phys. Chemie. **77.** 86. 1912.

Macfadyen, Nencki, Sieber, Über die chemischen Vorgänge im menschlichen Dünndarm. Arch. f. exper. Pharmak. **28.** 311. 1891.

Magnus, Experim. Grundlagen der Röntgenuntersuchung des Magen-Darm-Kanals. Kongr. f. inn. Med. **29.** 42. 1912.

Magnus, Pflügers Arch. **102, 103** (1904); **108** (1905); **111, 115** (1906) (Motilität).

Matzuschita, Arch. f. Hygiene. **41.** 211. 1902 (Bakterien).

Mellanby-Twort, On the presence of β-Imidazoäthylamin in the intestinal wall; with a method of isolating a bacillus from the alimentary canal which converts histidine into this substance. Journ. of Physiol. **45.** 53. 1912.

v. Mering, Über die Funktion des Magens. Kongr. f. inn. Med. **12.** 471. 1893.

Metschnikoff, Manchester memoirs. Vol. **45.** 1900—1901. Nr. 5; Studien über die Natur des Menschen. 2. Aufl. Leipzig. Veit u. Co. **1910;** Annal. de l'Institut Pasteur. Dez. **1908** (Bakterien).

Meyer-Gottlieb, Experim. Pharmakologie. II. Aufl. Wien **1911** (Resorption).

Meyer, A. W., Experimentelle Untersuchungen über die Sensibilität von Magen und Darm. Deutsche Zeitschr. f. Chir. **151.** 153. 1919.

Molnar, Deutsche med. Wochenschr. **1909.** Nr. 32.

Müller, Fr., Virchow's Arch. **131.** Suppl. 1893. S. 107.

Müller, L. R., Deutsche Zeitschr. f. Nervenheilk. **14.** 1. 1898; **19.** 303. 1901; **21.** 86. 1901 (Sensibilität). Ferner Mitteil. a. d. Grenzgeb. **18.** 600. 1908.

Müller, L. R., Deutsch. Arch. f. klin. Med. **105.** 1. 1911 (Sensibilität).

Müller, L. R., Über Magenschmerzen und deren Zustandekommen. Münch. med. Wochenschr. **1919.** Nr. 21 u. 22.

Neumann, Zur Frage der Sensibilität der inneren Organe. IV. Mitteil. Zentralbl. f. Physiol. **1912.** Nr. 6.

Noorden-Fischer, Deutsche med. Wochenschr. **1917.** Nr. 22 (Vollkornbrot).

Noorden-Fischer, Ther. Monatsh. **1918.** S. 96 (Kleienausnützung).

von Noorden, Ausnützung der Nahrung bei Magenkranken. Zeitschr. f. klin. Med. **17.** 137, 452, 514. 1890.

von Noorden, Die Behandlung der harnsauren Nierenkonkremente. Kongr. f. inn. Med. **14.** 308. 1896.

von Noorden-Salomon, Handbuch der Ernährungslehre. I. 3. **1920.**

von Noorden, Zuckerkrankheit. VII. Aufl. Wien 1917. S. 169.

v. Noorden, Hautaffektionen bei Stoffwechselanomalien. V. Internat. Dermatologenkongreß **2.** I. 118. 1904.

Oeri, Zeitschr. f. klin. Med. **67.** 288 u. 317. 1909.

Pawlow, Die Arbeit der Verdauungsdrüsen. Deutsch von A. Walther. Wiesbaden **1898** (Sekretion).

Pawlow und Boldireff, Zentralbl. f. Phys. **18.** 460. 1904 (Sekretion).

Pflüger, Bedeutung der Seifen für die Resorption der Fette. Pflügers Arch. **88.** 431. 1902.

Ponomarew, Malys Jahresber. **32.** 470. 1902.

Popielski, β-Imidazyläthylamin als mächtiger Erreger der Magendrüsen. Pflüger's Arch. **178.** 214. 1920.

Pringsheim und A. Magnus von Merkatz, Fermentversuche an Zelluloseabbauprodukten. Zeitschr. f. physiol. Chem. **105.** 173. 1919.

Prutz und Ellinger, Arch. f. klin. Chir. **67.** 964. 1902 u. **72.** 415. 1904 (Motilität).

Rieder, Fortschr. a. d. Geb. d. Röntgenstrahlen. **18.** 1912; Kongr. f. inn. Med. **29.** 1912.

Röhmann, Über künstliche Ernährung und Vitamine. Berlin **1916.**

Rolly und Liebermeister, Deutsch. Arch. f. klin. Med. **83.** 413. 1905 (Bakterien).

Rona- Gyorgy, Zur Frage der Ionenverteilung im Blutserum. Biochem. Zeitschr. 56. 416. 1913.

Rost, Die funktionelle Bedeutung der Gallenblase. Mitteil. a. d. Grenzgeb. 26. 710. 1913.

Rubner, Arch. f. (Anat. u.) Physiol. 1917. 74 (Strohmehl).

Rubner, Die Verdaulichkeit der Vegetabilien. Arch. (f. Anat.) u. Physiol. 1919. 53.

Salkowski, Über den KH-Gehalt der Flechten. Zeitschr. f. physiol. Chem. 104. 105. 1919.

Salomon, Wien. med. Wochenschr. 1917. Nr. 51 (Holzmehl).

de Sandro, Policlinico Sez. Med. 20. 409. 1913.

Schaeffer und Terroine, Journ. de Physiol. et Path. génér. 1910. 884 u. 905.

Schmidt, Zusammensetzung des Fistelkotes. Boas' Arch. 4. 137. 1898.

Schmidt, Ad., Deutsch. med. Wochenschr. 1911. Nr. 10.

Schottelius, Arch. f. Hygiene. 34. 210. 1896 u. 42. 48. 1902 (Bakterien).

Schütz, Berl. klin. Wochenschr. 1900. Nr. 25 (Bakterien).

Schwarz, Münch. med. Wochenschr. 1911. Nr. 39; Kongr. f. inn. Med. 29. 1912.

Schwarz, Klinische Röntgendiagnostik des Dickdarms. Berlin 1914.

Serdjukow, Eine der wesentlichen Bedingungen des Speiseübertritts aus dem Magen in den Darm. St. Petersburg 1899 (Maly's J. B. 29. 350).

Simon und Lohrisch, Med. Klin. 1906. Nr. 23 (Bakterien).

Stepp, Die Bedeutung der Duodenalsondierung. Deutsche med. Wochenschr. 1918. Nr. 43.

Strasburger, Zeitschr. f. klin. Med. 46. 413. 1902.

Strauß, Über die Einwirkung des kohlensauren Kalks auf den Stoffwechsel. Zeitschr. f. klin. Med. 31. 493. 1897.

Studzinski, Przegl. lekarski. 1911. Nr. 20—26.

Thannhauser, Über den Nukleinstoffwechsel. Kongr. f. inn. Med. 31. 572. 1914.

Thomas, Verdaulichkeit von Zellulose. Berl. klin. Wochenschr. 1919. 428.

Uhlmann, Beitr. zur Pharmakologie der Vitamine. Zeitschr. f. Biol. 68. 419. 1918.

Ury, Arch. f. Verdauungskrankh. 14. 506. 1908; 15. 210. 1909.

Wakabayashi-Wohlgemuth, Über die Fermente in dem Sekrete des Dünn- und Dickdarms. Bickels Beitr. 2. 519. 1911.

Weinberg, Die normalen Erreger der Gallensekretion. Zentralbl. f. Stoffw. N. F. 6. Nr. 1. 1911.

Weinland, Über die Laktase des Pankreas. Zeitschr. f. Biol. 38. 16 u. 607. 1899 u. 40. 386. 1900.

Zimmermann, Mitteil. a. d. Grenzgeb. 20. 445. 1909 (Sensibilität).

Ätiologie.

Albu, Neuere Gesichtspunkte für die Lehre von den intestinalen Autointoxikationen. Berl. klin. Wochenschr. 1913. Nr. 33.

Bauer, Die konstitutionelle Disposition zu inneren Krankheiten. Berlin 1917.

v. Bergmann, Ulcus duodeni und vegetatives Nervensystem. 24. Kongr. f. Chir. Berlin, 26.—29. III. 1913.

Bondi, Zeitschr. f. exper. Path. u. Therap. 6. 254. 1909.

Brown, Hypertonus of the sympathetic in relation to intestinal toxaemia. Edingb. Med. Journ. 24. 71. 1920.

Cobliner, Arch. f. Verdauungskr. 17. 452. 1911.

Determann, Über zu schnelle Magenentleerung. Münch. med. Wochenschr. 1919. 714.

v. Drigalski, Zeitschr. f. Hyg. 1902.

Eppinger- K. H. von Noorden, Bickel's Beitr. 2. 1. 1911 (Basedow-Diarrhöen).

Fuchs, Ergotismus und Tetanie. Wien. klin. Wochenschr. 1915. Nr. 19.

Gläßner und Pick, Zeitschr. f. exper. Path. u. Therap. 6. 313. 1909.

Hübener, Die bakteriellen Nahrungsmittelvergiftungen. Ergebn. d. inn. Med. 9. 30. 1912.

Jürgens, Typhus und Paratyphus in Kraus - Brugsch, Spez. Path. u. Ther. 2. I. 149. Wien 1913.

Kolle-Hetsch, Experim. Bakteriologie und Infektionskrankheiten. Wien 1916.

Martius, Achylia gastrica. Wien 1897.

Meli, Bolletino della Reg. Acad. med. di Roma 1907.

Metschnikoff, Optimistische Weltanschauung. München 1908.

Moro, Bedeutung der endogenen Infektion des Dünndarms f. d. Zustandekommen der Dyspepsie. Münch. med. Wochenschr. 1919. 1134.

von Noorden, Ausnutzung der Nahrung bei Magenkranken. Zeitschr. f. klin. Med. 17. 137, 452, 514. 1892.

von Noorden, Handb. d. Path. des Stoffw. 1. 975. 1906 (Nephritis).

von Noorden, Über enterogene Intoxikationen. Berl. klin. Wochenschr. 1913. 51.

Reiche, Die neueren Erfahrungen auf dem Gebiete der typhösen Erkrankungen. Jahresk. f. ärztl. Fortb. 10. X. 1. 1919.

Ruß - Frankl, Über die Einwirkung des menschl. Magensaftes auf Paratyphusbazillen.
    Wien. med. Wochenschr. **1917.** 1138.
Salomon- Almagia, Wien. klin. Wochenschr. **1908.** Nr. 24.
Schmidt, I. Aufl. S. 16.
Schütz, R., Zur Frage gastro-intestinaler Desinfektion. Boas' Arch. 7. 43. 1901.
Sticker, Erkältungskrankheiten. Berlin **1916.**
v. Tabora, Zeitschr. f. klin. Med. **53.** 460. 1904.
Wilhelmi, Die Miesmuschel als Nahrungsmittel. Vierteljahrsschr. f. ger. Med. u. öffentl.
    San.-Wesen. **56.** 1. 1918.

Pathologische Anatomie.

Bauer, Die konstitutionelle Disposition zu inneren Krankheiten. Berlin **1917.**
Charrin et Cassin, Compt. Rend. Soc. Biol. **1895.** 847.
Doepfner, Deutsch. Zeitschr. f. Chir. **109.** 396. 1911.
Eppinger, Allg. u. spez. Pathologie des Zwerchfells. Wien **1911.**
Esser, Deutsch. Arch. f. klin. Med. **93.** 535. 1908.
Faber und Bloch, Zeitschr. f. klin. Med. **40.** 83. 1900.
Fischer, Virchow's Arch. **134.** 380. 1893.
Friedrich, Über atypische Karzinome. Med. Klin. **1912.** Nr. 14.
Gerlach, Deutsch. Arch. f. klin. Med. **57.** 83. 1896.
Glénard, Presse méd. belge. **1889.**
Golubinin und Kontschalowski, Arch. f. Verdauungskrankh. 17. 676. 1911.
Graser, Arch. f. klin. Chir. **59.** 638. 1899.
Habel, Virchow's Arch. **153.** 75. 1898.
Hamm, Münch. med. Wochenschr. **1910.** Nr. 5.
Hansemann, v., Berl. med. Gesellsch. 12. VII. **1907** (Berl. klin. Wochenschr. 1907. Nr. 25);
    vgl. auch Oestreich und Strauß, Berl. klin. Wochenschr. **1907.** Nr. 41.
Hanssen, Bioch. Zeitschr. **13.** 185. 1908.
Heubner, Zeitschr. f. klin. Med. **29.** 1. 1896.
Jacob, Deutsch. Arch. f. klin. Med. **97.** 303. 1909.
Kaufmann, Lehrbuch der spez. path. Anatomie. 4. Aufl. Berlin **1907.** S. 460.
Kaufmann, E., Die Sublimatintoxikation. Habilitationsschr. Breslau **1888.**
Lennander, Deutsche Zeitschr. f. Chir. **63.** 1. 1902.
Le Play, Les poisons intestin. Thèse de Paris. **1906.**
Lichtwitz, Klinische Chemie. Berlin **1918.**
Matthes, Med. Klin. **1906.** Nr. 16.
Meyer, Ernst, Anat. Beitr. zur Lehre von der Darmatrophie. Inaug.-Diss. Bonn. **1900.**
Mosse, Berl. med. Gesellsch. 29. V. 1907 (Berl. klin. Wochenschr. 1907. Nr. 23).
Neupert, Arch. f. klin. Chir. **87.** 953. 1908.
Nothnagel, Zeitschr. f. klin. Med. **4.** 422. 1882.
Ortner, Wien. klin. Wochenschr. **1902.** 1166.
Pick, Berl. klin. Wochenschr. **1911.** Nr. 19 u. 20.
Rojas, Berl. klin. Wochenschr. **1906.** Nr. 43.
Rolly und Liebermeister, Deutsch. Arch. f. klin. Med. **83.** 413. 1905.
Rosenfeld, Arch. f. exp. Path. u. Pharmak. **45.** 46. 1900.
Rost, Beiträge zur Lehre von der chronischen Obstipation. Mitt. a. d. Grenzgebieten.
    28. 627. 1915.
Rothmann, O., Deutsch. med. Wochenschr. **1887.** Nr. 27.
Salomon und Almagia, Wien. klin. Wochenschr. **1908.** Nr. 24.
Schläpfer, Deutsch. Arch. f. klin. Med. **100.** 448. 1910.
Schmidt, Ad., Kongr. f. inn. Med. **1902** u. **1910.**
Schmidt, Ad., Die Funktionsprüfung des Darmes usw. Wiesbaden. Bergmann. 2. Aufl.
    1908. S. 54.
Schmidt, Ad., Zeitschr. f. ärztl. Fortbildung. **1909.**
Schöne, Berl. klin. Wochenschr. **1909.** Nr. 21.
Schottmüller, Münch. med. Wochenschr. **1904.** Nr. 7 u. 8.
Schütz, Arch. f. Verdauungskrankh. 7. 43. 1901; Kongr. f. inn. Med. **26.** 521. 1909.
Schütz, Deutsch. Arch. f. klin. Med. **94.** 125. 1908.
Schütze, Med. Klin. **1910.** Nr. 24.
Stiller, Die asthenische Konstitutionskrankheit. Stuttgart. Enke. **1907.**
Strasburger, Erkrankungen des Darms in Mohr- Stähelin's Handb. der Medizin.
    Berlin **1918.**
Sudsuki, Arch. f. klin. Chir. **61.** 708. 1900.
Telling, The Lancet. **1908.** 21 u. 28.
Tugendreich, Arch. f. Kinderheilk. **39.** 1904 und **41.** 209. 1905.

Ury, Arch. f. Verdauungskrankh. **14.** 506. 1909 u. **15.** 210. 1909.
Wiens, Münch. med. Wochenschr. **1909.** Nr. 19.
Wollmann, Annal. de l'Institut Pasteur **24.** 1910. Nr. 10.

Pathologische Physiologie.

Abelmann, Über die Ausnutzung der Nahrungsstoffe nach Exstirpation des Pankreas. Diss. Dorpat 1890.
Adami, Brit. med. Journ. 24. Jan. **1914** (Autointoxikation).
Albu, Berl. klin. Wochenschr. **1913.** Nr. 33 (Autointoxikation).
Albu, Berl. klin. Wochenschr. **1900.** Nr. 40.
Albu, Über die Autointoxikationen des Intestinaltraktus. Berlin. A. Hirschwald. **1895.**
Amann, zitiert nach Combe. S. 130 u. 170.
Axhausen, Mitteil. a. d. Grenzgeb. **21.** 55. 1909 (Resorption).
Baar, Die Indikanurie. Wien 1912.
Barnes, zitiert nach Hertz (Motilität).
Baumann, Zeitschr. f. physiol. Chemie. **10.** 123. 1886 (Autointoxikation).
Baumstark, Arch. f. Verdauungskrankh. **9.** 201. 1903.
Berger und Tsuchiya, Deutsch. Arch. f. klin. Med. **96.** 252. 1909 (Autointoxikation).
v. Bergh, Arch. f. klin. Med. **83.** 86. 1905 (Autointoxikation).
Best, Verweildauer von Salzlösungen im Darme und die Wirkungsweise salinischer Abführmittel. Boas' Arch. **19.** 121. 1913.
Bickel, Deutsche med. Wochenschr. **1908.** Nr. 49 (Gallensekretion).
Bloch, Bioch. Zeitschr. **9.** 498. 1908 (Autointoxikation).
Boldyreff, Bickel's Beitr. usw. **5.** 331. 1914 (Sekretion).
Bouchard, Leçons sur les autointoxications dans les maladies. Paris 1887.
Braun und Boruttau, Deutsche med. Wochenschr. **1909.** Nr. 32.
Brugsch, Zeitschr. f. exper. Path. u. Therap. **6.** 326. 1909 (Pankreassekretion).
Charrin et Cassin, Compt. rend. Soc. biol. **1895.** 847.
Charrin et le Play, Compt. rend. **141.** 136. 1905; Semaine méd. **1904.**
Combe, Die intestinale Autointoxikation und ihre Behandlung. Deutsch von Dr. Wegele. Stuttgart. Ferd. Enke. **1909.**
Czerny-Keller, Des Kindes Ernährung, Ernährungsstörungen und Ernährungstherapie. Wien 1906.
Czerny-Steinitz, Stoffwechselpathologie des Kindes in von Noorden's Handb. d. Path. des Stoffw. **2.** 391. 1907.
Dapper, Einfluß der Kochsalzquellen auf den Stoffwechsel. Zeitschr. f. klin. Med. **30.** 395. 1896.
Deucher, Korrespondenzbl. f. Schweizer Ärzte. **1898.** Nr. 11 u. 12 (Pankreassekretion).
Djenab, K., Berl. klin. Wochenschr. **1917.** Nr. 26 (Sekretion).
Dombrowski, Semaine méd. **1902.** p. 252.
Ehrmann-Kruspe, Zeitschr. f. klin. Med. **78.** 122. 1913 (Pankreas).
Einhorn, Arch. f. Verdauungskrankh. **3.** 133. 1898.
Elliot, zitiert nach Hertz (Motilität).
Eppinger-Heß, Die Vagotonie. Berlin 1910.
Eppinger, Über eine eigentümliche Hautreaktion, hervorgerufen durch Ergamin. Wien. med. Wochenschr. **1913.** 1413.
Erben, Die Vergiftungen. Wien 1911.
Ewald-Friedberger, Deutsche med. Wochenschr. **1913.** Nr. 27 und 30 (Autointoxikation).
Falta, Zeitschr. f. klin. Med. **71.** 1. 1910 (Pankreas).
Faust-Tallqvist, Arch. f. exper. Pharmak. **57.** 367. 1907 (Autointoxikation).
Friedberger, Die Anaphylaxie. Wien 1917.
Gautier, C. R. Soc. de Biol. **72.** 965. 1912 (Autointoxikation).
Gigon, Zeitschr. f. klin. Med. **63.** 420. 1907 (Pankreas).
Graßmann, Zeitschr. f. klin. Med. **15.** 183. 1888 (Resorption).
Groß, Über das gleichzeitige Vorkommen von Achylia gastrica und Achylia pancreatica. Münch. med. Wochenschr. **1912.** Nr. 51.
Heiberg, Die Krankheiten des Pankreas. Wiesbaden **1914.**
Herter, Intestinaler Infantilismus. Deutsch v. Schweiger. Wien u. Leipzig. Fr. Deuticke. **1909.**
Herter, New York med. Journ. **1898.** 16. u. 23. VIII (Autointoxikation).
Herter-Wakeman, Journ. of exper. Med. **4.** 307. 1899 (Autointoxikation).
Hertz, Constipation and allied intestinal disorders. London. Hodder and Stoughton. **1909.**
Heß-Müller, Anämie durch enterogene Eiweißabbauprodukte. Wien. klin. Wochenschr. **1920.** 293.

v. Hoeßlin, Virchows Arch. **89.** 95. 1882.

Honigmann, Arch. f. Verdauungskrankh. **2.** 296. 1896.

Hotz, Mitteil. a. d. Grenzgeb. **20.** 257. 1909 (Motilität).

Jaffé, Zentralbl. f. d. med. Wiss. **1872.** S. 1 u. Virchow's Arch. **70.** 72. 1877.

Jansen, Zeitschr. f. phys. Chemie. **72.** 158. 1911; vgl. auch Fleckseder, Arch. f. exper. Path. u. Pharm. **59.** 407. 1908.

Johannowics und Pick, Zeitschr. f. exper. Path. u. Ther. **7.** 225. 1909 (Autointoxikation).

Jonas, Abhängigkeit der Darmmotilität vom motorischen und sekretorischen Verhalten des Magens. Wien. klin. Wochenschr. **1911.** Nr. 22.

Kato, Intern. Beitr. zur Path. u. Ther. d. Ernährungsstörungen. **1.** 315. 1909 (Resorption).

Katz, Wien. med. Presse. 1899. Nr. 4—6 (Pankreas).

v. Kern-Wiener, Zur Diagnose u. Therapie der funktionellen Pankreasachylie. Deutsche med. Wochenschr. **1913.** Nr. 43.

Keuthe, Berl. klin. Wochenschr. **1909.** Nr. 2.

Koll, Deutsch. Arch. f. klin. Med. **100.** 487. 1910 (Autointoxikation).

Kraus in von Noorden's Handb. der Path. des Stoffw. **1.** 578. 1906 (Resorption).

Krehl, Pathologische Physiologie. Leipzig **1918.**

Kuelbs, Arch. f. exper. Pharm. **55.** 72. 1906 (Autointoxikation).

Labbé-Vitry, Monographies cliniques sur les questions nouvelles. Nr. **53.** Paris. Meson et Cie. 1908.

Langstein-Meyer, Säuglingsernährung und Säuglingsstoffwechsel. Berlin 1914.

Lennander, Mitteil. a. d. Grenzgeb. d. Med. u. Chir. **15.** 465. 1906 u. **16.** 19 u. 24. 1906; ferner Deutsche Zeitschr. f. Chir. **73.** 297. 1904.

Le Nobel, Arch. f. klin. Med. **43.** 285. 1888 (Pankreassekretion).

Lieblein, Mitteil. a. d. Grenzgeb. **23.** 1. 1911 (Resorption).

Loeb, Arch. f. exper. Pharm. **69.** 114. 1912. Deutsche med. Wochenschr. **1913.** Nr. 38 (Autointoxikation).

Loeper, Semaine méd. **1909.** Nr. 14.

Lombroso, Arch. di Fisiol. **8.** 209. 1910; Arch. f. exper. Path. u. Ther. **60.** 88. 1908; Arch. di Farmakol. **9.** 446. 1911.

Lüdke-Fejes, Arch. f. klin. Med. **109.** 433. 1913 (Autointoxikation).

Magnus-Alsleben, Hofmeister's Beitr. **6.** 503. 1905 (Autointoxikation).

Mc Phedran, Journ. of exper. med. **18.** 527. 1913 (Autointoxikation).

Metschnikoff, Annal. de l'Instit. Pasteur. **24.** 755. 1910 (Autointoxikation).

Metschnikoff, Ann. de l'inst. Pasteur. **27.** 893. 1913 (Giftwirkung des Indols usw.).

Müller, Fr., Zeitschr. f. klin. Med. **12.** 101. 1887 (Sekretion).

Müller, L. R., Mitteil. a. d. Grenzgeb. d. Med. u. Chir. **18.** 600. 1908; Deutsch. Arch. f. klin. Med. **105.** 1. 1911.

Müller und Brieger, Verhandl. d. Kongr. f. inn. Med. **16.** 1898.

Niemann, Zeitschr. f. exper. Path. u. Ther. **5.** 166. 1909 (Pankreassekretion).

v. Noorden, Zeitschr. f. klin. Med. **17.** 137, 452, 514. 1890.

von Noorden, Über den Einfluß der schwachen Kochsalzquellen auf den Stoffwechsel. Frankfurt a. M. **1896.**

von Noorden, Über enterogene Intoxikationen. Berl. klin. Wochenschr. **1913.** Nr. 2.

von Noorden, Berl. klin. Wochenschr. **1890.** 1022; — Path. des Stoffw. S. 404. Berlin **1893.**

von Noorden, Lehrb. der Path. des Stoffw. Berlin 1893 (Resorption).

von Noorden-Dapper in von Noorden's Handb. der Path. d. Stoffw. **2.** 506. 1907 (Resorption).

Nothnagel, Die Erkrankungen des Darmes und Peritoneums. 2. Aufl. Wien, Hölder. **1903.**

Nothnagel, Zeitschr. f. klin. Med. **4.** 422. 1882

Nothnagel, Arch. f. Verdauungskrankh. **11.** 117. 1905.

Oppler, Deutsch. med. Wochenschr. **1896.** Nr. 32.

Passini, Wien. klin. Wochenschr. **1906.** 627; — Jahrb. f. Kinderheilk. **73.** 284. 1911 (Autointoxikation).

Popielski, Die H_2-Ionen und die sekretorische Tätigkeit des Pankreas. Pflüger's Arch. **174.** 152. 1919.

Pratt, Amer. Journ. of Med. Scienc. **143.** 313. 1912 (Pankreas).

Ritter, Arch. f. klin. Chir. **90.** 389. 1909.

Rodella, Phenol, Phenoltherapie und Autointoxikation. Med. Klin. **1920.** Nr. 4.

Roger et Garnier, Compt. rend. Soc. biol. **1905.** II. S. 388 u. 674.

Sachse, Resorption der Nahrung bei Verschluß des Gallenblasenganges in von Noorden's Beitr. z. Lehre vom Stoffw. **3.** 1. 1895.

Salomon, Deutsche Klin. **12.** 527. 1909.

Salomon, Berl. klin. Wochenschr. **1902.** Nr. 3 (Pankreas).

Salomon-Almagia, Wien. klin. Wochenschr. **1908**. 870 (Resorption).
Salomon und Wallace, Med. Klin. **1909**. Nr. 16.
Schlößmann, Zeitschr. f. klin. Med. **60**. 272. 1906 (Sekretion; Darm).
Schmidt, Kongr. f. inn. Med. **20**. 250. 1902 (Pankreas).
Schmidt, Kongr. f. inn. Med. **21**. 335. 1904 (Pankreas, Kerne).
Schmidt, Ad., Med. Klin. **1909**. Nr. 13.
Schmidt, Ad., Die Funktionsprüfung des Darmes mittels der Probekost usw. 2. Aufl.
    Wiesbaden. J. F. Bergmann. **1908**.
Schmidt, Ad., Handb. d. Path. d. Stoffwechsels von v. Noorden. 2. Aufl. Bd. 1. S. 672.
Schmidt, Ad., cf. Schmidt-Strasburger, Die Fäzes der Menschen im normalen und
    pathologischen Zustande. 3. Aufl. 1910. Berlin. A. Hirschwald. S. 169.
Schmidt, Ad., Zeitschr. f. exper. Path. u. Ther. **7**. 1909. S. auch Strauch, Deutsche
    med. Wochenschr. **1909**. Nr. 52.
Schmidt, Ad., Münch. med. Wochenschr. **1905**. Nr. 41. S. auch Tomasczewski,
    Med. Klin. **1909**. Nr. 12. Lohrisch, Deutsch. Arch. f. klin. Med. **79**. 383. 1903.
Schmidt und Strasburger, Deutsch. Arch. f. klin. Med. **69**. 570. 1901.
Schütz, Berl. klin. Wochenschr. **1900**. Nr. 25 und Arch. f. Verdauungskrankh. **7**. 43. 1901.
Schütz, Volkmann's Sammlung klin. Vorträge. N. F. **1901**. S. 818; Jahrb. f. Kinderheilk.
    62. 1905; Deutsch. Arch. f. klin. Med. **84**. 1908. S. 125.
Senator, Berl. klin. Wochenschr. **1884**. Nr. 24.
Seyderhelm, Arch. f. klin. Med. **126**. 95. 1918 (Autointoxikation).
Soetbeer und Krieger, Jahrb. f. Kinderheilk. **56**. 1. 1902 (Resorption).
Soyesima, Deutsche Zeitschr. f. Chir. **112**. 425. 1911 (Resorption).
Staehelin, Charité Annalen. **34**. 184. 1910 (Autointoxikation).
v. Stejskal, Wien. klin. Wochenschr. **1909**. Nr. 19 (Autointoxikation).
Stepp-Schlagintweit, Über den Mechanismus der Pankreassekretion bei Störungen
    der Magensekretion. Arch. f. klin. Med. **112**. 1. 1913.
Strasburger, Erkrankungen des Darms in Mohr-Stähelin's Handb. d. inn. Med. Berlin
    1918.
Strasburger, Zeitschr. f. klin. Med. **46**. 413. 1902; **48**. 491. 1903.
v. Tabora, Zeitschr. f. klin. Med. **53**. 460. 1904 (Sekretion; Magen, Galle).
Tsuchiya, Zeitschr. f. exper. Path. u. Ther. **5**. 455. 1909 (Sekretion, Darm).
Uhlmann, Beiträge zur Pharmakologie der Vitamine. Habil.-Schrift. Bern 1918.
Umber-Brugsch, Arch. f. exper. Pharm. **55**. 164. 1906 (Pankreas).
Ury, Arch. f. Verdauungskrankh. **15**. 210. 1909.
Ury, Deutsche med. Wochenschr. **1904**. Nr. 19.
Ury, Arch. f. Verdauungskrankh. **11**. 256. 1905.
Ury, Boas' Arch. **14**. 506. 1908. Bioch. Zeitschr. **23**. 153. 1909 (Diarrhöe).
Weintraud, Quantitative Stoffwechselversuche. Heilkunde. **3**. 67. 1898.
Whipple und Mitarbeiter, Journ. of exper. med. **19**. 144 und 166. 1914; — **23**. 123. 1916;
    — Journ. of the Amer. med. Assoc. **67**. 15. 1916 (Autointoxikation).
Zoja, Il Morgagni. **1899**. Januar.
Zuntz, Fütterungswesen in v. Braun, Arbeitsziele der deutschen Landwirtschaft. Berlin
    1918.
Zusch, Verein der Ärzte zu Danzig. 4. Dez. 1909 (Referat Deutsch. med. Wochenschr.
    1909. Nr. 16. VB.) (Resorption).

Anamnese, Inspektion, Palpation.

Aaron, Boas-Archiv. **19**. 344. 1913.
Alexander, Deutsche med. Wochenschr. **1918**. 435.
Balint, Berl. klin. Wochenschr. **1917**. Nr. 18.
Boas, Diagnostik und Therapie der Darmkrankheiten. Leipzig. Thieme. **1898**. S. 70, 71,
    76 u. 80.
Boas, Arch. f. Verdauungskrankh. **15**. 682. 1909.
Clado, zitiert nach Lenzmann.
Curschmann, Deutsche med. Wochenschr. **1887**. Nr. 21; — Kongr. f. inn. Med. **8**. 58.
    1889.
Ebstein, Zeitschr. f. diätet. Ther. **17**. 89. 1913.
Freund, Eine neue Untersuchungsmethode des Magen-Darmulkus. Deutsche med. Wochen-
    schr. **1918**. 1345.
Fromme, Deutsche med. Wochenschr. **1914**. Nr. 20.
Galambos, Deutsche med. Wochenschr. **1910**. Nr. 21.
Gersuny, Wien. klin. Wochenschr. **1896**. Nr. 40.
Glénard, de l'Enteroptose. Lyon méd. **1885**; Les Ptoses viscerales. Paris **1899**.
Goodmann-Lüders, ref. Zentralbl. f. inn. Med. **1915**. 319.

Haus, Regionäres Ödem der Haut bei Abdominalerkrankungen. Wien. klin. Wochenschr. **1919**. 1107.
Hausmann, Die methodische Intestinalpalpation. II. Aufl. S. Karger, Berlin 1918.
Hausmann, Arch. f. klin. Med. **108**. 429. 1912.
Hausmann, Münch. med. Wochenschr. **1913**. Nr. 45 (Psoasgeflecht).
Hausmann-Meinertz, Arch. f. klin. Med. **108**. 443. 1912.
Hertz, ref. Zentralbl. f. inn. Med. **1913**. 716 (Bastedo-Symptom).
Herz, Störungen des Verdauungsapparates als Ursache und Folge anderer Erkrankungen Bd. I. Berlin 1914.
Hofmokl, Wien. med. Wochenschr. **1896**. Nr. 43.
Holzknecht, Bauchpalpation im Stehen. Med. Klin. **1920**. 63.
Jaquet, Korrespondenzbl. f. Schweiz. Ärzte. **1915**. 1601.
Jaworski und Lapinski, Wien. klin. Wochenschr. **1908**. Nr. 6.
Jonas, Wien. klin. Wochenschr. **1919**. Nr. 7.
Kader, Ein experimenteller Beitrag zur Frage des lokalen Meteorismus bei Darmokklusion. Inaug.-Diss. Dorpat 1891.
Kahane, Die Galvanopalpation des Abdomens. Wien. klin. Wochenschr. 1916. 1557.
Kelling, Zeitschr. f. Biol. **44**. 161. 1903.
Kelling, Arch. f. Verdauungskrankh. **11**. 550. 1905.
Lanz, Zentralbl. f. Chir. **1908**. 185.
Lenzmann, Die entzündlichen Erkrankungen der Regio ileocoecalis und ihre Folgen. Berlin. Hirschwald 1901.
Liek, Münch. med. Wochenschr. **1917**. 1659.
Mackenzie, Krankheitszeichen und ihre Auslegung. III. Aufl. Würzburg 1917.
Matthes, Differentialdiagnose innerer Krankheiten. Berlin 1919.
Melchior, Über den Bauchdruck. Berl. klin. Wochenschr. **1919**. 1201.
Mendel, Die direkte Perkussion des Epigastrium. Münch. med. Wochenschr. **1903**. 554.
Munro, zitiert nach Lenzmann.
Nothnagel, Die Erkrankungen des Darmes und Peritoneums. 2. Aufl. Wien. Hölder. 1903.
Obrastzow, Deutsch. Arch. f. klin. Med. **43**. 417. 1888; Arch. f. Verdauungskrank. **1**. 262. 1896.
Orlowski, Arch. f. Verdauungskrankh. **17**. 156. 1911.
v. Ortner, Die Symptomatologie innerer Krankheiten. Bd. I. Schmerzhafte Bauchaffektionen. Urban u. Schwarzenberg 1917.
Pal, Über Krampf in den Hohlorganen. Wien. med. Wochenschr. **1920**. Nr. 1.
Pollatschek, Berl. klin. Wochenschr. **1906**. Nr. 19.
Roberts, New-York med. Journ. 13. Febr. **1915**.
Rudnitzki, Arch. f. Verdauungskrankh. **16**. 704. 1910.
Rutherford, ref. Boas' Arch. **24**. 462. 1919.
Sacconaghi, G. L., Diagnostik d. Abdominalorgane. S. Karger 1910.
Schmidt, Ad., Prager med. Wochenschr. **33**. 41. 1908.
Schmidt, Berl. klin. Wochenschr. **1906**. Nr. 14.
Schmidt, Ad., Krankheiten des Verdauungskanals in J. Schwalbe's Samml. diagnostischer und therapeutischer Irrtümer. Heft VI. Leipzig 1919.
Schütz, Jahrb. f. Kinderheilk. **62**. 1905.
Sehrt, Münch. med. Wochenschr. **1917**. 266.
Sticker, Zentralbl. f. inn. Med. **1904**. Nr. 9.
Uhlmann, Über Klopfempfindlichkeit und Hauthyperästhesie zur Diagnose von Magen-Darmkrankheiten. Boas' Arch. **26**. 53. 1920.
v. Wahl, Zentralbl. f. Chir. **1889**. Nr. 9.

Perkussion, Auskultation, Luftaufblähung.

Damsch, Berl. klin. Wochenschr. **1889**. Nr. 15.
Hausmann, Die methodische Intestinalpalpation. Berlin. S. Karger. 1918.
Hertz, Constipation and allied intestinal disorders. London. Hodder a. Stoughton. 1909. S. 14.
Mathieu, Arch. f. Verdauungskrankh. **14**. 1908. Nr. 3.
Minkowski, Berl. klin. Wochenschr. **1888**. Nr. 31.
Nothnagel, Die Erkrankungen des Darmes und Peritoneums. 2. Auf. Wien. Hölder. 1903.

Radioskopie.

Bauermeister, Über Zitobarium, ein neues Röntgenkontrastmittel. Deutsche med. Wochenschr. **1915**. 768.
Boas, Arch. f. Verdauungskrankh. **15**. 683. 1909.

Case, The Importance of Stereoradiography. Proceedings of the royal Soc. of Med. 1912. Vol. 5. p. 73.

Chilaiditi, Über willkürliche Verschieblichkeit der Abdominalorgane u. ihren Einfluß auf die Darmtätigkeit. Wien. klin. Wochenschr. 1911. Nr. 19.

David, O., Zur Technik der Röntgenunters. des Duodenums. Zentralbl. f. inn. Med. 1913. Fortschr. a. d. Gebiete d. Röntgenstr. XXI. 4. 1914.

David, O., Zur Geschichte u. Technik der Radiol. des Duodenums. Deutsche med. Wochenschr. 1914. Nr. 14.

David, Röntgenologische Untersuchungen über Form und Verhalten des Dünndarms bei direkter Füllung mit Kontrastmitteln. Mitt. a. d. Grenzgeb. d. Med. u. Chir. 31. 209. 1919.

David, Röntgenologische Untersuchungen über Form und Verhalten des Dünndarms bei direkter Füllung mit Kontrastmahlzeiten. Habilitationsschrift. Jena 1918.

Decker, R., jun., Technische Fortschritte der Röntgenuntersuchung der Bauchorgane mittels Pneumoperitoneum. Münch. med. Wochenschr. 1920. 664.

Determann und Weingärtner, Verhandl. d. Kongr. f. inn. Med. 26; Deutsche med. Wochenschr. 1909. Nr. 19.

Faulhaber-Katz, Röntgendiagnostik der Darmkrankheiten. II. Aufl. Halle/S. 1919.

Fleiner, Berl. klin. Wochenschr. 1893. Nr. 3.

Frankl, Vereinfachung der Röntgenuntersuchung (Bariumsulfat-Milch). Münch. med. Wochenschr. 1917. Nr. 20.

Goetze, Münch. med. Wochenschr. 1918. Nr. 46; Deutsche med. Wochenschr. 1919. Nr. 18.

Groedel, Atlas und Grundriß der Röntgendiagnostik in der inneren Med. München 1909.

Haudek, Röntgenbefunde bei Ulcus duodeni. 42. Vers. d. deutsch. Gesellsch. f. Chir. Berlin 1913.

Haenisch, Über direkte Irrigo-Radioskopie des Kolons. Wien. klin. Wochenschr. 1913. Nr. 14.

Haenisch, Münch. med. Wochenschr. 1911. Nr. 45.

Hertz, Constipation and allied intestinal disorders. London. Hodder a. Stoughton. 1909. S. 333.

Holst und Schlesinger, Münch. med. Wochenschr. 1912. Nr. 6.

Holzknecht, Leitfaden des Röntgenverfahrens von Dessauer und Wiesner. Leipzig. Otto Nemnich. 1908. Münch. med. Wochenschr. 1909. Nr. 47.

Holzknecht und Singer, Münch. med. Wochenschr. 1911. Nr. 48.

Hürter, Arch. f. Verdauungskrankh. 16. 202. 1910.

Immelmann, Röntgenuntersuchung des Magen- und Darmkanals mittels der Zitobariumkontrastmahlzeit. Münch. med. Wochenschr. 1919. 1292.

Immelmann, Mediz. Gesellschaft Berlin. 5. II. 1919. Med. Klin. 1919. 199.

Jonas, Über die Abhängigkeit der Darmmotilität vom motorischen u. sekretorischen Verhalten des Magens. Wien. klin. Wochenschr. 1911. Nr. 22.

Kaestle, Münch. med. Wochenschr. 1909. Nr. 50.

Kienböck, Über Citobarium. Wien. med. Wochenschr. 1919. 2449.

Kloiber, Die Röntgendiagnose des Ileus ohne Kontrastmittel. Arch. f. klin. Chir. 112. 513. 1919.

Kreuzfuchs, Die Magenmotilität beim Ulcus duodeni. Deutsche med. Wochenschr. 1912. Nr. 46.

Lorenz, Lufteinblasungen in die freie Bauchhöhle. Med. Klin. 1919. 1017.

Magnus, Kongr. f. inn. Med. 29. 42. 1912.

Nagel, Postoperative Verwachsungen nach Laparotomie. Zentralbl. f. Chir. 1919. Nr. 41.

Payr, Verhandl. d. Kongr. f. inn. Med. 27. 276. 1910.

Rautenberg, Deutsche med. Wochenschr. 1919. 203; Münch. med. Wochenschr. 1919. 197.

Rautenberg, Fortschr. d. pneumoperitonealen Röntgendiagnostik. Fortschr. a. d. G. d. Röntgenstr. 26. 411. 1919.

Reinhard, Fortschr. a. d. Geb. der Röntgenstrahlen. 25. 124. 1918 (Colitis tropica, Colica mucosa).

Rieder, Münch. med. Wochenschr. 1904. Nr. 34.

Rieder, Röntgen-Unters. des Magens u. Darmes beim lebenden Menschen. Münch. med. Wochenschr. 1914. Nr. 35.

Rieder-Rosenthal, Lehrbuch der Röntgenkunde. Ambr. Barth, Leipzig 1918.

Scheltema, Zeitschr. f. klin. Med. 65. 505. 1908.

Schenk, Deutsche med. Wochenschr. 1910. Nr. 32.

Schittenhelm, Deutsche med. Wochenschr. 1919. Nr. 21.

Schittenhelm, Über die Röntgendiagnostik mit Hilfe künstl. Gasansammlung i. d. Bauchhöhle. Deutsche med. Wochenschr. 1919. Nr. 21.

Schlesinger, E., Die Röntgendiagnostik der Magendarmkrankheiten. Urban u. Schwarzenberg. 1917.

Schmidt, Ad., Deutsche med. Wochenschr. **1919**. 201.
Schüle, Über die Sondierung und Radiographie des Dickdarms. Arch. f. Verdauungskrankh. **1914**. 10. H. 2.
Schwarz, G., Klinische Röntgendiagnostik des Dickdarms. Springer, Berlin 1914.
Schwarz, Die Erkennung der tieferen Dünndarmstenose mittels des Röntgenverfahrens. Wien. klin. Wochenschr. **1911**. Nr. 40.
Spiegel, Verbesserte Röntgendiagnostik des Magen-Darmtraktus mit Zitobarium als Kontrastmittel. Deutsche med. Wochenschr. **1919**. 995.
Stierlin, Klinische Röntgendiagnostik d. Verdauungskanals. Wiesbaden, J. F. Bergmann 1916.
Stierlin, Zeitschr. f. klin. Med. **70**. 376. 1910; Mitteil. a. d. Grenzgeb. **23**. 509. 1911; Münch. med. Wochenschr. **1911**. Nr. 23.
v. Teubern, Erfahrungen mit dem Pneumoperitoneum in der ambulanten Praxis. Deutsche med. Wochenschr. **1919**. 1242.
Therstappen, Die Röntgendiagnose der Abdominalerkrankungen nach Sauerstoffüllung des Abdomens. Münch. med. Wochenschr. **1919**. 1504.

Spezielle Untersuchungsmethoden des Mastdarms.

v. Aldor, Arch. f. Verdauungskrankh. **17**. 309. 1911.
Boas, Deutsche Ärztezeitung 1895. Nr. 2 u. 3.
Foges, Atlas der rektalen Endoskopie. Wien. Urban u. Schwarzenberg 1909.
Heryng und Reichmann, Ther. Monatshefte, 1892. März.
Herzstein, zitiert nach Foges.
Kelly, Ann. of surg. **1895**. Vol. 21.
Schreiber, Die Rekto-Romanoskopie. Berlin 1903.
Singer, Die atonische und spastische Obstipation. Samml. zwangl. Abhandl. a. d. Geb. d. Verdauungs- u. Stoffwechselkrankh. Halle. C. Marhold. 1908. Wien. klin. Wochenschr. **1908**. Nr. 51.
Strauß, Berl. klin. Wochenschr. **1903**. Nr. 49. **1905**. Nr. 17. **1909**. Nr. 4; Deutsche med. Wochenschr. **1905**. Nr. 17; Senator-Festschr. **1904**.

Fäzesuntersuchung.

Adler, Über das Verhalten gewisser organischer Verbindungen gegenüber Blut. Zentralbl. f. physiol. Chem. **41**. 59. 1904.
Akerlund, Studien über Enteritis membranacea. Boas Arch. **1**. 396. 1896.
Albu, Diagnostik der Pankreaserkrankungen. Halle 1911.
Arnold, Diastasegehalt der Fäzes bei Gärungsdyspepsie. Zentralbl. f. inn. Med. **34**. 1. 1914.
Askanazy, Wien. med. Wochenschr. **1903**. 127.
Bálint-Molnar, Berl. klin. Wochenschr. **1910**. 1620.
Baumann und v. Udransky, Zeitschr. f. phys. Chemie. **13**. 562. 1889.
Baumstark, Der diagnostische Wert des Nachweises okkulten Blutes in den Fäzes. Deutsch. med. Wochenschr. **1918**. Nr. 25 und **1919**. Nr. 1.
Beckmann, Darmblutungen nach epidemischer Grippe. Deutsche med. Wochenschr. **1918**. Nr. 40.
Berger und Tsuchiya, Zeitschr. f. exper. Path. u. Ther. **7**. 437. 1909.
Bésancon und de Jong, Traité de l'examen des crachâts. Paris 1901.
Biland, Deutsch. Arch. f. klin. Med. **86**. 275. 1906.
Blank, Über Trichinose. Deutsch. Arch. f. klin. Med. **132**. 179. 1920.
Boas, Über die Gregersensche Modifikation der Benzidinmethode. Berl. klin. Wochenschr. **1919**. 939 (Benzidintabletten).
Boas, Die Lehre von den okkulten Blutungen. Leipzig 1914.
Boas, Deutsche med. Wochenschr. **1900**. Nr. 36.
Braun-Lühe, Leitfaden zur Untersuchung der tierischen Parasiten des Menschen und der Haustiere. Würzburg 1909.
Brieger und Stadthagen, Berl. klin. Wochenschr. **1889**. Nr. 16.
Brinck, Über die Ausscheidung von größeren Bindegewebs- und Fettmassen aus dem Darm. Inaug.-Diss. Bonn 1896.
Brugsch, Zeitschr. f. exper. Path. u. Ther. **6**. 324. 1909.
Brugsch und Masuda, Zeitschr. f. exper. Path. u. Ther. **8**. 617. 1911.
Bücklers, Münch. med. Wochenschr. **1894**. S. 21.
Cohnheim und Baumstark, Verhandl. d. Kongr. f. inn. Med. **27**. 368. 1910.
Combe, Die intestinale Autointoxikation und ihre Behandlung. Deutsch von Wegele. Stuttgart. Enke. 1909.

Dehio, Petersburger med. Wochenschr. **1898**. Nr. 36. Gurwitsch, daselbst 1897. Nr. 20.
Delug, Wien. klin. Wochenschr. **1908**. S. 727.
Deucher, Korrespondenzbl. f. Schweiz. Ärzte. **1898**. 321 u. 361.
Dieulafoy, Semaine méd. **1896**. 62.
Dock, zit. nach Mense's Handb. der Tropenkrankh. **3**. 16. 1906.
Ehrenpfordt, Zeitschr. f. exper. Path. u. Ther. **7**. 455. 1909.
Ehrmann-Kruspe, Zeitschr. f. klin. Med. **69**. 319. 1910.
Einhorn, Arch. f. Verdauungskrankh. **12**. 26. 1906; **13**. 35 u. 475. 1907. Deutsche med.
    Wochenschr. **1901**. Nr. 10. Deutsche med. Wochenschr. **1910**. Nr. 33.
Eppinger-Charnaß, Was lehren uns quantitative Urobilinbestimmungen im Stuhl?
    Zeitschr. f. klin. Med. **78**. 387. 1913.
Falta, Zeitschr. f. klin. Med. **71**. 1. 1910 (Fettstuhl bei Basedow).
Feigen, Inaug.-Diss. Bonn 1908.
Feldhahn, Zur Bindegewebsverdauung. Inaug.-Diss. Halle 1911.
Franke und Sabatowski, Zentralbl. f. inn. Med. **1909**. 529.
Friediger, Mnch. med. Wochenschr. **1912**. 2865.
Fronzig, H., Über die Verwendbarkeit der Schmidtschen Kernprobe. Zeitschr. f. klin.
    Med. **77**. 40. 1912.
Gaston-Durand, Intern. Beitr. z. Path. u. Ther. d. Ernährungsstörungen. **2**. 427. 1911.
Gattner-Schlesinger, Über die Fehlerquellen der Benzidinreaktion nach Gregersen.
    Berl. klin. Wochenschr. **1920**. 229.
Gläßner, Über Pankreassteine. Wien. klin. Wochenschr. **1913**. Nr. 13.
Glaeßner und Stauber, Biochem. Zeitschr. **25**. 204. 1910.
Graul, Zur diagnostischen Bewertung der „Spritzer" genannten diarrhoischen Entleerungen.
    Boas' Arch. **19**. 473. 1913.
Gregersen, Über okkulte Blutung. Boas Arch. **23**. 64 u. 133. 1917.
Groß, Deutsche med. Wochenschr. **1909**. Nr. 16.
Harley and Francis W. Goodbody, The chemical investigation of gastric and intestinal
    diseases by the aid of test-meals. London. Edward Arnold 1906.
Heiberg, Die Krankheiten des Pankreas. Wiesbaden 1914.
d'Herelle, Le pocessus de déferse contre les bacilles intestinaux. Compt. rend. de l'acad.
    des sc. **170**. No. 1. 1920.
Hesse, Zeitschr. f. exper. Path. u. Therap. **7**. 91. 1909.
Hiller, Deutsche med. Wochenschr. **1911**. Nr. 17.
Hirayama, Zeitschr. f. exper. Path. u. Ther. **8**. 624. 1911.
Hohenadel, Morphologische und biologische Studien über Bact. lactis commune. Arch.
    f. Hyg. **85**. 237. 1916.
Javal, De l'élimination du chlorure de sodium par la diarrhée. Sem. Méd. **1903**. 224.
Kashiwado, Deutsches Arch. f. klin. Med. **104**. 584. 1911.
Kemp, Zentralbl. f. Bakt., Parasitenkunde u. Infektionskrankh. **48**. 54. 1908.
Klemperer, G., Zeitschr. f. klin. Med. **16**. 581. 1889.
Klose, Zur Kenntnis der tubulösen Darmdrüsen. Inaug.-Diss. Breslau 1880.
König, Über intestinale Aktinomykose. Mitteil. a. d. Grenzgeb. d. Med. u. Chir. **25**. 119.
    1912.
Kolle-Hetsch, Experimentelle Bakteriologie. 4. Aufl. Wien 1917. Bd. II.
Krone, Kalkstoffwechsel bei Verdauungsstörungen. Med. Klin. **1912**. Nr. 33.
Küttner-Guttmann, Zur Methodik des okkulten Blutnachweises in den Fäzes. Deutsche
    med. Wochenschr. **1918**. 46.
Leichtenstern, Deutsche med. Wochenschr. **1892**. 582.
Leichtenstern, Handb. d. spez. Ther. inn. Krankh. v. Pentzoldt-Stintzing. 2. Aufl.
    1908. Bd. 4.
Leo, Diagnostik der Krankheiten der Bauchorgane. 2. Aufl. Berlin. A. Hirschwald. 1895.
Le Play, Les poisons intestinaux. Thèse de Paris. 1906.
Lohrisch, Zeitschr. f. phys. Chemie. **47**. 200. 1906 u. **41**. 308. 1904.
Lohrisch, Zeitschr. f. exper. Path. u. Ther. **5**. 478. 1909.
Luger, Über Spirochäten und fusiforme Bazillen im Darm mit Beitrag zur Lamblien-
    enteritis. Wien. klin. Wochenschr. **1917**. Nr. 52.
Manoiloff, Unters' chungen mit dem Abderhaldenschen Dialysierverfahren bei Hel-
    minthiasis. Wien. klin. Wochenschr. **1914**. 269.
Mathieu, Semaine méd. **1896**. 211.
Mathieu und Roux, Pathologie gastro-intestinale Paris. Octave Doin et fils **1909**.
    S. 406.
Mayer, Über aszendierende u. metastatische Infektion der Bauchspeicheldrüse. Zeitschr.
    f. exper. Path. u. Ther. **20**. 215. 1919.
Minnich, Berl. klin. Wochenschr. **1894**. Nr. 8.

Munk, Über Diagnostik und spezifische Behandlung der akuten Trichinenerkrankung. Kongreß-Zentralbl. **12**. 485. 1920.

Mühlens, Dysenterie. Referat. Zeitschr. f. ärztl. Fortb. **1919**. 502.

Müller, Ed., Zentralbl. f. inn. Med. **29**. 385. 1908; Deutsch. Arch. f. klin. Med. **92**. 199. 1908.

Müller, Fr., Zeitschr. f. klin. Med. **12**. 101. 1887.

Müller, S., Le développement du trichocéphale dispar. Nord. med. Ark. **50**. 236. 1918.

Münzer, Arch. f. Verdauungskrankh. **14**. 25. 1908.

Neubauer und Stäubli, Münch. med. Wochenschr. **1906**. Nr. 49.

Neumann-Mayer, Atlas und Lehrbuch wichtiger tierischer Parasiten. München 1914.

Nothnagel, Beitr. z. Phys. u. Path. des Darmes. Berlin. **1884**. 90, 98, 100.

von Noorden, Zur Diagnostik der Pankreaserkrankungen. Klin. ther. Wochenschr. **1908**. Nr. 35/36 („Butterstühle").

von Noorden, Zeitschr. f. klin. Med. **17**. 131. 1890 (Resorption).

Oerum, Nord. med. Arch. 1905.

Oppenheimer, Die Fermente und ihre Wirkungen. Leipzig 1913.

Otton und Galloway, Amer. Journ. of Phys. **26**. 347. 1910.

Pichler, K., Über Verbreitung und Artbestimmung der Bänder der Taenia sol. Wien. klin. Wochenschr. **1919**. Nr. 31.

Praußnitz, Zeitschr. f. Biol. **35**. 335. 1897.

Prowazek-Werner, Zur Kenntnis der sog. Flagellaten. Arch. f. Schiffs- u. Tropenhyg. **18**. Beih. 5. S. 311. 1914.

Quadflieg, L., Zur Fäzesuntersuchung auf Parasiteneier. Deutsche med. Wochenschr. **1909**. Nr. 48.

Quincke, Münch. med. Wochenschr. **1896**. 854; Berl. klin. Wochenschr. **1899**. 1001.

Quincke und Roos, Berl. klin. Wochenschr. **1893**. Nr. 45.

Ransom, Quaterly med. Journ. **1902**. Februar.

Reye, Milben in den Fäzes des Menschen. Deutsche med. Wochenschr. **1919**. 1026

Rieder, Zeitschr. f. Biol. **20**. 378. 1884.

Rindfleisch, Über die Infektion des Menschen mit Distomum felineum. Zeitschr. f. klin. Med. **69**. 1. 1910.

Roberts, Proc. of Royal Soc. Vol. **32**. 145. 1881.

Robin, Arch. f. Verdauungskrankh. **10**. 68. 1904.

Rochs, Zur Pathologie des gastrointestinalen Milzbrands. Virchow's Arch. **222**. 322. 1916.

Roehl, Deutsch. Arch. f. klin. Med. **83**. 523. 1905.

Rothschild, Darmmilzbrand beim Menschen. Med. Klin. **1918**. 1160.

Rotky, Diastasegehalt der Fäzes. Münch. med. Wochenschr. **1913**. 2158 und Prag. med. Wochenschr. **1913**. Nr. 29; **1914**. S. 145.

Roos, Zeitschr. f. phys. Chemie. **16**. 192. 1892.

Rubner, Zeitschr. f. Biol. **15**. 115 u. 159. 1879.

Sahli, Lehrbuch der klinischen Untersuchungsmethoden. 2. Aufl. Leipzig u. Wien. F. Deutike. S. 450.

Salomon, Zur Diagnose der Pankreaserkrankungen. Wien. klin. Wochenschr. **1908**. Nr. 14.

Salomon, Fortschr. in Diagnostik u. Ther. der Darmkrankheiten. Die deutsche Klinik. **12**. 527. 1909.

Salomon-Almagia, Wien. klin. Wochenschr. **1908**. Nr. 24 (Fettstuhl bei Basedow).

Salomon-Charnaß, Über die Differentialdiagnose zwischen Ulkus, Karzinom und Perniziosa. Deutsche med. Wochenschr. **1917**. Nr. 50.

Salomon und Wallace, Med. Klin. **1909**. Nr. 16.

Schaudinn, Arbeiten a. d. Kaiserl. Gesundheitsamt. **19**. 563. 1903.

Schilling, Münch. med. Wochenschr. **1903**. Nr. 44.

Schilling-Hartmann, Die pathogenen Protozoen. Springer. Berlin 1917.

Schittenhelm, Zeitschr. f. phys. Chemie. **39**. 199. 1903.

Schittenhelm, Zentralbl. f. Physiol. u. Pathol. d. Stoffwechsels. **1910**. Nr. 9.

Schittenhelm, Zentralbl. f. d. ges. Phys. u. Path. d. Stoffwechsels. **1909**. Nr. 23. Frank und Schittenhelm, Zeitschr. f. exper. Path. u. Ther. 8. 237. 1910.

Schlecht, Münch. med. Wochenschr. **1908**. Nr. 14.

Schlesinger und Holst, Deutsch. med. Wochenschr. **1906**. Nr. 36.

Schlesinger und Weichselbaum, Wien. klin. Wochenschr. **1902**. Nr. 1 u. 2.

Schlößmann, Zeitschr. klin. Med. **60**. 272. 1906.

Schmidt, Kongr. f. inn. Med. **20**. 250. 1912 (Fettstühle bei Basedow).

Schmidt, Ad., Die Funktionsprüfung des Darmes mittels der Probekost. 2. Aufl. Wiesbaden. J. F. Bergmann. 1908.

Schmidt, Ad., Deutsch. Arch. f. klin. Med. **87**. 456. 1906; **104**. 598. 1911.

Schmidt, Ad., Deutsche med. Wochenschr. **1899**. Nr. 49.

Schmidt, Ad., Med. Klin. 1909. Nr. 13.
Schmidt, Ad., Sitzungsber. d. Niederrhein. Gesellsch. f. Natur- u. Heilk. zu Bonn. 1899. Sitzung vom 23. I. 1899.
Schmidt, Ad., Verhandl. d. Kongr. f. inn. Med. 13. 320. 1895; 21. 342. 1904; 27. 349. 1910.
Schmidt, Ad., Zeitschr. f. exper. Path. u. Ther. 7. 363. 1909.
Schmidt, Ad., Zeitschr. f. klin. Med. 32. 268. 1897.
Schmidt-Lohrisch, Erkrankungen des Pankreas. Berlin 1916 (in Kraus-Brugsch, spez. Path. u. Ther.).
Schmidt, R., Mitteil. a. d. Grenzgeb. d. Med. u. Chir. 15. 701. 1906.
Schmidt und Strasburger, Die Fäzes des Menschen. 3. Aufl. Berlin. Hirschwald. 1910.
Schmidt und Strasburger, s. Schmidt, Berl. klin. Wochenschr. 1898. Nr. 1.
Schmidt und Strasburger, Deutsch. Arch. f. klin. Med. 69. 1901. S. 570.
Schöne-Weißenfels, Nachweis und Bedeutung der Tuberkelbazillen in den Fäzes. Zeitschr. f. Tuberk. 21. 209. 1913.
Schorlemmer, Arch. f. Verdauungskrankh. 6. 263. 1900.
Schumm, Die Untersuchungen der Fäzes auf Blut. Jena. Fischer. 1906.
Schwarz, Über Kontrastmittelkonkremente. Ther. Monatsh. 1918. 361.
Simon, O., Arch. f. Verdauungskrankh. 10. 197. 1904.
Singer, Hypertonische Magen-Darmblutung. Münch. med. Wochenschr. 1919. 1165.
Snapper, Über die Notwendigkeit, die spektroskopische Methode für den Nachweis von Blut in den Fäzes zu benützen. Arch. f. Verdauungskrankh. 24. 230. 1919.
Solowjew, Zentralbl. f. Bakt. 29. 821. 1901.
Stahl-Seuffer, Zur Differenzialdiagnose von Darmparasiten. Med. Klin. 1919. 978.
v. d. Starp, Anämie durch Trichocephalus dispar. Nederl. Tijdschr. v. Geneesk. 1919. I. 639 (Ref. Zentralbl. f. inn. Med. 1919. 877).
Staniek, Zur Funktionsprüfung des Pankreas. Med. Klin. 1910. 1023.
Steele, Med. Bull. Univ. of Pennsylv. 1906.
Steele, Med. News 1905. 16. Dez.
Stern, Med. Record. 1905. 18. Juli.
Strasburger, Deutsch. Arch. f. klin. Med. 67. 238. 1900.
Strasburger, Die Fäzes des Menschen. 3. Aufl. S. 387.
Strasburger, Zeitschr. f. klin. Med. 46. 413. 1902.
Strasburger, Zur Differenzialdiagnose von Darmparasiten. Med. Klin. 1919. 1168.
Strauch, Deutsche med. Wochenschr. 1909. Nr. 52.
Strauß, Berl. klin. Wochenschr. 1904. Nr. 41; Fortschr. d. Med. 20. 1902.
Strauß, Zur quantitativen Bestimmung der Salzsäure im menschlichen Magensafte. Arch. f. klin. Med. 56. 87. 1895 (Amylorhexis).
v. Tabora, Zeitschr. f. klin. Med. 53. 460. 1904.
Telemann, Deutsche med. Wochenschr. 1908. Nr. 35. Ferner Quadflieg, daselbst 1909. S. 2160.
v. Tomaszewski, Med. Klin. 1909. Nr. 12.
Tsuboi, Zeitschr. f. Biol. 35. 68. 1897.
Tsuchiya, Zeitschr. f. exper. Path. u. Ther. 5. 455. 1909.
Ury, Arbeiten a. d. path. Instit. zu Berlin. Festschr. Berlin. A. Hirschwald. 1906. 634.
Ury, Arch. f. Verdauungskrankh. 9. 219. 1903.
Ury, Intern. Beitr. z. Path. u. Ther. d. Ernährungsstörungen. 1. 368. 1910.
Ury, Arch. f. Verdauungskrankh. 14. 509. 1908. Biochem. Zeitschr. 23. 153. 1909.
Voit, Deutsch. Arch. f. klin. Med. 60. 363. 1897.
Wagner, Zum Nachweis okkulter Blutungen in den Fäzes. Boas' Arch. 20. 552. 1914.
Wagner, G., Einige seltenere helminthologische Befunde. Deutsche med. Wochenschr. 1919. 933
Wallenfang, Über die Symptome der gestörten Funktion des Pankreas mit besonderer Berücksichtigung neuerer Versuche zur Prüfung derselben. Inaug.-Diss. Bonn 1903.
Watson-Wemyß and Bentham, Protozoological affections of the intestine. Lancet 1918. March. 16.
Weber, Berl. klin. Wochenschr. 1893. Nr. 19.
Weil, New York med. Journ. 1906. 28. IV.
Wejnert, Przeglad lekarski. 1907. Nr. 24—27 (Ref. in Hirsch-Virchow's Jahresber. 1907. 2. S. 243).
Wells, Arch. f. Verdauungskrankh. 16. 347. 1910.
Westphalen, Milben in den Fäzes des Menschen. Deutsche med. Wochenschr. 1919. Nr. 48.
Werzberg, Arch. f. Verdauungskrankh. 17. 583. 1911.
Wiener, Über Eosinophilie des Darmschleimes. Berl. klin. Wochenschr. 1912. 258.
Wirsing, Zeitschr. f. klin. Med. 60. 122. 1906.
Wohlgemuth, Berl. klin. Wochenschr. 1910. Nr. 3.

Wohlgemuth, Eine neue Methode zur quantitativen Bestimmung des diastatischen
      Ferments. Biochem. Zeitschr. **9**. 1. 1908.
Wolff, Fäzesuntersuchung auf Parasiteneier. Berl. klin. Wochenschr. **1913**. Nr. 7.
Wynhausen, Zur quantitativen Funktionsprüfung des Pankreas. Berl. klin. Wochenschr.
      1909. 1406 und **1910**. 478.
Yaoita, Ein neues Verfahren zur Auffindung spärlicher Parasiteneier in Fäzes. Deutsche
      med. Wochenschr. **1912**. Nr. 33.
Zoja, Arch. f. Verdauungskrankh. **9**. 219. 1903.
Zoja, Deutsch. Arch. f. klin. Med. **87**. 456. 1906. Boas Arch. **19**. 473. 1913.
Zoja, Morgagni. **1898**. Nr. 11. **1899**. Nr. 18 (ref. Ztbl. f. inn. Med. **1899**. Nr. 50).

Ergänzende Untersuchungsmethoden.

Alexander, Über Pentosurie. Kongr. f. inn. Med. **31**. 552. 1914.
Baumann, Zeitschr. f. phys. Chemie. **10**. 123. 1886.
v. Bergmann-Meyer, Über die klinische Bedeutung der Antitrypsinbestimmung im Blut.
      Berl. klin. Wochenschr. **1908**. 1673 (bei Karzinom).
Blumenthal, Handbuch der speziellen Pathologie des Harns. Wien 1913 (Urban und
      Schwarzenberg).
Boldyreff, Pflüger's Arch. f. Physiol. **121**. 1908. S. 13; Zentralbl. f. d. ges. Phys. u. Path.
      d. Stoffwechsels. **3**. 1908.
Bondi, Selbsttätige Drainage des Magens und Duodenums. Boas' Arch. **19**. 692. 1913.
Bondi-Volk, Über Vereinfachung der Lipasebestimmung. Wien. klin. Wochenschr.
      1919. Nr. 6.
Bossert-Leichtentritt, Wert der Duodenalsondierung für die Diagnose des Abdominal-
      typhus. Deutsche med. Wochenschr. **1917**. Nr. 11.
Bouma, Bestimmung des Harnindikans als Indigrot mittels Isatinsalzsäure. Zeitschr.
      f. physiol. Chem. **32**. 82. 1901 und **39**. 356. 1903. — Deutsche med. Wochenschr. **1902**.
      705.
Brugsch, Äußere Pankreasfunktion und Pankreasdiagnostik. Zeitschr. f. exp. Path. u.
      Ther. **20**. 473. 1919.
Cammidge, The Lancet. **1904**. (19. III.); **1905** (July); **1906** (19. V.); Brit. med. Journ.
      1906 (19. V.).
Chvostek und Stromeyer, Wien. klin. Wochenschr. **1896**. Nr. 47.
Cohn, G., Serologische Untersuchungen auf dem Gebiete gastro-intestinaler Erkrankungen.
      Inaug.-Diss. München 1916.
Combe, Die intestinale Autointoxikation und ihre Behandlung. Deutsch von Dr. Wegele.
      Stuttgart. Enke. 1909.
Dahl, Mitteil. a. d. Grenzgeb. d. Med. u. Chir. **21**. 1910. H. 5.
David, Zur Geschichte und Technik der Radiologie des Duodenums. Deutsche med.
      Wochenschr. **1914**. Nr. 14.
Einhorn, Arch. f. Verdauungskrankh. **3**. 133. 1898.
Einhorn, Berl. klin. Wochenschr. **1910**. Nr. 12; Deutsche med. Wochenschr. **1910**. Nr. 33;
      Berl. klin. Wochenschr. **1909**. Nr. 16; Arch. f. Verdauungskrankh. **15**. 199. 1909;
      17. 150. 1911.
Einhorn und Roosenblom, Intern. Beitr. z. Phys. u. Ther. d. Ernährungsstörungen.
      2. 184. 1911.
Ellinger, Lymphagoge Wirkung und Gallenabsonderung. Hofmeister's Beitr. **2**. 297.
      1902.
Ellinger, Zur Methodik der Indikanbestimmung im Harn. Zeitschr. f. physiol. Chem.
      38. 178. 1903.
Eppinger-Heß, Die Vagotonie. Berlin 1910.
Fischl, Prag. Vierteljahrsschr. f. Heilk. **1878**.
Frenkel-Franco, Zur Frage der gastro-intestinalen Indikanurie. Boas' Arch. **19**. 420.
      1913.
Fuld, Arch. f. exper. Pharm. **58**. 468. 1908.
Grasmann, Beiträge zur Pankreasdiagnostik. Boa's Arch. **23**. 477. 1917.
Groß, Berl. klin. Wochenschr. **1908**. Nr. 13; Deutsche med. Wochenschr. **1909**. Nr. 16.
Groß, Journ. amer. assoc. **1910**. 23. IV. Münch. med. Wochenschr. **1910**. Nr. 22.
Groß, Oefele und Rosenberg, Wien. klin. Wochenschr. **1910**. Nr. 32.
Groß, Zur Diagnotik und Pathologie der Pankreaskrankheiten. Med. Klin. 1919. Nr. 33/34.
Heiberg, Wien. klin. Wochenschr. **1909**. Nr. 52.
Hemmeter, Arch. f. Verdauungskrankh. **2**. 98. 1896; Diseases of the intestines. Vol. 1.
      S. 263; Arch. f. Verdauungskrankh. **17**. 136. 1911.
Heß, Beitrag zur Cammidge-Reaktion. Deutsche med. Wochenschr. **1910**. Nr. 2.
Hirschfeld, Über eine neue klinische Form des Diabetes. Zeitschr. f. klin. Med. **19**. 326.
      1891.

Jacobäus, Über die Möglichkeit, die Zystoskopie bei Untersuchung seröser Höhlungen anzuwenden. Münch. med. Wochenschr. **1910.** 2090; — Über Laparo- und Thorakoskopie. Beitr. z. Klin. der Tukerb. **25.** 185. 1912 (auch als Buch erschienen, Würzburg 1913, Kabitzsch); — Jacobäus, The use of laparothoracoscopy from a practical point of view. Intern. Congr. d. Med. VI. Sekt. **2.** 565. 1913. London; — Rénon, Téchnique et indications de la laparoscopie. Soc. méd. des hôp. de Paris, 28. II. 1913; — La valeur de la laparoscopie. Intern. Congr. d. Medizin. VI. Sekt. **2.** 571. 1913. London.

Jaffé, Zentralbl. f. d. med. Wiss. **1872.** 481; Virchow's Arch. **70.** 72. 1877.

Jaffé, Die Indikanurie und ihre pathologische Bedeutung. Deutsche Klinik **11.** 199. 1907.

Jolles, A., Über die neuen Methoden zum Nachweis des Indican. Med. Klinik **1919.** 814.

Kaufmann, J., Blutlymphozytose als Zeichen konstitutioneller Störung bei chron. Magen-Darmkrankheiten. Mitt. Grenzg. Med. Chir. **28.** 479. 1915.

Kemp, Intern. Beitr. z. Path. d. Ernährungsstörungen. **2.** 61. 1910.

v. Koziczkowski, Zeitschr. f. klin. Med. **69.** 261. 1909.

Kuhn, Arch. f. Verdauungskrankh. **3.** 19. 1898.

Küster-v. Holtum, Bedeutung der Duodenalsondierung für die Feststellung von Bazillenträgern. Beitr. z. Kl. der Inf. u. Immunitätsforschung. **6.** 233. 1918.

Lewinski, Deutsche med. Wochenschr. **1908.** Nr. 37.

Loewi, Über eine neue Funktion des Pankreas. Arch. f. exper. Pharm. **59.** 83. 1908.

Lohrisch, Deutsch. Arch. f. klin. Med. **79.** 383. 1904.

Lorenz, Zeitschr. f. klin. Med. **19.** 19. 1891.

Maixner, Zeitschr. f. klin. Med. **8.** 534. 1884.

Matko, Zur quantitativen Beurteilung der Pankreasfunktion. Boas' Arch. **19.** 663. 1913.

Mayer, A., Über funktionelle Insuffizienz der Bauchspeicheldrüse. Zeitschr. f. exp. Path. u. Ther. **20.** 273. 1919.

Mohr, Diabet. und nicht-diabetische Autointoxikationen durch Säuren in von Noorden's Sammlung klin. Abhandl. Heft 4. Berlin 1904.

Müller, Fr., Verhandl. d. Kongr. f. inn. Med. **16.** 1898. S. 149.

Neuberg, Der Harn, Berlin 1911.

von Noorden, Zur internen Behandlung der Duodenalgeschwüre. Berl. klin. Wochenschr. **1916.** Nr. 18.

von Noorden, Enterogene Intoxikationen. Berl. klin. Wochenschr. **1913.** Nr. 2.

von Noorden-von Jagic, Die Bleichsucht. II. Aufl. Wien 1912.

von Noorden, Ausnutzung der Nahrung bei Magenkranken. Zeitschr. f. klin. Med. **17.** 137. 452. 514. 1890 (Indikanurie).

von Noorden, Zuckerkrankheit. 1917. 170. VII. Aufl. (Pentosurie).

von Noorden-Salomon, Allgemeine Diätetik. Berlin 1920 (J. Springer).

Oerum, Quantitative Indikanbestimmung im Harn. Zeitschr. f. physiol. Chem. **45.** 459. 1905.

Oppler, Deutsche med. Wochenschr. **1896.** Nr. 32.

Pacanowski, Zeitschr. f. klin. Med. **9.** 428. 1885.

Plönies, Prag. med. Wochenschr. **1909.** Nr. 2.

Retzlaff, Typhusbazillen im Duodenum und Mageninhalt. Med. Klin. **1917.** Nr. 7.

Rosenbach, Berl. klin. Wochenschr. **1889.** 490 u. 520; **1890.** 585.

Rost, Die funktionelle Bedeutung der Gallenblase. Grenzgeb. d. Med. u. Chir. **26.** 710. 1913.

Salomon, Die diagnostische Punktion des Bauches. Berl. klin. Wochenschr. **1906.** Nr. 2.

Salomon-Bondi, Zur Beurteilung der Pankreassekretion. Wien. med. Wochenschr. **1913.** 1721.

Sarnicyn, Berl. klin. Wochenschr. **1910.** Nr. 34.

Schlagintweit-Stepp, Studien über die Pankreassekretion bei Sekretionsstörungen des Magens. Münch. med. Wochenschr. **1913.** Nr. 34.

Schmidt, Ad., Die Funktionsprüfung des Darmes mittels der Probekost. 2. Aufl. Wiesbaden. Bergmann. 1908.

Schmidt, Erkrankungen des Pankreas in Kraus-Brugsch, Spez. Path. u. Ther. **6.** 1. 1916.

Schumann-Leclerq, Duodenalsaftuntersuchung bei Typhusrekonvaleszenten und Dauerausscheidern. Wien. klin. Wochenschr. **1919.** Nr. 44.

Schütz, Volkmann's Samml. klin. Vorträge. N. F. **1901.** Nr. 818.

Seidl, Über Verwendung der Duodenalsonde zur Diagnose des Ulcus ventriculi et duodeni. Wien. klin. Wochenschr. **1919.** 596.

Stepp, Verwendung der Duodenalsonde zum Nachweis von Typhusbazillen. Münch. med. Wochenschr. **1918.** Nr. 22.

Stepp, Bedeutung der Duodenalsondierung für die Diagnose der Erkrankungen der Gallen-
wege. Deutsche med. Wochenschr. **1918**. Nr. 43.
Stepp-Nathan, Über den Cholesteringehalt der menschlichen Galle. Med. Klin. **1919**.
Nr. 2.
Stepp, Zur diagnostischen Verwendung der Duodenalsonde. Wien. klin. Wochenschr.
1919. 1027.
Strasburger, Zeitschr. f. klin. Med. **46**. 413. 1902; **48**. 491. 1903.
Strauß, H., Zur Frage der gastro-intestinalen Autointoxikationen. Senator - Festschr.
Beitr. z. klin. Med. 383. Berlin 1904 (A. Hirschwald).
v. Tabora, Zeitschr. f. klin. Med. **53**. 1904. S. 460.
Volhard, Münch. med. Wochenschr. **1907**. Nr. 9.
Winternitz, Neue Methode zur Funktionsprüfung des Pankreas. Münch. med. Wochenschr.
1911. 1038.
Witte, Sammelreferat. Med. Klin. **1909**. 1485.
Wohlgemuth, Beitr. z. funkt. Diagnostik des Pankreas. Berl. klin. Wochenschr. **47**.
92. 1910.
Zweig, Deutsche med. Wochenschr. **1909**. Nr. 11.

Diätotherapie.

Alexander, A., Über die therapeutische Beeinflussung der Hyperazidität und des Ulcus
ventriculi durch Neutralon. Berl. klin. Wochenschr. **1919**. Nr. 49.
Anzolo, Thèse de Paris. 1907.
Arnschink, Zeitschr. f. Biol. **26**. 434. 1890.
Behm, Münch. med. Wochenschr. **1917**. Nr. 46.
Berendes, Zentralbl. f. Chir. **1910**. Nr. 37.
v. Bergmann-Strauch, Ther. Monatsh. **1913**. 27 und Zeitschr. f. exper. Path. u. Ther.
14. 462. 1913.
Bickel, Intern. Beitr. z. Phys. u. Path. d. Ernährungsstörungen. 1. 365. 1910.
Biedermann, Beiträge zur vergleichenden Physiologie der Verdauung. Pflüger's Arch.
174. 358. 1919.
Biedermann, Mikrochemische Beobachtungen an den Blattzellen von Elodea. Flora **111**.
560. 1918.
Blumenfeld, Zeitschr. f. klin. Med. **28**. 417. 1895.
Boruttau, Zeitschr. f. diätetische Ther. **16**. 577. 1912.
Buchheim, Arch. f. exper. Path. u. Pharm. **3**. 118. 1874.
Combe, Die intestinale Autointoxikation und ihre Behandlung. Deutsch v. Dr. Wegele.
Stuttgart. Enke. 1909; Med. Klin. **1909**. Nr. 19 u. 20.
Decker, Die Bekämpfung postoperativer Durstzustände mittels Cesol-Merck. Münch.
med. Wochenschr. **1919**. 1494.
Determann, Münch. med. Wochenschr. **1919**. Nr. 26.
Distaso, Über das Schicksal der per os eingeführten Bakterien. Zeitschr. f. Immunitäts-
forsch. **19**. 687. 1913.
Einhorn, The importance of duodenal alimentation in severe dyspepsia occurring after
gastroenterostomy. Med. Rec. **1917**. June 16.
Einhorn, Diagnosis and treatment of gastric and duodenal. ulcer. New York M. J. **1917**.
Febr. 3.
Einhorn, Deutsche med. Wochenschr. **1910**. Nr. 33.
Einhorn, Wood und Züblin, Arch. f. Verdauungskrankh. **16**. 300. 1910.
Embden, Bedeutung der Phosphorsäure für Muskeltätigkeit und Leistungsfähigkeit.
Med. Klinik **1919**. Nr. 30.
Falta, Chiari-Festschr. S. 168. Wien 1908.
Feldhahn, Zur Bindegewebsverdauung. Inaug.-Diss. Halle 1911.
Finkelstein-Meyer, Jahrb. d. Kinderheilk. **71**. 525. 1910.
Finkelstein und Meyer, Berl. klin. Wochenschr. **1910**. Nr. 25; Münch. med. Wochenschr.
1911. Nr. 7.
Fletcher, Die Eßsucht und ihre Bekämpfung. Dresden 1911.
Fofanow, Zeitschr. f. klin. Med. **72**. 257. 1911.
Friedemann, Zeitschr. f. ärztl. Fortb. **1919**. Nr. 2.
Friedenthal, Med. Klin. **1912**. Nr. 5 und Pflüger's Arch. **144**. 152. 1912.
Friedenthal, Über Gemüsepulverdarreichung bei Kranken und Säuglingen. Zeitschr. f.
diätet. Therap. **19**. 97. 1915.
Geiße, Ther. d. Gegenw. **1919**. Nr. 3.
Groß, Münch. med. Wochenschr. **1910**. Nr. 22 u. **1911**. Nr. 7.
Heiberg, Krankheiten des Pankreas. Wiesbaden 1914.
Heinemann, Journ. amer. assoc. **1909**. Nr. 5.

Heinemann und Hefferan, Journ. of infect. dis. **6**. 304. 1909.
Herter, Intern. Beitr. z. Phys. u. Path. d. Ernährungsstörungen. **1**. 275. 1909.
Herter, Journ. amer. assoc. **1909**. Nr. 23.
Hirschler, Zeitschr. f. phys. Chemie. **10**. 306. 1886.
Hohenadel, Arch. f. Hyg. **85**. 237. 1916.
Jacobsohn und Rewald, Ther. d. Gegenwart. **1911**. 119.
Jürgensen, Kochlehrbuch u. prakt. Kochbuch. Berlin. Springer. 1910.
Jürgensen, Allgemeine diätet. Praxis. Berlin 1917.
Kausch, Deutsche med. Wochenschr. **1911**. Nr. 1.
Kausch, Deutsche med. Wochenschr. **1917**. Nr. 23.
Kestner, Deutsche med. Wochenschr. **1919**. Nr. 11.
Klein, Die bakterielle Beeinflussung der Darmflora. Therap. Halbmonatsh. **1920**.
Klinkowstein, Ther. d. Gegenwart. **1911**. 202.
Klotz, Bedeutung der Getreidemehle für die Ernährung. Berlin 1912.
König, Nährwerttafel. XI. Aufl. Berlin 1915.
Labbé-Vitry, Compt. rend. Soc. biol. **66**. 1909.
Langer, Deutsche med. Wochenschr. **1917**. 1317.
Langstein-Meyer, Säuglingsernährung und Säuglingsstoffwechsel. Berlin 1914.
Läwen, Über intravenöse Dauerinfusionen mit Kochsalz-Adrenalin beim peritonitischen
  Kollaps. Münch. med. Wochenschr. **1919**. 1209.
Lehmann, Arch. f. Hygiene. **63**. 137 u. 180. 1907.
Lembke, Arch. f. Hygiene. **26**. 325. 1896.
v. Leube, v. Ziemssen's Handb. d. spez. Path. u. Ther. 7. S. 120.
Leva, Berl. klin. Wochenschr. **1908**. S. 923.
Lewandowski, „Nurso", ein neues Heil- und Kräftigungsmittel für Darmkranke. Berl.
  klin. Wochenschr. **1918**. 1003.
v. Leyden, Handb. d. Ernährungsther. Leipzig. Thieme. 1897.
Lohrisch, Zeitschr. f. phys. Chemie. **47**. 237. 1906.
London-Sulima, Zeitschr. f. physiol. Chem. **46**. 209. 1905.
Magnus-Levy, Physiologie des Stoffwechsels in v. Noorden's Handb. d. Path. d. Stoff-
  wechsels. Berlin. A. Hirschwald 1906.
Malfatti, Zit. bei J. König, Nahrungsmittel **2**. 242. 1904.
Metschnikoff, Studien über die Natur des Menschen. 2. Aufl. Leipzig. Veit & Co. 1910.
Meyer, H., Deutsch. Arch. f. klin. Med. **92**. 452. 1908.
Moeller, Die Ausnutzung der Zellulose im menschlichen Darm. Inaug.-Diss. Halle 1911;
  Intern. Beitr. z. Path. u. Ther. d. Ernährungsstörungen. **1**. 325. 1910.
Moro, Die Bedeutung der endogenen Infektion des Dünndarms für das Zustandekommen
  der Dyspepsie. Münch. med. Wochenschr. **1919**. Nr. 40.
Müller, Fr., Zeitschr. f. klin. Med. **12**. 109. 1887.
Munk, J., Virchow's Arch. **95**. 407. 1884 u. **122**. 302. 1890.
Nakashima, Pflüger's Arch. **158**. 288. 1914.
Neumann, M. P., Über Vollkornbrote. Vierteljahrszeitschr. f. gerichtl. Med. III. Folge.
  53. 91. 1917.
Nißle, Deutsche med. Wochenschr. **1916**. Nr. 39 und Med. Klin. **1918**. Nr. 2.
von Noorden-Salomon, Allgemeine Diätetik. Berlin 1920 (J. Springer).
von Noorden-Fischer, Untersuchungen über die Verwendung von Roggenkleie. Deutsche med. Wochenschr. **1917**. Nr. 22 und Ther. Monatsh. **1918**. 96 (besprochen bei
  von Noorden-Salomon S. 411).
von Noorden, Über vegetabile Milch. Therap. Monatsh. **1916**. 65.
von Noorden, Berl. klin. Wochenschr. **1910**. Nr. 42 (Riba).
von Noorden, Zuckerkrankheit. VII. Aufl. Berlin 1917.
von Noorden, Therap. Monatsh. **1918**. 173 (Ossossan).
Oehler, Über Yoghurtkontrolle. Zentralbl. f. Bakter. **30**. Nr. 7—12. 1911.
Oehnell, Münch. med. Wochenschr. **1919**. 484.
Péhu, Arch. des malad. des enfants. **1907**.
Pentzoldt, Deutsch. Arch. f. klin. Med. **51**. 536. 1893 u. **53**. 209. 1894.
Plagge-Lebbin, Untersuchungen über das Soldatenbrot. Berlin 1897.
Prausnitz, Ausnützung der Bohnen. Zeitschr. f. Biol. **26**. 227. 1890.
Prell, Zur Frage der biologischen Bekämpfung pathogener Darmbakterien durch apa-
  thogene. Zeitschr. f. Hyg. **88**. 507. 1919.
Rietschel, Ernährungserfolge mit spontan gesäuerter Milch. Münch. med. Wochenschr.
  1920. Nr. 2.
Rodella, Wien. klin. Wochenschr. **1909**. Nr. 47; **1910**. Nr. 23.
Rörig, Behandlung der Koliinfektion der Harnwege mit Mutaflor. Münch. med. Wochen-
  schr. **1919**. 1442.
Rosenberg, Arch. f. Verdauungskrankh. **15**. 4. 1909.

Rosenberg-Oppenheimer, Hofmeister's Beitr. **5.** 412. 1904.
Rosenhaupt, Deutsche med. Wochensch.r **1917.** Nr. 22.
Rosenheim-Ehrmann, Über die Behandlung von Magenkrankheiten mit Aluminium-
   silikaten. Deutsche med. Wochenschr. **1910.** Nr. 3.
Rubner, Untersuchungen über Vollkornbrote. Arch. f. (Anat. u.) Phys. **1917.** 245.
Rubner-Thomas, Die Ernährung mit Kartoffeln. Arch. f. (Anat. u.) Phys. **1919.** 1.
Rubner, Ältere Arbeiten, zusammengefaßt in v. Leyden's Handb. der Ernährungsther.
   1. 21. 1903; neuere Arbeiten in Arch. f. (Anat. u.) Phys. Jahrgang 1915—1919.
Rubner, Arch. (f. Anat.) u. Physiol. **1917.** 74 (Strohmehl).
Rubner, Zeitschr. f. Biol. **15.** 115. 1879.
Salomon, Wien. med. Wochenschr. **1917.** Nr. 51 (Holzmehl).
Salomon, Berl. klin. Wochenschr. **1902.** Nr. 3.
Salomon, Münch. med. Wochenschr. **1916.** 454 (Hefe).
Salomon-Wallace, Med. Klin. **1909.** Nr. 16.
Schall-Heisler, Nahrungsmitteltabelle. 5. Aufl. Würzburg 1917.
Schmidt, Ad., Zeitschr. f. diätetische Ther. **17.** 202. 1913 (Materna).
Schmidt, Ad., Deutsche med. Wochenschr. **1911.** Nr. 10.
Schmidt, Ad., Deutsch. Arch. f. klin. Med. **92.** 471. 1908; Münch. med. Wochenschr.
   1902. Nr. 6 u. 7.
Schmidt, Ad., Diätetische Küche und künstliche Nährpräparate. Die Deutsche Klinik
   am Eingang des 20. Jahrhunderts. 2. Nachtragbd. 1911. S. 293.
Schmidt, Ad., Die Funktionsprüfung des Darmes mittels der Probekost. 2. Aufl. Wies-
   baden. Bergmann. 1908.
Schütz, Bakter.-exper. Beitrag zur Frage gastrointestinaler Desinfektion. Berl. klin.
   Wochenschr. **1900.** 553.
Stern, Zeitschr. f. Hygiene u. Infektionskrankh. **12.** 88. 1892.
Sternberg, Zeitschr. f. phys. u. diätet. Ther. **13.** 100. 1910.
Sternberg, Zentralbl. f. inn. Med. **35.** Nr. 48. 1914; — Ther. d. Gegenw. **1909.** 477; — Zeit-
   schr. f. diätet. Ther. **19.** 233. 1915.
Strasburger, Deutsch. Arch. f. klin. Med. **61.** 579. 1898.
Strasburger, Erkrankungen des Darms. In Mohr-Stähelin's Handb. d. inn. Med.
   Berlin 1918.
Strasburger, Zeitschr. f. klin. Med. **46.** 413 1902; **48.** 491. 1903.
Straub, Das Problem der physiologischen Salzlösung in Theorie und Praxis. Münch. med.
   Wochenschr. **1920.** 249.
Strauch, Feinverteilte Pflanzennahrung in ihrer Bedeutung für den Stoffhaushalt. Zeit-
   schr. f. exp. Path. u. Ther. **14.** 462. 1913.
Strauß, H., Zur quantitativen Bestimmung der Salzsäure im Magen. Arch. f. klin. Med.
   56. 118. 1895.
Strauß, Ther. d. Gegenw. **1915.** 370.
v. Strümpell, Über den Nährwert der Leguminosen. Arch. f. klin. Med. **17.** 108. 1875.
Tappeiner, Münch. med. Wochenschr. **1899.** Nr. 38/39.
Umber, Die Bekämpfung quälender Durstzustände durch Cesol-Merck. Therap. Gegenw.
   1919. 121.
Wait, The digestibility and nutritive value of legumes. Dept. of Agriculture. Bull. 187.
   Washington 1900.
Weinland, Zeitschr. f. Biol. **38.** 16. 1899.
Wernitz, Zur Behandlung der Sepsis. Zentralbl. f. Gynäk. **1902.** Nr. 6 und 23.
Wintgen, Über die Ausnützbarkeit von Leguminosenmehlen. Ver. a. d. Geb. des Mil.-
   Sanitätswesens. **29.** 37. 1905.
Wucher, Inaug.-Diss. München 1901.

Medikamentöse Therapie.

Adler, Wien. klin. Wochenschr. **1912.** Nr. 21.
Adler, E., Behandlung ruhrartiger Darmerkrankungen mit Papaverin und Jodtinktur.
   Med. Klin. **1915.** 336.
Alexander, Therap. d. Gegenw. **1910.** Nr. 12.
Axisa, Arch. f. Verdauungskrankh. **16.** 667. 1910.
Babkin, Die äußere Sekretion der Verdauungsdrüsen. Berlin 1914.
Bachem, Berl. klin. Wochenschr. **1911.** 1514.
Bachem, Med. Klin. **1915.** 808.
Bachem, Über Kohletherapie und ein neues kolloidales Kohlepräparat. Med. Klinik
   1919. 840.
Baermann, ref. Zentralbl. f. inn. Med. **1919.** 305.
Baermann-Heinemann, Münch. med. Wochenschr. **1913.** Nr. 21/22.

Barany (von Noorden), Wien. med. Wochenschr. **1902**. Nr. 9.
Bastedo, Journ. of the Amer. Med. Ass. **64**. 808. 1915.
Beck, Journ. of the Amer. Med. Assoc. 14. XII. **1912**.
Beldau, Med. Klin. **1914**. 641.
Berger u. Tsuchiya, Zeitschr. f. exper. Path. u. Ther. **7**. 437. 1909.
Berlin, Ein Beitrag über die wirksamen Substanzen der Blutgefäßdrüsen. Zeitschr. f.
    Biol. **68**. 371. 1918.
Best, Boas' Arch. **19**. 121. 1913.
Bie, Ugeskrift. f. läger. **1919**. Nr. 20 (Ref. Med. Klin. **1919**. 621.
Binz, C., Pharmakologie. S. 336. Berlin 1891.
Blum, F., Über Paraffinal. Med. Klin. **1916**. 1102.
Boas, Ther. d. Gegenw. **1913**. S. 11 (Follikulin).
Boas, Berl. klin. Wochenschr. **1910**. Nr. 14; Diagnostik u. Ther. der Darmkrankheiten,
    Leipzig. Thieme. 1898.
Boehm, Münch. med. Wochenschr. **1912**. Nr. 27.
v. Bokay, Arch. f. exper. Pharm. **23**. 209. 1887.
Borchardt, Über die allgemeinen Grundlagen organotherapeutischer Wirkungen. Ther.
    Halbmonatsh. **1920**. 97.
Bovighi, Zeitschr. f. phys. Chem. **16**. 31. 1891.
Brauer, Die Ruhr. Berlin 1918.
Braun und Ließ, Über die Kolitisbazillen. Zeitschr. f. Hyg. **88**. 251. 1919.
Breisacher, Arch. f. Verdauungskrankh. **19**. 105. 1913.
Brüning, Zeitschr. f. exper. Path. u. Ther. **3**. 564. 1906 u. **11**. 1. 1912; — Med. Klin. **1906**.
    Nr. 29; — Deutsche med. Wochenschr. **1912**. Nr. 50; — Med. Klin. **1919**. Nr. 11.
Brüning, H., Zur Frage der Vergiftung mit Ol. Chenopodii. Med. Klin. **1919**. 1203.
Bungart, Deutsche med. Wochenschr. **1917**. 1528.
Chiari, Arch. f. experim. Pharm. **63**. 434. 1910.
Chiari-Januschke, Wien. klin. Wochenschr. **1910**. Nr. 12.
Clemm, Ther. Monatsh. **1919**. S. 26.
Cloetta, Korrespondenzbl.. f. Schweiz. Ärzte. **1916**. 947.
Cobliner, Arch. f. Verdauungskrankh. **17**. 452. 1911.
Cohnheim, Zeitschr. f. klin. Med. **52**. 110. 1904 (Ölkuren).
Cohnheim-Modrakowski, Zeitschr. f. physiol. Chem. **71**. 273. 1911.
Combe, Intestinale Autointoxikation. Stuttgart 1909.
Credé, Münch. med. Wochenschr. **1912**. 2868.
Curschmann, Ther. Monatsh. **1915**. 140.
Dale, Lancet. **1916**. 29. VII.
Dencks, Deutsche Zeitschr. f. Chir. **132**. 37. 1914.
Dittler u. Mohr, Münch. med. Wochenschr. **1911**. Nr. 46.
Dobell, Brit. med. Journ. 4. XI. **1916**.
Doyen u. Dufourt, Arch. de Physiol. norm. et path. 1897. S. 562.
Ebstein, Ther. Monatsh. **1913**. 709.
Ebstein, Münch. med. Wochenschr. **1917**. Nr. 25.
Eichler-Latz, Arch. f. Verdauungskrankh. **15**. 557. 1909; — Ther. d. Gegenw. **1910**. 146.
Ellinger-Adler, Münch. med. Wochenschr. **1917**. 561.
Elsner, Med. Rekord. **1908**. 14. Nov.
Embden, Med. Klin. **1919**. Nr. 30.
Eppinger und E. Stein, Zur Behandlung der Gallensteinkrankheiten. Wien. klin. Rund-
    schau. **1914**. Nr. 1.
Eppinger-von Noorden, Bickel's-Beitr. **2**. 1. 1911.
Erben, Vergiftungen. II. Bd. Wien 1910.
Ewald, Berl. klin. Wochenschr. **1892**. Nr. 26 u. 27.
Falk u. Sticker, Münch. med. Wochenschr. **1910**. Nr. 1.
Faust, Münch. med. Wochenschr. **1912**. 2489.
Feigen, Inaug.-Diss. Bonn 1908.
Fleckseder, Arch. f. exper. Path. u. Pharm. **67**. 409. 1912.
Franke, Arch. f. exper. Path. u. Pharm. **65**. 303. 1911.
Frankl, Arch. f. exper. Path. u. Pharm. **57**. 386. 1907.
Frei, Schweiz. Korrespondenzbl. **1909**. Nr. 13.
Friedemann, Erfahrungen mit der intravenösen Dauerinfusion. Deutsche Zeitschr. f.
    Chir. **151**. 352. 1919.
Fritsch, Ther. Monatsh. **1909**. 529.
Fühner, Ther. Monatsh. **1918**. 409.
Fühner-Rehbein, Arch. f. exper. Pharmak. **79**. 1. 1916.
Fürbringer, Deutsche med. Wochenschr. **1916**. 842.
Geißler, Münch. med. Wochenschr. **1918**. 187.

Geppert, Berl. klin. Wochenschr. 1889. Nr. 36 u. 37.
Glitsch, Münch. med. Wochenschr. 1911. Nr. 23; Arch. f. Verdauungskrankh. 18. 466. 1912.
Gockel, Münch. med. Wochenschr. 1910. Nr. 31.
Görner, Münch. med. Wochenschr. 1907. 2383.
Gregersen, Arch. f. Verdauungskrankh. 19. 43. 1913.
v. Gröer, Münch. med. Wochenschr. 1915. 487.
Groß, O., Über den Wert käuflicher Pepsinpräparate. Deutsche med. Wochenschr. 1919. 823.
Groth, Über die Anwendung des Hormonals in der Chirurgie. Med. Klin. 1912. Nr. 35.
Gürber, Therap. Halbmonatsh. 1920. 465, 496.
Gürber, Münch. med. Wochenschr. 1911. Nr. 40.
Gürber-Frey, Arch. f. exper. Pharmak. 75. 75. 1914.
Hammacher, Geneesk. Tijdschr. v. Nederl. Ind. 50. 510. 1915.
Hammer und Vieth, Med. Klin. 1908. Nr. 37.
Halle und Pribram, Ergebn. d. Imm.-Forschung. 2. 338. 1917.
Harnack und Schmiedeberg, Berl. klin. Wochenschr. 1889. Nr. 26.
Harris, Journ. of the Americ. Med. Ass. 12. X. 1912.
Heffter, Arch. f. exper. Pharm. 51. 175. 1904.
Heinz, R., Virchow's Arch. 116. 220. 1889.
Heinz, Die gallentreibende Wirkung des Pfefferminzöls. Therap. Halbmonatsh. 1920. 356.
Henius, Deutsche med. Wochenschr. 1914. 1545.
Henle, Bekämpfung der Darmparese mit Hormonal. 40. Vers. d. Deutsch. Gesellsch. f. Chir. Berlin. 19.—22. 4. 1911. Deutsche med. Wochenschr. 1911. Nr. 20.
Henle, Die Verwendung des Peristaltikhormons in der Chirurgie. Zentralbl. f. Chir. 1910. Nr. 42.
Hennig, Arch. f. Pharm. 255. 382. 1917.
Hesse, Klinisches über Hormonal. Therap. Monatsh. 1913. Okt. (Ref.).
Heubner, Opium- und Belladonnasuppositorien. Therap. Halbmonatsh. 1920. 31.
Hill, Arch. of Ped. 32. 96. 1915.
Hirata, Intern. Beitr. z. Path. u. Ther. d. Ernährungsstörungen. 2. 218. 1910.
Hirschkowitz, Münch. med. Wochenschr. 1913. 409.
Hirz, Münch. med. Wochenschr. 1912. 2163.
Hirz, Münch. med. Wochenschr. 1913. 2220.
Hirz, Deutsche med. Wochenschr. 1914. 900.
Hirz, Arch. f. exper. Pharm. 74. 318. 1914.
Hoke, Behandlung des Meteorismus und spastischer Zustände im Magendarmtraktus mit Kampfer. Wien. klin. Wochenschr. 1919. Nr. 33.
Hübler, Ther. d. Gegenw. 1914. 284.
Inouye und Sato, Arch. f. Verdauungskrankh. 17. 185. 1911.
Januschke, Wien. klin. Wochenschr. 1913. 1164.
Januschke, Physiologische Gesichtspunkte in der Behandlung des Magengeschwürs und verwandter Zustände. Therap. Monatsh. 1914. 244.
Jaquet, Münch. med. Wochenschr. 1911. Nr. 48.
Joachimoglu, Biochem. Zeitschr. 77. 10. 1916.
Jepps, Brit. med. Journ. 4. XI. 1916.
Jodlbauer-Kurz, Biochem. Zeitschr. 74. 340. 1916.
Kalberlah, Med. Klin. 1915. Nr. 21.
Kalberlah, Ther. Monatsh. 1918. 328.
Katsch, Fortschr. a. d. Geb. d. Röntgenstrahlen. 21. 159. 1913.
Kauert, Erfahrungen mit Hormonal bei chronischer Obstipation und paral. Ileus. Münch. med. Wochenschr. 1911. Nr. 17.
Kausch, Über Hormonaldurchfall. Berl. klin. Wochenschr. 1912. Nr. 34.
Kausch, Über Hormonalwirkung. Berl. klin. Wochenschr. 1912. Nr. 19.
Kaznelson, Ther. Monatsh. 1917. 437.
Keith, Lancet, 18. Okt. 1913.
Keßler, Zentralbl. f. inn. Med. 1917. 292.
Kestner, Münch. med. Wochenschr. 1918. 655.
Klemperer, Ther. d. Gegenw. 1916. 303.
Knick und Pringsheim, Deutsch. Arch. f. klin. Med. 101. 137. 1910.
Kohnstamm-Oppenheimer, Ther. d. Gegenw. 1915. 283.
Kretschmer, Münch. med. Wochenschr. 1912. Nr. 9.
Kutscher und Lehmann, Zeitschr. f. phys. Chemie. 46. 383. 1905.
Landau, Münch. med. Wochenschr. 1918. 613.
Lang, Die Beeinflussung der Darmmotilität durch Abführ- und Stopfmittel. Ergebn. d. inn. Med. u. Kinderheilk. 13. 250. 1914.

Lauener, Beitrag zur Wurmbehandlung der Kinder. Korrespondenzbl. f. Schweizer Ärzte 1919. Nr. 40—42.

Lange, Allg. med. Zentralzeitg. **1897**. Nr. 3.

van Leersum, Journ. of Pharmac. and exper. Ther. **8**. 285. 1916.

Le Heux, Pflüger's Arch. **173**. 8. 1918.

Leo, Die Salzsäuretherapie. Berlin 1908.

Leo, Berl. klin. Wochenschr. **1916**. Nr. 23 (Kalk).

Lichtwitz, Die Behandlung der perniziösen Anämie mit adsorbierenden Stoffen. Deutsche med. Wochenschr. **1917**. 1360.

Liebmann, Korrespondenzbl. f. Schweiz. Ärzte. **1916**. 949.

Liesegang, Kohle für Adsorptionszwecke; Fortschritte in den Jahren 1914—1919. Chem. Ztg. **44**, 89. 1920.

Ließ, Über Kolitisbazillen. Diss. Frankfurt/M. 1919.

Lindbom, Münch. med. Wochenschr. **1915**. Nr. 16.

von Linden, Reichs-Med.-Anz. **1918**. 916. — Ref. über Kupfertherapie. Ther. Monatsh. **1919**. 161.

Lipowski-Rohde, Med. Klin. **1909**. Nr. 48.

Lith van Jeude, Quantitative Untersuchungen über den Antagonismus von Giften. Pflüger's Arch. **170**. 523. 1918.

Loewe, Ther. Monatsh. **1918**. 89.

Loewe, Pharmakologische Grundlagen für die Kolchikumtherapie der Gicht. Therap. Halbmonatsh. **1920**. Nr. 1.

Loewenthal, Münch. med. Wochenschr. **1915**. 1748.

Lohrisch, Zeitschr. f. exper. Path. u. Ther. **5**. 487. 1909.

Long-Muhleman, Arch. of internal. med. **13**. 314. 1914.

Mächtle, Ther. Monatsh. **1911**. 652.

Magnus, Pflüger's Arch. **122**. 251 u. 261. 1908; Ther. Monatsh. **1910**. Nr. 12.

Marcovici-Pribram, Wien. klin. Wochenschr. **1915**. Nr. 37.

Martinez, ref. Boas' Arch. **24**. 460. 1918.

Mc Callum, Über die Wirkung der Abführmittel und die Gegenwirkung des Kalziums. Pflüger's Arch. **104**. 421. 1909.

Medowikow, R., Wratsch. 1910. Nr. 10—15.

Medowikow, Maly's Jahresber. **40**. 392. 1911.

Meidner, Neuere Arzneimittel der Opiumgruppe. Therap. d. Gegenw. **1919**. 462.

Meli, Boll. della Reg. Acad. med. di Roma. 1907.

Meyer-Gottlieb, Experim. Pharmak. 3. Aufl. Wien 1914.

v. Mieczkowski, Mitteil. a. d. Grenzgeb. d. Med. u. Chir. **9**. 405. 1902.

Mönch, Münch. med. Wochenschr. **1918**. 132.

Neukirch, Pflüger's Arch. **147**. 153. 1912.

Nixon, Journ. of the Amer. Med. Assoc. 25. III. **1916**.

von Noorden, Zuckerkrankheit. VII. Aufl. Berlin 1919 (Öl als Abführmittel).

von Noorden, Zuckerkrankheit. III. Aufl. S. 250. Berlin 1901 (Schwefel als Abführmittel).

von Noorden, Ther. d. Gegenw. **1911**. 287 (Somnazetin).

von Noorden, Berl. klin. Wochenschr. **1916**. Nr. 18 (Duodenalgeschwüre).

von Noorden, Physostigmin gegen Erschlaffung des Darms. Berl. klin. Wochenschr. **1901**. Nr. 42.

von Noorden-Dapper, Handb. der Path. d. Stoffw. **2**. 506. 1907.

von Noorden-Fischer, Deutsche med. Wochenschr. **1917**. Nr. 22.

Novotny, Wien. klin. Wochenschr. **1917**. Nr. 9/10.

Ochsenius, Münch. med. Wochenschr. **1915**. 1720.

Oppikofer, Korrespondenzbl. f. Schweiz. Ärzte. **1919**. Nr. 9.

Padtberg, Pflüger's Arch. **134**. 627. 1910; **139**. 318. 1911.

Pal, Die Wirkung des Opiums, seiner Komponenten und Ersatzpräparate. Deutsche med. Wochenschr. **1913**. Nr. 9.

Pal, Experimentelle und klinische Studien über die Wirkung des Papaverins. Wien. med. Wochenschr. **63**. 1050. 1913.

Pal, Über die Papaverinreaktion der glatten Muskeln. Med. Klin. **9**. 1796. 1913.

Pentzoldt, Arzneibehandlung. VIII. Aufl. Jena 1915.

Pfannmüller, Münch. med. Wochenschr. **1911**. Nr. 43.

Pick, Intern. Med. Kongr. zu Budapest. Referat: Münch. med. Wochenschr. **1909**. Nr. 41.

Pick-Wasicky, Wien. klin. Wochenschr. **1915**. 590.

Pick-Wasicky, Zur pharmakologischen Analyse des Emetins. Arch. f. exp. Pharmak. **80**. 147. 1916.

Pickardt, Ther. d. Gegenw. **1900**. 210.

Pilcher, Postoperative Darmlähmung. Med. Soc. of the County of kings. 19. III. 1912. Cong. Island Medical. Journal. **1912.** Mai.
Pohl, Ther. Monatsh. **1912.** 874.
Polacco, Ther. Monatsh. **1901.** 41.
Porges, Ther. Monatsh. **1915.** 560.
Poulsson, Lehrb. d. Pharmak. Leipzig **1909.**
Rabow und Galli- Valerio, Ther. Monatsh. **1900.** 202.
Rauert, Med. Klin. **1918.** 374.
Riegel, Zeitschr. f. klin. Med. **40.** 347. 1900.
Riegner, R., Deutsche med. Wochenschr. **1898.** 390.
Riehl, Münch. med. Wochenschr. **1910.** Nr. 29.
Rogers, Brit. Med. Journ. 22. VII. **1912** und 24. VIII. **1912.**
Rodari, Lehrbuch der Magen- und Darmkrankheiten. 2. Aufl. Wiesbaden. Bergmann. 1910.
Rose, Berl. klin. Wochenschr. **1917.** Nr. 43.
Rosenstein, P., Der Unfug mit Phenolphthalein. Münch. med. Wochenschr. **1920.** 263.
Roszkowski, Kronika lekarska. **1901.** Nr. 6.
Rotky, Prag. med. Wochenschr. **1912.** 207.
Rovighi, Zeitschr. f. phys. Chem. **16.** 31. 1891.
Rubner, Arch. f. (Anat. u.) Physiol. **1918.** 1. (Vollkornbrote.)
Rudinger, Wien. med. Wochenschr. **1912.** Nr. 42.
Rumpel, Pharmazeut. Monatsh. **1906.** Juli.
Ryhiner, Korrespondenzbl. f. Schweiz. Ärzte. **1919.** Nr. 12.
Sachs, Deutsche med. Wochenschr. **1910.** Nr. 3.
Sackur, Experimente und klinische Beiträge zur Kenntnis der Hormonalwirkung. Deutsche med. Wochenschr. **1913.** Nr. 9.
Sahli, Deutsche med. Wochenschr. **1897.** Nr. 1.
Salomon, Berl. klin. Wochenschr. **1902.** Nr. 3.
Salomon, Deutsche Klin. **12.** 527. 1909.
Salomon, Wien. med. Wochenschr. **1917.** Nr. 51.
Salzmann, Ther. d. Gegenw. **1918.** 399.
Saxl- Porges, Ther. Monatsh. **1912.** 777.
Schäfer, Deutsche med. Wochenschr. **1900.** Ther. Beil. S. 12 und Ther. d. Gegenw. **1900.** Nr. 10.
Schäfer, Wien. med. Presse. **1903.** Nr. 18.
Schelenz, Kohle als Heilmittel. Med Klin. **1920.** 110.
Schilling, Tropenkrankheiten. Wien 1915.
Schlecht, Münch. med. Wochenschr. **1907.** Nr. 34.
Schliep, Der Unfug mit Phenolphthalein. Münch. med. Wochenschr. **1919.** 1294.
Schmidt, A., Med. Klin. **1915.** 753.
Schmidt, Ad., Zentralbl. f. inn. Med. **1912.** Nr. 1.
Schmidt, G., Deutsche med. Wochenschr. **1910.** 847.
Schmidt, Münch. med. Wochenschr. **1905.** Nr. 41 (Agar-Agar, Regulin).
Schmitz, Zur Therapie der Askaridiasis. Diss. Bonn 1908.
Schricker, Der derzeitige Stand der Hormonaltherapie. Klin.-therap. Wochenschr. **1913.** Nr. 7.
Schüffner- Vervoort, Münch. med. Wochenschr. **1913.** Nr. 3.
Schütz, Arch. f. Verdauungskrankh. **7.** 43. 1901.
Schütz, Arch. f. exper. Path. u. Pharmak. **27.** 202. 1890.
Segel, Ars Medici. **1911.** 131.
Seifert, Münch. med. Wochenschr. **1915.** 1750.
Selig, Prag. med. Wochenschr. **1913.**
Shepheard- Lillie, Lancet. 6. IV. **1918.**
Singer- Gläßner, Boas Arch. **18.** 192. 1912.
Skaller, Berl. klin. Wochenschr. **1910.** Nr. 33 und **1912.** 1662.
Starkenstein, Münch. med. Wochenschr. **1915.** Feldärztl. Beil. S. 27. — Ther. Monatsh. **1917.** 189.
Stierlin, Münch. med. Wochenschr. **1910.** Nr. 27.
Stierlin- Schapiro, Münch. med. Wochenschr. **1912.** 2714.
Strasburger, Med. Klin. **1915.** 1147.
Strasburger, Zeitschr. f. klin. Med. **46.** 413. 1902.
Stumpf, Über ein zuverlässiges Heilverfahren bei Cholera, Würzburg 1906; — Münch. med. Wochenschr. **1914.** 2051.
Taegen, Über die Abführwirkung des Schwefels. Arch. exper. Pharmak. **69.** 263. 1912.
Tallarico, ref. Zentralbl. f. inn. Med. **36.** 843. 1915.
Thelen, Erfahrungen mit dem amerikanischen Wurmsamenöl. Diss. Rostock 1907.

Thomm, Deutsche med. Wochenschr. **1918**. 716.
Tileston, Journ. of the Americ. Med. Assoc. 25. XII. **1915**.
Trendelenburg, Physiologische und pharmakologische Versuche über die Dünndarm-
    peristaltik. Arch. exp. Pharmak. **81**. 55. 1917.
Trendelenburg, Quantitative Messungen über die Spaltung des Hexamethylentetramins.
    Biochem. Zeitschr. **95**. 146. 1919.
Trendelenburg, Arch. f. exper. Path. u. Pharm. **79**. 190. 1916.
Trendelenburg, Arch. f. experim. Pharm. **81**. 106. 1917.
Unna, Verhandl. d. Kongr. f. inn. Med. **3**. 1884.
Umber, Deutsche med. Wochenschr. **1917**. 1521.
Ury, Boas Arch. **19**. 293. 1913.
Ury, Arch. f. Verdauungskrankh. **15**. 210. 1909.
Usener, Berl. klin. Wochenschr. **1916**. 799.
v. Vámossy, Ther. d. Gegenw. **1902**. 201.
Vedder, Journ. of the Amer. Med. Assoc. **62**. 501. 1914.
Vogel, K., Klinische und experimentelle Beiträge zur Frage der peritonealen Adhäsionen
    nach Laparotomien. Deutsche Zeitschr. f. Chir. **63**. 296. 1902.
Waddell, Lancet. 21. VII. **1917**.
Waetzoldt, Über Multanin. Therap. d. Gegenw. **1919**. 171.
Walko, Die spastischen Erkrankungen des Verdauungskanals. Halle 1914 (Marhold).
Wiechowski, Fortschr. d. Med. **1909**. Nr. 13; — Kongr. f. inn. Med. **31**. 329. 1914.
Wiese, Deutsche med. Wochenschr. **1916**. 1443.
Wilbrand, Münch. med. Wochenschr. **1918**. 1473.
v. Winiwarter, Wien. klin. Wochenschr. **1918**. Nr. 11.
Wörner, Med. Klin. **1906**. Nr. 21.
Young-Hindmarsh, Ein mit Hormonal behandelter Fall von paralytischem Ileus. British
    Medic. Journal. **1913**. 13. Sept.
Zinn, Ther. Monatsh. **1910**. Nr. 1.
Zlocisti, Ther. Monatsh. **1918**. 388.
Zülzer, Ther. d. Gegenw. **1917**. 384.
Zülzer, Ther. d. Gegenw. **1911**. 197.
Zülzer, Dohrn, Marxer, Berl. klin. Wochenschr. **1908**. Nr. 46.
Zülzer, Über Heilungen der chronischen Obstipation und der ak. Darmlähmung durch
    das Peristaltikhormon. Med. Klin. **1910**. Nr. 11.

Physikalische Behandlung.

Boas, Diagnose u. Ther. der Darmkrankheiten. Leipzig 1897.
Borbgjärg und Fischer, Die Wirkungen einer Binde bei der Gastroptose. Boas' Arch.
    18. 441. 1912.
Clemm, Das Magengeschwür. Würzburger Abhandlungen. V. Heft. 5—6. 1905.
Ebstein, Deutsche med. Wochenschr. **1901**. Nr. 30.
Eichhorst, Spez. Path. u. Ther. **2**. 264. 1890.
Eltz, Zentralbl. f. d. med. Wiss. **1893**. Nr. 37.
Eunicke, Erfahrungen über Hernien im Kriege. Deutsche med. Wochenschr. **1918**. 321.
Eunicke, Die Behandlung der vorgeschrittenen Peritonitis. Med. Klin. **1918**. 1112.
Falta, Behandlung innerer Krankheiten mit radioaktiven Substanzen. Berlin 1918
    (Springer).
Gumprecht, Deutsche med. Wochenschr. **1901**. Nr. 43.
Hoffa, Technik der Massage. Stuttgart 1893.
Hühnerfauth, Die habituelle Obstipation und ihre Behandlung. Wiesbaden 1885.
Kümmerling, Wien. klin. Wochenschr. **1895**. 30. Nov.
Lüdin, Über die Einwirkung äußerer lokaler Wärmeapplikationen auf die Funktion des
    Magens. Zeitschr. f. ges. exper. Med. **8**. 68. 1919.
von Noorden, W., Über Indikationen und Wirkungen des Homburger Tonschlammes.
    Münch. med. Wochenschr. **1913**. Nr. 6.
von Noorden, C., Ther. d. Gegenw. **1910**. Nr. 1 (Leibbinden).
Reibmayr, Technik der Massage. Wien 1886.
Rose, New York Med. Journ. 11. V. **1901**.
Rovsing, Th., Gastrokoloptosis. Leipzig 1914.
Rubens, Med. Klin. **1915**. Nr. 43.
Schanz, Bandagen für Appendizitisnarben und Bauchbrüche. Deutsche med. Wochen-
    schr. **1914**. Nr. 30.
Schillbach, Virchows Arch. **109**. 278. 1887.
Schmidt, G. B., Über die Cederschiöld'sche Massage des rhythmischen Drucks.
    Münch. med. Wochenschr. **1919**. Nr. 47.

Zabludowski, Berl. klin. Wochenschr. **1885**. Nr. 26 u. 27.
v. Ziemssen, Die Elektrizität in der Medizin.
Zweig, Path. u. Ther. der Enteroptose. Halle/S. 1911.

Rektale Therapie.

Adler, Wien. klin. Wochenschr. **1917**. 111.
Albu, Berl. klin. Wochenschr. **1916**. 496.
Bickel, Berl. klin. Wochenschr. **1916**. 495.
Boas, Allgemeine Diagnostik u. Therapie der Darmkrankheiten. Leipzig 1898.
Brosch, Wien. med. Wochenschr. **1913**. 1414.
Brosch-Aufschnaiter, Das subaquale Innenbad und die Kulturkrankheiten. Leipzig
    und Wien. Deuticke. 1910.
Clemm, Wien. med. Wochenschr. **1906**. 2505.
Falta, Behandlung innerer Krankheiten mit radioaktiven Substanzen. Berlin 1918.
Fleiner, Berl. klin. Wochenschr. **1893**. Nr. 3.
v. Genersich, Deutsche med. Wochenschr. **1893**. Nr. 41.
Gläßner und Singer, Wien. klin. Wochenschr. **1910**. Nr. 1.
Grützner, Deutsche med. Wochenschr. **1894**. Nr. 48.
Gudzent, Grundriß zum Studium der Radiumtherapie. Wien 1919.
Jacobsohn u. Rewald, Ther. d. Gegenw. **1911**. S. 119.
Jüngerich, Berl. klin. Wochenschr. **1914**. 356.
Kausch, Münch. med. Wochenschr. **1911**. Nr. 18.
v. Lenhossék, Deutsche med. Wochenschr. **1915**. S. 104.
Leo, Berl. klin. Wochenschr. **1916**. Nr. 23.
Lipowski, Deutsche med. Wochenschr. **1909**. Nr. 29; Berl. klin. Wochenschr. **1909**. Nr. 29;
    Münch. med. Wochenschr. **1910**. Nr. 50.
Mader, Pester med. chir. Presse. **1877**. Nr. 11.
Mathieu, Soc. Méd. des Hôp. 21. V. **1915**.
Netter u. Riva, Compt. rend. Soc. biol. **60**. 141. 1906.
von Noorden-Caan, Ther. Monatsh. **1915**. 315.
Proebsting, Zeitschr. f. klin. Med. **53**. 58. 1904.
Roith, Kongr. f. inn. Med. **30**. 453. 1913.
Rosenberg, Arch. f. Verdauungskrankh. **13**. 174. 1906; Mitteil. a. d. Grenzgeb. **21**.
    807. 1910; Deutsche med. Wochenschr. **1909**. Nr. 13. V. B.
Schlüpfbach, Zeitschr. f. Biol. **1908**. Bd. 51.
Schmidt, Zentralbl. f. inn. Med. **1912**. Nr. 1.
Schmidt, Ther. d. Gegenw. **1913**. S. 8.
Segel, Ars medici **1911**. S. 151.
Skaller, Berl. klin. Wochenschr. **1910**. Nr. 33.
Skaller, Berl. klin. Wochenschr. **1912**. Nr. 35.
Soper, Journ. of amer. Assoc. of Phys. **1909**. 7. Aug.
Statz, Ther. Monatsh. **1887**. 354.
Strauß, Berl. klin. Wochenschr. **1905**. Nr. 44a.
Trebing, Münch. med. Wochenschr. **1916**. Nr. 7.
Unna, Ther. d. Gegenw. **1910**. 261.

Dyspepsien, Allgemeines.

Dreyfus, Über nervöse Dyspepsien. Jena 1908.
Faber, Arch. f. Verdauungskrankh. 8. 1. 1902.
Nothnagel, Die Erkrankung des Darmes und des Peritoneums. 2. Aufl. Wien, Hölder.
    1903. S. 65.
Schmidt, Ad., I. Aufl.
Schmidt, Ad., Petersburger med. Wochenschr. **1905**. Nr. 38; Deutsch. Arch. f. klin.
    Med. **87**. 475. 1906; Handb. d. Path. d. Stoffwechsels. Herausgegeb. von von Noor-
    den. 2. Aufl. **1906**. I. 672; Die Funktionsprüfung des Darms mittelst der Probekost.
    2. Aufl. Wiesbaden, Bergmann. **1908**. Samml. zwangl. Abhandl. a. d. Geb. d. Ver-
    dauungs- u. Stoffwechselkrankh. Herausgegeb. von Albu. Bd. 2. Halle 1909;
    Deutsch. Arch. f. klin. Med. **87**. 456. 1906; Über die Gemüseverdauung. Deutsche
    med. Wochenschr. **1911**. Nr. 10; Zentralbl. f. inn. Med. **1912**. Nr. 1.
v. Strümpell, Deutsch. Arch. f. klin. Med. **73**. 672. 1902.

Darmdyspepsien mit vorwiegender Anomalie der Eiweißfäulnis.

Albu, Med. Klinik **1911**. Nr. 37.
Bickel, A., Ein neues Pflanzensekretin. Berl. klin. Wochenschr. **1917**. Nr. 3.
Boas, J., Berl. klin. Wochenschr. **1912**. Nr. 8.

Bondi, S., Selbsttätige Drainage des Magens und Duodenums. Boas' Arch. **19**. 692. 1913.

Carles et Froussard, Les Séquelles gastro-intestinales des dysenteries et des paratyphoides. Arch. des mal. de l'app. dig. et de la nutr. **9**. S. 136.

Determann, H., Über zu schnelle Magenentleerung. Münch. med. Wochenschr. **1919**. 26. 716.

Einhorn, Arch. f. Verdauungskrankh. **1**. 158. 1896.; **3**. 139. 1898.

Fischer, A., Die Achylia, Hypocholia gastrica inklusive die achylischen Darmdyspepsien und ihre diätetische Therapie. Korrespondenzbl. f. Schweiz. Ärzte **1916**. Nr. 36 u. 37.

Golubinin und Kontschalowsky, Arch. f. Verdauungskrankh. **17**. 676. 1911.

Groß, Über gleichzeitiges Vorkommen von Achylia gastrica und pancreatica. Münch. med. Wochenschr. **1912**. Nr. 51.

Groß, Zur Diagnostik und Pathologie der Pankreaskrankheiten. Med. Klinik **1919**. 843.

Günzburg, A. O., Über Sekretionsstörungen des Magens. Med. Klinik **1918**. 1179.

Jonas, S., Über das Verhältnis zwischen Stuhlbild und Darmmotilität usw. Arch. f. Verdauungskrankh. **18**. 769. 1912.

Jones, Journ. Amer. Assoc. **1898**. July 30.

Kemel Djenab, Bildungsort und Schicksal des Sekretins. Berl. klin. Wochenschr. **1917**. Nr. 26.

Meyer, Über funktionelle Insuffizienz der Bauchspeicheldrüse. Zeitschr. f. exper. Path. u. Therap. **20**. 273. 1919.

Naunyn, Bemerkung zu E. Schlesingers „Chronische Gastroparese als Ursache schwerster motorischer Insuff. bei freiem Pylorus. Grenzgeb. inn. Med.-Chir. **32**. 30. 1920.

von Noorden, Zeitschr. f. klin. Med. **17**. 137, 452, 514. 1890.

Oehnell, H., Verdauungsstörungen nach Gastroenterostomie. Münch. med. Wochenschr. **1919**. 484.

Oppler, Deutsche med. Wochenschr. **1896**. Nr. 32.

Rosenheim, Deutsche med. Wochenschr. **1908**. Nr. 7 u. 8.

Rosenheim, Pathologie und Therapie der Krankheiten der Speiseröhre, des Magens und des Darmes. 2. Aufl. Berlin 1896.

Schmidt, Ad., Über den Zusammenhang von gutartigen Durchfällen mit dem Genusse schwerverdaulicher Nahrung und mit Abkühlung des Bauches. Med. Klinik. **1915**. 207.

Schmidt, R., Mitteil. a. d. Grenzgeb. d. Med. u. Chir. **15**. 701. 1906.

Schütz, R., Über chronisch dyspeptische Diarrhöen und ihre Behandlung. Volkmanns Samml. klin. Vortr. N. F. Nr. 318. S. 1901; Deutsch. Arch. f. klin. Med. **80**. 380. 1904.; **84**. 125. 1905.

Schütz, R., Über chronische Magen-Darmdyspepsie im Kindesalter. Jahrb. f. Kinderheilk. **62**. 1905.

Schütz, R., Arch. f. Verdauungskrankh. **7**. 43. 1901; Berl. klin. Wochenschr. **1900**. Nr. 25; Arch. f. Verdauungskrankh. **17**. 119. 1911.

Scoupauld, Soc. méd. des hôpit. **1901**.

Stepp und Schlagintweit, Über den Mechanismus der Pankreassekretion bei Störungen der Magensekretion. Arch. f. klin. Med. **112**. 1. 1913.

v. Tabora, Münch. med. Wochenschr. **1904**. Nr. 20.

v. Tabora, Zeitschr. f. klin. Med. **53**. 460. 1904.

Uhlmann, Fr., Pharmakologie der Vitamine. Zeitschr. f. Biol. **68**. 419. 1918.

Jejunaldiarrhöe.

Matthes, M., Lehrbuch der Differentialdiagnose innerer Krankheiten. Julius Springer **1919**.

Nothnagel, Die Erkrankung des Darmes und des Peritoneums. 2. Aufl. Wien, Hölder. **1903**.

Chronische „gastrogene" Darmdyspepsie.

Bessau-Bossert, Zur Pathologie der akuten Ernährungsstörungen. Jahrb. f. Kinderheilk. **89**. 213. 1919.

Brinck, Über die Ausscheidung von größeren Bindegewebs- und Fettmassen aus dem Darm. Inaug.-Diss. Bonn 1896.

Hemmeter, Med. News **1903**. 18. IV.

Ley, Über Achylia gastrica und ihre Beziehungen zur Motilität. Arch. f. Verdauungskrankh. **17**. 293. 1911.

Mathieu und Roux, Die ungenügende Ernährung bei Dyspeptikern und Nervösen. Arch. f. Verdauungskrankh. **11**. 301. 1905.

Gärungsdyspepsie.

Arnold, J., Über den Diastasegehalt der Fäzes bei Gärungsdyspepsie. Zentralbl. f. inn. Med. **1913**. Nr. 1. S. 1.
Biedermann, Beiträge zur vergleichenden Physiologie der Verdauung. Pflüger's Arch. **174**. 358. 1919.
Bürger, M., Über Gärungsdyspepsie bei Soldaten und ihre Bedeutung für die bakteriologische Diagnose. Münch. med. Wochenschr. **1918**. 318.
Determann, Die Bedeutung der Kriegsernährung für Stoffwechsel und Gesundheit. Zeitschr. f. diätet. Therap. **1919**. Heft 1—4.
Fischer, Problem der Gärung und Fäulnis im menschlichen Darm. Zeitschr. f. exper. Path. u. Therap. **14**. 179. 1913.
Groß, Münch. med. Wochenschr. **1912**. 2797.
Gürber, Uzara (Ergebnisreferat). Therap. Halbmonatsh. **1920**. 465. 496.
Lindemann, Zur diagnostischen Bedeutung des Diastasegehalts im Urin und Stuhl. Zeitschr. f. klin. Med. **75**. 58. 1912.
von Noorden, Über vegetabile Milch. Therap. Monatsh. **1916**. 65.
v. Rokitansky, Verhalten der flüchtigen Fettsäuren. Wien. med. Jahrb. **1887**. 205.
Schmidt, Ad., Zeitschr. f. exper. Path. u. Therap. **7**. 275. 1909; Samml. zwangl. Abhandl. a. d. Geb. d. Verdauungs- u. Stoffwechselkrankh. Herausgegeb. von Albu. **1**. Halle 1909.
Schmidt und Strasburger, Deutsch. Arch. f. klin. Med. **79**. 570. 1901.
Schmidt und Strasburger, Die Fäzes des Menschen. 3. Aufl. Berlin, Hirschwald. 1910. S. 244.
Schottelius, Bedeutung der Darmbakterien für die Ernährung. Zeitschr. f. diätet. Therap. **6**. 139. 1903.
Schwalbe, Verhandlungen über die Bekömmlichkeit der Kriegsbackwaren. Deutsche med. Wochenschr. **1915**. 408.
Stepp, Über die Möglichkeit Pankreasfunktionsstörungen therapeutisch zu beeinflussen. Therap. Halbmonatsh. **1920**. 409.
Strasburger, Zeitschr. f. klin. Med. **42**. 413. 1902.
Wandel, Über Gärungsdyspepsie des Darms. Med. Klinik **1919**. 911.
Wynhausen, O. J., Chronische Diarrhöen. Nederl. Tijdschr. v. Geneesk. **1913**. II. S. 546.

Aphthae tropicae.

Beneke, Verhandl. d. Deutsch. pathol. Gesellsch. **1910**. 132.
Birt, Beitrag zur Klinik der Sprue. Deutsches Arch. f. klin. Med. Bd. 120. 460. **1916**.
Bohne, Deutsche med. Wochenschr. **1908**. Nr. 26.
Brown, Sprue and its treatment. London **1908**.
Burnet, The Journ. Amer. Med. Assoc. **1911**. Sept. 16. S. 1014.
van der Burg, Indische Sprue. Batavia 1880. Deutsche Kolonialzeitg. **1887**. 610.
Dold, Über die Ätiologie der Sprue. Arch. f. Schiffs- u. Tropenhyg. **21**. 1. 1917.
Dold, Weitere Studien über die Ätiologie der Sprue. Arch. f. Schiffs- und Tropenhyg. **23**, 461. 1919.
Faber, Arch. f. Verdauungskrankh. **10**. 333. 1904.
Harley - Goodbody, Zit. nach Justi.
v. Hoeßlin und Kashiwado, Deutsches Arch. f. klin. Med. **105**. 576. 1912.
Justi, K., Beiträge zur Kenntnis der Sprue (Aphthae tropicae). Beihefte zum Arch. f. Schiffs- u. Tropenhyg. **17**. Beiheft 10. 1913.
Justi, K., Beiträge zur Kenntnis der Sprue. Habilitationsschr. Leipzig, J. A. Barth. **1913**.
Le Dantec, Zit. nach Dold.
Leede, Ein Fall von Sprue, durch Erdbeeren gebessert. Zeitschr. f. Hyg. **75**. 578. 1913.
Matthes, Differentialdiagnose innerer Krankheiten. Berlin **1919**.
Nolen, Aphthae tropicae und perniziöse Anämie. Nederl. Tijdschr. v. Geneesk. **1918**. II. S. 1515.
Olpp, Über Maltafieber, Sprue, Bilharziosis und Filariosis mit Krankenvorstellungen. Sitzungsber. des med.-naturwissensch. Vereins Tübingen vom 29. Juli 1918. Münch. med. Wochenschr. **1918**. Nr. 50. S. 1417.
Richartz, Berl. klin. Wochenschr. **1906**. Nr. 41.
Rogers, Two cases of Sprue treated by mouth streptococcal vaccines and emetine hydrochloride hypode mically. Lancet **1914**. Juni 6.
Salomon, Sitzungsbericht vom 18. Dez. 1913. Wiener med. Gesellsch. Münch. med. Wochenschr. **1914**. Nr. 1. S. 51.
van der Scheer, Handb. d. Tropenkrankh. Herausgegeb. v. Mense. **2**. Leipzig, Barth. **1905**.

Schilling, V., Sprue in Kraus - Brugsch, Spez. Path. u. Therap. II. 2. Hälfte. 980. 1915.
Schmidt, Ad., Heilung eines Falles schwerer Sprue durch Sauerstoffeinläufe. Zentralbl. f. inn. Med. 1916. Nr. 4. S. 49.
Thin, Psilosis. London 1897.
Ungermann, Über Sprue. Münch. med. Wochenschr. 1914. Nr. 2. S. 99.
Vogelius, Arch. f. Verdauungskrankh. 11. 304. 1905.
Wegele, Über die diätetische Behandlung gewisser Formen chronischer Diarrhöen, speziell von „Indian sprue". Med. Klinik 1913. Nr. 22. S. 866.
Wood, Amer. Journ. Med. Sc. 1915. 692.
Ziemann, H., Über neuere Probleme der Tropenmedizin. Zeitschr. f. Balneol. 6. 659. 1914.

Anaphylaktische, autotoxische und endokrine Durchfälle.

Bálint - Molnár, Orvosi Hetilap 1910. Nr. 37. (Nach Zitat.)
Barnathau, De l'anaphylaxie alimentaire. Thèse de Paris 1911.
Biedl, Innere Sekretion. Wien 1913.
Bittorf, Fettstühle beim Morbus Basedowii. Deutsche med. Wochenschr. 1912. Nr. 22.
Chvostek, Morbus Basedowii und die Hyperthyreosen. Berlin 1917.
Cohn - Peiser, Störungen der internen Sekretion bei Pankreaserkrankungen. Deutsche med. Wochenschr. 1912. Nr. 60.
Curschmann, Thyreotoxische Diarrhöen. Boas' Arch. 20. 1. 1914.
Ehrström, Finska läkares handl. 1909. Juni.
Eppinger - Heß, Zur Pathologie des vegetativen Nervensystems. Zeitschr. f. klin. Med. 68. 205. 1909.
Eppinger - Heß, Vagotonie. Heft 9/10 in von Noorden's Samml. klin. Abhandl. Berlin 1910.
Eppinger - von Noorden, Zur Therapie der Basedow'schen Diarrhöen. Bickel's intern. Beitr. 2. 1. 1910. Dazu K. H. von Noorden, Zur Kenntnis der vagotonischen und sympathikotonischen Fälle von M. Basedow. Inaug.-Diss. Kiel 1911.
Falta, Über Glykosurie und Fettstühle bei Morbus Basedowi. Zeitschr. f. klin. Med. 71. 1. 1910.
Falta, Die Erkrankungen der Blutdrüsen. Berlin 1913.
Fleiner, Durchfall und Verstopfung. Jahreskurse f. ärztl. Fortbild. 4. Märzheft 1913.
Kocher, Morbus Basedowi in Kraus - Brugsch, Spez. Path. u. Therap. I. Bd. 2. Hälfte. 751. 1918/19.
Koslowsky, Durchfälle bei Basedow'scher Krankheit. Deutsche med. Wochenschr. 1919. 1219.
Loeper, La dyspepsie flatulente des Basedowiens. Progrés méd. 1918. 345.
Matthes, Differenzialdiagnose innerer Krankheiten. Berlin 1919.
Möbius, Die Basedow'sche Krankheit. Wien 1906.
Müller, Zeitschr. f. klin. Med. 12. 101. 1887.
Nathan, Anaphylaxie alimentaire par insuffisance pancréatique. Bull. méd. 34. 59. 1920.
Neußer - Wiesel, Erkrankungen der Nebennieren. Wien 1910.
von Noorden, Pathologie des Stoffwechsels. 1. 969 ff. 1906.
von Noorden, Zuckerkrankheit und ihre Behandlung. 7. Aufl. Berlin 1917.
von Noorden - Salomon, Allgemeine Diätetik. Berlin, J. Springer. 1920.
Pribram, Ätiologie und Therapie der septischen Diarrhöen. Zentralbl. f. Chir. 1919. Nr. 48.
Salomon, Zur Diagnose der Pankreaserkrankungen. Wien. klin. Wochenschr. 1908. Nr. 14.
Salomon, Fortschritte in Diagnostik und Therapie der Darmerkrankungen. Deutsche Klinik 12. 527. 1909.
Sattler, Die Basedow'sche Krankheit. Leipzig 1910/11.
Schmidt, Verhandl. d. Kongr. f. inn. Med. 20. 1902. S. 250; 27. 1910. S. 349.
Schittenhelm - Weichardt, Über die Rolle der Überempfindlichkeit bei Infektion und Immunität. Münch. med. Wochenschr. 1910. Nr. 34; 1911. Nr. 16.
Schittenhelm - Weichardt, Über zelluläre Anaphylaxie. Deutsche med. Wochenschr. 1911. 867.
Schüler, Verhandl. d. Kongr. f. inn. Med. 27. 350. 1910.
Schüler, Über thyreogene Verdauungsstörungen der Basedow'schen Krankheit mit besonderer Berücksichtigung der Rodagenbehandlung. Zeitschr. f. ärztl. Fortbild. 1910. 493.
Stern, Differenzialdiagnose des Morbus Basedowi und seiner unvollkommenen Formen. Jahrb. f. Psych. u. Neurol. 29. 1. 1909.

Weintraud, Die Heilkunde. **1898.** Heft 2.
Wolpe, Die sekretorischen Störungen des Magens bei der Basedowschen Krankheit. Arch.
    f. klin. Med. **107.** 492. **1912.**

Sekretionsneurosen des Darms.

Boas, Diagnostik und Therapie der Darmkrankheiten **1898.**
v. Engelhardt, Petersburg. med. Wochenschr. **1895.** Nr. 48.
Fleiner, W., Durchfall und Verstopfung. Jahreskurse f. ärztl. Fortbild. **4.** Märzheft.
    1913.
Geißler, Beiträge zur Kenntnis der Sekretionsneurosen des Darmes. Münch. med Wochen-
    schrift **1904.** Nr. 12.
Muszkat, Über anfallsweise auftretenden Darmschleimfluß. Berl. klin. Wochenschr.
    1907. Nr. 42. S. 1343.
von Noorden, Über Diäthylbarbitursäurekompositionen. Therap. Monatsh. **1919.** 413.
von Noorden - Salomon, Allgemeine Diätetik. Berlin **1920** (J. Springer).
Philippson, Med. Klinik **1911.** Nr. 53.
Richartz, Über einen Fall von Enterorrhoea nervosa. Münch. med. Wochenschr. **1904.**
    Nr. 3.
Schmidt, Über den Zusammenhang von gutartigen Durchfällen mit dem Genuß schwer
    verdaulicher Nahrung und mit Abkühlung des Bauches. Med. Klinik **1915.** Nr. 8.
Trousseau, Med. Klinik **1866.**
Wick, Wien. med. Presse **1898.** Nr. 40.

Myxoneurosis intestinalis pseudomembranacea chronica.

Akerlund, Arch. f. Verdauungskrankh. **1.** 396. **1895.**
Albu, Therap. d. Gegenw. **1906.** Juni.
Bauer, Die konstitutionelle Disposition zu inneren Krankheiten. Berlin **1917.**
Bellot, Thèse de Lyon **1906.**
Besançon et de Jong, Traité de l'examen des crachants 1901.
Boas, Deutsche med. Wochenschr. **1900.** Nr. 33; Berl. klin. Wochenschr. **1903** Nr. 22.
Chevalier, Contribution à l'étude de la lithiase intestinale. Paris **1898.**
Combe, Le traitement de l'entérite muco-membraneuse. Paris, Baillière et Fils. 7. Mille.
    1911.
Da Costa, Amer. Journ. of Med. Scienc. **1871.** 321.
v. Czyhlarz, Arch. f. Verdauungskrankh. **16.** 576. **1910.**
Dieulafoy, Presse méd. **1897.** 10. März; Acad. de méd. **1897.** 23. März. **1906.**
Dobrowicz, Pester med.-chir. Presse **1899.** I.
Edwards, Zitiert nach Mannaberg.
Ehrmann, Thèse de Paris **1903.**
Eichhorst, Eulenburg's Realenzyklopädie. Bd. 5; Deutsch. Arch. f. klin. Med. **68.**
    1. **1900.**
Einhorn, Arch. f. Verdauungskrankh. **4.** 496. **1898.**
Elsner, Deutsche med. Wochenschr. **1905.** Nr. 38.
van Emden, Ned. Tijdschr. v. Geneesk. **1902.** Nr. 9.
Eppinger - Heß, Vagotonie. Berlin **1910** (A. Hirschwald).
Esmonet, Gaz. des hôpit. **1905.** p. 147; Soc. méd. des hôpit. **1905.**
Ewald, Ninetienth century practice of medicine **1897.** S. 265; Therap. d. Gegenw. **1907.**
Fleiner, Über normale und pathologische Retentionsvorgänge im Magen-Darmkanal.
    Jahresk. f. ärztl. Fortb. **11.** III. 3. 1920.
Franke, Mitteil. a. d. Grenzgeb. **1.** 379. **1896.**
Fricker, Münch. med. Wochenschr. **1907.** Nr. 6.
Golding Bird, Clinical Society **1896.**
Hale White, The Lancet **1905.** 28. Okt.
Hale White and Golding Bird, Clinical Society **1896.**
Harrison, The Lancet **1907.** 21. XI.
Hemmeter, Diseases of the intestines **1901.**
Heubner, Über den Kalkgehalt des Blutes bei kalkbehandelten Katzen. Bioch. Zeitschr.
    93. 187. 1919.
Jagić, Wien. med. Presse **1901.**
Jouaust et Salignat, Bull. méd. **1904.**
Isaac, Thèse de Paris **1900.**
Kahlo, Journ. Amer. Assoc. **1911.** Nr. 11.
King, Arch. f. Verdauungskrankh. **15.** 359. 1909.
Kitagawa, Zeitschr. f. klin. Med. **18.** 9. 1891.
Komarowski, Arch. f. Verdauungskrankh. **16.** 74. 1910.

de Langenhagen, Semaine méd. 1898. Nr. 1; La Presse méd. 1903. 1905.
Lenhartz, Diskussion, Kongr. f. inn. Med. 25. 265 u. 278. 1908.
v. Leube, Diagnostik innerer Krankheiten. 5. Aufl. S. 331. 1898.
v. Leyden, Deutsche med. Wochenschr. 1882. Nr. 16 u. 17.
Lindemann, Zur Frage der Stoffwechselerkrankungen. Zeitschr. f. exper. Path. u. Therap.
    15. 409. 1914.
Mannaberg, Wien. med. Wochenschr. 1901. Nr. 43 u. 44.
Marchand, Berl. klin. Wochenschr. 1877. 704.
Marchand, Zur Pathologie und pathologischen Anatomie des Bronchialasthmas (und
    der Colica mucosa). Beitr. z. path. Anat. 61. 251. 1916.
Mathieu, Arch. des malad. de l'app. dig. 1910. Nr. 29.
Mathieu et Roux, Gaz. des hôpit. 1905. p. 101; Path. gastro-intestinale. Paris, Doi
    et Fils. 1909.
Matthes, Differerzialdiagnose innerer Krankheiten. 1919.
Mendelson, New York Med. Record. 30. I. 1897.
Mileau et Chevallier, Gaz. des hôpit. 1899. 19. Nov.
Neubauer und Stäubli, Münch. med. Wochenschr. 1906. Nr. 49.
v. Noorden, Zeitschr. f. prakt. Ärzte 1898. Nr. 1.
von Noorden, Hysterische Vagusneurosen. Charité-Ann. 18. 249. 1893.
von Noorden, Über die Behandlung der Colica mucosa. Zeitschr. f. prakt. Ärzte 1898.
    Nr. 1.
von Noorden, Zur Behandlung des Asthma bronchiale. Therap. Monatsh. 1898. 539.
von Noorden-Dapper, Über die Schleimkolik des Darms und ihre Behandlung. Berlin
    1903 (A. Hirschwald).
Nothnagel, Die Erkrankungen des Darmes und Peritoneums. 2. Aufl. Wien, Hölder. 1905.
Orth, Enteritis pseudomembranacea. Deutsche med. Wochenschr. 1917. Nr. 31. S. 989.
v. Ortner, Klinische Symptomatologie 1917.
Rankin, The climacteric of life. Brit. med. Journ. 1919. Jan. 18.
Ransom, Quarterly Med. Journ. 1902. Febr.
Reed, Journ. of Amer. Assoc. 1909. Nr. 8.
Rehm, Thèse de Lyon 1902.
Riva, Gaz. degli ospedali 1906. Nr. 48; Soc. de Biol. 1905.
Roger et Tremollières, Journ. de Physiol. et de Path. géner. 60. 690. 1906; Roger
    Soc. de Biol. 1905.
Rosenberg, Mitteil. a. d. Grenzgeb. 21. 807. 1910.
Rosenheim, Path. u. Therap. d. Erkrank. d. Darmes 1893. S. 132.
Rothmann, O., Deutsche med. Wochenschr. 1887. Nr. 27.
Rothmann, M., Zeitschr. f. klin. Med. 23. 326. 1893.
Rütimeyer, Über Spasmalgin. Korrespondenzbl. f. Schweiz. Ärzte 1919. Nr. 24.
Schmidt, Ad., Würzburger Abhandl. III. Nr. 7. 1903; Zeitschr. f. klin. Med. 32. 260. 1897.
Schmidt, Ad., Die neueren klinischen Untersuchungsmethoden der Darmfunktionen und
    ihre Ergebnisse. Kongr. f. inn. Med. 25. 241. 1908.
Schmidt, R., Gesellsch. f. inn. Med. u. Kinderheilk. in Wien. Sitzg. vom 12. I. 1905.
    (Wien. med. Wochenschr. 1905. Nr. 4.)
Schütz, Verhandl. d. Kongr. f. inn. Med. 22. 489. 1905; Münch. med. Wochenschr. 1900.
    Nr. 17.
Siegel, Mitteil. a. d. Grenzgeb. 17. 242. 1907.
Singer, Med. Klinik 1910. Nr. 16.
Siredey, Union méd. 1869.
Soupault et Jouaust, Soc. méd. des hôpit. 1904.
Spitzig, Vagotony and its relation to mucous colitis. Journ. of the Amer. med. assoc.
    62. 364. 1914.
Strasburger bei Mohr-Staehelin. Handbuch inn. Krankheiten 1918.
v. Strümpell, Asthma bronchiale und seine Beziehungen zur exsudativen Diathese.
    Med. Klinik 1910. Nr. 23.
Unschuld, Verein der Ärzte des Regierungsbezirks Koblenz, 12. VI. 1901.
Vanni, Rivista clinica 1888. Nr. 4.
Weir, Med. Record. 1902. II. S. 201.
Westphalen, Berl. klin. Wochenschr. 1901. Nr. 14—16.
Wiener, Über Eosinophilie des Darmschleims. Berl. klin. Wochenschr. 1912. Nr. 6.

Obstipation.

Agéron, Arch. f. Verdauungskrankh. 17. 584. 1911.
Albu, Über die Autointoxikationen des Intestinaltraktus. Berlin, A. Hirschwald. 1895.
Alexander, Kongr. f. inn. Med. 31. 522. 1914.

Albu, Zur Pathogenese und Therapie der habituellen Stuhlverstopfung. Zeitschr. f. diätet. Therap. **24.** 121. 1920.

Ash, Münch. med. Wochenschr. **1911.** Nr. 45.

Baar, Indikanurie. Wien 1912.

Berard et Patel, Revue de Chir. **1903.** Mai. Semaine méd. **1903.** 314.

Berger und Tsuchiya, Zeitschr. f. exper. Path. u. Ther. **7.** 427. 1909.

v. Bergmann, Die Bedeutung feinverteilter Gemüse für die Therapie. Therap. Monatsh. **1913.** 29.

v. Bergmann und G. Katsch, Über Darmbewegung und Darmform. Deutsche med. Wochenschr. **1913.** Nr. 27.

v. Bergmann und Lenz, Deutsche med. Wochenschr. **1911.** Nr. 31.

Bernstein, R. Wratsch. **1899.** Nr. 29.

Blad, Om Enteroptose. Kopenhagen 1903.

Boas, Arch. f. Verdauungskrankh. **15.** 683. 1909. Med. Klin. **1908.** Nr. 39.

Boas, Diagnostik und Therapie der Darmkrankheiten. Leipzig, Thieme. **1898.**

Boas, Diätetik der Magen- und Darmkrankheiten. Leipzig 1920.

Böhm, Die spastische Obstipation und ihre Beziehungen zur Antiperistaltik. Deutsches Arch. f. klin. Med. **102.** 431. 1911.

Böse und Heyrowsky, Deutsche Zeitschr. f. Chir. **102.** 183. 1909.

Bouchard, Lecons sur les autointoxications dans les maladies. Paris 1887.

Bouveret, Traité des maladies de l'estomac. Paris 1913.

Brosch, Virchow's Arch. **205.** 268. 1911.

Burckhardt, Splanchnoptose. Ergebn. d. Chir. u. Orthop. **4.** 285. 1912.

Chapple, Chronische Darmstase, behandelt mittelst kurzer zirkulärer Umschneidung oder Kolektomie. Berl. klin. Wochenschr. **1911.** Nr. 17.

Collin, Intermittierender Ileus bei spitzwinkliger Flexura coli sin. Kongr. Zentralbl. **9.** 546. 1913.

Combe, Intestinale Autointoxikation. Stuttgart 1909.

Determann und Weingärtner, Röntgenuntersuchung der Dickdarmlage bei Darmstörungen, besonders bei Verstopfung. Verhandl. d. Kongr. f. inn. Med. **26.** 695. 1909.

Dunin, Berl. Klinik. **1894.** Heft 34.

Ebstein, Die chronische Stuhlverstopfung. Stuttgart, Enke. 1901.

Ebstein, Deutsch. Arch. f. klin. Med. **103.** 1911. 463; Deutsche med. Wochenschr. **1911.** Nr. 42; Münch. med. Wochenschr. **1911.** Nr. 12; Deutsche med. Wochenschr. **1901.** Nr. 30.

Edlefsen, Klin.-therap. Wochenschr. **1900.** Nr. 46.

Ehrmann, Über die Pathologie der chronischen Obstipation. Zeitschr. f. diät. Therap. **16.** 12. 1912.

Eppinger und Heß, Vagotonie. Berlin 1910.

Ewald, Zitiert nach Nothnagel.

Federn, Wien. med. Wochenschr. **1904.** Nr. 38 u. 39.

Fischler, Münch. med. Wochenschr. **1911.** Nr. 23; Mitteil. a. d. Grenzgeb. d. inn. Med. u. Chir. **20.** 663. 1909.

Fleiner, Berl. klin. Wochenschr. **1893.** Nr. 3.

Gant, Constipation and intestinal obstruction. Philadelphia and London 1910.

Gerhardt, Über gegenseitige Beziehungen von Magen- und Darmstörungen. Zeitschr. f. ärztl. Fortbild. **14.** 645. 1917.

Gerlach, Deutsches Arch. f. klin. Med. **57.** 85. 1906.

Gersuny, Wien. klin. Wochenschr. **1896.** Nr. 40.

Gläßner, Experimentelles über die Obstipation. Wien. klin. Wochenschr. **1904.** 1205

Gläßner und Singer, Wien. klin. Wochenschr. **1910.** Nr. 1.

Glénard, Les ptoses viscerales. Paris **1899.**

Goebel, Die chirurgische Behandlung der Konstipation. Med. Klinik **1910.** Nr. 45.

Goiffon, Arch. des mal. de l'appar. dig. **1911.** Nr. 6.

Goodhart, Round about constipation. The Lancet **1902.** 1241.

Hausmann, Die methodische Intestinalpalpation. Berlin, Karger. 1910.

Hertz, Constipation and allied intestinal disorders. London, Hodder and Stoughton. 1909.

Hirschsprung, Stuhlträgheit Neugeborener infolge von Dilatation und Hypertrophie des Kolons. Jahrb. f. Kinderheilk. N. F. **27.** 1888.

Holzknecht und Singer, Münch. med. Wochenschr. **1911.** Nr. 48.

Horn, Plikation des Zökums als Behandlung der Obstipation. Zentralbl. f. Chir. **1919.** Nr. 19.

Illoway, Hyperrazidität. Boas' Arch. **8.** 103. 1902.

Jackson, Membranous pericolitis and allied considerations of the ileocoecal region. Ann. of Surg. **17.** 374. 1913.

Keith, Certain X-Ray Signs of intestinal Stasis. Proc. of Royal Med. Soc. of Med. 9. Nr. 1. 1915. (Elektrother. Sektion.)

Keith, An account of six specimens. Brit. Journ. of Surg. 2. Nr. 8. 1915.

Klose, Klinische und anatomische Fragestellungen über das Coecum mobile. Beitr. z. klin. Chir. 63. 711. 1909.

Klose, Die habituelle Torsion des mobilen Zökums. Ein typisches Krankheitsbild. Münch. med. Wochenschr. 1910. Nr. 7.

Klose, Das mobile Zökum mit seinen Folgezuständen und die chirurgische Behandlung ptotischer Erkrankungen des Magendarmkanals. Beitr. z. klin. Chir. 74. 593. 1911.

Koch, St. Petersburger med. Wochenschr. 1903. Nr. 48.

Kohnstamm und Oppenheimer, Schleimhaltige Pflanzensamen gegen Verstopfung. Therap. d. Gegenw. 1915. August.

Kraus, C., Wien. med. Presse. 1899. Nr. 50.

Krehl, Verhandl. d. Kongr. f. inn. Med. 28. 366. 1911.

Kreidl, Pflüger's Arch. 116. 159. 1907.

Kretzschmer, Med. Klinik 1904. Med Klinik 1908. Nr. 52. Münch. med. Wochenschr. 1912. Nr. 9.

Kuttner, Störungen der Magensekretion. Kraus-Brugsch, Spez. Path. u. Therap. 5. 515. 1914.

Lane, Brit. med. Journ. 1908. 18. Jan.; Lancet 1909. p. 156.

Lane, Berl. klin. Wochenschr. 1911. Nr. 17.

Lane, Operative Behandlung der chronischen Obstipation. Berl. klin. Wochenschr. 1908. Nr. 12.

Lane, The operative treatment of chronic constipation. London 1909 und Practitioner 1910. 684.

Lane, The operative treatment of the intestinal stasis. London 1915.

Lauder-Brunton, Zitiert nach Nothnagel.

van Leersum, Bedeutung der Art des Stuhlganges auf die Aufnahme von Stickstoff aus Brot und aus ungebeuteltem Mehl. Tijdschr. voor Geneesk. 1918. 2. Nov.

Le Heux, Cholin als Hormon der Darmbewegung II. Pflüger's Arch. 179. 177. 1920.

Lenhartz, Verhandl. d. Kongr. f. inn. Med. 25. 265. 1908.

Lenz, Der retrograde Transport im Dickdarm des Menschen. Boas' Arch. 25. Heft 1 u. 2.

Leshaft, Anat. Anzeiger 1888. Zit. nach Westfalen, Arch. f. Verdauungskrankh. 6. 163. 1900.

Leube, Deutsch. Arch. f. klin. Med. 36. 323. 1885.

Leichtenstern, Verengerungen, Verschließungen und Lageveränderungen des Darmes. In von Ziemssen's Handb. d. spez. Path. u. Therap. 7. 2. Hälfte. Leipzig 1878.

Lindenberg, Die Falten der Mastdarmschleimhaut. Deutsch. Arch. f. klin. Med. 103. 477. 1911.

Lohrisch, Deutsch. Arch. f. klin. Med. 79. 383. 1904; Zeitschr. f. phys. Chem. 47. 200. 1906.

Lucas-Championnière, Bull. de l'acad. de méd. 1905.

Lüthje, Bemerkungen zum Krankheitsbilde der Hyperazidität. Therap. d. Gegenw. 1913. S. 3.

Mathieu, Arch. des malad. de l'app. dig. 1908; Presse méd. 1911. Nr. 40.

Mathieu et Roux, Gaz. des hôpitaux 1903.

Meyer, Anatomische Beiträge zur Lehre der Darmatrophie. Inaug.-Diss. Bonn 1900.

Moeller, Intern. Beitr. z. Path. u. Therap. d. Ernährungsstörungen 1. 1910. Heft 3.

v. Moraczewski, Zentralbl. f. inn. Med. 1904. Nr. 23.

Moro, Die Bedeutung der endogenen Infektion des Dünndarms für das Zustandekommen der Dyspepsie. Münch. med. Wochenschr. 1919. Nr. 40.

Müller, Über Magenschmerzen und über deren Zustandekommen. Münch. med. Wochenschrift 1919. Nr. 21.

Müller und Heskey, Mitteil. a. d. Grenzgeb. d. inn. Med. u. Chir. 22. 104. 1911. K. K. Gesellsch. d. Ärzte zu Wien, 5. II. 1904. (Wien. klin. Wochenschr. 1904. Nr. 6.)

Neumann, R., Über die Beziehungen des vegetativen Nervensystems zur inneren Medizin. Therap. d. Gegenw. 1919. VII.

v. Niemeyer, Spez. Pathol. u. Therap. I. 661. 1879.

von Noorden, Die Bleichsucht. Wien. I. Aufl. 1897. II. Aufl. 1912.

von Noorden, Enterogene Intoxikation (Polyneuritis). Berl. klin. Wochenschr. 1913. Nr. 2.

von Noorden, Diskussion zu Ad. Schmidt's Vortrag. Schmidt's Jahresber. 324. 195. 1916.

von Noorden, Zuckerkrankheit. VII. Aufl. S. 171. Berlin 1919. (Pentosurie.)

von Noorden, Verhandl. d. Kongr. f. inn. Med. 25. 276. 1908.

von Noorden, C., Über Hyperazidität des Magensaftes und ihre Behandlung. Zeitschr. f. klin. Med. **53.** 1. 1904.
von Noorden-Dapper, Über die Schleimkolik des Darmes. v. Noordens Samml. klin. Abhandl. Heft 3. Berlin 1903.
von Noorden-Fischer, Über die Verwendung der Roggenkleie. Deutsche med. Wochenschrift **1917.** Nr. 22.
von Noorden-Salomon, Die Krankheiten der Haut in Path. des Stoffw. **2.** 246. 1907.
von Noorden, Salomon Allgemeine Diätetik. Berlin 1920 (J. Springer).
von Noorden, K. H., Über ernsthafte Folgezustände der chronisch spastischen Obstipation. Zeitschr. f. klin. Med. **76.** 417. 1912.
Nothnagel, Die Erkrankungen des Darmes und Peritoneums. Wien, Hölder. 1895.
Nothnagel, Zeitschr. f. klin. Med. **4.** 532. 1882.
Ohly, Milchdiät und Milchkur. Freiburg i. Br. 1913.
Pametrin, Zentralbl. f. klin. Med. **1887.** Nr. 25.
Pametrin, Arch. génér. de méd. **1904.**
Pankow, Über einen Fall von spastischem Ileus. Münch. med. Wochenschr. **1903.** Nr. 45.
Payr, Wesen und Behandlung einer typischen gutartigen Stenose an der Flexura lienalis coli. Therap. Monatsh. **1909.** 27 u. 88.
Payr, Über eigentümliche, durch abnorm starke Knickungen und Adhäsionen bedingte gutartige Stenosen an der Flexura lienalis und hepatica coli. Kongr. f. inn. Med. **27.** 276. 1910.
Payr, Zur chirurgischen Behandlung der Obstipation. Sitzungsber. d. med. Gesellsch. Leipzig. Med. Klinik **1919.** 858.
Pennington, The sigmoidal factor in pelvic diseases. New York Med. Journ. May 23. 1908.
Pennington, Journ. of the Amer. Med. Assoc. **35.** 1900. 15. Dez.
Pickart, Med. Klinik **1908.** Nr. 46.
Pincus, Arch. f. Gyn. **53.** 413. 1897; Virchows Arch. **153.** 221. 1898.
Pletnew, Zeitschr. f. exp. Path. u. Therap. **5.** 186. 1908.
de Quervain, Chirurgenkongreß 1911. Münch. med. Wochenschr. **1911.** Nr. 20.
de Quervain, Die operative Behandlung chronisch entzündlicher Veränderungen und schwerer Funktionsstörungen des Dickdarms. Ergebn. d. Chir. u. Orthop. **4.** 508. 1912.
v. Redwitz, Über Obstipation bei Ulcus ventriculi. Deutsche med. Wochenschr. **1919.** Nr. 34.
Reed, Journ. of the Amer. Assoc. **1909.** Nr. 8.
Reichmann, Gazeta lekarska **1900.** Nr. 23.
Rhonheimer, Über die Verträglichkeit des Weizen- und Roggen-Vollkornmehls im Säuglingsalter. Zeitschr. f. Kinderheilk. **16.** 259. 1917.
Riegel, Die Erkrankungen des Magens. II. Aufl. Wien 1903—1908.
Rinne, Zwei Fälle von schwerem chronischen Enterospasmus. Arch. f. Verdauungskrankh. **15.** 604. 1909.
Roos, Münch. med. Wochenschr. **1900.** Nr. 43: Zentralbl. f. inn. Med. **1905.**
Rosenfeld, Zur Behandlung der chronischen Obstipation. Therap. d. Gegenw. **1914.** 462.
Rosenheim, Diskussion in d. Verhandl. d. Kongr. f. inn. Med. **16.** 196. 1898.
Rost, Beitrag zur Lehre von der chronischen Obstipation und ihrer chirurgischen Behandlung. Mitteil. Grenzgeb. **28.** 627. 1915.
Rost, Die anatomischen Grundlagen der Dickdarmperistaltik. Arch. f. klin. Chir. **98.** 984. 1915.
Rovsing, The gastrocoloptosis, its pathol. signification and its surgical treatment Ann. of Surg. **57.** 1. 1913.
Salomon, Die Abhärtung unter dem Gesichtspunkt des Krieges. Wien 1917. (M. Pertes).
Samuely, Über das Verhalten der Magensaftazidität bei chronischer Obstipation. Arch. f. Verdauungskrankh. **12.** 279. 1906.
Schloffer, Über Ileus bei Hysterie. Beitr. z. klin. Chir. **24.** 392. 1899.
Schmidt, Ad., Intern. Beitr. z. Path. u. Ther. d. Ernährungsstörungen **3.** 1911. Heft 1.
Schmidt, Ad., Die Funktionsprüfung des Darmes mittelst der Probekost. Wiesbaden, Bergmann. 2. Aufl. 1909. Intern. Beitr. z. Path. u. Ther. d. Ernährungsstörungen. **3.** 1911. Heft 1.
Schmidt, Ad., Deutsche med. Wochenschr. **1911.** Nr. 10.
Schmidt, Ad., Berl. klin. Wochenschr. **1906.** Nr. 14.
Schmidt, Ad., Münch. med. Wochenschr. **1905.** Nr. 41.
Schmidt, Ad., Über Beeinflussung der Magendarmkrankheiten durch den Krieg. Schmidts Jahrb. **324.** 189. 1916.
Schmieden, Zur operativen Behandlung der schweren Obstipation. Arch. f. klin. Chir. **101.** 697. 1913.

Schoenecker, Nederl. Tijdschr. voor Geneesk. **1906**. I. Nr. 4.
Schütz, Arch. f, Verdauungskrankh. **11**. 325. 1905; Berl. klin. Wochenschr. **1910**. Nr. 37.
Schwarz, Zur Physiologie und Pathologie der menschlichen Dickdarmbewegungen. Münch. med. Wochenschr **1911**. Nr. 28.
Simon, O., Therap. Monatsh. **1908**. 280; Ergebn. d. inn. Med. u. Kinderheilk. **5**. 153. 1910.
Singer, Wien. klin. Wochenschr. **1903**. Nr. 14; **1908**. Nr. 51. Die atonische und spastische Obstipation. Albu's Samml. zwangloser Abhandl. Halle, Marhold. **1909**.
Singer-Holzknecht, Über objektive Befunde bei der spastischen Obstipation. Münch. med. Wochenschr. **1911**. 2537.
Spivack, Med. Record **1906**. 1. Sept.
Stierlin, Zeitschr. f. klin. Med. **70**. 376. 1910; Münch. med. Wochenschr. **1911**. Nr. 36.
Stierlin, Über die Obstipation vom Aszendenstypus. Münch. med. Wochenschr. **1911**. Nr. 36.
Stierlin, Über eine neue operative Therapie gewisser Fälle schwerer Obstipation mit sog. chronischer Appendizitis. Grenzgeb. d. inn. Med. u. Chir. **23**. 509. 1911.
Strasburger, Zeitschr. f. klin. Med. **46**. 413. 1902; Zeitschr. f. klin. Med. **48**. 491. 1903.
Strauß, Therap. Monatsh. **1906**. Aug.
Stroup, Recherches sur la constipation chez le vieillard. Thèse de Nancy. 1893.
Thaysen, Zur Klinik und Röntgenologie der chronischen habituellen Obstipation. Boas Arch. **24**. 98. 1918 und **25**. 196. 1919.
Thibierge, L'obstruction intestinale sans obstacle méchanique. Thèse de Paris 1884.
Tobias, Zeitschr. f. phys. u. diät. Therap. **12**. 477. 1908; Berl. klin. Wochenschr. **1906**. Nr. 6.
Tomaszewski, Med. Klinik **1909**. Nr. 12.
Trousseau, Med. Klinik. Deutsch von P. Niemayer. Würzburg 1868.
Unna, Therap. d. Gegenw. **1910**. Heft 6.
Ury, Arch. f. Verdauungskrankh. **11**. 256. 1905; Deutsche med. Wochenschr. **1904**. Nr. 19.
Virchow, Historisches, Kritisches und Positives zur Lehre der Unterleibsaffektionen. Virchow's Arch. **5**. 281. 1853.
Walzberg, Über Enterostomie bei Kotstauung im Darm. Med. Klinik **1918**. Nr. 22.
Westpfahl, Untersuchungen zur Frage der nervösen Entstehung peptischer Ulzera. Arch. f. klin. Med. **114**. 327. 1913.
Westphalen, Die chronische Obstipation. Arch. f. Verdauungskrankh. **7**. 28. 1901.
Wichowsky, Arch. f. Verdauungskrankh. **4**. 407. 1898.
Wilms, Das Coecum mobile als Ursache mancher Fälle von sog. chronischer Appendizitis. Deutsche med. Wochenschr. **1908**. Nr. 41.
Wilms, Coecum mobile und chronische Appendizitis. Verhandl. d. deutsch. Gesellsch. f. Chir. 19.—22. April 1911. Zentralbl. f. Chir. **1911**. 29. Beil. S. 85.
Zimmern, Presse méd. 1902.
Zülzer, Berl. med. Gesellsch. 4. XI. 1908; Deutsche med. Wochenschr. **1908**. Nr. 45; Therap. d. Gegenw. **1911**. Mai.

Entozoen des Darmes.

Alan Kidd, Ascaridiasis simulating Appendicitis. The Lancet **1918**. May 4.
Annaratone, Giornale medico del regio exercito **1900**. Heft 3.
Arnstein, Über Anguillulaerkrankung. Wien. klin. Wochenschr. **1915**. Nr. 49.
Aschoff, Sind die Würmer, besonders die Oxyuren etc. Berl. klin. Wochenschr. **1912**. 1504.
Askanazy, Der Peitschenwurm, ein blutsaugender Parasit. Arch. f. klin. Med. **57**. 101. 1896.
Auerbach, Vergiftung mit Eukalyptusöl. Deutsch. med. Wochenschr. **1919**. 1165.
Bäärnhiälm, Oxyuris vermicularis und Appendizitis. Hygiea **1913**. Nov.
Benecke, Askariden-Kolitis unter dem Bilde akuter Appendizitis. Therap. d. Gegenw. **1918**. 89.
Biland, Deutsch. Arch. f. klin. Med. **86**. 487. 1906.
Braun, M., Die tierischen Parasiten des Menschen. 4. Aufl. Würzburg **1908**.
Brüning, Über Wurmkuren bei Kindern. Med. Klinik **1919**. Nr. 11.
Castelloi, Behandlung der Ankylostomiasis. Zeitschr. f. Gewerbehyg. **22**. 538. 1907.
Christophersen, J. B., Intravenous injections of antimonium tartaratum in bilharziosis. Brit. Med. Journ. **1918**. Dec. 14.
Cohnreich, E., Über Eingeweidewürmer. Münch. med. Wochenschr. **1917**. Nr. 39.
Davidsohn, Über das Vorhandensein von okkultem Blut im Stuhl bei Trichocephaliasis. Deutsche med. Wochenschr. **1918**. Nr. 11.
Dieminger, Beiträge zur Bekämpfung der Anchylostomiasis. Klin. Jahrb. **14**. 49. 1905.

Dieminger, Über die Erfolge der Abtreibungskuren bei Anchylostomiasis. Ibid. **17**.
        534. 1907.
Dobernecker, Über Toxine der Askariden. Dissert. Bern **1912**.
Dorff, Über Konjunktivitis durch Askariden. Klin. Monatsbl. f. Augenheilk. **51**. 670.
        1912.
Edens, Über Oxyuris vermicularis in der Darmwand. Zentralbl. f. Bakt. (Orig.) **40**. 499.
        1906.
Ewald, Klinik der Verdauungskrankheiten III. Berlin, Hirschwald. **1902**.
Faust-Tallqvist, Über die Ursachen der Botriocephalusanämie. Arch. f. exper. Phar-
        mak. **57**. 367. 1907.
Flury, Zur Chemie und Toxikologie der Askariden. Arch. f. exper. Pharmak. **67**. 275.
        1912.
Fricke, Vergleichende Wurmeieruntersuchungen. Deutsche med. Wochenschr. **1917**. 845.
Friedmann, Neosalvarsan versehentlich intern genommen. Therap. Halbmonatsh.
        1920. 142.
Garin, Le rôle du trichocéphale. Gaz. des Hôp. **85**. 1651. 1912.
Ghedini, La sierodiagnosi delle affezioni elmintiche. Ann. dell' instit. Maragliano **7**.
        133. 1913.
Girard, Présence de trichocéphales dans l'appendice. Compt. rend. soc. de Biol. 9. III.
        1901.
Gockel, Über Askaridiasis und ihre erfolgreiche Behandlung mit dem amerikanischen
        Wurmsamenöl. Münch. med. Wochenschr. **1910**. 1643.
Goldschmidt, Münch. med. Wochenschr. **1910**. 38.
Greisert, Behandlung der Ankylostomiasis. Arch. f. Schiffs- u. Tropenhyg. **17**. 765. 1913.
Hart, Über das Vorkommen des Trichocephalus dispar. Med. Klinik **1919**. Nr. 20.
Hildebrand, Münch. med. Wochenschr. **1913**. 131.
Hoffmann, W., Askaridenileus. Monatsschr. f. Kinderheilk. **15**. 4. 1914.
Hörhammer, Cl., Zur Askaridenerkrankung der Gallenwege. Münch. med. Wochenschr.
        12. **1919**. 319.
Hübner, Über Eosinophilie bei Wurmkrankheiten. Wien. klin.-therap. Wochenschr.
        1912. 348.
Hueck, Über die pathologische Bedeutung der Helminthen in der Appendix. Frankf.
        Zeitschr. f. Path. **13**. 434. 1913.
Jerlov, Über Komplementbildung bei Helminthiasis. Zeitschr. f. Immunitätsforsch. **28**.
        Nr. 6. 1919.
Inouye, Über Anchylostomum duodenale in Japan. Boas' Arch. **11**. 58. 1905.
Jödicke, Oxyuris vermicularis. Med. Klinik **1912**. 2.
de Jongh, Taenia nana. Nederl. Tijdschr. v. Geneesk. **1917**. I. 541.
Kaufmann, Über neue therapeutisch wertvolle Aluminiumverbindungen. Berl. klin.
        Wochenschr. **1920**. 183.
Kannegießer, Med. Klinik **1911**. 43.
Kantor, The cure of hook worm infection. Amer. Journ. of med. sc. **159**. 497. 1920.
Kieselbach, Ein Fall von Enterospasmus verminosus, geheilt durch Enterotomie. Beitr.
        z. klin. Chir. **76**. 204. 1911.
v. Korczynski, Sporadischer Fall von Anguillula intestinalis. Med. Klinik **1915**. Nr. 29.
Läwen-Reinhardt, Über das durch Oxyurasis des Wurmfortsatzes und Appendizitis
        ex oxyure bedingte Krankheitsbild. Münch. med. Wochenschr. **1919**. 1433.
Landgraf, H., Noch ein Beitrag zur Askaridenerkrankung der Gallenwege. Münch. med.
        Wochenschr. **1919**. 907.
Lauener, Beitrag zur Wurmbehandlung der Kinder. Schweiz. Korrespondenzbl. **1919**.
        Nr. 41.
Leichtenstern, Zentralbl. f. klin. Med. **1885**. Nr. 12; Deutsche med. Wochenschr. **1888**.
        Nr. 42; **1899**. Nr. 3.
Liebermeister, G., Eine häufige Ursache verschiedenartiger Störungen. Med. Klinik
        1913. Nr. 33.
Looß, Zentralbl. f. Bakt. Abt. 1. **24**. 1898. S. 441; **29**. 1901. S. 733; **33**. 1903. S. 330; **35**.
        1904. S. 602.
Lutz, Volkmann's Samml. klin. Vortr. **1885**. Nr. 255, 256, 265.
Matthes-Garré, In Krause-Garré's Lehrb. d. Therap. inn. Krankh. **2**. 433. 1911.
Metchnikoff, Rôle de certains nématodes dans l'étiologie de l'appendicite. Compt. rend.
        Acad. de Méd. 12. III. **1901**.
v. Mettenheim, Einfluß der Kriegskrankheiten auf die Häufigkeit gewisser Krankheits-
        zustände. Med. Klinik **1917**. 645.
Moog, Über Trichocephalus dispar. Berl. klin. Wochenschr. **1919**. Nr. 8.
Moog-Wörner, Über Trichocephalus dispar bei Nicht-Kriegsteilnehmern. Berl. klin.
        Wochenschr. 1920. Nr. 5 u. 6.

Mosler und Peiper, Tierische Parasiten. Nothnagel's Handb. d. spez. Path. u. Therap. **6. 2.** Aufl. Wien, Hölder. **1904.**
Müller, S., Le développement du trichocéphale dispar. Nord. Med. Arch. **50. 236. 1918.**
Munk, Über Diagnostik und frühzeitige Behandlung der akuten Trichinenerkrankung. Kongr. f. inn. Med. **1920.**
Neukirch, Sind Darmflagellaten harmlose Schmarotzer? Berl. klin. Wochenschr. **1918.** Nr. 16.
Nowicki, W., Zur Kasuistik der Leberabszesse durch Askaris. Kongr. Zentralbl. **7. 59. 1913.**
Peiper, E., In Kraus - Brugsch, Spez. Path. u. Therap. inn. Krankheiten. **1913.** Bd. 2. 2. Hälfte. S. 203.
Preti, Münch. med. Wochenschr. **1908.** Nr. 9.
Preti, Das Glyzerin in der Behandlung der Anguillulosis. Therap. Monatsh. **1910. 63.**
Pribram, E., Ein Beitrag zur Erkrankung der Gallenwege durch Askariden. Deutsche med. Wochenschr. **1919.** 23 u. 24.
Prieur und Fürth, Anchylostomum duodenale etc. Arch. f. Schiffs- u. Tropenhyg. **14. 601. 1910.**
Rahner, Die Therapie der Oxyurasis. Berl. klin. Wochenschr. **1920. 184.**
Rheindorf, Beiträge zur Frage der Bedeutung der Oxyuren bei der Wurmfortsatzentzündung der Kinder. Berl. klin. Wochenschr. **1912.** S. 451 u. 503.
Rheindorf, Die Wurmfortsatzentzündung. Berlin 1920 (S. Karger).
Rietschel, Würzburger Abend. Ref. Münch. med. Wochenschr. **1919. 980.**
Roll, Nord. Mag. f. Laegevid. **1911.** Nr. 1.
Rosenthal, R., Über Askaridiasis der Gallenwege. Deutsche Zeitschr. f. Chir. **121. 544. 1913.**
Rost, Fr., Experimentelles und Klinisches über Askaridenileus. Vereinsbericht. Münch. med. Wochenschr. **1919. 1066.**
Schaal, Enterospasmus verminosus. Münch. med. Wochenschr. **1912. 2619.**
Schaumann, O., Deutsche med. Wochenschr. **1910.** Nr. 26.
Schickhardt, Butolan ein neues Mittel gegen Oxyurasis. Münch. med. Wochenschr. **1920. 722.**
Schilling, Tropenkrankheiten. In Kraus - Brugsch, Spez. Path. u. Therap. **2. 2.** Teil. 767. **1914.**
Schilling, Oxyuriasis. Therap. d. Gegenw. **1919. 168.**
Schittenhelm, A., Med. Gesellsch. Kiel. 6. III. 1919. Med. Klinik **1919. 348.**
Schlecht, Trichocephaliasis und okkultes Blut. Deutsche med. Wochenschr. **1918.** Nr. 52.
Schlößmann, Über chirurgische Erkrankungen durch Askariden. Beitr. z. klin. Chir. **90. 531. 1914.**
Schmidt, G., Deutsche med. Wochenschr. **1910. 18.**
Schüffner, Der Wert einiger Vermifuga etc. Arch. f. Schiffs- u. Tropenhyg. **16. 569. 1912.**
Schüffner - Vervoort, Das Ol. Chenopodii gegen Ankylostomiasis. Münch. med. Wochenschrift **1913. 129.**
Schütz, E., Über Symptomatologie und Ätiologie der Urticaria papulosa infantum (Strophulus). Münch. med. Wochenschr. **1920. 291.**
Seyderhelm, Zur Pathogenese der perniziösen Anämien. Deutsch. Arch. f. klin. Med. **126.** Heft 1 u. 2. **1918.**
Springfeld, Beobachtungen über Anguillula intestinalis. Berl. klin. Wochenschr. **1910.** Nr. 26.
Steber, Zum Verlaufe und zur Behandlung schwerer Spulwurmerkrankungen. Deutsche med. Wochenschr. **1917.** Nr. 33.
Stettiner, Zur Behandlung der Oxyuriasis. Berl. klin. Wochenschr. **1912. 901.**
Thaler, Zur Diagnose der Darmblutungen. Münch. med. Wochenschr. **1918. 460.**
Tallqvist, T. W., Zeitschr. f. klin. Med. **61. 427. 1907.**
Telemann - Doehl, Trichocephaliasis. Deutsche med. Wochenschr. **1917. 1037.**
Tenholt, Die Untersuchung auf Anchylostomiasis. 2. Aufl. Bochum **1904.** Zentralbl. f. Bakt. Abt. 1. **38.** 1906. S. 271.
Trappe, Ein sporadischer Fall von Anguillula intestinalis bei chronischer Diarrhöe in Schlesien. Deutsche med. Wochenschr. **1907.** Nr. 18.
Wagner, Über Antoxurin, ein neues Oxyurenmittel. Wien. med. Wochenschr. **1920. 879.**
Wagner, Virchow's Arch. **182, 145. 1905.**
Wasserthal, Arch. f. Verdauungskrankheiten **13. 259. 1907.**
Weihe, Über den Einfluß der Kriegskost auf die Häufung bestimmter Krankheitszustände im Kindesalter. Med. Klinik **1917. 17.**
Weinberg, Julien, Recherches sur la toxine ascaridienne. Kongr. Zentralbl. **6. 529. 1913.**

Wiley, C J., The treatment of bilharziosis by intravenous injections of tartar emetic. Brit. Med. Journ. **1918**. Dec. 28.
Wipple, The Journ. of exper. Med. **11**. 331. 1909.
Wolff, Zur Frage der Trichocephaliasis. Med. Klinik **1917**. 970.
Wolff-Dau, Trichocephaliasis. Erlaß des Kriegsministeriums an militärärztl. Dienststellen **1917**.
Ziegler, Über Behandlung der wurmartigen Darmparasiten des Menschen. Therap. Monatshefte **1918**. S. 73, 113, 145.
Ziegler, K., Klinische Bedeutung einiger Wurmparasiten des Darmes, insbesondere der Askaridiasis. Med. Klinik **1917**. 39.
Zinn, Über Vorkommen und Behandlung von Erkrankungen an Oxyuris vermicularis, besonders bei Erwachsenen. Therap. Monatsh. **1910**.

Akute und chronische Gastro-Enterokolitis. Enteritis.

Alessandrini, Zentralbl. f. Bakt. 1. Bd. 23. Nr. 16.
Albu, Über die Autointoxikationen des Intestinaltraktus. Berlin, Hirschwald. 1898.
v. Aldor, Gallenblasenentzündung. Deutsche med. Wochenschr. **1919**. Nr. 27; Berl. klin. Wochenschr. **1903**. Nr. 19.
Anschütz, Naturforschervers. Breslau 1904. Münch. med. Wochenschr. **1904**. Nr. 40.
Aschoff, Deutsch. Arch. f. klin. Med. **101**. 417. 1911.
Bachem, Berl. klin. Wochenschr. **1911**. Nr. 33.
Bärmann und Eckersdorf, Münch. med. Wochenschr. **1908**. Nr. 23.
Bärmann-Eckersdorf, Atlas tropischer Darmkrankheiten. Leipzig, Joh. Barth. 1913.
Bauer, Die konstitutionelle Disposition. Berlin 1917.
Bauer, Ax., Enteritis phlegmonosa. Svenska Läkart. **17**. 129. 1920.
Bellfrage und Hedenius, Virchow-Hirschs Jahresber. 1876.
Berger und Tsuchiya, Arch. f. klin. Med. **96**. 252. 1909.
Bitter, Massenerkrankung an Gastroenteritis nach dem Genuß von geräucherten Makrelen, bedingt durch das Bact. enteritidis Breslau. Zeitschr. f. Hyg. **90**. 387. 1920.
Bluth, Med. Klinik. **1908**. Nr. 36.
Boas, Diätetik der Magen- und Darmkrankheiten. Leipzig 1920 (G. Thieme).
Boas, Diagnostik und Therapie der Darmkrankheiten. Leipzig, Thieme. 1898.
Bodin et Bide, Presse méd. **1902**. Nr. 30.
Boehm und Bitter, Bact. enter. Gaertner als bakteriologischer Befund bei Gallenblasenentzündung. Deutsche med. Wochenschr. 1919. Nr. 27.
Bofinger, Deutsche med. Wochenschr. **1912**. Nr. 4.
Bouchard, Leçons sur les Autointoxications des maladies. Paris 1887.
Braun und Ließ, Über die Kolitisbazillen. Zeitschr. f. Hyg. **88**. 251. 1919.
Brugsch, Äußere Pankreasfunktion und Pankreasdiagnostik. Zeitschr. f. exper. Path. u. Therap. **20**. 473. 1919.
Charsel, Wien. med. Presse **1902**. Nr. 27.
Cheinisse, Semaine Méd. **1909**. Nr. 10.
Cohn, Therap. d. Gegenw. **1900**. Nr. 7.
Combe, Die intestinale Autointoxikation. Stuttgart, Enke. 1909.
Crämer, Vorlesungen über Magen- und Darmkrankheiten. 4. Heft: Chronischer Magenkatarrh. München, Lehmann. 1908.
Delafield, Med. Rec. **1895**. May.
Dold-Huang, Experimentelle Beiträge zur Frage der Erkältungsdiarrhöe. Arch. f. Hyg. **89**. 168. 1920.
Eppinger, Die hepatolienalen Erkrankungen. Berlin 1920 (J. Springer).
Erkes, F., Über Durchwanderungsperitonitis bei akuten Erkrankungen der Darmschleimhaut. Zentralbl. f. Chir. **1918**. 97.
Ewald, Klinik der Verdauungskrankheiten. 3. Teil. Berlin, Hirschwald. 1902.
Faber und Bloch, Zeitschr. f. klin. Med. **40**. 98. 1900; Arch. f. Verdauungskrankh. **10**. 1. 1904.
Faber und Lange, Zeitschr. f. klin. Med. **66**. 53 u. 247. 1908.
Faust und Tallqvist, Arch. f. exper. Path. u. Pharmak **57**. 367. 1907.
Finkler und Prior, Deutsche med. Wochenschr. 1884. Nr. 36.
Fischl, Prag. Vierteljahrsschr. **139**. 27. 1878.
Fleischer, Lehrbuch der Magen- und Darmkrankheiten. Wiesbaden 1896.
Flörcken, Die Hitzeschädigungen (Verbrennungen) und die Kälteschädigungen (Erfrierungen) im Kriege. Ergebn. d. Chir. u. Orthop. **12**. 131. 1920.
Franke, Berl. klin. Wochenschr. **1911**. Nr. 44.
Fricker, Beitrag zur Achylia gastrica. Korrespondenzbl. f. Schweiz. Ärzte **1919**. Nr. 43.

Frising und Sjövall, Die phlegmonöse Enteritis im Duodenal- und Anfangsteil des Jejunums. Beitr. z. klin. Chir. **83**. 1. 1913.

Funk, Münch. med. Wochenschr. **1909**. Nr. 41.

Gärtner, Korrespondenzbl. d. allg. ärztl. Vereins von Thüringen. **1888**. Nr. 9.

Gerlach, Deutsch. Arch. f. klin. Med. **57**. 83. 1896.

Glaus, Über primäre Enteritis phlegmonosa staphylococcica ilei. Berl. klin. Wochenschr. **1918**. Nr. 20.

Grawitz, Berl. klin. Wochenschr. **1898**. Nr. 32; **1901**. Nr. 24. Deutsche med. Wochenschr. **1904**. Nr. 30.

Grober, Behandlung des bedrohlichen Meteorismus. Deutsche med. Wochenschr. **1916**. Nr. 35.

Gürber, Uzara (Ergebnisreferat). Therap. Halbmonatsh. **1920**. 465. 496.

Hart, Über die akute embolische Enteritis. Arch. f. Verdauungskrankh. **19**. 147. 1913.

Heiberg, Wien. klin. Wochenschr. **1909**. Nr. 52.

Heinz, Die gallentreibende Wirkung des Pfefferminzöles. Therap. Halbmonatsh. **1920**.356.

Hellström, Zur Kenntnis der primären Phlegmone im Darm. Beitr. z. klin. Chir. **115**. 602. 1919.

Herter, Intestinaler Infantilismus. Wien 1909. (Aus dem Englischen.)

Heß - Müller, Anämie durch enterogene Eiweißabbauprodukte. Wien. klin. Wochenschr. **1918**. 293.

Hoke, Zur Behandlung des Meteorismus. Wien. klin. Wochenschr. **1919**. 839.

Holst, Zit. nach Baumgartens Jahresber. **1898**. 821.

Hübener, Die bakteriellen Nahrungsmittelvergiftungen. Ergebn. d. inn. Med. u. Kinderheilk. **9**. 30. 1912.

Hübener, Fleischvergiftungen und Paratyphusinfektionen, ihre Entstehung und Verhütung. Jena, Fischer. 1910.

Hunter, Pathological Transact. 1890.

Jacob, Deutsch. Arch. f. klin. Med. **97**. 303. 1907.

Jürgens, Berl. klin. Wochenschr. **1892**. 352.

Kaufmann, Lehrbuch der speziellen pathologischen Anatomie. 4. Aufl. Berlin 1907.

Keeser, Zur Kenntnis der Colitis cystica. Deutsche med. Wochenschr. **1920**. 619.

Kijanitzin, Virchows Arch. **131**. 436. 1893.

Klemperer - Dünner, Behandlung der Darmkrankheiten. Therap. d. Gegenw. **1919**. 382.

Klieneberger, Zentralbl. f. klin. Med. **1909**. Nr. 46.

Kolisch, Med. Klinik **1911**. Nr. 7.

Kolle - Hetsch, Experimentelle Bakteriologie. 4. Aufl. Wien 1917.

Krencker, Münch. med. Wochenschr. **1907**. Nr. 42.

Kuttner, Deutsche med. Wochenschr. **1907**. Nr. 43.

Kuttner - Lehmann, Der Einfluß des Krieges auf Entstehung, Symptomatologie und Ablauf der Erkrankungen des Verdauungskanals. Med. Klinik **1920**. Nr. 1/2.

Langemak, O., Serofibrinöse Peritonitis nach akuter Enteritis. Beitr. z. klin. Chir. **37**. 570. 1903.

Langstein - Meyer, Säuglingsernährung und Säuglingsstoffwechsel. Berlin 1914.

Lennander, Zeitschr. f. Chir. **63**. 1. 1902.

Lenz, Über die Dauerbehandlung chronischer Dünndarmstörungen und resorptiver Enterotoxikosen mit Tierkohle. Korrespondenzbl. f. Schweiz. Ärzte 1918. Nr. 41.

Leschke, Sepsis in Kraus - Brugsch' Spez. Path. u. Therap. **2**. II. Hälfte. 1175. 1919.

Lichtwitz, Über die Behandlung der perniziösen Anämie mit adsorbierenden Stoffen. Deutsche med. Wochenschr. **1917**. 43.

Lindemann, Med. Klinik **1910**. Nr. 32.

Martius, Achylia gastrica, ihre Ursachen und Folgen. Leipzig und Wien 1897.

Martius, Achylia gastrica und perniziöse Anämie. Med. Klinik **1916**. 481.

Melchior, Chirurgie des Duodenum. Stuttgart 1917.

Meyer, Ernst, Anatomischer Beitrag zur Lehre von der Darmatrophie. Dissert. Bonn 1900.

Moisejew, Botkins Krankenhauszeitg. **1899**. Nr. 33. (Zit. nach dem Arch. f. Verdauungskrankh. **6**. 291. 1900.)

Nathan, Anaphylaxie alimentaire parinsuffisance pancréatique. Bull. Méd. **34**. 59. 1920.

Neupert, Zitiert nach Sonnenburg.

von Noorden, Über schwere Anämien. Charité-Annalen **16**. 225. 1891.

von Noorden, Zuckerkrankheit. VII. Aufl. Berlin 1917.

von Noorden, Sparteinum sulfuricum. Therap. Halbmonatsh. **1920**. S. 31.

von Noorden - Salomon, Allgemeine Diätetik. Berlin **1920**. S. 1075 ff.

Nothnagel, Beiträge zur Phys. u. Path. des Darmes. Berlin, Hirschwald. 1884.

Nothnagel, Erkrankungen des Darmes und Peritoneums. 2. Aufl. Wien, Hölder. 1903. S. 148 ff.

Ochsenius, Über Uzaron bei Durchfällen im Kindesalter. Münch. med. Wochenschr. **1915**. Nr. 50.
Päßler, Münch. med. Wochenschr. **1906**. Nr. 43.
Plönies, Prag. med. Wochenschr. **1909**. Nr. 2.
Quincke, Über perniziöse Anämie. Volkmann'sche Samml. **100**. 1876. Weitere Beobachtungen über perniziöse Anämie. Arch. f. klin. Med. **20**. 1. 1877.
Richartz, Zentralbl. f. inn. Med. **1910**. Nr. 13.
Rodella, Bericht über klinische und experimentelle Darmfäulnis. VI. Mitteil. Arch. f. Verdauungskrankh. **25**. 29. 1919.
Rohr, Mitteil. a. d. Grenzgeb. d. inn. Med. u. Chir. **23**. Heft 4. 1911.
v. Rottkay, Deutsche med. Wochenschr. **1910**. Nr. 16.
Samele, Ref. Zentralbl. f. inn. Med. **1906**. Nr. 11.
Sandberg, Münch. med. Wochenschr. **1908**. Nr. 22.
Schade, Untersuchungen in der Erkältungsfrage. Münch. med. Wochenschr. 1920. Nr. 16.
Schläpfer, Deutsch. Arch. f. klin. Med. **100**. 448. 1910.
Schmidt, Ad., Die Infektionen des Ernährungskanals. Zeitschr. f. ärztl. Fortbild. **1910**. Nr. 5.
Schmidt, Ad., Diagnose und Therapie chronischer Diarrhöen. Samml. zwangl. Abhandl. a. d. Geb. d. Verdauungs- u. Stoffwechselkrankh. Bd. 2. Halle, Marhold. 1909.
Schmidt, Ad., Arch. f. Verdauungskrankh. **4**. 137. 1898.
Schmidt, Ad., Zentralbl. f. inn. Med. **1912**. Nr. 1.
Schmidt, R., Münch. med. Wochenschr. **1903**. Nr. 49.
Schmidt, R., Konstitutionelle Achylie. Med. Klinik **1912**. Nr. 15.
Schöne, Berl. klin. Wochenschr. **1909**. Nr. 21.
Sonnenburg, Mitteil. a. d. Grenzgeb. **24**. 228. 1912.
Stach von Goltzheim, Über Anthritiden nach Darmerkrankung, spez. nach Dysenterie. Med. Klin. 1920. Nr. 13.
Stiller, Wien. med. Wochenschr. **1890**. Nr. 78 u. 79; **1907**. Nr. 6.
Strasburger, bei Mohr-Staehelin. Handbuch innerer Krankheiten. **1918**.
Strauß, Blutkrankheiten in von Noorden's Handb. d. Path. d. Stoffw. **1**. 929. 1906.
Strauß, Diätbehandlung innerer Krankheiten. Berlin, Karger. 1908.
Strümpell, Lehrbuch der inneren Medizin. Leipzig, Vogel. 1889.
Stumpf, Über ein zuverlässiges Heilverfahren bei der Cholera asiatica usw. Würzburg, Stuber. 1906.
Stutz, Über eosinophile Zellen in der Schleimhaut des Darmkanals. Inaug.-Diss. Bonn 1895.
v. Tabora, Deutsche med. Wochenschr. **1905**. Nr. 15 u. 16.
Tallqvist, Zeitschr. f. klin. Med. **61**. 427. 1907.
Tixier, Semaine méd. **1907**.
Tobiesen, Hospitalstidende **1900**. Nr. 6.
Trautmann, Med. Klinik **1911**. Nr. 34 u. 35; Zeitschr. f. Hyg. u. Infektionskrankh. **46**. 68. 1904.
Türk, Vorlesungen über klinische Hämatologie. Wien 1904—1912.
Turner, The practitioner **1894**. Oct.
Walther, Zur Theorie der Adsorptionstherapie und über ein kolloidales Kohlepräparat. Therapie d. Gegenw. **1918**. 192.
Wegele, Die Therapie der Magen-Darmkrankheiten. 3. Aufl. Jena, Fischer. 1905.
Widal und Lemierre, Gaz. des hôpit. **1904**. S. 81.
Wiens, Münch. med. Wochenschr. **1909**. 19.
Woodward, The The medical and surgical history of the war of the rebellion. Vol. 1. Part. 2.
Wynhausen, Chronische Diarrhöen. Nederl. Tijdschr. v. Geneesk. **1913**. II. 546.
Zadek, Zur Therapie der kryptogenetischen perniziösen Anämie. Deutsche med. Wochenschr. **1919**. Nr. 41.
Zak, Pflüger's Arch. **132**. 147. 1910.

Appendizitis und Typhlitis.

Aaron, Ein neues Anzeichen chronischer Appendizitis. Arch. f. Verdauungskrankh. **19**. 344. 1913.
Adrian, Appendizitis als Folge einer Allgemeinerkrankung. Mitteil. a. d. Grenzgeb. d. Med. u. Chir. **7**. 407. 1901.
Albu, Deutsche med. Wochenschr. **1905**. Nr. 25 u. 26.
Albu-Rotter, Berl. klin. Wochenschr. **1909**. Nr. 26.
Anschütz, Über Hämaturie als Komplikation der Appendizitis. Bruns' Beitr. z. Chir. **115**. Heft 2. 1919.

Aschoff, Pathogenese und Ätiologie der Appendizitis. Ergebn. d. inn. Med. u. Kinderheilk. 9. 1. 1912.
Aschoff, Zentralbl. f. allg. Path. u. path. Anat. 1904; Deutsche med. Wochenschr. 1906. Nr. 25.
Aschoff, Appendicopathia oxyurica. Med. Klin. 9. 249. 1913.
Aschoff, Sind die Würmer direkt oder indirekt Schuld an der Appendizitis. Berl. klin. Wochenschr. 1914. Nr. 32.
Bäärnhiälm, Oxyuris vermikularis und Appendizitis. Hygiea 1913. Nov.
Beitzke, Zur Frage nach Entstehung der Wurmfortsatzentzündung. Berl. klin. Wochenschrift 1917. Nr. 30.
Bjalokur, Tuberkulose und chronische Appendizitis. Arch. f. Verdauungskrankh. 19. 160. 1913.
Boas, Deutsch. Klinik 1906. Bd. 5; Zeitschr. f. diätet. u. phys. Ther. 12. 30. 1908.
Boas, Ther. d. Gegenwart. 1907. H. 12; Deutsche med. Wochenschr. 1905. Nr. 27.
Boas, H. und Wissing, Untersuchungen über die syphilitische Ätiologie der Appendizitis. Dermatol. Wochenschr. 1918. Nr. 49.
Bode, Die Wechselbeziehungen der Kolitis und Appendizitis in ihren ätiologischen Zusammenhängen. Deutsche Zeitschr. f. Chir. 151. H. 3/4. 1919.
v. Bonsdorff, Chronische Appendizitis und Krankheitszustände im Dickdarm. Nord. med. Ark. 50. I. Nr. 10. 1918.
Borchardt, Zeit- und Streitfragen über akute Appendizitis. Jahresk. f. ärztl. Fortbild. 1911. XII. 51.
Brosch, Wien. med. Wochenschr. 1910. Nr. 47.
Brüning, Die traumatische Blinddarmentzündung. Volkmann's Sammlg. klin. Vortr. 1910. Nr. 609/610.
v. Brunn, Was wissen wir von der Ätiologie der Appendizitis? Ergebn. d. Chir. u. Orthop. 2. 1911.
Burckhardt, Splanchnoptose. Ergebn. d. Chir. u. Orthop. 4. 285. 1912.
Canon, Über die Frage der hämatogenen Infektion bei Appendizitis. Deutsche Zeitschr. f. Chir. 95. 21. 1908.
Christomanos, Zeitschr. f. klin. Med. 54. 344. 1904.
Curschmann, Münch. med. Wochenschr. 1901. Nr. 48 u. 49.
Dieulafoy, Bull. de l'acad. de méd. 1906. Mai u. Juni; Presse méd. 1906. Nr. 43.
Dobrucki, Gaz. lekarska 1911. Nr. 22.
Dubs, Akute Appendizitis im vorgeschrittenen Alter. Deutsche med. Wochenschr. 1919. Nr. 27.
Dubs, Zur Differenzialdiagnose der akuten Appendizitis im Kindesalter. Schweiz. med. Wochenschr. 50. 341. 1920.
Ehrmann, Thèse de Paris. 1903.
Eichhorst, Eitrige Pneumokokkenmeningitis im Gefolge von Pneumokokkenappendizitis. Med. Klin. 1915. Nr. 37.
Ewald, Med. Klinik. 1910. Nr. 30.
Ewald, Kongr. d. Deutsch. chir. Ges. 28. 645. 1899. v. Langenbeck's Arch. 60. 1899.
Faber, Knud, Mitteil. a. d. Grenzgeb. 11. 506. 1903.
Fahr, Über Typhlitis. Berl. klin. Wochenschr. 1920. Nr. 18.
Fischler, Münch. med. Wochenschr. 1911. Nr. 23; Mitteil. a. d. Grenzgeb. 20. 663. 1909; Kongr. f. inn. Med. 28. 361. 1911.
Franke, Über chirurgisches Handeln bei Tuberkulose der Mesenterialdrüsen. 43. Kongr. d. Deutsch. Gesellsch. f. Chir. 1914. 15—18. April.
v. Gaza, Pseudoappendizitis nach infektiösen Darmerkrankungen, besonders nach Ruhr und Paratyphus. Zentralbl. f. Chir. 1919. Nr. 15 u. 16.
Gerich, Die Appendicitis catarrh. chronica in ihren Beziehungen zur Perimetritis. Monatsschrift f. Geburtsh. u. Gynäk. 49. H. 5. 1919.
Gottstein, Zur Epidemiologie der Appendizitis. Deutsche med. Wochenschr. 1917. Nr. 12.
Grasmann, Über die Grippeepidemie an der Front. Münch. med. Wochenschr. 1918. 1437.
Hagen, Zur Behandlung der akuten Appendizitis. Münch. med. Wochenschr. 1919. 1414.
Hammesfahr, Zur Frage der Pseudoappendizitis nach infektiösen Darmerkrankungen. Zentralbl. f. Chir. 1919. Nr. 27.
Hart, Über akute embolische Enteritis. Arch. f. Verdauungskrankh. 19. 147. 1913.
Hausmann, Zentralbl. f. Chir. 1911. Nr. 23.
Helm, Die Röntgendiagnostik perigastrischer Adhäsionen. Med. Klinik. 1918. Nr. 14—16.
Henszelmann, Appendixbilder. Fortschr. a. d. Geb. d. Röntgenstr. 26. 205. 1919.
Herz, Ther. Monatsh. 9. 178. 1905.
Herz, Die Störungen des Verdauungsapparates als Ursache und Folge anderer Erkrankungen. Bd. 1. S. Karger. 1914.

Heyde, Beitr. z. klin. Chir. **76.** H. 1. 1911.

Hueck, Über die pathologische Bedeutung von Helminthen in der Appendix. Frankf. Zeitschr. f. Path. **13.** 434. 1913.

Hughes, The cause of appendicitis. Brit. med. Journ. **1915.** Mai 29.

Jores, Über die Ursachen der Blinddarmentzündung. Münch. med. Wochenschr. **1914.** 1021.

Isaac, Thèse de Paris. 1900.

Klemm, Petersb. med. Wochenschr. **21.** 1901.

Klose, Coecum mobile. Beitr. z. klin. Chir. **63.** 711. 1909.

Klose, Die habituelle Torsion des mobilen Zökums. Münch. med. Wochenschr. **1910.** Nr. 7.

Klose, Das mobile Zökum mit seinen Folgezuständen und die chirurgische Behandlung ptotischer Erkrankungen des Magendarmkanals. Beitr. z. klin. Chir. **74.** 593. 1911.

Kothe, Das neutrophile Blutbild im Frühstadium der akuten Appendizitis. Berl. klin. Wochenschr. **1908.** Nr. 36.

Krecke, Beitrag zur Behandlung der akuten Appendizitis, besonders bei der umschriebenen Abszeßbildung. Münch. med. Wochenschr. **1919.** 1052.

Krehl, Deutsche med. Wochenschr. **1906.** Nr. 17.

Kretz, Mitteil. a. d. Grenzgeb. **17.** 1. 1907.

Kukula, Chronische Typhlitis. Casopis lekaruo ceskych. **1914.** 28. Ref. Zentralbl. f. inn. Med. **31.** 768. 1914.

Landouzy, L'appendicite aigue n'est-elle pas plus fréquemment qu'on ne pense „fonction" de bacillose de Koch? Rev. de méd. **1917.** 214.

Lean, Mac, Zur Ätiologie der Appendizitis. Mitteil. a. d. Grenzgeb. **21.** 36. 1910.

Leichtenstern, Influenza. Wien 1896.

Lennander, Zentralbl. f. Chir. **1903.** S. 1908; Mitteil. a. d. Grenzgeb. **13.** 303. 1904.

Lennander, Volkmanns Samml. klin. Vorträge N. F. Nr. 75. 1893; Über Appendizitis. Wien 1895.

Lucas-Championnière, Bull. de l'acad. de Méd. **1905;** Deutsche med. Wochenschr. **1905.** Nr. 40.

Mächtle, Über primäre Tuberkulose der mesenteriellen Lymphdrüsen. Beitr. z. klin. Chir. **59.** 50. 1908.

Matthes, Differentialdiagnose innerer Krankheiten. 1919.

Melchior, Über Bauchdruck. Berl. klin. Wochenschr. **1919.** Nr. 51.

Merrem, Appendizitis und Paratyphus B. Deutsche med. Wochenschr. **1913.** 690.

Minervini, Das Beinsymptom bei der Appendizitis. Wien. klin. Wochenschr. **1913.** 274.

v. Moty, Intestinal parasites in the vermiform appendix. Edinb. med. Journ. **10.** 437. 1913.

Mühsam, Der heutige Stand der Frage der Frühoperation der Appendizitis. Zeitschr. f. ärztl. Fortb. **1920.** Nr. 1.

Müller, A., Das Douglasexsudat bei Appendizitis und Adnexerkrankung. Zentralbl. f. Gynäk. **1920.** Nr. 4.

Murray, The geographical distribution of appendicitis. Lancet **1914.** Juli 25.

Naab, Münch. med. Wochenschr. **1907.** Nr. 42.

von Noorden, W., Indikationen und Wirkungen des Homburger Tonschlammes. Münch. med. Wochenschr. **1913.** 296.

Oberndorfer, Pathologische Anatomie des Wurmfortsatzes. Lubarsch-Ostertags Ergebnisse. 1909.

Obrastzow, Arch. f. Verdauungskrankh. **1.** 262. 1896.

Ochsner, Berl. klin. Wochenschr. **1900.** Nr. 39.

Ortner, Klinische Symptomatologie innerer Krankheiten. Bd. I. Urban und Schwarzenberg. 1917.

Paschkis, Typhlitis gripposa. Med. Klinik. **1919.** 512.

Pels-Leusden, Über Irrtümer bei der Diagnose und Behandlung der Appendizitis. Med. Klinik. **1919.** Nr. 16. S. 377.

Penkert, Durch Genuß von Mohn bedingte schwere und tödliche Blinddarmerkrankungen. Münch. med. Wochenschr. **1919.** Nr. 4. S. 100.

De Quervain, Die operative Behandlung chronisch-entzündlicher Veränderungen und schwerer Funktionsstörungen des Dickdarms. Ergebn. d. Chir. u. Orthop. **4.** 508. 1912.

Remmets, Appendizitis und Unfall. Deutsche Zeitschr. f. Chir. **147.** H. 3 u. 4. 1919.

Retzlaff, Über Fremdkörper des Darmes und Wurmfortsatzes. Beitr. z. klin. Chir. **83.** 46. 1913.

Rheindorf, Die Wurmfortsatzentzündung ex oxyure. Med. Klinik. **9.** 53. 1913.

Rheindorf, Über das Vorkommen der Oxyuris im erkrankten exstirpierten Wurmfortsatze des Erwachsenen. Med. Klinik. **9.** 623. 1913.

Rheindorf, Über die durch die Oxyuris hervorgerufenen Veränderungen in der Wand des Wurmfortsatzes. Frankf. Zeitschr. f. Path. **14.** 212. 1913.

Riese, Med. Klinik. **1910.** Nr. 27.

Roux, Wien. klin. Rundsch. **1897.** Nr. 39; 12. intern. med. Kongr. Moskau. Vol. **5.** 1899.

Rumpf, Zeitschr. f. ärztl. Fortbild. **1906.**

Russel, The Lancet. **1904.** 19. März.

Sahli, Verhandl. d. Kongr. f. inn. Med. **13.** 194. 1895.

Schepelmann, Trauma und Appendizitis. Med. Klinik. **1915.** 687.

Schmidt, Ad., Prag. med. Wochenschr. **1907.** Nr. 1; **1908.** Nr. 41.

Schmieden, Über die chirurgischen Erscheinungsformen der Grippe. Münch. med. Wochenschr. **1919.** 229.

Schmieden, Diagnose und operative Behandlung der Mesenterialdrüsentuberkulose. Sitzungsber. Ärztl. Verein Frankfurt a. M. Münch. med. Wochenschr. **1920.** 1026.

Schwab, Besteht ein ursächlicher Zusammenhang zwischen Appendizitis und übermäßigem Fleischgenuß. Münch. med. Wochenschr. **1917.** Nr. 29.

Selberg, Zur Ätiologie der Appendizitis. Münch. med. Wochenschr. **1919.** Nr. 12. S. 325.

Shiota, Verhalten des Wurmfortsatzes bei Lymphatismus. Wien. klin. Wochenschr. **1909.** Nr. 31.

Siegel, Mitt. a. d. Grenzgeb. **17.** 242. 1907.

Sonnenburg, Deutsche med. Wochenschr. **1906.** Nr. 30; **1907.** Nr. 14; Mitteil. a. d. Grenzgeb. **19.** 109. 1908.

Sonnenburg, Verh. d. Deutsch. Ges. f. Chir. **40.** 151ff. 1911.

Sonnenburg, Deutsche Klinik 8. 1901; Path. u. Ther. d. Perityphlitis, 5. Auflage. Berlin 1905; Mitteil. a. d. Grenzgeb. **19.** 109. 1909; Deutsche Zeitschr. f. Chir. **105.** 363. 1910; Deutsche med. Wochenschr. **1907.** Nr. 14.

Sonnenburg, Die diagnostische und prognostische Bedeutung der entzündlichen Leukozytose. Deutsche med. Wochenschr. **1911.** Nr. 15.

Sonnenburg, Appendizitis und Kolitis. Ther. d. Gegenw. **1912.** 289.

Sprengel, Verh. d. Deutsch. Ges. f. Chir. **40.** 151ff. 1911.

Sprengel, Deutsche Chirurgie Bd. **46**d. Stuttgart, Enke 1906.

Sticker, Influenza. Wien 1912.

Stierlin, Deutsche Zeitschr. f. Chir. **106.** 407. 1910.

Strasburger, Erkrankungen des Darms in Mohr-Stähelin, Handb. d. inn. Med. Berlin 1918.

Straschesko, Arch. f. Verdauungskrankh. **17.** 11. 1911.

Strauß, Topische Gesichtspunkte bei chronischen Kolitiden. Jahresk. f. ärztl. Fortbild. 8. Märzheft 1914.

Strauß-Leva, Fortschritte auf dem Gebiete der Darmkrankheiten. Jahresk. f. ärztl. Fortbild. 5. Märzheft 1910.

Stricker, Die Blinddarmentzündung in der Armee von 1880—1900. Bibliothek von Coler. Bd. 23. Berlin, Hirschwald. 1906.

Talamon, Gaz. méd. de Paris. **1896;** Semaine méd. **11.** 1896.

Thiemann, Chirurgische Tuberkulose der Mesenterial- und Bronchialdrüsen. Arch. f. klin. Chir. **91.** 245. 1910.

Thies, Über Differentialdiagnose abdomineller Erkrankungen auf Grund von Symptomen des vegetativen Nervensystems. Mitt. Grenzgeb. inn. Med.-Chir. **27.** 389. 1914.

Treves, The Lancet **1902.** Perityphlitis and its varieties. London 1897.

Wägeli, Die Leukozytosen. In Kraus-Brugsch, Spez. Path. u. Ther. inn. Krankh. 8. 57. 1915.

Wilms, Deutsche med. Wochenschr. **1908.** Nr. 41.

Wolbrecht, Über Pleurakomplikationen bei Typhlitis und Perityphlitis. Inaug.-Diss. Berlin 1891.

Wolff, Zur Behandlung der appendizitischen Abszesse. Bruns' Beitr. z. Chir. **111.** 263. 1918.

Wolfsohn, Appendizitis und Typhus. Berl. klin. Wochenschr. **1915.** 872.

Zander, Primäre isolierte Mesenterialdrüsentuberkulose. Münch. med. Wochenschr. **1916.** 1491.

Zesas, Über appendizitisches Hinken. Zentralbl. f. Chir. **30.** 1916.

Kolitis, Perikolitis, Sigmoiditis.

Die Diskussionsbemerkungen auf der Homburger Tagung für Verdauungs- und Stoffwechselkrankheiten 1914, abgedruckt in Boas Archiv, Bd. 22, 1916, sind der Kürze wegen mit „Homburger Tagung" und Seitenzahl des Bandes vermerkt.

Albu, Zur Kenntnis der Colitis ulcerosa. Mitteil. Grenzgeb. Med.-Chir. **28.** 386. 1915.

Albu, Homburger Tagung. Boas-Arch. **22.** 80. 1916.

Allard, Über die gutartige Stenose an der Flex. col. sin. Med. Klin. **1911**. 641.
Arnsperger, Entzündliche Tumoren der Flexura sigmoidea. Mitteil. a. d. Grenzgeb.
    21. 557. 1910.
d'Arcy-Power, The causes, sequelae, and treatment of pericolic inflammation. Brit. med.
    Journ. **1906**. 3. XI.
Baumstark, Über einen Fall von Colitis gravis. Deutsche med. Wochenschr. **1911**. Nr. 16.
Bittorf, Die akuten und chronischen umschriebenen Entzündungen des Dickdarms,
    speziell der Flexura sigmoidea. Münch. med. Wochenschr. **1904**. 147.
Bittorf, Zur Klinik der umschriebenen Entzündungen des Dickdarms und seines Peri-
    toneums. Deutsch. Arch. f. klin. Med. **86**. 487. 1906.
Bittorf, Über Perikolitis. Mitteil. a. d. Grenzgeb. d. Med. u. Chir. **20**. 150. 1909.
Brauer, Die Ruhr, ihr Wesen und ihre Behandlung. Berlin 1918.
Braun und Ließ, Über die Kolitisbazillen. Zeitschr. f. Hyg. **88**. 251. 1919.
Carman, Divertikulitis des Sigmoideum. Amer. Journ. of Roentgen. **1915**. Febr. (nach
    Referat).
Carman, The roentgenologic-findings in three cases of diverticulitis of the large bowel.
    Annal. of Surg. **1915**. Nr. 3 (nach Referat. Zentralbl. f. Chir. **40**. 732. 1916.)
Case, Multiple Divertikel im Kolon. Amer. Journ. of Roentgen. **1915**. Febr. (nach Referat).
Clairmont, Über einen operativ geheilten Fall von entzündlicher Geschwulst des unteren
    Dickdarms. Med. Klin. **1917**. Nr. 7.
Dahl, Über Divertikulitis und Sigmoiditis. Hygiea **1914**. 147. (Referat: Boas' Arch.
    22. 193. 1916.)
Doberauer, Die chronische Kolitis. Prag. med. Wochenschr. **1913**. Nr. 29.
Dolega, Scharlach-Nachfieber oder Rezidiv? Deutsch. Arch. f. klin. Med. **45**. 124. 1889.
Ehrmann, Über die Colitis ulcerosa oder suppur. Berl. klin. Wochenschr. **1916**. Nr. 48.
Eisenberg, Die von erworbenen Divertikeln der Flexura sigmoidea ausgehenden entzünd-
    lichen Erkrankungen. Beitr. z. klin. Chir. **83**. 627. 1913.
Eppinger-v. Noorden, K. H., Zur Therapie der Basedow'schen Diarrhöen. Bickel's
    Beitr. **2**. 1. 1911.
Eunicke, Zur Bewertung der Röntgentiefentherapie. Deutsche med. Wochenschr. **1919**. 520.
Ewald, Bauchhöhlenabszeß nach Darmdivertikeln. Deutsche med. Wochenschr. **1912**. 577.
Ewald, Zur Myxoneurosis intestinalis; Bemerkungen über Technik der Rektoskopie.
    Ther. d. Gegenw. **1907**.
Foges, Darmschädigungen nach Radiumbehandlung. Sitzung d. gynäk. Gesellsch.
    Wien. 11. II. 19. Wiener klin. Wochenschr. **1919**. 2010.
Franke, Heilung eines Falles von Colica mucosa durch Anlegung eines künstlichen Afters.
    Mitteil. a. d. Grenzgb. **1**. 379. 1896.
Franke, Zur Pathologie und Therapie der falschen (erworbenen) Divertikel des Dickdarms.
    Deutsche med. Wochenschr. **1909**. 98.
Gerhardt, Colitis chronica haemorrhagica. Münch. med. Wochenschr. **1919**. 339.
Gibson, The creation of an artificial valvular fistula. Boston Med. Journ. **1902**. Nr. 13.
Goebel, Bedeutung des Megasigmoideum und Makrosigmoideum für die Darmpathologie.
    Med. Klin. **1920**. S. 51.
Goiffon-Nordmann, Les hémorrhagies coliques. Arch. des mal. de l'app. digest. **9**.
    384. 1918.
Graser, Das falsche Darmdivertikel. Arch. f. klin. Chir. **59**. 638. 1899.
Graser, Über multiple falsche Darmdivertikel in der Flexura sigmoidea. Münch. med.
    Wochenschr. **1899**. 721.
Günzburg, Homburger Tagung S. 74.
Günzburg, Über Sekretionsstörungen des Magens. Med. Klin. **1918**. 1179.
Gussenbauer-Graser, Diskussion. Chirurgenkongr. **1898**. S. 109.
Haim, Primäre akute und zirkumskripte Kolitis. Prag. med. Wochenschr. **1911**. 599.
Hamburger, Untersuchungen über Ruhr. Berl. klin. Wochenschr. **1917**. Nr. 23.
v. Hansemann, Entstehung falscher Darmdivertikel. Virchow's Arch. **144**. 400. 1896.
Jehle, Das Etelen als Darmadstringens. Wien. med. Wochenschr. **1920**. S. 47.
Jolasse, Das allgemeine Krankenhaus St. Georg in Hamburg. Festschr. herausgeg. von
    Deneke, Leipzig u. Hamburg, L. Voß. 1912.
Klose, Die chirurgische Behandlung der Kolitis. Ther. Halbmonatshefte **1920**. 281.
Klemperer-Dünner, Über Colitis suppurativa und Ulcus chronicum recti. Ther. Gegenw.
    1915. Nr. 11/12 und **1919**. Nr. 3.
Kohn, Über die multiplen Divertikel des Dickdarms. Berl. klin. Wochenschr. **1914**. 931.
Körte, Sitzungsber. d. Freien Vereinigung d. Chir. Berlins. 13. VII. 1908. Zentralbl.
    f. Chir. **36**. 536. 1909.
Kothe, Über eine eigentümliche Form chronischer Stenose der Flexura lienalis coli.
    Deutsche med. Wochenschr. **1907**. 179.
Kühn, Zur Behandlung der Colitis ulcerosa. Ther. d. Gegenw. **1919**. 93.

Leschke, Über ruhrähnliche Darmerkrankungen. Deutsche med. Wochenschr. 1914. Nr. 49.

v. Linden, Aussichten der Kupfertherapie. Ther. Monatsh. 1919. 161.

v. Lippmann, Die Indikationsstellung zur operativen Behandlung der schweren diffusen Kolitis. Ther. Halbmonatshefte 1920. 346.

Matthes, Differentialdiagnose innerer Krankheiten. Berlin 1919.

Matthes, Über den Schmerz links beim Krankheitsbild der Appendizitis. Med. Klin. 1907. 6.

Mayer, Über gehäuftes Auftreten von Gallenerkrankungen nach Colitis haemorrhagica. Berl. klin. Wochenschr. 1918. Nr. 16.

Mayo, Acquired diverticulitis of the large intestine. Surg., Gynec. and Obstetr. Vol. V. 1907. p. 8.

Moszkowski, Ein Mittel zur Bekämpfung der blutigen Stühle. Berl. klin. Wochenschr. 1916. 114.

Müller, Colitis ulcerosa acuta. Verh. d. deutsch. Gesellsch. f. Chir. 41. 254. 1912.

Neupert, Zur Pathologie der Darmdivertikel. Arch. f. klin. Chir. 87. 953. 1908.

Nißle, Weiteres über Mulaflorbehandlung unter besonderer Berücksichtigung der chronischen Ruhr. Münch. med. Wochenschr. 1919. 678.

v. Noorden, K. H., Über ernsthafte Folgezustände der chronischen spastischen Obstipation. Zentralbl. f. klin. Med. 76. 417. 1912.

von Noorden C.-Salomon, Allgemeine Diätetik. Berlin. Springer. 1920.

Nothnagel, Die Erkrankungen des Darmes und Peritoneums. Wien. Hölder. 1903.

Ohly, Über Prokto-Sigmoiditis nebst einem Fall von Colitis ulcerosa und Colitis dysenterica chronica. Deutsche med. Wochenschr. 1912. 2022.

v. Ortner, Die Symptomatologie innerer Krankheiten. Bd. 1. Urban & Schwarzenberg 1917.

de Quervain, Zur Diagnose der erworbenen Dickdarmdivertikel und der Sigmoiditis diverticularis. Deutsche Zeitschr. f. Chir. 128. 67. 1914.

Riese, Diskussion zu Müller. Verh. d. deutsch. Gesellsch. f. Chir. 41. 255. 1912.

Rosenberg, Zur Behandlung der Erkrankungen des unteren Dickdarms. Mitteil. a. d. Grenzgeb. d. Med. u. Chir. 21. 807. 1910.

Rosenheim, Pathologie und Therapie der Erkrankungen des Darms. 1893. S. 132.

Rosenheim, Die Erkrankung der Flexura sigmoidea. Samml. zwangl. Abhandl. a. d. Geb. d. Verdauungs- u. Stoffwechselkrankh. II. 1910. Nr. 6.

Rosenheim, Homburger Tagung S. 69.

Rosenheim, Über Colitis chronica gravis. Deutsche med. Wochenschr. 1908. 265.

Rotter, Diskussion zu Müller. Verh. d. deutsch. Gesellsch. f. Chir. 41. 255. 1912.

Rowlands. Diverticulitis of the colon. G y's Hosp. Gaz. 34 132. 1920.

Schaly, Colitis gravis s. ulcerosa. Nederl. Tijdschr. v. Geneesk. 1914. II. 367. (Ref. Zentralbl. f. inn. Med. 1915. 319).

Schmidt, Ad., Die schweren entzündlichen Erkrankungen des Dickdarms. Boas' Arch. 22. 1. 1916.

Schmidt, Ad., Weitere Erfahrungen über die Behandlung von Darmkrankheiten mit Sauerstoff. Ther. d. Gegenw. 1913. S. 8.

Schmidt, Ad., Das Bronchialasthma als Typus „nervöser Katarrhe". Würzb. Abhandl. 1903. III. Nr. 17.

Schmidt, Ad., Über Schleim im Stuhlgang. Zeitschr. f. klin. Med. 32. 260. 1897.

Schorlemmer, Homburger Tagung. S. 78.

Schreiber, Über multiple Divertikelbildung im Dickdarm. Arch. f. klin. Med. 74. 122. 1902.

Schütz, Homburger Tagung. S. 86.

Schütz, R., Untersuchungen über die Schleimsekretion des Darms. Verh. d. Kongr. f. inn. Med. 22. 489. 1905.

Segel, Ars medici 1911. 151.

Singer, Diagnose und Therapie der Erkrankungen des unteren Darmabschnittes. Med. Klin. 1911. 602.

Sonnenburg, Die akute Kolitis. Mitteil. a. d. Grenzgeb. d. Med. u. Chir. 24. 228. 1912.

Stepp-Schlagintweit, Über den Mechanismus der Pankreassekretion bei Störungen der Magensekretion. Arch. f. klin. Med. 112. 1. 1913.

Stierlin, Klinische Röntgendiagnostik des Verdauungskanals. Wiesbaden 1916.

Stierlin, Korrespondenzbl. f. Schweiz. Ärzte. 1902. Nr. 24.

Stierlin, Zur Röntgendiagnose der Colitis ulcerosa. Zeitschr. f. klin. Med. 75. 486. 1912.

Strasburger, Krankheiten des Darms in Mohr-Stähelin's Handb. d. inn. Med. 3. 843. 1918.

Strauß, Über Thrombose der Venae femorales nach schwerem Dickdarmkatarrh. Deutsche med. Wochenschr. 1911. 1109.

Strauß, Über die topischen Gesichtspunkte bei der Betrachtung chronischer Kolitiden. Jahresk. f. ärztl. Fortb. 1917. H. 3. S. 12.

Sudeck, Über die entzündlichen Darmgeschwülste. Berl. klin. Wochenschr. 1920. 416.
Sudsuki, Über Divertikel am S Romanum. Arch. f. klin. Chir. 61. 708. 1900.
Telling, Acquired diverticula of the sigmoid flexure, considered especially in relation to
      secondary pathological processes and their clinical symptoms. The Lancet 1908.
      843. 928.
Telling, Diverticulitis. Lancet 1920. Nr. 2.
Wegele, Therapie der Colitis ulcerosa. Münch. med. Wochenschr. 1912. 2193. 5. Bd.
Wegele, Über Colitis ulcerosa und ihre Behandlung. Med. Klin. 1913. Nr. 3.
Wideröe, Zur Technik der Appendikostomie. Zentralbl. f. Chir. 1919 602.
Windscheid, Drei Fälle von Perikolitis. Deutsches Arch. f. klin. Med. 45. 233. 1889.
Wolff, Die sog. Divertikulitis des Kolon und ihre Diagnose durch das Röntgenbild. Fort-
      schr. a. d. Geb. d. Röntgenstrahlen. 26. 152. 1919.
Zweig, Über die Colitis ulcerosa chronica. Boas Arch. 14. 284. 1908.

Entzündliche Erkrankungen des Enddarms (Proktitis, Periproktitis, Mastdarmfisteln, Fissuren, Pruritus, Prolaps).

Ach, Pathogenese und Therapie des Prolapsus ani. Beitr. z. klin. Chir. 39. 251.
Albu-Werzberg, Amoebendysenterie und enterogene Eosincphilie. Zeitschr. f. klin.
      Med. 74. 394. 1912.
Baer, Rektalgonorrhöe der Frauen. Deutsche med. Wochenschr. 1896. Nr. 8. u. 1897.
      Nr. 50.
Boas, Allgemeine Diagnostik und Therapie der Darmkrankheiten. Leipzig 1898.
Citron, Syphilis in Kraus-Brugsch Spez. Path. u. Ther. 2. 1. Hälfte. Wien 1919.
Conitzer, Über die Behandlung der Afterschrunde (Fissura ani) mit Ichthyol. Münch.
      med. Wochenschr. 1899. Nr. 3.
Drew, Procidentia recti and its treatment. The Lancet 1917. 799.
Erkes, Zur Sphinkterplastik Zentralbl. f. Chir. 1919. Nr. 18.
v. Esmarch, Krankheiten des Mastdarmes und des Afters. Stuttgart 1887.
v. Esmarch, Venerische Geschwüre im Rektum. Handb. d. Chir. (Pitha-Billroth)
      III. II. 85. 1865.
Foges, Atlas der rektalen Endoskopie. Wien 1909/1910.
Fricker, Über zwei Fälle von Darmeosinophilie. Münch. med. Wochenschr. 54. Nr. 6. 1907.
Fricker, Über eosinophile Proktitis. Boas Arch. 18. 656. 1912.
Götz, Kasuistische Beiträge zur Fistula ani. Beitr. z. klin. Chir. 99. 268. 1915.
Harlsse, Über Rektalgonorrhöe. Münch. med. Wochenschr. 1919. 1143.
Heinemann, 26 schwere Mastdarmvorfälle. Beitr. z. Pathogenese, Klinik und Therapie
      des Rektalprolapses. Deutsche Zeitschr. f. Chir. 150. H. 5—6. 1919.
Hemmeter, Diseases of the intestines. Vol 2. Philadelphia. 1902.
Herxheimer, Zur Ätiologie und pathologischen Anatomie der Syphilis. Ergebn. d.
      pathol. Anat. (Lubarsch-Ostertag) 11. I. 1. 1906.
v. Hochenegg, Lehrb. d. spez. Chir. Bd. 2. 1. Teil. Wien 1908.
Jullien, Traité pratique des maladies vénériennes. Paris 1886.
Karo, Zwei Fälle von Rektalgonorrhöe als Folge von Entleerung gonorrhoischer Eiter-
      ansammlungen ins Rektum. Berl. klin. Wochenschr. 1901. 101.
Kaumheimer, Über Rektalgonorrhöe im Kindesalter. Münch. med. Wochenschr. 1910.963.
Klemperer-Dünner, Behandlung der Verdauungskrankheiten. Ther. d. Gegenw.
      1919. 424.
Klinkert, Das Problem der konstitutionellen Eosinophilie. Zeitschr. f. klin. Med. 89.
      156. 1920.
Komarowsky, Über lokale Eosinophilie und eosinophile Darmerkrankungen. Boas
      Arch. 16. 74. 1910.
König, Die Erkrankung des Mastdarms infolge von Infektion durch Gonorrhöe und
      Syphilis. Berl. klin. Wochenschr. 1902. Nr. 18.
Kümmell, Zur Operation des hochgradigen Mastdarmvorfalls. Zentralbl. f. Chir. 1919.
      Nr. 25.
Matti, Behandlung des Mastdarmvorfalls durch perianale Einlagerung eines Gummi-
      schlauchringes. Zentralbl. f. Chir. 1918. 730.
Miloslavich, Postdysenterische Mastdarmerkrankungen. Med. Klin. 1919. Nr. 27.
Mucha, Über Rektalgonorrhöe. X. Kongr. d. deutsch. dermatol. Ges. in Frankfurt 1908.
Neubauer-Stäubli, Über eosinophile Darmerkrankungen. Münch. med. Wochenschr.
      53. Nr. 49. 1906.
Neumann, Beitrag zur Myositis syphilitica. Arch. f. Derm u. Syph. 20. 19. 1888.
Neumann, Syphilis. Wien 1896.
Nickel, Über die sog. syphilitischen Mastdarmgeschwüre. Virchows Arch. 127. 279.
      1892.

Patzschke, Über die Anwendung von Pepsinsalzsäure zur Verdauung von Narbengewebe. Münch. med. Wochenschr. **1920** 402.
Pollchen, Über die Ätiologie der strikturierenden Mastdarmgeschwüre. Virchow's Arch. **127**. 189. 1892.
Pozenel, Beitrag zur Radikaloperation des Mastdarmvorfalls. Wien. klin. Wochenschr. **1919**. Nr. 22.
Ritter, Zur operativen Behandlung von Mastdarmfisteln, die oberhalb des Sphinkter in den Da·m münden. Berl. klin. Wochenschr. **1919**. Nr. 36.
Rosenberg, Zur Behandlung der Erkrankungen des unteren Dickdarms. Mitteil. a. d. Grenzgeb. d. Med. u. Chir. **1910**. 807.
Roux, Eine einfache Behandlung des Mastdarmvorfalls. Ther. Monatsh. **1914**. August.
Schilling, Die nichtchirurgische Behandlung dei Analfissuren. Ther. d. Gegenw. **1915**. 340.
Schulte-Tigges, Über syphilitische Mastdarmstrikturen. Beitr. z. klin. Chir. **132**. 209. 1914.
Sjögren, Beitr. zur Technik bei der Röntgenbehandlung von Pruritus ani. Fortschr. a. d. Geb. der Röntgenstr. **26** 459. 1919.
Skaller, Die Behandlung von Erkrankungen des Dickdarms mit gasförmigen und zerstäubten Medikamenten. Berl. klin. Wochenscrr. **1910**. 1535.
Stemmler, Zur Operation der Mastdarmfistel. Deutsche med. Wochenschr. **1919**. Nr. 28.
Strauß, Über Proctitis sphincterica. Berl. klin. Wochenschr. **1908**. 1438.
Tölken, Die Ekehornsche Operation des Mastdarmvorfalls bei Kindern. Deutsche med. Wochenschr. **1914**. Nr. 15.
Wegner, Zur Ätiologie und Therapie der durch Infektion entstandenen Rektumstrikturen. Arch. f. klin. Chir. **66**. 10(3. 1902.
Wiener, Über Eosinophilie des Darmschleims. Berl. klin. Wochenschr. **1912**. 258.
v. d. Willigen, Ichthyol bei Fissura ani. Nederl. tijdschr. v. Geneesk. 1893. I. N.. 17. Ref. Zentialbl. f. Gynäk. **1895**. 481.
Willrich, Heilung einer langwierigen Mastdarmfistel durch Saugbehandlung. Berl. klin. Wochenschr. **1919**. Nr. 22.

Hämorrhoiden.

v. Aldor, Über Ätiologie und Behandlung der Hämorrhoidalblutungen. Med. Klin. **1914**. Nr. 15.
Boas, Eine neue unblutige Behandlung der Hämorrhoiden. Arch. f. Verdauungskrankh. **15**. 178. 1909.
Boas, Über die extraanale (unblutige) Behandlung der Hämorrhoiden. Münch. med. Wochenschr. **1912**. 233.
Boas, Diagnostik und Therapie der Darmkrankheiten. Leipzig. Thieme. 1899.
Boas, Die radikale Heilung der Hämorrhoiden auf unblutigem Wege. Deutsche med. Wochenschr. **1919**. Nr. 42.
Boas, Über Heilung der Hämorrhoiden auf unblutigem Wege und deren Erfolge. Boas Arch. **26**. 1. 1920.
Bokenham, The treatment of haemorrhoids. The Lancet **1904**. p. 19.
Braats, Die chirurgische Behandlung der Hämorrhoiden. Ther. Monatsh. **1908**. März.
v. Brunn, Zur Hämorrhoidenoperation. Zentralbl. f. Chir. **1919**. Nr. 21.
Budin, Zitiert nach Boas.
Burwinkel, Hämorrhoidalknoten im frühesten Kindesalter. Münch. med. Wochenschr. **1900**. 393.
Dreesmann, Zur operativen Behandlung der Hämorrhoiden. Med. Klin. **1911**. 1153.
Edwards, The treatment of haemorrhoids by injection. Lancet **1916**. April 15.
Federn, Wien. Klin. **1899**. Juni.
Frerichs, Klinik der Leberkrankheiten. Braunschweig 1861.
Gunkel, Zitiert nach Payr.
Harttung, Hämorrhoidalknoten bei Neugeborenen. Deutsche Zeitschr. f. Chir. **131**. 425. 1914.
Henderson, Aretrospective view of the treatment of hemorrhoids. Journ. of the Amer. Assoc. **1895**. 21. Dez.
Hensel, Thése de Paris 1903.
v. Hochenegg, Lehrbuch der speziellen Chirurgie. Bd. **2**. 1. Teil. Wien 1908.
Jüngerich, Zur Therapie des Hämorrhoidalleidens. Deutsche med. Wochenschr. **1913**. Nr. 44.
Klemperer-Dünner, Behandlung der Verdauungskrankheiten. Ther. d. Gegenw. **1919**. 420.
Klewzow, Russk. Wratsch. **1899**. Nr. 7.
Kofmann, Über die extraanale (unblutige) Behandlung der Hämorrhoiden. Münch. med. Wochenschr. **1912**. 872.

Krukenberg, Über Behandlung der Hämorrhoiden mit Suprarenininjektionen. Münch.
    med. Wochenschr. 1918. 852.
Landström, Eine neue Operationsmethode der Hämorrhoiden. Zentralbl. f. Chir. 1903.
    1289.
Lange, Zur chirurgischen Behandlung der Hämorrhoiden. Zentralbl. f. Chir. 1887. 70.
v. Lenhossék, Zur Ätiologie und Prophylaxe der Hämorrhoiden. Deutsche med. Wochen-
    schr. 1912. 1044.
Mainzer, Inaug.-Diss. Würzburg 1894.
Maybaumm, Über die extraanale unblutige Behandlungsmethode der Hämorrhoidal-
    knoten. Boas' Arch. 19. 188. 1913
Müller, Zur Boas'schen extraanalen Behandlung der Hämorrhoiden Münch. med. Wochen-
    schr. 1914. 657.
Naegeli-Akerblom, Medikamentöse Behandlung der Hämorrhoiden. Allg. med. Zen-
    tralzeitg. 1896. 767.
von Noorden, Die Fettsucht. 2. Aufl. Wien 1911.
von Noorden-Caan, Über Radiumbehandlung der Hämorrhoiden. Ther. Monatsh.
    1915. 315.
von Noorden - Salomon. Allgemeine Diätetik. Berlin 1920.
Nordmann, Wesen und Behandlung der Hämorrhoiden. Med. Klin. 1920. Nr. 5.
Nothnagel, Die Erkrankungen des Darms und Peritoneums. Wien 1903.
Oeder, Über Lagerungsbehandlung bei Hämorrhoiden. Zeitschr. f. diät. u. phys. Ther.
    4. 650. 1901.
Payr, Der entzündete Hämorrhoidalknoten und seine Behandlung. Med. Klin. 1908. 649.
Philippowicz, Zur Ligaturbehandlung der Hämorrhoiden. Beitr. z. klin. Chir. 95.
    528. 1915.
Proebsting, Die Behandlung der Hämorrhoiden. Zeitschr. f. klin. Med. 53. 58. 1904.
Quénu, Etude sur les hémorrhoides. Rév. de chir. 1892. Nr. 12.
Raschkow, Inaug.-Diss. Breslau 1898.
Ratkowski, Zur Behandlung der Hämorrhoiden durch Pessare. Berl. klin. Wochen-
    schr. 1909. 1846.
v. Recklinghausen, Handb. d. allg. Path. Stuttgart 1883.
Reinbach, Pathologisch-anatomische und klinische Beiträge zur Lehre von den Hämor-
    rhoiden. Bruns' Beitr. z. Chir. 19. 1. 1897.
Reinbach, Hämorrhoiden im Kindesalter. Mitteil. Grenzg. Med.-Chir. 12. 272. 1903.
Rosenbach, Die Perihepatitis simplex nebst Bemerkungen über Peristaltik, Plethora
    abdominis und hämorrhagische Zustände. Arch. f. Verdauungskrankh. 1. 7 u. 139.
    1896.
Roux, Zitiert nach Boas.
v. Ruediger-Rydygier, Beiträge zur pathologisch-anatomischen Untersuchung der
    Hämorrhoiden. Deutsche Zeitschr. f. Chir. 91. 491. 1908.
Scheffer, Über ein neues Pessar (Keulenpessar) zur Behandlung von Hämorrhoiden.
    Münch. med. Wochenschr. 1901. 971.
Schlesinger, Pneumopessar zur Behandlung von Hämorrhoiden und Analprolapsus.
    Ther. d. Gegenw. 1908. 287.
Schloß, O., Über einen Fall von Chlorkalkverätzung des untersten Darms. Ther. d.
    Gegenw. 1907. S. 574.
Schmincke, Über die Entstehung der Hämorrhoiden. Münch. med. Wochenschr. 1914.
    Nr. 32.
Silberberg, Beiträge zur Lehre von den Hämorrhoiden. Bruns' Beitr. z. Chir. 61. 317.
    1911.
Strauß, Über Proctitis sphincterica. Berl. klin. Wochenschr. 1908. 1438.
Szuman, Beiträge zur Lehre von den Hämorrhoiden. Deutsche Zeitschr. f. Chir. 132.
    209. 1915.
Torikata, Über das Wesen der Hämorrhoiden. Deutsche Zeitschr. f. Chir. 97. 354. 1909.
Trebing, Beitrag zur Hämorrhoidaltherapie. Münch. med. Wochenschr. 1916. Nr. 7.
Wagner, Digestionstrakt in L. v. Frankl-Hochwart, C. von Noorden, A. v. Strüm-
    pell, Erkrankungen des weiblichen Genitale in Beziehung zur inneren Medizin
    1. 903. 1912. Wien.

Bazillendysenterie.

Abel-Löffler, Eine Ruhrepidemie von explosivem Charakter, hervorgerufen durch ein
    infiziertes Nahrungsmittel. Zeitschr. f. Hyg. 87. 410. 1918.
Adelheim, Über den Ruhrbegriff. Beitr. z. Klinik d. Infektionskrankh. 7. 194. 1919.
Alexander, Behandlung septischer Erkrankungen mit Silberpräparaten. Ther. Monatsh.
    1918. 384.

Alexander, Die postdysenterischen Magen- und Darmkrankheiten. Zeitschr. f. diät. Ther. **23**. 41. 1919.
Aussprache im Verein f. inn. Med. Berlin. Deutsche med. Wochenschr. **1917**. Nr. 49. S. 1521 u. 1549.
Bamberger, Krankheiten des chylopoetischen Systems. Erlangen 1864.
Barrenscheen, Bakteriologische und klinische Erfahrungen über Ruhr. Beitr. z. Klin. d. Infektionskrankh. **5**. 425. 1917.
Becker, Unterschiede im klinischen Verlauf der Shiga-Ruhr und der Y-Dysenterie. Med. Klin. **1918**. Nr. 18.
Behm, Fleisch und Käse bei Durchfällen. Münch. med. Wochenschr. **1917**. 1485.
Beneke, Zur Pathogenese, Behandlung und Prophylaxe der epidemischen Ruhr. Münch. med. Wochenschr. **1917**. 1277.
Beyer, Erfahrungen über Ruhr und Ruhrserum. Deutsche med. Wochenschr. **1918**. Nr. 4.
Bischoff, Erfahrungen mit Dysbakta. Deutsche militärärztl. Zeitschr. **1918**. 208.
Bittorf, Die Ruhrneuritis. Deutsche med. Wochenschr. **1918**. Nr. 21.
Bittorf, Klinische Beobachtungen bei einer Ruhrepidemie. Beitr. z. Klinik d. Infektionskrankh. **7**. 178. 1919.
Boehncke-Elkeles, Ruhrschutzimpfungen mit Dysbakta. Münch. med. Wochenschr. **1918**. 785.
Boehncke-Hamburger-Schelenz, Untersuchungen über Ruhrimpfstoffe in vivo und vitro. Berl. klin. Wochenschr. **1918**. Nr. 6.
Boehncke, Ruhrschutzimpfung im Kriege. Med. Klin. **1917**. Nr. 41.
Borchardt, Die spastische Stuhlverstopfung bei Ruhrkranken. Deutsche med. Wochenschr. **1916**. 1416.
Boyé, Ruhrbekämpfung durch Schutzimpfung. Münch. med. Wochenschr. **1918**. 961.
Brauer, Die Ruhr. Berlin 1918.
Braun-Ließ, Über die Kolitisbazillen. Zeitschr. f. Hyg. **88**. 251. 1919.
Brill, Ruhrbehandlung mit Argentum nitricum. Münch. med. Wochenschr. **1917**. 1643.
Brugsch-Schittenhelm, Klinische Untersuchungsmethoden. 4. Aufl. Wien 1918.
Brünauer, Über Allgemeininfektion mit Dysenteriebazillen. Wien. klin. Wochenschr. **1916**. 128.
Büllmann, Über zytologische und Magensaftuntersuchungen in der Rekonvaleszenz nach Paratyphus und Ruhr. Med. Klin. **1918**. Nr. 20.
Bürger, Epidemisches Ödem und Enterokolitis. Zeitschr. f. exper. Med. **8**. 309. 1919.
Bürgers, Über Ruhrschutzimpfung. Deutsche med. Wochenschr. **1918**. 464.
Cafasso-Loew, Über die Brauchbarkeit der Agglutinationsprüfung bei Ruhr. Wien. med. Wochenschr. **1919**. Nr. 26.
Cobet, Über Kreislaufstörungen bei Ruhr. Med. Klin. **1919**. Nr. 2.
Cohnheim, Zur Behandlung der Ruhr und akuten Darmstörungen. Münch. med. Wochenschr. **1917**. Nr. 38.
Darling-Bates, Bac. dysent recovered from the peripheral blocd. Amer. Journ. of med. sc. **143**. 36. 1912.
Deycke-Reschad, Die Dysenterie in Konstantinopel. In R. Rieder, Selbstgelebtes und Gewolltes. Bd. 2. Jena 1904. (G. Fischer).
Dörr, Dysenterietoxin in Handbuch der Technik und Methodik der Immunitättsforschung Bd. 1. Jena 1908.
Dufourt et Devic, Du traitement de la dysenterie bacillaire aigve. Lyon. méd. **1917**. 541.
Ehrmann, Über Colitis ulcerosa oder suppurativa. Berl. klin. Wochenschr. **1916**. 1285.
Ellinger-Adler, Die Wirkung von Ruhrgift auf den Kreislauf. Arch. f. exper. Pharmak. **85**. 95. 1919.
Ellinger-Adler, Über chemische Darmdesinfektion. Münch. med. Wochenschr. **1917**. 561.
Finlayson, On the treatment of dysentery. Brit. med. Journ. 1917. Jan. 13.
Flexner, The etiology of tropical dysentery. Zentralbl. f. Bakt. **28**. Nr. 19. 1900.
Foges, Über schwere postdysenterische Rektalveränderungen und deren Behandlung. Wien. klin. Wochenschr. **1919**. Nr. 52.
Förster, Ein Fall von Zystopyelitis durch Ruhrbazillen (Typus Flexner). Münch. med. Wochenschr. **1918**. Nr. 8.
Fraenkel, Untersuchungen über Pseudodysenterie (Y-Ruhr). Deutsche med. Wochenschr. **1915**. Nr. 40.
Friedemann, Bakteriologie der Ruhr. Deutsche med. Wochenschr. **1917**. 1524.
Geißler, Jodtherapie bei Ruhr. Münch. med. Wochenschr. **1918**. 187.
Ghon-Roman, Über Befunde von Bact. dysent. Y im Blute. Wien. klin. Wochenschr. 1915. Nr. 22.
Görner, Die Therapie der Bazillenruhr. Münch. med. Wochenschr. **1919**. 427.
v. Groer, Über Behandlung der bazillären Dysenterie mit Adrenalin. Münch. med. Wochenschr. 1915. 487.

Groß, Über die Wirkung des Ruhrheilstoffs Boehncke. Deutsche med. Wochenschr.
 1918. 796.
Groß, Untersuchungen über die Bazillenruhr. Münch. med. Wochenschr. 1919. Nr. 24.
Gürber, Uzara Ther. Halbmonatsh. 1920. 465, 496.
Hamburger, Bedeutung der Agglutination für die Ruhrdiagnose. Zeitschr. f. klin. Med.
 88. 398. 1919.
v. Hampeln, Diätetik der Ruhr. Deutsche med. Wochenschr. 1918. 760.
v. Hansemann, Bedeutung der anatomischen Diagnose Ruhr. Berl. klin. Wochenschr.
 1916, Nr. 44.
Henius, Behandlung schmerzhafter Mastdarmerkrankungen mit Eukupin. Deutsche
 med. Wochenschr. 1919. 1354.
Hermel, H., Beitrag zur Klinik, Bakteriologie und Therapie von Bazillenträgern. Beitr.
 z. Klin. der Infektionskrankh. 8. 177. 1919.
Herschmann, Meningitis nach Bazillenruhr. Berl. klin. Wochenschr. 1920. Nr. 3.
Hever-Lucksch, Über Ruhrschutzimpfung. Wien. klin. Wochenschr. 1915. 1134.
Heymann, Über die Verbreitungsweise der übertragbaren Darmkrankheiten. Zeitschr.
 f. Hyg. 86. 245. 1918.
Hirsch, Über Ruhr und ihre Behandlung im Felde. Deutsche med. Wochenschr. 1915.
 Nr. 40.
Hiß-Russel, A study of a bacillus resembling the bacillus of Shiga. New York Med.
 News. 82. Nr. 7. 1903.
Hotzen, Klinische und bakteriologische Beobachtungen über Ruhr im Kindesalter. Jahrb.
 f. Kinderheilk. 89. 114. 1919.
Howell, The convalescence of dysentery and its complications. The Practitioner. 1917.
 May.
Jacob, Behandlung der Ruhr mit polyvalentem Serum. Münch. med. Wochenschr.
 1918. 640.
Jacob, Über eigenartige Rezidive der Bazillenruhr. Münch. med. Wochenschr. 1917.
 125 u. 303.
Jacoby, Die Bedeutung der Azidität der Ruhrstühle für die bakteriologische Ruhrdiagnose.
 Zeitschr. f. Hyg. 90. 1. 1920.
Jürgens, Dysenterie in Kraus-Brugsch, Spez. Path. u. Ther. 2. 1. Hälfte. 265. 1913.
Jürgens. Infektionskrankheiten. Berlin 1920 (J. Springer).
Kemp, Über Paradysenterie. Zeitschr. f. Hyg. 57. 489. 1907.
Kittsteiner, Erfahrungen über leichte Ruhrfälle. Münch. med. Wochenschr. 1915. 1766.
Kleinschmidt, Die Behandlung der Ruhr in den städt. Krankenanstalten in Elberfeld.
 Med. Klin. 1919. 435.
Klesk, Über die Serumbehandlung der Ruhr. Med. Klin. 1915. Nr. 42.
Kolle-Hetsch, Experimentelle Bakteriologie. 1. 360. 1916.
Kraus-Dörr, Über Dysenterietoxin. Wien. klin. Wochenschr. 1905. Nr. 7.
Kraus-Dörr, Über experimentelle Therapie der Dysenterie. Wien. klin. Wochenschr.
 1905. Nr. 42.
Kraus-Dörr, Die experimentelle Grundlage einer antitoxischen Therapie der bazillären
 Dysenterie. Zeitschr. f. Hyg. 55. 1. 1907.
Kretzer, Zur Frage der Widal-Reaktion bei Ruhr. Münch. med. Wochenschr. 1918. Nr. 36.
Kruse, Über die Ruhr als Volkskrankheit und ihren Erreger. Deutsche med. Wochen-
 schr. 1900. Nr. 40.
Kruse, Über die Veränderlichkeit der Seuchen, insbesondere des Typhus und der Ruhr.
 Münch. med. Wochenschr. 1917. Nr. 40.
Kruse, Ritterhaus, Kemp, Metz, Dysenterie und Pseudodysenterie. Zeitschr. f. Hyg.
 57. 417. 1907.
Kuenen, Über bazilläre Dysenterie. Ned. Tijdschr. v. Geneesk. 1919. II. 875 (Zentralbl.
 f. inn. Med. 1920. S. 27).
Kulka, Zur Therapie der Ruhr. Wien. klin. Wochenschr. 1917. Nr. 41.
Labor-Wagner, Zur Klinik der Bazillenruhr. Beitr. z. Klinik d. Infektionskrankh. 7.
 51. 1918.
Lentz, Dysenterie im Handbuch der pathologischen Mikroorganismen. 2. Aufl. Bd. 2. 1912.
Lentz, Dysenterie in Kolle-Wassermann's Handbuch der pathogenen Mikroorganismen.
 3. 809. 1913.
Leveuf et Heuyer, Les indications de la coecostomie dans le traitement des dysenteries.
 Ther. de chir. 1918. 255.
Ließ, Über Kolitisbazillen. Zentralbl. f. Bakt. 1. Abt. 83. Nr. 3. 1919.
Loeb, Erfahrungen in der Behandlung akuter Ruhrfälle. Münch. med. Wochenschr.
 1918. 473.
Loewenthal, Die chronische postdysenterische Kolitis. Boas Arch. 25. 465. 1919.

Löhlein, Zur pathologischen Anatomie der Ruhr. Med. Klin. **1917.** 153. 478. 500. 557. 813.
Lüdke, Die Bazillenruhr. Jena 1911.
Lutsch, Über Ruhrbehandlung. Münch. med. Wochenschr. **1914.** 476.
Lyon, Nachfieber bei Bazillenruhr. Beitr. d. Klin. d. Infektionskrankheiten. 7. 89. 1918.
Maer, A case of septicaemia due to infection by bac. dysent. Shiga. Brit. med. Journ. **1918.** Jan. 12.
Marcovici, Zur Behandlung der akuten und chronischen Dysenterie mit Allphen. Wien. med. Wochenschr. **1915.** Nr. 33.
Martin-Williams, The chance of recovering dysentery bacilli. Brit. med. Journ. **1918.** April 20.
Matthes, Lehrbuch der Differentialdiagnose. Berlin 1919.
Matthes, Über die Behandlung der Kriegsruhr. Deutsche militärärztliche Zeitschr. **1918.** Nr. 3/4.
Matthes-Kruse, Über die Ruhr. Kongr. f. inn. Med. Warschau 1916. 282 (nebst Aussprache).
Meyer, Ruhr und Ruhrbehandlung. Berl. klin. Wochenschr. **1916.** 1070 u. 1106.
Meyer, Zur Diätetik der Ruhr. Deutsche med. Wochenschr. **1916.** 349.
Miloslavich, Bemerkungen zur operativen Behandlung der Ruhr durch Appendikostomie. Zentralbl. f. Chir. **1919.** Nr. 19.
Miloslavich, Über postdysenterische Mastdarmerkrankungen. Med. Klin. **1919.** Nr. 26.
Moszkowski, Ein Mittel zur Bekämpfung des blutigen Stuhls. Berl. klin. Wochenschr. **1916,** 114.
Mühlmann, Über Dysenterie und verwandte Fragen. Arch. f. Hyg. **69.** 401. 1909.
Neisser, Über Strychninbehandlung. Berl. klin. Wochenschr. **1918.** Nr. 3.
Neukirch, Über paratyphusähnliche Bakterien im Blute bei ruhrartigen Erkrankungen. Berl. klin. Wochenschr. **1917.** Nr. 15.
Nißle, Weiteres über Mutaflorbehandlung. Münch. med. Wochenschr. **1919.** 678.
von Noorden, Sparteinum sulfuricum als Analeptikum. Ther. Halbmonatsh. **1920.** 31.
von Noorden, Über rektale und parenterale Ernährung. Ther. Halbmonatsh. **1920.** Nr. 1/2.
von Noorden-Salomon, Allgemeine Diätetik. Berlin 1920.
Nowicki, Ruhrfälle mit Nachweis des Erregers außerhalb des Darmtraktus. Berl. klin. Wochenschr. 1917. Nr. 52.
Offrem, H., Über die spezielle Behandlung der Ruhr. Beitr. z. Klin. d. Infektionskrankh. 8. 222. 1919.
Orth, Verh. d. pathol. Gesellsch. **3.** 135. 1900.
Paetsch, Erfahrungen mit Dysbakta. Deutsche med. Wochenschr. **1919.** 403.
Paulus, Erfahrungen über die operative Behandlung der Ruhr durch Appendikostomie bzw. Zökostomie. Münch. med. Wochenschr. **1919.** 233.
Petruschky, Über perkutane Schutzbehandlung bei Ruhr. Med. Klin. **1919.** Nr. 35.
Pfeiffer, Zur Serumbehandlung der Ruhr. Deutsche med. Wochenschr. **1918.** 715.
Plehn, Zur Behandlung der akuten dysenterischen Darmentzündungen. Münch. med. Wochenschr. **1916.** 1707.
Prym, Allgemeine Atrophie, Ödemkrankheit und Ruhr. Deutsche med. Wochenschr. **1918.** Nr. 20
Rakus, Ein wirksames Mittel gegen Durchfälle aller Art. Münch. med. Wochenschr. **1916.** 67.
Rauch, Periostale Späterkrankungen bei Ruhr. Med. Klin. **1915.** 672.
Rosenhaupt, Behandlung der Ruhr mit Kasein. Deutsche med. Wochenschr. **1917.** Nr. 22.
Rosenthal, Über das Dysenterietoxin. Sekt. f. Bakt. d. Kais. Ges. f. Naturk. in Moskau. 1. Febr. **1903.**
Rosenthal, Ein neues Dysenterieheilserum und seine Anwendung bei Dysenterie. Deutsche med. Wochenschr. **1904.** Nr. 7.
Rostoski, Therapie der Bazillenruhr (Diskussion). Münch. med. Wochenschr. **1919.** 427.
Rostoski, Zur Behandlung der Ruhr. Berl. klin. Wochenschr. **1916.** Nr. 46.
Roubitschek-Laufberger, Chronische Dysenterie. Zitiert Zentralbl. f. inn. Med. **1915.** 840.
Ruge, Bazillenruhr in Mense's Handb. d. Tropenkrankh. Bd. 2. Leipzig 1905.
Salomon, Pathologie und Therapie der Ruhr. Wien. klin. Wochenschr. **1915.** Nr. 1.
Scheer-Obé, Zur Frage der Wirksamkeit des Ruhrschutzimpfstoffes „Dysbakta" (Böhncke). Zeitschr. f. Immunitätsforschung 28. 400. 1919.
Schelenz, Ruhrschutzimpfung mit Dysbakta. Med. Klin. **1918.** Nr. 7.
Schelenz, Zur Vakzinetherapie der Bazillenruhr. Med. Klin. **1918.** 545.
Schemensky, Ruhrkomplikationen und ihre Behandlung. Münch. med. Wochenschr. **1918.** 1150.
Schiff, Behandlung der Dysenterie mit Formalineinläufen. Wien. klin. Wochenschr. **1919.** Nr. 41.

Schittenhelm, Behandlung der bazillären Ruhr. Ther. Monatsh. **1918.** 122 u. 150.
Schittenhelm, Serumbehandlung der bazillären Ruhr. Med. Klin. **1919.** Nr. 2.
Schittenhelm, Über bazilläre Ruhr und ihre spezifische Behandlung. Münch. med.
    Wochenschr. **1918.** Nr. 18.
Schittenhelm-Schlecht, Über Polyarthritis dysenterica. Arch. f. klin. Med. **126.** 329. 1918.
Schlesinger, Dysenterische Polyneuritis. Med. Klin. **1915.** Nr. 14.
Schmidt, Prophylaxe und Therapie der Ruhr. Münch. med. Wochenschr. **1914.** Nr. 36.
Schmidt-Kauffmann, Über chronische Ruhr. Münch. med. Wochenschr. **1917.** 753.
Schmidt, M. B., Über die Verkalkung der Nierenepithelien. Zentralbl. f. allg. Path. **30.**
    497. 1920.
Schmitz, Ein neuer Typus aus der Gruppe der Ruhrbazillen als Erreger einer größeren
    Epidemie. Zeitschr. f. Hyg. **84.** 449. 1917.
Schmitz, Über einen bisher noch nicht bekannten Krankheitserreger der Dysenteriegruppe.
    Münch. med. Wochenschr. **1917.** Nr. 49.
Schneider, Über Ruhrbehandlung und ihre Beurteilung. Med. Klin. **1919.** 589.
Schröder, Über Folgezustände der Ruhr. Deutsche med. Wochenschr. **1917.** Nr. 37.
Schürer, Über die Pathogenese der Dauerausscheider und Bazillenträger. Berl. klin.
    Wochenschr. **1920.** Nr. 5.
Schürer-Wolff, Der Nachweis der Ruhrbazillen bei chronischer Ruhr. Deutsche med.
    Wochenschr. **1918.** Nr. 33.
Selter, H., Das Dysenterietoxin. Zentralbl. f. Bakt. **47.** I. 200. 1910.
Selter, Über die Dysenteriegifte. Zeitschr. f. Immunitätsforsch. **5.** 458. 1910.
Shiga, Über den Erreger der Dysenterie in Japan. Zentralbl. f. Bakt. **23.** Nr. 14. 1898.
Shiga, Über den Dysenteriebazillus. Ibid. **24.** Nr. 22. 1898.
Shiga, Typen der Dysenteriebazillen, ihr epidemiologisches Verhalten und serotherapeu-
    tische Studien. Zeitschr. f. Hyg. **60.** 75. 1908.
Sick, Über einen einheitlichen Symptomenkomplex unter den Nachkrankheiten der Ruhr.
    Münch. med. Wochenschr. **1918.** 1152.
Simon, G., Über die serologische Ruhrdiagnose. Zeitschr. f. Mediz.-Beamte **33.** 34. 1920.
Singer, in Aussprache über Colitis gravis. Boas' Arch. **22.** 93. 1916.
Sonne, Über die Bakteriologie der giftarmen Dysenteriebazillen (Paradysenterie). Zen-
    tralbl. f. Bakt. **75.** 408. 1915.
Stettner, Gelenkrheumatismus und Ruhr. Münch. med. Wochenschr. **1917.** Nr. 26.
Steuernagel, Ruhrschutzimpfungen mit Dysbakta. Deutsche med. Wochenschr. **1918.** 317.
Straub, Das Problem der physiologischen Salzlösung. Münch. med. Wochenschr. **1920.**
    249.
Strong-Musgrave, Report of the etiology of the dysenterie of Manila. Dept. of war.
    Washington 1900.
Thierry, Beitrag zur chirurgischen Behandlung der Ruhr. Beih. z. Arch. f. Schiffs- u.
    Tropenhyg. **23.** IV. 128. 1920.
Thimm, Behandlung von Dysenterie mit Palmitinsäure-Thymolester. Deutsche med.
    Wochenschr. **1918.** Nr. 26.
Todd, On a dysentery antitoxin. Br. med. Journ. **1903.** Nr. 2240.
Todd, On a dysentery toxin and antitoxin. Journ. of Hyg. **4.** 480. 1904.
Ullmann, Über die sagoähnlichen Klümpchen in den Ruhrentleerungen. Med. Klin.
    1916. 1230.
Umber, Krankheitsbild und Behandlung der Ruhr im Heimatsgebiet. Deutsche med.
    Wochenschr. **1917.** Nr. 49.
Usener, Zur Klinik der Bazillenruhr und ihrer Behandlung mit Atropin. Berl. klin. Wochen-
    schr. **1916.** 799.
Veiel, Zur Diagnose der Ruhr. Münch. med. Wochenschr. **1918.** Nr. 27.
v. d. Velden, Zur parenteralen Proteinkörpertherapie. Berl. klin. Wochenschr. **1919.** 481.
Virchow, Kriegstyphus und Ruhr. Virchow's Arch. **52.** 1. 1871.
Walther, Zur Theorie der Adsorptionstherapie. Ther. d. Gegenw. **1918.** 192.
Ziemann, Zur medikamentösen Behandlung der Ruhr. Münch. med. Wochenschr. **1916.**
    1170.
Zimmermann, Die Ruhrbehandlung mittels Toxinausflockung. Berl. klin. Wochen-
    schr. **1918.** 1123.
Zülzer, Die Hormonaltherapie bei Ruhr. Deutsche med. Wochenschr. **1917.** Nr. 1.

Protozoendysenterie.

Ardain-Delteil, und Mitarbeiter, Un cas de dysenterie à balantidium coli. Bull. Soc.
    méd. des hôp. Paris **1914.** Nr. 24.
Askanazy, Pathogene Bedeutung des Balantidium coli. Wien. med. Wochenschr.
    1903. Nr. 3.

Assmy, Zur Frage der Emetinbehandlung der Lamblienruhr. Münch. med. Wochenschr. **1914**. 1393.

Axter-Haberfeld, Über einen Fall von Emetinbehandlung der Balantidiose. Münch. med. Wochenschr. **1915**. 152.

Baermann, Behandlungsversuche mit Salvarsankupfer. Münch. med. Wochenschr. **1914**. Nr. 1.

Baermann-Heinemann, Behandlung der Amöbendysenterie mit Emetin. Münch. med. Wochenschr. **1913**. Nr. 21/22.

Beck, Duodenal medication of ipecacuanha in the treatment of amoebic dysentery. Journ. Amer. Med. Ass. **1912**. Dec. 14.

Behrenroth, Das Balantidium coli und seine pathogene Bedeutung. Boas' Arch. **19**. Erg.-H. 42. 1913.

Böhme, Über Balantidenenteritis. Ther. d. Gegenw. **1916**. 201.

Brauer, Die Ruhr. Berlin 1918.

Brenner, Über Balantidenenteritis und ihre Behandlung. Münch. med. Wochenschr. **1919**. Nr. 22.

Brieg, Über einige Medikamente bei Amöbendysenterie. Genesk. Tijdschr. v. Nederl. Ind. **58**. 813. 1918. (Zentralbl. f. inn. Med. **1919**. 751.)

Brocq-Angé, Un cas d'hépatite aigue etc. Rév. de chir. **36**. 21. 1918.

Calame, De la dysenterie amoebienne. Rév. méd. de la Suisse rom. **1918**. 125.

Calame, De la rectoscopie pour le diagnostic d'entèrite dysentérique. Lausanne 1917.

Dale, Treatment of curriero of amoebic dysentery. Lancet **1916**. Juli 29.

Detre, Ein Fall von Lambliainfektion des Darms. Wien. klin. Wochenschr. **1916**. 1010.

Dobell, Incidence and treatment of entamoeba histolytica infection. Brit. med. Journ. **1916**. Nov. 4.

Doflein-Köhler Überblick über den Stamm der Protozoen in Kolle-Wassermann's Handb. d. pathog. Mikroorganismen. 2. Aufl. Bd. 2. 1913.

Fantham, Observations on spirochaeta eurygyrata, as found in human faeces. Brit. med. Journ. **1916**. Juni 10.

Fantham-Porter, The pathogenicity of Giardia (Lamblia) to men and experim. animals. Brit. med. Journ. **1916**. Juli 29.

Fischer, Das Blutbild bei Amöbendysenterie. Deutsche med. Wochenschr. **1919**. 991.

Fischer, W., Die Amöbiasis beim Menschen. Ergebn. d. inn. Med. u. Kinderhlk. **18**. 30. 1920.

Fischer, Über Darmamöben und Amöbenruhr in Deutschland. Berl. klin. Wochenschr. **1920**. Nr. 1.

Hartmann, Morphologie und Systematik der Amöben in Handb. d. pathog. Mikroorg. II. Aufl. **7**. 607. 1913.

Heim, Kann das Salvarsan das Emetin in der Behandlung der Amöbendysenterie ersetzen? Schweiz. Korrespondenzbl. **1918**. 282.

Jaffé, Zur Pathologie der Balantidien-Enteritis. Zentralbl. f. Path. **30**. 145. 1919.

Jepps, Some examinations and tratments for entamoeba histolytica infections. Brit. med. Journ. **1916**. Nov. 4.

Jonge, C. W., 25 mit Emetin behandelte Fälle von Amöbendysenterie. Kongr. Zentralbl. **10**. 11. 1914.

Jürgens, Zur Kenntnis der Amöben und der Amöbenenteritis. Veröffentl. a. d. Geb. d. Militärsanitätswesens. H. 20. **1902**.

Jürgens, Dysenterie in Kraus-Brugsch Spez. Path. u. Ther. **2**. 265ff. 1913. Wien.

Kabelik, Darmerkrankungen mit Infusorien im Stuhl. Zentralbl. f. inn. Med. **1919**. 191.

Kartulis, Zur Ätiologie der Dysenterie in Ägypten. Virchow's Arch. **105**. 521. 1886.

Klimenko, Beitrag zur Pathologie des Balantidium coli. Ziegler's Beitr. z. path. Anat. **33**. 281. 1903.

Koch, Bericht über die Tätigkeit zur Erforschung der Cholera in Ägypten und Indien. **1883**. Nr. 283; **1884**. Nr. 18 etc.

Kolle-Hetsch, Experimentelle Bakteriologie. **2**. 848. 1917. Wien.

Krause, Vorkommen von Balantidium coli und Trichomonas intest. bei einem Darmkranken mit choleraähnlichen Erscheinungen. Münch. med. Wochenschr. **1916**. Nr. 29.

Kuenen, Amoebiasis in den Niederlanden. Nederl. Tijdschr. voor Geneesk. **1918**. II. 1140. (Ref. Zentralbl. f. inn. Med. **1919**. 180 u. 412.)

Kuenen, Die Emetinbehandlung der akuten und chronischen Amöbiasis. Nederl. Tijdschr. v. Geneesk. **1918**. II. 1340. (Ref. Zentralbl. f. inn. Med. **1919**. 412.)

Lambert, The treatment of amoebic-dysentery with emetine and bismut iodide. Brit. med. Journ. **1918**. Jan. 26.

Latzel, Über Flagellaten, Spirillen und Spirochäten im Stuhl. Wien. klin. Wochenschr. **1919**. Nr. 37.

v. Leersum, Ein Fall von Infektion mit Lamblia intestinalis. Nederl. Tijdschr. v. Geneesk. **1915.** I. 1200. (Zentralbl. f. inn. Med. **1915.** 839.)

Loesch, Massenhafte Entwicklung von Amöben im Dickdarm. Virchows Arch. **65.** 196. 1875.

Low, Emetine-Bismut-Jodide in amoebic dysenteric, amoebic hepatitis and general amoebiasis. Lancet **1917.** März 31.

Luger, Über Spirochäten und fusiforme Bazillen im Darm. Wien. klin. Wochenschr. **1917.** 1643.

Magfie, The prevalence of spirochaeta eurygyrata in Europeans and natives in the gold coast. Lancet **1917.** März 3.

Mayer, M., Zur Emetinbehandlung der Ruhr. Münch. med. Wochenschr. **1914.** 241.

Meyer-Gottlieb, Experimentelle Pharmakologie. S. 173. Wien 1914.

Moorhead, A note on dysenteric arthritis. Brit. med. Journ. **1916.** April 1.

Moritz-Hölzl, Über Häufigkeit und Bedeutung des Vorkommens von Megastoma entericum im Darmkanal des Menschen. Münch. med. Wochenschr. **1892.** 831.

Müller, O., Amöbendysenterie und Emetin. Kongr. Zentralbl. f. inn. Med. **11.** 431. 1914

Müller, R., Cholerähnliche Brechruhr mit Lamblien. Med. Klin. **1916.** Nr. 50.

Nixon, Chiporro amargosa in the treatment of amoebic dysentery. Journ. Amer. Med. Assoc. **1916.** 25. März.

Ortmann, Über Balantidium coli. Berl. klin. Wochenschr. **1891.** Nr. 33.

Pentzoldt, Arzneibehandlung. Jena 1915.

Perony, Über Darmspirochäten. Wien. klin. Wochenschr. **1918.** Nr. 37.

Popper, Über den Erreger der galizischen Ruhr. Wien. klin. Wochenschr. **1917.** Nr. 45.

Rhamy-Metts, Flagellate-Protozoa as an etiological factor of dysenteric diarrhoea. Journ. Amer. Med. Assoc. **1916.** April 15.

Riegel, Einiges über Ruhr und ein einfaches Verfahren zur Schnellfärbung von Ruhramöben. Münch. med. Wochenschr. **1916.** Nr. 42.

Roche, Intestinal Protozoa in Saloniki war area. Lancet **1917.** Febr. 24.

Rogers, Spec. curative action in amoebic-disease of hypodermic injections of soluble salts of emetine. Brit. med. Journ. 24. Aug. **1912.**

Ruge, Emetinbehandlung der Amöbenruhr. Kongr. Zentralbl. **10.** 671. 1914.

Salomon, Über einen Fall von Infusoriendiarrhöe. Berl. klin. Wochenschr. **1899.** 100.

Schaudinn, Untersuchungen über die Fortpflanzung einiger Rhizopoden. Arb. a. d. Kais. Ges.-Amt. **19.** 547. 1903.

Schilling, Ein choleraähnlicher Fall von Lambliendiarrhöe. Arch. f. Schiffs- u. Tropenhyg. **20.** 524. 1916.

Shepheard-Lillie, Persistent carriers of entamoeba hystolytica. Lancet **1918.** April 6.

Siebert, Über Behandlung der Amöbenruhr mit Emetin. Arch. f. Schiffs- u. Tropenhyg. **18.** 439. 1914.

Siebert, Erfahrungen über die Ruhr bei deutschen Soldaten in der Türkei. Beih. z. Arch. f. Schiffs- u. Tropenhyg. **23.** IV. 97. 1920.

Smith-Matthews, Lamblia infections in men who have never been out of England. Brit. med. Journ. **1916.** Sept. 16.

Solowjew, Das Balantidium coli als Erreger chronischer Durchfälle. Zentralbl. f. Bakt. **29.** 821. 1901.

Strong-Musgrave, Preliminary note of a case of infection with Balant. coli. Bull. John Hopk. Rep. **12.** Nr. 119. 1901.

v. Thienen, Behandlung eines postdysenterischen Leberabszesses mit Emetin. Nederl. Tijdschr. v. Geneesk. **1916.** II. 930. (Zentralbl. f. inn. Med. **1917.** 108.)

Vedder, Origin and present status of the emetin treatment of amoebic dysentery. Journ. Amer. Med. Assoc. **62.** 501. 1914.

Waddell-Banks-Watson-King, The treatment of 102 carriers of amoebic dysentery with emetine-bismuth-iodide. Lancet **1917.** Juli 21.

Walker, Experimental Balantidiasis. Kongr. Zentralbl. **11.** 676. 1914.

Werner, Emetin bei Amöbendysenterie. Arch. f. Schiffs- u. Tropenhyg. **18.** 206. 1914.

Wherry, The amoebacidal action of emetin. Journ. of infect. dis. **10.** 162. 1912.

Woodcock, Übertragung der Amöbenruhr. Brit. med. Journ. **1919.** 3026. Ref. Berl. klin. Wochenschr. **1919.** 401.

Ulcus duodeni.

Adler, Ein Beitrag zur Genese des Ulcus rotundum. Med. Klin. **1919.** 483.

Akerlund, Spastische Phänomene und eine typische Bulbusdeformation bei Duodenalgeschwür. Münch. med. Wochenschr. **1919.** Nr. 4.

Albu, Der nervöse Magen im Röntgenbilde. Berl. klin. Wochenschr. **1920.** Nr. 1.

Albu, Zur Diagnose und Therapie des Ulcus duodeni. Ther. d. Gegenw. **1912.** 241.

Alvarez, Traitement de l'ulcère de l' estomac par une intervention sur les racines dor-
      sales VIII et voisines. Méd. Mod. **1903**. (Zitiert nach Wolpe.)
Amstel, de B. Pl., Prognose und Therapie des Ulcus duodeni. Boas Arch. **24**. 387. u.
      502. 1918.
Baron-Barsóny, Über Röntgendiagnostik des Ulcus duodeni. Wien. klin. Wochenschr.
      1912. 1521.
Bauer, Die konstitutionelle Disposition zu inneren Krankheiten. Berlin 1917 (J. Springer).
Bausch, Die Endresultate der Gastroenterostomie beim Magengeschwür. Deutsche Zeit-
      schr. f. Chir. **144**. 168. 1918.
v. Bergmann, Das spasmogene Ulcus pepticum. Münch. med. Wochenschr. **1913**. 169.
v. Bergmann, Ulcus duodeni und vegetatives Nervensystem. Deutsch. Chir.-Kongr.
      1913. I. 68. und Berl. klin. Wochenschr. **1913**. Nr. 51.
v. Bergmann, Zur Pathogenese des Ulcus pepticum. Berl. klin. Wochenschr. **1918**.
      Nr. 22/23.
Bier, Über das Ulcus duodeni. Deutsche med. Wochenschr **1912** 788 u. 836.
Bier, Zur Diagnose des Ulcus duodeni. Deutsche med. Wochenschr. **1913**. 2492.
Blad, Das chronische Duodenalgeschwür und seine chirurgische Behandlung. Arch. f.
      klin. Chir. **99**. 415. 1912.
Blum-Fuld, Über Vorkommen eines Antipepsins im Magensafte. Zeitschr. f. klin. Med.
      58. 505. 1906.
Boas, Diagnostik der Darmkrankheiten. Leipzig 1898.
Boas, Die Lehre von den okkulten Blutungen. Berlin 1914.
Boas, Kritische Bemerkungen zur Diagnose und Therapie des Ulcus duodeni. Deutsche
      med. Wochenschr. **1916**. Nr. 2.
Boltan, The origin of chronic ulcer of the stomach. Quart. Journ. of Med. **5**. 429. 1912.
v. Bonsdorff, Über Ulcus duodeni. Ref. Boas Arch. **22**. 192. 1916.
Bouveret, Traité des maladies de l'estomac. Paris 1893.
Brunn, Hitzenberger, Saxl, Über die Periodizität der Erscheinungen beim Magen-
      und Zwölffingerdarmgeschwür. Wien. klin. Wochenschr. **1920**. Nr. 11.
Buckstein, The intestinal tube, its signifance and application. J. Amer. Med. Ass. **74**.
      664. 1920.
Bucquoy, Etude clinique sur l'ulcère du duodenum. Arch. gén. 1897.
Burwinkel, Klinische Beobachtungen über das peptonische Duodenalgeschwür. Deutsche
      med. Wochenschr. **1898**. Nr. 52.
Chaoul-Stierlin, Zur Diagnose und Pathologie des Ulcus duodeni. Münch. med. Wochen-
      schr. **1917**. Nr. 48/49.
Chiari (nach G. B Gruber, 1912).
Chvostek, Das einfache oder runde oder perforierende Duodenalgeschwür. Wien. med.
      Jahrb. **1883**. S. 1.
Clairmont, Diskussion zu M. Haudek's Vortrag. Wien. klin. Wochenschr. **1918**. Nr. 9.
      260.
Cohnheim, Die Heilwirkung großer Dosen von Olivenöl usw. Ther. d. Gegenw. **1902**.
      68 und Zeitschr. f. klin. Med. **52**. 110. 1904.
David, Zur Geschichte und Technik der Radiologie des Duodenums. Deutsche med.
      Wochenschr. **1914**. Nr. 14.
Denk, Zur chirurgischen Therapie des Ulcus ventriculi et duodeni. Wien. klin. Wochenschr.
      1919. Nr. 13.
Devic-Roux, Ulcère chronique du duodenum. Prov. méd. **1894**. Nr. 44ff.
Dietrich, Statistische und ätiologische Bemerkungen zum Ulcus pepticum duodeni.
      M nch. med. Woche s hi. **1912**. 638.
Doederlein, Beitrag zur Chirurgie des chronischen Magen- und Zwölffingerdarmgeschwüres.
      Münch. med. Wochenschr. **1919**. 1420.
Ehrlich, Zur Lehre von den Geschwüren des Magens und Zwölffingerdarms. Boas Arch.
      24. 169. 1918.
Ehrmann, R., Zur Entstehung des Magen- und Zwölffingerdarmgeschwüres. Berl. klin.
      Wochenschr. **1918**. Nr 31.
Einhorn, Diagnose und Behandlung von Magen- und Duodenalgeschwüren. Boas Arch.
      20. 543. 1914.
Einhorn, Weitere Erfahrungen mit dem Duodenalgeschwür. Boas Arch. **19**. Erg.-H.
      136. 1913.
v. Eiselsberg, Über Magen- und Duodenalblutungen nach Operationen. Arch f. klin.
      Chir. **59**. 837. 1899.
v. Eiselsberg, Zur unilateralen Pylorusausschaltung. Wien. klin. Wochenschr. **1910**. Nr. 2.
Eppinger-Heß, Vagotonie in von Noorden's Samml klin. Abhandl. H. 9/10. Berlin 1910.
Ewald, Über das Ulcus duodenale. Berl. klin. Wochenschr. **1913**. 1789.
Ewald, Über Duodenalgeschwüre. Deutsche med. Wochenschr. **1912**. 785.

Ewald, Ulcer of the duodenum. 17. Intern. Congr. of Med. Sect. VI. 2. 61. 1913.

Faber, Das chronische juxtapylorische Magengeschwür. Med. Klin. 1913. Nr. 34.

Faulhaber, Zur Diagnose und Behandlung des chronischen Ulcus pylori. Münch. med. Wochenschr. 1913. Nr. 17.

Faulhaber-v. Redwitz, Zur Klinik und Behandlung des pylorusfreien Ulcus ventriculi. Mitteil. a. d. Grenzgeb. d. Med. u. Chir. 28. 150. 1915.

Finsterer, Ausgedehnte Magenresektion bei Ulcus duodeni statt der einfachen Duodenalresektion bzw. Pylorusausschaltung. Zentralbl. f. Chir. 1918. Nr. 26.

Finsterer, Gedeckte Duodenalperforation. Wien. med. Wochenschr. 1919. 2163.

Finsterer, Über die Bedeutung der Magenresektion beim Ulcus duodeni. Zentralbl. f. Chir. 1918. Nr. 52.

Finsterer, Über die Gefahren der akuten Duodenalblutungen und die Behandlung derselben. Wien. med. Wochenschr. 1920. 897.

Finsterer, Wann soll man bei akuten Blutungen aus Magen- und Duodenalgeschwüren operieren? Wien. klin. Wochenschr. 1918. 521.

Finsterer, Zur Indikationsstellung für operative Behandlung des Magen- und Zwölffingerdarmgeschwürs. Ther. Halbmonatsh. 1920. Heft 19.

Fiori, Weiterer Beitrag zur Frage des Verhaltens des Darmes gegenüber der Verdauungstätigkeit des Magensaftes. Mitteil. a. d. Grenzgeb. d. inn. Med.-Chir. 26. 239. 1913.

Fischer, Kuhmilch und vegetabile Milch. Boas' Arch. 20. 13. 1914.

Fischer, Neuere Gesichtspunkte für die diätetische Behandlung des Ulcus ventriculi etc. Boas' Arch. 20. 232. 1914.

Fleiner, Neue Beiträge zur Pathologie des Magens. Münch. med. Wochenschr. 1919. 41 ff.

Friedrich, Zur chirurgischen Pathologie von Netz und Mesenterium. Verh. d. Chir.-Kongr. 29. II. 503. 1900.

Fuld, Diskussionsbeitrag. Kongr. f. inn. Med. 26. 269. 1909 (Amynin).

Fuld-Katzenstein, Die Antifermentbehandlung des runden Magengeschwürs mittels Amynins. Ther. Monatsh. 1918. 380.

Gaultier, Ulcère simple du duodénum. Journ. méd. franc. 1911. 3ε3.

Gläßner, Das Ulcus duodeni in Albus Samml. zwangl. Abhandl. 5. Heft 7. Halle a/S. 1916.

Gläßner-Kreuzfuchs, Über Ulcus ventriculi und duodeni. Wien. med. Wochenschr. 1913. 3082.

Groedel, Die Zähnelung der großen Kurvatur des Magens, eine funktionelle Erscheinung. Fortschr. a. d. Geb. d. Röntgenstr. 25. 493. 1918.

Gruber, Über das Zustandekommen des peptischen Magen- und Duodenalgeschwürs. Arch. f. klin. Med. 110. 481. 1913.

Gruber, Über das Zustandekommen des peptischen Geschwürs. Münch. med. Wochenschr. 1919. 989.

v. Haberer, Operative Behandlung des Ulcus duodeni. Med. Klin. 1920. 275.

v. Haberer, Ulcus duodeni und postoperatives peptisches Jejunalgeschwür. Arch. f. Chir. 109. 413. 1918.

v. Haberer, Zu dem Aufsatz von H. Finsterer „Ausgedehnte Magenresektion usw.". Zentralbl. f. Chir. 1918. Nr. 39.

v. Haberer, Zur Therapie akuter Geschwürsperforationen des Magens und Duodenums in die freie Bauchhöhle. Wien. klin. Wochenschr. 1919. Nr. 16.

Haeller, Untersuchung zur neurogenen Pathogenese des Ulcus ventr. pept. Münch. med. Wochenschr. 1920. 392.

Hart, Betrachtungen über das Entstehen des peptischen Magen- und Zwölffingerdarmgeschwürs. Mitteil. a. d. Grenzgeb. d. Med. u. Chir. 31. 350. 1919.

Hart, Erhebungen und Betrachtungen über das Geschwür des Zwölffingerdarms. Mitteil. a. d. Grenzgeb. d. Med. u. Chir. 31. 291. 1919.

Haudek, Beiträge zur Pathogenese und Diagnose der Magen- und Zwölffingerdarmgeschwüre. Münch. med. Wochenschr. 1918. Nr. 31/32.

Haudek, Der radiologische Nachweis des Ulcus duodeni. Med. Klin. 1912. Nr. 5/6.

Haudek, Radiologische Beiträge zur Diagnose des Ulcus und Carc. ventriculi. Münch. med. Wochenschr. 1911. Nr. 8.

Haudek, Röntgenbefunde bei Ulcus duodeni und ihre Verwendbarkeit für den Chirurgen. Deutsch. Kongr. f. Chir. 42. I. 73. 1913.

Haudek, Zur Pathogenese des Magen und Zwölffingerdarmgeschwürs. Wien. klin. Wochenschr. 1918. 202.

v. Hansemann, Diskussion. Deutsche med. Wochenschr. 1912. 973.

Heiberg, Die Krankheiten des Pankreas. Wiesbaden 1914.

Helmholz, Über Duodenalgeschwüre bei der Pädatrophie. Deutsche med. Wochenschr. 1908. 534 u. Virchow's Arch. 201. 243. 1910.

Hertz, Discussion, Royal society of Medicine. Lancet 1910. I. 172.

Heymann, Chirurgische Behandlung des Ulcus duodeni. Med. Klin. 1920. 172.

Hohlbaum, Zur chirurgischen Therapie des chronischen Duodenalgeschwürs. Arch. f. klin. Chir. **113**. 499. 1920.

Holfelder, Chirurgische Behandlung der gastrischen Krisen bei Tabes dorsalis. Ther. Halbmonatsh. 1920.

Holt, Duodenal ulcers in infancy. Amer. Journ. of dis. of childern **5**. 381. 1913.

Holzknecht-Haudek, Über das Verhalten der Magenmotilität beim Ulcus ventriculi und duodeni. Fortschr. a. d. Geb. d. Röntgenstr. **21**. 633. 1914.

Hort, The treatment of chronic gastric an duodenal ulcer with antilytic serum. Brit. med. Journ. **1908**. Oct. 10.

Horwitz, Die Dauerresultate nach Gastroenterostomie bei Ulcus duodeni. Arch. f. klin. Chir. **109**. 567. 1918.

Immelmann, Kaskadenmagen und über persistierenden Duodenalfleck auf Grund von Röntgenbildern. Berl. klin. Wochenschr. **1919**. 190.

Jenckel, Milzbrand des Zwölffingerdarms. Münch. med. Wochenschr. **1916**. 536.

Jonas, Verhältnis zwischen Stuhlbild und Darmmotilität. Boas' Arch. **18**. 769. 1912.

Jurasz, Über chirurgische Behandlung der Magen- und Zwölffingerdarmgeschwüre. Vortrag Frankf. Ärzteverein.

Katsch-Westphal, Das neurotische Ulcus duodeni. Grenzgeb. d. Med.-Chir. **26**, 391. 1913.

Katzenstein, Beiträge zur Entstehung des Magengeschwürs. Arch. f. klin. Chir. **100**. 939 und **101**. 1. 1913.

Katzenstein, Der Schutz des Magens gegen Selbstverdauung nebst einem Vorschlag zur Behandlung des Ulcus ventriculi. Berl. klin. Wochenschr. **1908**. 1149.

Kawamura, Zur Frage der Verdauung lebenden Gewebes im Magen. Mitteil. a. d. Grenzgeb. d. Med. u. Chir. **26**. 379. 1913.

Kemp, Über Diagnose und Behandlung des nicht perforierten Duodenalgeschwürs. Zentralbl. f. klin. Med. **72** 519. 1911.

Kemp, Zur Pathologie und Therapie des Magengeschwürs. Boas' Arch. **18**. 701. 1912.

Kißling, Über Ernährungskuren. Ergeb. d. inn. Med. u. Kinderheilk. **12**. 913. 1913.

Klemperer, Diskussion. Deutsche med. Wochenschr. **1912**. 973.

Kloiber, Ulcus callosum penetrans und seine chirurgische Behandlung. Beitr. z. klin. Chir. **117**. 79. 1919.

Krehl, Pathologische Physiologie. 10. Aufl. Leipzig 1920.

v. Krempelhuber, Zur Pathogenese des runden Magengeschwürs. Deutsche med. Wochenschr. **1919**. Nr. 39/40.

Kreuzfuchs, Die Magenmotilität beim Ulcus duodeni. Deutsche med. Wochenschr. **1912**. 2168.

Kreuzfuchs, Röntgenbeobachtungen beim chronischen Duodenalgeschwür in deutscher Ausgabe von Moynihan, Ulcus duodeni. 2. Aufl. 1913.

Kreuzfuchs, Röntgenbeobachtungen beim Ulcus duodeni. Wien. klin. Wochenschr. **1912**. 411.

Kreuzfuchs, Über das Ulcus duodeni. Med. Klin. **1913**. 444.

Krogius, Chirurgische Behandlung des Magen- und Duodenalgeschwürs. Finska Läkar. Handl. **1919**. Heft 5/6 (Boas' Arch. **25**. 518. 1919).

Krönlein, Über die chirurgische Behandlung des Magengeschwürs. Arch. f. klin. Chir. **79**. 644. 1906.

Kümmel, Zur Pathologie und Chirurgie des Ulcus duodeni. Deutsche med. Wochenschr. **1914**. Nr. 23/24.

Küttner, Ulcus duodeni. Deutsch. Chir.-Kongr. **42**. II. 37. 1913 und Arch. f. klin. Chir. **101**. 482. 913.

Küttner, Ulcus duodeni. Berl. klin. Wochenschr. **1913**. Nr. 23.

Küttner, Über das Vorkommen von Ulcus duodeni im ersten Dezennium. Berl. klin. Wochenschr. **1908**. Nr. 45.

Lehmann, Ulcus pepticum und vegetatives Nervensystem. Berl. klin. Wochenschr. **1919**. Nr. 33.

Lenhartz, Über die Behandlung des Magengeschwürs. Kongr. f. inn. Med. **26**. 262. 1909.

Lenhartz, Über die Behandlung des Magengeschwürs. Jahrb. d. Hamburger Krankenanstalten **10**. 345. 1906.

Leotta, L'ulcera semplice della porzione digiuno-ileale dell' intestino tenue. Arch. ital. di chir. **1**. 349. 1920.

Lichtenbelt, Die Ursachen des chronischen Magengeschwürs. Jena 1912. (G. Fischer).

Lüthje, Über Magenchemismus, Pylorusstenose und nervöse Dyspepsie. Ther. d. Gegenw. **1913**. 41.

Mathieu, L'ulcus du duodenum. Paris. Méd. 1911. Juni.

Matko, Das Ölprobefrühstück beim Icterus catarrhalis und Ulcus duodeni. Med. Klin. **1913**. Nr. 38/39.

Matthes, Differentialdiagnose. Berlin 1919.

Mc Carthy-Mc Grath, Relation between appendicitis and disturbance in the gastro-duodeno-hepatico-pancreatic physiol. system. Ann. of Surg. **1910. II.** 801.

Mayo, W. J., Recurrences of ulcer of the duodenum following operation. Mayo-Clinic Papers **1913.** 233.

Mayo-Robson, Duodenal ulcer and its treatment. Brit. med. Journ. **1907. I.** 248.

Melchior, Chirurgie des Duodenum. Stuttgart 1917.

Melchior, Die Bedeutung dorsaler und epigastraler Druckpunkte für die Diagnose des Ulcus ventriculi und duodeni. Bruns Beitr. z. klin. Chir. **115.** 533. 1919.

Melchior, Zur Statistik des peptischen Duodenalgeschwürs. Med. Klin. **1913.** Nr. 35.

Mendel, Zur Diagnose und Therapie des Ulcus duodeni. Deutsche med. Wochenschr. **1910.** 1701.

Mendel, Frühdiagnose und Therapie des Ulcus duodeni. Deutsch. med. Wochenschr. **1920.** Nr. 17.

Mentzer, Über Strahlenbehandlung bei inneren Krankheiten. Strahlentherapie **9.** 204. 1919.

Meunier, Un symptome clinique de l'ulcère duodeno-pylorique. Presse méd. **1912.** 116.

Mikulicz-Kausch, Ulcus duodeni pepticum im Handb. d. prakt. Chir. Enke. Stuttgart. **3.** 283. 1907. 3. Aufl.

Moynihan, Das Ulcus duodeni (aus dem Engl.). Dresden 1912.

Moynihan, Über das Ulcus duodeni. Wien. med. Wochenschr. **1912.** Nr. 16.

Mühlmann, Ulcus callos. ventriculi und Sanduhrmagen. Fortschr. a. d. Geb. d. Röntgen-str. **26.** 445. 1919.

Müller, Ed., Antiferment und rundes Magengeschwür. Ther. Monatsh. **1918.** 210 und früher: XVI. Intern. med. Kongr. **1909** in Budapest (chir. Sektion).

Müller, R. L., Über Magenschmerzen und deren Zustandekommen. Münch. med. Wochen-schr. **1919.** Nr. 21.

Neumayer, Antiferment und rundes Magengeschwür. Ther. Monatsh. **1917.** 483.

von Noorden, Pathologie des Stoffwechsels. **1.** 533. 1906. Berlin.

von Noorden, Über die Diätetik an Kurorten. Zeitschr. f. Balneol. **1908.** Nr. 1.

von Noorden, Über Hyperazidität des Magensaftes und ihre Behandlung. Zeitschr. f. klin. Med. **53.** 1. 1904.

von Noorden, Über vegetabile Milch. Ther. Monatsh. **1916.** 65.

von Noorden, Zur internen Behandlung der Duodenalgeschwüre. Berl. klin. Wochen-schr. **1916.** Nr. 18.

von Noorden-Salomon, Allgemeine Diätetik. Berlin 1920. (J. Springer).

Oehnell, 6 Fälle von intern behandeltem Ulcus duodeni mit Nischenbildung. Boas' Arch. **23.** 510. 1917.

v. Ortner, Klinische Symptomatologie innerer Krankheiten. 1 (Bauchschmerzen). Wien 1917.

Paterson The association of duodenal ulcer with appendicular disease. Lancet **1911. I.** 97.

Paus, Statist. data om peptiske ulcerationes. Norsk Mag. f. rolaegev' **73.** 1052. 1912.

Perry-Shaw, On diseases of the duodenum. Guys Hosp. Rep. **50.** 171. 1894.

Petrén, Levenhagen, Thorling, Über die Ergebnisse der internen Behandlung von Ulcus ventriculi s. duodeni mit Stauungsinsuffizienz. Grenzgeb. inn. Med. u. Chir. **26.** 256. 1913.

Pewsner, Über einen Fall von Ulcus duodeni. Boas Arch. **14.** 645. 1908.

Pewsner, Ulcus duodeni; Symptomatologie und Therapie. Boas Arch. **17.** 562. 1911.

Pilcher, The cause and relief of pain in duodenal ulcer. Amer. Journ. of Med. Sc. **1911.** Mai.

Pilcher, The diagnosis and prognosis of duodenal ulcer. Med. Rec. **1913.** 156.

Plaut, Ulkusträger und Ulkuskranke. Münch. med. Wochenschr. **1919.** 1119.

Plitek, Klinischer Beitrag zur Kenntnis des Ulcus duodeni. Boas Arch. **19.** 197. 1913.

v. Redwitz, Über Obstipation bei Ulcus ventriculi. Deutsche med. Wochenschr. **1919.** 933.

Reinhard, Das Magen- und Zwölffingerdarmgeschwür. Deutsche Zeitschr. f. Chir. **149.** 145. 1919.

Riegel, Erkrankungen des Magens. 2. Aufl. Wien. 1908.

Riegel, Über medikamentöse Beeinflussung der Magensekretion. Zeitschr. f. klin. Med. **37.** 381. 1899.

Rink, Ulcus pepticum und vegetatives Nervensystem. Boas Arch. **25.** 87. 1919.

Rösler, Beziehungen der chronischen Bleivergiftung zum Magengeschwür. Med. Klin. **1919.** 1057.

Rößle, Das runde Geschwür des Magens und des Zwölffingerdarms als „zweite Krank-heit". Grenzgeb. d. Med. u. Chir. **25.** 766. 1912.

Rosenbach, Zur Pathologie des Ulcus duodeni. Boas Arch. **18.** 48. 1912.

Rosenthal, E., Über Symptomatologie und Therapie der Magen- und Duodenalgeschwüre. Berlin 1919 (S. Karger).

Salomon, Über Durstkuren in von Noordens Samml. klin. Abh. Heft 6. Berlin 1905. (A. Hirschwald).
Schlesinger, Das röntgologisch Erkennbare beim Ulcus duodeni. Deutsche med. Wochenschr. 1914. 1155.
Schlesinger, Totaler Gastrospasmus bei Cholezystitis und Cholelithiasis. Berl. klin. Wochenschr. 1912. 1223.
Schmieden, Diskussion zu Ulcus duodeni. Verh. d. Chir.-Kongr. 1913. I. 84.
Schmieden, Über Ulcus duodeni. Münch. med. Wochenschr. 1913. 892.
Schmieden, Ehrmann, Ehrenreich, Moderne Magendiagnostik an Hand von 40 operierten Fällen. Mitteil a. d. Grenzgeb. d. Med. u. Chir. 27. 479. 1914.
Schmidt, Ad., Diskussion zu Ulcus duodeni. Deutsch. Chir.-Kongr. 42. I. 94. 1913.
Schmidt, W., Das Ulcus rotundum duodeni im ersten Lebensjahr. Berl. klin. Wochenschr. 1913. 593.
Schnitzler, Über gedeckte Magenperforationen. Med. Klin. 8. 938. 1912.
Schostak, Das Ulcus pepticum und seine Bedeutung. Beitr. z. klin. Chir. 56. 360. 1908.
Schreiber, Über Stillung innerer Blutungen durch intravenöse Traubenzuckerinjektionen. Ther. d. Gegenw. 1913. 195.
Schrijver, Das Ulcus duodeni (Bemerkungen zum Aufsatz von J. Boas). Deutsche med. Wochenschr. 1916. 821.
Schrijver, Das Ulcus duodeni. Berlin 1914 (Karger).
Schütz, Resektion oder Gastroenterostomie? Wien. med. Wochenschr. 1919. Nr. 29.
Schütz, E., Über das Ulcus duodeni. Wien. klin. Wochenschr. 1914. Nr. 1.
Schütze, Was bedeutet im Röntgenbild die Zähnelung der großen Kurvatur des Magens? Fortschr. a. d. Geb. d. Röntgenstr. 25. 208. 1918.
Schwarz, Röntgenologischer Beitrag zur Lehre vom Ulcus ventriculi et duodeni. Deutsche med. Wochenschr. 1918. Nr. 22.
Schwarz, Versuch eines Systems der physiologischen und pathologischen Magenperistaltik (spastischer Magen). Fortschr. a. d. Geb. d. Röntgenstr. 17. 128. 1911.
Schwarz, G., Aussprache über Ulcus duodeni. Wien. klin. Wochenschr. 1918. 227.
Seidl, Anwendung der weichen Duodenalsonde zur Untersuchung des Magen- und Duodenalsaftes auf okkulte Blutung. Boas Arch. 26. 19. 1920.
Seidl, Verwendung der Duodenalsonde zur Diagnose des Ulcus ventriculi et duodeni. Wien. klin. Wochenschr. 1919. 596.
Seyffarth, Über das Duodenalgeschwür. Deutsche med. Wochenschr. 1911. 692; 731; 784.
Singer, Die akute Blutung beim Magen- und Zwölffingerdarmgeschwür und die Anzeichen zum chirurgischen Eingreifen. Med. Klin. 1918. 1131.
Singer, G., in Diskussion über F. Seidl's Vortrag (1919).
Sklodowski, Zur Diagnose der Duodenalblutungen. Zentralbl. f. inn. Med. 1913. 636.
Sommerfeld, Zur Differentialdiagnose des Ulcus ventriculi und des Ulcus duodeni. Boas Arch. 19. 1. 1913.
Soupault, Hartmann et Linossier, Traité des maladies de l'estomac. Paris 1906
Strauch, Magenneurose und Magengeschwür. Med. Klin. 1919. 1227.
Strauß, Diagnostik und innere Therapie des Duodenalgeschwürs. Zeitschr. f. ärztl. Fortbild. 10. 97. 1913.
Strauß, Diagnostik und interne Behandlung des Duodenalgeschwürs. Zeitschr. f. ärztl. Fortbild. 10. 97. 1913.
Strauß, Zur Ätiologie der digestiven Hypersekretion. Bickel's Beitr. 1. 161. 1910.
Strauß-Leva, Verdauungskrankheiten. Jahresk. f. ärztl. Fortb. 7. Märzheft 1916.
Stuber, Experimenteller Ulcus ventriculi. Zeitschr. f. exper. Path. u. Ther. 16. 295. 1914.
Stuber, Zur Ätiologie des Ulcus ventriculi. Münch. med. Wochenschr. 1914. Nr. 23.
Stüve, Klinische und experimentelle Untersuchungen über einige neuere Nährpräparate (Sesamöl u. a.). Berl. klin. Wochenschr. 1896. Nr. 11.
Suzuki, Über experimentelle Erzeugung von Magengeschwüren. Arch. f. klin. Chir. 98. 632. 1912.
v. Tabora, Atropinbehandlung des Magengeschwürs. Münch. med. Wochenschr. 1908. 1992.
Theile, Die Geschwürsbildungen des Gastro-Duodenaltraktus im Kindesalter. Ergeb. d. inn. Med. u. Kinderheilk. 16. 302. 1918.
Thies, Über Differentialdiagnose abdomineller Erkrankungen auf Grund von Symptomen des vegetativen Nervensystems. Grenzgeb. Med.-Chir. 27. 389 1914.
Troell, Über Ulcus chronicum ventriculi et duodeni unter chirurgischem Gesichtspunkt Deutsche Zeitschr. f. Chir. 149. 1919.
Uhlmann, Klopfempindlichkeit und Hauthyperästhesie zur Diagnose von Magen-Darmkrankheiten. Boas' Arch. 26 53. 1920.
v. d. Velden, Stomachale und intravenöse Behandlung innerer Blutungen mit Kochsalz. Deutsche med. Wochenschr. 1909. Nr. 5
Waldvogel, Über Gastrospasmus. Münch. med. Wochenschr. 1911. 69.

Waterhouse, Discussion. Lancet **1910**. I. 172.

Weinland, Über Antifermente. Zeitschr. f. Biol. **44**. 1 und **45**. 1902.

Westphal, Zur Frage der Entstehung peptischer Ulzera. Arch. f. klin. Med. **114**. 327. 1914.

Westphalen, Zur Diagnostik der peptischen Geschwüre. Münch. med. Wochenschr. **1912**. Nr. 52.

Wilms, Das Erkennen und die Behandlung des nicht perforierten Duodenalulkus. Münch. med. Wochenschr. **1910**. Nr. 13.

Wilms, Die Stenose des unteren Duodenum. Bruns Beitr. z. klin. Chir. **18**. 510. 1897.

Witzel, Das Ulcus duodeni und seine Behandlung. Münch. med. Wochenschr. **1913**. 875.

Wolpe, Über die Diagnostik des Ulcus parapyloricum. Boas Arch. **25**. 390. 1919.

Zumbusch, Zur Erkennung und Behandlung der nichtperforierten Duodenalgeschwüre. Münch. med. Wochenschr. **1910**. Nr. 28.

Zuntz, Über Ulcus ventriculi und duodeni während der Kriegszeit. Münch. med. Wochenschr. **1918**. Nr. 13.

Zweig, Magenblutungen nach Gastroenterostomie. Med. Klin. **1920**. Nr. 22.

Ulcus jejuni.

Brandenburg, Über Ernährung mit Kaseinpräparaten. Arch. f. klin. Med. **58**. 71. 1897.

Delore-Convent, L'ulcère peptique du jejunum consécutif à la gastro entéiostomie. Rev. de chir. **39**. 26. 1920.

Finsterer, Ausgedehnte Magenresektion bei Ulcus duodeni statt der einfachen Duodenalresektion bzw. Pylorusausschaltung. Zentralbl. f. Chir. **1918**. Nr. 26.

Fuld-Katzenstein, Die Antifermentbehandlung des runden Magengeschwürs mittels Amynins. Ther. Monatsh. **1918**. 380.

v. Haberer, Beitrag zu den auslösenden Ursachen des Ulcus pepticum jejuni postoperat. Wien. klin. Wochenschr. **1919**. 357.

v. Haberer, Das Ulcus pepticum jejuni, sowie Erkennung und Behandlung. Zeitschr. f. ärztl. Fortb. **16**. 329. 1919.

v. Haberer, Ulcus duodeni und postoperatives peptisches Jejunalgeschwür. Arch. f. klin. Chir. **109**. 413. 1918.

v. Haberer, Zur Frage des Ulcus pepticum jejuni. Wien. klin. Wochenschr. **1918**. Nr. 12.

Heinsheimer, Stoffwechseluntersuchungen bei zwei Fällen von Gastroenterostomie. Mitteil a. d. Grenzgeb. d. Med. u. Chir. **1**. 348. 1896.

Jaffé, Über nekrotisierende und ulzeröse Entzündungen im Dünndarm. Med. Klin. **1918**. 904.

Jonas, Über die nach Gastroenterostomie auftretenden Beschwerden. Boas' Arch. **14**. 656. 1908.

Katzenstein, Beitrag zur Entstehung des Magengeschwürs. Arch. f. klin. Chir. **100**. 939. und **101**. 1. 1913.

Kelling, Über die operative Behandlung des Ulcus ventriculi. Arch. f. klin. Chir. **109**. 775. 1918.

Küttner, Ulcus duodeni. Chir.-Kongr. **42**. II. 37. 1913.

Lüthje, Bemerkungen zum Krankheitsbild der Hyperazidität. Ther. d. Gegenw. **1913**. Nr. 1.

Mayo, Occurences of ulcer of the duodenum following operation. Mayo Clinic Papers **1913**. 233.

Melchior, Chirurgie des Duodenum. Stuttgart 1917. S. 290ff.

Moynihan, Duodenal ulcer. II. Ed Philadelphia 1913. p. 196.

von Noorden, Ausnutzung der Nahrung bei Magenkranken. Zeitschr. f. klin. Med. **17**. 137. 452, 514. 1890.

Ochnell, Verdauungsstörungen nach Gastroenterostomie. Münch. med. Wochenschr. **1919**. 484.

v. Orther, Bauchschmerzen. Wien 1917.

Tiegel, Über peptische Geschwüre des Jejunum nach Gastroenterostomie. Mitteil. a. d. Grenzgeb. d. Med u Chir. **13**. 897. 1904.

Zollschan, Zum röntgenologischen Nachweis des Ulcus pepticum jejuni. Deutsche med. Wochenschr. **1918**. 177.

Zweig, Magenblutungen nach Gastroenterostomie. Med. Klin. **1920**. 567.

Darmgeschwüre verschiedener Art.

Almkvist, Beiträge zur Kenntnis der Ausscheidung des Quecksilbers. Arch. f. exper. Pharmak. **82**. 220. 1918.

Anenomiya, Über die Regeneration des Darmepithels und der Lieberkühnschen Krypten an tuberkulösen Darmgeschwüren. Virchow's Arch. **201**. 231. 1910.

Antanova und Hornstein, Rußki Wratsch. **1911**. Nr. 36.

Arbeiter, Nederl. Tijdschr. voor Geneesk. **1912.** Nr. 7.

Ascoli, Vorlesungen über Urämie. Jena 1903.

Bardeen, A study of the visceral changes in extensive superficial burns. Journ. of experim. Med. **2.** 501. 1897.

Barié et Delaunay, La duodénite ulcéreuse urémique. Bull. et mem. Soc. méd. des hôp. de Paris 1903.

Baumgarten, Die Histogenese des tuberkulösen Prozesses. Berlin 1885.

Becker, G., Milzbrand und Salvarsan. Med. Klin. **1912.** 1790.

Becker, G., Neuere Gesichtspunkte in der Milzbrandtheorie. Deutsche med. Wochenschr. **1912.** 545.

v. Behring, Die Lungenschwindsuchtsentstehung und Tuberkulosebekämpfung. Deutsche med. Wochenschr. **1903.** 689. **1904.** 193.

Beitzke, Über primäre Intestinaltuberkulose nebst Bemerkungen über die Infektionswege der Tuberkulose. Virchows Arch. **194.** Beih. 225. 1908.

Bettmann-Laubenheimer, Über die Wirkung des Salvarsans auf den Milzbrand. Deutsche med. Wochenschr. **1912.** 349.

Bevan, Actinomycosis. Annal. of Surg. **1905.** I. 641.

Billroth, Über 124 vom November 1878 bis Juni 1890 ausgeführte Resektionen am Magen-Darmkanal etc. wegen chronischer Krankheitsprozesse. Wien. klin. Wochenschr. **1891.** Nr. 10.

Boas, Diätetik der Magen- und Darmkrankheiten. Leipzig 1920.

Bollinger, Münch. ärztl. Intelligenzblatt. 1883. Nr. 16.

Borchgrevink, Norsk. Magaz. for Laegevid. **1898.** Nr. 1.

Bretschneider, Latente Tuberkulose des Darms und der mesenterialen Lymphdrüsen als Ursache eigenartiger hämatologischer Syndrome. Berl. klin. Wochenschr. **1911.** Nr. 50.

Brünning, Akuter Ileus als erstes Krankheitszeichen bei Dünndarmtuberkulose. Deutsche med. Wochenschr. **1919.** Nr. 39/40.

Brunner, Tuberkulose, Aktinomykose, Syphilis des Magendarmkanals. Deutsche Chir. Lfg. 46c. Stuttgart 1907.

Busse, Über die Entstehung tuberkulöser Darmstrikturen. Arch. f. klin. Chir. **83.** 236. 1907.

Carlsson, Zur Kasuistik der tuberkulösen Dünndarmstrikturen. Hygiea **1916.** 1524. (Ref. Boas Arch. **23.** 190. 1917).

Chiari, Über primäre Darmaktinomykose des Menschen. Prag. med. Wochenschr. **1884.** Nr. 10. (Zit. bei Melchior).

Chvostek-Stromayr, Über alimentäre Albumosurie. Wien. klin. Wochenschr. **1896.** Nr. 47.

Citron, Über viszerale Frühsyphilis. Med. Klin. **1919.** 86.

Claude, Bull. de la soc. anat. de Paris. **71.** 230. 1896.

Colberg, Beitrag zur normalen und pathologischen Anatomie der Lungen. Deutsch. Arch. f. klin. Med. **2.** 453. 1867.

Cornet und Kossel, Tuberkulose in Kolle-Wassermanns Handb. d. pathol. Mikroorganismen. Bd. 5. 1913. (2. Aufl.).

Conrath, Über die lokale Zökumtuberkulose und ihre chirurgische Behandlung. Beitr. z. klin. Chir. **21.** 1. 1898.

Cullen, Tuberculosis stricture of the ascending colon, with sudden total obstruction of the bowel. Amer. Journ. of Med. Scienc. **1904.** March.

Deycke, Die Bekämpfung der Tuberkulose mit Partialantigenen. Zeitschr. f. ärztl. Fortb. **16.** 569. 1920.

Dobroklonsky, De la pénétration des bazilles tuberculeux dans l'organisme à travers la muqueuse intestinale etc. Arch. de méd. exp. **2** 1890.

Dünner, Die Ätiologie der Colitis suppurativa, des Ulcus chronicum recti und der Dysenterie. Ther. d. Gegenw. **1917.** 165.

Dupuytren, Des brulures in Leçons orales de clin.-chir. **4.** 503. Paris 1839. (Zit. nach E. Melchior).

Durante, Zitiert nach Conrath.

Eberth, Die amyloide Entartung. Virchow's Arch. **80.** 138. 1880.

Einecker, Bakteriologische Bemerkungen zu Darmmilzbrand beim Menschen. Med. Klin. **1918.** 1163.

Eisenhart, Inaug.-Diss. München 1891.

Engelsmann, Über die sekundäre Darmtuberkulose. Beitr. z. Klin. d. Tuberk. **38.** 16. 1918.

Erben, Vergiftungen **1.** 334. Wien 1909.

Erdheim, Über multiple Dünndarmstenosen tuberkulösen Ursprungs. Wien. klin. Wochenschr. **1900.** Nr. 4.

Faber, Perniziöse Anämie bei Dünndarmstrikturen. Berl. klin. Wochenschr. **1897**. 643.
Faulhaber, Röntgendiagnostik der Darmkrankheiten. Halle 1913. (C. Marhold).
Fibiger, Festschrift für J. Orth, Berlin.
Fischer, Über die Übertragbarkeit der Tuberkulose durch die Nahrung und über Ab-
    schwächung der pathogenen Wirkung der Tuberkelbazillen durch Fäulnis. Arch.
    f. exper. Path. u. Pharm. **20**. 446. 1886.
Fischer, Über primäre Darmtuberkulose bei Erwachsenen. Münch. med. Wochenschr.
    1908. Nr. 38.
Flörcken, Die Hitzeschädigungen (Verbrennungen) im Kriege. Ergebn. d. Chir. u. Orthop.
    12. 131. 1920.
Fränkel, Über erworbene Dünndarmsyphilis. Virchow's Arch. **199**. 131. 1910.
Gelpke-Rupprecht, Die Röntgendiagnostik der Abdominaltuberkulose. Med. Klin.
    1919. 1253.
Ghon-Pototschnig, Über den Unterschied im pathologisch-anatomischen Bilde primärer
    Darminfektion bei Tuberkulose der Kinder. Beitr. z. Klin. d. Tuberk. **40**. 87.
    1919
Gnezda, Ein Fall von Melanurie bei Darmtuberkulose. Deutsche med. Wochenschr.
    1908. Nr. 27.
Goldschmidt, Der perityphlitische Symptomenkomplex bei mesent. und retroperit.
    Eiterungen. Wien. klin. Wochenschr. **1920**. Nr. 1.
Gottsacker, Inaug.-Diss. Bonn 1890.
Grawitz, Statistischer und experimentell-pathologischer Beitrag zur Kenntnis der Peri-
    tonitis. Charité-Annalen **11**. 770. 1884.
Grawitz, Über urämische Darmgeschwüre. Deutsche med. Wochenschr. **1898**. 309.
Grill, Über Aktinomykose des Magens und Darms beim Menschen. Beitr. z. klin. Chir. **13**.
    551. 1895
Gutmann, Multiple Dünndarmgeschwüre, höchstwahrscheinlich syphilitischer Natur
    Zeitschr. f. klin. Med. **50**. 404. 1903.
Hartmann, Surgical forms of ileocaecal tuberculosis. Brit. med. Journ. **1907**. 13. IV.
Hausmann, Die luetischen Erkrankungen der Bauchorgane. Halle a/S. 1913. (C. Marhold).
Heller-Wagener, Über primäre Tuberkuloseinfektion durch den Darm. Münch. med.
    Wochenschr. **1903**. Nr. 47. u. 48.
Hemmeter, Diseases of the intestines. Philadelphia 1911. p. 643 u. 662.
Herxheimer, Über Tuberkelbazillen in geschlossenen verkästen Darmfollikeln. Deutsche
    med. Wochenschr. **1885**. 891.
Herxheimer, Zur Ätiologie und pathologischen Anatomie der Syphilis. Lubarsch-
    Ostertag, Ergebn. d. allg. Path. **11**. 1. 1907.
Herz, Die Störungen des Verdauungsapparates als Ursache und Folge anderer Erkrankungen.
    1. 1. Berlin 1914. (S. Karger).
Hetsch, Milzbrand in Kraus-Brugsch Handb. d. spez. Path. u. Ther. **2**. II. 459.
    1913.
Hülse, Zur Pathogenese des tuberkulösen Ileozökaltumors. Virchow's Arch. **217**. 64.
    1914.
Hunter, The pathology of duodenitis after burns. Brit. med. Journ. **1890**. I. 76.
Jaffé, Über nekrotisierende und ulzeröse Erkrankungen im Dünndarm. Med. Klin.
    1918. 904.
Jüngling, Röntgenbehandlung der Aktinomykose der Kopf- und Halsgegend die Methode
    der Wahl. Münch. med. Wochenschr. **1919**. 720.
Kijanitzin, Zur Frage nach der Ursache des Todes bei ausgedehnten Hautverbrennungen.
    Virchows Arch. **131**. 436 1893.
Klemperer-Dünner, Über Colitis suppurativa und Ulcus chronicum recti. Ther. d.
    Gegenw. **1915**. Nr. 11/12.
Klose, Die chirurgische Behandlung der Kolitis. Ther. Halbmonatsh. **1920**.
Koch, R., Die Bekämpfung der Tuberkulose unter Berücksichtigung der Erfahrungen,
    welche bei der erfolgreichen Bekämpfung anderer Infektionskrankheiten gemacht
    sind. Deutsche med. Wochenschr. **1901**. 549.
Koch, R., Übertragbarkeit der Rindertuberkulose auf den Menschen. Deutsche med.
    Wochenschr. **1902**. 857.
Kolle-Hetsch, Experimentelle Bakteriologie und die Infektionskrankheiten. Wien 1916.
König, Fr., Über menschliche Aktinomykose. Mitteil. a. d. Grenzgeb. d. Med. u. Chir.
    25. 119. 1912.
Kyber, Weitere Untersuchungen über die amyloide Degeneration. Virchow's Arch.
    81. 306. 1880.
Lennander, Ein Fall von multiplen tuberkulösen Stenosen im Ileum. Berl. klin. Wochen-
    schr. **1898**. Nr. 32.
Lenzmann, Über syphilitische Erkrankung innerer Organe. Med. Klin. **1913**. 1840.

Liek, Zur Kenntnis der Darmaktinomykose. Med. Klin. **1918**. Nr. 2.

Maixner, Über eine neue Form der Peptonurie. Zeitschr. f. klin. Med. 8. 234. 1884.

Melchior, Chirurgie des Duodenum. Stuttgart 1917. (F. Enke).

Melchior, Über die Aktinomykose des Mastdarms. Beitr. z. klin. Chir. **70**. 722. 1910.

Melchior, Über kombinierte Jod-Röntgentherapie der zerviko-fazialen Aktinomykose. Berl. klin. Wochenschr. **1916**. 586.

Meyer-Gottlieb, Experimentelle Pharmakologie. 4. Aufl. Wien 1920.

Moynihan, Duodenal ulcer. Philadelphia 1912.

Nakamura, Über Gefäßveränderung beim Ulcus chronicum recti. Virchow's Arch. **215**. 95. 1914.

Neumann, Die Syphilis (Nothnagel's Handb.). Wien 1896.

von Noorden, Handb. d. Path. d. Stoffwechsels. 1. 969. 1906. (Urämie).

Nothnagel, Beiträge zur Physiologie und Pathologie des Darmes. Berlin. A. Hirschwald. 1884. — Die Erkrankungen des Darms und Peritoneums. 2. Aufl. Wien. Hölder 1903.

Obrastzoff, Zur Diagnose des Zökumkarzinoms und der Zökumtuberkulose. Arch. f. Verdauungskrankh. **6**. 17. 1900.

Orth, Experimentelle Untersuchungen über Fütterungstuberkulose. Virchow's Arch. **76**. 217. 1879.

v. Ortner, Bauchschmerzen. Wien 1917.

Päßler, Über akute Darmtuberkulose unter dem Bilde einer schweren allgemeinen Infektionskrankheit. Münch. med. Wochenschr. **1906**. 2090.

Payr, Über gleichzeitige Stenosierung von Pylorus und Darm. Arch. f. klin. Chir. **75**. 291. 1905.

Pentzold,-Stintzing Handb. d. ges. Ther. 4. Aufl. Bd. 3. S. 251.

Pfeiffer, Das Problem des Verbrühungstodes. Jena 1913.

Pfeiffer, Experimentelle Untersuchungen zur Ätiologie des primären Verbrennungstodes. Virchow's Arch. **180**. 368. 1905.

Pfeiffer, Kritik der Theorien des Verbrühungstodes. Wien. klin. Wochenschr. **1919**. 1195.

Pfeiffer, Über Veränderungen des Nebennierenorgans nach nervösen und toxischen Schädigungen. Zeitschr. f. d. ges. exper. Med. **10**. 1. 1919.

Ponfick, Die Aktinomykose des Menschen. Berlin 1882.

Ponfick, Über den Tod nach ausgedehnten schweren Verbrennungen. Berl. klin. Wochenschr. **1876**. 225.

Ponfick, Über plötzliche Todesfälle nach Verbrennungen. Berl. klin. Wochenschr. **1877**. Nr. 47.

Porges-Blümel, Über gastrogene Diarrhöen bei Lungentuberkulose. Wien. klin. Wochenschr. **1916** ∗1584

de Quervain, Spezielle chirurgische Diagnostik. Vogel. Leipzig 1915.

Rosenberg, Zur Behandlung der Erkrankungen des unteren Dickdarms. Mitteil. a. d. Grenzgeb. **21**. 807. 1910.

Rosenfeld, Die syphilitische Dünndarmstenose. Berl. klin. Wochenschr. **1902**. Nr. 14.

Richter, Zur Kenntnis des sog. „tuberkulösen Ileozökaltumors". Ziegler's Beitr. z. path. Anat. **39**. 199. 1906.

Rothschild, M., Darmmilzbrand beim Menschen. Med. Klin. **1918**. 1160.

Schwarz, G., Klinische Röntgendiagnostik des Dickdarms. Berlin 1914. (J. Springer).

Shiota, Beiträge zur Kenntnis der menschlichen Aktinomykose. Deutsche Zeitschr. f. Chir. **101**. 289. 1909.

Simmonds, Diskussion über Duodenalgeschwür. Deutsche med. Wochenschr. **1912**. 485.

Sonnenburg, Verbrennungen und Erfrierungen. Deutsche Chir. Enke. Stuttgart. 1879.

Stierlin, Die Radiographie in der Diagnostik der Ileozökaltuberkulose und anderer Krankheiten des Darms. Münch. med. Wochenschr. **1911**. 1231.

Strasburger, Darmkrankheiten in Mohr-Stähelin, Handb. d. inn. Med. Berlin 1917.

Strehl, Ein Fall von fünzehnfacher, zum Teil spastisch-entzündlicher Darmstenose tuberkulösen Ursprungs. Deutsche Zeitschr. f. Chir. **50**. 411. 1899.

Toyosunis, Über die Histogenese der Darmtuberkulose. Virchow's Arch. **194**. Beih. 247. 1908.

Tuffier, Présse méd. **1900**. 21. III.

Vogt, Versuche über die Übertragbarkeit des Verbrennungsgiftes. Zeitschr. f. exper. Path. u. Ther. **11**. 191. 1912.

Weber, Die Lungentuberkulose und ihre Beziehungen zum Verdauungsapparate. Zeitschr. f. Tuberk. **30**. 257. 1919.

Wyß, Zur Kasuistik der primären Darmtuberkulose im Kindesalter. Korrespondenzbl. f. Schweiz. Ärzte 1893. Nr. 22.

Darmverengerung und Darmunwegsamkeit (Ileus).

Albeck, Experimentelle und klinische Untersuchungen über die Todesursache bei Dünndarmstrangulation. Arch. f. klin. Chir. 65. 569. 1902.

Albrecht, Über postoperativen mesenterialen Darmverschluß. Virchow's Archiv 156. 285. 1899.

Anschütz, Über den Verlauf des Ileus bei Darmkarzinom und den lokalen Meteorismus des Zökum bei tiefsitzendem Dickdarmverschluß. Arch. f. klin. Chir. 68. 195. 1902.

Ashe, Notes on a case of enterospasm. Brit. med. Journ. 1907. 483.

Bamberger, Österr. Zeitschr. f. prakt. Heilkunde 1857.

Barth, Postoperativer spastischer Darmverschluß. Chir. Kongreß 1908. Diskussion I. 263.

Batsch, Zur Atropinbehandlung des Ileus. Münch. med. Wochenschr. 1900. 931.

Bäumler, Über akuten Darmverschluß an der Grenze zwischen Duodenum und Jejunum. Münch. med. Wochenschr. 1901. Nr. 17.

Bayer, Zur Diagnose des Darmverschlusses. Prager med. Wochenschr. 1898. 597.

Bayliß, W. M., und Starling, E. H., The movements and innervation of the small intestine. Journ. of Physiol. 24. 99. 1899; Journ. of Physiol. 26. 125. 1902.

Bellmann, Ileus durch Schellackstein im Dünndarm. Deutsche Zeitschr. f. Chir. 149. 127. 1919.

Benderski, Mein Verfahren der physikalischen Behandlung der Steinkoliken und verschiedener Leibschmerzen. Wien. klin. Wochenschr. 1909. 1620.

Benini, Riv. Venet. di science méd. 1897.

v. Bergmann, E., Zur Diagnose und Behandlung der Darmokklusionen. Arch. f. klin. Chir. 61. 885. 1900.

v. Bergmann, G., Die Röntgenuntersuchung des Magens in Kraus-Brugsch, spez. Path. u. Ther. 5. 367. 1914.

Berlin, Ein Beitrag über die wirksame Substanz der Blutgefäßdrüsen. Zeitschr. f. Biol. 68. 371. 1918.

Bertelsmann, Askaridenileus. Mittelrhein. Chir.-Vereinigung. Zentralbl. f. Chir. 1913. 1179.

Birnbaum, Akute postoperative Magendilatation mit sekundärem Duodenalverschluß. Monatsschr. f. Geburtsh. u. Gynäkol. 24. 170. 1906.

Boas-Kelling, Diätetik der Magen- und Darmkrankheiten. Berlin 1920.

Bode, Beziehungen des intraabdominellen Fettschwundes zur Bildung von Hernien und inneren Darmverschlüssen. Deutsche Zeitschr. f. Chir. 150. 344. 1919.

Böhm, G., Über Einfluß des N. sympathicus und anderer auton. Nerven auf die Bewegungen des Dickdarms. Arch. exper. Pharm. 72. 1. 1913.

Bonnet, Dauphiné méd. 1898. 1. IV.

Borchardt, Zur Kenntnis der akuten Magenektasie. Berl. klin. Wochenschr. 1908. 1593.

Borchgrevink, Norsk. Magaz. for Laegevid. 1898. Nr. 1.

Borszéky und Genersich, Zur Lokalisationsdiagnose der inneren Darmokklusion und zur Frage der Autointoxikation. Beitr. z. klin. Chir. 36. 448. 1902.

Braun und Boruttau, Experimentalkritische Untersuchungen über den Ileustod. Deutsche Zeitschr. f. Chir. 96. 544. 1908.

Braun-Seidel, Klinische experimentelle Untersuchungen zur Frage der akuten Magenerweiterung. Mitteil. a. d. Grenzgeb. d. Med. u. Chir. 17. 533. 1907.

Brian, Lyon médical 1896. Nr. 17.

Brosch, Über den Mechanismus der Kotpassage bei Kotretention auf Grund einschlägiger Obduktionsbefunde. Virchow's Archiv 205. 267. 1911.

Brosch, Zur inneren Behandlung der Dickdarmstenosen. Wien. klin. Wochenschr. 1913. 181.

de Bruine Ploos van Amstel, Über neurotischen mesenterialen Darmverschluß. Würzb. Abhandl. 17. Heft 7/8. 1917.

Brüning, Ein Fall von Darmverschluß nach Ruhr. Münch. med. Wochenschr. 1919. 213.

Brunzel, Über eine eigenartige Form des paralytischen Ileus. Deutsche Zeitschr. f. Chir. 145. 1. 1918.

Brunzel, Über einen Fall von chronischem, in Attacken auftretendem spastischen Ileus bei einer nervös schwer belasteten Patientin. Deutsche Zeitschr. f. Chir. 149. 414. 1919.

Buchbinder, Experimentelle Untersuchungen am lebenden Tier- und Menschendarm. Deutsche Zeitschr. f. Chir. 55. 458. 1900.

Cherchevsky, Contrib. à la pathologie des névroses intestinales. Rev. de Méd. 1883. 876 u. 1033.

Clairmont und Ranzi, Zur Frage der Autointoxikation bei Ileus. Arch. f. klin. Chir. 73. 696. 1904.

Cloetta, Fortschritte der Pharmakotherapie im Jahre 1913 (Hypophysenextrakt). Deutsche med. Wochenschr. 1914. 282.

Clubbe, Diagnosis and treatment of intussusception. Brit. med. Journ. **1901. 689.**
Curschmann, Die Anomalien der Lage, Form und Größe des Dickdarms. Deutsches Arch. f. klin. Med. **53.** 1. 1894.
Dax, Über hysterischen Ileus. Beitr. z. klin. Chir. **70.** 330. 1910.
Decker, R., jun., Technische Fortschr. der Röntgenuntersuchung der Bauchorgane mittels Pneumoperitoneum. Münch. med. Wochenschr. **1920.** 664.
Descoeudres, Les ascarides comme cause d'ileus. Arch. internat. de Chir. **4.** 577. 1910.
Dietrich, Noch ein Fall von Ileus, der mit Atropin behandelt wurde. Münch. med. Wochenschrift **1901.** 302.
Dohan, Röntgendiagnostik und Röntgentherapie. Wien 1916 (M. Pertes).
Dowen, Zitiert nach Treves.
Ebstein, Über das Lufteinblasen in den Mastdarm. Zeitschr. f. diätet. Therap. **17.** 89. 1913.
Eichhorst, Über intermittierenden Darmverschluß. Zentralbl. f. inn. Med. **1909.** Nr. 42.
Eisenhart, Inaug.-Diss. München 1896.
Elder, Acute intestinal obstruction caused by syphilitic ulceration in the ileum. Brit. med. Journ. **1904.** 1068.
Enderlen und Hotz, Über die Resorption bei Ileus und Peritonitis. Mitteil. a. d. Grenzgeb. d. Med. u. Chir. **23.** 755. 1911.
Eppinger, Pathologie des Zwerchfells. Wien 1911.
Ewald, Krankheiten des Verdauungsapparates in von Noorden-Kaminer, Krankheiten und Ehe. Leipzig 1916 (G. Thieme).
Ewald, Über Darmtumoren in der Regio iliaca sin. Berl. klin. Wochenschr. **1903.** Nr. 48 u. 49.
Ewald, Über ein wenig beachtetes Frühsymptom des Ileus. Berl. klin. Wochenschr. **1907.** 1416.
Faber, Perniziöse Anämie bei Dünndarmstenosen. Berl. klin. Wochenschr. **1897.** 643.
Faulhaber-Katz, Röntgendiagnostik der Darmkrankheiten. Halle a. S. 1919 (C. Marhold).
Fells, Enterospasm. Brit. med. Journ. **1906.** 318.
Ferrio und Bosio, Lo Sperimentale **2.** 897. 1897.
v. Fink, Über paralytischen Ileus. Zentralbl. f. Chir. **1919.** Nr. 34.
Finsterer, Über doppelten Darmverschluß (Kombinationsileus). Beitr. z. klin. Chir. **81.** 361. 1912.
Fischl, Lokale Darmerkrankungen im frühesten Kindesalter in Schloßmann-Pfaundler's Handb. d. Kinderheilk. **3.** 149. 1910. Leipzig (Vogel).
Fitz, R. H., The diagnosis and medical treatment of acute intestinal obstruction. Transact. Congr. Phys. and Surg. 1888. Vol. I. 445.
Fleiner, Retentionsvorgänge im Magendarmkanal. Jahresk. f. ärztl. Fortbild. **1920.** Märzheft.
Flesch-Thebesius, Über Invaginationsileus. Arch. f. klin. Chir. **112.**
Flesch-Thebesius, Zur Erklärung des Todes bei Ileus (wird veröffentlicht in Bruns' Beitr. z. Chir. 1920).
Forßmann, Ein Fall von Darmsyphilis und Endophlebitis syphilitica. Zieglers Beitr. z. pathol. Anat. **27.** 359. 1900.
Franke, Zur Erklärung des postoperativen spastischen Darmverschlusses. Zentralbl. f. Chir. **1908.** 1293.
Frosier, Volvulus of Meckel's Diverticulum. Journ. of amer. Assoc. **1916.** IV. 15.
Freeman, Spastic ileus (spasmodic intestinal obstruction). Ann. of Surg. **1918.** 196.
Fromme, Über spastischen Ileus. Deutsche med. Wochenschr. **1914.** 1010.
Fuhrmann, Drei Fälle von angeborener Darmatresie. Med. Klin. **1907.** 1392.
Füth, Über Obturationsileus in der Schwangerschaft. Zentralbl. f. Gynäk. **1919.** Nr. 19.
Gangolphe, Zitiert nach Wilms.
Gibson, Zitiert nach Kock und Örum.
Goebel, Bedeutung des Mega- und Makrosigmoideum für die Darmpathologie. Med. Klin. **1920.** 51.
Goldhuis, Nederl. Tijdschr. v. Geneesk. **1902.** Nr. 11.
Grawitz, Zitiert nach Wilms.
Greig, On intussusception. Scott. med. and surg. Journ. **19.** 185. 1906.
v. Greyerz, Über die oberhalb von Dickdarmverengerungen auftretenden Darmgeschwüre. Deutsche Zeitschr. f. Chir. **77.** 57. 1905.
Groth, Über die Anwendung des Hormonals in der Chirurgie. Med. Klin. **1912.** 1425.
Gruber, St. Petersb. med. Wochenschr. **1862.** 161.
Haasler, Über Darmstenose. Arch. f. klin. Chir. **71.** 652. 1903.
v. Haberer, Beitrag zum arteriomesenterialen Duodenalverschluß. Arch. f. klin. Chir. **108.** 307. 1917.
v. Haberer, Zur Kasuistik der inkarzerierten Treitz'schen Hernien. Wien. med. Wochenschrift **1919.** Nr. 17.

Haguenot, Zitiert nach Nothnagel.

Hahn, Zitiert nach Wilms.

Hallas, Über Schellackkonkremente im Magen und Duodenum. Berl. klin. Wochenschr. 1914. Nr. 10.

Hanot, Arch. générales de médecine 1895.

Haudek, Röntgenbefunde bei Ulcus duodeni. Kongr. d. Deutsch. Gesellsch. f. Chir. Berlin 1913, 26.—29. März.

Heiberg, Krankheiten des Pankreas. Wiesbaden 1914.

Heidenhain, Beitrag zur Pathologie und Therapie des akuten Darmverschlusses. Arch. f. klin. Chir. 55. 211. 1897.

Heidenhain, Über Darmverschluß und Enterostomie bei Peritonitis. Verhandl. d. Deutsch. Chir.-Kongr. 1902. II. 280.

Heidenhain, Über die Behandlung der peritonitischen Blutdrucksenkung mit intravenösen Suprarenin-Kochsalzinfusionen. Mitteil. a. d. Grenzgeb. d. inn. Med. u. Chir. 18. 837. 1905.

Hemmeter, Diseases of the intestines II. Philadelphia. 1911. 289.

Henle, Zitiert nach Nothnagel.

Herczel, Experimentelle und histologische Untersuchungen über kompensatorische Muskelhypertrophie bei Darmstenosen. Zeitschr. f. klin. Med. 11. 321. 1886.

v. Hertt, Über schwere Magen- und Darmlähmungen, insbesondere nach Operationen. Zeitschr. f. Geburtsh. u. Gynäk. 44. 251. 1901.

Heß, Darmspasmen und eigenartige Selbsthilfe. Münch. med. Wochenschr. 1918. 1382.

Heß, Ein seltener Fall von angeborenem Verschluß des Duodenum und Rektum. Deutsche med. Wochenschr. 1897. Nr. 14.

Hirschsprung, 107 Fälle von Darminvagination bei Kindern. Mitt. a. d. Grenzgeb. 14. 555. 1905.

v. Hochenegg, Über eine neue typische Form des akuten Darmverschlusses (Kombinationsileus). Wien. klin. Wochenschr. 1897. Nr. 51.

Hoffmann, W., Askaridenileus. Monatsschr. f. Kinderheilk. 15. 109. 1919.

Hofmann, Das Verhalten des Darmes bei Inkarzeration, besonders an den Schnürfurchen. Beitr. z. klin. Chir. 54. 85. 1907.

v. Hofmeister, Diskussion zu Schloßmann's Vortrag: Über chirurgische Askaridenerkrankung. Zentralbl. f. Chir. 1913. Nr. 30. S. 1179.

Hofmeister, Über multiple Darmstenose tuberkulösen Ursprungs. Beitr. z. klin. Chir. 17. 577. 1897.

Hofmokl, Über Kottumoren. Wien. med. Wochenschr. 1896. 43.

Hohlbaum, Über die angeborenen Mesenteriallücken als Ursache von Darmeinklemmung. Beitr. z. klin. Chir. 119. 468. 1920.

Hohmeyer, Drei Darminvaginationen aus seltener Ursache. Med. Klin. 1913. 905.

Holmgren, Einige Fälle von Ileus, behandelt mit Atropin. Upsala lakäre Forh. 10. 340. 1904/05.

Holzknecht, Die Duodenalstenose durch Füllung und Peristaltik radiologisch erkennbar. Deutsche Zeitschr. f. Chir. 105. 54. 1910.

Homen, Zitiert nach Nothnagel.

Honigmann, Zentralbl. a. d. Grenzgeb. d. Med. u. Chir. 5. 1900.

Hörmann, Die intraabdominellen Druckverhältnisse. Arch. f. Gynäk. 75. 527. 1905.

Hotz, Beitrag zur Pathologie der Darmbewegungen. Mitteil. a. d. Grenzgeb. d. Med. u. Chir. 20. 257. 1909.

Huber, Reizwirkung von Askaris, am lebenden Menschen beobachtet. Münch. med. Wochenschr. 1912. Nr. 49.

Hutchinson, Enormous Concretion of Iron and Magnesia removed by operation from the Lower Bowel. Transact. London pathol. soc. 6. 203. 1855.

Illoway, Ein Fall von hysterischer Darmparalyse (Paralysis intestinalis) von seltener Form. Arch. f. Verdkr. 18. 203. 1912.

Jordan, Duodenal obstruction as shown by radiography. Brit. med. Journ. 1911. Mai 20.

Israel, Einige Beobachtungen an Ileusfällen. Berl. klin. Wochenschr. 1892. Nr. 1.

Juspis, Inaug.-Diss. Halle 1895.

Kader, Br., Ein experimenteller Beitrag zur Frage des lokalen Meteorismus bei Darmokklusion. Inaug.-Diss. Dorpat 1891.

Kappis, Beiträge zur Frage der Sensibilität der Bauchhöhle. Mitteil. a. d. Grenzgeb. d. Med. u. Chir. 26. 493. 1913.

Kappis, Über Ursache und Entstehung der Bauchschmerzen. Med. Klin. 1920. 409.

Karewski, Über Gallensteinileus. Deutsche med. Wochenschr. 1902. Nr. 10—12.

Kato, Über Gasresorption im Darm. Intern. Beitr. z. Path. u. Therap. d. Ernährungsstör. 1. 315. 1909.

Katsch, Beiträge zum Studium der Darmbewegungen. Zeitschr. f. exper. Path. u. Therap. **12.** 253. 1913.
Katsch, Der menschliche Darm bei pharmakologischer Beeinflussung seiner Innervation. Fortschr. a. d. Geb. d. Röntgenstr. **21.** 159. 1914.
Kausch, Die Pathologie des Ileus. Halle a. S. 1915 (C. Marhold).
Kausch, Über Hormonalwirkung. Berl. klin. Wochenschr. **1912.** 881.
Kayser, Akute Magenlähmung oder duodenojejunaler Dünndarmverschluß? Deutsche Zeitschr. f. Chir. **94.** 297. 1908.
Kehr, Über Duodenalgeschwüre. Münch. med. Wochenschr. **1912.** 1307 u. 1380.
Kelling, Über den Mechanismus der akuten Magendilatation. Arch. f. Chir. **64.** 393. 1901.
v. Khautz, Zur Frage der Bakteriämie bei Ileus und postoperativer Darmlähmung. Arch. f. klin. Chir. **88.** 412. 1909.
Kiär, Hospitaltidende 1896. Nr. 19.
Kirch, Ein Fall von akuter Magendilatation mit tödlichem Ausgang. Deutsche med. Wochenschr. **1899.** 545.
Klein, Ileus und Volvulus durch Inkarzeration des Dünndarmes in einer Mesenterialtasche, dem Recessus ileocoecalis inf. Inaug.-Diss. Frankfurt a. M. 1916.
Kleinschmidt, Ein Fall von sekundärer Dünndarmstenose. Münch. med. Wochenschr. **1919.** 1276.
Klemperer-Dünner, Repetitorium über Behandlung der Verdauungskrankheiten. Therap. d. Gegenw. **1919.** 420.
Kloiber, Dünndarmstenose nach Brucheinklemmung. Med. Klin. **1919.** 1309.
Kobert, Beiträge zur Kenntnis der vegetabilen Hämagglutinine. Berlin 1913 (Parey).
Kocher, Die Lehre von der Brucheinklemmung. Deutsche Zeitschr. f. Chir. **8.** 331. 1877.
Kocher, Über Ileus. Mitteil. a. d. Grenzgeb. d. Med. u. Chir. **4.** 195. 1899.
Kock-Oerum, Die Darminvagination im Kindesalter, durch ca. 400 dänische Fälle beleuchtet. Mitteil. a. d. Grenzgeb. d. Med. u. Chir. **25.** 293. 1912.
König, Die Erkrankungen des Mastdarms infolge von Infektion durch Gonorrhoe und Syphilis. Berl. klin. Wochenschr. **1902.** 417.
König, Über diffuse peritoneale Tuberkulose und die durch solche hervorgerufenen Scheingeschwülste im Bauch. Zentralbl. f. Chir. **1884.** Nr. 6.
König, Die peritoneale Tuberkulose und ihre Heilung durch den Bauchschnitt. Zentralbl. f. Chir. **1890.** Nr. 35.
König, Die strikturierende Tuberkulose des Darmes und ihre Behandlung. Deutsche Zeitschr. f. Chir. **34.** 65. 1892.
Koritschoner, Zur Kenntnis der Hernia bursae omentalis cum prolapsu. Mitteil. a. d. Grenzgeb. d. inn. Med. u. Chir. **31.** 433. 1919.
Körte, Beiträge zur Chirurgie der Gallenwege und der Leber. Berlin 1905.
Körte, Über den Darmverschluß durch Gallenstein. Arch. f. klin. Chir. **46.** 331. 1893.
Körte, Über den Darmverschluß durch Gallenstein. Verhandl. d. Chir.-Kongr. **1893.** II. 167.
Kretschmer, Zur Klinik und Röntgenologie der Dünndarmstenosen. Deutsche med. Wochenschr. **1920.** 69.
Kreuter, Die angeborenen Verschließungen und Verengerungen des Darmkanals im Lichte der Entwicklungsgeschichte. Deutsche Zeitschr. f. Chir. **79.** 1. 1905.
Kundrat, Über eine seltene Form der inneren Inkarzeration. Wien. med. Wochenschr. **1891.** 351 (Vortrag in Gesellsch. d. Ärzte. 13. Febr.).
Küster, Postoperativer spastischer Darmverschluß. Chir.-Kongr. **1908.** Diskussion I. 265.
Küttner, Über innere Inkarzerationen. Virchow's Archiv **43.** 478. 1868.
Laffer, Acute dilatation of the stomach and arterio-mesenteric ileus. Ann. of surg. **1.** 390. 1908.
Landau, Über duodenalen Ileus nach Operationen. Berl. klin. Wochenschr. **1908.** Nr. 24.
Lane, The kinks which develop in our drainage system in chronic intestinal stasis. Lancet **1911.** I. 913.
Langenbuch, Demonstration eigentümlich großer Konkretionen des Magens und Dünndarms. Verhandl. d. Deutsch. Gesellsch. f. Chir. (1880) **9.** I. 54. 1881.
Langmann, Festschrift zu Ehren von Jacobi. New-York 1900 (zitiert nach Nothnagel).
Lederer, Ein Beitrag zur Ileusbehandlung mit Atropin. Med. Klin. **1910.** 11.
Leichtenstern, Verengerungen, Verschließungen und Lageveränderungen des Darms in Ziemssen's Handb. d. spez. Path. u. Therap. **7.** II. 1878.
Lejars, Les indications du lavement électrique dans l'ileus. Sem. méd. **1908.** 361.
Lennander, Ein Fall von multiplen tuberkulösen Stenosen im Ileum. Berl. klin. Wochenschrift **1898.** Nr. 32.
Lennander, Über die Sensibilität der Bauchhöhle und über lokale und allgemeine Anästhesie bei Bruch- und Bauchoperationen. Zentralbl. f. Chir. **1901.** Nr. 8.
Lennander, Über lokale Anästhesie und über Sensibilität in Organ und Gewebe; weitere Beobachtungen. Mitteil. a. d. Grenzgeb. d. Med. u. Chir. **15.** 465. 1906.

Lennander, Über Hofrat Nothnagel's zweite Hypothese der Darmkolikschmerzen. Mitteil. a. d. Grenzgeb. d. Med. u. Chir. **16.** 19. 1906.
Leo, Ausscheidung von Salolkonkrementen durch die Fäzes. Deutsche med. Wochenschr. **1900.** V. B. 123.
Lesk, Über Gallensteinileus. Deutsche Zeitschr. f. Chir. **94.** 47. 1908.
Lichtenstein, Zur Kenntnis der akuten Magenblähung mit sekundärem Duodenalverschluß. Zentralbl. f. Gynäk. **1908.** 614.
Lindström, Über Knotenbildung am Dünndarm. Finska Läkares Handl. **1916.** Nr. 7.
Lotheisen, Pankreastumor mit Duodenalstenose und schwerem Ikterus. Wien. med. Wochenschr. **1903.** 409.
Magnus, Versuche am überlebenden Dünndarm von Säugetieren. Pflüger's Archiv **102.** 123. 349. 1904.
Malgaigne, Zitiert nach Nothnagel.
Marcinowski, Zur Atropinbehandlung des Ileus. Münch. med. Wochenschr. **1900.** 1492.
Mathieu, Intestinales Plätschergeräusch. Arch. f. Verdkr. **14.** 3. 1908.
Matthes, Differentialdiagnose. Berlin 1919.
Matthes, Diskussionsbeitrag. Verhandl. d. Kongr. f. inn. Med. **29.** 182. 1912.
Melchior, Chirurgie des Duodenum. Stuttgart 1917 (Enke).
Melchior, Klinische Betrachtungen über den Bauchdruck. Berl. klin. Wochenschr. **1919.** 1201.
Melchior, Kongenitale und tiefe Duodenalstenose, bedingt durch Situs inversus partialis. Berl. klin. Wochenschr. **1914.** Nr. 25.
Melchior, Über den sogenannten arterio-mesenterialen Darmverschluß. Berl. klin. Wochenschr. **1914.** Nr. 38/39.
Melchior, Über sekundäre Enterostomie nach Peritonitis- und Ileusoperationen. Berl. klin. Wochenschr. **1920.** 56.
Meyer-Gottlieb, Experimentelle Pharmakologie. IV. Aufl. Wien 1920.
Millner, Zitiert nach Wilms.
Mollmann, Ein Fall von Hernia duodeno-jejunalis sinistra (Hernia Treitzii). Inaug.-Diss. Gießen 1919.
Monti, Ein Fall von Gangrän des Meckel'schen Divertikels durch Volvulus desselben. Wien. klin. Wochenschr. **1915,** 1141.
Morone, Riforma med. **25.** Nr. 19. 1910.
Müller, Über akute postoperative Magendilatation. Deutsche Zeitschr. f. Chir. **56.** 486. 1900.
Naunyn, Klinik der Cholelithiasis. Leipzig 1892.
Nénon, Thèse de Lyon **1907.**
Neugebauer, Spastische Obstipation und Volvulus. Med. Klin. **1919.** 265.
Nicaise, Cas rare d'occlusion intestinale. Rev. de chir. **1885.** 310.
Nishiuchi, Makro- und mikroskopische Untersuchung der Fäzes bei japanischer Kost. Mitteil. a. d. med. Fakultät zu Tokio 5. Heft 3. 1904.
von Noorden, C., Das Physostigmin gegen Erschlaffung des Darms. Berl. klin. Wochenschr. **1901.** Nr. 42.
von Noorden, C., Über vegetabile Milch. Therap. Monatsh. **1916.** 65.
von Noorden-Salomon, Allgemeine Diätetik. Berlin 1920 (J. Springer).
von Noorden, K. H., Über ernsthafte Folgezustände chronisch spastischer Obstipation. Zeitschr. f. klin. Med. **76.** 417. 1912.
von Noorden, W., Ein Fall ligamentöser Einschnürung und hochgradiger Enteroptose des Dickdarms. Münch. med. Wochenschr. **1895.** Nr. 26.
Nordmann, Hysterischer und spastischer Darmverschluß. Deutsche med. Wochenschr. **1910.** Nr. 10.
Nothnagel, Beitrag zur Physiologie und Pathologie des Darms. Berlin 1884.
Nothnagel, Die Erkrankungen des Darmes und Peritoneums. 2. Aufl. Wien. Hölder 1903.
Oppenheim, Beitrag zur Bekämpfung des Meteorismus. Deutsche med. Wochenschr. **1902.** 226.
v. Ortner, Die Symptomatologie innerer Krankheiten. Bd. I. Schmerzhafte Bauchaffektionen. Urban und Schwarzenberg 1917.
Ostermeyer, Zur Darmwirkung des Atropins. Münch. med. Wochenschr. **1900.** 1695.
Pankow, Über einen Fall von spastischem Ileus. Münch. med. Wochenschr. **1903.** Nr. 45.
Paratelle, Lyon médicale **1900.**
Parenski, Zitiert nach Wilms.
Paterson, Edinburgh. med. Journ. **1868.**
Payer, Die postnarkotische Magenlähmung. Mitteil. a. d. Grenzgeb. d. Med. u. Chir. **22.** 411. 1911.
Payr, Zur operativen Behandlung der fixierten Doppelflintenstenose. Zentralbl. f. Chir. **1918.** 446.
Permann, Hygiea. **1898.** Nr. 4.

Petrén, Über die Ergebnisse der chirurgischen Behandlung des Magen- und Duodenalgeschwürs. Brun's Beitr. z. klin. Chir. **76**. 305. 1911.

Pettenkofer, Zur Behandlung der postoperativen Darmparese resp. -Paralyse. Münch. med. Wochenschr. **1912**. 2456.

Philipowicz, Mitteilung über inneren Darmverschluß mit besonderer Berücksichtigung des Volvulus der Flexura sigmoidea. Arch. f. klin. Chir. **70**. 679. 1903.

Philipowicz, Weitere Beiträge zur Kasuistik und Ätiologie des Dünndarmvolvulus. Arch. f. klin. Chir. **97**. 884. 1912.

Plew, Über Perforation des Darmes durch Askariden. Arch. f. Kinderheilk. **62**. 11. 1914.

Ponzet, Thèse de Paris 1877.

Popielski, β-Imidazolyläthylamin und die Organextrakte. Pflüger's Archiv **178**. 237. 1920.

Propping, Über den Gallensteinileus, besonders seinen Mechanismus. Med. Klin. **1920**. Nr. 1.

Propping, Über den Mechanismus der Darminvagination. Mitteil. a. d. Grenzgeb. d. inn. Med. u. Chir. **21**. 536. 1910.

Quain, Zitiert nach Hemmeter.

Quincke und Hoppe-Seyler, Die Krankheiten der Leber. Wien 1899. I. Aufl. 1899; II. Aufl. Wien 1912.

Ranzel, Über den arterio-mesenterialen Duodenalverschluß. Deutsche Zeitschr. f. Chir. **150**. 361. 1919.

Ranzi, Trichobezoar im Magen. Wien. klin. Wochenschr. **1904**. Nr. 50.

Reach, F., Die multiplen Darmstrikturen. Sammelreferat. Zentralbl. f. d. Grenzgeb. d. Med. u. Chir. **3**. 16. 96. 140. 1900.

Rehn, Gallenstein-Ileus. Verhandl. d. Deutsch. Gesellsch. f. Chir. **1899**. 724.

Reichel, Die Lehre von der Brucheinkelmmung. Stuttgart 1886.

Reichel, Zur Pathologie des Ileus und Pseudoileus. Deutsche Zeitschr. f. Chir. **35**. 495. 1893.

Reusch, Über die Ileusfälle der Kriegsjahre in der chirurgischen Universitätsklinik Würzburg. Deutsche Zeitschr. f. Chir. **151**. 36. 1919.

Riedel, Der Mechanismus der Darmeinstülpung bei einem Kinde mit 3 Invaginationen, 2 deszendierenden und 1 aszendierenden. Mitteil. a. d. Grenzgeb. d. inn. Med. u. Chir. **14**. 218. 1905.

Rieder, Jahrb. d. Hamburger Staatskrankenanstalten **1**. 384. 1889.

Riese, Ein Fall von Striktur des Col. transvers. Deutsche med. Wochenschr. **1900**. V. B. 262.

Rinne, Zwei Fälle von schwerem chronischen Enterospasmus. Boas Archiv **15**. 604. 1909.

Ritter, C., Sensibilität des Bauchfells. Zeitschr. f. Chir. oder Zentralbl. f. Chir. **1908**. Nr. 20.

Roger, Journ. de physiol. et path. gén. **8**. 54. 1906.

Roger und Garnier, Compt. rend. soc. biol. **1905**. II. 288 u. 674. **1908**. 610.

v. Rokitansky, Lehrb. d. pathol. Anat. Wien 1842. III. Aufl. 1861.

Rosenfeld, Die syphilitische Dünndarmstenose. Berl. klin. Wochenschr. **1902**. 307.

Rosenstein, Berl. klin. Wochenschr. **1882**. 521.

Rost, Über Askaridenileus. Deutsche Zeitschr. f. Chir. **151**. 251. 1919.

Ruge, Pathogenese, Klinik und Therapie der erworbenen Mastdarmstrikturen. Halle a. S. 1913 (C. Marhold).

Sander, Chirurgische Eingriffe bei Hysterie. Münch. med. Wochenschr. **1899**. 26.

Saritschew, Jahresber. d. Moskauer chir. Gesellsch. **20**. 1901.

Sauerbruch und Heyde, Weitere Mitteilungen über die Parabiose bei Warmblütern mit Versuchen über Ileus und Urämie. Zeitschr. f. exper. Path. u. Therap. **6**. 33. 1909.

Schaal, Enterospasmus verminosus. Münch. med. Wochenschr. **1912**. Nr. 48.

Scheele, Zur Behandlung eingeklemmter Brüche mit besonderer Berücksichtigung der Taxis. Ther. Halbmh. **1920**.

Schlesinger, Über röntgenologisch nachgewiesene Gastro-, Pyloro-, Duodeno-Ptose als Ursache des Einfließens von Darmsaft, Galle und Pankreassaft in den Magen. Zeitschr. f. klin. Med. **75**. 314. 1912.

Schlesinger, Zur Diagnose multipler Darmstenosen. Zentralbl. f. inn. Med. **1903**. 41.

Schloffer, Über Ileus bei Hysterie. Beitr. z. klin. Chir. **24**. 392. 1899.

Schloßmann, Über chirurgische Erkrankungen durch Askariden. Beitr. z. klin. Chir. **90**. 531. 1914.

Schmidt, Ad., Weitere Erfahrungen über die Behandlung von Darmkrankheiten mit Sauerstoff. Therap. d. Gegenw. **1913**. Nr. 1, 8.

Schmidt, Ad., und J. Strasburger, Die Fäzes des Menschen. 3. Aufl. Berlin. Hirschwald. 1910.

Schmidt, J. E., Bemerkungen über Dünndarmstenose. Münch. med. Wochenschr. **1913**. Nr. 17.

Schnitzler, Aus dem Kapitel der Darmstenosen. Med. Klin. **1911**. 401. 442.
Schnitzler, Über mesenteriale Darminkarzeration. Wien. klin. Rundsch. **1895**. Nr. 37/38.
Schuberg, Beiträge zur Kenntnis der Entstehung, des inneren Baues und der chemischen Zusammensetzung der Kotsteine. Virchow's Archiv **90**. 73. 1882.
Schüle, Zur Diagnostik intestinaler Erkrankungen. Boas Archiv **21**. 255. 1915.
Schütz, Über schweren chronischen Kolonspasmus. Berl. klin. Wochenschr. **1910**. 1703.
Schütz, Über schwere Zustände von chronischem Kolonspasmus. Boas Archiv **11**. 324. 1905.
Schwalbe, Die med. Woche **1901**. Nr. 41.
Schwalbe, Wratsch **1902**. Nr. 30.
Schwarz, Klinische Röntgendiagnostik des Dickdarms. Berlin 1914 (J. Springer).
Schwarz, Über Kontrastkonkremente im Dickdarm Röntgenuntersuchter. Therap. Monatsh. **1918**. 361.
Schwarz, G., Die Röntgenuntersuchung des Verdauungskanales. Berlin, J. Springer. Im Erscheinen.
Schwarz, G., Erkennung der tieferen Dünndarmstenose mittels des Röntgenverfahrens. Wien. klin. Wochenschr. **1911**. Nr. 40.
Senn, Journ. of the amer. assoc. 1898.
Sgambati, Reazione specif. d. urine nelle infez. perit. acute. Policlinico **27**. 267. 1920.
Shimodaira, Experimentelle Untersuchungen über die Entstehung von sogenannten Dehnungsgeschwüren des Darmes. Mitteil. a. d. Grenzgeb. d. Med. u. Chir. **22**. 229. 1910.
Singer-Holzknecht, Die objektiven Symptome des chronischen Kolonspasmus. Deutsche med. Wochenschr. **1912**. 1084.
Sklodowski, Über chronische Verengerung des Dünndarms. Mitteil. a. d. Grenzgeb. d. Med. u. Chir. **5**. 329. 1899, 1900.
Sonntag, Über Ileus durch Dünndarmstenose nach Brucheinklemmung. Beitr. z. klin. Chir. **115**. 578. 1919.
Spasokukozky, Volvulus intestinorum als Krankheit des hungernden Menschen. Arch. f. klin. Chir. **91**. 211. 1910.
Spieth, Beiträge zur Askaridenerkrankung mit besonderer Berücksichtigung der Frage der Giftwirkung. Virchow's Archiv **215**. 117. 1914.
Sprengel, Zur Pathologie der Gefäßstörungen im Gebiet der Mesenterialgefäße. Arch. f. klin. Chir. **67**. 587. 1902.
Stieda, Beitrag zum sogenannten arterio-mesenterialen Darmverschluß. Deutsche Zeitschrift f. Chir. **56**. 201. 1900.
Stierlin, Röntgendiagnostik der Magendarmkrankheiten. Springer 1916.
Strasburger, Erkrankungen des Darms in Mohr-Stähelin, Handb. d. inn. Med. **3**. 843. 1918.
Strauß, Hysteria virilis unter dem Bilde der chronischen Darmstenose. Zweimalige Laparotomie. Berl. klin. Wochenschrift **1898**. Nr. 38.
Stutzin, Zur Behandlung akuter Darmlähmungen. Med. Klin. **1919**. 263.
Swain, Enterospasm and colic from the surgical point of view. Brit. med. Journ. **1912**. 1412.
Talma, Zur Kenntnis der Tympanitis. Berl. klin. Wochenschr. **1886**. 369.
Talma, Zur Kenntnis der Tympanitis. Berl. klin. Wochenschr. **1902**. 89.
Tandler, Zur Entwicklungsgeschichte des menschlichen Duodenum. Morphol. Jahrb. **29**. 187. 1902.
Thierry, Dünndarmstenosen nach Brucheinklemmung. Münch. med. Wochenschr. **1919**. 35. 998.
Thouillet, Dauphiné méd. **1897**.
Tietze, A., Über Hämatemesis als Symptom des Ileus. Deutsche Zeitschr. f. Chir. **45**. 17. 1897.
Trendelenburg, Physiologische und pharmakologische Versuche über Dünndarmperistaltik. Arch. f. exper. Pharmakol. **81**. 55. 1917.
Treves, Darmobstruktion. Deutsch von Pollack. 1888.
Uhlig, Behandlung des postoperativen Ileus mit intravenösen Kochsalz-Neohormonalinfusionen. Med. Klin. **1916**. Nr. 22.
Uhlmann-Abelin, Die Wirkung des Opium und seiner Derivate auf den Darm. Zeitschr. f. exp. Path. u. Ther. **21**. 75. 1920.
Uhlmann-Zwick, Die Wirkung von Medikamenten auf den Darm bei oraler und parenteralen Zuführung. Schw. med. Wochenschr. **1920**. Nr. 15/16.
Unger, Zur Verhütung der Darmlähmung mittels Asthmolysin. Zentralbl. f. Chir. **1919**. Nr. 45.
Vogel, Klinische und experimentelle Beiträge zur Frage der peritonealen Adhäsionen nach Laparotomien. Deutsche Zeitschr. f. Chir. **63**. 296. 1902.
Wagner, Arterio-mesenterialer Darmverschluß bei Kriegsverletzten. Deutsche Zeitschr. f. klin. Chir. **147**. 56. 1918.

Wagner, G. A., Behandlung des paralytischen Ileus. Berl. klin. Wochenschr. **1919.** 1221.
v. Wahl, Die Laparotomie bei Achsendrehung des Dünndarmes. Arch. f. klin. Chir. **38.** 233. 1889.
v. Wahl, Über die klinische Diagnose der Darmokklusion durch Strangulation oder Achsendrehung. Zentralbl. f. Chir. **1889.** Nr. 9.
Walz, Zur Diagnose der kongenitalen Dünndarmstenose aus Untersuchung des Mekonium. Münch. med. Wochenschr. **1906.** Nr. 21.
Walther, Über paralytischen Ileus infolge von Darmgärung (Gärungsileus). Deutsche Zeitschr. f. Chir. **151.** 77. 1919.
Weiß, S., Intussusceptio intestini. Zentralbl. f. d. Grenzgeb. **2.** 702. 1899.
Wichmann, Om Tarminvagination. Host u. Sons. Kopenhagen 1893. Ref. Zentralbl. f. inn. Med. **1894.** 228.
Wilms, Der Ileus in Deutsche Chirurgie. Enke, Stuttgart 1906.
Wilms, Die Stenose des unteren Duodenum. Beitr. z. klin. Chir. **18.** 510. 1897.
Wilms, Die Ursache der Kolikschmerzen bei Darmleiden, Gallensteinen und Nierensteinen. Münch. med. Wochenschr. **1904.** Nr. 31.
Wilms, Ist die Abgrenzung einer Strangobturation vom Obturations- und Strangulationsileus berechtigt? Deutsche med. Wochenschr. **1909.** Nr. 24.
Wilms, Metallisch klingende Darmgeräusche und ihre Bedeutung für den Darmverschluß. Münch. med. Wochenschr. **1910.** Nr. 5.
Wilms, Zur Pathogenese der Kolikschmerzen. Mitteil. a. d. Grenzgeb. d. Med. u. Chir. **16.** 609. 1906.
Winiwarter, Über Pseudoileus. Wien. klin. Wochenschr. **1919.** Nr. 27.
Wölfler-Lieblein, Die Fremdkörper des Magendarmkanales des Menschen. Deutsche Chirurgie. Lieferung 46b. Stuttgart 1909 (Enke).
Woodward, The medical and surgical history of the war of the rebellion. Vol. I. part. 2.
Wyß, Über kongenitale Duodenalatresien. Bruns' Beitr. z. klin. Chir. **26.** 631. 1900.
Zimmer, Über Enterocleanerbehandlung. Zeitschr. f. Balneol. **5.** 513. 1912.
Zondek, Der Einfluß des Hypophysenextraktes auf die Peristaltik. Pflüger's Arch. **180.** 68. 1920.
Zondek, Zur Verhütung der Darmlähmung mittels Asthmolysin. Zentralbl. f. Chir. **47.** 270. 1920.
Zülzer, Über Neohormonal. Therap. d. Gegenw. **1917.** 384.

Karzinome und Sarkome.

Abderhalden, Abwehrfermente. IV. Aufl. Berlin 1914.
Ascoli-Izar, Die Serodiagnose bösartiger Geschwülste mittels der Meiostagminreaktion. Münch. med. Wochenschr. **1910.** 1170.
Baltzer, Über primäre Dünndarmsarkome. Arch. f. klin. Chir. **44.** 717. 1892.
Blumenthal, Die chemisch-biologischen Vorgänge bei Krebskranken. Zeitschr. f. Krebsforschung **16.** 58. 1919.
Blumenthal, Über die prophylaktische postoperative Krebsbehandlung. Med. Klin. **1920.** 218.
Boas, Die Lehre von den okkulten Blutungen. Leipzig 1914.
Brieger-Trebing, Über die antitryptische Kraft des menschlichen Blutserums. Berl. klin. Wochenschr. **45.** 1041, 1349, 2260. 1908.
Burckhardt, Zur Lehre der kleinen Dünndarmkarzinome. Frankf. Zeitschr. f. allg. Path. **3.** 593. 1910.
Chaoul, Die Röntgenbestrahlung beim Rektumkarzinom. Münch. med. Wochenschr. **1920.** 171.
Cohnheim-v. Dungern, Festschrift des Eppendorfer Krankenhauses. S. 33. Hamburg 1914 (Voß).
v. Dungern, Über Serodiagnostik der Geschwülste. Münch. med. Wochenschr. **1912.** 65. 1093. 2854.
Engström, Zur Kenntnis des Dünndarmsarkoms. Finska Läk. Handl. **39.** Nr. 7—8, 1897.
Eppinger-Charnas, Was lehren uns quantitative Urobilinbestimmungen im Stuhl? Zeitschr. f klin Med. **78.** 387. 1913.
Eymer, Schwerfilterbehandlung und Darmschädigung. Zentralbl. f. Gynäk. **1918.** Nr. 49.
Falta, Die Behandlung innerer Krankheiten mit radioaktiven Substanzen. Berlin 1918.
Foges, Atlas der rektalen Endoskopie. Wien 1909—1910.
Freund-Kaminer, Über die Beziehungen zwischen Tumorzellen und Blutserum. Wien. klin. Wochenschr. **1910.** 1221.
Geiser, Über Duodenalkrebs. Deutsche Zeitschr. f. Chir. **86.** 41. 1907.
Gilford, Sarcoma surrounding a concretion in the vermiform appendix; Excision of caecum; Recovery. The Lancet **1893.** 29. July.

Graham, Primary cancer of the vermiform appendix. Edinb. med. Journ. 10. Nr. 1. 1913.

Gudzent, Grundriß zum Studium der Radiumtherapie. Wien 1919.

Gärtig, Stoffwechseluntersuchungen in einem Falle von Ösophaguskarzinom. Diss. Berlin 1890.

Hahn, Ein Beitrag zur Kolektomie und Mitteilung über 2 Fälle von Resektion des Kolons und Ileums. Berl. klin. Wochenschr. 1887. Nr. 25.

Hauser, Das Zylinderzellenkarzinom des Magens und Dickdarms. Jena 1890.

Hauser, Über Polyposis intestinalis adenomatosa und deren Beziehungen zur Krebsentwicklung. Deutsches Arch. f. klin. Med. 55. 429. 1895.

Heinrichsdorf, Über die Beziehungen der perniziösen Anämie zum Karzinom. Fol. Hämatol. I. 14. 359. 1913.

Hirsch, H., Die Röntgenbestrahlung nach chirurgischen Eingriffen. Deutsche med. Wochenschr. 1916. Nr. 26.

Hirschfeld, Karzinom und perniziöse Anämie. Zeitschr. f. Krebsforsch. 11. 376. 1912.

Holzknecht, Bauchpalpation im Stehen. Med. Klin. 1920. 63.

Kelling, Über Frühdiagnose der Krebse des Verdauungskanales. Boas' Archiv 18. 164. und 329. 1912.

Konjetzny, Spontanheilung bei Karzinom. Münch. med. Wochenschr. 1918. Nr. 11.

Krehl, Pathologische Physiologie. Leipzig 1920.

Kraus, Fr., und Fr. Chvostek, Über den Einfluß von Krankheiten auf den respiratorischen Gaswechsel. Wien. klin. Wochenschr. 1891. Nr. 33.

Kümmell, Neues Operationsverfahren für die Exstirpation des hochsitzenden Mastdarmkrebses. Med. Klin. 1919. 649.

Küttner, Beitr. z. klin. Chir. 23. 505. 1899.

Küttner, Bericht über 800 Fälle von Mastdarmkarzinom. Berl. klin. Wochenschr. 1920. 526.

Latzel, Lymphosarkom des Duodenum. Wien. klin. Wochenschr. 1912. 1137.

v. Leube, Spezielle Diagnose innerer Krankheiten. Leipzig 1911.

Lichtwitz, Klinische Chemie. Berlin 1918.

Lossen, Trauma und bösartige Geschwülste. Monatsschr. f. Unfallheilk. 1919. Heft 2.

Lutz, Bedeutung okkulter Blutungen für die Diagnose des Magenkarzinoms. Arch. f. klin. Chir. 112. 207. 1919.

Melchior, Chirurgie des Duodenum. Stuttgart 1917.

Michel, Inaug.-Diss. Würzburg 1889.

Müller, Fr., Stoffwechseluntersuchungen bei Krebskranken. Zeitschr. f. klin. Med. 16. 496. 1889.

von Noorden, Lehrbuch der Pathologie des Stoffwechsels. Berlin 1893.

Nothnagel, Krankheiten des Darms und des Peritoneums. II. Aufl. Wien 1903.

Orth, Fortschritte auf dem Gebiete der Ätiologie und Histologie des Krebses. Zeitschr. f. ärztl. Fortbild. 1920. Nr. 5/6.

Pappenheim, Perniziöse Anämie und Karzinom in ihren gegenseitigen Beziehungen. Fol. Hämatol. I. 14. 329. 1913.

Pic, Contribution à l'étude on cancer primitif du duodenum. Rev. de méd. 1894. 1081. 1895. 56.

Propping, Heilung eines Karzinoms der Vater'schen Papille. Frankf. ärztl. Ver. 1920. 7. Juni.

Reiche, Zur Diagnose und Therapie des Lymphosarcoma intestini. Med. Klin. 1919. 632.

Ribbert, Die Herkunft der Geschwülste. Münch. med. Wochenschr. 1919. Nr. 46.

Rosenheim, Die Erkrankungen der Flexura sigmoidea. Halle a. S. 1910 (C. Marhold).

Ruge, Pathogenese, Klinik und Therapie der erworbenen Mastdarmstrikturen. Halle a. S. 1913 (C. Marhold).

Salomon-Charnas, Über die Differentialdiagnose zwischen Ulkus, Karzinom und Perniziosa Deutsche med. Wochenschr. 1917. Nr. 50.

Sanders, Beitrag zur Kenntnis der Sterblichkeit an Karzinom. Nederl. Tijdschr. v. Geneesk. 1916. II. 603 (ref. Zentralbl. f. inn. Med. 1919. 37).

Saxl-Salomon, Eine Schwefelreaktion im Harne Krebskranker. Wien. klin. Wochenschr. 1911. Nr. 13.

Schlesinger, E., Zur Radiumbehandlung des Krebses, insbesondere des Rektumkarzinoms. Zeitschr. f. phys.-diätet. Therap. 22. 249. 1918.

Schmidt, Ad., Kapitel „Karzinom" in von Noorden's Handb. d. Pathol. d. Stoffw. 2. 355. 1907. Berlin.

Schmidt, H. E., Die Gefahren der sehr harten Röntgenstrahlen. Fortschr. a. d. Geb. d. Röntgenstr. 25. 314. 1918.

Schmidt, R., Zur Lymphosarkomatosis des Dünndarms. Wien. klin. Wochenschr. 1898. Nr. 21.

Schreiber, Der Wert der Rekto-Romanoskopie. Halle a. S. 1908 (C. Marhold).

Schwarz, Klinische Röntgendiagnostik des Dickdarms. Berlin 1914 (J. Springer).
Sitzen, Über die Bedeutung der sogenannten Appendixkarzinoide. Tijdschr. v. Nederl.
    Ind. 58. 897. 1919 (ref. Zentralbl. f. inn. Med. 1919. 684).
Strasburger, Die Sarkome des Dickdarmes. Inaug.-Diss. Bonn 1894.
Strasburger, Erkrankungen des Darms in Mohr-Stähelin's Handb. d. inn. Med. 3. 843.
    1918.
Strauß, O., Über den Wert der postoperativen Bestrahlung des Karzinoms. Ther. Halbmh.
    1920.
Thies, Über Differentialdiagnose abdomineller Erkrankungen auf Grund von Symptomen
    des vegetativen Nervensystems. Mitt. Grenzgeb. inn. Med.-Chir. 27. 389. 1914.
Wallensteiner, Über das Verhalten von Gesamtstoffwechsel und Eiweißumsatz bei
    Karzinomatösen. Deutsches Arch. f. klin. Med. 116. 145. 1914.
Weinberg, Karzinom und perniziöse Anämie. Zeitschr. f. klin. Med. 85. 392. 1918.
Wintz, Die Grundlagen einer erfolgreichen Röntgentherapie. Tagung d. Deutsch. Röntgen-
    gesellschaft 11./12. April 1920, Berlin. (S. auch Diskussion.)

Gutartige Geschwülste und Pseudotumoren.

Aubertin-Beaujard, Röntgentherapie der Polyadenose des Darmes. Strahlenther. 7.
    377. 1916.
Binswanger, Die Hysterie. Wien 1904.
Borelius-Sjövall, Über Polyposis intestini. Beitr. z. klin. Chir. 99. 424. 1915.
Caro, Zwei der endothelialen Geschwulstreihe angehörende Tumoren. Deutsche med.
    Wochenschr. 1896. V. B. 102.
Ciechanowski, Über Darmemphysem. Virchow's Archiv. 203. 170. 1910.
Cohnheim, Abdominalerkrankungen. Jahresk. f. ärztl. Fortbild. 7. Nr. 3. 1916.
Cohnheim, Über Palpation und Auskultation des normal großen Pylorus. Arch. f.
    klin. Med. 78. 291. 1903.
Decker, Über gutartige Polypen des Mastdarms und des S Romanum. Münch. med.
    Wochenschr. 1913. 589.
Doering, Die Polyposis intestini und ihre Beziehung zur karzinomatösen Degeneration.
    Arch. f. klin. Chir. 83. 194. 1907.
Duvernoy, Zitiert nach Nowicki.
Ehrlich, Zur Kasuistik der Intestinallipome. Beitr. z. klin. Chir. 71. 384. 1911.
Eisenlohr, Das interstitielle Vaginal-, Darm- und Harnblasenemphysem, zurückgeführt
    auf gasentwickelnde Bakterien. Ziegler's Beitr. z. pathol. Anat. 3. 101. 1888.
Eppinger, Pathologie des Zwerchfelles. Wien 1911.
Esser, Untersuchungen über die fermentative Kraft von Polypensekret. Arch. f. klin.
    Med 93. 535. 1908.
Fisher, Bristol. medico-chir. Journ. 1901. March.
Friedrich, Über atpyische Karzinome des Verdauungskanals. Med. Klin. 1912. 563.
Hahn, Über Pneumatosis cystoides und einen durch Laparotomie behandelten Fall. Deutsch
    med. Wochenschr. 1899. Nr. 40.
Hake, Zur Kasuistik der Myome des Magendarmkanals. Beitr. z. klin. Chir. 78. 414. 1912.
Hauser, Über Polyposis intestinalis und deren Beziehungen zur Krebsentwicklung.
    Deutsch. Arch. f. klin. Med. 55. 429. 1895.
Hiller, Über Darmlipome. Beitr. z. klin. Chir. 24. 509. 1899.
Honigmann, Spontaner Abgang eines Teratoms durch den Mastdarm. Berl. klin. Wochen-
    schrift 1911. Nr. 27.
v. Hopfgarten, Über eine Dünndarmgeschwulst (Lymphangiom). Zeitschr. f. Chir.
    50. 419. 1899.
Hueter, Über entzündliche drüsenartige Neubildungen des Peritoneum. Frankf. Zeitschr.
    f. Pathol. 21. 233. 1918.
Jaboulay, Kystes gazeux de l'intestin. Lyon méd. 1901. Nr. 21.
Jakobs, Zitiert nach Nowicki.
Josselin de Jong, Subsereuse adenomatose van den dunnen darm als oorsaak van darm
    vernauwing. Nederl. Tijdschr. v. Geneesk. 1912. 2. 1523.
Josselin de Jong, Zur Frage der subserösen Adenomyomatosis des Dünndarms. Frankf.
    Zeitschr. f. Pathol. 22. 400. 1920.
Jürgensen, Zwerchfellhochstand und Kreislauf. Boas' Arch. 16. 419. 1910.
v. Karajan, Ein geheilter Fall von Darmpolyposis. Wien. klin. Wochenschr. 1899. 219.
Kausch, Ein kavernöses Angiom des ganzen Mastdarms. Mitteil. a. d. Grenzgeb. d. Med.
    u. Chir. 29. 399. 1917.
Klebs, Zitiert nach Nowicki.
Klein, Über abdominelle Pseudotumoren. Therap. d. Gegenw. 1919. 260 u. 289.
Kothny, Zur Kasuistik der Dickdarmlipome. Wien. klin. Wochenschr. 1920. 64.

Krogius, Über das sogenannte einfache Enterokystom und seine Bedeutung als Ursache des Darmverschlusses. Zeitschr. f. klin. Med. **49**. 43. 1903.
Kubczak, Zur Lehre von der Pneumatose des Magens und Darms. Münch. med. Wochenschrift **1918**. 267.
Kuder, Inaug.-Diss. Tübingen 1915.
Kuder, Zur Frage nach der Entstehungsursache der Pneumatosis cystoides intestini. Zentralbl. f. Chir. **1918**. 69.
Landauer, Zur Frage der Darmlipome. Therap. d. Gegenw. **1919**. 258.
Lenormant, Les Kystes gazeux de l'abdomen. Presse méd. **1920**. 104.
Melchior, Chirurgie des Duodenum. Stuttgart 1917.
Miyake, Über Pneumatosis cystoides intestinorum, insbesondere deren Ätiologie. Arch. f. klin. Chir. **11**. 429. 1895.
Möller, Über multiple Phlebektasien im Darmtraktus. Virchow's Archiv **223**. 10. 1916.
Nowicki, Über chronisch entstehendes Gasbläschenemphysem. Virchow's Archiv **198**. 143. 1909.
Obrastzow, Über die Palpation des Pylorus. Deutsche med. Wochenschr. **1902**. Nr. 43.
Orlandi, Gazz. med. di Torino **1890**. Nr. 40.
Port, Multiple Polypenbildung im Tractus intestinalis. Deutsche Zeitschr. f. Chir. **42**. 181. 1896.
Prochownick, Über einen tuberkulösen Mastdarmpolypen. Münch. med. Wochenschr. **1896**. Nr. 49.
Rieder, Die Pneumatose des Magens. Münch. med. Wochenschr. **1917**. Nr. 42.
Rosenow, Zur Kasuistik der Myome des Darmkanals. Deutsche med. Wochenschr. **1912**. 1785.
Royster, A case of fibroma of the ileum, producing obstruction by invagination. Med. Record **1905**. August 5.
Sacconaghi, Diagnostik der Abdominaltumoren. Berlin 1910.
Scagliosi, Beitrag zur Ätiologie des Duodenalgeschwürs. Virchow's Archiv **214**, 220. 1913.
Schneller, Über multiple Darmlipome. Zentralbl. f. allg. Pathol. **30**. 505. 1920.
Schnyder, Zur Lehre der Pneumatosis cystoides (mit Literaturverzeichnis über 66 Arbeiten.) Korrespondenzbl. f. Schweiz. Ärzte **1917**. Nr. 10.
Sorge, Ein Fall von Polyposis intestini ilei. Med. Klin. **1913**. 601.
Steiner, Über Myome des Magendarmkanals. Beitr. z. klin. Chir. **22**. 407. 1898.
Strasburger, Erkrankungen des Darms in Mohr-Stähelin's Handb. d. inn. Med. **3**. 843. 1918.
Tarozzi, Rif. med. **1909**. Nr. 5.
Tromp, Zur Kasuistik der inneren Lipome. Münch. med. Wochenschr. **1915**. 1215.

Enteroptose.

Arnoldi, Eine Liebbinde für magere Enteroptoiker. Berl. klin. Wochenschr. **1913**. 1992.
Borgbjärg-Fischer, Die Wirkungen einer Binde bei Gastroptose. Boas' Archiv **18**. 441. 1912.
Burckhardt, Splanchnoptose. Ergebn. d. Chir. **4**. 284. 1912.
Chilaiditi, Les ptoses du duodénum. Bull. de la soc. de radiol. de Paris **1911**. 10. Jan.
Dahl, Zur Frage über die Entstehung der Magengeschwüre. Hygiea **82**. 159. 1920 (ref. Kongreß-Zentralbl. **12**. 564. 1920).
Eppinger, Pathologie des Zwerchfells. Wien 1911.
Glénard, De l'entéroptose. Lyon méd. 1885.
Glénard, Les ptoses viscérales. Paris 1899.
Grödel, Gibt es eine Ptose des Magens? Med. Klin. **1908**. Nr. 9.
Grödel, Die röntgenologisch nachweisbaren Merkmale der Gastrektasie und der Pyloroptose. Berl. klin. Wochenschr. **1908**. Nr. 15.
Jordan, Radiology in chron. intest. stasis. Lancet **198**. 756. 1920.
Klose, Das mobile Zökum und die chirurgische Behandlung ptotischer Erkrankungen des Magendarmkanals. Beitr. z. klin. Chir. **74**. 593. 1911.
Landau, Die Wanderleber und der Hängebauch der Frauen. Berlin 1885.
Landau, Zur Lehre von der Splanchnoptose. Berl. klin. Wochenschr. **1909**. 341.
Mathes, Enteroptose. Berl. klin. Wochenschr. **1908**. 988.
Mathes, Über Enteroptose nebst Bemerkungen über Druckverhältnisse im Abdomen. Arch. f. Gynäk. **77**. 357. 1906.
Meinert, Über einen bei Chlorose des Entwicklungsalters anscheinend konstanten pathologisch-anatomischen Befund. Volkmann's Samml. Nr. 115/116. 1895.
Meinert, Über normale und pathologische Lage des menschlichen Magens. Zeitschr. f. inn. Med. **1896**. Nr. 12 u. 13.
Melchior, Chirurgie des Duodenum. Stuttgart 1917.
von Noorden, Zur Therapie der Gastroptose. Therap. d. Gegenw. **1910**. Nr. 1.

von Noorden-Salomon, Allgemeine Diätetik S. 935ff. Berlin 1920.
de Quervain, Über operative Eingriffe bei entzündlichen und funktionellen Störungen
  des Dickdarms. Arch. f. klin. Chir. **95**. 314. 1911 und Ergebn. d. Chir. **4**. 506. 1912.
Quincke, Enteroptose und Hängebauch. Therap. d. Gegenw. **1905**. Nr. 1.
v. Rothe-Pollack, Zur Diagnose des Duodenalulkus. Deutsche med. Wochenschr.
  1915. 586.
Rovsing, Die Gastrokoloptose. Leipzig 1914.
Schlesinger, Über Gastro-, Pyloro-, Duodenoptose. Zeitschr. f. klin. Med. **75**. 314. 1912.
Stierlin, Klinische Röntgendiagnostik des Verdauungskanals. (II. Aufl. im Erscheinen.)
  Berlin 1920.
Stierlin, Über Obstipation vom Aszendenstypus. Münch. med. Wochenschr. **1911**. Nr. 36.
Stiller, Die asthenische Konstitutionskrankheit. Stuttgart 1907.
Stiller, Über Enteroptose im Lichte eines neuen Stigma neurasthenicum. Boas' Archiv
  2. 281. 1896.
Wiedhopf, Die Splanchnoptose und ihre Behandlung. Deutsche Zeitschr. f. Chir. **128**.
  1. 1914.

Hirschsprungsche Krankheit.

Bing, Zur Kenntnis der Hirschsprungschen Krankheit. Arch. f. Kinderheilk. **44**. 59. 1906.
Bode, Zur Pathologie und Therapie der Hirschsprungschen Krankheit. Beitr. z. klin.
  Chir. **115**. 510. 1919.
Brandenstein, Hirschsprungsche Krankheit unter dem Bilde des Ileus. Berl. klin.
  Wochenschr. **1919**. 347.
Concetti, Über einige angeborene Mißbildungen des Kolon. Arch. f. Kinderheilk. **27**.
  319. 1900.
Eisenhart, Kongenitale übermäßige Entwicklung des S Romanum. Darmverschluß.
  Zentralbl. f. inn. Med. **1894**. Nr. 49.
Formad, Univ. Med. Mag. **4**. 625. 1892 (vgl. J. C. Hemmeter, Dis. of the intestines
  2. 451. 1902. Philadelphia).
Frank, Zur Diagnostik der Hirschsprungschen Krankheit. Mitteil. a. d. Grenzgeb. d.
  inn. Med. u. Chir. **26**. 39. 1912.
Göppert, Ein Fall von angeborener Abknickung des Dickdarms. Boas' Archiv **5**. 175. 1899.
Göppert, Pathogenese der Hirschsprungschen Krankheit. Deutsche med. Wochenschr.
  1912. 627.
Griffith, Amer. Journ. of the med. soc. **1900**. Sept.
Hemmeter, Diseases of the intestines **2**. 446. 1902 (Philadelphia).
Hirschsprung, Die angeborene Erweiterung und Hypertrophie des Dickdarms. Henoch-
  Festschrift. Berlin 1890.
Hirschsprung, Stuhlträgheit Neugeborener infolge von Dilatation und Hypertrophie.
  des Kolon. Jahrb. f. Kinderheilk. **27**. 1. 1888.
Ibrahim, Beitrag zur Pathologie der Hirschsprungschen Krankheit. Deutsche med.
  Wochenschr. **1905**. Nr. 23.
de Josseline de Jong-Muskens, Über Megacolon congenitum. Mitteil. a. d. Grenzgeb.
  d. inn. Med. u. Chir. **21**. 647. 1910.
Kleinschmidt, Die Hirschsprungsche Krankheit. Ergebn. d. inn. Med. u. Kinderheilk.
  9. 300. 1912.
Konjetzky, Über die Hirschsprungsche Krankheit. Beitr. z. klin. Chir. **73**. 155. 1911.
Köppe, Zur Kenntnis der Hirschsprungschen Krankheit. Monatsschr. f. Kinderheilk.
  6. 496. 1907.
Kredel, Über die angeborene Hypertrophie und Dilatation des Dickdarms. Zeitschr.
  f. klin. Med. **53**. 9. 1904.
Lennander, Ein Fall von angeborener Dilatation und Hypertrophie der Flex. sigm.
  Nord. med. Ark. **1900**. 41.
Lenz, Der retrograde Transport im Dickdarm des Menschen. Boas' Archiv **25**. 54 u. 128.
  1919.
Luria, Megasigmoideum als Ursache viermonatiger Verstopfung. Deutsche med. Wochen-
  schrift **1912**. Nr. 30.
Meyer, O., Die Hirschsprungsche Krankheit. Med. Klin. **1913**. 959.
Minkowski, Hirschsprungsche Krankheit. Deutsche med. Wochenschr. **1913**. 294.
Mühlberger, Über Dilatatio et Hypertrophia coli. Zeitschr. f. klin. Med. **57**. 374. 1905.
Mya, G., Sul osserv. di dilat. ed ipertrofia cong. del colon. Lo Sperimentale **48**. 215. 1894.
Neugebauer, Zur Diagnose und Therapie der Hirschsprungschen Krankheit. Arch. f.
  klin. Chir. **82**. 503. 1907.
Oppler, Über funktionellen Darmverschluß. Deutsche med. Wochenschr. **1911**. 1459.
Schmieden, Über die Therapie der Hirschsprungschen Krankheit. Deutsche med. Wochen-
  schrift **1908**. Nr. 40. S. 1747.

Schreiber, Über die idiopathische Dilatation des Kolon. Boas' Archiv 13. 101. 1907.
Schwarz, Klinische Röntgendiagnostik des Dickdarms. Berlin 1914.
Tietze, Zwei Dickdarmresektionen bei Hirschsprungscher Krankheit. Med. Klin. 1912. 1562.
Versé, Über chronische Dilatation des Dickdarms im höheren Alter. Münch. med. Wochenschr. 1909. 654.

Darmdivertikel.

Birch-Hirschfeld, Lehrb. d. pathol. Anat. Leipzig 1887.
Budde, Über Entzündung des Meckel'schen Divertikels im Bruchsack. Deutsche med. Wochenschr. 1920. 430.
Buschi, Zur Untersuchung der Duodenaldivertikel. Virchow's Archiv 206. 121. 1911.
Doepfner, Zur Kenntnis des Meckel'schen Divertikels. Deutsche Zeitschr. f. Chir. 109. 316. 1911.
Forsell-Key, Ein Divertikel in der Pars desc. duodeni. Fortschr. a. d. Geb. d. Röntgenstr. 24. 48. 1916.
Graser, Das falsche Darmdivertikel. Arch. f. klin. Chir. 59. 638. 1899.
Grassberger, Multiple Divertikelbildung des Darmtraktus. Wien. klin. Wochenschr. 1897. 149.
v. Hansemann, Über die Entstehung falscher Darmdivertikel. Virchow's Archiv 144. 400. 1896.
Höpfner, Ein eigenartiger Fall von Divertikelileus. Arch. f. Chir. 97. 1058. 1911.
Klebs, Handb. d. pathol. Anat. Berlin 1868.
Kothe, Dünndarminvagination durch Einklemmung des Meckel'schen Divertikels. Deutsche Zeitschr. f. Chir. 95. 286. 1908.
Lejars, Les diverticules de l'appendice. Sem. méd. 1911. 532.
Letulle, Malformations duodenales. Presse méd. 1899. Nr. 3.
Melchior, Chirurgie des Duodenum. Stuttgart 1917.
Mertens, Falsche Divertikel der Flexura sigmoidea und des Proc. vermif. Mitteil. a. d. Grenzgeb. d. inn. Med. u. Chir. 9. 743. 1902.
Morian, Über das offene Meckel'sche Divertikel. Arch. f. klin. Chir. 58. 306. 1899.
Nothnagel, Krankheiten des Darmes. II. Aufl. Wien 1903.
Rosenthal, Können Duodenaldivertikel klinische Bedeutung erlangen? Med. Klin. 1908. Nr. 37.
Schmidt, M., Meckelsches Divertikel und Ileus. Deutsche Zeitschr. f. Chir. 54. 144. 1899.
Treves, Darmobstruktion. Übersetzt von A. Pollack. Leipzig 1886.
Tschiknawerow, Zur Kenntnis der pathologischen Gewebsbildungen im Meckelschen Divertikel. Berl. klin. Wochenschr. 1911. Nr. 37.
Wilms in „Deutsche Chirurgie". Nr. 48g. Stuttgart 1906.

Erkrankungen der Darmgefäße.

Böttner, Über die Diagnose der Aneurysmen der Aorta abdominalis. Münch. med. Wochenschrift 1919. 296.
Buch, Enteralgie und Kolik. Boas' Archiv 10. 466. 1904.
Deckart, Über Thrombose und Embolie der Mesenterialgefäße. Mitteil. a. d. Grenzgeb. d. inn. Med. u. Chir. 5. 511. 1900.
Falk-Saxl, Funktionsstörungen der inneren Organe in N. v. Jagic's Handb. d. Herz- und Gefäßkrankh. 3. 461. 1914. Wien.
Friedmann, Ein Fall von Angiosklerose der Darmarterien. Berl. klin. Wochenschr. 1912. 2028.
Gerhardt, Zitiert nach H. Nothnagel.
Graßmann, Über die Resorption der Nahrung bei Herzkrankheiten. Zeitschr. f. klin. Med. 15. 183. 1889.
Hasenfeld, Über die Herzhypertrophie bei Arteriosklerose. Arch. f. klin. Med. 59. 193. 1897.
Hirsch, Arteriosklerose in Theorie und Praxis. Therap. d. Gegenw. 1918. 86.
Hubert, Zur Klinik und Behandlung der Aortensyphilis. Arch. f. klin. Med. 128. 317. 1919.
Husche, Über die N-Bilanz in verschiedenen Stadien der Herzkrankheiten. Zeitschr. f. klin. Med. 26. 44. 1894.
Josselin de Jong, Über die Folgen der Thrombose im Gebiete des Pfortadersystems. Mitteil. a. d. Grenzgeb. d. inn. Med. u. Chir. 24. 160. 1912.
Kato, Über Gasresorption im Darm. Bickel's Beitr. 1. 315. 1910.
Kirchberg-Wehner, Wirkung der mechanischen Beeinflussung des Abdomens auf die Zirkulation. Therap. Monatsh. 1915. 92.
Krehl, Erkrankungen des Herzmuskels. II. Aufl. Wien 1913.
Kreuzfuchs, Über Angina abdominalis. Deutsche med. Wochenschr. 1910. Nr. 7.

Kümmel, Über die Sklerose der Eingeweidearterien der Bauchhöhle. Zentralbl. f. allg. Pathol. **17**. 129. 1906.

Lehmann, Über sensible Fasern der vorderen Wurzeln. Deutsche med. Wochenschr. 1920. (Ärztl. Verein, Frankfurt/M.).

Litten, Über zirkumskripte gitterförmige Endarteriitis. Deutsche med. Wochenschr. **1889**. Nr. 8.

Litten, Über die Folgen des Verschlusses der Art. mes. sup. Virchow's Archiv **63**. 289. 1875.

Lohr, Ein intra vitam diagnostizierter Fall von Embolie der Art. mes. sup. Prag. med. Wochenschr. **1904**. Nr. 43.

Matthes, Differentialdiagnose. Berlin 1919.

Matthes, Über anämische und hämorrhagische Darminfarkte. Med. Klin. **1906**. Nr. 16.

Meyer, Über einen Fall von anämischem Infarkt des Dünndarms. Zentralbl. f. allg. Pathol. **24**. 197. 1913.

Müller, Klinischer Beitrag zur Pathologie des sympathischen Nervensystems. Arch. f. klin. Med. **89**. 432. 1906.

Neumann, A., Zur Pathologie und Therapie der Zirkulationsstörungen in den Mesenterialgefäßen. Deutsche med. Wochenschr. **1909**. Nr. 34.

Niederstein, Zirkulationsstörungen im Mesenterialgebiet. Deutsche Zeitschr. f. Chir. **85**. 710. 1906, Festschrift f. E. v. Bergmann und Deutsche Zeitschr. f. Chir. **98**. 188. 1909.

Nothnagel, Erkrankungen des Darms. II. Aufl. Wien 1903.

v. Ortner, Bauchschmerzen. Wien 1917.

Ortner, Zur Klinik der Angiosklerose der Darmarterien. Wien. klin. Wochenschr. **1902**. 1166.

Ortner, Zur Klinik der Angiosklerose der Darmarterien. Volkmann's Samml. Nr. 347. Leipzig 1903.

Pal, Gefäßkrisen. Leipzig 1905.

Pal, Über den Darmschmerz. Wien. med. Presse **1903**. Nr. 2.

Pal, Zur Kenntnis der abdominalen Gefäßkrisen. Med. Klin. **1908**. Nr. 47.

Pick, Zur Ätiologie, Pathogenese und Therapie der Dysbasia angiosclerotica. Münch. med. Wochenschr. **1912**. 2677.

Potain, La méd. mod. **1899**. Nr. 64.

Radonicic, Ein Beitrag zur Diagnose der Infarzierung des Darmes infolge Verschlusses der Art. mes. sup. Med. Klin. **1908**. Nr. 52.

Reich, Embolie und Thrombose der Mesenterialgefäße. Ergebn. d. Chir. u. Orthop. **7**. 515. 1913.

Ritter, C., Experimentelle Untersuchungen über die Sensibilität der Bauchhöhle. Arch. f. klin. Chir. **90**. 389. 1909.

Romberg, Krankheiten des Herzens und der Blutgefäße. II. Aufl. Stuttgart 1909.

Roßbach, Zur Sklerose der Abdominalgefäße. Münch. med. Wochenschr. **1909**. 994.

Schmidt, R., Innere Klinik der bösartigen Neubildungen der Bauchorgane. Wien 1911.

Schneider, Über die N-Bilanz bei Kranken mit Herzklappenfehlern in von Noorden's Beitr. z. Lehre vom Stoffw. **3**. 48. 1895. Berlin.

Schnitzler, Zur Symptomatologie des Darmarterienverschlusses. Wien. med. Wochenschr. **1901**. Nr. 11/12.

Singer, Über seltenere Formen von gastrointestinaler Blutung. Med. Klin. **1912**. 893.

Smidt, Ausgedehnte Darmresektion bei arteriell-embolischem Darminfarkt. Deutsche Zeitschr. f. Chir. **150**. 399. 1919.

Sprengel, Zur Pathogenese der Gefäßstörungen im Gebiet der Mesenterialgefäße. Arch. f. klin. Chir. **67**. 587. 1902.

Teissier, J., L'aortite abdominale. Sem. méd. **1902**. 389.

Thoma, Die diffuse Arteriosklerose. Virchow's Archiv **104**. 209. 1886.

Weil, Zur Klinik der Mesenterialvenenthrombose. Münch. med. Wochenschr. **1914**. 1106.

Weitz, Zur Kenntnis des Bauchaortenaneurysma. Arch. f. klin. Med. **104**. 455. 1911.

Nervöse Erkrankungen des Darms.

Abelin, Beitrag zur Kenntnis der physiologischen Wirkung der proteinogenen Amine. Bioch. Zeitschr. **101**. 197. 1920.

Albu, Über Mastdarmneuralgie. Berl. klin. Wochenschr. **1907**. Nr. 51.

Allers, Nervensystem und Stoffwechsel. Zeitschr. f. Neurol. u. Psych. **19**. 209. 1920.

Bàlint, Tympanismus vagotonicus. Berl. klin. Wochenschr. **1917**. 425.

Boas, Diagnostik und Therapie der Darmkrankheiten. Leipzig 1898.

Boas, Über peristaltische Magen- und Darmunruhe. Kongr. f. inn. Med. **15**. 479. 1897.

Boehm, Die spastische Obstipation und ihre Beziehung zur Antiperistaltik. Arch. f. klin. Med. **102**. 431. 1911.

Bouchard, Sur les autoxications. Paris 1887.

Brown, Hypertonus of the sympathetic in relation to intestinal toxaemia. Edinb. méd. Journ. **24**. 71. 1920.

Buch, Über Mesogastralgie und Klarstellung des Begriffes Enteralgie. Boas' Archiv **9**. 395 u. 489. 1903.

Cohnheim, Viszerale Migräme. Jahresk. f. ärztl. Fortbild. **1916**. 3. 23.

Curschmann, Über Hormonalbehandlung bei Bleiobstipation. Therap. Monatsh. **1915**. 140.

Dale, Conditions which are conductive to the production of shock by histamine. Brit. Journ. of exp. path. **1**. 103. 1920.

Einhorn, Migraine and Chronic Intestinal Stasis. Journ. of the amer. méd. assoc. **69**. 1315. 1917.

Emminghaus, Über pathologisch-anatomische Befunde bei Innervationsstörungen des Darms. Münch. med. Wochenschr. **1894**. Nr. 5/6.

Fleiner, Retentionsvorgänge im Magen-Darmkanal. Jahresk. f. ärztl. Fortbild. **1920**. Märzheft.

Großmann, M., Über Papaverin. Berl. klin. Wochenschr. **1916**. 1239.

Le Heux, Cholin als Hormon der Darmbewegung. Pflüger's Archiv **179**. 177. 1920.

Höber, Physiologie. Berlin 1919.

Holfelder, Therap. Halbmtsh. **1920**.

v. Jagic, Die Neurosen der Respirations- und Verdauungsorgane. Wien. med. Wochenschr. **1919**. Nr. 40/41.

Janowski, Nervöse Dyspepsie. Med. Klin. **1911**. 1377.

Kußmaul, Die peristaltische Unruhe des Magens. Volkmann's Samml. klin. Vortr. Nr. 181. 1880.

Lehmann, W., Über sensible Fasern der vorderen Wurzeln. Deutsche med. Wochenschr. **1920**. Ärztl. Verein, Frankfurt/M. (erscheint als Monographie).

Lennander, Über Schmerzen im Bauche. Boas' Arch. **13**. 463. 1907.

Maier, R., Experimentelle Studien über Bleivergiftung. Virchow's Archiv **90**. 455. 1890

Meyer-Gottlieb, Experimentelle Pharmakologie. IV. Aufl. Wien 1920.

Mosse, M., Zur Kenntnis der experimentellen Bleikolik. Zeitschr. f. klin. Med. **50**. 62. 1903.

Müller, Zur Physiologie des vegetativen Nervensystems. Arch. f. klin. Med. **89**. 432. 1907.

Müller-Fellner, Über Vasotonin, ein neues druckherabsetzendes Gefäßmittel. Therap. Monatsh. **1910**. 285.

Nicolaysen, Irrit. of the vagus and hemorrh. erosions of the stomach. Arch. of int. med. **25**. 295. 1920.

von Noorden, Zur Pathologie der Tabes dorsalis (gastrische Krisen). Charité-Ann. **15**. 166. 1890.

Nothnagel, Krankheiten des Darms. Wien 1903.

v. Ortner, Bauchschmerzen. Wien 1917.

Pal, Gefäßkrisen. Leipzig 1905.

Pal, Papaverin als Gefäßmittel und Anästhetikum. Deutsche med. Wochenschr. **1914**. Nr. 4.

Pickardt, M., Über Mastdarmneuralgien. Berl. klin. Wochenschr. **1908**. 130.

Popielski, β-Imidazoläthylamin und die Organextrakte. Pflüger's Archiv **178**. 339. 1920.

Rosenbach, Die Emotionsdyspepsie. Berl. klin. Wochenschr. **1897**. Nr. 4.

Rutherford, A case of ganglio-neuroma of the sympathic. Brit. med. Journ. **1916**. Mai.

Schlesinger, E., Beobachtung eines schweren Kolospasmus bei tabischer Krise. Berl. klin. Wochenschr. **1918**. 878.

Stähelin, Erfahrungen mit Vasotonin. Therap. Monatsh. **1910**. 477.

Stierlin, Röntgenologische Erfahrungen über Magenspasmen. Münch. med. Klin. **1912**. 596 u. 873.

Strasburger, Krankheiten des Darms in Mohr-Stähelin's Handb. d. inn. Med. **3**. 843. 1917. Berlin.

Strauß, Sp. G., Thyreoidal constipation. New-York med. Journ. **111**. 280. 1920.

Thaussig, Zur Kenntnis der Gefäßwirkung des Jods. Münch. med. Wochenschr. **1902**. Nr. 29.

Vorkastner, Organneurosen in Lewandowsky's Handb. d. Neurol. **5**. 1. 1914.

Namenregister.

Hekma, E. 23.
Heller, B. A. 614.
Helm, K. 18.
Helm, F. 459.
Helmholz, H. F. J. 575.
Hellström, N. 415.
Hemmeter, J. C. 16, 269, 281, 330, 334, 342, 513, 624, 627, 669, 671, 753, 761.
Henderson, B. N. 535.
Henius, M. 234, 558, 562.
Henle, A. 229.
Hensel 523.
Henßelmann, A. 459.
Herczel, E. 631.
Herff, v. 680.
Hermel, H. 557.
Herschmann, H. 549.
Herber, C. A. 424.
Herter, Chr. 59, 64, 207.
Hertz, A. E. 17.
Hertz, A. F. 2, 5, 18, 82, 84, 113, 359, 576.
Herz, H. 74, 112, 117, 451, 611, 614, 619, 627.
Herzfeld, E. 135.
Herzstein 111.
Herxheimer, K. 614.
Herxheimer, G. 513, 626, 627.
Heryng 113.
Hesky, O. 350.
Heß, C. 166, 338, 350.
Heß, L. 49, 61, 172, 318, 335, 366, 426.
Heß, O. 664, 666.
Heß-Thaysen, Th. E. 347, 348, 396.
Hesse 128, 229.
Hetsch, H. 37, 154, 155, 410, 538, 539, 541, 561, 564, 611, 614.
Henle, J. 655.
Heubner, W. 228, 345.
Heux, J. W. le 16, 228, 351, 703, 790.
Heuyer 559.
Hever, B. K. 552.
Heyde, M. 447, 450, 656.
Heymann, B. 541.
Heymann, E. 594.
Heyrovsky, H. 372.
Hildebrand, B. 403.
Hill, A. K. 230.
Hiller, H. 732.
Hindmarsch, F. A. 229.
Hirajama, K. 138.
Hirata, G. 23, 236.
Hirsch, A. 173.
Hirsch, C. 540, 557.
Hirsch, H. 724.
Hirsch, P. 31.
Hirsch, R. 768.
Hirschfeld, F. 165.
Hirschfeld, H. 713.
Hirschkowitz, P. 231.

Hirschsprung, H. 689, 690, 749, 751.
Hirz, O. 242.
Hiß, H. 538.
Hitzenberger, E. 577.
Hitzenberger, K. 587.
Höber, R. 25, 774.
Hochenegg, J. v. 513, 518, 519, 522, 535, 645.
Hoepfner, E. 759.
Hofmeister, F. 668, 675.
Hoffmann, v. 563.
Hoffmann, W. 400, 675.
Hofmokl 671.
Hofmann, M. 647.
Hohenadel, M. 152, 209.
Hohlbaum, J. 595, 596, 598, 685.
Hohmeyer, F. 664.
Hoke, E. 234, 441.
Holfelder, H. 595, 787.
Holmgren, E. S. 704.
Holtum, v. 167.
Holz, G. 50.
Holzknecht, G. 2, 18, 353, 582, 642, 663, 716.
Homen 669.
Honigmann, G. 28, 704.
Hopfgarten, v. 734.
Hopmann 138.
Hoppe-Seyler, G. 674.
Hörhammer, Cl. 401.
Hörmann, K. 678.
Horn, C. ten 397.
Hornstein 619.
Hort, E. C. 593.
Horwitz, A. 595.
Hößlin, H. v. 311, 314.
Hotz, G. 647.
Howell 549.
Huang 414.
Huber, Ch. 674, 675.
Hubert, G. 765.
Hübler, W. 226.
Hübner, E. 38, 410.
Hübner, H. 401.
Huchard, H. 766.
Hueck, O. 402, 452.
Hueter, C. 733.
Huges, E. 451.
Hülse, W. 617.
Hülsebusch 117.
Hunter, W. 413, 609.
Husche, Th. 763.
Husler, J. 27.
Hutchinson 672.

Jaboulay 737.
Jackson 347.
Jacob, L. 547, 553.
Jacobs 736, 737.
Jacoby, F. 539.
Jacobäus, H. C. 168.
Jaffé, M. 171.
Jaffé R. 595, 610.

Jagić, N. v. 172, 330, 340, 777.
Jansen, B. C. P. 54.
Januschke, H. 242, 243, 247.
Jaquet, A. 68.
Javal, A. 139.
Jaworski, W. 80.
Ibrahim, J. 751, 753.
Jehle, L. 484.
Jeppes, M. W. 240.
Jerloo, E. 399.
Ignatowski, A. J. 22.
Illoway, H. 366, 657.
Immelmann, K. 87.
Immelmann, M. 94, 583.
Inouye, L. 406.
Joachimoglu, G. 234.
Joannowicz, G. 62.
Jödicke, P. 402.
Jodlbauer, A. 245.
Jolasse, O C. 490.
Jonas, S. 82, 93, 97, 271, 365, 596.
Jones 269.
Jongh, H. de 400.
Jordan, A. C. 681, 748.
Josselin, R. de Jong de, 145, 334, 733, 751, 769.
Jouaust 328.
Joves, L. 453.
Isaac, H. 338, 448.
Israel, J. 672.
Julien, A. 401.
Jullien, L. 512.
Jüngerich, W. 260, 533.
Jüngling, O. 630.
Jürgens, G. 38, 538, 541, 561.
Jürgens, R. 417, 426.
Jürgensen, Chr. 179, 194, 196.
Jürgensen, E. 735.
Justi, K. 309, 310, 311, 312.
Izar, G. 715.

Kader 76, 652, 653.
Kahane, M. 82.
Kahlo, G. D. 328.
Kalberlah, F. 234, 235.
Kaminer, G. 715.
Kannegießer, H. 402.
Kantor, J. L. 406.
Kappis, M. 657, 782.
Karajan, E. v. 731.
Karewski 673.
Karo, W. 512.
Kartulis, St. 561.
Kashiwado, D. 128, 311, 314.
Kato, K. 28, 57, 648, 762.
Katsch, G. 15, 16, 19, 242, 576, 578, 581, 703, 704.
Katz, A. 54, 55.
Katz, L. 86, 97, 640.
Katzenstein, M. 593, 594, 601.

Lichtenbelt, J. W. Th. 573, 574.
Lichtenstein, F. 679, 680.
Lichtwitz, L. 42, 235, 426, 713.
Lieck, E. 68, 629.
Liebermeister, G. 29, 400.
Lieblein, V. 57, 673, 675.
Liebmann, E. 246.
Liesegang, R. E. 235.
Ließ, W. 235, 410, 476, 479 482, 492, 538.
Lifschütz, M. 138.
Lillie, D. G. 240.
Lindbom, O. 226.
Lindemann 287, 338, 411.
Linden, v. 239, 495.
Lindenberg, H. 348.
Lindström, L. J. 692.
Lipowski, J. 230.
Lippmann, R. v. 495, 496, 498.
Lith, de, Jeude A. P. v. 228.
Litter, M. 769.
Loeb, O. 61.
Loewenthal, E. 548.
Loewenthal, F. 547.
Loeper, A. 319.
Löffler, F. 539.
Löhlein, M. 541, 545.
Lohmann 216.
Lohr, A. 770.
Lohrisch, H. 30, 31, 46, 114, 121, 128, 131, 134, 181, 231, 354, 355.
London, E. S. 193.
Long, J. H. 217.
Lönnqvist 733.
Loos, A. 405.
Lorenz 87.
Lossen, H. 709.
Lotheisen, G. 668.
Löw, J. 551.
Lucksch, F. 552.
Lüders, Ch. W. 82.
Lüdin, M. 251.
Lüdke, H. 62, 543.
Luger, A. 154.
Lühe, M. 156.
Luria, R. 754.
Lüthje, H. 366, 591, 604.
Lutsch, W. 557.
Lutz, A. 405.
Lutz, B. 714.
Lyon, E. 547, 549.

Mächtle, H. 228, 229, 468.
Mackenzie, J. 69.
Maer, C. M. A. 543.
Ma'fadyen, M. 28.
Magnus, A. 30.
Magnus, E. 60.
Magnus, R. 15, 16, 17, 96, 647.
Maier, R. 785.

Mainzer 524.
Maixner, E. 607.
Malfatti, H. 178.
Mannaberg, J. 329.
Manoiloff, E. 156.
Marchand, F. 330, 335, 408.
Marcinowski 704.
Marcovici, E. 234, 557.
Martin, C. J. 551.
Martinet, A. 231.
Martinez 229.
Martius, Fr. 34, 425.
Marxer, A. 228.
Masuda, N. 138.
Mathes, P. 739, 740.
Mathieu, A. 84, 116, 120, 142, 231, 260, 279, 328, 334, 352, 577, 639.
Matko, J. 166.
Matthes, M. 43, 74, 127, 277, 312, 317, 329, 405, 457, 492, 538, 540, 546, 547, 551, 553, 661, 765, 767, 770, 771.
Matti, H. 522.
Matzuschita, T. 32.
Maybaum, J. 534.
Mayer, A. 166, 482.
Mayer, M. 156.
Mayo, A. W. 578, 586.
Mayo, Ch. H. 1, 574.
Mayo, W. J. 1, 501, 577, 586, 594, 596, 600.
Medowikow, P. S. 233.
Meidner, S. 242.
Meinert, L. 739.
Meinertz, J. 80.
Melanby, E. 60.
Melchior, E. 446, 573, 574, 577, 578, 579, 580, 581, 583, 584, 588, 590, 595, 596, 609, 610, 626, 630, 642, 667, 678, 680, 687, 704, 733, 741, 760.
Meli, E. 36, 223.
Mendel, F. 578, 585, 590, 592.
Mendelson 329.
Mentzer, A. 595.
Mering, J. v. 25.
Merkatz, v. 30.
Merrem, B. K. 451.
Mertens, V. E. 760.
Merzbach 386.
Metschnikoff, E. 31, 32, 39, 59, 208, 397, 496, 789.
Metschnikoff, J. J. 404.
Mettenheim, H. v. 403.
Meunier, L. 576.
Meyer, A. W. 20, 128, 138, 228, 272.
Meyer, C. 190.
Meyer, E. 13, 42, 426.
Meyer, H. H. 19, 25, 26, 218, 226, 241, 243, 244, 246, 350, 564, 612, 704, 774, 784, 786.

Meyer, K. 166.
Meyer, L. F. 61, 190, 422, 547.
Meyer, L. 555.
Meyer, O. 749, 752, 754, 755.
Meyer, W. R. 769.
Metz 538.
Michel 728.
Mieczkowski, L. v. 234.
Mikulicz 536.
Millner 663.
Miloslavich, E. 511, 543, 559.
Minervini, L. 455.
Minkowski, O. 85, 752.
Miyake, H. 737.
Modrakowski, G. 241.
Moeller, F. 355.
Moebius, P. J. 318.
Mohr, L. 119, 132, 171.
Mohr, R. 228.
Moisejew 446.
Mollmann, A. 685.
Molnar, B. 138, 139, 318.
Mönch, G. L. 234.
Monossohn, Ch. 22.
Monti, A. S. 691.
Moog, H. 404.
Moog, O. 404.
Moorhead, T. G. 563.
Morian 758.
Moraczewski, W. v. 355.
Moro, E. 38, 173, 205.
Morone, H. 662.
Mosler, F. 398, 400.
Mosse, M. 42, 785.
Moszkowski 496, 558.
Moty, v. 452.
Moynihan, B. 575, 576, 577, 578, 583, 584, 585, 586, 595, 596, 609, 610.
Mucha, V. 512.
Mühlberger, A. 753.
Mühlens, P. 155.
Mühlemann, G. W. 217.
Mühlmann, E. 584.
Mühlmann, M. 543.
Mühsam, R. 228, 471.
Müller, A. 247, 460.
Müller, Ed. 138, 594.
Müller, Fr. 32, 53, 54, 57, 59, 119, 132, 178, 183, 321, 478, 712, 776, 786.
Müller, H. 61, 350, 426.
Müller, L. R. 9, 14, 19, 20, 365, 577, 581, 766.
Müller, P. 679, 680.
Müller, S. 159, 403.
Munk 407.
Munro 82.
Münzer, E. 134.
Murray 453.
Musgrave, E. 538.
Muskens 751.
Muszkat, A. 322.
Mya, H. 749.

Sachregister.

A.

Abbauprodukte im Stuhl 135.
Abderhaldensche Reaktion bei Darmkrebs 715.
Abdomen, Abbildung pathologischer Formen 76, 77, 638, 639, 693, 695, 696, 753.
Abführmittel 232 (s. die einzelnen Präparate).
Abhärtung des Darms 34, 386.
Abknickung des Darms, Gasbehandlung bei 261.
Abkühlung s. Erkältung.
Abszeß bei Amöbenruhr 561, 562.
— — Bazillenruhr 543.
— — Darmkarzinom 722.
— — Fisteln 517.
— — phlegmonöser Enteritis 446.
— — Proktitis 505, 508, 512, 513, 515.
— paratyphlitischer 461.
— periappendikulärer 451, 460.
— pericolitischer 491.
— periproktitischer 516, 518, 527.
Acetessigsäure im Urin 171.
Achlorhydrie s. Achylie.
Achsendrehung des Darmes 7, **691**.
Acid. acetyl. salicyl. 234.
— boricum 37.
— hydrochloricum 214.
— — s. Magen.
— — Injektionen bei Mastdarmstrikturen 511.
— — als Pankreasreizmittel 165, 215.
— lacticum **215**, **233**, 433.
— — s. auch Milchsäure.
— phosphoricum 26, **214**, 220, 315.
— salicylicum 27, 37, **210**, **234**, 302, 433.
— sulfuricum 26, 37.
Achylia gastrica 34, 39, **52**, 127, 162, 183, 269.
Achylie s. auch Magenzustand.
— Diät bei 203.
— bei perniziöser Anämie 425.
— Bindegewebsverdauung bei 126, 183, 269.
— Fettabbau bei 31, 183.
— und Pankreassekretion 54, 165, 272.

Achylie, Zwischenlamellenverdauung bei 184, 269.
— und Darmstörungen 52, 187, 268, 269.
— bei septischen Diarrhöen 315.
— gastrogene Diarrhöe bei 268, 269, 270, 281.
Adalin 244, 309, 389, 470.
Addison-Diarrhöen 317.
Adenome 728.
Adenomyome 733.
Adhäsionen 65, **675**, 677.
— Röntgenuntersuchung bei 92, 94, 98, 105, **107**.
— bei Appendizitis 459.
— — Duodenalulcus 575, 589.
— — Obstipation 347.
— — Typhlitis 468.
— — Ulc. pept. jejuni 597.
Adnexerkrankungen 65.
— und Appendizitis 460, 463.
Adrenalin s. Suprarenin.
Adsorbentia 557.
Adstringentia 240, **244**, 307, 314, 433, 440, 511, 557, 625.
Aerophagie 735.
Afenil s. Calciumchlorid.
Aftertoilette 262, 533.
Agar-Agar 225, **231**, 384.
Agaroma 231.
Agglutination 63.
— bei Bazillendysenterie 538, 551.
— — Colitis ulcerosa 538, 551.
Agmina Peyeri s. Peyer'sche Drüsenhaufen.
Airol 519.
Aktinomykose 44, 94, **627**.
Alaun s. Aluminium.
Albulactin 201.
Albuminurie 40, 168.
— bei Bazillendysenterie 546.
— — Colitis 482, 490.
— — Gastroenterocolitis 422.
— — Darmtuberkulose 621.
— — Strangulationsileus 656.
— — Obstipation 375.
— — Colitis infiltrativa 499.
Albuminoide, Fällung durch Adstringentien 244.
Albumosen **20**, 22, 23, 24, 26, 136, 179, 216.

Mastdarmträgheit s. Dyschezie.
Mastdarmvorfall s. Prolapsus ani.
Materna 203.
Maternaschokolade 203.
Meckel'sches Divertikel s. Divertikel.
Megazökum 395.
Megakolon 41, 103.
Megasigma 103, 749.
Megastoma entericum s. Lamblia.
Meiostagminreaktion 715.
Meißner'scher Plexus 9, 23.
Melanurie bei Darmtuberkulose 621.
Meningismus bei Ascaris 402.
Menstruation 66.
— und Colica mucosa 337.
Menthol **218**, **234**, 440.
Mergentheim 263, 390.
Mesenteriolum appendicis 6.
Mesenterialgeschwülste, gummöse 627.
Mesenteriale Lymphdrüsen s. Lymph-
    drüsen.
— Lymphdrüsentuberkulose 613, 617.
Mesenterialgefäße, Sklerose s. Sklerose.
— Embolie und Thrombose s. diese.
Mesenterialnervenreiztheorie 782.
Mesenterialspalten, Einklemmung in 685.
Mesenterium s. Bauchfell.
Mesorectum 6.
Mesothorium bei Darmkrebs 725.
Methan 28.
Metschnikoff'sche Theorie 208, 789.
Meteorismus 74, 84, 777.
— bei Basedow 319.
— — Colitis infiltrativa 299.
— — Darmstenose 638.
— — Hirschsprung 753.
— — Obstipation 366.
— — Okklusion 648.
— — paralytischem Ileus 660.
— — Volvulus 692.
— lokaler 76.
— spastischer 75.
— Stauungs- 75.
— toter 765, 771.
— vagotonischer 777.
— Kampfer bei 234.
— medikamentöse Behandlung 441.
— Lokalisation bei Verengerungen und
    Verschließungen 694.
Methylmerkaptan bei Autointoxikation 60.
Mett'sche Röhrchen **138**.
Miesmuschelvergiftung 36.
Migräne und Darmkrankheiten 791.
— — Obstipation 377.
Mikroklysma 259.
Milben 161.
Milch 24, **198**.
— bei Bazillenruhr 555.
— kohlenhydratarme 190.
— Calcium carbonicum-Zusatz 216.
— bei Darmhyperämie 762.
— — Duodenalulcus 590.
— Eiweiß- 190.
— bei Darmdyspepsie 280, 300, 303, 305.
— — Enteritis 435, 438.
— Giftwirkung 61.

Milch, homogenisierte 194.
— Salizylsäurezusatz 210.
— Tuberkulose durch 624.
— vegetabile 305, 438, 590, 604, 701.
Milchkur 198, 209.
— bei Obstipation 384, 385.
— bei Sprue 313.
Milchsäure 27, 136, 222.
— s. Ac. lacticum.
    durch bakter. Zuckerabbau 31.
— Giftigkeit 61.
Milchserum 23.
Milchzucker 16, 24, 46, **222**, 383, 388,
    532.
— als Nährpräparat 202.
Milzbrand 610.
Milzschwellung bei Bazillendysenterie 546.
— — Colitis infiltrativa 499.
— — Enterocolitis 419.
Mineralsalze 220.
Mineralwässer 22, 220.
Minervinis Zeichen 455.
Mischbewegungen 16.
Mischpräparate 203.
Miserere s. Kotbrechen.
Mißbildungen 41, 738, 749, 758.
Mittellamelle 20, 2⊥0, 302.
Mittelsalze 36, 220.
Molkenkuren bei Hämorrhoiden 532.
Monosaccharide 24.
Moorpackungen 253, 470.
Morbus Addison s. Addisondiarrhöen.
— Basedow s. Basedow.
Morbilli, Durchfall bei 315.
Morphium 228, 259, 340, 556, 558, 613, 625.
— und Obstipation 359.
Motorische Arbeit des Darms s. Darm.
Moronalspülungen 558.
Multanin 245.
Mumme Braunschweiger 202.
Mundbehandlung bei Darmkrankheiten
    186.
Mundverdauung bei Darmdyspepsien 271.
Muscularis mucosae s. Darm, Histologie.
Muskeln des Darms 11.
Muskarin 15, 352.
Muskelfaserreste im Stuhl 125, **127**, 131.
— bei Darmdyspepsie 280.
— — Gärungsdyspepsie 291.
— — Colica mucosa 334.
— — Sprue 311.
Muskelhypertrophie des Darms 41, 45, 353,
    631.
Muskelkontraktur 734.
Muskelschmerzen s. Myalgie und Rheuma-
    toide.
Muskeltätigkeit bei Darmstenose 638.
Mutaflor **210**, 496, 557.
Muzin im Stuhl 143.
Muzinase 334.
Myalgie 20, 68, 81, 417, 418, 422.
Myome 733.
Myxoneurosis intestini s. Colica mucosa.
Myxorrhoea chronica 334.
— simplex 331.
Mytilismus 36.

Venen des Darmes s. Gefäßversorgung.
Ventilverschluß des Darmes 674, 751.
Verbrennung, Durchfälle bei 413.
— Geschwüre nach 572, 609.
Verdauung, normale 20.
Verdaulichkeit der Nahrung 184.
Verengerung s. Stenose.
Vergiftungen s. Gifte.
— Darmgeschwüre bei 612.
Veronal 244, 309, 389, 470, 558.
Verschluß des Darms 630, 646.
Verstopfung s. Obstipation.
— bei Ruhr 545.
Verwachsungen s. Adhäsionen.
Vibrationsmassage 248.
Vibrio Finkler Prior 410.
Vichy **263**, 308, 343, 441, 474.
Villi intestinales 12.
Vitamine 27.
Vorwölbungen, abnorme 75, 693, 695, 696.
Volvulus s. Achsendrehung.

W.

v. Wahl'sches Symptom 654.
Walken, maschinelles **248**, 253.
Walnusschale 245.
Wärmeapplikation bei Darmkrankheiten **521**.
— s. auch Hydrotherapie.
Wasserstoffsuperoxyd 236.
Wasserresorption 25.
Wasserstoff, Resorption 28.
Wasser, Tafel- 199.
— Trink- 199.
— Klistiere 236.
Weine 199.
Weinsäure 27, 222.
Weinstein s. Tartarus depuratus.
Weizenschrotbrot s. Schrotbrot.
Wermolin **239**, 402.
Wernarzerquellen 263.
Wiesbaden 263.
Wildungen **263**, 308, 343, 441.
Wirsungianus, Ductus und Fettabbau 31.
Wismut s. Bismut.
Witzel'sche Schrägfistel **497**, 498. 704, 706, 708.
Wochenbett 66.
Wringverschluß 691.
Wurmantigen 156.
Würmer s. Helminthen.
Wurmfortsatz s. Appendix.
Wurstvergiftung 36.

X.

Xantophylle 28.
Xeroform **246**, 511, 519.

Y.

Ya-Urt 198, 209.
— bei Fäulnisdyspepsie 300.

Z.

Zellen, Paneth'sche 13.
Zellkittsubstanz 29, 267, 285.
— Abdichtung durch Adstringentien 244.
Zellmembran 195.
Zelluloidfenster s. Bauchfenster.
Zellulose 17, 24, **29**, 46, 181, 182, 195, 231.
— im Stuhl 125.
— konstitutionelle Verdauung 34, 135, 285, 355.
— verdauende Fermente 47.
— Verdauung, bessere durch Opium 355.
Zelluloseverdauung bei Gärungsdyspepsie 285.
— durch Bakterien 29, 287.
   bei Obstipation 355, 356.
Zellwandsubstanzen 30, 267, 285, 288.
Zerkleinerung im Magen 20.
Zerkomonas 407.
Zersetzungsprodukte, bakterielle 58. 136, 790.
— Ozon bei 236.
Zersetzungsvorgänge bei Magenstörung 269.
Zincum oxydatum 261.
Zirkonoxyd 85.
Zirkulationsstörungen 43, 651, **761**.
— Duodenalulcus durch 571.
Zitronensäure 27.
— Therapeutisches **214**, 315.
Zitwersamen 238.
Zökostomie bei Colica mucosa 346.
— — Colitis gravis 497.
— — Bazillenruhr 559.
Zökum s. Coecum, Blinddarm, Typhlitis.
Zökumtorsion 395, 466.
Zökumvolvulus 691.
Zottenmelanose 42, 621.
Zucker 25, 30, 134, 135.
Zuckerinfusion bei Fasten 189.
Zuckerkost s. auch Kost 190.
— bei Bazillenruhr 555.
— — Dysenteriemischformen 306.
—   Enteritis und Enterocolitis 434.
— — Fäulnisdyspepsie 300.
— — Gastroenteritis 190.
— — urämischer Diarrhöe 317.
Zungenveränderung bei Sprue 309, 310, 311, 312.
Zwerchfellhernien 685.
Zwerchfellhochstand bei Obstipation 376.
Zwerchfellkrampf 736.
Zwetschen bei Obstipation 383.
Zwischenhirn 9.
Zwischenlamelle s. Mittellamelle.
Zwölffingerdarm s. Duodenum.
Zysten der Darmwand 733.
Zystizerken 156.
Zystinurie 135.
Zystitis s. Blasenerkrankung.

Neuester und neuerer Verlag
von J. F. Bergmann in München und Wiesbaden.

***Kurzgefaßtes Lehrbuch der gerichtlichen Psychiatrie.**
Von Professor Dr. **I. Raecke** in Frankfurt a. M. 1919. Mk. 16.—.

Erinnerungen eines deutschen Arztes und Hochschul-lehrers 1858—1914. Von Prof. Dr. **Otto Körner** in Rostock.
1920. Mk. 21.—.

***Grundriß der chirurgisch-topographischen Anatomie.**
Von Geh. Med.-Rat Prof. Dr. **O. Hildebrand** in Berlin. Dritte Auflage.
Mit 194 teils mehrfarbigen Abbildungen. 1913. Geb. Mk. 12.60.

***Der Sektionskurs.** Kurze Anleitung zur pathologisch-anatomischen Untersuchung menschlicher Leichen. Von Dr. **Bernhard Fischer,** ord. Professor der allgemeinen Pathologie und pathologischen Anatomie, Direktor des Senckenbergischen pathologischen Instituts der Universität Frankfurt a. M. unter Mitwirkung von Privatdozent Dr. **E. Goldschmid,** Prosektor und **Benno Elkan,** Bildhauer. Mit 92 zum Teil farbigen Zeichnungen. 1919. Preis geb. Mk. 10 —.

***Die Anatomie des Menschen.** Mit Hinweisen auf die ärztliche Praxis. Von Prof. Dr. **Fr. Merkel** in Göttingen.

I. Abt.: **Allgemeine Gewebelehre. Grundzüge der Entwicklungslehre.** 1913. Geb. Mk. 8.—.

II. Abt.: **Skelettlehre. Passiver Bewegungsapparat:** Knochen und Bänder. 1913. Textband geb. Mk. 6.— und Atlas geb. Mk. 6.—.

III. Abt.: **Muskellehre. Aktiver Bewegungsapparat.** 1914. Textband geb. Mk. 5.— und Atlas geb. Mk. 5.—.

IV. Abt.: **Eingeweidelehre.** 1915. Textband geb. Mk. 7.— und Atlas geb. Mk. 10.—

V. Abt.: **Haut, Sinnesorgane und nervöse Zentralorgane.** 1917. Textband geb. Mk. 7.— und Atlas geb. Mk. 10.—.

VI. Abt.: **Peripherische Nerven. Gefäßsystem. Inhalt der Körperhöhlen.** 1918. Textband geb. Mk. 8.— und Atlas geb. Mk. 10.—.

***Lehrbuch der Harnanalyse.** Von Prof. Dr. **Ivar Bang** in Lund.
1918. Mk. 7.60.

Grundzüge der Physikalischen Chemie in ihrer Beziehung zur Biologie. Von Prof. Dr. **S. G. Hedin** in Upsala. 1915. Mk. 6.—.

*** Hierzu Teuerungszuschlag.**